中国肿瘤整合诊治指南

CACA Guidelines for Holistic Integrative Management of Cancer

（上）

樊代明 / 主编

天津出版传媒集团
天津科学技术出版社

图书在版编目(CIP)数据
中国肿瘤整合诊治指南 / 樊代明主编. -- 天津 : 天津科学技术出版社, 2025. 1. -- ISBN 978-7-5742-2498-8
Ⅰ. R73-62
中国国家版本馆CIP数据核字第2024AL5933号

中国肿瘤整合诊治指南
ZHONGGUO ZHONGLIU ZHENGHE ZHENZHI ZHINAN
策划编辑：方 艳
责任编辑：张建锋
责任印制：兰 毅
出 版：天津出版传媒集团
天津科学技术出版社
地 址：天津市西康路35号
邮 编：300051
电 话：(022)23332390
网 址：www.tjkjcbs.com.cn
发 行：新华书店经销
印 刷：天津中图印刷科技有限公司

开本 787×1092 1/16 印张 195 字数 4 030 000
2025年1月第1版第1次印刷
定价：1980.00元

编委会

脑胶质瘤

主　编　江　涛　马文斌

副主编　蒋传路　尤永平　毛　颖　邱晓光　康春生　朴浩哲　李　刚　毛　庆
杨学军　秦智勇　刘志雄　王伟民　魏新亭　牟永告　于如同　余新光
康德智　李文斌　赵晓平　冯　华　马　杰　万　锋

髓母细胞瘤

主　编　陈忠平　孙晓非

副主编　卞修武　赵世光　马军　夏云飞　张俊平

中枢神经系统生殖细胞肿瘤

主　编　陈忠平　张　荣

副主编　卞修武　赵世光　马　军　夏云飞　张俊平

中枢神经系统转移瘤

主　编　陈忠平　肖建平

副主编　卞修武　赵世光　马　军　夏云飞　张俊平

原发性中枢神经系统淋巴瘤

主　编　陈忠平　朴浩哲

副主编　卞修武　赵世光　马　军　夏云飞　张俊平

脑膜瘤

主　编　陈忠平　徐建国

副主编　卞修武　赵世光　马　军　夏云飞　张俊平

鼻咽癌

主　编　马　骏　孙　颖　郎锦义　胡超苏

副主编　麦海强　张海波　冯惠霞　赵丽娜　陈明远　唐玲珑

口腔颌面黏膜恶性黑色素瘤

主　编　郭　伟　孙沫逸　唐瞻贵　任国欣　吴云腾

副主编　王丽珍　吕　炯　孔蕴毅　何　悦　李龙江　孟　箭

头颈肿瘤

头颈肿瘤编委会

主　编　高　明　张陈平　房居高

下咽癌编委会

主　编　房居高

副主编　潘新良　钟　琦　李晓明　董　频　何时知　王　茹

喉癌编委会

主　编　房居高

副主编　钟　琦　李晓明　潘新良　董　频　何时知　王　茹

鼻腔鼻窦恶性肿瘤编委会

主　编　房居高

副主编　潘新良　李晓明　文卫平　张　罗　鲜军舫　董　频　孙　艳　钟　琦　李云霞

头颈部肉瘤编委会

主　编　季　彤

副主编　蔡志刚　董　频　葛明华　朱国培

头颈肿瘤围术期静脉血栓栓塞症编委会

主　编　张陈平

副主编　季　彤　任振虎　蔡志刚　董　频　葛明华

头颈部恶性肿瘤的中医诊治编委会

主　编　房居高

副主编　李　平　钟　琦　刘业海

眼睑皮脂腺癌

主　编　范先群　贾仁兵

视网膜母细胞瘤

主　编　范先群

副主编　贾仁兵　黄东生　赵军阳

结膜黑色素瘤

主　编　范先群　贾仁兵

泪腺腺样囊性癌

主　编　范先群　贾仁兵

副主编　孙丰源

葡萄膜黑色素瘤

主　编　魏文斌　范先群

副主编　项晓琳　贾仁兵

甲状腺癌

主　编　程若川　高　明　葛明华

副主编　王　宇　关海霞　刘绍严　苏艳军　李　超　杨安奎　陈晓红　林岩松　郑传铭　郑向前　赵代伟　秦建武　耿　刚

肺癌

主　编　王　俊　陆　舜　王长利　程　颖

胸腺肿瘤

主　编　方文涛

副主编　于振涛　傅小龙　陈　椿　陈　岗　陈克能　傅剑华　韩泳涛　王　洁

乳腺癌

主　编　吴　炅

副主编　张　瑾　陈佳艺　陈武进　敬　静　李长忠　刘　红　裘佳佳　王　燕　尹　健

食管癌

主　编　毛友生　于振涛

副主编　陈克能　陈小兵　方文涛　傅剑华　韩泳涛　李　印　李　勇　刘俊峰　魏文强

肝癌

主　编　孙惠川　周　俭　陈敏山

副主编　匡　铭　向邦德　刘连新　吴　泓　张红梅　张志伟　周伟平　黄中英　韩国宏　曾普华

胃癌

主　编　梁　寒　徐惠绵

副主编　陈　凛　程向东　李子禹　孙益红　王振宁　张艳桥　张小田

胰腺癌

主　编　虞先濬

副主编　刘续宝　傅德良　郝继辉　秦仁义　邵成浩　陈汝福　徐　近

胆囊癌

主　编　姜小清　李　强　李　斌

副主编　刘颖斌　刘　超　王剑明　刘厚宝　戴朝六　韩　风　胡　冰　罗　明

胃肠间质瘤

主　编　何裕隆

副主编　曹　晖　李　健　李　勇（河北）　梁　寒　秦叔逵　沈　琳　叶颖江

神经内分泌肿瘤

主　编　陈　洁　聂勇战　吴文铭

副主编　李　洁　李景南　邵成浩　谭煌英　徐　巍　殷晓煜　虞先濬

结肠癌

主　编　王锡山

副主编　顾　晋　丁克峰　房学东　沈　琳　徐忠法　许剑民　王贵玉　王贵英

顾艳宏　金　晶　梁　洁　王　冷

直肠癌

主　编　王锡山

副主编　顾　晋　丁克峰　房学东　沈　琳　徐忠法　许剑民　王贵玉　王贵英
　　　　顾艳宏　金　晶　刘　明　吴开春　程海波

肛管癌

主　编　王锡山

副主编　顾　晋　丁克峰　房学东　沈　琳　徐忠法　许剑民　王贵玉　王贵英
　　　　顾艳宏　金　晶　刘　骞　谢玲女

腹膜瘤

主　编　崔书中　朱正纲　王西墨　陶凯雄　梁　寒　林仲秋

副主编　丁克峰　姜小清　李　雁　王振宁　胡建昆　熊　斌　蔡国响　彭　正
　　　　赵　群　季　刚　唐鸿生

肾癌

主　编　李长岭

副主编　陈立军　齐　隽　李　响　盛锡楠　刘卓炜　韩苏军

尿路上皮癌

主　编　姚　欣

副主编　李宁忱　杨　勇　史本康　周芳坚

前列腺癌

主　编　叶定伟

副主编　何志嵩　史本康　魏　强　邢金春　朱绍兴　邹　青

子宫颈癌

主　编　周　琦　林仲秋

副主编　王丹波　田小飞　史庭燕　朱　滔　刘开江　李　斌　李　晶　盛修贵

卵巢癌

主　编　吴小华

副主编　王丹波　张师前　张　梅　陆海燕

子宫内膜癌

主　编　刘继红　陈晓军

副主编　姜　洁　周　琦　吴令英

外阴恶性肿瘤

主　编　林仲秋　王　静　王丹波

副主编　魏丽春　尹如铁　谢玲玲

阴道恶性肿瘤

主　编　王丹波　林仲秋

副主编　李　力　王建六　佟　锐

子宫肉瘤

主　编　朱笕青

副主编　高雨农　曲芃芃　王建六

妊娠滋养细胞肿瘤

主　编　向　阳

副主编　尹如铁　鹿　欣　孙　阳

淋巴瘤

主　编　张清媛　石远凯

副主编　王华庆　黄慧强　张会来　李小秋　高玉环

白血病

主　编　王建祥　李建勇　邱录贵　纪春岩

副主编　徐　卫　秘营昌　魏　辉　叶静静

多发性骨髓瘤

主　编　邱录贵

副主编　安　刚　蔡　真　陈文明　侯　健

软组织肉瘤

主　编　沈靖南　蔡建强　牛晓辉　肖建如

副主编　陈　静　邵增务　屠重棋　张晓晶　张　星

骨肉瘤

主　编　郭　卫　王国文

副主编　李建民　沈靖南

骨巨细胞瘤

主　编　郭　卫　王国文

副主编　牛晓辉　肖建如　蔡郑东

软骨肉瘤

主　编　郭　卫

副主编　叶招明　李建民　邵增务

尤文肉瘤

主　编　郭　卫　王国文

副主编　张伟滨　郭　征　屠重棋

黑色素瘤

主　编　高天文　杨吉龙　宋建民　陈　勇　粟　娟　姚　煜

副主编　朱冠男　李春英　李　涛　郭　伟　石　琼　刘业强　史季桐　陶　娟
　　　　郭伟楠　王　璐

儿童及青少年横纹肌肉瘤

主　编　马晓莉　苏　雁　王焕民　倪　鑫　汤永民　董　蒨

副主编　段　超　成海燕　刘志凯　王春立　黄东生　汤静燕　赵　强　袁晓军

肝母细胞瘤

主　编　袁晓军　吴晔明　赵　强　王焕民　董　蒨　汤永民　汤静燕

副主编　王　珊　何乐健　吕　凡　孙晓非　董岿然　顾劲扬　高　举　高　亚
　　　　张翼鷟　刘玉峰

神经母细胞瘤

主　编　赵　强　王焕民　吴晔明　汤永民

副主编　王　珊　高怡瑾　金润铭　张翼鷟　袁晓军　竺晓凡　李璋琳

多原发和不明原发肿瘤

主　编　胡夕春

副主编　巴　一　潘宏铭　陆建伟　马　飞　史艳侠　张红梅　罗志国

PREFACE

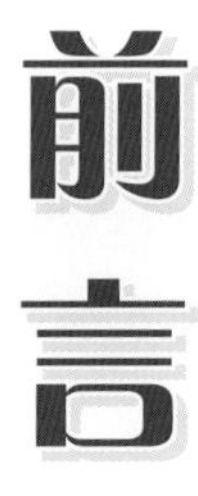

前言

“春华秋实，岁物丰成；岁月不居，时节如流”。时间是奋斗的器宇，也是奋进的空间。7年前，中国抗癌协会第八届理事会承前启后，开启了我国肿瘤防治的新征程。7年过去，时间见证了我们不懈的努力与坚持，而我们也见证了时间在推动科技创新能力快速发展中所带来的璀璨变革与盎然生机。

在继承中创新，在创新中发展。2023年以来，中国抗癌协会第九届理事会在“肿瘤防治，赢在整合”的整合医学理念指引下，带领协会81万会员，以“创新发展拓荒牛”的精神，积极推进“建大军、开大会、写大书、办大刊、立大规、开大讲、进大学、绘大图、举大考、立大项、发大作、颁大奖、明大势、开大播、建大营、拓大疆、结大果”等十七项重大战略创新举措，通过聚焦原创重大成果，建设本土肿瘤指南，完成从“前沿成果”到“指南规范”的学术双引擎闭环建设，从成果生成到评价推广，再到指南建设，深刻诠释时代赋予协会的新使命，开创协会创新发展的新局面。

进入新时代，我国肿瘤防治道路不仅呼唤更是铸就坚定的文化自信、理论自信，中国抗癌协会作为肿瘤学界的国家一级学会，肩负着国家肿瘤防治工作的重任与使命。2022—2023年，协会组织13000余位权威专家，编写完成《中国肿瘤整合诊治指南（CACA）》，并翻译为英语、越南语、缅甸语等16个语种，合计约3000万字。这是全球首部以“整体整合医学（HIM）”学术思想统领全篇的指南，这是首部真正“中国人自己的肿瘤防治指南”，这是首个真正将“中西医整合理念”应用于肿瘤防治的指南，这是全球首个创建肿瘤器官保护系列的指南，这是首次在全世界提出用“控癌”全面替代“抗癌”理念的指南。

CACA指南横纵维度交叉，秉承“防—筛—诊—治—康、评—扶—控—护—生”十字方针，覆盖53个常见瘤种（瘤种篇）和60个诊疗技术（技术篇），涵盖97%以上的中国肿瘤疾病谱。在2年时间里，协会带领600余位巡讲专家连续在全国31个省（自治区、直辖市）以及香港、澳门特别行政区，组织开展100场CACA指南发布暨精读巡讲，在全国掀起了“学指南、用指南、遵规范”的热潮。

“山行非有期，弥远不能辍”，求索之路，始终在传承、坚守中与时俱进。把握学科发展大势，在与时俱进中赢得主动、赢得优势、赢得未来，是新时代医务工作者应有的使命情怀和精神风貌。

近年来，大数据、“人工智能+”、生物技术等前沿技术不断涌现，肿瘤防治新理念、新模式、新成果层出不穷。为满足临床需求，确保指南内容的先进性与时效性，协会在思变中求进，用新理念引领新实践，制定了CACA指南每三年修订一次的更新策略。基于此，协会在2022年版CACA指南（瘤种篇）的基础上，组织专家队伍开展了全面而系统的瘤种篇指南更新工作，充分秉承“观点汇合、学科融合、技术整合”的学术理念，聚焦于“全人、全身、全科、全息”，为走好“人民至上”的健康赶考路做出“气候”、做出“名堂”。与2022年版相比，更新版指南（2025）在多个关键维度上实现新跨越与新突破：

一、强化中国证据，提升本土适用性。2025版指南全面引入中国近三年在国外和国内发表的最新文献，通过聚焦中国人群的流行病学特征、遗传背景、原创研究成果及诊疗防控特色，纳入中国证据达到40%。进一步增强了指南的本土适用性和实践指导意义，使其内容更加贴近中国患者的实际需求，为临床决策提供更为坚实的支撑。

二、推动多学科协作，覆盖诊疗全流程。新版指南特别汇集了瘤种相关多学科专委会的精英力量，新增1260余位专家加入编写阵容，使总编写人数达到了14260余人。通过从宏观到微观，从基础到临床，形成中西医整合、整合防筛、整合康复、整合护理等一系列合力，坚定“主心骨”、筑牢“定盘星”、激活“动力源”。进一步确保指南规范贯穿疾病诊治全程、患者全生命周期，助力肿瘤防控做到关口前移。

三、紧跟国际前沿，融入全球创新网络。CACA是中国的，CACA也是世界的，指南建设的高质量发展同样需要以全球视野谋划和推动创新。新版指南“聚四海之气，借八方之力”，积极吸纳NCCN及ESMO等国际权威机构的最新证据推荐，进一步使我国肿瘤防治体系与国际接轨，实现肿瘤防治水平的持续提升。

四、瘤种与技术双轮驱动，打通整合信息“大动脉”。2025版瘤种篇指南加强了与2023版技术篇指南的深度融合，进一步贯彻了“整合医学”核心理念。指南从整体上强化了对肿瘤患者进行全面评估的重要性，结合整体与个体化考量，实施多维度的整合评估工作。其次，在患者的全病程诊疗过程中，2025版指南不仅将多种支持性疗法如营养疗法、心理疗法、运动康复及中医治疗等与传统治疗进行了有机整合；同时积极引入人工智能、三维可视化等尖端科技手段，以及吲哚菁绿（ICG）导航、核医学、消融治疗等创新型诊疗技术，力求提高肿瘤诊疗的精准度，提高患者生存质量、延长患者生存期的“双生目标”。此外，2025版指南更加注重从系统论的整体视角审视肿瘤与器官损害的密切关系。在追求控瘤的同时，重视保护患者的器官组织，力求在治疗效果和生活质量之间取得最佳平衡。

本次指南的更新，全面汇集了近年来肿瘤防治领域的临床实际经验与科研成果，吸取了上一版指南的编写经验，凝聚了两院院士、学科专家、科研人员以及所有一线医务工作者的集体智慧。中国抗癌协会向全体参与编写的专家及为指南更新提供鼎力支持与协助的社会各界人士，致以诚挚的谢意！

指南建设的发展永无止境，指南推广的道路一往无前。指南的更新与发布不是终点，而是锚定新目标的起点。今后，我们将继续深耕指南的推广实践，推动健康关口前移，走向基层，赋能临床，造福患者。通过“四位一体”（培训—考核—认证—应用）指南认证评价体系，助力医生职业生涯发展，推动肿瘤医疗行业健康发展；通过“社媒融合”（活动共建—内容共建—栏目共建—平台共建）新生态，拓宽指南传播的广度与深度；通过“5库、6基地、12大推广模块”学科建设体系，赋能基层肿瘤医疗机构服务能力，为学科发展注入强劲动力；通过建立国际交流中心，相互借鉴肿瘤防治成功经验，推动CACA指南走向世界……我们完全有信心、有底气、有能力谱写“肿瘤防治”新篇章。一方面，在短期目标上，即到2030年，癌症防治体系进一步完善，危险因素综合防控、癌症筛查和早诊早治能力显著增强，规范诊疗水平稳步提升，癌症发病率、死亡率上升趋势得到遏制，总体癌症5年生存率达到46.6%，患者疾病负担得到有效控制。另一方面，在长远规划上，坚定不移地朝着“健康中国”行动总目标奋勇前进，为实现中华民族伟大复兴的中国梦打下坚实健康基础。

“水流不息、本根不摇，则枝繁叶茂、万古长青”，中华民族对生命的敬畏，对健康的追求，从未停歇。千百年来，中华医者怀揣“大医精诚”“以人为本”“天人合一”的信念，将生命与仁爱、人文、自然紧紧相连。这种精神延续至今，成为协会在现代医学领域前行的不竭动力。2024年是中国肿瘤医学之父金显宅诞辰120周年，亦是中国抗癌协会成立40周年。值此之际，瘤种篇指南的更新与发布，不仅是对医学前辈们不懈探索精神的最好传承，也是对我国乃至全球肿瘤医学事业持续进步的有力推动。

“往昔已展千重锦，明朝更进百尺竿”，四十载光阴荏苒，中国抗癌协会传承的初心从未改变，鼎新的脚步永不停滞。蓝图已经绘就，号角已经吹响，我们永远在路上。

中国抗癌协会理事长 樊代明

2024年10月1日

CONTENTS

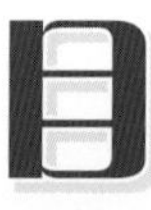
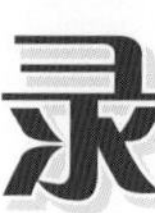

脑胶质瘤

髓母细胞瘤

中枢神经系统生殖细胞肿瘤

中枢神经系统转移瘤

原发性中枢神经系统淋巴瘤

脑膜瘤

鼻咽癌

口腔颌面黏膜恶性黑色素瘤

头颈肿瘤

眼睑皮脂腺癌

视网膜母细胞瘤

结膜黑色素瘤

泪腺腺样囊性癌

葡萄膜黑色素瘤

甲状腺癌

肺癌

第一篇　非小细胞肺癌

第二篇　小细胞肺癌

胸腺肿瘤

乳腺癌

食管癌

肝癌

胃癌

胰腺癌

胆囊癌

胃肠间质瘤

神经内分泌肿瘤

结肠癌

直肠癌

肛管癌

腹膜瘤

肾癌

尿路上皮癌

前列腺癌

子宫颈癌

卵巢癌

子宫内膜癌

外阴恶性肿瘤

阴道恶性肿瘤

子宫肉瘤

妊娠滋养细胞肿瘤

淋巴瘤

白血病

多发性骨髓瘤

软组织肉瘤

骨肉瘤

骨巨细胞瘤

软骨肉瘤

尤文肉瘤

黑色素瘤

儿童及青少年横纹肌肉瘤

肝母细胞瘤

神经母细胞瘤

多原发和不明原发肿瘤

脑胶质瘤

出良钊　戴黎萌　戴宜武　邓贺民　董　军　段德义　樊小龙　范月超
方　川　冯世宇　冯思哲　高宇飞　葛　明　葛鹏飞　郭琤琤　郭海涛
郭洪波　韩振民　杭春华　郝春成　胡广原　胡国汉　胡　漫　胡韶山
花　玮　黄广龙　黄立敏　黄　玮　黄晓东　黄煜伦　黄再捷　霍　钢
霍　真　计　颖　江晓春　姜晓兵　鞠　延　孔　琳　况建国　蓝胜勇
李　聪　李　飞　李　钢　李桂林　李国庆　李环廷　李　杰　李荣清
李少武　李守巍　李　威　李小勇　李学军　李　岩　李志强　李　智
连　欣　梁　鹏　刘宜敏　刘跃亭　楼　林　楼美清　陆雪官　陆云涛
吕胜青　马常英　马　越　孟凡国　莫立根　潘　灏　彭小忠　朴月善
乔　俏　秦　俭　邱永明　任鸿翔　任晋进　邵耐远　施　炜　石长斌
疏　云　宋飞雪　宋　涛　孙崇然　孙建军　孙　健　田新华　仝海波
汪　洋　汪　寅　王　峰　王加充　王　健　王　磊　王向宇　王晓光
王　裕　王云波　王知非　王　忠　魏启春　温福刚　吴陈兴　吴　慧
吴　南　吴少雄　吴　喜　吴永刚　吴赞艺　吴　震　谢明祥　辛　涛
薛晓英　闫晓玲　杨　光　杨　杰　杨　军　杨　堃　杨　铭　杨群英
姚　瑜　于书卿　张　波　张方成　张俊平　张　恺　张　骛　张　强
张　锐　张　伟　张晓东　张学新　张　志　章龙珍　赵海康　赵宁辉
赵贤军　赵兴利　周大彪　周庆九　周文科　朱　丹　朱国华　祝新根
王江飞　姜中利　汤　頔　杜莎莎　李海南　赵　阳　王佳甲　陈　乾
宫　杰　顾　硕　郭文龙　贺晓生　李春德　李方成　李　强　梁　平
刘景平　吕　峰　马云富　毛承亮　汪立刚　王保成　王广宇　王举磊
杨孔宾　杨　雷　杨　明　叶　桓　张　荣　张旺明　郑建涛

第一章

概述

脑胶质瘤（Glioma）是一种起源于神经胶质细胞的肿瘤，是最常见的原发性颅内肿瘤，约占所有脑肿瘤和中枢神经系统肿瘤的30%，以及所有恶性脑肿瘤的80%。脑胶质瘤具有高致残率、高复发率特征，严重威胁患者生命，影响患者生活质量，给患者个人、家庭乃至社会带来沉重的经济和心理负担。

2022年中国抗癌协会发布了第一版面向中国人群为主体的脑胶质瘤整合诊疗指南。为了紧随前沿诊疗方案，在前期版本指南基础上，本版对脑胶质瘤整合诊疗指南进行了更新，以期为脑胶质瘤诊疗从业人员提供最新诊疗指导，使相关从业人员能够与时俱进，更好地服务于患者，推进我国脑胶质瘤临床医学与基础研究发展。

第二章

流行病学

根据全球最新统计，2016年至2020年期间中枢神经系统肿瘤发病率约为每10万人24.83例。中国是中枢神经系统肿瘤发生病例和死亡病例最多的三大国家之一。据国家癌症中心调查统计显示，2022年我国恶性脑肿瘤新发病例约8.75万人，死亡病例约5.66万人，年龄标化发病率和死亡率分别为4.21/10万和2.52/10万。我国脑肿瘤年龄标化发病率低于美国、欧洲、北美洲等地区。

脑胶质瘤是中枢神经系统原发恶性肿瘤中最常见的组织学类型，起源于星形胶质细胞、少突胶质细胞和室管膜胶质细胞等。全世界每年每10万人中约有5~6例发病。发病率男性约为女性的1.5~1.6倍。脑胶质瘤的总体生存预后与患者年龄、基础状况、肿瘤级别、肿瘤部位、切除程度、分子变异、治疗反应和社会家庭等多种因素相关。总体讲，WHO 2级、WHO 3级和WHO 4级的中位生存时间分别约为78.1、37.6和14.4个月。

第三章

诊断与评估

第一节 临床表现

脑胶质瘤临床症状缺乏特异性，主要包括颅内压增高、神经功能和认知功能障碍以及癫痫发作。

1 颅内压增高

主要由肿瘤占位效应引起，表现为头痛、呕吐和视乳头水肿。头痛是颅内压增高最常见的表现形式，多在额部和颞部，可向前后扩散，头痛程度与颅内压增高程度密切相关，并可随肿瘤生长进行性加重。头痛剧烈时可伴恶心及喷射性呕吐，严重者可致体重下降和水电解质紊乱。颅内压增高患者查体可见视乳头充血、水肿，长期颅内高压者可继发视神经萎缩，导致视力下降甚至失明。急性颅内压增高可引发意识障碍、基础生命体征不稳等脑疝相关征象，危及患者生命。

2 神经功能和认知功能障碍

脑胶质瘤可直接刺激、压迫和破坏大脑皮层及皮层下结构，导致神经功能和认知功能障碍。临床表现与肿瘤累及的脑功能区直接相关：累及初级运动感觉区，可引起对侧肢体活动和感觉障碍；累及优势半球语言区（Broca区、Wernicke区）、弓状束，可引起运动性和感觉性语言功能障碍；累及视觉皮层及视觉传导通路，可引起视力视野异常；累及下丘脑可引起内分泌障碍；累及脑干则可引起颅神经功能障碍、交叉麻痹、意识障碍等症状。此外，肿瘤位于额叶、颞叶及胼胝体者，可引起认知功能、执行能力、记忆及情感等功能障碍。

3 癫痫

脑胶质瘤因肿瘤的直接压迫、浸润或异常代谢，常可继发癫痫发作症状。胶质瘤相关癫痫发病率高，约65%~90%的低级别胶质瘤和40%~64%的高级别胶质瘤患者伴有癫痫发作。癫痫发作可表现出多种形式，主要包括全面性发作或部分性发作，发作类型与肿瘤所在部位有关。位于额叶者多数表现为全身大发作；位于颞叶、海马者常表现为幻嗅、幻听等精神性发作。伴有癫痫发作者，常需结合脑电图检查确诊及明确癫痫灶位置，给予相应抗癫痫治疗。

第二节　影像学检查

神经影像学检查对脑胶质瘤的诊断和治疗非常重要。首先是用于定位诊断，确定肿瘤大小、范围与周围重要结构（包括重要动脉、皮质静脉、皮质功能区及神经纤维束等）的毗邻关系及形态学特征等，这对制定脑胶质瘤手术方案具有重要作用；其次是提出功能状况的诊断要求，如肿瘤生长代谢、血供状态及对周边脑组织的侵袭程度等，这对术后的整合疗效评估具有关键作用。

1　CT

主要显示肿瘤病变组织与正常脑组织的密度差值；特征性密度表现如钙化、出血及囊性变等；病变累及部位、水肿状况及占位效应等；含有少突成分的胶质瘤往往伴有散在斑片状钙化，CT显示钙化明显优于MRI，可辅助判断肿瘤性质。

2　MRI

是术前诊断脑胶质瘤最重要的常用影像学检查，能显示肿瘤出血、坏死、水肿组织等不同信号强度差异及占位效应，并可显示病变的侵袭范围。除基础T1、T2、增强T1等常规序列，多模态MRI序列如DWI、PWI、MRS等，不仅能反映脑胶质瘤的形态学特征，还可显现肿瘤组织功能及代谢状况。DWI高信号区域提示细胞密度大，代表高级别病变区；PWI高灌注区域提示血容量增多，多为高级别病变区；MRS中胆碱（Cho）和Cho／N-乙酰天门冬氨酸（NAA）比值升高，与肿瘤级别呈正相关。DTI、BOLD等功能MRI序列，可明确肿瘤与重要功能皮层及皮层下结构的关系，为手术切除过程中实施脑功能保护提供证据支持。

3　PET

不同级别脑胶质瘤的PET成像特征各异。目前广泛使用的示踪剂为^{18}F-氟脱氧葡萄糖（^{18}F-FDG）。低级别脑胶质瘤一般代谢活性低于正常脑灰质；高级别脑胶质瘤的代谢活性可接近或高于正常脑灰质，但不同级别脑胶质瘤之间^{18}F-FDG的代谢活性存在较大重叠。氨基酸肿瘤显像具有良好的病变本底对比度，对脑胶质瘤的分级评价优于^{18}F-FDG，但仍存在一定重叠。临床诊断怀疑脑胶质瘤拟行活检时，可用PET确定病变代谢活性最高的区域。与^{18}F-FDG相比，^{11}C-MET具有更高的信噪比和病变对比度。而氨基酸PET可提高勾画肿瘤生物学容积的准确度，发现潜在的被肿瘤细胞浸润/侵袭的脑组织，联合常规MRI有助于准确界定脑胶质瘤的放疗靶区。

第三节　组织病理与分子病理整合诊断

1　WHO中枢神经系统肿瘤分类标准（2021版）

脑胶质瘤是一组具有胶质细胞表型特征的神经上皮肿瘤的总称。2021年发布的第五版《WHO中枢神经系统肿瘤分类》，整合了肿瘤的组织学特征和分子表型，提出了新的肿瘤分类标准。这一标准是目前脑胶质瘤诊断及分级的重要依据（表1-3-1）。

表1-3-1　2021版WHO中枢神经系统胶质瘤分类标准

成人型弥漫性胶质瘤
星形细胞瘤，IDH突变型
少突胶质细胞瘤，IDH突变和1p/19q联合缺失型
胶质母细胞瘤，IDH野生型
儿童型弥漫性低级别胶质瘤
弥漫性星形细胞瘤，MYB或MYBL1变异型
血管中心型胶质瘤
青年人多形性低级别神经上皮肿瘤
弥漫性低级别胶质瘤，MAPK通路变异型
儿童型弥漫性高级别胶质瘤
弥漫性中线胶质瘤，H3 K27变异型
弥漫性半球胶质瘤，H3 G34突变型
弥漫性儿童型高级别胶质瘤，H3野生和IDH野生型
婴儿型半球胶质瘤
局限性星形细胞胶质瘤
毛细胞型星形细胞瘤
有毛样特征的高级别星形细胞瘤
多形性黄色星形细胞瘤
室管膜下巨细胞星形细胞瘤
脊索样胶质瘤
星形母细胞瘤，MN1变异型
室管膜肿瘤
幕上室管膜瘤
幕上室管膜瘤，ZFTA融合阳性型
幕上室管膜瘤，YAP1融合阳性型
后颅窝室管膜瘤
后颅窝室管膜瘤，PFA组

续表

后颅窝室管膜瘤，PFB组
脊髓室管膜瘤
脊髓室管膜瘤，MYCN扩增型
黏液乳头型室管膜瘤
室管膜下瘤

2 脑胶质瘤常用分子病理检测指标

根据2021版《WHO中枢神经系统肿瘤分类标准》与中枢神经系统肿瘤分类分子信息和实践方法委员会（the Consortium to Inform Molecular and Practical Approaches to CNS Tumor Taxonomy，cIMPACT-NOW）的推荐建议，胶质瘤的病理诊断应整合组织学分型和相关分子标记物。组织病理学可为胶质瘤提供基本的形态学诊断，分子病理学可提供更多的肿瘤分子遗传学变异特征，可直接影响临床预后及治疗方案的选择。尽管如此，分子病理学诊断并不能完全取代组织病理学诊断，后者仍是病理诊断的基石。目前常规推荐用于胶质瘤分子病理诊断及治疗指导的分子标记物见表1-3-2。

表1-3-2 胶质瘤常用分子病理学检测指标推荐

标志物	遗传学变异形式	临床意义
IDH1	突变（R132）	诊断：成人型弥漫性胶质瘤分类的关键分子指标，用于弥漫性胶质瘤与其他星形细胞起源的肿瘤、胶质增生的鉴别。 预后：提示预后相对良好；在临床试验中常作为重要分组指标；与MGMT启动子甲基化密切相关；对放疗和烷化剂相对敏感；潜在的治疗靶点（例如Ivosidenib、Vorasidenib）。
IDH2	突变（R172）	
染色体1p/19q	联合缺失	诊断：诊断“少突胶质细胞瘤，IDH突变和1p/19q联合缺失”的关键分子指标（必须是1p和19q整臂缺失）。 预后：提示预后相对良好；对于放疗和烷化剂相对敏感。
H3 K27	突变（K27 M/I）	诊断：诊断“弥漫性中线胶质瘤，H3 K27变异型”的关键分子指标；偶见于PFA组后颅窝室管膜瘤、室管膜下瘤等肿瘤。 预后：预后相对较差；可作为潜在治疗靶点（例如EZH2抑制剂）。
H3 G34	突变（G34 R/V）	诊断：诊断“弥漫性半球胶质瘤，H3 G34突变型”的关键分子指标。 预后：生存期比胶质母细胞瘤略长，但比WHO 4级IDH突变型星形细胞瘤短。
ATRX	突变	诊断：ATRX核表达缺失，可在不检测1p/19q的情况下诊断IDH突变型星形细胞瘤；在弥漫性中线胶质瘤、弥漫性半球胶质瘤、有毛样特征的高级别星形细胞瘤、多形性黄色星形细胞瘤中可见。
TP53	突变	诊断：星形细胞瘤辅助诊断指标；用于弥漫性胶质瘤与其他星形细胞起源的肿瘤、胶质增生的鉴别；在胶质母细胞瘤（特别是巨细胞型胶质母细胞瘤）、儿童型弥漫性低级别胶质瘤、弥漫性中线胶质瘤、弥漫性半球胶质瘤中和“弥漫性儿童型高级别胶质瘤，H3野生和IDH野生型”中可见。

续表

标志物	遗传学变异形式	临床意义
CDKN2A/B	纯合性缺失	诊断：是“星形细胞瘤，IDH突变型”和“少突胶质细胞瘤，IDH突变和1p/19q联合缺失型”的分级分子标指标；在多形性黄色星形细胞瘤、有毛样特征的高级别星形细胞瘤、胶质母细胞瘤中可见；诊断“弥漫性低级别胶质瘤，MAPK通路变异型”必须除外CDKN2A/B纯合性缺失。
TERT	启动子突变（C228T/C250T）	诊断：在组织学缺少坏死和微血管增生的情况下，是“胶质母细胞瘤，IDH野生型”的诊断分子指标之一；在少突胶质细胞瘤、胶质母细胞瘤、多形性黄色星形细胞瘤、H3野生和IDH野生型弥漫性儿童型高级别胶质瘤中可见。
染色体7/10	+7/-10	诊断：在组织学缺少坏死和微血管增生的情况下，是“胶质母细胞瘤，IDH野生型”的诊断分子指标之一。 预后：在IDH野生型弥漫性胶质瘤中预后较差。
EGFR	扩增、突变	诊断：在组织学缺少坏死和微血管增生的情况下，ERGR扩增是“胶质母细胞瘤，IDH野生型”的诊断分子指标之一；是“弥漫性中线胶质瘤，H3 K27变异型，EGFR突变亚型”的诊断分子指标之一；是“弥漫性儿童型高级别胶质瘤，H3野生和IDH野生型，RTK2亚型”的诊断分子指标。
	EGFRvⅢ重排	EGFRvⅢ发生在约半数EGFR扩增的胶质母细胞瘤中，是靶向治疗的潜在靶点。
BRAF	突变（BRAF V600E）	诊断：在毛细胞型星形细胞瘤、多形性黄色星形细胞瘤、弥漫性儿童低级别胶质瘤、上皮样胶质母细胞瘤及混合性胶质神经元肿瘤中可见。 预后：靶向治疗的靶点（例如vemurafenib）。
	融合	诊断：在毛细胞型星形细胞瘤、有毛样特征的高级别星形细胞瘤和混合性胶质神经元肿瘤中可见。
MGMT	启动子甲基化	预后：在胶质母细胞瘤中预后较好；替莫唑胺治疗效果较好；与IDH突变和G-CIMP亚型相关。
MYB	结构变异/基因融合	诊断：是“弥漫性星形细胞瘤，MYB或MYBL1变异型”和血管中心型胶质瘤的诊断分子指标，其中MYB：：QKI融合常见于血管中心型胶质瘤。
MYBL1	结构变异/基因融合	诊断：是“弥漫性星形细胞瘤，MYB或MYBL1变异型”的诊断性分子指标
FGFR	基因融合	诊断：FGFR1基因融合可见于毛细胞型星形细胞瘤、有毛样特征的高级别星形细胞瘤及混合性胶质神经元肿瘤；FGFR2基因融合可见于青年人多形性低级别神经上皮肿瘤；FGFR3基因融合可见于胶质母细胞瘤、青年人多形性低级别神经上皮肿瘤等。 预后：FGFR抑制剂治疗靶点。
	激酶结构域重复（TKD）、突变	诊断：“弥漫性低级别胶质瘤，MAPK通路变异型”的诊断分子指标之一；在弥漫性中线胶质瘤、有毛样特征的高级别星形细胞瘤、毛细胞型星形细胞瘤中可见。
PDGFRA	扩增、突变	诊断：是“弥漫性儿童型高级别胶质瘤，H3野生和IDH野生型，RTK1亚型”的诊断分子指标；在胶质母细胞瘤、弥漫性中线胶质瘤、混合性胶质神经元肿瘤中可见。 预后：在IDH突变型星形细胞瘤中预后较差。

续表

标志物	遗传学变异形式	临床意义
MYCN	扩增	诊断：是“弥漫性儿童型高级别胶质瘤，H3野生和IDH野生型，MYCN亚型”和“脊髓室管膜瘤，MYCN扩增型”的诊断分子指标；在伴原始神经成分的胶质母细胞瘤中可见。 预后：发生该扩增的脊髓室管膜瘤患者预后相对较差；在IDH突变型星形细胞瘤中预后较差。
MET	基因融合（PTPRZ1::MET）、突变（METex14）、扩增、过表达	诊断：MET基因融合是“婴儿型半球胶质瘤”的诊断分子指标之一；在高级别“星形细胞瘤，IDH突变型”中可见。 预后：在IDH突变型星形细胞瘤中预后较差；MET抑制剂（如伯瑞替尼）治疗靶点。
NTRK	基因融合	诊断：是“婴儿型半球胶质瘤”的诊断分子指标之一；在IDH野生型胶质母细胞瘤、儿童型弥漫性低级别胶质瘤中可见。 预后：NTRK抑制剂（如拉罗替尼）治疗靶点。
TSC1/2	突变	诊断：诊断室管膜下巨细胞星形细胞瘤的分子指标。 预后：mTOR信号通路抑制剂（如依维莫司）治疗靶点。
PRKCA	突变	诊断：诊断脊索样胶质瘤的分子指标。
MN1	基因融合	诊断：诊断“星形母细胞瘤，MN1变异型”的分子指标。
ZFTA	基因融合	诊断：诊断“幕上室管膜，ZFTA融合阳性型”的分子指标。 预后：发生该融合的幕上室管膜瘤患者预后相对较差。
YAP1	基因融合	诊断：诊断“幕上室管膜，YAP1融合阳性型”的分子指标。 预后：发生该融合的幕上室管膜瘤患者预后相对较好。
NF1	突变	诊断：在毛细胞型星形细胞瘤、有毛样特征的高级别星形细胞瘤、多形性黄色星形细胞瘤、IDH野生型胶质母细胞瘤、弥漫性儿童型高级别胶质瘤，H3野生和IDH野生型及混合性胶质神经元肿瘤中可见。
NF2	突变	诊断：在脊髓室管膜瘤中可见。

3　常用分子病理学检测技术

中枢神经系统分子病理学检测应选择同类方法中结果稳定、重复性佳、特异性高的技术，同时亦应考虑样本量、肿瘤异质性、检测项目多少等，综合选择适宜的检测方法。检测过程中须严格进行标准化操作和质量控制。

3.1　免疫组化染色

免疫组化染色是一种经济、便捷、稳定的检测技术，利用抗体与组织内抗原的特异性结合，对抗原进行定性、定位和相对定量检测，是临床实践最常用的分子病理学检测方法。除鉴别肿瘤起源、明确分化方向、判断增殖活性外，其在分子诊断方面的应用还包括：①直接反映分子变异类型和位点，如应用IDH1 R132H（H09）、BRAF V600E（VE1）等突变特异性抗体。②通过编码蛋白表达水平或模式反映该基因变异，如胞核ATRX表达缺失、胞核INI-1表达缺失等。③通过相关蛋白的表达推断基因变异，如L1CAM阳性与ZFTA::RELA融合等。由于NGS等其他高通量分子检测技术耗时长、费用高、对样本和检测设备要求较高，通过寻找不同免疫组化指标替代其他分子检测方法仍是目前病理学研究的方向之一。

3.2 荧光原位杂交

荧光原位杂交（FISH）系通过荧光标记的DNA探针与胞核内DNA靶序列杂交，并在荧光显微镜下观察分析其结果的分子细胞遗传学技术，可对基因缺失、基因扩增、基因重排（断裂分离探针）、基因融合（融合探针）等进行检测。FISH技术空间定位精确，敏感性和特异性较好，可检测隐匿或微小的染色体畸变和复杂核型，目前广泛应用于临床。中枢神经系统肿瘤的一些重要分子改变，如1p/19q共缺失、EGFR扩增、MN1重排、KIAA1549::BRAF融合等均可行FISH检测，但该项技术对操作和结果判读要求较高，且成本昂贵，通量低，故需多个分子诊断指标联合分析时，局限性较大。同时，整合FISH检测结果时还应注意潜在的假阳性或假阴性结果，如染色体1p/19q FISH探针仅覆盖1p36和19q13区域，无法区分部分缺失和整臂缺失。

3.3 Sanger测序、焦磷酸测序及其他基于聚合酶链反应的检测技术

（1）Sanger测序：系经典的DNA序列分析方法，可检测已知和未知的变异位点，包括少见的突变形式和确切的突变类型，如点突变、片段缺失，被认为是基因分型的“金标准”。但敏感性较低，等位基因突变率>20%方可检出且通常要求肿瘤细胞比例≥50%。

（2）焦磷酸测序（pyrosequencing）：系一种可定量检测样品中单核苷酸突变水平的方法，适用于对已知短序列进行重测序分析，在表观遗传学研究中逐渐成为数据分析的“金标准”，检测灵敏度为10%，重复性和精确性可与Sanger测序媲美，且通量较高，但缺点是无法对长片段进行分析。

（3）其他基于聚合酶链反应（PCR）的检测技术：扩增阻滞突变系统（ARMS）-PCR、高分辨率熔解曲线（HRM）、数字PCR（digital PCR）、荧光实时定量PCR等，目前已用于中枢神经系统肿瘤TERT启动子突变、IDH突变、MGMT启动子甲基化等的检测。NanoString数字化基因分析系统（NanoString nCounter Technology）系通过对探针上颜色分子条形码标记直接探测、计数以实现多重定量检测的技术，敏感性和准确性与荧光实时定量PCR相当，通量高，操作流程便捷。该项技术通过对髓母细胞瘤核心基因表达进行检测，从而快速、稳定进行肿瘤分子分型，是目前髓母细胞瘤分子诊断的重要方法。

3.4 第二代测序技术

NGS亦称大规模平行测序，可高通量地检测分析肿瘤驱动基因变异或治疗靶点，给患者带来治疗和生存获益。该项技术用于中枢神经系统肿瘤的分子诊断可以一次性获得覆盖基因组特定区域（启动子、外显子、内含子等）的高通量数据，同时可以检测多种基因变异形式（突变、插入或缺失、重排、拷贝数变异等）。然而，传统

NGS仅覆盖部分常见融合基因，无法检测所有可能出现的基因融合。因此，mRNA第二代测序（next-generation mRNA sequencing）有助于发现肿瘤诊断、分类和靶向治疗重要的、少见的、新的融合基因。检测过程中采用的NGS技术平台应符合技术诊断标准，达到有效测序深度要求，遵循标准化检测流程，纳入必需的分子指标、试剂和方法以进行严格的管理和质控、对每个基因变异位点进行明确的注释和合理的遗传咨询。

3.5 DNA甲基化谱

基于DNA甲基化特征的分析已经成为中枢神经系统肿瘤分类的重要方法之一，不仅可获得肿瘤的甲基化信息，还可获得拷贝数变异（扩增、缺失等）。当与其他标准技术（如组织学）共同应用时，DNA甲基化分析是脑和脊髓肿瘤分类的有效辅助方法，尤其对于特征不显著、罕见的肿瘤类型和亚型。与其他诊断技术一样，判读检测结果时须考虑组织学特征（如肿瘤细胞数目和纯度）。新版肿瘤分类假定几乎所有（但是并非所有）肿瘤类型均具有特征性DNA甲基化谱。

4 脑胶质瘤整合病理诊断流程

当前推荐的脑胶质瘤整合病理诊断流程见图1-3-1，主要整合了脑胶质瘤的组织学分型和分子特征。分子特征可以提供肿瘤生物学行为相关信息，并可对患者预后或治疗反应进行初步判断，已被推荐进入临床诊断。此外，非特指（NOS，Not otherwise specified）的诊断是指以下情况：①无法进行WHO诊断所必需的诊断检测；②必要的诊断检测失败；未知类型（NEC，Not elsewhere classified）的诊断是指已经进行了必要的分子检测（例如IDH1/2和1p/19q状态），但结果并不能适配到WHO现有类型。对肿瘤恶性度级别的诊断，以阿拉伯数字（1-4）取代原来的罗马数字（Ⅰ-Ⅳ）。

对IDH1/2突变状态，如果免疫组化检测显示IDH1 R132H突变蛋白阴性，且测序亦提示IDH1 R132和IDH2 R172基因突变为阴性，则可做出IDH野生型诊断。值得注意的是，55岁以上罹患胶质母细胞瘤中几乎不存在IDH1 R132H和IDH2突变，因此此类患者在IDH1 R132H免疫组化检测结果阴性情况下，可无需进一步测序。

少突胶质细胞瘤以IDH突变和染色体1p/19q联合缺失为特征，并根据组织学特征分别诊断为WHO 2级或3级，其他诊断性指标还包括TERT启动子突变、CIC和/或FUBP1突变等。然而，分子变异在少突胶质细胞瘤分级诊断中的作用尚未明确，有报道称染色体9p21位点CDKN2A纯合性缺失与此类型患者的不良预后有关。少突星形细胞瘤因缺乏特征性的分子遗传学变异，不再作为单独亚型纳入胶质瘤分型体系。

5 病理报告整合和分层诊断

胶质瘤病理报告应当标准化、规范化，并按照新版分类进行整合及分层诊断。内容应包括：①整合诊断；②组织病理分类；③CNS WHO级别；④分子信息，应注明标本类型、检测方法、变异类型等详细信息。同时，病理报告中还应该包括患者基本临床信息、肿瘤部位及特殊情况备注等。

根据IDH基因突变状态，弥漫性星形细胞瘤分为两大类：IDH野生型和IDH突变型。IDH野生型星形细胞瘤常具有“胶质母细胞瘤样”的基因突变和拷贝数变异，例如EGFR、PDGFRA、CDK4、MDM2和MDM4扩增，PTEN、NF1、RB1、CDKN2A/B突变或缺失，染色体10q缺失以及PI3K基因扩增或突变等。如果IDH野生型星形细胞瘤伴有EGFR扩增、染色体7号获得/10号缺失或者TERT启动子突变（胶质母细胞瘤的典型分子特征），即使缺乏坏死和/或微血管增生，也诊断为“胶质母细胞瘤，IDH野生型，WHO 4级”。如缺乏“胶质母细胞瘤样”变异，尤其对年轻患者，需考虑“儿童型弥漫性低级别胶质瘤”，条件允许时可行MYB或MYBL1变异、H3变异等分子遗传学检测以进一步明确诊断。另外，上皮样胶质母细胞瘤、巨细胞胶质母细胞瘤和胶质肉瘤也归类于IDH野生型胶质母细胞瘤。

IDH突变型星形细胞瘤常伴有ATRX和TP53突变，以及染色体17q杂合性缺失，此类肿瘤的预后优于IDH野生型星形细胞瘤。IDH突变型星形细胞瘤目前分为三个类型：星形细胞瘤，IDH突变型，WHO 2级；星形细胞瘤，IDH突变型，WHO 3级（取代“间变性星形细胞瘤，IDH突变型，WHO 3级”）；星形细胞瘤，IDH突变型，WHO 4级（取代“胶质母细胞瘤，IDH突变型，WHO 4级”）。术语“胶质母细胞瘤”不再用于指IDH突变型星形细胞瘤，因为这些肿瘤尽管在组织学特征上与IDH野生型胶质母细胞瘤类似，但在遗传学特点上差异显著。IDH突变型星形细胞瘤中，CDKN2A/B纯合性缺失提示预后不良，如果组织学诊断2-3级的IDH突变型星形细胞瘤，伴有CDKN2A/B纯合性缺失，无论其是否具有微血管增生或坏死的组织学特征，均诊断为“星形细胞瘤，IDH突变型，WHO 4级”。

弥漫性中线胶质瘤，H3 K27变异型，WHO 4级被定义为位于中线结构的弥漫性胶质瘤，如丘脑、脑桥、脑干和脊髓，H3 K27me3表达缺失，进一步可分为H3 K27突变型、EGFR突变型和H3野生/EZHIP过表达型。这类肿瘤包含了先前的弥漫性桥脑胶质瘤（DIPG）。H3 K27变异也存在于其他类型脑瘤中，包括室管膜瘤、毛细胞型星形细胞瘤、小儿弥漫性星形细胞瘤和节细胞胶质瘤等。因此，术语“弥漫性中线胶质瘤，H3 K27变异型，WHO 4级”应仅用于弥漫性、中线部位（例如丘脑、脑干和脊髓等）并伴有H3 K27变异的胶质瘤，而不适于H3 K27变异的其他肿瘤。另外，弥漫性半球胶质瘤，H3 G34突变型，WHO 4级被认为是一种新的恶性胶质瘤亚

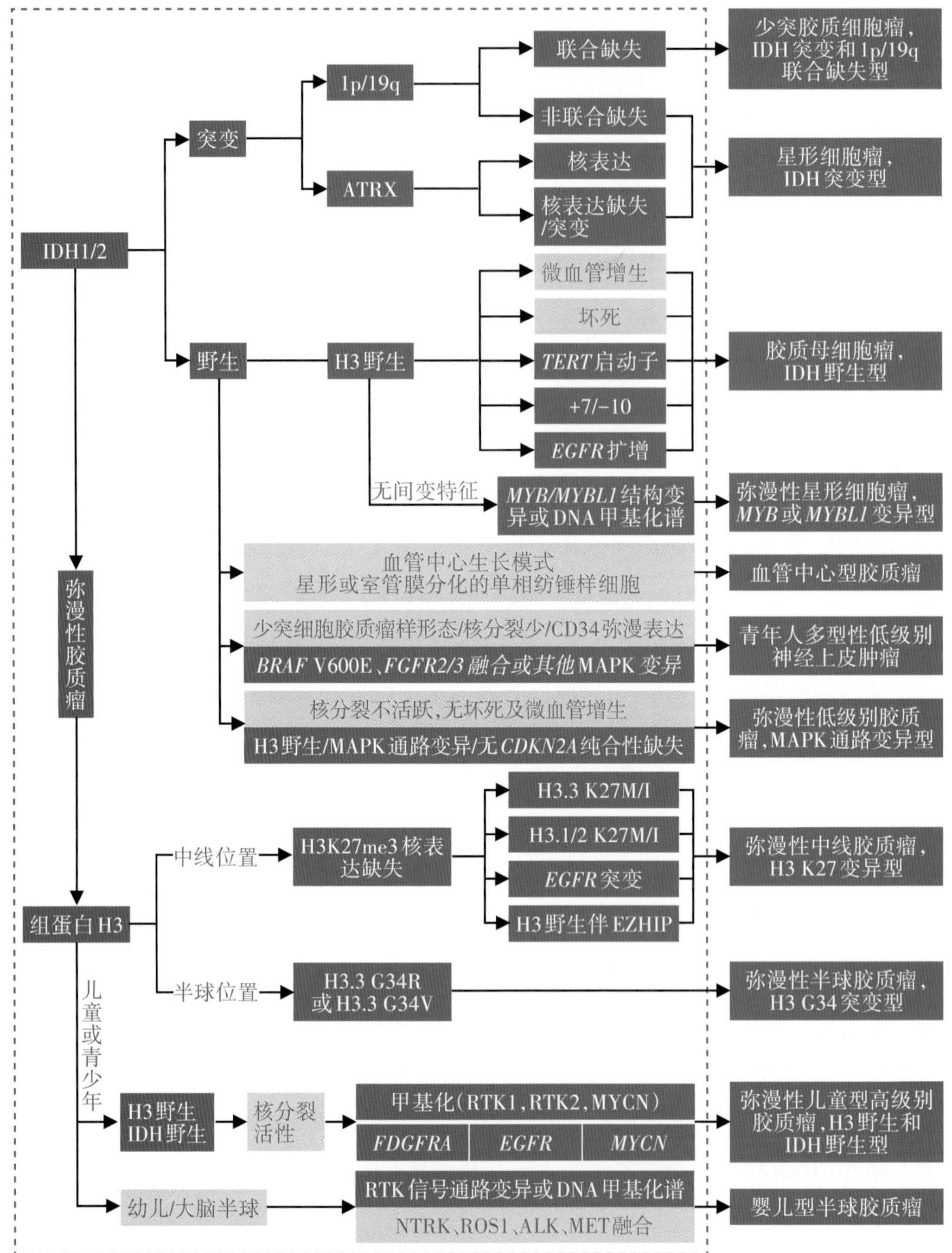

图1-3-1 胶质瘤整合病理诊断流程

型，临床预后较差，其特征是H3F3A第34位密码子发生错义突变。

MGMT启动子甲基化的诊断价值有限，但伴MGMT启动子甲基化的胶质瘤对烷化剂敏感，可用于指导胶质母细胞瘤或其他IDH野生型胶质瘤是否使用烷化剂化疗。

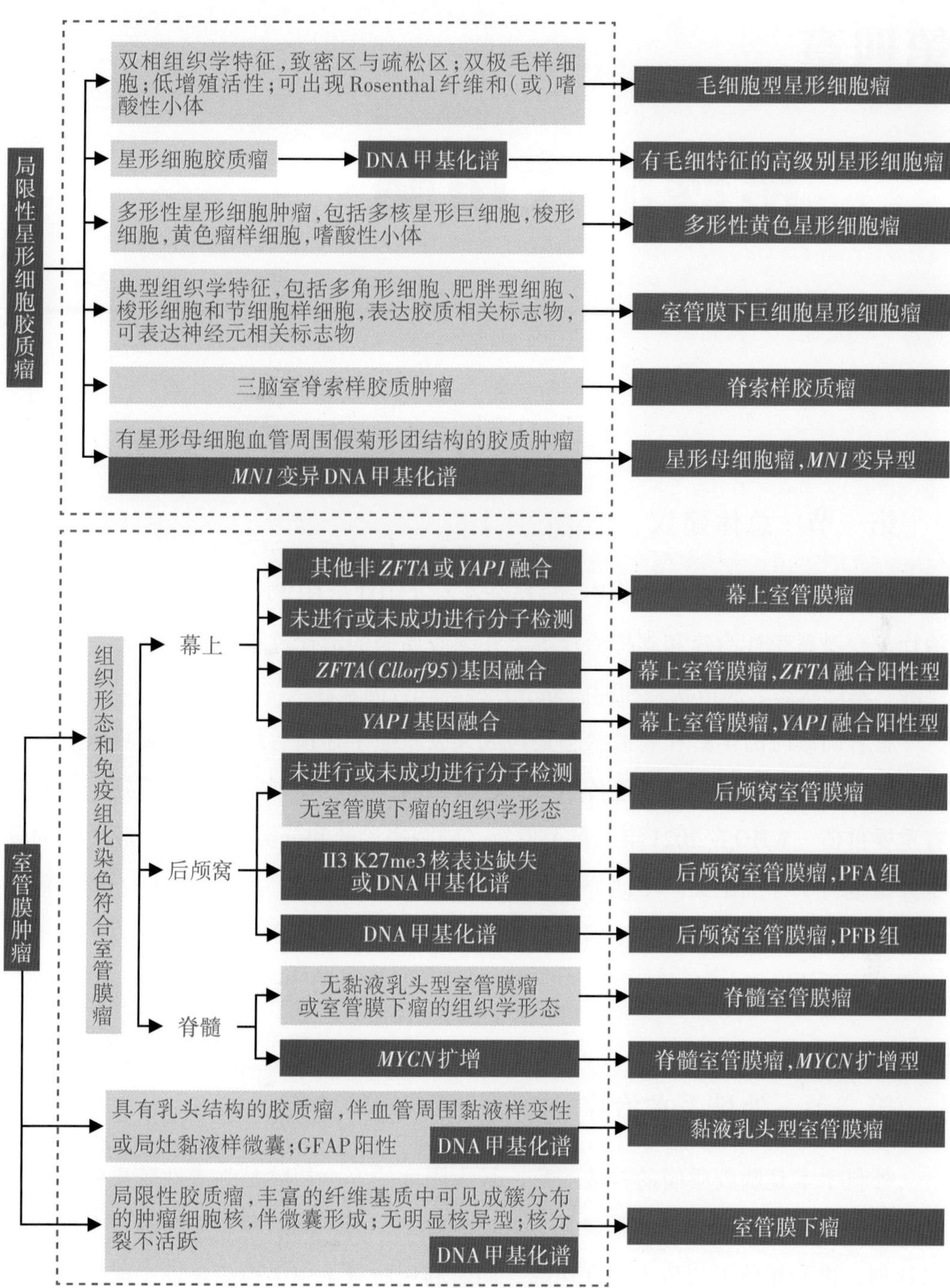

图1-3-1　胶质瘤整合病理诊断流程（续）

第四章

常规治疗策略

第一节　总体建议

脑胶质瘤的治疗需要开展多学科整合诊治（MDT to HIM），包括手术切除、放射治疗、全身系统性治疗和支持治疗等。在脑胶质瘤的治疗过程中，需整合考虑患者年龄、基础状态、病情状态和肿瘤分子分型等综合因素。

患者确诊时的年龄和病情状态是与成人胶质瘤生存预后最主要的影响因素。在分子诊疗时代，肿瘤的分子遗传学特征在胶质瘤的诊疗计划制定和预后判定方面具有重要价值。WHO在2021年发布了最新《脑肿瘤诊断和分类指南》，对胶质瘤的分子分型进行了详细定义。不同分子分型的肿瘤对手术切除、放疗和化疗、免疫靶向治疗等具有不同的敏感性。根据不同的肿瘤类型和分子特征，结合患者的基础状态制定个体化的诊疗方案，可以提高患者的治疗依从性及治疗效果。

第二节　外科手术治疗

外科手术是脑胶质瘤的首选治疗，最大限度的安全切除是弥漫性胶质瘤的手术切除原则。术前应基于术前影像和患者功能状态，为不同级别胶质瘤制定个性化手术计划，进行超范围的最大程度切除，同时利用所有术中多模态辅助手段定位和保护功能区皮层和皮层下区域，尽量减少术后神经功能缺损，以提高手术切除效果。围手术期的加速康复外科（ERAS）可以有效降低患者的手术应激，加速患者术后康复，提高治疗依从性。

1　术前计划

1.1　影像学评估

手术计划最重要的参考信息是详细的影像学检查结果。推荐进行高分辨率T1加权序列平扫/增强、T2/FLAIR 序列、弥散加权成像、磁敏感加权成像、灌注成像、波谱成像，MRA、MRV 等序列。某些影像学特征，如T2-FLAIR错配、中心坏死、外周增强、弥散限制和与皮层的连续性等特征可用于预测病变是低级别还是高级别，甚至可用于预测肿瘤分子表型。

弥散张量成像（DTI）利用成像水分子扩散的各向异性计算得到空间图像并可追踪纤维走行，可以直观显示投射纤维（皮质脊髓束、皮质脑干束和丘脑辐射），联络纤维（弓状束、上纵束、下纵束、下额枕束、钩束、额斜束）和联合纤维（胼胝体）与肿瘤的毗邻关系。

血氧水平依赖功能磁共振（BOLD-fMRI）显示功能区域激活图，可用于术前感觉运动区、语言区定位和优势半球定侧的支持证据。当MRI 提示肿瘤与功能区距离过近时（<4mm），fMRI定位不准确的概率会显著增高，需谨慎对待这类病人的定位结果。

术者还可以在术前评估期间根据术前影像结果，利用虚拟现实技术和 3D 打印模型等来辅助制定手术计划。

当疾病进展时，MRI 常规成像序列通常不足以区分真正的肿瘤进展与治疗相关的变化或假性进展。可以采用功能MRI、多种核素的 PET扫描等来辅助区分治疗相关反应和胶质瘤复发，帮助鉴别不明确的病变。

1.2 患者的术前评估

术前患者评估包括：语言评估，行为和心理学评估，生活质量评分。肿瘤位于语言区附近的患者应行术前语言评估，以确定基线的语言状态水平；计划进行唤醒麻醉手术的，需向患者介绍术中将要进行的功能测试任务。当患者存在抑郁或焦虑时，可考虑行为和心理健康评估。此外，生活质量评分可在手术决策讨论中发挥重要作用，特别是对低级别或复发性病变的患者。

2 手术策略与治疗方式

2.1 肿瘤切除术原则和目的

外科手术是脑胶质瘤的首选治疗，切除的原则是最大范围安全切除肿瘤（maximal safe resection）。

手术切除的目的包括：解除占位征象和缓解颅内高压症状；解除或缓解因脑胶质瘤引发的相关症状，如继发性癫痫等；获得病理组织和分子病理，明确诊断；降低肿瘤负荷，为后续整合治疗提供条件。

无论弥漫性胶质瘤的组织学、肿瘤突变特征或分级如何，与仅行增强区域疾病的完全切除术（GTR）相比，在增强区域病灶GTR的同时，残留最少量的非增强病灶（nCE）的超范围切除术，可提供更好结果。因此，推荐在安全范围内最大切除肿瘤，包括增强区与非增强区域。

2.2 手术治疗方式

脑胶质瘤的手术治疗方式主要分为肿瘤切除术和病理活检术。

（1）肿瘤切除术适应证和禁忌证

① 适应证：CT或MRI提示颅内占位；存在明显颅内高压及脑疝征象；存在由肿瘤占位引起的神经功能障碍；有明确癫痫发作史；患者自愿接受手术。

② 禁忌证：严重心、肺、肝、肾功能障碍及复发患者，一般状况差不能耐受手术；其他不适合接受神经外科开颅手术的禁忌证。

（2）病理活检术意义及适应证和禁忌证

虽然最大范围安全切除是适合切除病变手术治疗的主要目标，但某些患者和肿瘤因素导致手术风险评估的变化，仅支持活检。推荐在神经导航辅助下确定活检样本的位置，并尽可能采用一种标准化方法来对收集的组织的位置进行分类和表述。病理活检术适应证和禁忌证：

①适应证：合并严重疾病，非常高龄、极度虚弱、术前神经功能状况差；肿瘤广泛浸润性生长，累计超过3个脑叶的病变（以前称为大脑胶质瘤病）且无占位效应的患者；肿瘤位于功能区皮质、白质深部或脑干部位，无法满意切除；辅助治疗后出现的新病灶在疾病复发与假性进展的诊断之间无法通过无创的影像学明确鉴别的病例；个人患者只能接受活检的意见。

② 禁忌证：严重心、肺、肝、肾功能障碍及复发患者，一般状况差不能耐受手术；其他不适合接受神经外科手术的禁忌证。

3 术中辅助技术

新型手术辅助技术有助于准确判定脑胶质瘤的边界范围，提高手术切除程度并实施术中脑功能保护，进而最大程度降低术后神经功能障碍的发生率。推荐：常规神经影像导航、功能神经影像导航、术中神经电生理监测技术（例如，皮质功能定位和皮质下神经传导束定位）和术中MRI实时影像技术。多模态神经导航联合术中皮质及皮质下定位，可进一步提高手术安全性，保护神经功能，有利于最大范围安全切除。可推荐术中肿瘤荧光显像技术和术中B超实时定位技术。

3.1 术中影像学技术

（1）神经导航：将术前获得的结构及功能影像通过神经导航，辅助确定手术入路与定位目标区域。尤其使用术中导航确定中央沟等重要解剖结构，有利于缩短术中功能定位时间。

神经导航结合术前功能磁共振（BOLD、DTI）；可以整合到整体手术影像检查计划中。DTI可用于预测白质束的位置，有助于手术计划，并可能指导何时开始术中电刺激功能定位mapping；功能性MRI（fMRI）可以帮助识别特定任务中涉及的脑功能区域。但是，基于DTI和fMRI的“连接组学”图谱目前还不够可靠，无法在术前确定功能区或制定肿瘤切除计划。

（2）术中MRI：术中磁共振可纠正脑移位，实时更新导航，判断肿瘤是否残留以及显示功能区、纤维束与残留病变之间的位置关系，有助于提高胶质瘤的切除程度。唤醒麻醉和术中磁共振两种技术的整合，有助于最大程度安全切除功能区脑胶质瘤。

（3）术中超声：操作简单，能实时指导术者对病变的定位及其切除程度的判定，易于推广。使用高频多普勒超声，还能同时提供病变周围及内部血流情况。超声造影可观察肿瘤血流灌注情况及增强特点，对识别边界有一定帮助。缺点是图像易受切面、空气、水肿带等影响。

（4）荧光标记：最常用的荧光标记物是5-ALA和荧光素。荧光引导识别肿瘤辅助下的手术切除是明确切除过程中是否存在残留肿瘤区域的有效手段。

3.2 术中神经电生理监测与直接皮层电刺激

术中神经电生理监测（Intraoperative neurophysiological monitoring，IONM）是运用各种神经电生理手段，动态监测麻醉状态下神经功能的完整性，尽早发现术中可能造成的神经损害，可以显著提高手术精准性、降低手术风险。术中常用的项目包括体感诱发电位（SEP）、运动诱发电位（MEP）、脑干听觉诱发电位（BAEP）和脑电图（EEG）及肌电图（EMG）等。推荐在胶质瘤术中应用神经电生理监测，辅助确定功能脑区及预警神经功能损伤。

直接皮层电刺激（Direct electrocortical Stimulation，DES）通过电刺激绘制皮质和皮质下功能的功能脑区，是脑功能区定位的“金标准”，应用DES可以最大限度切除肿瘤并可降低患者术后神经功能障碍的并发症。研究发现，功能脑区定位可将晚期严重神经功能缺损的风险显著降低。重要的是，最大限度减少术后功能缺失，不仅可以改善患者的生活质量，还可保留积极手术切除的生存获益。

清醒麻醉状态下，应用双极刺激器在皮层或皮层下，采用低频（50~60Hz）双相脉冲是明确语言区定位的重要基础方法。多种语言任务可用于识别语言功能区，包括识别语言功能中的语义、语音和句法成分等至关重要的位点，其中图片命名是术中语言区定位的主要手段。

运动区直接电刺激定位有多种刺激模式，对降低术后发生偏瘫风险至关重要，偏瘫会抵消大范围切除对生存期延长的获益，并极大地影响患者的生活质量。为了保持较高的生活质量，患者需要保留执行复杂运动技能的能力，这些技能需要多个肌肉群的收缩和协调。通常，术中运动诱发电位（MEP）较基线水平下降超过50%表明术后存在永久性功能缺损。运动区电刺激定位的多项技术进步促进了中央区皮层内或附近胶质瘤的安全切除，这些技术的进步促进了清醒麻醉和全麻状态下皮层和皮层下运动纤维的安全检测。

4 功能区胶质瘤手术策略

4.1 功能区胶质瘤唤醒麻醉手术的适应证与适应证

现代神经科学认为，大脑的功能区分布是高度复杂的拓扑网络结构，各部分之间既相对独立又高度统一，所有认知功能都是这个巨大网络内互动的结果。功能区胶质瘤往往侵犯拓扑网络结构的关键节点或连接，可直接或间接造成运动、语言、认知和记忆等神经功能损伤。

强烈推荐功能区胶质瘤在唤醒状态下完成最大限度安全切除。唤醒状态下切除脑功能区胶质瘤手术已被神经外科视为最大限度安全切除脑功能区胶质瘤的重要技术。

适应证主要包括：①病变累及脑功能区或手术切除范围涉及脑功能区皮质及皮质下白质纤维的胶质瘤。②年龄>14 周岁。③无明确精神病史或严重精神症状。④意识清醒，认知功能基本正常，术前能配合完成指定任务。

禁忌证主要包括：①年龄<14 周岁（相对禁忌）或心理发育迟滞者。②明确精神病史。③认知功能差，术前不能配合完成指定任务者。④严重心、肺、肝、肾功能障碍不能进行手术者。⑤其他不适合接受神经外科开颅手术的禁忌证。⑥拒绝接受唤醒手术者。⑦睡眠呼吸暂停综合征病人。

4.2 功能区胶质瘤的皮层功能定位与切除策略

强烈推荐直接电刺激定位功能区皮质及皮质下功能通路。推荐：神经导航结合术前功能磁共振（BOLD、DTI）；皮质体感诱发电位定位中央沟，持续经皮质运动诱发电位监测运动通路完整性，可进一步提高手术安全性，保护神经功能，有利于最大范围安全切除。

通过皮层电刺激技术定位功能脑区，通过术中影像技术辅助确定肿瘤侵犯范围，有助于最大范围安全条件下切除功能区胶质瘤。病变切除策略是在保留重要功能结构前提下，同时注意保护正常动脉及脑表面重要引流血管，选择适当的手术入路实现最大限度切除病变。通常先切除重要功能区附近肿瘤，切除过程持续监测病人功能状态。对可疑存在皮质下重要功能通路，应及时进行皮质下电刺激，以及时发现重要皮质下功能结构并予以妥善保护。切除病变时，可用术中磁共振扫描、术中超声或荧光造影等技术观察，确认有无残余肿瘤。

5 围手术期术后加速康复外科措施

术后加速康复外科（ERAS）的核心是尽量减轻术中机体的应激反应，阻断传入神经对应激信号的传导，减轻患者心理及机体的损伤，预防并发症。胶质瘤患者的围术期推荐按照ERAS执行的若干条目进行全面准备。术者、麻醉医师，病房和手术室护士、营养师和药师等形成的ERAS团队，应针对患者疾病和基本状态制定个体化的加速康复策略，辅助围术期准备。

ERAS处理核心项目包括术前访视、术前神经功能状态评估、围术期营养状态评估及管理、术前精神状态评估、围术期消化道禁食与饮食管理、围术期气道管理、围术期血栓与出血风险评估管理、围术期液体治疗和循环管理、围术期PONV风险评估及管理、围术期疼痛评估管理、围术期癫痫评估管理、术中压疮风险评估管理、术中麻醉与镇痛、术中体温管理、术中预防性应用抗生素、术后管道管理、术后应激性黏膜病变管理和术后神经康复治疗管理等，尤其重视微侵袭手术措施的重要性。

此外，如果患者术前出现明显颅内高压症状，应及时给予脱水药物缓解颅内高压；若存在明显脑积水，可考虑先行脑室腹腔分流术或脑室穿刺外引流术。术后需根据颅内压情况选择是否用脱水药物降颅压治疗，并适当使用激素稳定神经功能状态。若术后出现发热，需及时腰椎穿刺采集脑脊液化验，积极防治颅内感染；术后应常规监测电解质，积极纠正电解质紊乱。

6　术后影像学检查与手术切除程度的判定

肿瘤切除后，通常在72小时内（强烈推荐48小时内）进行MRI扫描以评估肿瘤切除。术后早期MRI既能显示任何残留的增强或非增强疾病，又能通过DWI显示任何术后缺血变化，这些变化可能会在随访影像学检查中出现增强而被误认为是肿瘤进展。发现缺血性改变都有助于确定术后神经功能缺损的病因。可以考虑术后弥散张量成像来确定瘤腔周围白质束的完整性。

肿瘤切除程度是脑胶质瘤生存预后的重要影响因素之一，切除程度的判定主要依据肿瘤切除的百分比和残留肿瘤的体积。RANO手术切除组最新手术切除分类标准中，主要参考手术切除前后残留的增强肿瘤大小和非增强肿瘤体积进行判定，推荐将胶质瘤手术切除程度分为四个等级，分别是增强区域超全切除（Class1），增强区域最大切除（Class2），增强区域次全切除（Class3）和活检（Class4）。其中Class1定义为增强区域肿瘤残留0cm^{3}同时非增强区域肿瘤残留小于5cm^3；Class2分为两个级别，Class2A为增强区域完全切除，定义为增强区域肿瘤残留0cm^{3}同时非增强区域肿瘤残留大于5cm^3，Class2B为增强区域次全切除，定义为增强区域肿瘤残留小于1cm^3；Class3分为两个级别，Class3A为增强区域次全切除，定义为增强区域肿瘤残留小于5cm^3，Class3B为增强区域部分切除，定义为增强区域肿瘤残留大于5cm^3；Class4定义为肿瘤体积未见减少。

7 脑胶质瘤分子特征与手术获益

在分子神经病理学时代，最新研究证实弥漫性胶质瘤中分子生物标志物与肿瘤切除程度密切相关。随着基于术前影像学的分子亚型分析或术中快速分子病理学技术的发展，目前可在术前或术中进行脑胶质瘤的分子病理学诊断。对于某些分子病理亚型的肿瘤，全切除（GTR）甚至超全切除是必须的，而对于另一些分子病理亚型，全切除不但不能提高生存获益，反而会增加术后并发症风险。

一项对WHO 2级胶质瘤的回顾性研究，按IDH突变状态进行分组研究显示，提高肿瘤切除程度可明确延长IDH野生型患者的生存期，但并不能延长IDH突变型患者的生存期。还有研究发现，提高肿瘤切除程度可延长弥漫性星形细胞瘤患者的总生存期，但对有IDH突变和染色体1p/19q联合缺失的少突胶质细胞瘤患者的生存期则无明显影响。因此，对于IDH突变和1p/19q联合缺失的少突胶质细胞瘤，在制定手术方案时，应充分考虑肿瘤位置和全面功能保护，通常不建议以功能受损为代价强行全切除。另外，为了进一步提高手术效果，建议通过超全切除（即切除范围超出MRI显示异常范围）来减少残余肿瘤细胞数量，特别是对于IDH野生型星形细胞瘤。

对于WHO 3-4级胶质瘤，最大程度切除MRI T1增强区域可明显改善生存期。一项针对新诊断胶质母细胞瘤的临床队列研究发现，无论IDH突变与否和MGMT启动子甲基化状态如何，手术切除增强区域肿瘤都可明显延长生存期。而对较为年轻（≤65岁）的胶质母细胞瘤，在手术切除肿瘤增强区域的基础上进一步扩大切除非增强区域，可进一步延长生存期。因此，对65岁以上新诊断胶质母细胞瘤患者，建议最大程度手术切除肿瘤增强区域；而对65岁以下患者，则建议在保证功能情况下最大程度切除肿瘤增强区域和非增强区域。

此外，对分子肿瘤特征的进一步重视使组织标本的基因组测序变得越来越重要。因此在进行部分切除或活检时，需要确保获取足够数量和质量的组织样本，从而进行准确的分子和病理学检测。脑胶质瘤患者接受外科手术治疗后，应特别鼓励有条件及符合条件的患者在不同疾病阶段参加适当可行的临床试验。

第三节 放疗

放疗通常是在肿瘤病理明确后，采用6~10MV直线加速器，常规分次、择期进行的X线放射治疗。推荐采用适形调强技术（IMRT/VMAT），可提高靶区剂量的覆盖率、适形度及对正常脑组织保护，缩小不必要的照射体积，降低晚期并发症发生率。放疗前图像验证（CBCT或EPID）是放疗质控不可缺少的环节。立体定向放疗（SRT）不适用于胶质瘤的初始治疗。

1 弥漫性低级别脑胶质瘤

弥漫性低级别胶质瘤主要指2级IDH突变星形细胞瘤和IDH突变伴1p/19q联合缺失少突胶质细胞瘤，术后放疗适应证、最佳时机、放疗剂量等一直存在争议，目前临床根据预后风险的高低来制订治疗策略。

1.1 危险因素

年龄>40岁、肿瘤未全切除、星形细胞瘤成分、瘤体大、跨越中线、术前神经功能缺损及分子病理差等是预后不良因素。对肿瘤未全切除或年龄>40岁者，推荐积极行早期放疗和（或）化疗。年龄≤40岁且肿瘤全切除者，可选择密切观察，肿瘤进展后再行治疗。低级别胶质瘤术后观察5年内超过一半患者会复发，需严格筛选低危观察患者。低级别胶质瘤复发常伴恶性级别升高，放疗能够抑制恶性进展，尤其是星形细胞瘤，越来越多的证据表明术后应积极放疗。

1.2 放疗剂量

强烈推荐低级别胶质瘤放疗总剂量为45~54Gy，分次剂量1.8~2.0Gy。随着适形调强放疗和分子分型在临床普遍应用，进一步提高放疗剂量（54~60Gy）对部分低级别胶质瘤患者可能获益，尤其对分子病理定义的星形细胞瘤或MGMT启动子非甲基化患者。分次剂量超过2.0Gy会增加远期认知障碍的发生风险。

1.3 靶区确定

大体肿瘤靶区（Gross Tumor Volume，GTV）主要是根据手术前、后MRI T2/FLAIR异常信号区域，或T1增强区域确定，需正确区分肿瘤残留和术后改变及细胞性水肿和血管源性水肿。推荐以GTV外扩1~2cm作为低级别胶质瘤的临床靶区（Clinical Target Volume，CTV）。CTV外扩3~5mm形成计划靶区（Planning Target Volume，PTV）。遇解剖屏障适当修回。

1.4 联合放化疗

年龄>40岁或未全切的高风险2级少突胶质细胞瘤推荐放疗联合PCV辅助化疗，也可联合TMZ化疗；高风险2级星形细胞瘤推荐放疗联合PCV或TMZ辅助化疗，或放疗联合TMZ同步和辅助化疗。肿瘤体积、星形细胞瘤成分及KPS评分等高危因素也应作为方案制定的重要参考。

2 高级别脑胶质瘤

高级别胶质瘤主要指IDH野生的GBM、IDH突变的3级星形细胞瘤、IDH突变4级星形细胞瘤和IDH突变伴1p/19q联合缺失3级少突胶质细胞瘤。手术是高级别胶质瘤的基础治疗，放/化疗是不可或缺的重要辅助治疗手段，术后放疗可取得显著的生存获益。

2.1 放疗时机

高级别胶质瘤生存时间与放疗开始时间密切相关，术后早期放疗能有效延长高级别胶质瘤患者生存期，应在伤口愈合和身体条件允许情况下尽早开始放疗，一般术后4~6周进行。

2.2 放疗剂量

推荐放疗照射总剂量为54~60Gy，1.8~2.0Gy/次，分割30~33次，肿瘤体积较大和（或）位于重要功能区及3级胶质瘤，可适当降低照射总剂量。尽管调强技术能够提高靶区适形度，减少正常组织受量，最大限度地缩小照射体积，能够给予靶区更高的放疗剂量，但提高剂量后的疗效尚未得到证实，盲目提高照射总剂量或提高分次量，应十分慎重。

2.3 靶区确定

大体肿瘤靶区（GTV）主要是根据手术前、后MRI T1增强、T2/FLAIR异常信号区域确定，GTV外扩1~2cm形成CTV。如果水肿区域包括在GTV中，推荐采用二程放疗策略，一程的CTV1给予46Gy/23次，二程增量区（Boost）给予14Gy/7次，GTV2应仅仅包括残余肿瘤或术后瘤腔，外扩1~2cm形成CTV2。CTV外扩3~5mm形成PTV。遇解剖屏障适当修回。目前包括水肿区的二程方案和不特意考虑水肿区的一程方案在肿瘤控制方面无明显差别。

靶区勾画原则是在安全的前提下，尽可能保证肿瘤达到60Gy的照射剂量，应参考术前和术后MRI，正确区分术后肿瘤残存与术后改变。在临床实践中，医生应根据靶区剂量、位置、体积、患者年龄和KPS评分等因素综合考虑，灵活运用以上关于靶区设定的建议，平衡照射剂量、体积与放射性损伤之间的关系。

2.4 联合放化疗

（1）GBM：强烈推荐成人初治GBM应用放疗联合TMZ同步化疗，再随后6个周期TMZ辅助化疗的方案，在放疗中和放疗后应用TMZ，可显著延长生存期，这一协同作用在MGMT启动子甲基化患者中最为明显。对分子病理定义的GBM，采用相同的同步和辅助化疗方案能使该类患者获益。

（2）3级胶质瘤：存在1p/19q联合缺失3级少突胶质细胞瘤对放疗和化疗更敏感，放疗联合PCV辅助化疗是一线治疗方案。目前放疗联合TMZ对该类肿瘤的治疗初步显示疗效，但单独TMZ化疗无效。针对TMZ和PCV方案的疗效比较试验正在进行中。对无1p/19q联合缺失的3级星形细胞瘤，放疗联合12周期TMZ辅助化疗显著改善生存期，同步化疗获益不明显。

（3）4级星形细胞瘤：对IDH突变的4级星形细胞瘤尽管目前无治疗证据，但考虑该类肿瘤恶性度较高，推荐给予与GBM相同的高剂量放疗联合化疗。

总之，胶质瘤放疗和化疗联合应根据患者一般状态、分子生物学标记和治疗需求等采用个体化治疗策略，治疗选择包括术后单纯放疗、放疗结合TMZ同步和（或）辅助化疗等。

3　室管膜肿瘤

手术是室管膜肿瘤首选治疗方法。室管膜肿瘤全切后多数学者主张无需辅助治疗，部分切除的室管膜瘤和3级室管膜瘤是放疗适应证。而对放疗后短期复发或年幼不宜行放疗者，选择化疗作为辅助治疗，但疗效并不确定。室管膜肿瘤术后3周，需行全脑全脊髓MRI和（或）脑脊液脱落细胞学检查，无脑或脊髓肿瘤播散证据者，推荐局部放疗，反之则推荐全脑全脊髓放疗。

3.1　局部放疗

根据术前和术后MRI确定肿瘤局部照射范围，常采用增强T1像或FLAIR /T2加权像上异常信号为GTV，且包括部分术前肿瘤紧邻的组织结构，GTV外扩1~2cm形成CTV，每日分割1.8~2.0Gy，颅内肿瘤总剂量为54~59.4Gy，脊髓区肿瘤剂量45Gy。肿瘤整体位于脊髓圆锥以下时，总剂量可提高至54~60Gy。

3.2　全脑全脊髓放疗

全脑包括硬脑膜以内的区域，全脊髓上起第一颈髓、下至尾椎硬膜囊，全脑全脊髓照射总剂量36Gy，1.8~2.0Gy/次，后续颅内病灶区缩野局部追加剂量至54~59.4Gy，脊髓病灶区追加剂量至45Gy，同样，肿瘤整体位于脊髓圆锥以下时，总剂量可提高至54~60Gy。

4　复发脑胶质瘤

评估复发胶质瘤再放疗的安全性时，应充分考虑患者的个体情况，肿瘤位置及大小，既往放疗剂量、靶区和周围重要结构的受量，及放疗间隔时间等。由于复发前多接受过放疗，对复发的较小病灶回顾性研究多采用立体定向放射外科治疗（SRS）或低分割SRT技术，而对传统分割的调强放疗研究多集中在体积相对较大的复发病灶，部分患者给予35Gy/10f能够获益。放疗前应充分考虑脑组织的耐受性和放射性脑坏死的发生风险。低级别胶质瘤复发因间隔时间较长，再次放疗的安全性大大提高。放疗联合药物治疗可推荐贝伐珠单抗及TMZ，联合治疗能延长部分患者的PFS和OS。

5　放射性脑损伤

放疗对脑组织损伤依据发生时间和临床表现分为三种类型：急性（放疗后6周内发生）、亚急性（放疗后6周至6个月发生）和晚期（放疗后数月至数年）。

5.1　急性和亚急性放射损伤

急性和亚急性放射损伤可能为血管扩张、血脑屏障受损和水肿所致。MRI表现为新出现的强化灶，伴弥漫性水肿，好发于脑室壁周围。急性损伤表现为颅高压征象，如恶心、呕吐、头痛和嗜睡等。常为短暂且可逆，应用皮质类固醇、贝伐单抗、高压氧或活血化瘀等可缓解症状。亚急性放射性损伤表现为嗜睡和疲劳，通常可在数周内自愈，必要时予皮质类固醇类药物治疗控制症状。

5.2　晚期放射损伤

晚期放射反应常为进行性和不可逆，包括白质脑病、放射性坏死和其他各种病变（多为血管性病变）。患者的个体差异、放疗总剂量、照射体积、分割剂量等与放疗后白质脑病的发生直接相关。非治疗相关因素包括一些使血管性损伤易感性增加的伴随疾病，如糖尿病、高血压及高龄等，均可使白质脑病的发生率增加。同步化疗是另一个危险因素。胶质瘤TMZ同步放化疗后假性进展发生率明显增高，其本质是早期放射性坏死。放疗最严重的晚期反应是放射性坏死，发生率约为5%~30%。放疗后2~3年出现高峰。放射性坏死的临床表现与肿瘤复发相似，如初始症状再次出现，原有神经功能障碍恶化和影像学出现进展，不可逆的强化病灶，周围有相关水肿。引起严重症状的放射性坏死需贝伐单抗治疗，甚至手术处理，而减少放射损伤根本在于预防，合理规划照射总剂量，分次量及合适的靶区体积可有效减少放射性坏死发生率。

第四节　药物治疗

化疗可提高脑胶质瘤患者生存期。对高级别脑胶质瘤，由于生长及复发迅速，积极有效的个体化化疗更有价值。其他药物治疗手段还包括分子靶向治疗、免疫治疗等，目前大多在临床试验阶段。鼓励有条件及符合条件的患者，在疾病不同阶段参加药物临床试验。

1　基本原则

①肿瘤切除程度影响化疗效果。推荐化疗应在最大范围安全切除肿瘤的基础上进行。②术后应尽早开始化疗和足量化疗。在保证安全的基础上，采用最大耐受剂量的化疗以及合理的化疗疗程，可获得最佳的治疗效果，同时应注意药物毒性和患者免疫力。③选择作用机制不同及毒性不重叠的药物进行联合化疗，减少耐药的发生率。④根据组织病理和分子病理结果，选择合适的化疗方案。⑤某些控瘤药物和抗癫痫药物会产生相互影响，同时使用时应酌情选择或调整化疗药物或抗癫痫药物。⑥积极参与有效可行的药物临床试验。⑦体外药敏试验（如类器官模型、PDX模型

等）指导下的化疗可考虑作为个体化化疗的选择性参考。

2 弥漫性低级别脑胶质瘤

目前对弥漫性低级别脑胶质瘤的化疗还存在一定争议，主要包括：化疗时机、化疗方案的选择、化疗与放疗次序的安排等。根据目前证据，对有高危因素的弥漫性低级别脑胶质瘤，应积极考虑包括化疗在内的辅助治疗。伴有1p/19q联合缺失的患者，可优先考虑化疗，而推迟放疗时间。高风险低级别脑胶质瘤的推荐化疗方案包括：PCV方案；TMZ单药化疗；TMZ同步放化疗等。对存在残留或复发病灶的IDH突变型低级别胶质瘤，IDH抑制剂vorasidenib或ivosidenib分子靶向治疗可能是一种延迟化疗和放疗的方法。

3 高级别脑胶质瘤

3.1 经典化疗方案

（1）Stupp方案：在放疗期间口服TMZ 75mg/m²/d，连服42天；间隔4周，进入辅助化疗阶段，口服TMZ 150~200mg/m²/d，连用5天，每28天重复，共6个周期。

（2）PCV方案：甲基苄肼（PCB）60mg/m²/d第8~21天，洛莫司汀（CCNU）110 mg/m²/d第1天，长春新碱（VCR）1.4mg/m²第8、29天，8周为1个周期。

其他可用于胶质瘤治疗的化疗药物还有亚硝基脲类（司莫司汀、卡莫司汀、尼莫司丁等）、伊立替康、替尼泊苷或依托泊苷、顺铂或卡铂、环磷酰胺或异环磷酰胺等。

3.2 WHO 3级胶质瘤化疗

对WHO 3级胶质瘤，目前尚无标准方案，推荐在分子病理指导下选择放疗联合TMZ辅助化疗，放疗同步联合辅助TMZ化疗，放疗联合PCV化疗，或参加可行的临床试验。

对具有1p/19q联合缺失的WHO 3级少突胶质细胞瘤，推荐放疗联合PCV方案化疗，放疗联合同步或者辅助TMZ化疗；对无1p/19q联合缺失者，推荐放疗联合辅助TMZ化疗。

对KPS<60的WHO 3级胶质瘤，推荐短程放疗或常规放疗联合TMZ化疗。

3.3 GBM化疗（年龄≤70岁）

对KPS≥60的患者，若存在MGMT启动子区甲基化，推荐常规放疗加同步和辅助TMZ化疗加肿瘤电场治疗，或推荐常规放疗加同步和辅助TMZ化疗，还可推荐常规放疗加同步和辅助替莫唑胺联合洛莫司汀化疗，或接受可行的临床试验；对MGMT启动子区非甲基化和甲基化情况不明确者，推荐放疗加同步和辅助TMZ化疗加或不加电场治疗，单纯标准放疗，或接受可行的临床试验。

对KPS<60的患者，推荐在短程放疗基础上，加或不加同步和辅助TMZ化疗；有MGMT启动子区甲基化者，也可单独采用TMZ化疗，或姑息治疗。

3.4 间变性室管膜瘤的化疗

常在肿瘤复发或出现全脑全脊髓播散的情况下选择化疗。常用药物：铂类药物（顺铂或卡铂）、替尼泊苷或依托泊苷、亚硝基脲类（洛莫司汀、卡莫司汀、司莫司汀、尼莫司丁等）以及TMZ等，或接受可行的药物临床试验。

4 复发脑胶质瘤

目前尚无针对标准治疗后复发脑胶质瘤的标准化疗方案。如为高级别复发脑胶质瘤，建议接受适当可行的临床试验；如无合适的临床试验，可采用以下方案：

（1）低级别脑胶质瘤复发后可选方案：①放疗加辅助PCV化疗；②放疗加辅助TMZ化疗；③放疗联合同步和辅助TMZ化疗；④既往无TMZ治疗史的患者还可使用TMZ；⑤洛莫司汀、卡莫司汀或司莫司汀单药或联合化疗；⑥PCV联合方案；⑦以卡铂或顺铂为基础的化疗方案；⑧如有BRAFV600E激活突变或NTRK融合者可推荐相应的靶向药物。⑨如有IDH1/IDH2突变可考虑IDH抑制剂vorasidenib或ivosidenib治疗。

（2）WHO 3级胶质瘤复发后可选方案：①TMZ；②亚硝基脲类药物如洛莫司汀、司莫司汀或卡莫司汀；③PCV联合方案；④贝伐单抗；⑤贝伐单抗加化疗（卡莫司汀/洛莫司汀/司莫司汀、TMZ、伊立替康）；⑥替尼泊苷或依托泊苷；⑦以卡铂或顺铂为基础的化疗方案；⑧如有BRAFV600E激活突变或NTRK融合者可推荐相应的靶向药物。

（3）WHO 4级IDH突变型星形细胞瘤复发后可选方案：①贝伐单抗，瑞戈非尼、安罗替尼或阿帕替尼；②TMZ；③有PTPRZ1-MET融合基因者可予伯瑞替尼为基础的治疗；④亚硝基脲类药物如洛莫司汀、司莫司汀或卡莫司汀；⑤PCV联合方案；⑥贝伐单抗加化疗（卡莫司汀/洛莫司汀/司莫司汀、TMZ、伊立替康）；⑦替尼泊苷或依托泊苷；⑧以卡铂或顺铂为基础的化疗方案；⑨如有BRAFV600E激活突变或NTRK融合者可推荐相应的靶向药物。

（4）WHO 4级IDH野生型GBM复发后可选方案：①贝伐单抗；②TMZ；③亚硝基脲类药物如洛莫司汀、司莫司汀或卡莫司汀；④PCV联合方案；⑤瑞戈非尼、安罗替尼或阿帕替尼；⑥贝伐单抗加化疗（卡莫司汀/洛莫司汀/司莫司汀、TMZ、伊立替康）；⑦替尼泊苷或依托泊苷；⑧以卡铂或顺铂为基础的化疗方案；⑨如有BRAFV600E激活突变或NTRK融合者可推荐相应的靶向药物；⑩对有PTPRZ1-MET融合基因的IDH突变型星形细胞瘤或有低级别病史的胶质母细胞瘤，可考虑伯瑞替尼治疗。

第五节 特殊建议

1 局限性胶质瘤

对可完全切除的局限性胶质瘤，如毛细胞型星形细胞瘤（PA）、神经节细胞胶质瘤、多形性黄色星形细胞瘤（PXA）、胚胎发育不良性神经上皮瘤（DNET）、胶质神经元肿瘤等，可行密切观察。若不完全切除，活检，或位于手术无法接近的部位，可考虑密切观察，或在明显增长或神经系统症状出现时考虑放疗（RT）；如BRAF V600E激活突变，考虑BRAF和MEK抑制剂。对室管膜下巨细胞型星形细胞瘤（SEGA），可考虑行结节性硬化症相关检查并转介遗传咨询；若出现症状或肿瘤持续生长时考虑使用mTOR抑制剂（如依维莫司）治疗。

2 少突胶质细胞瘤或星形细胞瘤，IDH突变型，WHO 2级

对KPS≥60的患者：年龄≤40岁的肿瘤全切除后接受观察，定期随访，并且应在与患者及其家人进行充分讨论后，再考虑是否需要在后期进行辅助治疗，才能做出最终决策；对>40岁、次全切或行活检、肿瘤直径≥6cm、有认知障碍的高危患者则适用术后辅助治疗策略，即单纯放疗联合辅助TMZ治疗或放疗同步/辅助TMZ化疗。对KPS<60的患者：①单纯放疗联合辅助TMZ治疗或放疗同步/辅助TMZ化疗；②单纯TMZ治疗；③最佳营养支持对症治疗。

3 IDH突变型WHO 3级弥漫性胶质瘤

WHO 3级（间变性）胶质瘤患者的标准治疗方案包括最大程度的安全手术切除或活检，然后放疗（每次分割计量为1.8~2.0Gy，总剂量为60Gy）和辅助化疗。化疗方案根据患者的特征而不同，例如KPS、1p/19q联合缺失或MGMT启动子甲基化。对星形细胞瘤，IDH突变型，WHO 3级，EORTC 26053试验（CATNON）的中期分析表明，放疗加12疗程TMZ化疗的患者比未接受TMZ化疗的患者具有更长总生存期；也可考虑在放疗时同步使用TMZ化疗。对KPS≥60的少突胶质细胞瘤，IDH突变、1p/19q联合缺失、WHO 3级，可以放疗加辅助PCV化疗或放疗加同步或辅助TMZ化疗两种治疗方案。

4 胶质母细胞瘤，IDH野生型，WHO 4级

胶质母细胞瘤，IDH野生型，WHO 4级占GBM的绝大部分（约90%）。巨细胞胶质母细胞瘤、胶质肉瘤和上皮样胶质母细胞瘤的三种形态学变种也包括在该诊断中，尽管针对这些变种无具体的治疗建议，但约50%的上皮样胶质母细胞瘤具有可靶向

的BRAF V600E突变，其作为治疗靶点的价值需要系统评估。此外，MGMT甲基化状态也是需要关注的一个指标。

年龄≤70岁，MGMT基因启动子甲基化阳性，一般情况好，KPS≥60的患者：①采用常规放疗加同步和辅助TMZ化疗加肿瘤电场治疗（优选推荐）。在患者身体一般情况允许下，主张在保护患者神经功能的状态下安全、最大范围地切除肿瘤。术后2~4周开始放疗，局部照射标准剂量为60Gy，2Gy/次/日，每周5次（共6周时间）。放疗期间同时口服TMZ 75mg/m^2，1次/日，总共疗程6周，放疗结束后4周，开始TMZ辅助化疗，口服TMZ 150mg/m^2，1次/日，连用5天，休息23天，每28天为一周期。若耐受性良好，第一个周期后患者血常规检查结果显示白细胞计数、中性粒细胞计数及血小板计数等均未见明显异常，且患者肝肾功能未受明显影响，第二周期治疗时可将剂量增加至200mg/m^2。推荐TMZ辅助化疗6个周期，辅助化疗同步使用肿瘤电场治疗，直至出现第二次疾病进展考虑停用肿瘤电场治疗。②常规放疗加同步和辅助TMZ化疗（推荐）。③常规放疗加同步和辅助TMZ联合亚硝脲类药物化疗。如给予CCNU口服（甲环亚硝脲、ACNU等可替代CCNU使用），剂量为100mg/m^2/d，第1天，TMZ100~200mg/m^2/d，第2~6天，每6周为一周期。

年龄≤70岁，MGMT基因启动子甲基化阴性，一般情况好，KPS≥60者：①采用常规放疗加同步和辅助TMZ化疗加肿瘤电场治疗（优选推荐）。②常规放疗加同步和辅助TMZ化疗（推荐）。③常规放疗。

年龄≤70岁，一般情况较差，KPS<60者：①采用短程放疗，加或不加同步和辅助TMZ化疗，单纯放疗的方式目前有短程放疗（30~50Gy/6~20次）与常规放疗（56~60Gy/28~30次，4~6周）（2级证据）。②采用单独TMZ化疗，口服TMZ150 ~ 200mg/m^2/d，连用5天，每28天为1个周期（2级证据）。③最佳对症支持治疗或姑息治疗。

年龄>70岁，MGMT基因启动子甲基化阳性，一般情况好，KPS≥60者：①采用常规放疗加同步和辅助TMZ化疗加肿瘤电场治疗（优选推荐）。②短程放疗联合同步和辅助TMZ化疗（推荐）。③常规放疗加同步和辅助TMZ化疗。④单纯TMZ治疗。⑤单纯短程放疗。

年龄>70岁，MGMT基因启动子甲基化阴性，一般情况好，KPS≥60者：①常规放疗加同步和辅助TMZ化疗加电场治疗（优选推荐）。②短程放疗联合同步和辅助TMZ化疗。③常规放疗加同步和辅助TMZ化疗。④单纯短程放疗。

年龄>70岁，一般情较差，KPS<60者：①短程放疗。②单独TMZ化疗。③最佳对症支持治疗或姑息治疗。

肿瘤电场治疗（TTFields）是以中等频率（100~500kHz）交替出现的低强度电场，产生抗有丝分裂作用，从而以有限的毒性抑制瘤细胞分裂。有针对新诊断GBM的随机Ⅲ期临床试验显示，与标准Stupp方案相比，在辅助TMZ化疗期间使用TT-

Fields治疗可延长患者无进展生存期和总生存期。

5 星形细胞瘤，IDH突变型，WHO 4级

星形细胞瘤，IDH突变型，WHO 4级，既往定义为继发性GBM，其病史较长或以前有较低级别的弥漫性胶质瘤史，且发生于相对年轻者中。尽管这些患者的总体预后优于IDH野生型GBM，但常用与GBM相似方法进行治疗。

6 弥漫性中线胶质瘤，H3 K27突变型，WHO 4级

该肿瘤类型包括儿童和成人中发生在脑干、丘脑和脊髓部位的大多数弥漫性胶质瘤。其对外科手术效果非常有限，且因临床罕见，相关临床试验较少，放疗以外其他治疗方法的获益尚未明确。在这些肿瘤中，MGMT启动子通常是非甲基化的，患者的临床预后很差。推荐治疗方案包括：①单纯放疗54~60Gy（每次分割计量为1.8~2Gy）；②Stupp同步放化疗方案。③参加包括ONC201等靶向/免疫药物在内的临床试验。肿瘤复发或进展后，可采用再次放疗，亚硝脲类药物（CCNU、ACNU、MeCCNU、BCNU等）、TMZ或贝伐单抗进行尝试性治疗。

7 弥漫性大脑半球胶质瘤，H3 G34突变型，WHO 4级

该型肿瘤大多发生于青少年和年轻成人，以前归类为IDH野生型GBM，MGMT启动子区甲基化的发生率较高，因此，推荐治疗方案为替莫唑胺标准同步放化疗方案或在辅助化疗期间进行替莫唑胺+洛莫司汀（CCNU）联合治疗。肿瘤复发或进展后，可采用再次放疗，亚硝脲类药物（CCNU、ACNU、MeCCNU、BCNU等）、TMZ或贝伐单抗进行尝试性治疗。

8 儿童胶质瘤

胶质瘤是最常见的儿童中枢神经系统肿瘤,其中以儿童低级别胶质瘤（Pediatric Low-Grade Gliomas，PLGG）最多见，约占儿童神经系统肿瘤的25%~40%，儿童高级别胶质瘤（pediatrichigh-grade glioma，PHGG）约占儿童所有颅内肿瘤的6%~15%。与成人不同，发生于儿童的胶质瘤具有其独特的分子病理学特征和机制，相应的治疗策略也不同于成人胶质瘤。儿童胶质瘤疗效评估也较为复杂，需要根据病变所在部位，肿瘤组织类型，WHO高低级别的不同，利用不同的儿童神经肿瘤治疗反应评估（Response Assessment in Pediatric Neuro-oncology，RAPNO）标准进行。

PLGG手术前需认真权衡积极手术切除肿瘤的相关风险与潜在的神经功能障碍风险，建议术前通过多学科讨论确定手术目的和切除程度。肿瘤全切除的PLGG患儿10年总生存率可达90%。放疗主要应用于以下患儿：①年龄>3岁且肿瘤未全切除，伴

有神经功能缺损症状；②肿瘤持续进展；③多线治疗失败的患儿。年龄≤3岁的患儿建议通过化疗延迟放疗或避免放疗。婴幼儿PLGG未手术或手术未全切除者，不予观察，马上开始化疗；3岁以上PLGG手术未全切除且有症状者，或随访观察期间肿瘤进展者，予以化疗。化疗方案推荐CV方案（卡铂+长春新碱）。对于BRAF突变PLGG可以考虑采用BRAF突变抑制剂和（或）MEK抑制剂，TSC1/2基因突变的室管膜下巨细胞型星形细胞瘤可以采用mTOR选择性抑制剂治疗，TRK融合阳性的PLGG可以考虑使用TRK抑制剂，如拉罗替尼和恩曲替尼。

PHGG手术治疗的目标是最大限度地安全切除肿瘤，缓解颅内压升高、减轻肿瘤占位效应引起的症状，延长患儿的生存时间，并获得足够的组织用于病理学和分子诊断。术前需对PHGG患儿进行充分的评估，包括患儿一般情况的评估、实验室检查、影像学检查和多学科讨论。放疗作为年龄>3岁PHGG患儿的标准治疗方案，推荐术后4~8周内尽早开始放疗。推荐放疗联合同步替莫唑胺化疗，及辅助替莫唑胺（单药或联合亚硝基脲类）全身化疗。对于年龄<3岁的婴幼儿，推荐仅行化疗，待患儿3岁后再行放疗，化疗可采用环磷酰胺、长春新碱、顺铂和依托泊苷，或长春新碱、卡铂和替莫唑胺组成的方案。对于TRK融合阳性患儿可考虑选用拉罗替尼或恩曲替尼。

综上所述，脑胶质瘤临床综合诊疗流程与推荐证据级别见图1-4-1。

第六节　临床疗效评估与随访

神经肿瘤治疗反应评估工作组（RANO）主要致力于改善神经肿瘤反应评估质量和治疗终点选择，特别重视各项临床试验的评估工作。目前，脑胶质瘤治疗反应的评估主要依据RANO2.0标准（表1-4-1）。

对接受手术治疗的脑胶质瘤患者，推荐在术后24~48小时内行MRI检查，与术前MRI对照，以评估肿瘤的切除程度。考虑到手术相关影像伪差的影响，术后72小时到术后2~3周内不建议复查MRI。首次术后复查推荐在术后2~3周后进行，随后规律随访。放疗结束后的MRI检查作为辅助治疗的评价基线资料，建议每间隔3~6个月行神经科查体和MRI复查，如临床病情出现变化（出现癫痫或神经功能障碍等），可视情况调整MRI复查时间与频次。

根据RANO 2.0新版推荐，放疗后初次MRI（平扫+增强）宜作为脑胶质瘤术后基线影像学资料。常规建议在完成治疗后3~6个月，复查MRI评估治疗效果。放疗结束后4~8周影像学增强灶，可能是放疗后产生的反应（假性进展）。如何准确鉴别放疗反应和肿瘤进展目前仍是一个挑战。RANO工作组建议在怀疑出现假性进展或假性反应时，采用治疗后再次复查MRI的方式确证前次评价是否为真性进展，如复查MRI

能确定为真性进展，则进展时间定义为疑似进展确定的时间，如复查MRI仍不能确定为真性进展，则继续判定为疑似进展，需继续治疗后再次复查MRI以确定。由于难以区分假性进展和真性进展，因此RANO工作组建议避免在放化疗完成后3个月内将患者纳入复发性疾病的临床试验，除非证实为真性肿瘤复发。对免疫疗法等可引起影像学改变的治疗方案，治疗过程中如果出现符合RANO疾病进展标准的影像学特点（包括出现新病灶）时，RANO工作组建议，如果其临床表现无明显恶化（包括出现新病灶），可以再持续影像学随访进一步评估治疗反应。

表1-4-1 神经肿瘤临床疗效评价方法（RANO2.0标准）

增强病灶的判定标准
完全缓解（CR）
CR需要满足以下全部条件（与基线扫描相比）：
（1）所有可测量、非可测量增强病灶和非靶病灶完全消失，持续4周以上。
（2）无新发病灶。
（3）患者须停用皮质类固醇激素或仅使用生理替代量。
（4）临床症状稳定或改善。
注：在尚未完成4周后的确认扫描，证实其治疗反应的持久性之前，治疗反应评价仅可确定为SD。基线扫描时仅具有不可测量病灶的患者不能评价为CR，最优的可能评价是SD。

部分缓解（PR）
PR要求满足以下全部条件（与基线扫描相比）：
（1）所有可测量病灶的两垂直直径的乘积之和减少≥50%，或体积之和减少≥65%，持续4周以上。
（2）无新发病灶。
（3）非可测量病灶或非靶病灶未发生进展。
（4）皮质类固醇激素使用量须稳定在不高于基线扫描时的剂量。
（5）临床症状稳定或改善。
注：在尚未完成4周后的确认扫描，证实其治疗反应的持久性之前，治疗反应评价仅可确定为SD。基线扫描时仅具有不可测量病灶的患者不能评价为PR，最优的可能评价是SD。

疾病稳定（SD）
SD仅在患者不满足CR，PR，PD的条件，并要求（与基线扫描相比）：
（1）在影像学上增强的靶病灶稳定。
（2）无新发病灶，除放疗反应之外，T2或FLAIR未出现异常信号，无新出现或增大的增强信号。
（3）非可测量病灶或非靶病灶未发生进展。
（4）皮质类固醇激素使用量应稳定在不高于基线扫描时的剂量。
（5）临床症状稳定或改善。

疾病进展（PD）
PD是指与基线或治疗开始后的最佳反应相比，满足以下任意一条：
（1）在皮质类固醇剂量稳定或增加的情况下（并非因为放射反应、水肿或其他合并症等原因导致的），增强靶病灶的垂直直径乘积总和增加≥25%，或总体积增加≥40%。
（2）出现新发病灶或增强病灶。
（3）出现明确的脑膜转移病灶。
（4）非可测量病灶明确进展（垂直直径增加至少5mm×5mm至≥10mm×10mm）。
（5）现有非靶病灶的明确进展。

(6) 排除由于皮质类固醇激素剂量的减少或除肿瘤以外的其他原因导致的明确的临床症状恶化。
(7) 未能进行进一步随访评估者，除非引起死亡或病情恶化的原因与本疾病无关。
注：如果无与肿瘤相关临床恶化情况出现，单独增加皮质类固醇激素剂量，不作为判定为PD的决定因素。有稳定影像学表现者，如其皮质类固醇激素的剂量因与肿瘤相关的临床恶化以外的原因而增加，不足以作为判定SD或PD的条件，应进一步密切观察。如皮质类固醇激素用量能够减少到基线水平，则将被判定为SD；如与肿瘤相关的临床症状恶化逐渐明显，则被判定为PD。PD的日期定义为首次增加皮质类固醇激素剂量的时间点。

非增强病灶的判定标准
完全缓解（CR）
CR要求满足以下全部条件（与基线扫描相比）：
(1) T2或FLAIR像显示靶病灶完全消失。如果存在增强病灶，增强病灶必须完全消失。
(2) 无新发病灶，除放疗反应之外，T2或FLAIR未出现异常信号，无新出现或增大的增强信号。
(3) 所有非靶点病变消失。
(4) 患者须停用皮质类固醇激素或仅使用生理替代量。
(5) 临床症状稳定或改善。
注：在尚未完成4周后的确认扫描，证实其治疗反应的持久性之前，治疗反应评价仅可确定为SD。基线扫描时仅具有不可测量病灶的患者不能评价为PR，最优的可能评价是SD。

部分缓解（PR）
PR要求满足以下全部条件（与基线扫描相比）：
(1) 在T2或FLAIR像显示所有可测量病灶的两垂直直径的乘积之和减少≥50%，或体积之和减少≥65%，持续4周以上。
(2) 无新发病灶，除放疗反应之外，T2或FLAIR未出现异常信号，无新出现或增大的增强信号。
(3) 非可测量病灶或非靶病灶未发生进展。
(4) 皮质类固醇激素使用量须稳定在不高于基线扫描时的剂量。
(5) 临床症状稳定或改善。
注：在尚未完成4周后的确认扫描，证实其治疗反应的持久性之前，治疗反应评价仅可确定为SD。基线扫描时仅具有不可测量病灶的患者不能评价为PR，最优的可能评价是SD。

微小缓解（MR），仅适用于非增强病灶
MR要求满足以下全部条件（与基线扫描相比）：
(1) 在T2或FLAIR像显示所有可测量病灶的两垂直直径的乘积之和减少25%~50%，或体积之和减少40%-65%，持续4周以上。
(2) 无新发病灶，除放疗反应之外，T2或FLAIR未出现异常信号，无新出现或增大的增强信号。
(3) 非可测量病灶或非靶病灶未发生进展。
(4) 皮质类固醇激素使用量应稳定在不高于基线扫描时的剂量。
(5) 临床症状稳定或改善。
注：在尚未完成4周后的确认扫描，证实其治疗反应的持久性之前，治疗反应评价仅可确定为SD。基线扫描时仅具有不可测量病灶的患者不能评价为MR，最优的可能评价是SD。

疾病稳定（SD）
SD仅在患者不满足CR，PR，MR，PD的条件，并要求（与基线扫描相比）：
(1) 在T2或FLAIR像显示非增强靶病灶稳定。
(2) 无新发病灶，除放疗反应之外，T2或FLAIR未出现异常信号，无新出现或增大的增强信号。
(3) 非可测量病灶或非靶病灶未发生进展。
(4) 皮质类固醇激素使用量应稳定在不高于基线扫描时的剂量。

(5)临床症状稳定或改善。

疾病进展(PD)
PD是指与基线或治疗开始后的最佳反应相比,满足以下任意一条:
(1)在皮质类固醇剂量稳定或增加的情况下(并非因为放射反应、水肿或其他合并症等原因导致的),在T2或FLAIR像显示病灶的垂直直径乘积总和增加≥25%,或增强靶病变总体积增加≥40%。
(2)出现新发病灶或增强病灶。
(3)出现明确的脑膜转移病灶。
(4)非可测量病灶明确进展(垂直直径增加至少5mm×5mm至≥10mm×10mm)。
(5)现有非靶病灶的明确进展。
(6)排除由于皮质类固醇激素剂量的减少或除肿瘤以外的其他原因导致的明确的临床症状恶化。
(7)未能进行进一步随访评估者,除非引起死亡或病情恶化的原因与本疾病无关。
注:如无与肿瘤相关临床恶化情况出现,单独增加皮质类固醇激素剂量,不作为判定为PD的决定因素。有稳定影像学表现者,如其皮质类固醇激素的剂量因与肿瘤相关的临床恶化以外的原因而增加,不足以作为判定SD或PD的条件,应进一步密切观察。如皮质类固醇激素用量能够减少到基线水平,则将被判定为SD;如与肿瘤相关的临床症状恶化逐渐明显,则被判定为PD。PD的日期定义为首次增加皮质类固醇激素剂量的时间点。

同时存在增强和非增强病灶的判定标准(与瘤周水肿无关)
完全缓解(CR)
CR需要满足以下全部条件(与基线扫描相比):
(1)所有可测量的增强和非增强的靶病灶以及所有不可测量病灶和非靶病灶完全消失。
(2)除放疗反应外,无新发强化病灶,无新发T2或FLAIR异常信号。
(3)患者须停用皮质类固醇激素或仅使用生理替代量。
(4)临床症状稳定或改善。
注:在尚未完成4周后的确认扫描,证实其治疗反应的持久性之前,治疗反应评价仅可确定为SD。基线扫描时仅具有不可测量病灶的患者不能评价为CR,最优的可能评价是SD。

部分缓解(PR)
PR要求满足以下全部条件(与基线扫描相比):
(1)增强病灶以及在T2或FLAIR像显示靶病灶的两垂直直径的乘积之和减少≥50%,或体积之和减少≥65%,持续4周以上。
(2)除放疗反应之外,无新发增强病灶,无T2或FLAIR异常信号。
(3)可测量、非可测量病灶或非靶病灶均未发生进展。
(4)皮质类固醇激素使用量须稳定在不高于基线扫描时的剂量。
(5)临床症状稳定或改善。
注:如果根据强化病变的缩小来确定PR,则非强化病变必须至少达到SD,反之亦然。
注:在尚未完成4周后的确认扫描,证实其治疗反应的持久性之前,治疗反应评价仅可确定为SD。基线扫描时仅具有不可测量病灶的患者不能评价为PR,最优的可能评价是SD。

微小缓解(MR),仅适用于非增强病灶
MR要求满足以下全部条件(与基线扫描相比):
(1)在T2或FLAIR像显示所有可测量病灶的两垂直直径的乘积之和减少25%-50%,或体积之和减少40%~65%,持续4周以上。
(2)无新发病灶,除放疗反应之外,T2或FLAIR未出现异常信号,无新出现或增大的增强信号。
(3)非可测量病灶或非靶病灶未发生进展。

(4) 皮质类固醇激素使用量应稳定在不高于基线扫描时的剂量。
(5) 临床症状稳定或改善。
注：只有当增强病灶至少达到稳定以上时，才能确定为MR。
注：在尚未完成4周后的确认扫描，证实其治疗反应的持久性之前，治疗反应评价仅可确定为SD。基线扫描时仅具有不可测量病灶的患者不能评价为MR，最优的可能评价是SD。

疾病稳定（SD）
SD仅在患者不满足CR，PR，MR，PD的条件，并要求（与基线扫描相比）：
(1) 增强和非增强靶病灶稳定。
(2) 无新发病灶，除放疗反应之外，T2或FLAIR未出现异常信号，无新出现或增大的增强信号。
(3) 非可测量病灶或非靶病灶未发生进展。
(4) 皮质类固醇激素使用量应稳定在不高于基线扫描时的剂量。
(5) 临床症状稳定或改善。

疾病进展（PD）
PD是指与基线或治疗开始后的最佳反应相比，满足以下任意一条：
(1) 在皮质类固醇剂量稳定或增加的情况下（并非因为放射反应、水肿或其他合并症等原因导致的），增强或非增强靶病灶或两者兼有的垂直直径乘积总和增加≥25%，或增强靶病变总体积增加≥40%。
(2) 出现新发增强或非增强病灶。
(3) 出现明确的脑膜转移病灶。
(4) 非可测量病灶明确进展（垂直直径增加至少5mm×5mm至≥10mm×10mm）。
(5) 现有非靶病灶的明确进展。
(6) 排除由于皮质类固醇激素剂量的减少或除肿瘤以外的其他原因导致的明确的临床症状恶化。
(7) 未能进行进一步随访评估者，除非引起死亡或病情恶化的原因与本疾病无关。
注：如无与肿瘤相关临床恶化情况出现，单独增加皮质类固醇激素剂量，不作为判定为PD的决定因素。有稳定影像学表现者，如其皮质类固醇激素的剂量因与肿瘤相关的临床恶化以外的原因而增加，不足以作为判定SD或PD的条件，应进一步密切观察。如皮质类固醇激素用量能够减少到基线水平，则将被判定为SD；如与肿瘤相关的临床症状恶化逐渐明显，则被判定为PD。PD的日期定义为首次增加皮质类固醇激素剂量的时间点。

第七节　肿瘤复发与进展

目前，脑胶质瘤复发/进展后的治疗标准并不统一。多项指南均推荐胶质瘤复发后首选药物临床试验。此外，常用治疗选择包括再次手术切除、再次放疗、更改原有化疗方案、采用免疫靶向治疗等系统性治疗以及支持治疗等，方案的选择具体取决于患者年龄、神经功能状态、KPS评分、复发/进展模式和先前的治疗方法等。

当患者处于以下情况时，将考虑第二次手术：①有症状但范围局限的病变；②第一次手术后超过6个月或第一次手术切除不完全的早期复发/进展。第二次手术的切除程度与预后直接相关，根据RANO手术切除组的最新报道，第二次手术需要的切除程度达到Class 1切除程度（小于1cm^{3}的增强区域肿瘤残留），才可以从再次手术中获益；同时再次手术后进行以化疗为主的辅助治疗方式，才可巩固再次手术中取得的生存获益。

在第二次手术之后（或无法行第二次手术时），通常可对先前未接受过放疗者进行放疗，或者如果新病变在先前放疗的目标范围内，再次放疗需要与第一次放疗间隔至少12个月。再次化疗的方案需要个体化选择，对之前未接受过化疗的肿瘤，可考虑使用烷化剂药物（通常是TMZ或亚硝基脲）化疗。对接受过TMZ治疗者，可选择改变给药方案再次化疗，尽管化疗反应性可能仅限于具有MGMT启动子甲基化的肿瘤。亚硝基脲类药物，包括卡莫司汀（BCNU）、洛莫司汀（CCNU）和福莫司汀，也曾报道可用于治疗复发胶质瘤。有报道显示使用肿瘤电场治疗后复发的患者，继续使用肿瘤电场治疗仍有可能获益。

贝伐单抗（血管内皮生长因子抑制剂）已获准用于治疗复发GBM，伯瑞替尼获准用于既往治疗失败的具有PTPRZ1-MET融合基因的IDH突变型星形细胞瘤（WHO 4级）或有低级别病史的胶质母细胞瘤成人患者。推荐符合条件的患者在胶质瘤复发后参加适当可行的药物和不同治疗方法的临床试验，但目前针对复发后胶质瘤的多种治疗方案尚无足够充分的推荐证据。

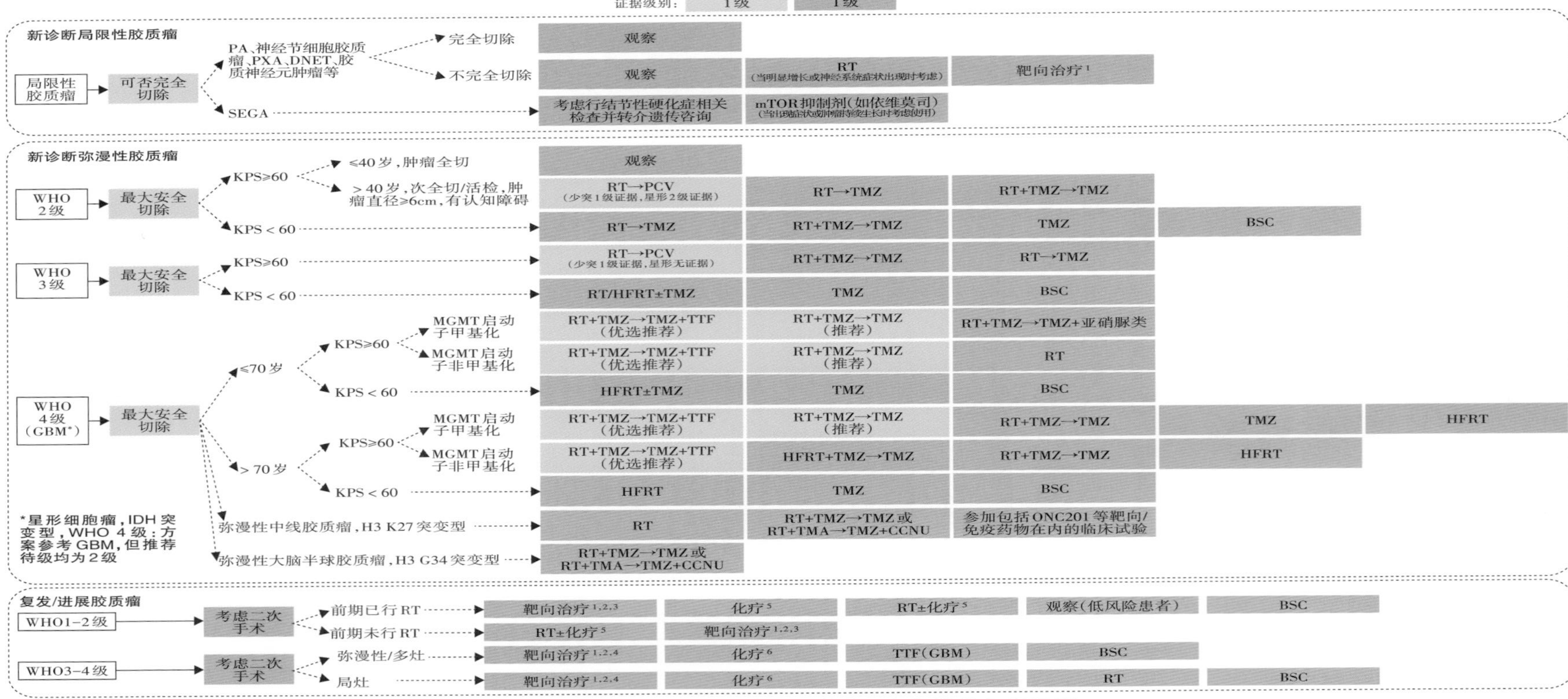

图1-4-1　脑胶质瘤临床整合诊疗流程与推荐证据级别

备注：1.BRAF V600E激活突变：考虑相应的靶向药物；2.NTRK融合：考虑相应的靶向药物；3.IDH1/2突变：考虑相应的靶向药物；4. PTPRZ1-MET融合基因：WHO 4级，考虑伯瑞替尼；5.低级别胶质瘤复发后的可选放化疗方案：①RT→PCV ②RT→TMZ ③RT+TMZ→TMZ ④TMZ（既往未使用）⑤亚硝基脲类 ⑥PCV ⑦以卡铂或者顺铂为基础的化疗方案；6.高级别胶质瘤复发后的可选放化疗方案：①BEV±化疗（亚硝基脲类、TMZ、伊立替康）②TMZ ③亚硝基脲类 ④PCV ⑤替尼泊苷或依托泊苷 ⑥以卡铂或顺铂为基础的化疗方案 ⑦瑞戈非尼、安罗替尼或阿帕替尼（WHO 4级）。缩略词：RT，radiotherapy；PCV，procarbazine，lomustine and vincristine regimen；TMZ，temozolomide；BSC，best supportive care；HFRT，hypofractionated radiotherapy；KPS，Karnofsky performance status；TTF，tumor-treating fields；PA，pilocytic astrocytoma；PXA，pleomorphic xanthoastrocytoma；DNET，dysembryoplastic neuroepithelial tumor；SEGA，subependymal giant cell astrocytoma.

第五章

新型辅助治疗策略

第一节 肿瘤电场治疗

肿瘤电场治疗（tumor treating fields，TTFields）是一种主要通过抑制瘤细胞有丝分裂的局部物理治疗，是一种便携式居家治疗设备，通过贴敷于头皮的转换片产生中频低强度的交变电场（100~500kHz）而发挥控瘤作用。Ⅲ期临床研究EF-14显示，对完成同步放化疗的新诊断GBM患者，TTFields联合TMZ相比单用TMZ，PFS（6.7个月vs.4.0个月）和OS（20.9个月vs.16.0个月）均显著获益。主要不良事件为轻至中度头皮反应，未增加癫痫发作频率，对生活质量无显著影响，故优选推荐TTFields与TMZ联合治疗新诊断GBM。此外，基于Ⅲ期临床研究EF-11结果，TTFields也可用于复发GBM的治疗。

国内的真实世界研究显示，TTFields联合TMZ治疗新诊断GBM，PFS（16个月vs.11个月）和OS（21.8个月vs.15个月）也均有显著获益。TTFields联合二线化疗治疗复发GBM中位PFS可达8.33个月。近期一项针对新诊断GBM患者的初探性Ⅱ期研究（2-THE-TOP）表明，同步放化疗后TTFields+帕博利珠单抗+TMZ维持治疗组相较于匹配的历史对照组在PFS和OS上均显著提高（PFS 12.0个月 vs. 5.8个月；OS 24.8个月 vs. 14.7个月）。

此外，TTFields的疗效与患者佩戴设备的总时长呈显著正相关，在EF-14研究中的TTFields平均使用时长达8.2个月。基于EF-14亚组分析，在使用TTFields的受试者中，当出现首次进展后继续使用TTFields+化疗的患者相比单用化疗的患者，OS（自首次复发，11.8个月vs. 9.2个月）有显著提升，故建议TTFields使用至出现第二次疾病进展后考虑停用。总之，采用TTFields需充分考虑患者的总治疗时长，平均每日治疗依从性、患者的病情状态及预期生存期等临床因素。

第二节　分子靶向治疗

随着肿瘤分子遗传学的不断发展，医学肿瘤学的研究也取得了巨大进步。融合基因通常由染色体易位导致，其表达的融合蛋白往往产生了新功能。自首次报道FGFR3-TACC3融合基因以来，胶质瘤领域已有多种致癌融合基因的报道。一些临床前期或早期临床试验已经证实，这些融合基因有望成为胶质瘤的治疗靶点。MET融合基因（例如TFG-MET、CLIP2-MET和PTPRZ1-MET）存在于约10%的儿童GBM和约15%的成人继发性GBM患者（PTPRZ1-MET）中。实验研究发现MET抑制剂可抑制异种移植瘤模型中伴有MET融合基因的肿瘤生长，同时一例携带PTPRZ1-MET融合基因的儿童GBM患者接受克唑替尼治疗后获得了肿瘤体积缩小和症状缓解。伯瑞替尼（Vebreltinib）治疗脑胶质瘤的Ⅰ期和Ⅱ/Ⅲ期临床试验（NCT02978261，NCT06105619）结果显示，相较于TMZ剂量密度方案或顺铂联合依托泊苷方案，伯瑞替尼单药方案中位生存期为6.31个月，对照组为3.38个月，降低了48%的死亡风险。基于此，中国国家药监局于2024年4月批准伯瑞替尼肠溶胶囊用于治疗经放疗和TMZ治疗后复发或不可耐受的，具有PTPRZ1-MET融合基因的IDH突变型WHO 4级星形细胞瘤或既往有较低级别病史的成人GBM患者。FGFR-TACC融合基因在IDH野生型Ⅱ级或Ⅲ级胶质瘤中的发生比例为3.5%，在GBM中的比例为2.9%，该融合基因与IDH1/2突变和EGFR扩增互斥，而往往伴随CDK4扩增。既往已有病例报道携带FGFR3-TACC3融合基因的复发GBM患者接受FGFR抑制剂治疗具有一定疗效。GBM中也经常发生EGFR融合基因（EGFR-SEPT14，3.7%；EGFR-PSPH，1.9%）。临床前研究发现，EGFR-SEPT14融合基因可激活STAT3信号通路，与EGFR抑制剂的敏感性有关。MGMT融合基因（例如NFYC-MGMT、BTRC-MGMT和SAR1A-MGMT）在复发GBM中也有报道，这与肿瘤克隆进化有关，也可作为潜在治疗靶点。

受体酪氨酸激酶（RTK）-PI3K、TP53和RB信号通路被认为是GBM最常见的癌症变异通路。EGFR是一种重要的RTK，已作为多种受体酪氨酸激酶抑制剂（TKIs）的治疗靶点。然而，在一系列的Ⅱ/Ⅲ期临床试验中，大部分RTK-PI3K通路抑制剂所显示出的疗效非常有限。不过，一项随机Ⅱ期临床试验证实，与CCNU相比，口服多激酶靶点抑制剂瑞戈非尼（Regorafenib）可提高复发GBM患者的总生存期。MAPK通路也是泛癌种中重要的变异通路，最常见导致其激活的是BRAF-V600E突变，可见于15%-20%的儿童低级别胶质瘤（LGG），而在成人和高级别胶质瘤（HGG）患者中相对较低。近期一项针对携带BRAF-V600突变的儿童LGG患者的Ⅱ期临床试验表明，达拉非尼联合曲美替尼治疗相比卡铂联合长春新碱的标准化疗明显提高客观缓解率（47% vs. 11%）并延长患者的无进展生存期（20.1个月 vs. 7.4个月）。目前，达拉非尼联合曲美替尼已被FDA批准作为一线治疗用于1岁以上需要系统治疗的携带

BRAF-V600E突变的儿童LGG患者。此外，一项达拉非尼与曲美替尼联合治疗的Ⅱ期篮子研究（ROAR）中纳入了13名成人LGG患者和45名成人HGG患者，结果显示客观缓解率分别为54%和33%，中位无进展生存期分别为未达到和5.5个月，中位总生存期为未达到和17.6个月。

IDH1/2基因突变在胶质瘤中较为常见，大多数低级别胶质瘤都伴有IDH1 R132和IDH2 R172位点的突变。IDH1突变后导致2-羟基戊二酸的合成，该代谢产物可通过调节细胞死亡、表观基因组和细胞代谢对肿瘤产生重大影响。在临床前研究中，已证实多种IDH1/IDH2抑制剂可发挥抑瘤作用。艾伏尼布（Ivosidenib）是首个IDH1抑制剂。针对IDH1突变的进展性胶质瘤的Ⅰ期临床研究显示，该药物耐受性良好，影像非强化组的客观缓解率和疾病稳定率分别为2.9%和85.7%，影像强化组的疾病稳定率为45.2%。影像非强化和强化组的中位无进展生存期分别为13.6个月和1.4个月，探索性分析提示艾伏尼布降低了非强化肿瘤的体积和生长速率。Vorasidenib是IDH1/2双重抑制剂，针对残留或复发IDH突变2级胶质瘤患者的Ⅲ期临床试验（INDIGO）显示，该药物明显改善患者无进展生存期（27.7个月 vs. 11.1个月），并延长距下次干预的时间，安全性可接受。对IDH1突变的LGG患者，艾伏尼布和Vorasidenib具有相似的疗效和安全性。此外，新的IDH1抑制剂Olutasidenib和Safusidenib对复发性IDH1突变型胶质瘤患者也具有一定疗效。

尽管目前大部分针对胶质瘤的靶向治疗临床研究都提示疗效有限，但已有个别取得了令人惊喜的效果，包括伯瑞替尼针对PTPRZ1-MET融合基因阳性的IDH突变4级胶质瘤，达拉非尼联合曲美替尼针对BRAF-V600E突变胶质瘤，Vorasidenib针对IDH突变2级胶质瘤。

第三节　免疫治疗

GBM在肿瘤免疫学上被认为是一种“冷肿瘤”，肿瘤免疫微环境表现为免疫抑制性细胞（例如髓源性抑制细胞、小胶质细胞、M2型巨噬细胞、调节性T细胞）浸润为主，伴有CD4+和CD8+T细胞耗竭或失能，肿瘤分泌抑制性细胞因子增加。为了克服GBM的免疫抑制特性，临床前研究和临床试验对免疫检查点抑制剂、肿瘤疫苗接种、溶瘤病毒和CAR-T细胞治疗等免疫治疗方法均进行了探索。

免疫检查点抑制剂是免疫检查点的抗体，可减少免疫检查点对T细胞活化的负性调节，从而增强T细胞的控瘤作用。过去十年内，免疫检查点抑制剂已在肺癌、肝癌、胃肠道恶性肿瘤等多种癌症中取得了重大突破。GBM中免疫检查点PD-1/PD-L1呈高表达状态，然而，利用免疫检查点抑制剂治疗新诊断和复发GBM的临床试验结果并不令人满意。针对复发GBM的Ⅲ期CheckMate-143临床试验比较了PD-1抑制剂

Nivolumab与贝伐单抗，两组的中位总生存期相当，而贝伐单抗组的客观缓解率更高。对MGMT启动子甲基化阳性和阴性的新诊断GBM，两项Ⅲ期临床试验（CheckMate-548；CheckMate-498）发现在标准治疗基础上增加Nivolumab均不能延长患者的总生存期。然而，两项临床研究采用术前PD-1抑制剂新辅助治疗方案，结果显示复发GBM患者具有良好的局部免疫反应，且生存率也有所改善。此外，在最近的Ⅱ期2-THE-TOP研究中，新诊断GBM患者接受TTFields+帕博利珠单抗+TMZ维持治疗后PFS和OS明显延长。

肿瘤疫苗接种可以诱导胶质瘤患者主动的免疫微环境，并增强适应性免疫系统的控瘤活性，其发挥作用依赖于适应性免疫系统对肿瘤抗原的处理、提呈、识别和攻击等免疫过程。目前针对GBM研究较多为肽疫苗和树突状细胞疫苗。Rindopepimut（CDX-110）是靶向EGFRvⅢ的多肽疫苗，在针对表达EGFRvⅢ的新诊断GBM的Ⅱ期临床试验（ACTⅢ）中与标准治疗联用具有良好疗效、患者生存期延长，但在大规模Ⅲ期临床试验（ACT Ⅳ）中却未见明显生存获益。对复发EGFRvⅢ阳性GBM，双盲随机Ⅱ期ReACT研究表明，相比单用贝伐单抗，联用Rindopepimut总生存期有获益。目前多种树突状细胞疫苗已经完成在新诊断或复发GBM患者中的Ⅱ/Ⅲ期临床试验，效果存在差异。2022年11月，DCVax-L树突状细胞疫苗Ⅲ期临床试验结果公布，对新诊断GBM患者，在标准治疗基础上增加DCVax-L治疗显著延长了总生存期，术后中位总生存期达到22.4个月；对复发GBM患者，复发后中位总生存期为13.2个月，相比外部对照组明显延长。

溶瘤病毒利用靶细胞中抑癌基因的失活或缺陷选择性感染瘤细胞，在其内大量复制并最终摧毁瘤细胞。同时它还能激发免疫反应，吸引更多免疫细胞来继续杀死残余癌细胞。PVSRIPO是一种重组脊髓灰质炎病毒，一项PVSRIPO瘤内给药治疗复发GBM的剂量探索研究表明，接受PVSRIPO治疗的患者2年和3年存活率均高于对照组，目前正在进行Ⅱ期临床试验。G47Δ是三重突变的第三代溶瘤HSV-1，Ⅱ期临床研究发现，19例复发GBM患者接受G47Δ瘤内给药后1年生存率为84.2%，中位总生存期和无进展生存期分别为20.2个月和4.7个月，使其成为日本首个获批用于脑胶质瘤治疗的溶瘤病毒。此外，最新研究发现溶瘤腺病毒DNX-2401和溶瘤疱疹病毒CAN-3110也在部分患者中表现出较好疗效。但迄今为止，尚无针对溶瘤病毒治疗的大规模Ⅲ期临床试验。

嵌合抗原受体（CAR）T细胞疗法使用表达嵌合抗原受体的工程化T细胞，这些T细胞通过胞外抗原结合域识别肿瘤特异性抗原，并在胞内T细胞激活结构域和共刺激结构域的帮助下实现活化增殖、发挥免疫效应、杀伤瘤细胞。目前CAR-T治疗主要在血液系统肿瘤中获批应用，在GBM中进行了小规模Ⅰ期临床试验的探索，包括EGFRvⅢ、EphA2、HER2、IL13Rα2等靶标，在一些患者中表现出临床获益。

CARv3-TEAM-E T细胞是一种新CAR-T产品，它通过第二代CAR靶向EGFRvⅢ的同时，可分泌针对野生型EGFR蛋白的T细胞结合抗体分子（TEAM），最新的Ⅰ期INCIPIENT临床试验发现，3名EGFRvⅢ阳性的复发GBM患者接受CARv3-TEAM-E T细胞脑室内给药后肿瘤均快速且显著缩小，然而疗效持久性有限。

当前绝大多数针对恶性胶质瘤的免疫治疗临床试验都无很积极的结果，除了DCVax-L树突状细胞疫苗的Ⅲ期临床试验。逆转GBM的免疫抑制微环境仍是一个重要的突破点，筛选潜在的获益患者以及免疫与多种治疗方式的联合可能是未来的方向。

第六章

中医药治疗

传统中医对“脑胶质瘤”并无专门记载，其多属于“中风病”、“真头痛”、“癫痫”“厥逆”等范畴；根据其病理性质可归于“积证”“岩证”等范畴。现代中医认为，脑胶质瘤发病多由脏腑气血亏虚和邪气侵犯等多重因素所致，与风、火、痰、瘀、毒、虚等致病因素有关，多为本虚标实、虚实夹杂之证。临床表现为气滞血瘀、痰瘀互结、毒瘀交夹、肝肾阴虚及气阴两虚等证候。在治疗上，诸多医家对中药汤剂治疗脑胶质瘤的疗效进行了探索，也收获了部分临床效果，但多为小样本研究，尚未见到系统性大样本研究。

临床常用的治疗脑胶质瘤的软坚化痰类中药有白僵蚕、半夏、南星、天葵子等，活血散结类中药有红花、蜈蚣、全蝎等。中医药现代化的发展为中药成分研究注入了活力。通过现代工业技术从中筛选提取出单体成分，成为化学药物，是继承和发扬中药价值的重要途径。当前提取的部分中药活性成分，如川楝子、姜黄醇等，能通过抑制细胞周期、诱导凋亡、抑制血管增生和阻断细胞侵袭和迁移等多种机制对胶质瘤细胞进行拮抗和/或杀伤，具有一定的临床应用潜力。然而，目前大多数治疗脑胶质瘤的中药制剂或有效成分仍处于临床前研究阶段，一方面，体外研究的有效成分进入体内后作用明显衰减；另一方面，这些有效成分是否能代表中药的实际作用尚不清楚，也是当下研究人员需要深入探讨和创新的重点。

中医药配合西医技术治疗脑胶质瘤可有效减轻临床症状，并能减轻化疗和放疗的毒副作用，可用于术前、术后恢复、放疗化疗和缓和治疗期。脑胶质瘤术前多以气滞血瘀、痰瘀互结、肝肾阴虚为主，核心病机为肝肾阴虚、肝风内动，虚阳扰动清窍，炼液为痰、灼津为瘀、凝而为癥，阻滞气机，脑络不通，属本虚标实、虚实夹杂之证，以实邪为主要矛盾，治疗上当以祛瘀、化痰、通络为主，滋肝养阴为辅，可以半夏白术天麻汤、化坚丸为基础加减；术后多以气滞血瘀、气虚血瘀、心脾两虚等证为主，核心病机为心脾两虚、化生乏力、元气亏耗、增补乏源，气虚无力行血则血瘀，气机郁滞、碍血畅行而致瘀，属本虚标实之证，以本虚为主要矛盾，治疗上当以健脾养心，益气活血通络为主，辅以化瘀利水，可以补阳还五汤、补中益气汤为基础加减；放疗化疗期多以毒瘀交夹、气虚血瘀、气阴两虚、肝肾阴虚等证为主，核心病机为药毒侵犯、元气亏耗、阴津受损、正气不足、无力抗邪，毒瘀交夹侵犯致体弱并易使瘤复发，属正虚邪恋之证，以正邪交攻为主要矛盾，治疗上当以益气祛瘀、解毒为主，辅以健脾、滋补肝肾之法，可以益气祛瘀解毒方、六味地黄丸为基础加减。

同时，中药还能通过补益脾肾、调和气血和活血化瘀等功效，改善患者基础健康状态，为患者创造更好的治疗条件，提高患者生活质量。

第七章

康复及缓和治疗

脑胶质瘤患者术后大多存在不同程度的生理功能和社会心理方面的障碍，因而限制患者的日常活动和社会参与度，降低患者生活质量。合理适度的康复治疗能有效降低脑胶质瘤相关致残率，是脑胶质瘤临床管理中不可或缺的重要环节。此外，脑胶质瘤患者在整个疾病发展过程中需要全面的缓和治疗，适当的缓和治疗可有效减轻脑胶质瘤患者的症状负担，并改善患者（特别是终末期患者）的生活质量。以上两类治疗的临床管理同样需要脑胶质瘤治疗团队的关注。

第一节 常见康复治疗策略

脑胶质瘤患者的康复治疗涉及多学科跨领域合作，需要遵循集体协同的整合康复工作模式，其康复治疗策略涵盖范围也较广，具体如下：

1 运动障碍治疗

脑胶质瘤患者的运动功能障碍并非一定由胶质瘤本身造成，也可能是手术、放疗以及化疗的并发症。其康复治疗以运动疗法为主，包括正确体位的摆放、关节活动度练习、肌力训练、耐力训练、神经肌肉促进技术训练、平衡及协调性训练、步态训练和呼吸训练等。运动疗法的时机、种类、强度以及持续时间应当与患者的临床状态相符。对身体条件能支持正常锻炼的胶质瘤患者，包括美国运动医学学院（The American College of Sports Medicine）、美国癌症协会（American Cancer Society）以及英国运动与运动科学协会（British Association of Sport and Exercise Science）的各专长组织建议每周进行至少150分钟的中强度或75分钟的高强度有氧运动，并进行两组主要肌群的强化锻炼。此外，基于脑功能拓扑网络学说，针对部分术后出现运动功能障碍的患者，可采用经颅磁刺激的方式，对重要的功能网络节点进行刺激，促进这些重要节点的功能重塑，加快脑功能拓扑网络结构的恢复，缩短患者术后一过性功能障碍的持续时间，减少永久性功能障碍发生率。

2 感觉障碍治疗

在脑胶质瘤患者中，感觉障碍通常由包括初级感觉皮质在内的体感通路的直接损伤引起。例如，化疗诱导的神经病变可能伴有严重的本体感觉丧失，使患者无法正常行走或进食。在有效治疗原发肿瘤或停用引起并发症的化疗药物后，感觉障碍可能会得到明显缓解或改善。患有感觉障碍者需要接受适当的康复治疗以防止其感觉功能进行性下降，物理疗法通常是针对患者的静态姿势、转移和步态进行训练，并鼓励患者更多的依赖视觉而不是感觉去感知周围环境。此外，可训练患者在行走和上下楼梯时使用拐杖一类的辅助设备，通过手持辅助设备接受的触觉刺激可补偿下肢本体感觉敏锐度的降低。

3 言语–语言障碍治疗

言语–语言障碍包括构音障碍及失语症等，需要根据患者言语–语言评定的结果分别采用促进言语功能恢复的训练和非言语交流方式的使用训练。前者包括语音训练、听觉理解能力训练、口语表达训练等，后者包括手势语、画图、交流板、交流手册及电脑交流装置使用训练。

4 吞咽障碍治疗

约2/3（63%）的脑肿瘤患者在早期康复治疗中会出现吞咽障碍，吞咽障碍通常都会逐渐改善，50% 的患者在出院时可恢复正常饮食。吞咽障碍的康复治疗策略主要包括营养摄入途径的改变、促进吞咽功能恢复的康复训练、食物性状和进食体位的调整、吞咽康复相关的康复护理和教育四个方面。

5 认知障碍治疗

脑胶质瘤及其相关治疗可导致认知功能的跨领域损害，并可能影响患者的生活质量。认知障碍可由胶质瘤本身、胶质瘤相关癫痫、治疗（手术、放疗、抗癫痫药物、化疗或应用皮质类固醇药物）及心理因素引起，多表现为记忆缺陷（主要是工作记忆）、执行功能、注意力、定向力和视空间功能障碍等。认知康复是基于大脑的神经可塑性原则的一种康复治疗，旨在改善各类认知领域，如注意力、记忆、语言和执行/ 控制方面的功能。既往研究已证实，规范的认知康复有助于脑胶质瘤患者认知功能的改善。认知康复治疗的内容主要包括增强对认知缺损认识和理解的教育、减少认知缺损所造成影响的适应性治疗及针对认知缺损的修复性治疗，其中适应性和修复性治疗应以患者的生活方式和工作需要为导向。

6 心理治疗

针对脑胶质瘤患者出现的焦虑和抑郁，可通过心理干预的方法来缓解和消除。对中、重度焦虑或抑郁患者可酌情给予抗焦虑和抑郁药物。同时应兼顾对患者的家属、护工的心理支持和教育。

7 作业治疗

作业治疗是指以应用与日常生活、工作有关的各种作业活动或工艺过程中的某个运动环节作为训练方式，最终提高患者在生活自理、工作及休闲活动上的独立能力为目的的治疗方法。主要包括维持日常生活所必需的基本作业治疗、创造价值的作业治疗、消遣性或文娱性作业治疗、教育性作业治疗及辅助支具使用训练等。

8 康复工程

对脑胶质瘤患者的肢体无力和平衡障碍，可通过康复工程制作各种辅助器具，以改善患者的日常生活能力。如：用佩戴踝足矫形器来改善足下垂，用宽基底的四脚杖、标准助行器或半助行器来增加支撑面从而降低步行或站立时的跌倒风险等。

9 药物治疗

患者康复治疗过程中出现肢体痉挛或疼痛、肺部及尿路感染、抑郁或焦虑等症状时，酌情使用一些对症药物很有必要。但与此同时，应当慎重使用对症支持性药物，因为这些药物可能是导致认知功能障碍的潜在原因。此外，不建议基于预防或治疗认知功能下降的原因对脑胶质瘤患者进行相关药物治疗。

第二节 脑胶质瘤患者的缓和治疗

缓和治疗，旧称“姑息治疗”，是给予生存期有限的患者（包括恶性肿瘤以及非肿瘤患者，如恶性肿瘤被确诊为晚期时、慢性充血性心力衰竭晚期、慢性阻塞性肺疾病末期等）及家属全面的整合治疗和照护，尽力保障终末期患者的生存质量，同时也帮助其家属渡过这一艰难时期的治疗形式。缓和治疗的主要目的不是延长生命或治愈疾病，而是减轻患者症状，维持或改善其功能和生活质量。WHO指出，缓和治疗“应在疾病早期，与其他旨在延长生命的疗法整合使用”。由于大多数脑胶质瘤患者无法治愈，因此缓和治疗在这一患者群体中显得尤为重要，特别是在生命终末期阶段。根据欧洲神经肿瘤协会（EANO）在2017年发布的胶质瘤患者缓和治疗指南，生命终末期被定义为临终前的最后3个月。此外，老年患者的脑胶质瘤发病率明显更高，且由于基础合并症多、治疗耐受差等原因整体预后更差，因此全病程的整合评估和管理以及缓和治疗的早期介入需求更大。

1 缓和治疗的基本原则

临床医师在进行缓和治疗的过程中需注意以下基本原则：

（1）以患者为中心，而非以患者家属为中心。

（2）关注患者的意愿、舒适和尊严，而非首先考虑家属的意愿、舒适和尊严。

（3）不以治愈疾病为焦点，需要缓和治疗的疾病基本已被认定难以甚至无法治愈。

（4）接受不可避免的死亡，除了患者本人及家属，医务人员更需要学会接受死亡接近的事实，并做出积极的应对和准备，而非试图以“先进的医疗科技手段”抗拒死亡。

（5）不加速也不延缓死亡，不使用药物加速死亡（如安乐死），也不对死亡进程已经无法逆转者使用各种手段试图延缓其死亡进程。死亡是自然过程，应得到尊重，而非“用科技对抗”。

2 缓和治疗过程中的症状管理

症状控制是缓和治疗的基础和核心内容。减轻症状，尽可能让患者保持身体上的舒适，是在心理、社会等其他层面对患者进行照顾的基础。胶质瘤患者根据疾病性质、部位、治疗等不同，其临床症状也具有较强的个体差异。其中头痛、癫痫、静脉血栓、疲劳、情绪和行为障碍是常见的问题。对症处理是帮助终末期患者的第一步，对症处理的方案需随患者病情变化不断调整，直至达到最佳效果。

癫痫发作是胶质瘤患者的常见症状，尤其是低级别、含有少突胶质成分、IDH突变型的患者。胶质瘤相关性癫痫（glioma-related epilepsy，GRE）在2017年国际抗癫痫联盟（International League Against Epilepsy，ILAE）癫痫分类系统中按照病因学属于结构性癫痫，发作类型为局灶性起源，形式包括局灶性有意识发作、局灶性意识障碍性发作、局灶性进展为双侧强直-阵挛性发作。符合ILAE癫痫诊断标准的患者，需长期抗癫痫治疗。原则应以控制癫痫发作的最低药物剂量为目标，并且避免使用有肝药酶诱导作用的抗癫痫药，以避免药物副作用并最大程度减少与细胞毒性化疗药、靶向药、皮质类固醇等药物之间的相互作用。左乙拉西坦的药物相互作用小、治疗滴定迅速、一般耐受性好，常作为单药治疗的首选。达到至少1~2年无癫痫发作的患者，可以考虑逐渐减停抗癫痫药物。但是，肿瘤治疗后残留或疾病进展合并癫痫的患者，应无限期抗癫痫治疗。预防性用药方面，美国神经肿瘤学会（Society for Neuro-Oncology，SNO）和欧洲神经肿瘤学会（European Association of Neuro-Oncology，EANO）实践指南更新指出，无癫痫病史的新诊断患者不应使用抗癫痫药物来降低癫痫发作的风险（A级推荐）。此外，对接受手术治疗的患者，现有临床证据不足以支持围术期预防性抗癫痫治疗能够降低围术期及术后癫痫发作的风险（C级推荐）。然而，目前最常见的方案仍是在开颅和幕上肿瘤切除术后抗癫痫治疗1~2周。

高级别胶质瘤生长速度较快、瘤周水肿明显，经常导致恶心、呕吐等颅内压增高症状和水肿相关神经功能缺损。此外，放疗对脑组织的急性或亚急性损伤可能导致血管扩张、血脑屏障受损和脑水肿，表现为颅高压征象。目前常用甘露醇和/或皮质类固醇激素控制肿瘤和放疗导致的脑水肿，改善临床症状。然而，皮质类固醇激素可能影响放疗、化疗和免疫治疗的疗效，与胶质母细胞瘤患者更短的总生存期相关。并且长时间使用皮质类固醇激素存在淋巴细胞减少、感染、骨质疏松症和库欣综合征等副作用。因此，对病程中无脑水肿相关症状或症状轻微的患者，应限制皮质类固醇激素的使用，包括术前无需使用皮质类固醇激素，术后减少皮质类固醇激素的使用并尽早停用，放疗期间也无需使用皮质类固醇激素预防脑水肿。贝伐珠单抗靶向肿瘤血管生成，可以减轻脑水肿、控制颅高压症状、避免激素依赖，且不良反应相对可控，目前也常用于脑水肿明显的患者。

胶质瘤患者发生静脉血栓栓塞的风险明显增加，在胶质母细胞瘤患者中的发生率可达到30%，而在低级别胶质瘤患者中的发生率相对较低，约为10%。一般危险因素包括静脉血栓栓塞既往史、年龄增加、肢体瘫痪、功能状态差和非O型血，肿瘤相关危险因素包括高级别、大小>5cm、位于幕上和术后血小板减少，治疗相关危险因素包括次全切除或活检、手术时间>4小时、化疗、使用类固醇激素和使用贝伐珠单抗。需要注意的是，以上危险因素的结果大多来自回顾性研究，在患者选择、随访时间等方面存在异质性。此外，近期研究表明，相比于IDH野生型胶质瘤，IDH突变型胶质瘤产生的促凝物质组织因子和平足蛋白（podoplanin）减少，患者发生静脉血栓栓塞的风险降低。鉴于胶质母细胞瘤患者围术期静脉血栓栓塞的风险较高，根据欧洲围术期预防静脉血栓栓塞指南神经外科分册，患者若无法下地活动，术前即启用间歇充气加压泵（intermittent pneumatic compression，IPC）（1C级推荐）；患者若存在运动障碍、手术时间较长等其他危险因素，术后判断出血风险较小时应加用低分子肝素（2C级推荐），一般至少是术后24小时（2C级推荐）。目前关于预防血栓治疗的持续时间尚不统一，包括直至患者恢复下地活动、术后7~10天、患者出院等。对已经发生静脉血栓栓塞者，除非有胃肠道或泌尿生殖道出血等适应证，常需使用低分子肝素或口服抗凝药长期治疗。

3 脑胶质瘤患者生命终末期的护理

3.1 谵妄

大多数脑胶质瘤患者在疾病终末阶段会出现意识障碍，在临终前3个月，71%的患者中可观察到意识障碍，而在临终前1周，该比例会上升到95%。有研究显示奥氮平、利培酮、阿立哌唑和氟哌啶醇对治疗谵妄都有较好效果。然而近期有更高级的证据表明，利培酮和氟哌啶醇对接受缓和治疗患者的谵妄症状并无显著效果。对出现谵妄症状的脑胶质瘤患者，首先应明确其谵妄的潜在原因并予以对因治疗，如谵妄仍难控制，可尝试用低剂量氟哌啶醇治疗。

3.2 营养与呼吸支持

吞咽困难是脑胶质瘤患者生命终末期最常见的症状之一。吞咽困难会影响患者进食、进水、口服药物。此外，由于唾液吞咽困难，还会导致误吸，使患者出现呼吸系统症状。目前看，在脑胶质瘤患者生命终末阶段，肠外营养和补液并不能使其明显获益，而伴发的呼吸系统症状也并无行之有效的治疗药物。

3.3 预立治疗规划

预立治疗规划是医师与患者为其即将到来的生命终末期制订医疗护理目标的过程。脑胶质瘤患者由于认知障碍、精神错乱、沟通困难、意识丧失以及神经症状的快速发展，参与治疗决策的能力会不断下降。预立治疗规划有助于改善患者的疾病管理，提高终末期医护工作的质量，提高患者及家属的满意度，并降低患者家属的压力、焦虑和抑郁情绪。

3.4 医患沟通与组织工作

医务人员有义务告知患者及家属，面对“终点”的选项并不是唯一。使患者及家属有选择的机会，除了在重症监护病房（ICU）接受气管插管/心脏按压/电击等有创救治措施，还可选择不采用有创救治措施、尽量减轻患者离去时的痛苦。患者及家属有权利知道如何让自己或亲人尽量少痛苦地离去。医务人员可组织患者家属进行讨论，围绕相关问题进行沟通，无论最终作何选择，医务人员的工作基本都能获得患者及家属的认可。

参考文献

[1]国家卫生健康委员会医政医管局，中国抗癌协会脑胶质瘤专业委员会，中国医师协会脑胶质瘤专业委员会.脑胶质瘤诊疗指南（2022版）[J].中华神经外科杂志，2022，38（8）：757-777.

[2]樊代明.整合肿瘤学·临床卷·头胸部肿瘤分册[M].北京：科学出版社，2021.

[3]樊代明，江涛.《中国肿瘤整合诊治指南》（CACA）脑胶质瘤分册（2022版）[M].天津：天津科学技术出版社，2022.

[4]Fan D，Jiang T，Ma W，et al. CACA guidelines for holistic integrative management of glioma. Holist Integ Oncol. 2022；1（1）.

[5]Ostrom QT，Price M，Neff C，et al. CBTRUS Statistical Report：Primary Brain and Other Central Nervous System Tumors Diagnosed in the United States in 2016-2020. Neuro Oncol. 2023；25（12 Suppl 2）：iv1-iv99.

[6]郑荣寿，陈茹，韩冰峰，等.2022年中国恶性肿瘤流行情况分析[J].中华肿瘤杂志，2024，46（3）：221-231.

[7]樊代明.《中国肿瘤整合诊治技术指南》（CACA）（2023版）[M].天津：天津科学技术出版社，2023.

[8]Oldrini B，Vaquero-Siguero N，Mu Q，et al. MGMT genomic rearrangements contribute to chemotherapy resistance in gliomas. Nat Commun. 2020；11（1）：3883.

[9]Wang K，Wang Y，Fan X，et al. Regional specificity of 1p/19q co-deletion combined with radiological features for predicting the survival outcomes of anaplastic oligodendroglial tumor patients. J Neurooncol. 2018；136（3）：523-531.

[10]Li G，Li L，Li Y，et al. An MRI radiomics approach to predict survival and tumour-infiltrating macrophages in gliomas. Brain. 2022；145（3）：1151-1161.

[11]Chai RC，Zhang KN，Chang YZ，et al. Systematically characterize the clinical and biological significances of 1p19q genes in 1p/19q non-codeletion glioma. Carcinogenesis. 2019；40（10）：1229-1239.

[12]Zhang K，Liu X，Li G，et al. Clinical management and survival outcomes of patients with different molecular subtypes of diffuse gliomas in China（2011-2017）：a multicenter retrospective study from CGGA. Cancer Biol Med. 2022；19（10）.

[13]Suchorska B，Giese A，Biczok A，et al. Identification of time-to-peak on dynamic 18F-FET-PET as a prognostic marker specifically in IDH1/2 mutant diffuse astrocytoma. Neuro Oncol. 2018；20（2）：279-288.

[14]Louis DN，Giannini C，Capper D，et al. cIMPACT-NOW update 2：diagnostic clarifications for diffuse midline glioma，H3 K27M-mutant and diffuse astrocytoma/anaplastic astrocytoma，IDH-mutant. Acta Neuropathol. 2018；135（4）：639-642.

[15]Brat DJ，Aldape K，Colman H，et al. cIMPACT-NOW update 3：recommended diagnostic criteria for “Diffuse astrocytic glioma，IDH-wildtype，with molecular features of glioblastoma，WHO grade IV.” Acta Neuropathol. 2018；136（5）：805-810.

[16]Ellison DW，Hawkins C，Jones DTW，et al. cIMPACT-NOW update 4：diffuse gliomas characterized by MYB，MYBL1，or FGFR1 alterations or BRAFV600E mutation. Acta Neuropathol. 2019；137（4）：683-687.

[17]《中国中枢神经系统胶质瘤诊断和治疗指南》编写组.中国中枢神经系统胶质瘤诊断与治疗指南（2015）[J].中华医学杂志，2016，（7）：485-509.

[18]Hu H，Mu Q，Bao Z，et al. Mutational Landscape of Secondary Glioblastoma Guides MET-Targeted Trial in Brain Tumor. Cell. 2018；175（6）：1665-1678.e18.

[19]Jiang T，Nam DH，Ram Z，et al. Clinical practice guidelines for the management of adult diffuse gliomas. Cancer Lett. 2021；499：60-72.

[20]Cheng C，Wang D，Yu M，et al. Diffuse Isocitrate Dehydrogenase-Mutant Gliomas With Histone H3 Alterations Are Distinguished by Unique Clinical Characteristics，Molecular Expression Profile，and Survival Prognosis. Neurosurgery. 2023；93（4）：802-812.

[21]Weller M，van den Bent M，Preusser M，et al. EANO guidelines on the diagnosis and treatment of diffuse gliomas of adulthood. Nat Rev Clin Oncol. 2021；18（3）：170-186.

[22]Appay R，Dehais C，Maurage CA，et al. CDKN2A homozygous deletion is a strong adverse prognosis factor in diffuse malignant IDH-mutant gliomas. Neuro Oncol. 2019；21（12）：1519-1528.

[23]Louis DN，Perry A，Wesseling P，et al. The 2021 WHO Classification of Tumors of the Central Nervous System：a summary. Neuro Oncol. 2021；23（8）：1231-1251.

[24]中国医师协会脑胶质瘤专业委员会.中国神经外科术后加速康复外科（ERAS）专家共识[J].中华神经外科杂志，2020，36（10）：973-983.

[25]Kamble AN，Agrawal NK，Koundal S，et al. Imaging-based stratification of adult gliomas prognosticates survival and correlates with the 2021 WHO classification. Neuroradiology. 2023；65（1）：41-54.

[26]Patel SH，Poisson LM，Brat DJ，et al. T2-FLAIR Mismatch，an Imaging Biomarker for IDH and 1p/19q Status in Lower-grade Gliomas：A TCGA/TCIA Project. Clin Cancer Res. 2017；23（20）：6078-6085.

[27]Broen MPG，Smits M，Wijnenga MMJ，et al. The T2-FLAIR mismatch sign as an imaging marker for non-enhancing IDH-mutant，1p/19q-intact lower-grade glioma：a validation study. Neuro Oncol. 2018；20（10）：1393-1399.

[28]中国脑胶质瘤协作组，中国医师协会脑胶质瘤专业委员会.唤醒状态下切除脑功能区胶质瘤手术技术指南（2018版）[J].中国微侵袭神经外科杂志，2018，23（8）：383-384.

[29]Wu J，Zhou Z，Wu Z，et al. Consensus of Chinese experts on glioma multidisciplinary team management（2nd edition）. Chin Med J（Engl）. 2024；137（11）：1267-1270.

[30]Karschnia P，Young JS，Dono A，et al. Prognostic validation of a new classification system for extent of resection in glioblastoma：A report of the RANO resect group. Neuro Oncol. 2023；25（5）：940-954.

[31]Li Z，Song Y，Farrukh Hameed NU，et al. Effect of high-field iMRI guided resection in cerebral glioma surgery：A randomized clinical trial. Eur J Cancer. 2024；199：113528.

[32]Wang Y，Xue YF，Zhao BF，et al. Real-World Implementation of Neurosurgical Enhanced Recovery After Surgery Protocol for Gliomas in Patients Undergoing Elective Craniotomy. Front Oncol. 2022；12：860257.

[33]Li L，Wang Y，Li Y，Fang S，Jiang T. Role of molecular biomarkers in glioma resection：a systematic review. Chin Neurosurg J. 2020；6：18.

[34]Lu CF，Hsu FT，Hsieh KLC，et al. Machine Learning-Based Radiomics for Molecular Subtyping of Gliomas. Clin Cancer Res. 2018；24（18）：4429-4436.

[35]Ding X，Wang Z，Chen D，et al. The prognostic value of maximal surgical resection is attenuated in oligodendroglioma subgroups of adult diffuse glioma：a multicenter retrospective study. J Neurooncol. 2018；140（3）：591-603.

[36]Koriyama S，Nitta M，Kobayashi T，et al. A surgical strategy for lower grade gliomas using intraoperative molecular diagnosis. Brain Tumor Pathol. 2018；35（3）：159-167.

[37]Wijnenga MMJ，French PJ，Dubbink HJ，et al. The impact of surgery in molecularly defined low-grade glioma：an integrated clinical，radiological，and molecular analysis. Neuro Oncol. 2018；20（1）：103-112.

[38]Molinaro AM, Hervey-Jumper S, Morshed RA, et al. Association of Maximal Extent of Resection of Contrast-Enhanced and Non-Contrast-Enhanced Tumor With Survival Within Molecular Subgroups of Patients With Newly Diagnosed Glioblastoma. JAMA Oncol. 2020; 6 (4): 495-503.

[39]Daniels TB, Brown PD, Felten SJ, et al. Validation of EORTC prognostic factors for adults with low-grade glioma: a report using intergroup 86-72-51. Int J Radiat Oncol Biol Phys. 2011; 81 (1): 218-224.

[40]Shaw E, Arusell R, Scheithauer B, et al. Prospective randomized trial of low- versus high-dose radiation therapy in adults with supratentorial low-grade glioma: initial report of a North Central Cancer Treatment Group/Radiation Therapy Oncology Group/Eastern Cooperative Oncology Group study. J Clin Oncol. 2002; 20 (9): 2267-2276.

[41]Buckner JC, Shaw EG, Pugh SL, et al. Radiation plus Procarbazine, CCNU, and Vincristine in Low-Grade Glioma. N Engl J Med. 2016; 374 (14): 1344-1355.

[42]Liu Y, Gao D, Chen H, et al. IDH-mutant grade 4 astrocytoma: a comparison integrating the clinical, pathological, and survival features between primary and secondary patients. J Neurosurg. 2023; 140 (1): 94-103.

[43]Yu Y, Villanueva-Meyer J, Grimmer MR, et al. Temozolomide-induced hypermutation is associated with distant recurrence and reduced survival after high-grade transformation of low-grade IDH-mutant gliomas. Neuro Oncol. 2021; 23 (11): 1872-1884.

[44]Liu Y, Chen H, Li G, et al. Radiotherapy delays malignant transformation and prolongs survival in patients with IDH-mutant gliomas. Cancer Biol Med. 2022; 19 (10) .

[45]Bell EH, Zhang P, Shaw EG, et al. Comprehensive Genomic Analysis in NRG Oncology/RTOG 9802: A Phase III Trial of Radiation Versus Radiation Plus Procarbazine, Lomustine (CCNU), and Vincristine in High-Risk Low-Grade Glioma. J Clin Oncol. 2020; 38 (29): 3407-3417.

[46]Liu Y, Liu S, Li G, et al. Association of high-dose radiotherapy with improved survival in patients with newly diagnosed low-grade gliomas. Cancer. 2022; 128 (5): 1085-1092.

[47]Cabrera AR, Kirkpatrick JP, Fiveash JB, et al. Radiation therapy for glioblastoma: Executive summary of an American Society for Radiation Oncology Evidence-Based Clinical Practice Guideline. Pract Radiat Oncol. 2016; 6 (4): 217-225.

[48]Hegi ME, Diserens AC, Gorlia T, et al. MGMT gene silencing and benefit from temozolomide in glioblastoma. N Engl J Med. 2005; 352 (10): 997-1003.

[49]Qiu X, Chen Y, Bao Z, Chen L, Jiang T. Chemoradiotherapy with temozolomide vs. radiotherapy alone in patients with IDH wild-type and TERT promoter mutation WHO grade II/III gliomas: A prospective randomized study. Radiother Oncol. 2022; 167: 1-6.

[50]Jaeckle KA, Ballman KV, van den Bent M, et al. CODEL: phase III study of RT, RT + TMZ, or TMZ for newly diagnosed 1p/19q codeleted oligodendroglioma. Analysis from the initial study design. Neuro Oncol. 2021; 23 (3): 457-467.

[51]Van den Bent MJ, Tesileanu CMS, Wick W, et al. Adjuvant and concurrent temozolomide for 1p/19q non-co-deleted anaplastic glioma (CATNON; EORTC study 26053-22054): second interim analysis of a randomised, open-label, phase 3 study. Lancet Oncol. 2021; 22 (6): 813-823.

[52]Bernhardt D, König L, Grosu AL, et al. DEGRO practical guideline for central nervous system radiation necrosis part 2: treatment. Strahlenther Onkol. 2022; 198 (11): 971-980.

[53]Bernhardt D, König L, Grosu A, et al. DEGRO practical guideline for central nervous system radiation necrosis part 1: classification and a multistep approach for diagnosis. Strahlenther Onkol. 2022; 198 (10): 873-883.

[54]Mellinghoff IK, van den Bent MJ, Blumenthal DT, et al. Vorasidenib in IDH1- or IDH2-Mutant Low-Grade Glioma. N Engl J Med. 2023; 389 (7): 589-601.

[55]Karschnia P, Dono A, Young JS, et al. Prognostic evaluation of re-resection for recurrent glioblastoma using the novel RANO classification for extent of resection: A report of the RANO resect group. Neuro Oncol. 2023; 25 (9): 1672-1685.

[56]Stupp R, Taillibert S, Kanner A, et al. Effect of Tumor-Treating Fields Plus Maintenance Temozolomide vs Maintenance Temozolomide Alone on Survival in Patients With Glioblastoma: A Randomized Clinical Trial. JAMA. 2017; 318 (23): 2306-2316.

[57]Stupp R, Wong ET, Kanner AA, et al. NovoTTF-100A versus physician' s choice chemotherapy in recurrent glioblastoma: a randomised phase III trial of a novel treatment modality. Eur J Cancer. 2012; 48 (14): 2192-2202.

[58]Grossman R, Bokstein F, Blumenthal D, et al. Tumor Treating Fields combined with radiotherapy and temozolomide for newly diagnosed glioblastoma: final safety and efficacy results from a pilot study. Neuro-Oncology. 2019; 21 (Supplement_3): iii84-iii84.

[59]Kesari S, Ram Z, EF-14 Trial Investigators. Tumor-treating fields plus chemotherapy versus chemotherapy alone for glioblastoma at first recurrence: a post hoc analysis of the EF-14 trial. CNS Oncol. 2017; 6 (3): 185-193.

[60]Tran DD, Ghiaseddin AP, Chen DD, Le SB. Final analysis of 2-THE-TOP: A phase 2 study of TTFields (Optune) plus pembrolizumab plus maintenance temozolomide (TMZ) in patients with newly diagnosed glioblastoma. JCO. 2023; 41 (16_suppl): 2024-2024.

[61]Bao ZS, Chen HM, Yang MY, et al. RNA-seq of 272 gliomas revealed a novel, recurrent PTPRZ1-MET fusion transcript in secondary glioblastomas. Genome Res. 2014; 24 (11): 1765-1773.

[62]International Cancer Genome Consortium PedBrain Tumor Project. Recurrent MET fusion genes represent a drug target in pediatric glioblastoma. Nat Med. 2016; 22 (11): 1314-1320.

[63]Bao Z, Li S, Wang L, et al. PTPRZ1-METFUsion GENe (ZM-FUGEN) trial: study protocol for a multicentric, randomized, open-label phase II/III trial. Chin Neurosurg J. 2023; 9 (1): 21.

[64]Di Stefano AL, Picca A, Saragoussi E, et al. Clinical, molecular, and radiomic profile of gliomas with FGFR3-TACC3 fusions. Neuro Oncol. 2020; 22 (11): 1614-1624.

[65]Wang Y, Liang D, Chen J, et al. Targeted Therapy with Anlotinib for a Patient with an Oncogenic FGFR3-TACC3 Fusion and Recurrent Glioblastoma. Oncologist. 2021; 26 (3): 173-177.

[66]Wang J, Cazzato E, Ladewig E, et al. Clonal evolution of glioblastoma under therapy. Nat Genet. 2016; 48 (7): 768-776.

[67]Brennan CW, Verhaak RGW, McKenna A, et al. The somatic genomic landscape of glioblastoma. Cell. 2013; 155 (2): 462-477.

[68]Van Den Bent M, Eoli M, Sepulveda JM, et al. INTELLANCE 2/EORTC 1410 randomized phase II study of Depatux-M alone and with temozolomide vs temozolomide or lomustine in recurrent EGFR amplified glioblastoma. Neuro Oncol. 2020; 22 (5): 684-693.

[69]Lassman AB, Pugh SL, Wang TJC, et al. Depatuxizumab mafodotin in EGFR-amplified newly diagnosed glioblastoma: A phase III randomized clinical trial. Neuro Oncol. 2023; 25 (2): 339-350.

[70]Lombardi G, De Salvo GL, Brandes AA, et al. Regorafenib compared with lomustine in patients with relapsed glioblastoma (REGOMA): a multicentre, open-label, randomised, controlled, phase 2 trial. Lancet Oncol. 2019; 20 (1): 110-119.

[71]Bouffet E, Hansford JR, Garrè ML, et al. Dabrafenib plus Trametinib in Pediatric Glioma with BRAF V600 Mutations. N Engl J Med. 2023; 389 (12): 1108-1120.

[72]Subbiah V, Kreitman RJ, Wainberg ZA, et al. Dabrafenib plus trametinib in BRAFV600E-mutated rare cancers: the phase 2 ROAR trial. Nat Med. 2023; 29 (5): 1103-1112.

[73]Yan H, Parsons DW, Jin G, et al. IDH1 and IDH2 mutations in gliomas. N Engl J Med. 2009; 360 (8): 765-773.

[74]Mellinghoff IK, Ellingson BM, Touat M, et al. Ivosidenib in Isocitrate Dehydrogenase 1-Mutated Advanced Glioma. J Clin Oncol. 2020; 38 (29): 3398-3406.

[75]Mellinghoff IK, Lu M, Wen PY, et al. Vorasidenib and ivosidenib in IDH1-mutant low-grade glioma: a randomized, perioperative phase 1 trial. Nat Med. 2023; 29 (3): 615-622.

[76]de la Fuente MI, Colman H, Rosenthal M, et al. Olutasidenib (FT-2102) in patients with relapsed or refractory IDH1-mutant glioma: A multicenter, open-label, phase Ib/II trial. Neuro Oncol. 2023; 25 (1): 146-156.

[77]Natsume A, Arakawa Y, Narita Y, et al. The first-in-human phase I study of a brain-penetrant mutant IDH1 inhibitor DS-1001 in patients with recurrent or progressive IDH1-mutant gliomas. Neuro Oncol. 2023; 25 (2): 326-336.

[78]Reardon DA, Brandes AA, Omuro A, et al. Effect of Nivolumab vs Bevacizumab in Patients With Recurrent Glioblastoma: The CheckMate 143 Phase 3 Randomized Clinical Trial. JAMA Oncol. 2020; 6 (7): 1003-1010.

[79]Omuro A, Brandes AA, Carpentier AF, et al. Radiotherapy combined with nivolumab or temozolomide for newly diagnosed glioblastoma with unmethylated MGMT promoter: An international randomized phase III trial. Neuro Oncol. 2023; 25 (1): 123-134.

[80]Lim M, Weller M, Idbaih A, et al. Phase III trial of chemoradiotherapy with temozolomide plus nivolumab or placebo for newly diagnosed glioblastoma with methylated MGMT promoter. Neuro Oncol. 2022; 24 (11): 1935-1949.

[81]Cloughesy TF, Mochizuki AY, Orpilla JR, et al. Neoadjuvant anti-PD-1 immunotherapy promotes a survival benefit with intratumoral and systemic immune responses in recurrent glioblastoma. Nat Med. 2019; 25 (3): 477-486.

[82]Schalper KA, Rodriguez-Ruiz ME, Diez-Valle R, et al. Neoadjuvant nivolumab modifies the tumor immune microenvironment in resectable glioblastoma. Nat Med. 2019; 25 (3): 470-476.

[83]Schuster J, Lai RK, Recht LD, et al. A phase II, multicenter trial of rindopepimut (CDX-110) in newly diagnosed glioblastoma: the ACT III study. Neuro Oncol. 2015; 17 (6): 854-861.

[84]Weller M, Butowski N, Tran DD, et al. Rindopepimut with temozolomide for patients with newly diagnosed, EGFRvIII-expressing glioblastoma (ACT IV): a randomised, double-blind, international phase 3 trial. Lancet Oncol. 2017; 18 (10): 1373-1385.

[85]Reardon DA, Desjardins A, Vredenburgh JJ, et al. Rindopepimut with Bevacizumab for Patients with Relapsed EGFRvIII-Expressing Glioblastoma (ReACT): Results of a Double-Blind Randomized Phase II Trial. Clin Cancer Res. 2020; 26 (7): 1586-1594.

[86]Liau LM, Ashkan K, Brem S, et al. Association of Autologous Tumor Lysate-Loaded Dendritic Cell Vaccination With Extension of Survival Among Patients With Newly Diagnosed and Recurrent Glioblastoma: A Phase 3 Prospective Externally Controlled Cohort Trial. JAMA Oncol. 2023; 9 (1): 112-121.

[87]Desjardins A, Gromeier M, Herndon JE 2nd, et al. Recurrent Glioblastoma Treated with Recombinant Poliovirus. N Engl J Med. 2018; 379 (2): 150-161.

[88]Todo T, Ito H, Ino Y, et al. Intratumoral oncolytic herpes virus G47Δ for residual or recurrent glioblastoma: a phase 2 trial. Nat Med. 2022; 28 (8): 1630-1639.

[89]Ling AL, Solomon IH, Landivar AM, et al. Clinical trial links oncolytic immunoactivation to survival in glioblastoma. Nature. 2023; 623 (7985): 157-166.

[90]Nassiri F, Patil V, Yefet LS, et al. Oncolytic DNX-2401 virotherapy plus pembrolizumab in recurrent glioblastoma: a phase 1/2 trial. Nat Med. 2023; 29 (6): 1370-1378.

[91]Bagley SJ, Logun M, Fraietta JA, et al. Intrathecal bivalent CAR T cells targeting EGFR and IL13Rα2 in recurrent glioblastoma: phase 1 trial interim results. Nat Med. 2024; 30 (5): 1320-1329.

[92]Lin Q，Ba T，Ho J，et al. First-in-Human Trial of EphA2-Redirected CAR T-Cells in Patients With Recurrent Glioblastoma：A Preliminary Report of Three Cases at the Starting Dose. Front Oncol. 2021；11：694941.

[93]Choi BD，Gerstner ER，Frigault MJ，et al. Intraventricular CARv3-TEAM-E T Cells in Recurrent Glioblastoma. N Engl J Med. 2024；390（14）：1290-1298.

[94]黄子明，马玉杰，曹海红，等.中药复方在脑瘤治疗中的临床应用与实验研究进展[J].辽宁中医杂志，2021，48（1）：198-202.

[95]Zhang C，Gao H，Liu Z，et al. Mechanisms involved in the anti-tumor effects of Toosendanin in glioma cells. Cancer Cell Int. 2021；21（1）：492.

[96]Lv X，Sun J，Hu L，Qian Y，Fan C，Tian N. Curcumol inhibits malignant biological behaviors and TMZ-resistance in glioma cells by inhibiting long noncoding RNA FOXD2-As1-promoted EZH2 activation. Aging（Albany NY）. 2021；13（21）：24101-24116.

[97]Gehring K，Sitskoorn MM，Gundy CM，et al. Cognitive rehabilitation in patients with gliomas：a randomized，controlled trial. J Clin Oncol. 2009；27（22）：3712-3722.

[98]Andrejeva J，Volkova OV. Physical and Psychological Rehabilitation of Patients with Intracranial Glioma. Prog Neurol Surg. 2018；31：210-228.

[99]Boele FW，Douw L，de Groot M，et al. The effect of modafinil on fatigue，cognitive functioning，and mood in primary brain tumor patients：a multicenter randomized controlled trial. Neuro Oncol. 2013；15（10）：1420-1428.

[100]王雅宁，王月坤，孔梓任，等.老年高级别胶质瘤的临床特点和治疗[J].中华神经外科杂志，2020，36（2）：146-150.

[101]Avila EK，Tobochnik S，Inati SK，et al. Brain tumor-related epilepsy management：A Society for Neuro-oncology（SNO）consensus review on current management. Neuro Oncol. 2024；26（1）：7-24.

[102]Scheffer IE，Berkovic S，Capovilla G，et al. ILAE classification of the epilepsies：Position paper of the ILAE Commission for Classification and Terminology. Epilepsia. 2017；58（4）：512-521.

[103]Walbert T，Harrison RA，Schiff D，et al. SNO and EANO practice guideline update：Anticonvulsant prophylaxis in patients with newly diagnosed brain tumors. Neuro Oncol. 2021；23（11）：1835-1844.

[104]Pitter KL，Tamagno I，Alikhanyan K，et al. Corticosteroids compromise survival in glioblastoma. Brain. 2016；139（Pt 5）：1458-1471.

[105]Jo J，Diaz M，Horbinski C，et al. Epidemiology，biology，and management of venous thromboembolism in gliomas：An interdisciplinary review. Neuro Oncol. 2023；25（8）：1381-1394.

[106]Unruh D，Schwarze SR，Khoury L，et al. Mutant IDH1 and thrombosis in gliomas. Acta Neuropathol. 2016；132（6）：917-930.

[107]Riedl J，Preusser M，Nazari PMS，et al. Podoplanin expression in primary brain tumors induces platelet aggregation and increases risk of venous thromboembolism. Blood. 2017；129（13）：1831-1839.

[108]Faraoni D，Comes RF，Geerts W，Wiles MD，ESA VTE Guidelines Task Force. European guidelines on perioperative venous thromboembolism prophylaxis：Neurosurgery. Eur J Anaesthesiol. 2018；35（2）：90-95.

[109]中华医学会神经外科学分会小儿神经外科学组.中国儿童低级别胶质瘤诊疗指南（2024版）[J].中华神经外科杂志，2024，40（8）：774-784.

[110]中华医学会神经外科学分会小儿神经外科学组.中国儿童高级别胶质瘤诊疗指南（2024版）[J].中华神经外科杂志，2024，40（9）：869-879.

[111]Fangusaro J, Witt O, Hernáiz Driever P, et al. Response assessment in paediatric low-grade glioma: rec-

ommendations from the Response Assessment in Pediatric Neuro-Oncology (RAPNO) working group. Lancet Oncol. 2020; 21 (6): e305-e316.

[112]Cooney TM, Cohen KJ, Guimaraes CV, et al. Response assessment in diffuse intrinsic pontine glioma: recommendations from the Response Assessment in Pediatric Neuro-Oncology (RAPNO) working group. Lancet Oncol. 2020; 21 (6): e330-e336.

[113]Erker C, Tamrazi B, Poussaint TY, et al. Response assessment in paediatric high-grade glioma: recommendations from the Response Assessment in Pediatric Neuro-Oncology (RAPNO) working group. Lancet Oncol. 2020; 21 (6): e317-e329.

[114]Lindsay HB, Massimino M, Avula S, et al. Response assessment in paediatric intracranial ependymoma: recommendations from the Response Assessment in Pediatric Neuro-Oncology (RAPNO) working group. Lancet Oncol. 2022; 23 (8): e393-e401.

髓母细胞瘤

名誉主编

樊代明

主　编

陈忠平　孙晓非

副主编

卞修武　赵世光　马　军　夏云飞　张俊平

编　委（按姓氏拼音排序）

卞修武　蔡林波　陈　乾　陈志峰　陈忠平　初曙光　葛　明　黄圆圆

姜　涛　蒋马伟　李　智　李春德　梁碧玲　廖柏贤　林志雄　刘　燕

卢德宏　吕衍春　马　杰　马　军　马晓莉　朴浩哲　邱晓光　沈志鹏

孙晓非　汪　洋　王　翦　王之敏　吴少雄　杨群英　杨学军　于士柱

袁晓军　曾　敬　张　蓓　张俊平　张旺明　张玉琪　赵世光　折　虹

甄子俊

执　笔

孙晓非　杨群英　汪　洋　王　翦　初曙光　李　智

第一章

概述

髓母细胞瘤（Medulloblastoma，MB）是起源于小脑早期神经祖细胞的胚胎性恶性肿瘤，是儿童期最常见的恶性脑瘤。MB标准治疗策略是根据危险因素分层治疗。基本策略是手术联合全脑全脊髓放疗和辅助化疗。MB确切的预后因素包括手术切除程度、诊断时年龄、临床分期、病理类型和分子亚型。经手术、放疗和化疗规范的整合治疗，目前年龄≥3岁的标危型MB5年无复发生存率>80%，高危型MB约为60%。年龄<3岁的MB因放疗有远期副作用，需延迟放疗或不做放疗，生存率大约30%~70%。手术、放疗和化疗组成的多学科整合诊治模式（MDT to HIM）提高了MB的生存率。但常伴严重远期副作用，如智力下降、生长发育迟缓、内分泌功能紊乱、神经认知功能损伤和继发第二肿瘤等，促使学界正在探索更加合理的整合治疗策略，以降低远期副作用。近年对MB基因分型及其预后意义的研究已达成共识，将MB分成四个分子亚组：WNT、SHH、Group 3和Group 4，四个亚组的组织起源、年龄分布、分子特征和临床结局均有不同。每个亚组又可再分多个亚型。目前国际上已开展多项将MB分子亚型纳入危险分层，调整MB治疗策略和治疗方式的临床研究，结果将有可能改变目前MB诊治策略。

MB要达到良好疗效，多学科整合治疗（MDT to HIM）是前提，规范化治疗是保障。随着MB分子生物学进展和新的临床研究结果呈现，需在原有规范治疗基础上与时共进。为此，参考国内外相关临床研究结果和经验，对MB制定本整合诊疗指南。希望有助MB的规范诊疗并进一步提高MB的生存率和减低远期副作用。

第二章

流行病学

MB占所有儿童中枢神经系统（CNS）肿瘤的20%，后颅窝肿瘤的40%，中枢神经系统胚胎性肿瘤的63%。70%的MB发生在10岁以下儿童。男性多于女性（1.8∶1）。MB在成人期罕见，仅占成人CNS肿瘤<1%。

第三章

预防

第一节 环境因素

MB形成的环境因素仍然未知，目前还不能从环境因素对MB发生进行预防。

第二节 遗传因素

1 髓母细胞瘤相关的遗传性癌症易感综合征和胚系基因突变

MB形成与某些遗传性癌症易感综合征和胚系基因突变相关。已证实大约5%的MB有遗传性癌症易感综合征的背景。SUFU、PTCH1、APC、TP53、BRCA2、PALB2等胚系基因突变与MB发生相关。认识这些癌症易感综合征和相关基因突变，有助于MB的预防和早诊。

戈林综合征（Gorlin syndrome）也称基底细胞痣综合征或痣样基底细胞癌综合征，与胚系PTCH1和SUFU基因突变相关。Gorlin综合征是一种常染色体显性遗传病。表现发育异常、骨囊肿。患基底细胞癌和MB风险增加，尤其是放疗后的皮肤易患基底细胞癌。与MB的SHH亚型相关。

李法美尼综合征（Li-Fraumeni syndrome）与胚系TP53基因突变相关。是常染色体显性遗传癌症易感综合征。可引起家族性各种癌症发生，包括骨和软组织肿瘤、乳腺癌、肾上腺皮质癌和各种脑瘤（MB，高级别胶质瘤、脉络丛癌）等。与MB的SHH亚型相关。

特科特综合征（Turcot syndrome）与胚系APC基因突变相关，是常染色体显性遗传。结直肠癌和CNS肿瘤发生风险增加，特征为家族性多发性结肠腺瘤性息肉伴中枢神经系统恶性肿瘤。与MB的WNT亚型相关，罕见与SHH亚型相关。

范可尼贫血（Fanconi anemia）与胚系BRCA2突变相关。是一种罕见的常染色体隐性遗传性血液系统疾病，属先天性再障。这类病人除有典型再障表现外，还伴多发性先天畸形、发育异常、骨髓衰竭，易患MB。

鲁宾斯坦-泰比综合征（Rubinstein-Taybi syndrome）与胚系CREBBP突变相关。小头畸形，生长缺陷，畸形，智力残疾，脑瘤风险增加。

第四章 早诊和筛查

MB属CNS胚胎性肿瘤，进展迅速。通常出现临床症状后才被诊断，这对早诊和筛查具挑战性。然而，MB与某些遗传性癌症易感综合征和胚系基因突变有关，检测这些易感基因可能有助于早诊和筛查。

第一节 遗传咨询和遗传检测

对MB发病相关的遗传性癌症易感综合征，需行遗传咨询和相关基因检测。对已确诊为APC^{mut} WNT和SHH伴胚系突变的MB患者和家属也需遗传咨询和基因检测。检测MB发病相关胚系突变基因对受累的儿童、兄弟姐妹、父母以及潜在的其他家庭成员在癌症检测、预防、诊断和治疗都有重要的作用。

第二节 定期颅脑MRI检查

推荐用脑MRI检查MB。对Li-Fraumeni综合征（伴有TP53胚系突变）患者的亲属行MB筛查已达成共识，对致病性TP53胚系变异个体进行每年一次脑部MRI检查，已被证明可行，且早期肿瘤检测与长期生存改善相关。戈林综合征（痣样基底细胞癌）涉及SHH途径的胚系突变（PTCH1和SUFU突变），每一个与SUFU基因突变相关者常会在3岁前发生MB（SHH型）。因此，推荐对伴有SUFU基因突变的携带者，在出生后头几年行脑部MRI检查。Turcot综合征患者伴APC基因胚系突变，易患MB（WNT型），需定期颅脑MRI检查。总之，患有MB发病相关遗传易感综合征，或基因筛查检测到与MB发病相关的胚系基因的个体，需定期颅脑MRI检查。

第五章

诊断

第一节 临床表现

1 颅内压增高

MB发生在后颅窝，约80% MB发生于第四脑室区域，肿瘤生长可致第四脑室和中脑导水管受压、堵塞，导致梗阻性脑积水形成引起颅内压增高，表现为头痛、呕吐、视物模糊，嗜睡、甚至意识改变等。

2 共济失调

约20% MB以小脑功能障碍发病，表现为共济失调、步态异常，走路不稳。

3 颅神经、脑和脊髓侵犯

颅神经受压可致复视，斜视，小脑或脑干受压可致眩晕，肿瘤压迫延髓可表现吞咽呛咳和锥体束征，如肌张力及腱反射低下。脊髓转移灶可致背部疼痛、截瘫等。

4 婴儿独特症状表现

婴儿MB表现更加多变，可为非特异性的嗜睡、眼球运动异常，眼睛向下斜视（落日征）、精神运动延迟、发育迟缓和喂养困难。婴儿囟门18个月前还未闭合，颅内高压症状可因囟门隆起和大头畸形而获暂时缓解，容易延迟诊断。

第二节 影像学诊断

无论成人和儿童，MB是影像表现相对有特征的一类肿瘤。虽然MB在CT影像上具一定特征，但MRI仍是影像学诊断和评估的首选方法。

1 髓母细胞瘤影像表现

1.1 部位

肿瘤发生于后颅窝，儿童多见于中线，成人常见于小脑半球。好发部位依次是中线蚓部/四脑室区、小脑半球、桥臂/CPA区；MRI与分子分型对应研究显示，WNT型MB常见于桥臂/CPA区并沿着四脑室侧隐窝生长，SHH型多见于小脑半球，group3/4型多见于中线/累及小脑蚓部和四脑室。因有重叠，目前基于常规MRI特征术前尚无法准确区别MB分子亚型。

1.2 特征影像表现

典型MB表现为小脑蚓部脑实质内球形或分叶状肿块，常伴四脑室受压向前移位，可出现梗阻性脑积水。

CT：实性或囊实性肿块，实性部分CT平扫呈较均匀稍高密度，可有点状、线状或粗大钙化。增强扫描可见较均匀中等程度强化。

MRI：T1W肿块呈欠均匀低信号，常见囊变；T2W呈高/低混杂信号，肿瘤实性部分T2W信号较低，和瘤细胞密集、细胞核浆比高等组织学特点相关；也是基于上述组织学改变，DWI常见扩散受限，ADC呈低信号。有研究显示，group 3/4肿瘤实性部分ADC值更低；增强后，多数肿瘤呈较均匀明显强化，此时囊变显示更清楚，且囊多见于实性强化灶周边。部分病例实性肿瘤病灶无强化；ASL扫描，实性肿瘤部分可呈明显高灌注；PWI可见轻至中度灌注增加；MRS可见病灶choline，taurine和lipid升高，NAA下降。

MB易通过脑脊液播散至软脑膜和椎管内，故术前增强全脑和全脊髓MRI检查是必要的，且增强后Flair扫描有助于软脑/脊膜种植肿瘤病灶显示。

2 髓母细胞瘤疗效的影像评估

2017年，国际儿童神经肿瘤疗效评估委员会（RAPNO）制定并发布了“髓母细胞瘤及软脑膜种植肿瘤”治疗反应评价共识，推荐用于儿童和成人MB，以及其他软脑膜种植肿瘤。目的是在开始治疗前对病人进行可靠的危险分层及提高临床试验的可比性。推荐包括：

2.1 使用MRI评价脑和脊髓

（1）头颅MRI

扫描时间：术后72小时内完成扫描。当残留肿瘤无法明确时，术后2~3周进行颅脑MRI复查。治疗期间评价治疗反应需每2个治疗周期扫描一次MRI，特殊情况建议不要少于每3个月一次。

扫描序列：常规MRI平扫及增强：平扫T1/T2/Flair/DWI，增强后推荐3D扫描，如是2D扫描，需2个方向的切面，且层厚≤4mm。对可疑软脑膜播散病例，推荐常规增强后T1后，增加一个增强后Flair序列，以提升软膜病变检出率。

（2）脊髓MRI

扫描时间：MB软脑/脊膜播散常见，可发生于MB全过程，但目前对脊髓MRI筛查时间无统一标准。总之，理想状态是术前即行脊髓MRI筛查，如无条件筛查，则推荐术后72小时内完成脊髓MRI扫描。如此时评价困难，推荐术后2~3周后复查脊髓MRI。

扫描序列：推荐平扫采用3D T2，增强T1可接续在头颅MRI增强扫描后，无需再次注射造影剂，横断面增强T1可行2D（层面4-5mm）或3D扫描。

2.2　髓母细胞瘤危险分层关注的MRI指标

需关注残留肿瘤负荷，软脑/脊膜播散等影像指标。

第三节　髓母细胞瘤病理组织学诊断

MB是发生于小脑的独特胚胎性肿瘤，有组织学分型和分子遗传学分型，两种分型间有不同程度联系，但又非一一对应。根据WHO 2016和2021分类定义，MB分为以下四种组织学亚型。

1　经典型髓母细胞瘤（classic medulloblastoma）

最常见，占MB70%以上，组织学特点是细胞密度明显增高，核呈圆形、卵圆形、瓜子形，小至中大小，几乎无明显胞质，瘤细胞间也缺乏网状纤维。低倍镜下常呈实体性和浸润性生长方式，有时可见“Homer-Wright（H-W）”菊形团和“流水样”平行排列。细胞密度高，胞核排列常很拥挤并伴不同程度多形性，除非是间变型MB亚型，胞核多形性并不显著。除大细胞亚型MB，瘤细胞核仁一般不明显，但常有显著有丝分裂，并可见病理性核分裂象。小灶或单个细胞的坏死常是以核碎裂形式出现，也可见大片肿瘤凝固性坏死灶，但罕见类似于胶质母细胞瘤中的“假栅栏状”坏死，间质血管内皮增生也不显著。瘤细胞可沿软膜播散，形成类似于小脑发育中的“外颗粒层”结构，但更常见的浸润是向周围邻近脑实质、蛛网膜下腔和沿血管周围Virchow-Robin腔播散。

2　促纤维增生/结节型髓母细胞瘤（desmoplastic/nodular medulloblastoma）

多见于小脑半球，而非第四脑室，占MB的20%，但在年龄<3岁者中则占47%~57%。特征是在细胞密度高、增殖活跃和富含网状纤维的小圆形肿瘤背景下，出现灶

性有分化的、细胞密度较低和无网状纤维的结节（苍白岛）。结节内为丰富神经毡成分和不同分化阶段的神经细胞。该亚型的组织学诊断标准是必须观察到网状纤维缺乏的结节和结节间丰富的网状纤维同时存在。如只有结节状结构而无网状纤维背景，或只有网状纤维背景而无结节均不能诊断为该亚型。该亚型最常发生于3~16岁儿童，也可发生于年轻成人，但很少发生于老年人。网状纤维丰富的区域细胞体积小、密度高，核分裂活跃，Ki-67指数高，无网状纤维的结节增殖活性较低，显示更多的神经元分化和少量的神经胶质分化。

3 广泛结节型髓母细胞瘤（medulloblastoma with extensive nodularity，MBEN）

发生率较低，约占MB的3%，几乎只发生在婴儿，其实是促纤维增生/结节型MB的发展延伸，无网状纤维的苍白岛区域明显扩大，占据肿瘤主体，结节间富含网状纤维的小圆形细胞成分明显减少。以致当结节特别大时，影像学或大体检查时肿物呈“葡萄串状（grape-like）”结构。在结节内，瘤细胞显示较明显的神经元分化和部分星形细胞分化，背景具有丰富的神经毡结构，与外周神经系统的分化型神经母细胞瘤相似，因此曾被描述为“小脑神经母细胞瘤”。少数病例在经放、化疗后瘤细胞可分化成熟为神经节样细胞。

4 大细胞/间变型髓母细胞瘤（large-cell/anaplastic medulloblastoma）

约占MB的10%，可见于任何年龄段。大细胞亚型是指肿瘤由体积较大的瘤细胞组成，具有泡状核和突出的核仁，并具有神经元分化。大细胞成分可与其他常见的小圆细胞性MB成分共存，但具更强的侵袭性生物学行为。间变型亚型是指瘤细胞具有明显的胞核多型性和异型性、核分裂象高度活跃，并可见细胞凋亡。间变型MB的发生是大细胞型MB的10倍以上，且大细胞型MB也常有间变性特征，很少有“纯的”大细胞型肿瘤，因此将二者合为一个MB组织学亚型。

5 其他

除了上述几个特殊亚型外，MB还有2个特殊组织学结构（histological pattern），尽管与预后无关，缺乏明确的临床意义，但因罕见易误诊为其他肿瘤。①MB伴肌源性分化（medulloblastoma with myogenic differentiation），既往称为髓肌母细胞瘤（medullomyoblastoma），其组织学特征是在经典的MB中含有散在分布的横纹肌母细胞或成熟的骨骼肌细胞，细胞质嗜酸性或偶见横纹结构，免疫组化染色表达Desmin和MyoD1等横纹肌细胞标记。②MB伴黑色素分化（medulloblastomas with melanotic differentiation），既往称黑色素性MB（melanotic medulloblastoma），特征是灶性瘤细胞胞质含黑色素，部分呈管状、乳头状或簇状排列，部分散在随机排列。还有一些MB可伴有视网膜、软骨、骨和上皮分化，其生物学行为与经典型MB相似，不具独特的临床预后意义。

第四节　髓母细胞瘤分子分型

根据2016年和2021年WHO分类，MB主要分为以下几种分子亚型：WNT活化型MB；SHH活化型MB（TP53突变型和TP53野生型）；非WNT/非SHH活化型MB（Group 3，Group 4）。每种亚型与不同基因组特征、临床行为和预后相关。

1　WNT活化型髓母细胞瘤（Medulloblastoma，WNT-activated）

WNT活化型MB约占MB的10%，主要发生于4岁至年轻成人（中位年龄约11岁），男女比均衡，形态上常有经典型组织学特征，极少为间变型亚型。一般预后良好，5年生存率超过95%。该亚型主要分子遗传学特征为6号染色体单体和/或CTNNB1基因体细胞突变（编码β-catenin蛋白），是大多数该亚型的标志性遗传事件（约85%），其余患者则可出现腺瘤性肠息肉病（APC）基因胚系变异。其他常见的基因变异还包括DDX3X、SMARCA4和TP53。据诊断年龄和6号染色体单体状态可将WNT活化型MB分为WNT α（中位年龄10岁和6号染色体单体）和WNT β两个亚型（中位年龄20岁），但目前对两个亚型的预后差异有争议。

2　SHH活化型髓母细胞瘤（Medulloblastoma，SHH-activated）

约占MB的25%，有二个明确发病年龄群，小于3岁的婴儿和大于17岁的成人，约占这些年龄组病例的三分之二。在儿童和青少年期少见。发病中男性多见（男：女 = 2：1）。SHH型MB主要的组织学特点是促纤维增生/结节型（包括广泛结节型）。典型的分子遗传学特征是相关基因发生胚系或体细胞突变、扩增、缺失等变异，涉及的基因主要为PTCH1、SUFU、SMO、GLI2、TERT、TP53等。常见染色体变异包括9q、10q、14q和17p染色体丢失，以及2号和9p染色体的增加。

据TP53状态SHH-活化型MB可分为“TP53突变型”和“TP53野生型”，两者的临床特征有明显不同。2016年WHO的分类将伴有TP53突变的SHH型MB确定为一个独特实体。大约25%的SHH活化型MB有TP53突变，其中TP53胚系突变比例较高。肿瘤常为大细胞间变型组织学。患者通常在5~18岁间，预后较差，5年OS低于50%。

SHH活化型MB还可分为4个分子亚型，分别是SHH α、β、γ和δ亚型。其中SHH α和δ亚型分别发生于儿童/青少年（中位年龄8岁）和成人（中位年龄26岁），SHH β和γ亚型均发生于婴儿（中位年龄分别为1.9岁和1.3岁）。SHH α亚型主要指标是TP53基因突变，其他涉及的分子变异包括MYCN和GLI2基因扩增，少数PTCH1基因突变，染色体变异包括9q、10q、17p缺失，9p增加，5年生存率70%。SHH β亚型主要的分子变异是PTCH1和KMT2D基因突变、SUFU基因突变或缺失、PTEN基因缺失，染色体变异主要特征是2号染色体增多，5年生存率67%。SHH γ亚型的主要分子变异是PTCH1、SMO和BCOR基因突变，PTEN基因缺失，染色体变异是9q缺失，5年生存率88%。SHH δ亚型PTCH1基因突变和TERT启动子突变，染色体变异包括9q和14q缺失，5年生存率89%。另一项临床研究（SJYC07）显示年龄6岁（大部分<3岁）以下婴儿和儿童MB，用DNA甲基化芯片可分出两种亚型iSHH-Ⅰ和iSHH-Ⅱ，预后明显不同。iSHH-Ⅰ生存率明显低于iSHH-Ⅱ（5年PFS27.8% vs. 75.4%；其中低危组：22.2% vs. 90.9%）。

（3）非WNT/非SHH活化型髓母细胞瘤（Medulloblastoma，non WNT/non SHH）

包括Group 3（G3）和Group 4（G4）两个亚型，二者并非同一细胞起源。G3亚型约占MB的25%，主要发生于婴儿和儿童，超过18岁几乎不发生，G4亚型约占35%，可见于所有年龄人群。两个亚型男女比达2∶1或更高。组织学分型基本是大细胞/间变亚型和经典型，但大细胞/间变亚型主要见于G3亚型中。MYC基因扩增是G3亚型最特征的分子变异，且与较差的预后关系密切。MYCN和CDK6基因的扩增则是G4亚型较为显著的分子变异。17q等臂染色体（Isochromosome 17q）在两个亚型中都常见（>50%），是较为特征的染色体异常。

G3和G4亚型在发生人群、组织学亚型和分子遗传学特征有高度重叠，明确区分两型有时是困难的。近年根据基因表达和DNA甲基化等特征区分G3和G4亚型，还可进一步细分为8个亚群，更好地与临床生物学行为相联系。亚群Ⅰ最少见，由原G3和G4型肿瘤混合组成，主要分子变异是GFI1和GFI1B基因活化和OTX2基因扩增，无染色体异常，5年生存率77%。亚群Ⅱ、Ⅲ、Ⅳ均为原G3型肿瘤，其中Ⅱ、Ⅲ亚群有特征性MYC基因扩增预后较差。亚群Ⅱ的主要分子变异是MYC基因扩增、GFI1和GFI1B基因活化、KBTBD4、SMARCA4、CTDNEP1、KMT2D基因突变，染色体变异包括少量17q等臂染色体、8号染色体和1q增多，5年生存率50%。亚群Ⅲ的主要分子变异是少数MYC基因扩增，染色体变异有17q等臂染色体、7号染色体增多和10q缺失，5年生存率43%。亚群Ⅳ主要发生在婴幼儿（中位年龄3岁），非婴儿患者的预后较好，而婴儿的PFS较低，提示全脑全脊髓放疗可能是亚群Ⅳ的独立预后因素。亚群Ⅳ目前未发现驱动基因变异，也无17q等臂染色体，主要染色体变异包括7、14号染色体增多，以及8、10、11、16号染色体缺失，5年生存率80%。亚群Ⅴ、Ⅵ、Ⅶ主要是原G4型肿瘤，但也少量混有G3型肿瘤。亚群Ⅴ的主要分子变异是MYC和MYCN基因扩增，染色体变异包括7号染色体增多、17q等臂染色体和16q缺失，5年生存率59%。亚群Ⅵ的分子异常主要有PRDM6基因活化和少量MYCN基因扩增，染色体异常包括7号染色体增多、17q等臂染色体和8号、11号染色体缺失，5年生存率81%。亚群Ⅶ主要是KBTBD4基因突变，7号染色体增多和8号染色体缺失，少数17q等臂染色体，5年生存率85%。亚群Ⅷ最多见且均为原G4型肿瘤，通常发生在较大的儿童（中位年龄10岁），主要分子变异有PRDM6基因活化、KDM6A、ZMYM3和KMT2C基因突变，染色体变异只有17q等臂染色体，5年生存率81%。尽管亚群Ⅷ的5年生存率较高，但常出现晚期复发而死亡，是该亚群独特的临床表现。

用DNA甲基化芯片可准确获得上述各种MB分子亚型。二代测序不能可靠区分Group 3和Group 4亚型。DNA甲基化芯片是确定MB各亚组及亚组结构内各亚型的金标准。目前国际上推荐采用DNA甲基化芯片分析鉴定MB亚群，以获更加准确的MB分子分型，用于临床精准的危险分层和治疗。

第五节　髓母细胞瘤分期评估和临床分期

1　分期评估

肿瘤侵犯范围评估对临床分期、危险度分层和后续治疗方案选择非常重要，需行术前、术中和术后评估。据评估结果将患者分为局限期和转移期。分期常规检查必须包括全脑全脊髓MRI检查和脑脊液瘤细胞学检测。单纯采用其中一项，诊断肿瘤软脑膜浸润的遗漏率达14%~18%。具体评估内容如下：

1.1　术前肿瘤评估

全脑+全脊髓MRI平扫+增强。

1.2　术中肿瘤评估

肿瘤大小和位置，肿瘤与周围组织关系、有无颅内扩散；肿瘤切除程度等。

1.3　术后评估

（1）颅脑MRI复查

术后颅内肿瘤残留灶评估最好是术后72小时内颅脑MRI平扫+增强检查。如术后有广泛实质改变，有可能掩盖残留肿瘤，建议术后2~3周行再次脑MRI检查。

（2）脊髓MRI复查

全脊髓MRI检查应在术后72小时内进行。对出现广泛术后强化硬膜下积液的患者，建议术后约2~3周再行全脊髓MRI平扫+增强检查。

（3）术后脑脊液细胞学检查

术后14天或术后治疗前必须进行脑脊液瘤细胞检查。

（4）其他检查

胸片、腹部B超、心电图、血象、生化功能、内分泌等常规检查。骨髓和骨扫描不作常规检查，除非出现相应症状或血象异常。

1.4 术后肿瘤残留病灶的程度定义

A. 肿瘤肉眼全切除/近全切除：指术后无或仅残留瘤灶≤$1.5cm^2$。

B. 肿瘤次全切除：指术后残留可测量的瘤灶>$1.5cm^2$。

C. 活检：肿瘤未切除，仅是取肿瘤组织标本活检。

2 临床分期（参照Chang分期系统）

局限期：M0：肿瘤局限，无转移证据。

转移期：M1：仅脑脊液肿瘤细胞阳性。

M2：小脑-大脑蛛网膜下腔和/或侧脑室或第三脑室肉眼结节状种植。

M3：脊髓蛛网膜下腔肉眼结节状种植。

M4：颅外转移。

第六节 危险分层

危险分层旨对影响预后的相关危险因素行预后分层，为临床制定精准分层治疗提供依据。MB主要根据初诊年龄、术后肿瘤残留病灶程度、临床分期、病理亚型和分子亚型等因素进行危险分层。根据治疗毒性风险因素和复发风险因素，将初诊MB分为年龄≥3岁和年龄<3岁两大治疗队列。每一队列都行相应危险分层。

1 年龄≥3岁髓母细胞瘤

（1）标危：肿瘤完全切除或近全切除，残留病灶≤$1.5cm^2$，且无转移（M0）。

（2）高危：肿瘤次全切除，残留病灶>$1.5cm^2$；肿瘤转移；神经影像学播散性转移证据。术后14天腰穿或脑室脑脊液瘤细胞阳性或颅外转移；病理示弥漫间变型。见表2-5-1。

2 年龄<3岁髓母细胞瘤

（1）标危：需同时符合下述标准：肿瘤完全切除或近全切除（残留病灶≤$1.5cm^2$），无扩散转移（M0）和病理亚型为促纤维增生型和广泛结节型。见表2-5-1。

（2）高危：除标危外全部定为高危。见表2-5-1。

表2-5-1　髓母细胞瘤危险分层（不含分子亚型）

初诊年龄≥3岁	
标危	肿瘤完全切除或近全切除（残留病灶≤1.5cm^2），无扩散转移（M0）
高危	手术次全切除（残留病灶>1.5cm^2） 扩散转移（M1-M4） 病理组织学弥漫间变型
初诊年龄<3岁	
标危	需要同时满足以下条件： 肿瘤完全切除或近全切除（残留病灶≤1.5cm^2），无扩散转移（M0） 病理亚型为促纤维增生型和广泛结节型
高危	除标危外全部定为高危

3　结合分子亚型的危险分层

在现有危险分层基础上结合分子亚型和基因组信息，对MB进行更精准危险分层，从而给予最佳治疗策略尚待临床研究确定。近年来，MB的分子亚型正被整合到危险分层的模式中，并正在进行前瞻性临床研究。目前共识是在原有危险分层基础上结合分子分型将年龄≥3岁的MB分为4个危险组：①低风险（>90%生存率）；②中风险（75%~90%生存率）；③高风险（50%~75%生存率）；④极高风险（<50%生存率）。表2-5-2是可供参考的MB结合分子亚型的危险分层。

表2-5-2　年龄≥3岁髓母细胞瘤结合分子亚型的危险分层

	WNT	SHH	Group 3	Group 4	生存率
低危	<16岁 且无转移			无转移伴11号染色体丢失	>90%
中危		TP53野生型 ●无MYCN扩增 ●无转移	无转移和 无MYC扩增	无转移和无11号染色体丢失	75%~90%
高危		1或2个 ●转移 ● MYCN扩增		转移	50%~75%
极高危		TP53突变	转移		<50%
不详	LCA[a]， 转移		无转移伴 MYC扩增 LCA[a] 染色体17q	LCA[a]	

注：a.LCA：大细胞/间变型MB

第六章

初诊髓母细胞瘤的治疗

第一节 髓母细胞瘤手术治疗

1 肿瘤切除

（1）目的：外科手术是MB标准治疗的重要部分，目的是尽可能安全地最大程度切除肿瘤、明确诊断、重建脑脊液循环。原则是尽可能减少正常脑组织损伤前提下实现肿瘤的最大切除。

（2）手术方式：第四脑室区肿瘤多采用枕下后正中经小脑延髓裂入路，利用自然间隙，避免对小脑蚓部和小脑半球的损伤。小脑脚区肿瘤可采用枕下乙状窦后入路切除；小脑半球肿瘤可采用后正中一侧拐或旁正中开颅切除。如术中发现肿瘤侵及脑干，则不应盲目追求全切，以防严重不良后果，需结合电生理监测行脑干面肿瘤切除。术中严格保护术区周边结构，尤其脑脊液流动的通路，避免导致瘤细胞播散。切除程度和患儿预后相关，术后肿瘤残余大于1.5cm^{2}者在临床上被归为高危组，需更加激进的治疗，预后也相对较差。术后72h内行颅脑MR检查评价肿瘤切除程度。对直径超过2cm的复发肿瘤，可再次手术，以减少肿瘤负荷，缓解对周围组织的压迫。

2 脑积水的处理

因存在导致小脑上疝及肿瘤腹腔播散风险，不常规建议术前行脑室腹腔分流术。

肿瘤切除术前行脑室镜下第三脑室底造瘘、切除术中留置外引流管，是处理MB合并梗阻性脑积水的主要方法。术后外引流管先持续夹闭，保持一定脑脊液的向下压力，有利于脑脊液循环通路建立。确认无颅内高压后，72小时内拔除外引流管。对小于3岁、伴软膜下肿瘤播散的MB导致的脑积水，首选脑室腹腔分流，因此类患儿肿瘤切除术后脑积水很难缓解（脑脊液吸收障碍），不做分流，术后皮下积液极难缓解。处理脑积水同时，需尽可能减少瘤细胞随脑脊液流动而产生播散风险。术后结合颅内压监护、临床表现及影像判断脑积水是否得以解除。肿瘤全切或近全切后，中脑导水管充分开放，约80%患儿脑积水可同时缓解。如术后或在放化疗中出现脑室扩大，颅高压表现，且不能缓解，可行脑室腹腔分流术治疗脑积水。

3 手术并发症处理

（1）小脑性缄默综合征：是MB术后最常见并发症，发生率可高达39%，是一种以术后语言功能障碍、运动功能障碍、情感功能障碍和认知障碍为特征的复杂临床综合征。患儿在术后立即或术后2~10天内出现缄默，不能讲话。同时表现为肌力及肌张力下降、共济失调、不自主运动；情感上表现复杂，有的情绪不稳定，容易暴躁；有的为淡漠，缺乏情感回应；同时可能伴有吞咽功能障碍等脑干功能障碍表现。男性、肿瘤位于中线是小脑性缄默综合征的高危因素。目前发病机制尚不清楚，可能与齿状核与小脑脚术中被干预有关。尽管多数患儿经1~3个月可从缄默中恢复，开始讲话，但运动功能障碍常会持续较长时间，严重影响生活质量。少数患儿会出现永久性缄默。目前尚无明确治疗方案，有报道溴隐亭有一定疗效，言语和咽喉功能训练对康复有重要作用。

（2）反复颅内感染：骨瓣开颅、严密缝合硬膜、消灭入路死腔、控制脑积水等可降低皮下积液发生率，同时减少颅内感染风险。术野反复冲洗和术后积极腰穿是减少颅内感染的重要方法。

（3）术后后组颅神经麻痹：肿瘤侵蚀延髓或侧隐窝，后组颅神经受累可致呛咳，声音嘶哑，术后应鼻饲，必要时气管切开。

第二节 髓母细胞瘤的放疗

1 放疗策略

1.1 初诊年龄≥3岁MB放疗

（1）放疗时机

肿瘤切除术后应尽早放疗，延迟放疗可能预后欠佳，放疗时机在术后4~6周内。应尽量避免因机器维修和假期等因素造成不必要的放疗中断，在SIOPPNET-3研究中，术后开始放疗时间超过50天者PFS和OS明显低于放疗时间在45~47天的患儿。如因骨髓抑制导致必须中断全脑全脊髓放疗（CSI），在等待血象恢复正常期间建议后颅窝或局部肿瘤床的局部放疗。

（2）放疗前评估

充分评估患者年龄、生长发育情况、手术切除程度、术后体能状况、影像学有无转移、脑脊液检查结果和术后病理类型。根据不同危险度，采用不同放疗策略，包括放疗范围、放疗剂量和放疗技术等。CSI是术后放疗的重要组成部分。放疗策略如下：

（3）放疗剂量和范围

A. 标危：对儿童患者，推荐采用减低剂量的CSI 23.4Gy，局部肿瘤床加量至54~55.8Gy（瘤床外扩1~2cm）；每次1.8~2Gy；放疗期间±同期化疗。国外研究≥3岁标危MB放疗期间用VCR同期化疗，5年EFS>81%。我国对年龄≥3岁标危MB放疗期间不做VCR同期化疗，生存率也>80%。放疗后需接受辅助化疗。对成人患者，可用标准剂量的放疗方案，即CSI 30~36Gy，后颅窝或局部肿瘤床加量至54~55.8Gy；每次1.8~2Gy；放疗后可接受辅助化疗。成人患者也可采用减低剂量的CSI 23.4Gy，后颅窝或局部肿瘤床加量至54~55.8Gy；每次1.8~2Gy；放疗期间可行同期化疗，值得注意，成人患者对同期化疗耐受性不及儿童；放疗后需接受辅助化疗。

B. 高危：CSI剂量给予36Gy，后颅窝或局部肿瘤床加至54~55.8Gy；脊髓转移灶，局部放疗加至45~50.4Gy；每次1.8~2Gy；在放疗期间需行同期化疗；放疗后必须接受辅助化疗。

C. 局部加量的放疗靶区：以往多是后颅窝，目前有逐步缩小趋势，一般是肿瘤床外放1~2cm，可减少正常组织接受高剂量放疗的照射容积，相应减少放疗不良反应。ACNS 0331显示对3~21岁标危患者，瘤床加量的疗效并不劣于后颅窝加量。

（4）放疗期间同期化疗：初诊高危MB需做同期化疗，最佳放化同期药物仍在研究中。采用单药VCR同期放化疗治疗转移性MB，5年PFS 67%。美国ACNS0332是一项对高危MB的随机研究，主要评估放疗期间采用卡铂+VCR或VCR同期化疗对生存的影响，结果显示仅Group3型MB获益，卡铂组与非卡铂组5年EFS分别为73.2% vs. 53.7%，P=0.047。目前推荐MB放化同期主要是以下2个方案：

A. VCR：VCR 1.5mg/m^2，每周1次，静注，共6~8次。

B. VCR联合卡铂：VCR用法同上。卡铂用法：35mg/m^2/d，静脉滴注15分钟，放疗前1~4小时应用，每周5次，共6周30次。卡铂是放疗增敏剂，临床研究显示卡铂作为Group 3型高危MB放化同期药物有较好疗效。但伴较明显骨髓抑制，需密切监测血象（放疗期间隔日检测血常规），同期应用G-CSF积极处理。

1.2 初诊年龄<3岁MB放疗

（1）时机：初诊年龄<3岁的MB，术后不先放疗。建议延迟放疗或不做放疗。

A. 标危：无转移、无残留的促纤维增生/广泛结节型和/或SHH分子亚型（无TP53突变）的MB，定义为标危组，术后行全身化疗整合脑室内化疗，不做放疗。

B.高危：先行化疗，延迟至3岁后再行放疗。转移患者可据具体病情行放疗。

（2）剂量和范围：先行化疗，随年龄增长到3岁后，可据情选择类似于年龄≥3岁MB的放疗剂量和范围。德国HIT-2000研究对年幼局限期MB，化疗后仅对原发瘤行局部放疗，虽降低了局部复发率，但仍现脊髓转移，EFS和OS并未改善。

（3）放疗期间同期化疗：可选择类似于年龄≥3岁高危MB的同期化疗药物。

2 放疗技术

MB放疗一般采用4~6 MV光子以及基于直线加速器的三维适形（Three Dimensional Radiation Therapy，3DCRT）、调强放疗（Intensity Modulated Radiation Therapy，IMRT）、容积旋转调强放疗（Volumetric Intensity Modulated Arc Therapy，VMAT）、影像引导放疗（Image guarded radiation therapy，IGRT）和立体定向放疗（Stereotactic Radiotherapy，SRT）。质子治疗具特殊放射剂量学分布，能降低非照靶区正常组织受照剂量，能减少放疗对内分泌和神经认知功能的损伤。

MB大多为儿童和青少年。制定放疗计划要严格审核危及器官（Organs at Risk，OARs）范围，满足剂量和体积限定。OARs包含垂体、视交叉、视神经、眼睛、晶状体、海马、脑干、耳蜗和卵巢等。注意随访放疗后生活质量，做好对症治疗。

3 放疗不良反应

3.1 急性放疗不良反应

（1）骨髓抑制

放疗所致骨髓抑制程度常取决于患者年龄、放疗技术、CSI剂量，以及是否联合使用化疗等。Ⅰ~Ⅱ级白细胞降低可继续放疗，给予升白药物及营养支持。Ⅲ级需暂停放疗，给予G-CSF治疗，如有粒细胞减少伴发热，需予抗生素预防继发感染。Ⅳ级需暂停放疗，给予G-CSF治疗，无论有无发热，均须预防性使用抗生素。Ⅰ~Ⅱ级血小板降低可继续放疗，给予升血小板药物。Ⅲ级及以上血小板降低，存在出血风险，需暂停放疗，给予白细胞介素-11、重组人血小板生成素等。Ⅳ级血小板减少或有出血表现时，尤其是$<20\times10^9/L$时，需血小板输注治疗。放疗对红细胞和血红蛋白影响较小，如血红蛋白降低或有明显的贫血症状时，给予对症治疗。

（2）放射性脑水肿

CSI早期可致急性脑水肿。常出现头晕、头痛和明显恶心呕吐。一般给予甘露醇和糖皮质激素治疗，症状迅速改善，不会影响放疗过程。

（3）其他一般症状

患者有脱发、疲劳和胃肠道反应等，给予对症及支持治疗。

3.2 远期放疗不良反应

儿童和青少年正处生长发育阶段，放疗尤其是高剂量放疗对生长发育、内分泌代谢和神经认知功能等造成不同程度影响，少数会在放疗后若干年出现继发性肿瘤。

（1）骨生长

理论上，椎体骨受到>10Gy照射后，可能会影响骨生长。临床上，部分患儿脊椎接受高剂量放疗后可能会出现上半身略短表现。在制定CSI计划时，如存在不同椎体放疗剂量均匀性差，有可能引起椎体生长不对称。SIOP PNET4研究显示超分割放疗方案较常规分割方案明显减少对患儿身高的不良影响。放疗物理师在制定放疗计划时，需采用更合理的放射剂量分布，以降低放疗对骨组织的影响。

（2）内分泌和代谢

对女孩实施CSI要避免卵巢接受超过正常限量的照射。设计放疗计划时，需将卵巢组织设定为OARs，可选择最下面的射野采用侧野照射，尽量避免单纯前后野照射。儿童垂体发育尚未成熟，放疗对垂体功能可能有影响，受照剂量过高，会致垂体功能减退。制定放疗计划时，要尽量减少垂体受照剂量。需密切观察内分泌和代谢指标，出现异常，及时在专科医师指导下使用激素类药物替代。临床研究发现，高危型MB接受CSI后对肿瘤床补量的疗效不劣于对整个后颅窝进行补量，因此，正常垂体接受的放疗剂量一般不会超过正常垂体耐受剂量，对内分泌代谢功能影响很小。

（3）神经认知功能损伤

神经认知功能损伤主要表现为智力损伤、认知功能下降和运动能力下降等。全中枢36Gy放疗后，神经认知功能可能会低于平均水平。智力损伤与年龄有关，放疗时年龄越小损伤发生率越高，智力损伤呈迟发性进行性加重。有研究显示：部分低龄儿童接受>30Gy的全脑放疗后5年，58%智商高于80，放疗后10年只有15%智商高于80。因此近年来，放疗前需对患者尤其是低龄儿童进行准确的危险分层，分别给予不放疗、局部放疗和不同强度的CSI，尽量在不降低疗效情况下，减免放疗所致神经认知功能损伤程度。

（4）放疗致第二肿瘤

MB好发于儿童和青少年，部分患者能长期生存，随着精准放疗技术如IMRT、VMAT和SRT的广泛使用，目前MB放疗效果得以提高，但这些技术也使全身接受低剂量照射容积增加，理论上增加了辐射致癌风险。个别报道儿童MB10年累积放疗所致继发恶性肿瘤的发生率是3.7%，其中最常见的继发性恶性肿瘤是胶质瘤。因此对儿童、青少年和有基因缺陷的MB，临床上需关注辐射致癌。在放疗中可尝试在有效化疗支持下减少CSI剂量和范围的临床研究；物理师也可尝试通过优化放疗技术、减少机器输出量和减少照射野数目等多种物理学方法降低辐射致癌风险。

第三节　髓母细胞瘤的常规化疗

1　初诊年龄≥3岁MB化疗

化疗是MB整合治疗的重要组成部分。初诊年龄≥3岁标危MB采用现代标准的手术-放疗-化疗，5年EFS可达81%，OS 86%。高危MB大约60%。大部分均是完成全脑全脊髓放疗后才接受化疗，骨髓耐受性较差。因此，化疗需密切监测血象。必要时G-CSF支持。

1.1　标危患者

（1）化疗时机：放疗结束后4周开始辅助化疗。尽管MB对化疗敏感，但研究证实，先化疗再放疗生存率较差，因此建议放疗后再化疗。

（2）化疗方案：标危MB术后放疗后辅助化疗为CTX+DDP+VCR方案，每4周重复，共6个疗程。或CCNU+DDP+VCR方案，每6周重复，共8个疗程（表2-6-1和表2-6-2）。化疗前要求中性粒细胞>0.75×10^9/L，血小板>75×10^9/L，肝肾功能正常。使用顺铂须按大剂量顺铂化疗常规进行水化、利尿、监测尿量和尿常规等，慎防顺铂的肾毒性，定期检测听力。CCNU口服前需用止呕药。化疗后需G-CSF支持治疗。

表2-6-1　CTX+DDP+VCR方案（每4周重复，共6个疗程）

药物	剂量	给药途径	给药时间	给药间隔
环磷酰胺（CTX）	750mg/m^2	静脉滴注	第2~3天	每4周
顺铂（DDP）	75mg/m^2	静脉滴注	第1天	
长春新碱（VCR）	1.5mg/m^2	静脉注射	第1，8，15天	

表2-6-2　CCNU+DDP+VCR方案（每6周重复，共8个疗程）

药物	剂量	给药途径	给药时间	给药间隔
洛莫司汀（CCNU）[a]	75mg/m^2	口服	第1天，睡前	每6周
顺铂（DDP）	75mg/m^2	静脉滴注	第1天	
长春新碱（VCR）	1.5mg/m^2	静脉注射	第1，8，15天	

注：[a]甲环亚硝脲（Me-CCNU，司莫司汀）可以取代洛莫司汀（CCNU），Me-CCNU用法75mg/m^2，口服，QN，d1。

1.2　高危患者

（1）化疗时机：可选术后先放疗或先化疗。美国POG 9031研究证实高危MB术后先放疗或先化疗生存率无差别。德国HIT '91研究显示对M1转移者，术后先放疗生存率优于术后先化疗。对M2/M3转移者，术后先放疗或先化疗生存率无差别。

（2）化疗方案：放疗结束后4周开始化疗。可选CTX+DDP+VCR方案，每4周重复，共6个疗程；或CCNU+DDP+VCR方案，每6周重复，共8个疗程。化疗方案用法和剂量同标危（表2-6-1和表2-6-2）。顺铂须按大剂量顺铂化疗常规行水化、利尿、监测尿量和尿常规等，慎防顺铂的肾毒性，定期检测听力。CCNU口服前需止呕药。化疗后需G-CSF支持。

2 初诊年龄<3岁MB化疗

鉴于放疗对年幼儿童生长发育、内分泌功能和神经认知能力有影响，对初诊年龄<3岁MB，建议术后先接受化疗，延迟放疗或不做放疗。

对年龄<3岁标危MB，可不做放疗，但需同时加强全身系统化疗。强化化疗方案包括CTX、大剂量甲氨蝶呤（HD-MTX）、依托泊苷（VP16）、卡铂（CBP）和VCR等药物，同时用Ommaya囊脑室内MTX化疗。化疗同期可行Ommaya囊脑室MTX化疗或腰穿鞘内MTX化疗。德国HIT-2000研究证实：年幼儿童MB术后单纯采用多药化疗整合Ommaya囊脑室内MTX化疗，促纤维增生型/广泛结节型和/或SHH分子亚型的局限期MB，不做放疗，5年EFS 90%。然而，其他亚型生存率仍差，经典型和间变型MB 5年EFS分别为30%和33%。美国COG-ACNS1221研究对年幼儿童促纤维增生型/广泛结节型MB和/或SHH分子亚型的局限期MB，采用与德国HIT-2000研究相同方案，但不做Ommaya囊脑室内MTX化疗，结果复发率较高，2年PFS 52%，导致研究提前终止。SJYC07研究则对年龄<3岁MB单纯手术+化疗，不做放疗和脑室内MTX化疗和ASCT，结果显示：SHH-Ⅱ型生存率明显优于SHH-Ⅰ型，5年PFS分别为90.9% vs. 22.2%，*P*=0.0007。而Group 3和Group 4型MB预后极差，5年PFS分别为8.3%和13.3%。据此，建议对<3岁促纤维增生型/广泛结节型的标危MB患者，需全身化疗整合脑室内MTX化疗或者鞘内化疗。然而，脑室内MTX化疗伴有中枢感染和脑白质病的风险，需谨慎。

对年龄2~2.5岁高危MB，可先行HIT-2000方案全身化疗，不做脑室或鞘内MTX化疗。化疗结束后接近或达3岁衔接放疗。年龄<2岁高危患儿，建议化疗+自体外周血造血干细胞移植（ASCT）。ASCT结束后据肿瘤情况决定是否放疗。

2.1 标危组

（1）化疗时机：手术后2~4周开始辅助化疗。

（2）化疗方案：采用目前国际上公认对年幼儿童MB最好的化疗方案。即德国HIT-2000方案：系统性多药化疗整合脑室内MTX化疗。主要药物和用法：HIT-2000方案三个周期共12个疗程。每个周期4个疗程，每疗程间隔2周。每周期间隔3周。年龄小于6个月化疗剂量是标准剂量66%，年龄7~12个月化疗剂量是标准剂量80%（表2-6-3和表2-6-4）。

（3）脑室或鞘内化疗：有条件建议埋置Ommaya囊行脑室内MTX化疗。无条件者采用常规鞘内MTX化疗（表2-6-3）。

表2-6-3 HIT-2000方案

第一周期：第1、3、5、7周（间隔2周）			
第1周	CTX 800mg/m^2 iv drip d1-3	VCR 1.5mg/m^2 iv d1	[b]MTX2mg/d，d1-4，脑室注射或[c]鞘注（按年龄）
第3周	[a] HD-MTX 5g/m^2 CⅣ 24h，d1	VCR1.5mg/m^2 iv d1	[b]MTX2mg/d，d1-4，脑室注射或[c]鞘注（按年龄）
第5周	[a] HD-MTX 5g/m^2 CⅣ 24h，d1	VCR1.5mg/m^2 iv d1	[b]MTX2mg/d，d1-4，脑室注射或[c]鞘注（按年龄）
第7周	CBP 200mg/m^2 iv drip d1-3	VP16 150mg/m^2 iv drip d1-3	[b]MTX2mg/d，d1-4，脑室注射或[c]鞘注（按年龄）
第二周期：从第10周开始，第10，12，14，16周，重复第1周期方案			
第三周期：从第19周开始，第19，21，23，25周，重复第1周期方案			

注释：
CBP：卡铂；CTX：环磷酰胺；HD-MTX：大剂量甲氨蝶呤；VP16：依托泊苷；VCR：长春新碱。
a.HD-MTX按标准水化碱化和CF救援。HD-MTX 5g/m^2，总剂量的10%在0.5h中的滴注，其余90%在23.5h中滴注，36hCF15mg/m^{2}解救，q6h×6次，根据MTX血药浓度调整CF剂量和次数。
b.脑室Ommaya囊内注射MTX 2mg/d。
c.鞘内注射MTX剂量：< 1岁- 6mg；1~3岁- 9mg；3~9岁-12mg；>9岁-15mg。

2.2 高危患者

（1）化疗时机：术后2~4周开始化疗。

（2）化疗方案：用法和剂量同标危。给予HIT-2000方案交替化疗三个周期12疗程。每个周期4个疗程。每个周期间隔3周，每个疗程间隔2周（表2-6-3和表2-6-4）。年龄<6个月化疗剂量是标准剂量66%，年龄7~12个月化疗剂量是标准剂量80%。

对初诊年龄2.5岁左右高危MB，可先用HIT-2000方案化疗12疗程，不做脑室或鞘内化疗，化疗结束后，年龄达3岁者可衔接放疗。对年龄<2岁高危MB婴幼儿，建议行ASCT。采用Head start 4序贯化疗+ASCT方案。ASCT结束后如仍持续CR，年龄仍未到3岁，观察。如治疗中进展或ASCT后出现转移或复发则据情行放疗。如不选择ASCT，可用HI-2000或其他方案治疗。

第四节 自体造血干细胞支持下超大剂量化疗

适应证：年龄<3岁高危MB，目前治疗结果仍较差。大剂量化疗整合ASCT是治疗选择之一。可用1次或多次ASCT。对初诊≤2岁的高危MB，建议参照美国head start 4方案予以序贯化疗+ASCT。具体方案如下：

1 诱导化疗

诱导化疗第1~3疗程，每疗程间隔21天：

长春新碱（VCR）：0.05mg/kg，d1，8，15

顺铂（CDDP）：3.5mg/kg，d1

依托泊苷（VP16）：4mg/kg，d2，3

环磷酰胺（CTX）：65mg/kg，d2，3

甲氨蝶呤（MTX）：400mg/kg，d4

诱导化疗第4~5疗程，每疗程间隔21天：

顺铂（CDDP）：3.5mg/kg，d1

依托泊苷（VP16）：4mg/kg，d2，3

环磷酰胺（CTX）：65mg/kg，d2，3

甲氨蝶呤（MTX）：400mg/kg，d4

2　巩固治疗

方案1：3疗程串联移植，预处理方案（TC）如下：

噻替派（Thiotepa）10mg/kg/d×3d，d-4，-3

卡铂（Carboplatin）16.7mg/kg /d×3d，d-4，-3

自体造血干细胞回输d0

方案2：单次移植，预处理方案（TCE）如下：

噻替派（Thiotepa）10mg/kg/d×3d，d-5，-4，-3

卡铂（Carboplatin）16.7mg/kg/d×3d，d-8，-7，-6

依托泊苷（Etoposide）8.3mg/kg/d×3d，d-5，-4，-3

自体造血干细胞回输d0

第五节　初诊髓母细胞瘤的治疗流程

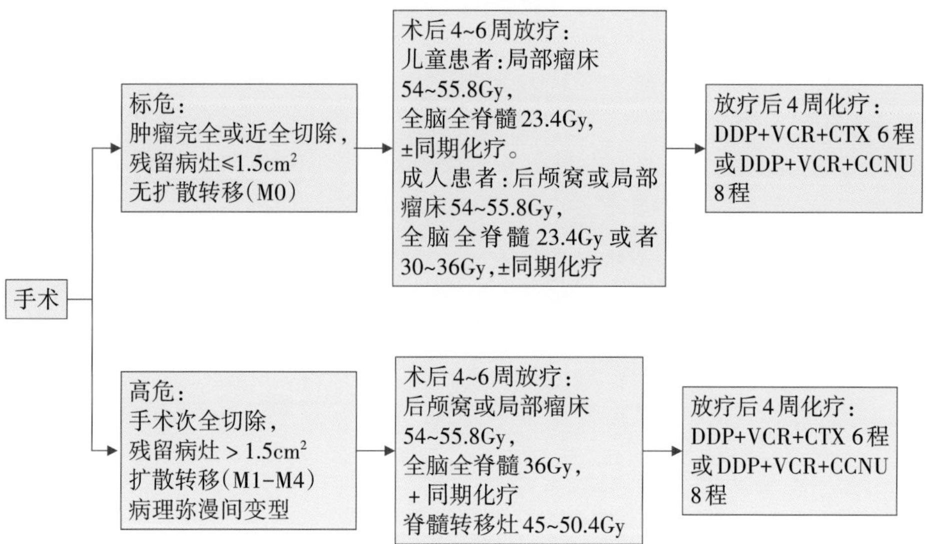

图2-6-1　年龄≥3岁髓母细胞瘤治疗流程图

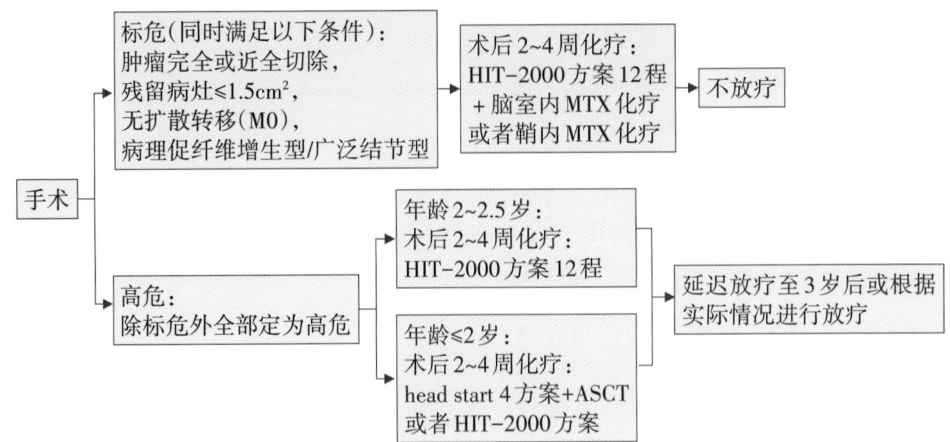

图2-6-2　初诊年龄<3岁髓母细胞瘤治疗策略

第六节　结合分子亚型危险分层的临床研究

MB分子亚型与预后明显相关。有必要将MB分子亚型逐步纳入危险分层。但需前瞻性临床试验证实用分子亚型行危险分层的有效性，从而为MB提供更精准的治疗策略。目前这种试验主要集中对低危或标危MB的治疗干预，微调放疗和化疗的治疗强度，特别是对年幼儿童MB，以降低治疗所致的远期副作用。

第七章

复发髓母细胞瘤治疗

复发和难治MB预后差。一线整合治疗（手术+放疗+化疗）后复发生存率低于10%。SHH亚型MB大多数是局部复发。而Group 3和Group 4亚型MB则更多是远处转移。复发/难治MB的治疗取决于初诊治疗模式和复发转移部位。

第一节 手术

局部复发病灶，如能手术尽量争取手术切除肿瘤。如肿瘤广泛，不能手术，建议活检病理确诊后行挽救化疗，肿瘤缩小、转移病灶消失后再作手术评估。治疗后3~5年复发需手术或活检确诊排除第二肿瘤。

第二节 放疗

1 既往无放疗

局部复发患者，手术切除病灶获得缓解后可参考上述高危方案进行放疗。转移性复发不可手术者，采用挽救化疗方案获得好转或缓解后，可参考上述高危患者的放疗策略进行放疗。

2 既往已放疗

建议根据患者年龄、术后体能状况、曾接受的放疗技术、放疗剂量和范围、间隔时间、肿瘤进展部位，以及是否有可替代的系统性药物治疗方案，仔细计算如再程放疗，OARs接受的累积放疗等效生物学剂量，以及是否已超过最大耐受体积剂量限值，评估再程放疗的可行性。尽量采用有效的系统性药物治疗推迟再程放疗时间。如考虑行再程放疗，建议以局部放疗为主。如复发病灶局限，再程放疗可用SRT。再次CSI需非常谨慎。

第三节　挽救化疗

MB是化疗较敏感肿瘤。复发后可用以往未曾应用的化疗药物和方案，例如异环磷酰（IFO），依托泊苷（VP16）或替尼泊苷（VM26），替莫唑胺（TMZ），托泊替康（Topotecan），伊立替康（Irinotecan）等。主要方案包括IE，CE，ⅥT，ⅥP，CT，TT和VP16口服等方案（表2-7-1~表2-7-7）。复发患者鼓励参加新药临床试验。

表2-7-1　IE方案

药物	剂量	给药途径	给药时间	给药间隔
异环磷酰（IFO） 美司钠（解毒）	1.5g/m² 300mg/m²/次	静脉滴注 静脉推注	第1-5天 IFO 0，4，8h	每3周
依托泊苷（VP16）	100mg/m²	静脉滴注	第1-5天	

表2-7-2　CE方案

药物	剂量	给药途径	给药时间	给药间隔
卡铂（CBP）	500mg/m²	静脉滴注	第1天	每3周
依托泊苷（VP16）	150mg/m²	静脉滴注	第1-3天	

表2-7-3　ⅥP方案

药物	剂量	给药途径	给药时间	给药间隔
异环磷酰胺（IFO） 美司钠（解毒）	1.5g/m² 300mg/m²/次	静脉滴注 静脉推注	第1-4天 IFO 0，4，8h	每3周
依托泊苷（VP16）	100mg/m²	静脉滴注	第1-4天	
顺铂（DDP）	20mg/m²	静脉滴注	第1-4天	

表2-7-4　TT方案

药物	剂量	用药途径	用药时间	用药间隔
替莫唑胺（TMZ）	150mg/m²	口服	第1-5天	每4周
托泊替康（Topotecan）	0.75mg/m²	静脉滴注	第1-5天	

表2-7-5　ⅥT方案

药物	剂量	用药途径	用药时间	用药间隔
替莫唑胺（TMZ）	150mg/m²	静脉滴注/口服[a]	第1-5天	每3周
伊立替康（Irinotecan）	50mg/m²	静脉滴注	第1-5天	
长春新碱（VCR）	1.5mg/m²	静脉注射	第1天	

注：a. 如口服替莫唑胺，需整个胶囊吞服。不能打开或咀嚼替莫唑胺胶囊，如胶囊有破损，应避免皮肤或黏膜与胶囊内粉状内容物接触。对不能吞咽整颗胶囊的患儿，可注射替莫唑胺。

表 2-7-6 CT 方案

药 物	剂 量	用药途径	用药时间	用药间隔
环磷酰胺（CTX）	750mg/m^2	静脉滴注	第1-2天	每3周
托泊替康（Topotecan）	0.75mg/m^2	静脉滴注	第1-5天	

表 2-7-7 依托泊苷口服方案

药 物	剂 量	用药途径	用药时间	用药间隔
依托泊苷（VP16）	50mg/m^2	口服	第1-21天	每4周

第四节 靶向治疗

复发/难治MB采用挽救化疗方案和/或手术±放疗后，生存率仍差。选择性靶向SHH通路的维莫德吉（Vismodegib）和抗血管生成药物贝伐珠单抗（Bevacizumab）已经用于复发患者。需积极探索新疗法，如下是目前国际上正在进行的分子靶向治疗的临床试验：

（1）用细胞周期蛋白D1/CDK4/6抑制剂Ribociclib（瑞博西尼）和吉西他滨治疗复发/难治Group 3和Group 4 MB的临床试验（NCT03434262）。

（2）用Ribociclib（瑞博西尼）联合MEK1/2抑制剂Trametinib（曲美替尼）治疗复发/难治SHH或者WNT的MB的临床试验（NCT03434262）。

（3）用Ribociclib（瑞博西尼）和Sonidegib（索尼德吉）治疗复发/难治的骨骼发育成熟、染色体9q丢失或PTCH突变的SHH的MB的临床试验（NCT03434262）。

（4）用细胞周期检查点激酶1/2抑制剂Prexasertib和环磷酰胺治疗复发/难治的Group 3、Group 4、SHH和不确定亚型的MB的临床试验（NCT04023669）。

（5）采用细胞周期检查点激酶1/2抑制剂Prexasertib和吉西他滨治疗复发/难治的Group 3和Group 4型MB的临床试验（NCT04023669）。

第五节 免疫治疗

免疫治疗也是难治/复发MB探索性研究之一。主要包括：免疫检查点抑制剂、PD-1、B7-H3、CAR-T、NK细胞和溶瘤病毒等。然而，大多数免疫治疗的临床试验都处早期阶段，尚未证实在MB的有效性，期待更多研究为未来创造希望。

第八章

康复

第一节　肿瘤本身和治疗所致的远期副作用

MB本身以及整合治疗所致的损伤可使部分存活患者出现听力下降（放疗和铂类化疗所致）、视力异常、认知能力下降、智力受损、生长发育障碍、学习能力下降、运动功能受损、中风、脑白质病、内分泌功能异常、继发于铂类化疗的肾毒性、生育功能受损、心理问题和继发第二肿瘤等。年幼儿童这些远期副作用更加明显。

第二节　远期副作用的管理

整合治疗结束后需对患者进行终身定期随访，针对相关问题进行后续治疗，改善康复服务和训练。随访康复工作需要内分泌学、听力测量学、眼科学、心脏病学、皮肤病学、神经学、神经心理学、心理学、物理疗法和能量疗法等方面的专业团队介入。内分泌失调，激素异常或生长发育障碍需要就诊内分泌专科进行相关治疗。运动功能受损需要康复训练。学习能力下降或智力受损可通过特殊学校或特殊教育以获改善。工作技能下降可行改善工作技能的电脑化训练等。对这一患者群体进行适当和标准化的随访将有助早期和有针对性的康复训练，在教育、工作、社会交往以及更大程度上独立于家庭和社会等方面带来更好的生活质量。

第九章

中医

第一节　病因病机

中医学认为“脑为髓海”，正气亏虚，则外邪得以袭之，导致瘀毒内结，日久形成脑部肿瘤。该类疾病因发病年龄小，小儿具有“肝常有余，肾常虚”的特点，故“先天禀赋不足，肾气不足”是本病主要病因病机。

第二节　中医治疗

1　原发病基本治疗原则（辨病治疗）

（1）早期：早期多见毒瘀内结之证，治当化痰软坚、行气活血散瘀为主，佐以补虚以防邪毒伤正之虞。

（2）中期：宜攻补并重，多采用益气行瘀、软坚化痰治法。

（3）晚期（或术后，或放化疗后）：以补为主，治以益气养阴、补脑填髓、滋补肝肾、滋阴潜阳等，兼以祛邪抗瘤。

基本辨证治疗详见：《中枢神经系统生殖细胞肿瘤—基本辨证分型与治疗》部分。

2　伴随共济失调的基本治疗原则

共济失调，在中医上叫作痿症。基本病机是肺胃肝肾等脏腑精气受损，肢体筋脉失养。

（1）祛除外邪：即治疗原发疾病。

（2）开通经络：活血化瘀是治疗共济失调的原则，血不活则瘀不去，瘀不去则经络不通，经络不通则脑失之营养。

(3) 补益脾肾：脾主气血，肾主藏精。肾精必须依赖气血的滋养，脾主四肢充肌肉，肾主骨，通经络，肾生骨髓，肾精充足则骨髓生化有源，血行畅通，筋骨强健，肌肉发达，肢体活动有力。

(4) 补益肝肾：“肝肾同源”，肝藏血，肾藏精，精与血都化源于脾胃消化吸收的水谷精微，故称“精血同源”。

(5) 固护正气：增强机体免疫力，气血充沛，卫气固密，使得外邪的侵袭得到防御，不易发病。

第三节　脊髓转移瘤的治疗

主症：肢体不遂，肢体麻木，大便不调（秘结或失禁），小便不调（癃闭或失禁）。次症为辨证参考。

(1) 瘀血阻络：局部肿胀，痛有定处，或有皮下瘀斑，腹胀。舌质紫暗，苔薄白，脉细涩。

治法：活血化瘀，理气通络。

方药：桃红四物汤或血府逐瘀汤。

(2) 气虚血瘀：转移部位肿痛，肌肉萎缩，面色淡白，腹胀，气短乏力，心悸自汗。舌质暗淡，苔薄白或白腻，脉细缓或细涩。

治法：健脾益气，活血通络。

方药：补阳还五汤加减。

(3) 脾胃虚弱：肌肉萎缩，神倦，气短自汗，食少腹胀，面色少华。舌质淡，苔白，脉细缓。

治法：健脾益气，升阳举陷。

方药：补中益气汤加减。

(4) 肝肾阴虚：病久肌肉消减，形瘦骨立，腰膝酸软，头晕耳鸣。舌质红绛，少苔，脉细数。

治法：滋养肝肾，养阴填精。

主方：补肾健髓汤或益髓丹。

(5) 气血两虚：面色苍白或萎黄，头晕目眩，气短懒言，心悸怔忡，饮食减少。舌质淡，苔薄白，脉细弱或虚大无力。

治法：健脾益胃，益气养血。

方药：八珍汤加减。

第十章

随访

MB尽管整合治疗后获得完全缓解，但仍有部分复发或继发第二肿瘤。需及早发现及时治疗。还需监测治疗所致的远期副作用。因此，定期随访非常重要。

随访时间和检查项目：治疗停止后第1年：每3个月复查颅脑+脊髓MRI；第2年：每4个月复查颅脑+脊髓MRI；第3~5年：每6个月复查颅脑+脊髓MRI；第5年后：每年复查颅脑+脊髓MRI。

还需定期复查血常规、生化常规、内分泌检测、听力检查、视力检查、心脏功能检测、腹部彩超和胸片等相关检查，或根据临床需要进行其他相关检查。

参考文献

[1]樊代明.整合肿瘤学·临床卷[M].北京：科学出版社，2021.

[2]樊代明.整合肿瘤学·基础卷[M].西安：世界图书出版西安有限公司，2021.

[3]Packer RJ，Gajjar A，Vezina G，et al.：Phase Ⅲ study of craniospinal radiation therapy followed by adjuvant chemotherapy for newly diagnosed average-risk medulloblastoma. J Clin Oncol. 2006，24（25）：4202-4208.

[4]Michalski，JM；Janss，AJ；Vezina，LG；et al. Children's Oncology Group Phase Ⅲ Trial of Reduced-Dose and Reduced-Volume Radiotherapy With Chemotherapy for Newly Diagnosed Average-Risk Medulloblastoma. J Clin Oncol.2021，20；39（24）：2685-2697.

[5]Kortmann RD，Kühl J，Timmermann B，et al.：Postoperative neoadjuvant chemotherapy before radiotherapy as compared to immediate radiotherapy followed by maintenance chemotherapy in the treatment of medulloblastoma in childhood：results of the German prospective randomized trial HIT '91. Int J Radiat Oncol Biol Phys.2000，46（2）：269-279.

[6]von Hoff K，Hinkes B，Gerber NU，et al.：Long-term outcome and clinical prognostic factors in children with medulloblastoma treated in the prospective randomised multicentre trial HIT'91. Eur J Cancer，2009，45（7）：1209-1217.

[7]Rutkowski S，Bode U，Deinlein F，et al.：Treatment of early childhood medulloblastoma by postoperative chemotherapy alone.N Engl J Med. 2005，352（10）：978-986.

[8]Grill J，Sainte-Rose C，Jouvet A，et al.：Treatment of medulloblastoma with postoperative chemotherapy alone：an SFOP prospective trial in young children. Lancet Oncol.2005，6（8）：573-580.

[9]Rutkowski S，Gerber NU，von Hoff K，et al.：Treatment of early childhood medulloblastoma by postoperative chemotherapy and deferred radiotherapy. Neuro Oncol.2009 11（2）：201-210.

[10]Louis DN，Perry A，Reifenberger G，et al.：The 2016 World Health Organization Classification of Tumors of the Central Nervous System：a summary. Acta Neuropathol.2016，131（6）：803-820.

[11]Schwalbe EC，Lindsey JC，Nakjang S，et al.：Novel molecular subgroups for clinical classification and outcome prediction in childhood medulloblastoma：a cohort study. Lancet Oncol.2017，18（7）：958-971.

[12]Cavalli FMG，Remke M，Rampasek L，et al.：Intertumoral Heterogeneity within Medulloblastoma Subgroups. Cancer Cell. 2017，31（6）：737-754.e6.

[13]Juraschka，K；Taylor，MD.Medulloblastoma in the age of molecular subgroups：a review. J Neurosurg Pediatr. 2019，24（4）：353-363.

[14]Nazanin Majd，Marta Penas-Prado. Updates on Management of Adult Medulloblastoma. Curr.Treat. Options in Oncol. 2019，20：64.

[15]Waszak SM，Northcott PA，Buchhalter I，et al.：Spectrum and prevalence of genetic predisposition in medulloblastoma：a retrospective genetic study and prospective validation in a clinical trial cohort. Lancet Oncol. 2018，19（6）：785-798.

[16]Smith MJ，Beetz C，Williams SG，et al.：Germline mutations in SUFU cause Gorlin syndrome-associated childhood medulloblastoma and redefine the risk associated with PTCH1 mutations. J Clin Oncol.2014，32（36）：4155-4161.

[17]张新颜，等.儿童髓母细胞瘤合并Gorlin-Goltz综合征八例.临床小儿外科杂志，2021，20（5）：409-414.

[18]杨宝，姜涛.髓母细胞瘤相关遗传综合征的研究进展.中华神经外科杂志 2020，36（9）：970-972.

[19]Ying Wang，Jingchuan Wu，Wei Li，Jiankang Li，Raynald Liu，Bao Yang，Chunde Li，Tao Jiang.

Retrospective investigation of hereditary syndromes in patientswithmedulloblastoma in a single institution. Child's Nervous System (2021) 37: 411-417.

[20]Franceschi, E; Hofer, S; Brandes, AA; et al. EANO-EURACAN clinical practice guideline for diagnosis, treatment, and follow-up of post-pubertal and adult patients with medulloblastoma.Lancet Oncol.2019 12; 20 (12): e715-e728.

[21]Reddy N, Ellison D W, Soares B P, et al. Pediatric Posterior Fossa Medulloblastoma: The Role of Diffusion Imaging in Identifying Molecular Groups[J]. Journal of Neuroimaging, 2020, 30 (4): 503-11.

[22]AlRayahi, J; Zapotocky, M; Ramaswamy, V; et al. Pediatric Brain Tumor Genetics: What Radiologists Need to Know.Radiographics. 2018; 38: 2102-2122

[23]Dangouloff-Ros V, Varlet P, Levy R, et al.Imaging features of medulloblastoma: Conventional imaging, diffusion-weighted imaging, perfusion-weighted imaging, and spectroscopy: From general features to subtypes and characteristics. Neurochirurgie. 2021, 67 (1): 6-13.

[24]Warren KE, Vezina G, Poussaint TY, et al. Response assessment in medulloblastoma and leptomeningeal seeding tumors: recommendations from the Response Assessment in Pediatric Neuro-Oncology committee. Neuro Oncol. 2018, 10; 20 (1): 13-23.

[25]David N. Louis, Arie Perry, Pieter Wesselin, et al. The 2021 WHO Classification of Tumors of the Central Nervous System: a summary. Neuro-Oncology. 2021

[26]Lian, H; Han, YP; Zhang, YC; Ma, J* et al; Integrative analysis of gene expression and DNA methylation through one-class logistic regression machine learning identifies stemness features in medulloblastoma. Molecular Oncology, 2019, 13 (10): 2227-2245.

[27]Tao Jiang, Yuqi Zhang, Junmei Wang, Jiang Du, Raynald, Xiaoguang Qiu, Ying Wang and Chunde Li*. A Retrospective Study of Progression-Free and Overall Survival in Pediatric MedulloblastomaBased on Molecular Subgroup Classification: A SingleInstitution Experience.Frontiers in Neurology.2017, (8)

[28]Thompson MC, Fuller C, Hogg TL, et al. Genomics identifies medulloblastoma subgroups that are enriched for specific genetic alterations. J Clin Oncol. 2006, 24 (12): 1924-1931.

[29]Northcott PA, Buchhalter I, Morrissy AS, et al. The whole-genome landscape of medulloblastoma subtypes. Nature. 2017, 547 (7663): 311-317.

[30]Cavalli FMG, Remke M, Rampasek L, et al. Intertumoral heterogeneity within medulloblastoma subgroups. Cancer Cell. 2017, 31 (6): 737-754.e6.

[31]Shih DJ, Northcott PA, Remke M, et al. Cytogenetic prognostication within medulloblastoma subgroups. J Clin Oncol. 2014, 32 (9): 886-896.

[32]Remke M, Hielscher T, Northcott PA, et al. Adult medulloblastoma comprises three major molecular variants. J Clin Oncol. 2011, 29 (19): 2717-2723.

[33]Kool M, Jones DT, Jäger N, et al. Genome sequencing of SHH medulloblastoma predicts genotype-related response to smoothened inhibition. Cancer Cell. 2014, 25 (3): 393-405.

[34]Northcott PA, Shih DJ, Peacock J, et al. Subgroup-specific structural variation across 1, 000 medulloblastoma genomes. Nature. 2012, 488 (7409): 49-56.

[35]Zhukova N, Ramaswamy V, Remke M, et al.: Subgroup-specific prognostic implications of TP53 mutation in medulloblastoma. J Clin Oncol. 2013, 31 (23): 2927-2935.

[36]Hovestadt V, Ayrault O, Swartling FJ, et al. Medulloblastomics revisited: biological and clinical insights from thousands of patients. Nat Rev Cancer. 2020, 20 (1): 42-56.

[37]Robinson GW, Rudneva VA, Buchhalter I, et al.: Risk-adapted therapy for young children with medulloblastoma (SJYC07): therapeutic and molecular outcomes from a multicentre, phase 2 trial. Lancet Oncol. 2018, 19 (6): 768-784.

[38]Cho YJ，Tsherniak A，Tamayo P，et al. Integrative genomic analysis of medulloblastoma identifies a molecular subgroup that drives poor clinical outcome. J Clin Oncol. 2011，29（11）：1424-1430.

[39]Sharma T，Schwalbe EC，Williamson D，et al. Second-generation molecular subgrouping of medulloblastoma：an international meta-analysis of Group 3 and Group 4 subtypes. Acta Neuropathol. 2019，138（2）：309-326.

[40]Northcott P A，Robinson G W，Kratz C P，et al. Medulloblastoma. Nature Reviews Disease Primers，2019，5（1）：1-20.

[41]Zhao，Y；Jiang，F；Wang，Q；Ma，J*；et al. 'Cytoplasm protein GFAP magnetic beads construction and application as cell separation target for brain tumors'，J Nanobiotechnology，2020.18：169.

[42]儿童髓母细胞瘤多学科诊疗专家共识（CCCG-MB-2017）中国小儿血液与肿瘤杂志 2018，（4）：169-174.

[43]姜涛，王军梅，杜江，邱晓光，李春德*.儿童髓母细胞瘤的临床预后及危险因素分析.中华神经外科杂志，2016，32（04）：338-343.

[44]杜淑旭，李苗，张金，任思其，刘妍，高文超，李舒婷，刘晶晶，龚小军，孙艳玲，武万水，孙黎明*. 儿童髓母细胞瘤的预后因素和生存分析. 中华实用儿科临床杂志. 2019，34（24）：1886-1890.

[45]Giangaspero F，Wellek S，Masuoka J，et al.：Stratification of medulloblastoma on the basis of histopathological grading. Acta Neuropathol.2006，112（1）：5-12.

[46]Gottardo NG，Hansford JR，McGlade JP，et al.：Medulloblastoma Down Under 2013：a report from the third annual meeting of the International Medulloblastoma Working Group. Acta Neuropathol. 2014，127（2）：189-201.

[47]Ramaswamy，V；Remke，M；Bouffet，E；et al. Risk stratification of childhood medulloblastoma in the molecular era：the current consensus.Acta Neuropathol.2016，06；131（6）：821-831.

[48]陈立华，孙恺，陈文锦，夏勇，张洪钿，徐如祥. 儿童髓母细胞瘤的显微手术治疗. 中华脑科疾病与康复杂志（电子版）. 2020，10（04）：197-204

[49]张玉琪，王忠诚，马振宇. 减少小儿髓母细胞瘤手术中出血 73 临床分析. 中华神经外科杂志，2000（02）：4-6.

[50]张俊廷，王忠诚，贾桂军，吴震，吕刚，经小脑延髓裂入路切除第四脑室及桥脑中上段占位性病变的临床研究，2001，81（11）：645-647

[51]王蒴，杨宏，梁建民，陈晞。儿童后颅窝中线肿瘤术后脑积水的原因及其防治，广东医学 2011，32（11）

[52]S. Noman，Zaheer Martin Wood，Experiences with the Telovelar Approach to Fourth Ventricular Tumors in Children，Pediatr Neurosurg. 2010；46：340-343.

[53]耿亚东，魏新亭，薛亚珂，杜伟，杨凤东，刘夏桐，魏若伦，李建国，张立伟，杜涛. 儿童髓母细胞瘤伴梗阻性脑积水的手术治疗策略及并发症分析. 中国实用医刊. 2018，45（13）：1-3.

[54]Robertson PL，MuraszkoKM，Holmes EJ，et al. Incidence and severity of postoperative cerebellar mutism syndrome in children with medulloblastoma：a prospective study by the Children' s Oncology Group. J Neurosurg 2006；105：444-51.

[55]Wells EM，Khademian ZP，Walsh KS，et al.：Postoperative cerebellar mutism syndrome following treatment of medulloblastoma：neuroradiographic features and origin. J Neurosurg Pediatr 5（4）：329-34，2010.

[56]Taylor RE，Balley CC，Robinson KJ，et al. Impact of radiotherapy parameters on outcome in the International Society of Pediatric Oncology/United Kingom Children' s Cancer Study Group PNET-3 study of preradiotherapy chemotherapy for M0-M1 medulloblastoma. Int J Radiat Oncol Biol Phys 2004，58（4）：1184-1193.

[57]甄子俊，路素英，夏云飞，吴少雄，王蓢，朱佳，王娟，杨群英，孙晓非*. 72例标危型髓母细胞瘤放疗剂量对生存的影响。中华放射肿瘤学杂志，2015，24（5）：540-543.

[58]Anthony Pak-Yin Liu，Zijun Zhen，Qunying Yang，Xiaofei Sun* et al. Treatment barriers and clinical outcome of children with medulloblastoma in China：a report from the Chinese Children' s Cancer Group（CCCG），Neuro-Oncology Advances，2021；vdab134.

[59]NCCN Clinical Practice Guidelines in Oncology.Central Nervous System Cancers. Adult Medulloblastoma. NCCN Guidelines Version 1.2024.

[60]SarahE.S.Leary；RogerJ.Packer；YimeiLi，et al. Efficacy of Carboplatin and Isotretinoin in Children-With High-risk MedulloblastomaA Randomized Clinical Trial From the Children' s Oncology Group. JAMAOncol.2021；7（9）：1313-1321

[61]Mynarek M，von Hoff K，Pietsch T，et al.：Nonmetastatic Medulloblastoma of Early Childhood：Results From the Prospective Clinical Trial HIT-2000 and An Extended Validation Cohort. J Clin Oncol. 2020，38（18）：2028-2040.

[62]Ralph E. Vatner，Andrzej Niemierko，Madhusmita Misra，et al. Endocrine deficiency as a function of radiation dose to the hypothalamus and pituitary in pediatric and young adult patients with brain tumors. J. Clin. Oncol. 2018，36，2854-2862.

[63]Margaret B Pulsifer，Haley Duncanson，Julie Grieco，et al. Cognitive and adaptive outcomes after proton radiation for pediatric patients with brain tumors. Int. J. Radiat. Oncol. Biol. Phys. 2018，102，391-398.

[64]Torunn I Yock，Beow Y Yeap，David H Ebb，et al. Long-term toxic effects of proton radiotherapy for paediatric medulloblastoma：a phase 2 single-arm study. Lancet Oncol. 2016，17，287-298.

[65]Khalil，J；Qing，Z；Chuanying，Z；Mawei，J*. Twenty years experience in treating childhood medulloblastoma：Between the past and the present.Cancer Radiother.2019；23（3）：179-187.

[66]殷蔚伯，谷铣之.肿瘤放射治疗学[M]. 北京：中国协和医科大学出版社，2002：1025-1029.

[67]Kennedy C，Bull K，Chevignard M，et al. Quality of survival and growth in children and young adults in the PNET4 European controlled trial of hyperfractionated versus conventional radiation therapy for standard-risk medulloblastoma. Int J Radiat Oncol Biol Phys. 2014，88（2）：292-300.

[68]Sibo Tian，Lisa J Sudmeier，Chao Zhang，et al. Reduced-volume tumor-bed boost is not associated with inferior local control and survival outcomes in high-risk medulloblastoma. Pediatr Blood Cancer，2020，67（1）：e28027.

[69]Abhishek Bavle，Sayani Tewari，Amy Sisson，et al. Meta-analysis of the incidence and patterns of second neoplasms after photon craniospinal irradiation in children with medulloblastoma. Pediatr Blood Cancer. 2018，65（8）：e27095.

[70]Chen Wang，Xiao-Jun Yuan*，Ma-Wei Jiang，Li-Feng Wang. Clinical characteristics and abandonment and outcome oftreatment in 67 Chinese children with medulloblastoma.JNeurosurg Pediatr. 2016 17：49-56，

[71]E.Bouffet. Managementofhigh-riskmedulloblastoma.Neurochirurgie.2021；67（1）：61-68.

[72]Nancy J Tarbell，Henry Friedman，William R Polkinghorn，et al. High-risk medulloblastoma：a pediatric oncology group randomized trial of chemotherapy before or after radiation therapy（POG 9031）.J Clin Oncol. 2013，10；31（23）：2936-2941.

[73]Kortmann RD，Kühl J，Timmermann B，et al.：Postoperative neoadjuvant chemotherapy before radiotherapy as compared to immediate radiotherapy followed by maintenance chemotherapy in the treatment of medulloblastoma in childhood：results of the German prospectiverandomized trial HIT '91. Int J Radiat Oncol Biol Phys.2000，46（2）：269-79.

[74]von Bueren AO，von Hoff K，Pietsch T，et al.：Treatment of young children with localized medulloblastoma by chemotherapy alone：results of the prospective，multicenter trial HIT 2000 confirming the

prognostic impact of histology. Neuro Oncol. 2011，13（6）：669-679.

[75]Naung，H；Cohen，KJ；An intrathecal limited postoperative chemotherapy regimen for the treatment of young children with nodular / desmoplastic medulloblastoma andmedulloblastoma with extensive nodularity. Journal of Neuro-Oncology. J Neurooncol. 2021；152（3）：567-572.

[76]Lafay-Cousin L，Bouffet E，Strother D，et al.：Phase Ⅱ Study of Nonmetastatic Desmoplastic Medulloblastoma in Children Younger Than 4 Years of Age：A Report of the Children's Oncology Group（ACNS1221）. J Clin Oncol. 2020，38（3）：223-231.

[77]Cohen BH，Geyer JR，Miller DC，et at. Pilot Study of Intensive Chemotherapy With Peripheral Hematopoietic Cell Support for Children Less Than 3 Years of Age With Malignant Brain Tumors，the CCG-99703 Phase I/Ⅱ Study. A Report From the Childrens Oncolog Group. Pediatr Neurol，2015，53：31-46.

[78]Lafay-Cousin L，Smith A，Chi SN，et al.：Clinical，Pathological，and MolecularCharacterization of Infant Medulloblastomas Treated with Sequential High-Dose Chemotherapy. Pediatr Blood Cancer.2016，63（9）：1527-1534.

[79]Eric M. Thompson，David Ashley，Daniel Landi. Current medulloblastoma subgroup specific clinical trials. Transl Pediatr 2020；9（2）：157-162.

[80]Otília Menyhárt，BalázsGyőrffy. Molecularstratifications，biomarker candidates and new therapeutic options in current medulloblastoma treatment approaches. CancerandMetastasisReviews. 2020，39：211-233.

[81]SophieHuybrechts1，GwénaëlLeTeuff，ArnaultTauzière-Espariat，et al. Prognostic Clinicaland Biologic Features for Overall Survivalafter Relapsein Childhood Medulloblastoma.Cancers. 2021，13，53.

[82]孙艳玲，刘晶晶，杜淑旭，武万水，孙黎明*. 101例儿童复发髓母细胞瘤的序贯治疗生存分析. 中国当代儿科杂志. 2021，23（02）：164-168.

[83]Magnus Sabel，Gudrun Fleischhack，Stephan Tippel，et al. Relapse patterns and outcome after relapse in standard risk medulloblastoma：a report from the HIT-SIOP-PNET4 study. J Neurooncol .2016，129：515-524.

[84]李丽，冷军，周霞. 外伤性脊髓不完全损伤症中医临床诊疗专家共识. 康复学报，2019，29（05）：1-4.

[85]Robinson GW，Orr BA，Wu G，et al. Vismodegib exerts targeted efficacy against recurrent sonic hedgehog-subgroup medulloblastoma：results from phase Ⅱ Pediatric Brain Tumor Consortium Studies PBTC-025B and PBTC-032. J Clin Oncol 2015；33：2646-2654.

[86]Levy AS，Krailo M，Chi S，et al. Temozolomide with irinotecan versus temozolomide，irinotecan plus bevacizumab for recurrent medulloblastoma of childhood：Report of a COG randomized Phase Ⅱ screening trial. Pediatr Blood Cancer 2021；68：e29031.

[87]Yamauchi T，Kitai R，Arai H，et al. Bevacizumab，irinotecan，and temozolomide with re-irradiation in adult recurrrent medulloblastoma：A first case report. Interdisciplinary Neurosurgery：Advanced Techniques and Case Management 2021；25：101249.

中枢神经系统生殖细胞肿瘤

名誉主编

樊代明

主　编

陈忠平　张　荣

副主编

卞修武　赵世光　马　军　夏云飞　张俊平

编　委（按姓氏拼音排序）

卞修武　蔡林波　陈　宏　陈忠平　初曙光　高怡瑾　宫　杰　贺晓生
黄若凡　黄圆圆　蒋马伟　靳　文　鞠　延　李春德　李　昊　梁　平
林江凯　林志雄　刘景平　刘　燕　罗飞宏　马　杰　马　军　朴浩哲
齐　林　漆松涛　邱晓光　申　戈　沈志鹏　孙晓非　万　锋　王广宇
王杭州　王举磊　王靖生　汪　洋　夏云飞　杨群英　叶红英　张　蓓
张　超　张俊平　张　荣　张玉琪　赵　杰　赵世光　赵　阳

执　笔

张　荣　高怡瑾　汪　洋　叶红英　陈　宏　张俊平　蔡林波　李春德
张玉琪　王靖生　漆松涛　初曙光　黄圆圆

表3-0-1　英文缩略词表

英文缩写	英文全称	中文全称
AFP	Alpha-fetoprotein	甲胎蛋白
CNS	Central nervous system	中枢神经系统
CSI	Craniospinal Irradiation	全脑全脊髓放疗
GCT	Germ cell tumor	生殖细胞肿瘤
HCG	Human chorionic gonadotropin	人绒毛膜促性腺激素
iGCT	intracranial Germ cell tumor	颅内生殖细胞瘤
NGGCT	Non-germinomatous germ cell tumor	非生殖细胞瘤性生殖细胞肿瘤
NGMGCT	Non-germinomatous malignent germ cell tumor	非生殖细胞瘤性恶性生殖细胞肿瘤
PALP	Placental alkaline phosphatase	胎盘碱性磷酸酶
WⅥ	Whole-Ventricle Irradiation	全脑室放疗
WBI	Whole-Brain Irradiation	全脑放疗

前言

中枢神经系统生殖细胞肿瘤（central nervous system germ cell tumors，CNS GCT）是儿童及青少年中枢神经系统常见的恶性肿瘤，占儿童原发性神经系统肿瘤的8.1%（中国）~15.3%（日本），好发于3~15岁，常发生于松果体区、鞍上区或丘脑基底节区、少数可发生在三脑室、脑干、胼胝体等中线部位。

GCT包括生殖细胞瘤（germinoma）和非生殖细胞瘤性生殖细胞肿瘤（nongerminomatous germ cell tumor，NGGCT）两大类。NGGCT包括胚胎癌、卵黄囊瘤、绒毛膜细胞癌、畸胎瘤（成熟型和未成熟型）和畸胎瘤伴恶性转化和混合性生殖细胞肿瘤。其中由两种或两种以上不同生殖细胞肿瘤成分构成的肿瘤称为混合性生殖细胞肿瘤。在生殖细胞肿瘤中，除成熟型畸胎瘤属良性外，其余均为恶性肿瘤。颅内生殖细胞肿瘤中以生殖细胞瘤最多见，占半数以上。

目前国际上治疗GCT均采用放疗、化疗和手术等整合治疗手段。采用整合治疗，纯生殖细胞瘤生存率大于90%，非生殖细胞瘤性生殖细胞肿瘤生存率达70%，但肿瘤内成分是预后的关键因素。放疗GCT整合治疗的重要组成部分，但对儿童远期副作用要关注，尤其对年龄较小的儿童。长期生存患者可有智力下降、生长发育迟缓、内分泌功能紊乱和不孕不育等后遗症。目前对3岁以下的GCT的治疗经验参考文献较少，本指南仅讨论3岁以上GCT的诊治方案，并将其简称GCT。

第一章

概述

第一节 发病率

GCT占儿童原发性神经系统肿瘤的8.1%（中国）~15.3%（日本），但西方国家资料统计中枢神经系统GCT发生率占颅内肿瘤比例<4%。颅内生殖细胞肿瘤（intracranial germ cell tumors，iGCTs）男性多见，男女比为4~5：1，但鞍区以女性居多。常发生于松果体区、鞍上区或丘脑基底节区、少数可发生在三脑室、脑干、胼胝体等中线部位。

第二节 病理

1 颅内GCTs的WHO 2021分类表

表3-1-1 WHO 2021CNS GCTs的分类

Germ cell tumors	生殖细胞肿瘤
Mature teratoma	成熟型畸胎瘤
Immature teratoma	未成熟型畸胎瘤
Teratoma with somatic-type malignancy	畸胎瘤伴体细胞恶变
Germinoma	生殖细胞瘤
Embryonal carcinoma	胚胎癌
Yolk sac tumor	卵黄囊瘤
Choriocarcinoma	绒毛膜癌
Mixed germ cell tumor	混合性生殖细胞肿瘤

2 生殖细胞瘤

2.1 大体所见

生殖细胞瘤约占iGCTs的2/3，色灰红，大多呈浸润性生长，与周围脑组织边界不清，质软而脆，结节状，瘤组织易于脱落，也有肿瘤呈胶冻状，瘤内可出血、坏死和囊性变。肿瘤常以直接蔓延形式向周围脑组织浸润破坏，更可沿脑室壁“匍匐”生长。在松果体区肿瘤可完全取代松果体腺；在鞍上区，肿瘤可直接压迫甚至浸润性侵犯视神经、视交叉和下丘脑。

2.2 镜下观察

显微镜下，瘤细胞由大小两种细胞组成，大细胞类似如上皮细胞，呈圆形，大小一致，胞浆丰富，色灰白，有时嗜伊红色的细胞浆内含有数量各异的糖原颗粒（PAS反应阳性)；细胞核圆形，常见有一突出核仁，并有核分裂象；小细胞混杂于大细胞中间，属于淋巴细胞，免疫学标记显示主要是T淋巴细胞。某些区域还可见非干酪样肉芽肿浸润，并有异物巨细胞存在，造成诊断困难，尤其是立体定向穿刺活检的标本。两种细胞呈散在或各自呈巢状，彼此互相穿插分布。肿瘤间质较少，血管多少不一。可见肿瘤呈小灶状或片状坏死，有小出血灶，偶见点状钙化。生殖细胞瘤常含有其他GCTs成分，最多见的是畸胎瘤。

2.3 免疫组化

胎盘碱性磷酸酶（placental alkaline phosphatase，PLAP）在大多数生殖细胞瘤的细胞膜和细胞浆中存在（70%~100%）。半数生殖细胞瘤人绒毛促性腺激素（HCG）表达阳性。OCT4可在生殖细胞瘤细胞核中表达阳性。

3 畸胎瘤与未成熟畸胎瘤

畸胎瘤由2种或3种胚层分化而成，这些组织虽同时存在，但排列无序，外观上不像正常可辨的组织器官。畸胎瘤可分：成熟型，组织分化充分；未成熟型，组织类似于发育中的胎儿结构；畸胎瘤恶性转化。三种类型可同时存在，有时不易辨别。

3.1 大体所见

成熟畸胎瘤有完整包膜，边界清楚，表面光滑或结节状，球形或卵圆形，囊变十分常见，切面可见大小不等的囊腔和实体的肿瘤团块以及软骨、骨、毛发等，包膜与脑组织可有粘连。未成熟畸胎瘤边界不清，常有局部浸润；肿瘤中心区的出血和坏死比成熟畸胎瘤更多见。

3.2 镜下观察

在显微镜下，成熟的畸胎瘤常可见紧密连接软骨、骨、腺上皮和横纹肌分布的鳞状上皮，囊壁为纤维结缔组织构成，囊内为多胚层混合组织结构，如皮肤及其附属器、软骨、脂肪、肌肉、神经、呼吸道上皮、肠上皮和柱状上皮等；常见类似于神经元和神经胶质细胞的神经上皮组织。成熟畸胎瘤除发生于松果体区和鞍上区外，还较多见于第四脑室，有浸润性，可随脑脊液播种。脑内畸胎瘤有时包含有生殖细胞瘤、绒毛膜细胞癌或一些幼稚的上皮成分，此应诊断为恶性畸胎瘤或未成熟畸胎瘤。因此诊断畸胎瘤应观察囊内各种结构，以免遗漏恶性畸胎瘤的证据而延误诊疗。

3.3 免疫组化

畸胎瘤结构复杂，免疫组化也呈多样性。胶质细胞组织分化处有胶质纤维酸性蛋白（GFAP）阳性表达。神经元及神经母细胞分化区有神经元特异烯醇化酶（NSE）表达。S-100蛋白对胶质细胞和神经元均为阳性。有滋养细胞分化区者对HCG、HPL（胎盘催乳素），SP1（妊娠特异性B1糖蛋白）为阳性。鳞状上皮分化区对CK、EMA阳性。但纯畸胎瘤对AFP、HCG均为阴性。

4 卵黄囊瘤

4.1 大体所见

卵黄囊瘤以有内胚窦存在为特征。一般肿瘤质地稍韧，可见出血坏死，肿物可局部浸润，常会随脑脊液通路播散。

4.2 镜下观察

卵黄囊瘤为原始内胚窦的未分化上皮细胞。瘤细胞内和细胞间的间质内均有嗜伊红和PAS反应阳性结节，结节免疫组化AFP染色阳性。有时瘤细胞可形成乳头状，乳头中心为一血管及其周围的黏液性间质，单层细胞周围形成上皮管套为一诊断特征。另外，透明小球是另一诊断特征，位于瘤细胞内或游离间质中，大小不一呈球形，均质性透明状，嗜酸性。

4.3 免疫组化

部分卵黄囊瘤对PLAP呈阳性表达，多数内胚窦瘤对AFP、Keratin呈阳性表达。对EMA、HPL、SP1、Vinentin呈阴性表达。

5 胚胎癌

5.1 大体所见

肿瘤灰白色，质脆，常浸润周围脑组织并伴坏死。

5.2 镜下观察

胚胎癌由原始低分化上皮性成分构成，细胞呈多角形，柱状或立方体。细胞核呈泡状，可见核仁，核分裂象多见。常伴有出血和坏死，有时可有软骨结构。

5.3 免疫组化

CD30、CK、PLAP呈阳性表达。AFP、HCG常阴性。

6 绒毛膜细胞癌

6.1 大体所见

绒癌是GCT中最罕见的一种类型，原发于颅内单纯的绒癌极为罕见，仅见数例报道。绒癌可在蛛网膜下腔广泛转移，近23%的病例出现颅外转移，主要是肺，颅外转移病灶常是单纯绒癌。

6.2 镜下观察

主要病理特征是含合体滋养层细胞，此细胞也常在生殖细胞瘤、内胚窦瘤和畸胎瘤等中作为主要成分出现；绒癌的另一个重要细胞组成是细胞滋养层。合体滋养层细胞胞体较大，边界欠清，胞浆嗜伊红，核多形；细胞滋养层胞体较小，边界清楚，胞浆染色清亮，核椭圆。

6.3 免疫组化

HCG、HPL、SP1可呈阳性表达。尤其HCG可呈强阳性表达。PLAP、EMA可部分阳性表达。但AFP、Vim呈阴性表达。

7 免疫组化标记与GCTs类型

表3-1-2 GCTs亚型肿瘤标记物免疫组化表达情况

肿瘤类型	β-HCG	AFP	PLAP
纯生殖细胞瘤	±	—	±
生殖细胞瘤（合体滋养细胞）	+	—	±
胚胎癌	—	—	+
卵黄囊瘤	—	+++	±
绒毛膜细胞癌	+++	—	±
未成熟畸胎瘤	±	±	—
成熟畸胎瘤	—	—	—
混合性生殖细胞瘤	±	±	±

第三节 诊断与分型

1 诊断

1.1 临床诊断

GCT的诊断需结合临床表现、CT及MRI检查的影像学证据以及血清肿瘤标记物。血清肿瘤标记物阳性结合影像学证据即可诊断GCT。血清肿瘤标记物阴性的GCT如生殖细胞瘤，成熟畸胎瘤及部分血清肿瘤标记物阴性的非成熟畸胎瘤需要手术病理明确诊断。但临床上常因手术取材不足，病理诊断不是诊断肿瘤标记物阴性iGCT的金标准。混合性GCT因含多个亚型成分，故含有多亚型的病理特征，临床上有出现因取材不足导致混合性GCT中某种成分漏诊的情况。故建议GCT的病理诊断提倡多点取材，尽可能捕捉到混合性GCT的各种亚型成分。此外，当进行化疗或放疗后的肿瘤进行后继探查手术后所获的标本，因肿瘤受到放疗和化疗影响，部分原始肿瘤坏死消失或经放化疗的诱导分化，在病理检查中常以畸胎瘤或未成熟畸胎瘤为主要或仅剩成分。

1.2 诊断时的评估要求

（1）影像学：术前头颅MRI（平扫加增强）、头颅CT平扫、术前颈胸腰椎MRI（增强）。

（2）血清和脑脊液中的肿瘤标志物：AFP和β-hCG。

（3）脑脊液脱落细胞检查。

（4）鞍区肿瘤患者尚需对垂体/下丘脑功能评估（内分泌功能），包括：

①下丘脑-垂体-肾上腺皮质轴（HPA轴）：晨8：00-9：00血皮质醇（服用糖皮质激素前）；②下丘脑-垂体-甲状腺轴（HPT轴）：血清TSH、TT3、TT4、FT3、FT4；③下丘脑-垂体-性腺轴（HPG轴）：FSH、LH和雌二醇（E2）（女性）/睾酮（T）（男性）；④生长激素（GH）与血IGF-1；⑤泌乳素（PRL）；⑥垂体后叶：记录24h尿量，测定血钠、尿比重、血渗透压、尿渗透压。

（5）视力视野检查。

（6）神经心理基线检查（内分泌功能不足及颅高压症状缓解后）。

（7）体格检查和神经系统检查。

2 脊髓播散

脊髓播散常见于生殖细胞瘤及混合性GCT，脊髓MRI可发现椎管内增强的结节性占位。脊髓播散灶在T1W像上常为等或稍低信号，T2W为稍高信号，增强后可有强化。

3 病理分型

根据2021WHO病理分类方法，GCT可分为生殖细胞瘤、成熟畸胎瘤、未成熟畸胎瘤、畸胎瘤伴体细胞恶变、胚胎癌、卵黄囊瘤、绒癌和混合性生殖细胞瘤等不同亚型。根据治疗不同将其分为纯生殖细胞瘤和非生殖细胞瘤性生殖细胞肿瘤。NG-GCT常为混合性生殖细胞肿瘤。混合性GCT可包含生殖细胞瘤、成熟畸胎瘤、未成熟畸胎瘤、胚胎癌、卵黄囊瘤、绒癌等不同的亚型成分。

4 肿瘤标记物分型

根据治疗前血清和/或脑脊液检查肿瘤标记物绒毛膜促性腺激素（β-HCG）或甲胎蛋白（AFP）的升高程度将GCT分为分泌型GCT与非分泌型GCT。

4.1　分泌型GCT

符合原发中枢神经系统肿瘤，且术前血清和/或脑脊液β-hCG>50mIU/ml和/或AFP>10ng/ml。但不同地区对肿瘤指标的界定略有差异。北美协作组认为，如血清和/或脑脊液AFP水平为10ng/ml或更高和/或血清和/或脑脊液β-hCG水平为50IU/L或更高，则肿瘤为分泌型GCT。欧洲协作组将血清和/或脑脊液AFP水平为50ng/ml或更高和/或β-hCG水平为100IU/L或更高的肿瘤称为分泌型GCT。

4.2　非分泌型GCT

需符合原发中枢神经系统肿瘤，且血清和/或脑脊液β-hCG阴性或大于正常值但≤50mIU/ml，和AFP阴性或大于正常值但≤10ng/ml。在未成熟畸胎瘤中，并非所有患者AFP或β-hCG都达到分泌型GCT的诊断标准，但由于未成熟畸胎瘤的恶性生物学行为及预后分类，应归入分泌型GCT进行治疗。

5　预后分型

Matsutani等根据GCT的预后提出了对治疗选择具有指导价值的分类方法：①预后良好组：单纯生殖细胞瘤和成熟畸胎瘤；②预后中等组：含合体滋养层细胞的生殖细胞瘤、未成熟畸胎瘤、伴有恶变的畸胎瘤和以生殖细胞瘤或畸胎瘤为主要成分的混合性GCT；③预后不良组：胚胎癌、卵黄囊瘤、绒癌和以这三者为主要成分的混合性GCT。

第四节　治疗原则

GCT的治疗应强调多学科整合诊疗（MDT to HIM）的整合治疗方案。根据血清肿瘤标记物、肿瘤部位、大小，患者症状和脑积水的严重程度整合判断决定整合治疗方案。手术、化疗和放疗是主要治疗方法。

手术目的为：①解除颅高压；②明确病理性质；③切除肿瘤。对非生殖细胞瘤性GCT全切肿瘤可有效提高5年生存率。对松果体病灶引起的脑积水，可采用脑室镜下三脑室底造瘘术；而鞍上病灶引起的脑积水，可用脑室-腹腔分流术。肿瘤组织活检是明确肿瘤性质的客观标准。位于松果体区、脑室内的病灶可采用脑室镜下活检；位于丘脑基底节区的病灶可采用立体定向穿刺活检；位于鞍内的病灶可采用显微镜下或内镜下经蝶入路进行活检；位于视交叉、视神经、垂体柄等不易穿刺部位则需采用开颅手术活检。对畸胎瘤或其他非纯生殖细胞瘤性GCT经化疗和/或放疗后的残留部分则需开颅手术切除。

放疗是GCT不可替代的治疗方法。除单纯的成熟畸胎瘤，其余各种类型的GCTs都要放疗。

化疗是GCT重要的治疗手段，分泌型GCT均需化疗。对纯生殖细胞瘤，为减小放疗给儿童神经系统带来的损害，目前基于辅助化疗后给予减量减照射野的放疗。

1 分泌型生殖细胞肿瘤

1.1 治疗原则

对AFP>10ng/ml和/或β-hCG>50mIU/ml的分泌型GCT根据肿瘤大小及影像学特征拟定整合治疗方案。AFP及β-hCG阴性的未成熟畸胎瘤也归入此治疗方案。

肿瘤引起明显脑积水，且无播散转移，和/或影像学上支持含有脂肪、皮脂分泌物或钙化骨质等畸胎瘤成分，在充分评估手术风险前提下，可考虑先行手术切除，全切肿瘤同时缓解脑积水，术后行化疗4~6周期，再行放疗。

瘤体较大，影像学不支持典型的畸胎瘤成分，经评估手术切除风险高或肿瘤全切可能性不大，则行分流术/三脑室底造瘘术/外引流术缓解脑积水后行化疗4~6周期。应在化疗的每个周期进行肿瘤标记物检测，通常每两周期化疗行MR影像评估；若肿瘤标志物升高或无下降，或症状进展，应及时行MR检查评估肿瘤情况。若化疗过程中瘤体无明显缩小或出现增大趋势，肿瘤标记物无进行性下降，则应考虑手术切除，然后放疗。

瘤体较小患者，如影像学支持含明显的畸胎瘤成分，可考虑先手术切除肿瘤。然后行化疗4~6周期，再做全脑全脊髓放疗。

瘤体较小且无明显脑积水患者，影像学上不支持含典型的畸胎瘤成份，可直接化疗。在化疗每个周期检测肿瘤标记物，通常每两周期化疗行MR影像评估；若肿瘤标志物无下降或出现升高，或症状进展，应及时行MR检查评估肿瘤情况。如肿瘤全消（CR）或明显缩小（PR）且肿瘤标志物恢复正常，化疗结束后行放疗；如化疗期间肿瘤残留和/或肿瘤标志物仍高于正常者，推荐行后继探查手术（second look surgery）尽量全切肿瘤，再完成后续化疗疗程，最后行放疗。

1.2 化疗

1.2.1 分泌型NGGCT的化疗方案

化疗是分泌型GCT重要疗法。当分泌型GCT瘤体较大，MR增强扫描病灶均匀强化时，化疗常为首先实施的疗法。目的是减少肿瘤血供，缩小肿瘤体积，为全切肿瘤创造条件。若化疗后肿瘤完全消退，则避免了手术，化疗后直接放疗即可。化疗以铂类为基础。目前对初治分泌型GCT的化疗方案有如下三种（见表3-1-3）。肿瘤标志物的评估需每个化疗疗程前进行。MR影像学评估通常每一到两周期化疗进行。当完成所有化疗疗程后，若肿瘤有残留，和/或肿瘤标志物仍高于正常者，推荐手术切除残余肿瘤，然后再行放疗。另一种情况，当自第二疗程起化疗前评估发现瘤体缩小不明显，为减少生长性畸胎瘤综合征带来的危害，可先行肿瘤切除，然后继续完成化疗，最后行放疗。

表3-1-3 非生殖细胞瘤性恶性GCTs的化疗方案*

<table>
<tr><th colspan="2">方案</th><th>药物</th><th>剂量</th><th>用药时间/途径</th><th>备注</th></tr>
<tr><td rowspan="6">日本协作组#</td><td rowspan="2">CARE</td><td>卡铂</td><td>450mg/m²/d</td><td>Day 1，静脉</td><td rowspan="6">●CARE 3疗程，与放疗同步；同步放化疗结束后，部分缓解者，继续ICE 3疗程，每疗程28天
●高危组病人则采用ICE与放疗同步，共5疗程，每疗程28天</td></tr>
<tr><td>依托泊苷</td><td>150mg/m²/d</td><td>Day 1~3，静脉</td></tr>
<tr><td rowspan="4">ICE</td><td>异环磷酰胺</td><td>900mg/m²/天</td><td>Day 1~5，静脉</td></tr>
<tr><td>美斯钠</td><td>180mg/m²/剂</td><td>每日3剂，Day 1~5，静脉（0，4，8小时）</td></tr>
<tr><td>顺铂</td><td>20mg/m²/天</td><td>Day 1~5，静脉</td></tr>
<tr><td>依托泊苷</td><td>60mg/m²/d</td><td>Day 1~5，静脉</td></tr>
<tr><td rowspan="5">ACNS0122</td><td rowspan="2">A</td><td>依托泊苷</td><td>90mg/m²/d</td><td>Day 1~3，静脉</td><td rowspan="5">●A方案和B方案交替，每疗程21天，共6疗程
●化疗在手术后31天内开始
●放疗在最后1次化疗结束血象恢复时即开始，不晚于6周</td></tr>
<tr><td>卡铂</td><td>600mg/m²/d</td><td>Day 1，静脉</td></tr>
<tr><td rowspan="3">B</td><td>异环磷酰胺</td><td>1800mg/m²/天</td><td>Day 1~5，静脉</td></tr>
<tr><td>美斯钠**</td><td>360mg/m²/剂</td><td>每日5剂，Day 1~5，静脉（0，3，6，9，12小时）</td></tr>
<tr><td>依托泊苷</td><td>90mg/m²/d</td><td>Day 1~5，静脉</td></tr>
<tr><td colspan="2" rowspan="4">PEI</td><td>异环磷酰胺</td><td>1500mg/m²/天</td><td>Day 1~5，静脉</td><td rowspan="4">共4疗程</td></tr>
<tr><td>美斯钠</td><td>300mg/m²/剂</td><td>每日3剂，Day 1~5，静脉（0，4，8小时）</td></tr>
<tr><td>顺铂</td><td>20mg/m²/天</td><td>Day 1~5，静脉</td></tr>
<tr><td>依托泊苷</td><td>60mg/m²/d</td><td>Day 1~5，静脉</td></tr>
</table>

*化疗存在风险，治疗相关并发症可能导致病人死亡，故建议在有化疗经验的治疗中心进行，支持治疗可参照本章第四节1.2.2，也可依据各治疗中心诊疗常规；

#：日本协作组采用放化疗同步策略，故ICE方案化疗剂量低于PEI方案。其他协作者采用先化疗后放疗，两种策略未曾比较优劣；

**：美斯钠每日总剂量为1800mg/m²/天（ACNS0122方案规定），具体给药方法各中心可根据本中心常规调整，但每日总剂量不应少于方案规定。

1.2.2 化疗不良反应的预防和处理

化疗期间常见不良反应包括恶心、呕吐、骨髓抑制、感染、心肌损害、肝肾功能不全等。化疗患者必须建立静脉通路，推荐使用中心静脉留置导管。常见化疗并发症如下：

（1）呕吐：异环磷酰胺、依托泊苷和卡铂属中高致吐化疗药物，应根据需要预防性使用相应止吐药。对颅内GCT，应尽可能避免使用皮质类固醇作为止吐药。

（2）骨髓抑制：如有条件，患儿（者）化疗结束后24~48小时起使用G-CSF，并持续到血象经过最低点后中性粒细胞绝对值（ANC）回升至> 1.5 ×10⁹/L结束。下一疗程至少应在G-CSF停止后48小时才开始使用。如血红蛋白（Hb）<60~70g/L或贫血伴有相应症状，输注浓缩红细胞。血小板<20×10⁹/L或有出血症状，输注血小板。如条件允许，辐照血制品更合适。

（3）粒细胞缺乏性发热（neutropenic fever）：中性粒细胞<0.5×10⁹/L或预计2d后

降至0.5×10⁹/L以下者，24h内3次口温>38.0 ℃（间隔4h以上）或1次体温>38.3 ℃，或1次体温>38.0 ℃持续1h以上，即为粒细胞缺乏发热。进行各种微生物学检查同时，应积极使用广谱抗生素。广谱抗生素使用后，粒细胞缺乏持续5 d以上且体温不退，即使无辅助检查依据，应考虑开始经验性抗深部真菌治疗，并进行必要的检查如肺高分辨CT，以发现早期真菌感染。如微生物学检查均阴性，抗感染治疗应持续到ANC至少>0.5×10⁹/L且>48h无热。

（4）伊氏肺孢子菌肺炎：应积极预防。所有患儿从治疗开始使用复方新诺明25 mg/（kg·d）（分2次，每周3d）进行预防。直至全部放化疗结束后6月。

（5）出血性膀胱炎：异环磷酰胺和大剂量环磷酰胺可导致出血性膀胱炎。充分水化和同时使用美斯钠可预防出血性膀胱炎发生。

1.3 放疗

分泌型GCT的放疗方案目前采用全脑全脊髓放疗30~36Gy，局部病灶推量至54Gy。分泌型GCT的放疗模式有以下几类：

1.3.1 美国儿童肿瘤协作组ACNS0122

化疗（6疗程）后所有患者均接受CSI放疗（36Gy）加局部补量（总剂量54Gy），102例符合研究条件的病例中（M0），5年EFS为84%±4%，5年OS为93%±3%。局部复发10%，远处转移4%。提示CSI放疗对远处复发有控制作用。

1.3.2 欧洲国际儿童肿瘤协作组SIOP-CNS-GCT96

化疗（4疗程）后接受放疗。局部病变仅接受局部照射（FR 54Gy），有转移者接受CSI。两组远处转移率相似，分别是11%和12%。116例符合研究条件的局部病变患者（M0），5年PFS为72%±4%，5年OS为82%±4%。

1.3.3 美国儿童肿瘤协作组ACNS1123

化疗（同ACNS0122研究）后，接受WVI（30.6Gy）加局部补量（总剂量54Gy），66例符合研究条件的病例中（M0），3年PFS为87.8%±4.04%，3年OS为92.4%±3.3%。在随访期内全组有8例患者（12.1%）出现脑脊液播散。

1.3.4 放疗不良反应的预防和处理

放疗期间常见不良反应包括恶心、呕吐、骨髓抑制、皮肤反应和感染等，一般予积极对症治疗后好转。患者每周至少复查1次血常规和电解质，在中性粒细胞绝对值（absolute value of neutrophils，ANC）<1.0×10⁹/L（或白细胞<2×10⁹/L，ANC不可得时），或血小板<50×10⁹/L时中止放疗，出现其他3~4级严重不良反应时也建议暂停放疗。

放疗后的远期不良反应：高剂量放疗会给患者（尤其是低龄儿童）带来生长发育、神经认知和内分泌功能受损等远期不良反应。减低放疗剂量后，放疗反应会减少。不过对低龄儿童，选择放疗技术和剂量时仍需尽量减免放疗不良反应。

2 非分泌型GCT

2.1 治疗方案

2.1.1 肿瘤标记物阳性

AFP高于实验室参考值上限但≤10ng/ml和/或β-hCG高于实验室参考值但≤50mIU/ml，诊断上考虑含合体滋养层巨细胞的生殖细胞瘤、未成熟畸胎瘤或含少量卵黄囊瘤及绒癌的混合性GCT。单纯AFP的轻度升高，也需除外急慢性肝炎、病毒性肝炎等非瘤因素所致。由于肿瘤标志物阈值达不到诊断标准，故推荐行立体定向活检或内镜下活检或开颅手术活检，术中送快速病理诊断。如病理为未成熟畸胎瘤和混合性GCT，治疗参见本章第四节第一小节（分泌型生殖细胞肿瘤）。如为生殖细胞瘤，则可直接行减量全中枢放疗加局部推量放疗，不做化疗；纯生殖细胞瘤另一种治疗方案是可先行化疗4周期，然后行减量放疗，此种方案尤其适于低龄儿童或放疗耐受性差者。对纯生殖细胞瘤的上述两种治疗方案哪种更优尚无明确结论。

2.1.2 肿瘤标记物阴性

肿瘤标记物阴性，诊断考虑纯生殖细胞瘤或畸胎瘤（或含有未成熟成分）。若影像提示纯生殖细胞瘤，建议行立体定向活检或内镜下活检或开颅手术活检，术中送快速病理诊断。纯生殖细胞瘤明确诊断后，年长儿童及成年人对放疗耐受性好者，可不行化疗，直接行减量全中枢放疗加局部推量放疗。年幼儿童或放射耐受差者可行化疗4周期，然后行减量放疗（见本章第四节2.3化疗整合放疗）。若影像提示畸胎瘤，则建议开颅手术，术中快速病理诊断含有畸胎瘤成分，则尽量全切肿瘤。根据病理结果，成熟畸胎瘤可长期随访，未成熟畸胎瘤术后需化放疗。未行活检者须密切随访。活检提示炎性病变时，应进一步排除假阴性可能。

2.1.3 诊断性治疗

非分泌型GCTs由于肿瘤标志物是阴性或轻度升高，不能依靠肿瘤标志物明确诊断，为了避免误诊误治，首选活检或手术明确病理诊断。但在特殊情况下，患者全身条件差不能耐受麻醉等有创操作、手术风险极高或不适宜活检或患者不接受手术，当病史和临床特点高度符合纯生殖细胞瘤诊断时，可考虑诊断性放疗或诊断性化疗。诊断性治疗需充分知情同意，并密切观察病情，诊断性化疗一周期即需复查MRI了解肿瘤是否缩小；诊断性放疗次数不超过10次，传统试验性放疗剂量一般是15~20Gy/10次。国内也有学者提出采用更低剂量如10.8Gy/6次、10Gy/5次或3.4Gy/2次的试验性放疗整合化疗方法也能取得相仿效果。如肿瘤无明显缩小，则终止诊断性治疗。尽管如此，对肿瘤标记物阴性者，国内外目前多提倡手术明确组织学病理诊断，尽可能避免试验性治疗。

2.2 放疗

2.2.1 局限型单纯性生殖细胞瘤

目前尚无标准放疗方案。可采用单纯减低剂量全脑全脊髓放疗（craniospinal radiation，CSI）整合局部病灶推量，也可采用先以铂类为基础的整合化疗后行全脑室照射（Whole-Ventricle Irradiation，WVI）、全脑照射（Whole-Brain Irradiation，WBI）或CSI的整合治疗方案，这两种方案各有利弊，均能获得较好疗效，5年OS达90%以上。纯生殖细胞瘤放射剂量低于分泌型GCTs的放射剂量。放射不良反应相应较小。

2.2.2 播散型生殖细胞瘤

建议采用CSI 24Gy+局部补充放疗16Gy。目前，以CSI加局部补量的单纯放疗模式是播散型生殖细胞瘤的主要治疗方法。

2.3 化疗整合放疗

生殖细胞瘤对化疗敏感。一般讲，化疗药物多数以铂类（P）为基础，整合长春新碱（V），依托泊苷（E），环磷酰胺（C），异环磷酰胺（I），博来霉素（B），甲氨蝶呤（M）等。但长期观察发现，单独化疗长期疗效较差。总体分析，目前初治单纯生殖细胞瘤在放疗基础上加用化疗无生存期获益，但对儿童有可能降低放疗剂量和减少全中枢照射范围，因此可能减少放疗不良反应。但相关研究尚未取得最后肯定结果。纯生殖细胞瘤化疗方案如表3-1-4。

采用化疗整合放疗的治疗模式，放疗技术多采用全脑室放疗（WVI）和全脑放疗（WBI）技术，也有采用全脑全脊髓放疗。目前常用化疗后放疗剂量：预防性WVI/WBI/CSI放疗剂量20~24Gy，局部补量加至总剂量30~40Gy。

由于缺乏高级别证据，关于非分泌型GCT放疗的最佳治疗模式尚待临床研究。放疗科医师需整合考虑患者年龄、肿瘤大小、生长发育和前期化疗反应等多种因素合理选择放疗技术。

纯生殖细胞瘤的化疗反应及处理见本章第四节1.2.2。

表3-1-4 纯生殖细胞瘤化疗方案*

方案		药物	剂量	用药时间/途径	备注
日本协作组[#]	CARE	卡铂	450mg/m²/d	Day 1，静脉	3疗程，与放疗同步；
		依托泊苷	150mg/m²/d	Day 1~3，静脉	
EP		依托泊苷	100mg/m²/天	Day 1~5，静脉	●每疗程21天，共4疗程； ●放疗在全部化疗结束血象恢复时即开始
		顺铂	20mg/m²/天	Day 1~5，静脉	
EC		依托泊苷	150mg/m²/天	Day 1~3，静脉	●每疗程21天，共4疗程； ●放疗在最后1次化疗结束血象恢复时即开始，不晚于6周
		卡铂	600mg/m²/天	Day 1，静脉	

方案		药物	剂量	用药时间/途径	备注
KSPNO G051 / G081	A	依托泊苷	150mg/m²/天	Day 1~3，静脉	●A方案和B方案交替，每疗程21天，共4疗程； ●放疗在全部化疗结束后4~5周内开始
		卡铂	450mg/m²/天	Day 1，静脉	
	B	依托泊苷	150mg/m²/天	Day 1~3，静脉	
		环磷酰胺	1000mg/m²/天	Day 1~2，静脉	
		美斯钠**	350mg/m²/剂	每日3剂，Day 1~2，静脉 （0，3，6小时）	

*化疗存在风险，治疗相关并发症可能导致病人死亡，故建议在有化疗经验的治疗中心进行，支持治疗可参照本章第四节1.2.2，也可依据各治疗中心诊疗常规；

#：日本协作组采用放化疗同步策略，其他协作者采用先化疗后放疗，两种策略未曾比较优劣；

**：美斯钠每日总剂量为1050mg/m²/天（文献方案规定），具体给药方法各中心可根据本中心常规调整，但每日总剂量不应少于方案规定。

第五节　首程治疗与后继探查手术

1　首程治疗

颅内GCT的首程治疗包括化疗、放疗、与手术治疗等，不同病理类型的GCT首程治疗方式不尽相同。正如上文所述，纯生殖细胞瘤属于非分泌型GCT，可采用减低剂量的全脑全脊髓放疗（见本章第四节2.2）或化疗与放疗的整合治疗（见本章第四节2.3）。分泌型混合性GCT可采用先化疗后放疗的整合治疗。而肿瘤标志物阴性的未成熟畸胎瘤则采用先手术后辅助化疗和放疗的整合治疗。首程治疗对GCTs非常重要。错误的首程治疗方案常会贻误治疗机会，有时可给患者带来致命性不良后果。首程治疗前肿瘤标志物的水平，对GCT的病理整合诊断有重要意义，且对预后、危险度的划分具有提示意义。同时首程治疗后肿瘤标志物的变化需密切随访，特别关注。尤其是治疗过程中指标反弹预示着高危播散风险。

2　生长性畸胎瘤综合征

颅内GCT在首程治疗中，尤其是分泌型GCT在化疗过程中出现肿瘤指标达到正常，但肿瘤持续增大的现象。这时病灶以成熟畸胎瘤为主要成分。手术是唯一有效的治疗方法。手术全切肿瘤后，患者预后较好，可获治愈可能性。

生长性畸胎瘤综合征发生率约11%，常成为神经外科危象。由于生长性畸胎瘤综合征发生在化疗中，可出现颅内高压甚至脑疝时与骨髓抑制同时存在，导致需做手术时血小板和白细胞极低，患者无法获得及时手术的可能性。

3 后继探查手术（Second look surgery）

国内有学者译为二次手术或二次观察手术，相对于首程治疗（Primary treatment），译为后继探查手术更符合原意。首次治疗包括化疗，放疗和/或手术治疗。Second look surgery特指对首次治疗后残留病灶做手术切除，以达到根治肿瘤的目的，有时并非第2次手术。后继探查手术的意义在于明确残留肿瘤的病理性质，以及再次全切肿瘤给予患者在生存期上的获益。

后继探查手术的时机应在化疗第二个疗程前开始评估，以避免生长性畸胎瘤现象的出现，导致治疗上因在化疗时的骨髓抑制期出现肿瘤突然生长而导致高颅压危象。在后继探查术之后，即使是生长性畸胎瘤也应完成剩余的化疗疗程及化疗后常规放疗方案。

4 残存小病灶的处理

如残存病灶小，直径小于1cm，无临床症状，且PET，3D MRS等未能证实肿瘤活性，可能只是残存的“疤痕组织”，可密切随访。如残留小病灶是曾经手术证实的未成熟畸胎瘤，可考虑对残存小病灶追加放射外科治疗。

第六节 脑积水的处理

有明显阻塞性脑积水者应作脑脊液转流术（脑室外引流术、三脑室造瘘术或者脑室-腹腔/心房分流术，可根据实际情况选择），以降低颅内压，为进一步治疗创造条件。

第二章

松果体区GCT

第一节 临床表现

表现为颅内压增高症状，一般病程较短，约数月。常因肿瘤突向第三脑室后部，阻塞中脑导水管上口，或向前下发展压迫导水管发生阻塞性脑积水，引起颅内压升高，出现头痛、呕吐、视乳头水肿及视力减退、外展麻痹等。Parinaud综合征，肿瘤压迫四叠体上丘，引起眼球上下运动困难、瞳孔扩大及光反应消失，或瞳孔不等大。肿瘤较大压迫下丘和内侧膝状体，可引起耳鸣和听力减退。压迫小脑上脚和上蚓部可出现躯体共济失调及眼震。分泌型肿瘤可表现性早熟现象。

第二节 影像学表现

松果体是GCT第一好发部位。影像学上纯生殖细胞瘤及畸胎瘤有相对特异表现，其他亚类肿瘤影像无明显特征，主要鉴别肿瘤为松果体实质细胞来源肿瘤。

1 纯生殖细胞瘤

纯生殖细胞瘤CT特征包括边界清楚，实性为主，平扫呈略高密度，可有囊变。原有松果体钙化表现为被肿瘤包裹，呈“弹丸样”表现。这与松果体实质细胞肿瘤原有松果体钙化呈爆裂状散布不同。典型生殖细胞瘤在MRI上，T1W像上常为等或稍低信号，T2W上为稍高信号，增强后明显强化呈蝴蝶征；囊变病灶在T1W为低信号，T2W为更高信号。当有周围结构浸润时可见瘤周水肿。

2 混合性生殖细胞肿瘤

混合性生殖细胞肿瘤常表现为实质性。MRI T1WI通常等呈或低信号，若T1WI出现稍高或混杂信号，则考虑肿瘤卒中可能；T2WI为不均匀高信号，增强后有明显不均匀强化；且恶性程度愈高，肿瘤强化愈明显。而畸胎瘤因内部不同组织成分增殖速度不同且多有囊变，呈不规则结节或分叶状，肿瘤周边呈泡状突出，结合CT钙化灶及MRI脂质成分，可确定畸胎瘤存在；不含畸胎瘤成分的混合性GCT形状多呈圆形或类圆形，边缘稍有毛糙，且增强明显，信号相对均匀，胚胎性癌和绒癌成分常伴出血。

第三节　诊断与鉴别诊断

松果体区GCT的诊断需结合临床表现、CT及MRI的影像学证据及血清肿瘤标记物。分泌型GCT当血清肿瘤标记物阳性结合影像学证据即可诊断。血清肿瘤标记物阴性的GCT如生殖细胞瘤、畸胎瘤及部分血清肿瘤标记物阴性的非成熟畸胎瘤需与松果体细胞瘤，松果体母细胞瘤，松果体区胶质瘤等相鉴别，最终根据病理结果确诊。

第四节　治疗

1　解除脑积水

松果体区GCT伴脑积水且症状较明显时需急诊或限时行脑积水引流术。推荐脑室镜下行三脑室底造瘘术，此术式可同时做松果体区肿瘤活检。此外在条件或技术受限医院可行脑室外引流术，或脑室腹腔分流术。

2　初治成熟畸胎瘤

对成熟畸胎瘤，手术治疗是首选，最大可能全切肿瘤（maximal surgical resection）是最基本疗法。对未能切除的成熟畸胎瘤可尝试立体定向放疗或普通放疗。

3　纯生殖细胞瘤

对AFP及hCG阴性患者，需手术明确病理。可采用脑室镜下活检或立体定向穿刺、或开颅手术切除获得病理。然后行放疗，或化疗与放疗整合。方案详见第一章第四节。

当AFP高于参考值但≤10ng/ml和/或β-hCG高于实验室参考值但≤50mIU/ml时，处理参照第一章第四节2.1.1。原则上应尽可能活检得到病理确诊后再进相应的整合治疗。如患者不愿意手术或具有手术禁忌证，可适当采取诊断性治疗，见第一章第四节2.1.3。

4　分泌型GCT

分泌性GCT，有多种不同的组织病理类型，有时同时存在。不同病理类型预后不同，但治疗方案相同。标准治疗方案是在解除脑积水后，先以铂类为基础的整合化疗后行放疗和手术治疗。

4.1　手术治疗

当松果体区GCT中的成分在影像学上表现高度符合畸胎瘤（如含有脂肪、皮脂分泌物或钙化骨质等）或未成熟畸胎瘤（如多囊变等）时，建议首选手术治疗。当分泌型GCT体积较小，最大径小于3cm时，可考虑先行手术治疗。术前肿瘤标志物为阳性，不管病理检查报告为何种类型，术后都必须行化疗和放疗。

4.2　化疗

当松果体区分泌型GCT体积较大（最大径超过3cm），化疗常为首先实施的治疗方法。目的是减少肿瘤血供，缩小瘤体，为全切肿瘤创造条件。化疗以铂类为基础。方案见上文第一章第四节。

此外，各种肿瘤化疗相关的支持治疗，如，集落刺激因子、血制品输注、化疗药物剂量调整和感染预防等常规，同样适用，此处不再赘述。

4.3　化疗后放疗

NGMGCT的放疗方案目前采用全脑全脊髓放疗30~36Gy，局部病灶推量至54Gy。详见第一章第四节。

4.4　后继探查手术（Second look surgery）

后继探查术意义在于明确残留肿瘤的病理性质，以及全切肿瘤给予患者在生存期上的获益。详见第一章第五节。

第三章

鞍区GCT

第一节 临床表现

多数患者以尿崩症（diabetes insipidus）为首发症状，并可在较长时间（数月~数年）内为唯一症状。24小时尿量可达4~6L，最多10L以上，尿比重尿渗透压明显低于正常。儿童青少年可伴生长和/或发育障碍，分泌HCG者特别是男性儿童可表现为性早熟。随病灶增大，出现更多垂体功能减退症状如乏力纳差体重下降和视力下降视野缺损等占位表现。肿瘤直接压迫或为巨大肿瘤阻塞室间孔引起脑积水而致颅高压性头痛、呕吐等。

第二节 影像学表现

鞍区为GCT第二好发部位。常起源于垂体柄和下丘脑，因此多数肿瘤MRI上可见正常垂体，从而鉴别垂体来源肿瘤。

1 纯生殖细胞瘤

纯生殖细胞瘤在CT上为密度较高且均匀的实质性病灶，较大者可侵犯海绵窦。典型生殖细胞瘤在MRI上，T1W像上常为等或稍低信号，T2W上为稍高信号，增强后明显均匀强化。肿瘤小时常表现为垂体柄小结节，或仅表现为垂体柄增粗，此时与组织细胞增生症鉴别困难。

2 混合性GCT

混合性GCT常表现为实质性。MRI T1WI通常等呈或低信号，若T1WI出现稍高或混杂信号，则考虑为肿瘤卒中可能；T2WI为不均匀高信号，增强后有明显不均匀强化；且恶性程度愈高，肿瘤强化愈明显。畸胎瘤因内部不同组织成分增殖速度不同且多有囊变，呈不规则结节或分叶状，肿瘤周边呈泡状突出，结合CT所见钙化灶及MRI所见脂质成分，可确定畸胎瘤的存在；不含畸胎瘤成分的混合性GCT形状多呈圆形或类圆形，边缘稍有毛糙，且增强明显，信号相对均匀，胚胎性癌和绒癌成分常伴出血。

第三节　诊断与鉴别诊断

鞍区GCT的诊断需结合临床表现、CT及MRI检查的影像学证据以及血清肿瘤标记物。分泌型GCT当血清或脑脊液肿瘤标记物阳性结合影像学证据即可诊断。血清或脑脊液肿瘤标记物阴性的GCT如生殖细胞瘤、畸胎瘤以及部分血清肿瘤标记物阴性的非成熟畸胎瘤需与下丘脑胶质瘤、颅咽管瘤、组织细胞增生症等相鉴别。

第四节　治疗

1　解除脑积水

鞍区GCT出现脑积水且颅高压症状明显时需急诊或限时行脑脊液引流术。由于鞍区病灶经常阻塞双侧孟氏孔，常需做双侧脑室外引流或带“Y”形管的双侧脑室腹腔分流。术时应考虑日后可能需做开颅肿瘤切除，因此分流管应从耳后排入腹腔。

2　非分泌型GCT

非分泌型GCT治疗原则以活检后放疗为主。有视力视野影响者同时做视神经减压。

2.1　肿瘤标记物阳性

AFP高于参考值但≤10ng/ml和/或β-hCG高于参考值但≤50mIU/ml，结合影像学检查考虑疑似混合性GCT患者优先推荐手术做安全切除肿瘤或活检，以明确病理，指导下一步治疗策略。如影像学考虑纯生殖细胞瘤者，经多学科整合诊疗（MDT to HIM）讨论后，可施行诊断性治疗。但目前治疗有先手术活检取得病理证实后再施行治疗的趋势。

2.2　肿瘤标记物阴性

先行手术活检，术中送快速病理，若考虑纯生殖细胞瘤，则停止手术，术后行化疗整合放疗。若术中见肿瘤含有畸胎瘤成分，则尽量全切肿瘤。根据病理结果，成熟畸胎瘤可长期随访，未成熟畸胎瘤术后需化放疗。尿崩症起病，影像仅见垂体柄增粗患者，应积极活检（垂体柄>6mm）；未行活检者必须密切随访。活检提示炎性病变时，应进一步排除假阴性可能。

2.3　鞍区非分泌型GCT

对儿童患者为减轻放疗对垂体及下丘脑、视神经的影响，可采用活检后化疗整合减量放疗或单纯减量全中枢放疗整合局部病灶推量。

3　分泌型GCT

当AFP>10ng/ml，和/或β-hCG >50mIU/ml，考虑非生殖细胞瘤性恶性生殖细胞肿瘤（NGmGCT）时，推荐据肿瘤大小及视神经受压情况选治疗方案。

（1）视力视野未受明显影响者，先行化疗，1~2疗程后若瘤体无明显缩小，则行后继探查手术尽可能安全全切肿瘤，再完成后续化疗疗程，最后行放疗。如化疗1~2疗程后，瘤体明显缩小，则继续化疗至疗程结束后再放疗。若化疗疗程结束后瘤体仍>1cm^3，则也可考虑后继探查手术切除肿瘤后再行放疗。

（2）肿瘤虽然不大（最大径<3cm），但影像学表现肿瘤不均质，疑似以成熟或未成熟畸胎瘤为主，则先行肿瘤切除，然后根据病理诊断再行化疗及放疗。

（3）若瘤体大，患者视力已受严重影响，且影像学支持有畸胎瘤或未成熟畸胎瘤成分，则先行手术做视神经减压。对此类巨大鞍区肿瘤首次手术在完成视神经减压目的后全切有困难者建议结束手术。在行化疗后评估进行后继探查手术的可能性。如外科评估手术不易达到视神经解压，或影像学表现肿瘤内以非畸胎瘤（或未成熟畸胎瘤）成分为主，也可行化疗1~2疗程后评估，再决定后续治疗方案（参见第一章第四节1.1）。

（4）化疗方案详见第一章第四节。由于鞍区GCT常同时伴尿崩症等各种内分泌功能紊乱，常用化疗药物（如环磷酰胺，异环磷酰胺和顺铂）又需大量水化（hyper-hydration），此类方案仅适合在具良好内分泌科支持且有丰富化疗经验的化疗中心使用。

（5）放疗方案见第一章第四节。

4　内分泌评估和治疗

鞍区GCT患者多以尿崩症、生长发育障碍等垂体功能异常表现就诊。明确诊断、治疗中和治疗后长期随访，患者均应由内分泌科专科医师评估内分泌功能、下丘脑功能和代谢异常，并予以相应治疗。

4.1　评估

（1）内分泌功能：晨血皮质醇、甲状腺功能（TSH、TT3、TT4、FT3、FT4）、性腺激素[FSH、LH和E2（女性）/T（男性）]、生长激素（GH）/胰岛素样生长因子1（IGF-1）；泌乳素（PRL）；必要时行胰岛素低血糖兴奋试验或ACTH兴奋试验明确肾上腺皮质功能、胰岛素低血糖兴奋试验和精氨酸兴奋试验等明确GH分泌储备功能；评估24h尿量，测定血电解质、血尿渗透压，必要时禁水加压试验确认有无尿崩症；渴感缺失尿崩症患者易因饮水不足而脱水出现高钠血症。临床上监测儿童/青少年患者的身高增长速度和发育情况可有效辨识其生长激素分泌和性腺功能。

（2）下丘脑功能评估：病灶累及下丘脑患者可有摄食障碍如贪食、体温调节障碍如中枢性发热、情绪改变、记忆力减退、嗜睡、无汗等；

（3）代谢异常：鞍区GCT患者高尿酸、高血脂、脂肪肝、糖尿病、骨质疏松等代谢异常发生风险增加。需监测体重、腰围和臀围；空腹血糖及餐后血糖、糖化血红蛋白；血脂谱（甘油三酯、总胆固醇、低密度脂蛋白胆固醇、高密度脂蛋白胆固醇）；血尿酸和尿尿酸；肝肾功能电解质和肝脏超声等。

4.2 治疗

鞍区GCT患者治疗前后全程内分泌平和治疗是整合治疗的重要内容，是提高GCT患者肿瘤治愈后身体状况和生活质量的关键。

4.2.1 垂体功能减退治疗的基本原则为替代治疗

（1）肾上腺皮质功能减退：首选氢化可的松或可的松替代。日常替代剂量为氢化可的松（5~20mg，分2~3次）或可的松（5~25mg，分2次）（晨起用50%剂量），可根据体重、精神胃纳体重变化等调整，感染、手术等应激状况下适当增加剂量。在放/化疗期间，如用较大剂量地塞米松或甲强龙等治疗，停用氢化可的松/可的松的替代；同时应警惕大剂量糖皮质激素的副作用，合理使用有效安全剂量。

（2）甲状腺功能减退：建议选用左旋甲状腺素钠片替代，晨起空腹顿服，剂量范围12.5~150μg/日，与体重和甲状腺激素缺乏程度相关；开始用药或剂量改变后4~6周复查血清FT3、FT4、TT3、TT4，以维持TT4、FT4在正常参考范围中上水平和TT3、FT3维持在正常范围内为目标，注意不应根据TSH水平调整剂量。替代剂量达标的儿童青少年患者仍应每半年复查甲状腺功能以优化剂量。

（3）尿崩症：首选去氨加压素（desmopressin，DDAVP），常用口服片剂。每日剂量范围0.05~1.2mg，分1~4次给药。常以睡前给药作为起始治疗以改善夜尿症状，之后可按需加用早晨和/或中午给药。也可选用长效尿崩停即鞣酸加压素注射液，深部肌内注射，可从0.05ml起始，根据尿量调整剂量，以一次注射能控制多尿症状3~6天为宜。渴感缺失患者主动饮水意愿弱饮水少于尿量易致脱水而发生高钠血症，需要更多细致照护，积极控制尿量同时量出为入维持出入液量平衡。

（4）生长激素（GH）缺乏与性腺功能减退：目前尚无证据显示GH或性激素替代治疗会增加肿瘤的发生或复发，但尚无针对GCT患者GH或性激素替代治疗的指南或共识。

4.2.2　代谢异常

规范内分泌激素替代治疗同时合理营养和适当运动预防高血糖高血脂和高尿酸、骨质疏松，必要时给予相应降糖、降脂、降尿酸药物治疗。

4.2.3　其他下丘脑功能障碍

可能在病因治疗后好转或持续存在。相关治疗证据较少，目前一般仅能对症处理。发热应注意排除其他原因。

第四章

丘脑基底节区GCT

第一节 临床表现

病程缓慢，发病隐匿。平均为2.6年，首发症状以锥体束或锥体外系症状为主，如单侧肢体无力、行走不稳等，可有性格改变或精神障碍。分泌型GCT可有性早熟。而因肿瘤出血突然起病者较其他部位为多。

第二节 影像学表现

1 纯生殖细胞瘤

丘脑基底节区GCT中，多为纯生殖细胞瘤。常见两种影像表现：一种即肿块，影像特征与松果体及鞍区病灶类似，CT呈略高密度，肿块内可见钙化、囊变，增强后实质部分强化明显。另一种表现特殊，仅在T2W上有小片高信号，无强化或轻微强化，容易忽视。但SWI可见信号减低，同时常见负性占位效应，即病灶同侧侧脑室较对侧增大，同侧大脑脚萎缩变小。此种现象常为GCT的早期表现。

2 混合性GCT

影像特征相对较少，常表现为实质性。MRI T1WI常等呈或低信号，若T1WI出现稍高或混杂信号，则考虑为肿瘤卒中可能；T2WI为不均匀高信号，增强后有明显不均匀强化；且恶性程度愈高，肿瘤强化愈明显。而畸胎瘤因内部不同组织成分增殖速度不同且多有囊变，故呈不规则结节或分叶状，肿瘤周边呈泡状突出，结合CT的钙化灶及MRI的脂质成分，可确定畸胎瘤的存在；不含畸胎瘤成分的混合性GCT形状多不规则，边缘稍有毛糙，且增强明显，信号相对均匀。卵黄囊瘤形态不规则，信号混杂；绒癌多伴有明显瘤内出血，尤其年轻患者突发脑出血、脑室内出血时，要考虑绒癌可能。

第三节　诊断与鉴别诊断

基底节区GCT的诊断需整合临床表现、CT及MRI检查的影像学证据以及血清肿瘤标记物。分泌型GCT当血清肿瘤标记物阳性整合影像学证据即可诊断。血清肿瘤标记物阴性的GCT如生殖细胞瘤需与丘脑基底节区胶质瘤、淋巴瘤、海绵状血管瘤等相鉴别。

第四节　治疗

1　纯生殖细胞瘤

1.1　丘脑底核处纯生殖细胞瘤，治疗原则以立体定向活检后放疗为主

（1）AFP高于参考值上限但≤10ng/ml和/或β-hCG高于参考值上限但≤50mIU/ml，应考虑争取立体定向手术行安全活检明确病理，再行放疗或化疗整合放疗。具体化放疗方案见第一章第四节。如病人和家属拒绝手术或手术风险太大，可经多学科整合诊治（MDT to HIM）讨论后尝试诊断性治疗。

（2）肿瘤标记物阴性应先行立体定向手术活检，明确病理后行单纯减量全中枢放疗整合局部病灶推量或化疗整合减量放疗，方案见第一章第四节。活检提示非肿瘤性病变时，应进一步加强随访并尽可能排除假阴性可能。未行活检者必须密切随访。

1.2　后继探查手术

丘脑底核区GCT在首程放疗后6~9个月，如有肿瘤残留超过$1cm^3$，根据病灶部位和病灶与传导束的关系，可行后继探查手术切除残留部分。因此类病灶可能是治疗后畸胎瘤改变。手术需在有DTI融合导航及电生理监护下进行。

2　分泌型GCT

（1）丘脑底核区分泌型GCT可先行化疗，化疗方案详见第一章第四节。化疗1~2疗程后若瘤体仍$>1cm^3$，根据病灶部位和病灶与传导束的关系，可行后继探查手术切除残留部分。手术需在有DTI融合导航及电生理监护下进行。后继探查手术全切肿瘤后应完成后续化疗疗程，最后行放疗。放疗方案详见上文第一章第四节。

（2）丘脑底核区肿瘤如压迫导水管引起脑积水，应急诊或限时行脑脊液引流术。可行脑室外引流或脑室腹腔分流以缓解脑积水。

（3）丘脑底核肿瘤如向脑室内生长为主，同侧脑室狭小引起同侧脑脊液引流困难，且影像学支持有畸胎瘤或未成熟畸胎瘤成分，可考虑首程手术开颅切除肿瘤。手术需在有DTI融合导航及电生理监护下进行。术后进行全程化疗及化疗后放疗。放化疗方案见上文第一章第四节。

第五章

双灶或多灶GCT

多灶性肿瘤常见于生殖细胞瘤，有时也见于其他亚型或混合性GCT，如常见鞍区生殖细胞瘤同时有松果体区畸胎瘤。最常见组合形式为松果体区+鞍上区双灶型肿瘤，但也存在其他组合形式，如松果体区+鞍上区+脑室壁、松果体区+脑室壁、鞍上区+脑室壁等。标准的处理尚无高级别临床依据。对松果体区+鞍上区双灶型生殖细胞瘤，可按局限型生殖细胞瘤的方案诊疗；多灶生殖细胞瘤按播散型生殖细胞瘤的方案诊疗；对临床或病理证实的双灶或多灶分泌型GCT，则按分泌型GCT的方案诊疗。

第六章

治疗后复发或播散的GCT

对复发儿童CNS GCT的临床研究非常有限，多数参考数据来自外周（睾丸、卵巢、纵隔、腹膜后等）GCT的治疗经验。在一线治疗失败后（包括手术、铂类为基础的化疗和放疗）复发的可定义为复发GCT。不少患者前期已行手术、多程化疗和全脑全脊髓放疗，全身情况较差，此时的整合治疗方案需考虑GCT的病理类别和前期的治疗方式。

第一节　初次诊断为纯生殖细胞瘤

此类患者预后较好。初发治疗时未曾接受放疗的纯生殖细胞瘤：再次化疗后接受放疗。初发治疗时已接受放疗的纯生殖细胞瘤患者，常规剂量化疗整合再放疗或大剂量化疗整合自体造血干细胞移植，加或不加再放疗都是有效挽救治疗方法，两者哪种更优尚无结论。少数患者首次病理为纯生殖细胞瘤，但复发时血清标志物升高，或二次手术病理提示有其他成分，预后较差，此时参照NGGCT。

第二节　初次诊断为分泌型GCT

初次诊断为分泌型GCT，尤其是包含卵黄囊瘤成分者预后差，在复发GCT中最常见。此时选择有：再手术、再放疗、二线化疗或以上的整合。

1　手术

复发患者手术的指征为：①复发肿瘤有明显占位效应，手术切除肿瘤减轻肿瘤负荷、降低颅内压；②肿瘤引起梗阻性脑积水；③此前未行手术，挽救化疗后肿瘤缩小但仍有残余，行后继探查手术尽量全切残余肿瘤。术后病理组织可考虑行肿瘤基因检测及类器官培养，为寻找可能的靶向药物提供依据。

2　化疗

复发NGGCT预后非常差，无论常规剂量化疗还是大剂量化疗+自体造血干细胞支持化疗疗效都有限。即使大剂量化疗+自体造血干细胞支持化疗，患者的中位生存时间仅12个月左右，只有少数患者可较长时间生存（5年生存率14%）。仅β-hCG升高（AFP正常）、大剂量化疗阶段达到CR、复发后有条件行全中枢放疗是复发NGGCT进行大剂量化疗整合自体造血干细胞支持化疗预后较好的相关因素。此类复发肿瘤中，铂类耐药常见。铂类耐药的定义为在完成初始铂类方案（PEI、ICE、EP等）治疗期间或化疗后1个月内进展，或在二线铂类方案化疗后仍进展的患者。此时，应考虑更改为紫杉醇为基础的方案进行挽救化疗。常用的常规剂量化疗方案包括TIP、VeIP和PEI方案，其中TIP为紫杉醇为基础的方案。（表3-6-1）

表3-6-1　常规剂量挽救化疗方案

<table>
<tr><th>方案</th><th>药物</th><th>剂量</th><th>用药时间/途径</th><th>备注</th></tr>
<tr><td rowspan="3">TIP</td><td>紫杉醇</td><td>250mg/m²/天</td><td>Day 1，静脉</td><td rowspan="3">●每疗程21天，共4个疗程，同期使用美斯钠预防出血性膀胱炎</td></tr>
<tr><td>异环磷酰胺</td><td>1.5g/m²/天</td><td>Day 2~5，静脉</td></tr>
<tr><td>顺铂</td><td>25mg/m²/天</td><td>Day 2~5，静脉</td></tr>
<tr><td rowspan="3">VeIP</td><td>长春花碱</td><td>0.11mg/kg/天</td><td>Day 1~2，静脉</td><td rowspan="3">●每疗程21天，共4个疗程，同期使用美斯钠预防出血性膀胱炎
●长春花碱目前尚未进入国内市场，需要患者自行购买，审批后使用</td></tr>
<tr><td>异环磷酰胺</td><td>1.2g/m²/天</td><td>Day 1~5，静脉</td></tr>
<tr><td>顺铂</td><td>20mg/m²/天</td><td>Day 1~5，静脉</td></tr>
<tr><td rowspan="3">PEI</td><td>依托泊苷</td><td>100mg/m²/天</td><td>Day 1~5，静脉</td><td rowspan="3">●每疗程21天，共4个疗程，同期使用美斯钠预防出血性膀胱炎
●此方案一般用于前期尚未使用过依托泊苷的复发患者</td></tr>
<tr><td>异环磷酰胺</td><td>1.2g/m²/天</td><td>Day 1~5，静脉</td></tr>
<tr><td>顺铂</td><td>20mg/m²/天</td><td>Day 1~5，静脉</td></tr>
</table>

大剂量化疗+自体干细胞支持化疗的整合方案包括TAXIF Ⅱ、TI-CE和HEAD-START Ⅲ，前两者为紫杉醇基础方案。大剂量化疗包括诱导化疗阶段和清髓化疗阶段，在诱导化疗期间实施自体干细胞采集，清髓化疗阶段回输自体干细胞。在渡过骨髓荒芜期后，转出层流仓。主要治疗风险包括继发感染、出血倾向和肝肾损害，此治疗需在有干细胞移植经验的中心进行。以TAXIF Ⅱ和TI-CE方案列举如下（表3-6-2）：

对近期进行过CSI的患者，动员干细胞较为困难，且化疗毒性也更明显，所以建议在大剂量化疗后再行放疗。

3　再放疗与立体定向放射外科治疗

需要考虑到前次放疗的照射野、剂量和时间间隔，如有可能，在完成化疗，渡过骨髓抑制后进行。对复发的未成熟畸胎瘤也可考虑立体定向放射外科治疗，如伽马刀。

4 姑息治疗

在肿瘤进展难以控制，或全身条件难以承受治疗方案时，可考虑最佳支持治疗。

表3-6-2 大剂量挽救化疗方案

方案		药物/剂量	用药时间/途径	备注
TAXIF Ⅱ	诱导方案	紫杉醇250mg/m²/天	Day 1，Day 15，静脉	●诱导期间采集自体干细胞，目标CD34+/kg BW>9×10⁶
		表阿霉素100mg/m²/天	Day 1，Day 15，静脉	
	清髓化疗 Thio-Tax	噻替哌240mg/m²/天	Day 34~36，维持6小时，静脉	●噻替哌目前尚未进入国内市场，需要患者自行购买，审批后使用
		紫杉醇120mg/m²/天	Day 34-36，持续静脉输注	
	清髓化疗 ICE-1	异环磷酰胺2.4g/m²/天	Day 62~66，静脉	
		卡铂AUC 4/天	Day 62~66，静脉	
		依托泊苷300mg/m²/天	Day 62~66，静脉	
	清髓化疗 ICE-2	异环磷酰胺2.4g/m²/天	Day 90~94，静脉	●如ICE-1期间出现脑白质病，ICE-2则去除异环磷酰胺
		卡铂AUC 4/天	Day 90~94，静脉	
		依托泊苷300mg/m²/天	Day 90~94，静脉	
TI-CE	诱导方案1-2	紫杉醇200mg/m²/天	Day 1，静脉	●14天为一疗程，连续2疗程 ●诱导化疗后采集自体干细胞
		异环磷酰胺2g/m²/天	Day 1~3，静脉	
	清髓化疗3-5	卡铂AUC 7~8/天	Day 1~3，静脉	●21天为一疗程，连续3疗程 ●期间干细胞回输
		依托泊苷400mg/m²/天	Day 1~3，静脉	

第七章

GCT的中医辨证诊治

第一节 中医病因病机

本类疾病中医临证时予辨病与辨证相结合的治疗。

（1）脑水肿、颅内压增高症状：归属于中医学“中风”“真头痛”“痫病”“脑瘤”等范畴。早在《素问·调经论》就有记载：“孙络水溢，则经有留血”。

（2）内分泌症状：表现为性征发育紊乱，多数为性早熟。现代中医认为，儿童性早熟在临床上可分为肾虚火旺证、肝经郁热证和痰湿（热）阻滞证三型。小儿具有“肝常有余，肾常虚”的特点，所以在病理上易出现阴阳失调、肾阴亏损、阳火偏旺，发育提前的症状。

第二节 中医治疗

1 基本辨证分型与治疗

1.1 邪毒内盛

主证：头痛如劈，恶心呕吐或复视，或失语，或半身不遂，神志昏糊，表情丧失，苔薄腻或厚腻，脉滑或数。

治法：清热、化痰、醒脑。

方药：化坚丸合安宫牛黄丸加减。

1.2 肝肾阴虚

主证：头晕目眩，视物不清，手足心烦热，舌红苔少，脉细数。

治法：滋补肝肾。

方药：杞菊地黄丸加减。

1.3 脾肾阳虚证

主证：神疲乏力，形体肥胖，头胀，头痛，耳鸣，腰酸，苔薄，舌体胖，脉沉细。

治法：温补脾肾，化痰消肿。

方药：附子理中汤加减。

1.4 气虚血瘀证

主证：头部刺痛，固定不移，头重不欲举，神疲乏力，气短懒言，头晕目眩，肢体麻木，半身不遂，舌强语謇，舌暗淡有瘀斑，苔薄腻，脉细涩。

治法：益气化痰，活血通络。

方药：补阳还五汤加减。

2 出现内分泌症状如性早熟的中医辨证治疗

2.1 辨证用药

2.1.1 阴虚火旺（最常见证型）

主证：五心烦热，潮热，怕热，颧红，盗汗，烦躁易怒，咽干口燥，小便短黄，大便干结，舌红绛、少苔或无苔，脉细数。

治法：滋阴补肾、清泻相火。

方药：知柏地黄丸加减。

2.1.2 痰湿壅滞（常作为兼证伴随出现）

主证：形体偏肥胖，胸闷叹息，肢体困重，口中黏腻，多食肥甘，舌质红、苔腻，脉滑数。

治法：滋阴降火、燥湿化痰。

方药：知柏地黄丸合二陈汤加减。

2.1.3 肝郁化火（常作为兼证伴随出现）

主证：烦躁易怒，情绪抑郁，胸胁胀闷，头晕胀痛，面红目赤，失眠多梦，溲赤便秘，口苦咽干，舌红、苔黄，脉弦数。

治法：滋阴降火、疏肝解郁。

方药：知柏地黄丸合丹栀逍遥散加减。

2.2 中成药

（1）知柏地黄丸：3~6岁每次1.5g，每日3次，口服；6岁以上，每次3g，每日2次，口服。用于阴虚火旺证。

（2）丹栀逍遥丸：3岁以下每次2g，3~6岁每次4g，6岁以上每次6g，每日2次。用于肝郁化火证。

第三节　治疗后的辨证治疗

治疗后的辨证治疗见：《中枢神经系统转移瘤临床诊疗指南——综合治疗后的辨证》部分，因该病以儿童和青少年高发，需适当调整药物剂量。

参考文献

[1] 樊代明. 整合肿瘤学・临床卷[M]. 北京：科学出版社，2021.

[2] 樊代明. 整合肿瘤学・基础卷[M]. 西安：世界图书出版西安有限公司，2021.

[3] NAKAMURA H，TAKAMI H，YANAGISAWA T，et al. The Japan Society for Neuro-Oncology Guideline on the Diagnosis and Treatment of Central Nervous System Germ Cell Tumors [J]. Neuro Oncol. 2022 Apr 1；24（4）：503-515.

[4] Frappaz D，Dhall G，Murray MJ，et al. EANO，SNO and Euracan consensus review on the current management and future development of intracranial germ cell tumors in adolescents and young adults [J]. Neuro Oncol. 2022 Apr 1；24（4）：516-527.

[5] OSTROM Q T，GITTLEMAN H，LIAO P，et al. CBTRUS Statistical Report：Primary brain and other central nervous system tumors diagnosed in the United States in 2010-2014 [J]. Neuro-oncology，2017，19（suppl_5）：v1-v88.

[6] Report of Brain Tumor Registry of Japan（1969-1996）[J]. Neurologia medico-chirurgica，2003，43 Suppl：i-vii，1-111.

[7] GOODWIN T L，SAINANI K，FISHER P G. Incidence patterns of central nervous system germ cell tumors：a SEER Study [J]. Journal of pediatric hematology/oncology，2009，31（8）：541-4.

[8] VILLANO J L，PROPP J M，PORTER K R，et al. Malignant pineal germ-cell tumors：an analysis of cases from three tumor registries [J]. Neuro-oncology，2008，10（2）：121-30.

[9] 黄翔，张荣，周良辅 . 颅内非生殖细胞瘤性恶性生殖细胞肿瘤的分级诊治 [J]. 中华医学杂志，2009，89（33）：2333-2336.

[10] 黄翔，张荣 . 颅内原发生殖细胞肿瘤的治疗效果评价 [J]. 中国临床神经科学，2009，17（1）：95-9.

[11] BIASSONI V，SCHIAVELLO E，GANDOLA L，et al. Secreting Germ Cell Tumors of the Central Nervous System：A Long-Term Follow-up Experience [J]. Cancers，2020，12（9）.

[12] CALAMINUS G，BAMBERG M，HARMS D，et al. AFP/beta-HCG secreting CNS germ cell tumors：long-term outcome with respect to initial symptoms and primary tumor resection. Results of the cooperative trial MAKEI 89 [J]. Neuropediatrics，2005，36（2）：71-7.

[13] BREEN W G，BLANCHARD M J，RAO A N，et al. Optimal radiotherapy target volumes in intracranial nongerminomatous germ cell tumors：Long-term institutional experience with chemotherapy，surgery，and dose- and field-adapted radiotherapy [J]. Pediatric blood & cancer，2017，64（11）.

[14] BOWZYK AL-NAEEB A，MURRAY M，HORAN G，et al. Current Management of Intracranial Germ Cell Tumours [J]. Clinical oncology（Royal College of Radiologists（Great Britain）），2018，30（4）：204-14.

[15] GOLDMAN S，BOUFFET E，FISHER P G，et al. Phase Ⅱ Trial Assessing the Ability of Neoadjuvant Chemotherapy With or Without Second-Look Surgery to Eliminate Measurable Disease for Nongerminomatous Germ Cell Tumors：A Children's Oncology Group Study [J]. Journal of clinical oncology：official journal of the American Society of Clinical Oncology，2015，33（22）：2464-71.

[16] ABU ARJA M H，BOUFFET E，FINLAY J L，et al. Critical review of the management of primary central nervous nongerminomatous germ cell tumors [J]. Pediatric blood & cancer，2019，66（6）：e27658.

[17] CALAMINUS G，FRAPPAZ D，KORTMANN R D，et al. Outcome of patients with intracranial nongerminomatous germ cell tumors-lessons from the SIOP-CNS-GCT-96 trial [J]. Neuro-oncology，2017，19（12）：1661-72.

[18] FANGUSARO J，WU S，MACDONALD S，et al. Phase Ⅱ Trial of Response-Based Radiation Thera-

py for Patients With Localized CNS Nongerminomatous Germ Cell Tumors: A Children's Oncology Group Study [J]. Journal of clinical oncology: official journal of the American Society of Clinical Oncology, 2019, 37 (34): 3283-90.

[19] LIANG S Y, YANG T F, CHEN Y W, et al. Neuropsychological functions and quality of life in survived patients with intracranial germ cell tumors after treatment [J]. Neuro-oncology, 2013, 15 (11): 1543-51.

[20] 黄翔，张超，汪洋，等. 血清肿瘤标志物阴性颅内未成熟畸胎瘤的治疗策略和预后 [J]. 中华神经外科杂志，2020，36（9）：891-895.

[21] YANG Q Y, GUO C C, DENG M L, et al. Treatment of primary intracranial germ cell tumors: Single center experience with 42 clinically diagnosed cases [J]. Oncotarget, 2016, 7 (37): 60665-75.

[22] CHO J, CHOI J U, KIM D S, et al. Low-dose craniospinal irradiation as a definitive treatment for intracranial germinoma [J]. Radiotherapy and oncology: journal of the European Society for Therapeutic Radiology and Oncology, 2009, 91 (1): 75-9.

[23] 黄立敏，雷竹，曹雪，等. 低剂量诊断性放疗联合化疗在诊治颅内生殖细胞肿瘤中的价值 [J]. 中国癌症杂志，2018，28（4）：270-275.

[24] BAMBERG M, KORTMANN R D, CALAMINUS G, et al. Radiation therapy for intracranial germinoma: results of the German cooperative prospective trials MAKEI 83/86/89 [J]. Journal of clinical oncology: official journal of the American Society of Clinical Oncology, 1999, 17 (8): 2585-92.

[25] SHIBAMOTO Y, ABE M, YAMASHITA J, et al. Treatment results of intracranial germinoma as a function of the irradiated volume [J]. International journal of radiation oncology, biology, physics, 1988, 15 (2): 285-90.

[26] HUANG P I, CHEN Y W, WONG T T, et al. Extended focal radiotherapy of 30 Gy alone for intracranial synchronous bifocal germinoma: a single institute experience [J]. Child's nervous system: ChNS: official journal of the International Society for Pediatric Neurosurgery, 2008, 24 (11): 1315-21.

[27] EOM K Y, KIM I H, PARK C I, et al. Upfront chemotherapy and involved-field radiotherapy results in more relapses than extended radiotherapy for intracranial germinomas: modification in radiotherapy volume might be needed [J]. International journal of radiation oncology, biology, physics, 2008, 71 (3): 667-71.

[28] BUCKNER J C, PEETHAMBARAM P P, SMITHSON W A, et al. Phase Ⅱ trial of primary chemotherapy followed by reduced-dose radiation for CNS germ cell tumors [J]. Journal of clinical oncology: official journal of the American Society of Clinical Oncology, 1999, 17 (3): 933-40.

[29] CHENG S, KILDAY J P, LAPERRIERE N, et al. Outcomes of children with central nervous system germinoma treated with multi-agent chemotherapy followed by reduced radiation [J]. Journal of neurooncology, 2016, 127 (1): 173-80.

[30] LEE D S, LIM D H, KIM I H, et al. Upfront chemotherapy followed by response adaptive radiotherapy for intracranial germinoma: Prospective multicenter cohort study [J]. Radiotherapy and oncology: Journal of the European Society for Therapeutic Radiology and Oncology, 2019, 138: 180-6.

[31] ALLEN J C, DAROSSO R C, DONAHUE B, et al. A phase Ⅱ trial of preirradiation carboplatin in newly diagnosed germinoma of the central nervous system [J]. Cancer, 1994, 74 (3): 940-4.

[32] KRETSCHMAR C, KLEINBERG L, GREENBERG M, et al. Pre-radiation chemotherapy with response-based radiation therapy in children with central nervous system germ cell tumors: a report from the Children's Oncology Group [J]. Pediatric blood & cancer, 2007, 48 (3): 285-91.

[33] KHATUA S, DHALL G, O'NEIL S, et al. Treatment of primary CNS germinomatous germ cell tumors with chemotherapy prior to reduced dose whole ventricular and local boost irradiation [J]. Pediatric blood & cancer, 2010, 55 (1): 42-6.

[34] O'NEIL S, JI L, BURANAHIRUN C, et al. Neurocognitive outcomes in pediatric and adolescent pa-

tients with central nervous system germinoma treated with a strategy of chemotherapy followed by reduced-dose and volume irradiation [J]. Pediatric blood & cancer，2011，57（4）：669-73.

[35] MICHAIEL G，STROTHER D，GOTTARDO N，et al. Intracranial growing teratoma syndrome（iGTS）：an international case series and review of the literature [J]. Journal of neuro-oncology，2020，147（3）：721-30.

[36] GARCíA GARCíA E，GóMEZ GILA A L，MERCHANTE E，et al. Endocrine manifestations of central nervous system germ cell tumors in children [J]. Endocrinologia，diabetes y nutricion，2020，67（8）：540-4.

[37] XIANG B，ZHU X，HE M，et al. Pituitary Dysfunction in Patients with Intracranial Germ Cell Tumors Treated with Radiotherapy [J]. Endocrine practice：official journal of the American College of Endocrinology and the American Association of Clinical Endocrinologists，2020，26（12）：1458-68.

[38] ZHANG H，QI S T，FAN J，et al. Bifocal germinomas in the pineal region and hypothalamo-neurohy pophyseal axis：Primary or metastasis? [J]. Journal of clinical neuroscience：official journal of the Neurosurgical Society of Australasia，2016，34：151-7.

[39] WEKSBERG D C，SHIBAMOTO Y，PAULINO A C. Bifocal intracranial germinoma：a retrospective analysis of treatment outcomes in 20 patients and review of the literature [J]. International journal of radiation oncology，biology，physics，2012，82（4）：1341-51.

[40] SAWAMURA Y，IKEDA J L，TADA M，et al. Salvage therapy for recurrent germinomas in the central nervous system [J]. British journal of neurosurgery，1999，13（4）：376-81.

[41] LORCH A，BASCOUL-MOLLEⅥ C，KRAMAR A，et al. Conventional-dose versus high-dose chemotherapy as first salvage treatment in male patients with metastatic germ cell tumors：evidence from a large international database [J]. Journal of clinical oncology：official journal of the American Society of Clinical Oncology，2011，29（16）：2178-84.

[42] KUROBE M，KAWAI K，OIKAWA T，et al. Paclitaxel，ifosfamide，and cisplatin（TIP）as salvage and consolidation chemotherapy for advanced germ cell tumor [J]. Journal of cancer research and clinical oncology，2015，141（1）：127-33.

[43] LOEHRER P J，SR.，GONIN R，NICHOLS C R，et al. Vinblastine plus ifosfamide plus cisplatin as initial salvage therapy in recurrent germ cell tumor [J]. Journal of clinical oncology：official journal of the American Society of Clinical Oncology，1998，16（7）：2500-4.

[44] PICO J L，ROSTI G，KRAMAR A，et al. A randomised trial of high-dose chemotherapy in the salvage treatment of patients failing first-line platinum chemotherapy for advanced germ cell tumours [J]. Annals of oncology：official journal of the European Society for Medical Oncology，2005，16（7）：1152-9.

[45] SELLE F，WITTNEBEL S，BIRON P，et al. A phase Ⅱ trial of high-dose chemotherapy（HDCT）supported by hematopoietic stem-cell transplantation（HSCT）in germ-cell tumors（GCTs）patients failing cisplatin-based chemotherapy：the Multicentric TAXIF Ⅱ study [J]. Annals of oncology：official journal of the European Society for Medical Oncology，2014，25（9）：1775-82.

[46] CHEVREAU C，MASSARD C，FLECHON A，et al. Multicentric phase Ⅱ trial of TI-CE high-dose chemotherapy with therapeutic drug monitoring of carboplatin in patients with relapsed advanced germ cell tumors [J]. Cancer medicine，2021，10（7）：2250-8.

[47] LOTZ J P，BUI B，GOMEZ F，et al. Sequential high-dose chemotherapy protocol for relapsed poor prognosis germ cell tumors combining two mobilization and cytoreductive treatments followed by three high-dose chemotherapy regimens supported by autologous stem cell transplantation. Results of the phase Ⅱ multicentric TAXIF trial [J]. Annals of oncology：official journal of the European Society for Medical Oncology，2005，16（3）：411-8.

[48] FELDMAN D R，SHEINFELD J，BAJORIN D F，et al. TI-CE high-dose chemotherapy for patients

with previously treated germ cell tumors: results and prognostic factor analysis [J]. Journal of clinical oncology: official journal of the American Society of Clinical Oncology, 2010, 28 (10): 1706-13.

[49] HUANG X, ZHANG R, ZHOU L F. Diagnosis and treatment of intracranial immature teratoma [J]. Pediatric neurosurgery, 2009, 45 (5): 354-60.

[50] 林甦，杨文庆，俞建．中医儿科临床诊疗指南·性早熟（修订）[J]. 中医儿科杂志，2016，12（03）：1-5.

[51]Zhang C, Zhou XY, Huang X, et al. Genomic characterization of intracranial teratomas using whole genome sequencing. Front Oncol, 2022 Nov 15: 12: 1013722.

[52]Huang X, Huang JH, Zhou XY, et al. Whole-exome sequencing has revealed novel genetic characteristics in intracranial germ cell tumours in the Chinese. Histopathology, 2024 Jun; 84 (7): 1199-1211.

[53]Li B, Zhao S, Li SW, et al. Novel molecular subtypes of intracranial germ cell tumors expand therapeutic opportunities. Neuro Oncol, 2024 Jul 5; 26 (7): 1335-1351.

[54]Yang QY, Guo CC, Deng ML, et al. Treatment of primary intracranial germ cell tumors: Single center experience with 42 clinically diagnosed cases. Oncotarget, 2016 Sep 13; 7 (37): 60665-60675.

中枢神经系统转移瘤

名誉主编

樊代明

主　编

陈忠平　肖建平

副主编

卞修武　赵世光　马　军　夏云飞　张俊平

编　委（按姓氏拼音排序）

毕　楠　卞修武　曹建忠　曹依群　陈丽昆　陈忠平　邓万凯　冯晓莉
高献书　胡超苏　黄晓东　黄圆圆　姜雪松　雷　聃　李文良　李祥攀
梁　军　梁碧玲　林　松　刘　峰　刘　燕　刘绮颖　刘清峰　鲁海珍
罗　林　马　军　马玉超　莫立根　牟永告　欧阳汉　朴浩哲　任晋进
沈春英　苏　君　孙博洋　孙晓南　陶荣杰　万经海　王　洁　王恩敏
王贵怀　吴　熙　吴君心　夏海成　夏云飞　肖建平　徐建堃　徐英杰
薛晓英　杨群英　杨学军　易俊林　于春江　虞正权　曾　敬　张　蓓
张　莉　张　烨　张红梅　张俊平　张学新　赵　明　赵世光　庄洪卿

执　笔

肖建平　王　洁　王贵怀　万经海　张红梅　冯晓莉　马玉超

第一章

脑转移瘤

第一节 脑转移瘤的筛查和诊断

1 流行病学特点

20%~40% 的恶性肿瘤发展过程中会出现脑转移。随着影像技术的不断进步及恶性肿瘤患者生存期延长，脑转移瘤（brain metastases，BM）发生率较前上升。但由于继发恶性肿瘤登记记录不完整，因此BM的具体发病率国内外均无准确数据报道。文献报道美国每年新发BM人数70000~400000例，为最常见的颅内恶性肿瘤，发生率可能达到脑原发恶性肿瘤的10倍以上。BM发病率最高的原发肿瘤为肺癌，约占40%~50%。

2 临床表现

BM与颅内原发肿瘤的临床表现有一定相似性，常与肿瘤累及部位有关。主要包括：颅内压增高及特异的局限性症状和体征，如精神症状、癫痫发作、感觉障碍、运动障碍、失语症、视力下降、视野缺损等。小脑转移瘤的临床表现有较大差异，如眼球震颤、协调障碍、肌张力减低、行走困难及步态不稳等。

软脑膜转移既往多以剧烈头痛为主要表现，为全头胀痛或跳痛，部分患者同时伴恶心、呕吐、复视及视物模糊，少数出现失明及颅神经麻痹，眼底可出现视乳头水肿，甚至出血，也有类似脑膜炎表现，如脑膜刺激征、颈强直等，重者可出现意识障碍，但肢体活动障碍少见。近年来随着全身药物治疗的不断进展，出现典型脑膜刺激征患者越来越少，临床表现不少为头晕。

3 影像诊断

3.1 影像检查方法的选择

在无禁忌证前提下，推荐MRI作为确诊或除外BM的首选影像检查方法，包括平扫T1WI、T2WI/FLAIR序列与增强T1WI或T1WI/FLAIR序列。当临床怀疑脑膜转移时，重点观察平扫T2WI/FLAIR序列与增强T1WI或T1WI/FLAIR序列。

患者不宜行MRI检查时，增强CT可作为BM的补充检查手段，但增强CT对检出较小转移瘤或脑膜转移有一定局限性。

PET/CT及PET/MRI受脑组织普遍FDG高摄取影响，目前对新发BM的诊断及鉴别诊断尚待确证，不作为常规推荐，但对明确手术指征，治疗后疗效评价及确定原发灶有一定价值。

3.2 BM的MRI特征

3.2.1 脑实质转移（Parenchymal brain metastasis）

约80%的BM发生于大脑半球，15%发生于小脑半球，脑干累及者约5%。瘤细胞主要由血行播散，灰白质交界区血管骤然变细易造成肿瘤栓子堵塞形成转移灶，因此是转移瘤最常发生的部位，且易形成多发转移灶。典型脑实质转移瘤影像学表现多为圆形或类圆形、边界清楚，大小不一，平扫T1WI多为稍低信号或等信号，当病灶内伴出血或为黑色素瘤转移时可表现为高信号，T2WI或T2WI/FLAIR序列多为稍高信号，也可为等信号，增强扫描T1WI序列呈明显强化，病灶中心多见无强化坏死区，灶周可伴范围不等水肿区，以T2WI或T2WI/FLAIR序列易于观察。转移瘤伴随的脑水肿常是引起临床症状的主要原因。当水肿明显时，需注意观察周围组织受压、中线移位，以及有无脑疝等需临床紧急处理的情况。

3.2.2 脑膜转移（Meningeal metastasis）

脑膜转移据受累部位不同分为硬脑膜转移（Dural metastasis）及柔脑膜转移（Leptomeningeal metastasis），以柔脑膜转移最常见，后者包括软脑膜及蛛网膜转移、蛛网膜下腔转移及脑室转移。

硬脑膜转移可因颅骨转移累及硬脑膜或血行转移所致。FLAIR序列表现为颅骨下方条带状高信号影，不延伸至脑沟内，增强扫描明显强化，邻近颅骨可发生转移，也可表现正常。

柔脑膜转移当以软脑膜及蛛网膜受累为主时，在平扫T2WI/FLAIR序列表现为沿脑沟走行的多发条线样高信号影或结节影，增强扫描呈明显强化。脑室转移相对少见，多同时伴软脑膜及蛛网膜转移，表现为沿脑室壁的条带状、结节状异常信号伴明显强化，脑室系统多不同程度扩张，可继发脑室旁白质的间质性脑水肿，表现为FLAIR序列双侧脑室旁白质弥漫高信号，增强扫描无强化。

4 病理诊断

4.1 BM常见病理类型

BM最常见是肺腺癌、乳腺癌和黑色素瘤，肾细胞癌和结直肠癌呈上升趋势。肺鳞癌、鼻咽癌、前列腺癌、尿路上皮癌和胃癌等也有发生。肺癌脑转移多见男性，女性为乳腺癌。

4.2 BM大体及镜下表现

在脑实质内形成圆形或融合成界限清楚的灰褐包块。黑色素瘤、肺癌及肾细胞癌比其他转移瘤更易见出血灶。镜下转移瘤的组织形态和原发部位相似，但可出现低级别向高级别转化，或肺非小细胞癌向小细胞癌转化。常有出血、坏死和肿瘤围血管生长等。

4.3 肺癌脑转移

4.3.1 组织学及免疫组化

常见转移为腺癌，其次小细胞癌，鳞癌少见。腺癌镜下分腺泡型、乳头型、微乳头型、复杂腺管状和实性型等，免疫组化CK7、TTF-1和Napsin-A辅助诊断及鉴别，推荐检测。小细胞癌镜下形态呈小细胞或燕麦状，胞浆少，核染色质细颗粒状，一般不见或隐约可见小核仁，免疫组化表达神经内分泌标记物（CD56、嗜铬素A、突触素和INSM1）、点状或弱表达广谱上皮标记物、部分病例表达TTF-1，Ki-67一般高表达，推荐检测。肺癌组织学分型采用《WHO胸部肿瘤分类（第5版）》。

4.3.2 分子病理学特点

原发肿瘤的分子改变可能会影响脑转移风险，有EGFR基因突变或ALK基因融合的非小细胞肺癌发生脑转移风险较高，肺癌脑转移灶中15%~35%检测到EGFR突变，约6.7%检测到ALK基因重排。KRAS突变常见，达30%。肺癌脑转移分子检测推荐KRAS、EGFR、ROS1、NTRK、ALK、RET、 MET、BRAF、TMB和PD-L1等。

4.4 乳腺癌脑转移

4.4.1 组织学及免疫组化

转移癌形态与原发灶相似，免疫组化表达GATA3、GCDFP15和Mammaglobin等提示乳腺来源；转移瘤与原发瘤存在异时性和异质性，推荐转移瘤检测雌孕激素受体（ER、PR）、HER2、GATA3及Ki-67，可协助判断来源及治疗。

4.4.2 分子病理学特点

HER2过表达型（Her-2+型）和三阴型（Basal-like型）乳腺癌脑转移比例高于Luminal A/B型。三阴性乳腺癌脑转移常发生在病程早期，HER2阳性靶向治疗患者有50%于病程中发生脑转移。16%~22% HER2阴性乳腺癌在脑转移后出现HER2扩增和/或突变。与原发癌比，转移癌EGFR拷贝数显著增加，约21%发生PTEN突变。

转移灶与原发肿瘤分子特点发生改变，推荐对转移灶行分子检测，包括HER2、BRCA1/2（BRCAness）、PIK3CA、EGFR、PTEN和PD-L1等。

4.5 结直肠癌脑转移

4.5.1 组织学及免疫组化

主要病理类型是腺癌。免疫组化检测CK20、CDX-2、Villin和SATB2等辅助判断结直肠来源。错配修复蛋白MLH1、MLH2、MSH6和PMS2检测初筛林奇综合征患者，推荐进行上述检测；携带BRAF突变的结直肠癌预后不良，HER2在RAS/BRAF野生型肿瘤中过表达率高，推荐检测HER2及BRAFV600E，以指导治疗。

4.5.2 分子病理学特点

转移灶有异质性，推荐对转移灶做分子检测，包括KRAS、NRAS、BRAF、MSI、HER2、NTRK、PI3KCA和TMB等，如组织样本获取不便，可行液体活检，注意可能存在假阴性。组织活检是首选。

4.6 肾细胞癌脑转移

4.6.1 组织学及免疫组化

肾透明细胞癌脑转移率最高。各种类型如伴片状坏死和肉瘤变预后差，转移概率增加。鉴别肾透明细胞癌的标志物包括PAX2、PAX8、Vimentin、CD10、CAIX和EMA，推荐检测。

4.6.2 分子病理学特点

用于肾细胞癌来源和分型鉴别，推荐VHL基因突变、7号和17号染色体扩增、MET基因、TFE3或TFEB基因融合。转移性肾细胞癌进入靶向治疗时代，目前与治疗相关的分子检测推荐PD-L1。

4.7 黑色素瘤脑转移

4.7.1 组织学及免疫组化

黑色素瘤镜下结构多样可呈肉瘤样、癌巢样和乳头样等。具有以下形态特点：黑素颗粒、细胞异型性明显、核分裂象易见及核仁突出等。免疫组化S-100、SOX-10、Melan-A和HMB-45等经常整合应用的诊断标记物。注意发生转移后可出现免疫表达缺失现象。

4.7.2 分子病理学特点

BRAFV600E是最常见的突变（占40%~50%），脑转移存在更高频的BRAF（48%vs.43%）或NRAS（23%vs.15%）突变。另外PI3K、磷酸化蛋白激酶B（pAKT）和糖原合成酶激酶3α/β等表达增高。推荐分子检测包括BRAF、MEK、KIT、NF1和PD-L1等。

4.8 各种病理类型脑转移推荐进行的分子检测

表 4-1-1 肿瘤脑转移分子检测推荐表

病理类型	推荐分子检测项目
肺腺癌	KRAS，EGFR，ROS1，NTRK，ALK，RET，MET，BRAF，TMB，PD-L1
肺鳞癌	FGFR1，PD-L1，EGFR，ALK，TMB
乳腺癌	HER2，ER/PR，BRCA1/2（BRCAness），GATA3，PIK3CA，EGFR，PTEN，PD-L1
结直肠癌	KRAS，NRAS，BRAF，MSI，HER2，NTRK，PI3KCA，TMB
上消化道肿瘤	HER2，MSI，PD-L1
肾细胞癌	PD-L1
尿路上皮癌	PD-L1，FGFR2/3，TMB
子宫内膜癌	MSI，P53，POLE
卵巢癌	ER/PR，BRCA1/2（BRCAness），MSI
黑色素瘤	BRAF，MEK，KIT，NF1，NRAS，PD-L1

4.9 脑脊液液体活检

腰椎穿刺检测脑脊液是确诊脑膜转移的金标准，对临床症状、体征和（或）影像学表现高度怀疑脑膜转移的患者推荐脑脊液活检。脑脊液细胞学检测应包括细胞数、分化情况、蛋白和糖含量鉴定。对实体瘤转移，可考虑CTC鉴定技术；对血液肿瘤脑膜瘤侵犯，流式细胞学检测更有意义。若脑脊液瘤细胞系检测结果呈阴性，白细胞数目增高、高蛋白、糖低，也应考虑脑膜转移可能。重复腰穿可能更有帮助。需注意，有部分病例MRI呈现典型脑膜转移特征，而脑脊液穿刺为阴性，此时需密切结合临床，包括有无颅内高压症状、原发肿瘤临床分期等，并与其他脑膜病变鉴别。同样，脑脊液穿刺确诊为脑膜转移的病例，偶尔也可在MRI上无异常发现。

5 神经功能评估

BM患者神经功能评估应贯穿整个诊疗过程，推荐在疗前、疗中、疗后分别进行相关检测。目前常用的量表有：简易精神状态评价量表（MMSE）、改良版长谷川痴呆量表（HDS-R）、韦氏成人智力量表-修改版（WAIS-R）、霍普金斯语言学习测验（HVLT-R）、蒙特利尔认知评估量表（MoCA）、神经行为认知状态检查（NCSE）等。2017年由欧美神经肿瘤专家提出的神经评估量表（NANO）通过步态、肌力、共济失调、感觉功能、视野、面部力量、语言、意识状态、日常表现9个方面的问卷可评估神经肿瘤患者的神经功能，建议使用。

第二节 BM的治疗

1 BM诊疗流程图

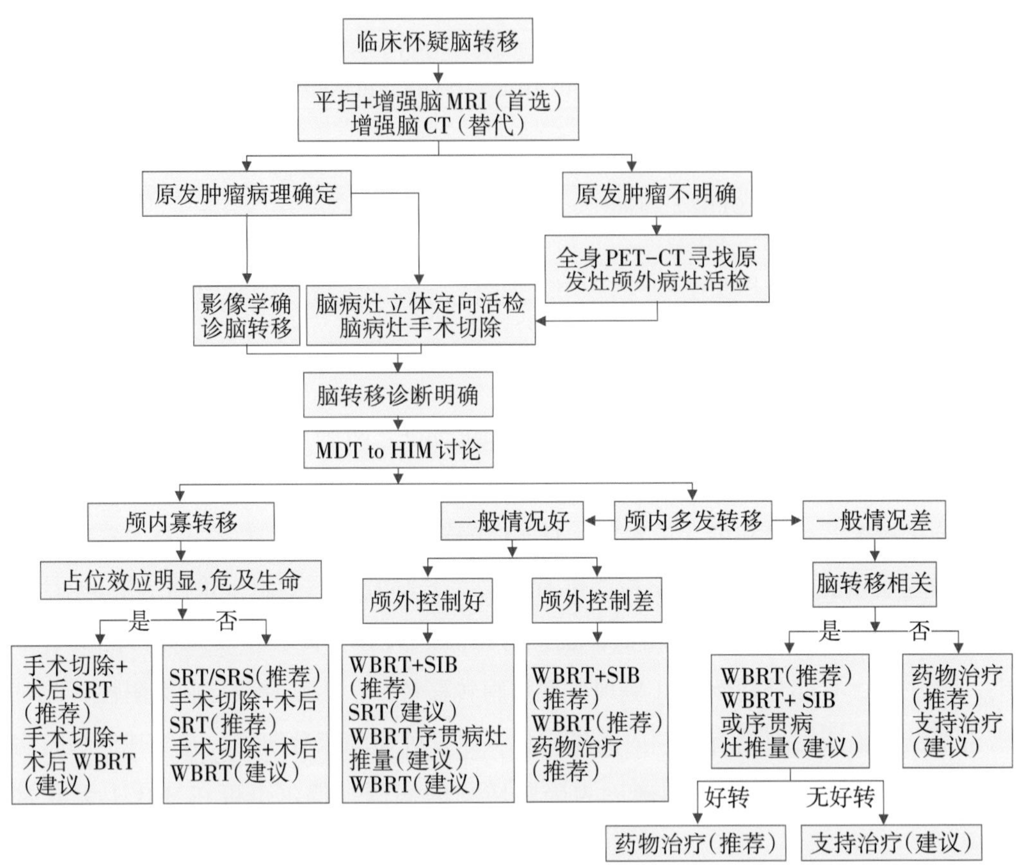

图4-1-1 BM诊疗流程图

2 外科治疗

2.1 手术治疗目的

（1）切除责任病灶，快速缓解颅内高压症状或改善因肿瘤压迫脑组织引起的局灶性神经功能障碍，为后续全身整合治疗创造条件。

（2）获得肿瘤组织标本，明确病理和分子病理诊断，为后续综合治疗提供理论依据和治疗方向。

（3）切除全部肿瘤，提高局部控制率。

2.2 手术适应证

肿瘤活检适应证：①颅外原发灶不明或取材困难，不能明确病理诊断；②颅外原发灶病理明确，但脑部病变不典型，与脑原发瘤鉴别困难；③颅外原发灶病理明确，但脑部肿瘤与原发瘤诊断间隔时间长、按原发瘤基因检测结果治疗效果不佳；

④鉴别肿瘤复发与放射性脑坏死；⑤颅外肿瘤多原发不能确定颅内病灶来源者；⑥怀疑颅底转移但原发瘤不明或影像学特征不典型，需与原发颅底肿瘤鉴别者。

肿瘤切除适应证：①单发BM：肿瘤位于大脑半球脑叶内或小脑半球内可手术切除部位，有明显脑移位和颅内压增高症状；②多发性BM（≤3个病灶）：肿瘤位于手术可切除部位，有明显脑移位和颅内压增高症状，病灶相对集中可通过一个或两个骨窗切除；③多发性BM（>3个病灶）：有明显颅内压增高症状，引起颅内压增高的责任病灶位于可手术切除部位，无癌症病史或有颅外病灶，无法获得肿瘤标本和病理学诊断者；④无癌症病史，颅内病灶不能除外BM者；⑤BM手术、放疗后复发，有脑移位和颅内压增高症状明显者；⑥需长时间、大量糖皮质激素抗水肿者，激素相关副作用大于激素受益者可考虑切除转移瘤加快激素减量；⑦原发灶控制良好，且预计术后不会引起新的神经症状；⑧免疫治疗入组患者可考虑手术切除BM，减轻糖皮质激素对免疫治疗疗效的影响；⑨颅底转移瘤压迫颅神经引起视力下降或头面部疼痛，手术有望改善症状者；原发肿瘤如黑色素瘤、肾细胞癌，发生颅底转移的患者可以考虑手术切除。不同于脑转移瘤，颅底转移瘤常因质地坚韧、血供丰富或包裹颈内动脉而切除困难，手术切除须谨慎；广泛颅底转移者不适合手术切除。

2.3 手术禁忌证

（1）有癌症病史，原发癌为小细胞肺癌、绒癌、生殖细胞瘤和淋巴瘤等对放疗或内科治疗敏感者（有严重颅内压增高症状、容易脑疝者除外）；

（2）原发病灶明确，病灶多发，但暂未引起颅内高压及神经功能缺损者，应继续内科治疗；

（3）肿瘤位于丘脑、基底节、脑干等手术不可到达部位（肿瘤活检者除外）；

（4）包裹颈内动脉、椎动脉的颅底转移瘤；

（5）患者年龄>70岁，有严重基础疾病，心肺肝肾功能障碍、明显凝血功能障碍、一般情况差，KPS评分<70分等整合评估，不适合手术者。

2.4 术前评估

（1）完善常规术前检查，评估患者手术耐受性。

（2）评估原发瘤控制情况，是否控制良好或有有效治疗措施，是否有颅外转移，必要时行全身PET/CT检查。

（3）完善脑CT和脑MRI平扫+增强，评估手术指征和制定手术方案。

（4）多学科MDT to HIM讨论评估原发瘤控制情况，是否控制良好或有有效治疗措施，是否有颅外转移，评估手术指征并制定手术方案。

2.5 术前准备

术前fMRI和DTI纤维束成像有助制定合适手术方案，保护重要结构；肿瘤位于功能区附近建议在术中神经电生理监测和术中唤醒麻醉下切除；肿瘤位置偏深者采用术中超声定位，有条件者可采用多模态导航定位，设计合理手术入路，减少手术创伤，避免损伤神经传导束。应用5-ALA、术中MRI等技术有助全切肿瘤。多发性BM要设计好手术切口和体位、头位，既要保证肿瘤安全切除，又要尽量减少术中体位改变。手术切除尽可能考虑直线切口，减少创伤和有利愈合。

2.6 手术方法

（1）肿瘤切除方法：选取距离短、对脑功能影响小的路径显露并切除肿瘤。脑转移瘤质地与脑组织不同，瘤周常有明显脑组织水肿带。应遵守无瘤原则，尽量沿瘤周水肿带完整游离、整块切除肿瘤，避免肿瘤种植播散；对不能整块切除者也应保护好肿瘤周围脑组织和蛛网膜下腔，避免瘤细胞污染；对非功能区转移瘤，可适当扩大范围切除；对功能区转移瘤，应紧贴肿瘤边界切除。

（2）Ommaya囊植入术：全身情况较差、不能耐受长时间全麻手术的BM伴大囊变者可行肿瘤Ommaya囊植入术，释放肿瘤囊液减压后再行放疗。脑膜转移者可行脑室Ommaya囊植入脑室内化疗，避免反复腰穿给药。

（3）肿瘤活检方法：①立体定向活检：分为有框架立体定向活检及无框架立体定向活检。要求定位准确，穿刺点和穿刺通道应避开功能区、脑室、脑沟、蛛网膜池等，保证穿刺组织标本的质和量，可反映颅内病变情况。②开颅手术活检：术前准确定位，注意术区彻底止血，防止术区残余肿瘤出血。

2.7 术后处理

2.7.1 一般观察处理

密切监测生命体征、意识、四肢活动、瞳孔等；术后12小时内复查脑CT了解术区情况，48小时内复查增强MRI了解肿瘤切除情况；需根据术中、术后颅内压选择是否用脱水药物降颅压治疗，并适当使用激素稳定神经功能状态。若术后出现发热，需及时腰椎穿刺采集脑脊液化验，积极防治颅内感染。术后应常规监测电解质，积极纠正电解质紊乱。对幕上转移瘤，尤其是术前有癫痫发作者，术后常规应用抗癫痫药物预防癫痫发作。

2.7.2 脑水肿的处理

有症状的瘤周水肿均应考虑糖皮质激素治疗，糖尿病患者使用胰岛素控制血糖。地塞米松是治疗瘤周水肿的常用药物，抗水肿作用具有剂量依赖性。根据症状调整用量，无症状者无需使用，症状轻微者给予4~8mg/日；症状明显者首日10mg负荷剂量+16mg/日维持剂量，此后维持剂量为16mg/日。注意预防激素相关胃肠道并发症、机会性感染和类固醇肌病等副作用。对难治性水肿，可选用贝伐单抗控制水肿，但围术期禁用。

2.8 术后辅助治疗

脑转移瘤的治疗核心为整合治疗，术后需放疗、内科治疗，能控制转移病灶局部复发、改善生存质量、延长生存时间。推荐术后常规行分子病理检查，指导术后靶向治疗或免疫治疗。推荐手术部位（瘤床）行放疗，具体见放疗部分。

3 放疗

3.1 放疗原则

3.1.1 颅内寡转移瘤

颅内寡转移瘤既往定义为1~4个BM，目前多项研究表明，在总体积有限情况下，BM数目可能不是影响预后的主要因素，4个以上BM应用立体定向放疗（stereotactic radiotherapy，SRT）亦可取得良好局控及生存结果，因此目前颅内寡转移瘤定义为可通过SRT代替全脑放疗（whole brain radiotherapy，WBRT）治疗，并取得相当甚至更好疗效，且能保护认知功能的转移瘤病灶。

对寡转移瘤，放疗首选SRT，尽量延迟WBRT应用，以更好保护神经认知功能，WBRT可作为失败后的挽救手段。

SRT的靶区确定：主要根据脑MRI T1增强与CT定位融合图像确定大体肿瘤体积（Gross tumor volume，GTV），推荐采用层厚≤2mm的薄层MRI图像以更好确定肿瘤边界。GTV不包括水肿带，GTV边界外扩2mm定义为计划治疗体积（Planning treat ment volume，PTV）。

SRT的放疗技术：伽马刀（Gamma knife）、射波刀（cyber knife）、X线直线加速器等技术均可实现。

SRT的剂量分割方式：整合考虑转移瘤部位、大小、病理类型、周围重要器官、照射技术等因素。

a. 直径≤2cm，且位于安全部位，可采用单次SRS照射，剂量20~24Gy，也可采用多分次SRS如27Gy/3f或30Gy/5f，如果临近重要危及器官如脑干、视神经，可降低剂量。

b. 对直径>2~3cm/或位于功能区的肿瘤考虑分次立体定向放疗（hypofractionated stereotactic radiotherapy，HSRT），最常用分割方式为52~52.5Gy/13~15f，体积6cm^{3}及以上的病灶，GTV可内收2mm形成Boost区，并同步推量至60Gy/15f。体积>20cm^{3}的病灶可采用60Gy/20f的分割方式，GTV同样可内收2mm形成Boost区，同步推量至66~70Gy。在完成约2/3疗程放疗后，建议重查脑MRI，如瘤体缩小，则据当前体积重新勾画靶区，并完成剩余剂量照射。

c. 如同时合并大体积及小体积病灶，寡转移可按a、b原则及剂量分别行SRT治疗，或考虑应用一个治疗中心，选用固定野调强放疗（Intensity-modulated radiotherapy，IMRT）、容积旋转调强放疗（Volume rotational intensity modulated radiotherapy，VMAT）以及螺旋断层放疗（helical tomotherapy，TOMO）等技术同步照射，按分割次数多的剂量给量。

d.寡转移瘤术后放疗，推荐针对术后瘤床区采用SRT治疗或大分割放疗，常用剂量：27~30Gy/3~5f或52~52.5Gy/13~15f。

e.寡转移瘤复发后SRT治疗，整合肿瘤部位、大小、既往放疗间隔时间、既往放疗剂量及周围正常脑组织受量等因素，慎重考虑。无统一推荐剂量，原则为以控瘤为目的，尽量减少照射体积，增加分次数，以避免严重脑水肿及放射性坏死等远期毒性。

3.1.2　多发BM

a.对一般情况好，颅外控制好，预期生存期较长者，推荐采用WBRT+病灶同步推量（simultaneously integrated boost，SIB）方式，放疗技术可选用IMRT、VMAT或TOMO。剂量一般为WBRT 40Gy/ 20f，病灶60Gy/20f，脑干及邻近颅内重要结构（如视神经、视交叉等）的病灶予50Gy/20f。

b.对满足a条件且对神经认知功能要求高的患者，在与患者充分沟通取得知情同意后，可考虑采用单纯SRT治疗，并密切随访，如有新发病灶，根据新灶部位、大小、数目等因素考虑再次SRT或WBRT治疗。

c.对满足a条件且对神经认知功能要求较高的患者，如条件许可，推荐行保护海马的WBRT。

d.对一般情况差，或颅外控制差，无随访条件，预期生存期短的患者，可行单纯全脑放疗，剂量为30Gy/10f或37.5Gy/15f或WBRT序贯病灶推量。对老年或一般情况极差的患者，可考虑行20Gy/5f的短程姑息WBRT。WBRT的靶区：对应用3D- CRT或IMRT治疗的WBRT，临床治疗体积（Clinical treatment volume，CTV）应包括骨窗内颅骨内全脑组织，筛板，视神经，整个垂体窝，颞叶的最下层及颅底孔道（眶上裂、圆孔、卵圆孔、内耳道、颈静脉孔、舌下神经管）。PTV应基于各单位的数据，一般为CTV外扩5mm左右。

e.SRT治疗后失败的多发BM，可行挽救性WBRT。

3.1.3　脑膜转移瘤

脑膜转移瘤治疗难度大，预后极差，且常伴脑实质转移。脑膜转移影像学可分为结节强化、线样强化、两者共存及无明显强化病灶、但脑沟回变浅4型。第4型患者常伴较明显的中枢神经症状。治疗上须采用整合治疗原则，推荐多学科整合诊疗（MDT to HIM）+参加临床研究。对临床怀疑脑膜转移的患者，均推荐行脑脊液细胞学检测。放疗为脑膜转移瘤重要的局部治疗手段，但需配合系统性药物治疗及鞘内注射化疗，必要时配合外科行脑脊液腹腔分流等降低颅内压手段。

a.对脑膜刺激症状较轻，影像学上可见明确脑膜强化灶的患者，推荐WBRT+脑膜病灶同步加量的治疗方式，放疗剂量推荐WBRT40Gy/20f，脑膜病灶同步推量至

60Gy/20f。

b.对既往接受过WBRT，间隔时间短的患者，可仅针对脑膜转移病灶行放疗，剂量为60Gy/20f。

c.对无明显强化病灶但从临床症状高度怀疑脑膜转移，脑脊液细胞学检测阳性的患者，可予全脑放疗50Gy/25f，结合患者病情严重程度及耐受性选择性加入全脊髓放疗36Gy/20f。放疗后推荐鞘内注射化疗，常用化疗药物包括甲氨蝶呤、噻替派、拓扑替康、依托泊苷和阿糖胞苷，频率一般1~2周/次，直至脑脊液细胞学转阴。

d.对脑膜刺激征明显，无法耐受放疗者，建议先行鞘内注射化疗，症状好转后尽快放疗。放疗后视患者症状、体征变化及耐受性酌情进行鞘内注射化疗巩固治疗。

3.2 放疗整合药物治疗

（1）放疗整合化疗：化疗目前还未成为BM的主要治疗手段。小细胞肺癌、生殖细胞瘤、绒毛膜癌等BM被认为化疗效果相对较好，非小细胞肺癌、乳腺癌、黑色素瘤、肾癌、大肠癌、卵巢癌、子宫颈癌等效果差。某些化疗药，如替莫唑胺等整合放疗可能会提高局控率和颅内PFS，但对OS的延长暂无证据。

（2）放疗整合靶向治疗：驱动基因阳性的非小细胞肺癌脑转移患者应用靶向药物整合放疗可能提高颅内无进展生存，且早期放疗相对靶向药物服用进展后放疗可能颅内获益更显著，但总生存是否获益暂无证据。三代TKIs在BM中显示良好疗效，但与放疗整合尚无证据。乳腺癌针对HER2的小分子靶向药吡咯替尼等整合局部/全脑放疗可显著提高乳腺癌脑转移的局部控制及无进展生存率，仍需Ⅲ期RCT进一步验证。

（3）放疗整合免疫治疗：大分割放疗产生的远隔效应为放疗整合免疫治疗提供了理论基础。目前回顾性研究及Meta分析结果显示：SRS同步免疫治疗对比单纯SRS可提高客观有效率，SRS同步免疫治疗比序贯免疫治疗预后获益更显著，序贯免疫组先SRS预后优于先免疫治疗。

4 药物治疗

4.1 药物治疗原则

药物选择主要取决于瘤组织学类型和分子学特征，与转移瘤所在部位无关。除传统化疗外，可选择烷化剂替莫唑胺和抗血管生成药物贝伐珠单抗。如可行，应尽量行BM穿刺，根据BM而不是原发瘤的分子遗传学检查，选择肿瘤特异性靶向治疗和免疫治疗。血脑屏障透过率高的药物可能对脑内病灶控制更好。应根据颅内和颅外病变情况、既往治疗情况以及不良反应等，进行治疗决策。

4.2 肺癌脑转移的药物治疗

（1）对无驱动基因突变的非小细胞肺癌，伴无症状或轻微症状脑转移，应单独采用一线免疫检查点抑制剂（PD-L1 表达≥50%），或化疗整合免疫检查点抑制剂（PD-L1 表达<50%）治疗。可选用帕博利珠单抗或纳武利尤单抗。程序性死亡受体1（PD-1，Programmed Death 1）抑制剂和细胞毒性T淋巴细胞相关蛋白4（CTLA-4，Cytotoxic T-Lymphocyte Associated Protein 4）抑制剂双免疫治疗，整合或不整合化疗，均对脑转移灶有明显控制作用。

（2）对驱动基因阳性的非小细胞肺癌，如具有EGFR、ALK、ROS1、RET、NTRK、NRG1突变以及MET第14号外显子跳读，可选用相应的TKI治疗。建议优选血脑屏障透过率高的药物，例如第三代EGFR-TKIs及第三代ALK抑制剂。有研究显示，EGFR-TKI基础上整合化疗，可明显延长颅内无进展生存期。目前，有关KRAS p.G12C和BRAF突变的靶向治疗的试验数据仍较有限。

（3）广泛期小细胞肺癌患者的标准治疗是铂类和依托泊苷整合化疗为基础的方案，在此基础上可整合免疫检查点抑制剂，试用于脑转移患者。

4.3 乳腺癌脑转移的药物治疗

（1）对HER2阴性乳腺癌脑转移患者，可用传统化疗药物，如卡培他滨、环磷酰胺、长春新碱、甲氨蝶呤、顺铂、依托泊苷、长春瑞滨、吉西他滨等。对ER（+）/HER2（-）多线治疗的脑转移患者，可尝试应用CDK4/6抑制剂Abemaciclib。

（2）靶向治疗可使HER2阳性脑转移乳腺癌患者获益：

a.对HER2阳性患者，一线治疗应首选以曲妥珠单抗为基础的整合化疗方案，如THP（紫杉醇联合曲妥珠单抗及帕妥珠单抗）方案。对初始无脑转移的患者，加用帕妥珠单抗可延缓脑转移发生。拉帕替尼整合卡培他滨的方案可作为一线治疗。

b.对既往接受过曲妥珠单抗治疗者，可选用拉帕替尼整合卡培他滨的方案。对既往接受过曲妥珠单抗整合紫杉醇化疗的无症状脑转移患者，二线使用恩美曲妥珠单抗较拉帕替尼整合卡培他滨，能进一步延长平均生存时间（26.8个月 vs. 12.9个月）。

c.对既往接受过至少一线的抗HER2治疗（包括曲妥珠单抗、帕妥珠单抗或恩美曲妥珠单抗）的患者，与对照组相比，后线使用德曲妥珠单抗，在经治/稳定和活动性脑转移患者中均表现出更好的颅内疗效。

d.对既往接受过2种以上靶向治疗的难治性HER2阳性乳腺癌患者，奈拉替尼整合卡培他滨，较拉帕替尼联合卡培他滨能延迟脑转移相关症状的出现。接受过抗HER2治疗进展的晚期乳腺癌患者，在曲妥珠单抗整合化疗的基础上，加用Tucatinib可降低颅内进展风险和死亡率。

e.对既往接受过放疗或手术的脑转移患者，可使用奈拉替尼整合卡培他滨。

4.4 结直肠癌脑转移的药物治疗

（1）对微卫星稳定型结直肠癌，可使用化疗整合贝伐珠单抗治疗。

（2）对MSI-H/dMMR的结直肠癌，可使用免疫治疗整合化疗或放疗。

4.5 黑色素瘤脑转移的药物治疗

（1）有多重症状的BRAF突变的黑色素瘤脑转移患者，或类固醇激素控制不佳的黑色素瘤脑转移患者，应接受达拉非尼整合曲美替尼治疗。

（2）对伴或不伴BRAF突变的黑色素瘤脑转移患者，伊匹木单抗整合纳武利尤单抗均可作为一线治疗的优选方案。

（3）传统的化疗药物，例如替莫唑胺、达卡巴嗪、福莫司汀等，对黑色素瘤脑转移患者疗效有限。

除上述全身治疗方案外，局部药物治疗也可发挥控制脑转移病灶的效果。鞘内注射是通过腰椎穿刺，将化疗药物注射入蛛网膜下腔，达到杀伤脑脊液内瘤细胞的目的。常用化疗药物包括甲氨蝶呤和阿糖胞苷。值得提出，鞘内注射是脑膜转移重要的治疗手段，但对脑实质转移，疗效并不明确。

4.6 支持治疗原则

①类固醇激素仅考虑用于有症状者；②不应给予抗惊厥药物一级预防。出现癫痫发作后，适时使用抗癫痫药物；③甘露醇或利尿剂可用于治疗颅内压升高所致的恶心、头晕、头痛等；④若脑转移导致静脉血栓形成，应给予低分子肝素抗凝治疗。

5 中医治疗

继发性中枢神经系统肿瘤所表现的头痛，头晕，运动、感觉及精神障碍等症状。属于中医“头痛”、“头风”、“眩晕”、“中风”、“郁证”及“脏躁”等范畴。

5.1 中医病因病机

5.1.1 肾精不足

先天禀赋不足，肾气不足，或久病劳伤，损及于肾，或七情内伤，肝郁脾虚，后天损及先天，致肾精亏虚，髓海失养，日久则阴阳失调，癌毒内生而成脑瘤。

5.1.2 脾肾阳虚

脾胃居中焦，为全身气机升降之枢纽，脾虚痰湿内阻，则清阳不升，浊阴不降，痰浊内生，上扰清窍，痰毒凝结成肿瘤。

5.1.3 感受外邪

射线、细菌、病毒及各种化学致癌物等外来邪毒侵袭脑髓，如正虚不能抗邪，则毒邪内踞，客于脑髓，日久则肾气益虚，阴阳失序，生化异常，致癌毒内生。

5.2 中医辨证论治

5.2.1 治疗前的辨证

（1）痰湿内阻

主证：头痛头晕，视物不清，语言不利，恶心呕吐，身重倦怠，肢体麻木，半身不遂，痰多，舌体淡胖，舌质淡红，苔白弦滑。

治则：化痰散结，通络开窍。方剂：涤痰汤加减

（2）肝阳上亢

主证：头晕头痛，面赤口干苦，视物模糊，目眩耳鸣，舌强失语，烦躁易怒，偏瘫，舌质红，脉弦细而数。

治则：平肝潜阳，熄风止痛。方剂：天麻钩藤饮加减

（3）痰热上扰

主证：见神志昏蒙，头晕头重，喉中痰鸣，痰多色黄，舌强失语等，舌红、苔黄厚腻，脉滑。

治则：清热化痰开窍。

方剂：温胆汤合涤痰汤加减

（4）肝肾阴虚

主证：头痛头晕，恶心呕吐，视矇耳鸣，肢体麻木，四肢抽搐或震颤，口眼歪斜，红潮热，五心烦热，小便短赤，大便干结，舌质红，苔少，脉弦细面数。

治则：滋阴补肾，养肝止痛。方剂：六味地黄丸加味

（5）脾肾阳虚

主证：头痛头晕，精神萎靡，面色苍白，形寒肢冷，声低懒言，气短乏力，或阳痿不举，或月经不调，小便清长，大便溏薄，舌质淡胖，苔白，脉沉细无力。治则：健脾补肾，祛寒止痛。

方剂：地黄饮子加减

（6）气滞血瘀

主证：头痛如刺，痛有定处，视物不清，面色晦暗，口唇青紫，舌质紫暗或有瘀斑，脉细涩或弦。

治则：行气活血，祛瘀止痛。方剂：通窍活血汤加减

因脑部转移瘤引起的精神障碍与中医的“郁证”、“脏躁”等有密切关系。

（1）妇人脏躁

主证：神情抑郁，多梦健忘，悲忧欲哭，心慌气短，五心烦热，舌红苔薄白或少苔，脉弦细数。

治法：补益心脾，养血健脾。方剂：甘麦大枣汤加减

（2）心肺气虚

主证：善悲欲哭，气短声低，动则自汗，面色白，怕风，胸闷心悸，舌淡苔白，脉细弱或虚大。

治法：补益心肺。

方剂：玉屏风散合四君子汤加减

5.2.2　综合治疗后的辨证

（1）脾胃虚弱

主证：头晕乏力，胃纳差，胃脘胀，大便溏，舌质淡，苔白，脉弦细。治则：健脾和胃。

方剂：陈夏六君汤加味

（2）气血亏虚

主证：头晕，神疲乏力，声低气短，面色苍白，舌质淡，苔白，脉沉细。治则：补气养血。

方剂：八珍汤加味

（3）水浊蒙窍

主证：头晕头痛，视物不清，肢体麻痹或半身不遂，神识不清或烦躁易怒，甚则肢体抽搐，舌硬不语，舌暗红或瘀斑，脉弦数或涩。

治则：活血利水，通经活络。

方剂：牵正散合涤痰汤加减

第三节　随访与监测

1　疗效评价

MRI是BM疗效评估的首选影像检查方法。病灶缩小或消失提示患者有较好治疗效果。但值得注意，BM放疗后随诊过程中，原病灶增大不一定是肿瘤的复发或进展，有可能是放疗引起的“假性进展”，其发生率9%~30%，多见于放疗结束后3-4月内，当“假性进展”与肿瘤复发难鉴别时，MR波谱分析或灌注成像、弥散成像有一定辅助诊断价值，结合临床信息、既往影像资料及随诊也有助于二者的鉴别。

目前针对BM的疗效评价标准多由胶质瘤评价标准演变而来，其中2015年由国际神经肿瘤疗效评估协作组-BM小组（RANO-BM）提出的RANO-BM标准结合靶病灶、非靶病灶的影像学大小改变、有无新病灶、糖皮质激素用量及患者临床状态进行全面评估，并对可测量病灶、不可测量病灶、MRI检查要求及应用频率、假性进展的判断等进行了详尽说明，是目前最为全面的评价标准。

2　随访

随访项目：包括病史、体检、血清肿瘤标志物检查、脑MRI、原发病灶及颅外转移灶影像学检查、神经认知功能、生活质量测评等。频率一般为治疗后每2~3个月随访1次，病情变化时随时就诊。

第二章

椎管内转移瘤

第一节 椎管内转移瘤的筛查和诊断

椎管内转移瘤（intraspinal metastases，ISM）即指主要累及椎管内结构的继发肿瘤，肺癌、黑色素瘤、肾透明细胞癌等易出现。基于累及椎管内结构的位置，出于对预后分析的需要和手术干预决策的选择，一般根据转移瘤依附的部位将“椎管内”继续细分“椎管内硬膜外”“髓外硬膜下”“脊髓髓内”等亚类；累及椎体或椎旁附件的转移瘤通常均位于硬膜外，压迫脊髓，也可归类于硬膜外类型。

1 流行病学特点

ISM 的发病率目前仍无法准确计算，不仅由于发生率低，也因为原发肿瘤可能本身伴背部或神经症状而忽视ISM 的筛查。同时，部分“意外发现”的转移瘤也可无明显神经系统症状。

脊柱转移在肿瘤患者中占5%~20%，其中80% 的脊柱转移瘤累及“椎管外”的椎体及其附件，常向内生长造成硬脊膜内脊髓受压，引起神经系统和脊椎骨的复合症状。常见的原发瘤包括肺癌、血液系统肿瘤和不明来源的肿瘤等。髓内转移、硬膜内转移相对于硬膜外转移更罕见，有报道约为其5%，多见于中枢神经恶性肿瘤（如胶质母细胞瘤）转移，或小部分肺癌、乳腺癌病程的晚期，转移部位以腰骶部为多，目前文献多为个案报道或系列手术回顾。

2 临床特点

对转移部位在骨结构，向椎管内生长的肿瘤，首发症状可能更多是骨痛，尤其是夜间骨痛（仅 1%~5% 出现脊髓压迫症状），非甾体抗炎药常无效。转移部位在硬/软脊膜或髓内的肿瘤，首发症状中骨痛可不明显而神经功能损伤明显。部分转移瘤以脊髓（神经根）压迫为起始表现，根据肿瘤生长的部位不同，出现不同层面和不同表现形式的神经功能缺损，包括节段下的运动、感觉功能异常，腱反射异常和病理征，自主神经功能障碍（如性功能、尿便功能），伴或不伴同节段皮节功能障碍。

3 一级预防筛查

3.1 警示症状

对ISM，即使是最常见的原发肺癌转移患者，在无脊柱脊髓症状怀疑脊柱脊髓转移瘤时，不推荐常规筛查脊柱脊髓影像学（CT或MRI检查）。但已明确有恶性肿瘤的患者，尤其是伴脊柱转移高危的肿瘤类型，应明确脊柱脊髓转移瘤的警示症状，日常监测。

脊柱、脊髓转移瘤在临床表现的背痛、神经功能缺陷方面有重叠，神经功能挽救有时效性，故应警惕如下新出现的警示症状：①背痛，尤其是夜间疼痛为著，或突发的严重背痛；②躯干、肢体运动功能障碍，无力，腱反射异常，病理征；③明确的中枢性或根性感觉异常（包括感觉减退、放射痛等）；④姿势不稳、共济失调；⑤尿便功能障碍，无法用其他系统疾病解释等。

此时，无论患者是否有已经诊断的原发（恶性）瘤，由于多节段转移不少见（20%~35%），推荐即时、全节段的脊椎MRI作为首要检查手段，以了解脊柱脊髓损伤部位、损伤模式、损伤程度。具体影像学检查的紧急程度取决于警示症状的严重程度，若为明确的脊髓压迫症状或双侧椎间盘症状、根性症状，建议立即MRI检查，其余症状根据严重程度、进展速度，最迟不建议超过2周。

3.2 影像诊断

当脊柱转移瘤侵犯骨性结构时，建议行MRI平扫T1WI序列、T2WI抑脂序列，至少包括矢状位与横断位，必要时冠状位，增强后常规扫描T1WI的矢状位、冠状位和横断位。

当怀疑髓内转移、硬膜内转移或硬膜外转移时，建议重点观察MRI增强序列，平扫序列作为参考。

当患者不宜进行MRI检查时，建议行核素99锝骨扫描以检查出骨转移瘤；CT检查可作为椎管内转移的补充检查手段，但CT对检出椎管转移的假阴性较高，需结合临床整合考虑。

若无已知的原发肿瘤信息，推荐PET/CT寻找原发肿瘤和评估脊柱脊髓转移的手段。

3.3 预后评估

临床上，可采用量表评分辅助预后评估和生存期判定（NOMS系统），包括：①N-神经功能损伤情况（Bilsky分级）；②O-原发肿瘤放疗敏感性；③M-脊柱骨系统机械稳定性（SINS量表）；④S-系统性手术耐受评估。

评估预期生存可借助改良Tokuhashi量表、改良OSRI量表，对预期生存大于12月的患者，应积极手术干预。但量表本身有局限性，不可完全替代临床观察决策和患者意愿。

第二节 椎管内转移瘤的治疗

1 椎管内转移瘤诊疗流程图

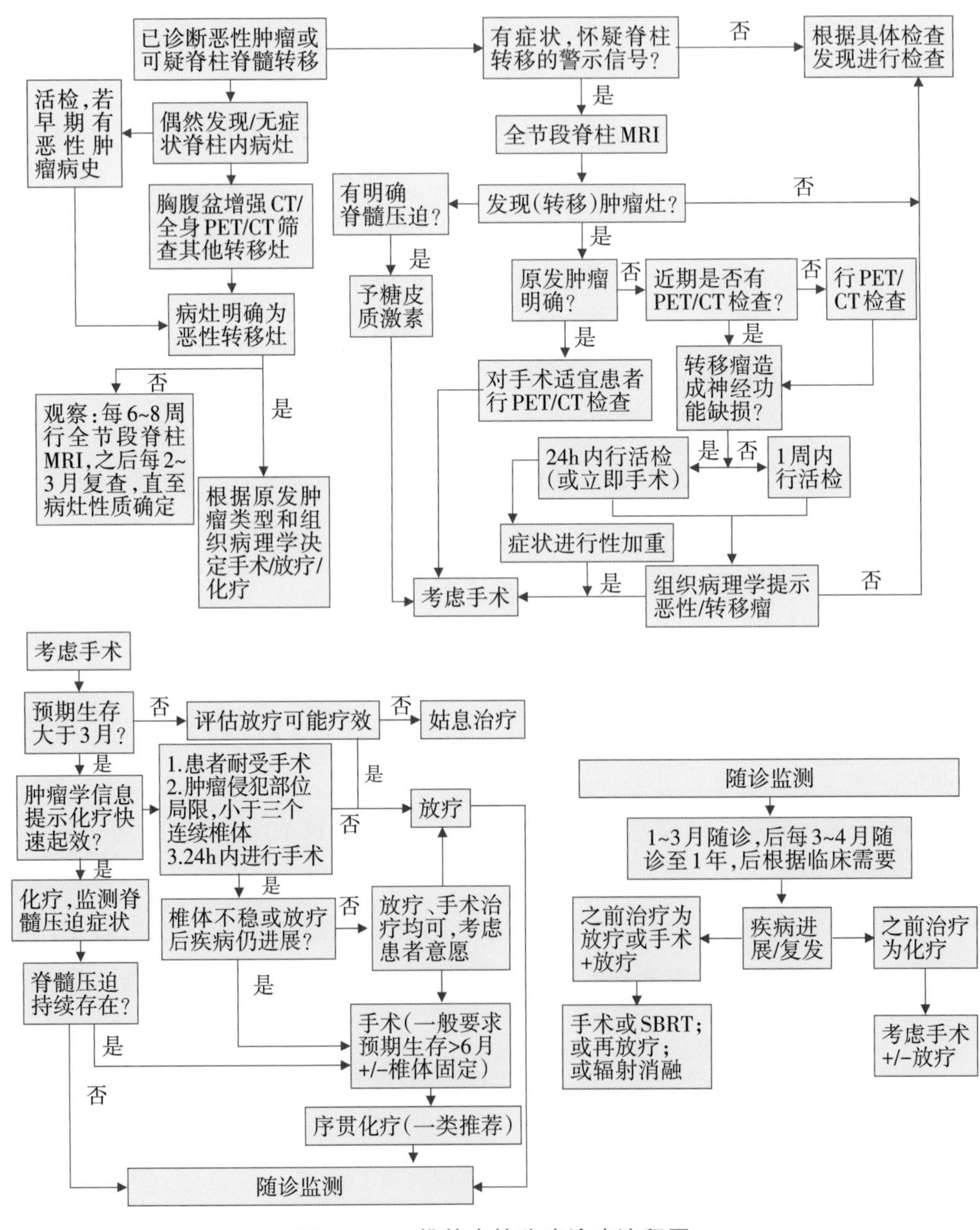

图4-2-1 椎管内转移瘤诊疗流程图

2 外科治疗

2.1 外科治疗适应证

①预期生存时间超过3月，尤其是超过6月，建议手术+辅助放疗；②肿瘤侵犯部位局限，小于3个连续椎体；③患者全身情况可耐受手术治疗。

对脊柱单椎体局部病灶，单一放疗效果对局部病灶控制不亚于单纯椎板切除后放疗，且椎板切除可能导致脊柱不稳，椎体受力不均而塌陷概率升高。

2.2 手术方式

2.2.1 传统手术入路

枕下-高颈段肿物推荐后入路减压+固定，而很少采用经鼻腔或经口腔入路；中下颈段可根据肿物前后位置，选择前/后入路减压+固定术，对多节段或交界节段可考虑前入路+侧路或后路辅助。

颈胸交界区（C7-T2）可根据肿瘤位置选择前后路，上胸段T2-T5，因椎管前部血管条件复杂，多采用后入路，其余胸段脊髓可据肿瘤部位、患者条件，采用前入路/后入路或联合入路。

腰骶部肿物切除一般建议后入路，若手术入路涉及交界区域，则建议行固定术以减少椎体不稳事件发生。

2.2.2 微创手术

在有限研究中，微创手术治疗胸腰段硬膜外转移瘤神经压迫，与传统开放式入路相比，二者在手术并发症、死亡率、生存期改善方面无显著差异，而微创具有术中出血少、输血少、住院时间短优势。推荐有条件中心在适宜情况下选择微创手术。

3 放疗

单纯放疗已被证实能减轻疼痛，改善神经功能，且无侵入性，易耐受。作为手术辅助治疗手段，术后辅助放疗较单纯放疗有更明确获益，决策在于患者状态、脊柱稳定性、病灶与脊髓关系、原发灶病理情况、是否存在硬膜外病灶、总体治疗愿景（缓解疼痛/长期疾病控制/治愈疾病等）。

对寡转移或放疗抵抗性肿瘤（肾细胞癌，黑色素瘤，肉瘤，肝细胞癌，部分结直肠癌和非小细胞肺癌等），推荐SRS治疗。对既往接受过放疗再复发的病例，也可进行SRS以保护脊髓或其他重要结构。

8Gy单次放疗能有效解除脊髓压迫症状；对有神经功能损伤、明确实体病灶、单发或少发的，高剂量放疗（30~39Gy /10~13f）能提供更长无症状生存时间；更先进的SBRT，或许能引入更高剂量的放疗方案，减少周围组织损伤，但无实验验证的患者获益结论，且花费更高。

对基础条件差、预期生存小于3~6月的患者，推荐单次8Gy放疗缓解神经功能症状可能更合理；对预期生存大于6月的患者，尤其是仍适宜手术治疗的患者，推荐30Gy以上高剂量放疗能够减少（肿瘤复发后）再次放疗和症状再恶化。SRS/SBRT推荐的放疗方案包括16~24Gy/1f，24Gy/2f，24~27Gy/3f，30~35Gy/5f。传统放疗方案包括8Gy/1f，20Gy/5f，30Gy/10f，40Gy/20f等。

4 药物治疗

ISM的治疗反应性与原发瘤类型相关，系统性药物治疗（包括化疗与内分泌治疗等）的选择依赖于转移瘤组织病理学类型、分子表型。对适宜手术的患者，可通过手术切除活检；不耐受患者，可CT引导下活检以明确组织病理学分型，根据病理学分型决定药物治疗方案。对大部分ISM，化疗或内分泌治疗反应差，相关研究甚少。血液肿瘤等少数药物治疗敏感的肿瘤椎管内转移对化疗反应好，其诊断与治疗与其他实体瘤转移不同，需由肿瘤专科医生评估。

在发现有脊髓压迫可能时，若无特殊禁忌，应即时给予糖皮质激素治疗，减轻炎症、水肿（若考虑病灶为血液系统肿瘤，诊断受糖皮质激素使用影响，可即时行穿刺活检明确病理后使用糖皮质激素）。激素用量在大剂量（96mg/日）和低剂量（10~16mg/日）之间选择，但尚无共识。

第三节 随访与监测

ISM整体预后极差，目前暂无有效评估和预测生存期和预后的共识或研究结论。在激进的手术切除+序贯放疗后，患者仍有短期复发风险，随诊建议在3个月内，而不推荐术后72h内复查以避免伪影干扰。后每3~4月一次随诊检查至1年，后根据临床需求随诊。随诊建议全脊柱MRI，利用增强MRI作为随诊手段与常规MRI获益差别暂无明确结论，临床医师可根据患者实际情况评估随诊手段。

参考文献

[1]NAYAN L，WEN P Y，AIZER A A. Epidemiology of brain metastases and leptomeningeal disease [J]. Neuro-oncology，2021；23（9）：1447-1456.

[2]CHENG H，PEREZ-SOLER R. Leptomeningeal metastases in non-small-cell lung cancer [J]. The Lancet Oncology，2018，19（1）：e43-e55.

[3]WANG N，BERTALAN M S，BRASTIANOS P K. Leptomeningeal metastasis from systemic cancer：Review and update on management [J]. Cancer，2018，124（1）：21-35.

[4]THAKKAR J P，KUMTHEKAR P，DIXIT K S，et al. Leptomeningeal metastasis from solid tumors [J]. Journal of the Neurological Sciences，2020，411：116706-116716.

[5]FRAIOLI F，SHANKAR A，HYARE H，et al. The use of multiparametric 18F-fluoro-L-3，4-dihydroxy-phenylalanine PET/MRI in post-therapy assessment of patients with gliomas [J]. Nuclear medicine communications，2020，41（6）：517-25.

[6]BOIRE A，BRASTIANOS P K，GARZIA L，et al. Brain metastasis [J]. Nature reviews Cancer，2020，20（1）：4-11.

[7]BARNHOLTZ-SLOAN J S，SLOAN A E，DAVIS F G，et al. Incidence proportions of brain metastases in patients diagnosed（1973 to 2001）in the Metropolitan Detroit Cancer Surveillance System [J]. Journal of clinical oncology：official journal of the American Society of Clinical Oncology，2004，22（14）：2865-72.

[8]高玉岭，王帅文，张艳利，等. 不同病理类型脑转移瘤MRI表现特点 [J]. 兰州大学学报（医学版），2021，47（02）：65-70.

[9]SUH J H，KOTECHA R，CHAO S T，et al. Current approaches to the management of brain metastases [J]. Nature reviews Clinical oncology，2020，17（5）：279-99.

[10]TOYOKAWA G，SETO T，TAKENOYAMA M，et al. Insights into brain metastasis in patients with ALK+ lung cancer： is the brain truly a sanctuary? [J]. Cancer metastasis reviews，2015，34（4）：797-805.

[11]SINGH R，LEHRER E J，KO S，et al. Brain metastases from non-small cell lung cancer with EGFR or ALK mutations： A systematic review and meta-analysis of multidisciplinary approaches [J]. Radiotherapy and oncology：journal of the European Society for Therapeutic Radiology and Oncology，2020，144：165-79.

[12]LI L，LI W，WU C，et al. Real-world data on ALK rearrangement test in Chinese advanced non-small cell lung cancer（RATICAL）: a nationwide multicenter retrospective study. Cancer Commun. 2024; 1-13.

[13]PEDROSA R，MUSTAFA D A，SOFFIETTI R，et al. Breast cancer brain metastasis： molecular mechanisms and directions for treatment [J]. Neuro-oncology，2018，20（11）：1439-49.

[14]HOSONAGA M，SAYA H，ARIMA Y. Molecular and cellular mechanisms underlying brain metastasis of breast cancer [J]. Cancer metastasis reviews，2020，39（3）：711-20.

[15]PALMIERI D，BRONDER J L，HERRING J M，et al. Her-2 overexpression increases the metastatic outgrowth of breast cancer cells in the brain [J]. Cancer Res，2007，67（9）：4190-8.

[16]HOHENSEE I，LAMSZUS K，RIETHDORF S，et al. Frequent genetic alterations in EGFR - and HER2-driven pathways in breast cancer brain metastases [J]. The American journal of pathology，2013，183（1）：83-95.

[17]SUN J，WANG C，ZHANG Y，et al. Genomic signatures reveal DNA damage response deficiency in colorectal cancer brain metastases [J]. Nature communications，2019，10（1）：3190-3199.

[18]ZHANG Q，CHEN J，YU X，et al. Survival benefit of anti-HER2 therapy after whole-brain radiother-

apy in HER2-positive breast cancer patients with brain metastasis [J]. Breast cancer (Tokyo, Japan), 2016, 23 (5): 732-9.

[19]MA S C, TANG X R, LONG L L, et al. Integrative evaluation of primary and metastatic lesion spectrum to guide anti-PD-L1 therapy of non-small cell lung cancer: results from two randomized studies [J]. Oncoimmunology, 2021, 10 (1): 1909296-1909307.

[20]TAN R Y C, CAMAT M D, NG M, et al. HER2 positive rates are enriched amongst colorectal cancer brain metastases: a study amongst 1920 consecutive patients [J]. Annals of oncology: official journal of the European Society for Medical Oncology, 2018, 29 (7): 1598-9.

[21]GLITZA OLⅣ A I C, SCHVARTSMAN G, TAWBI H. Advances in the systemic treatment of melanoma brain metastases [J]. Annals of oncology: official journal of the European Society for Medical Oncology, 2018, 29 (7): 1509-20.

[22]SCHOUTEN L J, RUTTEN J, HUVENEERS H A, et al. Incidence of brain metastases in a cohort of patients with carcinoma of the breast, colon, kidney, and lung and melanoma [J]. Cancer, 2002, 94 (10): 2698-705.

[23]EICHLER A F, LOEFFLER J S. Multidisciplinary Management of Brain Metastases [J]. Oncologist, 2007, 12 (7): 884-898.

[24]PATEL A J, SUKI D, HATIBOGLU M A, et al. Impact of surgical methodology on the complication rate and functional outcome of patients with a single brain metastasis [J]. Journal of neurosurgery, 2015, 122 (5): 1132-43.

[25]ALVAREZ-BRECKENRIDGE C, GIOBBIE-HURDER A, GILL C M, et al. Upfront Surgical Resection of Melanoma Brain Metastases Provides a Bridge Toward Immunotherapy-Mediated Systemic Control [J]. Oncologist, 2019, 24 (5): 671-9.

[26]周先申，万经海. 多发脑转移瘤手术指征及综合治疗探讨 [J]. 中国临床医生杂志，2017，45 (4): 69-72.

[27]CHUA T H, SEE A A Q, ANG B T, et al. Awake Craniotomy for Resection of Brain Metastases: A Systematic Review [J]. World neurosurgery, 2018, 120: e1128-e35.

[28]SANMILLAN J L, FERNáNDEZ-COELLO A, FERNáNDEZ-CONEJERO I, et al. Functional approach using intraoperative brain mapping and neurophysiological monitoring for the surgical treatment of brain metastases in the central region [J]. Journal of neurosurgery, 2017, 126 (3): 698-707.

[29]ZUO F, HU K, KONG J, et al. Surgical Management of Brain Metastases in the Perirolandic Region [J]. Frontiers in oncology, 2020, 10: 572644.

[30]胡珂，万经海. 脑转移瘤的外科治疗策略 [J]. 中国临床医生，2014，42 (04): 17-9.

[31]LEE S R, OH J Y, KIM S H. Gamma Knife radiosurgery for cystic brain metastases [J]. British journal of neurosurgery, 2016, 30 (1): 43-8.

[32]WANG H, LIU X, JIANG X, et al. Cystic brain metastases had slower speed of tumor shrinkage but similar prognosis compared with solid tumors that underwent radiosurgery treatment [J]. Cancer management and research, 2019, 11: 1753-63.

[33]YU K K H, PATEL A R, MOSS N S. The Role of Stereotactic Biopsy in Brain Metastases [J]. Neurosurgery clinics of North America, 2020, 31 (4): 515-26.

[34]RYKEN T C, KUO J S, PRABHU R S, et al. Congress of Neurological Surgeons Systematic Review and Evidence-Based Guidelines on the Role of Steroids in the Treatment of Adults With Metastatic Brain Tumors [J]. Neurosurgery, 2019, 84 (3): E189-e91.

[35]GERSTNER E R, DUDA D G, DI TOMASO E, et al. VEGF inhibitors in the treatment of cerebral edema in patients with brain cancer [J]. Nature reviews Clinical oncology, 2009, 6 (4): 229-36.

[36]MUT M. Surgical treatment of brain metastasis: a review [J]. Clinical neurology and neurosurgery, 2012, 114 (1): 1-8.

[37]MAHAJAN A，AHMED S，MCALEER M F，et al. Post-operative stereotactic radiosurgery versus observation for completely resected brain metastases：a single-centre，randomised，controlled，phase trial [J]. The Lancet Oncology，2017，18（8）：1040-8.

[38]BROWN P D，BALLMAN K V，CERHAN J H，et al. Postoperative stereotactic radiosurgery compared with whole brain radiotherapy for resected metastatic brain disease（NCCTG N107C/CEC・3）：a multicentre，randomised，controlled，phase 3 trial [J]. The Lancet Oncology，2017，18（8）：1049-60.

[39]LE RHUN E，GUCKENBERGER M，SMITS M，et al. EANO-ESMO Clinical Practice Guidelines for diagnosis，treatment and follow-up of patients with brain metastasis from solid tumours [J]. Annals of oncology：official journal of the European Society for Medical Oncology，2021，32（11）：1332-47.

[40]YAMAMOTO M，SERIZAWA T，SHUTO T，et al. Stereotactic radiosurgery for patients with multiple brain metastases（JLGK0901）：a multi-institutional prospective observational study [J]. The Lancet Oncology，2014，15（4）：387-95.

[41]CHANG W S，KIM H Y，CHANG J W，et al. Analysis of radiosurgical results in patients with brain metastases according to the number of brain lesions：is stereotactic radiosurgery effective for multiple brain metastases? [J]. Journal of neurosurgery，2010，113 Suppl：73-8.

[42]HUNTER G K，SUH J H，REUTHER A M，et al. Treatment of five or more brain metastases with stereotactic radiosurgery [J]. International journal of radiation oncology，biology，physics，2012，83（5）：1394-8.

[43]CHEN X，XIAO J，LI X，et al. Fifty percent patients avoid whole brain radiotherapy：stereotactic radiotherapy for multiple brain metastases：a retrospective analysis of a single center [J]. Clinical & trans? lational oncology：official publication of the Federation of Spanish Oncology Societies and of the Na? tional Cancer Institute of Mexico，2012，14（8）：599-605.

[44]JIANG X S，XIAO J P，ZHANG Y，et al. Hypofractionated stereotactic radiotherapy for brain metastases larger than three centimeters [J]. Radiation oncology（London，England），2012，7：36-42.

[45]BI N，MA Y，XIAO J，et al. A Phase Ⅱ Trial of Concurrent Temozolomide and Hypofractionated Stereotactic Radiotherapy for Complex Brain Metastases [J]. The Oncologist，2019，24（9）：1-7.

[46]樊代明. 整合肿瘤学・临床卷[M]. 北京：科学出版社，2021.

[47]马玉超，邓垒，王文卿，等. 大分割放疗联合替莫唑胺治疗大体积脑转移瘤的前瞻性临床研究 [J]. 中华放射肿瘤学杂志，2016，25（4）：320-326.

[48]马玉超，刘峰，王凯，等. FSRT 联合替莫唑胺治疗大体积脑转移瘤的对照研究 [J]. 中华放射肿瘤学杂志，2018，027（004）：348-53.

[49]肖建平，李晔雄，易俊林等，肿瘤大分割放疗图谱，2020年第一版.

[50]BROWN P D，BALLMAN K V，CERHAN J H，et al. Postoperative stereotactic radiosurgery compared with whole brain radiotherapy for resected metastatic brain disease（NCCTG N107C/CEC・3）：a multicentre，randomised，controlled，phase 3 trial [J]. Lancet Oncology，2017：1049-1060.

[51]SOLIMAN H，RUSCHIN M，ANGELOV L，et al. Consensus Contouring Guidelines for Postoperative Completely Resected Cavity Stereotactic Radiosurgery for Brain Metastases [J]. International journal of radiation oncology，biology，physics，2018，100（2）：436-42.

[52]SOLTYS S G，SEIGER K，MODLIN L A，et al. A Phase I/Ⅱ Dose-Escalation Trial of 3-Fraction Ste? reotactic Radiosurgery（SRS）for Large Resection Cavities of Brain Metastases [J]. International Jour? nal of Radiation Oncology Biology Physics，2015，93（3）：S38-S.

[53]BROWN P D，AHLUWALIA M S，KHAN O H，et al. Whole-Brain Radiotherapy for Brain Metastases：Evolution or Revolution? [J]. Journal of clinical oncology：official journal of the American Society of Clinical Oncology，2018，36（5）：483-91.

[54]GONDI V，TOME W A，MARSH J，et al. Estimated risk of perihippocampal disease progression after

hippocampal avoidance during whole-brain radiotherapy： safety profile for RTOG 0933 [J]. Radiotherapy and oncology：journal of the European Society for Therapeutic Radiology and Oncology，2010，95（3）：327-31.

[55]GONDI V，TOLAKANAHALLI R，MEHTA M P，et al. Hippocampal-sparing whole-brain radiotherapy：a "how-to" technique using helical tomotherapy and linear accelerator-based intensity-modulated radiotherapy [J]. International journal of radiation oncology，biology，physics，2010，78（4）：1244-52.

[56]RADES D，EVERS J N，VENINGA T，et al. Shorter-course whole-brain radiotherapy for brain metastases in elderly patients [J]. International journal of radiation oncology，biology，physics，2011，81（4）：e469-73.

[57]马玉超，王文卿，赵瑞芝，等. HT全脑+病灶同步推量放疗多发性脑转移瘤剂量学及临床分析 [J]. 中华放射肿瘤学杂志，2018，27（5）：435-440.

[58]刘清峰，肖建平，张烨，等. 基于核磁定位的多发脑转移瘤全脑+病灶同步推量治疗中新发病灶的影响因素研究 [J]. 癌症进展，2020，18（11）：1099-1102.

[59]LE RHUN E，WELLER M，BRANDSMA D，et al. EANO-ESMO Clinical Practice Guidelines for diagnosis，treatment and follow-up of patients with leptomeningeal metastasis from solid tumours [J]. Annals of oncology： official journal of the European Society for Medical Oncology，2017，28（suppl_4）：iv84-iv99.

[60]杨斯苒，刘清峰，肖建平，等. 放疗为主的综合方案治疗脑膜转移瘤Ⅱ期临床研究 [J]. 中华放射肿瘤学杂志，2020，29（9）：744-50.

[61]YANG S，XIAO J，LIU Q，et al. The Sequence of Intracranial Radiotherapy and Systemic Treatment With Tyrosine Kinase Inhibitors for Gene-Driven Non-Small Cell Lung Cancer Brain Metastases in the Targeted Treatment Era：A 10-Year Single-Center Experience [J]. Frontiers in oncology，2021，11：732883.

[62]CHEN X R，HOU X，LI D L，et al. Management of Non-Small-Cell Lung Cancer Patients Initially Diagnosed With 1 to 3 Synchronous Brain-Only Metastases： A Retrospective Study [J]. Clinical lung cancer，2021，22（1）：e25-e34.

[63]NI J，LI G，YANG X，et al. Optimal timing and clinical value of radiotherapy in advanced ALK-rearranged non-small cell lung cancer with or without baseline brain metastases：implications from pattern of failure analyses [J]. Radiation oncology（London，England），2019，14（1）：44.

[64]DUAN H，HE Z Q，GUO C C，et al. Bone metastasis predicts poor prognosis of patients with brain metastases from colorectal carcinoma post aggressive treatment [J]. Cancer management and research，2018，10：2467-74.

[65]JIANG X B，YANG Q Y，SAI K，et al. Brain metastases from colorectal carcinoma：a description of 60 cases in a single Chinese cancer center [J]. Tumour biology：the journal of the International Society for Oncodevelopmental Biology and Medicine，2011，32（6）：1249-56.

[66]JIANG X B，KE C，ZHANG G H，et al. Brain metastases from hepatocellular carcinoma： clinical features and prognostic factors [J]. BMC Cancer，2012，12：49.

[67]WANG Y，JI Z，LIN F H，et al. Outcome and prognostic value of treatment for brain metastases and the primary tumor in patients with breast cancer brain metastases [J]. Clinical neurology and neurosurgery，2018，170：43-6.

[68]WANG H，OU Q，LI D，et al. Genes associated with increased brain metastasis risk in non-small cell lung cancer：Comprehensive genomic profiling of 61 resected brain metastases versus primary non-small cell lung cancer（Guangdong Association Study of Thoracic Oncology 1036）[J]. Cancer，2019，125（20）：3535-44.

[69]MIYAWAKI E，KENMOTSU H，MORI K，et al. Optimal Sequence of Local and EGFR-TKI Therapy

for EGFR-Mutant Non-Small Cell Lung Cancer With Brain Metastases Stratified by Number of Brain Metastases [J]. International journal of radiation oncology, biology, physics, 2019, 104 (3): 604-13.

[70]WANG C, LU X, ZHOU Z, et al. The Efficacy of Upfront Intracranial Radiation with TKI Compared to TKI Alone in the NSCLC Patients Harboring EGFR Mutation and Brain Metastases [J]. Journal of Cancer, 2019, 10 (9): 1985-90.

[71]KIM J M, MILLER J A, KOTECHA R, et al. Stereotactic radiosurgery with concurrent HER2-directed therapy is associated with improved objective response for breast cancer brain metastasis [J]. Neuro-oncology, 2019, 21 (5): 659-68.

[72]MAGNUSON W J, YEUNG J T, GUILLOD P D, et al. Impact of Deferring Radiation Therapy in Patients With Epidermal Growth Factor Receptor-Mutant Non-Small Cell Lung Cancer Who Develop Brain Metastases [J]. International journal of radiation oncology, biology, physics, 2016, 95 (2): 673-9.

[73]ANDRATSCHKE N, KRAFT J, NIEDER C, et al. Optimal management of brain metastases in oncogenic-driven non-small cell lung cancer (NSCLC) [J]. Lung cancer (Amsterdam, Netherlands), 2019, 129: 63-71.

[74]YANG Z, MENG J, MEI X, et al. Brain Radiotherapy With Pyrotinib and Capecitabine in Patients With ERBB2-Positive Advanced Breast Cancer and Brain Metastases A Nonrandomized Phase 2 Trial. JAMA Oncol.2024; 10 (3) :335-341.

[75]KOTECHA R, KIM J M, MILLER J A, et al. The impact of sequencing PD-1/PD-L1 inhibitors and stereotactic radiosurgery for patients with brain metastasis [J]. Neuro-oncology, 2019, 21 (8): 1060-8.

[76]LEHRER E J, PETERSON J, BROWN P D, et al. Treatment of brain metastases with stereotactic radiosurgery and immune checkpoint inhibitors: An international meta-analysis of individual patient data [J]. Radiotherapy and oncology: journal of the European Society for Therapeutic Radiology and Oncology, 2019, 130: 104-12.

[77]CHEN L, DOUGLASS J, KLEINBERG L, et al. Concurrent Immune Checkpoint Inhibitors and Stereotactic Radiosurgery for Brain Metastases in Non-Small Cell Lung Cancer, Melanoma, and Renal Cell Carcinoma [J]. International journal of radiation oncology, biology, physics, 2018, 100 (4): 916-25.

[78]SOCINSKI M A, LANGER C J, HUANG J E, et al. Safety of bevacizumab in patients with non-small-cell lung cancer and brain metastases [J]. Journal of clinical oncology: official journal of the American Society of Clinical Oncology, 2009, 27 (31): 5255-61.

[79]TOLANEY S M, SAHEBJAM S, LE RHUN E, et al. A Phase Ⅱ Study of Abemaciclib in Patients with Brain Metastases Secondary to Hormone Receptor-Positive Breast Cancer [J]. Clinical cancer research: an official journal of the American Association for Cancer Research, 2020, 26 (20): 5310- 9.

[80]SWAIN S M, BASELGA J, MILES D, et al. Incidence of central nervous system metastases in patients with HER2-positive metastatic breast cancer treated with pertuzumab, trastuzumab, and docetaxel: results from the randomized phase Ⅲ study CLEOPATRA [J]. Annals of oncology: official journal of the European Society for Medical Oncology, 2014, 25 (6): 1116-21.

[81]LIN N U, DIéRAS V, PAUL D, et al. Multicenter phase Ⅱ study of lapatinib in patients with brain metastases from HER2 - positive breast cancer [J]. Clinical cancer research: an official journal of the American Association for Cancer Research, 2009, 15 (4): 1452-9.

[82]BACHELOT T, ROMIEU G, CAMPONE M, et al. Lapatinib plus capecitabine in patients with previously untreated brain metastases from HER2-positive metastatic breast cancer (LANDSCAPE): a

sin? gle-group phase 2 study [J]. The Lancet Oncology, 2013, 14 (1): 64-71.

[83]KROP I E, LIN N U, BLACKWELL K, et al. Trastuzumab emtansine (T-DM1) versus lapatinib plus capecitabine in patients with HER2-positive metastatic breast cancer and central nervous system metastases: a retrospective, exploratory analysis in EMILIA [J]. Annals of oncology: official journal of the European Society for Medical Oncology, 2015, 26 (1): 113-9.

[84]Saura C, Modi S, Krop I, et al. Trastuzumab deruxtecan in previously treated patients with HER2-positive metastatic breast cancer: updated survival results from a phase Ⅱ trial (DESTINY-Breast01) .Ann Oncol. 2024;35 (3) :302-307.

[85]André F, Hee Park Y, Kim SB, et al. Trastuzumab deruxtecan versus treatment of physician's choice in patients with HER2-positive metastatic breast cancer (DESTINY-Breast02) : a randomised, open-label, multicentre, phase 3 trial. Lancet. 2023;401 (10390) :1773-1785.

[86]Hurvitz SA, Hegg R, Chung WP, et al. Trastuzumab deruxtecan versus trastuzumab emtansine in patients with HER2-positive metastatic breast cancer: updated results from DESTINY-Breast03, a randomised, open-label, phase 3 trial.?Lancet. 2023;401 (10371) :105-117.

[87]SAURA C, OLⅣEIRA M, FENG Y H, et al. Neratinib Plus Capecitabine Versus Lapatinib Plus Capecitabine in HER2-Positive Metastatic Breast Cancer Previously Treated With ≥ 2 HER2-Directed Regimens: Phase Ⅲ NALA Trial [J]. Journal of clinical oncology: official journal of the American Society of Clinical Oncology, 2020, 38 (27): 3138-49.

[88]LIN N U, BORGES V, ANDERS C, et al. Intracranial Efficacy and Survival With Tucatinib Plus Trastuzumab and Capecitabine for Previously Treated HER2-Positive Breast Cancer With Brain Metastases in the HER2CLIMB Trial [J]. Journal of clinical oncology: official journal of the American Society of Clinical Oncology, 2020, 38 (23): 2610-9.

[89]FREEDMAN R A, GELMAN R S, ANDERS C K, et al. TBCRC 022: A Phase Ⅱ Trial of Neratinib and Capecitabine for Patients With Human Epidermal Growth Factor Receptor 2-Positive Breast Cancer and Brain Metastases [J]. Journal of clinical oncology: official journal of the American Society of Clinical Oncology, 2019, 37 (13): 1081-9.

[90]GOLDBERG S B, SCHALPER K A, GETTINGER S N, et al. Pembrolizumab for management of patients with NSCLC and brain metastases: long - term results and biomarker analysis from a non-randomised, open-label, phase 2 trial [J]. The Lancet Oncology, 2020, 21 (5): 655-63.

[91]GAUVAIN C, VAULéON E, CHOUAID C, et al. Intracerebral efficacy and tolerance of nivolumab in non-small-cell lung cancer patients with brain metastases [J]. Lung cancer (Amsterdam, Netherlands), 2018, 116: 62-6.

[92]PAZ-ARES L, CIULEANU T E, COBO M, et al. First-line nivolumab plus ipilimumab combined with two cycles of chemotherapy in patients with non-small-cell lung cancer (CheckMate 9LA): an international, randomised, open-label, phase 3 trial [J]. The Lancet Oncology, 2021, 22 (2): 198-211.

[93]IUCHI T, SHINGYOJI M, SAKAIDA T, et al. Phase Ⅱ trial of gefitinib alone without radiation thera? py for Japanese patients with brain metastases from EGFR-mutant lung adenocarcinoma [J]. Lung can? cer (Amsterdam, Netherlands), 2013, 82 (2): 282-7.

[94]ZENG Y D, LIAO H, QIN T, et al. Blood-brain barrier permeability of gefitinib in patients with brain metastases from non-small-cell lung cancer before and during whole brain radiation therapy [J]. Oncotarget, 2015, 6 (10): 8366-76.

[95]YANG J J, ZHOU C, HUANG Y, et al. Icotinib versus whole-brain irradiation in patients with EGFR-mutant non -small - cell lung cancer and multiple brain metastases (BRAIN): a multicentre, phase 3, open - label, parallel, randomised controlled trial [J]. The Lancet Respiratory medicine, 2017, 5 (9): 707-16.

[96]SOLOMON B J, CAPPUZZO F, FELIP E, et al. Intracranial Efficacy of Crizotinib Versus Chemotherapy in Patients With Advanced ALK-Positive Non-Small-Cell Lung Cancer: Results From PROFILE 1014 [J]. Journal of clinical oncology: official journal of the American Society of Clinical Oncology, 2016, 34 (24): 2858-65.

[97]DRILON A, SIENA S, DZIADZIUSZKO R, et al. Entrectinib in ROS1 fusion-positive non-small-cell lung cancer: integrated analysis of three phase 1-2 trials [J]. The Lancet Oncology, 2020, 21 (2): 261-70.

[98]LIU L, BAI H, SEERY S, et al. Efficacy and safety of treatment modalities across EGFR selected/un? selected populations with non-small cell lung cancer and brain metastases: A systematic review and Bayesian network meta-analysis [J]. Lung cancer (Amsterdam, Netherlands), 2021, 158: 74-84.

[99]RAMALINGAM S S, VANSTEENKISTE J, PLANCHARD D, et al. Overall Survival with Osimertinib in Untreated, EGFR-Mutated Advanced NSCLC [J]. The New England journal of medicine, 2020, 382 (1): 41-50.

[100]Soria JC, Ohe Y, Vansteenkiste J, et al. Osimertinib in Untreated EGFR-Mutated Advanced Non-Small-Cell Lung Cancer. N Engl J Med. 2018;378 (2) :113-125.

[101]Solomon BJ, Liu G, Felip E, et al. Lorlatinib Versus Crizotinib in Patients With Advanced ALK-Positive Non-Small Cell Lung Cancer: 5-Year Outcomes From the Phase Ⅲ CROWN Study. J Clin Oncol. Published online May 31, 2024.

[102]Planchard D, J?nne PA, Cheng Y, et al. Osimertinib with or without Chemotherapy in EGFR-Mutated Advanced NSCLC. N Engl J Med. 2023;389 (21) :1935-1948.

[103]MOK T, CAMIDGE D R, GADGEEL S M, et al. Updated overall survival and final progression-free survival data for patients with treatment-naive advanced ALK-positive non-small-cell lung cancer in the ALEX study [J]. Annals of oncology: official journal of the European Society for Medical Oncology, 2020, 31 (8): 1056-64.

[104]PAZ-ARES L, DVORKIN M, CHEN Y, et al. Durvalumab plus platinum-etoposide versus platinum-etoposide in first-line treatment of extensive-stage small-cell lung cancer (CASPIAN): a randomised, controlled, open-label, phase 3 trial [J]. Lancet, 2019, 394 (10212): 1929-39.

[105]DUMMER R, GOLDINGER S M, TURTSCHI C P, et al. Vemurafenib in patients with BRAF (V600) mutation-positive melanoma with symptomatic brain metastases: final results of an open-label pilot study [J]. European journal of cancer (Oxford, England: 1990), 2014, 50 (3): 611-21.

[106]MCARTHUR G A, MAIO M, ARANCE A, et al. Vemurafenib in metastatic melanoma patients with brain metastases: an open-label, single-arm, phase 2, multicentre study [J]. Annals of oncology: official journal of the European Society for Medical Oncology, 2017, 28 (3): 634-41.

[107]LONG G V, TREFZER U, DA Ⅵ ES M A, et al. Dabrafenib in patients with Val600Glu or Val600Lys BRAF-mutant melanoma metastatic to the brain (BREAK-MB): a multicentre, open-label, phase 2 trial [J]. The Lancet Oncology, 2012, 13 (11): 1087-95.

[108]DA Ⅵ ES M A, SAIAG P, ROBERT C, et al. Dabrafenib plus trametinib in patients with BRAF (V600) -mutant melanoma brain metastases (COMBI-MB): a multicentre, multicohort, open-label, phase 2 trial [J]. The Lancet Oncology, 2017, 18 (7): 863-73.

[109]TAWBI H A, FORSYTH P A, ALGAZI A, et al. Combined Nivolumab and Ipilimumab in Melanoma Metastatic to the Brain [J]. The New England journal of medicine, 2018, 379 (8): 722-30.

[110]LONG G V, ATKINSON V, LO S, et al. Combination nivolumab and ipilimumab or nivolumab alone in melanoma brain metastases: a multicentre randomised phase 2 study [J]. The Lancet Oncology, 2018, 19 (5): 672-81.

[111]GUTZMER R, VORDERMARK D, HASSEL J C, et al. Melanoma brain metastases - Interdisciplin? ary management recommendations 2020 [J]. Cancer treatment reviews, 2020, 89: 102083.

[112]THUST S C, VAN DEN BENT M J, SMITS M. Pseudoprogression of brain tumors [J]. Journal of magnetic resonance imaging: JMRI, 2018, 48 (3): 571-89.

[113]WHITE A P, KWON B K, LINDSKOG D M, et al. Metastatic disease of the spine [J]. Journal of the American Academy of Orthopaedic Surgeons, 2006, 14 (11): 587-98.

[114]SCHIFF D, O'NEILL B P, SUMAN V J. Spinal epidural metastasis as the initial manifestation of malignancy: Clinical features and diagnostic approach [J]. Neurology, 1997, 49 (2): 452-6.

[115]SCHICK U, MARQUARDT G, LORENZ R. Intradural and extradural spinal metastases [J]. Neurosurgical review, 2001, 24 (1): 1-5; discussion 6-7.

[116]FREY I, LE BRETON C, LEFKOPOULOS A, et al. Intradural extramedullary spinal canal secondary neoplasms: MR findings in 30 patients [J]. European radiology, 1998, 8 (7): 1187-92.

[117]BEALL D P, GOOGE D J, EMERY R L, et al. Extramedullary intradural spinal tumors: a pictorial review [J]. Current problems in diagnostic radiology, 2007, 36 (5): 185-98.

[118]HOOVER J M, KRAUSS W E, LANZINO G. Intradural spinal metastases: a surgical series of 15 patients [J]. Acta neurochirurgica, 2012, 154 (5): 871-7; discussion 7.

[119]CABEZAS-CAMARERO S, SASTRE J, POLIDURA M C, et al. C8-T1 Radiculopathy Due to an Intradural Extramedullary Metastasis of a Pancreatic Neuroendocrine Tumor: Case Report and Review of the Literature [J]. Pancreas, 2016, 45 (5): 772-9.

[120]MACKEL C E, ALSIDEIRI G, PAPAVASSILIOU E. Intramedullary-Extramedullary Breast Metastasis to the Caudal Neuraxis Two Decades after Primary Diagnosis: Case Report and Review of the Liter? ature [J]. World neurosurgery, 2020, 140: 26-31.

[121]AIELLO D, MAZZOLA R, GREGUCCI F, et al. Surprising complete response of intramedullary spinal cord metastasis from breast cancer: a case report and literature review [J]. Tumori, 2017, 103 (Suppl. 1): e28-e30.

[122]SHAHIDEH M, FALLAH A, MUNOZ D G, et al. Systematic review of primary intracranial glioblastoma multiforme with symptomatic spinal metastases, with two illustrative patients [J]. Journal of clinical neuroscience: official journal of the Neurosurgical Society of Australasia, 2012, 19 (8): 1080-6.

[123]ISH II T, TERAO T, KOMINE K, et al. Intramedullary spinal cord metastases of malignant melanoma: an autopsy case report and review of the literature [J]. Clinical neuropathology, 2010, 29 (5): 334-40.

[124]DAM-HIEU P, SEIZEUR R, MINEO J F, et al. Retrospective study of 19 patients with intramedullary spinal cord metastasis [J]. Clinical neurology and neurosurgery, 2009, 111 (1): 10-7.

[125]MESFIN A, EL DAFRAWY M H, JAIN A, et al. Total En Bloc Spondylectomy for Primary and Metastatic Spine Tumors [J]. Orthopedics, 2015, 38 (11): e995-e1000.

[126]THIBAULT I, AL-OMAIR A, MASUCCI G L, et al. Spine stereotactic body radiotherapy for renal cell cancer spinal metastases: analysis of outcomes and risk of vertebral compression fracture [J]. Jour? nal of neurosurgery Spine, 2014, 21 (5): 711-8.

[127]WOSTRACK M, PAPE H, KREUTZER J, et al. Surgical treatment of spinal intradural carcinoma metastases [J]. Acta neurochirurgica, 2012, 154 (2): 349-57.

[128]BOOGERD W, VAN DER SANDE J J. Diagnosis and treatment of spinal cord compression in malignant disease [J]. Cancer treatment reviews, 1993, 19 (2): 129-50.

[129]COLE J S, PATCHELL R A. Metastatic epidural spinal cord compression [J]. The Lancet Neurology, 2008, 7 (5): 459-66.

[130]BUHMANN KIRCHHOFF S, BECKER C, DUERR H R, et al. Detection of osseous metastases of the spine: comparison of high resolution multi-detector-CT with MRI [J]. European journal of radiology, 2009, 69 (3): 567-73.

[131]BOLLEN L，DIJKSTRA S P D，BARTELS R，et al. Clinical management of spinal metastases-The Dutch national guideline [J]. European journal of cancer（Oxford，England：1990），2018，104：81-90.

[132]JACOBS W B，PERRIN R G. Evaluation and treatment of spinal metastases：an overview [J]. Neurosurgical focus，2001，11（6）：e10.

[133]PATCHELL R A，TIBBS P A，REGINE W F，et al. Direct decompressive surgical resection in the treatment of spinal cord compression caused by metastatic cancer：a randomised trial [J]. Lancet，2005，366（9486）：643-8.

[134]PATIL C G，LAD S P，SANTARELLI J，et al. National inpatient complications and outcomes after surgery for spinal metastasis from 1993-2002 [J]. Cancer，2007，110（3）：625-30.

[135]GAZZERI R，TELERA S，GALARZA M，et al. Surgical treatment of intramedullary spinal cord metastases：functional outcome and complications-a multicenter study [J]. Neurosurgical review，2021，44（6）：3267-75.

[136]NATER A，TETREAULT L L，DAVIS A M，et al. Key Preoperative Clinical Factors Predicting Outcome in Surgically Treated Patients with Metastatic Epidural Spinal Cord Compression：Results from a Survey of 438 AOSpine International Members [J]. World neurosurgery，2016，93：436-48.e15.

[137]BILSKY M H，LAUFER I，FOURNEY D R，et al. Reliability analysis of the epidural spinal cord compression scale [J]. Journal of neurosurgery Spine，2010，13（3）：324-8.

[138]FISHER C G，DIPAOLA C P，RYKEN T C，et al. A novel classification system for spinal instability in neoplastic disease：an evidence-based approach and expert consensus from the Spine Oncology Study Group [J]. Spine，2010，35（22）：E1221-9.

[139] TOKUHASHI Y，MATSUZAKI H，ODA H，et al. A revised scoring system for preoperative evaluation of metastatic spine tumor prognosis [J]. Spine，2005，30（19）：2186-91.

[140]BALAIN B，JAISWAL A，TRIVEDI J M，et al. The Oswestry Risk Index：an aid in the treatment of metastatic disease of the spine [J]. The bone & joint journal，2013，95-b（2）：210-6.

[141]FEHLINGS M G，KOPJAR B，YOON T，et al. 1. Surgical Treatment for Cervical Spondylotic Myelopathy：One Year Outcomes of the AOSpine North America Multi-Center Prospective Study of 301 Patients [J]. Spine Journal，2009，9（10）：1S-S.

[142]KALOOSTIAN P E，ZADNIK P L，ETAME A B，et al. Surgical management of primary and metastatic spinal tumors [J]. Cancer control：journal of the Moffitt Cancer Center，2014，21（2）：133-9.

[143]NADER R，RHINES L D，MENDEL E. Metastatic sacral tumors [J]. Neurosurgery clinics of North America，2004，15（4）：453-7.

[144]ZHOU X，CUI H，HE Y，et al. Treatment of Spinal Metastases with Epidural Cord Compression through Corpectomy and Reconstruction via the Traditional Open Approach versus the Mini-Open Approach：A Multicenter Retrospective Study [J]. Journal of oncology，2019，2019：7904740.

[145]MARANZANO E，TRIPPA F，CASALE M，et al. 8Gy single-dose radiotherapy is effective in metastatic spinal cord compression：results of a phase Ⅲ randomized multicentre Italian trial [J]. Radiotherapy and oncology：journal of the European Society for Therapeutic Radiology and Oncology，2009，93（2）：174-9.

[146]JABBARI S，GERSZTEN P C，RUSCHIN M，et al. Stereotactic Body Radiotherapy for Spinal Metastases：Practice Guidelines，Outcomes，and Risks [J]. Cancer journal（Sudbury，Mass），2016，22（4）：280-9.

[147]樊代明.整合肿瘤学·基础卷[M].西安：世界图书出版西安有限公司，2021.

原发性中枢神经系统淋巴瘤

名誉主编

樊代明

主　编

陈忠平　朴浩哲

副主编

卞修武　赵世光　马　军　夏云飞　张俊平

编　委（按姓氏拼音排序）

卞修武　车少敏　陈　宏　陈　一　陈谦学　陈徐贤　陈忠平　贺建霞　姜　新　李　娟　李　祥　李志铭　刘　燕　刘凤强　马　军　倪　炜　朴浩哲　朴月善　漆楚波　邱晓光　司马秀田　宋　嘉　孙文洲　汪　洋　王玉林　王重韧　闻淑娟　吴　晖　夏云飞　邢晓静　杨学军　张　烨　张俊平　赵世光　郑海鹰　钟　喆

执笔人

朴浩哲　王玉林　司马秀田　李志铭　陈　宏　郑海鹰　姜　新

第一章

流行病学

原发性中枢神经系统淋巴瘤（primary central nervous system lymphoma，PCNSL）通常局限于脑、眼球、软脑膜及脊髓，不累及全身其他器官。年发病率为（0.4~0.5）/ 100000，占新诊断脑肿瘤的 3%~4%、结外淋巴瘤的 4%~6%。多数是一种侵袭性非霍奇金淋巴瘤，其中 B 细胞起源约占 98%，T 细胞起源约 2%。PCNSL 可发生于免疫抑制的人群（获得性免疫缺陷综合征、先天性免疫缺陷、移植后免疫抑制），也可发生于免疫功能正常人群。PCNSL 可能发生在任何年龄段，中位年龄 65 岁，男性多于女性。

第二章

预防

移植后淋巴增殖性疾病（post-transplant lymphoproliferative disorders，PTLD）和HIV感染容易并发PCNSL，这类患者常比非免疫缺陷PCNSL病人更年轻，治疗效果更差。EBV（+）PCNSL可有肿瘤微环境耐受的巨噬细胞和免疫检查点基因表达升高；而AIDS相关的PCNSL有较低的CD4基因拷贝数。EB病毒在PCNSL的免疫损害中起重要作用。胶原血管性疾病亦是PCNSL的高危因素，如系统性红斑狼疮、类风湿关节炎等。

因此，应贯彻“三级预防”理念，预防和积极治疗病毒感染，提高机体免疫力与抗病能力；定期体检，做到早发现、早诊断和早治疗。

第三章

早诊筛查

PCNSL 发病以中枢神经系统症状为主，很少出现发热、盗汗、体重减轻等全身症状。所以大部分患者都是在出现中枢神经系统症状后进行检查。

第四章

诊断

第一节 临床表现

PCNSL病程短，大多在半年内，主要症状与体征由其占位效应或弥散性脑水肿所致。临床表现可分成4组。

1 脑部受累症状（占30%~50%）

主要表现头痛、视力模糊、性格改变，还会根据病变部位出现相应临床表现。

2 软脑膜受累症状（10%~25%）

此类病人在脑脊液检查时蛋白和淋巴细胞计数明显增高。

3 眼受累症状（10%~20%）

约20%的PCNSL有眼受累，怀疑PCNSL的病人，应行眼裂隙灯检查。

4 脊髓受累症状（不足1%）

PCNSL无特殊临床表现，如无细胞学和组织学资料，术前诊断十分困难。

第二节 影像学表现

PCNSL可发生在中枢神经系统的任何部位，但多数发生在幕上，约50%发生在大脑半球，后颅窝占10%~30%，幕上、下同时受累约占18%，病变好发于基底神经节、胼胝体、脑室周围白质和小脑蚓部，软脑膜、脉络丛和透明隔也常受累。

1　CT表现

多表现为稍高密度均质肿块，形态不规则，呈团块状，或呈类圆形，增强检查呈团块状或“握拳”样均匀性强化，肿块出血、钙化、坏死少见。

2　PET/CT表现

^{18}F-FDG-PET扫描，病灶呈明显高摄取；有研究发现SUV_{max}值大于15时，有助于PCNSL诊断。

3　MRI平扫表现

T1WI多表现为等或稍低信号，T2WI多表现为等或稍高信号，内部有坏死T2WI可为高信号，瘤周水肿呈T1低T2高信号，水肿范围与肿瘤大小不成比例，有占位效应。

4　MRI增强表现

肿瘤破坏血脑屏障，导致增强时多呈明显均匀强化，肿瘤坏死时可强化不均。无包膜和浸润性生长特点产生一些典型征象，如“握拳征”“棘征”“脐凹征”“裂隙征”等；病灶沿胼胝体跨大脑半球侵犯可表现“蝴蝶征”，沿室管膜生长可表现“线样征”。但大脑淋巴瘤病MRI多表现弥漫性白质改变，一般无强化，仅少数病例有针尖样强化。

5　功能MRI表现

5.1　DWI

瘤细胞致密，核浆比大，间质较少的特点使其在DWI及ADC图上呈弥散受限改变，即DWI稍高信号、ADC值降低。

5.2　PWI

肿瘤新生血管少，PCNSL灌注相对低于其他颅脑恶性肿瘤，与其他肿瘤相比，因具瘤细胞小而致密，细胞间隙小的组织特点，T2灌注曲线呈现较高的信号恢复率（PSR，percentage signal recovery），有报道信号恢复率大于136%诊断PCNSL的特异度为100%。

5.3　MRS

瘤细胞致密导致Cho峰升高；部分淋巴瘤可出现特征性的Lip峰，可能与肿瘤内凝固性坏死、细胞膜破坏有关。

第三节　鉴别诊断

1　高级别脑胶质瘤

MRI信号明显不均匀，呈T1WI、T2WI混杂信号，周边明显指状水肿影；占位征象明显，邻近脑室受压变形，中线结构移位，脑沟、脑池受压；增强扫描呈明显花环状 及结节样异常强化影。PWI灌注高于PCNSL，同时结合较高的灌注、较高的ADC值和较多的瘤内坏死三因素可提高与PCNSL的鉴别诊断效能（AUC值0.96）

2　颅内转移瘤

转移瘤多位于灰白质交界处，常多发，少数单发，MRI多呈T1WI低信号、T2WI高信号，增 强检查呈环形强化或结节样强化，肿瘤中心可有坏死；常表现“小病灶大水肿”；转移瘤患者一般有原发恶性病史。

3　颅内脱髓鞘样病变

与淋巴瘤易发生混淆的是肿瘤样脱髓鞘病变，增强扫描可见环形强化影，“开环征”为较特异性征象，诊断性治疗后复查，病变缩小明显，易复发，实验室检查 有助鉴别诊断。

4　脑膜瘤

脑膜瘤多呈圆形或类圆形肿块，形态规则，瘤内囊变坏死少见，脑膜瘤内可见钙化灶；CT表现为稍高或高密度；MRI表现多为T1WI等信号、T2WI等信号，增强检查呈均匀 强化，邻近脑膜可见“脑膜尾征”。

第四节　病理学检查

80%~90%的PCNSL为弥漫大B细胞淋巴瘤，少数为免疫缺陷相关淋巴瘤、血管内大B细胞淋巴瘤以及CNS内各种少见淋巴瘤。少见淋巴瘤包括硬膜的黏膜相关淋巴组织淋巴瘤（MALT），低级别B细胞和T细胞淋巴瘤，Burkitt淋巴瘤，高级别T细胞和NK/T细胞淋巴瘤。

1　弥漫大B细胞淋巴瘤（diffuse largeBcell lymphoma，DLBCL）

大体：可单发或多发，常位于大脑半球，深部组织，靠近脑室系统。脑膜受累可表现像脑膜炎或脑膜瘤。

镜下：细胞密度高，弥漫分布。瘤中心常见大片地图状坏死，瘤细胞团状分布。瘤周常见瘤细胞以血管为中心的生长方式，血管周围网状纤维增生明显。伴明显星形胶质细胞和小胶质细胞增生，反应性成熟 T 和 B 细胞的炎症浸润。瘤细胞大，核大而不规则、具异型性，核仁明显。有些病例可混杂巨噬细胞。

免疫表型：B 细胞显示 PAX5，CD19，CD20，CD22 阳性及 CD79a 阳性。大部分病例表达 BCL6 和 MUM1，浆细胞标记（CD38 和 CD138）常阴性。不同于系统性弥漫大 B 细胞淋巴瘤，中枢神经系统 DLBCL 表达 CD10 的病例不到 10%。BCL2 表达较常见，82% 病例有 BCL2 和 MYC 的高表型。核分裂象易见，Ki-67 增殖指数可达 70%、甚至 90%，凋亡常见。EBV 阳性病例罕见，如阳性应检查评估患者是否免疫缺陷。

基因改变：DLBCL 存在多种遗传学异常，比如 18q21 扩增、BCL6 异位、6p21 缺失等；近期发现多种基因突变，常见包括：MYD88、CD79b、CDKN2A、ETV6、PIM1 等，其中 MYD88L265P 是最为常见的突变位点，促进增生，防止凋亡。表观基因改变，DAPK1，CDKN2A，MGMT 和 RFC 的改变都可能有潜在的治疗相关性。MYD88 突变与 PFS 和 OS 有相关性，是 DLBCL 免疫治疗独立的不良预后因素。

分型：Hans 等根据组织病理切片免疫组化 CD10、BCL6，MUM- 1 的表达，将 DLBCL 分为生发中心 B 细胞样（GCB）亚型和非生发中心 B 细胞样（non- GCB）亚型。non-GCB 亚型的预后明显差于 GCB 亚型，PCNSL 大部分属于 non-GCB。

新近发展的 Nano String 数字基因定量技术，将 DLBCL 分为 GCB，活化 B 细胞样（ABC）亚型及不能分类亚型三种亚型。GCB 亚型患者预后明显优于 ABC 亚型，体现了分子分型的临床价值。

为提高 DLBCL 分型的预后判断价值，选择更合适的治疗，在免疫组化分型 基础上加入细胞遗传学改变。推荐用 FISH 法检测 MYC、BCL2、BCL6 基因位点的重排。如有 MYC 和 BCL2 基因重排，或同时有 MYC、BCL2 及 BCL6 基因重排（之前称作三打击淋巴瘤）则归类为高级别 B 细胞淋巴瘤（HGBL）。HGBL 好发于老年人，处于进展期（Ⅳ），对 R -CHOP 治疗反应差，生存率短，且常是 GCB 亚型。

大规模二代基因测序结果表明，GCB 亚型与 ABC 亚型 DLBCL 有不同突变基因谱。高通量检测技术的发展加快了对 DLBCL 疾病本质的认识，DLBCL 七分型有助预后分层，新分型较传统分型对预后判断更为准确和具体化，有利于临床筛选化疗不敏感的高 危患者，并根据具体基因学改变选择靶向药物尽早干预，从而改善预后。

PCNSL 属于 MCD 型弥漫大 B 细胞淋巴瘤（见于免疫特许部位），可检测到 MYD88 和 CD79B 突变，因此可从针对 MYD88 或和 BCR 通路的个体化治疗（BTK 抑制剂）中获益。在 2021 年 CNS WHO 5th 分类中新增原发于中枢神经系统玻璃体、视网膜等亚型，体现了对 PCNSL 认识的进步。

糖皮质激素敏感的淋巴瘤：瘤细胞对糖皮质激素敏感，后者会诱导其凋亡。用药后，MRI检查和活检组织中的DLBCL迅速消亡。镜下观察显示非特异性炎症反应和/或坏死，常见泡沫样巨噬细胞浸润，而瘤性B细胞少量或未见。某些病例中，B细胞重排可能会显示单克隆B细胞群。但因细胞数量少很难有确切结果。

大脑淋巴瘤病：是弥漫大B细胞淋巴瘤一种特殊生长方式，虽罕见，但在日常诊疗中可遇到。临床上主要为快速进展的认知功能障碍。组织学上淋巴瘤细胞主要在白质沿纤维弥漫分布，而不是融合性肿块。诊断需整合影像学表现。

前哨病变：少见病例，DLBCL被报道前期（约2年）的脱髓鞘或炎性病变，症状类似多发性硬化。

2 免疫缺陷相关淋巴瘤

遗传或获得性的免疫缺陷者倾向患PCNSL。常与EBV感染相关。

AIDS-相关的弥漫大B细胞淋巴瘤：在其分类中，包括AIDS-相关DLBCL；EBV-阳性DLBC，NOS（Not Otherwise Specified 非特指）；淋巴瘤样肉芽肿，以及单形性或多形性移植后淋巴细胞增生性疾病，都是首发症状在CNS。

AIDS-相关DLBCL在颅内的图像与免疫正常的病人相似，可能更多灶性或片状坏死。EBV阳性DLBCL，NOS，在老年人更多见。

3 淋巴瘤样肉芽肿

以血管中心性或破坏性生长方式为常见的淋巴增生性疾病，主要成分是EBV阳性大B细胞，大多CD20阳性，CD30阳或阴性，CD15阴性。常伴反应性CD4和CD8阳性T淋巴细胞。浸润的血管壁常坏死，导致肿瘤或脑组织的梗死样改变。移植后的淋巴增生性病变，CNS累及不常见，但也可能成为唯一累及的部位。

4 血管内大B细胞淋巴瘤

只在血管内生长的淋巴瘤。除了仅在皮肤病变，75%~85%的病变可累及CNS。常见脑内发生，也可见于脊髓。特征性血管内生长模式，导致临床症状类似脑梗死或亚急性白质脑病。大体可见新鲜或陈旧梗死，坏死，和/或出血。镜下，大而异型的B细胞聚集在血管内，缺乏CD29和ICAM1（CD54）表达，可能与细胞不能跨血管迁移相关。

5 CNS内各种少见淋巴瘤

除外弥漫大B细胞淋巴瘤，其他类型淋巴瘤罕见。包括：低级别B细胞和T细胞淋巴瘤，Burkitt淋巴瘤，高级别T细胞和NK/T细胞淋巴瘤。低级别淋巴瘤主要是B

细胞来源。几乎没有确切的原发 CNS 的 Hodgkin 淋巴瘤。

5.1　低级别 B 细胞淋巴瘤

常见于成人。镜下见小淋巴细胞密集，或血管周围浸润，其间可混杂浆细胞。CD20 阳性表达，而 CD5 和 CD10 是阴性，增殖指数不高。

5.2　T 细胞和 NK/T 细胞淋巴瘤

原发 T 细胞淋巴瘤在 CNS 中非常罕见。亚洲人群常见，主要是青年及成年人。镜下恶性 T 细胞表达 CD45 和 T 细胞抗原（CD2，CD3，CD4 或 CD8，CD5，和 CD7）。T 细胞重排单克隆阳性有助于鉴别诊断。低级别相对常见，预后较 DLBCL 好。原发 CNS 的 EBV 阳性的鼻型结外 NK/T 细胞淋巴瘤，常见于年轻至中年人。病理特征与身体其他部位病变相似，预后较差。

5.3　间变大细胞淋巴瘤

（1）原发 CNS 间变大细胞淋巴瘤，ALK 阳性：非常罕见。以儿童、青年常见，男性多见。常以感染起病，脑内可单发或多发肿块，常累及软脑膜，硬膜或颅骨。疾病进展快，但如诊断和化疗选择正确，可长期生存。瘤细胞常 CD30，ALK，EMA 阳性，并有各种 T 细胞系抗原不同程度表达。

（2）原发 CNS 间变大细胞淋巴瘤，ALK 阴性：罕见肿瘤，常见于成人，性别无差异。病变多位于幕上，可单发或多发。除 ALK 无表达，病理组织学与 ALK 阳性间变大细胞淋巴瘤一致，预后较 ALK 阳性的更差。

5.4　硬膜的黏膜相关淋巴组织淋巴瘤（MALT 淋巴瘤）

主要位于硬膜的淋巴瘤，比原发于脑内的更少见。最常见的硬膜淋巴瘤是 MALT 淋巴瘤。硬膜 MALT 淋巴瘤多见于成年女性，颅内多见，椎管少见。影像学常见硬膜斑块状增厚，似脑膜瘤。一般手术可全切，预后较好。组织学和免疫表型都类似于身体其他部位的 MALT 淋巴瘤。肿瘤由小淋巴细胞组成。胞核略异型，胞浆透亮。可侵犯邻近脑组织，累及 VR 间隙。瘤细胞为 CD5 阴性，CD10 阴性 B 细胞，可伴浆细胞分化。

第五节　小结

影像学检查仅能提示 PCNSL，可靠诊断需组织病理依据。多数患者需脑组织活检并组织病理学确诊。

如临床怀疑原发眼淋巴瘤，诊断性玻璃体切除术或抽吸术是临床的首选检查，若不能确诊，可考虑视网膜或脉络膜活检或可疑病变抽吸，或重复玻璃体切除术。眼内液分析包括白介素（IL-10）升高且 IL-10：IL-6 比值>1.0、MYD88 L265P 突变有助于诊断，但目前仍不能作为确诊依据。

脑脊液发现淋巴瘤细胞者无需脑组织活检来确诊。脑脊液 sCD19、s 抗凝血酶 Ⅲ（sATⅢ）、sCD27、β_2-微球蛋白、IL-6、IL-10、CXCL13、骨桥蛋白和几种 miRNA（miRNA19b、miRNA21 和 miRNA92a）具潜在诊断价值。基于脑脊液的 β_2-微球蛋白（β_2-MG）、可溶性 IL-2 受体（sIL-2R）、白细胞介素-10（IL-10）和趋化因子配体 13（CXCL13）建立的多标志物诊断模型，由于具有高敏感性、特异性、阳性预测值 和阴性预测值（分别为 97%、97%、94% 和 99%），是原发中枢神经系统淋巴瘤潜在 辅助诊断工具，但目前仍不能作为确诊依据。

临床上在可能情况下，在活检前应避免使用类固醇激素，因为类固醇激素会影响组织病理学诊断。对已接受类固醇激素治疗的患者，如活检组织呈现“阴性”或非特异性炎症，定期进行 MRI 检查密切和仔细随访，发现肿瘤增长时再行活检。

第五章

治疗

第一节　治疗前评估

确诊 PCNSL，治疗前需全面评估，包括临床评估、实验室评估、影像学评估 和脑脊液分析。由于多数患者疾病进展迅速，严重者治疗和分期检查可同时 进行。

1　临床评估

完整病史（包括既往移植史）和用药史（包括使用皮质类固醇激素）；体检包括全面眼科检查（以排除眼内受累）和神经系统评估（如 SSME 量表）；体能状态评估。

详细眼科检查包括散瞳眼底检查，以排除玻璃体、视网膜或视神经受累。荧光素血管造影可能有助确认视网膜淋巴瘤受累。对眼部受累，应获取眼后极的彩 色照片，以跟踪和记录对治疗的反应。

2　实验室评估

实验室评估应包括血清乳酸脱氢酶（异常升高已确定为独立的预后因素）和肌酐清除率（低肌酐清除率不适合大剂量 MTX 治疗）。

3　影像学评估

颅脑影像学检查优先考虑增强 MRI，因其较高敏感性和特异性最好在治疗前完成，对无法进行增强 MRI 或存在 MRI 检查禁忌证者，颅脑增强 CT 可作为替代检查；脊髓 MRI，尤其对有症状或脑脊液检查异常者；全身断层影像检查排除系统性淋巴瘤继发中枢侵犯（PET/CT 首选，但颈部到骨盆的增强 CT 可接受）；≥60 岁男性患者睾丸超声检查，排除原发睾丸淋巴瘤继发中枢侵犯（如 PET/CT 阴性无需检查）；老年或有基础心脏病者行心脏彩超以评估心功能。

4 脑脊液分析

如无禁忌，应行腰穿脑脊液检查（包括常规、生化、细胞学评估和流式细胞分析）。腰穿建议在手术活检前或手术后1周采集脑脊液样本，以免出现假阳性结果。脑脊液总蛋白已被确定为重要预后因素，所有患者均应进行分析。流式细胞分析比常规细胞学检测对隐匿性软脑膜淋巴瘤更敏感，有条件单位推荐应用。正进行抗凝治疗、存在血小板减少或颅内肿块较大患者需谨慎腰穿检查。

5 所有确诊者建议多学科整合诊治（MDT to HIM）讨论，14天内接受治疗

PCNSL是要多学科整合治疗的疾病，MDT to HIM应贯穿其规范化整合诊疗全过程，MDT是整合神经外科、医学影像、神经病理和分子病理、放射肿瘤学、神经肿瘤、血液内科等相关学科优势，HIM是以患者为中心，制定个体化整合诊治方案，实现最大化整合诊治效果。

第二节 外科治疗

怀疑原发性中枢神经系统淋巴瘤的患者，首先推荐最小创伤下的活检，并进行脑脊液检查，对活检未明确为PCNSL者，如术前使用激素需停止激素后，再次活检或脑脊液检查。

立体定向活检治疗步骤：

1 适应证选择

根据病史及MRI影像学特征，怀疑PCNSL时即可考虑立体定向活 检。近期用过糖皮质激素患者，至少需停药一周或影像学随访提示肿瘤有进展时再考虑活检。

2 禁忌证

严重凝血功能障碍或其他不适合手术的情况。

3 器械选择

用于穿刺活检的立体定向软硬件系统，应具备多模态融合及多视图显示功能，尤其需具备路径剖切面及路径垂面视图。路径垂面视图中，病灶长径在10mm以下的病灶，推荐有框架立体定向系统；较大病灶，按定位精度及可靠性的优先排序，可依次选择有框架立体定向、立体定向机器人和无框架导航系统。

4　影像准备

采用有框架立体定向活检，需提前行 MRI T1 增强导航序列（连续薄层层厚<3mm）扫描，准备术中与 CT 图像融合或手术当日安装框架后行 MRI T1 增强定位扫描；采用无框架立体定向（导航、机器人）活检，可直接用 MRI T1 增强的导航序列或 CT 增强导航序列。

5　术中注意事项

应用立体定向手术计划系统或神经导航软件行多模态图像融和三维重建，可视化条件下选择靶点和设计穿刺路径。在路径剖视图模式下进行靶点坐标微调，使路径符合病灶长轴并避开功能区及脑沟内的血管。以靶点为参照在手术路径上设置取材作业点。推荐用外径 2.5mm 侧方开口长度为 10mm 的立体定向活检针。第一作业点距离病灶表面 7mm 深处，穿刺到位后，将侧方开口转向四个不同方向分别取材，并根据需要向更深处按每 10mm 设置一个取材作业点以减少遗漏和足够标本量。术前状况较差的病人，在完成标本取材后，可术中给予激素治疗。

6　术中出血的处理

取材完成后，旋开侧方开口，留针 15 分钟压迫止血并观察出血情况。遇有活动性出血，可耐心压迫，及时清除内芯溢出的积血，必要时予 0.2~0.4ml 去甲肾上腺素/生理盐水反复冲洗或换用 2.0 穿刺针，向取材处填塞明胶海绵细条。必要时使用抗纤溶药氨甲环酸（tranexamic acid，TXA）可减少围术期出血。

PCNSL起病后进展较快，常有占位效应。肿瘤切除程度是否为改善患者预后的独立相关因素，缺乏足够证据。2019年Collin M等回顾了过去50年1291篇相关文献，纳入数据分析的24篇文章中，未能显示肿瘤减灭比活检更有益的15篇多为小样本的较早期研究；显示获益的9篇多为较大的近期研究。虽然PCNSL为弥漫性病变，但手术切除可有效减少肿瘤负荷（耐药肿瘤细胞群），减少糖皮质激素用量，而技术提升减少了手术并发症对预后统计的不利影响。受限于病例选择和技术差异，不同研究对手术切除能否改善PFS和OS的结论常不一致。相信随手术技术和设备进步，肿瘤切除对PCNSL预后影响的争议仍将持续。对有占位效应的肿瘤，如位置表浅并位于非功能区，开颅手术既可明确病理诊断，又缓解颅内高压、为后续治疗争取时间，有其充分的合理性，但需强调最大限度安全切除原则。若肿瘤占位效应明显，甚至出现急性脑疝进行减压手术是有必要的。

总之，在严格控制手术创伤对神经功能影响前提下，无论开颅或基于穿刺的局 部治疗均需拓展思路，进一步开展前瞻性研究以阐明手术治疗在PCNSL治疗中的作用。

第三节 内科治疗

1 类固醇激素治疗

PCNSL对类固醇激素非常敏感，可在应用激素后数小时至数天内导致细胞溶解和肿瘤缩小，这种效果与地塞米松减轻肿瘤相关的血管源性水肿不同。但瘤体减少是暂时的，在几个月后或停药后很快复发。至少60%PCNSL病人对地塞米松部分或完全有效。需要注意，为避免类固醇激素导致淋巴瘤凋亡影响活检结果，在活检前尽量避免使用激素；活检病理确诊后，为减轻神经系统症状，可使用激素。

2 化学治疗

2.1 初治患者

2.1.1 诱导治疗

（1）可耐受强化疗的患者，大剂量甲氨蝶呤（HD-MTX）是治疗基石，通常甲氨蝶呤剂量应≥3.5g/m²。在此基础上与其他化疗药物整合应用可进一步提高疗效，包括阿糖胞苷、甲基苄肼、塞替哌等。IELSG20研究证实在小于75岁的PCNSL患者中，HD-MTX与阿糖胞苷整合比HD-MTX单药可显著提高PCNSL的治疗有效率及总生存。随后IELSG32研究结果显示MATRix（大剂量甲氨蝶呤、阿糖胞苷、利妥昔单抗、塞替哌相整合）较MA可进一步提高疗效。关于是否与利妥昔单抗整合存在争议，原因在于理论上利妥昔单抗是大分子药物，不能透过血脑屏障。虽然多数回顾性研究显示加入利妥昔单抗可进一步提高疗效，但两项随机对照研究并未显示加入利妥昔单抗在生存上获益。不适合或不耐受大剂量甲氨蝶呤的患者可选择其他系统性化疗方案。

（2）无法耐受全身化疗的患者，可选择全脑放疗（WBRT）。脑脊液腰穿检查或脊髓MRI检查阳性的患者可鞘注化疗药物或脊髓局部放疗。

（3）近年来，布鲁顿酪氨酸激酶抑制剂（BTKi）及免疫调节剂等新药在复发难治PCNSL中显示出疗效，众多淋巴瘤学者尝试将这些靶向药前移至一线使用，与其他药物整合以期达到更好的疗效，目前取得了一定令人鼓舞的结果。宣武医院牵头开展的Ⅰ期临床研究显示，新诊断PCNSL患者在利妥昔单抗+HD-MTX的基础上整合伊布替尼诱导治疗后，客观缓解率（ORR）达到94%，未达到中位PFS和OS，估计的3年OS和PFS分别为88.9%和86.5%。Tang开展的回顾性研究显示，70岁以下新诊断PCNSL患者使用利妥昔单抗+甲氨蝶呤+阿糖胞苷整合泽布替尼方案诱导治疗的完全缓解（CR）率高达93%，安全性可控。浙大二院将来那度胺与利妥昔单抗及甲氨蝶呤整合用于治疗新诊断PCNSL，中位随访时间为11.3（1.3~16.9）个月，总体反应率（ORR）为91.7%（11/12）。9例患者达到完全缓解，2例患者在末次随访时达到部分缓解。一项来自北京的研究探讨了同样包含来那度胺的方案，ORR达到100%，最终研究结果值得期待。

2.1.2　巩固治疗

诱导后根据治疗反应及对不同治疗方式的耐受情况选择后续巩固治疗。巩固治疗方式包括自体造血干细胞移植支持的大剂量化疗（ASCT）、全脑放疗（WBRT）、大剂量阿糖胞苷±依托泊苷方案化疗、大剂量甲氨蝶呤为基础的整合化疗。由于缺乏高质量证据，上述四类巩固治疗方法哪一种疗效更优尚不清楚。评估患者对不同巩固治疗方式的耐受性是治疗决策重要依据之一。

（1）诱导治疗获得CR或CRu的患者巩固治疗可选择以下方案。

Ⅰ和Ⅱ：大剂量化疗（卡莫司汀/塞替哌或塞替哌/白舒非/环磷酰胺）整合自体造血干细胞移植（ASCT）或低剂量全脑放疗（WBRT）。

IELSG32研究入组18~70岁新诊断PCNSL，诱导化疗后CR/PR/SD的患者二次随机分配至ASCT组和WBRT组，两组均表现出良好的疾病控制，ASCT组血液学毒性显著，4级中性粒细胞减少达88%，4级血小板减少达90%，因感染导致的死亡率为3%，而WBRT组的远期神经毒性更明显。法国ANOCEF-GOELAMS Ⅱ期研究入组的是18~60岁的PCNSL患者随机分为WBRT（40Gy）组和ASCT组，结果也显示WBRT作为巩固治疗比ASCT出现明显的认知功能障碍，接受WBRT的患者一半以上认知功能下降，而ASCT组所有患者均出现4级血细胞减少，ASCT组治疗毒性相关死亡率为11%，死亡的主要原因为感染。其他常见ASCT相关3级及以上非血液学毒性包括口腔或胃肠道黏膜炎（77%）、电解质紊乱（16%）和神经精神紊乱（16%）。体部淋巴瘤ASCT常用的预处理BEAM方案在PCNSL中疗效并不理想。Abrey LE等对诱导治疗缓解的患者进行BEAM序贯自体造血干细胞移植，移植患者EFS仅9.3月。因塞替哌良好的血脑屏障穿透能力，含塞替哌的预处理方案显示更好疗效。一项单中心、Ⅱ期研究，采用含塞替哌方案作为预处理序贯ASCT，移植患者2年PFS和OS达到81%。另一项来自德国多中心单臂研究，MATRix方案诱导治疗后，利妥昔单抗、卡莫司汀及塞替哌组成的预处理方案序贯ASCT，3年PFS和OS分别达到67%和81%。

值得注意，由于上述ASCT作为PCNSL巩固治疗即使在小于60/70岁的非老年人，治疗毒性相关死亡率也达3%~11%，非血液学毒性如严重口腔或胃肠道黏膜炎常见，因此，即使一般状况好的非老年PCNSL新诊断患者也需谨慎选择ASCT治疗，需严格评估患者对治疗毒性的耐受性。而WBRT作为巩固治疗由于上述明显的神经毒性，导致患者认知功能下降，尤其在大于60岁的老年患者，全剂量放疗（40~45Gy/1.8~2Gy）可导致迟发性进行性认知功能障碍、共济失调和尿失禁，发生率可高达80%，且老年人比年轻成人发生更早和更严重，最终卧床不起或发展为严重痴呆，因此，WBRT在60岁以上者应尽量避免或推迟应用。

Ⅲ：大剂量阿糖胞苷联合或不联合依托泊苷。

该方案尤其适用于诱导治疗后有残留的患者。Alliance 50202研究在HD-MTX+利妥昔单抗+替莫唑胺诱导治疗缓解后，序贯阿糖胞苷整合依托泊苷及ASCT，4年总生存达65%。

Ⅳ：每月一次大剂量甲氨蝶呤为基础的方案巩固治疗1年。

前期以大剂量甲氨蝶呤为基础的方案诱导治疗达CR或CRu后，转为每月一次大剂量甲氨蝶呤为基础的方案巩固治疗。该方案对70岁以上老年患者也有效。

（2）诱导治疗后仍有残留病灶的患者巩固治疗有：

Ⅰ：WBRT，由于前述WBRT的神经毒性，建议用于无法耐受化疗的患者。

Ⅱ：大剂量阿糖胞苷联合或不联合依托泊苷。

Ⅲ：最佳支持治疗，仅适用于无法进行化疗和放疗的患者。

2.1.3 维持治疗

诱导治疗后是否需要维持治疗，缺乏随机对照研究。在不能耐受WBRT或ASCT进行巩固治疗的老年人中开展包括替莫唑胺、来那度胺等药物维持治疗值得进一步探索，维持时间建议尽量满2年。一项研究评估来那度胺联合利妥昔单抗及HD-MTX诱导治疗后使用来那度胺维持治疗，整体表现出良好的应答率和安全性。来自广东的另一项真实世界研究观察到BTKi整合HD-MTX用于治疗新诊断PCNSL患者的诱导治疗及后续维持治疗的临床获益，CR率和ORR分别达到64%和82%。

2.2 复发/难治患者

复发难治患者根据初始治疗方案及复发时间决定治疗选择，目前尚无标准治疗，推荐患者参加合适的新药临床试验。初始WBRT治疗后复发的患者，考虑化疗、局部放疗或姑息/最佳支持治疗。初始治疗为大剂量MTX且未接受WBRT，1年后复发的患者，仍可选择大剂量MTX化疗；如1年内复发或对初始治疗反应不佳应转换WBRT或其他二线方案。初始治疗采用大剂量化疗序贯造血干细胞移植，1年后复发患者可选择二线方案；1年内复发可选择WBRT或姑息/支持治疗。ASCT适用于复发/难治患者再诱导化疗复发肿瘤全消（CR）者，但在WBRT治疗后复发的患者，接受ASCT治疗时应充分考虑神经毒性高风险。如初治时进行了ASCT治疗，肿瘤反应不佳或疗效持续期小于1年，则复发时不建议再次ASCT。

近年来BTK抑制剂、免疫调节剂等新药同样为复发难治PCNSL患者提供了更多选择，可考虑在挽救性治疗中作为单药或整合其他化疗使用。一代BTKi总反应率50%~60%。二代非共价结合BTKi（tirabrutinib）在日本已经获批用于复发难治PCNSL治疗。北京协和医院的一项回顾性分析提示二代BTKi泽布替尼具有更高的血脑屏障透过率，泽布替尼、奥布替尼和伊布替尼的脑脊液浓度与全身血药浓度的比值（CSF/IC50）分别为17.47、3.13和1.17。有研究报道含伊布替尼的TEDDi-R整合方案CR率高达83%，但继发真菌感染风险亦高达38%。法国眼脑淋巴瘤登记网络多中心临床研究显示，来那度胺整合利妥昔单抗方案ORR为35.6%。基于疗效证据，BTKi和来那度胺被NCCN和CSCO指南推荐。近年小宗病例报道嵌合抗原受体T细胞（CAR-T）治疗、免疫检查点抑制剂、免疫调节剂泊马度胺在复发难治PCNSL中有一定疗效，但仍需大宗病例研究证实。需要强调的是，各种新药单药治疗的PFS时间通常较短，需要探索新药之间及新药与化疗药物之间整合的治疗方案。

3 靶向治疗

目前，使用于PCNSL的靶向药物包括：利妥昔单抗、布鲁顿酪氨酸激酶（BTK）抑制剂及免疫调节剂（iMID），常用方案如下：

初治：利妥昔单抗联合化疗（HD-MTX/HD-Ara-c、替莫唑胺等）

复发难治：利妥昔单抗联合化疗（HD-MTX/ HD-Ara-c、TMZ、TEDDi等）利妥昔单抗联合HD-MTX及BTKi（伊布替尼/泽布替尼/奥布替尼）

利妥昔单抗联合TEDDi及伊布替尼

利妥昔单抗联合BTKi（伊布替尼/泽布替尼/奥布替尼）

BTKi单药（伊布替尼/泽布替尼/奥布替尼）

来那度胺联合利妥昔单抗

泊马度胺

利妥昔单抗的中枢神经系统渗透很低，仅达到血清水平的0.1%~4.4%，但单组试验已证明了375~500mg/m^{2}作为诱导或挽救性化疗的有效性。利妥昔单抗单药治疗复发的PCNSL患者中可观察到影像学缓解。在HD-MTX/HD-Ara-c中加入利妥昔单抗可改善PCNSL患者ORR（73%vs.53%）和中位无进展生存期（20个月vs.6个月）。HD-MTX联合利妥昔单抗、替莫唑胺的前瞻性研究中，同样显示较好疗效。但由于针对利妥昔单抗的前瞻性随机对照研究的结果均为阴性，故是否将利妥昔单抗常规纳入PCNSL标准治疗方案中，仍有争议。临床队列研究证实，在复发/难治PCNSL中，BCR信号轴的MYD88、CD79B为高频突变，BCR信号通路的激活与MYD88、CD79B突变相关。伊布替尼是一种布鲁顿酪氨酸激酶（Bruton′s tyrosine kinase，BTK）抑制剂，作为单一疗法，在复发PCNSL中具有活性，ORR为59%，中位PFS为3.3~4.8个月，中位OS19.2个月。伊布替尼与大剂量甲氨蝶呤及利妥昔单抗整合能够提高CR率，伊布替尼整合剂量调整的TEDDi-R（替莫唑胺、依托泊苷、脂质体阿霉素、地塞米松和利妥昔单抗）也已被证明具有良好的活性（ORR达93%），但要注意患者脑和/或肺内侵袭性曲霉菌病发生率明显升高。此外，我国自主研发的泽布替尼及奥布替尼在PCNSL中也有临床研究正在进行。免疫调节剂不仅抑制NF-κB通路活性，且能抑制PI3K/AKT通路活性。由于来那度胺可穿透脑脊液，几项研究数据显示来那度胺±利妥昔单抗治疗复发PCNSL ORR57%~68%，中位PFS3.9~6.0个月。来那度胺单药维持治疗（5~10mg）在70岁以上老年新诊断PCNSL的小样本研究中也初步显示疗效。单药泊马度胺治疗复发/难治性PCNSL的Ⅰ/Ⅱ期试验显示，在最大耐受剂量时其ORR为50%。

4 免疫治疗

4.1 免疫检查点抑制剂

PD1/PDL1抑制剂用于PCNSL目前尚无前瞻性研究证据，仅限于一些小系列临床 研究及案例报道。

近几年发现PCNSL的瘤细胞中9p24.1/PD-L1/PD-L2基因存在高频突变导致PD-L1表达明显增高，为PD1/PDL1抑制剂用于PCNSL提供理论依据。最早2017年Nayak L等回顾性地报道了5例r/r PCNSL患者应用纳武单抗后4例获得CR，1例获得PR。由 此启动了纳武单抗用于r/r PCNSL的Ⅱ期临床研究（NCT02857426），计划招募65例患者。另外一项Ⅱ期临床研究是关于帕博利珠单抗单药治疗（NCT02779101），计划招 募21例r/r PCNSL患者。目前以上两项临床研究尚未获得结果。

4.2 嵌合抗原受体T细胞免疫疗法（CAR-T）

FDA目前批准CD19靶向的CAR-T细胞治疗用于系统性DLBCL伴有中枢侵犯，但不能用于PCNSL。CAR-T治疗用于初治或难治复发的PCNSL目前无明确证据，仅限个案报道。在有关CAR-T治疗B细胞淋巴瘤的临床试验中，伴有中枢神经系统侵犯或PCNSL患者常被排除在外不能入组。

有明确证据表明CAR-T细胞可穿透血脑屏障在脑脊液中被检测到，并且产生控瘤作用。目前正在进行的CD19靶向的CAR-T细胞治疗PCNSL或SCNSL共有三项临床试验，均未结束。①NCT02631044Ⅰ期临床试验针对继发中枢侵犯的DLBCL患者，从已入组的病例看并未出现明显的中枢神经系统毒性或细胞因子综合征。②NCT04134117回顾性研究，入组8例SCNSL。无患者出现需要治疗的毒性。CAR-T输注后28天评价2例CR，2例PR，4例PD。90天评价仍有3名患者疗效维持。③NCT02153580Ⅰ期临床，入组3例PCNSL及4例SCNSL。无危及生命的毒性反应。由于轻度的神经毒性，2名患者使用了托珠单抗，3名患者使用了糖皮质激素。4名患者治疗有效（1CR，3PR）。另有一项来自中国的报道，1名PCNSL和4名SCNSL患者接受靶向CD22的CAR-T细胞治疗，60天评价全部有效（2CR），中位PFS3个月，中度和重度神经毒性各一例，使用了糖皮质激素和血浆置换治疗。

5 常用内科治疗方案

5.1 初治方案

（1）大剂量甲氨蝶呤 ±利妥昔单抗 甲氨蝶呤 3.0~8.0g/m^2，d1 civ4h；

利妥昔单抗 375mg/m^2，d0；

每 14 天重复。

（2）MA±R

甲氨蝶呤 3.5g/m^2，d1；

阿糖胞苷 2.0g/m^2，q12h，d2，d3；

利妥昔单抗 375mg/m^2，d0；

每 21 天重复。

（3）MATRix 方案

R-MA 基础上增加塞替哌 30mg/m^2，d4；

每 21 天重复。

（4）R-MPV 方案

利妥昔单抗 500mg/m^2，d1；

甲氨蝶呤 3.5g/m^2，d2；

长春新碱 1.4mg/m^2 d2；

丙卡巴肼 100mg/m^2，d2~8，奇数疗程给药；

每 14 天重复。

（5）MT±R

甲氨蝶呤 3.5g/m^2，d1；

替莫唑胺 150mg/m^2 ，d1~5；

利妥昔单抗 375mg/m^2，d0；

每 21 天重复。

（6）EA 方案

依托泊苷 40mg/kg 连续输注 96h；

阿糖胞苷 2.0g/m^2 q12h，大于 2 小时输注，d 1~4；

序贯自体造血干细胞移植支持；

每 28 天重复。

（7）含塞替哌的预处理方案

BCNU+TT 方案：卡莫司汀 400mg/m^2，d6； 塞替哌 5mg/kg q 12h d5，d4

TBC 方案：塞替哌 250mg/m^2，d9，d8，d7； 白消安 3.2mg/kg，d6，d5，d4； 环磷酰 胺 60mg/kg，d3，d2

(8) 维持治疗方案

替莫唑胺 150mg/m² d1~5，每 28 天重复；

或来那度胺 5~10mg d1~14，每 21 天重复。

5.2 复发难治方案

(1) 来那度胺+利妥昔单抗方案 利妥昔单抗 375mg/m²，d1；

来那度胺 第 1 周期 20mg，d1~21，后续 25mg d1~21；

每 28 天重复。

(2) 伊布替尼：560mg qd po。

(3) TEDDi-R 方案

替莫唑胺 100mg/m²，d2~4；

依托泊苷 50mg/m²，d2~5；

脂质体多柔比星 50mg/m²，d2；

地塞米松 10mg/m²，d1~5；

伊布替尼 560mg/d；

利妥昔单抗 375mg/m²，d1~2；

每 21 天为 1 疗程。

(4) 阿糖胞苷+依托泊苷

阿糖胞苷 2g/（m²·d），3 小时输注，d2~5；

阿糖胞苷 50mg/m²，12 小时输注，d1~5；

依托泊苷 200mg/m²，2 小时输注，d2~5；

每 28 天重复。

(5) 阿糖胞苷+塞替哌

阿糖胞苷 3g/m²，d1~2；

塞替哌 40mg/m²，d2；

每 21 天重复。

第四节 放疗

1 单纯放疗

放疗是PCNSL的有效治疗手段，单纯放疗和单纯手术比较，改善了生存率。PCNSL对放疗高度敏感，近期有效率超过90%，但中位生存期仅12~18个月，5年生存率仅18%~35%。虽然大部分PCNSL患者接受放疗后能取得完全或部分缓解，但主要复发部位仍为颅内。单纯放疗后80%的患者在10~14个月内复发，复发后预后差。

PCNSL往往呈弥漫浸润性生长，在远离影像学显示病灶的部位也可出现明显颅内受侵，放疗的标准方案是全脑放疗加局部补量，但最佳全脑放疗和局部补量的剂量尚不明确。如放疗作为单一治疗方案，需要剂量更高。对不适合化疗的患者，放疗方案是全脑放疗24~36Gy后，局部补量至45~50Gy；多推荐常规分割照射，每次剂量1.5~2Gy。如CSF检查发现瘤细胞、MRI显示椎管内播散或脑脊膜有明确受侵，全脑全脊髓照射也是一种治疗选择，若CSF未见肿瘤细胞、MRI未见椎管内播散和脑脊膜受侵时，不做全脊髓预防照射，后者未提高PCNSL的生存率。

2 巩固放疗

放疗与大剂量MTX的整合治疗模式仍不明确，既往观点认为全脑放疗45Gy能降低化疗后复发或进展的风险，但会产生严重的神经不良反应，尤其60岁以上患者显著。根据目前整合治疗趋势，化疗后CR者可选择观察，推迟放疗，也可采用减低剂量的全脑放疗23.4Gy，既提高疗效，又减少严重迟发型神经毒性反应的发生；化疗后未达CR者：全脑放疗30~36Gy，局部推量至45~50Gy。但最佳全脑放疗和局部补量的剂量尚不明确。

3 挽救放疗

PCNSL作为原发结外淋巴瘤中预后最差的亚型，有较高的颅内复发率，且复发后生存期明显缩短。近期一项加拿大以及一项华山医院的研究在未接受放疗的复发难治的PCNSL中WBRT作为挽救治疗，仍有较高有效率，放疗这一传统治疗手段是一项有效的挽救治疗措施。多项关于立体定向放射外科（SRS）在WBRT后复发患者中应用的研究，也取得较好的疗效且不良反应可耐受，既往WBRT后复发后局部SRS治疗是一个可供选择的挽救治疗手段。

4 放疗范围及剂量

4.1 放疗范围

PCNSL多为弥漫性病变，常侵犯脑、脊髓、颅神经、脑脊膜及眼内。PCNSL复发时常远离原发瘤部位，故多数学者主张全脑照射。视神经和视网膜被视为中枢神经系统的一部分，所以即使无眼眶受累证据，建议治疗前完善眼科检查（包括裂隙灯检查），由于眼部常单独出现复发灶，患者未来可能需要接受眼眶照射，因此推荐将全脑放疗照射野的中心点前置。如果化疗前眼部已受累，全脑放疗可包括整个眼眶，放疗剂量30~36Gy。治疗前，建议腰穿脑脊液检查有无肿瘤脱落细胞和做全脊髓增强MRI，帮助明确肿瘤是否沿脑脊液播散，如果存在脑脊液播散，应进行系统治疗±椎管内化疗，全脊柱轴照射是治疗选择之一。

海马保护在脑转移放疗中减少了患者的认知功能损害，相关探索在PCNSL的WBRT期间保留海马的可行性的研究中，复发病灶中45.7%复发位于海马或其周边5mm范围内，故目前仍不常规将海马保护应用于PCNSL的WBRT。

4.2 放疗射野

CTV：全脑包括第一或第二颈椎和眼后壁，应前置中心点使其将骨眦等分，也可按照中心点在晶体后5mm的标准设置PTV前界；如果眼部最初即受累，全脑照射可包括受累眼框。PTV：CTV外扩0.3~0.5cm。

4.3 放疗剂量

化疗后MRI显示CR的巩固性全脑放疗剂量：23.4Gy，单次1.8Gy。

化疗后MRI未达CR的治疗性全脑放疗剂量：30~36Gy，局部补量至45~50Gy，单次1.5~2.0Gy。

无法接受化疗患者，先以全脑放疗，剂量：24~36Gy，局部补量至45~50Gy，单次1.5~2.0Gy。

姑息性全脑放疗剂量：30~36Gy，分10~15次照射。

既往WBRT后复发后局部SRS剂量：尚无标准推荐。

第五节　中医治疗

1 病因病机

中医学认为“PCNSL”的病因尚未完全明确，但可将其与六淫毒邪、七情内伤、饮食失调、宿有旧疾、年老体衰等因素密切相关。其病理属性多为本虚标实，因虚而致实，素体全身属性总属于虚，局部瘤体相关部位总属于实，在疾病初期多以气滞、血瘀、痰湿、热毒等实证为主，而素体正虚不显，在疾病中后期，由于实质的瘤体存在日久，耗伤机体的气血津液，导致素体出现气血亏虚、阴阳两虚之表现，病情由邪盛向正虚之转变，错综复杂，病势日渐深重。

2 辩证分型

2.1 证候要素

2.2.1 血瘀证

主症：头部刺痛固定，肌肤甲错。

兼症：痛有定处拒按，肢体麻木，络脉瘀血，皮下瘀斑，局部感觉异常。

主舌：舌紫暗有瘀斑或瘀点。

主脉：脉涩。

2.2.2 痰湿证

主症：头部胀痛如裹，恶心呕吐。

兼症：胀闷疼痛，健忘纳呆，体胖便溏，痰多白黏，面色少华。

主舌：舌淡苔白腻。

主脉：脉滑或濡。

2.2.3 风毒证

主症：头部疼痛眩晕，视物不清。

兼症：耳鸣目眩，面红目赤，抽搐震颤，口苦咽干，大便干结。

主舌：舌红或红绛，苔黄。

主脉：脉弦。

2.2.4 气虚证

主症：头部空痛，神疲乏力。

兼症：心悸气短，自汗，语音低微，失眠多梦，手足颤动无力。

主舌：舌淡胖。

主脉：脉虚。

2.2.5 血虚证

主症：头部空痛眩晕，面色无华。

兼症：心悸怔忡，爪甲色淡，失眠健忘，小便短少，手足蠕动。

主舌：舌淡。

主脉：脉细。

2.2.6 阴虚证

主症：头部眩晕疼痛，五心烦热。

兼症：心烦易怒，午后颧红，低热盗汗，腰膝酸软，手足震颤。

主舌：舌红少苔。

主脉：脉细数。

2.2 辨证分型方法

（1）符合2个主症，及主舌与主脉者，可辨为本证。

（2）符合2个主症，符合主舌或主脉，亦可见任何1个兼症者，可辨为本证。

（3）符合1个主症，符合主舌和（或）主脉，亦可见任何2个及2个以上兼症者，可辨为本证。

3 治疗

3.1 辨证汤药

3.1.1 内科治疗阶段

（1）痰瘀阻窍

证机概要：痰瘀互结，蔽阻清窍。

治法：燥湿化痰，祛瘀通窍。

代表方：通窍活血汤（出自《医林改错》）合半夏厚朴汤（出自《金匮要略》）加减。

（2）风毒上扰

证机概要：阳亢化风，热度内炽，上扰清窍。

治法：平肝潜阳，清热解毒。

代表方：黄连解毒汤（出自《肘后备急方》）合天麻钩藤饮（出自《中医内科杂病证治新义》）加减。

（3）阴虚风动

证机概要：肝肾阴亏，虚风内动。

治法：滋阴潜阳息风。

代表方：大定风珠（出自《温病条辨》）加减。

（4）气血亏虚

证机概要：病邪日久，耗伤气血。

治法：补气养血。

代表方：十全大补汤（出自《太平惠民和剂局方》）加减，或当归补血汤（出自《内外伤辨惑论》）加减。

（5）脾胃不和

证机概要：久病体虚，脾胃虚弱。

治法：健脾和胃，降逆止呕。

代表方：旋覆代赭汤（出自《伤寒论》）加减，或橘皮竹茹汤（出自《金匮要略》）加减。

（6）肝肾阴虚

证机概要：热邪耗伤，损及肝肾。

治法：滋补肝肾。

代表方：六味地黄丸（出自《小儿药证直诀》）加减。

（7）阴虚火旺

证机概要：热病日久，耗伤阴液。

治法：滋阴降火。

代表方：知柏地黄丸（出自《医宗金鉴》）加减。

（8）脾胃不和（具体如上）。

（9）气血亏虚（具体如上）。

3.1.2 放疗阶段

（1）热毒内蕴

证机概要：热盛动血，热瘀互结，神明错乱。

治法：清热解毒，凉血醒神。

代表方：五味消毒饮（出自《医宗金鉴》）合桃红四物汤（出自《医宗金鉴》）加减。

（2）痰瘀互结

证机概要：气机不畅，脾失健运，痰瘀交阻。

治法：活血化瘀，健脾化痰。

代表方：血府逐瘀汤（出自《医林改错》）合瓜蒌薤白半夏汤（出自《金匮要略》）加减。

（3）气阴亏耗

证机概要：热毒日久，伤阴耗气。

治法：益气养阴。

代表方：保真汤（出自《劳证十药神书》）加减。

3.1.3 中医治疗阶段

（1）髓海不足

证机概要：肾精亏虚，髓海失养。

治法：补肾益精，填髓养神。

代表方：七福饮（出自《景岳全书》）加减。

（2）痰瘀互结（具体如上）。

（3）气血亏虚（具体如上）。

3.2 中医外治法

3.2.1 中药外敷疗法

组成：生大黄、厚朴、冰片等。

将上述中药打粉，加入温水调和成糊状，贴敷于神阙穴，每日贴敷 1 次，每次持 续时间 8 小时。

3.2.2 针刺疗法

（1）便秘：大肠俞、天枢、支沟、上巨虚、足三里、三阴交、气海、关元。

（2）恶心呕吐：天突、中脘、胃俞、肝俞、神门、内关、足三里。

（3）腹泻腹胀：中脘、天枢、上巨虚、阴陵泉、脾俞、章门、足三里。

（4）失眠：安眠、百会、四神聪、太阳、内关、足三里。

（5）周围神经炎：内关、八邪、申脉、八风。

采用平补平泻手法，留针30分钟，每间隔10分钟行针1次，日1次，每个疗程为7天。

3.2.3 灸法（升白灸）

组成：干姜、附子、当归、锁阳、老鹳草、三七粉、炙甘草等。

患者取俯卧位，以2号罐为标准，进行快速走罐，以督脉与双侧膀胱经为主，将配置好的外敷药均匀置于其上，将艾灸柱点燃后至于“督脉灸盒”内，其温度以病人自觉有温热感为宜，操作时间在30分钟左右，隔日1次，共需进行5~7次治疗。

3.2.4 推拿

以神阙穴为中心原点，由上至下依次按照顺时针方向推拿上述诸穴，推拿手法首先以掌根揉法进行3周的治疗，再以拇指点揉法进行上述诸穴的重点揉按，最后以摸法进行3周的整复治疗，每次治疗时间为20分钟左右，日1次，每个疗程为7天。

3.2.5 中药保留灌肠法

处方：大承气汤（出自《伤寒论》）加减。若腹痛重者，加乌药；若腹胀重者，加莱菔子；若呕吐重者，加芦根。

将上述中药加水煎煮去渣取液150ml，温度维持在39~41℃，保留灌肠维持时间为30~60分钟，日1次，每个疗程为7天。

3.2.6 中药熏洗治疗

（1）风热型：薄荷、荆芥、防风、金银花、黄芩等。

（2）湿热型：龙胆、黄芩、栀子、泽泻、木通、车前子等。

（3）阴虚型：水牛角、生地、白芍等。

（4）血虚型：生地、熟地、当归、黄芪等。

将上述中药加水煎煮去渣取液500ml，温度维持在35~38℃，将患处局部浸泡于煎煮药液之中，或将纱布完全浸润药液后贴敷于皮疹局部，中药熏洗维持时间为30分钟，日1次，每个疗程为7天。

3.2.7 刮痧疗法

先以轻、慢手法为主，待患者适应后，手法逐渐加重、加快，以患者能耐受为度。宜单向、循经络刮拭，遇痛点、穴位时重点刮拭，以出痧为度，刮痧后嘱患者饮用温开水，每周1次，共需进行3~5次治疗。

3.2.8 放血疗法

以三棱针点刺上述诸穴，通过挤压是其出血，出血量因人而异，一般维持在每个穴位0.5ml左右，每周1次，每个疗程为3~5次。

4 中医养生及调护

中医养生是指通过各种方法颐养生命、增强体质、预防疾病，从而达到延年益寿的一种医事活动。主要有预防观（未病先防、未老先养）、整体观（天人相应、形神兼具）、平衡观（调整阴阳、补偏救弊）、辩证观（动静有常、和谐适度）。

第六节 PCNSL治疗反应评估

国际PCNSL协作组2005年结合MRI、眼科检查、脑脊液分析和类固醇剂量制定治疗反应评估。

表5-5-1 PCNSL治疗反应评估

疗效	脑影像检查	类固醇剂量	眼科检查	脑脊液细胞学
完全缓解	增强检查无病灶	无	正常	阴性
未确认完全缓解	增强检查无病灶	任何	正常	阴性
	轻微异常	任何	轻微RPE（视网膜色素上皮）异常	阴性
部分缓解	增强检查显示肿瘤减少50%	无关	轻微PRE异常或正常	阴性
	增强检查无病灶	无关	玻璃体细胞或视网膜浸润减少	持续或可疑
疾病进展	病灶增加超过25%	无关	复发或新发眼部疾病	复发或阳性
	出现CNS或全身任何新病灶			
疾病稳定	介于部分缓解和疾病进展之间			

1 完全缓解（CR）

需符合以下所有内容。

（1）脑影像检查，所有增强异常病灶完全消失。

（2）无活动性眼部淋巴瘤证据。定义为玻璃体内无细胞且任何先前记录的视网膜或视神经浸润消退。在先前的视网膜或视神经浸润情况下，视网膜色素上皮的慢性变化并不排除CR的定义。所有在基线评估时眼睛受累都应进行详细随访评估，包括散瞳眼底检查和眼睛后极的彩色照片。对基线时无眼部淋巴瘤证据且治疗期间未发生眼部症状患者，不需重复眼科评估。

（3）脑脊液细胞学阴性。鉴于从脑室系统获得的细胞学标本与腰椎穿刺所获得的细胞学标本之间报告的差异，建议在有Ommaya管患者，Ommaya管和腰穿获得的脑脊液均确认细胞学阴性。基线时无CSF异常者，不需重复CSF评估，前提是未出现软脑膜播散症状。尽管基线CSF总蛋白可能具有重要预后作用，但治疗后CSF总蛋白的价值尚不清楚。

(4) 在确定CR时，患者应停用所有皮质类固醇至少2周。对因其他诊断（例如，全垂体功能减退症）而接受皮质类固醇治疗的患者例外。

2 未确认CR（CRu）

除了以下特征/限制外，其他均符合CR标准。

(1) 继续需要任何剂量的皮质类固醇治疗者都应视为未确认CR。这至关重要，因为皮质类固醇在治疗隐匿性肿瘤时可能具有溶瘤作用。此外，皮质类固醇可能会降低MRI上的钆增强。

(2) 部分患者在MRI上会出现与活检或局灶性出血相关的小而持续的增强异常。通常很难确定这是否代表肿瘤或疤痕组织的残留病灶。辅助放射学研究，如PET/CT扫描可能会有所帮助，但这些异常的性质通常只能通过连续扫描观察来确定。如异常的类型在未治疗和皮质类固醇的情况下随时间的推移无改变或消退缓慢，则将其归类为CR是合理的。

(3) 在后续眼科检查中存在持续性轻微异常（玻璃体内持续存在非恶性细胞，与肿瘤浸润不一致的视网膜/视神经改变）患者，如这些异常不太可能代表眼部淋巴瘤，则可考虑为CRu。

3 部分缓解（PR）

要求满足以下所有条件。

(1) 脑影像检查，与基线影像相比，增强病变减少≥50%。

(2) 皮质类固醇剂量与PR的确定无关。

(3) 眼科检查应显示玻璃体细胞计数或视网膜/视神经细胞浸润减少，但显示仍有恶性或可疑细胞。应获得眼睛后极的彩色照片，以记录视网膜/视神经浸润的改善。

(4) 原发脑病灶减少≥50%的患者，CSF细胞学检查可能为阴性或显示仍有恶性或可疑细胞。在原发性软脑膜淋巴瘤中，PR无法识别，因此所有患者都应归类为CR、CRu、疾病稳定或疾病进展。

(5) 无新病灶。

4 疾病稳定（SD）

被定义为小于PR但不是疾病进展。

5 疾病进展（PD）

需要以下条件。

（1）脑影像检查，与基线或最佳反应相比，增强病灶增加 25% 以上。

（2）眼部疾病进展，表现为玻璃体细胞计数增加或视网膜或视神经浸润进展。

（3）在治疗期间或治疗结束时出现任何新的病变或疾病部位（眼部、软脑膜或全身）。

6 复发性疾病（仅适用于先前获得 CR、CRu 的患者）

需要满足条件：任何新病灶的出现。

第六章

康复预后

第一节　预后

恶性淋巴瘤的各个病理亚型间存在广泛异质性，在临床表现，分子生物学改变和临床治疗结果等多方面存在显著差异。PCNSL 是一种特殊的恶性淋巴瘤，预后较全身性 NHL 差。中位 PFS：12 个月，5 年生存率：29.9%，10 年生存率：22.2%。

1　全身恶性淋巴瘤的 IPI（国际预后指数）和 Ann Arbo 分期不适合 PCNSL 的评估

国际结外淋巴瘤研究组通过大样本 PCNSL 回顾性分析，提出了 5 个预后不良指标，得到广泛认可。

表 5-6-1　全身恶性淋巴瘤预后不良指标

项目		得分
1. 年龄	>60 岁	1
2.PS 状态（ECOG 评分）	> 1 分	1
3. 乳酸脱氢酶（LDH 水平）	升高	1
4.CSF 蛋白浓度	升高	1
5. 颅脑深部病变（脑室，周围基底节，脑干，小脑）	存在	1

0- 1 分低危、2-3 分 中危、4-5 分高危 2 年总生存率：80%； 48%； 15%。

美国 Memorial Sloan-liettering 癌症中心提出了根据患者年龄和 KPS 评分预测预后。该模型已被放疗研究组的前瞻性研究证实。

表 5-6-2　美国 Memorial Sloan-liettering 癌症中心预后预测模型

	年龄	KPS 评分	中位生存期
1 组：低危组	<50 岁	≥70	8.5 年
2 组：中危组	≥50 岁	≥70	3.2 年
3 组：高危组	≥50 岁	<70	1. 1 年

对不同病人，疗法不同预示预后存在差异。近年来随着HⅣ的流行和免疫抑制剂的应用，免疫功能不全的人群发生PCNSL增多，临床治疗策略上分为：免疫功能正常人群的PCNSL和免疫功能低下人群（HⅣ感染者）的PCNSL，治疗进行分层，免疫功能正常的PCNSL预后明显优于免疫功能低下者。前者中位OS：17~45个月，后者中位OS：13.5个月。

对年龄小，KPS评分高，状态佳，能顺利完成整合治疗模式的患者预后佳，对年龄大，KPS评分低，状态差的不适合高强度整合治疗的患者预后差。对预后良好的指标包括：①无免疫功能受损；②非脑膜或室周病变；③年龄<60岁；④单发的局限性病变。

对复发和难治病人，新药物、新治疗手段不断探索对改善PCNSL的预后带来曙光，但理想与现实总有差距。

2 整合治疗后引起的神经毒性会影响患者的预后和生活质量

大剂量的甲氨蝶呤（MTX）联合 WBRT 的主要并发症为神经毒性。一年累积发生 率为 5%~10%，5年为 25%~35%。临床表现为：定向力、行为、记忆及精神性运动速 度异常。相关发病因素有老年高龄； 神经系统自身异常； 遗传易感性及治疗本身的 影响。神经毒性发生影响患者的生存质量，是一种重要的预后因素。

精神状态及认知功能可通过情感反应、定时定向力、记忆力、计算力、有无幻觉等进行评价，可以采用认知评估—简易床边检查方法（Cognition Evaluating-simple Dahab bed-side test）。

3 基因检测及生物标记物对预后的判断作用

研究发现，BCL-2和myc 双表达PCNSL患者具有更差的PFS和更高的早期复发率。在基因分析中，PCNSL患者最常见的突变为MYD88、CD79B、TET2、PIM1、ETV6和TP53突变。其中MYD88L265P，CD79B突变频率较高，而这两种基因突变尤其是CD79B突变可能与患者不良预后相关。在循环肿瘤DNA（ctDNA）检测发现，血浆ctDNA基因突变频率>1%的患者的PFS和OS更差。另有研究显示，血清β_2-MG升高与PCNSL患者较差的OS相关。其他可能影响预后的生物标记物还包括IGH基因重排、脑脊液IL-10、BAFF水平、CD8+ T细胞数量等，这些指标与PCNSL患者的疗效与生存关系均在进一步研究中。

第二节　康复治疗

1　康复的定义

康复是指患者生理功能的恢复，心理状态的调整及社会活动能力的恢复。正确的诊断和规范的治疗是PCNSL患者康复的基础和保证，PCNSL患者与其他颅内肿瘤患者不同，大多未行开颅手术切除，并且在给予系统治疗后，神经认知功能障碍，言语、肢体功能障碍多有所缓解，如恢复效果不佳或因放化整合治疗引起神经毒性反应导致认知功能障碍的患者均可参考脑卒中、创伤性脑损伤的康复治疗策略进行康复治疗。但在迈向健康的过程中心理、饮食和运动这三个方面不容忽视，共同协调、促进患者的康复。

2　康复的内容

2.1　调整心态，配合医生

在PCNSL治疗过程中，心理因素有不可取代作用。患者可能存在焦虑、抑郁。医生应指导患者合理应用暗示宣泄等应对技巧，以增加其对困扰的忍耐力，强调保持常态的重要性，帮助患者理性接受患病事实，减少错误想法。帮助其建立信心，意识自身价值，对家庭成员的重要性，以增强其抗病的信心。医护人员可以根据患者的需要，积极整合社会资源，给予患者专业和家庭支持，提供帮助，鼓励患者最大限度恢复社会活动能力。这样才能回归社会，达到心理康复。良好情绪可平衡和提高机体的免疫功能，教育患者保持良好的情绪状态，努力配合治疗，才会改善病情，提高治愈率和生活质量。

2.2　合理饮食

选择化疗的患者要根据不同副反应来确定饮食特点：有胃肠道反应者，饮食应清淡、易消化；发生便秘的患者宜选用含纤维素多的蔬菜、水果，如香蕉、芹菜等。在逐渐恢复消化功能后，应给予高蛋白、富含维生素、矿物质的营养饮食。良好生活习惯和环境、更换食谱、改变烹调方法，都可增进患者食欲。忌烟酒、少食兴奋性饮料、辛辣刺激和腌制食物，如咖啡、麻辣火锅、泡菜等。

2.3　积极锻炼

患者运动三原则：①根据患者年龄、病情和体质选择适宜的运动项目、运动强度和运动时间；②运动从小幅度、小运动量开始，循序渐进；③关键要持之以恒。选择适合的运动，如：散步、太极拳、跳舞、骑自行车等各种有氧运动为佳。健康生活方式是身体康复的基础，健康心态、规律作息、均衡营养、合理运动、戒烟戒酒才能保证全面康复。

第七章

随访

第一节 随访意义

治疗后的患者应定期随访，以了解患者生存状况，评估疾病状态，及早发现复发和转移；同时放化疗等治疗手段对身体的损伤能及时处理，把伤害降到最低点。

第二节 随访时间

①每3个月复查至2年；②第3年每6个月复查至五年；③5年后每年1~2次随访；④每年的不确定性。

第三节 随访项目

（1）一般项目：病史，体格检查，血液检查等

（2）颅脑增强MRI；对增强MRI有禁忌者行颅脑增强CT，MRI平扫或颅脑PET/CT。

（3）若既往伴有脊柱病变，同时要查脊柱/脊椎影像学，及CSF标本检查（若临床症状提示）。

（4）若既往有眼部病变涉及，同时行眼科学检查，包括裂隙灯检查。

（5）若怀疑有全身症状，可行颈、胸、全腹及盆腔增强CT检查或PET/CT检查，也可包括：体检，超声及血常规，血生化检查。

（6）若伴有神经毒性表现，可行智能评估，如MMSE（mimi-mentul state examination），对老年人经治疗后出现认识障碍，反应迟钝，可考虑此评估。

表 5-7-1　PCNSL 诊疗流程

结合临床表现并完善影像学检查	
推荐	建议
颅脑增强 MRI	DWI MRS PWI 颅脑 CT PET/CT

组织学诊断及外科治疗	
推荐	建议
以最小的创伤方式进行活检 玻璃体切除或抽吸活检（如果怀疑眼淋巴瘤） 安全前提下腰穿脑脊液检查（常规、生化、细胞学检查） 肿瘤占位效应明显，甚至出现急性脑疝进行减压手术 *未明确诊断之前尽量避免激素的应用	有占位效应的肿瘤，如位置表浅并位于非功能区，考虑手术切除

病理诊断		
	推荐	建议
免疫组织化学染色	CD19，CD20，CD22，CD79a，PAX5,CD10,MUM1,BCL6	
FISH 方法		BCL2,BCL6,MYC
基因检测		MYD88,CD79B,ETV6,PIM1,CDKN2
原位杂交	EBER	

疾病评估	
推荐	建议
全面的眼科检查，包括眼底检查和裂隙灯检查	骨髓活检和抽吸
实验室评估 血常规、血生化（包括 LDH 和肌酐清除率） 相关病毒感染检查（HIV/HCV/HBV/EBV）	睾丸彩超（60 岁以上）
全身 PET/CT 颈胸腹盆腔 CT（平扫+增强）	颈胸腹盆腔 CT（平扫+增强）
脊髓 MRI（尤其有症状或脑脊液异常）	心电图、心脏彩超（老年患者或有基础心脏病患者）
根据临床情况开始使用类固醇激素	
进行 MDT 讨论	

续表

一线治疗			
分层	治疗阶段	推荐	建议
身体一般状态良好，能够耐受全身治疗	诱导缓解	含大剂量MTX的全身化疗	对于存在脊髓病变或脑脊液阳性发现的患者，可在系统治疗基础上联合鞘内注射 中医辅助治疗 参加临床研究
	巩固治疗	获得缓解患者 含塞替哌预处理方案，自体造血干细胞移植 减低剂量全脑放疗 大剂量阿糖胞苷±依托泊苷，序贯自体造血干细胞移植 继续以大剂量甲氨蝶呤为基础的方案治疗	中医辅助治疗
	维持治疗		低剂量来那度胺 替莫唑胺 中医辅助治疗
身体状态差，无法耐受全身化疗	诱导缓解	全脑放疗	中医辅助治疗
	维持治疗		来那度胺，替莫唑胺 中医辅助治疗

随访观察	
推荐	建议
颅脑增强MRI： ①每三个月复查至两年；②第三年每六个月复查至五年；③五年后每年1~2次随访；④每年的不确定性	对增强MRI有禁忌者：颅脑增强CT，MRI平扫或颅脑PET/CT
若既往伴有脊柱病变，同时要查脊柱/脊椎影像学，及CSF标本检查（若临床症状提示）	若怀疑有全身症状，可行颈、胸、全腹及盆腔增强CT检查或PET/CT检查
若既往有眼部病变涉及，同时行眼科学检查，包括裂隙灯检查	若伴有神经毒性表现，可行智能评估。如MMSE（mimi-mentul state examination），对于老年人经过治疗后出现认识障碍，反应迟钝，可考虑此评估

挽救治疗			
分层1	分层2	推荐	建议
既往接受全脑放疗		临床试验 全身化疗±自体造血干细胞移植 姑息治疗	BTK抑制剂±化疗 局部放疗 中医辅助治疗
既往接受大剂量MTX全身化疗，无放疗史	缓解时间≥12个月	临床试验 其他方案化疗±自体造血干细胞移植 重复大剂量MTX方案化疗 姑息治疗	BTK抑制剂±化疗 全脑放疗 中医辅助治疗
	缓解时间<12个月	临床试验 全脑或局部放疗±其他方案化疗 其他方案化疗±自体造血干细胞移植 姑息治疗	BTK抑制剂±化疗 中医辅助治疗

参考文献

[1]中华医学会血液学分会淋巴细胞疾病学组,中国临床肿瘤学会（CSCO）淋巴瘤专家委员会.原发性中枢神经系统淋巴瘤诊断及治疗专家共识（2024年版）[J].白血病·淋巴瘤,2024,33（3）:129-137. DOI:10.3760/cma.j.cn115356-20231019-00058.

[2]Ferreri A J M，Illerhaus G，Doorduijn J K，et al. Primary central nervous system lymphomas：EHA-ESMO clinical practice guideline for diagnosis，treatment and follow-up[J]. HemaSphere，2024，8（6）：e89.

[3]Chinese Society of Peritoneal Oncology，China Anti-Cancer Association. [China anti-cancer association（CACA）guidelines for holistic integrative management of cancer-peritoneal tumours from gastrointestinal tract][J]. Zhonghua Wei Chang Wai Ke Za Zhi. Chinese Journal of Gastrointestinal Surgery，2023，26（2）：111-120.

[4]Sun C，Cheng X，Wang C，et al. Gene expression profiles analysis identifies a novel two-gene signature to predict overall survival in diffuse large B-cell lymphoma[J]. Bioscience Reports，2019，39（1）：BSR20181293.

[5]FARRALL A L，SMITH J R. Changing Incidence and Survival of Primary Central Nervous System Lym - phoma in Australia：A 33-Year National Population-Based Study [J]. Cancers（Basel），2021，13（3）：403.

[6]ZHANG Y，ZHOU D B. Primary central nervous system lymphoma：status and advances in diagnosis，molecular pathogenesis，and treatment [J]. Chin Med J（Engl），2020，133（12）：1462-9.

[7]GROMMES C，DEANGELIS L M. Primary CNS Lymphoma [J]. Journal of clinical oncology：official journal of the American Society of Clinical Oncology，2017，35（21）：2410-8.

[8]PENN I. Development of cancer as a complication of clinical transplantation [J]. Transplantation proceedings，1977，9（1）：1121-7.

[9]GANDHI M K，HOANG T，LAW S C，et al. EBV-associated primary CNS lymphoma occurring after immunosuppression is a distinct immunobiological entity [J]. Blood，2021，137（11）：1468-77.

[10]YOU H，WEI L，KAMINSKA B. Emerging insights into origin and pathobiology of primary central nervous system lymphoma [J]. Cancer letters，2021，509：121-9.

[11]PORTEGIES P，CORSSMIT N. Epstein-Barr virus and the nervous system [J]. Current Opinion in Neurology，2000，13（3）：301-4.

[12]HIRONO S，IWADATE Y，HIGUCHI Y，et al. Stereotactic radiosurgery in combination with up-front high-dose methotrexate as a first-line treatment for newly diagnosed primary central nervous system lym - phoma [J]. Journal of neuro-oncology，2015，123（2）：237-44.

[13]LU J Q，O'KELLY C，GIRGIS S，et al. Neuroinflammation Preceding and Accompanying Primary Central Nervous System Lymphoma：Case Study and Literature Review [J]. World neurosurgery，2016，88：692.e1-692.e8.

[14]RUBENSTEIN J L，GENG H，FRASER E J，et al. Phase 1 investigation of lenalidomide/rituximab plus outcomes of lenalidomide maintenance in relapsed CNS lymphoma [J]. Blood advances，2018，2（13）：1595-607.

[15]SVOLOS P，KOUSI E，KAPSALAKI E，et al. The role of diffusion and perfusion weighted imaging in the differential diagnosis of cerebral tumors：a review and future perspectives [J]. Cancer imaging：the official publication of the International Cancer Imaging Society，2014，14（1）：20.

[16]LESCHZINER G，RUDGE P，LUCAS S，et al. Lymphomatosis cerebri presenting as a rapidly pro - gressive dementia with a high methylmalonic acid [J]. J Neurol，2011，258（8）：1489-93.

[17]KAYED M，SALEH T，REDA I，et al. The added value of advanced neuro-imaging（MR diffusion，

perfusion and proton spectroscopy) in diagnosis of primary CNS lymphoma. Alexandria Journal of Medi - cine, 2014. 50, 303-310.

[18]KICKINGEREDER P, WIESTLER B, SAHM F, et al. Primary central nervous system lymphoma and atypical glioblastoma: multiparametric differentiation by using diffusion-, perfusion-, and susceptibility-weighted MR imaging [J]. Radiology, 2014, 272 (3): 843-50.

[19]LEE B, PARK J E, BJøRNERUD A, et al. Clinical Value of Vascular Permeability Estimates Using Dynamic Susceptibility Contrast MRI: Improved Diagnostic Performance in Distinguishing Hypervas - cular Primary CNS Lymphoma from Glioblastoma [J]. AJNR American journal of neuroradiology, 2018, 39 (8): 1415-22.

[20]黄文荣. 原发中枢神经系统淋巴瘤诊治进展. 白血病·淋巴瘤. 2023; 32 (3): 138-142

[21]PARTOⅥ S, KARIMI S, LYO J K, et al. Multimodality imaging of primary CNS lymphoma in immunocompetent patients [J]. The British journal of radiology, 2014, 87 (1036): 20130684.

[22]CHIAVAZZA C, PELLERINO A, FERRIO F, et al. Primary CNS Lymphomas: Challenges in Diagnosis and Monitoring [J]. BioMed research international, 2018, 2018: 3606970.

[23]TAILLIBERT S, GUILLEⅥN R, MENUEL C, et al. Brain lymphoma: usefulness of the magnetic resonance spectroscopy [J]. Journal of neuro-oncology, 2008, 86 (2): 225-9.

[24]贡金英, 张翼鷟, 张敬东, 等. 伴有 MYC、bcl-2 和 bcl-6基因重排的高级别B细胞淋巴瘤的临床病理特征 [J]. 中华病理学杂志, 2018, 47 (01): 14-8.

[25]Nabors B, Portnow J, Hattangadi-Gluth J, et al. NCCN CNS tumor guidelines update for 2023[J]. Neuro-oncology, 2023, 25 (12): 2114-2116.

[26]NCCN guidelines for patients: Primary central nervous system lymphoma[J]. 2024

[27]樊代明. 整合肿瘤学, 临床卷, 血液骨科及其他肿瘤分册[M]. 北京: 科学出版社, 2021. 159-160.

[28]Chihara D, Fowler N H, Oki Y, et al. Impact of histologic subtypes and treatment modality among patients with primary central nervous system lymphoma: A SEER database analysis[J]. Oncotarget, 2018, 9 (48): 28897-28902

[29]KERBAUY M N, MORAES F Y, LOKBH, et al. Challenges and opportunities in primary CNS lymphoma: A systematic review [J]. Radiotherapy and oncology: journal of the European Society for Therapeutic Radiology and Oncology, 2017, 122 (3): 352-61.

[30]Rae A I, Mehta A, Cloney M, et al. Craniotomy and survival for primary central nervous system lymphoma[J]. Neurosurgery, 2019, 84 (4): 935-944.

[31]Carbonell D, Mahajan S, Chee S P, et al. Consensus recommendations for the diagnosis of vitreoretinal lymphoma[J]. Ocular Immunology and Inflammation, 2021, 29 (3): 507-520

[32]TANG L J, GU C L, ZHANG P. Intraocular lymphoma [J]. International journal of ophthalmology, 2017, 10 (8): 1301-7.

[33]Ghesquieres H, Chevrier M, Laadhari M, et al. Lenalidomide in combination with intravenous rituximab (REVRI) in relapsed/refractory primary CNS lymphoma or primary intraocular lymphoma: A multicenter prospective "proof of concept" phase Ⅱ study of the french oculo-cerebral lymphoma (LOC) network and the lymphoma study association (LYSA) ?[J]. Annals of Oncology: Official Journal of the European Society for Medical Oncology, 2019, 30 (4): 621-628.

[34]PE?ALVER F J, SANCHO J M, DE LA FUENTE A, et al. Guidelines for diagnosis, prevention and management of central nervous system involvement in diffuse large B-cell lymphoma patients by the Spanish Lymphoma Group (GELTAMO) [J]. Haematologica, 2017, 102 (2): 235-45.

[35]FOX C P, PHILLIPS E H, SMITH J, et al. Guidelines for the diagnosis and management of primary central nervous system diffuse large B-cell lymphoma [J]. British journal of haematology, 2019, 184 (3): 348-63.

[36]NABORS L B, PORTNOW J, AHLUWALIA M, et al. Central Nervous System Cancers, Version 3.2020, NCCN Clinical Practice Guidelines in Oncology [J]. Journal of the National Comprehensive Cancer Network: JNCCN, 2020, 18（11）: 1537-70.

[37]樊代明．整合肿瘤学，临床卷，头胸部肿瘤分册[M].北京：科学出版社，2021. 23-26.

[38]Ferreri A J M, Illerhaus G, Doorduijn J K, et al. Primary central nervous system lymphomas: EHA-ESMO clinical practice guideline for diagnosis, treatment and follow-up[J]. Annals of Oncology: Official Journal of the European Society for Medical Oncology, 2024: S0923-7534（23）5074-3

[39]马婷婷，董佳，曾敏，等．氨甲环酸在神经外科手术中的应用进展 [J]. 国际麻醉学与复苏杂志，2021，42（05）：544-8.

[40]GAYET-AGERON A, PRIETO-MERINO D, KER K, et al. Effect of treatment delay on the effectiveness and safety of antifibrinolytics in acute severe haemorrhage: a meta-analysis of individual patient-level data from 40 138 bleeding patients [J]. Lancet（London, England）, 2018, 391（10116）: 125-32.

[41]LABAK C M, HOLDHOFF M, BETTEGOWDA C, et al. Surgical Resection for Primary Central Nervous System Lymphoma: A Systematic Review [J]. World neurosurgery, 2019, 126: e1436-e48.

[42]Primary Central Nervous System Lymphoma，美国血液学会 2021.

[43]中国原发性中枢神经系统淋巴瘤治疗循证专家共识，血液学与肿瘤学杂志（英文）2022，15：136.

[44]杨传维，任晓辉，蒋海辉等．基于SEER数据库的原发性中枢神经系统淋巴瘤不同治疗方法的疗效分析 [J]. 中华外科杂志，2021，59（01）：E009-E.

[45]Wang X, Shan C, Huang H, et al. A prospective study of methotrexate in combination with ibrutinib and temozolomide（MIT）in newly diagnosed primary CNS lymphoma. Blood. 2022, 140（Suppl 1）: 6606-6607.

[46]Song J, Liu H, Jiao ZJ, et al. Zanubrutinib, lenalidomide, rituximab, temozolomide and methotrexate（RLZT±MTX）as first-line treatment for newly diagnosed PCNSL: a prospective, open-lable, multicenter clinical trial. Blood. 2022: 140（Suppl 1）: 3739-3740.

[47]Zhao SH, Liu Y, Zhu ZM, et al. Orelabrutinib, rituximab, and high- dose methotrexate（HDMTX）in newly diagnosed primary central nervous system lymphoma（PCNSL）: a retrospective analysis on efficacy, safety, and biomarker. Blood. 2022; 140（Suppl 1）: 1338-1339.

[48]Yuan Y, Qang Q, Zhuang DX, et al. Preliminary result of phase 1 trial of orelabrutinib in combination with rituximab, methotrexate, and dexamethasone in patients with newly diagnosed primary CNS lymphoma implementing bayesian design for dose-seeking. Blood. 2022, 140（Suppl 1）: 6629-6630.

[49]汪文华，马姗姗，张旭东，等. BTK抑制剂在中枢神经系统淋巴瘤中的治疗作用及安全性分析. 中国肿瘤临床. 2023，5：237-243.

[50]NCCN. NCCN clinical practice guidelines in oncology. Central nervous system cancers [EB/OL]. [2023-10-19].

[51]Korfel A, Schlegel U, Herrlinger U, Dreyling M, Schmidt C, von Baumgarten L, Pezzutto A, Grobosch T, Kebir S, Thiel E, Martus P, Kiewe P. Phase Ⅱ Trial of Temsirolimus for Relapsed/Refractory Primary CNS Lymphoma. J Clin Oncol. 2016, 34（15）: 1757-63.

[52]Kawasaki A, Matsushita M, Yoshida S, et al. Real?world evidence for the safety and effectiveness of tirabrutinib in 140 Japanese patients with recurrent or refractory primary central nervous system lymphoma: interim report of postmarketing surveillance. Blood. 2022, 140（Suppl 1）: 6685-6686.

[53]Grommes C, Piotrowski A, Pentsova E, et al. Phase Ⅰb/Ⅱ trial of the Bruton's tyrosine kinase（BTK）inhibitor, ibrutinib, in combination with rituximab and lenalidomide in refractory/recurrent primary（PCNSL）and secondary central nervous system lymphoma（SCNSL）. Blood. 2022, 14（Suppl 1）: 3807-3808.

[54]Poynton E，Chernucha E，Day J，et al. Impact of double expression of MYC and BCL-2 on outcomes in primary CNS lymphoma：a UK multicentre analysis. Blood. 2022，140（Suppl 1）：372-374.

[55]Abdulhaq H，Mahmood O，Chen CKJ，et al. Disparities in somatic mutations and outcomes in primary central nervous system lymphoma comparing patients of hispanic and non- Hispanic ethnicity. Blood. 2022，140（Suppl 1）：3553-3554.

[56]蒋皓云，金祺祺，张丽田等. MyD88L265P及CD79B基因突变对原发性中枢神经系统淋巴瘤预后的影响. 解放军医学杂志. 2024，49（1）：57-63.

[57]Heger JM，Mattlener J，G?de lP，et al. Noninvasive，dynamic risk profiling of primary central nervous system lymphoma by peripheral blood ctDNAsequencing. Blood. 2022，140（Suppl 1）：3537-3538.

[58]Shin Y，Cho H，Kim S，et al. Prognostic stratification of patients with primary central nervous system lymphoma using serum β2-microglobulin levels. Blood. 2022，140（Suppl 1）：9496-9497.

[59]朱迎鑫，贺凌博，姚淑彦等. 中枢神经系统淋巴瘤预后预测及复发监测方法. 白血病・淋巴瘤. 2024，33（6）：369-372.

[60]罗欣，彭余，唐鑫怡等. 脑脊液总蛋白与脑脊液细胞因子水平在中枢神经系统淋巴瘤中的临床价值研究. 中国生物工程杂志. 2023，12：119-127.

[61]Guo Y，Lan X，Chang X，et al. Ibrutinib in combination with rituximab and high - dose methotrexate in newly diagnosed primary central nervous system lymphoma patients[J]. Blood，2021，138 Suppl 1：1416.

[62]Tang Y. P1223：primary central nervous system lymphoma：a retrospective study of the ZRMA regimen（zanubrutinib，rituximab，methotrexate and cytarabine）[J]. Hemasphere，2022，6 Supp 1：1109-1110.

[63]Yuan X，Liang Y，Liu H，et al. Lenalidomide，rituximab and methotrexate（R2 - MTX）in newly diagnosed primary central nervous system lymphoma[J]. Blood，2021，138 Suppl 1：2491.

[64]FERRERI A J，RENI M，FOPPOLI M，et al. High-dose cytarabine plus high-dose methotrexate versus high-dose methotrexate alone in patients with primary CNS lymphoma：a randomised phase 2 trial

[65]SONG Y，WEN Y，XUE W，et al. Effect of rituximab on primary central nervous system lymphoma：a meta-analysis [J]. International journal of hematology，2017，106（5）：612-21.

[66]BROMBERG J E C，ISSA S，BAKUNINA K，et al. Rituximab in patients with primary CNS lymphoma（HOVON 105/ALLG NHL 24）：a randomised，open-label，phase 3 intergroup study [J]. Lancet Oncol，2019，20（2）：216-28.

[67]FERRERI A J M，CWYNARSKI K，PULCZYNSKI E，et al. Whole-brain radiotherapy or autologous stem-cell transplantation as consolidation strategies after high-dose methotrexate-based chemoimmunotherapy in patients with primary CNS lymphoma：results of the second randomisation of the International Extranodal Lymphoma Study Group-32 phase 2 trial [J]. The Lancet Haematology，2017，4（11）：e510-e23.

[68]HOUILLIER C，TAILLANDIER L，DUREAU S，et al. Radiotherapy or Autologous Stem-Cell Transplantation for Primary CNS Lymphoma in Patients 60 Years of Age and Younger：Results of the Intergroup ANOCEF-GOELAMS Randomized Phase Ⅱ PRECIS Study [J]. Journal of clinical oncology：official journal of the American Society of Clinical Oncology，2019，37（10）：823-33.

[69]ILLERHAUS G，KASENDA B，IHORST G，et al. High-dose chemotherapy with autologous haemopoietic stem cell transplantation for newly diagnosed primary CNS lymphoma：a prospective，single-arm，phase 2 trial [J]. The Lancet Haematology，2016，3（8）：e388-97.

[70]SOUSSAIN C，CHOQUET S，BLONSKI M，et al. Ibrutinib monotherapy for relapse or refractory primary CNS lymphoma and primary vitreoretinal lymphoma：Final analysis of the phase Ⅱ 'proof-of-concept' iLOC study by the Lymphoma study association（LYSA）and the French oculo-cerebral lym-

phoma（LOC）network [J]. Eur J Cancer，2019，117：121–30.
[71]GROMMES C，PASTORE A，PALASKAS N，et al. Ibrutinib Unmasks Critical Role of Bruton Tyrosine Kinase in Primary CNS Lymphoma [J]. Cancer discovery，2017，7（9）：1018–29.
[72]GROMMES C，TANG S S，WOLFE J，et al. Phase 1b trial of an ibrutinib–based combination therapy in recurrent/refractory CNS lymphoma [J]. Blood，2019，133（5）：436–45.
[73]LIONAKIS M S，DUNLEAVY K，ROSCHEWSKI M，et al. Inhibition ofBCell Receptor Signaling by Ibrutinib in Primary CNS Lymphoma [J]. Cancer cell，2017，31（6）：833–43.e5.
[74]VU K，MANNIS G，HWANG J，et al. Low–dose lenalidomide maintenance after induction therapy in older patients with primary central nervous system lymphoma [J]. British journal of haematology，2019，186（1）：180–3.
[75]Zhang Y，Wang W，Zhao D，et al. Phase Ⅰ b/Ⅱ study of lenalidomide，rituximab，high - dose methotrexate（R2 - MTX）regimen，followed by lenalidomide maintenance in newly diagnosed primary cns lymphoma[J]. Hematol Oncol，2021. DOI：10.1002/hon.71_2880
[76]Chen F，Pang D，Guo H，et al. Clinical outcomes of newly diagnosed primary CNS lymphoma treated with ibrutinib - based combination therapy：a real - world experience of off - label ibrutinib use[J]. Cancer Med，2020，9（22）：8676 - 8684. DOI：10.1002/cam4.3499
[77]Zhang Y，Li Y，Zhuang Z，et al. Preliminary evaluation of zanubrutinib - containing regimens in DLBCL and the cerebrospinal fluid distribution of zanubrutinib：a 13 - case series[J]. Front Oncol，2021，11：760405. DOI：10.3389/ fonc.2021.760405.
[78]TUN H W，JOHNSTON P B，DEANGELIS L M，et al. Phase 1 study of pomalidomide and dexamethasone for relapsed/refractory primary CNS or vitreoretinal lymphoma [J]. Blood，2018，132（21）.
[79]FRIGAULT M J，DIETRICH J，MARTINEZ–LAGE M，et al. Tisagenlecleucel CAR T–cell therapy in secondary CNS lymphoma [J]. Blood，2019，134（11）：860–6.
[80]NAYAK L，IWAMOTO F M，LACASCE A，et al. PD–1 blockade with nivolumab in relapsed/refractory primary central nervous system and testicular lymphoma [J]. Blood，2017，129（23）：3071–3.
[81]MAUDE S L，LAETSCH T W，BUECHNER J，et al. Tisagenlecleucel in Children and Young Adults with B–Cell Lymphoblastic Leukemia [J]. N Engl J Med，2018，378（5）：439–48.
[82]SCHUSTER S J，BISHOP M R，TAM C S，et al. Tisagenlecleucel in Adult Relapsed or Refractory Diffuse Large B–Cell Lymphoma [J]. N Engl J Med，2019，380（1）：45–56.
[83]ABRAMSON J S，CHEN Y B. More on Anti–CD19 CAR T Cells in CNS Diffuse Large–B–Cell Lymphoma [J]. N Engl J Med，2017，377（21）：2102.
[84]LI T，ZHAO L，ZHANG Y，et al. CAR T–Cell Therapy Is Effective but Not Long–Lasting in B–Cell Lymphoma of the Brain [J]. Frontiers in oncology，2020，10：1306.
[85]Volpini ME，Song J，Samant R，et al. Cranial radiation therapy as salvage in the treatment of relapsed primary CNS lymphoma[J]. Curr Oncol，2022，29（11）：8160–8170. DOI：10.3390 / curroncol29110644.
[86]Yang Y，Li Q，Ma JJ，et al. Radiotherapy or chemotherapy：a real–world study of the first–time relapsed and refractory primary central nervous system lymphoma[J]. Front Oncol，2023，13：1098785. DOI：10.3389/fonc. 2023.1098785.

脑膜瘤

名誉主编

樊代明

主　编

陈忠平　徐建国

副主编

卞修武　赵世光　马　军　夏云飞　张俊平

编　委（按姓氏拼音排序）

卞修武　陈　罡　陈　铌　陈超越　陈虹旭　陈忠平　程宏伟　丁新民

方　芳　付晓红　惠旭辉　贾　旺　柯　超　李贤彬　李蕴潜　梁军潮

梁锐超　刘健刚　刘志雄　刘志勇　吕　粟　马　军　潘亚文　任青青

王宏勤　王跃龙　夏云飞　辛　涛　徐建国　杨　堃　杨咏波　姚小红

印晓鸿　余化霖　曾云辉　张　敬　张家亮　张俊平　赵世光

执　笔

徐建国　刘志勇　曾云辉　王跃龙　陈虹旭　陈超越　梁锐超　任青青

张　敬　李贤彬

前言

脑膜瘤（Meningioma）起源于蛛网膜帽状细胞，是最常见的神经系统肿瘤之一，可发生在颅内任何部位及任何年龄人群，以女性多见。脑膜瘤大部分病理学表现为良性肿瘤，通过手术完全切除可以治愈，对颅底脑膜瘤、窦镰旁脑膜瘤和高级别脑膜瘤，手术常难完全切除，术后复发率高，术后是否常规放疗尚存争议。随着影像学技术的发展推广和人民群众健康意识的增强，越来越多无症状脑膜瘤被发现，尤其是老年患者，诊治尚不规范，常被过度治疗。2016 年欧洲神经肿瘤协会（EANO）发布了首个脑膜瘤的诊治指南，并于 2021 年 6 月更新。我国幅员辽阔，人口众多，脑膜瘤检出率逐年增加，同时各地区神经外科尤其是脑膜瘤诊治水平参差不一，目前尚未有制定和发布脑膜瘤诊治相关指南，因此为规范国内脑膜瘤诊治，实现均质化医疗发展目标，综合国内外脑膜瘤相关临床研究结果和诊治经验，编写了此本脑膜瘤整合诊治指南。

第一章

流行病学

脑膜瘤是最常见的颅内原发性肿瘤，约占颅内原发肿瘤的五分之二，患病率50.4/10万~70.7/10万。尸检发现2%~3%的人存在1个以上脑膜瘤病变，随着影像技术的发展及推广应用，检出率逐渐增加。脑膜瘤可见于任何年龄，但多见于中老年，随年龄增加发病率逐渐增加，其中75~89岁老年人群脑膜瘤年发病率高达22.2/10万。脑膜瘤男女均可发病，但女性多见，30~69岁女性中，患脑膜瘤者约为男性的3倍。脑膜瘤可发生于颅内任何位置，常见部位依次为大脑半球凸面、大脑镰/窦镰旁、蝶骨嵴、桥小脑角、小脑半球、小脑幕、枕骨大孔、岩斜区、脑室内、眼眶内等，颅底脑膜瘤占所有脑膜瘤的43%~51%。病理学WHO1级80%~85%，2级10%~17%，3级2%~5%。四川大学华西医院2009年1月到2019年4月病理确诊脑膜瘤共5254例，女性3789例，男性1465例，平均年龄57±16岁，依次分布为40~60岁55%、60~80岁29.9%和20~40岁13.4%；其中WHO1级83.8%、2级13.9%、3级1.2%，另有1.1%病理分级不明确，WHO2级和3级脑膜瘤中幕上凸面和脑室内比例明显高于颅底，分别约为23%和8%。目前国内脑膜瘤发病率不明确，缺乏基于人群的脑膜瘤发病率临床研究，亟须全国发病情况登记研究以明确国内脑膜瘤的真实发病情况。

第二章

病因与危险因素

脑膜瘤的确切发病机制尚不明确，现有研究表明脑膜瘤与电离辐射、遗传突变、职业暴露、代谢、药物、年龄、性别等相关，而饮酒和饮食习惯等因素与脑膜瘤的患病风险无明显相关。

第一节 电离辐射

电离辐射是脑膜瘤一个明确危险因素，相对危险度可达6~10，无明确对应的剂量反应关系。接受头部放疗的人群尤其是儿童后期患脑膜瘤的风险明显升高，在80160名广岛、长崎原子弹爆炸幸存者中观察到88例脑膜瘤，拟合线性超额相对风险（ERR）0.64（0.01~1.8）。牙科X线检查是人群接受电离辐射的一个途径，年轻时频繁行牙科X线检查，可能与颅内脑膜瘤的风险增加有关。一项开展于年龄在18岁至75岁之间709例脑膜瘤病例和1368例对照病例的对照研究显示，无确定证据表明使用手机与脑膜瘤发生相关。

第二节 激素

脑膜瘤长期被认为同时含有孕激素和雌激素受体，但孕酮受体却占了受体的大多数，生物活性更强，在复发脑膜瘤中表达明显增加，表明其在脑膜瘤增殖中发挥作用。从绝经前激素生成正常到内源性激素生成减少的过渡期可能是脑膜瘤生长的一个危险因素。现有研究证据尚不能证实外源性激素暴露会增加脑膜瘤发生风险，如使用激素避孕药或激素替代疗法等。但有一项研究表明，醋酸环丙孕酮的使用与需要侵入性治疗脑膜瘤的风险之间存在强烈剂量依赖关系，即醋酸环丙孕酮高剂量暴露下，发生脑膜瘤的风险升高，而停止治疗一年后，脑膜瘤的风险明显降低。

第三节 基因突变

神经纤维瘤病 2 型基因（NF2）作为一种肿瘤抑制基因，其缺失是一种常染色体显性遗传疾病。NF2 的体细胞或胚系突变是许多脑膜瘤发生的基础，但同时发现在不少病例中，包括 SMO、AKT1、PIK3CA、TRAF7、KLF4 和 POLR2A 在内的许多基因发生体细胞突变和 SMARCB1、SMARCE1 和 BAP1 等基因生殖系突变。这些不同基因遗传突变除与肿瘤发病相关外，还与肿瘤的形态、染色体不稳定性、位置等相关，如带有 NF2 突变的脑膜瘤常与纤维组织密切相关，NF2 突变型脑膜瘤常发生于大脑凸面或后颅窝，并伴有染色体不稳定性增加，而许多非 NF2 突变型脑膜瘤常发生于前中颅窝，无染色体不稳定性增加。

第四节 年龄与性别

2019 年发布的美国中枢性脑瘤登记报告中显示，2012~2016 年美国脑膜瘤的年龄校正年发病率为 8.58/10 万人，发病率随年龄增长而增加，在 65 岁后增幅较大，75~89 岁间老年人群脑膜瘤年发病率高达 22.2/10 万人。成年人群中脑膜瘤的发生率与性别明确相关，女性更常见，WHO 1 级和 2 级脑膜瘤女性发病率是男性的 2.3 倍。

第五节 代谢状况

肥胖、体重指数（BMI）与脑膜瘤的发生率相关，BMI 每增加 10kg/m^2，风险约增加 20%（相对风险为 1.17，95% CI 为 1.03~1.34，P=0.02）。糖尿病与脑膜瘤的相关性尚存争议，有研究表明糖尿病与脑膜瘤风险呈正相关，但也有研究得出相反结论。

第六节 其他

目前研究显示女性脑膜瘤与乳腺癌有很强相关性，女性乳腺癌患者脑膜瘤发生率明显高于正常人群。另有研究发现，甲氨蝶呤的使用、吸烟（仅在男性中有相关）可能与脑膜瘤发病风险增高有关。

第三章

病理学

第一节 大体组织特点

大多数脑膜瘤边界清楚，附着在硬脑膜上，质地较硬、基底较宽，以挤压周围组织的方式缓慢生长，迫使邻近的大脑移位。在颅底、视神经管等狭窄部位的脑膜瘤可呈梭形、哑铃型等不规则形状，可包裹神经、血管等结构。大多数脑膜瘤表 面光滑，与正常脑组织、神经、血管间有清晰界面，部分牢固附着在相邻脑 组织上可能代表侵袭性脑膜瘤。与脑膜瘤相邻颅骨可能出现骨质增生，这常与肿瘤侵入颅骨有关。脑膜瘤切割面常呈坚韧橡胶状，颜色从白色到棕红色不等，取决于肿瘤血供情况。砂粒体丰富的肿瘤可能有沙子般沙砾质地。脑膜瘤很少能看到骨、软骨或脂肪化生。

第二节 显微组织特点

根据2021年WHO神经系统肿瘤分类方法，脑膜瘤可分为15种组织类型：WHO 1级9种（脑膜上皮型、纤维型、过渡型、分泌型、砂粒体型、化生型、微囊型、血管瘤样型、富于淋巴浆细胞型）、WHO 2级3种（不典型、脊索样型、透明细胞型）和WHO 3级3种（间变型、乳头型、横纹肌样型）。根据组织学亚型和分级，脑膜瘤在显微镜下表现多种多样。大多数脑膜瘤由具有适量嗜酸性细胞质和卵圆形核的肿瘤细胞组成；部分主要表现出间充质特征，例如突出的梭形细胞成分、细胞间丰富的胶原沉积和偶尔的化生改变，包括软骨或骨化生；其他主要表现出上皮特征，如具有丰富嗜酸性细胞质的上皮样形态，乳头状或腺样结构，偶尔还可见胞浆内分泌空泡。脑膜瘤最典型的组织学特征是漩涡状结构，这是由于瘤细胞包裹在一些特定的结构周围而形成，细胞自身缠绕形成细胞漩涡，细胞外基质堆积后逐渐转为透明状漩涡，同心钙化后最终转化为砂粒体。脑膜瘤的另一非特异性特征，即核内假包涵体，是由细胞质膜内陷进入细胞核所形成。

第三节　分子病理特点

所有脑膜瘤最常见的改变是 22q 染色体缺失和其他 NF2 等位基因突变。随侵袭性和 WHO 分级增加，NF2 突变型脑膜瘤可致拷贝数积累改变，其中染色体臂 1p 和染色体 10 缺失常在肿瘤发生早期首先出现，另外 CDKN2A/B 纯合缺失表明高度侵袭性过程。

在 WHO 1 级 NF2 野生型脑膜瘤中，还发现了其他几种突变，总频率如下：AKT1（10%）、SMO（3%~5%）、KLF4（10%~15%）、PIK3CA（5%）和 TRAF7（20%~25%），AKT1 和 KLF4 突变常与 TRAF7 突变联合发生，单独的 TRAF7 突变较少见，AKT1/TRAF7 和 SMO 突变是脑膜上皮亚型的典型突变，尤其常发生在颅底脑膜瘤中。KLF4/TRAF7 突变构成了分泌性脑膜瘤的驱动改变，可作为分泌性脑膜瘤的诊断标准之一。

在 WHO 2 级脑膜瘤中，几乎所有（97%）透明细胞脑膜瘤都带有 SMARCE1 突变。SMARCE1 胚系突变可替代 NF2 生殖细胞突变作为小儿脑膜瘤的易感基因，后者主要发生在脊柱位置。横纹肌样脑膜瘤常发生 BAP1 突变和缺失，而乳头状脑膜瘤中发现 PBRM1 突变的富集，但 BAP1 和 PBRM1 突变是否能作为 WHO 3 级脑膜瘤诊断标准还需进一步研究。

TERT 启动子突变已被证实是复发高风险的标志物，因此是新的 2021 WHO 分级中 WHO 3 级的独立标准。CDKN2A/B 的纯合子缺失与不依赖于组织学类型的不良预后相关，因此也作为 WHO 3 级的标志物。

第四节　脑膜瘤分级

1　组织学分级

根据 2021 年最新 WHO 神经系统肿瘤分类方法，脑膜瘤仍分为三级，该分级取决于核分裂象、脑实质浸润（Brain invasion）或特定组织学特征，具体标准如下。

WHO 1 级：每 10 个高倍视野（HPF）<4 个核分裂象，无脑实质浸润。

WHO 2 级：每 10 个 HPF 有 4~19 个核分裂象，或脑实质浸润，或同时存在下列形态学改变的三种情况：凝固性坏死，片状结构、突出的核仁（Sheeting，prominent nucleoli）、细胞密度增高和小细胞化。

WHO 3 级：每 10 个 HPF 核分裂象≥ 20 个。

2 分子病理学分级

WHO 分级方法是目前最常用的神经肿瘤分级方法，对评估肿瘤预后有一定帮助，但神经外科常会发现部分 WHO 1 级脑膜瘤在全切术后迅速复发，也有 WHO 2 级脑膜瘤在全切术后未行放疗却在很长一段时间保持稳定，说明单独依靠 WHO 分级可能存在局限性。目前依据 DNA 甲基化谱将脑膜瘤整合分为 MC ben-1、MC ben-2、MC ben-3、 MC int-A、MC int-B、MC mal 六类，可对预后进行更为精准的预测（表 6-3-1）。另外也有研究整合脑膜瘤基因组、转录组和 DNA 甲基化组学信息，将脑膜瘤分为 4 种独具生物学特征的分子亚型：免疫相关型（MG1）、良性 NF2 野生型（MG2）、高代谢型（MG3）和增值型（MG4），这四种亚型之间患者无进展生存期有显著差异。现有研究表明多维度多组学数据的整合诊断将是未来脑膜瘤分类、分型的重要手段。

表 6-3-1 脑膜瘤分子分型

分型	WHO 分级	突变基因	染色体拷贝数变异	按 DNA 甲基化分类
脑膜上皮型	WHO 1 级	AKT1 （/TRAF7），SMO	无	MC ben-2
纤维型		NF2	染色体 22q 缺失	MC ben-1
过渡型		NF2	染色体 22q 缺失	MC ben-1
分泌型		KLF4/TRAF7	无	MC ben-2
砂粒体型		NF2	染色体 22q 缺失	MC ben-1
化生型		NF2	染色体 5 扩增	MC ben-3
微囊型		NF2	染色体 5 扩增	MC ben-3
血管瘤样型		NF2	染色体 5 扩增	MC ben-3
不典型	WHO 2 级	NF2	染色体 1p 缺失，染色体 22q 缺失	MC int-A/B
脊索样型		NF2	染色体 22q 缺失	MC int-A/B
透明细胞型		SMARCE1	无	无
间变型	WHO 3 级	NF2，TERT	染色体 1p，10，22q 缺失；CDKN2A/B 纯合缺失	MC mal

注：ben—良性；int—中间型；mal—恶性；MC—甲基化分类。

第四章

临床表现

无症状性脑膜瘤多因其他疾病检查或体检偶然发现，诊断时无肿瘤相关临床表现，而症状性脑膜瘤主因肿瘤压迫邻近结构引起神经功能障碍、侵犯或刺激脑组织诱发癫痫，以及瘤体大、脑脊液循环障碍、静脉引流障碍、脑水肿等引起头痛、呕吐、视乳头水肿等颅内高压相关症状和体征。脑膜瘤常见临床表现依次为头痛、局灶性颅神经受损症状、癫痫发作、认知功能改变、肢体无力、头晕或眩晕、共济失调或步态改变、感觉异常、眼球突出、晕厥等。脑膜瘤引起的神经功能障碍主要和脑膜瘤生长部位密切相关。癫痫发作是大脑凸面或窦镰旁脑膜瘤主要临床表现，多表现为局灶性发作、复杂局灶性发作、全面性发作或混合性发作，以全面性发作最常见；嗅沟等前颅底体积大的脑膜瘤可能引起心理、行为和性格等改变；鞍结节和鞍隔脑膜瘤常引起视力视野障碍，出现垂体功能紊乱概率低；鞍旁、蝶骨嵴内侧脑膜瘤亦可引起视力视野改变；视神经鞘脑膜瘤可表现为进行性单侧视力障碍、眼球突出等；海绵窦和岩骨脑膜瘤可引起眼痛或三叉神经痛；岩斜区脑膜瘤可表现为共济失调和相应颅神经受损症状；桥小脑角区脑膜瘤可出现听力下降、耳鸣等症状。

第五章

影像学评估

结合CT和多序列MRI的影像学检查可清晰显示肿瘤的形态学特征，在脑膜瘤的诊断、评估、随访、复查中起到了无可替代的作用。脑膜瘤最典型的形态学特征是与硬脑膜宽基底附着的类圆形肿块，少部分表现为沿硬脑膜延伸的片状占位。临床对神经影像诊断的要求很明确：首先是行定位诊断，确定肿瘤大小、位置、范围等形态学特征，并评价其与周围重要结构（包括重要动脉、静脉、皮层功能区等）的毗邻关系；其次是判断肿瘤的性质，如肿瘤分级、代谢快慢、供血动脉来源及肿瘤对周边脑组织侵袭程度等。而在随访过程中，则需要重点关注瘤体生长快慢、是否出现对功能区的压迫等信息。在术后，需要关注肿瘤是否出现复发，残存瘤体是否出现生长迹象等。总而言之，神经影像学检查在实现脑膜瘤的个体化诊疗以及术后整合疗效评估中发挥了关键作用。

第一节 常规影像学检查

1 脑膜瘤的CT特征

脑膜瘤在CT平扫上的典型特征为等密度肿块，肿瘤较小时易漏诊，肿瘤较大时可伴有占位效应和水肿，注射造影剂后瘤体出现明显且均匀强化。15%~20%的病例，由于瘤体内部出现营养匮乏或化生性钙化，瘤体内部可表现为低密度影或斑点状极高密度影。CT除筛查外，更重要的是用于评估瘤体与邻近骨性结构的关系，判断瘤周是否有骨质增生、骨质破坏及蝶窦的异常扩张等，进而知道后续治疗方案的制定。具体而言，脑膜瘤常引起骨质增生，常发生于颅盖骨和蝶骨嵴，CT上表现为骨性结构的异常增厚。颅骨的反应性增生和肿瘤的侵袭增生在影像学上难以鉴别，但增生骨质内有明显增强信号常提示后者可能性大。

2 核磁共振成像

MRI 扫描对软组织空间分辨率高，是肿瘤诊断、评估、随访中的首选检查。常规MRI扫描序列包括T1加权像（T1WI）、T2加权像（T2WI）、FLAIR像及注射磁共振对比剂的强化扫描T1WI+C（T1C）。在T1 WI上，肿瘤体常表现为和大脑皮层相似的等信号或低信号，较大肿瘤会向内挤压脑实质，进而导致脑组织结构出现明显向内移位；在注射钆造影剂的T1C序列上，大多数脑膜瘤瘤体强化明显且均匀，可以见到清晰的肿瘤包膜。少部分瘤体由于内部的钙化、囊肿、出血或坏死，可能表现为瘤体内部低信号影。此外，对高级别脑膜瘤，还有可能观察到模糊边缘以及不规则强化的瘤体内部，这些常意味着瘤体生长迅速且具一定侵袭性。在T2WI及FLAIR序列上，瘤体常呈等或稍高信号，在轴外可见到肿瘤和大脑间存在新月形脑脊液裂隙影，但当高级别脑膜瘤出现脑实质侵犯时，脑脊液裂隙影可能消失。与T1C类似，少部分肿瘤瘤体在T2WI及FLAIR上也可见到肿瘤内部出现坏死、囊性变、出血和脂肪浸润等特征，进而协助医师评估肿瘤性质。

在T1C上，与肿瘤相连的硬脑膜部位出现明显条形强化征象被称为脑膜尾症。该征象可见于72%患者，其中近三分之二的脑膜尾征可见瘤细胞浸润，而少部分脑膜尾征是硬 脑膜对肿瘤的反应性变化。值得注意，脑膜尾征并不是脑膜瘤特有改变，可见于所有累及硬脑膜的肿瘤，因此不具备诊断特异性。但在肿瘤手术和放疗规划中，需进一步对其进行定位分析。

约半数以上脑膜瘤周围可见环绕肿瘤、在T1WI呈低信号、T2WI/FIALR上呈高信号表现的水肿带。其形状不规则且大小各异，与肿瘤大小无关且不能用于准确区分良性和非典型或恶性脑膜瘤。对水肿带形成的原因有多种假说，即压迫性缺血伴血脑屏障受损、软脑膜微血管形成引起的血管分流、机械性静脉阻塞、肿瘤内静水压升高以及在瘤细胞内的分泌-排泄现象等。

3 高级核磁共振成像技术

高级核磁共振成像技术在脑膜瘤的诊断评估中同样具有一定价值。在扩散加权成像（Diffusion weighted imaging，DWI）中，高级别脑膜瘤的表观弥散系数（Apparent diffusion coefficient，ADC）较低，但是该特征的特异性较差，预测肿瘤高低级的参考价值有限。在磁共振波谱分析（Magnetic resonance spectroscopy，MRS）中，脑膜瘤的胆碱（Cho）水平常较高，N-乙酰天冬氨酸（NAA）水平常降低或缺如，会出现特异性丙氨酸（Alanine，Ala）峰。在磁共振灌注成像（Perfusion weighted imaging，PWI）中，脑膜瘤常会显示较高的相对脑血流量（relative cerebral blood flow，rCBF）和相对脑血容量（relative cerebral blood volume，rCBV）。在DSC序列上，脑膜瘤的信号强度在钆造影剂的快速注射后常不能恢复至50%的基线水平；而在动脉自旋标记（arterial spin labeling，ASL）中，灌注显示脑膜瘤的rCBF出现明显上升，特别是血管瘤型脑膜瘤。但值得注意，此类成像对脑膜瘤诊断的临床意义有限，在实际诊疗工作中仅用于对四个基本序列信息的补充。

4 血管成像

脑膜瘤最常使用的血管成像技术包括CT/MR动脉成像（CT-/MR - angiography）以及CT/MR静脉成像（CT-/MR - venogram）。血管成像主要用于显示肿瘤的颅内血供，判断肿瘤是否对重要血管有包裹或侵蚀，以及确定大动脉与瘤体的空间关系，进而指导颅底脑膜瘤的手术方案。此外，还可用于显示脑膜瘤挤压和包裹周围的相邻血管以及肿瘤浸润或阻塞硬脑膜静脉窦的状况等。通常，脑膜瘤瘤体内部的主要血供来自硬脑膜中的动脉。在瘤体与硬脑膜相连部，可有一个突出的中央血管蒂，细小的血管分支从该蒂发出，呈辐条轮样放射状分布，为瘤体内部提供绝大部分血供；肿瘤表面的血供则常来自软脑膜血管的外周丛。因此在血管成像上，瘤体内部和周围可出现明显的流空血管影或增强血管影。对窦旁脑膜瘤，MRV则可提供有关静脉窦受累与否和侧支静脉引流的信息，进而指导临床制定后续的治疗方案。

第二节 分子影像

正电子发射断层扫描（positron emission tomography，PET）技术是一种可以提供有关脑膜瘤生化和生理数据的成像方式。在几乎所有的脑膜瘤中都有生长抑素受体Ⅰ/Ⅱ（Somatostatin Receptor Ⅰ/Ⅱ，SSTR Ⅰ/Ⅱ）高表达，示踪剂无法穿过血脑屏障且周围相邻的组织结构对SSTR的摄取率较低，所以SSTR-PET是目前特异性最强的脑膜瘤检查方法，特别是Gallium-68-标记的DOTATATE技术，其在脑膜瘤的诊断、手术方案、放疗靶区勾画、术后监测中发挥重要作用。因而与常规MRI相比[^{68}Ga]Ga-DOTATOC PET在检测肿瘤病灶具更高对比度。

目前PET仍存在费效比较高的缺陷，因此仅在部分情况下才推荐使用。首先是当单纯的CT和MRI无法准确反映肿瘤与周围组织结构关系时。部分肿瘤与周围解剖结构过于复杂，如肿瘤出现颅骨侵犯、边界由于钙化干扰变得模糊、位于颅底中心或镰旁，此时临床无法确定手术范围或靶区边界，此时应考虑行SSRT-PET检查。其次是对恶性脑膜瘤的评估时。使用PET检测全身是否存在其他转移灶对提升患者预后有重要意义。最后是在常规影像学检查无法评估术后肿瘤残体时。对颅底脑膜瘤，手术操作会对肿瘤区域的解剖结构造成移位和变形，各种材料也会对术区有干扰，因此常规的影像学检查有时难以评估残存瘤体情况。此时，PET可用于监测肿瘤残体是否长大，同时用于肿瘤残体进展/复发和治疗反应的鉴别诊断。此外，脑膜瘤与SSTR的高特异性结合特性使SSTR-PET可用于脑膜瘤与神经鞘瘤等颅内肿瘤鉴别诊断。

值得注意，PET成像中最广泛使用的放射性药物是2-氟-2-脱氧-D-葡萄糖，即 ^{18}F-FDG。然而，大脑皮层对FDG有生理性高摄取，炎症过程中也会出现FDG积聚，从而降低FDG-PET在脑瘤诊断中的准确性，故其很少在脑瘤的影像学评估中使用。

第三节　鉴别诊断

1　听神经鞘瘤

听神经鞘瘤起源于前庭神经鞘膜的施万细胞（Schwann Cell，又名雪旺细胞），为桥小脑角区最常见颅内脑外良性肿瘤。典型听神经鞘瘤的影像学特点为：①肿瘤主体位于桥小脑角区，内听道扩大呈喇叭状（诊断要点!）；②CT表现以等密度为主，出现囊变时可见低密度区，极少数出血时可见斑片状高密度，但极少出现钙化；③MRIT1WI呈等或低信号，T2WI呈较高信号，常有囊变或出血呈混杂信号，强化不均匀；④患侧听神经增粗；⑤瘤周多无水肿。

发生于桥小脑角并伴有内听道强化的脑膜瘤易被误诊为听神经鞘瘤，鉴别要点如下：①形态特征：听神经鞘瘤常表现为内听道扩张，肿瘤呈哑铃形，向内听道和桥小脑角双向生长。肿瘤一般为边界清晰的球形或椭圆形；而脑膜瘤边界常较清楚，但形状多样，常为扁平或不规则形，且肿瘤基底部常附着于硬脑膜，可见脑膜尾征。②听神经鞘瘤在CT上常呈现为等密度或稍低密度病灶，而脑膜瘤在CT上密度更高，特别是在有钙化或骨质破坏时。③听神经鞘瘤在T1C上瘤体常均匀强化，有时会有囊变区，内听道内的肿瘤部分常有较强的强化；而脑膜瘤在增强扫描后，肿瘤常均匀且显著强化，且硬脑膜尾部强化明显。④听神经鞘瘤临床表现为逐渐加重的听力丧失、耳鸣、眩晕，可能伴随面神经功能障碍；而脑膜瘤表现为头痛、共济失调、颅神经受压症状，但听力丧失常不如听神经鞘瘤明显。

2　脑膜转移瘤

颅内转移是晚期癌症最常见的神经系统并发症，脑实质是最常见的转移部位，但有时也可发生于脑膜。颅内脑膜转移瘤MRI表现可分3类：①典型的脑膜转移瘤表现为范围较广的硬脑膜中度增厚，增强后明显均匀强化；②部分脑膜转移瘤表现为似硬膜下血肿影，沿颅骨内板分布的、轻微弥漫性硬脑膜增厚；③少数表现为脑膜瘤样肿块。脑膜转移瘤T1WI呈低信号，T2WI呈高信号，增强扫描一般呈明显强化，累及脑膜时可存在“脑膜尾征”，因此传统MRI对脑膜转移瘤与脑膜瘤的鉴别价值不大。有研究认为磁共振波谱成像、T2灌注成像、弥散加权成像、表观弥散系数和^{11}C-蛋氨酸PET/CT有助二者鉴别。已报道肺癌、乳腺癌、滤泡状性甲状腺癌、前列腺癌及血液系统恶性肿瘤颅内转移可呈类似脑膜瘤样肿块型，对合并上述病史者，若有相关的临床和影像学表现，即应考虑脑膜转移瘤可能。

3 孤立性纤维性肿瘤

孤立性纤维性肿瘤，旧称血管外皮细胞瘤，是一种影像学表现非常类似于血管瘤型脑膜瘤的交界性肿瘤。颅内孤立性纤维性肿瘤常起源于硬脑膜，多位于幕上，多数分叶明显，形状不规则，血供丰富，常表现为体积较大且局部侵袭性的硬脑膜肿块，有侵蚀邻近颅骨的倾向。二者影像学非常相似，即CT平扫多呈等或稍高密度，T1WI多呈等或稍低信号，T2WI多呈等或稍高信号，增强扫描均明显强化，均可出现“脑膜尾征”。二者鉴别诊断要点为：①颅内孤立性纤维性肿瘤更易出现瘤体内部的囊变和坏死，增强后呈不均匀强化；②孤立性纤维性肿瘤强化程度更高，血管流空信号影更多；③孤立性纤维性肿瘤多引起颅骨侵蚀破坏，而脑膜瘤颅骨改变多为增生变厚。

4 原发硬脑膜淋巴瘤

原发性硬脑膜淋巴瘤常见于大脑镰、小脑幕和鞍旁区域，与脑膜瘤相比，血管源性水肿更常见，CT呈高密度，可出现骨质增生和骨质侵蚀；T1WI呈低信号，T2WI呈等或低信号，DWI像上呈扩散受限表现；增强后明显均匀强化，可出现硬脑膜尾征。该肿瘤代谢活跃，FDG-PET显示大量示踪剂摄取，有利于与脑膜瘤相鉴别。

第四节 无症状脑膜瘤的影像学评估

近年来，随着神经影像学检查在我国医疗机构中的广泛开展，无症状脑膜瘤的检出率迅速上升。此类肿瘤多数呈自限性生长模式，且仅5%~8%的患者会在五年随访内出现神经系统压迫症状，所以过早的手术干预或其他治疗有过度医疗的风险。因而，目前的临床共识为：当瘤体最大直径>3cm或出现临床症状时，应展开积极治疗；而当最大直径≤3cm且无临床症状（即无症状小脑膜瘤）时，应采用动态随访（每年一次）策略监测肿瘤进展，只有在肿瘤出现明显的体积增长或患者出现临床症状时，才需要干预治疗。目前，提示肿瘤容易发生进展的风险因素包括：瘤体缺乏钙化、在T2WI上呈高信号、存在瘤周水肿、较大的体积、非颅底区域以及窦旁肿瘤。但是，部分肿瘤可能毗邻重要的神经功能结构，肿瘤若出现增大会显著增加后续手术风险，同时错过放疗最佳的窗口期。因此，临床需结合患者意愿、自身经验及肿瘤当前状况，制定最合理的随访/治疗方案。

第五节 人工智能技术辅助的智能诊断

近年来，智能化诊疗成为医学发展的新趋势，基于人工智能算法（Artificial intelligence，AI）的计算机辅助诊断研究的发展为肿瘤治疗实现精准化、个体化、全程化提供了可能性。与人眼相比，计算机可更准确地识别图像灰阶值，进而更有效地量化并分析医学影像中深层的图像特征，能在像素水平探索数据之间的潜在联系。基于这种能力，未来AI可以突破影像-病理的壁垒，建立影像学特征与肿瘤异质性、细胞及基因水平之间的联系，为临床的准确诊断和患者咨询提供有价值的信息，为制定精准化治疗方案和预测患者治疗反应提供帮助。根据现有研究，AI模型可用于无创性鉴别诊断、自动监测肿瘤生长速度、术前自动化预测肿瘤分级、Ki-67增值指数、是否出现脑侵袭等一系列任务，为脑膜瘤患者的个体化精准治疗提供新的支持工具。但大部分现有研究仍处于初步阶段，其对临床的实际指导价值需大规模、多中心研究来进一步验证。

第六章

治疗策略

第一节 观察

随着神经影像学发展及广泛应用，大量无症状脑膜瘤被诊断，并逐年增加。普通人群行头部 MRI 偶然发现脑膜瘤比例为 0.9%~1.0%。前瞻性观察研究已证实 75% 偶然发现脑膜瘤瘤体 5 年内增加 15% 以上，但所有病例均未出现肿瘤相关症状，且超过 60% 肿瘤呈自限性生长。目前主张对偶然发现的脑膜瘤、无症状且直径小于 3cm 的脑膜瘤或老年无症状脑膜瘤建议动态随访，在发现后 3~6 月进行一次 MRI 随访，若病变无变化则每年行一次 MRI 检查了解病变进展情况，若病变继续无明显进展 5 年后 可每 2 年一次头部 MRI 扫描。但在鞍区等区域肿瘤增大易引起神经功能受损，其观察 需特别慎重，随访周期应相应缩短。

第二节 手术治疗

症状性脑膜瘤或进展性脑膜瘤首选手术治疗。手术治疗目的为切除病变，缓解肿瘤引起相关症状，同时获取标本明确病理性质和分子靶点等，为后续治疗提供依据。脑膜瘤手术治疗基本原则为最大限度安全切除肿瘤、降低复发率，同时尽量保留神经功能，改善术后生存质量。肿瘤切除范围是脑膜瘤预后的重要因素，目前常采用 Simpson 分级法定义肿瘤切除程度，即肿瘤全切除并切除肿瘤累及的硬膜和颅骨为 Simpson Ⅰ级切除、肿瘤全切除并电凝肿瘤累及硬膜为 Simpson Ⅱ级切除、肿瘤全切除但未对肿瘤附着硬膜进行处理为 Simpson Ⅲ级切除、肿瘤部分切除为 Simpson Ⅳ级切除和仅行瘤体减压或活检为 Simpson Ⅴ级切除。肿瘤的切除程度与肿瘤部位、质地、大小及肿瘤与毗邻重要血管神经的关系等密切相关。

脑膜瘤手术治疗主要依据肿瘤基底附着部位、生长方向和肿瘤大小选择手术入路。对嗅沟脑膜瘤目前常采用纵裂间入路、额下入路、眶外侧入路或经鼻入路；鞍结节或鞍隔脑膜瘤可采用经颅入路或经鼻入路；蝶骨嵴或床突旁脑膜瘤可采用翼点入路、眶颧入路或 Dolenc 入路等；桥小脑角区脑膜瘤可采用乙状窦后入路、乙状窦前入路或远外侧入路；岩斜区脑膜瘤可采用岩前入路、岩后入路或岩前岩后联合入路等；镰幕区脑膜瘤主要采用枕部经天幕入路或天幕下小脑上入路；侧脑室三角区脑膜瘤常采用经皮层入路或经纵裂经胼胝体入路等。

为提高脑膜瘤手术安全，首先应基于神经影像学资料详细了解肿瘤基底、血供来源、与重要血管神经的关系做好术前准备和选择合理手术入路；其次遵循“4D”手术策略，即断血供（Devascularization）、断基底（Detachment）、分块切除（Debulking）和锐性解剖（Dissection）；另外应重视引流静脉保护；最后对功能区病变或颅底脑膜瘤应尽可能在术中影像导航和术中电生理监测等技术辅助下进行。

第三节　放疗

放疗主要用于无症状且体积小的脑膜瘤、术后残留或复发脑膜瘤、高龄患者以及全身情况差不能耐受手术的症状性脑膜瘤。脑膜瘤的放疗主要包括立体定向放射外科、常规分割外放疗和核素治疗。尽管放疗相对手术创伤小，风险低，但仍可能出现脑水肿、放射性坏死、放射性脑病及神经损伤等暂时或永久性并发症。

1　立体定向放射外科

立体定向放射外科（SRS）主要包括伽马刀、X刀、射波刀和质子刀等，目前临床最常用的为伽马刀。SRS主要用于肿瘤直径小于3cm但全身情况较差的症状性脑膜瘤，WHO 1-2级脑膜瘤术后残留或术后复发者，以及部分小于3cm的无症状脑膜瘤。研究表明，伽马刀治疗直径小于3cm的颅内脑膜瘤，其肿瘤生长控制率与Simpson Ⅰ级切除效果相当，但伽马刀治疗后肿瘤一般不会消失。伽马刀治疗脑膜瘤的放射处方剂量一般为12~16Gy，肿瘤边缘等剂量曲线一般为40%~50%，但需要根据肿瘤部位、体积、毗邻结构、是否复发以及患者年龄等因素，设计个体化的剂量方案。对于体积大于8ml的稍大脑膜瘤，部分学者主张采用分次或分期伽马刀治疗，多为剂量分次，单次处方剂量一般为8~10Gy，两次治疗间隔时间为3~6个月。

2　常规分割外放疗

常规分割放疗主要用于WHO 3级脑膜瘤的术后治疗，也适用开颅术后肿瘤残留体积大或基底宽的WHO 1-2级脑膜瘤，以及部分肿瘤直径大于3cm或基底宽但全身情况较差的症状性脑膜瘤的初始治疗。治疗颅内脑膜瘤常用的分割外放疗方法包括分割调强放疗和三维分割适形放疗，总剂量一般为54~60Gy，分割剂量为200~

240cGy/次。

3 核素治疗

核素治疗在脑膜瘤治疗中使用较少，主要用于难治性脑膜瘤或复发脑膜瘤治疗。脑膜瘤特异性高表达生长抑素ⅡA受体，生长抑素ⅡA介导的核素治疗对脑膜瘤具特异性，有临床研究显示生长抑素ⅡA介导的核素治疗对脑膜瘤有效，但尚需进一步临床研究验证。

第四节　药物治疗

药物治疗主要用于无法再行手术治疗或放疗的脑膜瘤，目前对脑膜瘤尚无确 切有效的药物治疗。化疗药物（羟基脲、替莫唑胺、伊立替康、曲贝替定等）、生长抑素类似物（兰瑞肽、奥曲肽、帕瑞肽等）、靶向药物（贝伐单抗、伊马替尼、厄洛替尼、吉非替尼、瓦他拉尼、舒尼替尼等）、激素（米非司酮等）和干扰素-α等药物已用于脑膜瘤临床治疗研究。免疫治疗在实体瘤中的积极作用为脑膜瘤的免疫治疗提供了系列方案，目前免疫检查点抑制剂纳武单抗、伊匹单抗、阿维单抗（NCT03173950，NCT04659811和NCT03267836）的临床试验正在进行。

第五节　中医治疗

脑膜瘤中医治疗仅针对早期神经功能损害不严重的患者或术后需要中医调理的患者。“头”通过经络与脏腑相连，不同部位之脑膜瘤与相关经络及脏腑密切相关。凡诊头疾者，当先审久暂，次辨表里。盖暂病者，必因邪气；久病者必兼元气。故暂病者，当重邪气，久病者当重元气。其辨之法，太阳在后，阳明在前，少阳在侧，实证和虚证之所当辨也。所以脑膜瘤之辨证论治分实证和虚证两大类，其实证分少阳头痛、痰湿阻滞型、肝阳上亢型和瘀血阻滞型四型，而虚证分肝肾亏虚型和气血虚弱型。大的原则是“扶正祛邪，攻补兼施”。中医依据望、闻、问、切四诊归纳为不同之证型，制定不同之治法，中西医结合治疗以达到缓解症状、提高疗效、延长生存期之目的。中医认为脑膜瘤患者以清淡饮食为主，尽量少食辛辣、肥甘和刺激性食物，勿情志过激、慎劳倦。

第六节 治疗流程图

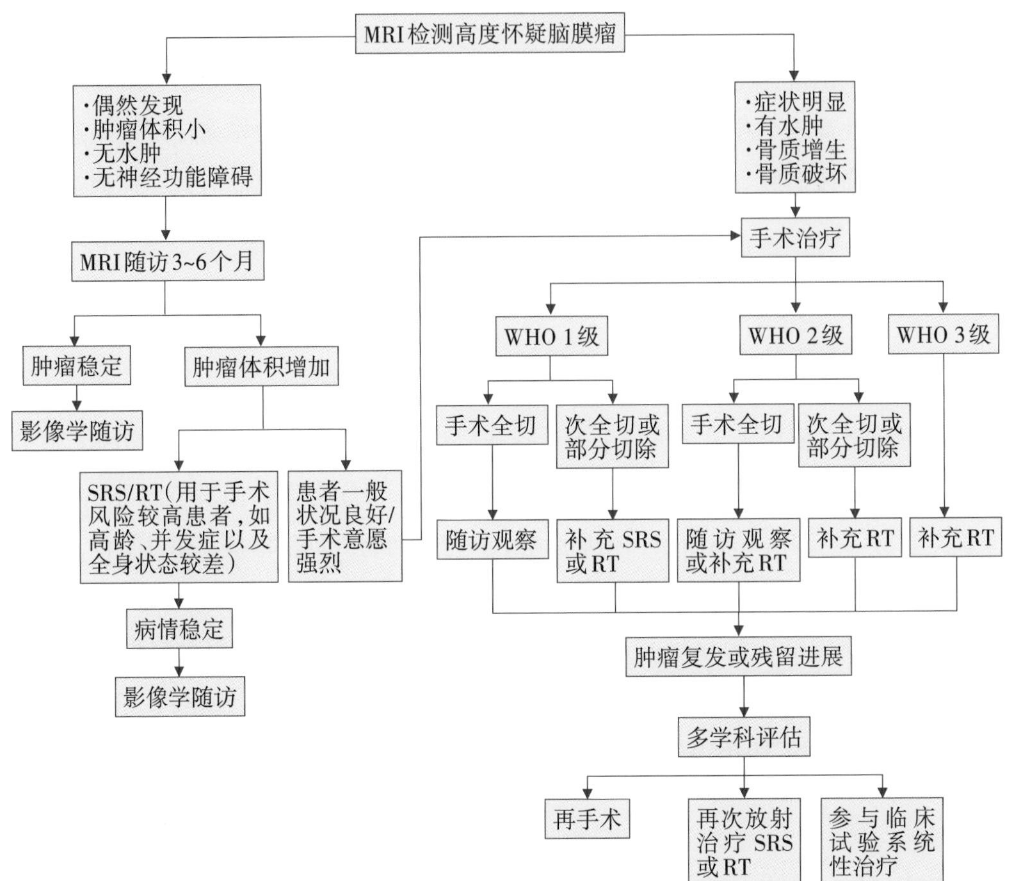

图6-6-1 脑膜瘤治疗流程图

第七章

随访及预后

第一节 随访策略

脑膜瘤随访首选MRI，无法行MRI者可行CT扫描。脑膜瘤生长缓慢，以每年2~4mm的线性速率生长，但部分脑膜瘤可呈指数生长，因此脑膜瘤随访需根据肿瘤是否有症状、是否治疗以及WHO分级，并结合卫生经济学，个体化制定随访周期。脑膜瘤术后常在24~72h内进行MRI增强扫描以评估肿瘤残余情况。对WHO 1级脑膜瘤一般术后3月复查MRI，之后五年内每年复查1次MRI，5年后每两年复查一次MRI。而对WHO 2级一般术后3月复查MRI之后每半年复查一次，5年后则需要每年复查MRI。对于WHO 3级脑膜瘤或复发脑膜瘤，则需要跟据病情，每3~6个月复查一次MRI。随访观察若发现肿瘤复发或进展，应根据有无症状、病变进展快慢和全身情况等选择继续观察随访、手术或放疗等。

表6-7-1 不同级别脑膜瘤随访策略

脑膜瘤	5 年内	5 年后
WHO 1 级或未治疗	每 12 个月	每 24 个月
WHO 2 级	每 6 个月	每 12 个月
WHO 3 级或复发	根据病情需要，每 3~6 月复查一次	

第二节 预后

1 生存率和复发率

评估脑膜瘤预后最有效的指标是病理分级（WHO 分级）和肿瘤切除程度(Simpson 分级)。尽管有些脑膜瘤采取了相对激进的治疗，WHO 1–3 级脑膜瘤的 10 年生存 期分别为 83.7%、53% 和 0。良性和恶性颅内脑膜瘤的 10 年生存期分别为 83.5% 和 58.3%，而良性和恶性脑脊膜瘤 10 年生存期明显高于颅内脑膜瘤，分别为

95.6% 和 71.7%。WHO 1-3 级脑膜瘤经 Simpson 1 级全切后 5 年复发率分别为 7%~23%、50%~55% 和 72%~78%。

2 认知功能

脑膜瘤患者认知功能受损可出现于术前和术后，主要为记忆力、注意力和反应力等认知功能障碍。术前认知功能受损多源于肿瘤所在的解剖部位、肿瘤引起的颅内高压以及肿瘤导致的脑水肿。肿瘤位于额颞叶、肿瘤体积大、出现明显脑水肿和认知功能下降显著相关。术后认知功能受损可能与脑组织受损、使用抗癫痫药物和放疗有关。大于 70 岁的高龄患者更易出现认知功能损伤。接受手术治疗的患者中，12.3% 会出现术后新发癫痫，40% 存在认知功能或情感障碍（如焦虑或抑郁症状）。

第八章

特殊人群脑膜瘤

第一节　妊娠合并脑膜瘤

妊娠期合并脑膜瘤的发生率很低，据估计为（1~4.5）/10万人，妊娠并不会增加脑膜瘤的发病率。目前对妊娠期脑膜瘤的自然史及最佳处理策略仍缺乏大样本研究证据，可参考经验认识均来源于个案报道。研究显示，妊娠期性激素变化、血容量增加、液体潴留增加等生理变化，会导致脑膜瘤的生长增快，瘤体增大，瘤周水肿加重，导致症状加重或出现新的神经功能障碍症状。妊娠期脑膜瘤常见症状包括头痛、恶心、呕吐等颅内压增高表现，以及肢体无力、失语、视力视野障碍、新发抽搐等局灶神经功能障碍。需要注意的是，恶心和呕吐也是妊娠的常见症状，但主要发生于孕早期，且随着孕期增加逐渐改善，而肿瘤引起的恶心、呕吐更可能出现在孕晚期，逐渐加重并可能伴随头痛等表现。新发抽搐需与子痫相鉴别，子痫发作通常为全身性发作，发作前通常有高血压、头痛等前驱症状，而肿瘤相关癫痫可能为局灶性发作，但也可很快继发全身性发作，有时难以发现局灶性发作。当临床怀疑妊娠期脑膜瘤时，推荐行头部MRI检查。MRI没有辐射，可以安全地用于妊娠患者，但通常不推荐应用造影剂。

对无症状的妊娠期脑膜瘤患者，可选择随访观察，同普通人群脑膜瘤的处理原则一致。对有颅内压增高或明显神经功能障碍的患者，常需行开颅手术切除肿瘤，但开颅手术的最佳时机尚无定论。对妊娠期脑膜瘤患者，建议整合患者的个体特征，基于以下原则制定个体化的治疗策略：①确保患者的生命安全和神经功能状况是首要诊疗目标，当患者出现颅内压增高、神经功能障碍加重、有脑疝风险时，优先行开颅手术切除颅内肿瘤；②充分考虑患方的妊娠意愿及孕周情况，以制定妊娠时长及分娩时机，在确保患者安全前提下，可尽量延长妊娠时间，为胎儿的发育、成熟和存活提供有利条件；③在颅内高压尚未解除时，分娩建议选择行全麻剖宫产；④建议组建多学科团队，包含神经外科、产科、麻醉科、围产医学、新生儿科等，对患者进行整合评估并制定个体化的治疗流程。

第二节　儿童脑膜瘤

儿童脑膜瘤十分罕见，在所有脑膜瘤中不到1%，约占所有儿童中枢神经系统肿瘤2%。2型神经纤维瘤病（NF2）和治疗性射线暴露是儿童脑膜瘤最相关的危险因素。研究显示，在儿童期接受过颅脑照射的癌症幸存者中，40岁前发生脑脊膜瘤的累积风险为5.6%。儿童脑膜瘤患者的男女比例约为1.3∶1。与成人脑膜瘤相比，儿童脑膜瘤更具侵袭性，不典型脑膜瘤和间变性脑膜瘤的比例更高，更易复发，这可能与儿童脑膜瘤临床病理特征和分子特征有关。荟萃分析显示，首次手术的切除程度是儿童脑膜瘤最相关的独立预后因素，而术前放疗无确切获益。因此，儿童脑膜瘤的首选治疗是积极手术切除，并达到全切。对次全切除的患者，建议再次手术以获最大限度的切除。次全切除和WHO3级的儿童脑膜瘤患者，需要严密观察随访。无神经纤维瘤病的儿童脑膜瘤患者至少需随访10年，而合并NF2的儿童脑膜瘤患者应终生随访。

第三节　老年脑膜瘤

随着人均寿命延长，以及CT和MRI检查的普及应用，老年脑膜瘤患者的人数逐渐增多。在老年志愿者人群研究中，头部MRI检查发现脑膜瘤的比率约为2.5%。在制定老年脑膜瘤患者的处理策略时，除了肿瘤本身特征外，还需要整合患者的功能状态、预期寿命和卫生经济学等考量。对意外发现的、体积较小的无症状脑膜瘤，以及功能状态较差的老年患者，可选择观察随访。有研究发现，大部分无症状脑膜瘤在为期5年的随访期间都无明显进展。但对有症状或有进展风险的老年脑膜瘤，仍需要积极干预。研究显示，与中青年脑膜瘤相比，老年脑膜瘤患者中WHO2级和3级脑膜瘤的比例更高，手术后3个月的死亡率更高，中位总生存期更短，但无进展生存期无明显差异。接受手术治疗的老年脑膜瘤患者，与年龄相匹配的普通人群相比，其生存时间并未受到显著影响。因此，手术对老年脑膜瘤患者仍是安全可行的，但有时需权衡手术切除程度与手术时长及术后并发症风险等。对肿瘤较小或肿瘤切除风险过高的老年患者，可选择立体定向放疗代替手术。研究显示，老年脑膜瘤患者在放疗后5年的局部控制率和病因特异性生存率均大于90%，治疗相关的毒性小，并且无新发神经功能障碍。

参考文献

[1]OSTROM QT，CIOFFI G，WAITE K，et al. CBTRUS Statistical Report：Primary Brain and Other Central Nervous System Tumors Diagnosed in the United States in 2014-2018[J]. Neuro Oncol. 2021；23（12 Suppl 2）：Ⅲ1-Ⅲ105.

[2]樊代明 . 整合肿瘤学 ・基础卷[M]. 西安：世界图书出版西安有限公司，2021.

[3]HOLLECZEK B，ZAMPELLA D，URBSCHAT S，et al. Incidence，mortality and outcome of meningiomas：A population-based study from Germany[J]. Cancer Epidemiol. 2019；62：101562.

[4]TENG H，LIU Z，YAN O，et al. Lateral Ventricular Meningiomas：Clinical Features，Radiological Findings and Long-Term Outcomes[J]. Cancer Manag Res. 2021；13：6089-6099.

[5]MOHAMMAD MH，CHAVREDAKIS E，ZAKARIA R，et al. A national survey of the management of patients with incidental meningioma in the United Kingdom[J]. Br J Neurosurg. 2017；31（4）：459-463.

[6]MAGILL ST，YOUNG JS，CHAE R，et al. Relationship between tumor location，size，and WHO grade in meningioma[J]. Neurosurg Focus. 2018；44（4）：E4.

[7]张丽，张声，刘雪咏，等 . 脑室内脑膜瘤临床病理学特征[J]. 中华病理学杂志，2019，48（2）：4.

[8]LOUIS DN，PERRY A，WESSELING P，et al. The 2021 WHO Classification of Tumors of the Central Nervous System：a summary[J]. Neuro Oncol. 2021；23（8）：1231-1251.

[9]BOWERS DC，MOSKOWITZ CS，CHOU JF，et al. Morbidity and Mortality Associated With Meningioma After Cranial Radiotherapy：A Report From the Childhood Cancer Survivor Study[J]. J Clin Oncol. 2017；35（14）：1570-1576.

[10]PRESTON DL，RON E，YONEHARA S，et al. Tumors of the nervous system and pituitary gland associated with atomic bomb radiation exposure[J]. J Natl Cancer Inst. 2002；94（20）：1555-1563.

[11]CLAUS EB，CALVOCORESSI L，BONDY ML，et al. Dental x-rays and risk of meningioma[J]. Cancer. 2012；118（18）：4530-4537.

[12]HAGE M，PLESA O，LEMAIRE I，et al. Estrogen and Progesterone Therapy and Meningiomas[J]. Endocrinology. 2022；163（2）.

[13]WEILL A，NGUYEN P，LABIDI M，et al. Use of high dose cyproterone acetate and risk of intracranial meningioma in women：cohort study[J]. Bmj. 2021；372：n37.

[14]ABI JAOUDE S，PEYRE M，DEGOS V，et al. Validation of a scoring system to evaluate the risk of rapid growth of intracranial meningiomas in neurofibromatosis type 2 patients[J]. J Neurosurg. 2020；134（5）：1377-1385.

[15]ABEDALTHAGAFI M，BI WL，AIZER AA，et al. Oncogenic PI3K mutations are as common as AKT1 and SMO mutations in meningioma[J]. Neuro Oncol. 2016；18（5）：649-655.

[16]SHANKAR GM，ABEDALTHAGAFI M，VAUBEL RA，et al. Germline and somatic BAP1 mutations in high-grade rhabdoid meningiomas[J]. Neuro Oncol. 2017；19（4）：535-545.

[17]SHANKAR GM，SANTAGATA S. BAP1 mutations in high-grade meningioma：implications for patient care[J]. Neuro Oncol. 2017；19（11）：1447-1456.

[18]SAHM F，SCHRIMPF D，STICHEL D，et al. DNA methylation-based classification and grading system for meningioma：a multicentre，retrospective analysis[J]. Lancet Oncol. 2017；18（5）：682-694.

[19]NASSIRI F，LIU J，PATIL V，et al. A clinically applicable integrative molecular classification of meningiomas[J]. Nature. 2021；597（7874）：119-125.

[20]YOUNGBLOOD MW，MIYAGISHIMA DF，JIN L，et al. Associations of meningioma molecular subgroup and tumor recurrence[J]. Neuro Oncol. 2021；23（5）：783-794.

[21]MIRIAN C, DUUN-HENRIKSEN AK, JURATLI T, et al. Poor prognosis associated with TERT gene alterations in meningioma is independent of the WHO classification: an individual patient data meta-analysis[J]. J Neurol Neurosurg Psychiatry. 2020; 91 (4): 378-387.
[22]SIEVERS P, HIELSCHER T, SCHRIMPF D, et al. CDKN2A /B homozygous deletion is associated with early recurrence in meningiomas[J]. Acta Neuropathol. 2020; 140 (3): 409-413.
[23]HUNTOON K, TOLAND AMS, DAHIYA S. Meningioma: A Review of Clinicopathological and Molecular Aspects[J]. Front Oncol. 2020; 10: 579599.
[24]LEE YS, LEE YS. Molecular characteristics of meningiomas[J]. J Pathol Transl Med. 2020; 54 (1): 45-63.
[25]张华，张建国，胡文瀚，等.幕上脑膜瘤继发癫痫的危险因素分析及手术治疗效果[J].中华神经外科杂志，2018，034（012）：1192-1196.
[26]HARWARD SC, ROLSTON JD, ENGLOT DJ. Seizures in meningioma[J]. Handb Clin Neurol. 2020; 170: 187-200.
[27]BAUMGARTEN P, SARLAK M, BAUMGARTEN G, et al. Focused review on seizures caused by meningiomas[J]. Epilepsy Behav. 2018; 88: 146-151.
[28]DEMONTE F, RAZA SM. Olfactory groove and planum meningiomas[J]. Handb Clin Neurol. 2020; 170: 3-12.
[29]MAGILL ST, VAGEFI MR, EHSAN MU, et al. Sphenoid wing meningiomas[J]. Handb Clin Neurol. 2020; 170: 37-43.
[30]MAGILL ST, MCDERMOTT MW. Tuberculum sellae meningiomas[J]. Handb Clin Neurol. 2020; 170: 13-23.
[31]DOUGLAS VP, DOUGLAS KAA, CESTARI DM. Optic nerve sheath meningioma[J]. Curr Opin Ophthalmol. 2020; 31 (6): 455-461.
[32]AUM D, RASSI MS, AL-MEFTY O. Petroclival meningiomas and the petrosal approach[J]. Handb Clin Neurol. 2020; 170: 133-141.
[33]ALI MS, MAGILL ST, MCDERMOTT MW. Petrous face meningiomas[J]. Handb Clin Neurol. 2020; 170: 157-165.
[34]RAHEJA A, COULDWELL WT. Cavernous sinus meningioma[J]. Handb Clin Neurol. 2020; 170: 69-85.
[35]HUANG RY, BI WL, GRIFFITH B, et al. Imaging and diagnostic advances for intracranial meningiomas[J]. Neuro Oncol. 2019; 21 (Suppl 1): i44-i61.
[36]肖华伟，徐健，王相权，等.CT动态血管成像术前评估脑膜瘤[J].中国介入影像与治疗学，2020，17（6）：4.
[37]GALLDIKS N, ALBERT NL, SOMMERAUER M, et al. PET imaging in patients with meningioma-report of the RANO/PET Group[J]. Neuro Oncol. 2017; 19 (12): 1576-1587.
[38]NOWOSIELSKI M, GALLDIKS N, IGLSEDER S, et al. Diagnostic challenges in meningioma[J]. Neuro Oncol. 2017; 19 (12): 1588-1598.
[39]尹腾昆，王守森.上矢状窦旁脑膜瘤患者镰状窦的MRV研究[J].中国临床解剖学杂志，2020，38（5）：5.
[40]GOLDBRUNNER R, STAVRINOU P, JENKINSON MD, et al. EANO guideline on the diagnosis and management of meningiomas[J]. Neuro Oncol. 2021; 23 (11): 1821-1834.
[41]刘庆旭，陈月芹，刘晓龙，等.对比分析颅内血管外皮瘤与血管瘤型脑膜瘤MRI特点[J].临床放射学杂志，2020（10）：5.
[42]FRICONNET G, ESPíNDOLA ALA VH, JANOT K, et al. MRI predictive score of pial vascularization of supratentorial intracranial meningioma[J]. Eur Radiol. 2019; 29 (7): 3516-3522.
[43]KOIZUMI S, SAKAI N, KAWAJI H, et al. Pseudo-continuous arterial spin labeling reflects vascular

density and differentiates angiomatous meningiomas from non-angiomatous meningiomas[J]. J Neurooncol. 2015；121（3）：549-556.

[44]QIAO XJ，KIM HG，WANG DJJ，et al. Application of arterial spin labeling perfusion MRI to differentiate benign from malignant intracranial meningiomas[J]. Eur J Radiol. 2017；97：31-36.

[45]叶爱华，苗焕民，马新星，等 . MRI 在颅内血管周细胞瘤与血管瘤型脑膜瘤鉴别诊断中的价值[J]. 临床放射学杂志，2019（2）：4.

[46]SILVA CB，ONGARATTI BR，TROTT G，et al. Expression of somatostatin receptors （SSTR1 - SSTR5） in meningiomas and its clinicopathological significance[J]. Int J Clin Exp Pathol. 2015；8（10）：13185-13192.

[47]GRZBIELA H，TARNAWSKI R，D'AMICO A，et al. The Use of 68Ga-DOTA-（Tyr3）-Octreotate PET/CT for Improved Target Definition in Radiotherapy Treatment Planning of Meningiomas - A Case Report[J]. Curr Radiopharm. 2015；8（1）：45-48.

[48]ESTEVA A，ROBICQUET A，RAMSUNDAR B，et al. A guide to deep learning in healthcare[J]. Nat Med. 2019；25（1）：24-29.

[49]KLEPPE A，SKREDE OJ，DE RAEDT S，et al. Designing deep learning studies in cancer diagnostics [J]. Nat Rev Cancer. 2021；21（3）：199-211.

[50]ZHANG H，MO J，JIANG H，et al. Deep Learning Model for the Automated Detection and Histopath ological Prediction of Meningioma[J]. Neuroinformatics. 2021；19（3）：393-402.

[51]KHANNA O，FATHI KAZEROONI A，FARRELL CJ，et al. Machine Learning Using Multiparametric Magnetic Resonance Imaging Radiomic Feature Analysis to Predict Ki-67 in World Health Organization Grade I Meningiomas[J]. Neurosurgery. 2021；89（5）：928-936.

[52]H-BERG AK，HAMMER TA，KVISTAD KA，et al. Incidental Intracranial Findings and Their Clinical Impact；The HUNT MRI Study in a General Population of 1006 Participants between 50-66 Years [J]. PLoS One. 2016；11（3）：e0151080.

[53]BEHBAHANI M，SKEIE GO，EIDE GE，et al. A prospective study of the natural history of incidental meningioma-Hold your horses![J]. Neurooncol Pract. 2019；6（6）：438-450.

[54]LEE EJ，KIM JH，PARK ES，et al. A novel weighted scoring system for estimating the risk of rapid growth in untreated intracranial meningiomas[J]. J Neurosurg. 2017；127（5）：971-980.

[55]ISLIM AI，KOLAMUNNAGE-DONA R，MOHAN M，et al. A prognostic model to personalize monitoring regimes for patients with incidental asymptomatic meningiomas[J]. Neuro Oncol. 2020；22（2）：278-289.

[56]MOREAU JT，HANKINSON TC，BAILLET S，et al. Individual-patient prediction of meningioma malignancy and survival using the Surveillance，Epidemiology，and End Results database[J]. NPJ Digit Med. 2020；3：12.

[57]李洋，袁贤瑞，谢源阳，等 . 前床突脑膜瘤的显微手术治疗及疗效影响因素分析[J]. 中华神经外科杂志，2019，35（5）：6.

[58]PALDOR I，AWAD M，SUFARO YZ，et al. Review of controversies in management of non-benign meningioma[J]. J Clin Neurosci. 2016；31：37-46.

[59]NANDA A，MAITI TK，BIR SC，et al. Olfactory Groove Meningiomas：Comparison of Extent of Frontal Lobe Changes After Lateral and Bifrontal Approaches[J]. World Neurosurg. 2016；94：211- 221.

[60]马翔宇，刘士宝，郝怀勇，等 . 经颞顶直切口皮质造瘘术在切除侧脑室三角区脑膜瘤中的应用[J]. 中华神经外科杂志，2020，36（1）：4.

[61]MESKAL I，GEHRING K，RUTTEN GJ，et al. Cognitive functioning in meningioma patients：a systematic review[J]. J Neurooncol. 2016；128（2）：195-205.

[62]BOMMAKANTI K，SOMAYAJULA S，SUVARNA A，et al. Pre-operative and post-operative cognitive deficits in patients with supratentorial meningiomas[J]. Clin Neurol Neurosurg. 2016；143：150-

158.
[63]HENDRIX P，HANS E，GRIESSENAUER CJ，et al. Neurocognitive Function Surrounding the Resection of Frontal WHO Grade I Meningiomas：A Prospective Matched-Control Study[J]. World Neurosurg. 2017；98：203-210.
[64]KUNZ WG，JUNGBLUT LM，KAZMIERCZAK PM，et al. Improved Detection of Transosseous Meningiomas Using（68）Ga-DOTATATE PET / CT Compared with Contrast-Enhanced MRI[J]. J Nucl Med. 2017；58（10）：1580-1587.
[65]MUSKENS IS，BRICENO V，OUWEHAND TL，et al. The endoscopic endonasal approach is not superior to the microscopic transcranial approach for anterior skull base meningiomas-a meta-analysis[J]. Acta Neurochir（Wien）. 2018；160（1）：59-75.
[66]BIR SC，PATRA DP，MAITI TK，et al. Direct Comparison of Gamma Knife Radiosurgery and Microsurgery for Small Size Meningiomas[J]. World Neurosurg. 2017；101：170-179.
[67]PATIBANDLA MR，LEE CC，TATA A，et al. Stereotactic radiosurgery for WHO grade I posterior fossa meningiomas：long-term outcomes with volumetric evaluation[J]. J Neurosurg. 2018；129（5）：1249-1259.
[68]COHEN-INBAR O，TATA A，MOOSA S，et al. Stereotactic radiosurgery in the treatment of parasellar meningiomas：long-term volumetric evaluation[J]. J Neurosurg. 2018；128（2）：362-372.
[69]ALFREDO C，CAROLIN S，GüLIZ A，et al. Normofractionated stereotactic radiotherapy versus CyberKnife-based hypofractionation in skull base meningioma：a German and Italian pooled cohort analysis[J]. Radiat Oncol. 2019；14（1）：201.
[70]MARCHETTI M，CONTI A，BELTRAMO G，et al. Multisession radiosurgery for perioptic meningio（3）：597-604.
[71]RYDZEWSKI NR，LESNIAK MS，CHANDLER JP，et al. Gross total resection and adjuvant radiotherapy most significant predictors of improved survival in patients with atypical meningioma[J]. Cancer. 2018；124（4）：734-742.
[72]ROGERS L，ZHANG P，VOGELBAUM MA，et al. Intermediate-risk meningioma：initial outcomes from NRG Oncology RTOG 0539[J]. J Neurosurg. 2018；129（1）：35-47.
[73]ROGERS CL，WON M，VOGELBAUM MA，et al. High-risk Meningioma：Initial Outcomes From NRG Oncology/RTOG 0539[J]. Int J Radiat Oncol Biol Phys. 2020；106（4）：790-799.
[74]WEBER DC，ARES C，ⅥLLA S，et al. Adjuvant postoperative high-dose radiotherapy for atypical and malignant meningioma：A phase – Ⅱ parallel non-randomized and observation study（EORTC 22042-26042）[J]. Radiother Oncol. 2018；128（2）：260-265.
[75]VASUDEVAN HN，BRAUNSTEIN SE，PHILLIPS JJ，et al. Comprehensive Molecular Profiling Identifies FOXM1 as a Key Transcription Factor for Meningioma Proliferation[J]. Cell Rep. 2018；22（13）：3672-3683.
[76]FIORAVANZO A，CAFFO M，DI BONAVENTURA R，et al. A Risk Score Based on 5 Clinico-Pathological Variables Predicts Recurrence of Atypical Meningiomas[J]. J Neuropathol Exp Neurol. 2020；79（5）：500-507.
[77]BRASTIANOS PK，GALANIS E，BUTOWSKI N，et al. Advances in multidisciplinary therapy for meningiomas[J]. Neuro Oncol. 2019；21（Suppl 1）：i18-i31.
[78]JENKINSON MD，WEBER DC，HAYLOCK BJ，et al. Letter to the Editor. Phase Ⅲ randomized controlled trials are essential to properly evaluate the role of radiotherapy in WHO grade Ⅱ meningioma[J]. J Neurosurg. 2018；129（4）：1104-1105.
[79]PREUSSER M，SILVANI A，LE RHUN E，et al. Trabectedin for recurrent WHO grade 2 or 3 meningioma：a randomized phase 2 study of the EORTC Brain Tumor Group（EORTC-1320-BTG）[J]. Neuro Oncol. 2021.

[80]KALEY T, BARANI I, CHAMBERLAIN M, et al. Historical benchmarks for medical therapy trials in surgery – and radiation–refractory meningioma: a RANO review[J]. Neuro Oncol. 2014; 16 (6): 829–840.
[81]SEYSTAHL K, STOECKLEIN V, SCHüLLER U, et al. Somatostatin receptor–targeted radionuclide therapy for progressive meningioma: benefit linked to 68Ga–DOTATATE/–TOC uptake[J]. Neuro Oncol. 2016; 18 (11): 1538–1547.
[82]PREUSSER M, BRASTIANOS PK, MAWRIN C. Advances in meningioma genetics: novel therapeutic opportunities[J]. Nat Rev Neurol. 2018; 14 (2): 106–115.
[83]JI Y, RANKIN C, GRUNBERG S, et al. Double–Blind Phase Ⅲ Randomized Trial of the Antiprogestin Agent Mifepristone in the Treatment of Unresectable Meningioma: SWOG S9005[J]. J Clin Oncol. 2015; 33 (34): 4093–4098.
[84]WELLER M, ROTH P, SAHM F, et al. Durable Control of Metastatic AKT1–Mutant WHO Grade 1 Meningothelial Meningioma by the AKT Inhibitor, AZD5363[J]. J Natl Cancer Inst. 2017; 109 (3): 1–4.
[85]LOU E, SUMRALL AL, TURNER S, et al. Bevacizumab therapy for adults with recurrent/progressive meningioma: a retrospective series[J]. J Neurooncol. 2012; 109 (1): 63–70.
[86]KALEY TJ, WEN P, SCHIFF D, et al. Phase Ⅱ trial of sunitinib for recurrent and progressive atypical and anaplastic meningioma[J]. Neuro Oncol. 2015; 17 (1): 116–121.
[87]曹明，朱勋，朱晓明，等 . 非典型脑膜瘤患者无进展生存期影响因素的 Meta 分析[J]. 中华神经外科杂志，2020，36（6）：8.
[88]VOS KM, SPILLE DC, SAUERLAND C, et al. The Simpson grading in meningioma surgery: does the tumor location influence the prognostic value?[J]. J Neurooncol. 2017; 133 (3): 641–651.
[89]ZWECKBERGER K, HALLEK E, VOGT L, et al. Prospective analysis of neuropsychological deficits following resection of benign skull base meningiomas[J]. J Neurosurg. 2017; 127 (6): 1242– 1248.
[90]ICHIMURA S, OHARA K, KONO M, et al. Molecular investigation of brain tumors progressing during pregnancy or postpartum period: the association between tumor type, their receptors, and the timing of presentation[J]. Clin Neurol Neurosurg. 2021; 207: 106720.
[91]LAVⅣ Y, BAYOUMI A, MAHADEVAN A, et al. Meningiomas in pregnancy: timing of surgery and clinical outcomes as observed in 104 cases and establishment of a best management strategy[J]. Acta Neurochir (Wien) . 2018; 160 (8): 1521–1529.
[92]BATTU S, KUMAR A, PATHAK P, et al. Clinicopathological and molecular characteristics of pediatric meningiomas[J]. Neuropathology. 2018; 38 (1): 22–33.
[93]HE W, LIU Z, TENG H, et al. Pediatric meningiomas: 10–year experience with 39 patients[J]. J Neurooncol. 2020; 149 (3): 543–553.
[94]BOS D, POELS MM, ADAMS HH, et al. Prevalence, Clinical Management, and Natural Course of Incidental Findings on Brain MR Images: The Population–based Rotterdam Scan Study[J]. Radiology. 2016; 281 (2): 507–515.
[95]BROKINKEL B, HOLLING M, SPILLE DC, et al. Surgery for meningioma in the elderly and long–term survival: comparison with an age – and sex–matched general population and with younger patients [J]. J Neurosurg. 2017; 126 (4): 1201–1211.
[96]FOKAS E, HENZEL M, SURBER G, et al. Stereotactic radiotherapy of benign meningioma in the elderly: clinical outcome and toxicity in 121 patients[J]. Radiother Oncol. 2014; 111 (3): 457–462.
[97]DROST J, CLEVERS H. Organoids in cancer research[J]. Nat Rev Cancer. 2018; 18 (7): 407–418.
[98]YAMAZAKI S, OHKA F, HIRANO M, et al. Newly established patient–derived organoid model of intracranial meningioma[J]. Neuro Oncol. 2021; 23 (11): 1936–1948.
[99]CHOUDHURY A, RALEIGH DR. Preclinical models of meningioma: Cell culture and animal systems

[J]. Handb Clin Neurol. 2020；169：131-136.
[100]CHUKWUEKE UN，WEN PY. Medical management of meningiomas[J]. Handb Clin Neurol. 2020；170：291-302.
[101]OGASAWARA C，PHILBRICK BD，ADAMSON DC. Meningioma：A Review of Epidemiology，Pathology，Diagnosis，Treatment，and Future Directions[J]. Biomedicines. 2021；9（3）.
[102]RUTLAND JW，DULLEA JT，SHRⅣASTAVA RK. Future directions for immunotherapy in meningioma treatment[J]. Oncotarget. 2021；12（22）：2300-2301.
[103]MASUGI Y，ABE T，UENO A，et al. Characterization of spatial distribution of tumor-infiltrating CD8（+）T cells refines their prognostic utility for pancreatic cancer survival[J]. Mod Pathol. 2019；32（10）：1495-1507.
[104]樊代明. 整合肿瘤学·临床卷[M]. 北京：科学出版社，2021.
[105]Unterrainer M，Kunte SC，Unterrainer LM，et al. Next-generation PET/CT imaging in meningioma-first clinical experiences using the novel SSTR-targeting peptide [（18）F]SiTATE. Eur J Nucl Med Mol Imaging 2023；50（11）：3390-9.
[106][119Prasad RN，Perlow HK，Bovi J，et al.（68）Ga-DOTATATE PET：The Future of Meningioma Treatment. Int J Radiat Oncol Biol Phys 2022；113（4）：868-71.
[107]Teske N，Biczok A，Quach S，et al. Postoperative [（68）Ga]Ga-DOTA-TATE PET/CT imaging is prognostic for progression-free survival in meningioma WHO grade 1. Eur J Nucl Med Mol Imaging 2023；51（1）：206-17.
[108]Perlow HK，Siedow M，Gokun Y，et al.（68）Ga-DOTATATE PET-Based Radiation Contouring Creates More Precise Radiation Volumes for Patients With Meningioma. Int J Radiat Oncol Biol Phys 2022；113（4）：859-65.
[109]Ostrom QT，Price M，Neff C，et al. CBTRUS statistical report：Primary brain and other central nervous system tumors diagnosed in the United States in 2016—2020. Neuro-Oncology. 2023；25（suppl_412 suppl 2）：iv1-iv99.
[110]Wang JZ，Landry AP，Raleigh DR，et al. Meningioma：International Consortium on Meningiomas（ICOM）consensus review on scientific advances & treatment paradigms for clinicians，researchers，and patients. Neuro Oncol 2024.

鼻咽癌

林碧华　林　勤　林少俊　刘高明　刘秋芳　刘　锐　刘士新　刘　伟

龙金华　龙小丽　孟晓燕　庞　瑞　裴多多　祁海燕　秦继勇　区晓敏

曲　颂　申良方　苏旭春　孙学明　唐林泉　唐亚梅　汪春雨　王佩国

王若峥　王卫东　王文静　王孝深　王　颖　王志光　韦丹丹　吴德华

吴　慧　吴　静　吴湘玮　吴依芬　吴意红　吴　媛　夏云飞　肖绍文

许婷婷　闫　荣　杨坤禹　杨　双　杨忠明　易俊林　殷　利　应红梅

郁志龙　曾　奇　赵　充　朱桂全　朱任良　朱小东　宗井凤

编写秘书组（按姓氏拼音排序）

曹素梅　陈春花　陈春燕　陈继欣　陈林敏　陈雨沛　杜晓京　郭　蕊

郭姗姗　侯　敏　华贻军　林　丽　刘佳丽　刘丽婷　刘赛兰　刘　需

柳　娜　罗东华　苗菁菁　祁丽萍　丘小芬　史可夫　束仁佳　王　琳

王晓慧　向燕群　徐　骋　薛晓光　张　玉　周冠群

第一章

流行病学

鼻咽癌（nasopharyngeal carcinoma，NPC）是发生于鼻咽部黏膜上皮的恶性肿瘤，鼻咽顶壁及侧壁是好发部位，尤其是咽隐窝。鼻咽癌是我国常见的恶性肿瘤之一。华南地区发病率在全球范围最高，北方较低，发病率差异达20倍以上。鼻咽癌呈现明显人群易感性、地区和家族聚集性，以及发病相对稳定的特点。目前认为，NPC的发生主要与EB病毒感染、遗传和环境等因素相关。其中，EB病毒感染在高发区是鼻咽癌发生的必要因素。在非流行地区，发病率随年龄增长而增加，呈双峰分布：首峰发生在青少年时期（15~24岁），次峰以>65岁居多；在流行地区，30岁后发病率明显增加，50~59岁达高峰，随后下降。男女发病率约2~3∶1。临床分期是影响预后的最重要因素，早期疗效明显好于晚期；不同组织学类型的NPC死亡风险有显著差异。高发区95%以上属非角化型鼻咽癌，对化、放疗敏感；年龄对生存影响显著。年轻患者的预后好于老年患者；通常女性预后优于男性。在中医古代文献中无鼻咽癌之病名，现认为鼻咽癌属于中医学的“鼻痔”、“鼻衄”、“鼻渊”、“上石疽”、“失荣”、“控脑痧”等范畴。

第二章

病因危险因素

EB病毒感染：EB病毒感染是高发区鼻咽癌发生的最重要危险因素。病毒主要以潜伏Ⅱ型感染癌前期的鼻咽上皮细胞，进而促进受染细胞发生恶性转化及克隆增生。但EBV在全世界范围内普遍感染，而鼻咽癌独特高发于中国南方，提示中国南方人群中存在高频率的病毒高危亚型。EB病毒BALF2基因的2个SNP位点162476_C和163364_T在中国南方人群中的分布频率高，并与发病风险呈明显正相关，OR值分别为8.69和6.14，归因风险达80%以上。

遗传因素：NPC有明显的种族和家族聚集性。高发区居民迁居海外后仍保持高于迁入地居民的发病率。基因组测序及连锁分析揭示染色体6p21上编码MHC-I分子的基因多态性与鼻咽癌的发生明显相关。遗传易感基因与EBV高危亚型具有一定协同作用，促进EBV的持续激活和病毒感染上皮细胞的克隆增生。

环境因素：大量流行病学研究及相关meta-analysis分析显示咸鱼、咸菜、腊味等腌制食物是NPC中等强度的危险因素，OR<2。一般认为腌制食品是通过诱导产生亚硝酸盐而造成鼻咽黏膜上皮基因突变而致癌。而新鲜的蔬菜和水平是鼻咽黏膜癌变的保护因素。另外，越来越多的证据显示吸烟与鼻咽癌的发生呈正相关。与不吸烟人群相比，吸烟增加鼻咽癌的发病风险约60%。

中医学认为恶性肿瘤是多种发病因素所致。脏腑功能失调是本病的内因，复受七情六淫所伤，机体发生病理变化，出现气血凝滞或痰浊结聚，鼻络受阻，积聚而成；正气虚弱，病毒之邪内侵，久居不去，耗伤正气，正不胜邪，日久渐积而成癌肿。或为外感湿毒，或饮食不节，或思虑劳倦，中焦脾胃受损，运化无权，湿浊内生，凝聚成痰，痰浊内结，阻滞经脉，久而不散，日久肿块乃生。总之，本病的发生是因正虚于内，邪毒乘虚侵袭，导致或合并脏腑功能失调，痰热瘀毒等搏结于鼻窍，阻塞经络，日久而成癌肿。本病病位在鼻咽，与脏腑功能失调有关，属本虚标实之证。癌毒可流窜至颈、肺、骨、肝等处。

第三章

鼻咽癌筛查

早期鼻咽癌症状隐匿且不典型，极难发现，确诊时大多已是局部中晚期。而通过对中国南方高发区人群筛查研究已证实鼻咽癌筛查可以显著提高早诊率及鼻咽癌患者的生存率并降低死亡率。筛查一般采用“二阶段”筛查模式。首先对高发区高发年龄段人群进行初筛，然后筛选出高危人群，对高危人群进行鼻咽纤维镜和/MRI检查。由于EBV与鼻咽癌的发病密切相关，所以，鼻咽癌的初筛指标通常选择EBV相关分子标志物。

1 筛查对象

中国南方鼻咽癌高发区或有鼻咽癌家族史的30~69岁人群，男、女均可。

2 筛查指标与风险评估

ELISA法检测VCA-IgA联合EBNA1-IgA双抗体。将抗体检测值代入风险预测模型：logit P=-3.934+2.203×VCA-IgA+4.797×EBNA-IgA。根据P值判断个体的发病风险：P<0.65判定为低危；0.65≤P<0.98判定为中危；P≥0.98判定为高危。

此筛查方案的筛查效果已在高发区16个镇34万30~69岁人群开展了一项整群随机对照筛查试验，经过近5年的随访，筛查结果显示此方案可提高筛查地区人群的早诊率、生存率和降低死亡率。该风险预测模型的5年风险预测敏感度为91%，特异度为87%，AUC=0.95，PPV约5%。

另外，香港地区在男性人群中开展了应用血浆EBV DNA进行鼻咽癌筛查试验。筛查指标为PCR法检测EBV BamHI-W基因片段，同时两次抗体阳性人群联合内镜和MRI检查。筛查对象仅限于40~62岁的男性。3年筛查的敏感性和特异性分别为97.1%和98.6%，PPV为11%。3年无进展生存同历史对照相比显著改善。但该研究缺少同期对照和死亡率数据。目前，不同实验间结果差异大，检测机器、试剂、方法等方面也缺乏统一标准。因此，该方法未推荐普遍应用。一项独立的自身平行对照研究比较了EBV双抗体与血浆EBV DNA单次检测的诊断效能，显示EBV双抗体的诊断效能稍高于血浆EBV DNA（AUC分别为0.97 vs. 0.95，$P<0.05$），且对早期（Ⅰ+Ⅱ）病变的发现能力强。

3 筛查阳性人群的处理及临床检查

电子鼻咽镜和/鼻咽活检初筛高危人群需行的临床检查方法。当鼻咽纤维镜发现可疑病变，需行活检并做病理检查。由于单纯鼻咽纤维镜检查的敏感度较低，约65%~88%，易致漏诊。MRI检查可显著提高发现早期病变的能力，敏感度>90%。因而有条件的单位可进行MRI引导的靶向活检以提高早期病变的发现能力。确诊的鼻咽癌要按照治疗规范及时治疗。

4 复查及随访

双抗体高危人群：当鼻咽纤维镜或MRI阳性者，宜半年后复查；当鼻咽纤维镜或MRI阳性者，宜1年后复查。然后，间隔一年复查，连续2年。

双抗体中危人群间隔1年复查1次，连续2次。

双抗体低危人群可5年后复查1次。可进行1~2次。

5 新筛查指标

新的EBV相关抗体及核酸标志物不断发现并显示了潜在价值。报道BNLF2a表达的蛋白总抗体P85-Ab具有更高的诊断性能。在2万筛查队列人群中经同期平行对照显示，敏感度和特异度分别为97%和98%，与双抗体联合可显著提高PPV达29.6%。另外，定量PCR法检测鼻咽刷采集鼻咽脱落细胞的EBV DNA也显示可浓缩双抗体高危人群，PPV达9.6%。定量检测鼻咽刷样本的EBV Cp甲基化在保持敏感度（93%）的基础上，可进一步提高特异度（96%）。运用测序或定量PCR的方法检测血浆EBV基因片段长度、数量和甲基化水平也报道可以提高检测的效能，敏感度97%，特异度99%。但上述指标还需要更多地区和人群中开展独立的前瞻性验证。

第四章

诊断

第一节 临床表现及体征

NPC最好发部位是咽隐窝，侧壁常见，其次是鼻咽顶壁。早期阶段，NPC可无任何症状或症状隐匿且不典型，难以发现，确诊时大多已是局部中晚期。随病情进展，可出现耳鸣、听力下降、鼻塞、涕中带血、头痛、面麻、复视等系列症状，以及颈部肿块和颅神经麻痹等相关症状及体征。

鼻部症状：可有间断回吸性血涕，肿瘤增大阻塞后鼻孔可致鼻塞，且先为单侧阻塞，继之双侧。

耳部症状：位于咽隐窝的NPC，早期可压迫或阻塞咽鼓管咽口，引起耳鸣、耳闷及听力下降等。

颅神经症状：局部晚期患者确诊时可伴颅神经损害症状，如面麻、复视、视力下降、神经性耳聋、眼睑下垂、眼球固定、吞咽活动不便、伸舌偏斜、声嘶等。

颈部淋巴结肿大：约70%NPC确诊时有颈淋巴结转移，多为无痛性肿块。随疾病进展，颈淋巴结可进行性增大，变硬，活动度差，先为单侧，继之双侧，合并感染可有局部红肿热痛。严重者可压迫颈部血管导致患侧头颈部疼痛，突发性晕厥，甚至死亡。

皮肌炎：少部分NPC可合并皮肌炎，以颜面部、前胸、后背、四肢皮肤更常见。通常无需特殊处理，随肿瘤受控，皮肌炎会随之好转。皮肌炎是严重的结缔组织疾病，其与恶性肿瘤的关系尚未明确，皮肌炎患者恶性肿瘤发生率至少比正常人高5倍。故对皮肌炎，须行仔细全身检查，以发现隐匿肿瘤。

远处转移症状：NPC尸检半数以上有远处转移，常见部位为骨、肺、肝，脑转移少见。转移病灶可致转移部位组织破坏或压迫而出现相应症状，如骨痛、咳嗽、腹痛等。出现耳闷、耳堵、听力下降、涕中带血、鼻塞、复视、头痛等症状，或扪及颈部无痛性肿块，应及时就诊。

第二节 实验室及影像学检查

1 常规检测

血常规、尿常规、大便常规、肝功能、肾功能、电解质、血糖、凝血功能和传染病筛查（乙肝、丙肝、梅毒、艾滋等），是了解患者一般状况、制定整合治疗方案所必需。

2 肿瘤相关血液学检测

NPC患者常伴有循环EB病毒相关产物的增高，如EB病毒DNA拷贝数增高，以及EB病毒相关抗体（VCA-IgA、EA-IgA、EBNA1-IgA等）效价增高，目前广泛用于肿瘤筛查，如血清EB病毒相关产物增高，应进一步做鼻咽镜等相关检查，有助于早期发现NPC。此外，血浆EB病毒DNA拷贝数被认为是重要的NPC预后分子标志物，常用作NPC的风险预测、疗效评估及随访等。

3 影像检查

3.1 MRI

MRI对软组织分辨率比CT高，可更清晰确定肿瘤部位、范围及其邻近结构的侵犯，尤其对脑组织、咽旁组织、肌肉组织的显像效果更好。有条件者均应行鼻咽及颈部的MRI增强检查，以更好确定肿瘤侵犯范围、分期、治疗方案以及放疗靶区的范围。扫描序列建议包括T1WI、T2WI和Gd-DTPA增强后T1WI序列及T1压脂增强序列进行横断位、矢状位和冠状位扫描重建。

3.2 CT或X线

对不能做MRI者可行鼻咽及颈部CT检查。CT较MR在发现可以转移小淋巴结及成骨型颅底骨质破坏方面更具优势。

建议>50岁或长期抽烟者常规行胸部CT平扫而非胸部X片，以明确有否肺内转移或纵隔淋巴结转移。

3.3 B超

腹部B超可明确有否腹部转移。颈部B超有助于颈淋巴结性质判定，根据结内有无血流、高血流或低血流及其分布部位，来判定是否属转移性淋巴结。

3.4 ECT

全身骨ECT，常用于排除有无骨转移，灵敏度较高，在骨转移症状出现前3个月或X线片检出骨质破坏前3~6个月内即有异常放射性浓聚。但骨外伤或炎症可出现假阳性。

3.5 PET/CT

对中晚期鼻咽癌，尤其颈部淋巴结或锁骨上淋巴结肿大者，EBV-DNA>4000拷贝/毫升，建议直接行PET/CT以明确转移。

第三节 病理检查及免疫组化

NPC是鼻咽黏膜上皮来源的恶性肿瘤，通常表现有鳞状细胞分化的证据。分为非角化型鳞状细胞癌（Non-keratinizing squamous cell carcinoma NK-NPC）、角化型鳞状细胞癌（Keratinizing squamous cell carcinoma KNPC）和基底样鳞状细胞癌（Basaloid squamous cell carcinoma）三个亚型。

最好发的部位是鼻咽侧壁，尤其是咽隐窝，其次是顶后壁。大多数患者表现为局部晚期，以颈部无痛肿块为首发表现（约占70%）。大约5%的患者诊断时已有远处转移，最常见的部位是骨、肺、肝和远处淋巴结。

病理诊断主要是通过鼻咽镜对鼻咽部病灶进行病理活检，只有多次活检病理阴性或鼻咽镜未见原发病灶时才考虑颈部淋巴结或远处转移灶的活检。非角化型鳞状细胞癌是高发区患者最常见的病理类型；角化型鳞状细胞癌多见于低发区，也可见于放疗后复发患者；基底样鳞状细胞癌，在形态上与其他头颈部位的基底样鳞状细胞癌相似，EBV可阳性。

免疫组化一般强表达广谱细胞角蛋白（pancytokeratin），通常会表达高分子量细胞角蛋白（high-molecular-weight cytokeratins）和p40、p63，可局灶表达低分子量细胞角蛋白（low-molecular-weight cytokeratins）和EMA，CK7和CK20阴性，EBV原位杂交（EBERs）在几乎所有NK-NPC表达，K-NPC和基底样鳞状细胞癌表达结果不定，放疗后的K-NPC常为阴性。

病理诊断标准依据镜下形态、必要的免疫组化（pancytokeratin）和EBV原位杂交（EBERs）检查协助明确。

鉴别诊断：鼻咽是鼻腔后狭窄的管状通道，与周围不同解剖结构临近，发生在邻近部位的肿瘤可以累及鼻咽（例如斜坡脊索瘤、鼻腔嗅神经母细胞瘤、脑膜瘤）。胚胎发育过程上升或下降路径中残余物在鼻咽也可发生肿瘤（例如异位垂体肿瘤、颅咽管瘤）。鼻咽部位从上皮到淋巴组织、间充质和神经内分泌细胞等均可发生肿瘤（例如涎腺源性肿瘤、淋巴造血系统肿瘤、恶性黑色素瘤、神经内分泌肿瘤、软组织肿瘤等）。需要镜下形态结合必要的免疫组化检查和分子检查协助诊断和鉴别。

第四节　鼻咽癌中医证候诊断

中医证候，是中医所认为的疾病发生的本质，也是中医治疗的精髓。但因各中医流派不同、辩证的重点不同，加上辩证的主观因素，导致目前鼻咽癌没有完全统一的证型分类，但主要集中在以下几种证型：

（1）气虚痰瘀：证候特点：可见疲倦、乏力、颈部肿块、鼻塞、头痛、耳内胀满、耳聋；舌质淡暗或暗红，苔白，脉沉或沉细或涩。

（2）痰热蕴结：证候特点：鼻塞，鼻流黄涕可涕中带血，颈淋巴结肿大，口苦，咽干；重者可见口舌㖞斜，头痛等；舌质红或暗红，舌黄或黄腻，脉滑或滑数。

（3）气阴两虚：证候特点：口干咽燥，间有涕血，头昏目眩，耳鸣，气短乏力，舌质红，少苔或无苔或有裂纹，脉细或细数。

（4）气血两虚：证候特点：疲倦乏力，少气懒言，面色无华，头晕目眩，鼻干少津，胃纳欠佳，失眠多梦，小便短少，大便秘结；舌淡而干，少苔，脉细或者沉细。

第五章

多学科与整合诊治（MDT to HIM）

第一节 评估主体

NPC需要多学科整合诊治（MDT to HIM）的讨论评估，其组成包括放疗科、头颈外科、肿瘤内科、诊断科室（病理科、影像科、超声科、核医学科等）、内镜中心、护理部、心理学专家、营养支持及社会工作者（临终关怀）等。

1 分期评估

NPC分期推荐AJCC和UICC联合制定的第8版分期（表7-5-1）。2017年7月1日，中国NPC临床分期工作委员会在福建南平召开了中国NPC分期修订工作会议，国内各位专家基于循证医学进行充分讨论和沟通，并达成共识，一致认为采纳中国NPC2008分期和UICC/AJCC分期第7版各自优势基础上做了更新的UICC/AJCC分期第8版较为合理，中国2008分期的修订应参照UICC/AJCC第8版分期标准，以制定国际统一的分期标准。因此，推荐新的中国NPC分期2017版与UICC/AJCC分期第8版保持一致。

随着鼻咽癌诊疗技术不断改进，近年来陆续有研究针对第8版分期提出改进意见。目前有证据表明，T3患者中的仅蝶骨基底部和/或翼突受侵患者与T2患者预后相似；N1-2中发生3级淋巴结包膜外侵（淋巴结包膜外侵至周围组织）患者预后与N3相似；T1N0与T2N0患者预后相似，因此建议将T1N0与T2N0合并为ⅠA期，T1-2N1患者调整为ⅠB期，原Ⅲ期调整为Ⅱ期，原ⅣA期调整为Ⅲ期；建议将初诊转移性鼻咽癌调整为Ⅳ期，并根据转移灶个数等危险因素分为ⅣA及ⅣB。这为分期进一步修订指明了发展方向。与此同时，研究表明血浆EB病毒DNA结合TNM分期可进一步提高对鼻咽癌患者预后的预测效能。目前仍亟需进一步完善EB病毒DNA标准化检测流程，以推动改指标纳入未来分期系统。

表 7-5-1　AJCC/UICC NPC TNM 分期（第八版）

原发肿瘤（T）	
Tx	原发肿瘤无法评估
T0	无原发肿瘤的证据，但有EBV阳性的颈淋巴结转移
Tis	原位癌
T1	肿瘤局限于鼻咽，可侵及口咽、鼻腔，无咽旁间隙侵犯
T2	有咽旁间隙侵犯，和/或邻近软组织侵犯（翼内肌、翼外肌、椎前肌肉）
T3	侵犯颅底骨质、颈椎、翼状结构，和/或副鼻窦
T4	侵犯颅内、颅神经、下咽、眼眶、腮腺、和/或翼外肌以外的软组织
区域淋巴结（N）	
Nx	区域淋巴结无法评估
N0	区域淋巴结无转移
N1	单侧颈部淋巴结转移，和/或咽后淋巴结转移（无论单双侧），最大径≤6cm，转移淋巴结位于环状软骨下缘以上
N2	双侧颈部淋巴结转移，最大径≤6cm，转移淋巴结位于环状软骨下缘以上
N3	单侧或双侧颈部淋巴结转移最大径>6cm，和/或转移淋巴结位于环状软骨下缘以下
远处转移（M）	
M0	无远处转移
M1	有远处转移

表 7-5-2　NPC 临床分期（cTNM）

NPC临床分期（cTNM）			
0期	Tis	N0	M0
Ⅰ期	T1	N0	M0
Ⅱ期	T0~1	N1	M0
	T2	N0~1	M0
Ⅲ期	T0~2	N2	M0
	T3	N0~2	M0
ⅣA期	T4	N0~2	M0
	任何T	N3	M0
ⅣB期	任何T	任何N	M1

2　营养代谢状态评估

鼻咽癌患者的营养代谢状态评估分为3个步骤，包括营养风险筛查、营养评估及综合测定。

2.1　营养风险筛查

入院患者都应进行营养风险筛查。国内外众多指南均推荐采用营养风险筛查2002（nutritional risk screening 2002，NRS 2002）筛查患者的营养风险，其使用对象为一般成年住院患者（18~90岁），在入院后24小时内常规进行，每周复评，由护士或医师实施，NRS 2002总分≥3提示存在营养风险。

2.2 营养评估

对存在营养风险的患者，应常规进行营养评估，以知晓营养不良的诊断及其严重程度。营养评估的方法很多，患者主观整体评估（patient-generated subjective global assessment，PG-SGA）是推荐用于肿瘤患者营养评估的首选方法。营养评估应在患者入院后48小时内进行，由接受过培训的护士、营养师或医师实施，在一个治疗疗程结束后再次进行营养评估或每2周进行一次营养评估。PG-SGA得分可用于判断患者营养不良的严重程度，根据得分的不同，对患者有不同的指导治疗（见表7-5-3）。

表7-5-3 PG-SGA结果判断及临床指导意见

得分	评判结果	指导意见
0~1分	营养良好	此时不需要干预措施，治疗期间保持常规随诊及评价。
2~3分	可疑或轻度营养不良	由营养师、护师或医生进行患者或患者家庭教育，并可根据患者存在的症状和实验室检查的结果，进行药物干预。
4~8分	中度营养不良	由营养师进行干预，并可根据症状的严重程度，与医生、药师及护师联合进行营养干预。
≥9分	重度营养不良	急需进行症状改善和/或同时进行营养干预。

2.3 综合测定

重度营养不良患者应实施综合测定，以进一步了解患者生理及心理状况，并了解营养不良对机体的影响。综合测定的内容包括应激程度、炎症反应、代谢水平、器官功能、人体组成、心理状况等方面，测定方法包括病史采集、体格检查、实验室检查、器械检查，与一般疾病诊断的区别是综合测定重点关注营养相关问题。一般来说，综合测定应在入院后72小时内完成，由不同学科人员实施。对不同患者进行综合测定时，应充分考虑医院条件、病情特点及患者经济情况，选择合适的个体化综合测定方案。

（1）病史采集：包括膳食调查、健康状况自我评分（KPS评分）、生活质量评估、心理调查。

（2）体格和体能检查：包括人体学测量（身高、体重、BMI、肢体周径、皮褶厚度等）、体能测定（肌力、步行试验、爬楼试验等）。

（3）实验室检查：血常规、电解质、血糖、血脂、炎症反应、激素水平、重要器官功能、营养组合（白蛋白、前白蛋白、转铁蛋白、视黄素结合蛋白等）。

（4）器械检查：人体成分分析、PET/CT、B超及其他影像学检查等。

3 疼痛评估

疼痛是与实际或潜在组织损伤相关或类似的不愉快的感觉和情绪体验，患者的主诉是疼痛评估的金标准。疼痛评估是治疗癌痛的首要环节，准确全面的疼痛评估对制订个体化治疗方案和获得满意的治疗效果至关重要。对恶性肿瘤患者疼痛程度的评估，临床上推荐使用单维疼痛评估工具有：

3.1 视觉模拟评分量表（Visual Analogue Scale，VAS）

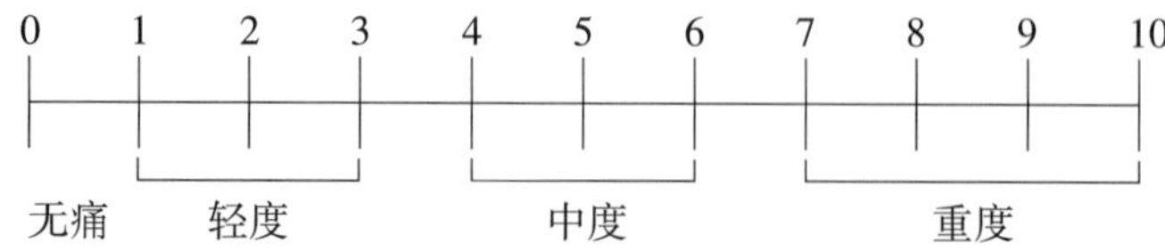

患者根据所感受的疼痛程度，在直线上做一记号，从起点至记号处的距离就是量化疼痛的程度。

3.2 数字评分量表（Numerical Ratings Scale，NRS）

0　1　2　3　4　5　6　7　8　9　10

无痛　轻度　中度　重度

NRS由一条直线和“0-10”11个数字组成。“0”表示无痛，“10”表示你能想象到的最严重的疼痛，数字“1”到“9”表示疼痛程度的逐渐加重，由患者圈出一个最能代表疼痛程度的数字。

3.3 脸谱疼痛评定量表（Faces Pain Rating Scale，FPRS）

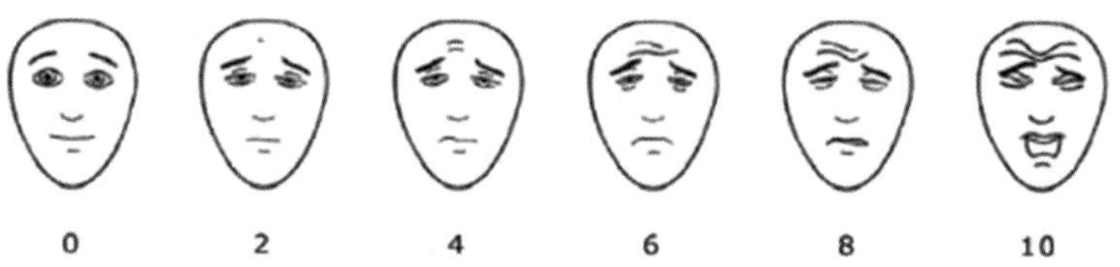

R-FPRS适用于交流困难的儿童、老人等，面部表情代表疼痛程度，最左边的面部表情代表无痛（指向最左），最右边的面部表情代表剧痛（指向最右）。越往左边的面部表情代表疼痛越轻，越往右边的面部表情代表疼痛越剧烈，由患者指出最能代表疼痛程度的面部表情。

3.4 多维度评估工具，简明疼痛评估量表（Brief Pain Inventory，BPI）

患者姓名：________ 病案号：________ 诊断：________
评估时间：________ 评估医师：________

1.大多数人一生中都有过疼痛经历（如轻微头痛、扭伤后痛、牙痛）。除这些常见的疼痛外，现在您是否还感到有别的类型的疼痛？

（1）是　（2）否

2.请您在下图中标出您的疼痛部位，并在疼痛最剧烈的部位以“X”标出。

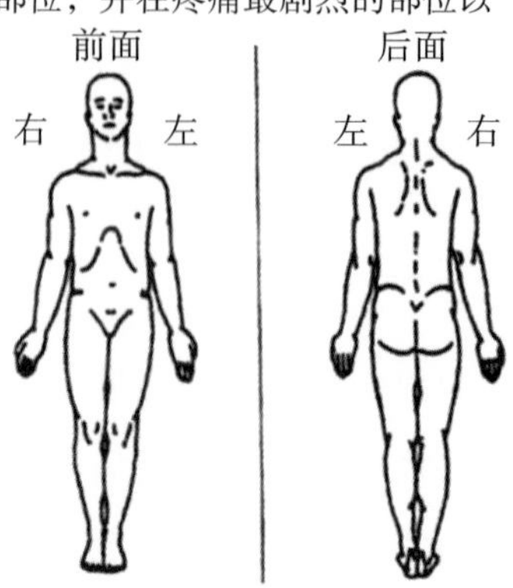

3.请选择下面的一个数字，以表示过去24小时内您疼痛最剧烈的程度。
（不痛）0 1 2 3 4 5 6 7 8 9 10（最剧烈）
4.请选择下面的一个数字，以表示过去24小时内您疼痛最轻微的程度。
（不痛）0 1 2 3 4 5 6 7 8 9 10（最剧烈）
5.请选择下面的一个数字，以表示过去24小时内您疼痛的平均程度。
（不痛）0 1 2 3 4 5 6 7 8 9 10（最剧烈）
6.请选择下面的一个数字，以表示您目前的疼痛程度。
（不痛）0 1 2 3 4 5 6 7 8 9 10（最剧烈）
7.您希望接受何种药物或治疗控制您的疼痛？

____

8.在过去的24小时内，由于药物或治疗的作用，您的疼痛缓解了多少?请选择下面的一个百分数，以表示疼痛缓解的程度。
（无缓解）0 10% 20% 30% 40% 50% 60% 70% 80% 90% 100%（完全缓解）
9.请选择下面的一个数字，以表示过去24小时内疼痛对您的影响
（1）对日常生活的影响
（无影响）0 1 2 3 4 5 6 7 8 9 10（完全影响）
（2）对情绪的影响
（无影响）0 1 2 3 4 5 6 7 8 9 10（完全影响）
（3）对行走能力的影响
（无影响）0 1 2 3 4 5 6 7 8 9 10（完全影响）
（4）对日常工作的影响（包括外出工作和家务劳动）
（无影响）0 1 2 3 4 5 6 7 8 9 10（完全影响）

通过使用BPI量表，评估疼痛及其对患者情绪、睡眠、活动能力、食欲、日常生活、行走能力以及与他人交往等生活质量的影响。应当重视和鼓励患者表达对止痛治疗的需求和顾虑，并且根据患者病情和意愿，制定患者功能和生活质量最优化目标，进行个体化的疼痛治疗。

4 血栓栓塞评估

所有入院患者（住院时间>24小时）都应进行静脉血栓栓塞症（Venous thromboembolism，VTE）风险评估，年龄<13岁的患儿因缺乏权威评估工具，不强制要求评估。评估方案建议采用Padua评分量表（见表7-5-4），可根据各中心特点及不同临床情况进行调整。

评估时机：①入院后24h内；②病情或治疗变化时：如进行手术、介入操作或化疗（术前24h内、术后24h内）、转科（转科后24h内）、护理级别发生变化、报/停病危（病重）等特殊情况；③出院前24h内。

表7-5-4 Padua评分量表

内科住院患者静脉血栓栓塞症风险评估表（Padua评分表）	
危险因素	评分
活动性恶性肿瘤（患者先前有局部或远端转移和/或6个月内接受过化疗和放疗）	3
既往静脉血栓栓塞症（不包含浅解性静脉血栓）	3
制动，卧床至少3天（患者活动受限或遵医嘱，包括完全卧床和除大小便外大部分时间需要卧床）	3
已有血栓形成倾向，抗凝血酶缺陷症，蛋白C或S缺乏，LeidenV因子、凝血酶原G20210A突变、抗磷脂抗体综合征	3

续表

内科住院患者静脉血栓栓塞症风险评估表（Padua评分表）	
近期（≤1个月）创伤或外科手术	2
年龄≥70岁	1
心脏和（或）呼吸衰竭	1
急性心肌梗死和（或）缺血性脑卒中	1
急性感染和（或）风湿性疾病	1
肥胖（体质指数≥30kg/m²）	1
正在进行激素治疗（大剂表、规范，有疗程的激素治疗）	1

注：低危=0~3分；高危≥4分

肿瘤相关静脉血栓栓塞危险因素包括下列因素：①肿瘤相关的危险因素（肿瘤原发部位、肿瘤分期、肿瘤病理类型、距离明确诊断的时间等）；②治疗相关的危险因素（手术治疗、化疗、内分泌治疗、免疫治疗、抗血管生成药物治疗、中心静脉置管、使用促红细胞生成素等）；③患者相关的危险因素（年龄、性别、种族、静脉血栓栓塞既往史、家族史、吸烟史、身体质量指数、近期卧床制动、功能状态评分等）、合并症（高血压、高血脂、糖尿病等）、实验室检验指标。

Padua血栓风险评估作为单独指标对非手术住院患者的预测效能有一定的准确性，但缺乏肿瘤患者VTE风险因素中恶性肿瘤分期和放化疗等特异性因素，因此需结合更多的临床症状或实验室检查来增加准确性。

建议对VTE风险评估结果为中、高风险的患者，同步完善出血风险评估。

5 心理评估

美国国家癌症综合网络（NCCN）在2007年将心理痛苦作为继体温、脉搏、呼吸、血压、疼痛之后的第六大生命体征，美国临床肿瘤学会（ASCO）也提倡将心理痛苦筛查作为癌症护理常规。NCCN指南推荐使用心理痛苦温度计（distress thermometer，DT）和心理痛苦问题清单（Problem List，PL）作为快速识别患者心理痛苦水平的筛查工具。推荐使用医院焦虑抑郁量表（hospital anxiety and depression scale，HADS）、抑郁-焦虑-压力自评量表（Depression 2a A Anxiety Stress Scale，DASS）、健康问卷抑郁症状群量表（patient health questionnaire-9，PHQ-9）、广泛性焦虑量表（generalized anxiety disorder-7，GAD-7）进行心理痛苦具体临床症状的深入评估。推荐使用癌症患者失志综合征量表Ⅱ（Demoralization Scale-Ⅱ，DS-Ⅱ）对患者的自杀意愿进行评估。

6 吞咽功能评估

放疗所致肌肉水肿和纤维化、唾液腺分泌障碍、颅神经损伤，会影响咽和舌的活动能力，延长食物在口腔的传输时间，延迟触发吞咽反射，导致口咽性吞咽障碍，造成误吸、气道梗阻、肺炎、营养不良等后果。建议为行放疗和/或手术的鼻咽癌患者做吞咽功能评估。

（1）吞咽障碍筛查：目前国际上没有统一的筛查流程，建议先评估患者意识状态、配合程度，当患者因意识状态、配合度差无法进行筛查时应暂禁食，待患者清醒、可配合时再行筛查。当患者吞咽液体或固体食物时出现咳嗽、噎塞、流涎及鼻反流等明显吞咽障碍症状时，无需进行筛查，可直接进行诊断性吞咽功能检查。可采用Gugging吞咽功能评估量表、标准化吞咽评估、多伦多床旁吞咽筛查试验、进食评估调查工具-10、反复唾液吞咽试验、饮水试验（如洼田饮水测试、改良洼田饮水测试、60ml饮水测试）等方法筛查。

（2）临床评估：应系统收集患者疾病相关资料，以明确风险因素；应评估患者口颜面及喉部功能包括唇、下颌、软腭、舌等与吞咽功能相关的解剖结构，及其完整性、对称性、敏感度、运动强度以及咀嚼肌的力量；应评估口腔干燥、口腔清洁度和口咽疼痛程度；应评估与吞咽相关的颅神经功能；应用容积-黏度吞咽测试评估吞咽风险。

（3）诊断性吞咽功能检查：吞咽造影检查和喉镜吞咽检查是确诊吞咽障碍的金标准，建议口咽期吞咽障碍患者尽早接受检查。吞咽造影检查是在矢状位、前后位拍摄患者进食添加了造影剂的不同稠度的一口量食物的吞咽过程，再用慢速回放视频进行分析，可定性分析解剖结构的活动情况，也可以对时间学和运动学参数做定量分析，能明确吞咽障碍的病因、程度、代偿情况以及有无误吸。喉镜吞咽检查是利用一条软管内镜经鼻进入咽喉部，然后让患者进食固体和液体食物，观察口咽结构及功能，也可通过给予连续加压的空气脉冲以引出喉内收肌反射来进行感觉检查，必要时也可获取活检组织。虽然吞咽造影检查和喉镜吞咽检查结果具有较高相关性，但喉镜吞咽检查测得的渗透/误吸发生风险较吞咽造影检查更高，而差异是否有临床意义尚不清楚。喉镜吞咽检查的优势在于可以显示咽部的分泌物，且安全、便携、可在患者床旁进行操作。

（4）其他辅助检查：其他辅助检查包括改良吞钡试验、鼻咽喉镜检查、测压检查、计算机断层成像、磁共振成像、超声检查等。

（5）对生活质量的影响：可以采用安德森吞咽障碍量表（M.D. Anderson dysphasia inventory，MDADI）、吞咽生活质量问卷（Swallowing quality of life questionnaire）等患者报告结局测量工具分析患者吞咽功能对生活质量的影响。

第二节　诊断与鉴别

1　定性诊断

用电子鼻咽镜并活检行病理检查以明确肿瘤性质、分型及分化程度。

2　分期诊断

参见分期评估部分。

3　鉴别诊断

3.1　鼻咽血管纤维瘤

又称鼻咽纤维血管瘤，是鼻咽部各种良性肿瘤中较常见者，瘤中含有丰富血管，容易出血。与NPC主要鉴别点为病变部位，以及多次鼻出血史。

3.2　淋巴结炎

是一种非特异性炎症。淋巴结炎的致病菌可来源于口咽部炎症、皮下化脓性感染灶。相比于NPC，淋巴结炎多表现为双侧多个淋巴结肿大，但长时间淋巴结肿大并无明显的病理学变化。且炎症消退后，淋巴结可缩小。

3.3　恶性淋巴瘤

是一组起源于淋巴造血系统的恶性肿瘤的总称，以青壮年多见。淋巴瘤侵犯范围广泛，常侵及鼻腔及口咽。常见双侧颈部或全身淋巴结普遍肿大，质地有弹性，呈橡胶球感。如在肿块的表面看到黏膜线，则需要注意淋巴瘤的可能，可作为与NPC的鉴别点。

3.4　鼻咽部结核

患者多有肺结核病史，除鼻阻、涕血外，还有低热，盗汗、消瘦等症，检查见鼻部溃疡、水肿、颜色较淡。分泌物涂片可见抗酸杆菌，且伴有颈淋巴结结核。淋巴结肿大、粘连、无压痛。颈淋巴结穿刺可找到结核杆菌。结核菌素试验（PPD试验）强阳性。另X线胸片常提示肺部活动性结核灶。

3.5　其他良性增生性病变

鼻咽顶壁、顶后壁或顶侧壁可见单个或多个结节，隆起如小丘状，大小0.5~1cm，表面黏膜表面光滑、呈淡红色。多在鼻咽黏膜或腺样体的基础上发生，亦可由黏膜上皮鳞状化后发生，角化上皮潴留而形成表皮样囊肿改变，部分是黏膜腺体分泌旺盛而形成的潴留性囊肿。但当结节表面黏膜出现粗糙、糜烂、溃疡或渗血，需考虑癌变可能，应予活检明确诊断。

总之，NPC的综合评估需多学科整合（MDT to HIM）团队完成，以建立合理的

NPC诊疗流程，有助于实现最佳、个体化整合治疗。综合评估应包括分期、营养状态、疼痛、病理及血栓栓塞等方面。无论哪一种评估都要求全面、动态，综合评估需关注个体差异，以选择最佳治疗方案。

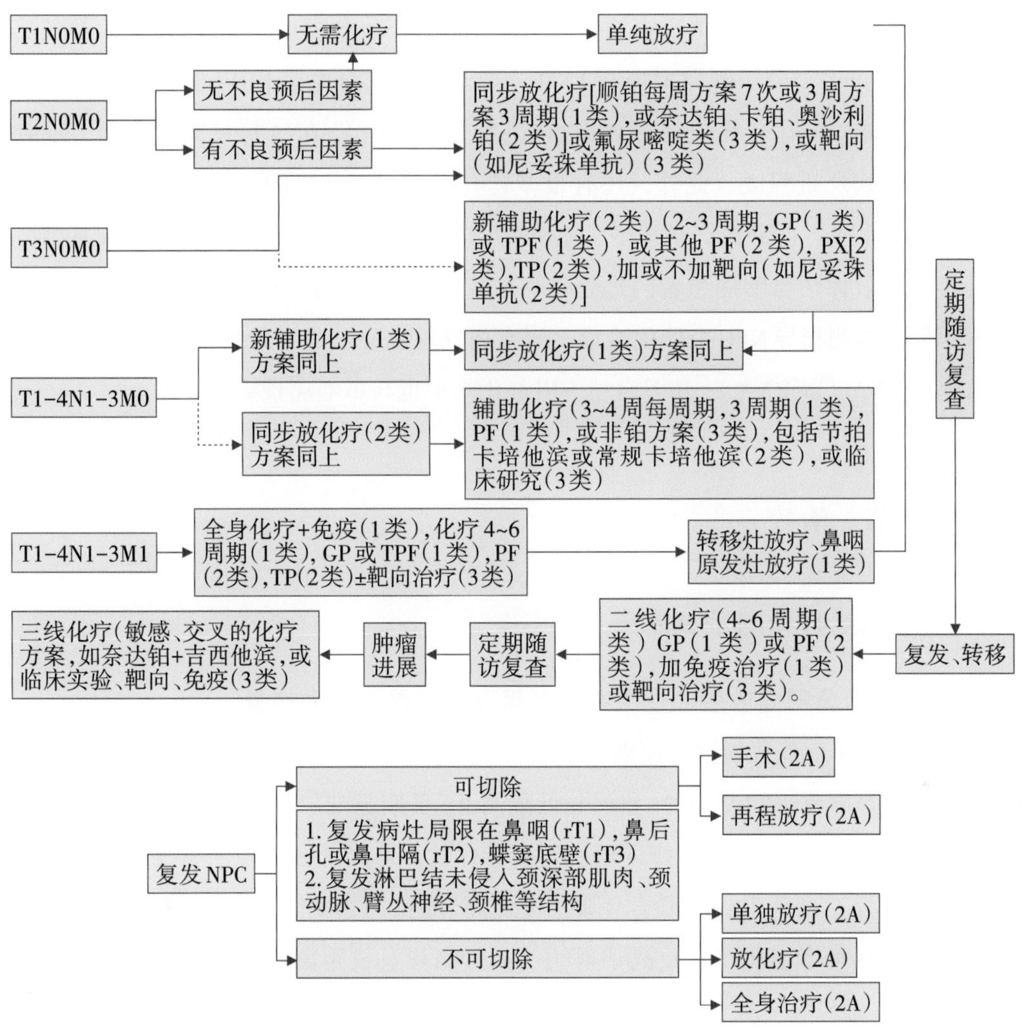

图7-5-1　NPC诊疗流程图

第三节　预后相关因素

1　预后相关的临床因素

NPC预后的主要因素有临床分期（TNM分期）和原发肿瘤大小，T以及N分期，多项研究指出淋巴结包膜侵犯、治疗前BMI高和HBV感染均为NPC独立的预后不良因素，此外，年龄、病理分级、KPS评分等对预后亦有显著意义。并且，NPC患者的营养状况及整体健康状况与治疗的耐受性密切相关，亦可对预后产生影响，如老年患者和伴有其他慢性疾病的患者可能更容易出现治疗相关的并发症和副作用，从而影响疾病转归。

2 预后相关的生物因素

目前广泛接受的NPC预后相关生物学指标是治疗前血浆EBV-DNA水平，及其随治疗的动态变化；最新研究发现在TNM分期基础上结合血浆EBV-DNA可提高NPC预后预测效能，推荐有条件进行检测的医院结合血浆EBV-DNA拷贝数和TNM分期判断患者的疾病严重程度。此外，还有很多具有临床应用前景的生物学指标，如血清乳酸脱氢酶水平、血清血红素水平、血清C反应蛋白水平等。最近，研究发现基因分子标签可有效评估鼻咽癌患者的远处转移风险（专利号：ZL201710974854.3），可通过基因表达检测指导NPC个体化治疗。研究还发现小分子非编码RNA（miRNA）、长链非编码RNA（lncRNA）、基因启动子甲基化水平也与鼻咽癌预后相关。

第四节 治疗

1 放射治疗原则及技术

1.1 初治鼻咽癌放射治疗原则、剂量及正常器官耐受剂量

（1）初治鼻咽癌放射治疗原则

对早期鼻咽癌（T1N0M0）和部分低危的Ⅱ~Ⅲ期鼻咽癌（T0~2N0~1M0，T3N0-1）患者，采取单纯根治性放疗即可获得满意疗效；对局部区域晚期鼻咽癌，采用放化疗综合治疗，高危患者可联合免疫、靶向等治疗。放疗推荐使用光子线（X线），必要时有条件可考虑质子或重离子射线（如肿瘤累及或距离重要危及器官过近或复发鼻咽癌）。放疗推荐使用每日图像引导的调强放射治疗（IGRT），序贯加量放疗或同步推量放疗均可使用。

（2）放疗流程技术规范

①体位固定：鼻咽癌治疗采取自然仰卧位，制作个体化的头颈肩垫（真空袋或发泡胶），双臂自然平行置于身体两侧，左右肩高度一致，双腿并拢伸直；采用头颈肩热塑膜固定，覆盖从颅顶到肩关节的范围，固定在体架上。另外，也可在以上固定方式基础上再加上口腔支架咬合器，口腔支架的使用可以减轻口腔反应、保护味觉，且能减少头颈部的摆位误差，更好地控制下颌的仰度。

②CT模拟定位：扫描中心常选择在与治疗靶区中心接近的部位，标记点尽量选择在平坦部位（避免选择鼻尖、颏下）以确保摆位重复性好。建议扫描层厚3mm；范围从头顶至胸骨切迹下2cm，宽度需包括双侧肩部所有皮肤。无造影剂禁忌者，CT扫描需采用静脉碘造影剂增强。

③MRI模拟定位：MRI是鼻咽癌靶区勾画的重要影像学参照，强烈推荐带体位固定装置在放疗体位行MRI模拟定位；并将定位CT与定位MRI图像融合后进行靶区勾画。如无条件行MRI模拟定位，尽量按照CT模拟定位体位进行诊断MRI扫描，并采用颅底骨性标记融合方式与定位CT进行图像融合。

④计划设计：鼻咽癌放疗计划推荐调强（IMRT）逆向计划设计。通常采用固定野调强（fixed-beam IMRT）方式，7~9个照射野，共面均匀分布；也可使用单弧或双弧容积旋转调强技术（VMAT/Rapid Arc）或螺旋断层放射治疗技术（tomotherapy）。所有计划设计均通过逆向优化过程调整各子野的权重或强度，以使高剂量分布在三维方向上与肿瘤靶区的轮廓高度适形。

⑤计划验证：调强计划剂量验证内容应包括点剂量验证和剂量分布验证，鼓励开展基于患者解剖结构的三维剂量验证。计划验证建议优选实际机架角度测量，多角度合成剂量验证的方法，并采用绝对剂量模式对结果加以分析。建议使用全局归一计算Gamma通过率，其容差限值：3%/2mm，10%剂量阈值，Gamma通过率≥95%；干预限值：3%/2mm，10%剂量阈值，Gamma通过率≥90%。

⑥IGRT：每次治疗前必须采用至少2D IGRT技术对患者摆位进行验证，有条件单位可以采用千伏级或兆伏级锥形束CT（kV/MV CBCT）、MRI等多种影像技术在高精度放疗期间实施每日图像引导。

（3）靶区勾画和处方剂量

①大体肿瘤体积（gross tumor volume，GTV）

鼻咽原发灶大体肿瘤体积（primary gross tumor volume，GTVp），是指临床和影像学检查所见的鼻咽部原发肿瘤范围（包括咽后淋巴结），以MRI为主要评估方法，辅以CT（颅底骨质破坏）、电子鼻咽镜或临床检查（鼻腔、口咽黏膜侵犯）。对放疗前接受诱导化疗的患者，诱导化疗后肿瘤范围勾画原则：骨质、鼻窦旁、鼻中隔等占位效应不显著的侵犯按照诱导化疗前的范围；软腭等受肿瘤占位效应显著的侵犯要跟随肿瘤缩小而退缩，但仍应包括化疗前侵犯的边界。

颈部淋巴结大体肿瘤体积（nodal gross tumor volume，GTVn），是指临床检查和（或）影像学所见的肿大淋巴结，以MRI为主要评估方法，辅以增强CT、超声、PET/CT等。其中，超声和PET/CT对未达到MRI诊断标准的颈部转移淋巴结的诊断有一定指导意义。对放疗前接受诱导化疗的患者，诱导化疗后肿瘤范围勾画原则：肌肉、颌下腺等受占位效应影响显著的胞膜外侵犯要跟随肿瘤缩小而退缩，但仍应包括化疗前侵犯的边界。

②临床靶体积（clinical target volume，CTV）

原发灶的CTV范围主要基于鼻咽癌的局部进展规律，分为高、低风险区。高风险区（CTVp1）包括GTVp及其周围的亚临床病灶区域（一般在GTVp外5~10mm），并包括全部鼻咽黏膜，紧邻重要危及器官（脑干、颞叶等）时距离可缩小至1mm。低风险区（CTV2）包括CTV1及其周围5~10mm的区域，并包括全部高危结构及中危的颅底神经孔道（卵圆孔、翼腭窝），邻近重要危及器官（脑干、颞叶等）时，距离可缩小至1mm。高危结构包括：咽旁间隙（腭帆张肌），鼻腔后部距离后鼻孔至少5mm，椎前肌，颅底骨质及孔道（蝶骨基底部、翼突、斜坡、岩尖、破裂孔）；当高危或中危结构受侵犯时，包括邻近同侧“下一站”的中危或低危结构，常见的侵犯路径及CTV2设置如下：

咽旁间隙受侵时，包括卵圆孔和蝶骨大翼；

鼻腔受侵时，包括翼腭窝和后组筛窦；

椎前肌受侵时，包括口咽和舌下神经管；

蝶骨基底部受侵时，包括卵圆孔，蝶骨大翼和蝶窦；

翼突受侵时，包括蝶骨大翼，卵圆孔，翼腭窝和翼内肌；

斜坡受侵时，包括蝶骨大翼，卵圆孔，海绵窦，蝶窦和舌下神经管；

岩尖受侵时，包括蝶骨大翼，卵圆孔，海绵窦和舌下神经管；

破裂孔受侵时，包括蝶骨大翼，卵圆孔和海绵窦；

翼腭窝受侵时，包括颞下窝、眶下裂和上颌窦距离后壁至少5mm；

翼外肌受侵时，包括颞下窝。

颈部淋巴结引流区通常向上与原发灶的CTV2合并为一个靶区勾画，若阳性淋巴结有明显包膜外侵犯，或侵犯周围肌肉者，可根据具体位置增设CTVn1（GTVn+3~5mm）。淋巴引流区的选择性照射原则推荐如下：

●N0~N1（仅咽后淋巴结转移）：双侧咽后（Ⅶa区）、Ⅱ~Ⅲ、Ⅴa区；

●N1（单侧颈部淋巴结转移）：患侧：咽后（Ⅶa区）、Ⅱ~Ⅲ、Ⅴa、Ⅳ、Ⅴb区，并超出阳性淋巴结累及区域至少一个区；对侧：咽后（Ⅴa区）Ⅱ~Ⅲ、Ⅴa区；

●N2~3：双侧咽后（Ⅶa区）、Ⅱ~Ⅲ、Ⅴa、Ⅳ、Ⅴb区，并超出阳性淋巴结累及区域至少一个区域；

●Ⅰb区照射指征：颌下腺受累，或疾病累及以Ⅰb区为首站淋巴结引流区的解剖结构（口腔、鼻腔前半部分）；Ⅱ区淋巴结受侵伴有包膜外侵犯，或Ⅱ区淋巴结受累，最大径超过2cm，不伴包膜外受侵；

●对于无内侧组咽后淋巴结转移的患者，推荐豁免内侧组咽后淋巴结区照射，即CTV1按原则外扩所形成的CTV2（包括一部分内侧组咽后淋巴结，但一般高于舌骨水平）不要求包括全部内侧组咽后淋巴结区直至舌骨体下缘。

●颈部淋巴引流区边界勾画：主要参考2013版头颈部淋巴引流区勾画指南，并基于鼻咽癌中大样本的横断面研究进行适合鼻咽癌的修订：

●咽后（Ⅶa区）的上界：由第一颈椎上缘扩展至颅底；

- Ⅴb区的后内侧界：扩展至肩胛提肌前界并包括颈横血管；
- Ⅰb区：避开颌下腺；
- Ⅱ区：去除胸锁乳突肌和头夹肌之间贴合十分紧密的部分间隙；
- Ⅳa区的前界：由胸锁乳突肌前缘缩小至喉前带状肌的后缘；
- Ⅴc区的前界：由皮肤缩小至肩胛舌骨肌。

③计划靶区和处方剂量

根据鼻咽原发病灶、亚临床病灶、颈部淋巴结和淋巴引流区不同分别给予不同的处方剂量，一般采用常规分割，处方剂量参照如下表。

表7-5-5　处方剂量参照表

部位	计划靶区	外扩距离	总剂量	总次数	单次剂量
原发灶	PTVp	3mm	6996cGy	33次	212cGy
	PCVp1	3mm	6006cGy	33次	182cGy
	PTV2	3mm	5412cGy	33次	164cGy
颈部淋巴结	PTVn	3mm	6600~6996cGy	33次	200~212cGy
	PTV2	3mm	5412cGy	33次	164cGy

（4）危及器官勾画及剂量限制

鼻咽癌危及器官（OARs）的范围和剂量限制要求尚无完全统一的标准，以两篇发表于Radiother Oncol和Int J Radiat Oncol Biol Phys的国际专家共识作为参考。为提高数据标准化程度，OAR的命名推荐采用“驼峰体”的标准命名，双侧器官命名时采用下划线后加L或R区分左右侧。勾画中耳、内耳和颞下颌关节使用骨窗（1400~1600/400~600HU或3000~4500/600~800HU），勾画脑干、颞叶使用脑窗（80~100/5~50HU），勾画颞叶的外侧界及其他器官使用软组织窗（300~400/20~120HU）。勾画原则的推荐主要基于OAR的解剖定义。神经组织均推荐评价OAR外扩3mm的PRV剂量。除中耳外，其余危及器官剂量限制均基于国际专家共识。

表7-5-6　OARs勾画要点及剂量限制

结构（TPS标准命名）	勾画原则	剂量限制
脑干（Brain Stem）	与周围组织的边界清晰，上界为视束，勾画至小脑消失	PRV $D_{0.03cc}$≤54Gy，最大接受标准（maximum acceptance criteria，MAC）≤60Gy
脊髓（Spinal Cord）	勾画真实脊髓，从小脑消失开始，勾画至CTV2下界下2cm	PRV $D_{0.03cc}$≤45Gy，MAC≤50Gy
颞叶（Temporal Lobe）	从大脑外侧裂上界至中颅窝底，后界为颞骨岩部/小脑幕/枕前切迹，内侧界为海绵窦/蝶窦/蝶鞍/大脑外侧裂，需包括海马、海马旁回和钩，不包括基底核和岛叶	T1-T2：PRV $D_{0.03cc}$≤65Gy T3-T4：PRV $D_{0.03cc}$≤70Gy（MAC≤72Gy）
视神经（Optic Nerve）	包括眶内段和视神经管内段	PRV $D_{0.03cc}$≤54Gy，MAC≤60Gy

续表

结构（TPS标准命名）	勾画原则	剂量限制
视交叉（Chiasm）	位于垂体上方，大脑中动脉内侧，呈十字交叉，在以3mm为层厚的CT扫描上可见于1~2层	PRV $D_{0.03cc}$≤54Gy，MAC≤60Gy
垂体（Pituitary）	位于垂体蝶鞍内确保勾画完全，在以3mm为层厚的CT扫描上可见于1~2层	PRV $D_{0.03cc}$≤60Gy，MAC≤65Gy
眼球（Eye）	确保视网膜被完全勾画	D_{mean} ≤35Gy，或 $D_{0.03cc}$的MAC≤54Gy
晶体（Lens）	晶体和周围玻璃体的边界清晰	$D_{0.03cc}$≤6G，MAC≤15Gy
内耳（InnerEar）	耳蜗（cochlea）和内听道（IAC）分开勾画	D_{mean}≤45Gy， MAC≤55Gy
中耳（MiddleEar）	鼓室（tympanic cavity）和咽鼓管骨部（ET bone）分开勾画	鼓室D_{mean}≤34Gy 骨性咽鼓管D_{mean}≤54Gy
腮腺（Parotid）	确保勾画全部腮腺组织，包括腮腺深叶、浅叶和副腮腺	D_{mean} ≤26Gy，或 至少一侧腮腺V_{30Gy}≤50%
颌下腺（Submandibular）	颌下腺与周围组织的边界清晰	D_{mean}≤35Gy
口腔（OralCavity）	包括舌、牙龈、唇黏膜、颊黏膜和口底	D_{mean}≤40Gy，MAC≤50Gy
颞颌关节（TMJoint）	包括关节头和关节窝，从关节腔消失开始，勾画至下颌颈呈C形弯曲的上一层面	$D_{2\%}$≤70Gy，MAC≤75Gy
下颌骨（Mandible）	下颌骨应该作为一个OAR，不应分为左右	$D_{2\%}$≤70Gy，MAC≤75Gy
甲状腺（Thyroid）	甲状腺与周围组织的边界清晰	V_{50Gy}≤60%，或 V_{60Gy}的MAC≤10cm^2
咽缩肌（PharyngealConst）	上、中、下咽缩肌分开勾画，由翼板下缘勾画至环状软骨下缘，上/中分界为舌骨上缘，中/下分界为舌骨下缘	D_{mean}≤45Gy， MAC≤55Gy
喉（Larynx）	声门上喉（larynx-supraglottic）和声门喉（larynx-glottic）分开勾画	D_{mean}≤35Gy，或$D_{2\%}$≤50Gy
臂丛（BrachialPlexus）	影像上不易辨认，根据解剖走行勾画，由颈5/6、6/7，颈7/胸1，胸1/2椎间孔发出，经斜角肌间隙走出，行于锁骨下动脉后上方	PRV $D_{0.03cc}$≤66Gy， MAC≤70Gy

小结：

（1）鼻咽癌放疗推荐采用每日CBCT影像引导的调强放射治疗。

（2）鼻咽癌放疗前需要进行可靠、精准的体为固定和CT模拟定位，强烈推荐进行MRI模拟定位，图像融合后进行靶区勾画。

（3）鼻咽癌放疗的靶区和危及器官需要精确和规范的勾画，尽量避免或减少重要危及器官的照射。

1.2 复发鼻咽癌放射治疗原则、剂量及正常器官耐受剂量

1.2.1 复发鼻咽癌治疗原则

对复发鼻咽癌，在治疗前，强调全面的再次分期评估，包括鼻咽部病理活检、鼻咽+颈部MRI及全身的PET/CT评估复发或远处转移情况。治疗上应遵循MDT to HIM模式，针对不同的复发模式，采用放疗、手术、化疗、靶向、免疫治疗等手段，制定个体化整合治疗策略，既提高疗效也保证生存质量。对仅有颈部复发的鼻咽癌患者，颈部淋巴结清扫术是重要的根治性治疗手段，放疗或淋巴结清扫术后再行辅助放疗也是可选择的治疗手段。对只有原发灶局部或区域复发的鼻咽癌患者可选择手术或再程放疗为主的综合治疗，再程放疗是有效的挽救性治疗手段。在选择治疗方式时，应综合考虑病灶复发的时间间隔、复发病灶的位置、与邻近器官的关系、首程放疗原发灶放疗剂量以及首程放疗及化疗的敏感性等因素。

1.2.2 再程放疗技术

再程放疗的时机和实施需慎重。复发NPC常需先行二线化疗或靶向、免疫治疗，局部病灶控制后再行再程放疗，放疗技术首选IMRT。再程放疗前，需再行准确分期，并严格限制周围器官剂量。后装与IMRT的早期疗效相似，但晚期并发症如鼻咽坏死、出血等明显增加，再程放疗实施前，患者及家属的知情同意很重要，要充分告知黏膜溃疡、颅底坏死和大出血风险。

分次立体定向放疗（Stereotactic radiotherapy，SRT）和立体定向放射外科（stereotatic radiosurgery，SRS）能满足高剂量集中在靶区内，剂量分布锐利，剂量下降快速，适形性好，有利于正常组织保护。选择性复发NPC的SRT局部控制（Local control，LC）率在53.8%~92.0%间，5年OS率为40%左右。SRT与SRS对比，尽管生存无明显差别，但分次SRT可获更好LC率。SRT要求肿瘤体积不宜过大，且与重要神经结构有一定距离。因其是高精度治疗方法，对技术要求高，适合有经验的医院开展。

一项多中心随机对照研究显示，超分割调强放疗对比常规分割调强放疗，可降低局部晚期复发鼻咽癌的3级以上严重晚期毒性（34% vs. 57%），降低导致死亡的严重毒性发生率（7% vs. 24%），并将3年OS从55.0%提高到74.6%，可能为复发鼻咽癌的放疗模式提供了一种新的选择。

1.2.3 再程放疗靶区勾画

（1）GTV，GTVnx包括影像学及临床检查可见的原发肿瘤，GTVnd为颈转移性淋巴结。

（2）CTV，复发NPC均不考虑淋巴结引流区预防性照射，区域复发仅照射转移淋巴结所在区域；推荐CTV为GTVnx+5~10mm及区域复发淋巴引流区域。

（3）PTV，考虑照射时摆位误差、系统误差、器官移动及靶区变化等因素，推荐

外扩3~5mm。

1.2.4 剂量以及正常器官耐受剂量

放疗剂量及分割方式：研究发现生物效应剂量（Biological effectiveness dose，BED）（按肿瘤 $\alpha/\beta=10$ 时计算）<60Gy，局部区域控制率（Localregional control，LRC）明显差于BED>60Gy。且剂量递增，严重并发症也明显增加。BED＝60~70Gy与>70Gy 比较，LRC率无明显差别。一项Ⅱ期研究对比IMRT低剂量（60Gy/27次）和高剂量（68Gy/34次）治疗复发NPC疗效，发现LRC率无明显差别，低剂量组生存率更高，低剂量组晚期并发症相关死亡降低。因此，在保证重要OAR耐受剂量前提下，照射总剂量PTV可考虑给予60~64Gy/30~35次或 BED_{10}>60Gy，不应追求过高剂量。

目前尚无再程放疗OAR限量的标准。不同组织放射损伤修复差异明显差异，与器官组织类型、之前照射范围大小以及放疗间隔时间有关，在设置再程放疗OAR限量时要考虑上述因素。目前经验已知是再程放疗脑干和脊髓最大耐受剂量为40Gy和30Gy。其他OAR限量要求为最大耐受剂量（TD5/5）减去30%的首次照射剂量。香港业界OAR终生限量最严格，可作为参考，具体剂量限制如下表。

表7-5-7 香港业界OAR终生限量表

OAR终生放射剂量的绝对限量			
项目	器官剂量限定（Gy）	PRV扩边	PRV剂量限定
脑干	最高剂量70.2	≥1mm	$D_{1\%}$<78Gy
脊髓	最高剂量58.5	≥5mm	D_{1cm^3}≤65%
视神经	最高剂量65	≥1mm	最高剂量78Gy
视交叉	最高剂量65	≥1mm	最高剂量78Gy
颞叶	最高剂量 D_{1cm^3}<84.5	/	/
臂丛神经	最高剂量 D_{1cm^3}<85.8		

小结：

（1）复发NPC，应遵循MDT模式，有计划制定个体化接诊方案。

（2）再程放疗应严限周围重要器官剂量。以常规分割为主，超分割可能是一种新的选择，大分割放疗需进一步研究。

（3）照射总剂量可考虑60~64Gy/30~35次或 BED_{10}>60Gy，不应追求过高剂量。

（4）再程放疗时脑干和脊髓最大耐受剂量分别为40Gy和30Gy；其他OAR限量要求为最大耐受剂量（TD5/5）减去30%的首次照射剂量。

1.3 初治转移性鼻咽癌放射治疗原则、剂量

（1）原发灶局部放疗：对系统性治疗效果较好患者（CR/PR）可推荐在4~6疗程系统性治疗后给予原发灶局部放疗。研究表明对接受4~6程化疗后局部放疗的初治转移鼻咽癌患者OS比接受1~3程化疗后放疗更高。对NCDB数据库718例转移性NPC研究发现，系统化疗联合原发灶放疗与单纯化疗相比，无论在全组（中位OS 21.4个月：

15.5个月，$P<0.001$）还是倾向值匹配评分后组（中位OS 22.7个月：16.0个月，$P<0.001$）均有明显生存优势。一项小样本的Ⅲ期临床试验表明对PF化疗后CR/PR的患者采用原发灶局部放疗能够提高OS，然而对化疗后疗效不佳的患者加用局部放疗并没无OS获益。来自上海679例初治转移NPC研究也证实原发灶放疗能降低50%死亡风险（$P<0.001$）。尤其是在转移量相对少的寡转移NPC中或能获得根治性效果。原发灶放疗剂量>50Gy组生存获益更明显，>70Gy组预后最佳；其中10年以上长期OS仅出现在原发灶放疗组。另外几项研究结论认为原发区域根治性剂量（>66Gy）与低剂量（≤66Gy）相比能够明显提高初治转移患者OS。有研究对比过初治转移鼻咽癌采用超分割或常规分割照射，超分割照射并未带来生存获益。因此，初诊转移NPC的原发灶处理，推荐联合高剂量常规分割放疗。

（2）寡转移灶处理：对系统性治疗后，疗效敏感患者可考虑对不同转移部位和数目采取不同的局部处理方法，如骨转移灶局部放疗，肺、肝等转移灶的SBRT放疗、手术或射频消融术等，均能带来不同程度生存获益。

小结：

（1）初治转移NPC经有计划的整合治疗仍然可能得到长期生存；

（2）初治转移NPC，对于全身治疗反应好的患者，建议针对原发灶的高剂量放疗。

（3）对于转移灶的局部治疗需用整合医学思维，对不同部位、数量、大小等使选用适宜手段。

1.4 治疗后转移性鼻咽癌的放射治疗

（1）寡转移：对根治性治疗后出现的转移，患者一般情况良好，全身转移情况控制较好，对寡转移灶（≤5个病灶）行积极治疗仍有明显生存获益。中山大学肿瘤医院报道105例治疗后肺寡转移患者，化疗±肺部转移灶的手术或放疗对比单纯化疗，能够提高LC，延长OS及PFS。骨转移灶联合放疗的临床研究也得到相同结论。福建省肿瘤医院197例治疗后转移的NPC采用不同治疗方法，化疗联合转移灶局部放疗2年OS优于单纯化疗及最佳支持治疗（57.7%：37.7%：1.6%，$P<0.001$），这一生存优势在寡转移患者中更加明显。在针对多个癌种的SABR-COMET研究中，在寡转移性肿瘤系统性治疗后给予SBRT，患者的5年OS提高了24.6%（$P=0.006$）。根据一项纳入21项研究的荟萃分析结果表明，SBRT治疗寡转移肿瘤是安全有效的，急慢性严重不良反应的发生率通常不到10%，且疗效可观，1年OS和1年无进展生存率（PFS）可达85.4%和51.4%。根据转移的部位和大小可制定个体化的放疗剂量和分次。推荐剂量和分割方式包括：肝寡转移灶：PTVm 40~50Gy/8~10Fx，40~50Gy/5~6Fx，或者60Gy/10~15Fx；肺寡转移灶：PTVm 40~60Gy/8~15Fx，或40~50Gy/8~10Fx；骨寡转移灶：PTVm 8Gy/1Fx，20Gy/5Fx，24Gy/6Fx，30Gy/5Fx，35Gy/5Fx；其他部位：根据毗

邻的危及器官和肿瘤大小参考上述位置进行。由于足量姑息化疗后可能出现转移灶CR，无法行局部处理，因此转移灶的处理宜化疗前或化疗同期进行，以争取最大程度消除病灶。

(2) 多发转移：治疗后的多发转移，行姑息减症处理，根据患者身体状况及化验指标，采用抗瘤药治疗（化疗、化疗与靶向治疗、化疗与免疫治疗、免疫治疗），再据临床选局部治疗。

小结：

(1) 根治性治疗后出现的转移，对寡转移灶进行积极治疗仍有明显生存获益。

(2) 治疗后出现的多发转移，以姑息减症处理为主，根据临床情况酌情考虑局部治疗。

1.5 质子重离子在鼻咽癌治疗中的应用

调强质子放疗（Intensity-modulated proton therapy，IMPT）具有独特的物理特性，增强了其获得显著疗效的潜力。Nguyen等人的一项头颈部肿瘤放疗剂量学研究表明，与IMRT相比，IMPT在危及器官（OAR）方面具有优势，表现为脑干、脊髓、视神经、耳蜗、喉、对侧腮腺和口腔的剂量降低。大量研究表明，与IMRT相比，质子治疗提高了肿瘤覆盖率，同时降低了累积辐射剂量。Dionisi指出对于鼻咽癌再程放疗，使用IMPT有助于提高治愈率和毒性风险之间的治疗比。对初治鼻咽癌，同样具有一定优势。一项回顾性队列研究提示对初治非转移性鼻咽癌IMPT较IMRT发生2级及以上急性不良反应的可能性更低，且局部控制率更高（2年LRFS 100% vs. 86.2%）。上海质子重离子医院（SPHIC）国内首版质子重离子放疗患者生存报告提出对初治鼻咽癌患者5年生存率达91.2%，且治疗期间未见3-4级口腔黏膜反应。IMPT能降低患者的整体剂量并保持高度适形的靶区覆盖，对年轻患者或肿瘤紧邻危及器官的T4分期患者，可减少急性和晚期毒副作用发生，且近期良好的预后。但IMPT的远期疗效还需更长的随访和更多的大样本随机对照研究确认疗效。

重离子（如碳离子）的相对生物学效应（relative biological effectiveness，RBE）较高，能更有效地消除放射抗性肿瘤细胞，同时可将其大部分能量集中在治疗目标上，对肿瘤周围的健康组织损伤较少，从而避免之前接受过照射的周围正常组织受到损伤。海德堡大学离子治疗中心对26例初治非转移性鼻咽癌进行混合光束放疗，结果提示在碳离子放疗（carbon ion radiation，CIRT）增强的情况下，IMRT具有令人满意的疗效[2年局控（LC）和总生存（OS）分别为95%和100%]和毒性（3级急性、慢性不良反应分别为20%和16%，无大于3级的不良反应）。同样，上海质子重离子医院（SPHIC）针对69例初治鼻咽癌接受IMRT联合碳离子推量治疗，结果也提示该治疗方式对初治非转移性鼻咽癌患者具有良好的疾病控制（3年LC为96.9%）和良好的耐受性（3级及以上急性不良反应仅2例放射性皮炎，无3级及以上慢性不良反应）。另外SPHIC对IMRT和IMRT + CIRT治疗初治非转移性鼻咽癌患者（109例）进行回顾性倾向性评分匹配分析提示，IMRT + CIRT的急性不良反应较IMRT低，并且有良好的生存结局（生存可能优于IMRT但差异无统计学意义）。SPHIC最新研究报告指出采用单纯重离子治疗局部复发鼻咽癌，相较于光子放疗，患者5年生存率从不足30%提升至42.7%，鼻咽黏膜坏死发生率自40%降低至16.9%。一般来说，重离子挽救放疗对局部复发NPC有效，其毒性可以接受。质子重离子放疗在初治及复发NPC的应用，初步证明安全可行，但与其他放疗相比，质子重离子放疗能否带来长期生存获益和远期并发症还需研究。

小结：

质子重离子放疗在初治及复发NPC中应用，初步证明是安全可行且副反应较低。但仍需进一步前瞻性临床试验验证。

2 化疗原则及方案

2.1 不宜/不需要化疗的人群

AJCC第八版临床分期为T1N0M0和T2N0M0初治且无不良预后因素（瘤体大，EBV-DNA表达高）的早期NPC不需接受化疗。

T1N0M0仅接受单纯放疗。对Ⅱ期NPC，几项荟萃分析（主要为回顾性研究）表明，与接受同步放化疗（Concurrent radiochemotherapy，CCRT）的Ⅱ期NPC相比，单纯IMRT可获得相同疗效。黄晓东等的前瞻性Ⅱ期临床研究及唐玲珑等的前瞻性Ⅲ期临床研究均显示，Ⅱ期鼻咽癌同步放化疗与单纯调强放疗比，并未获得更优结果。瘤体大、EBV-DNA表达高者预后更差，故仅对不伴以上两个不良预后因素的T2N0M0患者行单纯放疗，无需化疗。

2.2 一线化疗原则、方案和剂量

2.2.1 新辅助化疗

对Ⅲ-ⅣA期（T3N0M0除外）初治NPC，如无化疗禁忌应考虑2~3周期（至少2周期）铂类为主的新辅助化疗然后再行同步放化疗，化疗间隔21~28天（从上次化疗首日始算），优选方案包括GP（吉西他滨1000mg/m^2 d1，d8；顺铂80mg/m^2 d1）或TPF（多西他赛60mg/m^2，d1；顺铂60mg/m^2，d1；氟尿嘧啶600mg/m^{2}每天，持续静滴d1~5），其他可选方案有PF（顺铂80~100mg/m^2，d1；氟尿嘧啶800~1000mg/m^{2}每天，持续静滴d1~5），PX（顺铂100mg/m^2 d1；卡培他滨2000mg/m^{2}每天，d1~14）和TP（多西他赛75mg/m^2，d1；顺铂75mg/m^2，d1）。对初治即有远处转移（TxNxM1，ⅣB）者，应以全身治疗为主，6周期后，若疗效达到CR或PR，再考虑行局部治疗（如原发灶、转移灶放疗），GP方案是初诊转移NPC的一线治疗方案，如不能耐受，可考虑PF方案化疗，或其他方案。

表7-5-8 新辅助化疗推荐

适应证	化疗周期	化疗方案
Ⅲ-ⅣA期（T3N0M0除外）初治NPC	2~3周期（间隔21~28天）	GP（吉西他滨1000mg/m² d1，d8；顺铂80mg/m² d1）；或TPF（多西他赛60mg/m²，d1；顺铂60mg/m²，d1；氟尿嘧啶600mg/m² d1~5；或PF（顺铂80-100mg/m²，d1；氟尿嘧啶800~1000mg/m²每天，d1~5；或PX（顺铂100mg/m² d1；卡培他滨2000mg/m²每天，d1~14；或TP（多西他赛75mg/m²，d1；顺铂75mg/m²，d1）。
有远处转移（TxNxM1，ⅣB）的初治NPC	6周期，三周方案	GP（吉西他滨1000mg/m² d1，d8；顺铂80mg/m² d1）（证据等级1）+免疫治疗（特瑞普利单抗、卡瑞利珠单抗、帕博利珠单抗、纳武利尤单抗）；或PF（顺铂80-100mg/m²，d1；氟尿嘧啶800~1000mg/m²每天，d1~5；或TP（多西他赛75mg/m²，d1；顺铂75mg/m²，d1）；或TPF（多西他赛60~75mg/m²，d1；顺铂60~75mg/m²，d1；氟尿嘧啶600-750mg/m² d1~5（证据等级3） PX（顺铂100mg/m² d1；卡培他滨2000mg/m²每天，d1~14）。

同步放化疗是局部晚期NPC（Ⅲ-ⅣA期）标准和基础性治疗。新辅助化疗的价值在Ⅱ期及Ⅲ期大样本多中心临床研究中均得到证实。在OS、PFS和无远处转移生存方面，新辅助化疗加同步放化疗均优于单独CCRT，而仅在使用TPF三药方案的临床研究证实新辅助化疗组在无局部区域复发生存率获益。一项汇总分析对上述4项临床研究分析表明，新辅助化疗加同步放化疗显著改善OS（HR 0.75，95% CI 0.57~0.99），5年绝对获益6%和PFS（HR 0.70，95% CI 0.51~0.9，5年绝对减少7%）。据既往的研究方案及数据，本指南建议优选的方案是被两项大型Ⅲ期临床研究证实的GP或TPF方案，其他可选方案有PF、PX、TP（来自其他研究的方案）。建议临床从疗效和治疗依从性、耐受性角度整合考虑。对顺铂不耐受者，根据Ⅲ期临床研究（ChiCTR-TRC-13003285）显示用洛铂替代，患者发生不良事件更少，而生存结局没有显著差异。另外，使用其他铂类如奈达铂、卡铂代替顺铂或其他氟尿嘧啶类如卡培他滨在提高生活质量同时能否获得不低于以上疗效的研究正在进行中（NCT03503136）。

2.2.2 同步化疗

对T1-2N1M0的Ⅱ期，以及Ⅲ-ⅣA期初治局部晚期NPC，应在放疗同时给予至少7次的每周方案（顺铂40mg/m²）或至少3次的每三周方案（顺铂80~100mg/m²）的化疗，使顺铂累积剂量至少达到200mg/m²；对不耐受顺铂者，可考虑奈达铂100mg/m²，每3周重复。或卡铂（AUC 5~6，每3周）、奥沙利铂（70mg/m²，每周）。对不耐受铂类化疗者，也可考虑给予氟尿嘧啶类（如卡培他滨、氟尿嘧啶、替加氟等）化疗。

表 7-5-9 同步化疗推荐

适应证	化疗周期	化疗方案
T1-2N1M0 的 Ⅱ 期，以及Ⅲ-ⅣA期初治NPC	≥7次每周方案或≥3次三周方案	顺铂 40mg/m²，每周或顺铂 80~100mg/m²，3周方案；或奈达铂 100mg/m²，3周重复或卡铂（AUC 5-6），3周重复；或奥沙利铂 70mg/m²，每周（或氟尿嘧啶类（如卡培他滨、氟尿嘧啶、替加氟等）

一周方案与3周方案比疗效无明显差异，但治疗依从性更具优势。一项头对头比较两种化疗方案的研究显示，顺铂周方案（40mg/m²）与3周方案（100mg/m²）比较，似在生活质量上更具优势。与此类似的大样本研究显示，周方案组与3周方案组比生存结果无差异，但白细胞减少和血小板减少症发生率更高。现有证据提示，对于疗效而言，顺铂的累积剂量的作用比给药方案（周vs.3周方案）更为重要，顺铂的累积剂量不应低于200mg/m²以保证疗效。

2.2.3 辅助化疗

对仅接受同步放化疗的Ⅲ-ⅣA期（T3N0M0除外）NPC，应在其后进行每3~4周一周期，共3周期的辅助化疗，方案为：PF（顺铂80mg/m²，d1或20mg/m²每天，d1~5；氟尿嘧啶1000mg/m²，d1~4或800mg/m²，d1~5），不耐受顺铂者，可将卡铂（AUC=5）与氟尿嘧啶联用。对不能接受铂类为的辅助化疗者，可对非铂的辅助化疗方案进行临床研究。辅助化疗完成率一般在50%左右，是导致既往研究辅助化疗对比同步放化疗无明确获益的主要原因。一项前瞻性RCT对于Ⅲ-Ⅳb期鼻咽癌患者伴有高危复发转移因素（^{18}F-FDG PET显像原发肿瘤SUV_{max}>10、原发肿瘤体积>30cm³、EBV DNA>2×10⁴、颈部多个淋巴结转移且其中一个>4cm、T4N2M0、T1-4N3M0）同步放化疗后行卡培他滨辅助化疗，78.9%的患者完成治疗，研究显示患者对于卡培他滨辅助化疗耐受性良好，并显著提高了生存率。正在进行的NRG-HN001试验（No：NCT02135042）以放疗后血浆EBV DNA作为选择辅助化疗的依据，并根据放疗后风险分层来确定辅助化疗的获益亚组人群。探索卡培他滨节拍式辅助化疗治疗局部晚期鼻咽癌的RCTⅢ期研究（Cinical Trials.gov标识号：NCT0295811）显示卡培他滨节拍化疗组的3年无失败生存率显著高于标准治疗组。

表 7-5-10 辅助化疗推荐

适应证	化疗周期	化疗方案
仅接受同步放化疗Ⅲ-ⅣA期（T3N0M0除外）初治NPC（证据等级2）	每3~4周，共3周期（证据等级2）	PF（顺铂80mg/m²，d1或20mg/m²每天，d1~5；氟尿嘧啶1000mg/m²，d1~4或800mg/m²，d1~5）（证据等级2） 卡铂（AUC=5）+氟尿嘧啶1000mg/m²，d1~4或800mg/m²，d1~5（证据等级3） 非铂方案的辅助化疗或临床研究（证据等级3） 卡培他滨节拍式辅助化疗（证据等级1）或常规卡培他滨方案（证据等级3）

2.2.4 T3N0M0患者的化疗问题

与其他局部晚期的患者相比，T3N0M0患者治疗失败的风险相对较低。唐玲珑等的随机对照Ⅲ期临床试验显示T3N0且无不良预后因素（淋巴结≥3cm，Ⅳ/ⅤB区淋巴结转移，淋巴结包膜外侵，EBV-DNA表达高），患者行单纯放疗的生存结局不劣于同步放化疗（证据等级1）。

小结：

（1）T1N0M0和T2N0M0且无不良预后因素（瘤体大，EBV-DNA表达高）早期NPC不需化疗。

（2）T1-2N1M0Ⅱ期，以及Ⅲ-ⅣA期初治局部晚期NPC，在放疗同时给予铂类为主的周方案或三周方案化疗。

（3）Ⅲ-ⅣA期（T3N0M0除外）初治NPC，应予2~3周期（至少2周期）铂类为基础的新辅助化疗+同步放化疗。

（4）仅接受同步放化疗的Ⅲ-ⅣA期（T3N0M0除外）NPC，应在其后行每3~4周一周期，共3周期的辅助化疗。

（5）初治远处转移NPC，以全身化疗为主，建议6周期GP或PF方案（联合PD-1抗体）治疗后，若疗效达到CR或PR，再考虑局部治疗。

2.3 二线及三线以上转移鼻咽癌药物治疗原则、方案和剂量

二线及三线以上转移鼻咽癌无标准的推荐方案。

2019年，LV等回顾性比较单用免疫检查点抑制剂、免疫检查点抑制剂联合化疗治疗复发和/或转移NPC，发现卡瑞利珠单抗、帕博利珠单抗、特瑞普利单抗、纳武利尤单抗作为≥2线治疗客观缓解率分别为34.1%、26.3%、23.3%、19.0%。2021年MAI等报道采用靶向PD-1和CTLA-4的双特异性抗体卡度尼利单抗治疗≥2线以上化疗后复发的转移性鼻咽癌患者的Ⅱ期研究的有效率为30%。XIANG等回顾性研究了一线及以上治疗（含免疫治疗）后进展的复发转移鼻咽癌患者的疗效，发现后线化疗±PD1单抗免疫治疗客观缓解率为29.6%，而采用免疫治疗、靶向药物联合化疗治疗客观缓解率为43.2%，且免疫治疗、靶向药物联合化疗治疗患者的PFS及OS均显著延长（$P<0.01$）。因此，对于身体能耐受化疗的患者，一线治疗失败后推荐化疗联合靶向及免疫治疗，身体难以耐受化疗的患者可考虑行靶向药物联合免疫治疗。

二线及三线以上化疗方案选择可根据既往用药情况选择对患者敏感，交叉的化疗药物和方案，可根据患者身体情况选择单药或联合化疗方案，常用鼻咽癌敏感化疗药物有吉西他滨、多西他赛、紫杉醇、白蛋白紫杉醇、奈达铂、卡铂、洛铂、卡培他滨、替吉奥、5-氟尿嘧啶、伊立替康、米托蒽醌脂质体等。吉西他滨联合奈达铂方案三线用药对NPC仍有较好疗效，除骨髓毒性外其他毒副反应轻微，经严格病例选择并采取有效及时的防治措施，可作为NPC化疗的三线方案。有研究者探索多西他赛联合洛铂方案治疗复发转移鼻咽癌的Ⅱ期研究，结果显示，在39例入组患者中，总体反应率为61.5%，中位PFS为10个月（95% CI，7.3~12.8月）。也有研究者探讨紫杉醇、卡铂与西妥昔单抗（PCE）联合作为复发和/或转移鼻咽癌患者的一线治疗，结果显示PCE方案对复发转移鼻咽癌的反应率为58.3%，中位PFS为4.1个月。伊立替康是拓扑异构酶Topo I-DNA复合物结合，阻止DNA超螺旋结构断裂单链的再连接，导致DNA断裂，促进细胞凋。2005年，新加坡国立大学的研究者进行了一项伊利替康d1，d8，d15天治疗二线失败的复发转移鼻咽癌患者的Ⅱ期临床研究，共纳入28例患者，其中有4例患者疗效可以达到PR，1例患者可以达到疾病稳定状态，客观缓解率可以达到17.9%。近期临床试验显示ADC药物在鼻咽癌后线治疗中也显示出较好的疗效，值得期待进一步研究结果。

常用靶向药物包括贝伐珠单抗、安罗替尼、阿帕替尼、内皮抑素、EGFR单抗包括尼妥珠单抗及西妥昔单抗等，推荐靶向和免疫治疗各一种联合。鼓励针对多程治疗后进展的患者开展临床研究，特别是随着免疫靶向治疗时代及ADC药物时代的到来，靶向、免疫治疗+1~2种在1~2线治疗中未用过的化疗药物/ADC药物作为复发转移NPC的三线方案值得进一步证实。

小结：

（1）一线及以上治疗失败且能耐受化疗的患者，推荐化疗联合靶向及免疫治疗，难以耐受化疗者可考虑行靶向药物联合免疫治疗。常用靶向药物包括贝伐珠单抗、安罗替尼、阿帕替尼、内皮抑素、EGFR单抗包括尼妥珠单抗及西妥昔单抗等。

（2）NPC后线化疗选择比较局限，可根据既往用药情况选择对患者敏感，交叉的化疗药物和方案，如：吉西他滨联合奈达铂方案等。不能耐受联合化疗方案者可以采用吉西他滨、多西他赛、紫杉醇、白蛋白紫杉醇、奈达铂、卡铂、洛铂、卡培他滨、替吉奥、5-氟尿嘧啶、伊立替康、米托蒽醌脂质体等单一化疗药物或联合方案治疗。鼓励针对多程治疗后进展的患者开展新药临床研究。

3　分子靶向及免疫靶向治疗

3.1　分子靶向治疗原则

分子靶向治疗基于抗体/配体与瘤细胞靶分子特异结合后，阻断下游对瘤细胞生长起关键作用的信号通路。主要适于局部晚期或复发或转移鼻咽癌，包括EGFR单抗和抗血管生成类药物。对复发转移性鼻咽癌，尼妥珠单抗联合PF方案治疗放疗后转移性鼻咽癌的单臂多中心Ⅱ期临床研究显示，总体客观缓解率（ORR）和疾病控制率（DCR）分别为71.4%和85.7%。中位无进展生存和总生存分别达到7.0个月和16.3个月。EGFR单抗联合化疗可作为复发转移性鼻咽癌的新治疗方案进行探索，尚需大样本研究验证。

VEGF及其受体VEGFR在鼻咽癌中高表达，与瘤内血管生成，淋巴结及远处转移相关。贝伐单抗、阿帕替尼、舒尼替尼、安罗替尼联合同期放化疗或化疗/放疗用于局部晚期或复发转移性鼻咽癌具有一定的疗效，但仍需更多临床验证。2022年由中山大学肿瘤防治中心发表的一项2期研究，首次在放疗后EBV DNA>0拷贝数/ml的鼻咽癌患者中采用口服阿帕替尼治疗，结果显示3年无病生存率为47.8%、3年总生存率为73.9%。最常见的3级以上不良事件是鼻咽坏死（26%）、5名（36%）患者疾病复发或死亡。这提示放射治疗后不久使用抗血管生成药物可能会增加坏死风险，临床中需要予以避免。2024年一项局部区域晚期鼻咽癌中的2期研究，探索了化疗联合PD-1单抗及VEGFR-TKI安罗替尼的联用策略新方案，结果显示完全缓解（CR）率达到53.3%，严重急性毒性事件发生率为85.3%。

3.2 免疫检查点抑制剂

免疫检查点主要包括程序性死亡受体-1（PD-1）、程序性死亡受体-配体1（PD-L1）和细胞毒性T淋巴细胞相关抗原4（CTLA-4）。目前主要是抗PD-1单抗，包括帕博利珠单抗、纳武利尤单抗、卡瑞利珠单抗、特瑞普利单抗、信迪利单抗、替雷利珠单抗和派安普利单抗。针对PD-L1，代表性药物为恩沃利单抗。针对CTLA-4，代表性药物为伊匹单抗。此外，目前还有抗PD-1/CTLA4双靶点的单抗药物如卡度尼利单抗，以及以TIM-3单抗为代表的非传统靶点免疫检查点抑制剂药物。

在复发或转移鼻咽癌中，CAPTAIN-1st、JUPITER-02、RATIONALE 309三项随机对照3期临床试验均对比了吉西他滨+顺铂方案联合抗PD-1单抗和吉西他滨+顺铂（GP）标准化疗在复发或转移性鼻咽癌一线治疗中的有效性和安全性，研究结果显示在标准化疗方案基础上联合使用卡瑞利珠单抗（9.7个月 vs. 6.9个月）、特瑞普利单抗（21.4个月 vs. 8.2个月）、替雷利珠单抗（9.6个月 vs. 7.4个月）均可显著延长患者的中位无进展生存期。对考虑使用免疫检查点抑制剂的患者，建议完善病理类型、基线EBV滴度、血浆EBV DNA拷贝数早期清除率等指标可作为疗效相关的预测指标。

局部区域晚期鼻咽癌中的第一项关于PD-1单抗免疫治疗的3期临床试验CONTINUUM研究在目前标准的“GP方案诱导化疗后同期放化疗”基础上在联用PD-1单抗药物信迪利单抗，结果显示：信迪利单抗组的3年无事件生存高于标准疗法组（86.1% vs. 76.0%，分层风险比，0.59；P=0.019）。信迪利单抗组与标准疗法组相比，分别有155名（74.2%）和140名（65.4%）患者出现3~4级不良事件，信迪利单抗组有20名患者（9.6%）出现3~4级免疫相关不良事件，两组之间未观察到临床上重要的生活质量差异。研究结果支持信迪利单抗联合放化疗作为高风险局部区域晚期鼻咽癌的首选治疗方法。

小结：

（1）对局部区域晚期鼻咽癌（Ⅲ-ⅣA），推荐在根治性同步放化疗基础上联用

PD-1单抗免疫治疗或EGFR单抗靶向治疗，或在根治性同步放化疗完成后联用PD-1单抗辅助免疫治疗。

（2）出于对局部区域晚期鼻咽癌进行减毒的目的，在全疗程联用PD-1免疫治疗的基础上可省略同期顺铂化疗，但该方案仍需大型3期随机对照临床试验予以进一步证实。此外采用“诱导-辅助”时相的免疫治疗联用策略，也有助于减少放疗过程中的毒性，是未来进行局部区域晚期鼻咽癌免疫治疗的可选择方案之一。

（3）对不适合化疗的Ⅲ-ⅣA期鼻咽癌，推荐放疗的同时联用EGFR单抗。

（4）对转移性鼻咽癌，推荐个体化使用PD-1抗体免疫治疗联合GP方案化疗。靶向治疗联合化疗和/或免疫治疗有待进一步论证。

4 手术治疗原则

除特殊病例类型以及某些特殊临床情况下，初治鼻咽癌即使T1期目前业内并不建议手术治疗。针对特殊病理类型，比如鼻咽腺癌、腺样囊性癌等特殊类型的鼻咽恶性肿瘤，如能手术切除彻底则首选手术切除；针对残留、复发鼻咽癌，如经过充分评估，如能彻底切除病灶并切除一定的安全边界，可行手术治疗。

手术方式方面，常规鼻外径路手术创伤大，逐渐被经鼻内镜手术替代。此外，经鼻内镜手术中，经鼻内镜鼻咽切除术，其兼具外径路的根治性以及内镜手术的微创性，逐渐成为主流的治疗模式。

肿瘤外科治疗原则仍然是鼻内镜下微创鼻咽手术应该遵循的原则。其中最重要的一条是切缘要距离肿瘤边界有一定的安全距离，是确保手术成功和避免复发的关键因素。此外，肿瘤外科手术亦要考虑手术治疗这一手段的安全性和有效性：安全性指的是避免对重要血管神经的损伤以防诸如术中颈内动脉损伤大出血等不良事件的发生，同时安全性也包含要求术野切缘病理阴性的“安全”；有效性则指的是手术的治疗效果，主要包含局部区域控制率和长期生存率。

4.1 鼻咽局部复发或鼻咽残留

针对可手术切除的局部复发鼻咽癌，首选经鼻内镜鼻咽切除术。手术治疗要严格选择适应证，不宜盲目扩大手术适应证。目前比较公认的局部复发鼻咽癌可手术切除范围为：肿瘤局限在颈内动脉内侧5mm以内的范围，包括鼻咽腔内，或侵犯鼻中隔或后鼻孔，或轻度侵犯咽旁间隙，或局限于蝶窦底壁或翼突基底部。对局限在公认的可手术切除范围复发鼻咽癌，手术表现更优，一项多中心大型Ⅲ期临床试验证实可切除复发鼻咽癌接受鼻内镜手术后的3年生存率明显高于再程放疗；同时，另一项大型配对研究亦表明，手术除了疗效更优，医疗费用更低，远期毒副反应更小。

4.2 颈淋巴结复发（残留）的手术治疗

区域淋巴结手术治疗的方法包括根治性颈淋巴结清扫术、改良型根治性颈淋巴结清扫术、择区性颈淋巴结清扫术、内镜下颈淋巴结清扫术。颈部淋巴结复发外科治疗疗效评价重点在于是否清扫完全。不同术式的主要差异在于清扫范围与创伤大小。彻底清扫比广泛切除更重要。

4.3　咽后淋巴结复发（残留）的手术治疗

咽后淋巴结由于既往已接受过高剂量放疗，若其复发或残留灶再接受放疗，放疗后遗症严重。目前对复发或残留咽后淋巴结手术采用微创手术为主，主要术式包括经口机器人咽后淋巴结清扫术及鼻内镜辅助下经颌下-咽旁入路咽后淋巴结切除术。该两种术式均有回顾性文章报道，疗效较佳且手术相关并发症较轻。

4.4　鼻咽癌放疗后遗症-鼻咽坏死的手术治疗

鼻咽坏死内科保守治疗预后较差。当前，内镜下反复清创是放射性鼻咽坏死的主要治疗方式，而其疗效尚存争议，尤其是鼻咽黏膜完全上皮化率低。针对坏死局限的这部分患者，鼻内镜清创联合带血管蒂黏膜瓣是解决创面修复问题的有效手段，多项回顾性研究表明联合带血管蒂黏膜瓣可显著提高鼻咽坏死的疗效。而针对坏死广泛，单凭黏膜瓣无法覆盖，则可考虑颞肌瓣、颏下皮瓣修复，目前已有相关文献报道成功的案例。

4.5　微创外科在复发鼻咽癌中的应用

国内学者陈明远教授在国内外率先报道了经鼻内镜鼻咽切除+带血管蒂鼻黏膜瓣修复术这一新术式，通过“第三只手技术”，解除鼻咽狭窄、操作困难的限制；通过“包饺子样切除”，实现肿瘤的整块切除；利用“带血管蒂黏膜瓣修复”技术，促进创面快速愈合；对肿瘤邻颈内动脉的患者，创造性地提出“手术靶区”的先进理念，明确了复发鼻咽癌的可切除范围；制定“肉眼干净、病理干净及影像干净”三大术后评估原则。这个新方法兼具放射治疗的准确性，开放手术的根治性及内镜消融治疗的微创性，使得鼻咽微创手术基本实现了最大程度切除肿瘤，最大程度保护正常组织。高选择患者的微创手术相较IMRT二程放疗，可提高复发鼻咽癌生存，同时并发症及成本更低。目前，对可手术的复发鼻咽癌，以微创外科为优先治疗选择。咽后淋巴结复发患者在有条件的医院可通过达芬奇机器人手术开展咽后淋巴结的经口微创切除，以克服咽后淋巴结复发位置深且毗邻血管的困难。

4.6　放射治疗相关毒性的手术治疗

包括放射性脑损伤、副鼻窦炎症、后鼻孔闭锁等放射治疗后的远期毒性可通过选择合适的手术入路和术式得到控制，从而提高生活质量。

4.7　复发/坏死鼻咽癌的血管管理

复发鼻咽癌如伴有坏死，尤其坏死区域临近颈内动脉等大血管时，患者有致死性大出血风险；此外，文献显示在接受再程IMRT放疗的复发鼻咽癌患者中，鼻咽坏死的发生率可达30.6%~39.0%，其中相当部分患者的颈内动脉具有致死性大出血的风险。针对这部分患者建议完善鼻内窥镜，磁共振血管成像（MRA）或者CTA，回顾性的研究结果显示一旦有：①颈内动脉暴露在坏死腔；②MRA提示血管壁变得纤细、充盈缺损；③MR提示在颈内动脉距离坏死腔不足3mm等高危因素，介入手术处理可以大幅降低致死性大出血风险，手段包括覆膜支架植入、动脉栓塞术，特殊病例甚至要考虑动脉搭桥术。

5 营养治疗及其他支持治疗

5.1 营养治疗

10%~40%鼻咽癌患者在治疗前就存在营养不良，55%~90%患者在治疗期间出现明显的体重下降，影响免疫系统、治疗效果和对干预措施的耐受性，从而导致肿瘤未控乃至进展风险升高。营养与鼻咽癌患者的治疗反应、预后和治疗相关不良反应密切相关。因此，营养治疗是鼻咽癌综合治疗的重要组成部分，所有患者都需进行围治疗期的全程规范化营养治疗。需在抗肿瘤治疗开始前正确评估患者营养状况，对有营养风险者及时给予治疗，并在疗程中不断进行重新评估以及时调整治疗方案。

（1）恶性肿瘤一旦确诊，应行营养风险筛查。

（2）目前使用最广筛查工具是营养风险筛查量表（NRS2002）和营养状况的主观评估（PG-SGA）。

（3）NRS<3分虽无营养风险，但治疗期间每周应行一次筛查。NRS≥3分有营养风险，需据临床情况制定个性化营养计划并行营养干预。

（4）PG-SGA评分0~1分不需干预，治疗期间应保持随访和评估。且2~3分由营养师、护师或医师对患者或家属进行教育，并据存在症状和实验室结果进行药物干预；4 ~ 8分由营养师进行干预，并可据症状程度，与医师和护师联合进行干预；9分急需进行症状改善和（或）同时进行营养干预。

（5）询问病史，体格检查和实验室检查有助于了解营养不良原因和程度，从而进行全面的营养评估。

（6）营养风险筛查及综合营养评定应与抗瘤治疗的影像学疗效评价同时进行，以全面评估抗瘤受益。

（7）营养不良的规范治疗应遵循五阶梯治疗原则，首先选择营养教育和膳食指导，然后依次向上晋级选择口服营养补充（ONS）、完全肠内营养、部分肠外营养、全肠外营养。当下一阶梯不能满足60%目标能量需求3~5天时，应选择上一阶梯。重度营养不良者需先进行1~2周营养干预后方可开始抗肿瘤治疗。

5.2 支持/姑息治疗

支持/姑息治疗在于缓解症状、减轻痛苦、改善生活质量、处理治疗相关不良反应、提高治疗依从性。患者都应全程接受支持/姑息治疗的症状筛查、评估和治疗。

如疼痛、复视、面麻、听力下降、恶心、呕吐等与疾病及治疗相关的症状，应包括失眠、焦虑、抑郁等心理问题。还应加强康复指导与随访，包括鼻腔冲洗、张口训练、颈部肌肉功能锻炼等。

（1）支持/姑息治疗的基本原则：医疗机构应将NPC支持/姑息治疗整合进肿瘤治疗的全过程，所有NPC患者在治疗早期加入支持/姑息治疗、并在适当的时间或根据临床指征调整。支持/姑息的专家和跨学科的多学科整合治疗组（MDT to HIM），包括肿瘤科医师、支持/姑息治疗医师、护士、营养师、社会工作者、药剂师、精神卫生等专业人员。

（2）NPC支持/姑息治疗的管理

1）疼痛：①主诉是疼痛评估的金标准，镇痛前必须评估疼痛强度。首选数字疼痛分级法，评包括疼痛病因、特点、性质、加重或缓解因素、疼痛对日常生活的影响、镇痛的疗效和副作用等，还要明确是否存在肿瘤急症所致的疼痛，以便即行相应治疗。②WHO三阶梯镇痛原则仍是遵循的最基本原则，阿片类药物是癌痛治疗基石，必要时加用糖皮质激素、抗惊厥药等辅助，要关注镇痛药的不良反应。③80%以上的癌痛可经药物治疗得以缓解，少数需非药物镇痛手段，包括外科手术、放疗止痛、微创介入治疗等，应动态评估镇痛效果，积极开展学科间协作。

2）恶心/呕吐：①化疗所致恶心/呕吐的药物选择应基于治疗方案的催吐风险、既往止吐经验及患者自身因素，进行充分的动态评估以合理管理。②恶心/呕吐可能与放疗有关，有的单纯放疗时即可出现恶心/呕吐，可参考化疗所致恶心/呕吐进行药物选择，同时加强心理疏导工作。③综合考虑其他潜在致吐因素：如前庭功能障碍、脑转移、电解质不平衡、辅助药物治疗（包括阿片类）、心理生理学（包括焦虑、预期性恶心/呕吐）。④生活方式能有助减轻恶心/呕吐，如少食多餐，选择清淡饮食，控制食量，忌冷忌热。可请营养科会诊。

3）厌食/恶病质：①评估体重下降的原因及程度，及早治疗可逆的厌食原因（口腔感染、心理原因、疼痛、便秘、恶心/呕吐等），评估影响进食的药物等。②制订适当运动计划，积极给予肠内或肠外营养。

5.3 心理治疗

患者常有恐惧、焦虑、抑郁等，负面情绪，会影响生理功能。家属应对患者实施心理疏导，使之树立战胜疾病的信心，相信自身抵抗力，保持乐观心态，为康复创造良好心境。

（1）心理痛苦是心理（即：认知、行为、情感）、社会、精神和（或）躯体上等多重因素引发的不愉快体验，可能会影响患者应对肿瘤、躯体症状以及治疗的能力。心理痛苦包括了诸如抑郁、焦虑、恐慌、社会隔绝以及存在性危机。

（2）心理痛苦应在疾病的各个阶段及所有环境下及时识别、监测记录和处理。

（3）应据临床实践指南组建MDT to HIM心理痛苦进行评估、管理。

5.4 介入治疗

（1）NPC肝转移的介入治疗：介入治疗可作为NPC癌肝转移除外科手术切除之外的局部微创治疗方案。主要包括射频消融治疗、TAE、TACE及TAI等。

（2）NPC相关出血的介入治疗：介入治疗（如TAE）对于NPC相关出血（包括初治或复发NPC累及颈部大血管导致破裂出血、NPC放疗后鼻咽深部溃疡形成累及颈内大血管导致破裂出血等）具有独特的优势，通过选择性或超选择性动脉造影明确出血位置，并选用合适栓塞材料进行封堵止血。由于NPC相关出血多为颈内大血管破裂出血，出血量大且易造成窒息，病情发展极为迅速，常难及时接受到有效介入止血治疗。

小结：

采用MDT to HIM模式，有计划、合理制定个体化整合治疗方案，治疗中及其后适当采用营养支持、中医调理及心理支持治疗，可提高疗效和生存质量。

6 中医治疗

辨证论治是中医治疗疾病的核心，根据证候不同，予以相应的处方，并行加减。另外中药里面也有很多具有抗肿瘤活性的药物，可以起到辨病抗肿瘤的作用。中医的对症治疗，主要针对肿瘤本身的症状及放化疗相关副反应治疗。

6.1 中医辨证治疗

（1）气虚痰瘀证候治法：益气化痰祛瘀。

推荐方剂：六君子汤合桃红四物汤加减。

基本处方：党参，白术，茯苓，陈皮，法半夏，当归，熟地，川芎，白芍，桃仁，红花，龙葵，猫爪草。每日1剂，水煎服。

加减：头痛重加全蝎、钩藤以通络除风、清热止痛；涕浓稠者加全瓜蒌、桔梗以清肺化痰；鼻塞不通加辛夷花、石菖蒲以解毒通鼻窍；涕血重加白茅根、旱莲草凉血止血。

（2）痰热蕴结证候治法：化痰散结，清热解毒。

推荐方剂：清金化痰丸加减。

基本处方：黄芩，山栀子，知母，桑白皮，瓜蒌仁，贝母，麦冬，橘红，茯苓，桔梗，甘草，白花蛇舌草，半枝莲。每日1剂，水煎服。

加减法：口舌㖞斜、头痛者加全蝎、白附子以通经活络；口渴者加生石膏以清热生津止渴；鼻塞不通加辛夷花、苍耳子以解毒通鼻窍。

（3）气阴两虚证候治法：益气养阴。

推荐方剂：生脉散合增液汤加减。

基本处方：太子参，五味子，麦冬，生地黄，玄参，黄芪，猫爪草，龙葵，蛇泡簕。每日1剂，水煎服。

加减法：兼见腰膝酸软、潮热盗汗加女贞子、山茱萸、枸杞子以滋肾阴；口干明显者可加沙参、玉竹、天花粉、天冬以加强养阴之力；疲倦乏力明显者加用党参、薏苡仁、黄精加强补气；虚热明显者加龟甲、鳖甲、地骨皮、银柴胡、胡黄连以清虚热。

（4）气血两虚证候治法：补益气血。

推荐方剂：八珍汤加减。

基本处方：党参，白术，茯苓，当归，熟地，川芎，白芍，甘草，龙葵，猫爪草。每日1剂，水煎服。

加减法：倦怠无力加何首乌、黄芪、黄精以加强补气；面色无华加当归、鸡血藤、牛膝、熟地、龙眼肉、大枣、山药加强补血之功；失眠健忘者加酸枣仁、柏子仁、阿胶、龙眼肉以安神。纳少食呆加用神曲、谷麦芽、莱菔子、山楂、鸡内金以健脾开胃。

6.2 中医辨病治疗

中药中具有抗肿瘤活性药物，分为以下几类：①清热解毒类：常用的有半枝莲、白花蛇舌草、重楼、石见穿等。②软坚散结类：常用的有猫爪草、山慈菇、鳖甲、皂角刺等。③活血化瘀类：常用的有莪术、鸡血藤、红豆杉等。④扶正固本类：常用的有黄芪、党参、太子参等。⑤毒虫类：全蝎、蜈蚣等。根据患者体质，选用不同类别抗肿瘤活性药物。

6.3 中医对症治疗

减轻放疗副作用及后遗症：辐射对人体的损伤属中医学的外来“热毒”之邪，其侵袭肌表，伤及正气；若辐射日久，热毒炽盛，耗津伤液，正气难复，则脏腑气血功能失调。中医治疗多以养阴生津，清热解毒之类方剂加减。

减轻化疗副反应：中医认为化疗药物毒性是对脏腑正气的损伤，治疗以扶正、补脾胃之气、补益肾气为法。

可以采用中药口服、外用湿敷、吸入雾化、局部艾灸及贴敷等方式来实现。

针灸也可以有效减轻鼻咽癌相关症状，具体如下：

（1）鼻咽癌致头痛

取穴：头维、太阳、下关、四白、合谷、颊车、列缺等穴为主穴，选风池、迎香、太冲、阳陵泉等穴为配穴，每次取穴3~5个。

操作：平补平泻、针刺得气后留针15分钟，每5分钟捻转一次，剧痛者留针可适当延长，每日1次。10天为1疗程。

（2）鼻咽癌放疗后张口困难

取穴：主穴选颊车、听宫、上关，配合曲池、合谷、外关。

治法：针刺得气后留针15分钟，每5分钟捻转一次，每日1次，可配合按摩疗法。30天为1疗程。

（3）鼻咽癌放化疗期间恶心呕吐

取穴：双侧足三里、内关。

操作：平补平泻法，针刺得气后留针15分钟，每日2次，分别于放化疗前30分钟和放化疗结束后进行。10天为1疗程。

（4）放化疗期间出现血白细胞减少

取穴：大椎、命门、足三里、三阴交、太溪。

治法：针刺用补法。每日1次。7天为1疗程。

（5）鼻咽癌本身引起的出血（注：非放疗后鼻咽大出血）

取穴：合谷、上星、少商、期门。

治法：针刺用泻法。每日1次。不留针。7天为1疗程。

（6）放疗出现放射性脑病

取穴：翳风、听宫，巨髎、四白、合谷。

治法：平补平泻，针刺得气后留针15分钟，每5分钟捻转1次。30天为1疗程。

（7）合并严重的饮水呛咳，吞咽困难，伴有构音障碍、咽反射迟钝或消失等

取穴：选取翳风、颊车、听宫。

操作：电针治疗，30号1寸毫针，进针深度为0.8寸，连续波，频率20Hz，20min。配合按摩、吞咽训练。10天1疗程。

7 并发症预防和处理

7.1 放疗相关并发症预防和处理

7.1.1 放射性口腔黏膜炎（RTOM）的预防和治疗

（1）非药物

避免辛辣食物，对口腔黏膜的刺激。放疗前行口腔检查、改善口腔卫生。每天用柔软的牙刷，用不含氟牙膏、牙线和不含酒精的生理盐水或碱性（碳酸氢钠）漱口水清洁口腔。用口腔保湿剂或人工唾液、水溶性果冻、干口含片或干口胶润滑口腔。有金属牙的口腔黏膜之间放保护材料，减小摩擦。

低能量激光治疗（low level laser therapy，LLLT）：能通过调节活性氧以及促炎细胞因子产生而起到治疗RTOM的作用。

口腔溃疡防护剂：国内两项研究通过多个量表对口腔黏膜炎、口腔疼痛、生活质量进行评估，证实口腔溃疡防护剂能明显降低局部晚期NPC放化疗中口腔黏膜炎

的发生率及严重程度，延缓口腔黏膜炎进展，促进口腔黏膜愈合，减轻口腔及咽喉疼痛。

（2）药物

细胞因子：一项中国随机研究显示预防性外喷重组人EGF可推迟放射性黏膜炎发生，预防用药可减少3、4级黏膜炎。另一项韩国多中心随机双盲前瞻性研究也显示局部使用EGF可减轻RTOM发生和程度。

黏膜保护剂：包括自由基清除剂、口腔黏膜涂层、必需氨基酸及过饱和钙磷酸盐等。2013年Nicolatou的系统性分析，纳入30篇用氨磷汀处理口腔黏膜炎的文献。其中16篇显示氨磷汀可减轻口腔黏膜炎的严重程度，Tsujimoto等研究发现，谷氨酰胺（10g/d）对头颈部癌症患者RTOM有预防作用，谷氨酰胺组与安慰剂组比较2级黏膜炎发生率为0和10%（P=0.023），4级为0和25%。

蛋白酶抑制剂：一项前瞻性随机对照临床研究发现，患者接受放疗的同时每天三次注射乌司他丁较对照组可有效降低≥3级口腔黏膜炎的发生率（25.8% vs. 41.1%，P=0.030），且能更快从≥3级恢复。

非甾体抗炎药：Epstein等随机双盲对照观察135例头颈部肿瘤，发现盐酸苄达明能使红斑和溃疡发生率降低约30%（P=0.037），从而减少全身止痛剂的使用（P<0.05）。Kazemian纳入100例头颈部肿瘤，安慰剂组（RTOM）发生率是盐酸苄达明漱口水组的26倍。欧洲已将苄达明作为预防头颈部癌症RTOM的Ⅰ级证据推荐。

中药：多项中成药复方制剂预防RTOM的研究陆续发表，包括双花百合片、康复新液等。一项纳入240例NPC的多中心随机、双盲、前瞻性临床试验，结果显示服用双花百合片能减少RTOM发生率，延迟口腔黏膜炎出现时间，以及降低严重RTOM发生率（P<0.01）。另一项随机、平行、多中心临床研究纳入240例随机接受康复新溶液（试验组）或复方硼砂漱口剂（对照组）预防RTOM。与对照组相比，试验组RTOM的发生率、严重程度及口腔疼痛发生率低于对照组（P<0.01）。

镇痛剂：RTOM伴轻度疼痛时，可用利多卡因或吗啡等漱口液。有研究证实2%吗啡含漱液能有效控制黏膜炎相关性疼痛，并减少全身性吗啡的需求。如重度疼痛时推荐系统使用吗啡、羟考酮或芬太尼等强阿片类药物。

抗生素：RTOM合并感染用抗生素。治疗前送口腔黏膜拭子做细菌和真菌培养及药敏试验，指导抗生素使用。

糖皮质激素：局部使用含糖皮质激素药物能减轻水肿，抑制炎症反应，缓解症状，但长期使用有增加口腔真菌感染的风险。

7.1.2　急性放射性涎腺损伤

急性放射性腮腺炎：一般在放疗开始后1~3天出现，常表现为一侧或双侧腮腺区肿胀、疼痛，严重者皮肤泛红、皮温增高。一般不用特殊处理可自愈。若有发热，怀疑继发感染，应行特殊口腔护理，并给予抗感染止痛治疗，必要时暂停放疗。

7.1.3　放射性口干

放射性涎腺损伤是放射性口干的直接原因。研究表明，NPC经调强放疗后晚期发生明显口干症状高达30%。减轻处理重在预防，如提高放疗精准度，采用调强适形放疗、自适应放疗等，而中医药对其有一定的治疗作用。

7.1.4　急性放射性耳损伤

通常表现为耳鸣、听力下降，是放疗过程中的常见毒性，一般不需处理；若出现耳膜穿孔、流液，则需局部清洗及抗感染处理。

7.1.5　放射性脑病

放射性脑病潜伏期较长，最多发于双侧颞叶。临床症状轻减无症状，重可导致死亡。治疗目前无特效药，重在预防。对颅内明显侵犯的T 4 期NPC，推荐采用诱导化疗尽量缩小瘤体，采用多次计划等自适应性放疗，尽可能减少颞叶和脑干受照和体积，预防放射性脑坏死发生。放射性脑坏死的传统治疗是给予大剂量维生素、血管扩张剂、神经营养药及糖皮质激素。贝伐单抗在前瞻性临床研究中提示可改善放射性脑损伤导致的水肿，治疗有效率高于传统激素治疗，神经生长因子联合间断性糖皮质激素能够修复20%的颞叶损伤。

小结：

（1）RTOM的非药物预防和治疗：放疗前及放疗中的预防和口腔护理，LLLT和口腔溃疡防护剂等。

（2）RTOM的药物预防和治疗：黏膜保护剂、蛋白酶抑制剂乌司他丁注射、盐酸苄达明漱口水、双花百合片、康复新液等。

（3）RTOM引起重度疼痛可系统使用吗啡或芬太尼等强阿片类药物。

（4）RTOM合并感染可使用抗生素和糖皮质激素。

（5）提高放疗精度和涎腺器官保护是预防放射性口干的主要手段。

（6）急性放射性耳损伤是放疗过程中的常见毒性，症状严重需要耳鼻喉科专科处理。

（7）放射性脑病潜伏期较长，最多发于双侧颞叶，临床治疗尚无特效药物，重在预防。

7.2　化疗相关并发症预防和处理

7.2.1　血液系统并发症的预防和处理

骨髓抑制是化疗药物最常见血液学毒性。严重程度和持续时间与化疗药物类型、剂量、联合用药以及患者自身的因素相关，如：高龄、接受全量化疗、肝肾功能异常、免疫抑制状态、近期做过手术、既往放化疗等，需整合多方面因素考量。

骨髓抑制分级：根据 NCI-CTCAE 5.0 标准将骨髓抑制分为 4 级。

骨髓抑制的预防：

①有粒细胞缺乏伴发热（febrile neutropenia，FN）发生风险>20%的患者，需预防性使用粒细胞集落刺激因子（G-CSF）。发生FN风险在10%~20%之间者可评估后考虑是否使用。如前一周期化疗发生FN或剂量限制性中性粒细胞减少事件，则下一周期需预防性使用G-CSF（长效短效均可），保证足疗程标准化疗。

②对既往曾发生Ⅲ-Ⅳ级血小板减少的患者，本周期化疗结束后有血小板下降趋势，存在出血高风险因素，建议化疗6~24小时开始预防性应用促血小板生成药物。如无出血高风险因素，推荐在PLT<75×10⁹/L时开始使用促血小板生成药物，至化疗抑制作用消失，且PLT≥100×10⁹/L时停药。重组人白介素-11（rhIL-11）推荐剂量为50mg/kg，皮下注射，每天1次；但在下一周期化疗开始前2天和化疗中不宜应用rhIL-11。同时可考虑使用血小板生成素受体激动剂预防血小板减少。

③对轻度贫血（血红蛋白100~110g/L），需要铁检查，判定患者存否铁缺乏，如转铁蛋白饱和度（TSAT）<20%或血清铁蛋白（SF）<100，则需补铁（静注，1000mg）。口服铁只适于铁蛋白<30ng/ml且无炎症的患者（C反应蛋白<5mg/L）；如果为维生素B_{12}或叶酸缺乏，还需补充维生素B_{12}或叶酸；如果是其他原因贫血（非化疗引起），则需根据临床症状进行相应治疗。

骨髓抑制的处理：

①对FN风险较高的患者，可预防性使用G-CSF；而中低风险患者，则不推荐预防，可在出现粒细胞减少后再给予G-CSF。

②血红蛋白<100g/L，可皮下注射促红细胞生成素（EPO），同时补充铁剂；血红蛋白<80g/L，可输注悬浮红细胞改善贫血，并配合补充铁剂、口服药物及食补等。具体地：当血红蛋白80~100g/L时，如为维生素B_{12}或叶酸缺乏，还需补充维生素B_{12}或叶酸；如存在绝对性铁缺乏（SF<100ng/mL）则静脉给予铁剂（1000mg），如HB仍然<100g/L，则加用红细胞生成刺激素（ESA）（EPO-α、β、ζ用量约为450IU/周/kg）；如存在功能性铁缺乏（TSAT<20%但SF正常）则ESA与铁剂联用；如不存在铁缺乏（TSAT和SF均正常），则仅使用ESA，如随访过程中出现铁缺乏，则加用铁剂；当HB<80g/L，说明处于严重贫血状态，需要通过输血快速恢复Hb水平。

③肿瘤治疗所致血小板减少（CTIT）的治疗包括输注血小板和给予促血小板生长因子，如有rhIL-11、重组人血小板生成素（rhTPO）、TPO受体激动剂海曲泊帕、罗米司丁和艾曲泊帕。发生CTIT且有出血症状时，需输注血小板或同时给予rhTPO；发生CTI但无出血症状，血小板≤10×10⁹/L，需预防性输注血小板或同时给予rhTPO；血小板>10×10⁹/L时，不建议输注血小板；对于进行同步放化疗或者放疗涉及长骨、扁骨照射，化疗方案为联合/单用骨髓抑制毒性较大药物如吉西他滨、铂类的患者，化疗前应进行充分评估，如果基线血小板值<150×10⁹/L或者3天内降幅超过40%，或

者患者合并低营养状态、或者合并肝病，可结合临床实际情况考虑进行一级预防。

7.2.2　非血液系统并发症的预防和处理

（1）胃肠道反应相关并发症的预防和处理

恶心和呕吐：化疗所致恶心呕吐（CINV）是化疗常见、常可预见并可预防的不良反应。分为急性呕吐、迟发呕吐和预期性呕吐。对急性呕吐，应在化疗或呕吐之前使用预防性使用止吐药物，如NK-1受体阻断剂或胃复安，5-HT3受体拮抗剂与地塞米松配合。对迟发性呕吐，缺乏有效防治办法，发生后可联合1~2种止吐药治疗。对预期性呕吐，可选用抗焦虑或抗抑郁药物。

女性，50岁以下，低剂量酒精摄入史，晕动病史，孕期晨吐史，既往CINV史，焦虑是CINV发生的危险因素。应在首个化疗周期就考虑CINV的预防和治疗，可以降低其后化疗周期中预期性CINV的发生风险。

CINV的处理策略：

对用高致吐风险化疗方案的患者，可行5-HT3受体拮抗剂+NK-1受体拮抗剂+地塞米松三联方案，或5-HT3受体拮抗剂+NK-1受体拮抗剂+地塞米松+奥氮平四联方案。对用中度致吐风险化疗方案的患者，可行5-HT3受体拮抗剂+NK-1受体拮抗剂（含卡铂方案）或5-HT3受体拮抗剂+地塞米松（不含卡铂方案）进行止吐治疗。

腹泻：每日超过5次或血性腹泻应停止化疗并及时对症治疗，轻者停止化疗或用止泻药即可停止。腹泻次数较多或年老体弱者需补充足够能量，维持水电解质平衡，尤其要防治低钾发生。大便培养阳性应抗感染治疗，主要针对大肠杆菌感染。

（2）口腔黏膜炎的预防和处理

化疗会引起或加重已有的口腔黏膜炎，除按照RTOM预防和处理外，化疗期间应更加重视口腔卫生，用软牙刷刷牙，选用非刺激性洁牙剂，进食后30分钟用复方硼酸溶液、康复新液、3%碳酸氢钠或3%的双氧水含漱，忌烟酒，避免过热、过凉、辛辣、粗糙的刺激性食物。可考虑用乌司他丁或中医药调理减轻放化疗相关口腔黏膜炎的发生及严重程度。

（3）脱发的预防和处理

积极进行心理疏导，建议剪短发、佩戴假发，并告知化疗结束后头发会重新长出；应用性质和缓以蛋白质为主的洗发剂，避免刺激性强的洗发用品。避免使用电吹风、卷发器、发胶、染发剂和过分梳头；化疗前用止血带、冰帽等物理手段防治脱发。

（4）过敏反应的预防和处理

通过有效的预防性抗过敏治疗尽量减少药物过敏发生。发生药物相关的过敏反应，应充分评估过敏反应的严重程度，并采取有效治疗措施。如局部荨麻疹经密切观察和抗过敏治疗好转后可考虑密切观察下继续用药。而全身过敏表现应立即停药，联合应用组胺H1-2受体拮抗剂，并据病情变化适当应用糖皮质激素、升压药或支气管扩张药。

7.2.3　同步放化疗期间的毒副作用管理

同步放化疗期间，相关血液及非血液系统毒副作用大于单纯放疗或化疗。其中，口腔黏膜炎的发生随着放疗剂量和化疗疗程的增加而明显加重。对接受同步放化疗的NPC患者要对口腔黏膜炎进行有效预防和治疗，参考前文RTOM的预防和治疗。

对口腔黏膜炎，Ⅰ-Ⅱ度可继续当前放化疗方案；对Ⅲ度可延长用药间隔时间或调整药物的剂量、方案；对于Ⅳ度应暂缓或暂停化疗。

7.2.4　化疗相关副作用与药物减量问题

根据化疗相关副作用调整药物剂量及用药间隔时间，可使患者能够得到足疗程、足量化疗，获得更大收益。基本原则：①除非必要，化疗药物尽量不要减量。应对化疗引起的不良反应，可以考虑延长化疗周期的间隔时间，以及改变化疗药物的给药方式；②根据化疗不良反应的分级情况酌情减量；③年龄大于70岁以上或一般体质较差者应酌情减量；④出现严重肝肾功能及心肌损伤者，应停药。

根据化疗不良反应分级酌情减量的滴定推荐：对发生Ⅳ度化疗相关不良反应者，下一周期的三周方案用药间隔可延后到第28天，药物剂量按标准或上次用药剂量减少25%~50%，或调整化疗方案，必要时可停药。对发生Ⅲ度化疗相关不良反应者，下一周期的三周方案用药间隔时间可介于21~28天之间，用物剂量可较上周期或标准剂量减少10%~25%。对于Ⅰ-Ⅱ度的化疗相关不良反应，经积极对症后症状改善，可不用调整用药间隔及剂量，或按推荐剂量减少10%。

滴定步骤：①根据目前沿用的体表面积计算标准剂量或据经验确定用药剂量；②结合患者有可能影响药物代谢或药物清除的因素（如肝肾功能情况）适当调整药物剂量；③根据第二步确定的药物剂量作用患者个体治疗后的情况，权衡不良反应，确定后继治疗剂量，实时调整剂量，使其在可耐受毒性前提下接受足量化疗。

小结：

（1）化疗前应对患者化疗耐受性（体能、年龄、心肺功能、化验检查）做充分的评估；

（2）化疗相关副作用的预防和治疗都很重要，上次化疗中出现的Ⅲ度及以上的副作用应充分考虑，必要时对下次化疗方案、用药剂量及间隔时间重新考量，并做必要的预防治疗；

（3）同步放化疗会增加副作用，应加强对口腔黏膜炎、胃肠道反应的预防和管理；

（4）放化疗相关副作用对下一周期化疗药物剂量滴定的影响因副作用不同（血液系统/非血液系统），患者的恢复情况及所处治疗阶段而不同，临床中据情况个体化滴定用药。

7.3 分子靶向治疗相关并发症的预防和处理

7.3.1 皮肤毒性

皮肤毒性在EGFR靶向治疗相关不良反应中最常见。药物抑制EGFR后可影响皮肤角化细胞的增生、分化、迁移及黏附，从而导致皮疹形成，主要包括痤疮样皮疹、皮肤瘙痒、皮肤干燥、皮肤龟裂、色素沉着、甲沟炎、黏膜炎、毛发改变、光敏反应等。预防措施：在施行EGFR靶向治疗前，应向患者及其家属做好宣教：首先，EGFR靶向治疗所致的皮疹不具有传染性；其次，皮疹与普通痤疮具有差别，部分痤疮治疗药物对此缺乏疗效。指导患者采取正确预防措施，如嘱咐健康饮食，多食新鲜蔬菜水果，注意防晒，建议使用防晒系数（SPF）≥30的广谱防晒用品或物理防晒。每天保持皮肤清洁与湿润，温水洗浴后适当涂抹保湿乳霜、治疗过程中需穿宽松、透气的鞋袜，用温水沐足并涂抹润肤霜，治疗足癣等原发疾病。

（1）痤疮样皮疹

痤疮样皮疹是EGFR靶向药物最突出的皮肤毒性，多在用药后1~2周出现，14天左右达峰后逐渐消退，但常有新皮疹出现。多发生于头面部、前胸、上背部等皮脂腺丰富的部位。EGFR靶向药物导致的皮疹与寻常痤疮不同，形态较单一，很少有粉刺，主要表现为丘疹脓疱疹，可伴有瘙痒。阳光暴晒、同期放疗、皮肤保湿不足可加重痤疮样皮疹。预防措施包括注意防晒，使用防晒系数（SPF）≥30的广谱防晒用品或物理防晒；每天保持皮肤清洁和湿润，适当涂抹保湿乳霜。痤疮样皮疹，轻度可自行缓解，不影响继续治疗，应避免用手挤压皮疹。可煮一些金银花水放置常温，进行湿敷。尼妥珠单抗使用过程中若发生1~2级皮疹，应减慢滴速50%，氢化可的松软膏或红霉素软膏局部用药，2周后评价；若仍未缓解，或发生3~4级皮疹，除上述措施外加服氯雷他定片，必要时可给予冲击剂量的甲强龙，减少尼妥珠单抗剂量25%；若合并感染，使用合适的抗生素。

（2）皮肤干燥、皮肤瘙痒

常表现为皮肤干燥、脱屑甚至皲裂，引起疼痛甚至感染，部分可伴皮肤瘙痒。应避免搔抓，温水沐浴，注意防晒，保持皮肤湿润，适当涂抹保湿乳霜。经日常护理效果不佳时可选用一代或二代抗过敏药（苯海拉明、氯雷他定等），严重者可加用加巴喷丁、普瑞巴林等药物。

（3）甲沟炎

多于用药后4~8周出现，先在指（趾）甲周围皮肤出现红肿、疼痛，继而两侧甲沟逐渐出现感染、溃疡、化脓性肉芽组织等，指（趾）甲内嵌，导致疼痛、进而影响活动。预防应穿宽松、透气的鞋袜，保持局部皮肤干燥，常涂润肤乳霜，勿将手足浸泡在肥皂水中，避免指（趾）甲受伤；穿鞋前确保脚部干燥；修剪指甲要小心；

日常护理后效果不佳可外用抗生素（百多邦、克林霉素等），必要时加用糖皮质激素、抗真菌药物、碘酊等。

7.3.2 胃肠道毒性

EGFR靶向治疗前无腹泻而治疗后出现者，或EGFR靶向治疗前已有腹泻而治疗后显著加重者，均应考虑EGFR靶向治疗导致腹泻的可能性。

预防及治疗措施：了解治疗前6周的大便信息，以更好评估EGFR靶向治疗导致腹泻的状况；了解治疗前同时服用其他药物及其他临床状况，以便评估药物对消化系统潜在影响，对可能导致消化系统不良反应的药物也应评估；EGFR靶向治疗期间应低脂低纤维饮食，忌用咖啡因、酒精、奶制品、脂肪、纤维、橘子汁、葡萄汁以及辛辣食物，少食多餐；若无相关医嘱，不得服用泻药。对轻或中度腹泻，无需停药，可服黏膜保护药物如蒙脱石散，止泻药如洛哌丁胺和抗菌药物，微生态制剂双歧杆菌，以改善靶向治疗对胃肠道的损伤；重度腹泻导致脱水或有恶化趋势者，可短期停药。使用尼妥珠单抗若发生3~4级恶心呕吐，经对症处理仍未缓解，应停用。

7.3.3 出血

使用VEGF/VEGFR抑制剂后多见。一方面，阻断VEGF使其失活，导致NO水平下调，可能会影响血小板活化；另一方面，抑制VEGF通路会影响内皮细胞存活和增殖，导致血管完整性受损进而引发出血。预防和治疗措施：治疗前评价潜在风险因素，鉴别高风险出血人群，如：长期或大剂量使用抗风湿/抗炎药物或抗凝治疗者，有动脉硬化或消化性溃疡病史患者等；近期瘤块中有出血征象者，或有重度心血管病（如冠心病或充血性心力衰竭），使用抗血管生成药应更加谨慎；重大手术后至少28d内不应开始抗血管生成治疗，应待手术伤口完全愈合后再开始。3个月内发生过肺出血、咯血（>3ml的鲜红血液）者不应行抗血管生成治疗。

治疗过程中应严密监测中枢神经系统出血症状和体征，一旦出现颅内出血应中断贝伐珠单抗或安罗替尼治疗；如发生出血事件，1级不需调整抗血管生成药物剂量，可涂抹或口服三七粉、云南白药等；发生2级需暂停抗血管生成药物治疗，积极止血后再考虑续用；≥3级应该永久停用抗血管生成药物。

7.3.4 高血压

使用VEGF/VEGFR抑制剂常见。VEGF被阻断，导致NO水平下降，血管无法扩张，外周阻力增加，引发高血压。此外，NO水平较低还与肾排泄量减少，继而水钠潴留。使用VEGF/VEGFR抑制剂，需动态监测血压；如发生高血压，或血压值较基线明显升高，推荐使用降压药，以达良好血压控制，低危患者的控制目标是140/90mmHg，高危应为130/80mmHg；血管紧张素转化酶抑制剂（ACEI）、血管紧张素Ⅱ受体拮抗剂（ARB）、β受体阻滞剂、钙离子通道阻滞剂均可选择；如出现中度以上高血压（高于160/100mmHg），且降压药不能控制，应暂停抗血管药物并予降压治疗，直至血压恢复到可控状态。如高血压经治疗1月仍不能控制或出现高血压危象或高血压性脑病，则需停用贝伐珠单抗或安罗替尼。

7.4 免疫靶向治疗相关并发症的预防和处理

7.4.1 免疫靶向治疗相关并发症的预防

对患者及其家属做好治疗前、中、后生存期内与治疗相关不良反应的教育。了解有关自身免疫性疾病的既往史和家族史。医师必须熟悉免疫相关不良反应（irAEs）的特点及危险因素，irAEs可在任何时候发生，建议从免疫治疗开始一直监测至停止治疗后1年，早期识别和处理可减少irAEs的持续时间和严重程度。虽然研究显示应用肾上腺糖皮质激素处理irAEs并未降低免疫治疗效果，但因其免疫抑制作用仍不建议预防性使用糖皮质激素或免疫制剂药物。

7.4.2 免疫靶向治疗相关并发症的治疗

治疗开始前应详细询问病史，既往是否有自身免疫性疾病、感染性疾病以及器官特异性疾病，对肠道功能（如肠蠕动能力、便秘情况）进行基线评估，同时完善体检、实验室及影像学检查作为基线参考。当用药后出现新症状，或原有症状加重，可能为疾病进展、偶然事件或出现irAEs。应根据患者基线的特殊病史、症状或伴随疾病等，与基线值对比，判断是否为irAEs，并评估其严重程度，以排除继续进行免疫治疗可能导致病情恶化的可能。

irAEs的总体处理原则是按不良反应事件的分级进行。根据不良事件的严重程度，可暂停免疫治疗和（或）使用糖皮质激素。危及生命或复发的严重不良事件可终止免疫治疗。一般来说，一级毒性反应，除外神经系统及血液系统的毒性，可在密切监测下继续治疗；二级，除外仅表现为皮肤或内分泌症状，应暂停免疫治疗，直到症状和/或实验室指标恢复到一级毒性反应或更低水平，可给予糖皮质激素（初始剂量为：泼尼松0.5~1mg/kg/d或等剂量的其他激素）；三级，应当停止治疗，并且立即使用高剂量糖皮质激素（泼尼松1~2mg/kg/d，或甲泼尼龙1~2mg/kg/d），糖皮质激素减量应持续4~6周以上。糖皮质激素治疗3~5天症状未能缓解者，可考虑在专科医生指导下使用其他免疫抑制剂。当症状和/或实验室指标恢复到一级毒性反应或更低水平，可以恢复治疗，但应慎重，尤其是对于治疗早期就出现不良事件者；四级，除外已用激素替代疗法控制的内分泌不良事件，一般建议永久停止治疗，并进行全身激素治疗，静脉使用甲基强的松龙1~2mg/kg/d，连续3天，若症状缓解逐渐减量至1mg/kg/d维持，以后逐步减量，6周左右至停药。对糖皮质激素治疗3~5天症状未能缓解者，可考虑在专科医生指导下使用其他免疫抑制剂，如英夫利西单抗。

常见并发症的处理：

（1）皮肤毒性

最常见，多为斑丘疹/皮疹和瘙痒；其他皮肤表现包括免疫检查点抑制剂诱导的皮肌炎、药物反应伴嗜酸粒细胞增多和系统症状、肉芽肿、地衣样、脂膜炎样和狼疮样反应等，并不常见。反应性皮肤毛细血管增生症在卡瑞利珠单抗中时常发生（77%），病理学证实是一种良性的毛细血管增殖性病变。皮肤毒性在接受抗CTLA-4抗体和抗PD-1抗体的患者中更为常见，联合治疗较单药治疗更易发生且更严重。部分研究认为，皮肤irAEs预示PD-1抑制剂治疗效果可能有效。通常发生在治疗早期，治疗后几天或几周后也可能出现，还可能延迟至治疗数月后；多数皮肤毒性疗程较为短暂，可通过适当的干预而不影响免疫治疗的续用。治疗上使用泼尼松，直至症状改善至毒性等级≤1级，并于4~6周内逐步减量。对≥4周使用超过20mg泼尼松龙或等效剂量药物的患者，应使用抗生素预防肺孢子菌肺炎。长期使用糖皮质激素，需补充钙剂和维生素D，还要使用质子泵抑制剂预防胃肠道反应。

（2）胃肠道毒性

PD-1/PD-L1抑制剂引发胃肠道毒性的中位时间为用药后3个月，联合CTLA-4抑制剂不仅会提高发生风险，并可提前发生时间。严重腹泻或持续2级及以上的腹泻推荐乙状结肠镜或结肠镜检查以确诊。一级毒性反应可继续免疫治疗，必要时口服补铁、使用止泻药物对症处理；二级需暂停免疫治疗，并使用激素，口服泼尼松，1mg/kg/d；三级也需暂停免疫治疗；四级需永久停用免疫检查点抑制剂，静脉给予甲基泼尼松龙2mg/kg/d，如48小时无改善或加重，继续应用激素同时加用英夫利西单抗；若后者耐药，考虑维多珠单抗。

（3）内分泌毒性

甲状腺毒性是内分泌系统最常见的irAEs，主要表现为甲状腺功能减退、甲状腺功能亢进和甲状腺炎等，通常与抗PD-1抑制剂相关，很少出现3级以上，通过及时检查及对症或替代治疗，极少引起致死性甲状腺危象。原发性肾上腺功能减退、垂体炎等不良事件虽然少见，但20%~35%的可能为3级以上irAEs。内分泌毒性与其他系统毒性相比，出现时间较晚，PD-1抑制剂单药相关内分泌毒性通常发生在第10~24周左右；但免疫检查点抑制剂联合治疗所致的内分泌毒性会显著提前，约12周左右。既往有甲亢家族史，碘摄入过量或不足，或代谢性疾病是发生甲状腺功能亢进症的风险因素。出现甲状腺功能亢进者可续用免疫检查点抑制剂，如有症状，可用β受体阻滞剂缓解；既往有甲状腺手术史是发生甲状腺功能减退症的风险因素。对甲状腺功能减退者，免疫检查点抑制剂也可续用，2级以上应在排除肾上腺功能不全后始用左甲状腺素替代。甲状腺功能恢复后，大部分患者可完全康复（真甲状腺炎），少数会发展为其他持续性甲状腺功能减退（桥本样甲状腺炎）。

（4）呼吸系统毒性

与其他irAE比较，肺炎发生的中位时间在2.8个月左右，但联合治疗者发病较早，接受PD-1抑制剂者比CTLA-4抑制剂更有可能发生免疫相关性肺炎，且常危及生命。免疫相关性肺炎的临床表现为发热、咳嗽、胸痛、呼吸困难，严重时会出现呼吸衰竭。影像学表现各异，可为非特异性间质性肺炎的隐源性组织性肺炎、超敏性肺炎、急性间质性肺炎、结节型反应和磨玻璃样肺炎。在所有肺炎病例中，72%为1~2级。与甲状腺炎和肝炎等自限性免疫反应不同，大部分免疫相关性肺炎需要激素或免疫抑制剂治疗。对肺的毒性反应，一级在3~4周后应复查胸部CT及肺功能，如影像学进展，暂停免疫检查点抑制剂治疗。二级要暂停免疫检查点抑制剂治疗，直至降至一级及以下，同时静滴甲基泼尼松龙，1~2mg/kg/d，治疗48~72小时后，若症状改善，激素在4~6周内按照每周5~10mg逐步减量。若症状无改善，按照三、四级毒性反应治疗；如不能完全排除感染，需考虑加用经验性抗感染治疗（2A类证据）。对三、四级应永久停用免疫治疗，不能完全排除感染，需经验性抗感染治疗。静脉滴注甲基泼尼松龙2mg/kg/d，酌情行肺通气治疗；激素治疗48小时后，若症状改善，继续治疗至一级及以下，然后在4~6周内逐步减量；若无明显改善，可考虑英夫利昔单抗静脉滴注，或吗啡麦考酚，或静注免疫球蛋白。治疗呼吸系统毒性，若四周及以上使用泼尼松超过20mg或等效剂量药物者，应考虑抗生素预防肺孢子菌肺炎。长期使用糖皮质激素，需补充钙剂和维生素。还要使用质子泵抑制剂预防胃肠道反应。若使用TNF-a抑制剂，治疗前应行T-spot试验以排除结核。

7.5 中医药治疗

（1）骨髓抑制：

①常见症状：面色少华，少气懒言，声音低沉，倦怠乏力，心悸气短，头晕目眩，畏寒出汗，发热出血，舌淡而胖，脉虚无力。

②中医治法：益气养血、滋补精髓。

③推荐方药：八珍汤加减。党参30g、白术15g、茯苓15g、熟地15g、白芍15g、川芎10g、当归10g、甘草6g。

④其他推荐：口服地榆升白片、芪胶升白胶囊。

（2）放射性口腔黏膜炎：

①常见症状：口腔黏膜充血红肿、溃疡出血，烧灼疼痛，味觉障碍，口咽干痛，进食困难，舌红苔黄或少苔，脉弦数或细数。

②中医治法：清热解毒、滋阴降火。

③推荐方药：玉女煎加减。生地黄15g、金银花12g、连翘12g、麦冬9g、玉竹9g、知母6g、川牛膝6g。

④其他推荐：康复新液、冷冻新鲜芦荟漱口液口腔含漱，口服双花百合片、口炎清颗粒。

（3）放射性咽喉炎：

①常见症状：咽部黏膜充血红肿、甚至溃疡出血，咽干咽痛，异物感，吞咽不

适，舌红苔黄或少苔，脉弦数或细数。

②中医治法：清热利咽、益气养阴。

③推荐方药：银翘马勃散加减。金银花15g、连翘15g、马勃10g、射干10g、山豆根10g、黄芪20g、南沙参15g、麦冬15g、生甘草5g。

④其他推荐：口服蓝芩口服液，含化西瓜霜润喉片，含漱后口服康复新液。

（4）放射性皮炎：

①常见症状：皮肤红斑水肿、灼痛瘙痒、脱屑水疱、溃疡糜烂。

②中医治法：清热养阴、益气活血。

③推荐方药：涂搽复方溃疡油。当归、生大黄、红花、紫草、生黄芪各250g加入5.5L橄榄油慢火煎熬过滤而成5L。

④其他推荐：喷洒紫草液喷雾剂，涂搽高山茶油、三黄膏调和蜂蜜涂抹于在皮肤照射野，康复新液等浸透纱布敷于皮肤创面。

（5）放射性分泌性中耳炎：

①常见症状：中耳鼓室黏膜及黏膜下间质充血水肿、增厚，鼓室渗液积液，耳闷耳胀，耳痛耳鸣，听力下降，口苦咽干，烦躁易怒，舌红苔黄腻，脉弦数或滑数。

②中医治法：清肝泄热、除湿通窍。

③推荐方药：龙胆泻肝汤加减。龙胆草6g、酒黄芩9g、酒栀子9g、泽泻12g、木通9g、车前子9g、酒当归8g、生地黄20g、柴胡10g、生甘草6g。

④其他推荐：口服龙胆泻肝丸，针刺蝶腭神经节。

小结：

（1）目前中医药在NPC中的应用主要是针对NPC放化疗毒副作用的防治。

（2）放化疗后骨髓抑制主要选用以八珍汤为代表的益气养血功效的药物。

（3）中医认为放射线属于火热毒邪，由其导致的口腔黏膜炎、咽喉炎、皮炎、中耳炎等并发症的防治以清热解毒为基本原则。放射性口腔黏膜炎选用玉女煎、咽喉炎选用银翘马勃散、皮炎选用复方溃疡油、分泌性中耳炎选用龙胆泻肝汤。

第五节　护理

1　皮肤护理

急性放射性皮炎是鼻咽癌患者放疗后常见的不良反应，主要表现为照射部位皮肤出现强烈的皮肤干燥和组织炎性反应，角质细胞坏死脱落，炎性渗出，皮肤瘙痒、红斑、色素沉着、溃疡甚至坏死，并有重复感染的风险。95%的患者接受放疗会发生不同程度的放射性皮炎，而放疗联合化疗药物则会增加重度放射性皮炎的风险，医护人员应对所有放疗患者进行皮肤不良反应监测及健康教育。

放疗开始时每周监测1次；随着红斑的出现，增加监测频次，可达每周两次；出现湿性脱皮或出血性结痂时，评估每天随访的必要性。临床常采用的评估方法有美国肿瘤放射治疗协作组（Radiation Therapy Oncology Group，RTOG）评分标准和美国国立癌症研究院通用毒性标准（National Cancer Institute Common Toxicity Criteria，NCI-CTCAE v 5.0）分级系统。

表7-5-11　RTOG评分标准

分级	分级标准
0	基本无变化
1级	轻微的滤泡样红斑，毛发脱落，干性脱皮，出汗减少
2级	触痛性或鲜红色红斑，片状湿性脱皮 /中度水肿
3级	除皮肤皱褶处之外的融合性湿性脱皮，凹陷性水肿
4级	溃疡、出血、坏死。

表7-5-12　NCI-CTCAE v 5.0分级系统

分级	分级标准
0	无变化
1级	轻度红斑或干性脱皮，出汗减少
2级	中至重度红斑，片状湿性脱皮，多局限在皱纹和皱褶处、中度水肿
3级	湿性脱皮不局限于皱 纹和皱褶；轻伤或摩擦 可引起出血
4级	危及生命；皮肤坏死或 真皮层溃疡；受损部位 出血；需要皮肤移植
5级	死亡

放射性皮炎的日常护理包括：①保持皮肤清洁干燥，避免出汗；接触放疗区域皮肤前应做好手卫生，在流动水下洗手，并在清洗后使用干净的毛巾或棉柔巾轻轻擦干；②放疗部位的皮肤清洁使用温水（水温38~40 ℃）和pH值为5的肥皂（中性）和/或沐浴油清洗皮肤，每天不超过2次；皮肤敏感或湿性脱屑时，仅用清水清洗；③减少对头颈部皮肤刺激，避免使用含酒精的乳液和香水及爽身粉，建议使用医生开具的药物进行预防如三乙醇胺乳膏、表皮生长因子，注意避免治疗前1~4h使用面霜或其他护肤产品，以免发生“积聚”效应，加重放疗部位反应；④预防皮肤微小创伤的形成，如穿高领、紧身衣物摩擦、指甲抓挠、阳光直射和极端温度暴露；推荐着低领上衣、纯棉宽松衣物，男性使用多刀片湿式剃须刀或电动剃须刀剃须，避免在受照射区域使用胶带和粘合剂；⑤吸烟患者应指导患者戒烟，保持良好的营养状态，保证各类营养素的均衡摄入，尤其是蛋白质的摄入。

放射性皮炎的管理根据皮肤损伤的不同分级进行个体化管理。放射性皮炎≤1级，应做好日常护理。2~3级放射性皮炎患者，在日常护理的基础上，规范性处理患者脱皮或损伤部位，包括预防继发皮肤感染及局部使用敷料保护溃疡部位，当溃疡部位渗出液量多时可使用亲水性纤维敷料、藻酸钙敷料、聚氨酯或硅酮泡沫敷料。软聚硅酮敷料可缩短头颈部肿瘤患者放射性皮炎创面愈合时间，并在一定程度上缓解放射性皮炎引起的疼痛，此外可使用包括磺胺嘧啶银敷料等外用敷料治疗（Ⅱ级证据）。当皮肤创面怀疑感染时，建议留取伤口拭子以识别感染因子，合并感染时应遵医嘱采用局部和（或）全身性抗生素进行治疗，观察药物不良反应。4级放射性皮炎应及时告知主管医生，暂停放疗，由放射肿瘤学医生，营养医生、皮肤科医生、护士等多学科团队管理，必要时转介伤口护理或伤口专科治疗。

小结：所有放疗患者应接受皮肤不良反应监测及健康教育，患者日常护理措施能有效预防放射性皮炎，护士及家属需监督患者落实。不同分级的放射性皮炎管理重点不一样，应按个体情况进行管理。

2 口腔黏膜炎护理

口腔黏膜炎是鼻咽癌放化疗患者常见的并发症，主要是由于正常的口腔黏膜组织受到细胞毒性药物损伤及在放疗过程中受到电离辐射损伤，表现为疼痛、口干、吞咽困难、营养不良等，严重可导致治疗中断、生存质量下降等。

2.1 放疗前口腔准备

MASCC/ISOO临床实践指南指出，在治疗前进行牙科评估和治疗可以减少牙源性局部和全身感染放风险，放疗前口腔准备包括治疗口腔疾患，放疗前需洁牙，修补浅度龋齿、拔除深度龋齿和残根、治疗根尖炎、牙龈炎等。待创面伤口愈合后（约7~10天）方可开始放疗。放疗前去除口腔内金属物品，包括金属牙套。同时治疗上呼吸道和副鼻窦炎症。

2.2 口腔基础护理

口腔基础护理是预防和减少口腔黏膜炎的关键。正确的口腔护理教育对预防患者口腔黏膜炎十分重要。口腔基础护理应做到多喝水，勤漱口，用不含酒精的漱口液含漱，保持口腔湿润与清洁。使用漱口液时应先含漱，再鼓漱，时间应至少持续1min。使用软毛牙刷刷牙，宜用含氟牙膏，至少2次/d。舌头应轻刷，以帮助清除食物残渣和细菌。牙刷刷头向上放置储存，每月至少更换1次牙刷。

2.3 漱口水选择

推荐使用生理盐水、碳酸氢钠液、盐酸苄达明漱口，或含漱、口服中药制剂。由于各研究的结论不相一致以及证据因级别不够的原因，尚不推荐氯己定漱口液、重组人粒细胞巨噬细胞刺激因子以及过饱和钙磷酸盐漱口水用于放射性口腔黏膜炎的预防。2%的吗啡含漱液能有效控制口腔黏膜炎相关性疼痛，建议用于治疗口腔黏膜炎相关性疼痛的鼻咽癌患者。

2.4 饮食护理

鼓励患者遵循少量多餐、细嚼慢咽、清淡饮食的原则，食物选择以高热量、高蛋白、高维生素软食为主，避免进食尖锐、粗糙、辛辣、过咸、过酸、过热等易损伤或刺激口腔黏膜的食物。口腔黏膜炎疼痛影响患者进食时，可在餐前30min使用镇痛性含漱液。重度疼痛严重影响进食者，必要时使用鼻胃管、胃造瘘等肠内营养支持。

3 营养护理

3.1 营养教育

营养教育是营养干预的基本内容，是营养治疗的首选方法，是一项经济、实用且有效的措施。肿瘤患者由于营养不良发生率更高、原因更加复杂、后果更为严重，因而更加需要接受长期的营养教育。肿瘤患者的营养教育包括如下10个方面：回答患者的问题，告知营养诊断目的，完成饮食、营养与功能评价，查看实验室及仪器检查结果，提出饮食、营养建议，介绍肿瘤的病理生理知识，讨论个体化营养干预方案，告知营养干预可能遇到的问题及对策，预测营养干预效果，规划并实施营养随访。除此之外，放疗前营养教育中需包括营养状况对放疗疗效和耐受性的影响，放射线对营养状况的影响，放疗前应如何科学合理补充营养等内容。

3.2 肠内营养的护理

口服营养补充（oral nutritional supplements，ONS）是鼻咽癌患者首选的营养治疗方式，每天通过ONS提供的能量大于400~600kcal才能更好地发挥作用。对于可经口进食的吞咽困难患者，可在ONS中加入增稠剂，以降低误吸的发生概率。在ONS使用前，应加强患者及其照顾者的营养知识教育。使用过程中，应对患者接受ONS治疗的依从性、ONS治疗过程中出现的问题以及营养治疗的效果进行定期评估，住院期间每天1次，出院患者至少每2周一次。鼓励患者通过日记或表格的形式记录每日ONS服用情况，鼓励照护者加强对患者ONS服用计划落实情况的监督与管理。

对于ONS不能满足目标营养需求或患者存在吞咽障碍时，应进行管饲营养。常用的喂养途径有鼻胃管、鼻肠管、胃造瘘、空肠造瘘。实施肠内营养（enteral nutrition，EN）时，要注意掌握“一、二、三、四、五”（见表7-5-13）。

表7-5-13 实施肠内营养应掌握的核心内容

	内容
一	一个原则，即个体化，根据每一位患者的实际情况选择合适的营养制剂及其量、输注途径及其方法
二	了解两个不耐受，胃不耐受及肠不耐受，前者多与胃动力有关，后者多与使用方法不当有关
三	观察上、中、下三个部位；上，即上消化道表现，如恶心、呕吐；中，即腹部，观察腹痛、腹胀、肠型、肠鸣音；下，即下消化道表现，如腹泻、便秘、大便次数、性质与形状
四	特别重视四个问题，即误吸、反流、腹胀、腹泻
五	注意五个度：输注速度、液体温度、液体浓度、耐受程度（总量）及坡度（患者体位，30°~45°）

3.3 肠外营养的护理

鼻咽癌患者在治疗过程中EN不充分或不可实施时，应联合部分或全肠外营养，以增加能量及蛋白质的摄入。肠外营养的输注途径有外周静脉、经外周静脉穿刺置入中心静脉导管（peripherally inserted central catheter，PICC）、植入式静脉输液港（Port）、及中心静脉导管（central venous catheter，CVC）。预计肠外营养持续超过2周或长期、间断需要肠外营养时，推荐使用PICC/Port。患者肠外营养通路的选择除需常规考虑预计持续时间和营养液的渗透压外，还应尽可能避开照射野。肠外营养液的配制操作应在B级（IOS 5级）环境中完成，宜现配现用，如需存放，应置于4℃冰箱内避光冷藏，并应复温后再输注。全营养混合液输注时间不超过24h，单独输注脂肪乳剂的时间不超过12h或遵照药物说明书。输注装置至少24h更换1次，定期更换导管敷料、肝素帽、无针接头、三通开关等附加装置。每日检测、评估穿刺和输液部位血管情况，注意导管固定是否牢固，有无滑脱、扭曲或裂损。输注过程中密切观察患者情况，注意是否发生静脉炎、导管堵塞、血栓、感染、血糖异常、脂肪乳过敏等并发症。

4 疼痛护理

癌痛患者的镇痛药物治疗主要遵循世界卫生组织颁布的《癌痛三阶梯镇痛治疗指南》。根据患者疼痛程度，针对性地选择不同的镇痛药物。此外，三阶梯用药的同时，可依病情选择三环类抗抑郁药或抗惊厥类药等辅助用药。持续、动态、全面评估患者的疼痛症状变化情况，对患者实施多学科管理的个体化干预。

4.1 药物治疗

轻度疼痛者可选用非甾体类抗炎药物；中度疼痛者可选用弱阿片类药物或强阿片类药物，并可合用非甾体类抗炎药；重度疼痛者选用强阿片类药物，并可合用非甾体抗炎药以及辅助镇痛药物（镇静剂、抗惊厥类药物和抗抑郁类药物等）。

4.2 非药物治疗

非药物镇痛治疗可以协同药物镇痛，减轻疼痛症状。主要有物理治疗、中医治疗、介入治疗、认知行为疗法、正念减压、放松训练、转移注意力、音乐疗法。

4.3 用药护理

慢性疼痛首选口服给药，出现持续不缓解的疼痛危象时可经皮下或静脉给药。按时按剂量给予控/缓释制剂控制患者的基础疼痛，按需给予即释制剂控制爆发痛。指导正确用药，不可自行调整用药剂量和频率；口服缓释药物整片吞服，不能掰开、碾碎服用；为避免胃肠道不适，非甾体类抗炎药物应在饭后服用；芬太尼透皮贴剂粘贴部位应选择前胸、后背、上臂无毛发且平坦区域，使用过程中应该避免接触热源。使用镇痛药物期间及时评价镇痛效果并监测药物的不良反应。指导患者主动报告疼痛，预防不良反应的方法、阿片类药物取药和储存的方法，不应自行调整药量。

4.4 疼痛随访

建立健全癌痛患者的随访制度，对于接受癌痛规范化治疗的患者进行定期的随访、疼痛评估和记录用药情况，开展患者教育和指导，注重癌痛患者的心理健康情况，最大限度满足病人的镇痛需要，保障其获得持续、合理、安全、有效的治疗。

5 心理护理

患者由于尊严、社会价值的丧失，对家人的内疚、自责，及经济、社会、情感等方面的压力，常有恐惧、焦虑、抑郁等负面情绪，至有部分患者产生自杀念头。应对患者实施心理疏导，保持乐观心态，为康复创造良好心境，从而提高抗肿瘤治疗的效果，改善患者的生存质量。

（1）运用倾听、共情、关怀、真诚、无条件接纳、积极关注、尊重等心理咨询技术，与患者建立治疗关系。

（2）识别负面情绪，改变认识行为，提供及时、持续的心理健康教育。

（3）调动患者社会支持系统，发挥家庭支持作用及发挥病友间良性交往。

（4）指导患者运用非药物心理干预方法，主要包括正念疗法，放松疗法，团体绘画治疗，音乐疗法。

（5）及时评估好焦虑抑郁障碍或复杂心理问题患者，必要时转介至专业的心理机构继续治疗。

6 吞咽护理

（1）鼓励经口进食：建议不存在吞咽障碍的患者、存在吞咽障碍但误吸风险较低的患者尽量维持经口进食，以抵消放化疗的急性作用，预防与喂养管依赖相关的失用性萎缩和肌肉变化，减少对喂养管的依赖。前瞻性研究结果表明进口进食与缩短喂养管留置时间、恢复进食固体食物、改善吞咽相关生活质量等良好结局相关。对于炎症疼痛的患者，应充分镇痛，以便患者坚持经口进食。研究表明可为吞咽障碍的患者提供Frazier无菌水方案锻炼经口进食流质，该方案不会增加吸入性肺炎的风险。对于预防性放置喂养管仍存在争议，有研究表明预防性放置喂养管可减少营养相关并发症，提高预定治疗周期完成比例，但也有研究证明即使短时间未经口进食也会降低吞咽功能，除非临床有明确需要，建议推迟放置喂养管。

（2）吞咽运动训练：患者应在放疗前开始吞咽运动训练，并在放疗期间、放疗后坚持训练。吞咽运动训练旨在提高吞咽相关肌群的力量、活动度和协调性，包括口腔运动训练（张口训练、鼓腮、口唇主被动训练、舌抗阻训练、舌根回缩训练、舌肌等长/等张训练）、缩下颌抗阻力训练、喉上提运动训练（门德尔松法）、吞咽训练（空吞咽、用力吞咽、声门上吞咽）、颈部运动训练等。建议针对吞咽障碍的问题具体选择运动方式。

（3）调整食物质地/液体稠度：根据吞咽评估结果选择适合的食物质地/液体稠度，可参考中国吞咽障碍膳食营养管理专家共识组提出的标准进行调整。

表 7-5-14 液体稠度分级标准

食品特点	1 级 低稠型	2 级 中稠型	3 级 高稠型
性状描述	入口便在口腔内扩散，下咽时不需太大的力量	在口腔内慢慢扩散，容易在舌上聚集	明显感觉到黏稠，送入咽部需要一定力量
质地描述	倾斜勺子容易从勺子中以线条状流出，用“吸”表达最为合适	使用汤匙舀起并倾斜，可从勺子中以点滴状流出，用“喝”这一表达最为合适	使用汤匙舀起后倾斜勺子呈团块状，也不会马上流下。用“吃”表达最为合适

表 7-5-15 固体食物质地分级标准

食品特点	4 级 细泥型	5 级 细馅型	6 级 软食型
形态	均质、光滑、易聚集、可用汤匙舀起	有一定形状、但容易压碎	质软、不易分散、不易粘连
特点	经口腔简单操作可以形成食团。易吞咽，不易在口咽部残留、误吸	有一定的内聚性，容易形成食团，不会在口腔大量的离水，咽腔不易散开	具有用筷子或汤匙就能切断的软硬度
所需咀嚼能力	不需要撕咬或咀嚼即可咽下	舌和上下颚之间可以压碎	无需牙齿或义齿也能吞咽，但需具备上下牙床间的挤压和碾压能力
食物举例	添加食品功能调整剂经过搅拌机搅拌后的各种均质糊状食物	加入食品功能调整剂搅拌后制成的食品，如三分粥、五分粥和各种软食	以软食和流食的食品为主，如全粥、软饭及搅拌制成的硬度较高的食品

（4）体位代偿：吞咽的姿势代偿是管理吞咽障碍患者进食时的补偿性策略之一，包括头颈部代偿如头颈部伸展、头颈部屈曲、仰头吞咽、颈部旋转、侧方吞咽，躯干代偿如半卧位和躯干垂直体位等。由于吞咽障碍的类型、严重程度不同，应先在吞咽造影检查时观察有效的吞咽姿势，再选择针对性的姿势进行进食训练。

第六章

治疗后的随访及复查

第一节 总体目标

随访/监测的主要目的是发现尚可接受潜在根治为目的的转移或复发，尽早发现肿瘤进展或第二原发肿瘤，并及时干预处理，以提高总生存，改善生活质量。目前尚无证据支持何种随访/监测策略最佳。应按患者情况和肿瘤分期制定个体化、人性化的随访/监测方案。

NPC生存者健康行为指导：

（1）放疗照射过的皮肤勿暴晒、防冻伤。放疗中及结束后应加强鼻咽冲洗避免感染坏死，加强张口训练避免晚期出现张口受限，加强颈部肌肉功能锻炼避免颈部纤维化僵硬等。

（2）注意健康饮食，鼓励少食多餐，定期监测体重，必要时转诊至营养师或营养部门进行个体化辅导，关注并积极评估处理引起体重减轻的医疗和（或）心理社会因素。

（3）采取健康生活方式，适当参与体力活动；每日至少30分钟中等强度的活动。

（4）限酒，戒酒。

第二节 严密随访

1 时间安排

临床随访复查根据肿瘤消退情况，要求1~3个月复查一次；肿瘤全消的病例，每3~6个月复查一次，持续3年。以后6~12个月复查一次。

2 随访内容

（1）常规检查：常规鼻咽、头颈部检查；EBV-DNA拷贝数检测、甲功五项。

（2）3年内每6个月必须复查鼻咽+颈部MRI（平扫+增强）、腹部B超、胸部CT，以后每年复查一次。

（3）参考检查：鼻咽内镜检查、听力检查、垂体激素水平检测等。

（4）随访记录：

① 肿瘤消退情况：消退时间，如有残留，记录部位、有关检查结果、处理方法。

② 复发情况：复发部位、时间、检查与处理手段、结果。

③ 远处转移情况：部位、时间、检查与处理手段、结果。

④ 并发症与后遗症：放射性脑脊髓病、放射性耳损伤、骨坏死、皮肤黏膜损伤、张口困难、继发癌等。

⑤ 生存时间：每次随访时间，死亡时间，死因。

⑥ 其他重要的临床表现。

3 常见问题处理

首次随访主要针对局部和全身病灶进行系统完善的评估，在完成放化疗后的12~16周开始。患者治疗5年后的失败事件较少，重点应该放在治疗后的前5年。定期的随访复查能够及时发现复发转移病灶，从而进行针对性的早期干预和处理，以提高疗效。对复发转移，需及时按晚期肿瘤治疗原则积极处理。

药物治疗的毒性反应不可避免的，因人而异，这与个体差异、化疗方案不同有关。通过积极处理，大部分化疗反应可以控制和减轻，绝大多数肿瘤医生已掌握预防和处理的常规方法。

（1）放射性龋齿

NPC经放疗后，口腔及各唾液腺体受到不同程度的照射损伤，导致患者唾液分泌减少以及口腔微环境改变，容易诱发龋齿。故放疗后2~3年内应尽量避免拔牙或种牙，因易致下颌骨坏死。所有患者在放疗前，都应进行口腔处理，并在放疗前至少2周拔除已有或可能出现的龋齿。若放疗后2~3年内需拔牙，应由放疗科及口腔科联合评估。

（2）放射性中耳炎

放疗时耳的所有结构大多位于放射野内，可造成听力下降、中耳炎等症状，成为NPC放疗的常见并发症。应预防感冒，保持耳周清洁，不随意自行掏挖耳道，必要时至专科就诊。

（3）放射性脑损伤

对鼻咽部肿瘤较大尤其治疗前已累及脑组织者，放疗后出现脑损伤的几率较大，可在放疗后2~3年内出现。早期患者大多无明显症状，经积极治疗可防止脑损伤范围扩大，疗效较好。而晚期放射性脑损伤患者通常有头痛伴恶心呕吐，甚至肢体运动障碍等明显症状，脑损伤范围较大可能需要手术治疗，整体效果较差。建议NPC放疗后定期复查，可有效发现早期放射性脑损伤，为积极干预提供机会。

（4）面部麻木

面部麻木是NPC颅神经受损常见症状之一，主要是三叉神经受损，约20%可出现面麻。有的患者在肿瘤缩退后，短期受压的三叉神经功能可恢复，面麻可明显减轻或消失；但有的患者由于三叉神经受到长期压迫或侵犯，造成不可逆损伤，治疗结束后面麻症状持续存在。

（5）复视及眼部症状

肿瘤较大，累及颅内海绵窦或眼球后方时，可侵犯视神经、动眼神经、滑车神经、外展神经，导致复视、视力下降，眼球固定等眼部症状。部分患者治疗后症状可减轻或消失，但若神经长期受压或侵犯造成不可逆性损伤，治疗结束后上述症状可能持续存在。

（6）甲状腺功能减退

对NPC颈部淋巴结转移阳性的患者，放疗后照射范围内的甲状腺组织发生放射性损伤的可能性较高，可出现甲状腺功能减退（甲减）。放疗后甲减与年龄、治疗方案等因素相关。可在确定放疗计划时评估患者基本情况，调整甲状腺平均照射剂量，保护甲状腺正常生理功能。定期随访检查甲状腺功能以防止甲状腺功能减退。

4 积极预防

三级预防是采取积极措施改善生活质量，促进康复。肿瘤康复的最终目标，应是肿瘤的完全缓解，心理、生理和体能完全恢复，并能胜任工作。由于肿瘤的特殊性，完全达此目标具有一定难度。目前条件下，针对肿瘤所致患者的原发性或继发性功能损伤，通过综合措施，尽可能使其逐步恢复，从而提高他的生活和生存质量，并助其回归社会。

小结：

随访/监测的主要目的，是评估治疗效果，发现尚可接受潜在根治治疗的转移性NPC，或更早发现肿瘤复发并及时干预处理，监测和处理治疗相关并发症，以提高患者总生存、改善生活质量、促进功能康复。应按个体情况和肿瘤分期进行随访。

第七章

特殊类型鼻咽癌

青少年儿童鼻咽癌：儿童NPC罕见，在儿童恶性肿瘤中发病率<5%。青少年NPC近年发病有增高趋势，致病主要与遗传相关，发病时大多为局部晚期，对放化疗较敏感，疗效佳。诊断、治疗原则、分期和成人NPC相同，局部晚期采用新辅助化疗联合同步放化疗，放疗推荐IMRT，尽量减少远期毒副反应，提高生活质量。患儿建议减少放疗总剂量，对于新辅助化疗敏感的患儿，每天照射剂量可降至1.8~2Gy/次，总剂量60~61.2Gy，不要过分积极提高剂量。但对于个别放疗抗拒的病例，可将剂量提高到总剂量70Gy。

鼻咽腺癌：鼻咽部腺癌生长较缓慢，病程长、易复发及血型转移，病理类型以乳头状腺癌多见，也称为低级别乳头状腺癌和甲状腺样乳头状腺癌。手术是首选治疗方法，尤其是对于早期肿瘤。对于无法完全切除的病灶，放疗可以作为辅助治疗，以减少肿瘤复发率。化疗在鼻咽腺癌治疗中的作用文献报道较少，但常用药物包括顺铂、阿霉素、5-FU等，多与放疗联合应用。目前鼻咽腺癌没有推荐的靶向治疗药物或免疫治疗药物。

鼻咽腺样囊性癌：鼻咽部腺样囊性癌发病率低，男性居多，肿瘤生长缓慢，但具有侵袭周围神经及血行播散到远处器官的倾向，超过三分之一的患者发生远处转移，最常见的转移部位是肺，其次是骨和肝。对放疗敏感性相对较差，手术完整切除是首选，由于鼻咽周围解剖结构复杂，手术难度大，很难达到根治性切除，手术联合术后辅助放疗是主要治疗手段。对于手术无法切除的病灶，放疗，尤其是重离子放疗也是重要的治疗手段。对于鼻咽腺样囊性癌，目前没有标准的化疗方案，含铂类药物的方案仍是目前的主要方案。目前没有推荐的靶向治疗药物及免疫治疗药物。

鼻咽神经内分泌癌：原发于鼻咽的神经内分泌癌非常罕见，病理类型包括小细胞型、大细胞型和典型类癌等，其中小细胞型较为常见。治疗方案多基于小样本研究或个案报道。对于大多数的患者，尤其是中晚期患者，推荐采用化疗联合放疗的综合治疗方案，常用的化疗方案包括依托泊苷+顺铂（EP方案）和伊利替康+顺铂（IP方案）。目前尚无明确的靶向治疗和免疫治疗方案，但一些研究正在探索这些新型治疗方法在神经内分泌癌中的作用。

妊娠期鼻咽癌：妊娠早期NPC建议先流产后治疗，晚期先引产或剖宫术后再治疗，预后较差，容易出现远处转移。治疗原则相同，放化疗毒副作用应尽量降低，建议2年后再生育。

老年鼻咽癌：老年NPC患者的治疗方案目前指南推荐相同，但这些策略在老年NPC患者中的有效性还没有足够的证据。既往回顾性研究表明，在老年鼻咽癌患者中，常规放疗联合化疗治疗与预后良好的患者生存期和可处理的并发症相关。然而，同样有研究表明，与单独放疗相比，CCRT在年龄≥70岁的鼻咽癌患者中提供了相似的生存期和更高的3级毒性。目前是否同步放化疗还存在争议，大多数专家通常建议单纯放疗治疗老年鼻咽癌患者，可同步联合使用副作用较小的靶向治疗。

第八章

治疗后的康复

第一节　治疗后的康复手段

放射治疗带来的并发症及放射性损伤，都会对患者的身体状况及生活质量造成一定影响。治疗后尽早进行康复锻炼，可以预防放疗并发症的发生或延缓远期并发症的发生时间，从而提高生活质量。

1　有氧运动

有氧运动能够促进血液循环和新陈代谢，促进骨骼肌产生免疫细胞的重要能源物质—谷氨酰胺，通过减轻应激反应以及消除焦虑和压抑等紧张情绪，缓解鼻咽癌患者癌因性疲乏，提高机体耐受力，改善患者生理、心理状态，促进康复。有氧运动方式主要包括散步、户外行走、伸展运动、慢跑、游泳、骑自行车、原地单车运动、瑜伽、打太极拳、八段锦、跳健身操、做韵律操、跳绳、球类运动等。运动时心率在 120~150次/min范围内波动运动效果最明。美国心脏协会指出，每周3~5次、每次至少30 min，以最大心率的50%~75%锻炼的有氧运动对心脏最有利。同时建议，初练者运动强度以最大心率的50%为宜，逐渐增加至最大心率的75%。运动时心率要控制在靶心率{[（220-年龄）-静态心率]×（60%~80%）+静态心率}以下。根据患者年龄、病情、身体素质、耐受度等因素制定具体运动量。在进行有氧运动初期，需加强运动监护，若有不适出现，立即停止运动。

2　抗阻运动

抗阻运动则是一种能加强骨骼肌肉的运动，通过阻力（如哑铃、杠铃、壶铃、阻力带等）提高患者肌肉质量、强度及持久度，可以改善肌肉功能，缓解疲乏，有效预防头颈部组织纤维化或改善患者颈肩功能。结合头颈部肿瘤放疗患者的特点，可采用弹力带抗阻运动方法，在康复治疗师及专科护士的指导下进行运动训练。

①运动强度：干预前测定患者上下肢单次重复最大力量（1-RM），选择50%1-RM中等强度指导患者进行运动训练。

②运动动作：坐姿腿屈伸（锻炼股四头肌），坐姿胸前推（锻炼胸大肌、前锯肌），站姿屈髋（锻炼股四头肌、腹直肌、髂腰肌），站姿腿后伸（锻炼臀大肌、腘绳肌），站姿髋外展（锻炼股外侧肌、臀中肌），坐姿收腹下位（锻炼腹肌），坐姿直臂前平举（锻炼三角肌、肱二头肌），坐姿直臂侧平举（锻炼肩部肌肉中束及前束）。

③运动频率：每个动作重复10次为1组，每次完成3组，组间休息3~5分钟，隔日训练1次。运动前后分别作5~10分钟热身准备和放松活动，指导患者正确的呼吸方法，确保运动安全。如患者运动训练时出现肢体疼痛、头晕、胸闷等主诉，则立即停止训练，对症处理。指导患者熟练掌握运动方法，出院后家属协助督促患者完成弹力带抗阻运动。

（3）联合康复运动（有氧运动+抗阻运动）-头颈部功能训练：

①头颈部放松按摩。食指中指无名指并拢环形按摩咀嚼肌群、后颈部肌群，力度以不引起酸痛为宜，注意避开颈动脉窦。每个点按摩3~5次，持续3~5分钟。

②张口运动，张口小-中-大，中间停顿1~2秒，张口至最大限度，每日200次。或借助张口训练棒，将清洁的张口训练棒从口腔两侧缓慢放入，固定于左侧的上下磨牙之间，右侧方法同左侧，每次1~2分钟，每日3次。

③渐进式下颌伸展法，下颌向前后、左右方向运动。每个动作保持10秒，重复做10次为1组，每日3组。

④闭口咀嚼，像嚼口香糖一样咀嚼，使磨牙上下左右着力运动，持续1~2分钟。

⑤舌头运动。A.舌头伸展运动头颈保持不动，舌头最大程度向前伸出，恢复原位后用力吞咽，向左、向右、向上方法相同，每个动作保持10秒，重复做10次为1组，每日3组。B.舌头环转运动。微闭双唇，舌尖沿牙龈做环转运动，重复做10次为1组，每日3组。C.弹舌运动：嘴唇微张，让舌头在口腔里弹动，发出“哒哒”的响声，重复做10次为1组，每日3组。

⑥口颜面运动。A.闭唇鼓腮运动：用力闭合双唇，鼓腮直至双颊凸起，发“P”音。B.示齿运动：用力将唇向两边展开，尽可能露出最多牙齿。C.叩齿：有节奏地轻轻叩击上下牙齿，先叩两侧磨牙，再叩门牙，每个动作保持10秒，重复做10次为1组，每日3组。

⑦颈部运动。端坐或站立，上身正直，肩部不动。A.低头与仰头：低头时下巴尽量靠近胸部，可用手稍用力将头部往下压。B.抬头并后仰：可用手稍用力将头部往下压。C.转动：颈部缓慢转向左侧，尽可能往远处看。右侧方法同左侧。C.倾斜：左耳尽可能倾斜向左肩，可用左手稍用力将头部向下压。右侧方法同左侧。每个动作保持10秒，重复做10次为1组，每日3组。

⑧肩部运动。A.耸肩：上身正直，双肩放松同时最大限度向上耸起。B.旋转：双手放于双侧肩峰，向后缓慢旋转，再向前缓慢旋转。C.外展：双手侧平举，与肩同高。D.上举：双手垂直向上举，与肩同宽。E.后拉：双手在背后合十，缓慢地向后拉伸到最大限度。每个动作保持10秒，重复做10次为1组，每日3组。

第二节 常见远期副反应及处理

1 颈部纤维化的防治

1.1 概述

放射治疗是鼻咽癌的根治性治疗方式，当颈部组织经放射线持续照射后，胶原蛋白或其他细胞外基质出现过量沉积，成纤维细胞异常增殖，胶原纤维和肌肉组织纤维化，局部血管退行性改变进而造成血液供应减少或丧失，导致肌力和肌肉收缩弹性变差，皮肤挛缩、变硬，颈部活动障碍。研究表明放疗后颈部组织纤维化是鼻咽癌最常见的晚期放疗损伤，发病率约89.9%，其症状主要表现为颈部僵硬、麻木、颤动、抽搐、痉挛及活动受限等，严重影响患者的生存质量和后续治疗效果。

1.2 诊断

鼻咽癌患者放疗后6个月左右在面颈部水肿基本消退后开始进入到纤维化的过程，放疗后6个月到一年纤维化最严重，后续逐渐稳定，并随着时间推移有逐渐症状缓解的趋势。早期发现并给予及时干预措施，有助于提高患者生活质量及生存几率，当患者出现转颈困难、吞咽梗阻等症状而就诊时，其颈部组织纤维化大多已进入中晚期。

根据1995年RTOG/EORTC晚期放射损伤分级方案对皮肤及皮下组织纤维化的诊断标准可分为4级：1级：皮肤轻度纤维化和皮下脂肪减少；2级：中度纤维化，但无症状；轻度野萎缩<10%线性减少；3级：重度纤维化和皮下组织减少，野挛缩>10%线性单位；4级：皮肤及皮下组织坏死。所有诊断为颈部纤维化的患者应该在放疗前、放疗中、放疗后一年内每3~6月复查过程中均留有详细的鼻咽部及颈部MRI或CT资料，结合颈部活动受限及颈部皮肤呈木板样改变可以明确诊断。

目前临床上多通过医生的临床触诊及患者的感受进行，但误诊率高，且早期难以诊断，组织的病理切片活检是颈部纤维化诊断的“金标准”，但是其属于侵入性的检查，不适合作为常规的检查手段，CT、MRI为评价颈部纤维化常用方法。此外，超声组织定征量化分析因其无创性、直观地显示、操作简便、适应面广等优点也成为临床医师量化分析放疗后颈部组织纤维化程度的一种有效手段。剪切波弹性超声波测量技术具有足够的灵敏度，可客观地量化鼻咽癌放疗后的软组织纤维化，具有定量评价纤维化程度、分级的临床应用潜力，在临床工作中可作为辅助检查方法。

1.3 治疗

目前临床针对鼻咽癌放疗后颈部组织纤维化的研究较少，因此尚未达成共识性、权威性的治疗体系。

（1）药物治疗：相关报道较少，一些小型随机试验显示长期联用己酮可可碱与维生素E虽表现出一定临床疗效，但伴随恶心不适等不良反应发生率较高的问题，暂不适合临床推广，证据不足。

（2）非药物治疗：

1）自体脂肪转移术，既往研究显示其较好的临床疗效及较少的不良反应，但因需要开展手术治疗，对医疗设施及环境要求较高，并且目前在不同研究中的具体手术操作方式有所差别，相应的治疗效果也表现不同；另一方面，部分受试者需要进行二次手术治疗因其术后随访出现脂肪组织存活率较低等问题。因此，尚不适合进行临床推广应用。

2）常规进行康复训练对颈部纤维化有一定的缓解作用。拉伸、热疗等颈部肌肉康复训练有利于舒通射线损伤组织，改善血液循环、减轻组织粘连、减缓疼痛症状、增加关节活动度、提升肌群协调程度等治疗效应，促进炎性产物消除，从而延缓颈部软组织进一步纤维化。其不良反应较少，且具有易于开展、起效较快、副作用小等特点，在临床中应用相对广泛。

3）传统中医领域研究结果显示汤药、针刺疗法能够减轻颈部纤维化不适症状、改善生理功能、提高生活质量，且不良反应较小，表现出良好的治疗效果。此外，有研究表明，针刺联合低温冲击法结合康复训练可明显减鼻咽癌放疗患者其颈部肌肉纤维化程度和提高其生命质量。

2 听力下降的防治

2.1 概述

放射治疗是鼻咽癌的主要治疗手段，包括中耳、内耳、听神经及听觉中枢等的听觉系统邻近鼻咽肿瘤靶区，不可避免受到较高剂量的照射，从而出现听力损伤。放疗后听力下降发生率约40%~60%，是鼻咽癌患者最常见的晚期毒性之一，分为传导性听力下降（Conductive Hearing Loss，CHL）、感音神经性听力下降（Sensorineural Hearing Loss，SNHL）和混合性听力下降（Mixed Hearing Loss，MHL）三种类型。传导性听力下降多由中耳积液和中耳炎症引起，而感音神经性听力下降与内耳及听神经的损伤相关，二者并存则表现为混合性听力下降。

放疗所致中耳损伤：放疗所致中耳损伤主要表现为分泌性中耳炎，发生率约为26%~53%，其临床症状与普通的分泌性中耳炎类似，主要为传导性听力下降、耳闷塞感、耳鸣及耳痛等。放射性中耳炎的发生与咽鼓管功能障碍有关，研究表明，放疗后6个月咽鼓管的功能损害达高峰，动力功能受损和炎症反应是咽鼓管功能障碍的主要原因，肌电图测试显示腭帆张肌的神经源性麻痹是鼻咽癌患者咽鼓管功能性阻塞的重要原因。

放疗所致内耳损伤：放疗所致内耳损伤多表现为高频感音神经性听力下降、耳鸣等，高频SNHL发生率约37%~51%，随着时间延长而逐步加重，通常发生在照射后6~24个月。关于内耳损伤的主要部位尚有争议，多数研究认为鼻咽癌患者放疗后SNHL的主要原因是耳蜗受损所致，可能的原因包括电离辐射激发耳蜗组织产生大量的氧自由基，耳蜗微循环障碍，耳蜗螺旋器细胞减少等。部分学者认为蜗后通路损伤也是发生SNHL的重要原因。

2.2　听力下降的评估

症状评估与体格检查：根据RTOG晚期毒性分级标准对耳部症状进行分级，通过耳镜检查是否有外耳道炎性渗出，耵聍栓塞，鼓膜穿孔，鼓室积液等。

听力检测：纯音测听（Pure Tone Audiometry，PTA）：通过测定患者在不同频率（通常为250Hz到8000Hz）下能够听到的最小声音强度（听阈），来绘制听力图，评估患者听力损伤的程度和类型（CHL，SNHL或者MHL）；声导抗（Tympanometry）：通过测量耳道中的压力变化来评估中耳是否存在积液、鼓膜穿孔或听骨链异常；鼓室图分为A、B、C三型，A型为正常鼓室图，B型为中耳鼓室积液，C型为咽鼓管功能不良；耳声发射（Otoacoustic Emissions，OAE）：通过探头发出声音刺激并记录耳蜗产生的微弱声音，用于评估耳蜗外毛细胞的功能。听性脑干反应（Auditory Brainstem Response，ABR）：通过头皮电极记录听神经和脑干通路对于瞬态声刺激信号的一系列短潜伏期听觉诱发反应。用于评估从内耳至听觉脑干的听觉通路的完整性。

影像学检查：计算机断层扫描（CT）或磁共振成像（MR）可用于显示中耳、内耳及听神经等的解剖结构，了解相应部位是否存在炎症性病变或占位性病变等。

2.3　治疗策略

（1）药物治疗：常用药物包括皮质类固醇激素、神经营养制剂、血管扩张剂、免疫调节剂等。皮质类固醇激素可以减少炎症反应，保护外毛细胞，如合并感染，可以局部使用抗生素滴剂或全身应用抗生素。

（2）放疗后分泌性中耳炎的外科治疗：目前鼻咽癌放疗后分泌性中耳炎手术治疗获益存在争议，是否行手术治疗及手术治疗时机尚未有统一标准。

（3）鼓膜穿刺抽液：操作简便，损伤小，可迅速改善患者的临床症状，但由于咽鼓管功能障碍的持续存在，鼓室积液仍会反复出现，导致远期效果甚微。

（4）鼓膜置管：临床常用的治疗手段，可以充分排出鼓室积液，平衡鼓室内外压力，持续改善听力下降及耳部闷堵不适等症状，远期效果较好。但术后容易出现各种并发症，如脱管、中耳感染、耳漏、鼓室粘连及通气管堵塞等，仍需要评估其获益风险比。

（5）鼓膜造孔：有研究认为CO_2激光鼓膜造孔术可以通过制造干性穿孔即刻缓解症状并维持较长的疗效，且并发症较少。

（6）咽鼓管球囊扩张：近年来多项研究显示咽鼓管球囊扩张术或自动咽鼓管吹张联合球囊扩张术可有效改善患者咽鼓管功能障碍以及分泌性中耳炎临床症状，但在鼻咽癌放疗后分泌性中耳炎患者中的长期疗效及安全性还需要时间考证。

（7）听力辅助设备及康复训练：对于轻度到中度听力受损患者，配置助听器可以有效改善听力水平和生活质量（要求言语识别率大于50%~60%）。对于双耳重度或极重度感音神经性听力下降，但耳蜗及蜗神经功能正常的患者，有研究显示人工耳蜗植入是安全可行的，不过需要严格把握手术指征，结合患者颞骨放射性骨髓炎的程度个体化制定手术方案。当双侧蜗神经受损，无法从助听器或人工耳蜗中获益时，可以考虑听觉脑干植入术（Auditory Brainstem Implantation，ABI），绕过神经，直接刺激脑干本身的耳蜗核，但疗效尚不明确。

2.4 预防策略

（1）放疗技术的改进：相较于二维常规放疗，适形调强放射治疗（IMRT）具有良好的靶区适形度，可以更好地保护危听觉器官，降低听力下降的发生率。容积弧形调强技术（VMAT）相比于IMRT能更好地降低中耳、耳蜗及前庭结构的受照剂量，螺旋断层放疗（TOMO）治疗头颈部肿瘤将显著降低耳蜗的受量而不会影响到肿瘤靶区的受量。图像引导放射治疗（image guide radiation therapy，IGRT）技术可以减少患者摆位误差，通过适应性修正治疗计划等方式来减少耳蜗剂量。质子放疗具有独特的Bragg峰，亦可显著降低包括中耳内耳在内的危及器官的受量，从而减轻放疗毒性。

（2）放疗剂量体积限制：限制中耳受照剂量可以减少放射性中耳炎的发生。Emami B曾在20世纪报道慢性放射性中耳炎的TD50/5为65Gy，而多数研究建议将中耳鼓室及咽鼓管骨部剂量控制在47Gy以下。Wang S Z等的研究显示，如果使用IMRT将中耳腔剂量限制在34G以下，咽鼓管峡部剂量限制在53Gy以下，即使在较大分割（2.25Gy/次）照射下，也可减少放射性中耳炎的发生率。

关于内耳剂量限制的研究主要集中在耳蜗限量上，多数学者推荐耳蜗平均剂量限制在44~47Gy以下，2010年QUANTEC指南及中国鼻咽癌调强放疗靶区及剂量设计指引专家共识均建议耳蜗限量为单侧平均剂量（D_{mean}）≤45Gy，未对除耳蜗外其他听觉器官作以描述。

值得注意的是，过分严格限制听觉器官的剂量有可能造成靶区剂量不足，从而影响肿瘤控制。有学者提出将听觉器官分成高剂量区和低剂量区，分别进行剂量限制，可以在保证靶区剂量的同时最大程度保护听力，但仍需要更多的临床研究和实践来证实。

（3）化疗方案的优化：对于局晚期鼻咽癌，诱导化疗可以缩小肿瘤体积，有效减少高剂量照射范围，有利于保护听觉系统。顺铂是最常用的化疗药物之一，具有明确的耳毒性，通过损伤耳蜗感受器及其神经末梢导致SNHL。这种损伤与剂量相关，高剂量顺铂化疗明显增加SNHL的发生率，同时射线与顺铂具有协同效应，同步放化疗可增加耳毒性。因此，有学者建议在尽量避免高剂量顺铂的应用，放化综合治疗时内耳剂量限制应该更为严格。

3 吞咽困难的防治

吞咽障碍的预防和康复治疗，需鼻咽癌专家、口腔科专家、语言治疗师、康复治疗师以及护理人员组成的专家团队进行合作管理，为患者提供预防和康复指导，出现相关症状后立即进行干预。

3.1 吞咽障碍的预防

随着调强放疗技术的应用，患者生存率的提高，放疗导致的吞咽困难发生率及严重程度逐渐增加，鼻咽癌放射治疗在保证放疗疗效的同时要尽量减少周围危及器官及正常组织受照剂量，降低、优化咽缩肌照射剂量，使其控制在耐受剂量范围之内，能有效提高患者治疗后的生活质量。在放疗前或放疗中进行吞咽训练能预防放疗后吞咽困难的发生，减少吞咽困难的发生率。

3.2 吞咽障碍患者的筛查与评估

（1）对所有存在吞咽障碍风险的肿瘤患者，进行早期筛查，以预防误吸和吸入性肺炎的风险。临床上多使用综合多个条目的量表进行测试，如Gugging吞咽功能评估量表（Gugging swallowing screen，GUSS）、标准化吞咽评估（standardized swallowing assessment，SSA）、多伦多床旁吞咽筛查试验（Toronto bedside swallowing screening test，TOR-BSST）、进食评估调查工具-10（eating assessment tool-10，EAT-10）等。洼田饮水测试和容积黏度吞咽测试，前者吞咽水，后者直接吞咽经调制的低中高稠度的液体，通过咳嗽、声音和氧饱和度变化来检查是否存在误吸。林依秋提出适合中国文化特点的改良V-VST，采用3ml、5ml、10ml三种容积，水、低稠、中稠、高稠四种稠度，改良V-VST对于识别神经性吞咽障碍患者具有较高的敏感性（96.6%）和特异性（83.3%）。临床上应视患者情况，选择吞咽筛查种类。

（2）吞咽造影和/或喉镜吞咽检查临床上可作为确诊吞咽障碍的金标准，口咽期吞咽障碍患者应尽早进行仪器检查，排除误吸风险，降低肺炎的发生率。

3.3 吞咽障碍的治疗

（1）体表神经肌肉电刺激联合常规吞咽训练可改善患者的吞咽功能，且其效果优于单纯的吞咽训练。常规吞咽训练包括温度觉刺激、触觉刺激、运动训练及食物性状、一口量调整等。神经肌肉电刺激可以通过表面电极刺激肌肉或者电极刺激周围神经触发吞咽肌肉收缩预防废用萎缩，或者增强感觉传入，同时促进运动皮质兴奋性，增强运动再学习能力来改善吞咽功能。

（2）口腔感觉训练包括口腔温度觉、触觉等感觉刺激。

（3）口腔运动训练形式多样，包括口唇主被动训练、舌抗阻训练、舌肌等长/等张训练，运动方法包括使用压舌板、爱荷华口腔压力训练仪（Iowa oral pressure instrument，IOPI）或者联合肌电生物反馈疗法进行抗阻训练等等，可以自我训练或者由治疗师监督下训练，旨在提高参与吞咽的肌肉（如唇、舌、咽）力量、运动性和协调性，以实现安全高效的吞咽。头颈部肿瘤吞咽障碍患者推荐采用舌抗阻强化训练、Masako训练等。

（4）运动行为疗法包括缩下颌抗阻力训练（chin tuck against resistance，CTAR）、Shaker训练、呼气肌训练（expiratory muscle strength training，EMST）、生物反馈训练等，其中Shaker和CTAR训练二者通过促进喉部、舌骨和会厌等的运动，保护气道，提高吞咽安全性和有效性。

（5）改良的导管球囊扩张术联合常规康复训练，可治疗环咽肌失弛缓及环咽缩肌狭窄患者，提高吞咽障碍治疗有效率。

（6）针刺方法，如普通针刺、电针、头针、舌针、项针、咽针等，对吞咽障碍有改善作用。由于针刺受操作者理论和经验的影响，其所采用的针刺穴位和治疗时间的差异较大，目前尚无统一的针灸治疗方案。

（7）吞咽的姿势代偿是管理吞咽障患者进食时的补偿性策略之一，包括头颈部代偿如头颈部伸展、头颈部屈曲、仰头吞咽、颈部旋转、侧方吞咽、躯干代偿如半卧位和躯干垂直体位等。由于吞咽障碍的类型、严重程度不同，应先在吞咽造影检查时观察有效的吞咽姿势，再选择针对性的姿势进行进食训练。

（8）气管切开伴吞咽障碍患者在专业人员指导下通过佩戴说话瓣膜可减少患者误吸、渗漏率，从而有助于吞咽功能的恢复。

（9）管饲营养是吞咽障碍干预的首选，对于咽腔反射减弱或者消失的吞咽障碍患者，与持续置管管饲相比，使用间歇经口至食道管饲既能保证营养供应，又能促进吞咽功能的恢复，减少吸入性肺炎的发生。

（10）根据口咽期吞咽障碍的严重程度调整食物的质地和液体的性状，量化食物稠度，可以降低误吸、吸入性肺炎的发生率。

（11）口腔护理能够提高吞咽障碍患者的口腔清洁度，手指型牙刷协助刷牙法可降低患者口咽部感染发生率，刷牙冲吸式口腔护理可改善患者吞咽功能和降低其肺部感染发生率。

（12）放射性涎腺损伤是放射性口干的直接原因，研究表明鼻咽癌患者经过调强放射治疗后 晚期发生明显口干症状的概率高达30%，显著影响鼻咽癌患者进食、吞咽、语言、睡眠、味觉等，进而导致患者吞咽困难。减轻放射性口干重在预防，如提高放疗的精准度，坚持做头颈部功能训练。参照常见康复手段及康复训练方式中“头颈部功能训练”中的“张口运动”“渐进式下颌伸展法”“闭口咀嚼”“舌头运动”、“口颜面运动”等，刺激口腔内主要唾液腺分泌唾液；居家可自制冰盐水或柠檬水，小口多次吞咽，以缓解口干症状。

3.4　吞咽障碍的随访

建议随访时间为治疗后1个月1次；第1~3年内每3个月1次，最长不超过4个月；第4~5年内每4~5个月1次，最长不超过6个月；5年后每年1次。建立医生、治疗师、护士和患者群体的随访平台，使用移动云平台，指导患者居家康复训练，培训患者自我评估吞咽功能，随访内容包括吞咽功能和健康指标监测如：体重、营养状况、肺功能情况及康复相关需求，若有不适则立即复诊。

4　放射性脑损伤的防治

放射性脑损伤潜伏期较长，最多发于双侧颞叶。临床症状轻减无症状，重可导致死亡。治疗目前无特效药，重在预防。对颅内明显侵犯的T4期NPC，推荐采用诱导化疗尽量缩小瘤体，采用多次计划等自适应性放疗，尽可能减少颞叶和脑干受照和体积，预防放射性脑坏死发生。放射性脑损伤治疗的最佳时机一直是一个挑战，中山大学孙逸仙纪念医院报道首次确诊放射性脑损伤后3个月内启动早期治疗可降低患者52%的全因死亡风险，该研究为放射性脑损伤最佳治疗时机选择提供了高级别循证医学证据。放射性脑损伤的传统治疗是给予大剂量维生素、血管扩张剂、神经营养药及糖皮质激素。神经生长因子联合间断性糖皮质激素能够修复20%的颞叶损伤。糖皮质激素通常是放射性脑损伤的一线治疗药物。一项研究回顾性纳入169例鼻咽癌放疗后确诊放射性脑坏死的患者，比较糖皮质激素小剂量方案与大剂量方案治疗在疗效、认知功能的缓解等方面的差异，发现小剂量方案不劣于大剂量方案，此外，继发感染在大剂量方案组中发生率更高，因此需根据患者病情进行治疗方案的选择与调整。贝伐珠单抗在前瞻性临床研究中提示可改善放射性脑损伤导致的水肿，治疗有效率高于传统激素治疗。对于影像学T2 flair明显高信号且不存在出血、囊性变的患者推荐使用贝伐珠单抗静脉滴注。根据临床试验数据，剂量通常约为5mg/kg，q2~3w，患者至少接受2个疗程的治疗。研究表明，基线中性粒/淋巴细胞比率（neutrophil/lymphocyte ratio，NLR）较低的患者对贝伐珠单抗治疗疗效更佳。此外，1项2期单臂前瞻性研究进行了口服阿帕替尼（250mg，1次/d，共4周）的疗效和安全性评估，研究结果提示口服阿帕替尼治疗放射性脑损伤的疗效和耐受性均良好，这也为放射性脑损伤患者提供了新的治疗选择。

第三节 治疗后生活方式建议

1 治疗后营养建议

肿瘤康复期被美国癌症研究会定义为“恶性肿瘤患者从诊断伊始经历治疗至达到了生命平衡状态”的这一阶段。鼻咽癌康复期患者多指经根治性化、放综合治疗后后，已处于肿瘤完全缓解、部分缓解，且未处于放疗、化疗、手术治疗或住院状态下的患者。鼻咽癌康复期患者应该注意加强营养支持及适当运动，增强体质和免疫力，有助于身体尽快康复，提高患者长期生存的概率。

1.1 鼻咽癌患者康复期营养管理的适应证及目标

鼻咽癌康复期患者应定期接受有资质的营养（医）师或者经过营养规范化培训的肿瘤医师的营养建议，避免能量及营养素的缺乏或不足，逐渐达到并维持合理体重，保持机体适宜的瘦体组织及肌肉量。鼻咽癌康复期患者接受营养支持治疗可降低营养相关不良事件或并发症风险，最大程度地改善临床结局，并提高生活质量。

1.2 鼻咽癌患者康复期的营养风险筛查及营养不良诊断

2018 年全球营养领导层诊断营养不良标准的制定建立了营养诊断的规范模式，这对肿瘤康复期患者进行更加优化的营养诊断提供了范式。其流程包括：第一步使用经过临床有效性验证的筛查工具（如 NRS2002 等）进行营养风险筛查；第二步即在筛查阳性的基础上，需至少符合 3 个表现型指标（非自主性体重降低、低 BMI、肌肉量丢失）之一和 2 个病因学指标（食物摄入或吸收降低、炎症或疾病负担）之一，可诊断营养不良。诊断营养不良的患者应早期启动营养干预。

1.3 能量及营养素摄入

（1）能量及能量密度

鼻咽癌康复期患者可参考健康人群标准，按不同体力活动状况，予以 25~35kJ/（kg · d）能量。如存在摄入不足，需考虑提高摄入能量密度。

（2）碳水化合物

鼻咽癌康复期患者，如存在胰岛素抵抗，碳水化合物供能可适当降低；如不存在胰岛素抵抗，其比例应为 50%~65%。在胃肠功能允许的条件下，应增加全谷物食物、蔬菜和水果的摄入，限制添加糖的食物摄入。

（3）蛋白质

肝肾功能无明显异常的肿瘤康复期患者摄入充足蛋白质，达到 1.0~2.0g/（kg · d）。优质蛋白质应占总蛋白量的 50% 以上。蛋白质膳食来源鼓励选择富含优质蛋白质和低饱和脂肪的食物，如鱼类、瘦肉、去皮禽类、鸡蛋、脱脂或低脂乳制品、坚果和豆类等。

（4）脂肪

膳食脂肪供能比应占全日总能量20%~35%。若出现体重下降且伴有胰岛素抵抗，在增加膳食能量密度的同时可适当增加膳食脂肪供能比，优化糖脂比例。应限制饱和脂肪摄入，增加Ω-3多不饱和脂肪酸和单不饱和脂肪酸的摄入（如深海鱼类等）。

1.4 完全缓解的鼻咽癌患者膳食模式推荐

肿瘤完全缓解患者食物应多样化，采用均衡膳食：全谷物、杂豆类、薯类应占主食的1/3以上；避免谷物过度精加工；每日摄入蔬菜300~500g，包括绿色、红色、橘红色、紫红色等在内的深色蔬菜应占50%以上；每日摄入水果200~350g；充足摄入鱼、禽、蛋、乳、豆类等富蛋白质的食品，适当限制红肉、加工肉类、饱和脂肪摄入，避免饮酒。肿瘤完全缓解患者如存在早饱、食欲不振等消化系统症状者，建议少量多餐以促进增加全日食物摄入总量，同时应减少餐时液体的摄入而保证固体食物摄入。水分应在两餐间补充。

食物的制备过程应保持卫生与清洁，餐具充分清洗，食材生熟区分，动物性食品应充分加热烹熟后才可食用。在外就餐时应避免食用易被污染、未充分烹熟的食物（如生鱼寿司、未完全做熟的鱼、肉、禽、贝、蛋类，以及生蜂蜜、生奶、未高温消毒过的果汁等），进餐前应对手进行充分清洗。

1.5 营养素补充剂

经均衡膳食摄入必需的各类微量营养素，不盲目使用营养素补充剂。在膳食摄入营养素不足，或经生化检查或临床表现证实存在某类营养素缺乏或不足时，可经有资质的营养（医）师评估后使用营养素补充剂，但应注意避免使用过大剂量。膳食摄入不足时，具有骨质疏松风险的鼻咽康复期患者（如骨转移接受骨保护药物治疗患者）应及时补充钙（每日应摄入1000~1200mg的钙）及维生素D（800~1000IU）。

1.6 存在营养风险和（或）营养不良鼻咽癌康复期患者的营养支持

对存在营养风险和（或）营养不良的康复期患者，早期启动营养干预对改善临床结局非常重要 。

有营养风险的肿瘤患者应及时就诊于有资质的营养（医）师，经营养咨询强化膳食营养供给，必要时予以ONS。如膳食摄入未改善营养状况，或未满足60%目标能量需求超过1周，可依次选择肠内和（或）肠外营养。合并营养不良或具有较高营养风险的肿瘤患者在有条件的情况下，可考虑实施家庭营养支持来满足机体的营养需求。专业营养支持小组负责制订和调整营养支持方案、建立并维护输注途径、监测与评估效果、处理并发症、随访患者，以及决定中止、继续或更换营养支持方案等。

2 治疗后运动锻炼建议

鼻咽癌患者在治疗期间和治疗后（康复期），可以安全地进行适度运动，应该“避免不活动”。建议进行适量运动以改善肿瘤相关症状和抗肿瘤治疗相关不良反应，如癌因性疲乏、抑郁与焦虑、淋巴水肿等，提高患者生活质量。

建议所有康复期患者在开始运动干预之前进行运动风险评估，以评估疾病、治疗或合并症可能带来的风险。运动不良事件中度风险肿瘤生存者可以遵循体育活动的一般建议康复期，可考虑寻求专业人员帮助，如认证运动专业人员或康复专业人士，在专业人员的指导下进行相应的运动。建议康复期患者进行运动能力测试，如6min步行试验。建议康复期患者在有监督或监督和家庭相结合的情况下锻炼。

康复期患者的运动处方，应根据患者的运动风险评估、运动能力测试结果，结合学习、工作、生活环境和运动喜好等个体化制订。运动处方应包括有氧运动、抗阻练习和柔韧性练习，根据综合评估结果组合运动方式：建议每周3~5天进行150 min中等强度或75 min较大强度有氧运动。制订针对体育锻炼的个体化专业方案，如抗阻运动（力量训练），需在运动学专业人士指导下进行。对于目前没有进行阻力训练的肿瘤生存者，临床医生应建议从每次运动进行1组训练开始，并随着耐力提高增至2~3组。建议阻力设置为允许10~15次重复的重量，并根据个人条件对阻力和力量训练进行个性化调整。如果重复3组10~15次的动作很容易时，可以考虑增加重量。柔韧性练习每周2~3天。

有氧运动（aerobic exercise）：也称为耐力运动，是指身体大肌群有节奏的、较长时间的持续运动，这类运动所需的能量是通过有氧氧化产生的。有氧运动可改善心肺耐力，优化人体代谢功能，如血糖、血脂。有氧运动包括快走、跑步、广场舞、太极拳、骑自行车和游泳等。

抗阻运动（resistance exercise）或力量训练：包括增加骨骼肌力量、爆发力、耐力和体积的体力活动或运动，是指人体调动身体的骨骼肌收缩来对抗外部阻力的运动方式。抗阻运动可以利用自身重量或者特定的训练器械，如弹力带、杠铃、哑铃或固定器械。

柔韧性运动（flexibility exercise）：是指提高人体关节在其整个运动范围内移动的能力与幅度的运动.关节活动幅度与韧带、肌腱、肌肉、皮肤和其他组织的弹性和伸展能力有密切关系。

第九章

鼻咽癌诊疗展望

对我国而言，鼻咽癌有其“特殊性”，原因有三：①代表中国：中国发病率最高，在国际上有话语权。全球80%的NPC患者在我国，全世界NPC诊疗要看中国，来自中国的成果不断刷新国际指南。②反映放疗技术发展状况：NPC是放疗行业的“样板”，放疗技术水平怎么样，要看NPC治疗。③代表机构诊疗水平：一个医院（中心）或一个放疗机构的放射治疗水平集中体现在NPC诊疗效果上。

国际上NPC放疗始于20世纪20年代，我国最早对NPC放疗疗效进行报道的是张去病教授，在50年代采用镭疗和深部X线外照射，但5年生存率只有19.6%。随着放射治疗设备的进步，1983年张有望等报道了钴-60治疗511例NPC患者的疗效，5年生存率提高到54%。后来随着三维适形、调强放疗和化疗的联合，5年生存率进一步提高至85%以上。近年来，随着分子靶向和免疫治疗的应用，疗效有望进一步改善。

随着精准医学时代的到来，NPC诊疗最优化的需求越来越迫切，原因有三：①随着NPC患者生存期延长，对生活质量的要求日益提高。这要求临床决策不仅要考虑局控率和生存期，还要尽可能保护正常组织、减轻放射性损伤。要实现这一目标，必须做到治疗决策和实施方案的最优化，即以最小的损伤，获得最佳的局控。②近年来，放疗新技术层出不穷，化疗、分子靶向和免疫治疗联合模式多样化，有必要根据患者病情，选用最佳的治疗模式，增效、减毒是最优化的目标。③花最少的钱，取得最佳的疗效是当下精准医学时代的主流追求。所谓“临床最优化”，就是代价最小、疗效最好，包括三个方面：一是“求最大善果”，在若干非负性后果的备选医疗方案中，选择最大正值的医疗方案，疗效最佳、痛苦最小、危险最少、费用最低。二是“求最小恶果”，在损害不可避免时，把此种负性后果控制在最小范围和最低程度。三是“整体优化”，对疾病诊治要从活生生的病人出发，充分考虑致病的综合因素、治病的综合手段、影响的综合后果，力求诊治的整体优化。最优化是一个动态发展的概念，不同的医学发展水平，不同的社会历史背景，不同文化、价值认同的人，对医疗最优化的判断往往大相径庭。

1 精准分期、精确画像

首先要清楚辨识肿瘤，目前基于TNM分期系统可较好的指导临床治疗，但也存在不少问题：①不具唯一性，多个分期版本共存。②证据级别低，多数为回顾性文章和Ⅲ/Ⅳ级证据。③涵盖信息不全面，仅有“T、N、M”信息，不包括体液（血、尿、唾液等）内ctDNA、CTC、Exsome及EB病毒复制等重要生物学信息。④不能指导精准治疗，未能精确映射不同患者的肿瘤生物学特性。我们认为：分期应该为肿瘤精准“画像”，理想的分期应该：①基于咽科学的精细解剖进展；②精准预后；③指导个体化诊疗；④操作可行、易行；⑤基于大数据的实践验证；⑥随技术的进步而保持更新。

2 靶区设计和勾画

靶区勾画是实现精准放疗的第一步，但当前行业内靶区勾画版本甚多，要勾画哪里、不勾画哪里，意见不统一。靶区勾画存在的问题：①缺乏统一的行业标准；②没有高级别循证医学证据的支持；③人工勾画费时；④勾画者个体差异大；⑤生物靶区识别精准度不够。我们的体会：①个体化靶区原则：靶区设计不仅依据肿瘤位置、体积、分期及分化程度，还要充分考虑到个体放疗敏感性的差异。②物理合理化原则：当病灶靠近高危器官，比如脑干等，在勾画靶区时要留出充分的PRV物理优化空间。③生物合理化原则：根据功能成像获得的信息，采用“剂量绘画”或“剂量雕刻”技术。④临床优化原则：功能器官向肿瘤组织让步，肿瘤要向高危器官让步。⑤整合医学原则：整合多组学技术、多模态影像、免疫及生物信息学技术，提高放疗精度和效价比。NPC靶区智能化勾画是解放临床医生时间和精力的可靠帮手，但不能解放脑力，人机结合的混合智能是终极目标。

3 联合治疗模式的选择

放射治疗与化疗、免疫治疗及分子靶向等全身疗法可以有多种组合方式，有新辅助方式、同步方式，还有辅助模式，有两两结合，也有三种结合等等。那么问题来了，何种联合模式是最佳的？既往多项大型随机对照研究已证实新辅助化疗对高危患者有意义，比如TPF和GP新辅助化疗可使患者3年生存率提高4%~8%左右。而在放疗后加用卡培他滨节拍辅助化疗则可进一步巩固疗效。然而，免疫治疗作为当下肿瘤治疗领域最具前景的发展方向之一，其与放化疗应如何联合尚未明晰。从病理上看，鼻咽癌是一个非常适合免疫治疗的肿瘤，含有大量的淋巴细胞，并且PD-L1高表达。已有多项大型3期临床研究证实免疫治疗在复发转移鼻咽癌一线或者后线治疗的疗效与安全性。但免疫治疗用于初诊局部晚期鼻咽癌综合治疗的研究大多还在进行中。一项大型3期临床研究（CONTINUUM试验）证实了在诱导-同期-辅助阶段全程使用免疫治疗可有效提高高危局部晚期鼻咽癌患者的生存，而另一项3期临床研究（DIPPER试验）则证实了在放疗后的辅助阶段持续应用免疫治疗的疗效与安全性。最佳的联用模式仍需进一步探索。

回顾NPC诊疗发展的70年历程，在放疗技术上取得了突破性进展，局控率和长期生存大为改观，5年生存率已经超过90%，这也导致了再进一步提高的空间减小。放射物理技术近年来也进入一个平台期，短期内很难有大的突破。针对这一现状，我们认为NPC诊疗的下一个突破口在于“临床最优化”，其底层思维包括：①精准的肿瘤分期；②基于人工智能的靶区精准勾画；③基于多模态组学和液态活检的个体化决策；④以“增效减毒”为目标导向创新NPC综合治疗策略。

参考文献

[1]CHEN Q Y，WEN Y F，GUO L，et al. Concurrent chemoradiotherapy vs radiotherapy alone in stage II nasopharyngeal carcinoma：phase III randomized trial [J]. J Natl Cancer Inst，2011，103（23）：1761-70.

[2]WU F，WANG R，LU H，et al. Concurrent chemoradiotherapy in locoregionally advanced nasopharyngeal carcinoma：treatment outcomes of a prospective，multicentric clinical study [J]. Radiotherapy and oncology：journal of the European Society for Therapeutic Radiology and Oncology，2014，112（1）：106-11.

[3]ZHANG Y，CHEN L，HU G Q，et al. Gemcitabine and Cisplatin Induction Chemotherapy in Nasopharyngeal Carcinoma [J]. N Engl J Med，2019，381（12）：1124-35.

[4]RIBASSIN-MAJED L，MARGUET S，LEE A W M，et al. What Is the Best Treatment of Locally Advanced Nasopharyngeal Carcinoma? An Individual Patient Data Network Meta-Analysis [J]. Journal of clinical oncology：official journal of the American Society of Clinical Oncology，2017，35（5）：498-505.

[5]SUN Y，LI W F，CHEN N Y，et al. Induction chemotherapy plus concurrent chemoradiotherapy versus concurrent chemoradiotherapy alone in locoregionally advanced nasopharyngeal carcinoma：a phase 3，multicentre，randomised controlled trial [J]. Lancet Oncol，2016，17（11）：1509-20.

[6]WANG F，JIANG C，YE Z，et al. Efficacy and Safety of Nimotuzumab Plus Radiotherapy With or Without Cisplatin-Based Chemotherapy in an Elderly Patient Subgroup（Aged 60 and Older）With Nasopharyngeal Carcinoma [J]. Translational oncology，2018，11（2）：338-45.

[7]KANG M，WANG F，LIAO X，et al. Intensity-modulated radiotherapy combined with endostar has similar efficacy but weaker acute adverse reactions than IMRT combined with chemotherapy in the treatment of locally advanced nasopharyngeal carcinoma [J]. Medicine（Baltimore），2018，97（25）：e11118.

[8]许森奎，姚文燕，胡江，等. 鼻咽癌发泡胶个体化塑形与标准化头枕放疗体位固定精确度比较 [J]. 中华放射肿瘤学杂志，2015，24（02）：196-9.

[9]LIANG S B，SUN Y，LIU L Z，et al. Extension of local disease in nasopharyngeal carcinoma detected by magnetic resonance imaging：improvement of clinical target volume delineation [J]. Int J Radiat Oncol Biol Phys，2009，75（3）：742-50.

[10]LIN L，LU Y，WANG X J，et al. Delineation of Neck Clinical Target Volume Specific to Nasopharyngeal Carcinoma Based on Lymph Node Distribution and the International Consensus Guidelines [J]. Int J Radiat Oncol Biol Phys，2018，100（4）：891-902.

[11]LEE A W，NG W T，PAN J J，et al. International guideline for the delineation of the clinical target volumes（CTV）for nasopharyngeal carcinoma [J]. Radiotherapy and oncology：journal of the European Society for Therapeutic Radiology and Oncology，2018，126（1）：25-36.

[12]YANG H，CHEN X，LIN S，et al. Treatment outcomes after reduction of the target volume of intensity-modulated radiotherapy following induction chemotherapy in patients with locoregionally advanced nasopharyngeal carcinoma：A prospective，multi-center，randomized clinical trial [J]. Radiotherapy and oncology：journal of the European Society for Therapeutic Radiology and Oncology，2018，126（1）：37-42.

[13]LEE A W，NG W T，PAN J J，et al. International Guideline on Dose Prioritization and Acceptance Criteria in Radiation Therapy Planning for Nasopharyngeal Carcinoma [J]. Int J Radiat Oncol Biol Phys，2019，105（3）：567-80.

[14]SUN Y，YU X L，LUO W，et al. Recommendation for a contouring method and atlas of organs at risk

in nasopharyngeal carcinoma patients receiving intensity-modulated radiotherapy [J]. Radiotherapy and oncology: journal of the European Society for Therapeutic Radiology and Oncology, 2014, 110 (3): 390-7.

[15]CHUA D T, WU S X, LEE V, et al. Comparison of single versus fractionated dose of stereotactic radiotherapy for salvaging local failures of nasopharyngeal carcinoma: a matched-cohort analysis [J]. Head & neck oncology, 2009, 1: 13.

[16]WU S X, CHUA D T, DENG M L, et al. Outcome of fractionated stereotactic radiotherapy for 90 patients with locally persistent and recurrent nasopharyngeal carcinoma [J]. Int J Radiat Oncol Biol Phys, 2007, 69 (3): 761-9.

[17]AHN Y C, LEE K C, KIM D Y, et al. Fractionated stereotactic radiation therapy for extracranial head and neck tumors [J]. Int J Radiat Oncol Biol Phys, 2000, 48 (2): 501-5.

[18]ORECCHIA R, REDDA M G, RAGONA R, et al. Results of hypofractionated stereotactic re-irradiation on 13 locally recurrent nasopharyngeal carcinomas [J]. Radiotherapy and oncology: journal of the European Society for Therapeutic Radiology and Oncology, 1999, 53 (1): 23-8.

[19]LEE A W, FOO W, LAW S C, et al. Reirradiation for recurrent nasopharyngeal carcinoma: factors affecting the therapeutic ratio and ways for improvement [J]. Int J Radiat Oncol Biol Phys, 1997, 38 (1): 43-52.

[20]TIAN Y M, ZHAO C, GUO Y, et al. Effect of total dose and fraction size on survival of patients with locally recurrent nasopharyngeal carcinoma treated with intensity-modulated radiotherapy: a phase 2, single-center, randomized controlled trial [J]. Cancer, 2014, 120 (22): 3502-9.

[21]LEE V H, KWONG D L, LEUNG T W, et al. Hyperfractionation compared to standard fractionation in intensity-modulated radiation therapy for patients with locally advanced recurrent nasopharyngeal carcinoma [J]. European archives of oto-rhino-laryngology: official journal of the European Federation of Oto-Rhino-Laryngological Societies (EUFOS): affiliated with the German Society for Oto-Rhino-Laryngology - Head and Neck Surgery, 2017, 274 (2): 1067-78.

[22]KONG L, WANG L, SHEN C, et al. Salvage Intensity-Modulated Radiation Therapy (IMRT) for Locally Recurrent Nasopharyngeal Cancer after Definitive IMRT: A Novel Scenario of the Modern Era [J]. Scientific reports, 2016, 6: 32883.

[23]RUSTHOVEN C G, LANNING R M, JONES B L, et al. Metastatic nasopharyngeal carcinoma: Patterns of care and survival for patients receiving chemotherapy with and without local radiotherapy [J]. Radiotherapy and oncology: journal of the European Society for Therapeutic Radiology and Oncology, 2017, 124 (1): 139-46.

[24]HU J, KONG L, GAO J, et al. Use of Radiation Therapy in Metastatic Nasopharyngeal Cancer Improves Survival: A SEER Analysis [J]. Scientific reports, 2017, 7 (1): 721.

[25]田允铭，韩非，曾雷，等.寡转移状态下初治鼻咽癌的预后及治疗模式探讨 [J]. 中华放射肿瘤学杂志，2016，25 (11)：1156-60.

[26]HU S X, HE X H, DONG M, et al. Systemic chemotherapy followed by locoregional definitive intensity-modulated radiation therapy yields prolonged survival in nasopharyngeal carcinoma patients with distant metastasis at initial diagnosis [J]. Medical oncology (Northwood, London, England), 2015, 32 (9): 224.

[27]TIAN Y H, ZOU W H, XIAO W W, et al. Oligometastases in AJCC stage IVc nasopharyngeal carcinoma: A subset with better overall survival [J]. Head & neck, 2016, 38 (8): 1152-7.

[28]CHEN M Y, JIANG R, GUO L, et al. Locoregional radiotherapy in patients with distant metastases of nasopharyngeal carcinoma at diagnosis [J]. Chinese journal of cancer, 2013, 32 (11): 604-13.

[29]LIN S, THAM I W, PAN J, et al. Combined high-dose radiation therapy and systemic chemotherapy improves survival in patients with newly diagnosed metastatic nasopharyngeal cancer [J]. Am J Clin On-

col, 2012, 35 (5): 474-9.

[30]MA J, WEN Z S, LIN P, et al. The results and prognosis of different treatment modalities for solitary metastatic lung tumor from nasopharyngeal carcinoma: a retrospective study of 105 cases [J]. Chinese journal of cancer, 2010, 29 (9): 787-95.

[31]LU T, GUO Q, CUI X, et al. Prognostic Evaluation of Nasopharyngeal Carcinoma with Bone-Only Metastasis after Therapy [J]. Yonsei medical journal, 2016, 57 (4): 840-5.

[32]ZHENG W, ZONG J, HUANG C, et al. Multimodality Treatment May Improve the Survival Rate of Patients with Metastatic Nasopharyngeal Carcinoma with Good Performance Status [J]. PLoS One, 2016, 11 (1): e0146771.

[33]MALYAPA R, LOWE M, BOLSI A, et al. Evaluation of Robustness to Setup and Range Uncertainties for Head and Neck Patients Treated With Pencil Beam Scanning Proton Therapy [J]. Int J Radiat Oncol Biol Phys, 2016, 95 (1): 154-62.

[34]WIDESOTT L, PIERELLI A, FIORINO C, et al. Intensity-modulated proton therapy versus helical tomotherapy in nasopharynx cancer: planning comparison and NTCP evaluation [J]. Int J Radiat Oncol Biol Phys, 2008, 72 (2): 589-96.

[35]LEWIS G D, HOLLIDAY E B, KOCAK-UZEL E, et al. Intensity-modulated proton therapy for nasopharyngeal carcinoma: Decreased radiation dose to normal structures and encouraging clinical outcomes [J]. Head & neck, 2016, 38 Suppl 1 (E1886-95.

[36]JAKOBI A, BANDURSKA-LUQUE A, STüTZER K, et al. Identification of Patient Benefit From Proton Therapy for Advanced Head and Neck Cancer Patients Based on Individual and Subgroup Normal Tissue Complication Probability Analysis [J]. Int J Radiat Oncol Biol Phys, 2015, 92 (5): 1165-74.

[37]IWATA H, TOSHITO T, HAYASHI K, et al. Proton therapy for non-squamous cell carcinoma of the head and neck: planning comparison and toxicity [J]. Journal of radiation research, 2019, 60 (5): 612-21.

[38]JIŘí K, VLADIMíR V, MICHAL A, et al. Proton pencil-beam scanning radiotherapy in the treatment of nasopharyngeal cancer: dosimetric parameters and 2-year results [J]. European archives of oto-rhino-laryngology: official journal of the European Federation of Oto-Rhino-Laryngological Societies (EUFOS): affiliated with the German Society for Oto-Rhino-Laryngology - Head and Neck Surgery, 2021, 278 (3): 763-9.

[39]WILLIAMS V M, PARVATHANENI U, LARAMORE G E, et al. Intensity-Modulated Proton Therapy for Nasopharynx Cancer: 2-year Outcomes from a Single Institution [J]. International journal of particle therapy, 2021, 8 (2): 28-40.

[40]HU J, BAO C, GAO J, et al. Salvage treatment using carbon ion radiation in patients with locoregionally recurrent nasopharyngeal carcinoma: Initial results [J]. Cancer, 2018, 124 (11): 2427-37.

[41]HU J, HUANG Q, GAO J, et al. Clinical outcomes of carbon-ion radiotherapy for patients with locoregionally recurrent nasopharyngeal carcinoma [J]. Cancer, 2020, 126 (23): 5173-83.

[42]WANG S, LI S, SHEN L. Combined chemoradiation vs radiation therapy alone in stage-II nasopharyngeal carcinoma: A meta-analysis of the published literature [J]. Current problems in cancer, 2018, 42 (3): 302-18.

[43]LIU F, JIN T, LIU L, et al. The role of concurrent chemotherapy for stage II nasopharyngeal carcinoma in the intensity-modulated radiotherapy era: A systematic review and meta-analysis [J]. PLoS One, 2018, 13 (3): e0194733.

[44]XU C, ZHANG L H, CHEN Y P, et al. Chemoradiotherapy Versus Radiotherapy Alone in Stage II Nasopharyngeal Carcinoma: A Systemic Review and Meta-analysis of 2138 Patients [J]. Journal of Cancer, 2017, 8 (2): 287-97.

[45]HUANG X, CHEN X, ZHAO C, et al. Adding Concurrent Chemotherapy to Intensity-Modulated Ra-

diotherapy Does Not Improve Treatment Outcomes for Stage II Nasopharyngeal Carcinoma: A Phase 2 Multicenter Clinical Trial [J]. Frontiers in oncology, 2020, 10: 1314.

[46]FENG M, WANG W, FAN Z, et al. Tumor volume is an independent prognostic indicator of local control in nasopharyngeal carcinoma patients treated with intensity-modulated radiotherapy [J]. Radiat Oncol, 2013, 8: 208.

[47]LEE V H, KWONG D L, LEUNG T W, et al. The addition of pretreatment plasma Epstein-Barr virus DNA into the eighth edition of nasopharyngeal cancer TNM stage classification [J]. International journal of cancer, 2019, 144 (7): 1713-22.

[48]BLANCHARD P, LEE A, MARGUET S, et al. Chemotherapy and radiotherapy in nasopharyngeal carcinoma: an update of the MAC-NPC meta-analysis [J]. Lancet Oncol, 2015, 16 (6): 645-55.

[49]HUI E P, MA B B, LEUNG S F, et al. Randomized phase II trial of concurrent cisplatin-radiotherapy with or without neoadjuvant docetaxel and cisplatin in advanced nasopharyngeal carcinoma [J]. Journal of clinical oncology: official journal of the American Society of Clinical Oncology, 2009, 27 (2): 242-9.

[50]LI W F, CHEN N Y, ZHANG N, et al. Concurrent chemoradiotherapy with/without induction chemotherapy in locoregionally advanced nasopharyngeal carcinoma: Long-term results of phase 3 randomized controlled trial [J]. International journal of cancer, 2019, 145 (1): 295-305.

[51]CAO S M, YANG Q, GUO L, et al. Neoadjuvant chemotherapy followed by concurrent chemoradiotherapy versus concurrent chemoradiotherapy alone in locoregionally advanced nasopharyngeal carcinoma: A phase III multicentre randomised controlled trial [J]. Eur J Cancer, 2017, 75: 14-23.

[52]YANG Q, CAO S M, GUO L, et al. Induction chemotherapy followed by concurrent chemoradiotherapy versus concurrent chemoradiotherapy alone in locoregionally advanced nasopharyngeal carcinoma: long-term results of a phase III multicentre randomised controlled trial [J]. Eur J Cancer, 2019, 119: 87-96.

[53]CHEN Y P, TANG L L, YANG Q, et al. Induction Chemotherapy plus Concurrent Chemoradiotherapy in Endemic Nasopharyngeal Carcinoma: Individual Patient Data Pooled Analysis of Four Randomized Trials [J]. Clin Cancer Res, 2018, 24 (8): 1824-33.

[54]LEE J Y, SUN J M, OH D R, et al. Comparison of weekly versus triweekly cisplatin delivered concurrently with radiation therapy in patients with locally advanced nasopharyngeal cancer: A multicenter randomized phase II trial (KCSG-HN10-02) [J]. Radiotherapy and oncology: journal of the European Society for Therapeutic Radiology and Oncology, 2016, 118 (2): 244-50.

[55]LIANG HX, WEI-XIONG& LV, XING & SUN, et al. Concurrent chemoradiotherapy with 3-weekly versus weekly cisplatin in patients with locoregionally advanced nasopharyngeal carcinoma: A phase 3 multicentre randomised controlled trial (ChiCTR-TRC-12001979) [J]. Journal of Clinical Oncology, 2017, 35: 6006.

[56]CHEN Y P, LIU X, ZHOU Q, et al. Metronomic capecitabine as adjuvant therapy in locoregionally advanced nasopharyngeal carcinoma: a multicentre, open-label, parallel-group, randomised, controlled, phase 3 trial [J]. Lancet (London, England), 2021, 398 (10297): 303-13.

[57]MAI H Q, CHEN Q Y, CHEN D, et al. Toripalimab or placebo plus chemotherapy as first-line treatment in advanced nasopharyngeal carcinoma: a multicenter randomized phase 3 trial [J]. Nature medicine, 2021, 27 (9): 1536-43.

[58]YANG Y, QU S, LI J, et al. Camrelizumab versus placebo in combination with gemcitabine and cisplatin as first-line treatment for recurrent or metastatic nasopharyngeal carcinoma (CAPTAIN-1st): a multicentre, randomised, double-blind, phase 3 trial [J]. Lancet Oncol, 2021, 22 (8): 1162-74.

[59]ZHANG L, HUANG Y, HONG S, et al. Gemcitabine plus cisplatin versus fluorouracil plus cisplatin in recurrent or metastatic nasopharyngeal carcinoma: a multicentre, randomised, open-label, phase

3 trial [J]. Lancet（London，England），2016，388（10054）：1883–92.

[60]LEE V，KWONG D，LEUNG T W，et al. Palliative systemic therapy for recurrent or metastatic nasopharyngeal carcinoma – How far have we achieved? [J]. Critical reviews in oncology/hematology，2017，114：13–23.

[61]LV J W，LI J Y，LUO L N，et al. Comparative safety and efficacy of anti–PD–1 monotherapy，chemotherapy alone，and their combination therapy in advanced nasopharyngeal carcinoma：findings from recent advances in landmark trials [J]. Journal for immunotherapy of cancer，2019，7（1）：159.

[62]KE L R，XIA W X，QIU W Z，et al. Safety and efficacy of lobaplatin combined with 5–fluorouracil as first–line induction chemotherapy followed by lobaplatin–radiotherapy in locally advanced nasopharyngeal carcinoma：preliminary results of a prospective phase II trial [J]. BMC cancer，2017，17（1）：134.

[63]LV X，CAO X，XIA W X，et al. Induction chemotherapy with lobaplatin and fluorouracil versus cisplatin and fluorouracil followed by chemoradiotherapy in patients with stage Ⅲ–ⅣB nasopharyngeal carcinoma：an open–label，non–inferiority，randomised，controlled，phase 3 trial [J]. Lancet Oncol，2021，22（5）：716–26.

[64]LONG G X，LIN J W，LIU D B，et al. Single–arm，multi–centre phase II study of lobaplatin combined with docetaxel for recurrent and metastatic nasopharyngeal carcinoma patients [J]. Oral oncology，2014，50（8）：717–20.

[65]UEDA Y，ENOKIDA T，OKANO S，et al. Combination Treatment With Paclitaxel，Carboplatin，and Cetuximab（PCE）as First–Line Treatment in Patients With Recurrent and/or Metastatic Nasopharyngeal Carcinoma [J]. Frontiers in oncology，2020，10：571304.

[66]YOU R，HUA Y J，LIU Y P，et al. Concurrent Chemoradiotherapy with or without Anti–EGFR–Targeted Treatment for Stage II–IVb Nasopharyngeal Carcinoma：Retrospective Analysis with a Large Cohort and Long Follow–up [J]. Theranostics，2017，7（8）：2314–24.

[67]LV J W，QI Z Y，ZHOU G Q，et al. Optimal cumulative cisplatin dose in nasopharyngeal carcinoma patients receiving additional induction chemotherapy [J]. Cancer science，2018，109（3）：751–63.

[68]CHAN A T，HSU M M，GOH B C，et al. Multicenter，phase II study of cetuximab in combination with carboplatin in patients with recurrent or metastatic nasopharyngeal carcinoma [J]. Journal of clinical oncology：official journal of the American Society of Clinical Oncology，2005，23（15）：3568–76.

[69]ZHAO C，MIAO J，SHEN G，et al. Anti–epidermal growth factor receptor（EGFR）monoclonal antibody combined with cisplatin and 5–fluorouracil in patients with metastatic nasopharyngeal carcinoma after radical radiotherapy：a multicentre，open–label，phase II clinical trial [J]. Ann Oncol，2019，30（4）：637–43.

[70]LEE N Y，ZHANG Q，PFISTER D G，et al. Addition of bevacizumab to standard chemoradiation for locoregionally advanced nasopharyngeal carcinoma（RTOG 0615）：a phase 2 multi–institutional trial [J]. Lancet Oncol，2012，13（2）：172–80.

[71]LI Y，TIAN Y，JIN F，et al. A phase II multicenter randomized controlled trial to compare standard chemoradiation with or without recombinant human endostatin injection（Endostar）therapy for the treatment of locally advanced nasopharyngeal carcinoma：Long–term outcomes update [J]. Current problems in cancer，2020，44（1）：100492.

[72]MA B B Y，LIM W T，GOH B C，et al. Antitumor Activity of Nivolumab in Recurrent and Metastatic Nasopharyngeal Carcinoma：An International，Multicenter Study of the Mayo Clinic Phase 2 Consortium（NCI–9742）[J]. Journal of clinical oncology：official journal of the American Society of Clinical Oncology，2018，36（14）：1412–8.

[73]HSU C，LEE S H，EJADI S，et al. Safety and Antitumor Activity of Pembrolizumab in Patients With

Programmed Death－Ligand 1－Positive Nasopharyngeal Carcinoma：Results of the KEYNOTE-028 Study [J]. Journal of clinical oncology：official journal of the American Society of Clinical Oncology，2017，35（36）：4050-6.

[74]FANG W，YANG Y，MA Y，et al. Camrelizumab（SHR-1210）alone or in combination with gemcitabine plus cisplatin for nasopharyngeal carcinoma：results from two single-arm，phase 1 trials [J]. Lancet Oncol，2018，19（10）：1338-50.

[75]WANG F H，WEI X L，FENG J，et al. Efficacy，Safety，and Correlative Biomarkers of Toripalimab in Previously Treated Recurrent or Metastatic Nasopharyngeal Carcinoma：A Phase II Clinical Trial（POLARIS-02）[J]. Journal of clinical oncology：official journal of the American Society of Clinical Oncology，2021，39（7）：704-12.

[76]YOU R，ZOU X，HUA Y J，et al. Salvage endoscopic nasopharyngectomy is superior to intensity-modulated radiation therapy for local recurrence of selected T1-T3 nasopharyngeal carcinoma - A case-matched comparison [J]. Radiotherapy and oncology：journal of the European Society for Therapeutic Radiology and Oncology，2015，115（3）：399-406.

[77]LIU Y P，WEN Y H，TANG J，et al. Endoscopic surgery compared with intensity-modulated radiotherapy in resectable locally recurrent nasopharyngeal carcinoma：a multicentre，open-label，randomised，controlled，phase 3 trial [J]. Lancet Oncol，2021，22（3）：381-90.

[78]LIU Y P，LI H，YOU R，et al. Surgery for isolated regional failure in nasopharyngeal carcinoma after radiation：Selective or comprehensive neck dissection [J]. The Laryngoscope，2019，129（2）：387-95.

[79]ZHANG L，ZHU Y X，WANG Y，et al. Salvage surgery for neck residue or recurrence of nasopharyngeal carcinoma：a 10-year experience [J]. Ann Surg Oncol，2011，18（1）：233-8.

[80]DING X，LIN Q G，ZOU X，et al. Transoral Robotic Retropharyngeal Lymph Node Dissection in Nasopharyngeal Carcinoma With Retropharyngeal Lymph Node Recurrence [J]. The Laryngoscope，2021，131（6）：E1895-e902.

[81]LIU Y P，WANG S L，ZOU X，et al. Transcervical endoscopic retropharyngeal lymph node（RPLN）dissection in nasopharyngeal carcinoma with RPLN recurrence [J]. Head & neck，2021，43（1）：98-107.

[82]HUA Y J，CHEN M Y，QIAN C N，et al. Postradiation nasopharyngeal necrosis in the patients with nasopharyngeal carcinoma [J]. Head & neck，2009，31（6）：807-12.

[83]YANG K，AHN Y C，NAM H，et al. Clinical features of post-radiation nasopharyngeal necrosis and their outcomes following surgical intervention in nasopharyngeal cancer patients [J]. Oral oncology，2021，114：105180.

[84]ZOU X，WANG S L，LIU Y P，et al. A curative-intent endoscopic surgery for postradiation nasopharyngeal necrosis in patients with nasopharyngeal carcinoma [J]. Cancer communications（London，England），2018，38（1）：74.

[85]RYU G，SO Y K，SEO M Y，et al. Using the nasoseptal flap for reconstruction after endoscopic debridement of radionecrosis in nasopharyngeal carcinoma [J]. American journal of rhinology & allergy，2018，32（1）：61-5.

[86]GORPHE P，STEIN H，MOYA-PLANA A. Cervical-transoral robotic nasopharyngectomy：A preclinical study [J]. Head & neck，2020，42（3）：394-400.

[87]PETERSON D E，BOERS-DOETS C B，BENSADOUN R J，et al. Management of oral and gastrointestinal mucosal injury：ESMO Clinical Practice Guidelines for diagnosis，treatment，and follow-up [J]. Ann Oncol，2015，26 Suppl 5（v139-51.

[88]PETERSON D E，BENSADOUN R J，ROILA F. Management of oral and gastrointestinal mucositis：ESMO Clinical Practice Guidelines [J]. Ann Oncol，2011，22 Suppl 6（Suppl 6）：vi78-84.

[89]MALLICK S, BENSON R, RATH G K. Radiation induced oral mucositis: a review of current literature on prevention and management [J]. European archives of oto-rhino-laryngology: official journal of the European Federation of Oto-Rhino-Laryngological Societies (EUFOS): affiliated with the German Society for Oto-Rhino-Laryngology - Head and Neck Surgery, 2016, 273 (9): 2285-93.

[90]PS S K, BALAN A, SANKAR A, et al. Radiation induced oral mucositis[J]. Indian J Palliat Care, 2009, 15 (2): 95-102.

[91]BASSO F G, PANSANI T N, SOARES D G, et al. Biomodulation of Inflammatory Cytokines Related to Oral Mucositis by Low-Level Laser Therapy [J]. Photochemistry and photobiology, 2015, 91 (4): 952-6.

[92]唐邵华，阴骏，翁成荫，等. 口腔溃疡防护剂用于防治鼻咽癌调强放疗中放射性口腔黏膜反应的临床研究 [J]. 中国临床医生杂志，2018，46（05）：593-6.

[93]黄光，李昭君，孔繁忠，等. 口腔溃疡防护剂在防治鼻咽癌放射性口腔黏膜炎及对血清炎性因子影响的临床研究 [J]. 中华放射肿瘤学杂志，2018，27（04）：360-4.

[94]李素艳，高黎，殷蔚伯，等. 金因肽对急性放射性黏膜炎及皮炎的作用 [J]. 中华放射肿瘤学杂志，2002，01）：36-8.

[95]NICOLATOU-GALITIS O, SARRI T, BOWEN J, et al. Systematic review of amifostine for the management of oral mucositis in cancer patients [J]. Support Care Cancer, 2013, 21 (1): 357-64.

[96]TSUJIMOTO T, YAMAMOTO Y, WASA M, et al. L-glutamine decreases the severity of mucositis induced by chemoradiotherapy in patients with locally advanced head and neck cancer: a double-blind, randomized, placebo-controlled trial [J]. Oncology reports, 2015, 33 (1): 33-9.

[97]KAZEMIAN A, KAMIAN S, AGHILI M, et al. Benzydamine for prophylaxis of radiation-induced oral mucositis in head and neck cancers: a double-blind placebo-controlled randomized clinical trial [J]. European journal of cancer care, 2009, 18 (2): 174-8.

[98]MCGUIRE D B, FULTON J S, PARK J, et al. Systematic review of basic oral care for the management of oral mucositis in cancer patients [J]. Support Care Cancer, 2013, 21 (11): 3165-77.

[99]ZHENG B, ZHU X, LIU M, et al. Randomized, Double-Blind, Placebo-Controlled Trial of Shuanghua Baihe Tablets to Prevent Oral Mucositis in Patients With Nasopharyngeal Cancer Undergoing Chemoradiation Therapy [J]. Int J Radiat Oncol Biol Phys, 2018, 100 (2): 418-26.

[100]KONG M, HWANG D S, YOON S W, et al. The effect of clove-based herbal mouthwash on radiation-induced oral mucositis in patients with head and neck cancer: a single-blind randomized preliminary study [J]. OncoTargets and therapy, 2016, 9: 4533-8.

[101]LUO Y, FENG M, FAN Z, et al. Effect of Kangfuxin Solution on Chemo/Radiotherapy-Induced Mucositis in Nasopharyngeal Carcinoma Patients: A Multicenter, Prospective Randomized Phase III Clinical Study [J]. Evidence-based complementary and alternative medicine: eCAM, 2016, 2016: 8692343.

[102]NISHII M, SOUTOME S, KAWAKITA A, et al. Factors associated with severe oral mucositis and candidiasis in patients undergoing radiotherapy for oral and oropharyngeal carcinomas: a retrospective multicenter study of 326 patients [J]. Support Care Cancer, 2020, 28 (3): 1069-75.

[103]ZHANG T, LIU C, MA S, et al. Protective Effect and Mechanism of Action of Rosmarinic Acid on Radiation-Induced Parotid Gland Injury in Rats [J]. Dose-response: a publication of International Hormesis Society, 2020, 18 (1): 1559325820907782.

[104]WANG S Z, LI J, MIYAMOTO C T, et al. A study of middle ear function in the treatment of nasopharyngeal carcinoma with IMRT technique [J]. Radiotherapy and oncology: journal of the European Society for Therapeutic Radiology and Oncology, 2009, 93 (3): 530-3.

[105]SU S F, HUANG S M, HAN F, et al. Analysis of dosimetric factors associated with temporal lobe necrosis (TLN) in patients with nasopharyngeal carcinoma (NPC) after intensity modulated radiothera-

py [J]. Radiat Oncol，2013，8：17.

[106]WANG X S，YING H M，HE X Y，et al. Treatment of cerebral radiation necrosis with nerve growth factor：A prospective，randomized，controlled phase II study [J]. Radiotherapy and oncology：journal of the European Society for Therapeutic Radiology and Oncology，2016，120（1）：69-75.

[107]GONZALEZ J，KUMAR A J，CONRAD C A，et al. Effect of bevacizumab on radiation necrosis of the brain [J]. International Journal of Radiation Oncology Biology Physics，2007，67（2）：323-326.

[108]WONG E T，HUBERMAN M，LU X Q，et al. Bevacizumab reverses cerebral radiation necrosis [J]. Journal of clinical oncology：official journal of the American Society of Clinical Oncology，2008，26（34）：5649-50.

[109]LIU P，NIU X，OU D，et al. Dynamic Changes in Cognitive Function in Patients With Radiation-Induced Temporal Lobe Necrosis After IMRT for Nasopharyngeal Cancer [J]. Frontiers in oncology，2020，10：450.

[110]马军，秦叔逵，候明，等. 重组人白介素-11治疗血小板减少症临床应用中国专家共识（2018年版）[J]. 临床肿瘤学杂志，2018，23（03）：260-6.

[111]PFIZERINC. NEUMEGA Instrument [EB/OL] [J]. 2012.

[112]陈志刚，钱晓萍，刘宝瑞. 肿瘤化疗药物剂量的个体化滴定 [J]. 肿瘤，2008，11）：1012-4.

[113]OUN R，MOUSSA Y E，WHEATE N J. The side effects of platinum-based chemotherapy drugs：a review for chemists [J]. Dalton transactions（Cambridge，England：2003），2018，47（19）：6645-53.

[114]BRAHMER J R，LACCHETTI C，SCHNEIDER B J，et al. Management of Immune-Related Adverse Events in Patients Treated With Immune Checkpoint Inhibitor Therapy：American Society of Clinical Oncology Clinical Practice Guideline [J]. Journal of clinical oncology：official journal of the American Society of Clinical Oncology，2018，36（17）：1714-68.

[115]POSTOW M A，SIDLOW R，HELLMANN M. Immune-Related Adverse Events Associated with Immune Checkpoint Blockade [J]. New England Journal of Medicine，2018，378（2）：158-68.

[116]MARTINS F，SOFIYA L，SYKIOTIS G P，et al. Adverse effects of immune-checkpoint inhibitors：epidemiology，management and surveillance [J]. Nat Rev Clin Oncol，2019，16（9）：563-80.

[117]RAMOS-CASALS M，BRAHMER J R，CALLAHAN M K，et al. Immune-related adverse events of checkpoint inhibitors [J]. Nature reviews Disease primers，2020，6（1）：38.

[118]CHUZI S，TAVORA F，CRUZ M，et al. Clinical features，diagnostic challenges，and management strategies in checkpoint inhibitor-related pneumonitis [J]. Cancer management and research，2017，9：207-13.

[119]张弦. 八珍汤治疗恶性肿瘤放、化疗后骨髓抑制30例临床观察 [J]. 湖南中医杂志，2013，29（04）：51-3.

[120]李秋梅，杨洪斌. 地榆升白片预防鼻咽癌放化疗所致外周血白细胞减少的效果观察 [J]. 山东医药，2012，52（11）：63-4.

[121]武新虎，蒋璐，邓芸，等. 芪胶升白胶囊对预防鼻咽癌患者同步放化疗后骨髓抑制疗效观察 [J]. 实用肿瘤杂志，2013，28（02）：203-6.

[122]郝琦，阿达来提・麻合苏提. 玉女煎治疗急性放射性口腔黏膜炎及口干症临床疗效观察 [J]. 四川中医，2016，34（12）：166-8.

[123]白洪芳，江庆华，曾万琴，等. 康复新液预防与治疗鼻咽癌放疗所致口腔黏膜炎的效果观察 [J]. 肿瘤预防与治疗，2017，30（01）：43-8.

[124]何钰卿. 冷冻芦荟漱口液防治鼻咽癌放疗患者口腔黏膜炎的效果研究 [J]. 全科口腔医学电子杂志，2018，5（28）：47-8.

[125]龚芸，张丽，冯泽会，等. 口炎清颗粒防治鼻咽癌患者放射性口腔炎的疗效观察 [J]. 华西口腔医学杂志，2016，34（01）：37-40.

[126]林冰，郎锦义，张鹏．放化疗全程配合不同中药组方治疗鼻咽癌的临床观察 [J]. 四川中医，2014，32（09）：71-3.
[127]王海明，杨明会．蓝芩口服液治疗放射性咽喉炎148例临床观察 [J]. 临床军医杂志，2007，06）：828-9.
[128]徐宁．西瓜霜润喉片治疗放射性咽喉炎60例 [J]. 中华放射医学与防护杂志，2002，04）：36.
[129]何迎盈．康复新液联合维生素C治疗中重度放射性咽喉炎的临床效果观察 [J]. 医学理论与实践，2015，28（08）：1071-2.
[130]赵瑞莲，沈红梅，张明，等．复方溃疡油对放射性皮肤炎患者血液细胞因子的影响 [J]. 中国实验方剂学杂志，2016，22（09）：153-7.
[131]彭瑞娟，李冬梅，黄石群，等．紫草液喷雾剂联合护理干预在降低Ⅲ度及以上放射性皮炎中的应用研究 [J]. 临床医药文献电子杂志，2016，3（15）：3074-5.
[132]袁红娟．高山茶油在放疗患者皮肤反应中的护理应用 [J]. 吉林医学，2012，33（12）：2684-5.
[133]徐彦，赵致臻，杨巍娜，等．三黄膏调合蜂蜜对放疗患者放射性皮肤损伤的防治效果观察 [J]. 中国药房，2013，24（31）：2957-8.
[134]冯志平，宋元华，邓智勇，等．康复新液治疗鼻咽癌患者放射性皮炎的临床观察 [J]. 中国药房，2018，29（10）：1392-5.
[135]尉瑞，袁艳红，陈璐璐，等．龙胆泻肝汤对分泌性中耳炎血清炎性因子、相关蛋白及免疫功能的影响 [J]. 中国实验方剂学杂志，2019，25（08）：14-9.
[136]邹苑斌，黄健男，程景炜，等．龙胆泻肝丸干预防治放射性分泌性中耳炎的临床研究 [J]. 中国医疗前沿，2012，7（19）：49-51.
[137]林子升，孙旭鸯，刘晓华．针刺蝶腭神经节治疗分泌性中耳炎疗效观察 [J]. 上海针灸杂志，2014，33（01）：47-9.
[138]尹正录，孟兆祥，林舜艳，等．康复训练联合针刺对鼻咽癌放射性损伤后张口困难及生活质量的影响 [J]. 中华物理医学与康复杂志，2012，08）：618-20.
[139]FERREIRA A P，COSTA D R，OLIVEIRA A I，et al. Short-term transcutaneous electrical nerve stimulation reduces pain and improves the masticatory muscle activity in temporomandibular disorder patients：a randomized controlled trial [J]. Journal of applied oral science：revista FOB，2017，25（2）：112-20.
[140]李和根，吴万垠．中医内科学・肿瘤分册[M. 人民卫生出版社，2020.
[141]Ling-long Tang，Yu-pei Chen，Chuan-ben Chen，et al. The Chinese Society of Clinical Oncology（CSCO）clinical guidelines for the diagnosis and treatment of nasopharyngeal carcinoma. Cancer communications，2021，41，1195-1227.
[142]WHO classification of head and neck tumors 5th Edition，Word Health Organization，2022.
[143]耳鼻咽喉肿瘤病理部分，广东科技出版社，2002.
[144]鼻咽癌临床多学科综合诊断与鉴别诊断，军事医学科学出版社，2013.
[145]翁敬锦，韦嘉章，韦云钟，等.鼻咽癌患者中医体质类型分布与临床病理特征的关联性分析[J. 中国临床新医学，2023，16（1）：8-12.
[146]黄韵.基于聚类分析对鼻咽癌放化疗患者中医证型演变规律的研究[J.内蒙古中医药，2023，42（05）：146-148.
[147]李和根，吴万垠．中医内科学・肿瘤分册[M. 人民卫生出版社，2020.
[148]黄韵，梁健忠，李镰行.鼻咽癌中医证型的研究进展[J.光明中医，2022，37（17）：3242-3245.
[149]周丽，潘艳东，朱琳，等.鼻咽癌中医证型与其临床分期和分化程度的关系[J.临床医学工程，2020，27（07）：871-872.
[150]王贤文，田道法，朱镇华，等.鼻咽癌前病变证候、证素、证型调查表的研制及评价[J.湖南中医药大学学报，2019，39（09）：1129-1132.
[151]杨帆，莫凯岚，陈扬声.鼻咽癌放疗前后中医证型分布及其演变规律的研究[J.广东药学院学报，

2014，30（02）：238-240.

[152]张红，陈孟溪，梁益辉.鼻咽癌初诊患者中医主症、证型规律初步研究[J.中国中医急症，2011，20（12）：1925-1927.

[153]陈孟溪，张红，苏志新，等.鼻咽癌中医主症、证型及常用中药的文献研究[J.湖南中医药大学学报，2010，30（01）：73-75.

[154]许静涌，杨剑，康维明，等.营养风险及营养风险筛查工具营养风险筛查2002临床应用专家共识（2018版）[J.中华临床营养杂志，2018，26（3）：131-131.

[155]中华人民共和国卫生行业标准，WS/T 555-201.肿瘤患者主观整体营养评估[S.

[156]石汉平，赵青川，王昆华，等.营养不良的三级诊断[J.肿瘤代谢与营养电子杂志，2015，2（02）：31-36.

[157]NCCN Clinical Practice Guidelines in Oncology：Adult Cancer Pain（Version 3.2024）

[158]中国医师协会疼痛科医师分会中华医学会疼痛学分会国家疼痛专业医疗质量控制中心，北京市疼痛治疗质量控制和改进中心.癌症相关性疼痛评估中国专家共识（2023版）[J.中国疼痛医学杂志，2023，29（12）：881-886.

[159]Hicks CL，von Baeyer CL，Spafford P，et al. The Faces Pain Scale - Revised：Toward a common metric in pediatric pain measurement. Pain 2001；93：173-183. FPS-R © 2001，International Association for the Study of Pain. All rights reserved.

[160]Ware LJ，Epps CD，Herr K，Packard A. Evaluation of the Revised Faces Pain Scale，Verbal Descriptor Scale，Numeric Rating Scale，and Iowa Pain Thermometer in older minority adults. Pain Manag Nurs 2006；7：117-125.

[161]癌症疼痛诊疗规范（2018年版）[J.临床肿瘤学杂志，2018，23（10）：937-944.

[162]崔诗允.镇痛药物不良反应专家共识[J.肿瘤代谢与营养电子杂志，2021，8（02）：139-143.

[163]付强，韩娜，李娜，等.芬太尼透皮贴剂临床合理用药指南[J.医药导报，2021，40（11）：1463-1474.

[164]成人癌性疼痛护理团体标准（2019）.中华护理学会团体标准T/CNAS 01-2019.

[165]全国肺栓塞和深静脉血栓形成防治能力建设项目专家委员会《医院内静脉血栓栓塞症防治质表评价与管理指南（2022版）》编写专家组.医院内静脉血栓栓塞症防治质表评价与管理指南（2022版）[J.中华医学杂志，2022，102（42）：3338-3348. DOI：10.3760/cma.j.cn112137-20220623-01373.

[166]Key NS，Khorana AA，Kuderer NM，et al. Venous Thromboembolism Prophylaxis and Treatment in Patients With Cancer：ASCO Guideline Update[J. J Clin Oncol，2023，41（16）：3063-3071.DOI：10.1200/JCO.23.00294.

[167]和雨，刘敏，史亚玲等Padua血栓风险评估模型对内科住院患者静脉血栓栓塞症预测效果的meta分析[J.现代医药卫生2023，39（03），449-454.

[168]秦小莉，高秀容，何琴等 全球肿瘤相关性血栓栓塞症风险评估工具的循证研究[J.中国药房.2024，35（03），333-338.

[169]J. C. Holland，B. D. Bultz. The NCCN guideline for distress management：a case for making distress the sixth vital sign. J Natl Compr Canc Netw，2007，05（01）：3-7.

[170]K. A. Donovan，T. L. Deshields，C. Corbettet al. Update on the Implementation of NCCN Guidelines for Distress Management by NCCN Member Institutions. J Natl Compr Canc Netw，2019，17（10）：1251-1256.

[171]傅亮，胡雁.2017版NCCN心理痛苦管理临床实践指南要点解读.上海护理，2018，18（02）：5-8.

[172]陈思涓，谭慧，谌永毅，等.美国癌症患者心理痛苦五步骤管理及其对我国的启示.中国护理管理，2018，18（01）：118-121.

[173]A. J. Roth，A. B. Kornblith，L. Batel-Copelet al. Rapid screening for psychologic distress in men with

prostate carcinoma: a pilot study. Cancer, 1998, 82 (10): 1904-1908.

[174]张伟.中文版癌症患者心理困扰筛查工具的修订及其最佳临界值的研究.安徽医科大学，2012.

[175]J. Garcia-Campayo, E. Zamorano, M. A. Ruizet al. Cultural adaptation into Spanish of the generalized anxiety disorder-7 (GAD-7) scale as a screening tool. Health Qual Life Outcomes, 2010, 08: 08.

[176]K. Kroenke, R. L. Spitzer, J. B. Williams. The PHQ-9: validity of a brief depression severity measure. J Gen Intern Med, 2001, 16 (09): 606-613.

[177]A. S. Zigmond, R. P. Snaith. The hospital anxiety and depression scale[J. Acta Psychiatr Scand, 1983, 67 (06): 361-370.

[178]鲁佳，李英，周佳欣，等.乳腺癌患者性健康管理的最佳证据总结[J.中华护理杂志，2022，57 (17): 2156-2163.

[179]张璐，伍晓琴，黄月霖，等.晚期癌症患者心理痛苦的安宁疗护管理最佳证据总结[J.护理学杂志，2023，38 (07): 75-81.

[180]Mengqing, Zhang, Chao, Li, Fang, Zhang et al. Prevalence of Dysphagia in China: An Epidemiological Survey of 5943 Participants.[J .Dysphagia, 2020, 36: 0.

[181]Kuhn MA, Gillespie MB, Ishman SL, Ishii LE, Brody R, Cohen E, Dhar SI, Hutcheson K, Jefferson G, Johnson F, Rameau A, Sher D, Starmer H, Strohl M, Ulmer K, Vaitaitis V, Begum S, Batjargal M, Dhepyasuwan N. Expert Consensus Statement: Management of Dysphagia in Head and Neck Cancer Patients. Otolaryngol Head Neck Surg. 2023 Apr; 168 (4): 571-592. doi: 10.1002/ohn.302. PMID: 36965195.

[182]Horii N, Hasegawa Y, Sakuramoto-Sadakane A, Saito S, Nanto T, Nakao Y, Domen K, Ono T, Kishimoto H. Validity of a dysphagia screening test following resection for head and neck cancer. Ir J Med Sci. 2021 Feb; 190 (1): 67-77. doi: 10.1007/s11845-020-02286-4. Epub 2020 Jun 30. Erratum in: Ir J Med Sci. 2021 May; 190 (2): 861. doi: 10.1007/s11845-020-02373-6. PMID: 32607911.

[183]Kraaijenga SA, van der Molen L, van den Brekel MW, Hilgers FJ. Current assessment and treatment strategies of dysphagia in head and neck cancer patients: a systematic review of the 2012/13 literature. Curr Opin Support Palliat Care. 2014 Jun; 8 (2): 152-63. doi: 10.1097 / SPC.0000000000000050. PMID: 24743298.

[184]万桂芳，张耀文，史静，等.改良容积粘度测试在吞咽障碍评估中的灵敏性及特异性研究[J.中华物理医学与康复杂志，2019，41 (12): 900-904.

[185]戴萌，窦祖林，卫小梅，等.吞咽造影的分析及应用进展[J.中国康复医学杂志，2016，31 (11): 4.DOI: 10.3969/j.issn.1001-1242.2016.11.021.

[186]Boaden E, Nightingale J, Bradbury C, Hives L, Georgiou R. Clinical practice guidelines for videofluoroscopic swallowing studies: A systematic review. Radiography (Lond). 2020 May; 26 (2): 154-162. doi: 10.1016/j.radi.2019.10.011. Epub 2019 Nov 25. PMID: 32052773.

[187]Kelly AM, Drinnan MJ, Leslie P. Assessing penetration and aspiration: how do videofluoroscopy and fiberoptic endoscopic evaluation of swallowing compare? Laryngoscope. 2007 Oct; 117 (10): 1723-7. doi: 10.1097/MLG.0b013e318123ee6a. PMID: 17906496.

[188]Selvanderan S, Wong S, Holloway R, Kuo P. Dysphagia: clinical evaluation and management. Intern Med J. 2021 Jul; 51 (7): 1021-1027. doi: 10.1111/imj.15409. PMID: 34278699.

[189]Vesey S. Dysphagia and quality of life. Br J Community Nurs. 2013 May; Suppl: S14, S16, S18-9. doi: 10.12968/bjcn.2013.18.sup5.s14. PMID: 23752289.

[190]Peng H, Guo R, Chen L, et al. Prognostic impact of plasma Epstein-Barr virus DNA in patients with nasopharyngeal carcinoma treated using intensity-modulated radiation therapy. Sci Rep, 2016; 6: 22000.

[191]Huang CL，Sun ZQ，Guo R，et al. Plasma Epstein-Barr virus DNA load after induction chemotherapy predicts outcome in locoregionally advanced nasopharyngeal carcinoma. Int J Radiat Oncol Biol Phys，2019；104（2）：355-361.

[192]LV J，Chen Y，Zhou G，et al. Liquid biopsy tracking during sequential chemo-radiotherapy identifies distinct prognostic phenotypes in nasopharyngeal carcinoma. Nat Commun，2019，10（1）：3941.

[193]Guo R，Tang LL，Mao YP，et al. Proposed modifications and incorporation of plasma Epstein-Barr virus DNA improve the TNM staging system for Epstein-Barr virus-related nasopharyngeal carcinoma. Cancer，2019，125（1）：79-89.

[194]Zhou GQ，Tang LL，Mao YP，et al. Baseline serum lactate dehydrogenase levels for patients treated with intensity-modulated radiotherapy for nasopharyngeal carcinoma：a predictor of poor prognosis and subsequent liver metastasis. Int J Radiat Oncol Biol Phys，2012；82（3）：e359-365.

[195]Guo SS，Tang LQ，Chen QY，et al. Is hemoglobin level in patients with nasopharyngeal carcinoma still a significant prognostic factor in the era of intensity-modulated radiotherapy technology? PLoS One，2015；10（8）：e0136033.

[196]Tang LQ，Hu DP，Chen QY，et al. Elevated high-sensitivity C-reactive protein levels predict deceased survival for nasopharyngeal carcinoma patients in the intensity-modulated radiotherapy era. PLoS One，2015；10（4）：e0122965.

[197]Tang LQ，Li CF，Li J，et al. Establishment and validation of prognostic nomograms for endemic nasopharyngeal carcinoma. J Natl Cancer Inst，2015；108（1）：djv291.

[198]［9］Tang XR，Li YQ，Liang SB，et al. Development and validation of a gene expression-based signature to predict distant metastasis in locoregionally advanced nasopharyngeal carcinoma：a retrospective，multicentre，cohort study. Lancet Oncol，2018，19（3）：382-393.

[199]Liu N，Chen NY，Cui RX，et al. Prognostic value of a microRNA signature in nasopharyngeal carcinoma：a microRNA expression analysis. Lancet Oncol，2012；13（6）：633-641.

[200]Liang YL，Zhang Y，Tan XR，et al. A lncRNA signature associated with tumor immune heterogeneity predicts distant metastasis in locoregionally advanced nasopharyngeal carcinoma. Nat Commun，2022；13（1）：2996.

[201]Jiang W，Liu N，Chen XZ，et al. Genome-wide identification of a methylation gene panel as a prognostic biomarker in nasopharyngeal carcinoma. Mol Cancer Ther，2015；14（12）：2864-2873.

[202]PENG G，WANG T，YANG KY，et al. A prospective，randomized study comparing outcomes and toxicities of intensity-modulated radiotherapy vs. conventional two-dimensional radiotherapy for the treatment of nasopharyngeal carcinoma. Radiother Oncol，2012，104（3）：286-293.

[203]KAM MK，LEUNG SF，ZEE B，et al. Prospective randomized study of intensity-modulated radiotherapy on salivary gland function in early-stage nasopharyngeal carcinoma patients. J Clin Oncol，2007，25（31）：4873-4879.

[204]DU T，XIAO J，QIU Z，et al. The effectiveness of intensity-modulated radiation therapy versus 2D-RT for the treatment of nasopharyngeal carcinoma：A systematic review and meta-analysis. PLoS One，2019，14（7）：e0219611.

[205]CO J，MEJIA MB，DIZON JM. Evidence on effectiveness of intensity-modulated radiotherapy versus 2-dimensional radiotherapy in the treatment of nasopharyngeal carcinoma：Meta-analysis and a systematic review of the literature. Head Neck，2016，38（Suppl 1）：E2130-E2142.

[206]LEECH M，COFFEY M，MAST M，et al. ESTRO ACROP guidelines for positioning，immobilisation and position verification of head and neck patients for radiation therapists. Tech Innov Patient Support Radiat Oncol，2017，1：1-7.

[207]许森奎，姚文燕，胡江，等. 鼻咽癌发泡胶个体化塑形与标准化头枕放疗体位固定精确度比

较. 中华放射肿瘤学杂志，2015，24（2）：196-199.
[208]LIN CG，XU SK，YAO WY，et al. Comparison of set up accuracy among three common immobilisation systems for intensity modulated radiotherapy of nasopharyngeal carcinoma patients. J Med Radiat Sci，2017，64（2）：106-113.
[209]许森奎，姚文燕，严惠莲，等. 两种体位固定装置在颈部放疗中的摆位误差比较研究. 肿瘤预防与治疗，2019，32（6）：528-532.
[210]BAKER GR. Localization：Conventional and CT simulation. Br J Radiol，2006，79：S36-S49.
[211]LIAO XB，MAO YP，LIU LZ，et al. How does magnetic resonance imaging influence staging according to AJCC staging system for nasopharyngeal carcinoma compared with computed to-mography？. Int J Radiat Oncol Biol Phys，2008，72（5）：1368-1377.
[212]KORSAGER AS，CARL J，RIIS ØSTERGAARD L. Comparison of manual and automatic MR-CT registration for radiotherapy of prostate cancer. J Appl Clin Med Phys，2016，17（3）：294-303.
[213]BENTEL GC，MARKS LB，SHEROUSE GW，et al. A customized head and neck support system. Int J Radiat Oncol Biol Phys，1995，32（1）：245-248.
[214]HOUWELING AC，VAN DER MEER S，VAN DER WAL E，et al. Improved immobilization using an individual head support in head and neck cancer patients. Radiother Oncol，2010，96（1）：100-103.
[215]XIA P，FU KK，WONG GW，et al. Comparison of treatment plans involving intensity-modulated radiotherapy for nasopharyngeal carcinoma. Int J Radiat Oncol Biol Phys，2000，48（2）：329-337.
[216]VERBAKEL WF，CUIJPERS JP，HOFFMANS D，et al. Volumetric intensity-modulated arc therapy vs. conventional IMRT in head-and-neck cancer：A comparative planning and dosimetric study. Int J Radiat Oncol Biol Phys，2009，74（1）：252-259.
[217]LU SH，CHENG JC，KUO SH，et al. Volumetric modulated arc therapy for nasopharyngeal carcinoma：A dosimetric comparison with TomoTherapy and step-and-shoot IMRT. Radiother Oncol，2012，104（3）：324-330.
[218]CHENG JC，CHAO KS，LOW D. Comparison of intensity modulated radiation therapy（IMRT）treatment techniques for nasopharyngeal carcinoma. Int J Cancer，2001，96（2）：126-131.
[219]祁振宇，黄劭敏，邓小武. 放疗计划CT值的校准检测及其影响因素分析. 癌症，2006，25（1）：110-114.
[220]OLCH AJ，GERIG L，LI H，et al. Dosimetric effects caused by couch tops and immobilization devices：Report of AAPM Task Group 176. Med Phys，2014，41（6）：061501.
[221]DEMPSEY JF，ROMEIJN HE，LI JG，et al. A fourier analysis of the dose grid resolution required for accurate IMRT fluence map optimization. Med Phys，2005，32（2）：380-388.
[222]BEDFORD JL，CHILDS PJ，NORDMARK HANSEN V，et al. Commissioning and quality assurance of the Pinnacle（3）radiotherapy treatment planning system for external beam photons. Br J Radiol，2003，76（903）：163-176.
[223]CHUNG H，JIN H，PALTA J，et al. Dose variations with varying calculation grid size in head and neck IMRT. Phys Med Biol，2006，51（19）：4841-4856.
[224]HASENBALG F，NEUENSCHWANDER H，MINI R，et al. Collapsed cone convolution and analytical anisotropic algorithm dose calculations compared to VMC++ Monte Carlo simulations in clinical cases. Phys Med Biol，2007，52（13）：3679-3691.
[225]LOW DA，MORAN JM，DEMPSEY JF，et al. Dosimetry tools and techniques for IMRT. Med Phys，2011，38（3）：1313-1338.
[226]MIFTEN M，OLCH A，MIHAILIDIS D，et al. Tolerance limits and methodologies for IMRT measurement-based verification QA：Recommendations of AAPM Task Group No. 218. Med Phys，2018，45（4）：e53-e83.

[227]HONG TS, TOMÉ WA, CHAPPELL RJ, et al. The impact of daily setup variations on head-and-neck intensity-modulated radiation therapy. Int J Radiat Oncol Biol Phys, 2005, 61 (3): 779-788.

[228]XING L, LIN Z, DONALDSON SS, et al. Dosimetric effects of patient displacement and collimator and gantry angle misalignment on intensity modulated radiation therapy. Radiother Oncol, 2000, 56 (1): 97-108.

[229]HAN C, CHEN YJ, LIU A, et al. Actual dose variation of parotid glands and spinal cord for nasopharyngeal cancer patients during radiotherapy. Int J Radiat Oncol Biol Phys, 2008, 70 (4): 1256-1262.

[230]CHEN AM, FARWELL DG, LUU Q, et al. Evaluation of the planning target volume in the treatment of head and neck cancer with intensity-modulated radiotherapy: What is the appropriate expansion margin in the setting of daily image guidance? . Int J Radiat Oncol Biol Phys, 2011, 81 (4): 943-949.

[231]DEN RB, DOEMER A, KUBICEK G, et al. Daily image guidance with cone-beam computed tomography for head-and-neck cancer intensity-modulated radiotherapy: A prospective study. Int J Radiat Oncol Biol Phys, 2010, 76 (5): 1353-1359.

[232]SHUENG PW, SHEN BJ, WU LJ, et al. Concurrent image-guided intensity modulated radiotherapy and chemotherapy following neoadjuvant chemotherapy for locally advanced nasopharyngeal carcinoma. Radiat Oncol, 2011, 6: 95.

[233]DUMA MN, KAMPFER S, SCHUSTER T, et al. Do we need daily image-guided radiotherapy by megavoltage computed tomography in head and neck helical tomotherapy? : The actual deliv-ered dose to the spinal cord. Int J Radiat Oncol Biol Phys, 2012, 84 (1): 283-288.

[234]NABAVIZADEH N, ELLIOTT DA, CHEN Y, et al. Image guided radiation therapy (IGRT) practice patterns and IGRT′ s Impact on workflow and treatment planning: Results from a National Survey of American Society for Radiation Oncology Members. Int J Radiat Oncol Biol Phys, 2016, 94 (4): 850-857.

[235]ZUMSTEG Z, DEMARCO J, LEE SP, et al. Image guidance during head-and-neck cancer radiation therapy: Analysis of alignment trends with in-room cone-beam computed tomography scans. Int J Radiat Oncol Biol Phys, 2012, 83 (2): 712-719.

[236]SHAM JS, WEI WI, KWAN WH, et al. Fiberoptic endoscopic examination and biopsy in determining the extent of nasopharyngeal carcinoma. Cancer, 1989, 64 (9): 1838-1842.

[237]LIANG SB, SUN Y, LIU LZ, et al. Extension of local disease in nasopharyngeal carcinoma de-tected by magnetic resonance imaging: Improvement of clinical target volume delineation. Int J Radiat Oncol Biol Phys, 2009, 75 (3): 742-750.

[238]LI WF, SUN Y, CHEN M, et al. Locoregional extension patterns of nasopharyngeal carcinoma and suggestions for clinical target volume delineation. Chin J Cancer, 2012, 31 (12): 579-587.

[239]TANG LL, HUANG CL, ZHANG N, et al. Elective upper-neck versus whole-neck irradiation of the uninvolved neck in patients with nasopharyngeal carcinoma: An open-label, non-inferiority, multicentre, randomised phase 3 trial. Lancet Oncol, 2022, 23 (4): 479-490.

[240]ZHANG F, CHENG YK, LI WF, et al. Investigation of the feasibility of elective irradiation to neck level Ⅰb using intensity-modulated radiotherapy for patients with nasopharyngeal carcinoma: A retrospective analysis. BMC Cancer, 2015, 15: 709.

[241]CHEN J, OU D, HE X, et al. Sparing level Ⅰb lymph nodes by intensity-modulated radiotherapy in the treatment of nasopharyngeal carcinoma. Int J Clin Oncol, 2014, 19 (6): 998-1004.

[242]MAO YP, WANG SX, GAO TS, et al. Medial retropharyngeal nodal region sparing radiotherapy versus standard radiotherapy in patients with nasopharyngeal carcinoma: Open label, non-inferiority, multicentre, randomised, phase 3 trial. BMJ, 2023, 380: e072133.

[243]GRÉGOIRE V，ANG K，BUDACH W，et al. Delineation of the neck node levels for head and neck tumors：A 2013 update：DAHANCA，EORTC，HKNPCSG，NCIC CTG，NCRI，RTOG，TROG consensus guidelines. Radiother Oncol，2014，110（1）：172–181.

[244]SHEN G，XIAO W，HAN F，et al. Advantage of PET/CT in target delineation of MRI–negative cervical lymph nodes in intensity–modulated radiation therapy planning for nasopharyngeal carcinoma. J Cancer，2017，8（19）：4117–4123.

[245]YANG H，CHEN X，LIN S，et al. Treatment outcomes after reduction of the target volume of in–tensity–modulated radiotherapy following induction chemotherapy in patients with locoregionally advanced nasopharyngeal carcinoma：A prospective，multi–center，randomized clinical trial. Ra–diother Oncol，2018，126（1）：37–42.

[246]ZHAO C，MIAO JJ，HUA YJ，et al. Locoregional control and mild late toxicity after reducing target volumes and radiation doses in patients with locoregionally advanced nasopharyngeal carcinoma treated with induction chemotherapy（IC）followed by concurrent chemoradiotherapy：10–year results of a phase 2 study. Int J Radiat Oncol Biol Phys，2019，104（4）：836–844.

[247]LIN S，PAN J，HAN L，et al. Nasopharyngeal carcinoma treated with reduced–volume intensity–modulated radiation therapy：Report on the 3–year outcome of a prospective series. Int J Radiat Oncol Biol Phys，2009，75（4）：1071–1078.

[248]中国鼻咽癌临床分期工作委员会. 2010鼻咽癌调强放疗靶区及剂量设计指引专家共识. 中华放射肿瘤学杂志，2011，20（4）：267–269.

[249]LEE AW，NG WT，PAN JJ，et al. International guideline for the delineation of the clinical target volumes（CTV）for nasopharyngeal carcinoma. Radiother Oncol，2018，126（1）：25–36.

[250]GUO Q，ZHENG Y，LIN J，et al. Modified reduced–volume intensity–modulated radiation therapy in non–metastatic nasopharyngeal carcinoma：A prospective observation series. Radiother Oncol，2021，156：251–257.

[251]TANG L，MAO Y，LIU L，et al. The volume to be irradiated during selective neck irradiation in nasopharyngeal carcinoma：Analysis of the spread patterns in lymph nodes by magnetic reso–nance imaging. Cancer，2009，115（3）：680–688.

[252]CHEN M，TANG LL，SUN Y，et al. Treatment outcomes and feasibility of partial neck irradiation for patients with nasopharyngeal carcinoma with only retropharyngeal lymph node metastasis after intensity–modulated radiotherapy. Head Neck，2014，36（4）：468–473.

[253]GAO Y，ZHU G，LU J，et al. Is elective irradiation to the lower neck necessary for N0 nasopharyngeal carcinoma？. Int J Radiat Oncol Biol Phys，2010，77（5）：1397–1402.

[254]LI JG，YUAN X，ZHANG LL，et al. A randomized clinical trial comparing prophylactic upper versus whole–neck irradiation in the treatment of patients with node–negative nasopharyngeal carci–noma. Cancer，2013，119（17）：3170–3176.

[255]HUANG CL，XU C，ZHANG Y，et al. Feasibility of ipsilateral lower neck sparing irradiation for unilateral or bilateral neck node–negative nasopharyngeal carcinoma：Systemic review and meta–analysis of 2，521 patients. Radiat Oncol，2018，13（1）：141.

[256]TANG LL，TANG XR，LI WF，et al. The feasibility of contralateral lower neck sparing intensity modulation radiated therapy for nasopharyngeal carcinoma patients with unilateral cervical lymph node involvement. Oral Oncol，2017，69：68–73.

[257]LEE AW，NG WT，PAN JJ，et al. International guideline on dose prioritization and acceptance criteria in radiation therapy planning for nasopharyngeal carcinoma. Int J Radiat Oncol Biol Phys，2019，105（3）：567–580.

[258]SUN Y，YU XL，LUO W，et al. Recommendation for a contouring method and atlas of organs at risk in nasopharyngeal carcinoma patients receiving intensity–modulated radiotherapy. Radiother Oncol，

2014, 110 (3): 390-397.

[259]SANTANAM L, HURKMANS C, MUTIC S, et al. Standardizing naming conventions in radiation oncology. Int J Radiat Oncol Biol Phys, 2012, 83 (4): 1344-1349.

[260]WANG SZ, LI J, MIYAMOTO CT, et al. A study of middle ear function in the treatment of nasopharyngeal carcinoma with IMRT technique. Radiother Oncol, 2009, 93 (3): 530-533.

[261]PENG YL, CHEN L, SHEN GZ, et al. Interobserver variations in the delineation of target volumes and organs at risk and their impact on dose distribution in intensity-modulated radiation therapy for nasopharyngeal carcinoma. Oral Oncol, 2018, 82: 1-7.

[262]Zheng SH, Wang YT, Liu SR, et al: Addition of chemoradiotherapy to palliative chemotherapy in de novo metastatic nasopharyngeal carcinoma: a real-world study. 22: 36, 2022

[263]You R, Liu YP, Huang PY, et al: Efficacy and Safety of Locoregional Radiotherapy With Chemotherapy vs Chemotherapy Alone in De Novo Metastatic Nasopharyngeal Carcinoma: A Multicenter Phase 3 Randomized Clinical Trial. JAMA Oncol 6: 1345-1352, 2020

[264]Liu J, Zhang B, Su Y, et al: Hypofractionated radiotherapy compared with conventionally fractionated radiotherapy to treat initial distant metastases in nasopharyngeal carcinoma: A multicenter, prospective, randomized, phase II trial. Radiother Oncol 187: 109815, 2023

[265]PALMA D A, OLSON R, HARROW S, et al. Stereotactic ablative radiotherapy versus standard of care palliative treatment in patients with oligometastatic cancers (SABR-COMET): a randomised, phase 2, open-label trial[J. The Lancet, 2019, 393 (10185): 2051 - 2058.

[266]PALMA D A, OLSON R, HARROW S, et al. Stereotactic Ablative Radiotherapy for the Comprehensive Treatment of Oligometastatic Cancers: Long-Term Results of the SABR-COMET Phase II Randomized Trial[J. J. Clin. Oncol., 2020, 38 (25): 2830 - 2838.

[267]LEHRER E J, SINGH R, WANG M, et al. Safety and Survival Rates Associated With Ablative Stereotactic Radiotherapy for Patients With Oligometastatic Cancer[J. JAMA Oncol., 2021, 7 (1): 92.

[268]Nguyen ML, Cantrell JN, Ahmad S, Henson C. Intensity-modulated proton therapy (IMPT) versus intensity-modulated radiation therapy (IMRT) for the treatment of head and neck cancer: A dosimetric comparison. Med Dosim. 2021; 46 (3): 259-263. doi: 10.1016/j.meddos.2021.02.001

[269]Dionisi F, Croci S, Giacomelli I, et al. Clinical results of proton therapy reirradiation for recurrent nasopharyngeal carcinoma. Acta Oncol. 2019; 58 (9) : 1238-1245. doi: 10.1080 / 0284186X.2019.1622772

[270]Li X, Kitpanit S, Lee A, et al. Toxicity Profiles and Survival Outcomes Among Patients With Nonmetastatic Nasopharyngeal Carcinoma Treated With Intensity-Modulated Proton Therapy vs Intensity-Modulated Radiation Therapy [published correction appears in JAMA Netw Open. 2021 Oct 1; 4 (10): e2135629. JAMA Netw Open. 2021; 4 (6): e2113205. Published 2021 Jun 1. doi: 10.1001/jamanetworkopen.2021.13205

[271]Akbaba, Sati et al. "Bimodal Radiotherapy with Active Raster-Scanning Carbon Ion Radiotherapy and Intensity-Modulated Radiotherapy in High-Risk Nasopharyngeal Carcinoma Results in Excellent Local Control." Cancers vol. 11, 3 379. 17 Mar. 2019, doi: 10.3390/cancers11030379

[272]Hu J, Huang Q, Gao J, et al. Mixed Photon and Carbon-Ion Beam Radiotherapy in the Management of Non-Metastatic Nasopharyngeal Carcinoma. Front Oncol. 2021; 11: 653050. Published 2021 Jul 23. doi: 10.3389/fonc.2021.653050

[273]Li Y, Guan X, Xing X, Hu C. Survival outcomes and toxicity profiles among patients with nonmetastatic nasopharyngeal carcinoma treated with intensity-modulated radiotherapy (IMRT) versus IMRT + carbon - ion radiotherapy: A propensity score-matched analysis. Head Neck. 2024; 46 (7) : 1766-1776. doi: 10.1002/hed.27771

[274]Lv X, Cao X, Xia WX, et al. Induction chemotherapy with lobaplatin and fluorouracil versus cisplat-

in and fluorouracil followed by chemoradiotherapy in patients with stage Ⅲ–ⅣB nasopharyngeal carcinoma: an open-label, non-inferiority, randomised, controlled, phase 3 trial. Lancet Oncol. 2021; 22 (5): 716-726. doi: 10.1016/S1470-2045 (21) 00075-9

[275]Miao J, Wang L, Tan SH, et al. Adjuvant Capecitabine Following Concurrent Chemoradiotherapy in Locoregionally Advanced Nasopharyngeal Carcinoma: A Randomized Clinical Trial. JAMA Oncol. Published online October 13, 2022. doi: 10.1001/jamaoncol.2022.4656

[276]Tang LL, Guo R, Zhang N, et al. Effect of Radiotherapy Alone vs Radiotherapy With Concurrent Chemoradiotherapy on Survival Without Disease Relapse in Patients With Low-risk Nasopharyngeal Carcinoma: A Randomized Clinical Trial. JAMA. 2022; 328 (8): 728-736. doi: 10.1001/jama.2022.13997

[277]1.Fang W, Yang Y, Ma Y, Hong S, Lin L, He X, et al. Camrelizumab (SHR-1210) alone or in combination with gemcitabine plus cisplatin for nasopharyngeal carcinoma: results from two single-arm, phase 1 trials. The Lancet Oncology. 2018; 19 (10): 1338-50. https: //doi.org/10.1016/s1470-2045 (18) 30495-9

[278]Hsu C, Lee SH, Ejadi S, Even C, Cohen RB, Le Tourneau C, et al. Safety and Antitumor Activity of Pembrolizumab in Patients With Programmed Death-Ligand 1-Positive Nasopharyngeal Carcinoma: Results of the KEYNOTE-028 Study. Journal of clinical oncology: official journal of the American Society of Clinical Oncology. 2017; 35 (36): 4050-6. https: //doi.org/10.1200/jco.2017.73.3675

[279]Wang FH, Wei XL, Feng J, Li Q, Xu N, Hu XC, et al. Efficacy, Safety, and Correlative Biomarkers of Toripalimab in Previously Treated Recurrent or Metastatic Nasopharyngeal Carcinoma: A Phase II Clinical Trial (POLARIS-02) . Journal of clinical oncology: official journal of the American Society of Clinical Oncology. 2021; 39 (7): 704-12. https: //doi.org/10.1200/jco.20.02712

[280].Ma BBY, Lim WT, Goh BC, Hui EP, Lo KW, Pettinger A, et al. Antitumor Activity of Nivolumab in Recurrent and Metastatic Nasopharyngeal Carcinoma: An International, Multicenter Study of the Mayo Clinic Phase 2 Consortium (NCI-9742) . Journal of clinical oncology: official journal of the American Society of Clinical Oncology. 2018; 36 (14): 1412-8. https: //doi.org/10.1200/jco.2017.77.0388

[281]Mai H, Lin S, Chen D, et al436 A phase II study of AK104, a bispecific antibody targeting PD-1 and CTLA-4, in patients with metastatic nasopharyngeal carcinoma (NPC) who had progressed after two or more lines of chemotherapyJournal for ImmunoTherapy of Cancer 2021; 9: doi: 10.1136/jitc-2021-SITC2021.436

[282]Jiang Y, Fang T, Lu N, Bei W, Dong S, Xia W, Liang H, Xiang Y. Anti-PD1 rechallenge in combination with anti-angiogenesis or anti-EGFR treatment beyond progression in recurrent/metastatic nasopharyngeal carcinoma patients. Crit Rev Oncol Hematol. 2023 Oct; 190: 104113. doi: 10.1016/j.critrevonc.2023.104113

[283]Zhang L, Zhang Y, Huang PY, Xu F, Peng PJ, Guan ZZ. Phase II clinical study of gemcitabine in the treatment of patients with advanced nasopharyngeal carcinoma after the failure of platinum-based chemotherapy. Cancer chemotherapy and pharmacology. 2008; 61 (1): 33-8. https: //doi.org/10.1007/s00280-007-0441-8

[284]Ngeow J, Lim WT, Leong SS, Ang MK, Toh CK, Gao F, et al. Docetaxel is effective in heavily pretreated patients with disseminated nasopharyngeal carcinoma. Annals of oncology: official journal of the European Society for Medical Oncology. 2011; 22 (3): 718-22. https: //doi.org/10.1093/annonc/mdq425

[285]Chua DT, Sham JS, Au GK. A phase II study of capecitabine in patients with recurrent and metastatic nasopharyngeal carcinoma pretreated with platinum-based chemotherapy. Oral oncology. 2003; 39 (4): 361-6. https: //doi.org/10.1016/s1368-8375 (02) 00120-3

[286]Ciuleanu E, Irimie A, Ciuleanu TE, Popita V, Todor N, Ghilezan N. Capecitabine as salvage treatment in relapsed nasopharyngeal carcinoma: a phase II study. Journal of BUON: official journal of the Balkan Union of Oncology. 2008; 13 (1): 37-42.

[287]Poon D, Chowbay B, Cheung YB, Leong SS, Tan EH. Phase II study of irinotecan (CPT-11) as salvage therapy for advanced nasopharyngeal carcinoma. Cancer. 2005; 103 (3): 576-81. https: //doi.org/10.1002/cncr.20802

[288]Hu Y, Fu JT, Shi D, Feng B, Shi Z. Clinical efficacy and safety of gemcitabine plus nedaplatin in the treatment of advanced nasopharyngeal carcinoma. J Cancer Res Ther. 2016 Dec; 12 (Supplement): C252-C255. doi: 10.4103/0973-1482.200750

[289]Zhang S, Chen J, Yang S, Lin S. An open-label, single-arm phase II clinical study of docetaxel plus lobaplatin for Chinese patients with pulmonary and hepatic metastasis of nasopharyngeal carcinoma. Anticancer Drugs. 2016 Aug; 27 (7): 685-8. doi: 10.1097/CAD.0000000000000370

[290]Ueda Y, Enokida T, Okano S, Fujisawa T, Ito K, Tahara M. Combination Treatment With Paclitaxel, Carboplatin, and Cetuximab (PCE) as First-Line Treatment in Patients With Recurrent and/or Metastatic Nasopharyngeal Carcinoma. Front Oncol. 2020 Oct 7; 10: 571304. doi: 10.3389 / fonc.2020.571304

[291]Qiu MZ, Zhang Y, Guo Y, Guo W, Nian W, Liao W, Xu Z, Zhang W, Zhao HY, Wei X, Xue L, Tang W, Wu Y, Ren G, Wang L, Xi J, Jin Y, Li H, Hu C, Xu RH. Evaluation of Safety of Treatment With Anti-Epidermal Growth Factor Receptor Antibody Drug Conjugate MRG003 in Patients With Advanced Solid Tumors: A Phase 1 Nonrandomized Clinical Trial. JAMA Oncol. 2022 Jul 1; 8 (7): 1042-1046. doi: 10.1001/jamaoncol.2022.0503

[292]Lu N, Jiang YF, Xia WX, Huang Y, Xie CM, Xu C, Ye YF, Liu GY, Bei WX, Ke LR, Li WZ, Zhang C, Wang X, Liu Q, Chen X, Chen ZX, Xie C, Liang H, Xiang YQ. Efficacy and safety of sintilimab plus bevacizumab in metastatic nasopharyngeal carcinoma after failure of platinum-based chemotherapy: an open-label phase 2 study. EClinicalMedicine. 2023 Aug 4; 62: 102136. doi: 10.1016/j.eclinm.2023.102136

[293]Tang LQ, Li XY, Li ZM, Liu ZG, Lin MZ, Zhou H, Yu QW, Zhou J, Zhao C, Chen ZB, Wang XC, Peng JY, Chen QY, Fang WF, Yang YP, Zhang B, Xia LP, Hu PL, Hu WH, Li YJ, Mai HQ, Cai XY. The efficacy and safety of apatinib plus capecitabine in platinum-refractory metastatic and/or recurrent nasopharyngeal carcinoma: a prospective, phase II trial. BMC Med. 2023 Mar 16; 21 (1): 94. doi: 10.1186/s12916-023-02790-1

[294]VermorkenJB, MesiaR, RiveraF, et al. Platinum-based chemotherapy plus cetuximab in head and neck cancer[J. N Engl J Med, 2008, 359 (11): 1116- 1127. DOI: 10.1056/NEJMoa0802656

[295]XuTT, OuXM, ShenCY, et al. Cetuximab in combination with chemoradiotherapy in the treatment of recurrent and/or metastatic nasopharyngeal carcinoma[J. Anti-Cancer Drugs, 2016, 27 (1): 66-70. DOI: 10.1097/CAD.0000000000000294

[296]ElserC, SiuLL, WinquistE, et al. Phase Ⅱ trial of Sorafenib in patients with recurrent or metastatic squamous cell carcinoma of the head and neck or nasopharyngeal carcinoma[J. J Clin Oncol, 2007, 25 (24): 3766- 3773. DOI: 10.1200/JCO.2006.10.2871

[297]Liu Q, Sun X, Li H, Zhou J, Gu Y, Zhao W, Li H, Yu H, Wang D. Types of Transnasal Endoscopic Nasopharyngectomy for Recurrent Nasopharyngeal Carcinoma: Shanghai EENT Hospital Experience. Front Oncol. 2021 Jan 14; 10: 555862. doi: 10.3389/fonc.2020.555862. PMID: 33585184; PMCID: PMC7873878.

[298]Tian YM, Tian YH, Zeng L, Liu S, Guan Y, Lu TX, Han F. Prognostic model for survival of local recurrent nasopharyngeal carcinoma with intensity-modulated radiotherapy. Br J Cancer. 2014 Jan 21; 110 (2): 297-303. doi: 10.1038/bjc.2013.715. Epub 2013 Dec 12. PMID: 24335924; PMCID:

PMC3899759.

[299]Liu YL, Wen K, Zhang WJ, Ouyang YF, Chen JH, Gu YK, Mei Q, Chen MY, Hua YJ, Li J. Assessment of Prophylactic Internal Carotid Artery Management in Postradiation Nasopharyngeal Necrosis Patients. Otolaryngol Head Neck Surg. 2024 Feb; 170（2）: 447-456. doi: 10.1002/ohn.615. Epub 2023 Dec 17. PMID: 38104320.

[300]管晨，高静东.中医药防治鼻咽癌放疗后口腔黏膜反应的研究进展[J.当代医药论丛，2021，19（18）：4.

[301]王杰，黄韵，劳国平，等.扶正解毒方联合艾灸对鼻咽癌患者放化疗后口腔黏膜损伤及炎性反应的影响[J.世界中医药，2018，13（12）：201-204+208.

[302]赵真豪，王丹，张柳.鼻咽癌放化疗后中医治疗进展[J.黑龙江中医药，2013（2）：3.

[303]柳吉玲，劳国平，王杰.鼻咽癌放化疗后中医药治疗研究现状[J.中医药临床杂志，2018，30（3）：3.

[304]艾茹玉，周娟，陈蓓，等.中医药防治鼻咽癌放疗后黏膜反应的研究现状[J.广州中医药大学学报，2016，33（03）：446-448.

[305]朱雪莹，李忠.鼻咽癌的中医治疗[J.家庭医学：下半月，2021（10）：2.

[306]韩金玉.艾灸神阙穴联合耳穴压豆对鼻咽癌放化疗患者毒副反应及生存质量的影响[J.中国医学文摘：耳鼻咽喉科学，2023，38（1）：131-133.

[307]孟春芹.放疗解毒汤防治鼻咽癌放疗后口腔黏膜反应临床研究[D.成都中医药大学，2014.

[308]黄锡英，倪雪莉，冯活林，等.加减竹叶石膏汤防治鼻咽癌放疗后口腔黏膜反应的研究[J.内蒙古中医药，2022，41（12）：63-65.

[309]张弦.八珍汤治疗恶性肿瘤放、化疗后骨髓抑制30例临床观察 [J.湖南中医杂志，2013，29（04）：51-3.

[310]郝琦，阿达来提・麻合苏提.玉女煎治疗急性放射性口腔黏膜炎及口干症临床疗效观察 [J.四川中医，2016，34（12）：166-8.

[311]白洪芳，江庆华，曾万琴，等.康复新液预防与治疗鼻咽癌放疗所致口腔黏膜炎的效果观察 [J.肿瘤预防与治疗，2017，30（01）：43-8.

[312]何钰卿.冷冻芦荟漱口液防治鼻咽癌放疗患者口腔黏膜炎的效果研究 [J.全科口腔医学电子杂志，2018，5（28）：47-8.

[313]龚芸，张丽，冯泽会，等.口炎清颗粒防治鼻咽癌患者放射性口腔炎的疗效观察 [J.华西口腔医学杂志，2016，34（01）：37-40.

[314]林冰，郎锦义，张鹏.放化疗全程配合不同中药组方治疗鼻咽癌的临床观察 [J.四川中医，2014，32（09）：71-3.

[315]陈毅，杨海芳.针灸治疗鼻咽癌放疗后吞咽障碍临证思路与方法[J.中国民间疗法，2021，29（12）：3.

[316]彭桂原.鼻咽癌放化疗后的中医康复与调养[M].人民卫生出版社，2020.

[317]肖旭，谢慧.在切脉针灸理论指导下联合董氏奇穴治疗耳鼻咽喉难治性疾病经验举隅[J].中医眼耳鼻喉杂志，2021，11（01）：38-40+47.

[318]彭支莲.针灸治疗鼻咽癌放化疗后味觉及嗅觉丧失验案[J].实用中医药杂志，2021，37（11）：1951.

[319]曾启峰，罗本华.针灸防治鼻咽癌放化疗后不良反应综述[J].大众科技，2019，21（10）：98-100+132.

[320]刘梦婷，丁金旺，金厅，等.针灸对鼻咽癌放疗后吞咽障碍临床疗效的Meta分析[J].中国医学创新，2020，17（34）：159-163.

[321]胡秉德.中医药疗法配合针灸治疗鼻咽癌[J].吉林中医药，2004，（10）：39.

[322]彭桂原，杨黎，谭串，等.切脉针灸改善晚期鼻咽癌患者放化疗期间生存质量的观察[J].广东药学院学报，2016，32（04）：522-525+536.

[323]谢强，杨淑荣，陈丹，等.转移兴奋灶针灸法为主治疗鼻咽癌放疗后口咽黏膜放射性损伤的临床观察[J].中国中西医结合耳鼻咽喉科杂志，2010，18（01）：34-36.

[324]黄燕彬，翁旭，袁岳宏，等.靳三针联合扩牙合治疗放射性颞下颌关节强直的临床研究[J].按摩与康复医学，2018，9（16）：23-26.

[325]古琨如，余芳菲，李小霞.针灸联合低温冲击治疗鼻咽癌放疗后颈部肌肉纤维化的效果分析[J].川北医学院学报，2017，32（04）：529-531+550.

[326]侯加运，易伟民，翁胤仑，等.电针治疗鼻咽癌放疗后吞咽障碍疗效观察[J].上海针灸杂志，2015，34（07）：626-628.

[327]姚二华，赵晓芳，林连兴，等.针灸疗法预防鼻咽癌患者同步放化疗所致呕吐的疗效观察[J].广西医学，2017，39（12）：1811-1813.

[328]梁昆.针刺联合益气养阴汤干预鼻咽癌放疗不良反应随机平行对照研究[J].实用中医内科杂志，2015，29（08）：134-135.

[329]Wang L，Wang XG，Wu HJ，et al. The efficacy and safety of ulinastatin in the prevention and treatment of radiotherapy-induced oral mucositis in locoregionally advanced nasopharyngeal carcinoma（LA-NPC）：A multicenter，open-label，randomized controlled clinical trial. Journal of Clinical Oncology 2024 42：16_suppl，6105-6105.

[330]彭瑞娟，李冬梅，黄石群，等.紫草液喷雾剂联合护理干预在降低III度及以上放射性皮炎中的应用研究 [J]. 临床医药文献电子杂志，2016，3（15）：3074-5.

[331]李和根，吴万垠编.《中医内科学·肿瘤分册》，人民卫生出版社.

[332]Zhu G，Lin J C，Kim S B，et al. Asian expert recommendation on management of skin and mucosal effects of radiation，with or without the addition of cetuximab or chemotherapy，in treatment of head and neck squamous cell carcinoma[J]. BMC Cancer，2016，16：42.

[333]彭琦，孙红玲，吴婉英，等.肿瘤患者放射性皮炎评估工具与护理干预研究进展[J]. 中华全科医学，2023，21（05）：849-852.

[334]王园园，荆凤，袁书琪，等.头颈部肿瘤患者放射性皮炎预防及管理的最佳证据总结[J]. 护士进修杂志，2024，39（04）：401-407.

[335]Gosselin T，Ginex P K，Backler C，et al. ONS Guidelines™ for Cancer Treatment-Related Radiodermatitis[J]. Oncol Nurs Forum，2020，47（6）：654-670.

[336]范铭，冯梅，袁双虎.放射性皮炎的预防与治疗临床实践指南[J]. 中华肿瘤防治杂志，2023，30（06）：315-323.

[337]Behroozian T，Goldshtein D，Ryan W J，et al. MASCC clinical practice guidelines for the prevention and management of acute radiation dermatitis：part 1）systematic review[J]. EClinicalMedicine，2023，58：101886.

[338]ELAD S，CHENG K K F，LALLA R V，等. MASCC/ISOO clinical practice guidelines for the management of mucositis secondary to cancer therapy[J/OL]. Cancer，2020，126（19）：4423-4431. DOI：10.1002/cncr.33100.

[339]中国抗癌协会肿瘤放射防护专业委员会，中华预防医学会放射卫生专业委员会.放射性口腔黏膜炎辐射防护专家共识[J/OL]. 中华放射肿瘤学杂志，2024，33（4）：296-306. DOI：10.3760/cma.j.cn113030-20240105-00006.

[340]石汉平，杨剑，张艳.肿瘤患者营养教育[J.肿瘤代谢与营养电子杂志，2017，4（01）：1-6.

[341]吴国豪，谈善军.成人口服营养补充专家共识 [J. 消化肿瘤杂志（电子版），2017，9（03）：151-155.

[342]吴蓓雯，叶向红，李素云，等.提高口服营养补充依从性临床管理实践的专家共识[J.肿瘤代谢与营养电子杂志，2021，8（05）：487-494.

[343]李涛，吕家华，郎锦义，等.恶性肿瘤放射治疗患者肠内营养专家共识 [J. 肿瘤代谢与营养电子杂志，2017，4（03）：272-279.

[344]石汉平，许红霞，李苏宜，等. 营养不良的五阶梯治疗 [J. 肿瘤代谢与营养电子杂志，2015，2（01）：29-33.

[345]Phil Ayers，Stephen Adams，Joseph Boullata，et al. A.S.P.E.N.parenteral nutrition safety consensus recommendations. J Parenter Enteral Nutr.2014，38（3）：296-333.

[346]丛明华. 肠外营养安全性管理中国专家共识 [J. 肿瘤代谢与营养电子杂志，2021，8（05）：495-502.

[347]李素云，邵小平，唐小丽，等. 肠外营养安全输注专家共识 [J. 中华护理杂志，2022，57（12）：1421-1426.

[348]Barbon CEA，Peterson CB，Moreno AC，Lai SY，Reddy JP，Sahli A，Martino R，Johnson FM，Fuller CD，Hutcheson KA. Adhering to Eat and Exercise Status During Radiotherapy for Oropharyngeal Cancer for Prevention and Mitigation of Radiotherapy-Associated Dysphagia. JAMA Otolaryngol Head Neck Surg. 2022 Oct 1；148（10）：956-964. doi：10.1001/jamaoto.2022.2313. PMID：36074459；PMCID：PMC9459910.

[349]Gillman A，Winkler R，Taylor NF. Implementing the Free Water Protocol does not Result in Aspiration Pneumonia in Carefully Selected Patients with Dysphagia：A Systematic Review. Dysphagia. 2017 Jun；32（3）：345-361. doi：10.1007/s00455-016-9761-3. Epub 2016 Nov 23. PMID：27878598.

[350]Bossola M，Antocicco M，Pepe G. Tube feeding in patients with head and neck cancer undergoing chemoradiotherapy：A systematic review. JPEN J Parenter Enteral Nutr. 2022 Aug；46（6）：1258-1269. doi：10.1002/jpen.2360. Epub 2022 May 22. PMID：35244947.

[351]Banda KJ，Chu H，Kao CC，Voss J，Chiu HL，Chang PC，Chen R，Chou KR. Swallowing exercises for head and neck cancer patients：A systematic review and meta-analysis of randomized control trials. Int J Nurs Stud. 2021 Feb；114：103827. doi：10.1016/j.ijnurstu.2020.103827. Epub 2020 Nov 11. PMID：33352439..

[352]Kotz T，Federman AD，Kao J，Milman L，Packer S，Lopez-Prieto C，Forsythe K，Genden EM. Prophylactic swallowing exercises in patients with head and neck cancer undergoing chemoradiation：a randomized trial. Arch Otolaryngol Head Neck Surg. 2012 Apr；138（4）：376-82. doi：10.1001/archoto.2012.187. PMID：22508621.

[353]中国吞咽障碍膳食营养管理专家共识组. 吞咽障碍膳食营养管理中国专家共识（2019版）[J. 中华物理医学与康复杂志，2019，41（12）：881-885.

[354]Logemann JA，Rademaker AW，Pauloski BR，Kahrilas PJ. Effects of postural change on aspiration in head and neck surgical patients. Otolaryngol Head Neck Surg. 1994 Feb；110（2）：222-7. doi：10.1177/019459989411000212. PMID：8108157.

[355]ZHOU GQ，WU CF，DENG B，et al. An optimal posttreatment surveillance strategy for cancer survivors based on an individualized risk-based approach. Nat Commun，2020，11（1）：3872.

[356]WU CF，LIN L，MAO YP，et al. Liquid biopsy posttreatment surveillance in endemic nasopharyngeal carcinoma：a cost-effective strategy to integrate circulating cell-free Epstein-Barr virus DNA. BMC Med，2021，19（1）：193.

[357]RODRIGUEZ-GALINDO C，KRAILO MD，KRASIN MJ，et al. Treatment of childhood nasopharyngeal carcinoma with induction chemotherapy and concurrent chemoradiotherapy：Results of the children's oncology group arar0331 study J Clin Oncol，2019，37（35）：3369-3376.

[358]LIANG YJ，WEN DX，LUO MJ，et al. Induction or adjuvant chemotherapy plus concurrent chemoradiotherapy versus concurrent chemoradiotherapy alone in paediatric nasopharyngeal carcinoma in the imrt era：A recursive partitioning risk stratification analysis based on ebv DNA Eur J Cancer，2021，159：133-143.

[359]LUO DH，LI XY，GUO SS，et al. Paclitaxel liposome，cisplatin and 5-fluorouracil-based induction chemotherapy followed by de-escalated intensity-modulated radiotherapy with concurrent cisplatin in

stage iva–ivb childhood nasopharyngeal carcinoma in endemic area: A phase ii, single–arm trial Lancet Reg Health West Pac, 2023, 40: 100895.

[360]LIANG YJ, LIU LT, LI Y, et al. Association of treatment advances with survival rates in pediatric patients with nasopharyngeal carcinoma in china, 1989–2020 JAMA Netw Open, 2022, 5 (3): e220173.

[361]Zheng Y, Han F, Xiao W, etal. Analysis of late toxicity in nasopharyngeal carcinoma patients treated with intensity modulated radiationtherapy. Radiation oncology (London, England) 2015; 10: 17.

[362]Cox JD, Stetz J, Pajak TF. Toxicity criteria of the Radiation Therapy Oncology Group (RTOG) and the European Organization for Research and Treatment of Cancer (EORTC) .International journal of radiation oncology, biology, physics1995; 31: 1341–6.

[363]Famoso JM, Laughlin B, McBride A, Gonzalez VJ. Pentoxifylline and vitamin E drug compliance after adjuvant breast radiation therapy. Advances in radiation oncology2018; 3: 19–24.

[364]Zeng L, Tian Y–M, Sun X–M et al. Late toxicities after intensity–modulated radiotherapy for nasopharyngeal carcinoma: patient and treatment–related risk factors .Br J Cancer, 2014, 110: 49–54.

[365]Chan, S. H., Ng, W. T., Kam, M. K., et al. Sensorineural hearing loss after treatment of nasopharyngeal carcinoma: a longitudinal analysis. International Journal of Radiation Oncology, Biology, Physics, 2015, 91: 187–194.

[366]Hsin Chung–Han, Tseng Hsien–Chun, Lin Huang–Pin et al. Post–irradiation otitis media, rhinosinusitis, and their interrelationship in nasopharyngeal carcinoma patients treated by IMRT. Eur Arch Otorhinolaryngol, 2016, 273: 471–7.

[367]Hsin CH, Chen TH, Liang KL, et al. Post–irradiation otitis media with effusion in nasopharyngeal carcinoma patients treated by intensity–modulated radiotherapy. The Laryngoscope, 2013; 123: 2148–53.

[368]Liang KL, Su MC, Twu CW, et al. Long–term result of management of otitis media with effusion in patients with post–irradiated nasopharyngeal carcinoma. Eur Arch Otorhinolaryngol, 2011; 268: 213–7.

[369]Sato H, Kurata K, Yen YH, et al. Extension of nasopharyngeal carcinoma and otitis media with effusion. Arch Otolaryngol Head Neck Surg, 1988, 114: 866–867.

[370]Young YH, Hsieh T. Eustachian tube dysfunction in patients with nasopharyngeal carcinoma, pre– and post–irradiation. Ear Arch Otorhinolaryngol, 1992, 244: 206–208.

[371]Su CY, Hsu SP. Chee CY. Electromyographic study of tensor and levator veli palatini muscles in patients with nasopharyngeal carcinoma. Cancer, 1993, 71 (12): 1193–2000.

[372]杜莎莎，任陈，田允鸿，等.鼻咽癌根治性调强放疗后晚期耳损伤的临床研究.实用医学杂志，2011，27（20）：3734–3736 .

[373]Low WK, Tan MG, Chua AW, et al. The 12th Yahya Cohen Memorial Lecture: The Cellular and Molecular Basis of Radiation–induced Sensorineural Hearing Loss. Ann Acad Med Singapore, 2009, 38 (1): 91–94.

[374]SSumitsawan Y, Chaiyasate S, Chitapanarux I, et al. Late Complications of Radiotherapy for Nasopharyngeal Carcinoma. Auris Nasus Larynx, 2009, 36 (2): 205–209.

[375]Honore HB, Bentzen SM, MLller K, et al. Sensorineural Hearing Loss after Radiotherapy for Nasopharyngeal Carcinoma: Individualized Risk Estimation. Radiother Oncol, 2002, 65 (1): 9–16.

[376]Petsuksiri J, Sermsree A, Thephamongkhol K, et al. Sensorineural Hearing Loss after Concurrent Chemoradiotherapy in Nasopharyngeal Cancer Patients. Radiat Oncol, 2011, 20 (2): 6–19.

[377]Wang LF, Kuo WR, Ho KY, et al. A Long–term Sensorineural Hearing Status in Patients with NPC after Radiotherapy. Otol Neurotol, 2004, 25 (2): 168–173.

[378]严福波，陈应超，张清元，等．鼻咽癌患者放疗后并发分泌性中耳炎的综合治疗．听力学及言语疾病杂志，2015，23（01）：89-90

[379]Tabuchi K，Nakamagoe M，Nishimura B，et al. Protective effects of corticosteroids and neurosteroids on cochlear injury. Med Che，2011，7：140—144.

[380]Chua DY，Tan HK. Successful Rehabilitation with Cochlear Implant in Post-irradiation Induced Hearing Loss in Nasopharyngeal Carcinoma Patient. Ann Acad Med Singapore，2007，36（1）：74-77.

[381]李志勇，杨荃荃，马鹏，等．耳内镜下鼓膜穿刺治疗鼻咽癌放疗后分泌性中耳炎效果观察．临床误诊误治，2020，33（01）：96-9.

[382]雷雳，王丹妮，郝欣平，马晓波，李永新，赵守琴，郑军，韩德民．鼓膜置管术治疗放射性分泌性中耳炎的疗效及其并发症处理．临床耳鼻咽喉头颈外科杂志，2020，34（04）：334-337.

[383]Ho WK，Wei WI，Kwong DL，et al. Randomized evaluation of the audiologic outcome of ventilation tube insertion for middle ear effusion in patients with nasopharyngeal carcinoma. Otolaryngol，2002，31：287.

[384]张肖．鼓膜置管治疗鼻咽癌放疗后分泌性中耳炎探索．中国继续医学教育，2019，11（12）：100-103.

[385]Kuo Chin-Lung，Wang Mao-Che，Chu Chia-Huei et al. New therapeutic strategy for treating otitis media with effusion in postirradiated nasopharyngeal carcinoma patients. J Chin Med Assoc，2012，75：329-34.

[386]林启明，方超，汪敬锋．CO2 激光鼓膜造孔术和鼓膜置管术治疗鼻咽癌放疗后分泌性中耳炎的效果比较．福建医药杂志，2019，41（02）：45-8.

[387]Sun Hongcun，Cao Cheng，Qiu Xiaowen et al. Efficacy of balloon dilatation of the eustachian tube in patients with refractory otitis media with effusion after radiotherapy for nasopharyngeal carcinoma..Am J Otolaryngol，2020，1.7083333333333312724

[388]Froehlich Michael H，Le Phong T，Nguyen Shaun A et al. Eustachian Tube Balloon Dilation：A Systematic Review and Meta-analysis of Treatment Outcomes. Otolaryngol Head Neck Surg，2020，163：870-882.

[389]张楠，彭洪，石增霞．自动咽鼓管吹张+球囊扩张术治疗鼻咽癌放疗患者分泌性中耳炎的研究湖南师范大学学报：医学版，2018，（3）：3.

[390]Huang Yan，Wang Xiaoqian，Huang Hongming et al. Long-Term Outcomes of Cochlear Implantation in Irradiated Ears of Nasopharyngeal Carcinoma Patients. Laryngoscope，2021，131：649-655.

[391]Emily M，Ishak，Matthew，Gallitto，Justin S，Golub et al. Radiation-Induced Sensorineural Hearing Loss and Potential Management. Pract Radiat Oncol，2024，14：0.

[392]Hsin CH，Chen TH，Young YH，et al. Comparison of otologic complications between intensity-modulated and two-dimensional radiotherapies in nasopharyngeal carcinoma patients. Otolaryngol Head Neck Surg，2010，143（5）：662-8.

[393]Gao J，Qian TL，Tao CZ，et al. SmartArc-based volumetric modulated arc therapy can improve the middle ear，vestibule and cochlea sparing for locoregionally advanced nasopharyngeal carcinoma：a dosimetric comparison with step-2146826259-2146826259hoot intensity-modulated radiotherapy. Br J Radiol，2015，88（1053）：20150052.

[394]Nam P，Nguyen，Misty，Ceizyk，Vincent，Vinh-Hung et al. Feasibility of tomotherapy to reduce cochlea radiation dose in patients with locally advanced nasopharyngeal cancer. Tumori，2012，98（6）：709-14.

[395]Romesser PB，Cahlon O，Scher E，et al. Proton beam radiation therapy results in significantly reduced toxicity compared with intensity-modulated radiation therapy for head and neck tumors that require ipsilateral radiation.Radiother Oncolo，2016，118（2）：286-92.

[396]Wang SZ，Ji Li，A Study of Middle Ear Function in the Treatment of Nasopharyngeal Carcinoma with

IMRT Technique. Radiotherapy and Oncology 2009，93（3）：530-533.

[397]毛云飞，张红雁，高劲，等.鼻咽癌调强放疗后感音神经性听力下降的临床分析.中华放射肿瘤学杂志，2013，22（6）：465-468.

[398]Haken RKT，Marks LB，Bentzen SM，et al. Quantitative Analyses of Normal Tissue Effects in the Clinic（QUANTEC）：Clinical Use. Radiother Oncol，2010，98（Suppl 2）：S8.

[399]中国鼻咽癌临床分期工作委员会.2010鼻咽癌调强放疗靶区及剂量设计指 引专家共识.《中华放射肿瘤学杂志》，2011，20（4）.

[400]郭明，王胜资，吴朝霞，等.IMRT计划优化参数中听觉器官分区 限制剂量研究.中华放射肿瘤学杂志，2015，24（4）：438-442.

[401]Hitchcock YJ，Tward JD，Szabo A，et al. Relative Contributions and Cisplatin-based Chemotherapy to Sensorineural Hearing Loss in Head- and-neck Cancer Patients. Int J Radiat Oncol Biol Phys.2009，73（3）：779-788.

[402]Bhandare N，Jackson A，Eisbruch A，et al. Radiation Therapy and Hearing Loss. Int J Radiat Oncol Biol Phys，2010，76（3）：s50-s57.

[403]王婷，陆燕，曾密，等.鼻咽癌患者放疗后张口困难预防与康复的证据总结[J].中华护理杂志，2024，59（06）：744-752.

[404]冯晓娜.鼻咽癌调强放疗回顾性分析及引起吞咽困难的剂量学研究[D].大连医科大学，2020. DOI：10.26994/d.cnki.gdlyu.2017.000103.

[405]薛少军.吞咽训练对头颈部肿瘤放疗后吞咽困难的防治效果Meta分析[D].山西医科大学，2022. DOI：10.27288/d.cnki.gsxyu.2021.000690.

[406]中国康复医学会吞咽障碍康复专业委员会.中国吞咽障碍康复管理指南（2023版）[J].中华物理医学与康复杂志，2023，45（12）：1057-1072. DOI：10.3760/cma.j.issn.0254-1424.2023.12.001.

[407]Mancin S，SguanciM，Reggiani F，et al. Dysphagia screening post-stroke：systematic review[J]. BMJ Support Palliat Care，2023，26：spcare-2022-004144.DOI：10.1136/spcare-2022-004144.

[408]Estupinán Artiles C，Regan J，Donnellan C. Dysphagia screening in residential care settings：ascoping review[J]. Int J Nurs Stud，2021，114：103813. DOI：10.1016/j.ijnurstu.2020.103813.

[409]Lin Y，Wan G，Wu H，et al. The sensitivity and specificity of the modified volume-viscosity swallow test for dysphagia screening among neurological patients[J].Front Neurol，2022，13：961893. DOI：10.3389/fneur.2022.961893.

[410]窦祖林.吞咽障碍评定与治疗[M].2版，北京.人民卫生出版社，2017：138-164.

[411]Kletzien H，Russell JA，Leverson G，et al. Effect of neuromuscular electrical stimulation frequency on muscles of the tongue[J].Muscle Nerve，2018，58（3）：441-448. DOI：10.1002/mus.26173.

[412]Wang Y，Xu L，Wang L，et al. Effects of transcutaneous neuromuscular electrical stimulation on post-stroke dysphagia：a systematic review and meta-analysis [J]. Front Neurol，2023，14：1163045. DOI：10. 3389/fneur.2023.1163045.

[413]Zhang LF，Wang L，Wu YN，et al. Assessment and management of radiation-induced trismus in patients with nasopharyngeal carcinoma：a best practice implementation project ［J］. JBI Evid Implement，2023，21（3）：208-217.

[414]Zhao F，Dou ZL，XieCQ，et al. Effect of intensive oropharyngeal training on radiotherapy-related dysphagia in nasopharyngeal carcinoma patients[J]. Dysphagia，2022，37（6）：1542-1549. DOI：10.1007/s00455-022-10419-3.

[415]Sze WP，Yoon WL，Escoffier N，et al. Evaluating the training effects of two swallowing rehabilitation therapies using surface electromyogra- phy-chin tuck against resistance（CTAR）exercise and the shaker exercise[J].Dysphagia，2016，31（2）：195-205.DOI：10.1007/s00455-015-9678-2.

[416]牟进，范凤霞，屈云.头颈部恶性肿瘤患者放疗后吞咽困难的康复治疗研究进展[J].肿瘤预防与

治疗，2020，33（03）：275-280.

[417]LuY，Chen Y，Huang D，et al. Efficacy of acupuncture for dysphagia after stroke：a systematic review and meta-analysis[J]. Ann Palliat Med，2021，10（3）：3410-3422. DOI：10.21037/ apm-21-499.

[418]Tang Y，Liang R，Gao W，et al. A meta-analysis of the effect of nape acupuncture combined with rehabilitation training in the treatment of dysphagia after stroke[J]. Medicine，2022，101（46）：e31906. DOI：10.1097/md.000000000003196

[419]Labeit B，Michou E，Hamdy S，et al. The assessment of dysphagia after stroke：state of the art and future directions[J]. Lancet Neurol，2023，22（9）：858-870. DOI：10.1016/s1474-4422（23）00153-9.

[420]O′connor LR，Morris NR，Paratz J. Physiological and clinical outcomes associated with use of one-way speaking valves on tracheostomised patients：a systematic review[J].Heart Lung，2019，48（4）：356-364. DOI：10.1016/j.hrtlng.21811.006.

[421]中国吞咽障碍膳食营养管理专家共识组.吞咽障碍膳食营养管理中国专家共识（2019版）[J].中华物理医学与康复杂志，2019，41（12）：881-888. DOI：10.3760/cma.j.issn.0254-1424.2019.12.001.

[422]孙沛，李庆，张伟，等.量化食物稠度在卒中后吞障碍患者中应用安全性的Meta分析[J].中华现代护理杂志，2020，26（36）：5101-5107.DOI：10.3760/cma.j.cn115682-20200923-05483.

[423]Remijn L，Sanchez F，Heijnen BJ，et al. Effects of oral health interventions in people with oropharyngeal dysphagia：a systematic review[J]. J Clin Med，2022，11（12）：3521. DOI：10.3390/jcm11123521.

[424]Pan XB，Liu Y，Huang ST，et al. Dosimetry of submandibular glands on xerostomia for nasopharyngeal carcinoma[J].Front Oncol，2020，10：601403.

[425]李曼，李卫阳，朱丽婵，郑小雅，赵双双.穴位埋针联合头颈功能锻炼对鼻咽癌患者口干及生活质量的影响[J].浙江中医杂志，2023，58（09）：675-676.

[426]康敏.中国鼻咽癌放射治疗指南（2022版）[J].中华肿瘤防治杂志，2022，29（09）：611-622. DOI：10.16073/j.cnki.cjcpt.2022.09.01.

[427]张小云，山惠萍，奚兰花，等.咀嚼运动联合穴位按摩在鼻咽癌放疗患者放射性口干症中的应用[J].护理实践与研究，2023，20（22）：3394-3399.

[428]岑洁，杨丽.鼻咽癌患者健康管理APP的应用效果[J].中国护理管理，2019，19（11）：1695-1701.

[429]Kuhn，M.A.，et al.，Expert Consensus Statement：Management of Dysphagia in Head and Neck Cancer Patients. Otolaryngol Head Neck Surg，2023. 168（4）：p. 571-592.

[430]PAN D，RONG X M，CHEN D P，et al. Mortality of early treatment for radiation-induced brain necrosis in head and neck cancer survivors：a multicentre，retrospective，registry-based cohort study [J]. EClinical Medicine，2022，50.09027777777777781618 .

[431]ZHUN X H，HUANG X L，YAN M S，et al. Comparison between high-dose and low-dose intravenous methylprednisolone therapy in patients with brain necrosis after radiotherapy for nasopharyngeal carcinoma[J]. Radiotherapy and Oncology，2019，137：16-23.

[432]CAI J H，XUE R Q，YUE Z W，et al. Neutrophil to lymphocyte ratio as a predictor for treatment of radiation-induced brain necrosis with bevacizumab in nasopharyngeal carcinoma patients[J]. Clinical and Translational Medicine，2022，12（1）：e583 .

[433]XU Y，RONG X，HU W，et al. Bevacizumab Monotherapy Reduces Radiation-induced Brain Necrosis in Nasopharyngeal Carcinoma Patients：A Randomized Controlled Trial. International Journal of Radiation Oncology Biology Physics，2018 Aug1；101（5）：1087-1095.

[434]HE L，PI Y X，LI Y，et al. Efficacy and safety of apatinib for radiation-induced brain injury among

patients with head and neck cancer：an open-label，single-arm，phase 2 study[J]. International Journal of Radiation OncologyBiology Physics，2022，113（4）：796-804.

[435]李融融，于康.恶性肿瘤患者康复期营养管理专家共识（2023 版）中华临床营养杂志（Chin J Clin Nutr）[J]. 2023，31（2），65-73

[436]Cederholm T，Jensen GL，Correia M，et al. GLIM criteria for the diagnosis of malnutrition - A consensus report from the global clinical nutrition community [J]. Clinical nutrition（Edinburgh，Scotland），2019，38（1）：1-9.

[437]杨剑，蒋朱明，于康 . 营养不良评定（诊断）标准沿革及目前存在问题的思考 [J]. 中华外科杂志，2019，57（5）：331-336.

[438]杨剑，蒋朱明，于康，等 . GLIM 营养不良评定（诊断）标准共识（2018）的探讨和分析[J]. 中华临床营养杂志，2019，27（1）：1-5.

[439]中华医学会肠外肠内营养学分会 . 肿瘤患者营养支持指南 [J]. 中华外科杂志，2017，55（11）：801-828. 7]

[440]石汉平，刘明，许红霞，等 . 肿瘤相关性肌肉减少症临床诊断与治疗指南 [J]. 肿瘤代谢与营养电子杂志，2022（1）：24-34.

[441]中国抗癌协会肿瘤营养专业委员会，国家市场监管重点实验室（肿瘤特医食品），北京肿瘤学会肿瘤缓和医疗专业委员会.中国恶性肿瘤患者运动治疗专家共识[J/CD]. 肿瘤代谢与营养电子杂志，2022，9（3）：298-311.

[442]中国抗癌协会肿瘤营养专业委员会，中华医学会肠外肠内营养学分会 . 鼻咽癌患者的营养治疗共识[J]. 肿瘤代谢与营养电子杂志，2021，8（6）：600-604.

口腔颌面黏膜恶性黑色素瘤

名誉主编

樊代明

顾　问

邱蔚六　张志愿　王松灵　赵铱民　崔儒涛　郭传瑸

主　编

郭　伟　孙沫逸　唐瞻贵　任国欣　吴云腾

副主编

王丽珍　吕　炯　孔蕴毅　何　悦　李龙江　孟　箭

编　委（按姓氏拼音排序）

步荣发　龚忠诚　黄志权　鞠侯雨　李　波　李吉辰　马旭辉　麦华明

曲行舟　冉　炜　尚　伟　宋　浩　孙俊勇　孙志军　田　皞　王延安

吴亚东　武和明　杨　凯　曾汉林　张　杰　郑家伟

执笔人

吕　炯　郭　伟

第一章

概述

头颈黏膜恶性黑色素瘤（Head and Neck Mucosal Melanoma，HNMM）是一类高度恶性的实体肿瘤。HNMM的危险因素、分子病理改变、临床症状及预后等与皮肤、肢端以及全身其他部位的黏膜黑色素瘤存在差异。为切实提高我国HNMM患者的远期生存率及生存质量，郭伟等于2015年制定了国内首个HNMM诊治专家共识。随着基础与临床研究的不断深入，HNMM诊疗的发展趋向于进一步精细化、个体化。当前口腔、鼻腔鼻窦、眼部等黏膜黑色素瘤均发展出各自独特的诊疗模式。为能更有的放矢、精准指导临床实践，2022年中国抗癌协会口腔颌面肿瘤整合医学专委会基于循证医学证据和医学循证，首次制定《口腔颌面黏膜黑色素瘤整合诊治指南》。口腔颌面黏膜恶性黑色素瘤（Oral Mucosal Melanoma，OMM）指南第一版，历经2年由中国抗癌协会樊代明院士顶层设计、亲力亲为在300多所医学院校推广应用，“五进为基”，助力我国OMM临床诊治规范显著提升，造福广大患者。基于近年黑色素瘤基础研究和临床研究不断涌现新成果、新进展，2025版在2022版的基础上进行相应的更新，纳入该疾病诊治的新理念、精准冷冻消融规范和整合治疗的新方案，旨在为口腔颌面黏膜恶性黑色素瘤领域的同道在“防筛诊治康、评扶控护生”的实践中提供指导和参考。

第二章

口腔颌面黏膜黑色素瘤流行病学

OMM在全身黑色素瘤的占比与人种密切相关，在东亚、非裔人群中占比达8%左右，而在白种人中占比约0.2%。在HNMM中，OMM的占比约为30%。OMM的好发人群为中老年人，中位年龄55岁。一项来自我国的临床研究分析了254例OMM的临床资料，结果显示患者性别比例约为1.6（男）：1（女），超过80%的OMM发生于硬腭及上颌牙龈黏膜，其次为颊、唇黏膜，口底及舌黏膜较少见。OMM恶性程度较高，远期生存率和生存质量仍有待提升。

第一节　危险因素及预防

学界一般认为OMM起源于口腔黏膜基底膜附近的黑色素细胞。有关OMM的致病原因和危险因素尚不明确。学者推测诸如不良修复体、吸烟、机械性损伤、家族史等可能和OMM的发病有关。针对一般口腔癌的预防措施和健康生活习惯可能有助于预防OMM的发生，例如：

（1）宜进食清淡口味食物，避免过于辛辣刺激性、过热的食物和饮品。

（2）少饮酒或不饮酒。

（3）戒烟，禁食槟榔。

（4）坚持每日适当的运动量，睡前、餐后刷牙和漱口。

（5）减少唇黏膜外露部分过度日照。

（6）避免唇红部使用成分不明的化妆品和含有内分泌激素的口腔清洁剂。

（7）及时正确处理残根、残冠、过锐牙尖、各类不良修复体。

（8）对口腔黏膜各类色斑，避免挤压和用锐器刮除及刺挑等处理；避免用化学药物（苯酚等）、激光烧灼或电烧灼等不当处理。

第二节　OMM的科普宣教和监测筛查

推荐大力开展OMM相关的医学科普宣教，这对于提高民众健康素养、增强自我防范意识、及时就医治疗有重要作用。对存在恶性黑色素瘤家族史、口腔黏膜色素斑块的患者建议进行重点筛查，持续监测定期观察。

（1）充分利用现代媒体传播技术，包括电视、广播、报纸、期刊、海报、网络、微信等播放公益广告、科普视频等，普及OMM的预防和早期诊断。科普宣传可与2.4世界抗癌日、4.14全国抗癌日、9.20爱牙日等结合进行。

（2）可在各类体检中心、社区口腔诊所开展早期筛查；培训社区初级卫生人员对该病的认识。

（3）加强专业培训：将OMM的防治纳入对口腔专业学生、住院医生、专科医生的重点教育内容。

（4）重视早期诊断和鉴别诊断：对各类口腔黏膜色素斑要尽早进行专科检查及定期监测，可疑者应尽早行规范化活检。黏膜色素斑上形成溃疡者要高度警惕。

第三章

口腔颌面黏膜黑色素瘤临床病理学特点

1 OMM临床表现

OMM转移能力非常强，70%的患者可发生颈淋巴结转移，远处转移率接近40%。部分OMM表现为无色素性黑色素瘤，根据上海第九人民医院的报道，该类型OMM所占比例小于10%，往往通过病理检查方得确诊。

OMM的原发灶可表现为斑片型或结节型：

（1）斑片型：与皮肤的雀斑样恶性黑色素瘤形态类似，临床表现为范围较大的黑色病变，表面平坦与黏膜基本平齐，边缘轮廓不规则，颜色主要为黑色及灰色，病变周围可散在分布黑色或灰色斑点。

（2）结节型：可分为两种，一种无平坦的成分，全部为外生性结节，表面可见溃疡，颜色呈相对均匀的深黑色或蓝黑色；另一种有平坦成分，在病变某个位置出现界限分明的肿瘤结节，这种结节通常表面光滑，呈粉灰色或深灰色，可伴有出血史，其结节部分常进展迅速。

2 OMM的组织病理特点

根据组织学形态有否浸润分为原位恶性黑色素瘤与浸润性恶性黑色素瘤。

2.1 原位恶性黑色素瘤

有2种组织学类型：

（1）雀斑样恶性黑色素瘤，最为常见，表现为梭形或树突状黑色素瘤细胞在鳞状上皮基底层呈雀斑样增生，形态类似于肢端雀斑样恶性黑色素瘤。这种类型的原位恶性黑色素瘤在临床上往往表现为一长期存在、缓慢发展的扁平黑斑，可达数年或数十年。病变初期黑色素瘤细胞数量少而散在，细胞异型性较小，细胞核稍增大且与周围存在收缩间隙。随病程进展，瘤细胞体积增大，数量增多，染色质变粗，核仁明显，逐渐累犯鳞状上皮全层，可出现Paget样播散。黏膜内出现以淋巴细胞为主的苔藓样炎症细胞浸润带。

（2）圆形上皮样黑色素瘤，细胞在鳞状上皮内呈Paget样播散，类似于浅表扩散型恶性黑色素瘤（superficial spreading melanoma，SSM）。这种类型的原位恶性黑色素瘤临床进展相对较快。

2.2 浸润性恶性黑色素瘤

常表现为具有显著异型性的黑色素瘤细胞组成的不规则肿块，肿瘤浸润黏膜下层，甚至侵犯骨组织。瘤细胞形态上以上皮样或梭形细胞为主，偶尔为痣样或浆细胞样形态。细胞异型性、坏死及核分裂增多者均提示高度恶性。此外，在病灶边缘交界处常可找见残存的原位恶性黑色素瘤形态。以纤维化、肉芽组织样增生伴散在淋巴细胞、浆细胞及吞噬黑色素组织细胞浸润为特点的自发消退现象也可见于OMM中。

根据肿瘤浸润深度可分为Ⅰ-Ⅳ级：

（1）Ⅰ级（原位OMM）：所有瘤细胞均位于黏膜内，不超过基底膜。

（2）Ⅱ级（微侵袭OMM）：大多数细胞位于黏膜内不超过基底膜，少量细胞团侵犯黏膜固有层浅层。

（3）Ⅲ级（部分侵袭OMM）：大多数瘤细胞不超过固有层浅层，少量细胞团侵犯固有层深部。

（4）Ⅳ级（侵袭性OMM）：大量瘤细胞侵犯固有层及更深组织。

3 OMM的分子病理学特点

OMM分子病理学特征及基因变异图谱与以BRAF突变为主的皮肤黑色素瘤差异较大。而OMM相对常见的突变基因为KIT基因突变（23.1%），其次为NF1（7.1%）、RAS家族（6.2%）及BRAF突变（3.1%）。基因拷贝数变异方面，国内学者率先报道CDK4扩增在OMM中最为常见，约60%的OMM存在CDK4拷贝数扩增，这为CDK4抑制剂在OMM的应用提供了分子生物学基础。

第四章

口腔颌面黏膜黑色素瘤的临床分期

第8版AJCC中HNMM的TNM分期没有T1和T2期，根据该分期系统全部OMM都被归为T3、T4期晚期肿瘤。该分期系统存在一定的争议，一项包括了170例T3期OMM的临床研究显示，部分病理诊断为原位（Ⅰ级）的OMM的病例颈淋巴转移率仅23.7%，远处转移率只有2.6%，5年生存率可达90%。且在本组病例中，综合治疗与单纯手术/冷冻消融其远期生存率无差异。该研究结果证实了早期OMM的存在。有鉴于此，专家组经反复讨论和斟酌，对AJCC的TNM分期进行了重要补充。具体为：

T1—口腔黏膜原位黑色素瘤（Oral mucosal melanoma in situ）；

T2—微浸润性黑色素瘤，包括T2a—肿瘤浸润黏膜固有层乳头（Tumor infiltration into the papilla layer of lamina propria）；T2b—肿瘤浸润黏膜固有层网状层（Tumor infiltration into the reticular layer of lamina propria）；

T3—浸润性黑色素瘤，肿瘤浸润至黏膜下层或骨膜[Invasive melanoma（tumor invasion into submucosa and/or periosteum）]；

T4a—中度进展期，肿瘤侵犯深部软组织、软骨、骨或者累及皮肤[Moderate progression（tumor involving deep soft tissue，cartilage，bone or skin）]；

T4b—高度进展期，肿瘤侵犯脑组织、硬脑膜，后组颅神经（Ⅸ，Ⅹ，Ⅺ，Ⅻ），咀嚼肌间隙，颈动脉，椎前间隙，纵隔等。

OMM-CACA的TNM临床分期见表8-4-1。

表8-4-1　新版OMM的TNM临床分期

T-原发肿瘤临床分期
T1—原位黑色素瘤
T2—微浸润性黑色素瘤
T2a—肿瘤浸润黏膜固有层乳头
T2b—肿瘤浸润黏膜固有层网状层

续表

T–原发肿瘤临床分期
T3—浸润性黑色素瘤（肿瘤浸润至黏膜下层或骨膜）
T4a—中度进展期。肿瘤侵犯深部软组织、软骨、骨或者累及皮肤。
T4b—高度进展期。肿瘤侵犯脑组织、硬脑膜，后组颅神经（ⅨⅩⅪⅫ）；颈动脉，椎前间隙，纵隔结构。
N—淋巴结
N0—无区域淋巴结转移
N1—有区域淋巴结转移
M—远处转移
M0—无远处转移
M1—有远处转移
Ⅰ期　T1　N0　M0
Ⅱ期 ⅡA期　T2a　N0　M0 ⅡB期　T2b　N0　M0
Ⅲ期　T3　N0　M0
Ⅳ期 ⅣA　T4a　任何N　M0；T1-3　N1　M0 ⅣB　T4b　任何N　M0 ⅣC　任何T　任何N　M1

第五章

口腔颌面黏膜黑色素瘤的临床诊断

依据典型的临床表现可对OMM做出初步诊断，影像学及实验室检查有助于评估肿瘤分期、提供预后信息。病理学检查是OMM诊断的金标准。

1 临床表现

皮肤黑色素瘤的早期恶性症状ABCDE法则也适用于OMM：A—非对称（asymmetry）；B—边缘不规则（border irregularity）；C—颜色改变（color Variation）；D—直径（diameter），直径>5mm的色素斑；E—隆起（elevation），结节性OMM可有局部隆起高出正常黏膜表面。进一步发展可出现卫星灶、溃疡、出血、牙齿松动及区域淋巴结肿大等。晚期可出现远处转移，常见转移的部位为肺、脑、骨、肝等。

2 影像学检查

原发灶可行增强CT或MRI评估肿瘤大小及附近解剖结构累及情况；B超可评估颈部是否有转移淋巴结；胸部（X线或CT）、头颅（CT或MRI）、全身骨扫描可以评估是否存在肺、脑、骨转移；有条件的患者推荐进行PET-CT检查。

3 病理活检

疑似早期OMM的病灶建议完整切除后行病理检查。如瘤体较大难以切除，推荐冷冻下的切取活检，相比直接切取活检可降低转移的风险。切除活检应保证一定的深度，以方便获取准确的T分期，咀嚼黏膜如腭部及牙龈，建议切至骨膜；而非咀嚼黏膜，如颊部、口底黏膜，建议切至肌层。

4 实验室检查

血清LDH水平是黑色素瘤预后标志物，高LDH水平和预后不佳有关。目前尚无OMM特异的血清诊断肿瘤标志物。

第六章

口腔颌面黏膜黑色素瘤的临床治疗

第一节　冷冻消融治疗

冷冻治疗是一种应用超低温消除病变组织的技术。冷冻治疗最初应用于局限在人体表浅部位的病变，20世纪60年代低温治疗机/冷冻治疗探针以及20世纪末氩氦刀技术的应用，极大地推广了肿瘤冷冻消融技术。

冷冻消融技术破坏肿瘤组织主要依靠两种方式：即刻损伤（冷冻、复温过程中细胞内外的冰晶造成的机械损伤、渗透压变化，胞内生物大分子的变性、失活等）和延迟损伤（冷冻组织内血液循环障碍，局部细胞免疫应答的激活等）。

OMM起源于口腔黏膜表层，限于口腔特殊的解剖结构，常规的广泛外科切除往往造成过多的组织缺损、结构破坏和功能丧失。冷冻治疗则可在根治肿瘤的同时更好的保留口腔的正常组织和重要结构，达到保存功能的目的。冷冻消融治疗OMM在国内已有40余年历史。周正炎等研究表明，液氮喷射冷冻治疗可显著提升OMM患者的3年生存率（手术组28.8% vs 冷冻组77.7%）及5年生存率（手术组 14.8% vs 冷冻组50%）。周国瑜等对107例OMM病例的研究显示单纯手术治疗、单纯液氮喷射冷冻治疗和综合治疗口腔颌面部恶性黑色素瘤的3年生存率为0、37.5%、31.25%；5年生存率分别为0、57.14%、36.07%，单纯手术组相比后两组生存率显著提高。此外，韩如雪等研究表明冷冻下的活检可以降低OMM的颈部及远处转移率。

1　适应证及禁忌证

冷冻消融是OMM原发灶的首选治疗方案之一，临床Ⅰ-Ⅱ期病变采用液氮冷冻即可达到良好效果；临床Ⅲ-Ⅳ期，特别是位于上颌病灶侵犯鼻腔、鼻窦，甚至颅底常规冷冻无法达到有效深度者，可采用氩氦刀冷冻消融，或者手术暴露肿瘤采用冷冻消融加外科切除，或者切除后基底区补充冷冻治疗。对口腔黏膜黑斑，可尽早采用冷冻方法消除并明确性质。

冷冻治疗总体上安全，无绝对禁忌，如有冷冻性荨麻疹、冷球蛋白血症及严重系统性疾病需请相关专科医师评估。累及口咽及会厌的OMM，宜采取全麻下气切后冷冻，以防液氮误伤消化、呼吸道黏膜引起严重并发症。

2 冷冻治疗方法及要点

冷冻范围：为保证冷冻边缘区的冷冻效果，需要扩大冷冻范围至少包括肿瘤周围10mm安全边缘。冷冻时间：建议至少冷冻5min，冻融20min的效果要好于5min。冷冻循环数：一般认为，保持-40°C以下的2~3个循环能够基本摧毁100%的肿瘤组织。目前常用的冷冻方法有以下几种。

（1）液氮接触冷冻法：治疗时用棉签蘸取液氮后立即放置于肿瘤组织处，直到病变部位发白变硬，待液氮接近完全气化后，及时更换蘸满液氮的棉签于患处，总的冷冻时间为5min，复温后再进行下一周期治疗，共进行2~3个周期。液氮接触法适用于厚度<1mm的表浅、面积<1cm^{2}或多发散在的OMM。

（2）液氮喷射冷冻法：喷射法主要使用便携式液氮治疗仪，其利用“相变制冷”原理制冷。治疗时需在肿瘤表面铺设一薄层棉花，按压通气孔，释放液氮。缺点是液氮喷射时，术者需通过控制喷射速度来控制冷冻范围，避免冻伤病灶周围正常组织，且需要助手及时吸走未气化的液氮，避免伤及正常组织，特别是呼吸道黏膜。液氮喷射冷冻适合于厚度不超过1cm、形状不规则、范围广泛的较大病灶。

（3）氩氦刀冷冻消融技术：氩氦刀技术同时兼具超低温冷冻、快速复温、免疫增强等多重效能，疗效优于单纯高热或单纯冷冻治疗。单个消融针最大可形成直径2cm、长5cm的冰球、温度-130~-150℃的消融范围，且可以多路消融针同时冷冻形成更大的消融治疗范围。消融针可从口腔或颌面经皮肤进路抵达口腔颌面部瘤灶部位，理论上适用于包括OMM在内的各种实体肿瘤的治疗。治疗时通常要求消融区覆盖肿瘤靶区外1cm左右。该技术同样适合在晚期OMM原发灶的治疗。一些经冷冻或手术治疗后复发于鼻腔、上颌窦、咀嚼肌间隙等部位的深部病损仍可获得良好的疗效。对于无法一次完成冷冻消融的巨大病灶，可以分次进行，通常间隔时间为2~3周，期间可联合化疗、免疫等全身治疗，以发挥冷冻的抗肿瘤免疫增强效应。

3 疗效评估及不良反应

冷冻治疗后，肿瘤组织要经历水肿、坏死、脱落、纤维组织修复的过程，因此通常于冷冻治疗后4~6周评价疗效。评价标准参照RECIST1.1标准，对于表浅的OMM经肉眼即可判定冷冻效果，是否有肿瘤残留，而位于深部的肿瘤需根据影像学测量评估疗效。冷冻治疗属于局部治疗，应通过冷冻力争将肿瘤完全消除，对有肿瘤残留者可再次冷冻，对瘤体较大者常需多次冷冻消融才能达到消除或控瘤的效果。

冷冻治疗的不良反应包括疼痛、肿胀、出血、感觉异常、继发感染、瘢痕、死骨形成、呼吸道梗阻等，应注意预防及对症处理。

第二节　外科治疗

原发灶的外科处理：对可手术切除的OMM，可采用外科手术切除原发灶肿瘤。外科手术的原则是在安全范围下完整切除肿瘤。由于口腔解剖等因素限制，OMM外科手术对安全边界范围不做硬性要求，以下切缘范围仅供参考。

（1）位于口腔黏膜的OMM安全边界为肿瘤边界外1.5~2cm。

（2）肿瘤累及颌骨/骨膜时，骨/骨膜的安全边界为肿瘤边界外2cm。无法扩大切除情况下尽可能保证镜下切缘阴性即可。对无法根治性切除的肿瘤可考虑姑息性手术整合冷冻消融以改善生活质量。

颈部淋巴结的处理：对临床淋巴结阳性的病例，在原发灶控制基础上行区域淋巴清扫术；对临床淋巴结阴性的cN0病例，王新等回顾性研究提示，选择（预防）性颈部淋巴清扫相比“Wait-and-see”策略并未显示出远期生存获益，且生存质量差于后者，因此推荐对cN0患者可采取严密观察的策略。前哨淋巴结活检在OMM中的价值仍有待探究。

远处转移灶的处理：有限的可切除的远处转移灶，可考虑手术切除。

第三节　辅助治疗

OMM的生物学行为相比皮肤黑色素瘤更易复发转移。对Ⅱ期及以上的OMM推荐进行术后辅助治疗，以降低患者复发、转移风险。辅助治疗方案包括化疗、干扰素治疗、靶向治疗、免疫治疗等，多种方案的整合辅助治疗可能获得更好效果。连斌的Ⅱ期随机对照研究表明，替莫唑胺+顺铂的辅助治疗方案相比无辅助治疗/高剂量干扰素治疗显著提高了黏膜黑色素瘤远期生存；吴云腾等回顾性研究表明，化疗药物+抗PD1免疫治疗的辅助治疗方案优于辅助化疗或辅助化疗+干扰素。

（1）辅助化疗：可采用以达卡巴嗪（Dacarbazine，DTIC）、替莫唑胺（mozolomide，TMZ）为主的单药或者整合治疗方案。

（2）高剂量干扰素辅助治疗：作为首个被证实能显著延长黑色素瘤患者无复发生存期的辅助治疗药物，干扰素在黑色素瘤辅助治疗中具有重要的价值。干扰素有强效免疫调节、控瘤血管生成、诱导瘤细胞分化、抑制瘤细胞增殖并促进瘤细胞凋亡等作用。人干扰素α1b是我国首个基因工程Ⅰ类新药，国内开展人干扰素α1b治疗黑色素瘤相关探索已十余年，多项临床研究显示，其单药或整合免疫检查点抑制剂系统治疗，可有效改善晚期黑色素瘤患者总生存期；作为术后辅助治疗手段，α1b可有效提高患者无进展生存期。目前干扰素α1b治疗黑色素瘤已纳入国家医保范围。

根据《人干扰素α1b治疗黑色素瘤专家共识》，黑色素瘤术后辅助治疗推荐的剂量和疗程如下：①IFNα1b首次治疗或停药后重启治疗时需完成剂量爬坡，以降低患者高热及流感样症状的发生率及严重程度，有效提高患者治疗依从性。首日给药剂量为50 μg，次日300 μg，其后600 μg隔日1次。②各期黑色素瘤术后辅助治疗剂量：ⅠB~ⅡA期600 μg隔日1次治疗6个月，300 μg隔日1次治疗6个月；ⅡB~ⅡC期600 μg隔日1次治疗1年；Ⅲ期600 μg隔日1次治疗1年，可联合PD-1抑制剂治疗；Ⅳ期600 μg隔日1次治疗2年，可联合PD-1抑制剂治疗。

不良反应及处理：①高热及其他流感样症状：初始用药及停药重启进行hIFNα1b注射剂量爬坡时，联合使用环氧化酶2（COX-2）抑制剂或其他解热镇痛类药物可显著降低患者高热及流感样症状的发生率及严重程度，有效提高患者治疗依从性。②皮肤及附属器不良反应：发生白癜风的患者，可外用糖皮质激素软膏或钙调磷酸酶抑制剂等。出现短暂、轻微的散在皮疹或注射部位红斑或硬结的患者，可局部对症处理。脱发是最常见的皮肤附属器不良反应，多出现于用药2月后，一般3月左右稳定，停药后可恢复，治疗期间可不予特殊处理。③实验室检查异常：急性实验室检测指标异常包括外周血白细胞（中性粒细胞）减少、血小板减少、肝酶升高及甲状腺功能异常。用药后1个月及3个月需监测血常规、肝功能及甲状腺功能，若无异常，其后每3个月复查1次。

（3）辅助免疫治疗：来自Ⅲ期皮肤黑色素瘤一系列随机对照临床实验表明，免疫药物CTLA-4+PD1的辅助治疗方案相比安慰剂可显著提高OS和DFS。连斌的Ⅱ期随机对照研究表明，在黏膜黑色素瘤中，免疫治疗的效果和高剂量干扰素方案相似，但毒性更小。PD1单抗的单药方案：200mg或2mg/kg，3周1次持续一年；PD1单抗的单药方案：3mg/kg，2周1次持续一年。

（4）辅助靶向治疗：OMM中BRAF、NRAS等突变率低，靶向药物在OMM辅助治疗中的价值有待研究。

（5）新辅助治疗：在皮肤黑色素瘤中已有研究者试用免疫药物/靶向药物进行术前新辅助治疗以期使肿瘤降级。一项来自我国的Ⅱ期临床研究表明托里帕利单抗/阿西替尼的新辅助化疗方案在黏膜黑色素瘤中可达33%的病理部分/完全缓解率。新辅助治疗在OMM中的作用仍有待研究。

第四节 放射治疗

黑色素瘤细胞对放疗不敏感，不推荐放疗作为原发灶及颈部淋巴结转移灶的首选治疗方案。对于不能耐受手术、手术切缘阳性无法切净者可尝试根治性放疗；对于原发灶/颈清术后病理提示存在高危因素者，可考虑采用放疗作为辅助治疗。

第五节 中医药治疗

中医认为恶性肿瘤的发生是由于正气虚损、邪毒入侵而造成气滞血瘀、痰凝毒聚的病理变化。因此，对恶性黑色素瘤的治疗有扶正培本、活血化瘀、清热解毒、化痰软坚、理气散结等方法。

1 扶正培本法

主要用于正虚，临床常用于扶助正气、培植本源的药物治疗虚损不足，以调节人体的阴阳气血和脏腑经络的生理功能，提高机体的抗病能力，增强免疫功能，从而达到强壮身体，缓解病情，延长生命，抑瘤发展，甚至治愈的目的。扶正培本法范围很广，是治疗肿瘤最重要的治法之一。

1.1 益气健脾法

是治疗气虚的基本方法。气虚的主要临床表现为神疲乏力，面色㿠白，语言低微，气短自汗，纳少便溏，脉弱无力，舌质淡或胖，有齿痕，舌苔薄白等症。常用药物有黄芪、人参、党参、太子参、白术、茯苓、淮山药、甘草等。

1.2 温肾壮阳法

多用于肾阳虚或脾肾不足之证。临床表现可有畏寒、肢冷、腰酸腿软、神疲乏力、少气懒言、气短而喘、面色苍白、小便清长、大便溏薄、舌质淡胖、苔薄白、脉沉细等症状。常用中药有熟附子、肉桂、仙灵脾、仙茅、锁阳、苁蓉、巴戟天、补骨脂、霹荔果等。

1.3 养阴生津法

多用于阴虚内热证或接受放化疗后。其症可见手足心热，午后潮热，盗汗，口燥，咽干，心烦，失眠，大便艰行，舌质红，少苔或舌光无苔，脉细数无力等虚热症状。常用药物有西洋参、南沙参、北沙参、天冬、麦冬、生地、元参、石斛、天花粉、龟板、鳖甲、玉竹、黄精、女贞子、知母等。这一类药物分别具有养阴清肺、养阴增液和滋养肝肾的作用。

1.4 滋阴补血法

多用于血虚症或化疗后。血虚的主要临床表现有头晕，目眩，心悸，失眠，面色萎黄，唇和指甲苍白，腰酸，疲乏无力，脉细，舌淡白等症。常见于晚期癌症患者或化疗后造血功能损害所致贫血患者。常用药物有熟地、当归、阿胶、白芍、龟板胶、制首乌、枸杞子、龙眼肉、紫河车、红枣、鸡血藤等。这些药物大多具有补血养精的作用。临床应用时又常与补气药（如黄芪、人参）、健脾药（如白术）等同用。

2 活血化瘀法

适用于治疗肿瘤有瘀血之症。临床主要表现为肿块，痛有定处，肌肤甲错，舌质青紫或黯，或有瘀斑、瘀点或舌下有青紫斑点或静脉扩张，脉象弦细或涩等。常用药物有三棱、莪术、川芎、丹参、地鳖虫、赤芍、红花、当归、穿山甲、鬼箭羽、王不留行、桃仁、石见穿、凌霄花、生蒲黄、五灵脂、水红花子、乳香、没药、水蛭、喜树、斑蝥、蜈蚣、全蝎等。这些药物具有疏通经络、促进血行、消散瘀血、改善血液循环和抑制结缔组织增生，抑制肿瘤的生长以及消除肿块等作用。

3 清热解毒法

适用于治疗邪热壅盛的癌症患者。临床主要表现为发热，肿块增大，局部灼热肿痛，口渴，小便黄赤，便秘或黄疸，苔黄，舌质红绛，脉数等。常用药有白花蛇舌草、半枝莲、石上柏、龙葵、七叶一枝花、蛇莓、白英、山豆根、苦参、白毛藤、夏枯草、土茯苓、天葵子、鱼腥草、冬凌草、猪殃殃、紫草、臭牡丹、青黛、野葡萄藤、墓头回、苍耳草、狗舌草、菝葜、藤梨根、黄芩、黄连、黄柏、八角莲、水杨梅根、凤尾草、农吉利等。

4 化痰软坚法

适用于一切痰凝之证，如肿块、淋巴结转移等。常用药物有瓜篓皮、皂角刺、夏枯草、海藻、昆布、生牡蛎、海带、瓦楞子、山慈菇、天南星、黄药子、泽漆、海蛤壳、蛇六谷、半夏、僵蚕、猫爪草、硇砂、柘木等。

5 理气降逆法

适用于气机失畅而致的气滞与气逆之症。临床表现可有胸闷，胸胁胀痛，胃脘及腹部胀痛，吞咽困难，气急，咳嗽，嗳气呃逆，呕恶；乳房作胀，肿块作胀，里急后重，脉象弦滑或弦细，苔薄白等。常用药物有：八月札、枸橘、苏噜子、陈皮、川朴、砂仁、蔻仁、木香、川楝子、延胡索、香附、乌药、枳壳、枳实、槟榔、柴胡、苏梗、玫瑰花、月季花、绿萼梅、沉香曲、旋覆花、枇杷叶、丁香、降香等。但在选用上述理气药时，应根据病因以及气滞的脏腑、部位的不同，而选用不同的方药，方能取得良好的效果。如脾胃气滞，常用木香、砂仁、枳壳、川朴、陈皮、八月札、枸橘、玫瑰花、苏噜子、蔻仁；少腹气滞常用乌药、沉香曲、枳实、槟榔、柴胡；胃气上逆常用旋覆花、代赭石、丁香、降香、柿蒂、苏梗，与半夏、茯苓等同用；肝郁气滞常用柴胡、香附、青皮、绿萼梅、川楝子、延胡索等；肺气上逆的气急，咳嗽之症，则用苏子、紫菀、枇杷叶等；气滞挟有血瘀者，则行气与化瘀药同用；气滞挟痰者，则拟行气佐以化痰药同用。

6 脏腑补泻法

人体是一有机整体，脏腑之间在生理上相互联系，在病理上相互影响，一脏有病往往影响它脏，而它脏的情况有了改变，亦会反过来影响原发病的脏腑。临床上就应用脏腑之间的生克表里关系，作为补泻治法的原则。

(1) 虚则补其母，实则泻其子。这是将脏腑生克关系运用于临床的治疗原则。如脾与肺是母子相生的关系，脾为肺之母，肺为脾之子。若肺气不足，就可影响其母脏。久咳的患者肺虚，会出现脾胃不振，见食少便溏等症，此时，就可按照虚则补其母的方法进行治疗，一旦脾胃健全，食欲增进，便溏自止，而且因肺得谷气之滋养，久咳等症状也能减轻或痊愈。这就是临床常用的“培土生金”法。

实则泻其子，如肝火偏盛，影响肾的封藏功能，在治疗上就应清泄肝火之实，使肝火得平，则肾的封藏功能也就恢复。

(2) 壮水制阳和益火削阴。这是从脏腑病机上着手的一种重要治法。壮水制阳，适用于肾之真阴不足的症候，以峻补肾之真阳来消除因肾阴不足未能制阳所引起的一系列阳亢之症，如舌燥喉痛、虚火牙痛等症，可用六味地黄丸。益火消阴，适用于肾之真阳不足的症候，如腰痛腿软、少腹拘急、水肿等，可用金匮肾气丸。

(3) 泻表安里，开里通表和清里润表。这是将脏腑的表里关系运用于治疗上的方法。适用于脏与腑之间表里俱病的情况。如肺阴虚而生燥，津液被耗所致大便秘结，在治疗上就可采用二冬汤加减以清里（肺）润表（大肠）。当阳明实热，大便燥结而致肺气壅阻时，只从肺治很难见效，就可采用凉膈散泻表（大肠）而安里（肺）。

上述疗法在临床上可单独运用，也可随病情的变化互相配合使用。一般病情的早期或某一阶段辨证或辨病比较单一，单独一个疗法多以奏效。晚期肿瘤患者合并多脏腑病变，病情复杂，通常是数法配合使用，如温清并用、攻补并用、消补并用等。

第六节　复发或转移性口腔颌面黏膜黑色素瘤的治疗

OMM预后较差，约70%会出现淋巴转移，40%会出现远处转移。颅脑转移患者，可评估救治性切除、立体定向放疗等的可能性。局限的可切除转移灶，可考虑手术切除。对不可切除、复发或转移性OMM强烈推荐参加临床试验。一般情况较差（PS评分3~4分）的患者应采用最佳支持治疗。

1　靶向治疗

靶向治疗有快速缩瘤的作用，采用基因组测序技术可能帮助检测出OMM的靶点突变，从而指导靶向药物治疗。

（1）伊马替尼（KIT抑制剂）：约20%的OMM存在C-KIT基因突变，可从伊马替尼（是C-KIT受体的酪氨酸激酶抑制剂）靶向治疗中获益。根据已有临床研究，伊马替尼在KIT突变或扩增的转移黑色素瘤中总体有效率为20%~30%，疾病控制率为35%~55%，但部分有效患者维持时间1~2年，出现耐药，可更换迭代药物。

（2）CDK4抑制剂：约60%的OMM会出现CDK4基因扩增，推荐有CDK4扩增的OMM患者参加CDK4抑制剂的临床研究。Ⅰ期临床试验结果提示：ORR6.3%，DCR81.3%。

（3）BRAF抑制剂：OMM的BRAF突变率不到5%。带有BRAF V600突变的黑色素瘤可能从BRAF抑制剂靶向治疗（D+T）中获益。

（4）抗血管生成靶向药物：OMM易侵及血管，是其对抗血管生成药物相对敏感的原因之一，化疗+抗血管生成药物可作为不可切除或晚期OMM的姑息治疗方案。常用化疗+抗血管生成药物方案：顺铂+达卡巴嗪+恩度方案（顺铂75 mg/m^2 d1，DTIC 250mg/m^2 d1-5，恩度15mg/m2 d1-7 q3w）。一项Ⅱ期临床研究表明，抗血管生成药联合替莫唑胺治疗免疫治疗失败后的晚期黑色素瘤患者，客观有效率17.2%。抗血管生成药和PD-1抑制剂的联用对晚期黏膜黑色素瘤也有36%~48%的客观有效率。

（5）NRAS抑制剂：晚期黏膜黑色素瘤，如果携带NRAS突变，可采用妥拉美替尼胶囊治疗。

2　免疫治疗

（1）PD-1单药：PD-1单药对OMM疗效欠佳，有效率只有10%~15%，推荐肿瘤负荷小、寡转移的OMM可选择PD-1单药。

（2）以PD-1为基础的联合治疗：建议肿瘤负荷大的OMM可酌情选择PD-1联合用药。近年来不断有关包含PD-1单抗的联合方案治疗晚期/复发转移OMM的临床研究结果报道，例如PD-1免疫抑制剂结合抗血管靶向药物、干扰素、化疗药物等，均在临床应用中展示了潜力。

3 化疗

用于晚期OMM的化疗药物包括达卡巴嗪、替莫唑胺、紫杉醇、顺铂/卡铂、福莫斯汀等。达卡巴嗪是晚期黑色素瘤内科治疗的“金标准”。替莫唑胺和福莫斯汀能透过血脑屏障，可用于脑转移OMM的治疗。一线治疗推荐达卡巴嗪（Dacarbazine，DTIC）单药、替莫唑胺（mozolomide，TMZ）或TMZ/DTIC为主的联合治疗（如联合顺铂或福莫斯汀）；二线治疗一般推荐紫杉醇联合卡铂方案。

第七节 支持和营养治疗

对晚期黑色素瘤，应加强对症支持治疗，包括纠正贫血/低蛋白血症，积极镇痛和加强营养支持，控制伴随症状等。

肿瘤患者发生营养不良和代谢紊乱的比例高，影响控瘤治疗的依从性和疗效。推荐对OMM患者进行营养风险筛查和评估。对存在营养不良或营养风险的患者制定围手术/化疗/放疗期的营养治疗计划。对终末期OMM患者，不主张采用积极营养治疗获得氮平衡。

第七章

口腔颌面黏膜黑色素瘤全程康复与随访

OMM患者接受根治治疗后应定期随访，以及早发现肿瘤的复发或转移。

（1）体检检查：建议患者自我监测以及定期至专科医生处复诊。检查重点为原发部位邻近黏膜和颈部淋巴结，对可疑的新发黏膜色素痣或黑斑，可早期行冷冻或切除明确病理。

（2）影像学检查：原发部位增强CT或MRI检查，区域淋巴结B超或增强CT（腮腺、颈部）及胸部（X线或CT），根据临床症状行全身骨扫描及PET-CT检查。

（3）随访时间：第1年，每1~3个月随访1次；第2年，每2~4个月随访1次；第3~5年，每4~6个月随访1次；5年后，每6~12个月随访1次。

（4）康复训练与赝复体：语言、咀嚼、吞咽及上肢功能等训练，义颌、义齿、义鼻和义眼等修复。以提高病人的生存质量和自信心。

第八章

诊治流程图

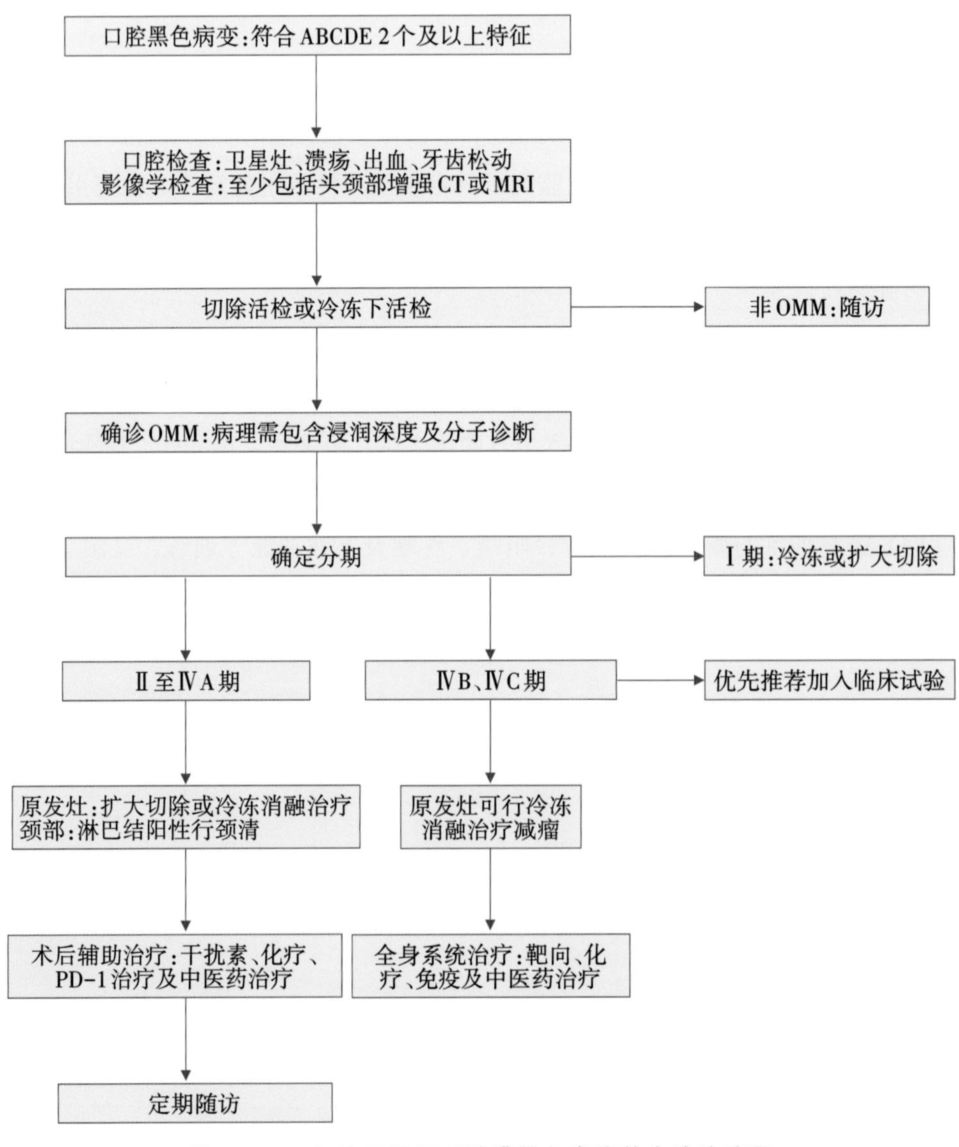

图8-8-1　初治口腔颌面黏膜黑色素瘤整合诊治流程

参考文献

[1]The NCCN clinical practice guidelines in oncology, head and neck cancers. 2024: National Comprehensive Cancer Network. Inc. https: //www.nccn.org

[2]Abiri, A., et al., Adjuvant Therapy and Prognosticators of Survival in Head and Neck Mucosal Melanoma. Laryngoscope, 2022. 132 (3): 584-592.

[3]Agarwala, S.S., et al., LDH correlation with survival in advanced melanoma from two large, randomised trials (Oblimersen GM301 and EORTC 18951) . Eur J Cancer, 2009. 45 (10): 1807-14.

[4]Albuquerque, D.M., et al., Oral pigmented lesions: a retrospective analysis from Brazil. Med Oral Patol Oral Cir Bucal, 2021. 26 (3): e284-e291.

[5]Ascierto, P.A., et al., Adjuvant nivolumab versus ipilimumab in resected stage Ⅲ B-C and stage Ⅳ melanoma (CheckMate 238): 4-year results from a multicentre, double-blind, randomised, controlled, phase 3 trial. Lancet Oncol, 2020. 21 (11): 1465-1477.

[6]Bastian, B.C., The molecular pathology of melanoma: an integrated taxonomy of melanocytic neoplasia. Annu Rev Pathol, 2014. 9: 239-71.

[7]Cai, Y.J., et al., Recurrent KRAS, KIT and SF3B1 mutations in melanoma of the female genital tract. BMC Cancer, 2021. 21 (1): 677.

[8]Chen, F., et al., KIT, NRAS, BRAF and FMNL2 mutations in oral mucosal melanoma and a systematic review of the literature. Oncol Lett, 2018. 15 (6): 9786-9792.

[9]Clark, W.J., et al., The developmental biology of primary human malignant melanomas. Semin Oncol, 1975. 2 (2): 83-103.

[10]Cui, C., et al., Multifactorial Analysis of Prognostic Factors and Survival Rates Among 706 Mucosal Melanoma Patients. Ann Surg Oncol, 2018. 25 (8): 2184-2192.

[11]Cui, C., et al., A phase Ⅱ, randomized, double-blind, placebo-controlled multicenter trial of Endostar in patients with metastatic melanoma. Mol Ther, 2013. 21 (7): 1456-63.

[12]Eisen, D. and J.J. Voorhees, Oral melanoma and other pigmented lesions of the oral cavity. J Am Acad Dermatol, 1991. 24 (4): 527-37.

[13]Femiano, F., et al., Oral malignant melanoma: a review of the literature. J Oral Pathol Med, 2008. 37 (7): 383-8.

[14]Flukes, S., et al., Are our patients doing better? A single institution experience of an evolving management paradigm for sinonasal mucosal melanoma. Oral Oncol, 2021. 112: 105006.

[15]Hicks, M.J. and C.M. Flaitz, Oral mucosal melanoma: epidemiology and pathobiology. Oral Oncol, 2000. 36 (2): 152-69.

[16]Igarashi, H., et al., Abscopal effect of radiation therapy after nivolumab monotherapy in a patient with oral mucosal melanoma: A case report. Oral Oncol, 2020. 108: 104919.

[17]Ishizaki, T., et al., Genome-wide DNA methylation analysis identifies promoter hypermethylation in canine malignant melanoma. Res Vet Sci, 2020. 132: 521-526.

[18]Ju, H., et al., CACA guidelines for ultrasound hyperthermia for oral and maxillofacial head and neck squamous cell carcinoma. Holistic Integrative Oncology, 2023. 2 (1): 10.

[19]Kim, H.S., et al., Oncogenic BRAF fusions in mucosal melanomas activate the MAPK pathway and are sensitive to MEK/PI3K inhibition or MEK/CDK4/6 inhibition. Oncogene, 2017. 36 (23): 3334-3345.

[20]Kumar, V., et al., Primary malignant melanoma of oral cavity: A tertiary care center experience. Natl J Maxillofac Surg, 2015. 6 (2): 167-71.

[21]Lee, R.J., et al., Determining the epidemiologic, outcome, and prognostic factors of oral malignant

melanoma by using the Surveillance, Epidemiology, and End Results database. J Am Dent Assoc, 2017. 148 (5): 288-297.

[22]Lian, B., et al., The natural history and patterns of metastases from mucosal melanoma: an analysis of 706 prospectively-followed patients. Ann Oncol, 2017. 28 (4): 868-873.

[23]Lian, B., et al., Phase Ⅱ clinical trial of neoadjuvant anti-PD-1 (toripalimab) combined with axitinib in resectable mucosal melanoma. Ann Oncol, 2024. 35 (2): 211-220.

[24]Lian, B., et al., Toripalimab (anti-PD-1) versus high-dose interferon-alpha2b as adjuvant therapy in resected mucosal melanoma: a phase Ⅱ randomized trial. Ann Oncol, 2022. 33 (10): 1061-1070.

[25]Lian, B., et al., Phase Ⅱ randomized trial comparing high-dose IFN-alpha2b with temozolomide plus cisplatin as systemic adjuvant therapy for resected mucosal melanoma. Clin Cancer Res, 2013. 19 (16): 4488-98.

[26]Lyu, J., et al., CDK4 and TERT amplification in head and neck mucosal melanoma. J Oral Pathol Med, 2021. 50 (10): 971-978.

[27]Lyu, J., et al., Whole-exome sequencing of oral mucosal melanoma reveals mutational profile and therapeutic targets. J Pathol, 2018. 244 (3): 358-366.

[28]M, Z.P., Oral Melanoma, statpearls. 2021: Treasure Island.

[29]Ma, X., et al., The clinical significance of c-Kit mutations in metastatic oral mucosal melanoma in China. Oncotarget, 2017. 8 (47): 82661-82673.

[30]Ma, X., et al., Ki67 Proliferation Index as a Histopathological Predictive and Prognostic Parameter of Oral Mucosal Melanoma in Patients without Distant Metastases. J Cancer, 2017. 8 (18): 3828-3837.

[31]MEHNERT, J.H. and J.L. HEARD, STAGING OF MALIGNANT MELANOMAS BY DEPTH OF INVASION; A PROPOSED INDEX TO PROGNOSIS. Am J Surg, 1965. 110: 168-76.

[32]Millan-Esteban, D., et al., Distribution and clinical role of KIT gene mutations in melanoma according to subtype: a study of 492 Spanish patients. Eur J Dermatol, 2021. 31 (6): 830-838.

[33]Mizrahi, J.D., et al., Pancreatic cancer. Lancet, 2020. 395 (10242): 2008-2020.

[34]Moya-Plana, A., et al., Prognostic value and therapeutic implications of nodal involvement in head and neck mucosal melanoma. Head Neck, 2021. 43 (8): 2325-2331.

[35]Nenclares, P., et al., Head and neck mucosal melanoma: The United Kingdom national guidelines. Eur J Cancer, 2020. 138: 11-18.

[36]Oranges, C.M., et al., Hard Palate Melanoma: A Population-based Analysis of Epidemiology and Survival Outcomes. Anticancer Res, 2018. 38 (10): 5811-5817.

[37]Rawson, R.V., J.S. Wilmott and R.A. Scolyer, Mucosal Melanoma: A Review Emphasizing the Molecular Landscape and Implications for Diagnosis and Management. Surg Pathol Clin, 2021. 14 (2): 293-307.

[38]Rigel, D.S., et al., ABCDE--an evolving concept in the early detection of melanoma. Arch Dermatol, 2005. 141 (8): 1032-4.

[39]Sheng, X., et al., Axitinib in Combination With Toripalimab, a Humanized Immunoglobulin G (4) Monoclonal Antibody Against Programmed Cell Death-1, in Patients With Metastatic Mucosal Melanoma: An Open-Label Phase IB Trial. J Clin Oncol, 2019. 37 (32): 2987-2999.

[40]Soares, C.D., et al., Oral Amelanotic Melanomas: Clinicopathologic Features of 8 Cases and Review of the Literature. Int J Surg Pathol, 2021. 29 (3): 263-272.

[41]Sun, S., et al., Long-term treatment outcomes and prognosis of mucosal melanoma of the head and neck: 161 cases from a single institution. Oral Oncol, 2017. 74: 115-122.

[42]van Breeschoten, J., et al., First-line BRAF/MEK inhibitors versus anti-PD-1 monotherapy in BRAF (V600) -mutant advanced melanoma patients: a propensity-matched survival analysis. Br J Cancer,

2021. 124（7）：1222-1230.

[43]Vora，G.K.，et al.，Advances in the management of conjunctival melanoma. Surv Ophthalmol，2017. 62（1）：26-42.

[44]Wang，R.，et al.，Interferon-alpha-2b as an adjuvant therapy prolongs survival of patients with previously resected oral muscosal melanoma. Genet Mol Res，2015. 14（4）：11944-54.

[45]Wang，X.，et al.，Primary oral mucosal melanoma：advocate a wait-and-see policy in the clinically N0 patient. J Oral Maxillofac Surg，2012. 70（5）：1192-8.

[46]Wu，Y.，et al.，The existence of early stage oral mucosal melanoma：A 10-year retrospective analysis of 170 patients in a single institute. Oral Oncol，2018. 87：70-76.

[47]Wu，Y.，et al.，Chemotherapy in combination with anti-PD-1 agents as adjuvant therapy for high-risk oral mucosal melanoma. J Cancer Res Clin Oncol，2023. 149（6）：2293-2300.

[48]Wu，Y.，et al.，Neck dissection for oral mucosal melanoma：caution of nodular lesion. Oral Oncol，2014. 50（4）：319-24.

[49]Yamada，S.I.，et al.，Clinical investigation of 38 cases of oral mucosal melanoma：A multicentre retrospective analysis in Japan. Australas J Dermatol，2017. 58（4）：e223-e227.

[50]Zhang，J.，et al.，Combination therapy improves immune response and prognosis in patients with advanced oral mucosal melanoma：A clinical treatment success. Oral Surg Oral Med Oral Pathol Oral Radiol，2018. 126（4）：307-316.

[51]Zhou，R.，et al.，Analysis of Mucosal Melanoma Whole-Genome Landscapes Reveals Clinically Relevant Genomic Aberrations. Clin Cancer Res，2019. 25（12）：3548-3560.

[52]Zhou，S.，et al.，Defining the Criteria for Reflex Testing for BRAF Mutations in Cutaneous Melanoma Patients. Cancers（Basel），2021. 13（9）.

[53]樊代明.整合肿瘤学·临床卷.北京：科学出版社，2021.

[54]樊代明.整合肿瘤学·基础卷.西安：世界图书出版西安有限公司，2021.

[55]刘嘉湘.实用中医肿瘤手册.上海：科技教育出版社，1998.

[56]刘嘉湘等.滋阴生津益气温阳法治疗晚期原发性肺腺癌的临床研究.中医杂志，1995（03）：155-158+132

[57]潘明继，李永辉，陈莲舫.扶正生津汤配合放射治疗鼻咽癌150例远期疗效观察.中西医结合杂志，1985（02）：83-85+66

[58]朴炳奎等.肺瘤平膏治疗晚期原发性肺癌临床观察——附339例临床分析.中医杂志，1991（04）：21-23.

[59]孙燕.中药的免疫调节作用.北京医学，1993（04）：193-199

[60]王永炎.中医内科学.上海：科学技术出版社，2004.

[61]吴云腾等.中国头颈黏膜黑色素瘤临床诊治专家共识.中国口腔颌面外科杂志，2015. 13（03）：262-269

[62]郭伟等.中国肿瘤整合诊治指南·口腔颌面黏膜恶性黑色素瘤.天津：科学技术出版社，2022.

[63]韩如雪等.2种活检方法对156例口腔黏膜恶性黑色素瘤患者预后的影响.中国口腔颌面外科杂志，2022. 20（03）：235-238

[64]任国欣等.口腔黏膜黑色素瘤冷冻消融治疗专家共识.实用口腔医学杂志，2024.40（2）：149-155

[65]Song H，Wu Y，Ren G，et al. Prognostic factors of oral mucosal melanoma：histopathological analysis in a retrospective cohort of 82 cases [J]. Histopathology，2015，67（4）：548-556

[66]Song H，Jing G，Wang L，et al. Periodic acid-Schiff-positive loops and networks as a prognostic factor in oral mucosal melanoma [J].Melanoma Res，2016，26（2）：145-152.

[67]Shi C，Ju H，Wu Y，et al. Pptential role of cyclin-depent kinase 4/6 inhibitors in the treatment of mucosal melanoma [J]. Holistic Integrative Oncology，2024，3：24

[68]Liu Z，Chen K，Yu B，et al. A unique hyperdynamic dimer interface permits small molecule perturbation of the melanoma oncoprotein MITF for melanoma therapy，Cell Research 2023，33：55–70
[69]高天文等.人干扰素α1b治疗黑色素瘤专家共识. 中华皮肤科杂志，2024，57（1）：1-7
[70]Cang Li，Zhengyu Wang，Licheng Yao，et al.Mi-2β promotes immune evasion in melanoma by activating EZH2 methylation .Nature Communications，2024，15：2163

头颈肿瘤

头颈肿瘤编委会

丛书主编

樊代明

主　编

高　明　张陈平　房居高

下咽癌编委会

主　编

房居高

副主编

潘新良　钟　琦　李晓明　董　频　何时知　王　茹

编　委（按姓氏拼音排序）

艾力根·阿不都热依木　陈　飞　崔晓波　董　频　房居高　冯　凌
高军茂　高小平　何　宁　何时知　黄志刚　雷大鹏　李　丽　李进让
李连贺　李晓明　林　鹏　林振群　刘　鸣　刘良发　刘业海　马泓智
马瑞霞　倪　鑫　潘新良　秦　永　宋西成　唐瑶云　陶　磊　王　茹
王　琰　王成硕　王生才　王向东　王雪峰　于振坤　张　罗　张　洋
张春明　张少强　张树荣　郑宏良　钟　琦

编写秘书组

冯　凌　何时知　杨一帆　王　元　何雨蓉

通讯作者

房居高

喉癌编委会

主　编

房居高

副主编

钟　琦　李晓明　潘新良　董　频　何时知　王　茹

编　委（按姓氏拼音排序）

艾力根·阿不都热依木　陈　飞　崔晓波　董　频　房居高　冯　凌

高军茂　高小平　何　宁　何时知　黄志刚　雷大鹏　李　丽　李进让

李连贺　李晓明　林　鹏　林振群　刘　鸣　刘良发　刘业海　马泓智

马瑞霞　倪　鑫　潘新良　秦　永　宋西成　唐瑶云　陶　磊　王　琰

王成硕　王生才　王向东　王雪峰　于振坤　张　罗　张　洋　张春明

张少强　张树荣　郑宏良　钟　琦

编写秘书组

冯　凌　何时知　杨一帆　王　元　何雨蓉

通讯作者

房居高

鼻腔鼻窦恶性肿瘤编委会

主　编

房居高

副主编

潘新良　李晓明　文卫平　张　罗　鲜军舫　董　频　孙　艳　钟　琦

李云霞

编　委（按姓氏拼音排序）

艾力根·阿不都热依木　陈　飞　崔晓波　董　频　房居高　冯　凌

高军茂　高小平　何　宁　何时知　黄志刚　雷大鹏　李　丽　李健雄

李进让　李连贺　李晓明　林　鹏　林振群　刘　鸣　刘良发　刘业海

马泓智　马瑞霞　倪　鑫　潘新良　秦　永　宋西成　唐瑶云　陶　磊

王　琰　王成硕　王生才　王向东　王雪峰　于振坤　张　罗　张　洋

张春明　张少强　张树荣　郑宏良　钟　琦

编写秘书组

冯　凌　何时知　李云霞　王　茹　杨一帆

头颈部肉瘤编委会

主　编

季　彤

副主编

蔡志刚　董　频　葛明华　朱国培

编　委（按姓氏拼音排序）

曹　巍　曹钟义　陈晓红　段晓峰　郭玉兴　韩　冰　韩正学　何　巍

侯劲松　胡镜宙　胡超苏　贾　俊　蒋灿华　金武龙　雷大鹏　李　超

李吉辰　李龙江　李　一　廖贵清　林李嵩　刘绍严　马东洋　彭　歆

秦立铮　任国欣　阮　敏　单小锋　尚政军　孙长伏　孙　坚　孙树洋

孙志军　陶　磊　王斌梁　王慧明　王升志　王永功　王元银　王志勇

魏建华　吴　炜　肖　灿　杨宏宇　杨　凯　杨　溪　杨雯君　杨耀武

叶金海　袁荣涛　王　宇　张　彬　张　园　张文超　郑向前　张　雷

张　胜　张世周　张　凯　张　韬　赵建江　郑宏良　钟　琦　朱慧勇

编写秘书组

郭毅波　陈一铭　戴振霖　冯冠英

头颈肿瘤围术期静脉血栓栓塞症编委会

主　编

张陈平

副主编

季　彤　任振虎　蔡志刚　董　频　葛明华

编　委（按姓氏拼音排序）

曹　巍　曹钟义　陈晓红　郭玉兴　韩　冰　韩正学　何　巍　侯劲松
胡镜宙　贾　俊　蒋灿华　金武龙　雷大鹏　李　超　李春洁　李吉辰
李龙江　李　一　廖贵清　林李嵩　刘　冰　刘绍严　刘永玲　刘　宇
马东洋　彭　歆　秦立铮　任国欣　阮　敏　单小锋　尚政军　孙长伏
孙　坚　孙树洋　孙志军　陶　磊　王　成　王慧明　王升志　王延安
王永功　王元银　王志勇　魏建华　吴　炜　肖　灿　杨宏宇　杨　凯
杨　溪　杨雯君　杨耀武　叶金海　袁荣涛　王　宇　吴汉江　张　彬
张　园　张文超　郑向前　张　雷　张　胜　张世周　张　凯　张　韬
赵建江　郑宏良　钟　琦　朱桂全　朱慧勇

编写秘书组

陈铭韬　陈一铭　高　洋　冯冠英

头颈部恶性肿瘤的中医诊治编委会

主　编

房居高

副主编

李　平　钟　琦　刘业海

编　委（按姓氏拼音排序）

艾力根·阿不都热依木　陈　飞　崔晓波　董　频　房居高　冯　凌

高军茂　高小平　何　宁　何时知　黄志刚　雷大鹏　李　丽　李进让

李连贺　李晓明　林　鹏　林振群　刘　鸣　刘良发　刘业海　马泓智

马瑞霞　倪　鑫　潘新良　秦　永　宋西成　唐瑶云　陶　磊　王　琰

王成硕　王生才　王向东　王雪峰　于振坤　张　罗　张　洋　张春明

张少强　张树荣　郑宏良　钟　琦

编写秘书组

王　元　冯　凌　何时知　李云霞　王晓艳

第一章

下咽癌

第一节　下咽癌的筛查和诊断

下咽又称喉咽，位于喉的后面及两侧，起于舌骨延线以下，止于环状软骨下缘平面，向上连接口咽，向下连接食管。下咽癌（Hypopharyngeal Cancer，HPC）约占全身恶性肿瘤的0.5%，头颈恶性肿瘤的3%~4%。2015年发布的HPC世界标化发病率为1.9/10万。绝大多数（95%）为鳞状细胞癌，HPC多发生于梨状窝区，下咽后壁区次之，环后区最少。HPC早期症状隐蔽，临床上约70%患者就诊时已届中晚期。下咽部与喉毗邻，肿瘤容易侵犯喉腔结构。

1　下咽癌的症状

HPC患者早期缺乏特异性症状，可有咽异物感、吞咽梗塞感及吞咽痛等症状，易被误诊为慢性咽炎或咽异感症，晚期可有声音嘶哑、吞咽困难、痰中带血、呼气臭味、呼吸困难、颈部淋巴结肿大，消瘦和体重减轻等症状。

2　下咽癌的检查方法

表9-1-1　下咽癌的检查方法

检查方法	内容
临床诊断	头颈部体检 内镜检查 食管胃十二指肠镜 颈部增强 CT 颈部增强 MRI 颈部 B 超 PET/CT
影像分期	颈部增强 CT 颈部增强 MRI 胸部平扫或增强 CT 腹部 B 超或增强 CT 骨扫描 PET/CT
组织病理学	下咽肿物活检 颈部淋巴结穿刺或活检

间接喉镜检查可初步了解喉咽部情况，但环后区及梨状窝尖的病变常不易窥见，

需进一步内镜检查。内镜检查是观察病变部位、肿瘤范围和生长方式的最直接方法。包括直达喉镜、纤维（电子）喉镜、纤维（电子）胃镜或食管镜检查。内镜检查重点评估内容包括：肿瘤部位、肿瘤生长方式以及肿瘤对周围组织结构的侵犯情况（包括下咽、喉、口咽及颈段食管）。有条件时可采用白光内镜联合窄带光成像（narrow band imaging，NBI）。NBI对浅表黏膜表面结构的观察有助提高诊断准确性。推荐 术前、术后借助频闪喉镜、X线吞钡造影等进行呼吸、嗓音及吞咽功能的评估。

影像学检查是判断肿瘤范围和分期的主要手段，可提供重要的三维解剖学信息。颈部增强CT是标准分期手段，特别对特征性淋巴结坏死具有良好分辨能力。MRI有较高的软组织分辨率，对明确HPC在咽喉部软组织内的扩展和侵犯程度具明显优势，在评估肿瘤对放化疗疗效以及肿瘤复发有一定优势。B超具有精确、非侵袭性及经济等优点，可作为初筛或淋巴结的引导穿刺。PET/CT有利于早发现远处转移或复发，一般用于晚期（Ⅳ期）评估。

基于高通量基因测序及大数据分析的基因检测有助HPC的精准诊治，具体包括：评估预后风险、筛选药物靶点、预测诱导化疗敏感性、预测免疫治疗疗效等。TP53突变，FGFR1扩增与不良预后相关。携带PIK3CA、RAS突变、PTEN表达缺失可能提示对联合EGFR单抗治疗耐药。基因panel检测可能预测HPC对诱导化疗的敏感性。免疫治疗标志物的检测包括PD-L1表达、肿瘤突变负荷和免疫基因标记等可预测免疫治疗的疗效。前期初步研究表明，HPC某些基因表达与化疗敏感性相关，基因预测模型可预测对化疗的反应。对中晚期HPC，如经济条件允许，推荐对肿瘤组织行基因检测，便于在整合治疗时选择合适生物靶向药物。

3 下咽癌的全身评估

对患者的一般状况，特别是体力和营养状况进行评估，可更好地了解患者耐受治疗的程度。体力状况常用Karnofsky（KPS，百分法）或Zubrod-ECOG-WHO（PS，5分法）评分进行评估。若考虑化疗，KPS评分一般要求>70分，PS评分一般≤2分。如患者出现短期体重明显下降（>10%）或进食困难，推荐营养支持治疗，以帮助其顺利接受后续治疗。

重要脏器功能评估有助了解患者治疗后发生风险和并发症的可能性。主要包括心血管系统、脑血管及中枢神经系统和内分泌系统以及肺功能、肝肾功能的评估等。通过评估肺功能了解代偿储备功能，预测术后发生并发症的可能性，对高龄、有全身多脏器病变，尤其是有严重肺功能不良患者，勉强行保留喉功能的手术有可能因术后呛咳出现肺炎及其他重要脏器严重并发症而危及生命。

治疗方式选择可能会受到职业、生活习惯、文化程度、宗教、家庭状况、经济条件、治疗期望值及随访复查的便利性等影响，应认真对待、充分评估和反复沟通。

特别是喉功能保留意愿程度对治疗方案的选择影响较大，应详细说明不同治疗方案的利弊，以保证患者在接受后续治疗时的依从和理解。

4 下咽癌的分期（引自第一版 CACA 指南）

表 9-1-2 原发肿瘤（T）

原发肿瘤（T）	
TX	原发肿瘤无法评估
T0	没有原发肿瘤证据
Tis	原位癌
T1	肿瘤局限于下咽的某一解剖亚区且最大径≤2cm
T2	肿瘤侵犯一个以上下咽解剖亚区或邻近解剖区，最大径>2cm 但≤4cm，且无半喉固定
T3	肿瘤最大直径>4cm，或有半喉固定或延伸至食管黏膜
T4	中晚期或非常晚期局部疾病
T4a	中晚期局部疾病 肿瘤侵犯甲状/ 环状软骨、舌骨、甲状腺、食道肌或中央区软组织 1
T4b	非常晚期局部疾病 肿瘤侵犯椎前筋膜，包绕颈动脉或侵犯纵隔结构

注：HPC 分期目前最广泛采用是 AJCC 制订的 TNM 分期系统 2017 年第 8 版。
1. 中央区软组织包括喉前带状肌和皮下脂肪。

表 9-1-3 区域淋巴结（N）

区域淋巴结（N）	
NX	区域淋巴结无法评估
N0	无区域淋巴结转移
N1	同侧单个淋巴结转移，最大径≤ 3cm，ENE1（-）
N2	同侧单个淋巴结转移灶，最大径> 3cm，≤ 6cm，ENE（-）；或同侧多个淋巴结中的转移灶，最大径≤ 6cm，ENE（-）；或双侧或对侧有淋巴结转移，最大径≤ 6cm，ENE（-）
N2a	同侧单个淋巴结转移灶，最大径> 3cm，≤ 6cm，ENE（-）
N2b	同侧多个淋巴结中的转移灶，最大径≤ 6cm，ENE（-）
N2c	双侧或对侧有淋巴结转移，最大径≤ 6cm，ENE（-）
N3	单个淋巴结转移，最大径> 6cm，ENE（-）；或任何淋巴结转移，并且临床明显 ENE（+）
N3a	单个淋巴结转移，最大径> 6cm，ENE（-）
N3b	任何淋巴结转移，并且临床明显 ENE（+）

注 1：ENE（extranodal extension，ENE）：淋巴结包膜外侵犯

表 9-1-4 远处转移（M）

远处转移（M）	
MX	远处转移无法评估
M0	无远处转移
M1	有远处转移

表9-1-5 预后分期

预后分期			
	T	N	M
0期	Tis	N0	M0
Ⅰ期	T1	N0	M0
Ⅱ期	T2	N0	M0
Ⅲ期	T1-2	N1	M0
	T3	N0-1	M0
ⅣA期	T1-3	N2	M0
	T4a	N0-2	M0
ⅣB期	T4b	任何N	M0
	任何T	N3	M0
ⅣC期	任何T	任何N	M1

5 下咽癌多学科整合诊疗模式（MDT to HIM）

HPC的诊治应重视MDT to HIM作用，特别是中晚期HPC的治疗应贯穿治疗全程。多学科应包含头颈外科、耳鼻咽喉科、口腔颌面外科、肿瘤内科、放疗科、胸外科、放射诊断科、病理科、康复科、护理、营养科、心理科等，研究表明，与传统的单一学科诊疗模式相比，MDT to HIM有助于规范化治疗、缩短治疗等待时间和改善治疗预后，约1/3的治疗模式有可能发生改变。

MDT to HIM实施过程中由多个学科的专家共同分析患者的临床表现、影像、病理和分子生物学资料，对患者的一般状况、疾病分期／侵犯范围、发展趋向和预后做出全面的评估，并根据当前的国内外治疗规范或证据，结合现有治疗手段，为患者制定最适合的整体治疗策略。

MDT to HIM团队根据治疗过程中机体状态变化，肿瘤对治疗的反应适时调整整合治疗方案，以期最大限度的延长患者生存期、提高治愈率和改善生活质量。

第二节 早期下咽癌的治疗

早期HPC推荐采用手术或单纯放疗的单一治疗模式，回顾性分析显示二者的总体疗效相近。治疗方式选择应基于肿瘤大小、位置、手术后可能导致的功能障碍、手术或放疗医生的治疗经验，推荐在治疗实施前由MDT to HIM团队对病情、疗效和生活质量的影响做出整合评估，并设计整合治疗方案。

1 下咽癌手术治疗原则

（1）在保证生存率前提下，尽可能保留喉功能，进行外科根治性手术。

（2）依据患者的病情制订个体化整合治疗方案。

2 下咽癌手术难点

（1）在一个高度皱襞化的腔隙性器官中，如何准确判断肿瘤的黏膜边界和深部边界，精准地完成肿瘤的外科切除。

（2）在肿瘤根治同时如何保留喉的结构和功能。

（3）如何保全颈部其他重要结构，如气管、食管及大血管。

（4）术中如何有效利用残余黏膜和其他组织瓣完成对上消化道、呼吸道重建，有效避免术后咽瘘、吞咽困难及误吸等并发症。

早期HPC手术方式可选择经口内镜下激光或等离子手术，或开放入路切除原发灶，经口激光或等离子手术较微创，能提供更好的功能保护。有条件单位也可选择经口机器人手术（Transoral Robbert Surgery，TORS）。经口激光或等离子手术主要用于治疗T_1-T_2早期梨状窝及下咽后壁癌及局限的高位环后癌。尤其是外生型肿瘤，基底部较窄、未发现明显深层浸润，在经口内镜下可完全暴露病变者。

经口内镜激光或等离子手术治疗HPC要同时考虑术者和患者两方面因素的影响，对术者的技术和经验有较高要求。HPC经口内镜手术是以肿瘤手术原则为基础的微创手术，强调肿瘤的完整切除和肿瘤控制率，遵循无瘤原则。应保留至少10mm的安全界，推荐在术中进行多点切缘冰冻病理检查，保证切缘安全，经口微创切除后的创面一般不用修复，旷置待其自行愈合即可。对基底广泛难以完全暴露的病变，建议仍选择颈外径路以保证肿瘤的完整切除。

经口内镜手术切除局部病变同时应行颈部淋巴组织处理，因为早期HPC具隐匿性淋巴结转移特点。推荐同期行Ⅱ-Ⅳ区择区性颈清扫术，如原发灶位于或靠近中线如咽后壁，环后区或梨状窝内侧壁，推荐双侧Ⅱ-Ⅳ区择区性颈清扫术。对拒绝接受颈部开放手术患者，可行术后颈部放疗以控制颈淋巴转移，手术作为淋巴结复发的挽救手段。如局部病变非常局限，且颈部检查未发现淋巴结肿大，也可选择密切观察随诊。

如经口内镜手术后切缘阳性，推荐再次经口内镜或开放手术补充切除。也可选择同步放化疗或放疗加靶向。无经口内镜手术条件的单位，也选择开放的保留喉功能的手术，针对不同肿瘤位置，可以选择舌会厌谷进路、咽侧进路、声门旁间隙入路等，切除肿瘤并对肿瘤切除后的缺损做合适的修复，保留喉功能，并同期处理颈部淋巴结。

术后病理或组织学检测提示有高危因素，如切缘阳性、淋巴结包膜外侵犯，则需行术后放疗或同步放化疗，术后放疗剂量通常为60~66Gy。

早期HPC首选放疗的患者，根治性放疗前应行饮食、言语和口评估，必要时提前做经皮胃造瘘，以改善放疗期间的营养。放疗剂量通常为66~70Gy。放疗靶区包括原发灶和Ⅱ-Ⅳ区颈淋巴结，原发灶为单侧可行同侧颈淋巴结的预防性照射，如原发灶位于或靠近中线如咽后壁、环后区或梨状窝内侧壁，则考虑颈部双侧照射。放疗计划应至少采用三维适形，推荐调强放疗（Intensity Modulated Radiation Therapy，IMRT）。

第三节　局部中晚期下咽癌的治疗

表9-1-6　局部中晚期下咽癌分期治疗

分期	治疗推荐
T1-2N1-3/T3-4a 任何 N	诱导化疗→单纯放疗 / 同步放化疗 / 手术＋放疗
	手术±放疗 / 同步放化疗
	同步放化疗
T4b 任何 N	临床试验
	PS=0-1：同步放化疗 / 诱导化疗→放疗 / 化疗 / 放疗
	PS=2：放疗 / 同步放化疗
	PS=3：姑息放疗 / 单药化疗 / 支持治疗

局部晚期HPC需手术、放疗、化疗等多学科的整合治疗。70%的HPC就诊时已届局部晚期。下咽癌的治疗涉及发音、吞咽、呼吸等重要功能，治疗原则应在最大可能提高肿瘤的局部区域控制率前提下，尽量降低治疗手段对器官功能损害的程度。在治疗选择时应考虑肿瘤部位、分期、病理类型、患者年龄、职业、经济水平、文化教育水平、营养状况、家庭医疗保健条件等，治疗前应充分和患者及家属沟通治疗方案，将各种治疗方案的利弊告知患者，帮助选择个体化整合治疗方案。

对局部晚期HPC，除T1和部分T2病灶外，大部分患者的手术治疗需开放入路喉部分或全切除术，常需联合术后放疗或同步放化疗。颈部应采用根治或改良根治性颈淋巴结清扫术。术后辅助放疗推荐在术后6周内开始，具有高危因素（T3-4、N2-3、脉管侵犯、周围神经侵犯）建议术后放疗，切缘阳性 / 不足或淋巴结包膜外侵犯者建议同期放化疗。

对原发灶T3、T4者，如手术切除肿瘤后可能保留喉功能的患者，推荐首选手术治疗。而对手术不能保留喉功能而有保喉意愿的患者，可予放疗联合顺铂的同步放化疗模式，放疗剂量通常为66~70Gy。对不适宜顺铂者，可予放疗联合靶向药物。对不适宜同期药物治疗的局部晚期患者可接受单纯放疗，特别是对同期治疗生存获益不明确的高龄患者（大于70岁）。对接受根治性放疗的N2-3患者，放疗3个月后的PET/CT对残留病灶评估具有很高诊断价值，如显示完全缓解，则无需再行颈淋巴结清扫术。对放疗 / 同期放化疗后肿瘤残余或局部复发者，推荐有手术条件者接受挽救性手术。

诱导化疗是另一种保留喉功能的治疗策略，如诱导化疗后肿瘤达到完全或大部分缓解，后续接受单纯放疗或同期联合靶向药物，否则接受喉部分或喉全切除术。常用的诱导化疗方案是TPF方案或类似方案。此外，对肿瘤负荷过大无法切除或分期T4或N2c-N3的患者，也可考虑行诱导化疗联合手术或放疗的整合治疗，在缩小肿瘤负荷同时，降低远处转移的风险。

第四节　复发／转移性下咽癌的诊疗

表 9-1-7　复发／转移性下咽癌分期诊疗

分期	分层 1	分层 2	治疗推荐
局部和／或颈部复发	适宜手术患者		手术
	不适宜手术患者[1]	既往未行放疗	放疗
		既往行放疗	参照远处转移
远处转移		一线治疗	PD-1 免疫治疗+顺铂／卡铂+5-FU+ PD-1 免疫治疗（CPS≥1） 顺铂／卡铂+5-FU+靶向治疗 顺铂+多西他赛+靶向治疗 顺铂／卡铂+紫杉醇±靶向治疗
		二线或挽救治疗	PD-1 免疫治疗 甲氨蝶呤 多西他赛 紫杉醇 靶向治疗
		临床试验	

注 1：不适宜手术患者定义：身体条件不允许、由于各种原因拒绝手术，或肿瘤负荷过大、累及重要结构无法彻底切除的患者。

对复发转移性HPC，无论对原发灶或颈淋巴结，挽救性手术是常用的根治性治疗手段。挽救性手术应根据治疗单位的技术力量、每一患者及肿瘤的具体情况，采用因人制宜和个体化的处理原则。HPC保留喉功能手术后局部复发者，可采取全喉、全下咽切除术，向下侵犯位置过低或出现食管内第二原发癌时，需同时采取食管全切除术，同期行胃上提胃咽吻合术。单纯颈部复发者需采取颈全清扫术或颈扩大性清扫术进行挽救手术。复发性HPC多数接受过放疗，原发灶切除后咽部缺损建议行胸大肌皮瓣、游离股前外侧皮瓣或者游离空肠等组织瓣修复，降低咽瘘及颈部大出血发生的风险。HPC治疗后局部和区域广泛复发同时存在的患者预后极差，一般不建议采取挽救手术治疗。需要指出，HPC挽救手术难度大和风险高，加之患者预后差，实施挽救手术前需对患者和肿瘤状况进行准确评估，结合术者的手术能力和经验选择性实施。

对不适宜手术者，再程放疗由于对放疗技术有较高要求和较严重并发症，推荐在有经验的中心有选择进行。对无法再次接受局部根治性治疗者，需要和转移性HPC一样接受姑息性系统治疗和/或支持治疗。

姑息性化疗是大部分转移性HPC的治疗手段，紫杉醇联合顺铂和5-FU（TPF方案）或顺铂联合5-FU（PF方案）是常用的一线化疗方案。如不适宜接受顺铂，可用卡铂替代。表皮生长因子受体（EGFR）是HPC重要的治疗靶点。有研究证实，在铂类联合5-FU的化疗基础上联合靶向药物显著延长OS，同时改善生活质量。对一线无法耐受联合化疗者，顺铂联合靶向药物是合理选择。对一线无法耐受铂类药物（如高龄）者，紫杉醇单药联合靶向药物是合理选择。

近年来，免疫检查点抑制剂如抗PD-1单抗在晚期头颈部鳞癌的治疗中迅速发展，并得到国际上多个指南推荐。有研究证实，PD-1免疫治疗或联合化疗分别在PD-L1表达阳性（综合阳性评分，CPS≥1）或未经选择的复发/转移性头颈鳞癌中OS优于铂类联合靶向药物的治疗方案。

对一线铂类药物治疗失败的复发转移性头颈部鳞癌，如肿瘤检测PD-1/PDL-1表达>1%或CPS>20%，目前的标准治疗是抗PD-1单抗单药免疫治疗。在化疗方面，国外常用的药物为甲氨蝶呤，如一线未接受过紫杉类药物，二线用紫杉醇或多西他赛有一定的挽救疗效。

第五节　下咽癌合并同期食管癌的诊疗

表9-1-8　下咽癌合并同期食管癌分期诊疗

分期	分层	治疗推荐
早期 HPC	早期食管癌	手术±放疗
		放疗
	局部晚期食管癌	诱导放化疗→手术±放疗
		同步放化疗
		食管癌同步放化疗→HPC手术/放疗
局部晚期 HPC	早期食管癌	HPC诱导化疗→HPC手术±放疗/同步放化疗/放疗＋食管癌手术±放疗
		手术±放疗
		HPC同步放化疗→食管癌手术±放疗
	局部晚期食管癌	诱导放化疗→手术±放疗
		同步放化疗
		姑息治疗

HPC和食管癌可同时或异时发生，原因尚不明确，肿瘤多中心起源学说中的“区域癌变现象”是相对合理机制。下咽与食管解剖关系相邻，黏膜上皮均为鳞状上皮，接受共同的致癌因素刺激，形成相互独立、位置分隔的癌前病变或恶性肿瘤。

HPC发生食管多原发癌比例约为8.0%~28.3%，发生风险是标准人群的28.6倍。食管鳞状细胞癌患者发生下咽多原发癌比例约为3.3%~12.4%，发生风险是标准人群的12.6倍。文献报道同时性下咽与食管多原发癌的发生率为14.3%~37.5%。HPC治疗后异时性食管多原发癌发生率为6.9%~17.6%。因此在HPC（尤其有重度烟酒史患者）的临床诊疗过程中，应注意第二原发癌尤其是食管癌的筛查。HPC治疗后患者，应视为食管癌高危人群，推荐于治疗后第3、6个月及此后每6个月接受上消化道内镜检查，至少持续5年。

HPC合并的同时性或异时性食管多原发癌大部分为早期（50%~100%），常规胸部CT增强扫描和食管钡餐造影都不能有效诊断，普通白光上消化道内镜是早期发现食管病变的主要检查手段，在有条件的医疗中心，NBI联合白光内镜可作为筛查食管癌的首选方案。NBI联合Lugol碘染色内镜（对可疑食管浅表黏膜病变行碘染色）可提高早期食管癌检出率。对咽部病灶较大或不能耐受普通上消化内镜检查者，超细经鼻胃镜联合NBI或LCE可作为备选方案。

HPC合并同时性食管多原发癌治疗原则应尽量同时根治两个肿瘤，治疗方案需整合考虑兼顾两个肿瘤。目前，相关前瞻性临床研究较少，多为个案报道和回顾性分析。下咽与食管多原发癌起病的位置和肿瘤分期对治疗策略有重要影响，有赖于多学科密切配合。

建议采用分层治疗策略：即以分期更晚的肿瘤为主线开展治疗，较早期肿瘤倾向于采用保留功能的治疗。应整合考虑患者的身体状况、肿瘤间距，确定个体化治疗方案。

1 早期下咽癌合并早期食管癌

HPC早期病变可行微创切除（经口内镜激光或等离子切除）、保留喉功能HPC手术或根治性放疗；食管癌早期病变可行内镜下或手术切除；如患者存在肿瘤高危因素，追加辅助性治疗。

2 早期下咽癌合并局部晚期食管癌

优先考虑以食管癌为主的整合治疗，在局部晚期食管癌整合治疗的基础上治疗早期HPC，推荐先治疗食管癌，不建议同期进行HPC治疗；食管癌治疗后，对HPC病灶进行充分评估，根据治疗原则考虑下咽癌治疗方案。

3 局部晚期下咽癌合并早期食管癌

优先考虑以HPC为主的整合治疗。可在HPC治疗过程中或治疗完成后对早期食管癌行内镜下ESD治疗；如果行HPC手术，可考虑同期切除早期食管癌；对不可手术患者，则考虑放化疗。

4 局部晚期下咽癌合并局部晚期食管癌

通常需首先评估病情，根据患者体质、年龄、对生存质量的要求，选择治疗方案。如肿瘤可切除，推荐全喉全下咽全食管切除；如果期望保留喉功能，也可先诱导化疗，化疗后根据肿瘤的反应设计兼顾食管和下咽肿瘤的治疗方案；对不能耐受手术，或生存质量要求高的患者，推荐同期放化疗，此后根据肿瘤反应进行下一步治疗。

第六节 下咽癌患者的康复、随访

1 康复

HPC治疗后的康复最突出要解决的问题就是喉全切除治疗后的言语康复，常由于喉切除后失去了发音功能，导致患者生活质量下降，目前无喉者言语康复的主要手段包括：食道发声训练、电子喉佩戴以及发音钮植入。它们各有利弊，可以在专业语音康复师或临床医生的指导下根据患者年龄、全身情况结合个人意愿选择使用。部分患者手术和放疗后吞咽功能障碍，建议由专业人员进行康复训练，尽早恢复经口进食。

2 随访

HPC患者出院后首次随访时间一般为治疗后1月，术后2年内每2~3月一次喉镜检查，每4~6个月进行一次颈部增强CT及包括肺、腹部等全身检查；如手术处理甲状腺或接受颈部放疗者应每3~6个月检查一次甲状腺功能，据情予以纠正。治疗后第3~5年每5~6个月一次门诊复查，内容包括：喉镜、颈部增强CT及全身检查。治疗完毕后推荐每年一次胃镜检查上消化道。5年后每8~12个月复查一次。晚期患者根据症状体征，选择性应用全身PET/CT等相关影像学检查。每次复查，应记录患者的功能恢复情况。对所有HPC患者建议终生随访，并要宣教戒烟、戒酒。

第二章

喉癌

第一节 喉癌的筛查和诊断

喉是上呼吸上消化道最重要的器官，上起会厌，下止环状软骨下缘，上方与口咽相通，下连接颈段气管，外后方通过下咽与颈段食道相连续。喉被人为划分为三个区域：声门上区（会厌喉面、杓会厌皱襞、杓状软骨、室带及喉室）、声门区（声带及前联合）及声门下区（声带以下）。其中，声门上区又细分为两个亚区：喉上部包括舌骨上会厌（包括会厌尖、舌面和喉面）、杓会厌襞、杓会厌襞喉面、杓状软骨；声门上部包括舌骨会厌、室带及喉室。

喉癌（laryngeal cancer，LC）是原发于喉部以鳞状细胞分化为主的恶性肿瘤。是头颈部常见的恶性肿瘤，发病率仅次于鼻咽癌。LC 患病率男性明显高于女性，男女比例为（7~9）：1，但近年来女性喉癌发病率增长较快，男女患病比例有所下降。喉癌的发病率在世界范围内地区间差异很大，据估算全球新发病例约为 184000 例/ 年，我国平均新发病例数为 26400 例/年，其中男性约 23700 例/年，女性约 2600 例/ 年，死亡病例 14500 例/年，其中男性约 12600 例/年，女性约 1900 例/年。

1 喉癌的致病因素

喉癌的病因尚不清楚，一般认为是遗传易感性和环境因素综合的结果。遗传易感性不常见，但高龄和免疫缺陷可能起一定作用。其中，Lynch Ⅱ综合征、Bloom综合征、Li-Fraumeni综合征、Fanconi贫血、着色性干皮病及共济失调毛细血管扩张症都可能与喉鳞状细胞癌相关，在询问病史及家族史中应有涉及。环境因素是喉鳞状细胞癌的主要致病因素，其中吸烟是最重要的暴露因素，包括香烟、雪茄、烟斗、无烟烟草均可致癌，约90%以上的LC病人有长期吸烟史，且大部分多于500支年。建议在采集病史时采用支年单位来描述烟草暴露强度。近年来，女性吸烟人群扩大，可能跟女性LC患病率上升有关。在戒烟后，LC的危险度逐年下降，有估算约10年后，可降至不吸烟人群的平均水平。酒精暴露是独立于吸烟之外的风险因素，长期大量饮酒增加声门上型LC的危险。当吸烟与饮酒共同存在时，可发生叠加致癌作用，加速癌变过程。近年来，胃食管或咽喉反流对LC的致病作用日益受到重视，其独立或与烟酒暴露、阻塞性睡眠呼吸暂停综合征等相互作用是喉鳞状细胞癌的高风险因素，可能与其慢性炎症的诱变作用相关。

感染因素主要包括：人乳头瘤病毒（HPV），8型疱疹病毒（HHV-8）和EB病毒，后两者诱发作用可能较弱。HPV尤其是其部分亚型如HPV-16及HPV-18与LC的发生、发展有关。此外，空气污染或职业暴露均可能与LC发病相关。LC与性激素的相关性是根据患病男女比例等推测的，缺乏循证证据及具体机理研究。除上述致病因素外，大量食用水果及蔬菜被认为具有保护性作用。当然喉鳞状细胞癌是多因素在多步演进中相互作用的结果。

2 喉癌的癌前病变

喉鳞状细胞癌起源于鳞状黏膜或化生的鳞状黏膜，喉部黏膜的白斑病变被认为是喉的癌前病变，喉白斑发生部位最常出现在声带，黏膜表面呈现白色斑块样或点状白色角化物。临床上50%的喉白斑在组织学上无异型增生，发展为浸润癌的概率如下：反应性/角化病，1%~5%；轻度异型增生，6%；中度/重度异型增生/原位癌，28%。因此建议根据不同喉黏膜白斑的异型增生程度，采取相应处理，异型增生程度越重，处理态度应越积极。喉的乳头状瘤分为成人型和儿童型，其病因是HPV感染，成人型易于癌变。吸烟及电离辐射可增加其癌变概率。慢性增生性喉炎又称慢性肥厚性喉炎，也是癌前病变之一，长期烟草及酒精暴露可加速这一过程，应予密切观察并及时干预。

3 喉癌的病理

在喉的恶性肿瘤中，鳞状细胞癌占95%~99%，其他类型极少见，包括腺样囊性癌、腺癌、疣状癌、梭形细胞癌、基底细胞样鳞癌、神经内分泌癌、黏液表皮样癌及未分化癌等。鳞状细胞癌中组织学分类以侵犯深度是否突破基底膜为界分为：原位癌和浸润癌。按组织分化程度分为：高分化、中分化、低分化，临床病例中以中、高分化者为主。区域淋巴结转移相对常见，也是预后不良的独立危险因素，尤其是转移淋巴结包膜外侵犯。转移淋巴结包膜外侵犯可分为大体侵犯和微侵犯：大体侵犯者肉眼可见，淋巴结粘连成团，侵犯周围组织器官，甚至侵犯、包绕大血管；微侵犯者指仅组织学可见的包膜外侵。淋巴结包膜外侵犯与区域复发和远处转移密切相关，并导致生存率下降。

在病理诊断时，脉管和神经侵犯应予以描述。脉管侵犯增加淋巴结和/或远处转移机会，与复发及较差的生存率相关。神经内及神经周围侵犯增加局部复发和区域淋巴结转移风险，也与生存率下降相关。增殖期比例如增殖指数（MIB-1/Ki-67）常与低分化肿瘤和淋巴结转移相关，但其是否能作为独立预后因素目前仍有争议。手术过程中及术后病理切缘应受重视。切缘阴性者复发率低，生存率高。但肉眼经常难以确定精确距离，通常认为>3mm较为合适。近来，PD-1表达、肿瘤突变负荷（TMB）和免疫基因标记等生物标志物及基因检测日益受到关注，特别是在复发转移病例中有提示靶向或免疫治疗靶点的作用。

4　喉癌的分型分期

LC按照原发部位分为：声门上型、声门型及声门下型。其中以声门型居多，约占60%，一般分化较好，转移较少。声门上型次之，约占30%。一般分化较差，转移多见，预后亦差。声门下型极少见，占比不到5%。除以上分型外，目前国内外LC的分型主要采用UICC/AJCC2017年（第8版）公布的TNM分期。

表9-2-1　原发肿瘤（T）

T：原发肿瘤	
Tx	原发肿瘤不能评估
T0	无原发肿瘤证据
Tis	原位癌
声门上区	
T1	肿瘤局限在声门上的1个亚区，声带活动正常
T2	肿瘤侵犯声门上1个以上相邻亚区，侵犯声门区或声门上区以外（如舌根、会厌谷、梨状窝内侧壁的黏膜），无喉固定
T3	肿瘤局限在喉内，有声带固定和（或）侵犯下述任何部位：环后区、会厌前间隙、声门旁间隙和（或）甲状软骨内板
T4	中等晚期或者非常晚期局部疾病
T4a	中等晚期局部疾病：肿瘤侵犯穿过甲状软骨和（或）侵犯喉外组织（如气管、包括深部舌外肌在内的颈部软组织、带状肌、甲状腺或食管）
T4b	非常晚期局部疾病：肿瘤侵犯椎前筋膜，包绕颈动脉或侵犯纵隔结构
声门区	
T1	肿瘤局限于声带（可侵犯前连合或后连合），声带活动正常
T1a	肿瘤局限在一侧声带
T1b	肿瘤侵犯双侧声带
T2	肿瘤侵犯至声门上和（或）声门下区，及（或）声带活动受限
T3	肿瘤局限在喉内，伴声带固定及（或）侵犯声门旁间隙和（或）甲状软骨内板
T4	中等晚期或者非常晚期局部疾病
T4a	中等晚期局部疾病：肿瘤侵犯穿过甲状软骨和（或）侵犯喉外组织（如气管、包括深部舌外肌在内的颈部软组织、带状肌、甲状腺或食管）
T4b	非常晚期局部疾病：肿瘤侵犯椎前筋膜，包绕颈动脉或侵犯纵隔结构
声门下区	
T1	肿瘤局限在声门下区

续表

T2	肿瘤侵犯至声带，声带活动正常或活动受限
T3	肿瘤局限在喉内，伴有声带固定
T4	中等晚期或者非常晚期局部疾病
T4a	中等晚期局部疾病：肿瘤侵犯环状软骨或甲状软骨和（或）侵犯喉外组织（如气管、包括深部舌外肌在内的颈部软组织、带状肌、甲状腺或食管）
T4b	非常晚期局部疾病：肿瘤侵犯椎前间隙，包绕颈动脉或侵犯纵隔结构

表 9-2-2　区域淋巴结

临床 N（cN）	
cNx	区域淋巴结不能评估
cN0	无区域淋巴结转移
cN1	同侧单个淋巴结转移，最大直径≤3cm
cN2	同侧单个淋巴结转移，3cm <最大直径≤6cm 且 ENE（-）；或同侧多个淋巴结转移，最大直径≤6cm 且 ENE（-）；或双侧或对侧淋巴结转移，最大直径≤6cm 且 ENE（-）
cN2a	同侧单个淋巴结转移，3cm <最大直径≤6cm 且 ENE（-）
cN2b	同侧多个淋巴结转移，最大直径≤6cm 且 ENE（-）
cN2c	双侧或对侧淋巴结转移，最大直径≤6cm 且 ENE（-）
cN3	转移淋巴结最大直径>6cm 且 ENE（-）；或任何数目和大小淋巴结转移且临床明显呈 ENE（+）
cN3a	转移淋巴结最大直径>6cm 且 ENE（-）
cN3b	任何数目和大小淋巴结转移且临床明显呈 ENE（+）

表 9-2-3　病理 N（pN）

病理 N（pN）	
pNX	区域淋巴结情况不能评估
pN0	无区域淋巴结转移
pN1	同侧单个淋巴结转移，最大直径≤3cm，ENE（-）
pN2	同侧或者对侧单个淋巴结转移，最大直径 ≤3cm，ENE（+）；或同侧单个淋巴结转移，3cm<最大直径≤6cm，ENE（-）；或同侧多个淋巴结转移，最大直径≤6cm，ENE（-）；或双侧或对侧淋巴结转移，最大直径≤6cm，ENE（-）
pN2a	同侧或者对侧单个淋巴结转移，最大直径 ≤3cm，ENE（+）同侧单个淋巴结转移，3cm<最大直径≤6cm，ENE（-）
pN2b	同侧多个淋巴结转移，最大直径≤6cm，ENE（-）
pN2c	双侧或者对侧淋巴结转移，最大直径≤6cm，ENE（-）
pN3	转移淋巴结最大直径>6cm，ENE（-）；或者同侧单个转移淋巴结，最大直径>3cm，ENE（+）同侧多个、对侧或者双侧淋巴结转移中任何 ENT（+）
pN3a	转移淋巴结最大直径>6cm，ENE（-）
pN3b	同侧单个转移淋巴结，最大直径>3cm，ENE（+）同侧多个、对侧或者双侧淋巴结转移中 任何 ENT（+）

表 9-2-4　远处转移（M）

远处转移	
MX	远处转移无法评估
M0	无远处转移
M1	有远处转移

表 9-2-5　预后分期

预后分期			
	T	N	M
0 期	Tis	N0	M0
Ⅰ期	T1	N0	M0
Ⅱ期	T2	N0	M0
Ⅲ期	T3	N0	M0
	T1	N1	M0
	T2	N1	M0
	T3	N1	M0
ⅣA 期	T4a	N1	M0
	T1	N2	M0
	T2	N2	M0
	T3	N2	M0
	T4a	N0-2	M0
ⅣB 期	T4b	N	任何 M0
	T	任何 N3	M0
ⅣC 期	任何 T	任何 N	M1

表 9-2-6　G 组织学分级

G：组织学分级	
Gx	级别无法评估
G1	高分化
G2	中分化
G3	低分化

5　喉癌的临床表现

5.1　症状

根据原发部位不同，症状表现不一。声门上型早期常无明显症状，仅咽喉部不适感或异物感。肿瘤向深处浸润时，可出现咽喉疼痛，放射至耳部，吞咽时疼痛加重，吞咽不适感甚至吞咽困难。肿瘤侵蚀血管后痰中带血，出现局部坏死并合并感染时常有臭味；向下侵及声门区时才出现声嘶、呼吸困难等。由于该区淋巴管丰富，易出现淋巴结转移。声门型癌多发生于声带前、中部。症状出现早，多为持续性声嘶，随肿物增大，声嘶逐渐加重，阻塞声门，则可出现呼吸困难。由于该区淋巴管分布稀疏，颈淋巴结转移率低，向声门上下侵犯后易出现颈部淋巴结转移。声门下型，因位置隐蔽，早期症状不明显。不易被发现，肿瘤侵犯其他区域则可引发相应症状，该区肿瘤常引起气管前或气管旁淋巴结转移。建议40岁以上人群有烟酒等高危因素暴露史者，如出现症状超过2周不缓解者应到门诊行喉镜等筛查。

6 喉癌的检查

6.1 喉镜检查

包括间接喉镜、纤维喉镜、电子喉镜及频闪喉镜，近年来窄带光等特殊光谱的喉镜也广泛应用于临床。检查时应按照一定顺序检查，避免遗漏，特别注意会厌喉面、前连合、喉室及声门下区，观察声带运动是否受限或固定。对肿瘤的形态、侵犯范围、局部黏膜改变及浅表血管形态等综合评估。触诊：仔细触摸颈部有无肿大淋巴结，喉体是否增大，颈前软组织和甲状腺有无肿块。

6.2 推荐

怀疑喉癌者，常规做喉部增强CT，增强MRI检查等有助于了解肿瘤软组织的浸润范围和软骨侵犯情况。腹部超声、胸腹部CT、核素骨扫描可了解全身转移情况，晚期患者推荐全身PET/CT。

局麻或全麻喉镜下的活检可以提供组织病理学确诊证据。临床高度怀疑喉癌，一次病理检查不能证实，应继续进行活检，以防漏诊。

7 喉癌的鉴别诊断

7.1 喉白斑

初发症状也为声嘶，好发位置与LC一致，声带最常见，局部黏膜呈白色斑块样或点状白色角化物。窄带光喉镜及频闪喉镜可区分，确诊需病理。由于其在临床属于癌前病变，建议根据不同病理异型增生程度，采取相应处理，异型增生程度越重，处理态度越应积极。

7.2 慢性增生性喉炎

又称慢性肥厚性喉炎，是以喉黏膜增厚、纤维组织增生为特征的非特异性炎性病变。主要症状包括：咽喉不适、疼痛、声嘶显著而咳嗽较轻。喉镜下喉黏膜弥漫性慢性充血，不均性肥厚表面粗糙不平，可呈结节状改变，治疗主要是对因治疗，休声，定期复查，可用中医药、针灸、雾化吸入、理疗等治疗。

7.3 喉结核

主要症状为喉痛和声嘶，喉痛剧烈，常妨碍进食。喉镜见喉黏膜苍白、水肿，有浅溃疡，上覆黏脓性分泌物，偶见结核瘤呈肿块状。病变多发生于喉后部。胸部X线检查多见进行性肺结核。喉部活检可作为鉴别的重要依据。

7.4 成人喉乳头状瘤

呈乳头状突起，可单发或多发，肿瘤病变限于黏膜表层，无声带运动障碍，多次术后瘢痕有可能限制声带活动，窄带光喉镜下可鉴别诊断，喉部活检可确诊。

7.5 喉梅毒

喉痛轻，常有隆起的梅毒结节和深溃疡，破坏组织较重，愈合后瘢痕收缩、粘连，致喉畸形。血清学检查及喉部活检可确诊。

7.6 喉淀粉样变

又称喉淀粉样瘤，属全身性免疫性疾病，由喉部黏膜下球蛋白积聚而引起淀粉样改变。确诊需活检并行刚果红染色，可在偏光显微镜下呈特征性苹果绿。

第二节 喉癌的治疗及预后

1 喉癌的治疗

喉癌的治疗主要在于：彻底控制肿瘤，延长患者生命。在此基础上，还应注意次要目的，包括：尽可能保留发音功能及良好的吞咽功能，尽量避免永久性气管造瘘，减少口腔干燥、味觉、嗅觉等功能性损害。当然在达到上述主次要目的同时，应该采用最经济且损伤最小的治疗方式。

喉癌治疗方式的选择：目前LC的治疗方式主要包括：手术、放疗、化疗及生物治疗。要整合肿瘤因素、患者因素和医疗机构因素甚至社会心理等诸多因素，对患者的治疗方案谨慎选择。肿瘤因素主要包括：肿瘤TNM分期、肿瘤分化及对放化疗的敏感性等因素。对早期LC尤其是早期声门型LC可行经口内镜下激光精确切除或放疗的单一治疗模式。但对临床分期较晚的病例，宜采用手术结合放化疗、同步放化疗、诱导化疗后根据疗效选择局部治疗方式或放疗结合挽救手术等整合治疗模式。患者因素包括：患者年龄、身体基本状态及基础疾病等情况。高龄、身体状体差、肺功能差者不适合功能性手术方案。肾功能差者不宜接受以铂类为主的化疗方案。医疗机构因素包括：是否具有相应的技术实力完成经口内镜、功能性或挽救性手术；是否拥有多学科整合诊治（MDT to HIM）肿瘤专家团队讨论、设计治疗方案；方案制定后是否有足够的执行能力；是否拥有专业的护理和康复队伍。此外，患者的职业、宗教信仰甚至家庭成员的支持等诸多因素都在治疗方案的选择和制定上起一定作用。

1.1 声门型喉癌

1.1.1 T1/T2病变

推荐手术或放疗单一的治疗方案，不建议叠加治疗，除非有高危因素。

（1）手术：经口内镜手术和开放手术均可。经口内镜应在显微镜下采用二氧化碳激光或等离子等能量平台，在保有一定安全界的前提下，对喉内病变进行完整切除。能够在保有喉基本结构功能的前提下对早期喉癌进行治疗。具有微创、治疗周期短、恢复快及费用低等诸多优点。内镜下喉显微手术治疗后远期后遗症较少，发音效果较好，但略微逊色于放疗。开放性手术可以选择喉裂开、喉垂直部分切除、喉额侧部分切除、环状软骨上喉部分切除术等术式；开放的功能性喉部分切除手术可保留有效的发音，但声音略低沉，远期后遗症少，治疗过程有一定的痛苦。早期声门型喉癌很少出现淋巴结转移，可以观察，一般不推荐预防性颈淋巴结清扫。

（2）放疗：单纯放疗适于早期喉癌、分化不良的喉癌、对声音质量要求高者、拒绝手术、不宜手术或不能耐受手术的患者。一般不推荐联合化疗或靶向治疗，除非患者有高危因素。放疗可较好保留发音功能，但费用较高，治疗周期长，远期后遗症常有咽干、咽痛甚至放射性软骨膜炎及软骨坏死等。

1.1.2　T3病变

推荐：保留喉功能的手术，或同步放化疗。

一侧声门型喉癌的T3病变，常可行保留喉功能的手术。术后根据病例危险因素决定是否放疗。也可选择同步放化疗，可获相似疗效，但手术与同步放化疗对比研究的无Ⅰ类证据，可根据患者身体状况、对发音质量的要求综合考虑，选择治疗方案。

（1）手术：手术常选择垂直喉部分切除、额侧喉部分切除、喉环状软骨上次全切除环-舌骨-会厌固定术甚至气管-舌骨-会厌固定术等保留喉功能的术式，根据患者的年龄、肺功能状况选择，一般选择年龄小于70岁，肺功能好的患者做功能性喉癌手术。对N+的颈部，给予根治或改良根治性颈清扫。对N-的颈部，推荐病变同侧Ⅱ-Ⅲ区择区性颈清扫，对可疑淋巴结冰冻病检，根据结果再决定是否扩大清扫范围。术后根据切缘、淋巴结转移与否的病理结果决定是否辅助放疗。

（2）放疗：主要用于有多个淋巴结转移或淋巴结包膜外受侵、切缘阳性、周围神经受侵、血管内瘤栓等高危因素的患者。非手术治疗推荐同步放化疗或放疗加靶向药物治疗。放疗技术推荐三维适形调强放疗。同步放化疗可较好保留喉功能，但也有部分患者会出现放疗后的发音及吞咽功能障碍，甚至依赖气管切开及鼻饲管。同步放化疗后远期的咽干、咽痛等后遗症的发生率也较高。

1.1.3　声门型LC T4a病变

推荐：手术加术后放疗。

T4a属晚期可切除病变，如有明显的喉软骨侵犯或喉外侵犯，手术加术后放疗的肿瘤学效果优于单纯放疗。但常需全喉切除，丧失发音功能，影响生活质量。对要求保留发音功能的患者，也可考虑先诱导化疗，根据化疗后效果再决定下一步治疗方案。

1.1.4　声门型LC T4b病变

推荐：诱导化疗降期后手术，或临床试验入组。

T4b属晚期难以切除病变，可以姑息性放疗，也可尝试诱导化疗降期，降期后根据病变范围及患者意愿再选择治疗方案，推荐降期后全喉切除加术后同步放化疗。

1.2 声门上型喉癌

1.2.1 T1/T2病变

推荐：手术或单纯放疗。

（1）手术：可以有选择地进行经口内镜手术或达芬奇机器人手术，采用显微镜下二氧化碳激光或等离子等能量平台，在保有一定安全界前提下，对喉内病变进行完整切除。由于等离子有良好的止血效果，在早期声门上型的处理方面具有一定优势，在声门上型喉癌内镜手术时应该遵循“可保留，可切除”的原则，有时为了追求病变暴露效果，可能需要鸭嘴状等特殊的支撑喉镜系统。也可进行开放性手术，结合患者肺功能等全身情况，选用会厌切除术、喉水平切除术或喉全切除术。对N-内镜手术的患者可据具体情况密切观察颈部淋巴结情况也可进行同侧或者双侧Ⅱa和Ⅲ区清扫，开放性手术者应进行同侧或者双侧Ⅱa和Ⅲ区清扫。

（2）放疗：原则同声门型喉癌。

1.2.2 T3病变

推荐：喉功能性手术，或诱导化疗，或同步放化疗。

原则与声门型喉癌一致，只是在声门上型喉癌行喉功能保全手术时要更好的评估患者肺功能，预防患者术后呛咳和误吸。

（1）手术：手术常可选择喉水平部分切除术和喉全切除术。对N-病人推荐同侧或双侧的Ⅱ-Ⅳ区淋巴结清扫，对N+的颈部，给予双侧Ⅱ-Ⅳ区选择性、根治或改良根治性颈清扫。术后放疗原则同声门型喉癌。

（2）放疗：同声门型喉癌

1.2.3 声门上型喉癌T4病变：原则同声门型喉癌

化学及生物治疗：目前认为单纯化疗尚不能作为根治性治疗方式，多以诱导化疗、辅助化疗或同步放化疗的形式配合手术及放疗使用。方案多采用以铂类为主的TP或TPF。

辅助治疗：生物治疗包括靶向药物、PD-1或者PD-L1免疫治疗及细胞免疫等其他治疗。主要用于常规治疗后复发转移的病例，或晚期病例和常规治疗联合应用。

声门下型喉癌少见，治疗原则同声门型喉癌。

2 喉癌的预后

喉癌的预后与患者全身情况、机体免疫状态、肿瘤分期和生物学特性、疗法选择及术后康复等多因素有关。早期LC外科治疗5年生存率可达80%以上，中晚期LC5年生存率为50%~60%。喉鳞状细胞癌生存率根据不同部位及TNM分期也不尽相同。

第三节 喉癌的康复及治疗后管理

1 喉癌的康复

喉癌治疗后的康复最要解决的问题是喉全切除后的再发声问题。由于喉切除后失去了发音功能，给患者在生活和社会交往等方面带来极大不便。目前无喉者言语康复的主要手段包括：食道语、人工气动喉、电子喉及发音纽，它们各有利弊，可在专业语音康复师或临床医生指导下根据患者年龄、全身情况结合个人意愿选择使用。

2 喉癌治疗后管理及随访

喉癌患者出院后首次随访时间一般为治疗后1月，术后第1年内每2~3月一次喉镜检查，每4~6个月进行一次颈部增强CT及包括肺、腹部等全身检查，如手术处理甲状腺或接受颈部放疗者应每月检查一次甲状腺功能，根据情况予以纠正；治疗后第2年内每6月一次门诊复查，内容包括：喉镜、颈部增强CT及全身检查。5年后每12个月复查一次。晚期患者根据症状体征，选择性应用全身PET/CT等相关影像学检查。每次复查，应记录患者的功能恢复情况。对所有LC患者建议终生随访，并应宣教戒烟、戒酒、改变不良生活习惯。

3 喉癌诊治建议

（1）在全社会积极宣传禁烟限酒，积极治疗或密切观察癌前病变。

（2）怀疑喉癌者，应行喉镜等详细的相关检查。

（3）怀疑喉癌者，应在治疗方案设计前取得病理诊断。

（4）治疗前、后应对喉癌进行临床及病理分期。

（5）推荐在治疗前与影像、放疗及化疗等专家进行MDT to HIM讨论制定详细的治疗方案。

（6）对早期病变应采用手术或放疗的单一治疗模式，中晚期病变采用以手术为主的整合治疗方案。

（7）重视治疗后康复，尤其是无喉者言语康复及社会回归。

（8）治疗后定期复查，2~3个月复查一次，内容包括查体和喉镜检查，4~6个月复查一次影像。

第三章

鼻腔鼻窦恶性肿瘤

第一节 概述

鼻腔鼻窦恶性肿瘤（Sinonasal Cancer，SC）少见，其发生率约占全身恶性肿瘤的1%，占头颈部恶性肿瘤的3%~5%。男女比例约为2∶1至4∶1。肿瘤好发于鼻腔、上颌窦和筛窦，少见于额窦、蝶窦。肿瘤病理来源多样，多数为上皮来源，少数为间叶组织来源，骨组织、淋巴、造血组织来源也可见。病理类型主要包括鳞状细胞癌、腺样囊性癌、腺癌、内翻乳头状瘤恶变、嗅神经母细胞瘤和较少见的淋巴瘤、黏液表皮样癌、腺泡细胞癌、黑色素瘤、神经内分泌癌、肉瘤（包括平滑肌肉瘤、横纹肌肉瘤、软骨肉瘤、骨肉瘤）等。

SC的治疗是以手术彻底切除联合放化疗的整合治疗，由于多样的病理类型，每种病理类型的生长、侵袭与转移方式等肿瘤生物学行为都不相同，而且鼻腔鼻窦及其相邻结构复杂，故鼻腔SC很难有简单统一的治疗模式；许多问题还存在争议，目前国内还无这方面的指南或共识，需结合国情，制定适合中国国情的SC诊断与治疗专家共识，为临床该类患者的诊疗提供指导和帮助。

1 治疗前评估

1.1 临床表现

SC早期表现为单侧鼻塞、血性分泌物或鼻出血，中晚期出现疼痛、面部与上腭麻木和肿胀、流泪与复视、张口困难、恶病质等症状。

1.2 体检

SC外观常呈菜花状，色红，基底广泛，触之易出血，伴有溃烂及坏死。也有早期呈息肉状者。常有上列牙齿松动或脱落、牙龈出现肿胀、溃疡，硬腭及牙龈沟呈半圆形隆起、眶下缘可能隆起、变钝或有骨质缺损或侵袭破坏。眼球突出，运动受限及球结膜水肿、开口度变小。

1.3 辅助检查

鼻内镜检查及活检：鼻腔病变者可从鼻腔内取材活检。如高度怀疑鼻窦肿瘤时，可穿刺细胞学检查或鼻内镜下开放鼻窦取活检。

1.4 影像学检查

推荐：鼻窦增强CT与增强MRI联合使用。

鼻腔鼻窦影像学检查方法包括CT，MRI与DSA等。CT可清晰显示骨质结构异常，但软组织对比较差。MRI软组织对比分辨力较高，可提供解剖形态、代谢和功能等信息，对肿瘤诊断与鉴别诊断、疗效监测与评估以及预后预测更有价值，但MRI显示骨皮质异常的敏感度低于CT。对恶性肿瘤进行定性及判断周围结构累及情况时，推荐增强CT与增强MRI联合使用，在治疗中、治疗后复查时可根据临床需要酌情选择。怀疑或除外远处转移时，PET/CT或PET/MRI全身扫描优于常规影像学方法。

恶性肿瘤的基本影像包括：①软组织肿块形态多不规则，边界多不清楚；②呈侵袭性生长，侵犯邻近结构；③明显的虫蚀状或浸润性骨质破坏；④增强后多呈不均匀轻中度强化，可见囊变、坏死液化区。

第二节 病变部位及病理特征

鼻腔鼻窦恶性肿瘤治疗缺乏高级别循证医学证据，以下方案根据文献的总结及专家讨论的意见制定，对怀疑恶性肿瘤者，应首先获得病理诊断和充分的影像评估，通过多学科整合诊治（MDT to HIM）专家团队病例讨论后确定整合治疗方案。

表9-3-1 AJCC 2017年鼻腔鼻窦恶性肿瘤TNM分期

T分期	标准
Tx	原发肿瘤无法评估
Tis	原位癌

注：发生于鼻腔和鼻窦上皮的恶性肿瘤（不包括淋巴瘤/肉瘤/恶性黑色素瘤）

表9-3-2 原发肿瘤（T）

上颌窦	
T1	肿瘤局限于上颌窦黏膜，无骨的侵蚀或破坏
T2	肿瘤侵蚀或破坏骨质，包括侵犯硬腭和/或中鼻道，未累及上颌窦后壁和翼突内侧板
T3	肿瘤侵犯以下任一部位：上颌窦后壁、皮下组织、眶底或眶内侧壁、翼腭窝、筛窦
T4a	肿瘤侵犯眶内容物、面颊皮肤、翼突内侧板、颞下窝、筛板、蝶窦或额窦
T4b	肿瘤侵犯以下任一部位：眶尖、硬脑膜、脑、颅中窝、颅神经、三叉神经上颌支（V2）、鼻咽或斜坡
鼻腔和筛窦	
T1	肿瘤局限在任一亚区，有/无骨质侵犯

T2	肿瘤侵犯一个区域或两个亚区或侵犯至鼻筛部相邻区域，有/无骨质侵犯
T3	肿瘤侵犯眶内侧壁或眶底壁、上颌窦、上腭或筛板
T4a	肿瘤侵犯下列任何部位：眶内容物、鼻部或颊部皮肤、翼板、蝶窦或额窦、前颅底
T4b	肿瘤侵犯下列任何部位：眶尖、硬脑膜、脑、颅中窝、颅神经、三叉神经上颌支（V2）、鼻咽或斜坡

表 9-3-3 区域淋巴结（N）

区域淋巴结	
Nx	区域淋巴结无法评估
N0	无区域淋巴结转移
N1	同侧单个淋巴结转移，最大径≤3cm，ENE1（-）
N2	同侧单个淋巴结转移，3cm<最大径≤6cm，ENE（-）；或同侧多个淋巴结转移，最大径≤6cm，ENE（-）；或双侧或对侧淋巴结转移，最大径≤6cm，ENE（-）
N2a	同侧单个淋巴结转移，3cm<最大径≤6cm，ENE（-）
N2b	同侧多个淋巴结转移，最大径≤6cm，ENE（-）
N2c	双侧或对侧淋巴结转移，最大径≤6cm，ENE（-）
N3	转移淋巴结最大径>6cm，ENE（-）；或同侧单个淋巴结转移，ENE（+）；或同侧多个、对侧 或双侧淋巴结转移，任一淋巴结 ENE（+）
N3a	转移淋巴结中最大径>6cm，ENE（-）
N3b	同侧单个淋巴结转移，ENE（+）或同侧多个、对侧或双侧淋巴结任一淋巴结 ENE（+）

注 1：ENE—淋巴结包膜外侵犯

表 9-3-4 远处转移（M）

远处转移	
Mx	远处转移无法评估
M0	无远处转移
M1	有远处转移

不同部位癌的治疗方案选择原则、手术适应证、综合治疗选择有区别，不同的病理类型的治疗方案的区别。

1 鼻腔筛窦癌

鼻腔及筛窦恶性肿瘤以鳞状细胞癌、嗅神经母细胞瘤、腺样囊性癌、乳头瘤恶变、恶性黑色素瘤多见，治疗以外科手术+放疗或放化疗的整合治疗模式。对局部可彻底切除肿瘤（T1-T4a），先手术后放疗；如病变接近眼球、视神经、海绵窦等重要结构，预计手术不能获得足够安全切缘或化疗敏感的病例，可采用先诱导化疗或术前放疗，待病变范围缩小后再手术的方案。对分化差的嗅神经母细胞瘤，应考虑先诱导化疗2~3周期再手术。鼻腔筛窦的恶性黑色素瘤，对化疗放疗不敏感，应尽量彻底切除，术后给予放疗、免疫治疗。侵犯眶内的鼻腔筛窦肿瘤，为保眼功能，可先诱导化疗或放疗，然后手术。腺样囊性癌容易发生肺转移，孤立的肺转移可对原发灶和转移灶行手术切除。

鼻腔及筛窦癌手术进路包括：经鼻内镜下手术、鼻侧切开、面中翻揭进路、颅面联合进路、内镜辅助下经颅手术联合等。

（1）经鼻内镜下微创手术：适用于切除局限于鼻腔、筛窦范围内T1-T3病变，病变未侵犯鼻骨、上颌骨前壁、眶内脂肪及眼肌、额骨、大范围硬脑膜、脑实质、矢状窦等；小范围的硬脑膜受累或眶纸板受累也可应用。依据术者经验、技术设备条件，可向前颅底颅内区域拓展，鼻内镜下可切除筛窦、鼻腔外侧壁、筛顶及前颅底的硬脑膜、眶纸板及眶筋膜、上颌窦的后壁，如切除这些结构能获得肿瘤安全切缘，则可选择经鼻内镜手术。

（2）鼻侧切开术适用于累及鼻骨、上颌骨额突或额窦的病变。

（3）颅面联合进路手术：可整块切除累及前颅底区肿瘤，主要适用于累及前颅底或硬脑膜，未累及脑组织的可切除病变。

（4）内镜辅助颅面联合手术：经鼻用内镜，联合开颅手术，适用于未累及鼻骨及上颌骨，颅内病变较大病例。内镜结合术中影像导航技术，可提高手术安全性和准确性。

2　上颌窦恶性肿瘤

上颌窦恶性肿瘤以鳞状细胞癌、腺样囊性癌、内翻乳头瘤恶变为多见，治疗以外科手术+放疗或放化疗的整合治疗模式为主。单纯放化疗总体5年生存率（25%~46%）不如以手术为主的整合治疗（66%左右）。诱导化疗对上颌窦癌的作用尚未确定，但对恶性程度高，侵犯眶内容的病例可尝试用来保留眼功能。T1病变可单纯手术，对T2及T3病变以手术联合术后放疗/或同步放化疗的整合治疗。T4a病变可先手术再放疗，也可先放疗再手术，手术与放疗的时机选择各有利弊。如评估手术可将肿瘤切除干净，建议先手术后放疗，手术与放疗间隔最好在6周内。T4b病变一般难以彻底切除，对鳞状细胞癌或其他对放化疗敏感的肿瘤，推荐先放疗，或诱导化疗，然后手术；而鼻内翻乳头状瘤恶变、腺样囊性癌对放疗化疗不敏感，一般不选择术前放化疗，手术将肿瘤尽可能多的切除，再辅助术后放疗。

对累及眶内容的病变，需眶内容物切除而保眼意愿强烈的患者、无法接受颜面切口的患者，可给予术前诱导化疗/放化疗后，再次评估病变范围，给予手术治疗或继续根治性放疗。有研究提示，对诱导化疗的反应预示上颌窦癌的预后，对诱导放化疗敏感者，整合治疗后5年生存率可达70%，而不敏感者仅为26%。

2.1　上颌窦恶性肿瘤的术式选择

根据病变范围不同，上颌窦恶性肿瘤术式主要有鼻内镜下手术、上颌骨部分切除术、上颌骨全切除术、上颌骨扩大切除术。上颌骨切除手术是上颌窦恶性肿瘤治疗的基本术式，根据病变位置、大小确定上颌骨切除范围，可以部分切除、次全切除、全切除、扩大全切除及颅面联合切除等。翼突根部、眶下裂、颧突部是容易残留肿瘤的部位。上颌骨切除前，应设计好自体组织瓣或赝复体修复重建方法，以改善患者术后的功能与外形；特别是封闭口鼻腔通道、支撑眶底以改善术后的生存质量；上颌骨切除后建议同期自体组织瓣修复重建，可供修复重建的组织瓣包括游离的腓骨瓣、股前外侧皮瓣、腹直肌瓣、前臂皮瓣、小腿内侧皮瓣等，如果无显微手术条件，可用局部带蒂组织瓣如颞肌瓣、延长下斜方肌瓣等；这些组织瓣均能较好恢复功能，但外形恢复以骨性的腓骨瓣、髂骨瓣等较好。3D打印辅助设计的游离骨瓣移植可以明显改善术后的面部外形。

3 额窦癌

额窦癌发病率极低，额窦癌的治疗除未分化癌外，主要采用外科手术加术后放疗的整合治疗方案。常需颅面联合手术，同时应进行可靠的颅底、额部重建。累及眶内容、硬脑膜的巨大肿瘤术前可诱导化疗或同步放化疗。未分化癌推荐首选同步放化疗。

4 蝶窦癌

蝶窦癌发病率极低，发现时多为不可手术的晚期病变，加之蝶骨周围重要结构多，难以完全切除，治疗主要采取蝶窦开放并尽可能多的切除肿瘤，术后放疗，也可诊断明确后，先放疗，然后再蝶窦开放。未分化癌推荐首选同步放化疗。手术治疗有助于减轻症状，即使肿瘤未能全切（即减瘤手术），开放蝶窦，术后再行放疗，预后亦优于单纯放疗。周围侵袭范围大的肿瘤，根据多学科整合诊治（MDT to HIM）讨论结果与相应科室联合治疗。

第三节　颈部淋巴结的处理

鼻腔鼻窦癌T3、T4病变颈淋巴结转移高达20%。淋巴结转移风险与病理类型有关，鳞癌转移率最高，特别是累及上唇龈沟者，术前应仔细评估，如有可疑淋巴结转移，应行择区性淋巴结清扫；而腺样囊性癌、腺癌、未分化癌、黏液表皮样癌等其他病理类型的上颌窦癌颈淋巴结转移率较低，不到10%，如未见可疑可以随访观察。

晚期鼻腔鼻窦癌，应注意咽后/咽旁淋巴结的评估；如怀疑转移，推荐与鼻窦手术同期处理。

第四节　鼻腔鼻窦恶性肿瘤中其他少见恶性肿瘤

鼻腔鼻窦恶性肿瘤中其他恶性实体性肿瘤包括淋巴上皮癌、恶性黑色素瘤、肉瘤、神经内分泌癌等，临床相对少见，分述如下：

1　肉瘤

少见，易早期血道转移，可分为骨肉瘤、软骨肉瘤、血管肉瘤、横纹肌肉瘤、恶性血管外皮瘤、恶性纤维组织细胞瘤和纤维肉瘤等。青少年多见。对放化疗不敏感的类型主张病灶广泛切除实现局部控制，术后放疗或同步放化疗。对恶性程度高，化疗敏感的类型，建议先化疗3~4周期，再评估，如果有效，化疗6~8周期后，再切除残余病变，然后再放疗。青春期前的患儿，放疗可致颜面发育畸形，应慎重。

2　神经内分泌癌

临床极少见，WHO根据组织学形态分为3个亚型：分化好、中度分化、分化差。分化好和中等者，手术彻底切除加术后放疗，分化差者先化疗，再手术加放疗。

第五节　鼻腔鼻窦恶性肿瘤的鼻内镜手术

鼻内镜下鼻腔鼻窦恶性肿瘤手术，术者应有开放手术的经验和训练，合适的鼻颅底手术器械，相对固定的可以2人4手操作的助手。所有病例应有病理诊断，经过了MDT to HIM讨论，病理类型适合手术治疗，在充分评估病变范围和术者手术技能后估计可将病变彻底切除，并且有术中中转开放手术的条件，方可选择鼻内镜下手术。

1　适应证

依肿瘤部位、范围、病理类型、临床分期及内镜技术设备条件、术者的内镜手术技术等而制定。

1.1　单纯鼻内镜手术

（1）T1T2鼻腔筛窦恶性肿瘤，局限于鼻中隔、鼻腔外侧壁、筛窦，或未突破硬脑膜进入颅内脑实质。

（2）经过诱导化疗后PR的T3T4病变的鼻腔筛窦恶性肿瘤。

（3）经严格筛选的T3T4病变的鼻腔筛窦恶性肿瘤、局限的蝶窦、上颌窦内壁、后壁，小范围侵犯翼额窝。预期可彻底切除获得阴性切缘。

1.2　经鼻内镜手术联合其他开放手术入路

（1）额窦。

（2）上颌窦后壁、上壁；或原发部位不明时。

（3）肿瘤侵犯前颅底侵犯脑实质或中颅窝等颅内区域。

（4）肿瘤侵犯眶内。

1.3　扩大鼻内镜入路（expanded endonasal approaches，EEA）

该入路仅适合具有精湛内镜外科技术的耳鼻咽喉科医生与神经外科医生的合作团队：能在内镜下切除的腹侧颅底恶性肿瘤。目前扩大鼻内镜入路手术可切除前界为额窦，后界为第二颈椎，两侧达海绵窦、岩尖、翼腭窝及部分颞下窝的颅底区域肿瘤。

1.4　不宜仅选内镜手术，有必要结合开放性手术入路

（1）肿瘤侵犯上颌窦的前壁骨质及皮下组织，或侵犯上颌窦下壁骨质或牙槽骨。

（2）肿瘤侵犯额窦后壁、额部皮肤、眼眶及前颅窝。

1.5　医生及患者的状况

（1）手术者的个人技术能力、医院和相关学科的支撑能力。包括术者的知识基础、培训经历、外科技巧、心理素质和应变能力，以及颅底手术团队的配合能力，医院手术设备、围术期监护水平、辅助科室的专业水平和协同配合状况等。

（2）患者的身体状况能耐受手术。

2　禁忌证

以下几点为相对禁忌证，可联合神经外科医生共同手术。

（1）因病理性质和范围无法经内镜下完全切除的病例。经多学科会诊，认为外科治疗是为姑息性切除的方案除外。

（2）病变累及海绵窦、颈静脉孔区域或侵犯颞下窝的恶性肿瘤（病变常累及岩骨段颈内动脉和颈静脉孔），单纯内镜下无法处理该区域。

（3）对颅内外沟通肿瘤要谨慎单纯采用经鼻内镜入路。

第六节　鼻腔鼻窦恶性肿瘤放疗-化疗-整合治疗的应用

除高分化或低度恶性的早期病变彻底切除者外，一般SC建议术后放疗，放疗剂量60~75Gy。晚期病变可考虑同步放化疗，未分化癌、肉瘤推荐术后联合放化疗。

身体状况差不能耐受根治性治疗，或已有远地转移而局部症状明显，或局部疾病进展迅速严重影响生活质量，可行姑息减症放疗。姑息放疗剂量根据使患者减症或耐受情况制定和完成。为减少治疗相关毒副作用，推荐三维适形调强放疗技术。

对一般放射线不敏感的肿瘤，可尝试重粒子放疗。

第七节　生物治疗

肿瘤生物治疗的机理是干扰瘤细胞的发生、生长、分化、凋亡、侵袭、转移和复发，促进机体免疫细胞重建，主要包括免疫细胞治疗、细胞因子治疗（干扰素、白细胞介素、造血刺激因子、肿瘤坏死因子等）、分子靶向药物治疗、基因治疗以及肿瘤疫苗治疗等。适用于多种实体瘤，但目前关于SC的生物治疗研究较少，目前大多是靶向药物联合化疗或放疗应用。研究表明部分SC中表皮生长因子（EGFR）高表达，针对EGFR的靶向药物能够抑制肿瘤生长、转移，促进细胞凋亡，提高肿瘤对化疗和放疗的敏感。另外，程序性死亡受体1（PD-1）及其配体PD-L1为靶点的免疫治疗在鼻腔鼻窦鳞癌中发挥一定作用。生物治疗作为较新的治疗手段，有望成为鼻腔鼻窦肿瘤整合治疗的重要组成部分，改善晚期患者的生活质量和提高生存率。

第八节　预后和随访

1　预后

鼻腔鼻窦鳞状细胞癌5年疾病特异生存率约在50%~69.5%，依据AJCC分期，Ⅰ期为87.9%，Ⅱ期为70.5%，Ⅲ期为46.8%，Ⅳ期为38.0%。足够大范围的手术切缘与良好的预后直接相关，对可切除肿瘤，手术加术后放疗能更好提高患者OS和RFS。

嗅神经母细胞瘤3年总生存率及带瘤生存率分别为66.7%和57.5%，Kadish A、B和C三期的3年总生存率分别为91.3%，91.2%和49.5%。其中远处转移及未接受整合治疗是影响嗅神经母细胞瘤总生存率及带瘤生存率的独立不良预后因素。嗅母治疗手术联合放疗预后最佳。

腺样囊性癌因其噬神经性和易远处转移的特性预后相对较差，5年总生存率在57.5%~65.2%。ACC远处转移率较高，约为21.6%，其中肺转移占78.9%，对单个肺转移灶，可考虑手术切除或转移灶局部小野放疗。

鼻腔鼻窦未分化癌，5年生存率约为42.2%。术后辅以放化疗治疗比单纯放化疗存活率高（分别是55.8%和42.6%）。切缘状态在手术疗效中起关键作用，如术前评估无法获得或很难获得阴性切缘，则手术对患者的生存期改善可能没有帮助。

2 随访

SC出院后一般首次随访时间为术后1月，术后第1年内每2~3个月一次详细的鼻内镜检查，每4~6个月一次增强MRI或CT；第2年内每3~4个月一次鼻内镜检查，每6个月一次增强MRI或CT；术后第3年后每4~5个月一次鼻内镜检查，每6个月一次增强核磁或CT；3~5年每6个月复查一次鼻内镜和MRI或CT，5年后每6个月复查一次鼻内镜，每一年复查一次增强MRI或CT；同时术后也应关注颈部淋巴结，每6个月一次颈部淋巴结超声，晚期肿瘤或腺样囊性癌患者，还应每年复查低剂量肺CT以排除肺转移；晚期患者根据症状体征，选择性应用全身PET/CT等相关影像学检查。每次复查，应记录患者的功能恢复情况。

3 鼻腔鼻窦恶性肿瘤诊治建议

（1）怀疑鼻腔鼻窦恶性肿瘤者，应进行详细的鼻内镜检查及全身检查。

（2）如果怀疑恶性病变推荐治疗开始前取得病理诊断。

（3）治疗前应做增强CT和增强MRI评估病变范围，临床中晚期可以考虑加做全身PET/CT评估。

（4）推荐治疗前与影像、放疗、化疗、整形等专家进行MDT讨论制定详细的治疗方案。

（5）经评估手术可彻底切除肿瘤者，推荐先手术后放疗，如果不能彻底切除，则推荐先放疗或化疗或二者联合治疗，高度恶性者也可以先化疗或同步放化疗后手术和/或术后放疗。

（6）推荐鼻内镜下肿瘤切除手术在有条件的单位及由相应资质的医生进行。

（7）推荐术后放疗在手术后6周内实施。

（8）治疗后应定期复查，2~3个月临床复查一次，一般5年内5~6个月复查一次影像，5年后可12个月复查一次影像。

第四章

头颈部肉瘤

第一节 头颈部骨源性肉瘤

骨源性肉瘤是一组起源于骨组织的恶性肿瘤，全身各部位均可发病，以四肢、躯干及头颈部最常见。恶性骨肿瘤总体发病率低，骨肉瘤（约占所有骨源性恶性肿瘤35%）、软骨肉瘤（约30%）和尤文肉瘤（约16%）是较常见的3种骨原发恶性肿瘤。恶性程度高的骨源性肉瘤具有较强的局部侵袭性，呈浸润性或溶骨破坏性生长，且容易局部复发和远处转移。

1 流行病学

骨肉瘤（Osteosarcoma，OS）是最常见的骨源性恶性肿瘤，年发病率约1/100000，好发于儿童及青少年。头颈部骨肉瘤约占全身骨肉瘤的6%~10%，好发年龄为30~40岁，多见于下颌骨。国内统计数据显示骨肉瘤5年总生存率约为51%。生长发育异常、创伤、放射线和基因突变等都可能导致头颈部骨肉瘤，其也常继发于Paget病。骨肉瘤以中-高度恶性为主，但低级别中心性骨肉瘤、骨旁骨肉瘤为低度恶性。头颈部骨肉瘤以普通型骨肉瘤和继发型骨肉瘤（继发于放疗）多见。软骨肉瘤（Chondrosarcoma，CS）发病率占骨源性恶性肿瘤第三位，约为9.2%，年发病率约1/200000，可发生在任何年龄，平均发病年龄50岁，男性多于女性。头颈部软骨肉瘤占全身的1%~12%，常见于喉、颌骨、鼻腔鼻窦和颅底等部位，其中发生于喉部占约50%。软骨肉瘤包括原发性和继发性两大类，根据软骨细胞丰富程度和异形性、双核细胞和核分裂象多少、黏液变性程度将经典型CS分为1、2、3级。尤文肉瘤（Ewing's Sarcoma，ES）是一种小圆细胞恶性肿瘤，多见于儿童和青少年，约占儿童恶性肿瘤的2%，是儿童第二常见的骨源性恶性肿瘤，高峰发病年龄15岁，男女比例约为3：2，亚裔人群中发病率约为0.08/10万（儿童）和0.02/10万（青少年）。尤文肉瘤常见发病部位为长骨和骨盆，颌骨尤文肉瘤占所有原发骨肿瘤4%~15%。

2 诊断与分期

由于发病率低、病理学分型复杂、生物学行为差异巨大、临床表现多样等原因，头颈部骨源性肉瘤的诊断难度和误诊概率远高于其他瘤种，因此其诊断尤其强调“临床-影像-病理”三结合原则。

2.1 辅助检查

除病史和专科检查外，头颈部骨源性肉瘤的辅助检查主要包括：头颈部CT和MRI（平扫+增强）明确原发灶范围及侵犯的解剖结构；胸部CT明确是否存在肺部转移；PET/CT和/或全身骨扫描明确是否存在除肺部以外的远处转移。全景片、CBCT检查有便捷快速等优势，在基层医疗服务机构可辅助颌骨病变的早期筛查。此外超声、骨扫描等也可根据需要选用。

实验室检查包括全血细胞计数（CBC）、碱性磷酸酶（ALP）及乳酸脱氢酶（LDH）等，其中ALP和LDH升高与骨肉瘤、尤文肉瘤预后不良相关。通常不需检测肿瘤标志物，但如需与骨转移瘤及多发性骨髓瘤鉴别时，可行肿瘤标志物和血清蛋白电泳检测。

2.2 病理学特点

头颈部骨源性肉瘤术前活检可采用切取活检和带芯穿刺活检（core needle biopsy）以明确病理诊断，因原发灶常位于组织深部，必要时应考虑全麻下组织活检。在保证获取足够标本前提下，可选择带芯穿刺活检，近年来CT或B超等影像学引导下的穿刺活检逐渐在临床得到应用，但应确保穿刺活检针道在后续手术切除的范围内。

经典型骨肉瘤常体积较大，可局部或多处穿破皮质骨，切面呈灰白色，质硬有沙砾感或质地软并呈鱼肉状；富含软骨的区域呈灰白透明样，局部可呈黏液样，出血和囊性变。镜下骨肉瘤组织学形态多样，肿瘤性成骨是其特征性表现，常呈偏嗜酸性着色。骨肉瘤常呈浸润性生长，包围并浸润骨小梁、侵蚀髓腔组织、破坏正常哈弗氏系统。常用免疫组化标志包括Osteocalcin、Osteonectin、Osteoprotegerin、RUNX2、FOS、Vim、S100、Actin、SMA、CK、CD99、SATB2、IMP3、MDM2、CDK4、Ki-67、P53、P16等，其中SATB2提示骨母细胞分化，比较敏感但缺乏特异性；MDM2和CDK4联合表达在低级别OS的诊断中有较好的敏感性和特异性。骨肉瘤的分子病理常见TP53和RB1胚系突变，40%~50%的经典型骨肉瘤6p12-p21携带RUNX2、VEGFA、E2F3和CDC5，主要表现为重复扩增；10%的经典型骨肉瘤可检测到MDM2基因扩增，提示病变可能为低级别OS发生去分化成为高级别OS。

经典型软骨肉瘤常呈分叶状，切面为半透明或白色的透明质脆组织甚至凝胶状，可见黏液和囊性变。若发生钙化，可有沙砾感呈黄白色或粉笔灰样区域。镜下可见分叶状丰富蓝染软骨样基质伴多少不一的钙化区域，软骨细胞可有不同程度异型性。

去分化型软骨肉瘤镜下特点为高级别肉瘤和低级别软骨性肿瘤两种成分常泾渭分明且转变突然，

高级别肉瘤成分可以是骨肉瘤、纤维肉瘤、未分化多形性肉瘤等。间叶型软骨肉瘤由分化差的小圆/小梭形原始间叶细胞和高分化透明软骨岛构成。免疫组化可见，约20%经典型软骨肉瘤IDH1抗体呈阳性表达，S-100、SOX9在多数软骨细胞中阳性；去分化型CS的非软骨性成分可表达CK、EMA、SMA、Myogenin和Desmin，部分也表达P53和MDM2；间叶型CS肿瘤细胞S-100、CD99和SOX9阳性；透明细胞型CS肿瘤细胞S-100和SOX-9阳性，且Ⅱ型和Ⅹ型胶原阳性。分子病理：经典型CS主要集中于IDH1pArg132和IDH2pArg172突变，亦可见COL2A1、TP53、RB1、YEATS2基因突变，CDKN2A基因丢失以及CDK4基因扩增。

尤文肉瘤切面一般呈灰白色，质软，常伴坏死和出血区，骨内病变常突破骨皮质伴软组织侵犯。镜下呈巢、片状分布，细胞巢之间可见纤维性间隔，肿瘤主体由一致小圆形细胞构成，细胞核类圆形，染色质细颗粒状较细腻，胞质少或仅见少量透亮或嗜酸性胞质，核仁和细胞膜常不清晰。免疫组化：95%尤文肉瘤肿瘤细胞膜弥漫表达CD99，其敏感性好但特异性不佳，NKX2.2有更高特异性。FLI1基因是尤文肉瘤中与EWS基因发生易位最主要的ETS家族成员，其编码的FLI1蛋白表达于肿瘤细胞核。分子病理：融合基因形成是尤文肉瘤的重要特点之一，85%会发生t（11；22）（q24；q12）染色体易位，形成EWSR1-FLI1融合基因；10%具有t（21；22）（q22；q12）易位，即EWS基因与21q22上的ERG基因发生融合。

2.3 分期分级

头颈部骨源性肉瘤的病理诊断确定后，还需明确肿瘤的分期，以便判断预后及制订治疗计划。骨源性肉瘤常用分期有美国癌症联合委员会（AJCC）的TNM分期系统和外科分期系统（surgical staging system，SSS）。两种分期系统具有不同特点，一般认为前者便于内科系统治疗，后者考虑局部累及范围更利于外科局部治疗。但这两种分期系统对于头颈部骨源性肉瘤的特点考虑不够，如：目前AJCC分期系统中以8cm作为原发肿瘤T分期的分界、SSS分期中强调“间室”是否累及。这些标准并不适用于头颈部骨源性肉瘤，有待后续分期系统的更新进行进一步优化。

目前AJCC分期系统中以8cm作为原发肿瘤T分期的分界，但这并不使用于头颈部骨源性肉瘤，有待后续分期系统的更新进行进一步优化。

3 治疗

头颈部骨源性肉瘤的治疗是基于其组织病理学亚型、临床分期、病变部位、基因变异状态以及患者全身状况、治疗意愿和经济情况等多种因素综合决定的，其治疗通常采用以手术切除为主的整合治疗模式，强调多学科整合诊治（MDT to HIM）

协作，基本治疗方案由初始的新辅助治疗、之后的局部治疗（手术和/或放疗）和维持的辅助治疗组成。

3.1 外科治疗

外科手术治疗是头颈部骨源性肉瘤整合治疗的重要组成部分，手术策略依据肿瘤的分期和部位决定，可获得安全边界的扩大切除术是患者获得根治的主要途径。特别是骨肉瘤和软骨肉瘤，手术切除是否彻底与患者的生存率显著相关，因此从利于全身状况及避免肿瘤进展的角度出发，临床综合评估后可耐受手术并能取得R0切除的患者，宜尽早进行根治性手术治疗。由于头颈部骨源性肉瘤的颈部淋巴转移率低，故常规不进行同期颈淋巴清扫，仅在明确存在淋巴转移的情况下进行。

另外，由于头颈部解剖结构复杂，重要血管及神经密集，获得充分的安全切缘有着较大困难。易影响手术根治的解剖部位包括颅底、眶周、颈动脉、喉等，但目前切除范围均无统一标准。由于头颈部缺乏肢体的"间室"结构，因此手术中更多采用解剖切除的方式：累及的肌肉尽可能从起止点切除；下颌骨较上颌骨更易获得阴性切缘；下颌骨切除时应注意完整切除累及的下牙槽神经；上颌骨切除应注意颅底特别是翼突侵犯情况，必要时应联合神经外科行颅颌联合根治以获得充分安全缘。近期也有文献报道针对喉软骨肉瘤，保守的手术方案（内镜减瘤、部分喉切除等）加以术后辅助治疗相较全喉切除有望在不影响OS的基础上保留一定的喉功能从而极大地改善患者生存质量。

3.2 药物治疗

头颈部骨源性肉瘤的药物治疗以新辅助化疗和辅助化疗为主要手段，应特别注意用药导致的全身不良反应管控和处理。

若患者存在系统性疾病、短期无法耐受手术、瘤体无法取得R0切除或因其他客观因素无法尽早行手术治疗时，可考虑采用新辅助化疗，需要详细评估患者的一般情况，评估其对治疗的耐受性，综合制订治疗方案并根据临床效果及时调整。尽管目前综合多项临床研究发现，新辅助化疗并不能在辅助化疗的基础上明显提高预后生存率，但至少存在以下优点：

（1）促使肿瘤边界清晰化，提高R0切除率，使手术更易于进行；

（2）降低局部复发率，使得一定程度上能够保留更多的功能组织；

（3）可能迅速改善症状，并结合肿瘤坏死率评估疗效和判断预后。

目前推荐的骨肉瘤新辅助化疗药物为大剂量甲氨蝶呤、多柔比星、顺铂、异环磷酰胺，可考虑序贯用药或联合用药。

化疗通常对软骨肉瘤无效，特别是对于经典型和去分化型，但亦有研究报道对于非头颈部的间叶型软骨肉瘤能够降低复发和死亡风险。

尤文肉瘤对化疗高度敏感，在局部治疗（手术或者放疗）之前，推荐应接受至少9周的多药联合化疗，长春新碱+多柔比星+环磷酰胺/异环磷酰胺+依托泊苷（VDC/IE）化疗方案是推荐的一线化疗方案，已在美国和欧洲的单中心和多中心临床研究中得到证实。

除常规化疗外，尽管免疫治疗在骨源性肉瘤中的临床疗效不佳，也推荐应用帕博利珠单抗于无法手术切除和转移性的微卫星高度不稳定（MSI-H）/错配修复缺陷（dMMR）的软骨肉瘤、尤文肉瘤和骨肉瘤患者。

3.3 放射治疗

对于预计无法达到满意手术边界或扩大切除可能造成功能损伤及器官残障的患者，可考虑行术前放疗。对于无法手术切除的局晚期肉瘤患者，放疗可以作为手术的替代方案成为根治性的治疗选择。

术后是否需要放疗，主要取决于肿瘤复发的风险和肿瘤对放疗的敏感性，术后局部复发风险越高，对放疗越敏感，术后放疗的地位也越重要。放疗范围应尽可能结合更多的影像学资料准确地判断病变累及的范围以及边界，并在可见肿瘤范围的基础上外放一定的体积作为亚临床病灶区域。值得一提的是，骨肉瘤常累及周围软组织，放疗不仅可控制肿瘤局部进展，对于术后控制残留的周围软组织病灶也具有重要作用。宜尽可能采用调强放疗技术，同时密切关注放疗后颌骨坏死、口干症等并发症，及时对症治疗。质子重离子放疗在相同剂量下具有更高的细胞杀伤率，为头颈部骨源性肉瘤的放疗提供了更多选择。此外，无论光子射线还是质子重离子射线对术后骨组织残端都易引起放射性骨髓炎，所以对头颈部骨源性肉瘤术后骨组织残端的软组织覆盖保护非常重要。

有研究报道，对骨肉瘤患者，即使是非R0手术切除联合放疗的预后也优于单纯放疗，因此骨肉瘤的放疗应尽量结合手术切除。

尤文肉瘤对放疗非常敏感，放疗是其重要的局部治疗手段。对于头颈部尤文肉瘤，新辅助化疗后肿瘤进展的患者可考虑先对原发病灶行放疗和/或手术治疗，以达到局部控制或姑息治疗目的。

3.4 其他治疗

3.4.1 组织修复重建

头颈部骨源性肉瘤患者，以中青年发病居多，在肿瘤根治性切除后且客观条件允许前提下，宜尽可能同期修复术区缺损，以关闭术区创面，同时恢复外形与功能。对于儿童头颈部骨源性肉瘤患者，在肿瘤根治性切除后，优先选择邻近瓣修复，待生长发育基本完成或放缓后再行二期软组织/骨组织修复，避免修复体与面部发育不协调导致的颌骨畸形。此外，若肿瘤恶性程度较高、术后复发风险大，宜慎重考虑是否行同期颌骨修复重建手术。

临床上常用腓骨肌皮瓣、股前外皮瓣、肩胛骨瓣、颞肌瓣、髂骨肌皮瓣等行头颈部修复重建手术，下颌骨缺损首选血管化游离腓骨肌皮瓣或髂骨肌皮瓣，两者经过数字化设计能够形成更精确的形态，并为后续种植体重建牙列提供稳定支持。上颌骨缺损可视情况及缺损大小选用邻近瓣、游离软组织皮瓣、复合骨组织瓣或赝复体修复。

3.4.2 HDT/HCT治疗

大剂量化疗（HDT）联合自体造血干细胞移植（auto-HCT）是淋巴瘤的标准治疗方案，其在尤文肉瘤患者中进行的临床评估显示，非转移性患者存在潜在的生存获益。由于暂无高级别证据，仍需进一步临床试验评估。

3.5 复发及转移的头颈部骨源性肉瘤治疗

发现肿瘤复发或出现转移灶后，应积极进行PET/CT等辅助检查确定转移部位及数量。对多发转移患者，包括化疗、靶向治疗、免疫治疗等的整合治疗是主要治疗手段，治疗方案需要根据肿瘤病理亚型及患者全身情况进行合理选择。手术、放疗、介入治疗等局部治疗手段则在缓解疼痛、减轻压迫症状时予以考虑。对寡转移患者，除系统治疗外，根治性的局部治疗手段对改善患者生存至关重要。

肺是骨肉瘤最常见的转移部位，不论肺转移灶何时出现，是否可以行局部治疗是一个分层考虑因素。能够局部治疗者均应行局部治疗，但应注意在原发灶术前通常不考虑转移灶的局部治疗。已有研究证实若所有肺转移灶都能被完全切除，患者可长期生存，多次复发的患者也可能通过多次开胸手术治愈。射频消融和立体定向放疗也是可选的肺转移灶治疗方式。

骨肉瘤二线药物治疗方案循证医学证据力度均较弱，由于暂无总体生存率获益的二线治疗方案，骨肉瘤患者一线化疗失败后，参加临床试验是一个获得更好疗效或最新治疗的机会，患者有机会获得免费的药物和检查，可大大减轻治疗经济负担，同时为临床研究提供宝贵治疗经验和方向。目前国内也有部分抗血管生成靶向药物用于晚期骨肉瘤患者的二线治疗，但缺乏循证医学证据，鼓励开展相关药物的RCT研究。

若复发病灶无法采用手术等治疗方式根治，建议考虑行基因检测确定潜在的靶向治疗可能，并可采用放疗和其他药物行姑息性治疗。鉴于肉瘤目前常规药物治疗的有限性，基因指导下的药物治疗正逐渐成为临床常规治疗失败后的选择。

3.6 多学科整合治疗（MDT）

恶性肿瘤的多学科整合治疗模式现已是国内医院医疗体系的重要组成部分，但仍处于优化完善阶段，且存在地区性差异较大等问题。

由于肉瘤本身在诊断及治疗上的复杂性，建议MDT成员由专门从事肉瘤诊疗或有肉瘤诊疗经验的医师组成。在有条件的医疗机构中，建议成立固定的肉瘤诊疗团队或者肉瘤诊疗中心，以最大程度保证肉瘤诊疗的规范化、个体化、系统化。头颈部骨源性肉瘤的MDT治疗团队应由肿瘤外科（口腔颌面外科、头颈外科、耳鼻喉科、神经外科、眼科等）、肿瘤内科、影像科、放疗科、病理科等专家组成，主要面向病情复杂、治疗效果不佳、复发和转移的患者开展定时定点的MDT讨论。

头颈部骨肉瘤应采取以手术治疗为主的新辅助化疗+根治性手术+辅助化疗/放疗的整合治疗方案，并根据新辅助化疗临床疗效、术后病理诊断等及时调整治疗方案，期间应及时进行影像学检查及临床评估确定治疗效果。

对软骨肉瘤，在肿瘤高度恶性或难以根治性切除时，放疗可作为切缘阳性术后或缓解症状的辅助治疗。

头颈部尤文肉瘤优先行化疗治疗，并于化疗后对局部病灶再次评估，若采取手术治疗应尽可能争取R0切除，不可切除的病灶或切缘阳性区域应在术后行根治性放疗和/或辅助化疗，并定期随访。

4 康复与随访

对头颈部骨源性肉瘤患者，在明确诊断后应尽快进行康复前评估，包括对患者病情、并发症、基础机体功能等的评估。治疗前执行合理的预防性锻炼计划有助于维持吞咽功能并加快康复进程，确保更好的康复效果。术前学会有效的吞咽方法不仅可有效降低风险并可最大限度地提高吞咽功能，还能降低鼻饲依赖和缩短胃管留置时长。治疗过程中根治性手术的开展、同期或二期修复策略的选择应尽可能恢复患者头颈部的形态与功能。术后接受放疗或重要功能性结构受损的患者，后期的语音、张口、咀嚼及吞咽相关康复训练同样必不可少。患者治疗后的相关功能通常在术后4~12个月稳定，逐步回归日常生活及工作有助于提高患者的功能和心理康复。

患者治疗后需要长期随访监测复发与转移。治疗结束后即应开始随访。术后半年内主要面临的是外科问题，例如伤口不愈合、感染等。术后2年内是局部复发的高峰时间，高危患者通常在2~3年内复发，而低危患者可能复发较晚。最常见转移部位为肺和其他部位的骨，每次复查应注意胸部CT和全身骨扫描。中/高级别骨源性肉瘤患者接受手术治疗后的2~3年中，每2~3个月随访一次，然后每半年1次直到5年，此后每年一次；低级别患者在术后前3~5年中，每隔4~6个月随访，然后每年一次。每次随访的内容包括：全面体检、B超、MRI或局部增强CT、骨扫描、胸部影像学检查、咀嚼和吞咽等功能评分。其中全面体检、局部B超，以及胸部影像学检查是每次随访均应包括的检查项目。如怀疑有局部复发可能，需行局部增强MRI和或CT检查。

第二节 头颈部软组织肉瘤

软组织肉瘤（Soft Tissue Sarcoma，STS）是指源于非上皮性骨外组织的一组罕见恶性肿瘤，但不包括单核吞噬细胞系统、神经胶质细胞和各个实质器官的支持组织，主要来源于中胚层，部分来源于神经外胚层，包括肌肉、脂肪、纤维组织、血管及外周神经等。具有局部侵袭性，呈浸润性或破坏性生长，可局部复发和远处转移。

STS约占所有恶性肿瘤的0.72%~1.05%，我国年发病率约为2.91/10万，无明显性别差异，最常见发病是肢体，约占50%，其次是腹膜后和躯干（40%），头颈部STS相对少见，约占10%，常见部位包括舌、翼腭窝、颞下窝、眼眶周围软组织、唇等。

STS分为12大类，50多种亚型，最常见亚型包括横纹肌肉瘤（Rhabdomyosarcoma，RMS）、平滑肌肉瘤（Leiomyosarcoma，LMS）、滑膜肉瘤（Synovial Sarcoma，SS）、隆突性皮肤纤维肉瘤（Dermatofibrosarcoma Protuberans，DFSP）等。

1 流行病学

软组织肉瘤的发病机制及病因学目前仍不明确，遗传易感性以及NF1、RB、TP53等基因突变可能与某些STS发生有关。

软组织肉瘤的临床症状缺乏特异性，隐匿性强，主要表现为逐渐生长的无痛性包块，病程从数月至数年不等。肿瘤增大压迫神经或血管时，可出现疼痛、麻木和肢体水肿等表现。若肿块迅速增大，伴局部皮温升高、区域淋巴结肿大等表现，往往提示肿瘤级别较高，具有病程短、较早出现血行转移及治疗后易复发等特点。软组织肉瘤最常见的转移部位是肺，不规范手术会影响肿瘤的自然病程，使自然屏障破坏，肿瘤向外扩散生长，加速局部复发和远处转移。

软组织肉瘤的5年生存率为60%~80%，影响生存预后的主要因素包括年龄、部位、大小、组织学分级、是否存在转移及转移部位等，影响局部复发的主要因素包括不充分的外科边界、多次复发、瘤体大、组织学分级高等。

1.1 横纹肌肉瘤

横纹肌肉瘤是一种细胞骨骼肌分化的原始间叶性恶性肿瘤，是15岁以下婴幼儿和儿童最常见的软组织肉瘤，45岁以上的中老年人较为罕见，约占儿童恶性肿瘤的3%~4%，年发病率约为4.5/100万，国内回顾性分析数据显示5年总生存率约为44%。

根据肿瘤的临床特点、镜下表现、细胞分子遗传学特征等，可将其分为胚胎性横纹肌肉瘤、腺泡状横纹肌肉瘤、多形性横纹肌肉瘤和梭形/硬化性横纹肌肉瘤四种主要类型，国内统计数据显示头颈部横纹肌肉瘤以胚胎型最常见，其次为腺泡状横纹肌肉瘤。

横纹肌肉瘤可发生于任何部位，其中头颈部最常见，约占35%，其次为泌尿生殖道（约24%）、四肢（19%）。发生于头颈部者，最常见于脑膜旁、眼眶周围、翼腭窝、鼻腔、颞下窝、面颈部软组织和口腔（包括舌、软腭、唇等）。

1.2 滑膜肉瘤

滑膜肉瘤是一种来源于间叶组织的恶性肿瘤，约占软组织肉瘤的5%~10%，年发病率为1~2/100万，多见于15~40岁，无明显性别差异。

头颈部滑膜肉瘤常见于咽旁间隙、喉、下咽、近颞下颌关节处等，通常表现为可触及的深部软组织肿块，病程进展较为缓慢，少数患者可出现周围组织受累的相关症状，如疼痛、张口受限等。

1.3 隆突性皮肤纤维肉瘤

隆突性皮肤纤维肉瘤是最常见的皮肤肉瘤，来源于纤维母细胞/肌纤维母细胞，年发病率4/100万，多见于20~50岁中青年，无明显性别差异，最常见于躯干（50%），其次是肢体近端（37%）和头颈部（10%~15%）。隆突性皮肤纤维肉瘤突出的临床特点是局部复发率高，不完全切除后的侵袭性生长模式及远处转移率较低。

1.4 平滑肌肉瘤

平滑肌肉瘤约占软组织肉瘤的5%~10%，好发于成年人，儿童少见，多见于女性。根据发生部位可分为深部软组织平滑肌肉瘤和浅表性平滑肌肉瘤，前者最常见，多发生于腹膜后、盆腔或腹腔，约占75%。

1.5 脂肪肉瘤

脂肪肉瘤（Liposarcoma，LPS）是一种较为罕见的软组织肉瘤，多发于中老年人，绝大多数发生于腹膜后，极少见于头颈部，按组织学特点分为去分化型、黏液样和多形性。

2 诊断与分期

2.1 辅助检查

疑似软组织肉瘤的患者诊断步骤应包括病史采集、体格检查、原发肿瘤部位和全身影像学检查，然后通过活检获得组织学诊断，遵循临床-影像-病理三结合原则。

MRI是头颈部软组织肉瘤最重要的检查手段，能精确显示肿瘤与邻近肌肉、皮下脂肪、关节以及主要神经、血管的关系，增强MRI可显示肿瘤的血运情况，对脂肪瘤、非典型性脂肪瘤和脂肪肉瘤有鉴别诊断意义。CT则可更好显示软组织肿块邻近骨质有无破坏。对横纹肌肉瘤、滑膜肉瘤、血管肉瘤、上皮样肉瘤、腺泡状肉瘤，及透明细胞肉瘤等应行B超进行颈部淋巴结检查。

2.2 病理学特点

头颈部软组织肉瘤的组织学类型参照第五版软组织肉瘤WHO分类（2020），组织学分级推荐采用FNCLCC分级法，应注意经过放/化疗治疗或活检取材不佳的标本不宜分级。

多种软组织肿瘤存在特异性的基因改变，如基因融合，扩增、突变或缺失，可根据实际需要分别采用FISH、Sanger测序、NGS或RT-PCR等方法检测，以辅助诊断或指导临床治疗。多种肿瘤可涉及同一基因（如EWSR1）异常，同一肿瘤也可出现多种基因异常，最终诊断需根据临床、组织学形态和免疫表型及分子检测结果整合考虑。

软组织肿瘤NGS（DNA测序+RNA测序）检测有助于发现软组织肿瘤中新的基因异常，对肉瘤的分子诊断和潜在的靶向治疗具有重要价值。

2.2.1 横纹肌肉瘤

多数横纹肌肉瘤大体呈边界不清的肿块，质地坚实或软，切面灰白或灰红，可呈胶冻或鱼肉状，常伴出血、坏死或囊性变。其中的特殊亚型葡萄簇样横纹肌肉瘤较为少见，大体观呈葡萄状或息肉状，质地较软，呈黏液水肿样，常伴感染、出血或坏死，该种类型肿瘤主要发生于被覆黏膜的空腔器官，头颈部常见于鼻腔、鼻咽部。

镜下见横纹肌肉瘤肿瘤细胞形态多样，包含了骨骼肌胚胎发育过程中各个阶段的细胞，如星状细胞和小圆形细胞（胚基间叶细胞），逐渐分化成熟的瘤细胞会因肌原纤维聚集而呈深嗜伊红色，变为形态多样的横纹肌母细胞，胞质呈深嗜伊红的畸形大细胞对多形性横纹肌肉瘤的诊断具有关键意义。腺泡状横纹肌肉瘤组织学上以形成腺泡状结构为特征，硬化性横纹肌肉瘤特征性表现为瘤细胞内含有玻璃样或透明变性的基质，Masson三色染色呈绿色。

横纹肌肉瘤细胞表达desmin、MSA、MyoD1和myogenin，其中MyoD1和myogenin核表达被视为阳性。myogenin相比于胚胎性横纹肌肉瘤，在腺泡状横纹肌肉瘤中表达较高，在腺泡结构边缘及血管周围瘤细胞中尤为明显。硬化性横纹肌肉瘤myogenin多为阴性或局灶阳性，但弥漫强阳性表达MyoD1。胚胎性横纹肌肉瘤可较为特异的表达WT1。此外，横纹肌肉瘤肿瘤细胞还可偶有表达细胞角蛋白、CD56、S-100、NF、CD20等指标。

研究表明约80%的胚胎性横纹肌肉瘤患者出现染色体结构异常，包括+2q、+7、+8、+12、+13，部分显示1p11-q11和12q13重排，大多数患者表现为11p15.5丢失，胰岛素生长因子2过度表达，其他基因改变还包括p16、TP53和CDKN2A的失活突变，RAS激活突变等。在腺泡状横纹肌肉瘤中，大多数病例（约60%~70%）含有特征性的t（2；13）（q35；q14）染色体结构异常，产生PAX3-FOXO1融合基因，约10%~20%的病例含有t（1；13）（p36；q14）异常，导致PAX7-FOXO1A融合基因产生。其他种类的横纹肌肉瘤由于较为罕见，研究相对较少，肿瘤的特异性基因组学改变还未被充分探索。

2.2.2 滑膜肉瘤

大体观多数滑膜肉瘤边界清晰，切面灰白，质地较软。依据不同的组织学特点，可将滑膜肉瘤分为单相、双相和低分化三种类型。其中单相型最常见占60%，双相其次，低分化较少。镜下见单相型滑膜肉瘤通常由单型梭形细胞组成，细胞呈束状组织，而双相型除束状梭形细胞成分外，还有丰富的上皮成分，有时肿瘤可形成腺样结构。低分化滑膜肉瘤的瘤细胞通常呈圆形。

滑膜肉瘤肿瘤细胞常弥漫性表达Vimentin和CD99，一般不表达desmin，Ki-67阳性值范围波动较大，在近95%的病例中，滑膜肉瘤染色体X和18发生易位[t（X；18）（p11.2；q11.2）]，使18号染色体上的SYT（SS118）基因融合至X号染色体上，其中近60%的患者融合伴侣是SSX1基因，近30%的患者融合伴侣是SSX2基因，极少数患者的融合伴侣是SSX4基因。检测融合蛋白表达状况对滑膜肉瘤的诊断具有较大的敏感性和特异性。

2.2.3　隆突性皮肤纤维肉瘤

镜下见梭形瘤细胞呈席纹状或车辐状结构，在胶原纤维和结缔组织间浸润生长，常浸润周围的真皮和脂肪组织，瘤细胞多沿脂肪小叶间隔浸润，并形成特征性的蜂窝状或蕾丝样浸润图像，3%~5%的病例中可见数量不等散在分布的树突状色素细胞。

DFSP瘤细胞弥漫强阳性表达CD34，纤维肉瘤型DFSP和黏液样DFSP区域CD34标记明显减弱。90%以上的DFSP都存在独特的染色体易位t（17；22）（q22；q13），该易位常使22号染色体上形成环状染色体，其中包含融合基因COL1A1-PDGFB，该融合基因对DFSP的诊断具有较高特异性。

2.2.4　平滑肌肉瘤

大体观平滑肌肉瘤切面多为灰白色，鱼肉状，体积较大者可伴坏死、出血或囊性变。镜下见肿瘤由平行或交织条束状排列的嗜伊红梭形细胞构成，细胞含纵行肌丝，Masson三色染色呈红色，VG染色为黄色，PATH呈紫色，PAS染色多为阳性。肿瘤内多富血管，常见瘤细胞围绕血管生长，常见瘤内凝固性坏死。

平滑肌肉瘤的瘤细胞弥漫强阳性表达α-SMA、h-CALD、MSA和calponin，绝大多数病历表达desmin，不表达CD117。除此之外，平滑肌肉瘤细胞遗传学较为复杂，无特异性异常表现，与多形性未分化肉瘤相似。常见的有3p21-23、8p21-pter、12q12-13、13q32-pter、19p丢失、1q21-31增加等。

2.2.5　脂肪肉瘤

肿瘤切面大体观多呈胶冻状，黄色或灰黄色，罕见坏死，镜下见肿瘤由圆形或卵圆形的原始间叶细胞、大小不等的印戒样脂肪母细胞、黏液样基质组成，黏液样脂肪肉瘤中肿瘤间质内薄壁毛细血管网呈丛状或分枝状。去分化脂肪肉瘤可表达MDM2、CDK4和p16，MDM2基因扩增。

2.3　分期分级

第8版AJCC分期系统（2017）对头颈部软组织肉瘤进行了完整分期，是制定和实施精准治疗的重要基础，该分期特别强调原发肿瘤大小、淋巴结转移及组织学分级对分期及预后的影响，进一步反映肿瘤生物学行为对临床诊治的指导意义。相较四肢/躯干、腹膜后肿瘤的分期标准，头颈部软组织肉瘤有其独立的分期标准，特别是T分期的标准不同，也反映了不同部位STS从分期开始就需要多学科整合诊治（MDT to HIM）团队参与。

3　治疗

头颈部软组织肉瘤的治疗是基于其组织病理学亚型、临床分期、病变部位、基因变异状态以及患者全身状况、治疗意愿和经济情况等多种因素整合决定的，其治疗通常采用以手术切除为主的整合治疗模式，强调多学科整合诊治（MDT to HIM）协作，基本治疗方案由初始的新辅助治疗、之后的局部治疗（手术和/或放疗）和维持的辅助治疗组成。

3.1　外科治疗

软组织肉瘤采用以外科为主的整合治疗策略。外科治疗的原则：手术应达到安全的外科边界。外科边界评价有国际抗癌联盟（UICC）的R0/R1/R2切除标准和MSTS/Enneking外科边界评价系统。

头颈部软组织肉瘤的安全外科边界指的是达到边缘、广泛或根治性切除，即边缘及以上切除边界（R0切除），安全外科边界的界定与肿瘤性质（包括恶性程度）相关，不同软组织肉瘤其安全边界的标准并不一致。

对位于深筋膜浅层或侵犯皮肤的肿瘤，应考虑切除足够的皮肤、皮下、深筋膜浅层、深层，甚至部分正常肌肉，以获取安全的外科边界。对软组织肉瘤侵及骨的病变，需要评估受累骨的安全边界，连同受侵骨质一并切除。

非计划切除通常指将头颈部软组织肉瘤误诊为良性肿瘤而实施的不恰当外科手术切除，导致肿瘤标本切缘阳性或肿瘤残留，缺乏术前活检和有效的影像学诊断是导致非计划切除的主要原因。目前非计划切除手术后的处理仍存争议，需要按不同结果分层处理。

3.2　药物治疗

3.2.1　化疗

新辅助化疗主要用于肿瘤巨大、累及重要脏器、与周围重要血管神经关系密切、预计手术切除无法达到安全外科边界或切除后会造成重大机体功能残障甚至危及生命的高级别头颈部软组织肉瘤患者。其有以下优点：①可使肿瘤与神经、血管、肌肉的边界清晰，减少组织损伤，保留更多功能；②提高手术切缘阴性率，降低局部复发风险；③与术前放疗联用有增敏效果；④杀灭微小转移灶；⑤避免患者因术后并发症不能按时行辅助化疗所带来对生存的影响；⑥依据术前化疗的病理缓解率可以制订后续化疗方案。

辅助化疗旨在消灭亚临床病灶，减少远处转移和复发风险，提高患者生存率。术后化疗可改善非多形性横纹肌肉瘤患者的无病生存率和总生存率，推荐按危险度级别选择化疗方案。建议术后化疗在伤口愈合后尽早开始，共完成4~6周期。是否选择联合治疗以及治疗疗程，还需要根据患者的具体情况及意愿，制订整合治疗方案。

化疗敏感性是软组织肉瘤是否选择化疗的重要依据，常见软组织肉瘤的化疗敏感性大致分为：①高敏感：胚胎性/腺泡状横纹肌肉瘤；②中高敏感：滑膜肉瘤、黏液样脂肪肉瘤；③中敏感：多形性脂肪肉瘤、黏液纤维肉瘤、上皮样肉瘤、多形性横纹肌肉瘤、平滑肌肉瘤、恶性周围神经鞘膜瘤、血管肉瘤、促结缔组织增生性小圆细胞肿瘤、头皮和面部血管肉瘤；④不敏感：去分化脂肪肉瘤和透明细胞肉瘤；⑤极不敏感：腺泡状软组织肉瘤。

头颈部软组织肉瘤的化疗效果与剂量强度密切相关。推荐剂量为：多柔比星单药75mg/m^2，联合化疗时为60mg/m^2，每3周为1个周期；异环磷酰胺单药剂量8~12g/m^2，联合化疗时可考虑为7.5g/m^2，每3周为1个周期。

软组织肉瘤的化疗策略需要根据具体亚型和患者的个体情况调整。目前，尽管化疗在某些软组织肉瘤亚型中显示一定疗效，但总体预后仍不理想。未来研究应聚焦于新药开发、耐药机制研究及个性化治疗方案优化，以提高软组织肉瘤患者的生存率和生活质量。

3.2.2 靶向治疗

靶向药物相对化疗，有副作用小和耐受性好的特点，近年来一些靶向治疗药物对特定组织学类型的晚期软组织肉瘤显示较好前景。

安罗替尼、培唑帕尼和瑞戈非尼可以作为不可切除或晚期头颈部软组织肉瘤的二线治疗选择，但培唑帕尼和瑞戈非尼不推荐用于脂肪肉瘤。安罗替尼除常规监测血压外，还需注意定期监测甲状腺功能、尿蛋白等。

3.2.3 免疫治疗

在免疫治疗的领域内，临床研究已揭示了PD-1/PD-L1抗体在针对未分化多形性肉瘤、去分化脂肪肉瘤以及腺泡状软组织肉瘤等多种病理亚型中的积极疗效。

3.3 放疗

放疗目的在于提高肿瘤的局控率、延长总生存，并更好保留局部功能。对瘤体较大、紧邻重要血管、神经或骨的头颈部软组织肉瘤患者，术前行新辅助放疗可能有助于增加手术局部控制率。有外科边界切缘不足、术后存在肿瘤残留、高危病理学因素等时，术后放疗仍是改善局部控制的辅助方法之一。

术前放疗的优点：使肿瘤范围更清晰，放疗后瘤体更小、血运好、乏氧细胞少、放疗剂量低。但因术前放疗发生伤口并发症的风险较高，对放疗时机的选择仍存争议。54~60Gy/1.8~2Gy为目前推荐的标准术后放疗剂量，建议术后4~6周内开始。采用立体定向体部放疗（Stereotactic Body Radiation Therapy，SBRT）技术，大分割42.75Gy/15Fx或30Gy/5Fx的术前放疗方案正逐渐普及。

通常高风险患者需行放疗（术前或术后），低风险患者若术后切缘阳性，或出现预期外的不良病理学特征如近切缘、浸透筋膜、分级变高、浸润性或非连续性播散等，考虑术后放疗。若患者已经接受了非计划性切除，则评估患者是否有行计划性根治性切除的机会。如有，且需要放疗，则推荐术前放疗及根治性切除；如没有，则推荐直接行放疗。不可切除的患者可行根治性放疗，Ⅳ期患者可行姑息放疗。

对分化良好的脂肪肉瘤，常不推荐放疗，而去分化脂肪肉瘤由于具有更高的复发风险，术后放疗可显著提高局部控制率；对局限性平滑肌肉瘤，术后放疗常用于改善局部控制；对局限性滑膜肉瘤，术前或术后放疗常作为标准治疗的一部分，术前放疗结合手术的治疗策略显著提高了滑膜肉瘤患者的局部控制率；对头颈部横纹肌肉瘤，术前放疗可以缩小肿瘤，提高手术切除率。术后放疗用于未能完全切除或高危患者，以减少局部复发。

3.4 其他治疗

软组织肉瘤治疗策略常包括手术、放疗和化疗，但随着医学技术的发展，介入治疗、放射性粒子植入和中医治疗也在软组织肉瘤的治疗中发挥重要作用。

3.4.1 介入治疗

介入治疗是一种微创技术，通过影像引导下的手术操作直接作用于病灶部位。对软组织肉瘤，常用的介入治疗方法包括射频消融、微波消融和经皮乙醇注射。射频消融在治疗无法手术或复发的软组织肉瘤时有良好的局控效果。近年来，微波消融在软组织肉瘤治疗中的应用逐渐增加，并显示良好疗效。

3.4.2 放射性粒子植入

对软组织肉瘤，放射性粒子植入可提供高剂量的局部放射，减少对周围正常组织的损伤。

3.5 复发及转移的头颈部软组织肉瘤治疗

复发转移的软组织肉瘤患者预后较差，诊治需要多学科整合治疗MDT to HIM策略的支持。头颈部软组织肉瘤复发，高风险进展期病灶，需要在全身治疗、稳定病灶基础上，行根治性手术。低风险病灶，可直接手术切除。手术范围包括既往手术后皮肤及软组织瘢痕。不可切除病灶，需要新辅助治疗，然后行根治性手术。对高龄或全身情况较差的复发者，考虑放疗、介入、消融治疗（射频、微波、冷冻）等局部姑息性治疗。

对单发转移灶，如全身治疗后可控制，应予根治性切除，否则需完整切除或尝试局部姑息治疗。对多发转移灶，全身治疗控制后，可对主要影响病灶行局部姑息性治疗，如全身治疗无法控制，仍可局部姑息性治疗明显进展病灶。

姑息性化疗是对转移或复发且不能完整切除肿瘤患者采取的治疗方案，目的是使肿瘤缩小、稳定，以减轻症状，延长生存期，提高生活质量。考虑到软组织肉瘤的多样性、异质性和化疗较明显的不良反应，姑息化疗方案的制订需要因人而异。

3.6 多学科整合治疗（MDT to HIM）

软组织肉瘤是一类异质性强、恶性程度高的肿瘤。由于其复杂性和侵袭性，单一学科的治疗手段往往不足以实现临床最佳疗效。多学科整合诊疗MDT to HIM模式通过集合不同专业的医疗专家，为患者提供个体化、全面的整合治疗方案，已成为软组织肉瘤治疗的重要策略。近年来，多学科诊疗模式MDT to HIM是向高效整合管理模式的转变，进一步优化了诊疗流程和治疗效果。

多学科诊疗模式通过联合肿瘤外科（口腔颌面外科、头颈外科、耳鼻喉科、神经外科等）、肿瘤内科、放射科、病理科等多个学科的专家召开多学科讨论会，为每位患者制定最优的治疗方案。这种模式强调团队合作和多学科协作，能够整合不同领域的专业知识和技术，提高诊疗的科学性和准确性。

高效整合管理模式在多学科诊疗模式的基础上进一步优化，通过信息化手段实现治疗方案的高效整合和管理。高效整合管理模式不仅关注治疗本身，还注重治疗前后的全程管理和患者的生活质量。

高效整合管理模式在头颈部软组织肉瘤的治疗中能够显著提高患者的总体生存率和无病生存期。高效整合管理模式通过高效的信息管理和流程优化，不仅提高了诊疗效率，还改善了患者的生活质量。多学科诊疗的高效整合，为软组织肉瘤患者提供了更加精准和高效的治疗。

4 康复与随访

对头颈部软组织肉瘤患者，在明确病理类型后应尽快进行康复前评估，包括对患者病情、并发症、基础机体功能等的评估。头颈部解剖结构复杂，对累及特定器官的病例，治疗前执行合理的预防性锻炼计划和吞咽训练有助于维持吞咽功能并加快康复进程，获得更好的康复效果。术前学会有效的吞咽锻炼不仅可有效降低风险并最大限度地提高其功能康复效果，还能降低管饲依赖和缩短胃管留置时长。治疗过程中根治性手术的开展、同期或二期修复策略的选择应尽可能恢复患者头颈部的形态与功能。术后接受放疗或重要功能性结构受损的患者，后期的语音、张口、咀嚼及吞咽相关康复训练同样必不可少。软组织肉瘤患者治疗后的相关功能通常在术后4~12个月稳定，逐步回归日常生活及工作有助于提高患者的心理及功能康复。

软组织肉瘤患者治疗后需要长期随访监测复发与转移。治疗结束后即应开始随访。术后半年内主要面临的是外科问题，例如伤口不愈合、感染等。术后2年内是

STS局部复发的高峰时间，高危患者通常在2~3年内复发，而低危患者可能复发较晚。最常见转移部位为肺和淋巴系统，每次复查应注意胸部CT和区域淋巴结B超检查。中/高级别STS患者接受手术治疗后的2~3年中，每3~4个月随访一次，然后每半年1次直到5年，此后每年一次；低级别STS患者在术后前3~5年中，每隔4~6个月随访，然后每年一次。每次随访的内容包括：全面体检、B超、MR或局部增强CT、骨扫描、胸部影像学检查、咀嚼和吞咽等功能评分。其中全面体检、局部B超，以及胸部影像学检查是每次随访均应包括的检查项目。如怀疑有复发可能，需行局部增强MRI和或CT检查；有骨累及的STS患者，全身骨扫描在术后5年内每6个月检查一次，术后5年以后每年检查一次。

第五章

头颈肿瘤围术期静脉血栓栓塞症

第一节 前言

静脉血栓栓塞症（venous thromboembolism，VTE）是外科术后常见并发症和医院内非预期死亡的重要危险因素。VTE包括2种类型：深静脉血栓（deep vein thrombosis，DVT）和肺血栓栓塞症（pulmonary thromboembolism，PTE），这两种类型是VTE在不同部位和不同阶段的两种临床表现形式。研究表明，VTE是仅次于心肌梗死和脑卒中的第三大常见心血管疾病，普通人群VTE的发病率为0.1%～0.3%，而外科住院患者VTE的发病率可达10%~40%。有研究发现，头颈外科患者的静脉血栓栓塞率为0.3%~0.6%，接受头颈恶性肿瘤手术者，发生率最高可达1.8%。

由于恶性肿瘤对人体生理状态的影响以及肿瘤患者群体常见的高龄、肥胖、吸烟、酗酒和心、肺功能降低等特征，肿瘤患者发生VTE的风险是正常人的4～6倍。经历手术的肿瘤患者发生VTE的风险进一步增加。DVT和PTE是恶性肿瘤患者术后最常见的致死原因之一。晚期头颈部恶性肿瘤患者常需接受整合治疗，特别是大范围的肿瘤根治手术和同期修复重建手术，兼具长时间手术、术后长时间卧床以及肿瘤和化疗药物导致的血液高凝状态等多种危险因素，提示头颈部恶性肿瘤患者应是发生VTE的极高危群体，但相关文献对头颈部恶性肿瘤患者VTE发生情况却很少关注，有关VTE在头颈肿瘤术后发生率的数据也有限。有大型回顾性研究报道，头颈部恶性肿瘤术后VTE和PTE发生率分别仅为0.37%和0.18%，如此低的发病风险导致头颈外科医师常常对围术期VTE的预防意识和警觉程度偏低。

鉴于以上现状，我们汇集包括中国抗癌协会头颈肿瘤专委会及有关心血管专家诊治VTE和PTE的经验，同时借鉴和参考国内外近年来对头颈肿瘤围术期VTE的研究成果与诊治经验，初步制订本指南，旨在提高临床医生对VTE危险因素的认识，掌握其临床表现，并提出筛查方法和风险评估，为VTE的预防和治疗提供参考。本指南使用建议、评估、发展和评价的分级系统确定证据质量级别和推荐意见强度，并在推荐意见末尾进行标注。

第二节 诊断

1 危险因素

血管损伤、血流减缓、血液高凝状态是VTE发生的三要素，诱发VTE的危险因素则主要包括：手术、创伤、卧床、肿瘤治疗（激素、化疗或放疗等）、高龄、心脏或呼吸衰竭、肾病综合征、肥胖、吸烟、静脉曲张、遗传性或获得性血栓形成倾向等，在头颈肿瘤患者群体中，这些危险因素常合并存在。有研究认为，患者年龄和手术时间是老年口腔癌患者术后发生VTE的独立危险因素。因此，在头颈肿瘤患者的诊疗流程中，临床医师需要充分重视VTE风险。

2 临床表现

2.1 DVT临床表现

急性下肢DVT主要表现为患肢突然肿胀、疼痛等，体检患肢呈凹陷性水肿、软组织张力增加、皮肤温度增高，在小腿后侧或大腿内侧、股三角区或患侧髂窝有压痛，亚急性期患者可出现患肢浅静脉显露或扩张。血栓位于小腿肌肉静脉丛时，可出现Homans征和Neuhof征阳性（Homans征：患肢伸直，足被动背屈时，引起小腿后侧肌群疼痛；Neuhof征：压迫小腿后侧肌群，引起局部疼痛）。严重下肢DVT患者可出现股青肿，临床表现为下肢极度肿胀、剧痛，皮肤发亮呈青紫色，皮温低伴有水疱，足背动脉搏动消失，全身反应强烈，体温升高。故临床筛查DVT时，应着重检查双侧下肢是否存在不对称性肿胀、疼痛或沉重感。

2.2 PTE临床表现

PTE的临床表现多样且缺乏特异性，仅20%患者会出现典型的“呼吸困难、胸痛、咯血”肺梗死三联征，多数患者最常见的临床表现为：不明原因的呼吸困难、呼吸急促、心动过速、晕厥、血氧饱和度下降等。此外，相当一部分患者在肺血栓栓塞症早期时未表现出明显的症状或体征。

3 实验室检查

血浆D-二聚体水平升高常提示急性血栓形成，被广泛用于血栓性疾病的筛查，对低-中风险的患者，D-二聚体阴性基本可以排除VTE，如果阳性才考虑进一步检查。但血浆D-二聚体检测具有高敏感性、低特异性的特点，仅可作为急性VTE的筛查手段，不能作为诊断VTE的依据。脑钠肽（BNP）、N-末端脑钠肽前体（NT-proBNP）和血浆肌钙蛋白与PTE的预后相关，三者升高均提示PTE患者的不良预后。另外，血栓弹力图也可以反映血液凝固动态变化（包括纤维蛋白的形成速度，溶解状态和凝状的坚固性，弹力度）的指标，可以用于凝血、纤溶全过程及血小板功能的全面检测，适合用于围手术期监测凝血功能、评估血栓风险。

4 影像学检查

4.1 DVT影像学检查

多普勒超声检查：下肢深静脉超声检查是DVT首选的影像学手段，具有无创、便捷的特点，对患者的局限性较小，患者不会受到诸如造影剂过敏、妊娠、肾功能不全等限制；同时有较高的诊断价值，能确定栓塞部位、类型，测定栓塞程度及侧支循环情况，也能评价治疗效果。其阳性结果对诊断栓子脱落引发PTE有一定意义。但多普勒超声不能很好地显示新鲜血栓，对于小腿静脉分支较细的部位以及患肢出现严重水肿，或者对于过度肥胖患者，超声检查的准确率也有所降低。

CT静脉成像：用于下肢主干静脉或下腔静脉血栓的诊断，准确性较多普勒超声检查更高，适用于多普勒超声检查阴性或不确定，但临床上持续高度怀疑DVT者。

磁共振静脉成像：磁共振成像主要用于评估盆腔静脉和腔静脉血栓，可以准确区分急性复发性DVT和慢性血栓性残留，且不需要注射造影剂；但磁共振成像对小腿静脉血栓的诊断准确率较差，且检查时间较长，同时存在假阳性可能，对于多数患者并非首选的影像学检查方法。有固定金属植入物及心脏起搏器植入者检查前，需确定金属植入物及心脏起搏器类型，选择合适患者。

静脉造影：下肢静脉造影可明确诊断和确认静脉血栓的类型，包括血栓部位、范围、大小、程度轻重及侧支循环和静脉瓣的功能状态，其诊断下肢深静脉血栓形成的敏感度和特异度均接近100%，是诊断下肢深静脉血栓形成的金标准，在诊断的同时也能即刻进行溶栓治疗或放置支架。但静脉造影属于有创检查，存在较大的并发症风险，在实际临床中应用有限。

4.2 PTE影像学检查

肺动脉CT造影：肺动脉CT造影是目前临床上诊断PTE首选的辅助检查方法，能在短时间内显示中央及周围肺动脉血管分支情况，具有成像速度快，造影剂剂量小的特点。

核素肺通气/灌注显像：早在20世纪60年代核素肺通气/灌注显像就开始应用于临床，是第一个用于诊断PTE的无创性检查手段。核素肺通气/灌注显像可以显示肺动脉血流分布和毛细血管床受损情况，检查气道通畅性和局部通气功能，对周围性

PTE的诊断效力优于肺动脉CT造影，但是该方法不能直观地显示栓塞的大小和部位，且引起肺血流或通气受损的其他疾病因素会影响其对PTE的诊断。

磁共振肺动脉造影：磁共振肺动脉造影对急慢性血栓有一定鉴别能力，其无X线辐射、无含碘造影剂的特点适用于肾功能严重受损、对碘造影剂过敏或妊娠期患者。但是MR磁共振肺动脉造影对肺段以下水平的PTE诊断价值有限，且检查时间较长，患者需要长时间保持不动。

肺动脉造影：肺动脉造影仍是目前肺血栓栓塞症诊断的金标准，适用于其他检查不能确诊、需要进行肺血栓栓塞症介入治疗的患者。但作为有创检查，肺动脉造影存在严重并发症的风险，一般不作为首选的辅助检查。

此外，胸片虽然对PTE的诊断缺乏特异性和敏感性，但其意义主要在于帮助临床医师排除是否为其他引起呼吸困难、气短、胸痛等症状的疾病，也可提示引起肺血栓栓塞症的原发疾病，如肺癌、肺转移癌等，对PTE的诊断和治疗具有辅助价值。

根据患者病史、查体情况和实验室检查结果评估VTE风险，对VTE风险较高者进行影像学检查，推荐筛查DVT首选多普勒超声检查，筛查PTE首选肺动脉CT造影。

第三节　筛查与预防

1　筛查流程

肿瘤患者VTE一般筛查流程包括病史询问、重点查体以及辅助检查。病史询问部分主要根据Caprini和Khorana评分量表对患者病史进行详细采集，重点查体的主要目的是确认患者的基本健康情况，排查可能存在的DVT或PTE临床体征。VTE的辅助检查主要包括实验室检查和影像学检查，DVT和PTE的影像学筛查手段因累及部位的差异而有所不同，并且辅助检查的选择根据是否有创、操作复杂程度以及诊断效能，存在一定的优先级。

2　风险评估

建议落实强调动态评估机制，特别是以下三个关键时间点：

（1）入院后24h内；

（2）病情或治疗变化时，如：进行手术或介入操作（术前、术中、术后24h内）、转科（转科后24h内）、护理级别发生变化、报/停病危（病重）等特殊情况；

（3）出院前24h内。

2.1 VTE风险评估

得到VTE风险评估量表是自20世纪90年代初发展至今的重要VTE风险评估工具，也是临床上最常用的VTE风险评估手段。目前临床常用的评估量表主要包括Caprini、Padua、Khorana、Autar、Wells/Geneva等，不同评估量表具有不同的适用范围。

Caprini评分量表：由美国外科医师Caprini于2005年发布，并于2009年进行修改后沿用至今，是应用范围最广的VTE风险评估量表。Caprini评估量表以患者基础健康水平、既往疾病史以及手术相关因素为评估依据，适用于肿瘤外科患者围术期VTE风险评估。

Padua评分量表：由意大利帕多瓦大学血栓栓塞专家Barbar于2010年提出，主要应用于内科患者的VTE风险评估。因内科患者的VTE危险因素主要包括遗传性及获得性易栓症、感染、肿瘤、激素治疗、心力衰竭、呼吸衰竭等，此评估量表对内科患者的VTE风险评估具有更高的准确性和适用性。

Khorana评分量表：由Alok Khorana博士于2008年首次提出，用以评估患者的VTE风险和对抗凝预防的需求，并经过多次临床验证。该评分主要以患者的原发肿瘤类型和检验指标为评估依据，适用于肿瘤化疗门诊患者及术前VTE风险评估。

Autar评分量表：主要用于DVT风险评估，其评分依据主要为患者基础健康水平、手术史、相关疾病史等，对PTE风险的评估有效性尚不明确。

Wells/Geneva评分量表：Wells评分量表和Geneva评分量表均主要用于对PTE发生风险的评估，2个评分量表以患者既往VTE病史和体征为主要评估依据，适合短时间内完成PTE风险的快速评估。

2.2 出血风险评估

头颈肿瘤手术患者在预防VTE前需要进行出血风险评估，旨在避免患者接受预防性抗凝治疗时出现严重的出血并发症，指导临床医师在预防血栓形成和减少出血风险之间达成平衡。具有外科住院患者出血风险评估中任何一项，则为出血高风险或出血会导致严重后果的人群。

对患者术前的VTE风险评估，建议同时使用Caprini和Khorana评分量表，以风险高者为预防参考依据；患者术后VTE风险评估以Caprini评分量表为主要预防参考依据。围术期需要进行动态出血风险评估。

3 VTE的预防措施

VTE的预防措施主要包括基础预防、机械预防、药物预防和联合预防，其中基础预防应贯穿头颈肿瘤患者的全部诊治流程，而机械预防和药物预防的应用则需要对患者进行进一步评估。

3.1 基础预防

主要措施包括宣传教育、基础护理、血管护理、术中操作、术中护理、饮水补液护理、疼痛护理、心理护理、早期运动、踝泵运动、出院指导等。

3.2 机械预防

主要内容包括使用逐级加压袜、间歇充气加压装置、足底加压泵等。

3.3 药物预防

目前VTE的药物预防主要包括普通肝素、低分子肝素、人工合成抗凝药物、维生素K拮抗剂和新型口服抗凝药物5种。

普通肝素 分子量范围为3000～30000Da，同时具有抗凝血因子Ⅹa和Ⅱa的作用。普通肝素能在有效降低DVT和PTE发生率同时，仅增加非致命性大出血的发生率。普通肝素生物利用度较低（30%），药物半衰期短，需经静脉持续给药以维持抗凝疗效。此外，普通肝素对不同患者的抗凝效果差异较大，使用时需监测活化部分凝血活酶时间（APTT）及活化凝血时间（ACT）以减少出血并发症。普通肝素的推荐预防剂量为5000U，皮下注射，每8h注射1次。

低分子肝素 分子量范围为3000～5000Da，主要发挥抗凝血因子Ⅹa的作用。低分子肝素种类较多，如那屈肝素钙、达肝素钠、依诺肝素钠等。低分子肝素生物利用度高、半衰期长、出血风险小，且不需要额外监测凝血功能，是目前临床上应用最广泛的药物预防和桥接手段。低分子肝素的推荐预防剂量为2000~5000U，每天1次，选择有刻度的低分子肝素更便于剂量调整和使用。

人工合成抗凝药物 磺达肝癸钠是Ⅹa因子间接抑制剂的人工合成抗凝药物，可作为伴有肝素诱导血小板减少症病史的患者在围术期预防VTE的替代选择。磺达肝癸钠生物利用度高，半衰期长，推荐预防剂量为2.5mg，皮下注射，每天1次。

维生素K拮抗剂 华法林是目前应用最多的维生素K拮抗剂，治疗剂量范围窄，个体差异大，使用时需常规监测国际标准化比值（international normalized ratio，INR），参考范围2.0~3.0。

新型口服抗凝药 利伐沙班是目前最常用的新型口服抗凝药，属于凝血因子Ⅹa抑制剂。多项研究表明，利伐沙班在治疗肿瘤相关VTE时，相比于低分子肝素具有更低的并发症风险和相似疗效，是唯一被欧盟药监局（European Medicines Agency，EMA）认可并批准用于治疗肿瘤相关VTE的新型口服抗凝药。利伐沙班的推荐预防剂量为10mg，每天1次。

3.4 术前VTE预防

对准备进行手术治疗的头颈肿瘤患者，入院后需完善病史询问、重点查体和必要的辅助检查，并根据Caprini和Khorana评分量表进行风险分级和出血风险评级，VTE低风险患者（Caprini评分≤2，Khorana评分≤1）推荐采用基础预防，主要内容为健康宣教和基础护理。VTE中、高风险患者（Caprini评分≥3，Khorana评分≥2）根据出血风险评估结果选择预防方案，低出血风险者推荐术前12h采用低分子肝素或磺达肝葵钠进行药物预防，高出血风险者建议采用逐级加压袜、间歇充气加压装置、足底加压泵等进行机械预防。对因内科系统性疾病需长期口服抗凝药物的患者，术前需由专科医师评估停用抗凝药物或抗血小板药物后血栓再发的风险及手术出血的风险，决定是否停药或桥接短效抗凝药物。

头颈肿瘤患者术前VTE预防以基础预防和机械预防为主；VTE中、高风险患者，推荐排除出血风险后，术前采用药物预防。

3.5 术中VTE预防

VTE风险与患者术前状况、手术体位、手术时间长短、术中是否输血、使用止血药物等密切相关。晚期头颈部恶性肿瘤手术常涉及大范围肿瘤切除和同期修复重建，手术时间长，术中出血风险高，对于这类手术，术中VTE的预防同样不可忽视。抗凝药物的应用会增加术中出血风险，因此术中VTE预防应选择基础预防和机械预防。基础预防主要包括术中精细操作，避免损伤血管，尤其是头颈部致命血管和皮瓣血管，以避免加重术后血液的高凝状态，防止皮瓣并发症出现。机械预防应在麻醉开始前开始应用，直至术后患者可正常活动。在不影响手术区域情况下，机械预防措施首选IPC。

头颈肿瘤患者术中VTE预防应选择基础预防和机械预防。

3.6 术后VTE预防

头颈恶性肿瘤手术通常影响患者的呼吸、吞咽、言语等功能，对轻微症状不会主诉，容易忽视VTE的症状，而且早期症状也没有特异性。因此，医护的主动评估十分重要，能及时发现VTE。动态Caprini风险评估和出血风险评估是头颈肿瘤患者术后VTE预防的基础。VTE低风险患者一般以基础预防为主，主要内容包括基础护理、早期活动、早期下床、疼痛管理、饮食饮水管理等。VTE中、高风险的头颈肿瘤患者，常伴有多种基础疾病，或需卧床制动5～7天，术后基础预防和机械预防至关重要。根据美国临床肿瘤协会（American Society of Clinical Oncology，ASCO）的推荐，在排除高出血风险及其他禁忌证的情况下，所有VTE中、高风险的恶性肿瘤患者均建议术后接受药物预防。但根据出血风险评估表，接受游离皮瓣移植修复的头颈肿瘤患者属于高出血风险群体，预防性使用抗凝药物可能会增加出血、血肿等并发症的风险。相关文献也表明，预防性应用抗凝药物在降低头颈肿瘤患者术后VTE发生率的同时，也会提高出血、血肿等并发症的风险。这类患者同时面临极高的VTE风险和出血风险，需要详细分析患者情况，动态调整抗凝药物与其他预防措施。此外，伴高龄、行动不便、肥胖、VTE病史、长时间手术、长时间卧床等危险因素的患者，建议出院后继续口服抗凝药预防4周，同时予以出院指导。

在无高出血风险及其他禁忌证的情况下，建议接受重大手术的头颈肿瘤患者接受低分子肝素或磺达肝癸钠进行术后VTE预防；同时存在高VTE风险和高出血风险的患者，需要根据评估结果，动态调整预防方案。

第四节　治疗

1　VTE的治疗

抗凝治疗为VTE治疗的基础。在诊断为VTE后，无抗凝禁忌证的情况下应立即进行抗凝治疗。可用药物包括肠外抗凝剂［普通肝素（UFH）、低分子肝素（LMWH）、磺达肝癸钠（fondaparinux）］，华法林以及口服直接Xa因子抑制剂（如利伐沙班），详细介绍可参见VTE治疗中的抗凝药物（本节1.3）。肿瘤DVT患者应接受3～6个月以上的抗凝治疗，而合并PTE的患者应接受6～12个月以上的治疗。对患有肿瘤或持续危险因素的患者，应考虑无限期抗凝。对发生VTE的头颈恶性肿瘤患者，采取及时抗凝及溶栓治疗，穿戴医用弹力袜，必要时进行血管外科取栓治疗，可以挽救患者的生命。

1.1　DVT的治疗

肿瘤DVT患者无抗凝治疗禁忌证者，应在确诊DVT后立即启动抗凝治疗；必要时可谨慎使用溶栓药物促进血栓溶解，有助于减少长期并发症，如血栓后综合征（post-thrombotic syndrome，PTS）。可用的溶栓药物包括尿激酶、链激酶，以及新型重组组织型纤溶酶原激活剂如阿替普酶、瑞替普酶和替奈普酶。需要注意的是，溶栓药物有增加出血并发症的可能性。

对有抗凝治疗绝对禁忌证的急性近端下肢DVT患者，应考虑下腔静脉（Inferior vena cava，IVC）滤器放置。由于滤器长期置入可导致IVC阻塞和较高的DVT复发率等并发症，因此，建议首选可回收或临时滤器，待发生PTE的风险解除后取出滤器。

1.2　PTE的治疗

无抗凝治疗禁忌证的患者，一旦确诊PTE，应立即启动抗凝治疗；对合适的患者，在排除溶栓禁忌证后，建议进行溶栓治疗。

溶栓（局部或全身给药）绝对禁忌证包括：结构性颅内疾病、出血性脑卒中病史、3个月内缺血性脑卒中、活动性出血、近期脑或脊髓手术、近期头部骨折性外伤或头部损伤、出血倾向（自发性出血）。相对的溶栓禁忌证包括：年龄>75岁、收缩压>180mmHg、舒张压>110mmHg、近期非颅内出血、近期侵入性操作、近期手术、3个月或以上缺血性脑卒中、口服抗凝药物（如华法林）、创伤性心肺复苏、心包炎或心包积液、糖尿病视网膜病变、妊娠。

对有禁忌证的PTE患者或溶栓后不稳定的患者，可考虑使用导管或手术取栓术和溶栓治疗，也可考虑使用IVC滤器。对抗凝无效的PTE患者，非依从性抗凝治疗的患者，心脏或肺功能障碍患者复发PTE严重到可危及生命，以及有多发PTE的患者，也应考虑使用IVC滤器。

对于抗凝无效的PTE患者，非依从性抗凝治疗的患者，心脏或肺功能障碍患者复发PTE严重到可危及生命，以及有多发PTE的患者，也应考虑使用IVC滤器。

对可能发生DVT或PTE的患者，建议进行早期筛查、早期诊断、早期干预。

1.3 抗凝药物

肠外抗凝剂 肠外抗凝剂可用于急性期抗凝，治疗时间至少5～7天。在长期治疗近端DVT或PTE的前6个月内，可考虑使用LMWH单药治疗，但也需考虑患者偏好，用药的可行性和费用等问题。由于在肿瘤患者中未评估过使用时间超过6个月的LMWH，因此对需更长时间抗凝治疗的患者应考虑转为口服抗凝药物治疗。

口服直接Ⅹa因子抑制剂 口服直接Ⅹa因子抑制剂利伐沙班具有治疗窗宽，无需常规凝血功能监测的优势，是抗凝治疗的首选单药治疗方案之一，从急性期即可开始使用。利伐沙班的治疗推荐剂量是前3周剂量为15mg，每日2次，之后维持治疗及降低DVT和PTE复发风险的剂量为20mg，每日1次。

注：对出血风险较高的肿瘤患者推荐使用LMWH，特定的口服直接Ⅹa因子抑制剂是可替换方案。出血风险较高的患者人群包括：原发病灶完整的胃肠道癌；泌尿生殖道、膀胱和肾盂输尿管高出血风险肿瘤；活动性胃肠道黏膜异常（如十二指肠溃疡、胃炎、食管炎或结肠炎）患者。

2 抗凝禁忌与出血管理

2.1 抗凝治疗的禁忌

（1）近期中枢神经系统（CNS）出血、颅内或脊髓高危出血病灶；

（2）活动性出血（大出血）：24h内输血超过2U；

（3）慢性、有临床意义的可测量出血>48h；

（4）血小板减少症（血小板计数$<50\times10^9/L$）；

（5）血小板严重功能障碍（尿毒症、用药、再生障碍性贫血）；

（6）近期进行出血风险很高的大型手术；

（7）凝血障碍性基础疾病；

（8）凝血因子异常（如Ⅷ因子缺乏症，严重肝病）；

（9）凝血酶原时间（PT）或活化部分凝血活酶时间（APTT）升高（狼疮抑制剂除外）；

（10）腰麻或腰椎穿刺；

（11）高危跌倒（头部创伤）。

2.2 出血管理

一旦患者在抗凝过程中发生出血，应首先询问抗凝药物的末次使用时间；采血测肌酐清除率、血红蛋白；快速评估凝血状态，甚至药物血浆浓度（如可能）。根据出血的严重程度采取相应的治疗措施。

（1）轻度出血：延迟用药或停止用药。针对患者情况对症治疗。可结合患者的合并用药情况，调整抗凝药物的种类和剂量；

（2）非致命性大出血：停用抗凝药物，针对患者情况，选择适当的支持措施，包括机械按压、内镜止血（如胃肠道出血）、手术止血、补液、输血、新鲜冰冻血浆和血小板替代等，也可以考虑使用拮抗剂；

（3）致命性出血：立即停药，使用拮抗剂对症处理。

3 MDT to HIM 团队建立和管理实施

3.1 完善 MDT to HIM 团队诊疗规范的必要性

恶性肿瘤的多学科整合诊疗（MDT to HIM）模式作为医院医疗体系的重要组成部分，已成为肿瘤治疗的国际标准。目前国内肿瘤的MDT to HIM模式仍处于学习和发展的起步阶段。截至目前，我国各地区间医疗资源和经济条件差异较大，客观上造成头颈肿瘤诊疗规范化程度和规模建设滞后等不足。MDT to HIM可通过多学科的共同参与，发挥各学科的优势，解决患者在诊断和治疗中的难题。诊疗中心的专业性是影响伴VTE的头颈肿瘤患者生存率的最重要因素，各个学科通过MDT to HIM制订最合理的治疗方案，动态评估头颈肿瘤和VTE的疗效，并适时调整治疗方案，改善疗效。由MDT to HIM专家在头颈肿瘤中心管理患者会取得更好的临床效果。

3.2 人员组成、科室组成和不同科室的具体要求

伴VTE的头颈肿瘤MDT to HIM团队通常应由头颈肿瘤外科、血管外科和内科专家、影像科和病理科专家组成，最好有专门的头颈肿瘤病理学家、影像科医师、临床护士、姑息治疗专家及相关支持治疗人员。

伴VTE的头颈肿瘤多学科协作组策略及学科构成如下。

MDT to HIM 核心科室：头颈肿瘤外科、血管外科、影像科、病理科（包括分子病理检测）、肿瘤（包括儿童肿瘤）内科、血管内科、放疗科。

可能需要学科：整形外科、重建外科、介入科、胸外科、普外科、神经外科、麻醉科、康复科、心理科。

必要时邀请相关学科：如护理、营养方面的专家及社会团体等进行讨论。

MDT to HIM 成员由相关科室具有丰富的临床经验、能够独立处理本学科方面相关问题、了解专业相关前沿知识的人员组成。

MDT to HIM 应以固定时间、固定地点、固定人员的相关学科会诊模式定期进行，会诊地点配备教学演示系统。

3.3 MDT to HIM 的主要服务对象

MDT to HIM 的主要服务对象包括难以明确诊断或病情复杂的初诊患者，或经过治疗后病情变化、需要更改治疗方案的患者均需进入 MDT to HIM 讨论。

下述患者应优先进入 MDT to HIM 讨论：规范或指南所推荐的首选治疗效果不佳或不适宜执行者；前期治疗效果不佳或不能继续者；需要多学科整合治疗者；潜在可转化手术病例的阶段性评估后；或综合其他各种原因，主管医生认为需要进行 MDT to HIM 讨论的患者。

3.4 MDT to HIM 的实施流程和运行管理

参加 MDT to HIM 的各科室指定一位临床秘书负责协调 MDT to HIM 的工作，临床秘书负责收集拟讨论患者的资料并提前发给讨论专家。

主管医生汇报患者的病史和讨论目的。

影像诊断科专家解读患者影像学资料。

病理科专家解读患者病理资料，提供相关的病理诊断、必要的分子标记。

各学科专家围绕患者的资料，确定肿瘤分期，商讨形成建议的治疗方案，并应由主管医生在病历中做好记录，并落实患者至相应专科实施治疗。最后由记录人员打印出书面会诊意见，一式三份，由主要参与科室副高级及以上人员签字后分别交患者、上报医务处和病历留存。

MDT to HIM 应由各医院医疗行政主管部门和指定的 MDT to HIM 负责人共同管理，建议列入医院医疗质量管理体系中，定期对 MDT to HIM 开展情况进行总结和改进。基层医院如因条件所限难以实施 MDT to HIM，建议通过“医联体”或“远程医疗”等方式实施。MDT to HIM 会诊制度的实施形成了伴 VTE 的头颈肿瘤多学科整合治疗体系，从而避免头颈肿瘤或 VTE 单一学科治疗的局限性。

MDT to HIM 的运行过程应遵从“三要三不要”原则。

三要：要以患者为中心，要以疗效为目的，要以循证医学为依据。

三不要：不要以自己一技之长决定患者的治疗方案，不要过多地单一治疗，不要以经济利益来决定治疗方案。

通过 MDT to HIM 为伴 VTE 的头颈肿瘤患者提供多学科一站式的医疗服务，实现“以患者为中心”，提高生存率，改善生存质量。

总之，MDT to HIM 是目前国际国内普遍提倡的整合诊疗模式，对疑难复杂肿瘤，MDT to HIM 治疗获益会更大。MDT to HIM 在国内不同医院的开展良莠不齐，其效果自然迥异。因此，制订伴 VTE 的头颈肿瘤 MDT to HIM 的模式并推广，规范国内 MDT to HIM 的模式，非常紧迫、也十分必要。本共识的制定基于现有的临床证据，随学科发展和临床研究深入开展，共识的内容也将与时俱进，不断完善更新。

3.5 MDT to HIM 的诊治原则

平等讨论，互相尊重的原则。MDT to HIM 的团队是由多个相关科室的专家组成，围绕患者共同制定合理的整合治疗策略，是目前公认的肿瘤治疗最有效的模式。能充分调动各科室的积极性和主观能动性，发挥每种治疗优势并有机地整合，是 MDT to HIM 的优势。因此参与 MDT to HIM 整合诊疗过程中所有科室和人员都是平等的，应互相尊重，充分发表对病人的诊治意见。整合诊治方案的制定，应由所有 MDT to HIM 专家共同讨论决定。尤其是遇到有争议或不同意见时，更需要集体讨论而非听从权威专家或行政领导的意见。

以病人为中心的原则。MDT to HIM 的最终目标是改善病人的总体疗效，因此在 MDT to HIM 诊疗过程中应时刻遵循以病人为中心的原则。一方面，是否能够给患者带来获益是选择治疗方案最重要的判断标准；另一方面，在确定治疗方案时不但要结合目前最新的循证医学证据和专家的诊疗经验，也要充分考虑病人的价值观以及治疗意愿。方案确定后要及时充分与患者及家属进行沟通，必要时根据患者的经济状况、对治疗的依从性及对治疗结果的预期进一步调整治疗方案。

遵循循证医学的原则。伴 VTE 的头颈肿瘤发病部位遍及全身，分类繁多，疗法复杂，不但包括传统的手术、化疗、放疗、还可有介入栓塞治疗、分子靶向治疗、免疫治疗等等，涉及的科室繁多。确定诊疗方案时应严格遵循循证医学的原则，优先选择有高循证级别医学证据的治疗方法。对新技术，新方法以及新的药物，应当首先在有条件的中心开展临床研究，获得循证医学证据后再大规模推广。

结合病理分型及临床分期精准治疗的原则。头颈肿瘤是一大类肿瘤，不同类型的生物学行为和预后不同，治疗策略也不同，因此治疗前明确病理类型非常重要。同时，精确的临床分期是制定合理方案的前提，既可避免治疗不足，也可避免治疗过度。因此在进行 MDT to HIM 讨论前应尽可能取得病理诊断并进行必要的分子生物学检测及分型并由 MDT to HIM 团队确定临床分期后再进一步讨论整合诊疗方案。

肿瘤治疗与功能保全兼顾的原则。头颈肿瘤可能会产生占位效应，还可能侵犯周围结构、器官，VTE 通常在腿部或手臂的深静脉中形成血凝块，并可传播到肺部，导致肢体功能障碍或器官功能受损。因此疗程中不但要关注治疗疗效，也要兼顾功能保全。尤其是在制定手术计划时，既要保证手术的根治性，又要尽可能保护肢体运动功能。或者通过整合治疗合理地缩小手术范围，达到保护重要脏器的目的。同时，在制定术后治疗计划时，康复治疗也应给予足够的重视。

规范化治疗与个体化治疗并重的原则。遵循循证医学的原则，采用最高级别证据的方案进行规范化治疗，能够最大限度保证患者的疗效。但也应认识到伴 VTE 的头颈肿瘤种类多样，个体差异极大，同时不同病人的价值观，对疾病治疗的目标、预期及依从性也不同，另外，由于伴VTE的头颈肿瘤病情复杂，治疗困难，很多情况缺乏高级别循证医学证据。这就要求MDT to HIM团队在规范化治疗的同时，应重视个体化治疗。充分发挥团队专家的经验，结合目前最新证据，并考虑患者自身意愿以及肿瘤具体情况，制定个体化整合治疗方案。

第五节　康复与随访

1　VTE的康复

对伴有VTE的头颈部肿瘤患者，康复需要整合考虑肿瘤和血栓的双重影响。以下是康复的主要方面。

抗凝治疗：使用抗凝药物治疗，防止血栓扩展或复发。定期检查凝血功能，监测抗凝治疗的效果和安全性，调整药物剂量。

身体功能康复：逐步恢复身体活动，避免长时间卧床，以防进一步的血栓形成。进行相应康复训练，如鼓腮运动、张口训练、舌肌训练，躯体放松等，帮助恢复术后功能。

营养支持：保证充足的营养可以缩短恢复时间并降低并发症发生率，很多头颈部肿瘤患者曾长期酗酒和抽烟，加上饮食习惯不佳，这些患者往往会营养不良。同时由于肿瘤的位置，许多患者会有牙关紧闭、疼痛、吞咽困难等症状，无法顺利进食。辅助治疗（如放化疗）也会导致营养不良。应在术前术后分阶段处理这些问题，定期评估患者的营养状况，调整饮食方案，确保营养摄入充足，促进伤口愈合和整体健康。

伤口护理：创口感染是头颈肿瘤外科术后的常见并发症，引起创口感染的首要原因为口咽部分泌物对创口的污染，内源性细菌对创口的侵袭。应定期检查和清洁术后头颈部伤口，遵循医生的指导，适时更换敷料。

心理支持：在日常交际和工作中，患者常会自觉有异于他人，而产生自卑、抑郁甚至绝望等情绪，迫于心理压力，会减少一些社会交际和集体活动，因此有必要对患者进行心理疏导和心理治疗。

长期随访和监测：定期进行医学检查和影像学评估，监测病情变化，调整治疗和康复计划。

通过上述多方面的整合康复措施，可有效帮助伴有静脉血栓栓塞症的头颈部肿瘤患者恢复健康，提高生活质量，促进全面康复。

2 随访目的

对VTE长期随访的目的是为了及时发现和管理潜在的并发症，确保患者得到持续有效的治疗，预防复发，并提高患者的生活质量。具体目标包括：

监测病情进展：通过随访监测患者的病情变化，及时调整治疗方案。

评估治疗效果：评估抗凝治疗或其他干预措施的效果，确保其有效性和安全性。

预防复发：通过定期检查和评估，识别复发风险，采取预防措施。

早期发现并发症：及早发现和处理可能出现的并发症，如出血、药物不良反应等。

提供患者教育：通过随访提供持续的患者教育，帮助患者了解病情和自我管理方法，提高治疗依从性。

心理支持：提供心理支持，帮助患者应对疾病带来的心理压力，改善整体生活质量。

应同时对头颈部肿瘤进行随访，其目的在于评估治疗效果、早期发现复发病灶、早期发现第二原发肿瘤、监测和处理治疗相关并发症、促进功能康复等。

确保患者在整个治疗过程中获得最佳的医疗护理和支持，最大限度地减少并发症和复发的风险。

3 随访策略

随访的主要结局事件是患者死亡和VTE及头颈肿瘤的发生或复发。随访内容包括访视日期、生存状况、癌症治疗方案、生活质量、生物标志物指标、VTE定期筛查结果、抗凝治疗方案、肿瘤原发部位和颈部淋巴结状况、用药依从性及不良事件的发生情况等。随访方式包括面对面随访（即患者再次入院治疗或复查）及微信、电话随访。每次复查，应详细记录患者的恢复情况。对发生VTE的患者，每2个月一次随访。对未发生VTE的患者，每3个月一次随访。对有慢性营养、言语问题和吞咽困难的头颈肿瘤患者，需要无限期随访；随访间隔时间视风险而定，至少每6个月1次。对术后放疗患者建议：第1~2年每3个月复查1次，第3~5年每6个月复查1次，5年以后每年复查1次。若颈部接受过放疗，建议每6~12个月复查促甲状腺激素（TSH）；下咽癌患者推荐每年复查1次胃镜。随访工作由收集患者基线信息的研究护士完成。

4 VTE的随访

VTE患者的随访非常重要，旨在预防复发、管理并发症和优化长期治疗。以下是VTE患者随访的几个方面。

体格检查 检查肢体，尤其是出现症状的部位，查看有无新发肿胀、压痛等。进行心肺功能评估，检测是否有心脏或肺部的并发症。

影像学检查 对下肢深静脉血栓，定期进行超声检查以评估血栓情况。对肺血栓栓塞症患者，必要时进行CT肺动脉造影以评估肺动脉的情况。

实验室检查 检查D-二聚体可助评估复发风险。监测凝血指标，如INR（国际标准化比值）特别是对口服华法林的患者。

优化治疗方案 长期抗凝期间，需要定期评估药物耐受性、药物间相互作用、血压、肾功能和治疗依从性（例如，低风险患者每年一次，高出血风险患者每3个月或6个月一次），优化治疗的疗效和安全性。根据患者的情况调整抗凝药物的剂量和类型，注意观察药物引起的出血、肝功能异常等副作用。根据患者的复发风险和出血风险，制定个体化的长期治疗方案。同时应注意管理并发症，例如慢性血栓后综合征。

教育和预防 建议患者保持良好的生活习惯，如戒烟、限制饮酒、避免长时间静坐、适当运动等，以减少血栓风险。让患者了解复发的症状和预防措施，及时就医。

通过上述全面的随访措施，可有效管理VTE患者病情，预防复发，提高生活质量。

第六章

头颈部恶性肿瘤的中医诊治

头颈部恶性肿瘤的病因病机主要为：正气虚弱、肺热内盛、肝胆毒热、痰浊内阻。病位在头颈部，常累及肺、肝胆，是全身疾病的一个局部表现。其病理因素主要为“痰”“热”“毒”。病理性质总体为全身属虚，局部属实的本虚标实之证。基本 治则以扶正祛邪、攻补兼施为关键，重视气阴，肝肺兼顾。

第一节　中医辨证思路

1　辨邪正盛衰

把握病情轻重，权衡扶正与祛邪的主次，合理遣方用药。病程初期，以邪实为主，虽正气尚未大亏，但需顾扶之。进一步发展，邪气日盛，则进入邪正斗争相持阶段。病程较长，肿瘤发生全身转移，表明邪毒内盛且正气已衰，为邪盛正衰之象。

2　辨虚实

全身属虚，局部属实，虚实夹杂。根据症状、体征，以及检查体表有无肿块、有无肿大的淋巴结等可有助于辨别病机表现的哪一种，或是几种病机兼见并存。

3　辨分期治疗

早、中期以手术、放疗为主，中医治疗为辅，兼治不良反应；晚期或复发的患者在化疗或手术治疗时也可配合中医治疗；不能放、化疗或手术的晚期患者，以中医治疗为主，应标本兼治，或扶正为主兼以祛邪。

第二节　中医分证论治

1　气虚血瘀

主证特点为疲倦、乏力、头颈部肿块、头痛、耳内胀满、耳聋；舌质暗淡或暗红，苔白，脉沉或沉细涩；治法为益气化痰祛瘀。

2　肝肺郁热

主证特点为头痛或有咳嗽、痰少而黏、口苦咽干、烦躁易怒、头晕头痛等；舌质红，苔黄或黄腻，脉弦滑而数；治法为清肺泻肝。

3　痰热蕴结

主证特点为颈淋巴结肿大、口苦咽干、重者可见口眼歪斜、头痛等，舌质红，少苔或无苔或有裂纹，脉细或细数；治法为化痰散结，清热解毒。

4　气阴两虚

主证特点为口干咽燥、头昏目眩、耳鸣、气短乏力，舌质红，少苔或无苔，或有裂纹，脉细或细数；治法为益气养阴。

5　气血两虚

主证特点为疲倦乏力、少气懒言、面色无华、头晕目眩、鼻干少津、胃纳欠佳、失眠多梦、小便短少、大便秘结；舌质淡而干，少苔，脉沉细或弦细，治法为补气益血。

第三节　中医外治法

1　针灸

可用于鼻咽癌致头痛，恶性肿瘤放疗后张口困难，放化疗期间呕吐，血白细胞减少，伴发鼻出血，放射性脑病，恶性肿瘤合并严重的饮水呛咳，吞咽困难，伴有构音障碍、咽反射等。需严格把握取穴与操作。

2　中药吸入

如硼脑膏适用于痰热蕴结，鼻塞头痛等；辛石散适用于伴鼻塞、头痛较著者。

3　中药雾化

治疗放射性咽喉反应，放疗过程中可每日雾化。适应证：放射性咽喉反应，包括口干、咽干、咽痛、舌燥等。

4　阿是穴敷贴

如血竭膏有活血化瘀，解毒消痈的功效。

5　局部治疗

根据头颈部恶性肿瘤不同时间出现不同症状，而采用不同的外治法，内治配合外用药可以相得益彰，提高疗效。

参考文献

[1]HOFFMAN H T，KARNELL L H，FUNK G F，et al. The National Cancer Data Base Report on Cancer of the Head and Neck [J]. Archives of otolaryngology--head & neck surgery，1998，124（9）：951 - 962.

[2]TORRE L A，BRAY F，SIEGEL R L，et al. Global Cancer Statistics，2012 [J]. CA Cancer J Clin，2015，65（2）：87- 108.

[3]房居高，魏秀春，蔡淑平，等 . 梨状窝癌侵犯喉结构的病理研究 [J]. 中国肿瘤临床，2002，29（2）：117-20.

[4]LONNEUX M，HAMOIR M，REYCHLER H，et al. Positron emission tomography with [18F]fluorode-oxyglucose improves staging and patient management in patients with head and neck squamous cell carci - noma：a multicenter prospective study [J]. Journal of clinical oncology：official journal of the American Society of Clinical Oncology，2010，28（7）：1190-5.

[5]杨一帆，何时知，房居高，等 . 下咽鳞状细胞癌 TPF 方案诱导化疗敏感性差异基因的初步分析 [J]. 中华耳鼻咽喉头颈外科杂志，2020，55（2）：125-132.

[6]翟杰，王茹，王海舟，等 . c-FOS 基因在下咽鳞状细胞癌对诱导化疗药物敏感性中的作用研究 [J]. 中国耳鼻咽喉头颈外科，2018，25（4）：199-202.

[7]王海舟，廉猛，王茹，等 . 基于 miRNA 芯片的喉咽鳞状细胞癌对 TPF 方案诱导化疗敏感性相关 miRNA 的初步分析 [J]. 中国耳鼻咽喉头颈外科，2016，23（4）：205-210.

[8]SHEN X，TAO Y，YANG Y，et al. Combination of TPF regimen and cinobufotalin inhibits prolifera - tion and induces apoptosis in human hypopharyngeal and laryngeal squamous cell carcinoma cells [J]. OncoTargets and therapy，2019，12（341-8.

[9]LIU S，LIAN M，FANG J，et al. c-Jun and Camk2a contribute to the drug resistance of induction docetaxel/cisplatin/ 5-fluorouracil in hypopharyngeal carcinoma [J]. International journal of clinical and experimental pathology，2018，11（9）：4605-13.

[10]WANG Y，YUE C，FANG J，et al. Transcobalamin I：a novel prognostic biomarker of neoadjuvant chemotherapy in locally advanced hypopharyngeal squamous cell cancers [J]. OncoTargets and therapy，2018，11（4253-61.

[11]LIAN M，WANG H，FANG J，et al. Microarray gene expression analysis of chemosensitivity for docetaxel，cisplatin and 5 -fluorouracil（TPF）combined chemotherapeutic regimen in hypopharyn-geal squamous cell carcinoma [J]. Chinese journal of cancer research = Chung-kuo yen cheng yen chiu，2017，29（3）：204-12.

[12]ZHONG Q，FANG J，HUANG Z，et al. A response prediction model for taxane，cisplatin，and 5-fluorouracil chemotherapy in hypopharyngeal carcinoma [J]. Scientific reports，2018，8（1）：12675.

[13]SCHAG C C，HEINRICH R L，GANZ P A. Karnofsky performance status revisited：reliability，va-lidity，and guidelines [J]. Journal of clinical oncology：official journal of the American Society of Clini - cal Oncology，1984，2（3）：187-93.

[14]OKEN M M，CREECH R H，TORMEY D C，et al. Toxicity and response criteria of the Eastern Coop - erative Oncology Group [J]. American journal of clinical oncology，1982，5（6）：649-55.

[15]AMIN M B，GREENE F L，EDGE S B，et al. The Eighth Edition AJCC Cancer Staging Manual：Con-tinuing to build a bridge from a population-based to a more "personalized" approach to cancer stag - ing [J]. CA：a cancer journal for clinicians，2017，67（2）：93-9.

[16]李晓明 . 正确看待多学科综合治疗在头颈部鳞状细胞癌治疗中的地位和作用 [J]. 中华耳鼻咽喉头 颈外科杂志，2016，51（7）：481-484.

[17]TOWNSEND M，KALLOGJERI D，SCOTT-WITTENBORN N，et al. Multidisciplinary Clinic Man-

agement of Head and Neck Cancer [J]. JAMA otolaryngology-- head & neck surgery, 2017, 143 (12): 1213-9.

[18]ECKEL H E, BRADLEY P J. Treatment Options for Hypopharyngeal Cancer [J]. Advances in oto-rhino-laryngology, 2019, 83 (47-53.

[19]黄志刚，倪鑫，房居高，等 . 经口 CO_2 激光手术治疗下咽癌 [J]. 中华耳鼻咽喉头颈外科杂志，2009，44（9）：722-725.

[20]FINEGERSH A, VOORA R S, PANUGANTI B, et al. Robotic surgery may improve overall survival for T1 and T2 tumors of the hypopharynx: An NCDB cohort study [J]. Oral oncology, 2021, 121 (105440.

[21]WEISS B G, IHLER F, WOLFF H A, et al. Transoral laser microsurgery for treatment for hypopharyngeal cancer in 211 patients [J]. Head & neck, 2017, 39 (8): 1631-8.

[22]NAKAJIMA A, NISHIYAMA K, MORIMOTO M, et al. Definitive radiotherapy for T1-2 hypopharyngeal cancer: a single-institution experience [J]. International journal of radiation oncology, biology, physics, 2012, 82 (2): e129-35.

[23]房居高，孟令照，王建宏，等 . 经口机器人切除咽喉肿瘤的可行性及安全性探讨 [J]. 中华耳鼻咽 喉头颈外科杂志，2018，53（7）：512-8.

[24]BERNIER J, COOPER J S, PAJAK T F, et al. Defining risk levels in locally advanced head and neck cancers: a comparative analysis of concurrent postoperative radiation plus chemotherapy trials of the EORTC (#22931) and RTOG (# 9501) [J]. Head & neck, 2005, 27 (10): 843-50.

[25]MEHANNA H, WONG W L, MCCONKEY C C, et al. PET/CT Surveillance versus Neck Dissection in Advanced Head and Neck Cancer [J]. The New England journal of medicine, 2016, 374 (15): 1444-54.

[26]刘坤，张欣欣，刘明波，等 . 局部中晚期下咽鳞状细胞癌术后放疗与术后同步放化疗治疗的临床研究 [J]. 中华耳鼻咽喉头颈外科杂志，2019，54（9）：662-669.

[27]杨一帆，王茹，房居高，等 . 中晚期下咽癌诱导化疗筛选综合治疗的单臂前瞻性研究：单中心 260 例报告 [J]. 中华耳鼻咽喉头颈外科杂志，2020，55（12）：1143-53.

[28]李振东，路铁 . 诱导化疗与手术综合治疗对中晚期下咽癌的疗效比较 [J]. 中华耳鼻咽喉头颈外科 杂志，2018，53（12）：918-924.

[29]JANORAY G, POINTREAU Y, ALFONSI M, et al. Induction chemotherapy followed by cisplatin or cetuximab concomitant to radiotherapy for laryngeal/ hypopharyngeal cancer: Long-term results of the TREMPLIN randomised GORTEC trial [J]. European journal of cancer (Oxford, England: 1990), 2020, 133 (86-93.

[30]何时知，房居高，李平栋，等 . 颏下动脉穿支皮瓣在咽喉癌术后缺损修复中的应用 [J]. 中华耳鼻 咽喉头颈外科杂志，2020，55（12）：1126-1130.

[31]王红，吴云腾，马旭辉，等 . EGFR 单抗联合化疗治疗 245 例晚期头颈鳞癌疗效分析 [J]. 中国口腔颌面外科杂志，2019，17（2）：129-133.

[32]董频，英信江，陈歆维，等 . 新辅助化疗方案尼妥珠单抗联合奈达铂和 5-氟尿嘧啶治疗下咽鳞癌初步临床分析 [J]. 山东大学耳鼻喉眼学报 2016 年 30 卷 3 期 10-14 页 ISTIC CA，2016，

[33]MEULEMANS J, DEBACKER J, DEMARSIN H, et al. Oncologic Outcomes After Salvage Laryngectomy for Squamous Cell Carcinoma of the Larynx and Hypopharynx: A Multicenter Retrospective Cohort Study [J]. Annals of surgical oncology, 2021, 28 (3): 1751-61.

[34]Salvage laryngectomy and laryngopharyngectomy: Multicenter review of outcomes associated with a reconstructive approach [J]. Head & neck, 2019, 41 (1): 16-29.

[35]VERMORKEN J B, MESIA R, RIVERA F, et al. Platinum-based chemotherapy plus cetuximab in head and neck cancer [J]. The New England journal of medicine, 2008, 359 (11): 1116-27.

[36]GUO Y, LUO Y, ZHANG Q, et al. First-line treatment with chemotherapy plus cetuximab in Chi-

nese patients with recurrent and/or metastatic squamous cell carcinoma of the head and neck: Efficacy and safety results of the randomised, phase III CHANGE-2 trial [J]. European journal of cancer (Oxford, England: 1990), 2021, 156 (35-45.

[37]GUIGAY J, TAHARA M, LICITRA L, et al. The Evolving Role of Taxanes in Combination With Cetuximab for the Treatment of Recurrent and / or Metastatic Squamous Cell Carcinoma of the Head and Neck: Evidence, Advantages, and Future Directions [J]. Frontiers in oncology, 2019, 9 (668.

[38]MACHIELS J P, RENé LEEMANS C, GOLUSINSKI W, et al. Squamous cell carcinoma of the oral cavity, larynx, oropharynx and hypopharynx: EHNS-ESMO-ESTRO Clinical Practice Guidelines for diagnosis, treatment and follow-up [J]. Annals of oncology: official journal of the European Society for Medical Oncology, 2020, 31 (11): 1462-75.

[39]BURTNESS B, HARRINGTON K J, GREIL R, et al. Pembrolizumab alone or with chemotherapy versus cetuximab with chemotherapy for recurrent or metastatic squamous cell carcinoma of the head and neck (KEYNOTE-048): a randomised, open-label, phase 3 study [J]. Lancet (London, England), 2019, 394 (10212): 1915-28.

[40]YEN C J, KIYOTA N, HANAI N, et al. Two-year follow-up of a randomized phase III clinical trial of nivolumab vs. the investigator's choice of therapy in the Asian population for recurrent or metastatic squamous cell carcinoma of the head and neck (CheckMate 141) [J]. Head & neck, 2020, 42 (10): 2852-62.

[41]COHEN E E W, SOULIèRES D, LE TOURNEAU C, et al. Pembrolizumab versus methotrexate, docetaxel, or cetuximab for recurrent or metastatic head-and-neck squamous cell carcinoma (KEYNOTE-040): a randomised, open -label, phase 3 study [J]. Lancet (London, England), 2019, 393 (10167): 156-67.

[42]刘宏飞，黄志刚，房居高，等 . 124 例下咽癌患者甲状腺受侵及中央区淋巴结转移情况的回顾性 研究 [J]. 中华耳鼻咽喉头颈外科杂志，2021，56（9）：956-961.

[43]STRONG M S, INCZE J, VAUGHAN C W. Field cancerization in the aerodigestive tract--its etiology, manifestation, and significance [J]. The Journal of otolaryngology, 1984, 13 (1): 1-6.

[44]李敏，曹铁俠，谢明，等 . 下咽癌伴发双重癌 63 例临床分析 [J]. 中国眼耳鼻喉科杂志，2017，17（5）：337-341.

[45]NI X G, ZHANG Q Q, ZHU J Q, et al. Hypopharyngeal cancer associated with synchronous oesophageal cancer: risk factors and benefits of image-enhanced endoscopic screening [J]. The Journal of laryngology and otology, 2018, 132 (2): 154-61.

[46]CHUNG C S, LO W C, LEE Y C, et al. Image-enhanced endoscopy for detection of second primary neoplasm in patients with esophageal and head and neck cancer: A systematic review and meta-analysis [J]. Head & neck, 2016, 38 Suppl 1 (E2343-9.

[47]Lagergren J, Smyth E, Cunningham D, et al. Oesophageal cancer. Lancet. 2017, 390 (10110): 2383-2396.

[48]HUANG T Q, WANG R, FANG J G, et al. Induction chemotherapy for the individualised treatment of hypopharyngeal carcinoma with cervical oesophageal invasion: a retrospective cohort study [J]. World Journal of Surgical Oncology, 2020, 18 (1): 330-337.

[49]SUNG H, FERLAY J, SIEGEL R L, et al. Global Cancer Statistics 2020: GLOBOCAN Estimates of Incidence and Mortality Worldwide for 36 Cancers in 185 Countries [J]. CA: a cancer journal for clinicians, 2021, 71 (3): 209-49.

[50]CHEN W, ZHENG R, BAADE P D, et al. Cancer statistics in China, 2015 [J]. CA: a cancer journal for clinicians, 2016, 66 (2): 115-32.

[51]SAPKOTA A, GAJALAKSHMI V, JETLY D H, et al. Smokeless tobacco and increased risk of hypopharyngeal and laryngeal cancers: a multicentric case-control study from India [J]. International jour-

nal of cancer, 2007, 121 (8): 1793-8.

[52]KIM S Y, PARK B, LIM H, et al. Increased risk of larynx cancer in patients with gastroesophageal reflux disease from a national sample cohort [J]. Clinical otolaryngology: official journal of ENT-UK; official journal of Netherlands Society for Oto-Rhino-Laryngology & Cervico-Facial Surgery, 2019, 44 (4): 534-40.

[53]LI X, GAO L, LI H, et al. Human papillomavirus infection and laryngeal cancer risk: a systematic review and meta-analysis [J]. The Journal of infectious diseases, 2013, 207 (3): 479-88.

[54]MANNELLI G, CECCONI L, GALLO O. Laryngeal preneoplastic lesions and cancer: challenging diagnosis. Qualitative literature review and meta-analysis [J]. Critical reviews in oncology / hematology, 2016, 106 (64-90.

[55]FLESKENS S A, VAN DER LAAK J A, SLOOTWEG P J, et al. Management of laryngeal premalignant lesions in the Netherlands [J]. The Laryngoscope, 2010, 120 (7): 1326-35.

[56]FERLITO A, DEVANEY K O, WOOLGAR J A, et al. Squamous epithelial changes of the larynx: diagnosis and therapy [J]. Head & neck, 2012, 34 (12): 1810-6.

[57]HO A S, KIM S, TIGHIOUART M, et al. Association of Quantitative Metastatic Lymph Node Burden With Survival in Hypopharyngeal and Laryngeal Cancer [J]. JAMA oncology, 2018, 4 (7): 985-9.

[58]SEIWERT T Y, BURTNESS B, MEHRA R, et al. Safety and clinical activity of pembrolizumab for treatment of recurrent or metastatic squamous cell carcinoma of the head and neck (KEYNOTE-012): an open-label, multicentre, phase 1b trial [J]. The Lancet Oncology, 2016, 17 (7): 956-65.

[59]FERRIS R L, BLUMENSCHEIN G, JR., FAYETTE J, et al. Nivolumab for Recurrent Squamous-Cell Carcinoma of the Head and Neck [J]. The New England journal of medicine, 2016, 375 (19): 1856-67.

[60]Rischin D, Harrington KJ, Greil R, et al. Protocol-specified final analysis of the phase 3 KEYNOTE-048 trial of pembrolizumab (pembro) as first-line therapy for recurrent / metastatic head and neck squamous cell carcinoma (R/M HNSCC) . J Clin Oncol. 2019, 37 (suppl 15; abstr 6000) .

[61]PAUL B C, RAFII B, ACHLATIS S, et al. Morbidity and patient perception of flexible laryngoscopy [J]. The Annals of otology, rhinology, and laryngology, 2012, 121 (11): 708-13.

[62]EL-DEMERDASH A, FAWAZ S A, SABRI S M, et al. Sensitivity and specificity of stroboscopy in preoperative differentiation of dysplasia from early invasive glottic carcinoma [J]. European archives of oto-rhino-laryngology: official journal of the European Federation of Oto-Rhino-Laryngological Soci - eties (EUFOS): affiliated with the German Society for Oto-Rhino-Laryngology - Head and Neck Sur - gery, 2015, 272 (5): 1189-93.

[63]BERTINO G, CACCIOLA S, FERNANDES W B, JR., et al. Effectiveness of narrow band imaging in the detection of premalignant and malignant lesions of the larynx: validation of a new endoscopic clinical classification [J]. Head & neck, 2015, 37 (2): 215-22.

[64]BANKO B, DJUKIC V, MILOVANOVIC J, et al. MRI in evaluation of neoplastic invasion into preep - iglottic and paraglottic space [J]. Auris, nasus, larynx, 2014, 41 (5): 471-4.

[65]BANKO B, DUKIĆ V, MILOVANOVIĆ J, et al. Diagnostic significance of magnetic resonance imag - ing in preoperative evaluation of patients with laryngeal tumors [J]. European archives of oto-rhino-laryngology: official journal of the European Federation of Oto-Rhino-Laryngological Societies (EU - FOS): affiliated with the German Society for Oto-Rhino-Laryngology - Head and Neck Surgery, 2011, 268 (11): 1617-23.

[66]PERETTI G, PIAZZA C, COCCO D, et al. Transoral CO_2laser treatment for T_{is}-T_3 glottic cancer: the University of Brescia experience on 595 patients [J]. Head & neck, 2010, 32 (8): 977-83.

[67]MERCANTE G, GRAMMATICA A, BATTAGLIA P, et al. Supracricoid partial laryngectomy in the management of T3 laryngeal cancer [J]. Otolaryngology--head and neck surgery: official journal of

American Academy of Otolaryngology-Head and Neck Surgery, 2013, 149 (5): 714-20.

[68]CANIS M, IHLER F, MARTIN A, et al. Results of 226 patients with T3 laryngeal carcinoma after treatment with transoral laser microsurgery [J]. Head & neck, 2014, 36 (5): 652-9.

[69]HIGGINS K M. What treatment for early-stage glottic carcinoma among adult patients: CO_2 endolaryngeal laser excision versus standard fractionated external beam radiation is superior in terms of cost utili - ty? [J]. Laryngoscope, 2011, 121 (1): 116-34.

[70]MILLGåRD M, TUOMI L. Voice Quality in Laryngeal Cancer Patients: A Randomized Controlled Study of the Effect of Voice Rehabilitation [J]. Journal of voice: official journal of the Voice Foundation, 2020, 34 (3): 486.e13-.e22.

[71]WANG Y, LI X, PAN Z. Analyses of functional and oncologic outcomes following supracricoid partial laryngectomy [J]. European archives of oto-rhino-laryngology: official journal of the European Federation of Oto-Rhino-Laryngological Societies (EUFOS): affiliated with the German Society for Oto-Rhi - no-Laryngology - Head and Neck Surgery, 2015, 272 (11): 3463-8.

[72]FORASTIERE A A, ZHANG Q, WEBER R S, et al. Long-term results of RTOG 91-11: a comparison of three nonsurgical treatment strategies to preserve the larynx in patients with locally advanced lar - ynx cancer [J]. Journal of clinical oncology: official journal of the American Society of Clinical Oncolo - gy, 2013, 31 (7): 845-52.

[73]KUMAR R, DRINNAN M, ROBINSON M, et al. Thyroid gland invasion in total laryngectomy and totallaryngopharyngectomy: a systematic review and meta-analysis of the English literature [J]. Clinical otolaryngology: official journal of ENT-UK; official journal of Netherlands Society for Oto-Rhino - Laryngology & Cervico-Facial Surgery, 2013, 38 (5): 372-8.

[74]AMAR A, CHEDID H M, FRANZI S A, et al. Neck dissection in squamous cell carcinoma of the larynx: indication of elective contralateral neck dissection [J]. Brazilian journal of otorhinolaryngology, 2012, 78 (2): 7-10.

[75]FERLITO A, SILVER C E, RINALDO A. Selective neck dissection (IIA, III): a rational replacement for complete functional neck dissection in patients with N0 supraglottic and glottic squamous carci - noma [J]. The Laryngoscope, 2008, 118 (4): 676-9.

[76]ZOHDI I, EL SHARKAWY L S, EL BESTAR M F, et al. Selective Neck Dissection (IIa, III): A Rational Replacement for Extended Supraomohyoid Neck Dissection in Patients with N0 Supraglottic and Glottic Squamous Cell Carcinoma [J]. Clinical medicine insights Ear, nose and throat, 2015, 8 (1-6.

[77]王茹 . 改良环状软骨上喉部分切除术治疗中晚期喉癌的疗效及生存质量评估 [J]. 中国耳鼻咽喉头 颈外科, 2017, 24 (11): 560-2.

[78]HARADA A, SASAKI R, MIYAWAKI D, et al. Treatment outcomes of the patients with early glottic cancer treated with initial radiotherapy and salvaged by conservative surgery [J]. Japanese journal of clinical oncology, 2015, 45 (3): 248-55.

[79]PFISTER D G, LAURIE S A, WEINSTEIN G S, et al. American Society of Clinical Oncology clinical practice guideline for the use of larynx-preservation strategies in the treatment of laryngeal cancer [J]. Journal of clinical oncology: official journal of the American Society of Clinical Oncology, 2006, 24 (22): 3693-704.

[80]QASEEM A, SNOW V, OWENS D K, et al. The development of clinical practice guidelines and guidance statements of the American College of Physicians: summary of methods [J]. Annals of internal medicine, 2010, 153 (3): 194-9.

[81]HSIEH C H, LIN C Y, HSU C L, et al. Incorporation of Astragalus polysaccharides injection during concurrent chemoradiotherapy in advanced pharyngeal or laryngeal squamous cell carcinoma: preliminary experience of a phase II double-blind, randomized trial [J]. Journal of cancer research and clini-

cal oncology, 2020, 146 (1): 33-41.
[82]CHIESA-ESTOMBA C M, RAVANELLI M, FARINA D, et al. Imaging checklist for preoperative evaluation of laryngeal tumors to be treated by transoral microsurgery: guidelines from the European Laryngological Society [J]. European archives of oto-rhino-laryngology: official journal of the European Federation of Oto-Rhino-Laryngological Societies (EUFOS): affiliated with the German Society for Oto-Rhino-Laryngology - Head and Neck Surgery, 2020, 277 (6): 1707-14.
[83]ATIENZA J A, DASANU C A. Incidence of second primary malignancies in patients with treated head and neck cancer: a comprehensive review of literature [J]. Current medical research and opinion, 2012, 28 (12): 1899-909.
[84]MIYOSHI M, FUKUHARA T, KATAOKA H, et al. Relationship between quality of life instruments and phonatory function in tracheoesophageal speech with voice prosthesis [J]. International journal of clinical oncology, 2016, 21 (2): 402-8.
[85]DABHOLKAR J P, KAPRE N M, GUPTA H K. Results of Voice Rehabilitation With Provox Prosthesis and Factors Affecting the Voice Quality [J]. Journal of voice: official journal of the Voice Foundation, 2015, 29 (6): 777.e1-8.
[86]SHARMA A, DEEB A P, IANNUZZI J C, et al. Tobacco smoking and postoperative outcomes after colorectal surgery [J]. Annals of surgery, 2013, 258 (2): 296-300.
[87]CHEN A M, DALY M E, VAZQUEZ E, et al. Depression among long-term survivors of head and neck cancer treated with radiation therapy [J]. JAMA otolaryngology-- head & neck surgery, 2013, 139 (9): 885-9.
[88]LUND V J, STAMMBERGER H, NICOLAI P, et al. European position paper on endoscopic management of tumours of the nose, paranasal sinuses and skull base [J]. Rhinology Supplement, 2010, 22 (1-143.
[89]LUCE D, LECLERC A, BéGIN D, et al. Sinonasal cancer and occupational exposures: a pooled analysis of 12 case-control studies [J]. Cancer causes & control: CCC, 2002, 13 (2): 147-57.
[90]BORNHOLDT J, HANSEN J, STEINICHE T, et al. K-ras mutations in sinonasal cancers in relation to wood dust exposure [J]. BMC cancer, 2008, 8 (53.
[91]PATEL S G, SEE A C, WILLIAMSON P A, et al. Radiation induced sarcoma of the head and neck [J]. Head & neck, 1999, 21 (4): 346-54.
[92]王小婷，时光刚，刘亦青，等．鼻腔鼻窦肿瘤临床特征和病理组织学特点的分析．临床耳鼻咽喉 头颈外科杂志 2011；25：1071-1075]
[93]周光耀，刘亚峰，张贤良，等．2 353 例鼻腔鼻窦肿瘤临床病理分析 [J]. 耳鼻咽喉-头颈外科 2003 年 10 卷 1 期 11-13 页 ISTIC CSCD，2004，
[94]ALBERICO R A, HUSAIN S H, SIROTKIN I. Imaging in head and neck oncology [J]. Surgical oncology clinics of North America, 2004, 13 (1): 13-35.
[95]QUEIROZ M A, HUELLNER M W. PET/MR in cancers of the head and neck [J]. Seminars in nuclear medicine, 2015, 45 (3): 248-65.
[96]李晓明，宋琦．鼻-鼻窦恶性肿瘤的外科手术治疗 [J]. 中华耳鼻咽喉头颈外科杂志，2013，48 (3)：258-261.
[97]张宗敏，唐平章，徐震纲，等．鼻腔筛窦鳞状细胞癌 146 例治疗分析 [J]. 中华耳鼻咽喉头颈外科 杂志，2010，45 (7)：555-559.
[98]HANNA E, DEMONTE F, IBRAHIM S, et al. Endoscopic resection of sinonasal cancers with and without craniotomy: oncologic results [J]. Archives of otolaryngology--head & neck surgery, 2009, 135 (12): 1219-24.
[99]CASTELNUOVO P, BATTAGLIA P, BIGNAMI M, et al. Endoscopic transnasal resection of anterior skull base malignancy with a novel 3D endoscope and neuronavigation [J]. Acta otorhinolaryngologica

Italica: organo ufficiale della Societa italiana di otorinolaringologia e chirurgia cervico-facciale, 2012, 32 (3): 189-91.

[100]李晓明，邸斌.影像导航技术在鼻窦-颅底内镜手术中的应用[J].山东大学耳鼻喉眼学报，2017，31（2）：1-6.

[101]BOSSI P, SABA N F, VERMORKEN J B, et al. The role of systemic therapy in the management of sinonasal cancer: A critical review [J]. Cancer treatment reviews, 2015, 41 (10): 836-43.

[102]PIGNON J P, BOURHIS J, DOMENGE C, et al. Chemotherapy added to locoregional treatment for head and neck squamous-cell carcinoma: three meta-analyses of updated individual data . MACH-NC Collaborative Group. Meta-Analysis of Chemotherapy on Head and Neck Cancer [J]. Lancet (London, England), 2000, 355 (9208): 949-55.

[103]RESTO V A, CHAN A W, DESCHLER D G, et al. Extent of surgery in the management of locally advanced sinonasal malignancies [J]. Head & neck, 2008, 30 (2): 222-9.

[104]ASHRAF M, BISWAS J, DAM A, et al. Results of Treatment of Squamous Cell Carcinoma of Maxillary Sinus: A 26-Year Experience [J]. World journal of oncology, 2010, 1 (1): 28-34.

[105]DULGUEROV P, JACOBSEN M S, ALLAL A S, et al. Nasal and paranasal sinus carcinoma: are we making progress? A series of 220 patients and a systematic review [J]. Cancer, 2001, 92 (12): 3012-29.

[106]BRASNU D, LACCOURREYE O, BASSOT V, et al. Cisplatin-based neoadjuvant chemotherapy and combined resection for ethmoid sinus adenocarcinoma reaching and/or invading the skull base [J]. Archives of otolaryngology--head & neck surgery, 1996, 122 (7): 765-8.

[107]KANG J H, CHO S H, KIM J P, et al. Treatment outcomes between concurrent chemoradiotherapy and combination of surgery, radiotherapy, and/or chemotherapy in stage III and IV maxillary sinus cancer: multi-institutional retrospective analysis [J]. Journal of oral and maxillofacial surgery: official journal of the American Association of Oral and Maxillofacial Surgeons, 2012, 70 (7): 1717-23.

[108]MANN W, SCHULER-VOITH C. Tumors of the paranasal sinuses and the nose - a retrospective study in 136 patients [J]. Rhinology, 1983, 21 (2): 173-7.

[109]NIBU K, SUGASAWA M, ASAI M, et al. Results of multimodality therapy for squamous cell carcinoma of maxillary sinus [J]. Cancer, 2002, 94 (5): 1476-82.

[110]SAKAI S, HOHKI A, FUCHIHATA H, et al. Multidisciplinary treatment of maxillary sinus carcino - ma [J]. Cancer, 1983, 52 (8): 1360-4.

[111]KIM W T, NAM J, KI Y K, et al. Neoadjuvant intra-arterial chemotherapy combined with radiotherapy and surgery in patients with advanced maxillary sinus cancer [J]. Radiation oncology journal, 2013, 31 (3): 118-24.

[112]BERNIER J. Current state-of-the-art for concurrent chemoradiation [J]. Seminars in radiation oncology, 2009, 19 (1): 3-10.

[113]WENNERBERG J. Pre versus post-operative radiotherapy of resectable squamous cell carcinoma of the head and neck [J]. Acta oto-laryngologica, 1995, 115 (4): 465-74.

[114]JESSE R H. Preoperative versus postoperative radiation in the treatment of squamous carcinoma of the paranasal sinuses [J]. American journal of surgery, 1965, 110 (4): 552-6.

[115]KREPPEL M, DANSCHEID S, SCHEER M, et al. Neoadjuvant chemoradiation in squamous cell carcinoma of the maxillary sinus: a 26-year experience [J]. Chemotherapy research and practice, 2012, 2012 (413589.

[116]LEE M M, VOKES E E, ROSEN A, et al. Multimodality therapy in advanced paranasal sinus carcinoma: superior long-term results [J]. The cancer journal from Scientific American, 1999, 5 (4): 219-23.

[117]SAMANT S, ROBBINS K T, VANG M, et al. Intra-arterial cisplatin and concomitant radiation therapy followed by surgery for advanced paranasal sinus cancer [J]. Archives of otolaryngology--head & neck surgery, 2004, 130 (8): 948-55.

[118]HANNA E Y, CARDENAS A D, DEMONTE F, et al. Induction chemotherapy for advanced squamous cell carcinoma of the paranasal sinuses [J]. Archives of otolaryngology--head & neck surgery, 2011, 137 (1): 78-81.

[119]BIDRA A S, JACOB R F, TAYLOR T D. Classification of maxillectomy defects: a systematic review and criteria necessary for a universal description [J]. The Journal of prosthetic dentistry, 2012, 107 (4): 261-70.

[120]BROWN J S, ROGERS S N, MCNALLY D N, et al. A modified classification for the maxillectomy defect [J]. Head & neck, 2000, 22 (1): 17-26.

[121]FUTRAN N D, HALLER J R. Considerations for free-flap reconstruction of the hard palate [J]. Archives of otolaryngology--head & neck surgery, 1999, 125 (6): 665-9.

[122]MUZAFFAR A R, ADAMS W P, JR., HARTOG J M, et al. Maxillary reconstruction: functional and aesthetic considerations [J]. Plastic and reconstructive surgery, 1999, 104 (7): 2172-83; quiz 84.

[123]钟琦，黄志刚，房居高，等. 改良颞肌瓣对上颌骨切除后眶底合并硬腭缺损的 I 期修复疗效 [J]. 中华耳鼻咽喉头颈外科杂志，2016，51（9）：671-674.

[124]李平栋，房居高，于振坤，等. 延长下斜方肌肌皮瓣修复颅底缺损 [J]. 首都医科大学学报，2011，32（6）：750-753.

[125]孟令照，房居高，王生才，等. 鼻上颌骨颅底区巨大缺损的修复 [J]. 临床耳鼻咽喉头颈外科杂志，2009（23）：1093-1096.

[126]房居高，周维国，韩德民，等. 游离股前外侧穿支血管皮瓣修复上颌骨切除后缺损 [J]. 中国耳鼻咽喉头颈外科，2011，18（1）：3.

[127]张彬. 因地制宜 协同发展 不断提升我国头颈修复水平 [J]. 中华耳鼻咽喉头颈外科杂志，2015，50（5）：354-356.

[128]张永侠，张彬，李德志，等. 上颌骨缺损类型与游离组织瓣修复选择的初步研究 [J]. 中华耳鼻咽喉头颈外科杂志，2011，46（5）：368-372.

[129]BROWN J S, SHAW R J. Reconstruction of the maxilla and midface: introducing a new classification [J]. The Lancet Oncology, 2010, 11 (10): 1001-8.

[130]何时知，侯丽珍，陈晓红，等. 3D 打印辅助设计个性化游离腓骨瓣成形修复上颌骨切除术后缺损 [J]. 中华耳鼻咽喉头颈外科杂志，2020，55（3）：205-8.

[131]BHOJWANI A, UNSAL A, DUBAL P M, et al. Frontal Sinus Malignancies: A Population-Based Analysis of Incidence and Survival [J]. Otolaryngology--head and neck surgery: official journal of American Academy of Otolaryngology-Head and Neck Surgery, 2016, 154 (4): 735-41.

[132]GERLINGER I, GOBEL G, TóTH E, et al. Primary carcinoma of the frontal sinus: a case report and a review of literature [J]. European archives of oto-rhino-laryngology: official journal of the European Federation of Oto-Rhino-Laryngological Societies (EUFOS): affiliated with the German Society for Oto-Rhino-Laryngology - Head and Neck Surgery, 2008, 265 (5): 593-7.

[133]张丽，赵青. 原发性蝶窦癌 2 例并文献复习 [J]. 中国中西医结合耳鼻咽喉科杂志，2012，20（6）：465-6.

[134]VEDRINE P O, THARIAT J, MERROT O, et al. Primary cancer of the sphenoid sinus--a GETTEC study [J]. Head & neck, 2009, 31 (3): 388-97.

[135]ABU-GHANEM S, HOROWITZ G, ABERGEL A, et al. Elective neck irradiation versus observation in squamous cell carcinoma of the maxillary sinus with N0 neck: A meta-analysis and review of the literature [J]. Head & neck, 2015, 37 (12): 1823-8.

[136]HOMMA A, HAYASHI R, MATSUURA K, et al. Lymph node metastasis in t4 maxillary sinus squamous cell carcinoma: incidence and treatment outcome [J]. Annals of surgical oncology, 2014, 21 (5): 1706-10.

[137]DULGUEROV P, JACOBSEN M S, ALLAL A S, et al. Nasal and paranasal sinus carcinoma: Are we making progress? [J]. Cancer, 2001, 92: 3012 - 29.

[138]CANTù G, BIMBI G, MICELI R, et al. Lymph node metastases in malignant tumors of the paranasal sinuses: prognostic value and treatment [J]. Archives of otolaryngology--head & neck surgery, 2008, 134 (2): 170-7.

[139]FERRARI M, ORLANDI E, BOSSI P. Sinonasal cancers treatments: state of the art [J]. Current opinion in oncology, 2021, 33 (3): 196-205.

[140]LóPEZ F, LLORENTE J L, OVIEDO C M, et al. Gene amplification and protein overexpression of EGFR and ERBB2 in sinonasal squamous cell carcinoma [J]. Cancer, 2012, 118 (7): 1818-26.

[141]GARCíA-MARíN R, REDA S, RIOBELLO C, et al. Prognostic and Therapeutic Implications of Im - mune Classification by CD8 (+) Tumor-Infiltrating Lymphocytes and PD-L1 Expression in Sinonasal Squamous Cell Carcinoma [J]. International journal of molecular sciences, 2021, 22 (13): 6926.

[142]STAMMBERGER H, ANDERHUBER W, WALCH C, et al. Possibilities and limitations of endoscopic management of nasal and paranasal sinus malignancies [J]. Acta oto-rhino-laryngologica Belgica, 1999, 53 (3): 199-205.

[143]LUND V J, STAMMBERGER H, NICOLAI P, et al. European position paper on endoscopic management of tumours of the nose, paranasal sinuses and skull base [J]. Rhinology Supplement, 2010, 22: 1-143.

[144]CASIANO R R, NUMA W A, FALQUEZ A M. Endoscopic resection of esthesioneuroblastoma [J]. American journal of rhinology, 2001, 15 (4): 271-9.

[145]NICOLAI P, BATTAGLIA P, BIGNAMI M, et al. Endoscopic surgery for malignant tumors of the sinonasal tract and adjacent skull base: a 10-year experience [J]. American journal of rhinology, 2008, 22 (3): 308-16.

[146]SHIPCHANDLER T Z, BATRA P S, CITARDI M J, et al. Outcomes for endoscopic resection of sinonasal squamous cell carcinoma [J]. The Laryngoscope, 2005, 115 (11): 1983-7.

[147]中华耳鼻咽喉头颈外科杂志编辑委员会，李静．鼻腔鼻窦恶性肿瘤内镜手术治疗专家讨论 [J]. 中华耳鼻咽喉头颈外科杂志，2013，48（3）：180-5.

[148]UNSAL A A, DUBAL P M, PATEL T D, et al. Squamous cell carcinoma of the nasal cavity: A population-based analysis [J]. The Laryngoscope, 2016, 126 (3): 560-5.

[149]KAZI M, AWAN S, JUNAID M, et al. Management of sinonasal tumors: prognostic factors and outcomes: a 10 year experience at a tertiary care hospital [J]. Indian journal of otolaryngology and head and neck surgery: official publication of the Association of Otolaryngologists of India, 2013, 65 (Suppl 1): 155-9.

[150]PARé A, BLANCHARD P, ROSELLINI S, et al. Outcomes of multimodal management for sinonasal squamous cell carcinoma [J]. Journal of cranio-maxillo-facial surgery: official publication of the European Association for Cranio-Maxillo-Facial Surgery, 2017, 45 (8): 1124-32.

[151]MICHEL J, FAKHRY N, MANCINI J, et al. Sinonasal squamous cell carcinomas: clinical outcomes and predictive factors [J]. International journal of oral and maxillofacial surgery, 2014, 43 (1): 1-6.

[152]XIONG L, ZENG X L, GUO C K, et al. Optimal treatment and prognostic factors for esthesioneuro - blastoma: retrospective analysis of 187 Chinese patients [J]. BMC cancer, 2017, 17 (1): 254.

[153]刘文胜，徐震纲，高黎，等．上颌窦腺样囊性癌的临床诊治研究 [J]. 中华耳鼻咽喉头颈外科杂志，2011，46（5）：402-7.

[154]张芹，杨蕾，杨安奎，等.鼻腔鼻窦腺样囊性癌88例临床分析[J].中华耳鼻咽喉头颈外科杂志，2009，44（4）：311-4.

[155]WANG H G，SHEN C X，CHEN F，et al. [Clinical features of advanced adenoid cystic carcinoma in the nasal cavity and paranasal sinuses：analysis of 21 cases][J]. Nan fang yi ke da xue xue bao = Journal of Southern Medical University，2017，37（6）：847-52.

[156]魏明辉，唐平章，徐震纲，等.鼻腔鼻窦腺样囊性癌40例临床分析[J].中华耳鼻咽喉头颈外科杂志，2009，44（5）：381-4.

[157]KHAN M N，KONUTHULA N，PARASHER A，et al. Treatment modalities in sinonasal undifferentiated carcinoma：an analysis from the national cancer database [J]. International forum of allergy & rhinology，2017，7（2）：205-10.

[158]樊代明.整合肿瘤学·临床卷[M].北京：科学出版社，2021.

[159]樊代明.整合肿瘤学·基础卷[M].西安：世界图书出版西安有限公司，2021.

[160]张格，王生才，苏雁，等.头颈部非脑膜旁区横纹肌肉瘤70例回顾性研究[J].中华耳鼻咽喉头颈外科杂志，2024，59（2）：133-139.

[161]刘曼夷，朱龙，杨扬，等.颌骨骨肉瘤的临床诊断和治疗进展[J].中华口腔医学杂志，2024，59（2）：197-203.

[162]张超颖，李怡宁，龚佳幸，等.2022年世界卫生组织指南头颈部肿瘤分类的解读：牙源性和颌面部骨肿瘤[J].国际口腔医学杂志，2023，50（3）：263-271.

[163]刘斯琴.20例横纹肌肉瘤的临床特点和预后分析[D].中南大学，2023.

[164]冯英连，王铁梅，林梓桐，等.8例颌骨尤文肉瘤的临床及影像学特征分析[J].华西口腔医学杂志，2023，41（2）：185-189.

[165]徐卫靖，高振杰，付坤，等.33例头颈部胚胎型横纹肌肉瘤临床与病理特点分析[J].中国口腔颌面外科杂志，2022，20（3）：292-297.

[166]陶吟杰，甄宏楠，管慧，等.脑膜旁与非脑膜旁头颈部横纹肌肉瘤：一项基于倾向评分匹配与生存分析的研究[J].中华耳鼻咽喉头颈外科杂志，2022，57（12）：1409-1417.

[167]孙念，王生才，马晓莉，等.手术联合新辅助放化疗治疗儿童非眼眶型头颈部横纹肌肉瘤的疗效及预后分析[J].中华耳鼻咽喉头颈外科杂志，2022，57（12）：1403-1408.

[168]郭相岑，王军玲，刘丽，等.头颈部滑膜肉瘤24例临床分析[J].中华耳鼻咽喉头颈外科杂志，2022，57（7）：854-859.

[169]陈一铭，AHMED，季彤，等.101例头颈部横纹肌肉瘤临床、病理及预后分析[J].中国口腔颌面外科杂志，2022，20（2）：146-150.

[170]陈佳瑞，李晓艳.儿童头颈部横纹肌肉瘤的治疗及其预后评估[J].中华耳鼻咽喉头颈外科杂志，2022，57（12）：1540-1544.

[171]王怡娟，胡晔华，秦力铮.口腔颌面部肉瘤30例临床分析[J].北京口腔医学，2021，29（3）：173-176.

[172]唐颜颜.18例头颈部横纹肌肉瘤的回顾性分析[D].中国医科大学，2021.

[173]戴振霖，艾哈迈德·阿德热罕穆，陈一铭，等.新辅助化疗治疗头颈部骨肉瘤单中心临床效果回顾[J].中国口腔颌面外科杂志，2021，19（2）：132-137.

[174]曾文娟，马静，明澄，等.儿童鼻部横纹肌肉瘤的临床特点分析[J].中国耳鼻咽喉头颈外科，2021，28（9）：545-548.

[175]李笑秋，彭金林，刘柱，等.35例成人鼻腔鼻窦横纹肌肉瘤临床分析[J].临床耳鼻咽喉头颈外科杂志，2020，34（3）：223-226.

[176]周恒花，汪洋，李江，等.15例头颈部梭形细胞/硬化性横纹肌肉瘤的临床病理分析[J].中国口腔颌面外科杂志，2019，17（2）：181-185.

[177]刘江华，毛彦娜，李彦格，等.36例儿童横纹肌肉瘤疗效分析[J].现代肿瘤医学，2019，27（9）：1598-1601.

[178]季彤. 头颈部骨肉瘤的诊断与治疗[J]. 口腔疾病防治，2019，27（9）：545-550.

[179]段超，王生才，金眉，等. 儿童头颈部非横纹肌肉瘤软组织肉瘤临床研究[J]. 首都医科大学学报，2019，40（6）：921-926.

[180]董云益. 立体定位放射治疗在儿童头颈部横纹肌肉瘤综合治疗中的应用分析[J]. 临床医药文献电子杂志，2018，5（A4）：40.

[181]ZHAO D，ZHOU F，LIU W，et al. Adult head and neck rhabdomyosarcoma：radiotherapy- based treatment，outcomes，and predictors of survival[J]. BMC Cancer，2024，24（1）：340.

[182]ZHANG G，SUN N，NI X，et al. Treatment of nasolabial fold rhabdomyosarcoma in children：A single-institution experience[J]. HEAD AND NECK，2024，46（4）：905-914.

[183]XU B，QIU H，OU B，et al. The inflammatory-nutritional score and nomogram for <scp>R0</scp> resected head and neck soft tissue sarcoma[J]. Oral Diseases，2024，30（3）：1139-1151.

[184]SPIGUEL M H，SCHUCH L F，KOVALSKI L N，et al. Ewing’s sarcoma of the head and neck：A systematic review[J]. Oral Diseases，2024，30（4）：1784-1792.

[185]SPARBER-SAUER M，DIETZSCHOLD M，SCHÖNSTEIN A，et al. Radiotherapy and long-term sequelae in pediatric patients with parameningeal rhabdomyosarcoma：Results of two Cooperative Weichteilsarkom Studiengruppe（CWS）trials and one registry[J]. Pediatric Blood & Cancer，2024，71（1）：e30742.

[186]SCHLEICH M，LACCOURREYE L，MARIANOWSKI R，et al. Treatment strategy in laryngeal chondrosarcoma：a multicenter study of 43 cases[J]. European Archives of Oto-Rhino-Laryngology，2024，281（2）：883-890.

[187]SANABRIA A，PINILLOS P，CHIESA-ESTOMBA C，et al. Comparing Mohs micrographic surgery and wide local excision in the management of head and neck dermatofibrosarcoma protuberans：a scoping review[J]. Journal of Dermatological Treatment，2024，35（1）：2295816.

[188]PONTES F S C，DE SOUZA L L，VULCÃO É N C，et al. Liposarcoma of oral cavity：Systematic review of cases reported to date and analysis of prognostic factors[J]. HEAD AND NECK，2020，42（9）：2626-2634.

[189]BROWN J M，STEFFENSEN A，TRUMP B. Clinical features and overall survival of osteosarcoma of the mandible[J]. International Journal of Oral and Maxillofacial Surgery，2023，52（5）：524-530.

[190]MANNELLI G，BASSANI S，COSI G，et al. Global frequency and distribution of head and neck sarcomas in adulthood：a systematic review[J]. European Archives of Oto-Rhino-Laryngology，2024，281（5）：2553-2567.

[191]GAZDA P，BAUJAT B，SARINI J，et al. Functional or radical surgical treatment of laryngeal chondrosarcoma，analysis of survival and prognostic factors：A REFCOR and NetSarc-ResOs multicenter study of 74 cases[J]. Eur J Surg Oncol，2024，50（2）：107315.

[192]EVANS J，CHANG C，JONES C，et al. Clinical characteristics and treatment outcomes of angiosarcoma of the head and neck：A 17-year single-centre experience[J]. Journal of Plastic，Reconstructive & Aesthetic Surgery，2024，88：452-456.

[193]DAI Z，HE Y，ZHANG X，et al. Head-and-neck dermatofibrosarcoma protuberans：Survival analysis and Clinically relevant immunohistochemical indicators[J]. Oral Diseases，2024，30（3）：1040-1051.

[194]BINI A，DERKA S，STAVRIANOS S. Management of head & neck sarcomas in adults：A retrospective study[J]. Journal of Cranio-Maxillofacial Surgery，2024：S1010518224000143.

[195]BALLANTYNE E，EVANS C，SHEPHERD L，et al. A systematic review of combined surgery and brachytherapy approaches for children and young people with relapsed and refractory rhabdomyosarcoma（Local-REFoRMS）[J]. Pediatric Blood & Cancer，2024，71（6）：e30952.

[196]WU Q，WANG J，LI S，et al. Comparison of Definitive Radiotherapy-Based Treatment and Surgical-

Based Treatment for Locally Advanced Head and Neck Soft Tissue Sarcoma[J]. Journal of Clinical Medicine, 2023, 12 (9): 3099.

[197]WEBER V, STIGLER R, LUTZ R, et al. Systematic review of craniofacial osteosarcoma regarding different clinical, therapeutic and prognostic parameters[J]. Frontiers in Oncology, 2023, 13: 1006622.

[198]TZELNICK S, SOROKA H P, TASNIM N, et al. The impact of surgical resection margins on outcomes for adults with head and neck osteosarcomas: A Canadian sarcoma research and Clinical Collaboration (CanSaRCC) study[J]. Oral Oncology, 2023, 145: 106495.

[199]TSUCHIHASHI K, ITO M, ARITA S, et al. Survival outcomes including salvage therapy of adult head and neck para-meningeal rhabdomyosarcoma: a multicenter retrospective study from Japan[J]. BMC Cancer, 2023, 23 (1): 1046.

[200]QUAN H, SREEKISSOON S, WANG Y. Synovial sarcoma of the head and neck: A review of reported cases on the clinical characteristics and treatment methods[J]. Frontiers in Cell and Developmental Biology, 2023, 10: 1077756.

[201]LIAO Y, HSU C, LEU C, et al. Radiation-induced sarcoma of head and neck: Clinical characteristics and molecular signatures[J]. Head & Neck, 2023, 45 (3): 638-646..

[202]KOSCIELNIAK E, TIMMERMANN B, MÜNTER M, et al. Which Patients With Rhabdomyosarcoma Need Radiotherapy? Analysis of the Radiotherapy Strategies of the CWS-96 and CWS-2002P Studies and SoTiSaR Registry[J]. Journal of Clinical Oncology, 2023, 41 (31): 4916-4926.

[203]JIAO Z, LIANG C, LUO G, et al. Prognostic Utility of Nutritional Risk Index in Patients with Head and Neck Soft Tissue Sarcoma[J]. Nutrients, 2023, 15 (3): 641.

[204]JIANG K, CAI S, OU B, et al. Time to Local Recurrence as a Predictor of Survival in Adult Head and Neck Soft Tissue Sarcoma[J]. The Laryngoscope, 2023, 133 (9): 2174-2182.

[205]HOL M L F, INDELICATO D J, SLATER O, et al. Facial deformation following treatment for pediatric head and neck rhabdomyosarcoma; the difference between treatment modalities. Results of a trans-Atlantic, multicenter cross-sectional cohort study[J]. Pediatric Blood & Cancer, 2023, 70 (8): e30412.

[206]HOFMANN E, PREISSNER S, HERTEL M, et al. A retrospective case-control study for the comparison of 5-year survival rates: the role of adjuvant and neoadjuvant chemotherapy in craniofacial bone sarcoma in adults[J]. Therapeutic Advances in Medical Oncology, 2023, 15: 175883592211480.

[207]GO C C, LAHAIE LUNA G M, BRICEÑO C A. Epidemiological trends and survival outcomes for dermatofibrosarcoma protuberans of the head and neck region[J]. International Journal of Dermatology, 2023, 62 (5): 664-671.

[208]GIRALDO-ROLDAN D, LOUREDO B V R, PENAFORT P V M, et al. Low-Grade Myofibroblastic Sarcoma of the Oral and Maxillofacial Region: An International Clinicopathologic Study of 13 Cases and Literature Review[J]. Head and Neck Pathology, 2023, 17 (3): 832-850.

[209]EL SHATANOFY M, THAKKAR P, PATEL V, et al. Intensified Adjuvant Treatment for High-Risk Resected Cutaneous Angiosarcoma of the Head and Neck[J]. Otolaryngology-Head and Neck Surgery, 2023, 169 (5): 1225-1233.

[210]CHEN W-Y, LU S-H, WANG Y-M, et al. Post-irradiation sarcoma after definitive radiation therapy for nasopharyngeal carcinoma[J]. Radiotherapy and Oncology, 2023, 178: 109423.

[211]BIALICK S, CAMPOVERDE L, GALLEGOS J A O, et al. Osteogenic Sarcoma of the Head and Neck: Is Chemotherapy Needed?[J]. Current Treatment Options in Oncology, 2023, 24 (5): 528-541.

[212]TALATI V M, URBAN M J, PATEL T R, et al. Laryngeal Chondrosarcoma Characteristics and Sur-

vival Analysis in the National Cancer Database[J]. Otolaryngology–Head and Neck Surgery, 2022, 166 (1): 101–108.

[213]SMITH J B, CASS L M, SIMPSON M C, et al. Radiation-Associated Sarcoma of the Head and Neck: Incidence, Latency, and Survival[J]. The Laryngoscope, 2022, 132 (5): 1034–1041.

[214]SHI C, XU S, LI C, et al. Epithelioid sarcoma: A clinicopathological study of 12 head and neck cases[J]. Oral Diseases, 2022, 28 (6): 1519–1527.

[215]ROOS J H, MÄKITIE A A, TARKKANEN J, et al. Pretreatment tumor sampling and prognostic factors in patients with soft–tissue sarcoma of the head and neck[J]. European Archives of Oto–Rhino–Laryngology, 2022, 279 (6): 3147–3155.

[216]RIMMER R A, MACE J C, ANDERSEN P E, et al. Determinants of survival in sinonasal and skull base chondrosarcoma: An analysis of the National Cancer Database[J]. International Forum of Allergy & Rhinology, 2022, 12 (5): 699–713.

[217]REHMAN R, OSTO M, PARRY N, et al. Ewing Sarcoma of the Craniofacial Bones: A Qualitative Systematic Review[J]. Otolaryngology–Head and Neck Surgery, 2022, 166 (4): 608–614.

[218]RAMAKRISHNAN N, MOKHTARI R, CHARVILLE G W, et al. Cutaneous Angiosarcoma of the Head and Neck—A Retrospective Analysis of 47 Patients[J]. Cancers, 2022, 14 (15): 3841.

[219]KHADEMBASCHI D, JAFRI M, PRAVEEN P, et al. Does neoadjuvant chemotherapy provide a survival benefit in maxillofacial osteosarcoma: A systematic review and pooled analysis[J]. Oral Oncology, 2022, 135: 106133.

[220]JO V Y, DEMICCO E G. Update from the 5th Edition of the World Health Organization Classification of Head and Neck Tumors: Soft Tissue Tumors[J]. Head and Neck Pathology, 2022, 16 (1): 87–100.

[221]JAWAD M U, ZEITLINGER L N, BEWLEY A F, et al. Head and Neck Cutaneous Soft–Tissue Sarcoma Demonstrate Sex and Racial/Ethnic Disparities in Incidence and Socioeconomic Disparities in Survival[J]. Journal of Clinical Medicine, 2022, 11 (18): 5475.

[222]HOUDEK M T, TSOI K M, MALLETT K E, et al. Surgical Outcomes of Primary Dermatofibrosarcoma Protuberans: A Retrospective, Multicenter Study[J]. Annals of Surgical Oncology, 2022, 29 (13): 8632–8638.

[223]GALLAGHER K P D, VAN HEERDEN W, SAID–AL–NAIEF N, et al. Molecular profile of head and neck rhabdomyosarcomas: A systematic review and meta–analysis[J]. Oral Surgery Oral Medicine Oral Pathology Oral Radiology, 2022, 134 (3): 354–366.

[224]EIDE J G, KSHIRSAGAR R S, HARRIS J C, et al. Multi-institutional review of sinonasal and skull base chondrosarcoma: 20-year experience[J]. HEAD AND NECK, 2022, 44 (12): 2686–2695.

[225]COLIZZA A, DI STADIO A, RALLI M, et al. Systematic Review of Parotid Gland Sarcomas: Multi–Variate Analysis of Clinicopathologic Findings, Therapeutic Approaches and Oncological Outcomes That Affect Survival Rate[J]. Cancers, 2022, 14 (19): 4862.

[226]CASEY D L, MANDEVILLE H, BRADLEY J A, et al. Local control of parameningeal rhabdomyosarcoma: An expert consensus guideline from the International Soft Tissue Sarcoma Consortium (INSTRuCT) [J]. Pediatric Blood & Cancer, 2022, 69 (7): e29751.

[227]BOUAOUD J, TEMAM S, GALMICHE L, et al. Head and neck Ewing sarcoma: French surgical practice analysis pleads for surgery centralization[J]. Journal of Cranio–Maxillofacial Surgery, 2022, 50 (5): 439–448.

[228]VELEZ TORRES J M, MARTINEZ DUARTE E, DIAZ–PEREZ J A, et al. Primary Sarcomas of the Larynx: A Clinicopathologic Study of 27 Cases[J]. Head and Neck Pathology, 2021, 15 (3): 905–916.

[229]SHIM T, CHILLAKURU Y, DARWISH C, et al. Head and neck osteosarcomas: Analysis of treat-

ment trends and survival outcomes in the United States (2004–2016) [J]. HEAD AND NECK, 2021, 43 (11): 3294–3305.

[230]SHEPPARD S C, BORNER U, WARTENBERG M, et al. Diagnostic use of fine-needle aspiration cytology and core-needle biopsy in head and neck sarcomas[J]. HEAD AND NECK, 2021, 43 (6): 1939–1948.

[231]RASTATTER J C, SINARD R N, DILGER A, et al. Survival of Patients With Non-Rhabdomyosarcoma Soft Tissue Sarcomas of the Head and Neck[J]. The Laryngoscope, 2021, 131 (2) .

[232]RAMDULARI A V, IZZUDDEEN Y, BENSON R, et al. Laryngeal soft tissue sarcoma: Systematic review and individual patient data analysis of 300 cases[J]. Head & Neck, 2021, 43 (5): 1421–1427.

[233]LOU J, JIANG L, DAI X, et al. Radiation–Induced Sarcoma of the Head and Neck Following Radiotherapy for Nasopharyngeal Carcinoma: A Single Institutional Experience and Literature Review[J]. Frontiers in Oncology, 2021, 10: 526360.

[234]LEE N C J, ESKANDER A, MICCIO J A, et al. Evaluation of head and neck soft tissue sarcoma 8th edition pathologic staging system and proposal of a novel stage grouping system[J]. Oral Oncology, 2021, 114: 105137.

[235]KOKA K, RAHIM F E, EL-HADAD C, et al. Primary Ewing' s sarcoma with orbit involvement: Survival and visual outcomes after eye - sparing multidisciplinary management in eight patients[J]. HEAD AND NECK, 2021, 43 (12): 3857–3865.

[236]GONZÁLEZ A, ETCHICHURY D, RIVERO J M, et al. Treatment of dermatofibrosarcoma of the head and neck with Mohs surgery with paraffin sections[J]. Journal of Plastic Reconstructive & Aesthetic Surgery, 2021, 74 (5): 1061–1070.

[237]GLOSLI H, BISOGNO G, KELSEY A, et al. Non–parameningeal head and neck rhabdomyosarcoma in children, adolescents, and young adults: Experience of the European paediatric Soft tissue sarcoma Study Group (EpSSG) – RMS2005 study[J]. European Journal of Cancer, 2021, 151: 84–93.

[238]GIANNINI L, BRESCIANI L, PADERNO A, et al. Head and neck adult–type soft tissues sarcomas: survival analysis and comparison between the last two editions of the TNM staging system[J]. European Archives of Oto–Rhino–Laryngology, 2021, 278 (8): 3003–3010.

[239]FARO T F, MARTINS–DE–BARROS A V, LIMA G T W F, et al. Chondrosarcoma of the Temporomandibular Joint: Systematic Review and Survival Analysis of Cases Reported to Date[J]. Head and Neck Pathology, 2021, 15 (3): 923–934.

[240]DOMBROWSKI N D, WOLTER N E, ROBSON C D, et al. Role of Surgery in Rhabdomyosarcoma of the Head and Neck in Children[J]. The Laryngoscope, 2021, 131 (3) .

[241]COCA–PELAZ A, MÄKITIE A A, STROJAN P, et al. Radiation–Induced Sarcomas of the Head and Neck: A Systematic Review[J]. Advances in Therapy, 2021, 38 (1): 90–108.

[242]ASIOLI S, RUENGWANICHAYAKUN P, ZOLI M, et al. Association of Clinicopathological Features With Outcome in Chondrosarcomas of the Head and Neck[J]. Otolaryngology–Head and Neck Surgery, 2021, 164 (4): 807–814.

[243]ZHANG Y, ZHANG W, HUANG D, et al. Prognostic factors in children with head and neck rhabdomyosarcoma: A 12-year retrospective study[J]. Brain and Behavior, 2020, 10 (8): e01697.

[244]WEN Y, HUANG D, ZHANG W, et al. Radiation therapy is an important factor to improve survival in pediatric patients with head and neck rhabdomyosarcoma by enhancing local control: a historical cohort study from a single center[J]. BMC Pediatrics, 2020, 20 (1): 265.

[245]TRAN N–A, GUENETTE J P, JAGANNATHAN J. Soft Tissue Special Issue: Imaging of Bone and Soft Tissue Sarcomas in the Head and Neck[J]. Head and Neck Pathology, 2020, 14 (1): 132–143.

[246]TORABI S J, IZREIG S, KASLE D A, et al. Clinical characteristics and treatment-associated surviv-

al of head and neck Ewing sarcoma[J]. The Laryngoscope，2020，130（10）：2385-2392.

[247]RAZA S M，HABIB A，WANG W-L，et al. Surgical Management of Primary Skull Base Osteosarcomas：Impact of Margin Status and Patterns of Relapse[J]. Neurosurgery，2020，86（1）：E23-E32.

[248]MOREIRA D G L，DA SILVA L P，DE MORAIS E F，et al. The occurrence and pattern of head and neck sarcomas：a comprehensive cancer center experience[J]. European Archives of Oto-Rhino-Laryngology，2020，277（5）：1473-1480.

[249]LUO Z，CHEN W，SHEN X，et al. Head and neck osteosarcoma：CT and MR imaging features[J]. Dentomaxillofacial Radiology，2020，49（2）：20190202.

[250]KU J Y，ROH J-L，CHO K-J，et al. Risk factors for survival of head and neck soft tissue sarcomas：A comparison between 7th and 8th edition AJCC staging systems[J]. Oral Oncology，2020，106：104705.

[251]KANG Y，BAE J，CHOI S，et al. Regional Lymph Node Metastasis of Scalp Angiosarcoma：A Detailed Clinical Observation Study of 40 Cases[J]. Annals of Surgical Oncology，2020，27（8）：3018-3027.

[252]DE SOUZA L L，PONTES H A R，SANTOS-SILVA A R，et al. Oral radiation-induced sarcomas：Systematic review[J]. Head & Neck，2020，42（9）：2660-2668.

[253]CHANG C，WU S P，HU K，et al. Patterns of Care and Survival of Cutaneous Angiosarcoma of the Head and Neck[J]. Otolaryngology-Head and Neck Surgery，2020，162（6）：881-887.

[254]BERTIN H，GOMEZ-BROUCHET A，RÉDINI F. Osteosarcoma of the jaws：An overview of the pathophysiological mechanisms[J]. Critical Reviews in Oncology Hematology，2020，156：103126.

[255]SALUJA T S，IYER J，SINGH S K. Leiomyosarcoma：Prognostic outline of a rare head and neck malignancy[J]. Oral Oncology，2019，95：100-105.

[256]MARULANDA G A，HENDERSON E R，JOHNSON D A，et al. Orthopedic Surgery Options for the Treatment of Primary Osteosarcoma[J]. Cancer Control，2008，15（1）：13-20.

[257]Khorana AA，Mackman N，Falanga A，et al. Cancer-associated venous thromboembolism[J]. Nat Rev Dis Primers，2022，8（1）：11.

[258]Beckman MG，HooPTEr WC，Critchley SE，et al. Venous thromboembolism：a public health concern [J]. Am J Prev Med，2010，38（4 Suppl）：S495-501.

[259]Clayburgh DR，Stott W，Cordiero T，et al. ProsPTEctive study of venous thromboembolism in patients with head and neck cancer after surgery[J]. JAMA Otolaryngol Head Neck Surg，2013，139（11）：1143-1150.

[260]Li CX，He Q，Wang ZY，et al. Risk assessment of venous thromboembolism in head and neck cancer patients and its establishment of a prediction model[J]. Head Neck，2023，45（10）：2515-2524.

[261]Albertsen IE，Lyhne NM，Larsen TB，et al. Incidence of venous thromboembolism following head and neck surgery [J]. Eur Arch Otorhinolaryngol，2023，280（11）：5081-5089.

[262]Moreano EH，Hutchison JL，McCulloch TM，et al. Incidence of deep venous thrombosis and pulmonary embolism in otolaryngology-head and neck surgery [J]. Otolaryngol Head Neck Surg，1998，118（6）：777-784.

[263]肖剑，宋业勋，谭国林. 头颈恶性肿瘤术后静脉血栓栓塞症患者临床分析[J]. 临床耳鼻咽喉头颈外科杂志，2021，35（9）：779-783.

[264]Byrne M，Reynolds JV，O'Donnell JS，et al. Long-term activation of the pro-coagulant response after neoadjuvant chemoradiation and major cancer surgery [J]. Br J Cancer，2010，102（1）：73-79.

[265]Behranwala KA，Williamson RC. Cancer -associated venous thrombosis in the surgical setting [J]. Ann Surg，2009，249（3）：366-375.

[266]Agnelli G，Bolis G，Capussotti L，et al. A clinical outcome-based prosPTEctive study on venous thromboembolism after cancer surgery：the @RISTOS project [J]. Ann Surg，2006，243（1）：89-

95.

[267]AL-Qurayshi Z, Walsh J, Rodrigo B, et al. Venous thromboembolism in head and neck surgery: risk, outcome, and burden at the national level [J]. Head Neck, 2019, 41 (2): 411-422.

[268]Chiesa Estomba C, Rivera Schmitz T, Ossa Echeverri CC, et al. The risk of venous thromboembolism in ENT and head & neck surgery [J]. Otolaryngol Pol, 2015, 69 (3): 31-36.

[269]Kitano D, Yonezawa K, Iwae S, et al. Internal jugular vein thrombosis and pulmonary thromboembolism after head and neck re constructive surgery [J]. J Plast Reconstr Aesthet Surg, 2021, 74 (6): 1239-1245.

[270]中华医学会外科学分会血管外科学组.深静脉血栓形成的诊断和治疗指南（第三版）[J].中国血管外科杂志（电子版），2017，9（4）：250-257.

[271]Wong DD, Ramaseshan G, Mendelson RM. Comparison of the Wells and Revised Geneva Scores for the diagnosis of pulmonary embolism: an australian exPTErience[J]. Intern Med J, 2011, 41 (3): 258-263.

[272]Klok FA, Kruisman E, Spaan J, et al. Comparison of the revised Geneva score with the Wells rule for assessing clinical probability of pulmonary embolism [J]. J Thromb Haemost, 2008, 6 (1): 40-44.

[273]中国临床肿瘤学会肿瘤与血栓专家委员会.肿瘤相关静脉血栓栓塞症预防与治疗指南（2019版）[J].中国肿瘤临床，2019，46（13）：653-660.

[274]李鹏飞，龚金山.256层螺旋CT间接法静脉造影在下肢静脉疾病中的价值[J].医学影像学杂志，2015，25（8）：1413-1415.

[275]武毅，何锡洪，李爱云，等.下肢CT静脉造影诊断下肢深静脉血栓的临床价值分析[J].实用医学影像杂志，2015，16（1）：56-58.

[276]van Dam LF, Dronkers CEA, Gautam G, et al. Magnetic resonance imaging for diagnosis of recurrent ipsilateral deep vein thrombosis [J]. Blood, 2020, 135 (16): 1377-1385.

[277]李辉，姜格宁，中国胸外科静脉血栓栓塞症研究协作组.胸部恶性肿瘤围术期静脉血栓栓塞症预防中国专家共识（2018版）[J].中国肺癌杂志，2018，21（10）：739-752.

[278]刘铠宾，杨异，李辉，等.胸部创伤静脉血栓栓塞症诊治及预防中国专家共识（2022版）[J].中华创伤杂志，2022，38（7）：581-591.

[279]孙沫逸，郭伟，冉炜，等.口腔颌面外科围手术期静脉血栓栓塞症评估与预防专家共识[J].实用口腔医学杂志，2021，37（3）：293-302.

[280]中国健康促进基金会血栓与血管专项基金专家委员会.静脉血栓栓塞症机械预防中国专家共识[J].中华医学杂志，2020，100（7）：484-492.

[281]Watson HG, Keeling DM, Laffan M, et al. Guideline on asPTEcts of cancer-related venous thrombosis [J]. Br J Haematol, 2015, 170 (5): 640-648.

[282]周晶，芮萌，陈晓红，等.头颈肿瘤术后急性肺血栓栓塞症患者抗凝治疗的临床分析[J].中国临床保健杂志，2020，23（6）：835-838.

[283]Wu K, Lei JS, Mao YY, et al. Prediction of flap compromise by preoPTErative coagulation parameters in head and neck cancer patients [J]. J Oral Maxillofac Surg, 2018, 76 (11): 2453.e1-e7.

[284]陈铭韬，樊奇，张陈平，等.65例头颈部恶性肿瘤根治术后急性肺血栓栓塞症临床分析[J].中国口腔颌面外科杂志，2023，21（3）：258-262.

[285]Jaff MR, Mcmurtry MS, Archer SL, et al. Management of massive and submassive pulmonary embolism, iliofemoral deep vein thrombosis, and chronic thromboembolic pulmonary hyPTErtension: a scientific statement from the American heart association[J]. Circulation, 2011, 123 (16): 1788-1830.

[286]Elting LS, Escalante CP, Cooksley C, et al. Outcomes and cost of deep venous thrombosis among patients with cancer[J]. Archi Int Med, 2004, 164 (15): 1653-1661.

[287]Decousus H, Leizorovicz A, Parent F, et al. A clinical trial of vena caval filters in the prevention of pulmonary embolism in patients with proximal deep- vein thrombosis. Prevention du risque d'Embolie pulmonaire par interruption cave study group[J]. N Engl J Med, 1998, 338 (7): 409-415.

[288]Bergqvist D, Agnelli G, Cohen AT, et al. Duration of prophylaxis against venous thromboembolism with enoxaparin after surgery for cancer[J].N Engl J Med, 2002, 346 (13): 975-980.

[289]Karthaus M, Kretzschmar A, Kroning H, et al. Dalteparin for prevention of catheter- related complications in cancer patients with central venous catheters: final results of a double-blind, placebo-controlled phase Ⅲ trial[J]. Ann Oncol, 2006, 17 (2): 289-296.

[290]Kovacs MJ, Kahn SR, Rodger M, et al. A pilot study of central venous catheter survival in cancer patients using low- molecular- weight heparin (dalteparin) and warfarin without catheter removal for the treatment of upPTEr extremity deep vein thrombosis (The catheter study) [J]. J Thrombosis and Haemostasis, 2007, 5 (8): 1650-1653.

[291]NCCN guidelines. Cancer-associated venous thromboembolic disease version 2.2018-August 27, 2018 www.nccn.org.

[292]Young AM, Marshall A, Thirlwall J, et al. Comparison of an oral gactor xa inhibitor with low molecular weight heparin in patients with cancer with venous thromboembolism: results of a randomized trial (SELECT-D) [J]. J Clin Oncol, 2018, 36 (20): 2017-2023.

[293]Khorana AA, Noble S, Lee AYY, et al. Role of direct oral anticoagulants in the treatment of cancer-associated venous thromboembolism: guidance from the SSC of the ISTH[J]. J Thrombosis and Haemostasis, 2018, 16 (9): 1891-1894.

[294]Key NS, Khorana AA, Kuderer NM, et al. Venous thromboembolism prophylaxis and treatment in patients with cancer: ASCO clinical practice guideline update[J]. J Clin Oncol, 2019, 37: 1-27. DOI: 10.1200/JCO.19.01461

[295]王慧琳，白杨，黄丹琪，等.癌症相关静脉血栓栓塞症数据库构建及应用展望[J/OL].肿瘤学杂志：1-7[2024-06-08].http：//kns.cnki.net/kcms/detail/33.1266.R.20240511.1424.006.html.

[296]Kearon C. A conceptual framework for two phases of anticoagulant treatment of venous thromboembolism [J] . J Thromb Haemost, 2012, 10: 507-511.

[297]Falck-Ytter Y, Francis CW, Johanson NA, et al. Prevention of VTE in orthoPTEdic surgery patients: Antithrombotic Therapy and Prevention of Thrombosis, 9th ed: American College of Chest Physicians Evidence -Based Clinical Practice Guidelines [J] . Chest, 2012, 141: e278S-e325S.

[298]Dunn A. After initial anticoagulation for a first unprovoked venous thromboembolism, aspirin reduced recurrence [J] . Ann Intern Med, 2015, 162: JC5.

[299]Pittler MH, Ernst E. Horse chestnut seed extract for chronic venous insufficiency [J] . Cochrane Database Syst Rev, 2012, 11: CD003230.

[300]Sirtori CR. Aescin: pharmacology, pharmacokinetics and theraPTEutic profile [J] . Pharmacol Res, 2001, 44: 183-193. Bush R, Comerota A, Meissner M, et al. Recommendations for the medical management of chronic venous disease: The role of Micronized Purified Flavanoid Fraction (MPFF) [J] . Phlebology, 2017, 32: 3-19.

[301]Coleridge -Smith P, Lok C, Ramelet AA. Venous leg ulcer: a meta -analysis of adjunctive therapy with micronized purified flavonoid fraction [J] . Eur J Vasc Endovasc Surg, 2005, 30: 198-208.

[302]Andreozzi GM, Bignamini AA, Davi G, et al. Sulodexide for the prevention of recurrent venous thromboembolism: The Sulodexide in Secondary Prevention of Recurrent Deep Vein Thrombosis (SURVET) Study: a multicenter, randomized, double -blind, placebo-controlled trial [J] . Circulation, 2015, 132: 1891-1897.

[303]CLOTS Trials Collaboration, Dennis M, Sandercock P, et al. Effectiveness of intermittent pneumatic compression in reduction of risk of deep vein thrombosis in patients who have had a stroke (CLOTS

3）：a multicentre randomised controlled trial ［J］．Lancet，2013，382：516-524.

[304]Nakanishi K，Takahira N，Sakamoto M，et al. Effects of intermittent pneumatic compression of the thigh on blood flow velocity in the femoral and popliteal veins：developing a new physical prophylaxis for deep vein thrombosis in patients with plaster－cast immobilization of the leg ［J］．J Thromb Thrombolysis，2016，42：579-584.

[305]Urbankova J，Quiroz R，Kucher N，et al. Intermittent pneumatic compression and deep vein thrombosis prevention. A meta analysis in postoPTErative patients ［J］．Thromb Haemost，2005，94：1181-1185.

眼睑皮脂腺癌

名誉主编

樊代明

主　编

范先群　贾仁兵

编写秘书组

宋　欣　许诗琼　顾　湘

通讯作者

范先群　贾仁兵

编　委（按姓氏拼音排序）

安宁宇　白　萍　卜战云　陈　宏　陈　辉　陈　樱　陈琳琳　陈志钧

程金伟　崔红光　杜　伟　郭　庆　何为民　季迅达　贾力蕴　金　眉

柯　敏　李　鸿　李冬梅　李光宇　李海燕　李凯军　李养军　梁建宏

廖洪斐　林　明　刘　荣　刘　伟　刘洪雷　刘历东　刘立民　刘小伟

刘银萍　卢　蓉　卢　苇　卢跃兵　陆琳娜　罗　鑫　马晓莉　马晓萍

乔丽珊　秦　伟　邱晓荣　任彦新　邵　庆　宋　欣　孙　红　孙丰源

孙先桃　谭　佳　唐　松　唐东润　田彦杰　屠永芳　汪朝阳　王　峰

王　毅　王大庆　王殿强　王富华　王建仓　王耀华　魏　菁　魏文斌

吴　桐　吴　畏　吴国海　武　犁　项　楠　项道满　肖亦爽　辛向阳

熊　炜　项晓琳　许诗琼　许育新　薛尚才　闫希冬　杨滨滨　杨华胜

杨文慧　杨新吉　叶　娟　袁洪峰　张　积　张　靖　张　黎　张　萌

张　伟　张　燕　张诚玥　张伟敏　张艳飞　章余兰　赵　红　赵红姝

赵月皎　钟　蕾　周吉超

第一章

眼睑皮脂腺癌流行病学和发病机制

第一节 流行病学

皮脂腺癌（Sebaceous Carcinomas，SC）起源于皮脂腺细胞，是罕见的皮肤附件恶性肿瘤，占原发性皮肤恶性肿瘤的0.7%~1.3%。SC好发于眼睑、面部、头皮等处，其中眼周SC占所有患者的34.5%~59%。SC多起源于睑板腺，其次是Zeis腺和Moll腺，亚洲常见，发病率可达（1~2）/10万人，在我国占眼睑恶性肿瘤第二位。而在印度、日本等国家，SC发病率甚至超过了基底细胞癌。拉丁美洲，西方和北欧SC少见。

第二节 发病机制

SC病因和发生机制不清，已知高危因素包括高龄、女性、放疗史、免疫抑制和遗传易感性。基因突变、信号通路异常等调控SC形成。

约2/3 SC患者存在p53突变。SC标本中p53过表达，细胞核p53强阳性，且细胞核p53强阳性几乎仅在皮脂腺癌中发生，p53染色阳性的标本中错配修复蛋白均完好无损，微卫星的稳定性正常，提示p53功能失调和p53信号改变是SC独立的发生机制之一。

Hedgehog信号通路控制细胞增殖与分化，该信号通路被异常激活时，可引起肿瘤的发生与发展。SC瘤体与周围基质组织中均存在完整的Hedgehog通路（包括PTCH1、SMO、Gli1和Gli2）高表达，表达水平甚至超过基底细胞癌，而基底细胞癌已明确受Hedgehog驱动，表明异常的Hedgehog信号传导在SC发生中发挥促进作用，为SC的靶向治疗提供潜在可能。

人类表皮生长因子受体2（Human epidermal growth factor receptor 2，HER2）可与

表皮生长因子结合，启动细胞核内的相关基因，促进细胞增殖分裂。研究显示，HER2扩增和表观遗传变化，如CDKN2A启动子的甲基化与SC的发展相关。通过对SC患者全外显子二代基因测序，发现了139个非同义的体细胞突变，其中TP53、RB1、PIK3CA、PTEN、ERBB2和NF1是最常见的突变。这些突变都和PI3K信号级联反应激活有关，提示PI3K途径激活是SC重要驱动因素。

其他机制研究发现包括：① Wnt /β-Catenin通路激活过表达，与SC的侵袭行为有关；②在SC中存在p21/WAF1的缺失，与淋巴结转移相关；③ SC患者存在RB1、NOTCH1、ZNF750和PCDH15基因突变，且NOTCH1基因突变常与p53和RB1突变相伴出现，PCDH15基因突变与SC转移相关。

第二章

SC的检查和诊断

第一节　SC的症状与体征

1　临床表现

SC多见于老年人，平均发病年龄70岁，女性略多于男性。上睑是最常见的发病部位，同时累及上下眼睑的患者占1%~6%。

SC表现多样。起源于睑板腺的SC，生长方式主要有结节型和弥漫型两种。结节型SC表现为眼睑皮下结节，与睑板腺囊肿相似，单发，黄色或黄白色实性结节，常缓慢增长。肿瘤增大后呈菜花样，顶部中央破溃形成凹陷性溃疡。弥漫型SC表现为单侧眼睑、睑板弥散性增厚、溃疡，容易引起睫毛脱落，与慢性睑结膜炎和睑缘炎相似，易误诊。起源于Zeis腺和Moll腺的SC，病变位于睑缘而非睑板。起源于泪阜皮脂腺者，表现为泪阜增大、变黄。少数SC眼睑症状不明显，通过向深处浸润导致泪腺占位，易误诊为泪腺原发肿瘤。

SC恶性度较高，肿瘤可以直接侵犯周围邻近组织，如眼眶软组织、泪道引流系统等，也可转移至耳前、下颌下、腮腺和颈部淋巴结，还可经血行转移至远处器官。Pagetoid上皮内浸润是SC的一个独特表现，指瘤细胞在结膜、角膜、眼睑上皮内以不连续的方式生长，使肿瘤呈现出“跳跃式”扩散，导致皮脂腺癌呈多中心表现。在SC中26%~51%患者存在Pagetoid扩散，Pagetoid扩散最常见的症状和体征是眼部刺激症状和眼睑弥漫性增厚，Pagetoid扩散通常和眼眶扩散、局部复发和远处转移呈正相关。

2　与SC有关的综合征

SC可以是Muir-Torre综合征的表现之一。Muir-Torre综合征是一种罕见的常染色体遗传病，最早由Muir和Torre报道于1967和1968年，特征是患者同时罹患皮肤肿瘤和内脏恶性肿瘤。Muir-Torre综合征分两种类型，多见的是林奇综合征（遗传性非息肉病性结直肠癌，Hereditary Nonpolyposis Colorectal Cancer，HNPCC），约占Muir-Torre综合征的65%。原因是DNA错配修复（Mismatch Repair，MMR）基因缺陷，导致微卫星不稳定性（MSI），肿瘤早发并伴阳性家族史。最常被破坏的基因为MSH2，见于90%以上的Muir-Torre综合征 Ⅰ 型患者。第二种类型病例散发，约占Muir-Torre综合征的35%，未见错配修复基因缺陷及微卫星不稳定性，碱基切除修复基因MYH的双等位基因失活导致常染色体隐性遗传模式。

Muir-Torre综合征发病率低，罹患Muir-Torre综合征相关皮肤病变（SC和角化棘皮瘤）者中，同时患有内脏恶性肿瘤者占5.8%。50%的Muir-Torre综合征患者罹患2种内脏肿瘤，10%罹患4种内脏肿瘤。皮肤肿瘤包括皮脂腺腺瘤、SC和/或多发性角化棘皮瘤。皮脂腺腺瘤占68%，是Muir-Torre综合征最常见的皮肤肿瘤，多表现为生长缓慢的丘疹、斑块或结节，色粉红或发黄，常伴有中央增生和溃疡。SC多表现为眼睑的黄白色结节或弥漫性增厚。内脏恶性肿瘤包括消化道、泌尿系和生殖系肿瘤。消化道肿瘤以结直肠癌多见，生殖系统肿瘤包括子宫内膜癌、卵巢癌等。此外，累及小肠、胰腺、肝胆道、脑、乳房和肺亦有报道。

Mayo Muir-Torre综合征风险评分可作为临床筛查工具，以选择个体进行基因测试。患有SC的年轻患者（年龄<50岁）可考虑检测瘤组织错配修复蛋白。与临床基因检测相比，SC错配修复蛋白免疫组化检测对Muir-Torre综合征中度敏感，但无特异性。

综上所述，对60岁以上成年人，反复发作的“霰粒肿”、单侧眼睑、结膜及泪阜结节，慢性单侧睑缘炎超过半年，应及时考虑SC可能。若发病年龄小于50岁，应考虑Muir-Torre综合征可能，详细询问家族史，完善消化道及泌尿生殖道等相关系统检查。

第二节　SC的检查

所有临床怀疑SC的患者，治疗前均应进行全面临床评估。

1　眼科检查

检测裸眼及矫正视力、眼压、眼表、眼底照相、眼球活动度等。眼前节照相记录眼睑肿瘤位置、大小和侵袭范围，尤其是睑缘、结膜、泪阜和眼球表面是否受累。注意翻转眼睑记录肿瘤浸润情况，有条件的单位，必要时可行皮肤镜检查。

2 影像学检查

眼部CT或/和MRI检查对早期皮质腺癌检出不敏感，但有助于判断进展期肿瘤侵犯眼眶及邻近区域的范围。怀疑淋巴结转移者行区域淋巴结B超和颈部增强CT检查，以进一步确诊。胸部CT检查排除肺转移，腹部B超主要用于对肝、胆、胰等重要器官的初步排查。必要时行PET/CT检查全身转移情况。

3 淋巴结活检

对复发性SC或临床上可触及局部肿大淋巴结，有条件的单位，可考虑在B超引导下对增大淋巴结行细针穿刺活检。但前哨淋巴结活检在SC中的作用尚有争议。

4 血液检查

血常规、肝功能、肾功能、乙肝和丙肝相关检查、凝血功能等。这些检查是了解患者术前一般状况、制订治疗方案必需的内容。

第三节　SC病理检查

根据生长方式，SC分为小叶型、乳头型、粉刺样癌和混合型。①小叶型：SC最常见的组织学类型，瘤细胞排列成不规则小叶状或巢状，癌细胞呈基底细胞样特征。②乳头型：常发生在结膜肿瘤中，肿瘤呈乳头样生长，有皮脂腺分化灶。③粉刺样癌：大的小叶中心有坏死灶，形成假腺，细胞脂肪染色阳性。④ 混合型：上述类型的混合。

按瘤细胞的分化程度分为高分化、中分化和低分化3型。① 高分化型：瘤细胞呈皮脂腺细胞分化，细胞大，呈多边形，胞浆丰富，淡染，因含脂滴呈泡沫状。② 中分化型：大多数瘤细胞核深染，核仁明显，胞浆丰富。③ 低分化型：瘤细胞呈多形性，胞浆少，细胞核明显异形性，病理性核分裂象明显。

病理检查结果有助于指导患者的治疗并和预后相关，如肿瘤部位、大小、分化程度、浸润眼睑深度（睑板、睑缘、全层）、病理分型、周围神经浸润（PNI）、Pagetoid浸润等。临床应避免SC的诊断性活检，应在病理报告上注明病理分期。

HE染色是诊断的重要依据，免疫组化则广泛用于鉴别诊断。SC瘤细胞上皮膜抗原（EMA）强阳性，角蛋白，Ber-EP4，环氧化酶2，过氧化物酶增殖物激活的受体γ和雄激素受体阳性，油红O染色证实油脂存在，有助于SC和基底细胞癌、鳞状细胞癌鉴别。MMR蛋白（MLH-1、MLH-2、MSH-6）染色，有助于诊断Muir-Torre综合征。

第四节　SC分期分级

肿瘤分期是确定临床治疗方案和评估预后的重要依据，目前SC根据2017年美国AJCC第八版进行分期。与之前版本相比，第八版中将T2肿瘤定义为大于10mm的肿瘤，将T4肿瘤定义为侵入相邻结构的肿瘤。每个肿瘤通过不侵犯眼睑边缘或睑板（a），侵犯眼睑边缘或睑板（b）或全层眼睑受累（c）进行分期（表10-2-1）。

表10-2-1　眼睑恶性肿瘤AJCC第八版分期

N1	单个同侧淋巴结转移，最大直径≤3cm
N1a	临床或影像发现单个同侧淋巴结转移
N1b	活检发现单个同侧淋巴结转移
N2	单个同侧淋巴结转移，最大直径>3cm，或双侧/对侧淋巴结转移
N2a	临床和/或影像证据
N2b	活检发现证据
M分期	
M0	无远处转移
M1	有远处转移

表10-2-2　AJCC预后分期组合

分期	肿瘤	N	M
0	Tis	N0	M0
ⅠA	T1	N0	M0
ⅠB	T2a	N0	M0
ⅡA	T2b-c，T3	N0	M0
ⅡB	T4	N0	M0
ⅢA	任意T	N1	M0
ⅢB	任意T	N2	M0
Ⅳ	任意T	任意N	M1

第五节　SC鉴别诊断

1　睑板腺囊肿

又称霰粒肿，是睑板腺特发性、无菌性、慢性肉芽肿性炎症，多见于青少年或中年人。常见于上睑，也可以上、下眼睑或双眼同时发生，可单发，也可同时发生或新旧交替出现。表现为眼睑皮下圆形肿块，与皮肤无粘连，大小不一。与肿块对应的睑结膜面，呈紫红色或灰红色的病灶。肿块可自行破溃排出胶冻样内容物，在睑结膜面形成肉芽肿或在皮下形成暗紫红色的肉芽组织。结节状SC在发病初期与睑板腺囊肿非常相似，临床对年龄较大、反复发作的睑板腺囊肿患者应行病理检查排除SC。

2 慢性睑缘炎

是睑缘表面、睫毛毛囊及其腺体组织的亚急性或慢性炎症，分为鳞屑性、溃疡性和眦部睑缘炎三种。主要症状是异物感、烧灼感、刺痛、瘙痒。鳞屑性睑缘炎特点是睑缘充血、睫毛和睑缘表面附着上皮鳞屑，形成黄色蜡样分泌物；溃疡性睑缘炎特点是睫毛根部散布小脓疱，有痂皮覆盖，睫毛常被干痂黏结成束。去除痂皮后露出睫毛根端和浅小溃疡。睫毛容易随痂皮脱落，因毛囊被破坏形成秃睫；眦部睑缘炎特点是睑缘及皮肤充血、肿胀，可有浸润糜烂。邻近结膜常伴有慢性炎症，充血、肥厚、有黏性分泌物。睑缘炎病程长，病情反复，迁延不愈，临床表现与弥漫性SC或伴有Pagetoid扩散的SC不易区分。临床高度怀疑SC的患者应行手术治疗，明确性质。

3 基底细胞癌

多见于中老年人，好发于下睑，其次为内眦、上睑、外眦。临床表现多样，可分为结节型、硬化型、色素型、浅表型、囊样型等。结节型基底细胞癌最多见，初起时表现为无蒂、圆顶状半透明病灶，逐渐增大后肿瘤中央部出现溃疡，其边缘潜行，形状如火山口，并逐渐向周围组织侵蚀，引起广泛破坏，和结节型SC不易区分。硬化型表现为灰白扁平病灶，边界不清，伴有脱睫和睑缘炎、弥漫性SC或伴有Pagetoid扩散的SC难以鉴别。

4 鳞状细胞癌

包括侵袭性鳞癌和原位鳞癌。多见于60岁以上老年人，好发于睑缘皮肤黏膜移行处，下睑多见。临床表现为结节状或斑块状病灶，也可形成溃疡或呈菜花状。肿瘤生长较快，恶性度高，可侵犯皮下组织、睑板、眼球表面和眼眶，亦可转移至耳前、颌下等局部淋巴结甚至远处脏器。组织病理检查与SC鉴别要点是有无皮脂腺分化。

第三章

孤立性SC的治疗

SC治疗的主要目的是“保生命、保功能、保美观”，即在完全切除前提下尽可能保留功能和外观。所有治疗方案均应根据肿瘤TNM分期和病理分级分型进行个性化设计。总体策略是以手术为主，放化疗为辅，协同免疫治疗、靶向治疗的整合治疗。

随着眼肿瘤诊疗新技术、新方法的不断出现，SC的规范诊疗内容也在不断更新。对SC开展特异性生物指标的筛选，有助于鉴定潜在药物靶点，老药新用，优化药物整合，提高进展期患者整合治疗疗效。在医疗资源允许情况下，积极参与开展前瞻性多中心的随机对照研究，整合多学科资源，依据患者疾病、地区、经济情况，建立中国特色的治疗指南，推动规范诊疗的普及面和深度，最终进入规范诊疗过程，使广大患者获益。

第一节　原发灶治疗

手术切除是SC的主要疗法，术式主要包括扩大切除术、冰冻切缘控制手术和Mohs显微外科手术。手术原则：术前必须查明眶内侵犯、局部转移和远处转移的情况。术中注意无接触完整切除肿瘤，防止医源性肿瘤播散，然后同期进行眼睑的修复重建。

1　手术治疗

1.1　扩大切除术

传统手术方法是对肿瘤行扩大切除，一般应包括5~6mm的正常皮肤边缘。具体到不同肿瘤时切除范围亦有区别，眼睑恶性肿瘤的侵袭性越强，病变不连续，手术切缘通常越大。

扩大切除术的病理检测方法（面包片法和十字取样法）是抽样检测，容易漏查具有伪足的残余肿瘤。在过去15年，扩大切除术后局部复发率略有下降，为11%~

36%。

1.2　冰冻切缘控制手术

冰冻切缘控制手术需眼科医师和病理科医师密切合作，先由眼科医师将疑似眼睑恶性肿瘤以及上、下、鼻、颞区和基底部软组织切除并标记，然后由病理学医师检查以确保切缘阴性。

手术步骤：①拍照或绘制带有定向标记的肿瘤二维图。该图用于确定标本方向以及指导术者切除残留肿瘤。②记号笔标记肿瘤范围。③距离肿瘤边缘2mm切除，并水平切除肿瘤基底部。④根据缺损所在部位，分别切除上、下、鼻、颞侧和基底部2mm切缘组织。⑤病理医生冷冻标本并切片，HE染色后显微镜下检查并分析标本，并在绘制的地图上标记阳性肿瘤边缘（若有）。⑥切除阳性边缘，重复该过程，直至所有切缘阴性。⑦Ⅰ期修复组织缺损，重建眼睑功能与外观。

1.3　Mohs显微外科手术

19世纪40年代，美国医师Frederic E. Mohs开创了Mohs显微外科手术，是皮肤肿瘤治疗中的里程碑。通过切除肿瘤、定向标记、冰冻切片检测、继续定向切除残余肿瘤的方式，在完整切除肿瘤前提下最大程度保留正常组织，为一期重建手术提供优势。Mohs显微手术的适应证包括连续侵袭生长的皮肤恶性肿瘤、伴有神经周围浸润的肿瘤、边缘不清以及未切除干净的肿瘤。过去几十年中，Mohs显微手术迅速发展，在眼科肿瘤中的适应证已从基底细胞癌和鳞状细胞癌扩展到SC等，被认为是切除眼睑非色素性恶性肿瘤的金标准。

Mohs显微手术最初使用活体氯化锌固定技术，但会引起患者不适，组织炎症且耗时长。后续改进的冰冻技术最先在眼睑肿瘤中应用，疼痛轻、速度快，且能保留更多正常组织。

手术步骤：①拍照或绘制带有定向标记的肿瘤二维图。该图用于确定标本方向以及指导术者切除残留的肿瘤。②记号笔标记肿瘤范围。③距离肿瘤边缘2mm切除，并水平切除肿瘤基底部。④四等分标本后用不同颜色的染料对组织边缘进行标记，冰冻标本并切片。HE染色后显微镜下检查并分析标本，并在绘制的地图上标记阳性肿瘤边缘。⑤切除阳性边缘，重复该过程，直至所有切缘阴性。⑥Ⅰ期修复组织缺损，重建眼睑功能与外观。

部分地区受条件限制不能开展Mohs法，尤其是SC具有多中心性、上皮内扩散和跳跃式发展的特点，使得确切的肿瘤边缘难以保障，冰冻切片的准确性低于石蜡切片，故Mohs法术后的局部复发率仍可达6.4%~11%。

1.4　结膜地图状活检

主要针对SC中Pagetoid型病灶。如怀疑弥漫性浸润睑结膜和球结膜，建议行结膜地图样活检，有助于确定肿瘤的边缘和手术范围。Shields等推荐的结膜地图样活检包括4次睑缘活检和6次球结膜活检，如果角膜怀疑受累，再行4次角膜缘活检。

1.5 眶内容剜除术

如果肿瘤侵犯眼球、泪道、眼眶或鼻窦，需行眶内容物剜除术。依据病变侵犯程度可分为部分、全眶和扩大眶内容物剜除术。①部分眶内容物剜除术：适于较局限的病变，在保证病变彻底切除情况下，适当保留眶内组织。②全眶内容物剜除术：沿眶缘一周切除皮肤、皮下组织，剥离骨膜，沿骨膜下，游离眶内容物后摘除。③扩大眶内容物剜除术：将眶内容物摘除后，再将肿瘤侵犯的骨壁、鼻窦等结构一起切除。

2 眼睑重建

眼睑重建的主要目的是建立功能性眼睑，保护眼球并尽力维持正常视力，次要目标是改善外观。

手术时应考虑到：①黏膜上皮衬在重建的眼睑内部以保护角膜。②支撑和维持眼睑正常形状。重建睑缘以保护眼球免受皮肤和睫毛的伤害。③足够的皮肤量维持正常闭眼。④足够的提肌功能使睁眼时暴露瞳孔。⑤双眼对称性最佳。⑥疤痕最小。

眼睑重建的修复方式取决于眼睑缺损的位置、层次、范围、深度、眼周组织的量和弹性等因素。临床上可用多种方法重建眼睑以恢复其形态和功能。手术时将眼睑分为前后两层设计。前层由皮肤和轮匝肌组成，后层由结膜、睑板和提上睑肌组成。全层缺陷需同时重建前后层，至少有一个重建的层次保证血液供应。重建时应包括泪液引流系统。

前层缺损尽量用来自邻近部分的皮瓣修复，如滑行皮瓣、旋转皮瓣等。面积较大者可游离植皮，供区有耳后、锁骨上及腹股沟等处。缺损过大者亦可采用扩张器技术修复。后层缺损可用Hughes瓣、Switch瓣、Cutler-Beard瓣、Tenzel瓣滑行睑板或眼睑全层、睑缘等修复，也可游离睑板或硬腭修复。全层缺损可整合运用各种方法修复，如游离睑板+滑行肌瓣+游离植皮相整合。眶内容物剜除术后可采用游离植皮打包加压或股前外侧皮瓣修复。

在具体运用中，根据眼睑全层缺损的范围选择不同的修复方式。当水平缺损小于1/3时，可直接关闭切口，伴或不伴眦切开术。当水平缺损小于1/2时，可用半圆形瓣（Tenzel瓣）。当水平缺损大于1/2，且垂直缺损为5~10mm时，可用皮肤+睑板重建，垂直缺损为10~15mm时，皮瓣+睑板重建，垂直缺损大于15mm时，旋转皮瓣+睑板重建。

设计皮瓣时应考虑：①在设计皮瓣时必须考虑到眼睑的活动，避免不当张力引起眼睑变形。②确定皮肤区域具有足够组织松弛度，适合用于制作皮瓣。③仔细评估松弛皮肤张力线和最大可延展线以设计切口，使伤口闭合张力最小从而疤痕最轻。

在眼睛周围，这些线条在上下眼睑皮肤中呈水平状，并沿面部表情线条移动。将眼睑的垂直手术张力转换为水平张力。④预见皮瓣转移后的疤痕和所有张力向量，是皮瓣选择和方向的决定因素。⑤皮瓣的血供。皮瓣的存活取决于两个因素：通过皮瓣底部供应的血液，以及皮瓣和受体之间新的血管生长。皮瓣转移后3至7天开始形成新生血管。在此之前，皮瓣由皮瓣底部提供的灌注压和植床本身提供养分。

眶内容物剜除术后的整复：可采用游离皮瓣移植填补缺损区域为术后放疗提供有利条件；也可采取邻近组织修复，颞肌邻近眼眶，血供丰富，手术操作相对方便，移植皮瓣相对较易存活；赝复体可用于缺损大，手术难以修复，患者全身情况不佳不能承受皮瓣手术，或手术修复失败的病例。眼眶赝复体修复缺损，主要目的是恢复缺损区的形态，对患者精神上起到安慰作用。

第二节　区域性淋巴结清扫

根治性淋巴结清扫：B超提示腮腺或颈部淋巴结最大径>15mm，淋巴门结构欠清，结合颈部增强CT发现淋巴结环形强化，中央见液性暗区，以及PET/CT局部淋巴结糖代谢明显升高者，建议原发灶切除同时行颈淋巴结清扫及病理检查，条件欠佳的单位，也应于原发灶切除后尽量在短时间内安排患者至有条件单位行区域性淋巴结清除治疗。

第三节　术后辅助治疗

1　放疗

尽管SC对放疗不敏感，但术后放疗作为辅助治疗或姑息性治疗手段，也可起到控制肿瘤、降低复发的作用。

适应证包括：①各种原因不能手术或拒绝手术。②≥T3期的术后辅助治疗。③眶周神经周围侵犯。④淋巴结转移。⑤颈部淋巴结清扫术后辅助治疗。患有遗传易感皮肤肿瘤者为放疗禁忌证。

如作为术后辅助放疗，有神经周围浸润者，每次放疗剂量为2 Gy，总剂量为50~60Gy。如放疗作为唯一手段，SC可每次给予2 Gy的剂量，总剂量56~70 Gy。

注意监测放疗的不良反应：慢性干眼症、结膜角化、睑缘炎、倒睫、暴露性角膜病变、白内障、视神经病变、视网膜病变，甚至永久性视力丧失、皮肤红斑、溃疡、皮肤萎缩、色素沉积、泪道阻塞、干眼等。

2 化疗

SC对化疗不敏感，化疗仅作为辅助治疗或姑息治疗手段。

2.1 全身化疗

适应证：①化学减容：先接受化疗以降低肿瘤负荷，再行手术。②全身性疾病患者不能耐受手术者。③已有全身转移。已报道在转移性SC中取得较好疗效的药物有5-氟尿嘧啶、铂类、阿霉素和紫杉醇等。

2.2 局部化疗

局部丝裂霉素可用于局部结膜缘阳性，或Mohs显微外科手术后局部结膜复发，或结膜Pagetoid浸润的患者。0.04%丝裂霉素，每日4次，持续2周，停药2周，维持4~6个周期。丝裂霉素C毒副作用主要是角膜上皮毒性和溃疡。

3 靶向治疗

靶向PD-1治疗在皮脂腺癌全身转移个案报道中取得良好效果。另外，SC存在Hedgehog通路异常激活、HER2的过度表达和PI3K信号通路激活。相关通路抑制剂，如Hedgehog抑制剂维莫德吉和mTOR抑制剂雷帕霉素（mTOR属于PI3K相关激酶家族），分别在进展期眼睑基底细胞癌和黑色素瘤体现出良好治疗效果，上述靶向药物在SC存在应用的可能性。

第四章

局部复发SC的治疗

局部复发治疗参见局限性SC治疗方法。

第五章

远处转移性SC的治疗

需多学科整合诊疗MDT to HIM。化疗（如铂类和蒽环类）、免疫治疗、靶向治疗（如PD-1抑制剂—纳武单抗）被报道用于转移性SC，但目前尚无标准治疗方案。

第六章

SC的多学科整合诊治（MDT to HIM）

SC的MDT to HIM团队包括眼科、皮肤科、神经外科、耳鼻喉科、化疗科、放射治疗科、诊断科室（病理科、影像科、超声科、核医学科等）、护理部、心理学专家、营养支持及社会工作者（临终关怀）等。

人员组成及资质：

（1）医学领域成员（核心成员）：眼科外科医师2名、化疗科医师1名、放射诊断医师1名、组织病理学医师2名、其他专业医师若干名（根据MDT需要加入，如皮肤科、神经外科、耳鼻喉科等），所有参与MDT to HIM讨论的医师应具有副高级以上职称，有独立诊断和治疗能力，并有一定学识和学术水平。

（2）相关领域成员（扩张成员）：临床护师1~2名和协调员1~2名。所有MDT to HIM参与人员应进行相应职能分配，包括牵头人、讨论专家和协调员等。

第七章 SC随访

第一节 总体目标

SC治疗后随访非常重要，目的在于评估疗效、早期发现复发病灶、监测和处理治疗相关并发症、促进功能康复等。

第二节 随访节点

前三年每半年检查一次，第四年开始每年随访一次。若随访中出现复发，应增加随访频率。

第三节 随访内容

（1）眼科检查：每年定期行全面眼部检查，包括视力、眼表、眼压、视野、裂隙灯、B超、眼前节照相等。

（2）影像检查：眼眶增强磁共振检查是否有复发及脑转移，区域淋巴结（耳前、耳后、颌下、颈部等）超声，胸部CT，腹盆部超声检查排除远处转移。如临床怀疑肿瘤复发，若患者经济条件允许时可考虑行PET/CT检查。

建议建立大数据系统，更有效地进行统计和随访，随访不局限于SC本身，还要随访患者的身心发育、社会适应状态等。建议建立转诊、会诊中心，有利于及早确诊，更好地节省医疗资源，减轻患者负担，方便随访，提高整个国家SC的诊治水平。

参考文献

[1]我国睑板腺癌临床诊疗专家共识（2017 年），中华医学会眼科学分会眼整形眼眶病学组

[2]Owen JL， Kibbi N， Worley B， et al. Sebaceous carcinoma： evidence-based clinical practice guidelines. Lancet Oncol. 2019 12；20（12），e700-3714.

[3]Friedman SJ， Butler DF. Syringoma presenting as milia. J Am Acad Dermatol， 1987， 16（2 Pt 1）：310-314.

[4]Ciarloni L，Frouin E，Bodin F，et al. Syringoma：A clinicopathological study of 244 cases. Ann Dermatol Venereol，2016，143（8-9）：521-528.

[5]Singh SK，Rai T. Familial Syringomas. Indian J Dermatol，2013，58（5）：412.

[6]Draznin M. Hereditary syningomas：A case report. Dermatol Online J，2004，10（2）：19.

[7]Brinkhuizen T，Weijzen CA，Eben J，et al. Immunohistochemical analysis of the mechanistic target of rapamycin and hypoxia signalling pathways in basal cell carcinoma and trichoepithelioma. PLoS One，2014，9（9）：e106427.

[8]Mohammadi AA，Seyed Jafari SM. Trichoepithelioma：a rare but crucial dermatologic issue .World J Plast Surg，2014，3（2）：142-145.

[9]Alessi SS，Sanches JA，Oliveira WR，et al. Treatment of cutaneous tumors with topical 5% imiquimod cream. Clinics（Sao Paulo），2009，64（10）：961-966.

[10]Dreyfus I，Onnis G，Tournier E，et al. Effect of Topical Rapamycin 1% on Multiple Trichoepitheliomas. Acta Derm Venereol，2019，99（4）：454-455.

[11]Segars K，Gopman JM，Elston JB，et al. Nevus Sebaceus of Jadassohn. Eplasty，2015，15：ic38.

[12]Sun BK，Saggini A，Sarin KY，et al. Mosaic activating RAS mutations in nevus sebaceus and nevus sebaceus syndrome. The Journal of investigative dermatology，2013，133（3）：824-827.

[13]BS Ankad，SL Beergouder，V Domble. Trichoscopy：The Best Auxiliary Tool in the Evaluation of Nevus Sebaceous. Int J Trichology，2016，8（1）：5-10.

[14]Moody MN，Landau JM，Goldberg LH. Nevus sebaceous revisited. Pediatr Dermatol，2012，29（1）：15-23.

[15]Wollensak G，Witschel H，Bohm N. Signet ring cell carcinoma of the eccrine sweat glands in the eyelid. Ophthalmology，1996，103（11）：1788-1793.

[16]Morabito A，Benlaqua P，Vitale S，et al. Clinical management of a case of recurrent apocrine gland carcinoma of the scalp：efficacy of a chemotherapy schedule with methotrexate and bleomycin. Tumori，2000，86（6）：472-474.

[17]He X，Yang Y，Yang Y，et al. Treatment of Sweat gland carcinoma with Topical Aminolevulinic Acid Photodynamic therapy：An effective treatment method to improve surgical outcomes. Photodiagnosis Photodyn Ther，2017，17：233-235.

[18]Shalin SC，Sakharpe A，Lyle S，et al. P53 Staining Correlates with Tumor Type and Location in Sebaceous Neoplasms. Am J Dermatopathol，2012，34（2）：129-135.

[19]Xu Y，Li F，Jia R，et al. Updates on the clinical diagnosis and management of ocular sebaceous carcinoma：a brief review of the literature. Onco Targets Ther，2018，11：3713-3720.

[20]Leivo T，Sarmela J，Aaltonen ME，et al. Nordic treatment practices survey and consensus for treatment of eyelid sebaceous carcinoma. BMC Ophthalmol，2020，20（1）：103.

[21]Lee SH，Jung YH，Yoo JY，et al. A Case Report of Recurrent Metastatic Sebaceous Carcinoma Which Showed Favorable Response Tt Non-Fluorouracil Based Chemotherapy. Am J Case Rep，2018，19：1192-1196.

[22]Tumuluri K，Kourt G，Martin P. Mitomycin C in sebaceous gland carcinoma with pagetoid spread. Br J

Ophthalmol, 2004, 88 (5): 718-719.

[23]Kass LG, Hornblass A. Sebaceous carcinoma of the ocular adnexa. Surv Ophthalmol.1989; 33: 477-490.

[24]Prieto-Granada C, Rodriguez-Waitkus P. Sebaceous carcinoma of the eyelid. Cancer Control. 2016; 23: 126-132.

[25]Font RL. Ophthalmic pathology. In: Spencer WH, ed. An Atlas and Textbook. Philadelphia: WB Saunders; 1996: 2278-2297.

[26]Jakobiec FATK. Sebaceous tumors of the ocular adnexa. In: Albert DMJF, ed. Principles and Practice of Ophthalmology, Clinical Practice. Philadelphia: WB Saunders; 2000: 3382-3405.

[27]Dasgupta T, Wilson LD, Yu JB. A retrospective review of 1349 cases of sebaceous carcinoma. Cancer. 2009; 115: 158-165.

[28]Shields JA, Demirci H, Marr BP, et al. Sebaceous carcinoma of the ocular region: a review. Surv Ophthalmol. 2005; 50: 103-122.

[29]Ni C, Searl SS, Kuo PK, et al. Sebaceous cell carcinomas of the ocular adnexa. Int Ophthalmol Clin. 1982; 22: 23-61.

[30]Shields JA, Saktanasate J, Lally SE, et al. Sebaceous carcinoma of the ocular region: the 2014 professor Winifred Mao lecture. Asia Pac J Ophthalmol (Phila). 2015; 4: 221-227.

[31]Muqit MM, Foot B, Walters SJ, et al. Observational prospective cohort study of patients with newly-diagnosed ocular sebaceous carcinoma. Br J Ophthalmol. 2013; 97: 47-51.

[32]Barsegian A, Shinder R. Eyelid sebaceous gland carcinoma with extensive pagetoid spread. Ophthalmology. 2017; 124: 858.

[33]Zhou C, Shi Y, Chai P, et al. Contemporary update of overall prognosis and nomogram to predict individualized survival for Chinese patients with eyelid sebaceous carcinoma. EBioMedicine. 2018; 36: 221-228.

[34]Gauthier AS, Campolmi N, Tumahai P, et al. Sebaceous carcinoma of the eyelid and Muir-Torre syndrome. JAMA Ophthalmol. 2014; 132: 1025-1028.

[35]Cohen PR, Kohn SR, Kurzrock R. Association of sebaceous gland tumors and internal malignancy: the Muir-Torre syndrome. Am J Med. 1991; 90: 606-613.

[36]Cohen PR, Kohn SR, Davis DA, et al. Muir-Torre syndrome. Dermatol Clin. 1995; 13: 79-89.

[37]Kyllo RL, Brady KL, Hurst EA. Sebaceous carcinoma: review of the literature. Dermatol Surg. 2015; 41: 1-15.

[38]Hussain RM, Matthews JL, Dubovy SR, et al. UV-independent p53 mutations in sebaceous carcinoma of the eyelid. Ophthalmic Plast Reconstr Surg. 2014; 30: 392-395.

[39]Song X, Fan J, Jia R, et al. Identification and regulation pattern analysis of long noncoding RNAs in meibomian gland carcinoma. Epigenomics. 2018. Doi: 10.2217/epi-2018-0182.

[40]Esmaeli B, Nasser QJ, Cruz H, et al. American Joint Committee on Cancer T category for eyelid sebaceous carcinoma correlates with nodal metastasis and survival. Ophthalmology. 2012; 119: 1078-1082.

[41]Kaliki S, Ayyar A, Dave TV, et al. Sebaceous gland carcinoma of the eyelid: clinicopathological features and outcome in Asian Indians. Eye (Lond). 2015; 29: 958-963.

[42] Zhou C, Chai P, Xia W, et al. Intraepithelial growth pattern for eyelid sebaceous carcinoma: a cohort of 214 patients from a single institution. Br J Ophthalmol 2021, DOI: 10.1136/bjophthalmol-2021-319789.

[43]Rao NA, Hidayat AA, McLean IW, et al. Sebaceous carcinomas of the ocular adnexa: A clinicopathologic study of 104 cases, with five-year follow-up data. Hum Pathol. 1982; 13: 113-122.

[44]Muqit MM, Roberts F, Lee WR, et al. Improved survival rates in sebaceous carcinoma of the eyelid.

Eye（Lond）. 2004；18：49-53.

[45]Watanabe A，Sun MT，Pirbhai A，et al. Sebaceous carcinoma in Japanese patients：clinical presentation，staging and outcomes. Br J Ophthalmol. 2013；97：1459-1463.

[46]Mulay K，Aggarwal E，White VA. Periocular sebaceous gland carcinoma：a comprehensive review. Saudi J Ophthalmol. 2013；27：159-165.

[47]Kaliki S，Gupta A，Ali MH，et al. Prognosis of eyelid sebaceous gland carcinoma based on the tumor（T）category of the American Joint Committee on Cancer（AJCC）classi fi cation. Int Ophthalmol. 2016；36：681-690.

[48]Takahashi Y，Takahashi E，Nakakura S，et al. Risk factors for local recurrence or metastasis of eyelid sebaceous gland carcinoma after wide excision with paraffin section control. Am J Ophthalmol. 2016；171：67-74.

[49]Chao AN，Shields CL，Krema H，et al. Outcome of patients with periocular sebaceous gland carcinoma with and without conjunctival intraepithelial invasion. Ophthalmology. 2001；108：1877-1883.

[50]Xu X，Jia R，Zhou Y，et al. Investigation of vasculogenic mimicry in sebaceous carcinoma of the eyelid. Acta Ophthalmol. 2010；88：e160-e164.

[51]Xu S，Yu H，Fu G，et al. Programmed death receptor Ligand 1 expression in eyelid sebaceous carcinoma：a consecutive case series of 41 patients. Acta Ophthalmol. 2018. Doi：10.1111/aos.13833.

[52]Best M，De Chabon A，Park J，et al. Sebaceous carcinoma of glands of Zeis. N Y State J Med. 1970；70：433-435.

[53]Song A，Carter KD，Syed NA，et al. Sebaceous cell carcinoma of the ocular adnexa：clinical presentations，histopathology，and outcomes. Ophthalmic Plast Reconstr Surg. 2008；24：194-200.

[54]Doxanas MT，Green WR. Sebaceous gland carcinoma. Review of 40 cases. Arch Ophthalmol. 1984；102：245-249.

[55]Shields JA，Demirci H，Marr BP，et al. Sebaceous carcinoma of the eyelids：personal experience with 60 cases. Ophthalmology. 2004；111：2151-2157.

[56]Zhang L，Huang X，Zhu X，et al. Differential senescence capacities in meibomian gland carcinoma and basal cell carcinoma. Int J Cancer. 2016；138：1442-1452.

[57]While B，Salvi S，Currie Z，et al. Excision and delayed reconstruction with paraffin section histopathological analysis for periocular sebaceous carcinoma. Ophthal Plast Reconstr Surg. 2014；30：105-109.

[58]Esmaeli B，Dutton JJ，Graue GF，et al. Eyelid carcinoma. In：Edge SB GF，Byrd DR，et al，eds. Carcinoma of the Eyelid AJCC Cancer Staging Manual，8th ed. New York：Springer；2017：779-785.

[59]Spencer JM，Nossa R，Tse DT，et al. Sebaceous carcinoma of the eyelid treated with Mohs micrographic surgery. J Am Acad Dermatol. 2001；44：1004-1009.

[60]Alam M，Ratner D. Cutaneous squamous-cell carcinoma. N Engl J Med. 2001；344：975-983.

[61]Cook BE Jr，Bartley GB. Treatment options and future prospects for the management of eyelid malignancies：an evidence-based update. Ophthalmology. 2001；108：2088-2098；quiz 99-100，121.

[62]Khan JA，Doane JF，Grove AS Jr. Sebaceous and meibomian carcinomas of the eyelid. Recognition，diagnosis，and management. Ophthalmic Plast Reconstr Surg. 1991；7：61-66.

[63]Margo CE，Grossniklaus HE. Intraepithelial sebaceous neoplasia without underlying invasive carcinoma. Surv Ophthalmol. 1995；39：293-301.

[64]Folberg R，Whitaker DC，Tse DT，et al. Recurrent and residual sebaceous carcinoma after Mohs' excision of the primary lesion. Am J Ophthalmol. 1987；103：817-823.

[65]Zhou C，Fan W，Chai P，et al. Mohs micrographic surgery for eyelid sebaceous carcinoma：a multicenter cohort of 360 patients. J Am Acad Dermatol. 2019. Doi：10. 1016/j.jaad.2018.12.053.

[66]Shields CL，Naseripour M，Shields JA，et al. Topical mitomycin-C for pagetoid invasion of the con-

junctiva by eyelid sebaceous gland carcinoma. Ophthalmology. 2002; 109: 2129-2133.

[67]Kim JW, Abramson DH. Topical treatment options for conjunctival neoplasms. Clin Ophthalmol. 2008; 2: 503-515.

[68]Kaliki S, Ayyar A, Nair AG, et al. Neoadjuvant systemic chemotherapy in the management of extensive eyelid sebaceous gland carcinoma: a study of 10 cases. Ophthalmic Plast Reconstr Surg. 2016; 32: 35-39.

[69]Jung YH, Woo IS, Kim MY, et al. Palliative 5-fluorouracil and cisplatin chemotherapy in recurrent metastatic sebaceous carcinoma: case report and literature review. Asia Pac J Clin Oncol. 2013; 12: 189-193.

[70]Slutsky JB, Jones EC. Periocular cutaneous malignancies: a review of the literature. Dermatol Surg. 2012; 38: 552-569.

[71]Belaid A, Nasr C, Benna M, et al. Radiation therapy for primary eyelid cancers in Tunisia. Asian Pac J Cancer Prev. 2016; 17: 3643-3646.

[72]Deo SV, Shukla NK, Singh M, et al. Locally advanced sebaceous cell carcinoma (T3) of eyelid: incidence and pattern of nodal metastases and combined modality management approach. Orbit. 2012; 31: 150-154.

[73]Connor M, Droll L, Ivan D, et al. Management of perineural invasion in sebaceous carcinoma of the eyelid. Ophthalmic Plast Reconstr Surg. 2011; 27: 356-359.

[74]Hsu A, Frank SJ, Ballo MT, et al. Postoperative adjuvant external-beam radiation therapy for cancers of the eyelid and conjunctiva. Ophthalmic Plast Reconstr Surg. 2008; 24: 444-449.

[75]Yen MT, Tse DT. Sebaceous cell carcinoma of the eyelid and the human immunodeficiency virus. Ophthalmic Plast Reconstr Surg. 2000; 16: 206-210.

[76]Shields JA, Shields CL, Demirci H, et al. Experience with eyelid-sparing orbital exenteration: the 2000 Tullos O. Coston Lecture. Ophthalmic Plast Reconstr Surg. 2001; 17: 355-361.

[77]Gerring RC, Ott CT, Curry JM, et al. Orbital exenteration for advanced periorbital non-melanoma skin cancer: prognostic factors and survival. Eye (Lond). 2017; 31: 379-388.

[78]Boniuk M, Zimmerman LE. Sebaceous carcinoma of the eyelid, eyebrow, caruncle, and orbit. Trans Am Acad Ophthalmol Otolaryngol. 1968; 72: 619-642.

[79]Zurcher M, Hintschich CR, Garner A, et al. Sebaceous carcinoma of the eyelid: a clinicopathological study. Br J Ophthalmol. 1998; 82: 1049-1055.

[80]Sa HS, Rubin ML, Xu S, et al. Prognostic factors for local recurrence, metastasis and survival for sebaceous carcinoma of the eyelid: observations in 100 patients. Br J Ophthalmol. 2018. Doi: 10.1136/bjophthalmol-2018-312635.

[81]Cicinelli MV, Kaliki S. Ocular sebaceous gland carcinoma: an update of the literature.Int Ophthalmol. 2018. Doi: 10.1007/s10792-018-0925-z.

[82]Gu X, Xie M, Luo Y, et al. Diffuse pattern, orbital invasion, perineural invasion and Ki-67 are associated with nodal metastasis in patients with eyelid sebaceous carcinoma. Br J Ophthalmol. 2022; 0: 1-7. doi: 10.1136/bjophthalmol-2021-320547.

[83]樊代明，范先群.中国肿瘤整合诊疗技术指南（CACA）·眼肿瘤.天津：天津科学技术出版社，2022.

视网膜母细胞瘤

名誉主编

樊代明

主　编

范先群

副主编

贾仁兵　黄东生　赵军阳

秘书组

徐晓芳　范佳燕　文旭洋　韩艳平　何晓雨　杨　洁

通讯作者

范先群

编　委（按姓氏拼音排序）

安宁宇　白　萍　卜战云　常　健　陈　宏　陈　辉　陈　樱　陈琳琳

陈志钧　程金伟　崔红光　杜　伟　范佳燕　方拥军　冯　晨　高　举

高怡瑾　葛　心　郭　庆　韩明磊　何为民　贺湘玲　胡慧敏　季迅达

贾海威　贾力蕴　江　莲　姜利斌　蒋马伟　金　眉　柯　敏　黎　阳

李　彬　李　鸿　李冬梅　李光宇　李海燕　李凯军　李养军　梁建宏
廖洪斐　林　明　刘　荣　刘　伟　刘　炜　刘爱国　刘洪雷　刘历东
刘立民　刘小伟　刘银萍　卢　蓉　卢　苇　卢跃兵　陆琳娜　罗　鑫
罗学群　马建民　马晓莉　马晓萍　乔丽珊　秦　伟　邱晓荣　任彦新
邵　庆　邵静波　史季桐　宋　欣　苏　雁　苏　颖　孙　红　孙丰源
孙先桃　谭　佳　汤永民　唐　松　唐东润　田彦杰　屠永芳　万伍卿
汪朝阳　王　峰　王　丽　王　毅　王大庆　王殿强　王富华　王建仓
王耀华　王一卓　魏　菁　魏文斌　文旭洋　吴　桐　吴　畏　吴国海
武　犁　鲜军舫　项　楠　项道满　肖　娟　肖亦爽　辛向阳　熊　炜
项晓琳　徐晓芳　徐晓军　徐忠金　许育新　薛　康　薛尚才　闫　杰
闫希冬　杨滨滨　杨华胜　杨文慧　杨文利　杨新吉　叶　娟　于　洁
袁洪峰　袁晓军　张　积　张　靖　张　黎　张　萌　张　伟　张　燕
张　谊　张诚玥　张冀鹜　张伟令　张伟敏　张艳飞　章余兰　赵　红
赵红姝　赵卫红　赵月皎　钟　蕾　周吉超

第一章

视网膜母细胞瘤病因和发病机制

视网膜母细胞瘤（Retinoblastoma，RB）是儿童最常见的原发性眼内恶性肿瘤，主要由RB1双等位基因失活所致。RB1基因定位于染色体13q长臂1区4带，是人类分离、克隆的第一个抑癌基因。RB1基因编码蛋白（Retinoblastoma protein，pRB）含928个氨基酸残基，位于细胞核内，是重要的细胞周期调节因子，参与细胞的生长分化。pRB磷酸化在E2F调控的细胞周期中起负调节作用，当RB1基因丧失功能或先天性缺失，pRB表达异常，细胞周期过度激活，视网膜细胞异常增殖，促进RB形成。

除RB1基因突变外，RB发生和MYCN拷贝数扩增、EZH2过度高表达等也密切相关。RB患者常合并大片段染色体结构变异，如染色体1q32、2p24、6p22、13q以及16q22-24异常，其中获得性1q32最常见。环境、感染等其他因素也与RB有关，如放射暴露、高龄双亲、母亲人类乳头状病毒感染、高龄双亲、体外受精等。

近年来研究发现，表观遗传调控也在RB发生中起重要作用。酪氨酸激酶（Spleen tyrosine kinase，SYK）启动子区缺失DNA甲基化修饰，可激活SYK表达，促进RB恶性增殖。RB患者中RB1基因上游常出现染色体构象因子CTCF结合区域突变，说明CTCF介导的染色体高级构象也参与RB1基因调控。RB中Chr12p13.32区域染色体异常激活，促进癌基因lncGAU1表达，进而促进瘤细胞增殖和成瘤能力。多表观遗传药物，例如组蛋白去乙酰化酶抑制剂7、H3K27组蛋白三甲基化抑制剂GSK126 8、EZH2抑制剂GSK503等，均可特异抑制RB细胞增殖，是临床治疗的潜在靶点。这些发现说明，RB发生过程复杂，需要遗传和表观遗传调控的协同参与。

第二章

RB检查和诊断

第一节 RB临床表现

1 症状

瞳孔区发白（白瞳症）是RB最典型的症状，见于60%以上患者，症状出现时间取决于肿瘤位置和大小。当肿瘤累及黄斑，中心视力丧失，患者可出现知觉性斜视，见于约20%患者。较大年龄患者会主诉视力下降、眼前黑影等症状。肿瘤未得到及时干预治疗，病情进展，出现青光眼、眼眶蜂窝织炎，表现为眼红、眼痛。三侧性RB患者可出现头痛、呕吐、发热、癫痫等表现。

2 体征

眼底检查是诊断RB的主要手段。提倡利用数字化广域眼底成像系统结合巩膜压迫检查，不仅可以提供清晰的眼底图片，还有利于RB诊断和分期，也是评判疗效，判断预后的依据。RB主要有以下六种生长方式：①外生型，肿瘤由视网膜外核层向视网膜下间隙深层生长，进入视网膜神经上皮和色素上皮之间，可见散在或孤立的边界不清的白色病灶，常伴视网膜下积液或种植，导致视网膜脱离。早期视网膜脱离范围较局限，与肿瘤位置有关，随肿瘤增大，可形成完全性脱离，严重时视网膜可与晶体相接触。②内生型，肿瘤由视网膜内核层向内生长，突向玻璃体腔，呈扁平透明或淡白色，肿瘤表面视网膜血管扩张、出血。因肿瘤浸润内界膜和玻璃体，可出现玻璃体内种植，肿瘤基底部牵引性玻璃体后脱离，可出现玻璃体后种植。③混合型，兼具内生型和外生型RB特点，该型是晚期RB的特点，肿瘤常突破RPE层和Bruch膜，与脉络膜浸润有关。④空腔型，瘤内形成假性囊肿样的灰色透明腔，常见于治疗减容后的瘤体。⑤弥漫浸润型，瘤细胞浸润视网膜，肿瘤向水平方向弥漫性生长，瘤体一般无钙化。该型很罕见，早期易漏诊，平均初诊年龄偏大（5.7岁），症状以视力下降、眼红和白内障多见。⑥弥漫性前部RB，非常罕见的类型。表现为仅有前房瘤细胞浸润而无视网膜或玻璃体受累，也可表现为锯齿缘附近病灶，常伴有玻璃体种植。这类患者初诊年龄偏晚，平均6.4岁。

3 转移

RB若未得到及时干预治疗，可发生眼外侵犯和远处转移，是RB的主要死因。最常受累的部位是中枢神经系统，肿瘤通过视神经或蛛网膜下腔直接蔓延，或通过血液传播至脑实质或脊椎旁，患者常因颅内压升高出现头痛、呕吐、视力模糊及局灶性神经系统体征。其次是骨转移，常表现为长骨疼痛或明显肿块，面部骨骼也可能会累及。

第二节　RB辅助检查

1 B超检查

可探及玻璃体腔内一个或数个强弱不等回声光团，与眼球壁相连，晚期肿瘤充满玻璃体腔，60%~80%患者伴有高反射声影，为钙化灶表现。少数肿瘤因生长过快，瘤体中央发生坏死液化，B超表现为低反射，光点强弱不等，分布不均，甚至有囊性区存在。对弥漫型肿瘤，超声显示视网膜表面不规则增厚，无钙化。若B超显示视神经增粗，眶内出现形态不规则低回声区，并与眼内光团相连接，提示肿瘤通过视神经途径突破眼球壁，向眶内侵犯。

2 CT检查

CT可全面了解肿瘤数目、大小、位置以及和视神经的关系。RB在CT上表现为眼球内高密度肿块，80%左右可有钙化斑。若肿瘤浸润视神经，可见视神经增粗。当肿瘤经巩膜向眶内蔓延，眼眶CT表现为眼球高密度不规则影并向眶内蔓延。

CT所见预后较差的高风险因素及评估要点：A.肿瘤突破巩膜累及眼球外：①眼球壁不连续；②眼球形态不规则；③眼球外可见软组织影与眼内肿块相连。B.肿瘤累及视神经：①肿瘤累及视乳头；②视神经增粗和（或）强化。C.肿瘤累及眼前节结构：肿瘤向前突入前房，部分包绕晶状体，晶状体移位。肿瘤累及颅内：①肿瘤沿视神经蔓延入颅；②鞍区或鞍旁可见软组织肿块。

3 MRI检查

RB在MRI上表现为眼球内异常软组织不均匀信号。T1WI呈低或中等信号，在

T2WI图像上呈中等或高信号，增强后呈不均匀强化。瘤体钙化较多时，病灶内可见长T1、短T2信号。部分患者可伴视网膜脱离，呈弧线形或尖端连于视盘的“V”字形或新月形影，因富含蛋白质T1WI信号高于玻璃体。增强MRI是目前评估RB是否向眼球外蔓延的最好方法，可清晰显示视神经及颅内受侵情况，并可早期显示视神经增粗、浸润，增强后显著强化。

MRI所见预后较差的高风险因素及评估要点：A.肿瘤侵犯眼前节结构：①睫状体局限性增厚或结节状改变；②晶状体受压移位或变形；③虹膜局限性增厚或结节状改变；④肿瘤突入前房。B.肿瘤侵犯巩膜：①眼球壁不光滑；②巩膜低信号环局部中断，为肿瘤取代；③肿物突入眼眶。C.肿瘤侵犯脉络膜：①脉络膜强化程度局限性减低；②脉络膜局灶性增厚或呈结节状改变。D.玻璃体种植：①玻璃体内不规则病变周围可见小簇状结节，与玻璃体信号相比，T1WI呈略高信号、T2WI呈略低信号；②增强后轻到中度强化。E.肿瘤侵犯视神经：①肿瘤与视乳头分界不清；②视神经增粗并强化；③视神经未增粗，但视神经局灶性强化的长度≥3mm；④视神经鞘增厚并强化。

4 UBM超声生物显微镜检查

检查适于视网膜边缘或锯齿缘前RB，尤其弥漫性前部RB。UBM可显示睫状体、悬韧带和前段玻璃体等结构，评估肿瘤生长位置、大小、数量以及是否向眼前节蔓延。

5 腰穿检查

RB可沿视神经侵犯至颅内导致脑脊液播散，建议对以下患者行腰穿检查，排除脑脊液播散：①CT、MRI等影像学检查提示不排除侵犯球外视神经或视神经内弥漫性生长的RB患儿；②明确眼外期、远处转移期患儿；③眼球摘除后病理提示至少具备2个危险因素。

6 骨穿检查

反复复发或晚期RB患儿，尤其是眼外期、远处转移期RB患儿应明确是否存在骨髓侵犯，建议行骨髓穿刺行细胞学检查。

7 病理检查

组织病理学检查仍是诊断RB的金标准，规范化的病理诊断十分重要。在取材时，要选取具有完整眼球壁组织的环状眼球组织，包括有视盘、筛板、筛板后视神经及全部眼球组织，同时应切取视神经手术切除断端进行切片制作。完整的病理诊断信息应包括肿瘤性质、分化程度、肿瘤累及的范围和大小、是否侵犯视盘、筛板及筛板后视神经；视神经切除断端及鞘间隙受累情况、是否侵犯脉络膜及侵犯范围和长度、巩膜导水管受累情况、视网膜色素上皮的连续性、前房受累情况、虹膜表面有无新生血管膜形成等。

根据肿瘤分化程度，光镜下RB分为未分化型与分化型。未分化型占绝大多数，瘤组织由大片紧密排列的核深染、胞浆稀少的小圆细胞构成，细胞异型性明显，染色质细腻，核仁不明显，核分裂象多见，瘤细胞常围绕血管腔排列生长，表现为假菊形团样，并可见团状、巢状结构。瘤体内血管虽较丰富，仍不能满足肿瘤快速生长需要。因此，瘤组织中常出现大片坏死灶，伴有渗出或出血，可见不规则斑片状钙化灶。分化型RB的特征性形态学改变是在瘤组织中出现F-W（Flexner-Wintersteiner Rosette）菊形团，由核位于周边、细胞浆伸向腔内方向排列整齐的数个及十余个瘤细胞围绕而成，中心有一小空腔，此外亦可见H-W菊形团（Homer-Wright Rosette）。瘤细胞可表达NSE、SYN、S-100、GFAP、Neuron、CD56、MBP、Leu7、EZH2等，具有视网膜视感细胞分化的瘤细胞还可表达视网膜结合蛋白、锥体视蛋白、视网膜视杆蛋白、MLGAPC等特异性标记物，此外，Ki-67常呈高表达。

以下情况视为病理学高危因素：①肿瘤侵犯穿过筛板，伴或不伴脉络膜侵犯；②肿瘤侵犯大范围脉络膜（范围直径≥3mm）；③肿瘤侵犯巩膜；④肿瘤侵犯眼前节（前房、角膜、虹膜、睫状体）；⑤肿瘤侵犯球后视神经，甚至累及视神经切除断端。

8 基因检查

RB患者中，遗传型占35%~45%，为常染色体显性遗传，以下人群建议行RB1基因突变检测。①先证者：对眼球摘除患者，采用瘤组织及外周血基因检测。对未行眼球摘除患者，采用外周血基因检测，如后期能获得组织标本，应对瘤组织进行基因检测。②染色体13q14缺失的患者：如果医生在其他诊疗过程中发现有染色体13q14缺失的患者，应建议其行眼科检查和RB1基因检测。③已知家族中存在RB1基因突变：所有存在患病风险的家族成员均应进行基因检测及眼科检查。④无RB家族史或者无法确定家族中是否存在RB1基因突变：患者及父母行基因检测，患者采用外周血或瘤组织进行检测，父母采用外周血检测。如果父母中发现RB1基因突变，应对其进行相关眼科检查并定期随访，还应对存在患病风险的家族成员进行基因检测及眼科检查。

第三节 RB分期

最初根据临床演变过程将RB分为眼内期、青光眼期、眼外期、全身转移期。1963年，Reese和Ellsworth根据肿瘤位置、数量、大小将RB分为五大组，十亚组，简称R-E分期。随着RB治疗模式逐渐从“保生命”到“保生命、保眼球、保视力”的转变，2005年Linn等、2006年Shields等先后提出了眼内期RB国际分期（International intraocular retinoblastoma classification，ⅡRC），分别称为洛杉矶儿童医院版和费城版（表11-2-1），这两版分期均将眼内期RB分为A-E共5期，主要区别是对E期的定义略有差异，ⅡRC分期对眼内期RB化疗和局部治疗方法选择，以及判断预后有很大帮助。

表11-2-1　眼内期RB国际分期

	洛杉矶儿童医院版	费城版
A期	肿瘤最大直径≤3mm； 肿瘤与黄斑距离>3m与视乳头距离>1.5mm； 没有玻璃体或视网膜下的种植。	肿瘤最大直径≤3mm
B期	无玻璃体和网膜下播散病灶； 不包括A期大小和位置的肿瘤； 视网膜下积液与肿瘤边缘距离<5mm。	肿瘤最大直径>3mm，或与黄斑距离≤3mm； 与视乳头距离≤1.5mm； 视网膜下积液与肿瘤边缘距离≤3mm。
C期	伴有局部视网膜下或玻璃体种植以及各种大小和位置的播散性肿瘤； 玻璃体和视网膜下种植肿瘤细小而局限； 各种大小和位置的视网膜内播散性肿瘤； 视网膜下液局限于1个象限内。	肿瘤伴有： 视网膜下种植距离肿瘤≤3mm； 玻璃体腔种植距离肿瘤≤3mm； 视网膜下种植和玻璃体腔种植均距离肿瘤≤3mm。
D期	出现弥散的玻璃体或视网膜下种植； 肿瘤眼内弥漫生长； 呈油脂状的广泛玻璃体种植； 视网膜下种植呈板块状； 视网膜脱离范围超过1个象限。	肿瘤伴有： 视网膜下种植距离肿瘤>3mm； 玻璃体腔种植距离肿瘤>3mm； 视网膜下种植和玻璃体腔种植均距离肿瘤>3mm。
E期	具有以下任何1种或多种特征： 不可逆转的新生血管性青光眼； 大量眼内出血； 无菌性眼眶蜂窝织炎； 肿瘤达到玻璃体前面； 肿瘤触及晶状体； 弥漫浸润型视网膜母细胞瘤； 眼球痨。	肿瘤>50%眼球体积，或新生血管性青光眼； 前房、玻璃体或视网膜下出血导致屈光间质混浊； 肿瘤侵犯筛板后视神经、脉络膜（>2mm范围）、巩膜、前房。

2017年美国AJCC颁布第8版RB的TNMH分期，不仅包含了RB眼内、眼外和病理表现，还首次将遗传特征纳入分期（表11-2-2）。

表 11-2-2　RB TNMH 分期（第 8 版）

临床定义（cTNM）		
分类	亚类	肿瘤表现
cTX		肿瘤无法评估
cT0		无肿瘤存在证据
cT1		视网膜内肿瘤，视网膜下液距离瘤体基底部≤5mm
	cT1a	肿瘤直径≤3mm 且距离黄斑、视乳头>1.5mm
	cT1b	肿瘤直径>3mm 或距离黄斑、视乳头<1.5mm
cT2		眼内肿瘤伴视网膜脱离，玻璃体种植或视网膜下种植
	cT2a	视网膜下液距离瘤体基底部>5mm
	cT2b	肿瘤伴玻璃体种植或视网膜下种植
cT3		眼内进展期肿瘤
cT3a		眼球萎缩
	cT3b	肿瘤侵犯睫状体平坦部、睫状体、晶状体、悬韧带、虹膜或前房
	cT3c	眼压升高伴虹膜新生血管和/或牛眼
	cT3d	前房出血和/或大量玻璃体出血
	cT3e	无菌性眼眶蜂窝织炎
cT4		眼外肿瘤侵犯眼眶，包括视神经
	cT4a	影像学证据显示球后视神经受累，或视神经增粗，或眶内组织受累
	cT4b	临床检查发现明显眼球突出和/或眶内肿块
cNx		区域淋巴结情况无法评估
cN0		未发现淋巴结转移
cN1		局部淋巴结（耳前、颌下和颈部）受累
cM0		无颅内或远处转移的症状
cM1		远处转移但没有显微镜检查结果确认
	cM1a	基于临床或影像学检查，肿瘤转移至远处（骨髓、肝脏等）
	cM1b	影像学检查，肿瘤转移至中枢神经系统，但不包括三侧性 RB
pM1		有组织病理学证据的远处转移
	pM1a	组织病理学证实肿瘤转移至远处（骨髓、肝脏或其他）
	pM1b	组织病理学证实肿瘤转移至脑脊液或中枢神经
H		遗传特征
HX		RB1 基因突变情况未知或证据不足
H0		血液监测等位 RB1 基因正常
H1		双眼视网膜母细胞瘤，三侧性视网膜母细胞瘤，视网膜母细胞瘤阳性家族史，RB1 基因突变病理定义（pTNM）
pTX		肿瘤无法评估
pT0		无肿瘤存在证据
pT1		眼内肿瘤无任何局部浸润或局灶性脉络膜浸润或视神经筛板前、筛板受累
pT2		眼内肿瘤伴局部浸润
	pT2a	局灶性脉络膜浸润或视神经筛板前、筛板受累
	pT2b	肿瘤侵犯虹膜基质和/或小梁网和/或 Schlemm's 管
pT3		眼内肿瘤伴明显局部浸润
	pT3a	脉络膜大范围浸润（最大直径>3mm，或多灶性脉络膜受累总计直径>3mm，或任何范围全层脉络膜受累）

续表

临床定义（cTNM）		
分类	亚类	肿瘤表现
	pT3b	视神经筛板后侵犯，但不累及视神经断端
	pT3c	巩膜内2/3侵犯
	pT3d	涉及到巩膜外1/3的全层浸润和/或侵犯集液管
pT4		眼外肿瘤的证据：视神经断端肿瘤阳性；肿瘤侵犯视神经周围脑膜间隙；巩膜全层浸润，邻近脂肪组织、眼外肌、骨骼、结膜或眼睑受累

在RB治疗过程中，复发是临床难题之一。复发肿瘤不仅可累及视网膜或葡萄膜，也可以是独立的播散病灶。2019年Munier FL提出复发性RB分期，为复发肿瘤建立治疗方案、理解疗效、评估预后提供了依据（表11-2-3）。

表11-2-3　RB复发分期（RSU-分期）

分类	亚类	肿瘤表现
RXc		由于屈光间质混浊，无法评估是否有视网膜复发
R0		无视网膜复发
R1		视网膜内复发
	R1a	局灶性（可用于局部治疗，包括近距离放疗）视网膜复发，距离中心凹> 3mm和视乳头> 1.5mm
	R1b	弥漫性视网膜复发（任何非局灶性视网膜复发）或任何视网膜复发邻近中心凹≤3mm或视乳头≤1.5mm
SX[d]		由于屈光间质混浊，无法评估是否有播种
S0		无播散性复发
S1		视网膜下播散复发
	S1x	由于屈光间质混浊，无法评估视网膜下播散
		局灶性视网膜下播散≤1象限，至少距离中心凹> 3mm 和视乳头> 1.5mm
	S1a	局灶性视网膜下播散≤1象限，至少距离中心凹> 3mm 和视乳头> 1.5mm
	S1b	弥漫性视网膜下播散>1象限或任何视网膜下播散，邻近中心凹≤3mm和/或视乳头≤1.5mm
S2		玻璃体内播散复发
	S2x	由于屈光间质混浊，无法评估玻璃体内播散
	S2a	局灶性玻璃体和/或玻璃体后播散，距离视网膜肿瘤≤3mm
	S2b	弥漫性玻璃体和/或玻璃体后播散（任何非局灶性玻璃体和/或玻璃体后播散）
S3		房水播散复发
UX[e]		由于屈光间质混浊且无UBM/MRI检查，无法评估葡萄膜复发
U0		无葡萄膜复发
U1		脉络膜复发
	U1a	局灶性脉络膜复发（最大直径≤3mm）
	U1b	大范围脉络膜复发（最大直径>3mm）
U2（x）		睫状体内复发（x =受累及的范围钟点数）
U3		虹膜复发

R（Retina）表示肿瘤累及视网膜情况；S（Seeding）表示肿瘤视网膜外种植情况；U（Uveal involvement）表示肿瘤侵犯葡萄膜情况

第四节　RB鉴别诊断

需要鉴别的常见疾病包括：Coats病、早产儿视网膜病变、永存原始玻璃体增生症和眼内炎等。

1　外层渗出性视网膜病变（Coats病）

多发生在男性儿童，常10岁前发病，一般为单眼受累。Coats病病程缓慢，呈进行性，早期不易察觉，直到视力显著减退，出现白瞳症或知觉性斜视时才被注意。Coats病以视网膜血管异常扩张和视网膜内外层渗出为特征：血管扩张多见于网膜周边，呈梭形或球形扩张，扭结状或花圈状卷曲；视网膜下大量白色或黄白色渗出，表面有成簇的胆固醇结晶和色素沉着。晚期可出现玻璃体机化增殖并发广泛视网膜脱离。

2　永存原始玻璃体增生症（Persistent hyperplastic primary vitreous，PHPV）

是一种先天眼部异常，为胚胎期原始玻璃体未能正常消退所致。常为单眼、足月产儿，因晶状体后方增殖形成纤维血管团块表现为白瞳症，患者常同时伴有小眼球、小角膜、浅前房、小晶状体。眼部B超检查可见特征性改变：与晶状体后部相连的锥形光团呈漏斗状，尖端与视乳头衔接。彩色多普勒可探及玻璃体腔内条索状回声，并伴血流信号。

3　早产儿视网膜病变（Retinopathy of prematurity，ROP）

为未发育成熟的视网膜血管系统在缺氧等因素刺激下出现反应性增殖病变，导致视网膜脱离、纤维化。危险因素主要包括早产、低出生体重、吸氧尤其孕期小于32周的早产儿和出生体重小于1500克的低体重儿，多为双眼发病。

4　家族性渗出性视网膜病变（Familial exudative vitreoretinopathy，FEVR）

以周边视网膜血管发育异常或不发育为特征的遗传性视网膜血管疾病，常同时侵犯双眼，眼底改变与早产儿视网膜病变酷似，但本病发生于足月顺产新生儿，无吸氧史，且多数有常染色体显性遗传的家族史。FEVR临床表现多样，同一家系不同成员症状也不尽相同，严重受累者于婴儿期就表现出重度视力障碍，伴眼球震颤、小眼球、白内障等症状，而轻症患者可仅有轻度视力障碍，或完全无症状，仅眼底检查时发现周边视网膜有典型病变。

5 眼内炎

由病原微生物感染累及玻璃体、睫状体、视网膜及脉络膜所致，分外源性眼内炎和内源性眼内炎，儿童感染性眼内炎主要见于外伤。常因患儿表达能力差，发现不及时，导致严重后果。当患者玻璃体脓肿在瞳孔中呈现黄色反射，易和RB混淆，患者常出现眼红、眼痛、严重眼部刺激症状和眼睑水肿痉挛等。外伤史、分泌物和眼内液病原菌检查可鉴别诊断。

第三章

RB治疗

RB治疗首要目标是保生命，在保证生命安全前提下，最大限度保存眼球和有用视力。治疗需多学科整合诊治（MDT to HIM）参与，包括眼科、儿科、介入科、放疗科、放射科、病理科，以及心理、康复等科。RB治疗方法包括化疗（经静脉化疗、经动脉化疗）、局部治疗（激光治疗、冷冻治疗、玻璃体注射化疗、经瞳孔热疗、前房注射化疗、眼周注射化疗和巩膜敷贴放疗）、放疗和手术治疗（经玻璃体肿瘤切除、眼球摘除、眼眶内容物剜除）。

第一节　眼内期RB治疗

1　经静脉化疗（Intra-venous chemotherapy，IVC）

适于B期、C期、D期、E期患者减容化疗或眼球摘除术后辅助化疗。目前国际上最常用的是卡铂（Carboplatin），依托泊苷（Etoposide）和长春新碱（Vincristine）三联整合用药，称为CEV方案。具体剂量：卡铂560mg/m^{2}静滴，小于36个月龄病人，药量为每公斤体重18.6mg，静滴时间超过60分钟，每个化疗周期首日使用；依托泊苷150mg/m^{2}静滴注小于36个月龄病人，药量为每公斤体重5mg，静滴时间60分钟，每个化疗周期首日和次日使用；长春新碱1.5mg/m^2，小于36个月龄病人，药量为每公斤体重0.05mg，最大剂量不超过2mg，静滴时间超过15分钟，每个化疗周期首日使用。每4周一个化疗周期，一般6个疗程。

2　经动脉介入化疗（Intra-arterial chemotherapy，IAC）

主要用于单眼进展期RB。双眼患者或单眼非进展期，提倡首先给予经静脉化疗。常用技术路径包括眼动脉超选择插管、颈内动脉球囊扩张和颈外动脉旁路插管等。药物主要包括美法仑、卡铂和拓扑替康，根据具体情况选择2~3种药物整合使用。美法伦每疗程用量≤0.5mg/kg，单眼最大剂量不超过7.5mg；卡铂每疗程用量20~60mg；拓扑替康每疗程用量0.5~1.5mg。对原发肿瘤，化疗周期常为2~4个周期，每周期间隔3–4周。

3 局部治疗

除A期和极少数B期患者，局部治疗作为单一治疗方法很难完全控制肿瘤，常作为化疗的辅助或补充治疗。

3.1 激光治疗

适于后极部、赤道部直径或厚度<3mm的小肿瘤；视网膜表面、视网膜下或脉络膜种植；大肿瘤化疗后体积缩小的病灶。

治疗前充分散大瞳孔，通过头戴式间接眼底镜经瞳孔沿瘤周做2~3排激光，以三级光斑为宜，形成完整包围，切断肿瘤供养血管；或直接光凝肿瘤病灶，光斑反应以强白色的四级光斑为宜，2~4周后视光斑状态可重复激光治疗。红外激光和远红外激光因穿透性更强、受肿瘤色素影响较少，应用更广泛。激光烧灼肿瘤组织出现的光斑会阻碍激光对深层组织的穿透，因此治疗中激光能量开始不宜设置过高，避免即刻产生光斑。建议采用热疗模式，通过持续照射缓慢加热肿瘤组织，逐渐产生灰白色光斑反应，以达到更佳治疗效果。

3.2 冷冻治疗

适于赤道部以前、周边视网膜尤其是锯齿缘附近直径或厚度<3mm的小肿瘤，对赤道后部、后极部肿瘤，可剪开球结膜将冷冻探头置于Tenon囊下间隙进行操作。

全麻下在双目间接检眼镜直视下或使用眼底照相机探头直接定位，用冷冻头把瘤体顶起开始冷冻，待冰球将肿瘤完全包裹后开始计时，至少持续30秒到1分钟，然后停止冷冻，迅速用生理盐水或灭菌用水滴在冷冻探头周围，使冰晶快速融化，完全解冻后如此反复冻融3次。2~4周后可重复治疗。

3.3 经瞳孔热疗（Transpupillary thermotherapy，TTT）

适于瘤径或厚度<3mm的小肿瘤；化疗后体积缩小的大肿瘤；位于后极部、赤道部的肿瘤；视网膜表面、视网膜下、脉络膜种植灶，该治疗对视力影响小，尤其适合黄斑部和视盘处的肿瘤。

常采用波长810nm的半导体红外线激光，采用低强度，大光斑（2~3mm），长时间照射（5~30min）模式，根据肿瘤大小需调整治疗能量和时间，将肿瘤加热至灰白或表面微出血。治疗间隔时间为2~4周。

3.4 玻璃体腔注射化疗

适于伴玻璃体腔种植而眼内原发病灶稳定的患者。

广泛玻璃体种植是RB的高危因素，预后差。由于玻璃体缺乏血管，药物能达到玻璃体的有效药物浓度低，药物生物利用度低。将药物直接注射至玻璃体腔，可有效提高药物浓度，增强疗效。

治疗前应排除玻璃体出血、炎症等非种植引起的玻璃体混浊，行UBM检查确定进针位置无实体瘤占位、视网膜脱离等。显微镜下或双目间接检眼镜下使用30G针在距离角膜缘2.0~3.5mm（不同年龄距离不同）进针，镜下见到针头位于玻璃体中心且不要接触实体肿瘤、玻璃体种植灶或脱离的视网膜，推注美法伦20~30μg；推药结束拔针前，用冷冻头在进针部位连续冻融3次，逐渐撤出穿刺针；用两把镊子轻轻向各个方向摇晃眼球，使药物在玻璃体腔分布均匀；涂抗生素眼膏，包眼。

3.5 前房注射化疗

前房种植在ⅡRC分期中属于E期，是高危因素之一。前房内难以达到有效药物浓度，前房中的瘤细胞在低氧环境下对放射不敏感，因此前房种植的治疗非常困难。近年来有学者尝试用前房注射化疗治疗前房种植并取得较好效果。

首先确定是RB引起的前房种植，而非其他原因如炎症、虹膜脱色素、其他类型肿瘤（虹膜囊肿、髓上皮瘤等），并经其他保守治疗无效，才给予前房注射化疗。显微镜下使用30G针于透明角膜缘进针，在前房及虹膜根部推注美法伦3~15μg；拔针前用冷冻头在进针部位连续冻融3次，涂抗生素眼膏，包眼。

3.6 眼周注射化疗

眼周注射化疗包括结膜下、筋膜下及球后注射化疗，主要是作为全身静脉化疗的辅助治疗，有时用来治疗肿瘤局部复发或肿瘤种植。主要适于双眼患者尤其是D、E期晚期患者；局部肿瘤复发或种植者。标记进针位置，消毒后使用27G针头将配制好的卡铂（14~20mg）或者拓扑替康（0.09~0.27mg/kg）注入，拔出针头后，立即用棉棒压迫进针部位。

3.7 巩膜敷贴放疗

主要用于其他治疗方法保眼失败、残余有活性肿瘤或反复复发肿瘤。也可用于无玻璃体种植或局限玻璃体种植，并且种植距离肿瘤<2mm；距视盘或中央凹>3mm的肿瘤。

计算好放射剂量，剪开球结膜，定位并标记肿瘤位置，预置板层巩膜缝线，植入带有放射活性的敷贴器，缝于巩膜表面，缝合结膜，1周左右取出敷贴器。

4 手术治疗

4.1 经玻璃体肿瘤切除术

适于其他保眼治疗无效，且具有保眼治疗适应证者，尤其是患眼为独眼者。该手术方法要严格把握适应证，术中建议灌注美法伦，维持玻璃体腔有效药物浓度，术中尽量减少器械交换。术毕通道口结膜下注射美法伦，术后给予全身静脉化疗，降低局部蔓延或全身转移风险。

4.2 眼球摘除术

（1）适应证

1）存在临床高危因素的眼内肿瘤，如青光眼、眶蜂窝组织炎、眼内大量积血等，保留眼球增加播散转移风险。

2）眼部增强MRI检查显示肿瘤很可能侵犯视神经、脉络膜、巩膜。

3）眼内复发性肿瘤，其他保守治疗方法无效。

4）屈光间质混浊无法进行眼底检查，经评估后转移风险较大。

（2）手术注意事项

1）术前影像学检查若未显示患眼视神经侵犯，建议剪除视神经长度10mm左右。若术前影像高度提示视神经侵犯，则建议剪除的视神经尽量长。

2）Ⅰ期还是Ⅱ期植入眼座尚未形成共识。

3）术后根据病理检查，如有病理高危因素，要行静脉化疗或联合放疗的整合治疗。

第二节　眼外期RB治疗

若肿瘤突破巩膜壁向眼外生长或肿瘤突破筛板侵犯视神经等，则为眼外期RB。关于眼外期RB的治疗，目前国际上尚无统一方案，常需手术（眼眶内容部分或全部剜除术）、化疗（经静脉化疗、眶内注射化疗）和放疗（外放疗）相结合的整合治疗。

1　眼眶内容摘除术

适应证：肿瘤累及视神经眶内段、突破眼球浸润至眼眶周围组织。

手术步骤：①皮肤切开：如果肿瘤未侵犯眼睑，保留眼睑皮肤，自上睑睫毛上2mm和下睑睫毛下2mm切开眼睑皮肤。如果肿瘤累及到眼睑，则切除眼睑皮肤。沿眼轮匝肌后面向四周分离到眶缘位置，暴露骨膜，分离至眶尖。分离内侧时，注意勿使筛骨纸板破裂。②眼眶内容摘除：眼眶内容充分游离后，沿骨壁伸入剪刀，剪断眶尖软组织，将眶内容摘除。③将残留眶内软组织清理干净，上、下眼睑皮肤对端缝合，必要时游离植皮。

术后根据组织病理学检查，确定是否进行化疗或放疗。

2　鞘内注射化疗

对影像学或病理提示有视神经侵犯、视神经断端浸润、脑脊液播散等中枢神经系统侵犯的患者可行鞘内注射化疗。化疗用药主要是甲氨蝶呤、阿糖胞苷和地塞米松。鞘内注射化疗为每个化疗周期首日（第1日），病理累及球后视神经患者，应连续治疗6~9次；病理侵及视神经断端、眼外期、中枢神经系统侵犯患者，一般不低于12次，药物具体用法用量见表11-3-1。

表11-3-1　RB鞘内注射化疗方案

年龄	甲氨喋呤	阿糖胞苷	地塞米松
<12个月	5mg	12mg	2mg
12-24个月	7.5mg	15mg	2mg
2-3岁	10mg	25mg	5mg
≥3岁	12.5mg	35mg	5mg

3　放疗

RB对放疗敏感，但外放疗对外观影响大，可能会诱发第二肿瘤，尤其是对1岁以内接受放疗的患儿更为危险，因此放疗目前已不作为一线治疗方式。目前仅作为辅助或补充治疗，用于其他方法无效或肿瘤浸润至眼眶的患者。剂量常采用常规分割模式，总剂量水平在40~45Gy，同时应参考不同年龄患儿正常组织的耐受剂量。

第三节　转移期RB治疗

如只是淋巴结转移，可在治疗原发肿瘤的同时行淋巴结清扫手术，并辅以化疗和放疗（外放疗）。如经血液途径远处转移，则需行高剂量化疗和自体外周血造血干细胞移植治疗。

1　高剂量化疗

主要采用CEV、CE方案，剂量采用高剂量组。如果肿瘤缓解较慢，也可采用CTV、CV、CVD/CVP等方案。总疗程一般为48~52周。

1.1　CTV方案

卡铂、替尼泊苷和长春新碱三联整合用药，具体剂量：卡铂一日18.6mg/kg或560mg/m²（<10kg），600~700mg/ m²（≥10kg），第1日（≥10kg可分2~3天给药），静脉滴注；替尼泊苷一日3~9mg/kg（<10kg按3mg/kg，>10kg按9mg/kg）或230mg/ m²（≥10kg），第1~2日（>10kg患儿可分2~3天给药），静脉滴注；长春新碱0.05mg/kg（<10kg）或1.5mg/ m²（≥10kg，最大剂量2mg），第2日静脉推注或滴注。

1.2　CV方案

环磷酰胺、长春新碱二联整合用药，具体剂量：环磷酰胺65mg/kg，第1~2日静脉滴注（<10kg患儿可将总量分为4天静脉滴注），美司钠解救，60mg/kg（于环磷酰胺应用0、4h、8h分3次小壶滴注）；长春新碱0.05mg/kg（<10kg）或1.5mg/m²（≥10kg，最大剂量2mg）第1日静脉推注或滴注。可与CTV交替应用。

1.3 CVD/CVP方案

环磷酰胺、长春新碱和蒽环类药物三联整合用药，具体剂量：环磷酰胺65mg/kg（<10kg）或1.5g/m²（≥10kg），第1日静脉滴注，美司钠解救，60mg/kg（于环磷酰胺应用0、4h、8h分3次小壶滴注），为降低毒副反应可将环磷酰胺分2~4天应用（美司钠解救剂量为每日每次360~420mg/m²，于环磷酰胺0、4h、8h入小壶滴注）；长春新碱0.05mg/kg（<10kg）或1.5mg/m²（≥10kg，最大剂量2mg）第1日静脉推注或滴注；蒽环类药物：①多柔比星一日30mg/m²（≥10kg）或1.2mg/m²（<10kg），静脉滴注30分钟，第1日；或②吡柔比星一日25mg/m²（≥10kg）或1.0mg/m²（<10kg），静脉滴注30分钟，第1日。用于高危组、复发RB患儿，每3周一个周期，与高剂量VEC方案交替应用。

2 自体外周血造血干细胞移植治疗

如果骨髓在基线检查时未受累，可在任何一个诱导化疗后采集。若有骨髓转移，应在骨髓微小残留转阴2个化疗疗程后进行。自体外周血造血干细胞移植预处理用药，主要方案如下：①CEC方案：卡铂每日250mg/m²，第-8至-4日，静脉滴注；依托泊苷每日350mg/m²，第-8至-4日，静脉滴注；环磷酰胺每日1.6g/m²，第-7至-6日，静脉滴注。前期常规化疗中应用卡铂、足叶乙甙时效果不佳可应用以下预处理方案：②CTM方案：卡铂每日250mg/m²，第-6至-4日，静脉滴注；塞替哌每日200mg/m²，第-6至-4日，静脉滴注；马法兰每日160mg/m²，第-3日，静脉滴注。③BM方案：白消安，每日3.2mg/m²，第-6至-3日，静脉滴注或口服；马法兰每日120mg/m²，第-3日，静脉滴注。停化学治疗24小时后应用粒细胞集落刺激因子，每日5μg/kg，皮下注射或静滴至中性粒细胞≥1.5×10⁹/L。

第四章

随访

1　保眼治疗

保眼治疗的患者，3~4周复查1次，根据需要进行相应治疗，直至肿瘤退化为相对稳定状态（完全消退、完全钙化或部分钙化、瘢痕化）。稳定后建议第一年1~3个月复查1次，第二年建议3~6个月复查1次，三年以上6~12个月复查1次。若肿瘤复发或出现新肿瘤，应及时治疗，复查间隔应缩短至3~4周。期间要注意随诊全身情况，特别是颅脑、骨骼、软组织、皮肤、血液等器官有无第二肿瘤或三侧肿瘤出现。

2　眼球摘除

眼球摘除患者，根据有无高危因素确定复查间隔。有高危因素者按后续所需的治疗时间复查。无高危因素者，第一年间隔3个月复诊1次，第二年后6~12个月复查一次。眼摘的患儿因视野缺损，应加强对健眼或未摘除眼的保护，避免外伤。

3　随访

随访有RB家族史患者的兄弟姐妹和近亲。对患者后代也应随访。对散发患者家庭，有条件也按上述要求随访。

4　大数据系统

建立大数据系统，更有效地进行统计和随访，随访不局限于眼睛，还要随访患者的身心发育、社会适应状态等。

5　转诊、会诊

建立转诊、会诊中心，有利于及早确诊，更好地节省医疗资源，减轻患者负担，方便随访，提高我国整体RB诊治水平。

第五章

早期筛查、早期诊断和科普宣传

对有家族史的患者，产前可通过基因检测、B超、羊水穿刺（16~24周）及早筛查。如可在产前确诊（最早在孕33周即可通过产科B超检查发现大的眼内肿瘤），可在孕36周提前生产并行肿瘤检查和治疗。如生后检查未发现肿瘤，也应定期随访，建议1岁以内2~3个月复查1次，之后可逐渐延长复查间隔时间，直到7~8岁。对无家族史患者，也应进行新生儿眼底筛查，及早发现眼内肿瘤和其他眼底疾病。另外，患儿的兄弟姐妹应尽早行眼底筛查。建议所有患者均行基因检测，尤其是患儿家长再次生育或患者生育前，并接受基因咨询。

早期筛查和早诊方法：①光灯照射下未出现红色眼底反光，而呈现白色；将电筒置于患儿正前方1 m处，同时观察双眼，发现瞳孔不等大、虹膜颜色不同、大角膜、白色瞳孔，需排除RB。②散大瞳孔检查眼底发现实性白色占位病变，需排除RB。③斜视患儿，需查眼底排除RB。④有些患者通过裂隙灯检查可发现前房或玻璃体内的RB。

第六章

关注患儿康复，提高生活质量

RB患儿治疗结束后，要关注其康复（包括生长发育、视力和心理）以及生活质量。有些患儿可通过遮盖健眼和训练提高视力，要对患儿及家长行心理康复，监测患儿的生长发育。

参考文献

[1] Rushlow DE, Mol BM, Kennett JY, et al. 2013. Characterisation of retinoblastomas without RB1 mutations: genomic, gene expression, and clinical studies. Lancet oncol. 2013; 14 (4): 327-334.

[2] Zhang J, Benavente CA, McEvoy J, et al. A novel retinoblastoma therapy from genomic and epigenetic analyses. Nature. 2012; 481 (7381): 329-334.

[3] Raizis AM, Racher HM, Foucal A, et al. DNA hypermethylation/boundary control loss identified in retinoblastomas associated with genetic and epigenetic inactivation of the RB1 gene promoter. Epigenetics. 2020; 16 (9): 940-945.

[4] Chai P, Jia R, Jia R, et al. Dynamic chromosomal tuning of a novel GAU1 lncing driver at chr12p13.32 accelerates tumorigenesis. Nucleic Acids Res. 2018; 46 (12): 6041-6056.

[5] Chai P, Jia R, Li Y, et al. Regulation of epigenetic homeostasis in uveal melanoma and retinoblastoma. Prog Retin Eye Res. 2021; 1: 101030. doi: 10.1016/j.preteyeres.2021.101030. Online ahead of print.

[6] He X, Chai P, Li F, et al. A novel LncRNA transcript, RBAT1, accelerates tumorigenesis through interacting with HNRNPL and cis-activating E2F3. Mol Cancer . 2020; 19 (1): 115.

[7] Busch M, Grosse-Kreul J, Wirtz JJ, et al. Reduction of the tumorigenic potential of human retinoblastoma cell lines by TFF1 overexpression involves p53/caspase signaling and miR-18a regulation. Int J Cancer. 2017; 141 (3): 549-560.

[8] Dalgard CL, Van Quill KR, O' Brien JM. Evaluation of the in vitro and in vivo antitumor activity of histone deacetylase inhibitors for the therapy of retinoblastoma. Clin Cancer Res. 2008; 14 (10): 3113-3123.

[9] Khan M, Walter LL, Li Q, et al. Characterization and pharmacologic targeting of EZH2, a fetal retinal protein and epigenetic regulator, in human retinoblastoma. Lab. Invest. 2015; 95 (11): 1278-1290.

[10] Afshar AR, Pekmezci M, Bloomer MM, et al. Next-Generation Sequencing of Retinoblastoma Identifies Pathogenic Alterations beyond RB1 Inactivation That Correlate with Aggressive Histopathologic Features. Ophthalmology. 2020; 127 (6): 804-813.

[11] Linn MA. Intraocular retinoblastoma: the case for a new group classification . Ophthalmol Clin North Am. 2005; 18 (1): 41-53.

[12] Amin MB, Edge S, Greene F, et al. AJCC Cancer Staging Manual, 8 th ed. New York: Springer, 2017: 819-831.

[13] Wilson MW.Rodriguez—Gaiindo C. Haik BG, et al. Multiagent chemotherapy as neoadjuvant treatment for multifocal intraocular retinoblastoma. Ophthalmology 2001; 108: 2106—2114.

[14] Shields CL, Honavar SG, Meadows AT, et al. Chemoreduction plus focal therapy for retinoblastoma: factors predictive of need for treatment with external beam radiotherapy or enucleation. Am J Ophthalmol, 2002; 133: 657-664.

[15] Chuandi Zhou, Renbing Jia, Xianqun Fan, et al. Eye-Preserving Therapies for Advanced Retinoblastoma. A Multicenter Cohort of 1678 Patients in China.Opthalmology 2021. Article in press.

[16] Shichong Jia, Renbing Jia, Xianqun Fan et al. Comparison of Intra-Arterial Chemotherapy Efficacy Delivered Through the Ophthalmic Artery or External Carotid Artery in a Cohort of Retinoblastoma. Patients.F rontiers in Medicine. 2021; 8: 1-8.

[17] Min Zhou, Renbing Jia, Xianqun Fan et al. Risk factors for ophthalmic artery stenosis and occlusion in patients with retinoblastoma treated with intra-arterial Chemotherapy. Br J Ophthalmol 2021; 0: 1-6.

[18] Xuyang Wen, Renbing Jia, Xianqun Fan et al. Intravenous versus super-selected intra-arterial chemotherapy in children with advanced unilateral retinoblastoma: an open-label, multicentre, randomised trial. Lancet Child Adolesc Health. 2023; 7 (9): 613-620.

[19] Yamane T, Kaneko A, Mohri M. The technique of ophthalmic arterial infusion therapy for patients with intraocular retinoblastoma. Int J Clin Oncol .2004; (9): 69-73.

[20] Munier FL, Soliman S, Moulin AP, et al. Profiling safety of intravitreal injections for retinoblastoma using an anti-reflux procedure and sterilisation of the needle track. Br J Ophthalmol. 2012; 96 (8): 1084e-1087.

[21] Shields CL, Lally SE, Manjandavida FP, et al. Diffuse anterior retinoblastoma with globe salvage and visual preservation in 3 consecutive cases. Ophthalmology. 2016; 123: 378-384.

[22] Francis JH, Marr BP, Brodie SE, et al. Anterior ocular toxicity of intravitreous melphalan for retinoblastoma. JAMA Ophthalmol. 2015; 133: 1459-1463.

[23] Carcaboso AM, Bramuglia GF, Chantada GL, et al. Topotecan vitreous levels after periocular or intravenous delivery in rabbits: an alternative for retinoblastoma chemotherapy. Invest Ophthalmol Vis Sci. 2007; 48 (8): 3761-3767.

[24] Shields CL, Fulco EM, Arias JD, et al. Retinoblastoma frontiers with intravenous, intra-arterial, periocular, and intravitreal chemotherapy. Eye (Lond) . 2013; (2): 253-264.

[25] Abramson DH, Frank CM, Dunkel IJ. A phase I/Ⅱ study of subconjunctival carboplatin for intraocular retinoblastoma. Ophthalmology. 1999; 106 (10): 1947-1950.

[26] Shields JA, Shields CL, DePotter P, et al. Plaque radiotherapy for residual or recurrent retinoblastoma in 91 cases. J Pediatr Ophthalmol Strabismus. 1994; 31: 242-245.

[27] Shields CL, Honavar S, Shields JA, et al. Vitrectomy in eyes with unsuspected retinoblastoma. Ophthalmology.2000; 107 (12): 2250-2255.

[28] Amendola BE, Lamm FR, Markoe AM, et al. Radiotherapy of retinoblastoma. A review of 63 children treated with different irradiation techniques. Cancer. 1990; 66: 21-26.

[29] Shields CL, Shields JA. Retinoblastoma management: advances in enucleation, intravenous chemoreduction, and intra-arterial chemotherapy. Curr OpinOphthalmol. 2010; 21 (3): 203-212.

[30] Gallie BL, Zhao J, Vandezande K, et al: Global issues and opportunities for optimized retinoblastoma care. Pediatr Blood Cancer. 2007; 49: 1083-1090.

[31] 中华医学会眼科分会眼底病学组，中华医学会儿科分会眼科学组，中华医学会眼科分会眼整形眼眶病学组.中国视网膜母细胞瘤诊断和治疗指南（2019）.中华眼科杂志，2019，10（55）：726-738.

[32] 樊代明.中国肿瘤整合诊治指南·眼肿瘤[M].天津：科学技术出版社，2022.

结膜黑色素瘤

名誉主编

樊代明

主　编

范先群　贾仁兵

编写秘书组

李一敏　李甬芸　贾世翀　朱田雨　石寒菡

通讯作者

范先群　贾仁兵

编　委（按姓氏拼音排序）

安宁宇　白　萍　卜战云　陈　宏　陈　辉　陈　樱　陈琳琳　陈志钧

程金伟　崔红光　杜　伟　郭　庆　何为民　季迅达　贾力蕴　蒋　雯

金　眉　柯　敏　李　鸿　李冬梅　李光宇　李海燕　李凯军　李养军

李一敏　梁建宏　廖洪斐　林　明　刘　荣　刘　伟　刘洪雷　刘历东

刘立民　刘小伟　刘银萍　卢　蓉　卢　苇　卢跃兵　陆琳娜　罗　鑫

马晓莉　马晓萍　乔丽珊　秦　伟　邱晓荣　任彦新　邵　庆　宋　欣

孙　红　孙丰源　孙先桃　谭　佳　唐　松　唐东润　田彦杰　屠永芳

汪朝阳　王　峰　王　毅　王大庆　王殿强　王富华　王建仓　王耀华

魏　菁　魏文斌　吴　桐　吴　畏　吴国海　武　犁　项　楠　项道满

肖亦爽　辛向阳　熊　炜　项晓琳　许诗琼　许育新　薛尚才　闫希冬

杨滨滨　杨华胜　杨文慧　杨新吉　叶　娟　袁洪峰　张　积　张　靖

张　黎　张　萌　张　伟　张　燕　张诚玥　张伟敏　张艳飞　章余兰

赵　红　赵红姝　赵月皎　钟　蕾　周吉超　朱国培

第一章

结膜黑色素瘤流行病学

结膜黑色素瘤（Conjunctival Melanoma，CM）起源于结膜上皮基底层的非典型黑色素细胞，占眼部肿瘤的2%、所有眼部黑色素瘤的5%~7%。欧美的流行病学数据较丰富，而国内甚至亚洲的相关数据匮乏，这与黄种人发病率相对白人较低有关。北美CM年均发病率为0.32/百万人年。美国不同人种年龄调整后发病率分别为（每百万人年）黑人0.18、北美印第安人0.17、亚洲人0.15、西班牙裔0.33、非西班牙裔白人0.49。白人与黑人发病率之比为2.6：1，远低于葡萄膜黑色素瘤的18：1和皮肤黑色素瘤的13：1~26：1，但与黏膜黑色素瘤2.2：1~2.3：1相近。欧洲CM总发病率为0.46/百万人年，其中丹麦0.5/百万人年、芬兰0.51/百万人年，男女粗发病率相似，分别为0.48/百万人年和和0.46/百万人年。年龄标化发病率在挪威和荷兰最高，超过0.70/百万人年。法国、德国每年约有20例CM，而冰岛14年内只有1例CM。一项韩国国家癌症登记数据显示，该国发病率为0.12/百万人年。我国尚无发病率报道。CM的发病率呈上升趋势：在美国白人男性中，发病率27年内（1973-1999年）上升了295%，在60岁或以上年龄组中同样呈显著上升趋势；1960-2005年间，瑞典CM男性标化发病率从0.1/百万上升到0.74/百万（P=0.001），女性从0.06/百万上升到0.45/百万（P=0.007）；芬兰34年内CM发病率从0.4上升到0.8；丹麦的CM发病率在52年（1960-2012年）内亦呈上升趋势。

第二章

CM危险因素和需警惕的因素

第一节 危险因素

紫外线暴露史：长期日照下的户外工作，或人工紫外线暴露

慢性病毒感染如HIV、HPV、HBV和HCV等

第二节 需警惕的因素

黑色素瘤家族史

结膜色素痣患者：短期内痣增大，破溃或周围有滋养血管。

结膜原发性获得性黑变病患者：短期内结膜黑斑增大、增多、破溃或黑斑周围有滋养血管。

无色素的结膜肿物患者：尤其白斑样或痣样外观。

年龄>60岁

第三章

CM 诊断

第一节 CM临床表现

病灶多位于球结膜，处睑裂区者对外观影响明显，患者多为自照镜子时发现肿物。平坦且无明显变化的病灶，可无明显自觉症状。若肿物高于结膜面，或出现明显增大、破溃、出血等现象，则可出现异物感、眼红、流血等不适。

CM多为继发，对原发病变是否恶性转变的判断非常重要。CM属黏膜黑色素瘤的一种，其他皮肤黏膜黑色素瘤的ABCDE法则可作为借鉴标准：A非对称（asymmetry），色素斑的一半与另一半看起来不对称；B边缘不规则（border irregularity）：边缘不整或有切迹、锯齿等，不像正常色素痣具有光滑的圆形或椭圆形轮廓。C颜色改变（color variation）：正常色素痣常为单色，而黑色素瘤主要表现为污浊的黑色，也可有褐、棕、棕黑、蓝、粉甚至白色等多种不同颜色。D直径（diameter）：色素痣直径 > 5~6mm或色素痣明显长大时要注意，黑色素瘤常比普通痣大，对直径 > 1cm的色素痣最好做活检评估。E隆起（elevation）：一些早期黑色素瘤，整个瘤体会有轻微隆起。

色素化程度不一，约25%可为无色素。不同于其他皮肤黏膜黑色素瘤，CM周围大多存在滋养血管（Feeding vessles）触之易出血，可作为恶性病变的标志性体征。此外，CM常呈结节样生长，可侵入眼球或眶内。

提示预后较差的临床特点有：肿物位于睑结膜，泪阜，或穹窿；向深层组织侵袭；厚度>2mm；累及睑缘；或出现混合细胞成分。出现这些情况更易发生局部或远处转移。

第二节 CM专科检查

包括眼前节光学相干断层成像（OCT），角膜共聚焦显微镜（ⅣCM），超声生物显微镜（UBM）。ⅣCM及前节OCT对肿物内部及深部探查有优势，可用于评估血管、内囊肿、浸润深度和范围等情况，有助对肿块的良恶性作初步推断；UBM则对肿瘤向深部组织侵袭（如球内）的范围观察有较大优势。

第三节　CM影像检查

影像学检查主要根据CM分期决定，必查项目包括区域淋巴结（耳前、颈部等）超声，胸部CT，腹盆部超声、CT或MRI，全身骨扫描及头颅检查（CT或MRI）。局部分期>T2b时，发生隐匿转移的风险大，应行全身PET/CT检查，特别是原发灶不明者。

第四节　CM病理检查

1　常用概念及释义

（1）派杰样播散（pagetoid spread）：黑色素细胞单个散在或呈巢状霰弹样分布于表皮全层。显著的派杰样播散一般见于皮肤黑色素瘤，黑色素细胞痣偶见局灶性、低位派杰样播散。

（2）水平生长期（radial growth phase）：皮肤黑色素瘤发展的早期阶段，瘤细胞局限于表皮内（即原位黑色素瘤），或已进入真皮乳头层，瘤细胞以单个或小巢状存在，真皮内瘤巢小于表皮内瘤巢且无核分裂象。一般认为本期肿瘤性黑色素细胞不具真皮内成瘤性。

（3）垂直生长期（vertical growth phase）：皮肤黑色素瘤发展的中晚期阶段，瘤细胞进入真皮并向纵深发展，真皮内出现大于表皮内瘤巢的瘤细胞团，可见核分裂象。本期肿瘤性黑素细胞具真皮内成瘤性。

（4）消退（regression）：黑色素瘤的消退包括临床消退和组织学消退，对临床和组织学消退的判断仍较困难，存在一定争议。组织学消退一般指机体对黑色素瘤的自主反应，包括淋巴细胞浸润、黑色素瘤细胞减少或消失、噬黑素细胞反应、真皮纤维化和表皮萎缩等。在CM中，存在组织学消退现象提示预后不佳。消退现象与瘤组织淋巴细胞浸润若同时存在，对预后不佳具有叠加效应，可能是黑色素瘤细胞存在高度异质性。一部分对免疫反应敏感的瘤细胞在免疫浸润后消退，留下另一部分具有免疫豁免的瘤细胞产生转移。因此这类患者转移后，往往肿瘤恶性程度更高，对免疫检查点抑制治疗效果欠佳，导致转移率更高，生存率更低。

（5）微卫星转移（microsatellite metastases）：位于皮肤或皮下组织的显微镜下转

移灶，邻近或位于皮肤黑色素瘤原发灶深部，与原发瘤不相连。AJCC黑色素瘤分期标准（第八版）中不做大小和距离要求。

（6）移行转移/中途转移（in-transit metastases）：位于皮肤黑色素瘤原发灶和区域淋巴结之间的皮肤和（或）皮下组织中，且与原发瘤间距超过2cm的临床显性转移灶。

（7）外科切缘（surgical margin）：外科进行黑色素瘤切除术时，所测量的肿瘤距切缘的距离，而非肿瘤离体中性甲醛溶液固定后测量的距离，因为固定会引起标本皱缩，使测量数值小于实际数值。

（8）前哨淋巴结（sentinel lymph nodes）：肿瘤发生淋巴道转移的第一站淋巴结，最早用于黑色素瘤，不同部位的黑色素瘤有相对应的前哨淋巴结。对CM，前哨淋巴结活检的必要性仍存争议。

2 病理检查

（1）标本送检：所有临床怀疑黑色素瘤的病例，均应行病理学检查，以明确病变性质。标本需完整送检，如有病灶、切缘及淋巴结等多份标本，要分别盛装送检，并在病检申请单上说明；术者应提供病灶大小和特点（溃疡/结节斑）等临床信息及组织标本类型，并做好切缘标记。

（2）标本类型：CM原则上不建议部分切取活检，应尽量行病变完整切除活检，以全面评估，获得确切组织学诊断和厚度。如病灶范围过大，可考虑做地图样活检。有眶内扩散或已有远处转移需要确诊的，可考虑部分病灶部分切取活检，不建议穿刺活检。有条件行眶内容物剜除的应同期完整切除眼部病灶。

3 CM常见组织学类型

黑色素瘤细胞形态常为梭形细胞、上皮样细胞和（或）浆细胞样等，胞质嗜双染或嗜酸性，含有多少不等的色素，核仁明显，少数情况下可表现为小细胞或痣细胞样形态。胞质含有色素是CM诊断的重要线索，但当色素含量较少且分布不均时，需要多取材并全面观察仔细寻找线索。鉴别诊断主要包括：①其他恶性肿瘤，如低分化癌、肉瘤、淋巴瘤等，黑素细胞分化标志物（SOX10、S-100蛋白、HMB45、Melan A等）可辅助诊断；②黏膜黑素细胞痣，其鉴别原则与皮肤黑色素瘤与皮肤黑素细胞痣的鉴别原则相似，包含组织结构异型性和细胞异型性，同时也必须密切联系临床；③皮肤黑色素瘤的黏膜转移，在黏膜表面上皮内单个黑色素瘤细胞雀斑样或小团巢样增生，提示黏膜原发可能性大，同时需密切结合病史。

4 组织病理学诊断原则

黑色素瘤的组织病理学诊断需结合以下信息整合判断：①临床信息及病变大体信息；②不同类型的黑色素瘤组织病理学诊断需依据各系统最新版WHO肿瘤分类中相关内容；③必要的免疫组化检查结果；④必要的分子病理检查结果。对诊断困难的病例，建议进行多学科整合诊治（MDT to HIM）讨论，必要时提请院际专科病理会诊。

5 病理学TNM分期

CM病理分期如表12-3-1，适用于肿物完整切除的标本，病理报告应尽可能提供pTNM分期相关指标。

表12-3-1 AJCC对原发CM病理分期的定义（pT）

对原发CM病理分期的定义（pT）	
TX	原发肿瘤无法评估
T0	检测不到原发肿瘤
Tis	肿瘤局限于结膜上皮
T1	球结膜肿瘤
T1a	肿瘤侵犯固有层厚度<2mm
T1b	肿瘤侵犯固有层厚度>2mm
T2	非球结膜区的结膜肿瘤
T2a	肿瘤侵犯固有层厚度<2mm
T2b	肿瘤侵犯固有层厚度>2mm
T3	伴局部侵犯的任意大小肿瘤
T3a	眼球
T3b	眼睑
T3c	眼眶
T3d	鼻泪管，和/或泪囊，和/或副鼻窦
T4	伴神经系统侵犯的任意大小肿瘤

6 免疫组化和荧光原位杂交检查

（1）黑素细胞特征性免疫组化标志物：黑色素瘤的瘤细胞形态多样，尤其是无色素性病变，常需与癌、肉瘤和淋巴瘤等多种肿瘤鉴别。常用黑素细胞特征性标志物包括SOX10、S-100蛋白、Melan A、HMB45、PNL2、Tyrosinase和MITF等。其中SOX10和S-100蛋白灵敏度最高，是黑色素瘤的筛选指标，但其特异度相对较差，一般不能单独用作黑色素瘤的确定指标。Melan A、HMB45、PNL2及Tyrosinase等特异度较高，但黑素细胞瘤可出现异质性表达，且灵敏度不一，因此建议在需行鉴别诊断时可据临床组织学特点同时选用2~3个上述标志物，再加上SOX10和（或）S-100

蛋白，以提高黑色素瘤的检出率。在富含黑色素的肿瘤中，使用红色显色剂有助于更清晰地判断阳性着色。

（2）良恶性鉴别诊断辅助免疫组化标志物：目前黑素细胞增生性疾病的良恶性鉴别主要依靠常规组织学诊断，免疫组化和基因检测有一定辅助鉴别价值，但需根据具体鉴别黑素细胞瘤类型加以选择应用。一般而言，黑色素瘤Ki-67阳性指数和cyclin D1表达率都较高，且无随病变深度递减现象。HMB45在色素痣中以交界或浅表成分阳性为主，随病变深度递减或转为阴性，而黑色素瘤中深部肿瘤成分可呈阳性，表达模式常为弥漫或斑驳阳性。但需注意，在某些特殊类型色素细胞肿瘤，如蓝痣（包括细胞性蓝痣）、深部穿通性痣等中，HMB45也可表现为从表浅至深部的弥漫阳性。p16有一定鉴别意义，在良性色素痣中常表现为阳性，在恶性黑色素瘤中可呈阴性，当p16阴性时，可进一步行荧光原位杂交检测以确认是否有CDKN2A基因的纯合缺失。PHH3免疫组化检测有助于核分裂计数。

（3）荧光原位杂交（FISH）检查：包括四色经典探针CCND1、RREB1、MYB和第6号染色体着丝粒，以及补充双色探针MYC和CDKN2A，作为皮肤色素细胞肿瘤良恶性鉴别的一种辅助手段，具有较好的灵敏度和特异度，推荐在良恶性鉴别诊断困难的病例中选择性使用。四色FISH检测中RREB1拷贝数增加为最敏感指标，其次为CCND1拷贝数增加。补充双色探针进一步增强了FISH检测的灵敏度，同时有助于辨识多倍体所导致的假阳性（部分Spitz痣可出现多倍体，导致FISH判读结果的假阳性）。但多位点FISH检测亦有一定局限性，需在有一定经验和资质的实验室开展，由有经验的技师进行实验操作。鉴于黑色素瘤细胞形态的多样性和组织结构的复杂性，FISH检测判读时需准确定位HE形态下的可疑瘤区，需由同时具备FISH观察经验和皮肤组织病理学基础的医师，紧密结合临床信息和组织学特点加以正确判读。对色素较多的病例，应选择肿瘤中色素相对较少、荧光信号可辨别的区域进行观察。

7 基因检测和分子分型

对黑色素瘤进行分子检测可指导临床治疗及判断预后。目前成熟的分子靶点包括BRAF、C-KIT和NRAS，简要介绍如下：

（1）BRAF：BRAF基因突变是目前皮肤黑色素瘤中最常见的突变形式，发生于40%~60%的皮肤黑色素瘤。目前研究发现，国人有30%的CM具有BRAF突变，常发生于较年轻的患者，发生部位多为低度慢性日光损伤部位，最常见的组织学类型为表浅播散型或结节型黑色素瘤。BRAF突变为黑素细胞瘤发生的早期事件，在良性黑色素细胞痣，尤其是后天获得性痣中的突变率也很高，因此BRAF突变对常见类型色素细胞瘤良恶性的鉴别价值有限。BRAF突变的黑色素瘤生物学行为更具侵袭性，预后更差，且易发生脑转移。临床试验证据表明，BRAF V600突变的黑色素瘤对BRAF

和MEK抑制剂敏感，对具有BRAF V600突变的晚期黑色素瘤患者，应用BRAF抑制剂治疗或联合应用BRAF与MEK抑制剂治疗，能极大提高生存率。因此，对黑色素瘤行BRAF分子检测具有重要临床意义。

BRAF分子检测适应证：①临床3期（含）以上肿瘤；②对可切除的1、2期病变。原位黑色素瘤鉴于预后较好，不建议检测。文献报道，在同一患者的原发瘤和转移瘤之间、多个转移瘤之间，甚至同一转移瘤内，都可能存在BRAF突变的异质性，因此，在已获取组织的情况下，对原发瘤和转移瘤、不同转移瘤应同时进行BRAF突变检测，整合分析各种情形下的BRAF基因状态，对治疗决策有一定指导意义。

BRAF突变常用检测方法：①VE1免疫组化法；②Sanger测序；③二代测序；④即时荧光PCR（RT-PCR）。在实际工作中，不同检测单位可根据自己实验室的条件及检测需求选择合适的方法，并进行临床检测前性能验证。

（2）C-KIT：C-KIT基因突变也是黑色素瘤较常见的突变形式，尤其是在我国常见的肢端型和黏膜型黑色素瘤中多见。我国人群黑色素瘤C-KIT基因突变率约为10.8%，其预后比C-KIT野生型患者的预后更差。对具有C-KIT突变的黑色素瘤患者进行伊马替尼靶向治疗，能显著改善预后。因此，在中国黑色素瘤患者中，尤其是黏膜型和肢端型黑色素瘤患者，进行C-KIT突变检测具有非常重要的临床意义。

（3）NRAS：15%~30%的皮肤黑色素瘤发生NRAS突变。文献报道NRAS突变的黑色素瘤患者的预后差，且MEK抑制剂对部分NRAS突变的黑色素瘤有效。因此，在黑色素瘤患者中进行NRAS基因检测也有重要意义。

（4）FAT4：17.4%的CM存在FAT4突变。FAT4突变位于同一外显子相邻区域，分别为FAT4 E1907K，FAT4 E2511K，FAT4 P2547S及FAT4 S3071F。初步研究表明，FAT4突变存在致病性，与远处转移相关。

第五节　CM临床分期分级

目前最广泛采用的是AJCC制订的第8版TNM分期系统。该系统根据癌症的累及范围，包括侵犯的结膜象限数，肿物位置，及侵袭特点定义CM的TNM分期（表12-3-2）。病理分型（表12-3-1）则依据肿物位置，固有层中的厚度及侵袭特点确定。

表 12-3-2 AJCC 第八版对CM临床（c）TNM分期的定义

对原发临床肿瘤分期的定义（T）	
TX	原发肿瘤无法评估
T0	检测不到原发肿瘤
T1	球结膜肿瘤
T1a	<1个象限
T1b	>1个但<2个象限
T1c	>2个但<3个象限
T1d	>3个象限
T2	非球结膜区的结膜肿瘤（包括穹窿，睑，睑板，泪阜）
T2a	非泪阜区肿瘤，且<1个象限的非球结膜区结膜肿瘤
T2b	非泪阜区肿瘤，且>1个象限的非球结膜区结膜肿瘤
T2c	泪阜区肿瘤，且<1个象限的非球结膜区结膜肿瘤
T2d	泪阜区肿瘤，且>1个象限的非球结膜区结膜肿瘤
T3	伴局部侵犯的任意大小肿瘤
T3a	眼球
T3b	眼睑
T3c	眼眶
T3d	鼻泪管，和/或泪囊，和/或副鼻窦
T4	伴神经系统侵犯的任意大小肿瘤
对局部淋巴结分期的定义（N）	
NX	局部淋巴结无法评估
N0	未见局部淋巴结转移
N1	可见局部淋巴结转移
对远处器官转移分期的定义（M）	
M0	未见远处器官转移
M1	可见远处器官转移

第四章

局限性CM治疗

第一节　手术治疗

1　cT1期CM

（1）原发灶切除：对球结膜及可能累及的角膜病灶，目前推荐的主要治疗方法是“零接触”手术切除病灶，主要包括：①黑色素瘤病灶扩大切除；②术中切缘“二次冷冻”和③术中术后的表面化疗。

（2）创面修复：病灶切除后，若创面较小，可常规修剪缝合结膜，使其愈合。对较大面积的缺损，需酌情考虑联合自体角膜缘干细胞移植、羊膜移植、唇黏膜移植术，或板层角膜缘移植。对睑裂区累及角膜缘的病灶，角膜深度未达1/2可选择自体角膜缘干细胞移植。若超过1/2深度的角膜缘切除，则建议行板层角膜缘移植，防止角膜缘穿孔或假性胬肉等并发症。羊膜覆盖适于各种面积或结膜部位的缺损，可促进上皮再生并减轻术后炎症反应。羊膜植片可略大于覆盖的缺损区，用8-0或更细的可吸收线，或10-0不可吸收线缝合固定；或用生物组织胶水替代缝线，黏附并稳定植片，由此可避免拆线及线结引起的刺激反应。面积特别大的缺损，如超过1/2面积的球结膜，可采用唇黏膜移植。各类修补方法可单用，也可视缺损情况整合运用。

2　cT2期CM

（1）原发灶切除：对球结膜及可能累及的角膜病灶，参考“cT1期CM”的手术治疗。cT2期CM累及泪阜、睑结膜、穹窿结膜或睑板等，皆应完整切除，术中遵循“零接触”原则。

（2）创面修复：若未切除睑板，修补方法参考“cT1期CM”的创面修复。切除睑板者，视缺损的长度及宽度，酌情选择睑板结膜瓣移植、骨膜瓣转移、硬腭移植、脱细胞真皮材料等修补创面。

第二节　术中或术后辅助治疗

为外科治疗的各种术中或术后的补充治疗，主要目的是降低患者复发、转移风险。对CM最常用的为局部化疗，可替代部分手术治疗。其他辅助治疗手段如靶向治疗，放疗等，治疗皮肤黑色素瘤的效果明确，但对CM的治疗，目前只有一些国外及少量国人的应用经验，尚缺乏大样本多中心证据。

1　冷冻治疗

冷冻疗法的工作原理是冷冻细胞，并由于微血管系统的破坏而产生缺血。研究证实冷冻在预防肿瘤复发方面优于单纯手术切除。对CM，仅接受单纯切除治疗的患者中有52%出现局部复发，而最初接受切除整合冷冻治疗的患者中，复发率为18%。

2　局部化疗

局部化疗被用于CM的辅助治疗，可直接作用于整个眼表区域，便于多次使用，极大程度避免了全身化疗的副作用。当肿瘤边缘不清，有弥漫性或多灶性病变或角膜弥漫性病变，完全切除会损害角膜缘干细胞功能时，局部化疗是一个很好选择。丝裂霉素C（MMC）和5-氟尿嘧啶（5-FU）是常用的化疗药物。多项研究已证实MMC用于局部化疗的效果。原发灶切除后局部辅助化疗与单纯手术的完全缓解率相似，而使用MMC可降低复发率与转移率。

干扰素-α2β（IFN-α2β）是一种细胞因子免疫调节剂，已较多用于结膜鳞状细胞癌等疾病。有证据表明黑色素瘤有干扰素受体，因此IFN-α2β可直接通过细胞毒机制起作用。此外，IFN-α2β可通过上调MHC-I的表达间接起作用，从而增强细胞毒性CD8 T细胞、自然杀伤细胞和巨噬细胞的活性。一些病例表明，当切缘是原发性获得性黑色素沉着症伴非典型性或完全阴性时，辅助性IFN-α2β可带来长期缓解。

第五章

局部浸润或局部转移性CM治疗

第一节　手术治疗

1　cT3期CM

（1）原发灶切除：若侵入球内或眶内，可考虑行眼球摘除或眶内容物剜除术，以完全扩大切除原发灶为标准。累及鼻泪管，泪囊，或副鼻窦者，亦应完整切除受累区域，必要时扩大切除浸润的骨质。术中应遵循“零接触”原则。

（2）创面修复：眶内容物剜除后，创面相对平整、软组织及皮肤缺损不多者，可游离皮片植皮；因骨质缺失导致创面凹凸不平，或副鼻窦切除后窦腔暴露时，应行游离皮瓣移植手术，目前常用股前外侧游离皮瓣或前臂皮瓣。

2　cT4期CM

（1）原发灶处理：作为症状严重患者的对症治疗，全身情况尚可，能承受手术治疗的患者，可考虑行眼球摘除或眶内容物剜除术，以完全扩大切除原发灶为标准。对全身情况差，无法承受手术者，不强求手术切除原发灶，以全身支持治疗及其他辅助治疗为主要手段。

（2）创面修复：对能承受手术，已行原发灶部分或扩大切除后，视创面情况作修补，可参考“cT3期CM”的手术治疗

第二节　二期整复治疗

对已行眼球摘除术的患者，可适时考虑二期义眼座植入及义眼片佩戴。对已行眶

内容剜除术者，待黑色素瘤状态稳定后，可考虑赝附体等美容性假体定制佩戴，尽可能提高生活质量及最大可能恢复部分社会能力，可有效缓解患者及家属的精神负担。

第三节　区域性淋巴结清扫

（1）根治性淋巴结清扫：B超提示腮腺或颈部淋巴结最长直径>15mm，淋巴门结构欠清，结合颈部增强CT发现淋巴结环形强化，中央见液性暗区，以及PET/CT局部淋巴结糖代谢明显升高者，建议原发灶切除同时行颈淋巴结清扫及病理检查，条件欠佳的单位，也应于原发灶切除后尽量在短时间内安排患者至有条件单位行区域性淋巴结清除治疗。

（2）预防性淋巴结清扫：部分有条件的单位已尝试开展预防性颈淋巴结清扫，但对应的CM分期分级指征尚未达成统一共识。

第四节　辅助治疗

1　靶向治疗

（1）BRAF抑制剂：是治疗晚期BRAF-V600E突变的黑色素瘤的分子靶向药物。多项国际多中心Ⅲ期临床试验和国内研究均充分证明了BRAF抑制剂对皮肤黏膜黑色素瘤具有明显的生存获益。常规推荐用法为960mg，口服、每日两次，应用时需注意对肝功能的影响。最常见的不良反应为光过敏、肌肉关节疼痛、腹泻、手足综合征、皮疹以及高血压等。

（2）免疫治疗：目前获得美国FDA批准的免疫治疗药物包括PD-1抗体/CTLA-4抗体和IL-2。上述药物能显著延长晚期皮肤黑色素瘤患者的生存时间。对中国黏膜型为主的黑色素瘤，尤其是CM，上述治疗的价值尚待评估。

2　放疗

通常认为黑色素瘤对放疗不敏感，但对术后切缘阳性、手术安全边缘不够或淋巴结转移清扫术后的患者，放疗仍是一种有效的术后辅助治疗手段，可以提高局部控制率。对有远处转移者，也可采用放疗进行姑息治疗。

放疗主要分为近距离照射和外照射，前者使用较多。在CM治疗中，近距离放疗可使用包含源的可拆卸敷贴器（即巩膜表面敷贴器）将放射源直接放置在肿瘤表面，并在原发肿瘤切除且伤口愈合后进行，放射源常选用锶90（Sr-90），钌106（Ru-106）或碘125（I-125），各单位可根据实际条件选择。外照射疗法则常用于高危、位置不佳的肿瘤，可作为广泛手术或眶内容物剜除术的姑息替代方案。

3　对症支持治疗

适度康复运动可增强机体免疫功能。另外，应加强对症支持治疗，包括在晚期黑色素瘤患者中的积极镇痛、纠正贫血、纠正低白蛋白血症、加强营养支持，控制合并糖尿病患者的血糖，处理胸腹水、黄疸等伴随症状。

对晚期黑色素瘤患者，应理解患者及家属的心态，采取积极措施调整相应状态，把消极心理转化为积极心理，通过舒缓疗护增强安全感、舒适感，从而减少抑郁与焦虑。

第六章

局部复发或转移的治疗

对局部复发，手术仍是最主要疗法，局部化疗及术后辅助治疗策略可参考局部初发病灶的治疗。局部淋巴结转移的治疗请参考前述方案。远处转移治疗请参考下节。

第七章

远处转移的治疗

晚期黑色素瘤远处转移最常见于肝、脑等脏器。50%~80% 出现肝转移，其中来源于结膜、脉络膜、鼻腔及直肠等黏膜黑色素瘤，更易出现肝转移。由于全身化疗效果差，一旦出现肝转移，治疗机会非常有限，预后极差，积极治疗情况下中位生存期为 2~6 个月，一年生存率13%。肝转移病灶进展程度常决定患者的生存期，其对生存影响重大，意义甚至超过原发灶或其他脏器转移。脑转移发生率为 8%~46%，为黑色素瘤发展的终末阶段，病情进展迅速，常为致死的主要原因。

目前关于CM的远处转移治疗尚无统一共识，可参考选择的治疗方案有靶向治疗、免疫治疗、抗 VEGF 治疗等。BRAF检测阳性的患者可选择双靶向，即BRAF+MEK抑制剂治疗。BRAF检测阴性者可选择免疫检查点抑制剂+抗 VEGF 治疗。若以上药物应用1~2个周期后无明显缩瘤或出现瘤体增长，一般超过10%两次，或一次超过20%，可改用其他方案治疗。即双靶向改用免疫治疗，或免疫治疗改全身化疗。

第八章

CM多学科整合诊治

第一节　MDT to HIM设置

CM的MDT to HIM科室包括眼科、皮肤科、神经外科、耳鼻喉科、化疗科、放疗科、诊断科室（病理科、影像科、超声科、核医学科等）、护理部、心理学专家、营养支持及社会工作者（临终关怀）等。

第二节　MDT人员组成及资质

（1）医学领域成员（核心成员）：眼外科医师2名、化疗科1名、放射诊断1名、病理科2名、其他专业医师若干名（根据MDT to HIM需要加入，如皮肤科、神经外科、耳鼻喉科、口腔外科、头颈外科等），所有参与MDT to HIM讨论的医师应具有副高级以上职称，有独立诊断和治疗能力，并有一定学识和学术水平。

（2）相关领域成员（扩张成员）：临床护师1~2名和协调员1~2名。所有MDT to HIM参与人员应进行相应职能分配，包括牵头人、讨论专家和协调员等。

第九章

CM的康复及随访策略

第一节　总体目标

常年定期规范随访，防止复发或转移，延长生存期，提升生活质量。随访应按照个体化和肿瘤分期原则，为患者制定个体化、人性化的随访或监测方案。

第二节　随访手段

（1）局部检查：每年定期行全面眼部检查，包括视力、眼压、视野、裂隙灯、AS-OCT、UBM、B超、眼部影像学检查等。其中，眼前段照相、颈部淋巴结触诊和B超、腹部B超，前三年每三月一次，三年后每半年一次。若B超或触诊发现颈部淋巴结可疑阳性，进一步行颈部增强CT排查转移。腹部B超若发现远处器官阳性，则肝脏进一步行增强MRI明确，其余器官行上腹部、下腹部CT平扫明确。

（2）全身检查：定期全身体检监测肿瘤转移或及时发现第二肿瘤。可考虑每年1-2次全身体检，包括且不限于胸腹部透摄，脑部MRI，血液检查（如肝肾功能等），及胸/腹部CT等。其中，胸部CT平扫、头颅MRI建议每半年一次。单位条件及患者经济条件允许时，可于必要时行PET/CT检查，排查罕见部位转移。

（3）其他指标：一些生物标志物的监测有助及早发现转移或复发迹象，但目前CM暂无特异性肿瘤标志物。

第三节　常见问题处理

定期随访能及时发现复发或转移病灶，进行针对性早期干预，以提高疗效。对复发转移，要及时按晚期肿瘤治疗原则积极处理。

对放化疗出现的常见全身反应，首先在治疗前向患者充分告知，使其具有心理准备，及早发现，尽早采取措施。因放化疗方案不同，及患者个体差异，副反应的轻重缓急不完全相同，但总的应对原则及方案是类似的，且通过积极处理，大部分可控可缓。而且绝大多数肿瘤内科医生均已熟练掌握了预防和处理化疗不良反应的技术。如化疗期间出现恶心、呕吐、食欲下降等胃肠道反应，就要少量多餐，饮食宜清淡、易消化，避免辛辣刺激、油腻食物，同时营养要充足，合理膳食搭配，要确保蛋白质、维生素、能量的摄入。又如化疗期间出现白细胞降低、血小板降低、贫血等血液学毒性，临床上已经有成熟的升白细胞、升血小板、补血等治疗措施，就要定期复查血常规，及时处理。

对眼局部的常见治疗副反应或并发症，需眼科医生在随访及治疗期间认真仔细检查，及时发现并作相应处理，若危及视力，应及时与相关放化疗医师沟通，在不影响疗效前提下，可考虑适当调整治疗方案或换用药物。常见并发症包括，眼表损伤，角膜缘干细胞缺损，并发性白内障，泪点闭锁，泪道阻塞，眶周放射性皮炎，眼压升高，眼部非特异性炎症等。

参考文献

[1]Pearson, G., et al., Mitogen-activated protein (MAP) kinase pathways: regulation and physiological functions. Endocr Rev, 2001. 22 (2): p. 153-83.

[2]Munoz-Couselo, E., et al., NRAS-mutant melanoma: current challenges and future prospect. Onco Targets Ther, 2017. 10: p. 3941-3947.

[3]Spendlove, H.E., et al., BRAF mutations are detectable in conjunctival but not uveal melanomas. Melanoma Res, 2004. 14 (6): p. 449-52.

[4]Lake, S.L., et al., Multiplex ligation-dependent probe amplification of conjunctival melanoma reveals common BRAF V600E gene mutation and gene copy number changes. Invest Ophthalmol Vis Sci, 2011. 52 (8): p. 5598-604.

[5]Goldenberg-Cohen, N., et al., T1799A BRAF mutations in conjunctival melanocytic lesions. Invest Ophthalmol Vis Sci, 2005. 46 (9): p. 3027-30.

[6]Gear, H., et al., BRAF mutations in conjunctival melanoma. Invest Ophthalmol Vis Sci, 2004. 45 (8): p. 2484-8.

[7]Griewank, K.G., et al., Conjunctival melanomas harbor BRAF and NRAS mutations and copy number changes similar to cutaneous and mucosal melanomas. Clin Cancer Res, 2013. 19 (12): p. 3143-52.

[8]Scholz, S.L., et al., NF1 mutations in conjunctival melanoma. Br J Cancer, 2018. 118 (9): p. 1243-1247.

[9]Maldonado, J.L., et al., Determinants of BRAF mutations in primary melanomas. J Natl Cancer Inst, 2003. 95 (24): p. 1878-90.

[10]Goydos, J.S., et al., Detection of B-RAF and N-RAS mutations in human melanoma. J Am Coll Surg, 2005. 200 (3): p. 362-70.

[11]Long, G.V., et al., Prognostic and clinicopathologic associations of oncogenic BRAF in metastatic melanoma. J Clin Oncol, 2011. 29 (10): p. 1239-46.

[12]Sosman, J.A., et al., Survival in BRAF V600-mutant advanced melanoma treated with vemurafenib. N Engl J Med, 2012. 366 (8): p. 707-14.

[13]Postow, M.A., et al., Ipilimumab for patients with advanced mucosal melanoma. Oncologist, 2013. 18 (6): p. 726-32.

[14]Zebary, A., et al., KIT, NRAS and BRAF mutations in sinonasal mucosal melanoma: a study of 56 cases. Br J Cancer, 2013. 109 (3): p. 559-64.

[15]Omholt, K., et al., KIT pathway alterations in mucosal melanomas of the vulva and other sites. Clin Cancer Res, 2011. 17 (12): p. 3933-42.

[16]Curtin, J.A., et al., Somatic activation of KIT in distinct subtypes of melanoma. J Clin Oncol, 2006. 24 (26): p. 4340-6.

[17]Curtin, J.A., et al., Distinct sets of genetic alterations in melanoma. N Engl J Med, 2005. 353 (20): p. 2135-47.

[18]Krauthammer, M., et al., Exome sequencing identifies recurrent mutations in NF1 and RASopathy genes in sun-exposed melanomas. Nat Genet, 2015. 47 (9): p. 996-1002.

[19]Hodis, E., et al., A landscape of driver mutations in melanoma. Cell, 2012. 150 (2): p. 251-63.

[20]Meier, F., et al., The RAS/RAF/MEK/ERK and PI3K/AKT signaling pathways present molecular targets for the effective treatment of advanced melanoma. Front Biosci, 2005. 10: p. 2986-3001.

[21]Cosgarea, I., et al., Targeted next generation sequencing of mucosal melanomas identifies frequent NF1 and RAS mutations. Oncotarget, 2017. 8 (25): p. 40683-40692.

[22]Garrido, M.C. and B.C. Bastian, KIT as a therapeutic target in melanoma. J Invest Dermatol, 2010.

130（1）：p. 20-7.

[23]Beadling，C.，et al.，KIT gene mutations and copy number in melanoma subtypes. Clin Cancer Res，2008. 14（21）：p. 6821-8.

[24]Wallander，M.L.，et al.，KIT mutations in ocular melanoma：frequency and anatomic distribution. Mod Pathol，2011. 24（8）：p. 1031-5.

[25]Zhou，R.，et al.，Analysis of Mucosal Melanoma Whole-Genome Landscapes Reveals Clinically Relevant Genomic Aberrations. Clin Cancer Res，2019. 25（12）：p. 3548-3560.

[26]Kiuru，M. and K.J. Busam，The NF1 gene in tumor syndromes and melanoma. Lab Invest，2017. 97（2）：p. 146-157.

[27]Rivolta，C.，et al.，UV light signature in conjunctival melanoma；not only skin should be protected from solar radiation. J Hum Genet，2016. 61（4）：p. 361-2.

[28]Furney，S.J.，et al.，Genome sequencing of mucosal melanomas reveals that they are driven by distinct mechanisms from cutaneous melanoma. J Pathol，2013. 230（3）：p. 261-9.

[29]Thompson，J.F.，et al.，Prognostic significance of mitotic rate in localized primary cutaneous melanoma：an analysis of patients in the multi-institutional American Joint Committee on Cancer melanoma staging database. J Clin Oncol，2011. 29（16）：p. 2199-205.

[30]Azzola，M.F.，et al.，Tumor mitotic rate is a more powerful prognostic indicator than ulceration in patients with primary cutaneous melanoma：an analysis of 3661 patients from a single center. Cancer，2003. 97（6）：p. 1488-98.

[31]Francken，A.B.，et al.，The prognostic importance of tumor mitotic rate confirmed in 1317 patients with primary cutaneous melanoma and long follow-up. Ann Surg Oncol，2004. 11（4）：p. 426-33.

[32]Harrist，T.J.，et al.，"Microscopic satellites" are more highly associated with regional lymph node metastases than is primary melanoma thickness. Cancer，1984. 53（10）：p. 2183-7.

[33]Cancer Genome Atlas，N.，Genomic Classification of Cutaneous Melanoma. Cell，2015. 161（7）：p. 1681-96.

[34]Si，L.，et al.，Prevalence of BRAF V600E mutation in Chinese melanoma patients：large scale analysis of BRAF and NRAS mutations in a 432-case cohort. Eur J Cancer，2012. 48（1）：p. 94-100.

[35]Leboit PE，Burg G，Weedon D，et al. 皮肤肿瘤病理学和遗传[M]. 廖松林，薛卫成，柳剑英，译. 北京：人民卫生出版社，2006.

[36]RiberoS，MoscarellaE，FerraraG，et al. Regression in cutaneous melanoma：a comprehensive review from diagnosis to prognosis[J]. J Eur Acad Dermatol Venereol，2016，30（12）：2030-2037.

[37]GardnerLJ，StrunckJL，WuYP，et al. Current controversies in early-stage melanoma：questions on incidence，screening，and histologic regression[J]. J Am Acad Dermatol，2019，80（1）：1-12.

[38]中国抗癌协会肉瘤专业委员会软组织肉瘤及恶性黑色素瘤学组. 皮肤和肢端恶性黑色素瘤的外科治疗规范中国专家共识1.0[J]. 中华肿瘤杂志，2020，42（2）：81-93.

[39]LevitEK，KagenMH，ScherRK，et al. The ABC rule for clinical detection of subungual melanoma [J]. J Am Acad Dermatol，2000，42（2Pt 1）：269-274.

[40]《中国黑色素瘤规范化病理诊断专家共识（2017版）》编写组. 中国黑色素瘤规范化病理诊断专家共识（2017版）. 中华病理学杂志，2018，47（1）：7-13.

[41]任敏，孔蕴毅，蔡旭，等. 前哨淋巴结活检在皮肤恶性黑色素瘤中的应用[J]. 中华病理学杂志，2018，47（5）：360-365.

[42]MedinaCA，BiscottiCV，SinghN，et al. Diagnostic cytologic features of uveal melanoma[J]. Ophthalmology，2015，122（8）：1580-1584.

[43]DamatoB，CouplandSE. A reappraisal of the significance of largest basal diameter of posterior uveal melanoma[J]. Eye（Lond），2009，23（12）：2152-2160；quiz 2161-2162.

[44]MäkitieT，SummanenP，TarkkanenA，et al. Microvascular density in predicting survival of patients

with choroidal and ciliary body melanoma[J]. Invest Ophthalmol Vis Sci， 1999， 40（11）：2471-2480.

[45]RaghavanSS， PeternelS， MullyTW， et al. Spitz melanoma is a distinct subset of spitzoid melanoma[J]. Mod Pathol， 2020， 33（6）：1122-1134.

[46]任静， 任敏， 孔蕴毅， 等.间变性淋巴瘤激酶阳性的Spitz肿瘤临床病理学特征及预后[J]. 中华病理学杂志， 2019， 48（3）：215-219.

[47]GershenwaldJE， ScolyerRA， HESSRH， et al. Melanoma of the skin[M]//AminMB. AJCC Cancer Staging Manual.8th ed. Chicago： Springer Nature， 2017：563-585.

[48]SunQ， SunH， WuN， et al. Prognostic significance of tumor-infiltrating lymphocyte grade in melanoma： a meta-analysis[J]. Dermatology， 2020， 236（6）：481-492.

[49]LeeN， ZakkaLR， MihmMC， et al. Tumour-infiltrating lymphocytes in melanoma prognosis and cancer immunotherapy[J]. Pathology， 2016， 48（2）：177-187.

[50]NěmejcováK， TicháI， BártůM， et al. Comparison of five different scoring methods in the evaluation of inflammatory infiltration（tumor-infiltrating lymphocytes）in superficial spreading and nodular melanoma[J]. Pigment Cell Melanoma Res， 2019， 32（3）：412-423.

[51]GimottyPA， ElderDE， FrakerDL， et al. Identification of high-risk patients among those diagnosed with thin cutaneous melanomas[J]. J Clin Oncol， 2007， 25（9）：1129-1134.

[52]Lydiatt WM， Brandwein-Gensler M， Kraus DH， et al. Mucosal melanoma of the head and neck[M]//AminMB. AJCC Cancer Staging Manual.8th ed. Chicago： Springer Nature， 2017：163-169.

[53]Kivela T， Simpson ER， Grossniklaus HE， et al. Uveal melanoma[M]//Amin MB. AJCC Cancer Staging Manual. 8th ed. Chicago： Springer Nature， 2017：805-818.

[54]IsaacAK， LertsburapaT， MundiJP， et al.Polyploidy in spitz nevi： a not uncommon karyotypic abnormality identifiable by fluorescence in situ hybridization. Am J Dermatopath， 2010， 32（2）：144-148.

[55]SuJ， YuW， LiuJ， et al. Fluorescence in situ hybridisation as an ancillary tool in the diagnosis of acral melanoma： a review of 44 cases[J]. Pathology， 2017， 49（7）：740-749.

[56]LaiY， WuY， LiuR， et al. Four-color fluorescence in-situ hybridization is useful to assist to distinguish early stage acral and cutaneous melanomas from dysplastic junctional or compound nevus[J]. Diagn Pathol， 2020， 15（1）：51.

[57]苏静， 柳剑英， 郑杰， 等.多基因组合荧光原位杂交在皮肤恶性黑色素瘤辅助诊断中的应用[J]. 中华病理学杂志，2015， 44（1）：37-41.

[58]苏静，王宇辰，柳剑英.多位点荧光原位杂交辅助诊断皮肤黑色素瘤[J]. 中华病理学杂志， 2018， 47（1）：70-74.

[59]任敏， 柏乾明， 孔蕴毅， 等.不同基因组合荧光原位杂交在黑色素瘤中的辅助诊断价值[J]. 中华病理学杂志， 2020， 49（8）：827-833.

[60]ChengL， Lopez-BeltranA， MassariF， et al. Molecular testing for BRAF mutations to inform melanoma treatment decisions： a move toward precision medicine[J]. Mod Pathol， 2018， 31（1）：24-38. DOI： 10.1038/modpathol.2017.104.

[61]BaiX， KongY， ChiZ， et al. MAPK pathway and TERT promoter gene mutation pattern and its prognostic value in melanoma patients： a retrospective study of 2， 793 cases[J]. Clin Cancer Res， 2017， 23（20）：6120-6127.

[62]TanJM， TomLN， JagirdarK， et al. The BRAF and NRAS mutation prevalence in dermoscopic subtypes of acquired naevi reveals constitutive mitogen-activated protein kinase pathway activation[J]. Br J Dermatol， 2018， 178（1）：191-197.

[63]BaiX， KongY， ChiZ， et al. MAPK pathway and TERT promoter gene mutation pattern and its prognostic value in melanoma patients： a retrospective study of 2， 793 cases[J]. Clin Cancer

Res，2017，23（20）：6120-6127.

[64]SiL，ZhangX，ShinSJ，et al. Open-label，phase Ⅱ a study of dabrafenib plus trametinib in East Asian patients with advanced BRAF V600-mutant cutaneous melanoma[J]. Eur J Cancer，2020，135：31-38.

[65]SiL，ZhangX，XuZ，et al. Vemurafenib in Chinese patients with BRAFV600 mutation-positive unresectable or metastatic melanoma：an open-label，multicenter phase I study[J]. BMC Cancer，2018，18（1）：520.

[66]HeinzerlingL，BaiterM，KühnapfelS，et al. Mutation landscape in melanoma patients clinical implications of heterogeneity of BRAF mutations[J]. Br J Cancer，2013，109（11）：2833-2841.

[67]BradishJR，RicheyJD，PostKM，et al. Discordancy in BRAF mutations among primary and metastatic melanoma lesions：clinical implications for targeted therapy[J]. Mod Pathol，2015，28（4）：480-486.

[68]WeiX，MaoL，ChiZ，et al. Efficacy evaluation of imatinib for the treatment of melanoma：evidence from a retrospective study[J]. Oncol Res，2019，27（4）：495-501.

[69]KongY，SiL，ZhuYY，et al. Large-scale analysis of KIT aberrations in Chinese patients with melanoma[J]. Clin Cancer Res，2011，17（7）：1684-1691.

[70]JohnsonDB，SmalleyKSM，SosmanJA. Molecular pathways：targeting NRAS in melanoma and acute myelogenous leukemia[J]. Clin Cancer Res，2014，20（16）：4186-4192.

[71]DevittB，LiuW，SalemiR，et al. Clinical outcome and pathological features associated with NRAS mutation in cutaneous melanoma[J]. Pigment Cell Melanoma Res，2011，24（4）：666-672.

[72]Ellerhorst JA，Greene VR，Ekmekcioglu S，et al. Clinical correlates of NRAS and BRAF mutations in primary human melanoma [J]. Clin Cancer Res，2011，17（2）：229-235.

[73]McCartney AC：Pathology of ocular melanomas. Br Med Bull 1995，51（3）：678-693.

[74]Lim LA，Madigan MC，Conway RM：Conjunctival melanoma：a review of conceptual and treatment advances. Clin Ophthalmol 2013，6：521-531.

[75]Virgili G，Parravano M，Gatta G，Capocaccia R，Mazzini C，Mallone S，Botta L，Group RAW：Incidence and Survival of Patients With Conjunctival Melanoma in Europe. JAMA Ophthalmol 2020，138（6）：601-608.

[76]Larsen AC：Conjunctival malignant melanoma in Denmark. Epidemiology，treatment and prognosis with special emphasis on tumorigenesis and genetic profile. Acta Ophthalmol 2016，94（8）：842-842.

[77]Tuomaala S，Eskelin S，Tarkkanen A，Kivela T：Population-based assessment of clinical characteristics predicting outcome of conjunctival melanoma in whites. Invest Ophthalmol Vis Sci 2002，43（11）：3399-3408.

[78]Hu DN，Yu G，McCormick SA，Finger PT：Population-based incidence of conjunctival melanoma in various races and ethnic groups and comparison with other melanomas. Am J Ophthalmol 2008，145（3）：418-423.

[79]Ghazawi FM，Darwich R，Le M，Jfri A，Rahme E，Burnier JV，Sasseville D，Burnier MN，Jr.，Litvinov Ⅳ：Incidence trends of conjunctival malignant melanoma in Canada. Br J Ophthalmol 2020，104（1）：23-25.

[80]Park SJ，Oh CM，Kim BW，Woo SJ，Cho H，Park KH：Nationwide Incidence of Ocular Melanoma in South Korea by Using the National Cancer Registry Database（1999-2011）. Invest Ophth Vis Sci 2015，56（8）：4719-4724.

[81]Yu G-P，Hu D-N，McCormick S，Finger PT：Conjunctival melanoma：is it increasing in the United States? American Journal of Ophthalmology 2003，135（6）：800-806.

[82]Triay E，Bergman L，Nilsson B，All-Ericsson C，Seregard S：Time trends in the incidence of con-

junctival melanoma in Sweden. Br J Ophthalmol 2009，93（11）：1524-1528.

[83]Brouwer NJ，Marinkovic M，Luyten GPM，Shields CL，Jager MJ：Lack of tumour pigmentation in conjunctival melanoma is associated with light iris colour and worse prognosis. Brit J Ophthalmol 2019，103（3）：332-337.

[84]Esmaeli B，Roberts D，Ross M，Fellman M，Cruz H，Kim SK，Prieto VG：Histologic features of conjunctival melanoma predictive of metastasis and death（an American Ophthalmological thesis）. Trans Am Ophthalmol Soc 2012，110：64-73.

[85]Jia RB，Chai PW，Wang SZ，Sun BF，Xu YF，Yang Y，Ge SF，Jia RB，Yang YG，Fan XQ：m（6）A modification suppresses ocular melanoma through modulating HINT2 mRNA translation. Mol Cancer 2019，18（1）.

[86]Larsen AC，Mikkelsen LH，Borup R，Kiss K，Toft PB，von Buchwald C，Coupland SE，Prause JU，Heegaard S：MicroRNA Expression Profile in Conjunctival Melanoma. Invest Ophth Vis Sci 2016，57（10）：4205-4212.

[87]Shang QF，Li YY，Wang HX，Ge SF，Jia RB：Altered expression profile of circular RNAs in conjunctival melanoma. Epigenomics-Uk 2019，11（7）：787-804.

[88]Jain P，Finger PT，Damato B，Coupland SE，Heimann H，Kenawy N，Brouwer NJ，Marinkovic M，Van Duinen SG，Caujolle JP et al：Multicenter，International Assessment of the Eighth Edition of the American Joint Committee on Cancer Cancer Staging Manual for Conjunctival Melanoma. JAMA Ophthalmol 2019.

[89]Jain P，Finger PT，Fili M，Damato B，Coupland SE，Heimann H，Kenawy N，N JB，Marinkovic M，Van Duinen SG et al：Conjunctival melanoma treatment outcomes in 288 patients：a multicentre international data-sharing study. Br J Ophthalmol 2020.

[90]Damato B，Coupland SE：An audit of conjunctival melanoma treatment in Liverpool. Eye（Lond）2009，23（4）：801-809.

[91]Mor JM，Heindl LM：Systemic BRAF/MEK Inhibitors as a Potential Treatment Option in Metastatic Conjunctival Melanoma. Ocul Oncol Pathol 2017，3（2）：133-141.

[92]Zeng Y，Hu C，Shu L，Pan Y，Zhao L，Pu X，Wu F：Clinical treatment options for early-stage and advanced conjunctival melanoma. Surv Ophthalmol 2020.

[93]Karim R，Conway RM：Conservative resection and adjuvant plaque brachytherapy for early-stage conjunctival melanoma. Clin Exp Ophthalmol 2011，39（4）：293-298.

[94]Wuestemeyer H，Sauerwein W，Meller D，Chauvel P，Schueler A，Steuhl KP，Bornfeld N，Anastassiou G：Proton radiotherapy as an alternative to exenteration in the management of extended conjunctival melanoma. Graef Arch Clin Exp 2006，244（4）：438-446.

[95]Scholz SL，Herault J，Stang A，Griewank KG，Meller D，Thariat J，Steuhl KP，Westekemper H，Sauerwein W：Proton radiotherapy in advanced malignant melanoma of the conjunctiva. Graefes Arch Clin Exp Ophthalmol 2019，257（6）：1309-1318.

[96]Abt NB，Zhao J，Huang Y，Eghrari AO：Prognostic factors and survival for malignant conjunctival melanoma and squamous cell carcinoma over four decades. Am J Otolaryngol 2019，40（4）：577-582.

[97]Missotten GS，Keijser S，De Keizer RJ，De Wolff-Rouendaal D：Conjunctival melanoma in the Netherlands：a nationwide study. Invest Ophthalmol Vis Sci 2005，46（1）：75-82.

[98]Shields CL，Markowitz JS，Belinsky I，Schwartzstein H，George NS，Lally SE，Mashayekhi A，Shields JA：Conjunctival melanoma：outcomes based on tumor origin in 382 consecutive cases. Ophthalmology 2011，118（2）：389-395 e381-382.

[99]Zhou C，Wang Y，Jia R，Fan X：Conjunctival Melanoma in Chinese Patients：Local Recurrence，Metastasis，Mortality，and Comparisons With Caucasian Patients. Invest Ophthalmol Vis Sci 2017，

58（12）：5452–5459.

[100]Esmaeli B，Wang X，Youssef A，Gershenwald JE：Patterns of regional and distant metastasis in patients with conjunctival melanoma：experience at a cancer center over four decades. Ophthalmology 2001，108（11）：2101–2105.

[101]Jia S，Zhu T，Shi H，Zong C，Bao Y，Wen X，Ge S，Ruan J，Xu S，Jia R，Fan X：American Joint committee on Cancer（AJCC）tumor staging system predicts the outcome and metastasis pattern in conjunctival melanoma. Ophthalmology 2022，doi：https：//doi. org / 10. 1016 / j. ophtha.2022.02.029.

泪腺腺样囊性癌

第一章

泪腺腺样囊性癌流行病学和发病机制

泪腺腺样囊性癌（Lacrimal Gland Adenoid Cystic Carcinoma，LGACC）是泪腺最常见的原发性恶性上皮肿瘤，约占泪腺上皮性肿瘤的 25%~40%、泪腺恶性肿瘤的 13.4%、所有眼眶肿瘤的 1.6% 。LGACC 可发生于任何年龄，40~60 岁居多，无性别差异。

LGACC 确切发病机制不清，现有研究多集中在对瘤组织标本的检测 。LGACC 细胞中 MYB-NFIB 基因多呈阳性表达，MYB 及其下游靶基因常发生过表达，可能与 LGACC 进展有关 。近年来，在ACC中发现特征性的染色体异常，患者6号染色体长臂2区2带、2区3带与9号染色体短臂2区3带、2区4带之间发生易位，即t（6；9）（q22-23；p23-24），形成MYB-NFIB融合基因，这一现象在LGACC中发生的频率也较高，具有特异性。腺组织中 E-cadherin 呈强阳性表达，而 LGACC 中未见表达，表明 E-cadherin 表达下降可能是促进泪腺上皮性肿瘤发生及癌变的重要因素 。低氧诱导因子（hypoxia inducible factor，HIF-1）α 在 LGACC 组织中高表达，可能与 VEGF 相互 作用，促进 LGACC 细胞增殖与侵袭 。基质金属蛋白酶（matrix metalloproteinases，MMP）-2、MMP-9、HIF-1α、VEGF 与 LGACC 的病理类型及复发相关 。bcl-2 表达强度与 LGACC 的恶性程度和复发率成正相关 。Livin 和 Survivin 在正常泪腺组织中低表 达或不表达，在 LGACC 中高表达，且随肿瘤恶性程度越高，表达量越高 。Caspase3 在正常泪腺组织中高表达，在 LGACC 中的表达量随肿瘤恶性程度增加而下降 。GFRα-1 和 RET 阳性与 LGACC 的周围神经浸润和复发相关。约半数 LGACC 患者存在致癌基因 KRAS 突变 。此外，SKP2 等也有报道在 LGACC 中高表达，但缺乏深入的机制探索。

第二章

LGACC 诊断

第一节　LGACC 症状

表 13-2-1　LGACC 症状

部位	症状
眼部症状和体征[a]	单眼进行性眼球突出
	眼球向鼻下方移位
	眼眶外上方肿物
	上睑下垂
	眼球运动障碍
	视力下降
	屈光改变
神经侵犯症状[b]	疼痛（特征性）
	麻木

a 肿瘤生长可在眶外上方形成肿物，并推挤眼球，引起眼球突出、向鼻下方移位、眼球运动障碍、上睑下垂 。如果肿瘤明显压迫眼球，还可引起脉络膜皱褶、视力下降和屈光改变。
b 肿瘤具有嗜神经生长特性，可引起疼痛。

第二节 LGACC 诊断

根据病史、临床表现、影像学检查及病理检查明确 LGACC。

表 13-2-2 LGACC 诊断

症状	检查
眼部症状[a]	突眼度
	眼位
	眼球运动
影像学检查[b]	X 线计算机断层成像（CT）
	磁共振成像（MRI）
	B 超
	正电子发射计算机断层成像（PET/CT）
病理检查 c	确诊标准

a. 突眼度用突眼计进行测量 。眼位和眼球运动应进行医学摄影。
b. 影像学检查 。应根据当地实际情况和患者经济情况决定，建议项目包括眼眶 CT 及增强 MRI、区域淋巴结（耳前、耳后、颌下、颈部等）超声，胸部 CT，腹盆部超声、CT 或 MRI 。经济情况好的 患者可行 PET/CT 检查。
c. 病理检查 。LGACC 无包膜或包膜不完整，呈浸润性生长，破碎易复发，目前不推荐手术活检 。对可疑泪腺上皮性肿瘤，建议术中肿瘤完整切除送病理检查。

1 CT

常规采用平扫 。对排查眼眶内扩散及头面部转移非常必要，可同时评估淋巴结大小 。 目前除应用于 LGACC 临床诊断及分期外，也常用于 LGACC 的疗效评价，瘤体测量、肺和骨等其他脏器转移评价。

2 MRI

常规采用平扫结合增强扫描方式，无辐射影响，组织分辨率高，可多方位、多序列参数成像，并能将形态与功能（包括弥散加权成像、灌注加权成像和波谱分析）整合成像技术能力，成为临床 LGACC 诊断、分期和疗效评价的常用影像技术 。尤其对于可疑眼眶内复发、扩散及头面部转移病灶的性质判断非常必要。

3 US

US 主要用于区域淋巴结性质判定以及腹部脏器转移的初步判断，为临床治疗方法选择及手术方案制定提供重要信息 。实时超声造影技术可揭示转移灶的血流动力学改变，在鉴别和诊断小的肝转移、淋巴结转移等方面具优势。

4 PET/CT

PET/CT 作用：①对肿瘤进行分期，通过一次检查能全面评价淋巴结转移及远处器官转移；②再分期，因 PET 功能影像不受解剖结构影响，可准确显示解剖结构发生变化后或解剖结构复杂部位的复发转移灶；③疗效评价，对抑制肿瘤活性的靶向药物，疗效评价更加敏感、准确；④指导放疗生物靶区的勾画和肿瘤病灶活跃区域的穿刺活检；⑤评价肿瘤的恶性程度和预后 。常规 CT 对皮肤或皮下转移的诊断灵敏度较差，PET/CT 可弥补其不足。

第三章

LGACC的CT检查

CT 可准确显示肿瘤生长方式及范围，也可清晰显示特征性骨改变。LGACC 的 CT 检查技术规范，包括数据采集、图像后处理、重组方案等可参考我国《眼部 CT 和 MRI 检查及诊断专家共识》。

第一节　LGACC的CT特点

LGACC 在 CT 上显示为泪腺区软组织占位性病变，团块或结节状，边界不清，并侵犯周围组织，邻近骨壁常受侵犯呈虫蚀样改变。病变可沿眶外壁或眶顶向后蔓延，浸润眶脂肪，常形成明显的楔形尾端，表明肿瘤向眶后部浸润。严重者肿瘤可经眶顶、眶上裂向颅内蔓延，或经眶外壁侵犯蔓延至颞窝和颞肌。肿瘤内部可出现液化坏死腔或钙化斑。

怀疑 LGACC 时，应重点关注占位位置、大小、形态、边界、内部密度是否均匀、与眼球和周围组织关系、骨质受累情况、有无邻近组织侵犯。

第二节　影像鉴别

1　泪腺多形性腺瘤

为最常见的泪腺良性上皮性肿瘤。CT 显示为泪腺区椭圆形或类圆形软组织占位影，少数呈结节状。病变局限，边界清楚，密度不均，偶有钙化。泪腺窝骨质受肿瘤压迫，常表现为局部凹陷或吸收缺失，虫蚀样骨破坏少见。

2　皮样或表皮样囊肿

好发于颧额缝，多在儿童时期被发现。CT 表现为圆形或类圆形局限性占位性病变，内部呈低密度或明显分层样改变。增强扫描仅囊壁强化，病变内部不被对比剂强化。

3 淋巴瘤

常累及泪腺，多单侧受累，亦有双侧发病者，老年人居多。CT多显示泪腺区弥漫软组织占位性病变，形状多不规则，与眼球呈铸造样改变，一般无压迫性骨凹陷或骨缺损。

4 泪腺型特发性炎症（炎性假瘤）

可表现为进展较快的眼睑红肿，伴疼痛，泪腺区肿块边界不清，可向眶后生长。但多为双眼发病，常合并眼外肌增粗、视神经鞘受累、眶内占位性病变等表现，无骨质破坏。糖皮质激素治疗有效。

第四章

LGACC的MRI检查

当眼眶CT检查发现病变但不能确定其性质时，可考虑MRI进一步检查。MRI对软组织敏感性高，除CT检查所能提供的信息外，还可清晰显示肿瘤内部信号的均匀程度、是否存在纤维组织间隔和液化坏死等信息，并有助于显示和评价肿瘤对眶上裂、中颅窝、颞肌等组织的浸润情况。此外，LGACC术前MRI可更精准地确定病灶范围，较常规影像技术更有利于鉴别肿瘤复发和术后瘢痕。

LGACC的MRI检查技术规范可参考我国《眼部CT和MRI检查及诊断专家共识》和《眼眶肿瘤和肿瘤样病变3.0TMR检查与诊断专家共识》。

第一节 LGACC的MRI特点

LGACC MRI检查显示泪腺窝不规则或椭圆形肿块，T1WI呈等信号，T2WI呈高信号，信号不均匀，增强扫描明显不匀强化，TIC呈流出型或平台型。

怀疑LGACC时，重点关注占位的位置、大小、形态、边界、T1及T2信号特点、增强方式、内部密度是否均匀、病灶与眼球和周围组织的关系，尤其是眶内结构是受压移位还是受侵犯；有无邻近组织侵犯，如颅前窝底、脑膜及脑实质是否受累；是否伴有多系统、多器官受累。注意与既往检查片对比。

第二节 影像鉴别

主要包括泪腺上皮来源的肿瘤及非泪腺上皮来源的特发性炎症、淋巴组织增生性病变和皮样囊肿等。

1 泪腺多形性腺瘤

T1WI呈低或等信号，T2WI呈高信号，信号不均匀，DWI显示扩散受限不明显，增强扫描均匀或不均匀强化，TIC 呈持续上升型。

2 皮样囊肿

T1WI 和 T2WI 呈高信号，信号均匀或不均匀，脂肪抑制序列上高信号被抑制，增强扫描囊壁强化，囊内容物不强化。

3 淋巴瘤

双侧泪腺弥漫性增大，形态不规则，T1WI 呈低或等信号，T2WI 呈等或稍高信号，信号均匀，增强后均匀强化，DWI 显示扩散明显受限，ADC 值明显减低，TIC 多呈平台型或流出型。

4 泪腺特发性炎症（炎性假瘤）

急性期炎性假瘤多表现为T1WI 低信号，T2WI 高信号。因病理学上出现纤维化改变，亚急性和慢性期炎性假瘤可依次表现为T1WI、T2WI 等信号以及T1WI、T2WI 低信号。与其他单侧性泪腺病变比较，T2WI 呈较低信号可作为诊断泪腺炎性假瘤的特征之一。

鉴于 LGACC 的病变原发于软组织泪腺，同时又可累及周围骨组织的特性，故在患者经济条件许可的情况下，建议同时采用增强 MRI 和 CT 进行联合检查，不仅可以提高疾病诊断的正确率，同时也可为后续制定合理的手术方案提供有价值的影 像学参考。

第五章

LGACC病理检查

第一节 LGACC病理亚型

泪腺肿瘤组织学分类参考2017版WHO唾液腺肿瘤的组织学分类。LGACC主要分为筛状型、管状型及实体型三种类型。大多数LGACC存在一种以上的组织学类型，常以某一种为主。

1 筛状型

最常见。瘤细胞形成圆形、卵圆形或不规则岛状上皮巢。上皮岛内，肌上皮细胞位于腔隙外周形成假囊腔，腔内为肌上皮细胞分泌的黏液样、基底膜样物质，形成筛孔样图像。

2 管状型

瘤细胞排列成导管样结构，由肌上皮细胞包绕中央的管腔形成的上皮结构，腔内物质强嗜酸性。

3 实体型

又称基底样型。最少见，分化较差。主要由腺上皮细胞构成，瘤细胞排列呈紧密团块样，形成圆形或不规则实性癌巢，囊性空隙较少，中间有纤维间隔，团块内可见坏死灶。

实体型的分化程度最低，预后最差；筛状型和管状型的分化程度中等，预后相对较好。因此，明确主要病理组织学类型对判断患者预后至关重要。

第二节 LGACC组织病理学报告内容

标本固定、取材、石蜡包埋等过程可参考我国《唾液腺肿瘤病理诊断规范》。病理学诊断报告应尽可能涵盖与患者治疗和预后相关的所有内容。

（1）肿瘤位置、外观、累及范围、3个径线大小及手术切缘情况。

（2）组织学分型分级：

Ⅰ级：筛状、管状为主，无实体型成分；

Ⅱ级：筛状、管状、实体型均有，但实体型≤30%；

Ⅲ级：筛状、管状、实体型均有，但实体型>30%，此时属于实体型。

（3）神经周围、血管、脉管、骨膜及骨浸润情况。

（4）Ki-67生长分数（Ki-67在免疫组织化学上阳性肿瘤细胞的百分比）。

第三节 免疫组化和分子病理检测

常用的免疫组化标志物推荐如下：细胞增殖指数Ki-67（MIB-1），并对癌细胞中阳性染色细胞所占的百分比进行报告。腺上皮细胞：CAM5.2、细胞角蛋白（CK）7、CK8、CK19；肌上皮/基底细胞：p63、p40、平滑肌肌动蛋白（SMA）、Calp、CK14、S-100蛋白、波形蛋白。ASCT2可作为潜在生物标志物。

MYB分离探针可用于LGACC辅助诊断。

第四节 LGACC分期

LGACC分期系统目前最广泛采用的是AJCC制订的TNM分期系统，采用2017年第8版。

表13-5-1 LGACC分期

T	原发肿瘤
TX	原发肿瘤无法评估
T0	无原发肿瘤存在证据
T1	肿瘤最大径≤2cm，伴或不伴眼眶软组织侵犯
T1a	无骨膜或骨质侵犯
T1b	仅骨膜侵犯
T1c	骨膜和骨质侵犯
T2	2cm<肿瘤最大径≤4cm
T2a	无骨膜或骨质侵犯
T2b	仅骨膜侵犯
T2c	骨膜和骨质侵犯

续表

T3	肿瘤最大径>4cm
T3a	无骨膜或骨质侵犯
T3b	仅骨膜侵犯
T3c	骨膜和骨质侵犯
T4	肿瘤侵犯邻近组织，包括鼻窦、颞窝、翼窝、眶上裂、海绵窦、脑等
T4a	肿瘤最大径≤2cm
T4b	2cm<肿瘤最大径≤4cm
T4c	肿瘤最大径>4cm
N	区域淋巴结转移
NX	区域淋巴结无法评估
N0	无区域淋巴结转移
N1	有区域淋巴结转移
M	远处转移
M0	无远处转移
M1	有远处转移

N 分期表示区域淋巴结情况，N 分期金标准依赖淋巴结切除术后病理，CT、MRI 及超声亦可辅助。M 分期表示远处转移。

第六章

LGACC治疗

第一节　LGACC治疗原则

（1）泪腺腺样囊性癌对放化疗均不敏感，治疗以手术切除为主。

（2）对AJCC分期<T3者，若肿瘤未侵犯周围组织，可选择保留眼球的局部肿瘤切除术，术中避免肿瘤破碎导致肿瘤播散和复发；术后辅以放疗。

（3）对AJCC分期≥T3者，局部肿瘤切除复发率高于眶内容物剜除术 。故于术中行冰冻病理检查确认恶性后，行全部眶内容剜除术 。若肿瘤侵犯邻近组织，须行扩大眶内容剜除术，术后辅以放疗 。分期 ≥T3 的 LGACC 复发率、远处转移率及死亡率均明显高于分期<T3者，即使行扩大切除术并联合放疗，亦难获较好预后。

（4）对部分AJCC分期≥T3者，在能相对完整切除肿瘤、保护视神经和眼外肌、提上睑肌功能，并且患者能接受保眼手术高复发风险的情况下，也可采用局部肿瘤切除术。

（5）眶壁骨质是肿瘤向外蔓延的屏障，目前尚无临床证据表明扩大切除骨壁可降低复发率和提高生存率 。因此对可疑病变骨质进行咬切和烧灼，尽量保留正常眶壁。

第二节　LGACC手术治疗

1　保眼手术

（1）麻醉：全麻。

（2）切口：外侧眉弓下S形切口或重睑延长切口，达外眦时水平转向外侧 。注意保护面神经额支，外壁切口不超过3cm。

（3）分离：自切口向两侧分离暴露骨膜，范围上至眶上缘，下至眶下缘水平，牵张器扩大切口。

（4）游离骨瓣：沿眶外缘 3~5mm 弧形切开骨膜达眶上下缘水平，切口两端各做一横切口。骨膜剥离子分离眶内外骨膜。颞肌与眶颧骨缘处用电刀沿骨缘切开，剥离子贴骨壁将颞肌与眶骨分离。暴露眶外壁内外面后，脑压板保护眶内容、颞肌和皮肤，电锯锯开眶外壁上下部，深度 10~12mm，骨钳折断眶外壁，游离骨瓣。注意观察有无骨破坏、骨吸收、骨压迹，必要时咬切、烧灼受累骨壁。

（5）切除肿瘤：探查肿瘤位置及边缘，分别在肿瘤内上缘和外下缘切开骨膜，达肿瘤后极部，夹持骨膜，将泪腺肿瘤在直视下连骨膜一同切除，再将肿瘤与眶内软组织分离，包括肿瘤周围一定范围的组织。完全游离后完整取出肿瘤，注意全过程保护肿瘤完整性。

（6）骨瓣复位：探查无残余肿瘤，眶腔止血、冲洗后，复位骨瓣并用钛钉钛板固定，5-0 可吸收线缝合骨膜。

（7）逐层缝合皮下组织和皮肤，加压包扎。

2 眶内容物剜除术

与保眼手术结合辅助治疗相比，眶内容物剜除术并不能提高 LGACC 的生存率。但对 AJCC 分期≥T3 者，眶内容物剜除术后肿瘤复发率低于局部肿瘤切除术。

3 区域性淋巴结清扫

（1）根治性淋巴结清扫：B 超提示腮腺或颈部淋巴结最大径>15mm，淋巴门结构欠清，结合颈部增强 CT 发现淋巴结环形强化，中央见液性暗区，以及 PET/CT 局部淋巴结糖代谢明显升高者，建议原发灶切除同时行颈淋巴结清扫及病理检查，条件欠佳的单位，也应于原发灶切除后尽量在短时间内安排患者至有条件单位行区域性淋巴结清除治疗。

（2）预防性淋巴结清扫：部分有条件的单位已尝试开展预防性颈淋巴结清扫，但对应的分期分级指征尚未达成共识。

第三节 LGACC 放疗

1 适应证

术后辅助放疗是 LGACC 的重要治疗方法，腺样囊性癌由于具有沿神经浸润的特性，原则上 LGACC 的患者均需术后联合放疗。放疗不限于术后病理或组织学检测提示有高危因素（肿瘤高级别、切缘阳性、脉管侵犯、周围神经浸润）的患者，T1 及

T2 期 LGACC 同样也推荐行术后放疗。对无法手术的 LGACC 患者，单纯放疗是常用的治疗模式，剂量通常为 66~70Gy。

2 与手术治疗的时序配合

由于术后术区解剖结构存在动态变化，尤其是含有术腔血肿或积液，手术伤口愈合不良的患者，所以不推荐术后立即开始放疗。一般建议术后四周左右复查增强 MRI 及放疗定位，放疗在术后 4~6 周开始进行，一般不晚于 8 周。

3 照射靶区及剂量

放疗靶区应基于术前和术后影像，手术方式及术区范围，由放疗与眼科医师共同确定。靶区范围常规包括同侧海绵窦，及三叉神经眶下支的行径。剂量通常为 60~66 Gy。若病理分型提示实体型或实体成分较高，靶区范围还应包括同侧Ⅷ区（腮腺区）、Ⅱ区淋巴引流区，给予 54Gy/30Fx 预防剂量。若颈部有阳性淋巴结，靶区范围应包括同侧颈部淋巴引流区（Ⅷ区，Ⅱ-Ⅳ区）。

4 照射技术

调强放疗技术是目前主流照射方法，在肿瘤控制及减少眼部放射损伤方面均显示良好效果。目前没有证据证明离子放疗（质子、中子、碳离子）或同期放化疗优于调强放疗。

第四节 LGACC 化学治疗

1 静脉化疗

单独静脉化疗对 ACC 效果并不理想，并无标准化疗方案。静脉化疗一般在头颈部 ACC 中研究较多。目前采用的方案有以下几种。

（1）CAP 方案：环磷酰胺、阿霉素、顺铂联合化疗，一般冲击（1~3 天内）给药，21~28 天为一疗程。

（2）CEF 方案：顺铂、表柔比星、5-氟尿嘧啶联合化疗，21 天为一疗程。

（3）CVF 方案：环磷酰胺、长春新碱、5-氟尿嘧啶联合化疗。

此外，多激酶受体抑制剂仑伐替尼/乐伐替尼（Lenvatinib）在复发转移 ACC 具有一定的疗效。西妥昔单抗、吉西他滨在 ACC 中的应用亦有报道，但结果有待于进一步验证。

2 新辅助化疗

对晚期肿瘤和高复发风险的患者，新辅助化疗是一种治疗选择 。经动脉细胞减容化疗（intra —arterial cytoreductive chemotherapy，IACC）通过股动脉插管，经颈外动脉-吻合支-泪腺动脉径路将控瘤药（顺铂）直接注射至泪腺肿瘤附近，联合静脉使用阿霉素，使瘤体缩小再手术切除，在肿瘤局部控制和提高总体生存率有一定作用。

IACC 主要优势在于药物可直接输送到瘤床，可明显提高对瘤细胞的杀伤力，取得较佳疗效，瘤体缩小后利于手术治疗。

术前和术后复发肿瘤分别使用 IACC 并进行对比，虽然均有一定减容效果，但术前 IACC 复发率和生存率明显优于术后复发 LGACC 。可能是术前泪腺动脉完整，充分发挥动脉灌注的作用，而后者已无正常泪腺动脉。

第七章 LGACC局部复发与转移诊疗

LGACC可经血行或淋巴结转移到肺、骨、肝、脑、腮腺等器官或组织，其中肺转移最常见，其次是骨、肝和脑。泪腺腺样囊性癌恶性度高，5年局部复发率29%~80%，转移率33%~67%，肿瘤相关死亡率19%~58%。

局部复发的危险因素包括神经周围浸润、肿瘤切缘阳性和较大的侵袭范围。病理为实体型者疾病特异性生存率更差。AJCC分期可用于预测LGACC的预后，肿瘤分期≥T3为局部复发、远处转移和肿瘤相关死亡的危险因素。与<T3期的肿瘤相比，≥T3期肿瘤的局部复发和远处转移的风险更高，总生存率更差。

复发者须行全身检查，明确肿瘤是否出现邻近组织结构侵袭或全身转移。复发性LGACC生长速度快，可广泛侵犯眶内软组织和周围骨质，并可侵袭至邻近组织结构。

第一节 LGACC术后复发与转移的检查及评估

表13-7-1 LGACC术后复发与转移的检查及评估

	检查
一般状况评估	1. 既往史[a]
	2. 眼科检查
确诊性检查	1. 原发灶病理会诊[b]
	2. 眼眶 CT 和增强 MRI
	3. 胸部 X 线或 CT
	4. 腹部 B 超
	5.PET/CT

a. 应详细询问既往治疗史，特别是既往手术方式、术后病理，分期，切缘等情况，以及其他与治疗相关的重要病史信息。
b. 确认复发转移后对原发灶的病理情况确诊及必要时进行病理会诊十分重要 。特别是既往肿瘤切缘等状态未知，并进一步明确是否有特殊病理类型 。并推荐对复发转移患者进行转移灶活检明确病变性质。

第二节　LGACC复发与转移的治疗

（1）对复发性 LGACC 患者，无邻近组织结构侵袭者，须行全部眶内容摘除术，术后补充放疗。

（2）肿瘤侵犯鼻旁窦、颅内、颞窝等者，则须行扩大眶内容摘除术，将邻近骨质和受累软组织一并切除，以防止复发，术后补充放疗。

（3）淋巴结转移者行颈部淋巴结清扫术。

（4）有全身转移者，转至相关科室治疗。

第八章

LGACC多学科整合诊疗

第一节 MDT to HIM设置

LGACC的MDT to HIM科室包括眼科、神经外科、耳鼻喉科、口腔颌面外科、化疗科、放疗科、诊断科室（病理科、影像科、超声科、核医学科等）、护理部、心理学专家、营养支持及社会工作者（临终关怀）等。

第二节 MDT人员组成及资质

1 医学领域成员（核心成员）

眼外科医师2名、放疗科1名、放射诊断1名、病理科1名、其他专业医师若干名（根据MDT to HIM需要加入，如神经外科、耳鼻喉科、口腔颌面外科、头颈外科等），所有参与MDT to HIM讨论的医师应具有副高级以上职称，有独立诊断和治疗能力，并有一定学识和学术水平。

2 相关领域成员（扩张成员）

临床护师1~2名和协调员1~2名。所有MDT to HIM参与人员应进行相应职能分配，包括牵头人、讨论专家和协调员等。

第九章

LGACC 患者随访与康复

第一节 总体目标

LGACC 的治疗后随访非常重要，目的在于评估疗效、早期发现复发病灶、监测和处理治疗相关并发症、促进功能康复等。

第二节 随访节点

（1）放疗期间每周眼科复诊，注意放射性白内障、视网膜病、干眼的检查。

（2）放疗结束后，前两年每 3 个月随访一次，第三至五年每 6 个月随访一次，五 年以后每年随访一次。

第三节 随访内容

1 眼科检查

每年定期行全面眼部检查，包括视力、眼压、视野、裂隙灯、B 超、突眼度、眼球运动等。

对眼局部的常见治疗副反应或并发症，需眼科医生在随访及治疗期间认真仔细检查，及时发现并作相应处理，若危及视力，应及时与相关放化疗医师沟通，在不影响治疗效果的前提下，可考虑适当调整治疗方案或换用药物 。常见并发症包括眼表损伤，角膜缘干细胞缺损，并发性白内障，泪点闭锁，泪道阻塞，眶周放射性皮炎，眼压升高，眼部非特异性炎症等。

2 影像检查

眼眶增强磁共振检查是否有复发及脑转移，区域淋巴结（耳前、耳后、颌下、颈部等）超声，胸部 CT，腹盆部超声检查排除远处转移 。如临床怀疑肿瘤复发，若患者经济条件允许时可考虑行 PET/CT 检查。

3 其他检查

对接受颈部放疗的患者，推荐定期检查甲状腺功能以防止甲状腺功能减退。

参考文献

[1]中华医学会眼科学分会眼整形眼眶病学组.中国泪腺上皮性肿瘤诊疗专家共识（2021 年）.中华眼科杂志，2021，57（9）：658-662.

[2]Von HS，Rasmussen PK，Heegaard S：Tumors of the lacrimal gland. Seminars in Diagnostic Pathology 2016，33（3）：156-163.

[3]Shields JA，Shields CL，Scartozzi R：Survey of 1264 patients with orbital tumors and simulating lesions. Ophthalmology 2004，111（5）：997-1008.

[4]Andreoli MT，Aakalu V，Setabutr P：Epidemiological Trends in Malignant Lacrimal Gland Tumors . Otolaryngol Head Neck Surg 2015，152（2）：279-283.

[5]Yeilta YS，AK Gündüz，Erden E，Shields CL：Lacrimal gland tumors in Turkey：types，frequency，and outcomes. Int J Ophthalmol 2018，11（08）：1296-1302.

[6]Koo JS，Yoon JS：Expression of Metabolism-Related Proteins in Lacrimal Gland Adenoid Cystic Carcinoma. American Journal of Clinical Pathology 2015，143（4）：584-592.

[7]Zhang M，Zhang J，Zhang H，Tang H：miR-24-3p Suppresses Malignant Behavior of Lacrimal Adenoid Cystic Carcinoma by Targeting PRKCH to Regulate p53/p21 Pathway. PLoS ONE 2016，11（6）：e0158433.

[8]Anjum S，Sen S，Pushker N，et al：Prognostic impact of Notch1 receptor and clinicopathological High-Risk Predictors in lacrimal gland adenoid cystic carcinoma . Acta Ophthalmol 2021，99（8）：e1467-e1473.

[9]刘辉，李永平，张文忻，林健贤.E-cadherin 和 β-catenin 在泪腺多形性腺瘤和腺样囊性癌中的 表达.中华实验眼科杂志，2010，28（9）：821-825.

[10]尤金强，王平.p53、bcl-2 和 bax 基因蛋白表达与眼眶泪腺腺样囊性癌的关系.中华医学杂志，2008，88（28）：1978-1982.

[11]Gündüz AK，Yeşiltaş YS，Shields CL：Overview of benign and malignant lacrimal gland tumors . Current Opinion in Ophthalmology 2018，29（5）：458-468.

[12]Chen T Y，Keeney MG，Chintakuntlawar AV，et al：Adenoid cystic carcinoma of the lacrimal gland is frequently characterized by MYB rearrangement. Eye 2017，31（5）：720-725.

[13]Hao J，Jin X，Shi Y，Zhang H：miR-93-5p enhance lacrimal gland adenoid cystic carcinoma cell tumorigenesis by targeting BRMS1L. Cancer Cell Int 2018，18（1）：72.

[14]Andreasen S，Tan Q，Agander TK，et al：Adenoid cystic carcinomas of the salivary gland，lacrimal gland，and breast are morphologically and genetically similar but have distinct microRNA expression profiles. Mod Pathol 2018，31（8）：1211-1225.

[15]Von HS，et al：Adenoid Cystic Carcinoma of the Lacrimal Gland：MYB Gene Activation，Genomic Imbalances，and Clinical Characteristics. Ophthalmology 2013，120（10）：2130-2138.

[16]Bell D，Sniegowski MC，Wani K，Prieto V，Esmaeli B：Mutational landscape of lacrimal gland carcinomas and implications for treatment：Mutational Landscape of Lacrimal Gland Carcinomas . Head & Neck 2016，38（S1）：E724-E729.

[17]Moskaluk CA：Adenoid Cystic Carcinoma：Clinical and Molecular Features. Head & Neck Pathol 2013，7（1）：17-22.

[18]Sant DW，TAO W，Field MG，et al：Whole Exome Sequencing of Lacrimal Gland Adenoid Cystic Carcinoma. Invest. Ophthalmol. Vis. Sci. 2017，58（6）：BIO240-BIO246.

[19]North JP，Mccalmont TH，Fehr A，et al： Detection of MYB Alterations and Other Immunohistochemi - cal Markers in Primary Cutaneous Adenoid Cystic Carcinoma . American Journal of Surgical Pathology 2015，39（10）：1347-1356.

[20]Tse DT，Benedetto P，Morcos JJ，et al：An Atypical Presentation of Adenoid Cystic Carcinoma of the Lacrimal Gland. American Journal of Ophthalmology2006，141（1）：187-189.
[21]樊代明.整合肿瘤学：头胸部肿瘤分册.上海：上海科学技术出版社，2021.
[22]Branson SV，Mcclintic E，Yeatts RP：Bilateral Adenoid Cystic Carcinoma of the Orbit. Ophthalmic Plastic & Reconstructive Surgery 2017，33（3S）：S124-S125.
[23]Venkitaraman R，Madhavan J，Ramachandran K，Abraham E，Rajan B：Primary Adenoid Cystic Carcinoma Presenting as an Orbital Apex Tumor. Neuro-Ophthalmology 2008，32（1）：27-32.
[24] Schwartz TM. Adenoid cystic carcinoma presenting with bilateral orbital extension without lacrimal gland involvement. DJO 2018，24（1）：1-5.
[25]Geiger JL，Ismaila N，Beadle B，et al： Management of Salivary Gland Malignancy：ASCO Guideline 2021，39（17）：1909-1941.
[26]Kim YJ，Kim YS，Chin S，et al：Cytoplasmic and nuclear leptin expression in lacrimal gland tu - mours：a pilot study. Br J Ophthalmol 2015，99（9）：1306-1310.
[27]Von HS，Coupland SE，Briscoe D，Le Tourneau C，Heegaard S：Epithelial tumours of the lacrimal gland：a clinical，histopathological，surgical and oncological survey. Acta Ophthalmologica 2013，91（3）：195-206.
[28]Wright JE，Rose GE，Garner A：Primary malignant neoplasms of the lacrimal gland. Br J Ophthalmol 1992，76（7）：401-407.
[29]中华医学会放射学分会头颈学组.眼部 CT 和 MRI 检查及诊断专家共识 . 中华放射学杂志，2017，51（9）：648-653.
[30]首都医科大学眼部肿瘤临床诊疗与研究中心，中华医学会放射学分会头颈学组.眼眶肿瘤和肿瘤样病变 3.0 T MR 检查与诊断专家共识 . 中华放射学杂志，2021，55（10）：1008-1023.
[31]Kalemaki M，Karantanas A，Exarchos D，et al：PET/CT and PET/MRI in ophthalmic oncology（Review）. Int J Oncol 2020，56（2）：417-429.
[32]冯莉莉，鲜军舫，燕飞，等.动态增强扫描磁共振及扩散加权成像对泪腺淋巴瘤和炎性假瘤的鉴别诊断价值 . 中华医学杂志，2017，97（7）：487-491.
[33]Qin W，Chong R，Huang X，Liu M，Yin ZQ：Adenoid cystic carcinoma of the lacrimal gland：CT and MRI findings. European Journal of Ophthalmology2012，22（3）：316-319.
[34]Williams MD，Al-zubidi N，Debnam JM，et al： Bone Invasion by Adenoid Cystic Carcinoma of the Lacrimal Gland：Preoperative Imaging Assessment and Surgical Considerations . Ophthalmic Plastic & Reconstructive Surgery2010，26（6）：403-408.
[35]Shields JA，Kligman BE，Mashayekhi A，Shields CL：Acquired Sessile Hemangioma of the Conjunctiva：A Report of 10 Cases. American Journal of Ophthalmology 2011，152（1）：55-59.e1.
[36]Shields CL，Shields JA，Eagle RC，Rathmell JP：Clinicopathologic Review of 142 Cases of Lacrimal Gland Lesions. Ophthalmology 1989，96（4）：431-435.
[37]中华口腔医学会口腔病理学专业委员会.唾液腺肿瘤病理诊断规范 . 中华病理学杂志，2021，50（3）：185-189.
[38]Chawla B，Kashyap S，Sen S，et al：Clinicopathologic Review of Epithelial Tumors of the Lacrimal Gland. Ophthalmic Plastic & Reconstructive Surgery 2013，29（6）：440-445.
[39]Tellado MV，McLean IW，Specht CS，Varga J：Adenoid Cystic Carcinomas of the Lacrimal Gland in Childhood and Adolescence. Ophthalmology 1997，104（10）：1622-1625.
[40]Von HS. Tumours of the lacrimal gland. Epidemiological，Clinical and Genetic Characteristics . Acta Ophthalmol 2013，91（6）：1-28.
[41]Khalil M，Arthurs B：Basal cell adenocarcinoma of the lacrimal gland. Ophthalmology 2000，107（1）：164-168.
[42]Huang Z，Pan J，Chen J，et al：Multicentre clinicopathological study of adenoid cystic carcinoma：A

report of 296 cases. Cancer Med 2021，10（3）：1120–1127.

[43]Font RL，Valle MD，Avedaño J，Longo M，Boniuk M：Primary Adenoid Cystic Carcinoma of the Conjunctiva Arising From the Accessory Lacrimal Glands：A Clinicopathologic Study of Three Cases . Cornea 2009，27（4）：494–497.

[44]Zeng J，Shi J，Li B，et al：Epithelial tumors of the lacrimal gland in the Chinese：a clinicopathologic study of 298 patients. Graefes Arch Clin Exp Ophthalmol 2010，248（9）：1345–1349.

[45]Lin YC，Chen KC，Lin CH，et al：Clinicopathological features of salivary and non–salivary adenoid cystic carcinomas. International Journal of Oral and Maxillofacial Surgery 2012，41（3）：354–360.

[46]Penner CR.，Folpe AL，Budnick SD：C–kit Expression Distinguishes Salivary Gland Adenoid Cystic Carcinoma from Polymorphous Low–Grade Adenocarcinoma . Mod Pathol 2002，15（7）：687–691.

[47]Liao Y，Zeng H，Wang X，et al：Expression patterns and prognostic significance of inhibitor of apop - tosis proteins in adenoid cystic carcinoma and pleomorphic adenoma of lachrymal gland. Experimental Eye Research 2009，88（1）：4–11.

[48]Mendoza PR.，Jakobiec FA，Krane JF：Immunohistochemical Features of Lacrimal Gland Epithelial Tumors. American Journal of Ophthalmology 2013，156（6）：1147–1158.e1.

[49]中国临床肿瘤学会（CSCO）.头颈部肿瘤诊疗指南 .北京：人民卫生出版社，2019.

[50]柳睿，马建民.泪腺腺样囊性癌的临床治疗方式 . 国际眼科纵览，2019，43（6）：415–420.

[51]简天明，孙丰源 . 泪腺腺样囊性癌的分期及临床治疗进展 . 国际眼科杂志，2020，20（7）：1187- 1191.

[52]Woo KI，Yeom A，Esmaeli B：Management of Lacrimal Gland Carcinoma：Lessons From the Literature in the Past 40 Years. Ophthalmic Plastic & Reconstructive Surgery 2016，32（1）：1–10.

[53]Woo KI，Kim YD，Sa HS，Esmaeli B：Current treatment of lacrimal gland carcinoma . Current Opinion in Ophthalmology 2016，27（5）：449–456.

[54]Mallen ST，Clair J，Arshi A，Tajudeen B，et al：Epidemiology and Treatment of Lacrimal Gland Tumors：A Population–Based Cohort Analysis. JAMA Otolaryngol Head Neck Surg 2014，140（2）：1110–1116.

[55]Hung JY，Wei YH，Huang CH，et al：Survival outcomes of eye–sparing surgery for adenoid cystic carcinoma of lacrimal gland. Jpn J Ophthalmol 2019，63（4）：344–351.

[56]Simon GJ，Schwarcz RM，Douglas R，et al：Orbital exenteration：One size does not fit all. American Journal of Ophthalmology 2005，139（1）：11–17.

[57]Esmaeli B，Ahmadi MA，Youssef A，et al：Outcomes in Patients with Adenoid Cystic Carcinoma of the Lacrimal Gland. Ophthalmic Plastic & Reconstructive Surgery 2004，20（1）：22–26.

[58]Han J，Kim YD，Woo KI，Sobti D：Long–Term Outcomes of Eye–Sparing Surgery for Adenoid Cystic Carcinoma of Lacrimal Gland. Ophthalmic Plastic & Reconstructive Surgery 2018，34（1）：74–78

[59]Rose GE，Gore SK，Plowman NP：Cranio–orbital Resection Does Not Appear to Improve Survival of Patients With Lacrimal Gland Carcinoma . Ophthalmic Plastic & Reconstructive Surgery 2019，35（1）：77–84.

[60]Yang J，Zhou C，Wang Y，FanX，Jia R：Multimodal therapy in the management of lacrimal gland adenoid cystic carcinoma. BMC Ophthalmol 2019，19（1）：125.

[61]Yamashita K，Yotsuyanagi T，Sugai A，et al：Full–thickness total upper eyelid reconstruction with a lid switch flap and a reverse superficial temporal artery flap. Journal of Plastic，Reconstructive & Aesthetic Surgery 2020，73（7）：1312–1317.

[62]Andrade JP，Figueiredo S，Matias J，Almeida AC：Surgical resection of invasive adenoid cystic carcinoma of the lacrimal gland and wound closure using a vertical rectus abdominis myocutaneous free flap. BMJ Case Reports 2016，bcr2015209473.

[63]Ioakeim IM，MacDonald SM. Evolution of Care of Orbital Tumors with Radiation Therapy. J Neurol Surg

B Skull Base 2020，81（04）：480-496.

[64]唐东润，宋国祥，孙丰源，等.眼眶泪腺腺样囊性癌手术联合放疗的疗效观察 . 中华实验眼科杂志，2002（1）：69-71.

[65]Sanders JC，Mendenhall WM，Werning JW：Adenoid cystic carcinoma of the lacrimal gland. American Journal of Otolaryngology 2016，37（2）：144-147.

[66]Lin YH，Huang SM，Yap WK，et al：Outcomes in patients with lacrimal gland carcinoma treated with definitive radiotherapy or eye-sparing surgery followed by adjuvant radiotherapy. Radiation Oncolo - gy 2020，15（1）：156.

[67]Gore SK，Plowman NP，Dharmasena A，Verity DH，Rose GE：Corneal complications after orbital radiotherapy for primary epithelial malignancies of the lacrimal gland. Br J Ophthalmol 2018，102（7）：882-884.

[68]Lesueur P，Rapeaud E，De ML，et al：Adenoid Cystic Carcinoma of the Lacrimal Gland：High Dose Adjuvant Proton Therapy to Improve Patients Outcomes . Front. Oncol 2020，10，135.

[69]Holliday EB，Esmaeli B，Pinckard J，et al：A Multidisciplinary Orbit-Sparing Treatment Approach That Includes Proton Therapy for Epithelial Tumors of the Orbit and Ocular Adnexa . International Journal of Radiation Oncology*Biology*Physics 2016，95（1）：344-352.

[70]Roshan V：Adjuvant Radiotherapy with Three-Dimensional Conformal Radiotherapy of Lacrimal Gland Adenoid Cystic Carcinoma. JCDR 2015，9（10）：XC05-XC07.

[71]Meel R，Pushker N，Bakhshi S：Adjuvant chemotherapy in lacrimal gland adenoid cystic carcinoma . Pediatr. Blood Cancer 2009，53（6）：1163-1164.

[72]Jang SY，Kim DJ，Kim CY，et al：Neoadjuvant intra-arterial chemotherapy in patients with primary lacrimal adenoid cystic carcinoma. Cancer Imaging 2014，14（1）：19.

[73]Le TC，Razak AR，Levy C，et al：Role of chemotherapy and molecularly targeted agents in the treatment of adenoid cystic carcinoma of the lacrimal gland. Br J Ophthalmol 2011，95（11）：1483-1489.

[74]Tse DT，Benedetto P，Dubovy S，Schiffman JC，Feuer WJ：Clinical Analysis of the Effect of Intraarterial Cytoreductive Chemotherapy in the Treatment of Lacrimal Gland Adenoid Cystic Carcinoma . American Journal of Ophthalmology 2006，141（1）：44-53.e1.

[75]Tse DT，Finkelstein SD，Benedetto P，et al：Microdissection Genotyping Analysis of the Effect of In - traarterial Cytoreductive Chemotherapy in the Treatment of Lacrimal Gland Adenoid Cystic Carcinoma . American Journal of Ophthalmology 2006，141（1）：54-61.e1.

[76]Esmaeli B：Does Intra-arterial Chemotherapy Improve Survival for Lacrimal Gland Adenoid Cystic Car - cinoma? Ophthalmology 2014，121（1）：e7-e8.

[77]Tse DT，Kossler AL，Feuer WJ，Benedetto PW：Long-Term Outcomes of Neoadjuvant Intra-arterial Cytoreductive Chemotherapy for Lacrimal Gland Adenoid Cystic Carcinoma . Ophthalmology 2013，120（7）：1313-1323.

[78]Jiang T，Jiang J，Wang R，Xiao L，Wang Y：Chemotherapy for the Treatment of Adenoid Cystic Carcinoma. Hans Journal of Ophthalmology 2015，04（03）：57-68.

[79]Fellman M，Carter K，Call CB，Esmaeli B：Disease recurrence after intraarterial chemotherapy in 2 patients with adenoid cystic carcinoma of lacrimal gland. Canadian Journal of Ophthalmology 2013，48（2）：e17-e18.

[80]Bernardini FP，Devoto MH，Croxatto JO：Epithelial tumors of the lacrimal gland：an update. Current Opinion in Ophthalmology 2008，19（5）：409-413.

[81]Meldrum ML，Tse DT，Benedetto P：Neoadjuvant Intracarotid Chemotherapy for Treatment of Ad - vanced Adenocystic Carcinoma of the Lacrimal Gland. Arch Ophthalmol 1998，116（3）：315-321.

[82]Tse DT：Clinical And Microdissection Genotyping Analyses Of The Effect Of Intra-arterial Cytoreduc - tive Chemotherapy In The Treatment Of Lacrimal Gland Adenoid Cystic Carcinoma . Trans Am Ophthal-

mol Soc 2005，103，337-367.

[83]Wolkow N，Jakobiec FA，Afrogheh AH，et al：PD-L1 and PD-L2 Expression Levels Are Low in Primary and Secondary Adenoid Cystic Carcinomas of the Orbit：Therapeutic Implications. Ophthalmic Plastic & Reconstructive Surgery 2020，36（5）：444-450.

[84]Ahmad SM，Esmaeli B，Williams M，et al：American Joint Committee on Cancer Classification Pre - dicts Outcome of Patients with Lacrimal Gland Adenoid Cystic Carcinoma . Ophthalmology 2009，116（6）：1210-1215.

[85]Park J，Kim HK，Kim WS，Bae TH：Extensive and aggressive growth of adenoid cystic carcinoma in the lacrimal gland. Arch Craniofac Surg 2020，21（2）：114-118.

[86]Tang W，Hei Y，Xiao L：Recurrent orbital space-occupying lesions：a clinicopathologic study of 253 cases. Chin J Cancer Res 2013，25（4）：423-429.

[87]International Head And Neck Scientific Group：Cervical lymph node metastasis in adenoid cystic carcinoma of the sinonasal tract，nasopharynx，lacrimal glands and external auditory canal：a collective in - ternational review. The Journal of Laryngology & Otology 2016，130（12）：1093-1097.

[88]Jedrych J，Galan A：Multiple cutaneous metastases：a rare and late sequelae of lacrimal gland ade - noid cystic carcinoma：Metastatic adenoid cystic carcinoma . J Cutan Pathol 2013，40（3）：341-345.

[89]Ford J，Rubin ML，Frank SJ，et al：Prognostic factors for local recurrence and survival and impact of local treatments on survival in lacrimal gland carcinoma . Br J Ophthalmol 2021，105（6）：768- 774.

[90]Nakamura，Miyachi：Cutaneous metastasis from an adenoid cystic carcinoma of the lacrimal gland：CORRESPONDENCE. British Journal of Dermatology 1999，141（2）：373-374.

[91]Kaur A，Harrigan MR，MeKeever PE，Ross DA：Adenoid Cystic Carcinoma Metastatic to the Dura：Report of Two Cases. Journal of Neuro-Oncology 1999，44（3）：267-273.

[92]Nie KK，Xu J，Gao C，et al：Successful Treatment of Erlotinib on Metastatic Adenoid Cystic Carci - noma of the Lacrimal Gland. Chinese Medical Journal 2018，131（4）：1746-1747.

[93]Bowen RC，Ko HC，Avey GD，et al：Personalized Treatment for Lacrimal Sac Adenoid Cystic Carcinoma：Case Report and Literature Review . Practical Radiation Oncology 2019，9（3）：136-141.

[94]Bonanno A，Esmaeli B，Fingeret MC，Nelson DV，Weber RS：Social Challenges of Cancer Patients With Orbitofacial Disfigurement. Ophthalmic Plastic & Reconstructive Surgery 2010，26（1）：18-22.

[95]樊代明 . 整合肿瘤学 · 临床卷[M]. 北京：科学出版社，2021.

[96]樊代明 . 整合肿瘤学 ·基础卷[M]. 西安：世界图书出版西安有限公司，2021.

[97]Liu L，Zhao L，Zhang J，Song G，Shields CL，Wei R：Aberrantly expressed GFRα-1/RET in patients with lacrimal adenoid cystic carcinoma is associated with high recurrence risk：a retrospective study of 51 LACC cases. Cancer Biol Med 2021，15；18（1）：199-205.

[98]Costa PA，Tse DT，Benedetto P：Neoadjuvant Intra-arterial Cytoreductive Chemotherapy Improves Outcomes in Lacrimal Gland Adenoid Cystic Carcinoma. Oncologist 2024，29：263-269.

[99]Zhou X，Feng Y，Yang Y，et al：Clinical and histopathological factors for recurrence and metastasis in lacrimal gland adenoid cystic carcinoma in Chinese patients. Eur J Ophthalmol 2024.

[100]Wang YZ，Xian JF，Wang XY，et al：Zhonghua Yi Xue Za Zhi 2023；103（31）：2427-2432.

[101]许晓泉，胡昊，沈杰，等 . 泪腺肿块的影像诊断思路 . 中华放射学杂志，2022，56（4）：467-470.

[102]李田，董志军 . 泪腺腺样囊性癌生物标志物的研究进展 . 国际眼科杂志，2021，1（08）：1404-1407.

[103]Zhou X，Feng Y，Yang Y，Zong C，Yu Y，Zhu T，Shi J，Jia R，Chen H，Li Y，Song X：Clinical and histopathological factors for recurrence and metastasis in lacrimal gland adenoid cystic carcinoma in Chinese patients. Eur J Ophthalmol. 2024 Apr 30：11206721241249503.

[104]范先群 . 中国肿瘤整合整治指南 · 眼肿瘤 . 天津：天津科学技术出版社，2022.

葡萄膜黑色素瘤

名誉主编

樊代明

主　编

魏文斌　范先群

副主编

项晓琳　贾仁兵

编写秘书组

徐晓芳　庄　艾　潘　晖　柴佩韦

通讯作者

魏文斌　范先群

编　委（按姓氏拼音排序）

安宁宇　白　萍　卜战云　陈　宏　陈　辉　陈　樱　陈琳琳　陈志钧

程金伟　崔红光　杜　伟　郭　庆　何为民　季迅达　贾力蕴　金　眉

靳晓亮 柯　敏 李　海 李　鸿 李冬梅 李光宇 李凯军 李养军

梁建宏 廖洪斐 林　明 刘　荣 刘　伟 刘洪雷 刘历东 刘立民

刘小伟 刘银萍 卢　蓉 卢　苇 卢跃兵 陆琳娜 罗　鑫 马晓莉

马晓萍 潘　晖 钱　江 乔丽珊 秦　伟 邱晓荣 任彦新 邵　庆

宋　欣 孙　红 孙丰源 孙先桃 谭　佳 唐　松 唐东润 田彦杰

屠永芳 汪朝阳 王　峰 王　毅 王大庆 王殿强 王富华 王建仓

王耀华 魏　菁 魏锐利 魏文斌 吴　桐 吴　畏 吴国海 武　犁

项　楠 项道满 肖亦爽 辛向阳 熊　炜 项晓琳 徐晓芳 许育新

薛尚才 闫希冬 杨　萱 杨滨滨 杨华胜 杨文慧 杨新吉 叶　娟

袁洪峰 张　积 张　靖 张　黎 张　萌 张　伟 张　燕 张诚玥

张伟敏 张艳飞 章余兰 赵　红 赵红姝 赵军阳 赵月皎 钟　蕾

周吉超 庄　艾

第一章

葡萄膜黑色素瘤流行病学

葡萄膜黑色素瘤（uveal melanoma，UM）是成人最常见的原发性眼内恶性肿瘤，严重危害患者的生命及视功能。约50%的UM患者最终发生远处转移，但只有不到4%的患者在初诊时可检测到转移。许多患者在就诊时可能已经存在临床上无法检测到的微转移，因此目前认为UM是一种全身性疾病。

UM约眼部黑色素瘤的79%~81%，占全身各部位所有黑色素瘤的3%~5%。UM在全球的平均发病率为0.0001%~0.0009%，具有明显的地域和种族差异，白种人最高，黄种人次之，黑种人较少发生。男性发病率略高于女性。约50%UM患者最终发生血行转移，多累及肝脏。美国Wills眼科医院的研究结果显示，UM大型肿瘤5、10和15年的转移率分别为35%、49%和67%，中型肿瘤5、10和15年的转移率分别为14%、26%和37%。首都医科大学附属北京同仁医院对1553例中国UM患者进行长期随访发现，5、10和15年的转移率分别为19%、27%和31%。复旦大学附属眼耳鼻喉科医院报道UM的5和10年转移率分别为20%和30%。国外患者首诊年龄大多介于50~70岁之间，中国患者的首诊年龄较小，平均约为45岁。一项中国和美国大样本的研究数据比较显示，中国患者与美国患者相比，诊断时年龄较小、肿瘤较大、预后较好。

第二章

葡萄膜黑色素瘤的发病机制

UM发病机制与分子遗传、环境及细胞免疫等密切相关。UM细胞常包含1、3、6和8号染色体畸变。其中，3号染色体单体性是最常见的核型畸变，可见于50%~60%的患者。3号染色体单体与恶性肿瘤特征和组织病理学因素密切相关，预示不良预后。3号染色体缺失通常伴随8号染色体长臂扩增，患者转移风险更高。抑癌基因BAP1（3p21.1）突变与3号染色体中的单个等位基因之间经常存在关联。UM中其他少见的异常包括：（1）染色体1p缺失，与3号染色体单体性相关；（2）6号染色体倍增，这是与良好的预后和非转移性疾病相关的唯一“保护性”细胞遗传学改变。

UM主要包括如下基因突变：GNAQ（G蛋白α亚基q）、GNA11（G蛋白α亚基11），CYSLTR2（半胱氨酰白三烯受体2）、PLCB4（磷脂酶C-β4），BAP1（BRCA1-相关蛋白1）、SF3B1（剪接因子3B亚基1）、SRSF2（富含丝氨酸和精氨酸的剪接因子2）、EIF1AX（X连锁真核翻译起始因子1A）。其中GNAQ和GNA11的突变存在于91%的UM患者，被认为是致癌作用的主要驱动力。这些突变发生在G蛋白偶联受体（GPCR）的α亚基中，致使Gα11/Q途径激活，进而触发MEK（促分裂原激活的激酶）、蛋白激酶C和YAP（是相关蛋白）等多个相关通路，驱动UM恶变。

近期，国内学者发现表观遗传因素亦参与调控UM发展。例如，lncROR可排斥组蛋白H3K9甲基化修饰酶G9a在基因组的锚定，解除对癌基因TESC抑制作用，促进UM恶性转变。在此基础上，染色体构象捕获实验发现，lncROR核心启动区和其上游DNA形成由SMC1蛋白介导的染色体内环构象，激活内源性lncROR表达，促进UM发生。不仅如此，UM细胞中神经降压素（NTS）启动子区形成异常染色体激活构象，促进NTS高表达并增强UM细胞增殖和迁移能力。同时，组蛋白乳酸酰化激活YTH-N6-甲基腺苷RNA结合蛋白2（YTHDF2）表达，进一步调控p53、周期基因1（PER1）等关键RNA底物的半衰期，促进抑癌基因的RNA降解，促进UM恶性转变。

值得一提的是，m6A甲基化通过调控抑癌蛋白编码RNA组氨酸三合核苷酸结合蛋白2（HINT2）翻译能力，从而抑制葡萄膜黑色素瘤细胞增殖和迁移。这些结果说明，表观遗传失衡是促进UM恶变的重要因素。

第三章

葡萄膜黑色素瘤的诊断与鉴别诊断

第一节 临床表现

UM常表现持续的闪光感、眼前黑影，视物遮挡或视力丧失，部分病人可无症状。

UM常表现为棕色的圆顶状团块，包括色素性肿瘤（55%），无色素性肿瘤（15%）以及混合色素性肿瘤（30%）。82%虹膜黑色素瘤是色素性肿瘤，虹膜黑素瘤最常见于下象限（45%），并引起瞳孔变形，继发性青光眼，虹膜外翻，前房积血，在前房播散和眼外蔓延。虹膜黑色素瘤包括局限性（90%）或弥漫性（10%）。结节性虹膜黑色素瘤常呈圆顶状，合并扩张的滋养血管。弥漫性虹膜黑色素瘤因色素弥散无明显肿块而表现为虹膜变黑。虹膜黑色素瘤非常罕见，通常由于虹膜颜色变化（异色症）、瞳孔变形或继发青光眼引起眼痛而被偶然发现。继发性青光眼的发生是由于前房角直接压迫，肿瘤浸润至前房角，或小梁网中瘤细胞、色素或载有色素的巨噬细胞的聚集导致流出阻塞。

睫状体黑色素瘤因病变隐藏在虹膜后，早期患者鲜有临床症状，直到出现晶状体移位，视网膜脱离或巩膜外蔓延等症状时被发现。散瞳后可在晶状体后看到肿块。常见巩膜外层的滋养血管，称为前哨血管，可作为潜在黑色素瘤的线索。

脉络膜黑色素瘤的形态分为圆顶形（75%）、蘑菇形（20%）和弥漫形（5%）。蘑菇形UM是因肿瘤穿透Bruch膜并突出到视网膜下间隙时形成。弥漫形黑色素瘤是扁平的，易被误认为脉络膜痣。UM无视网膜供体血管，常引起渗出性视网膜脱离。有时会合并玻璃体出血，造成视物模糊。

第二节 眼部检查

需对视力、眼压、眼前节情况、眼底进行全面的检查。裂隙灯生物显微镜检查和间接检眼镜是主要检查方法，有时也需联合房角镜检查和透照检查法。所有患者均通过裂隙灯生物显微镜对眼前段进行评估，并通过间接检眼镜对眼后段进行评估，以确定肿瘤的位置，形状，色素沉着，血管分布，瘤体边缘形态，距黄斑和视盘的距离，睫状体和角膜受累情况，前部巩膜外蔓延；以及是否存在被确定为脉络膜痣恶变的继发病变，如巩膜表层的前哨血管，白内障，视网膜下积液或瘤体的橙色色素。前房角镜检查可以确定虹膜或睫状体黑色素瘤累及前房角的情况。UM合并角膜浸润以及继发青光眼与高转移风险相关。透照检查法是通过经巩膜或经瞳孔照明实现，以确定睫状体受累的程度。在结膜或角膜上放置光照，通过瘤体在巩膜上投射阴影，从而确定肿瘤范围。

第三节 影像学检查

（1）眼前节及眼底照相：眼前节照相可客观记录虹膜及睫状体肿瘤的分布、形态、色素、滋养血管、巩膜外蔓延、巩膜前哨血管等病变，以及晶体及瞳孔的位置和形态。对睫状体和脉络膜黑色素瘤，需充分散大瞳孔进行检查。检查时需同时记录周边眼底情况，以明确肿瘤及其渗出性视网膜脱离的位置及范围。超广角眼底成像技术可更为完整显示瘤体范围、大小以及与黄斑、视盘的关系；对分散的多发性脉络膜黑色素瘤可同时成像；对合并渗出性视网膜脱离者，则能更全面显示视网膜脱离范围、程度以及与瘤体的关系等。传统眼底照相对瘤体表面细节、颜色、色素分布情况更为清晰及客观，可两者整合用于UM病情评估。

（2）超声检查及超声生物显微镜检查（ultrasoundbiomicroscopy，UBM）：超声检查是明确后节UM大小最常用的检查方式，对后节UM的筛查、诊断、治疗、随访至关重要。眼部A型超声检查中，UM表现出中等偏低的内部反射率，在肿瘤顶点上出现一个高峰值，然后随着声波传播穿过肿块，反射率逐渐降低。UM在B型超声上的经典表现为显示圆顶，蘑菇形或平坦形，挖空征阳性（+），并合并脉络膜凹陷。超声检查还可揭示肿瘤是否侵犯眼眶。彩色多普勒血流超声可通过检测病变内的血供及血流情况，明确实体瘤而非出血。对UM患者，在常规超声检查基础上进行超声造影检查，可对肿瘤内部血流灌注进行动态观察，通过对图像的后处理分析，获得灌注曲线和定量诊断参数。典型的UM具有恶性肿瘤的循环代谢特点，超声造影时间–强度曲线表现为快进快出型。北京同仁眼科中心自2007年以来共进行眼超声造影检查患者1500余例，未见过敏等不良反应发生，UM的诊断符合率达93.7%。新近有研究提出，利用基于眼超声数据建立的机器学习模型可预测UM的转移和死亡风险。

超声生物显微镜常用于眼前节肿瘤的检查与诊断，由于分辨率高，可清晰观察病变内部细微结构及是否侵犯周围组织，用于成像和测量虹膜和睫状体肿瘤。这对确定睫状体黑色素瘤的大小，是否合并巩膜外的扩散以及确定虹膜肿瘤是否侵入睫状体十分重要。

（3）MRI检查：MRI在UM成像及与眼眶关系（尤其是大肿瘤）方面比CT更有价值，可以检测出巩膜外肿瘤扩散。MRI具有很高分辨率，UM在T1加权图像上显示高信号影，在T2加权图像上显示低信号影。在使用钆造影剂的增强MRI上，UM显示增强高信号影，可用于鉴别玻璃体或视网膜下出血。新近研究显示放射组学分析在UM的诊断方面更有优势。

（4）荧光素血管造影及吲哚菁绿血管造影检查：在荧光素血管造影上，UM在静脉期缓慢充盈呈斑驳状高荧光，晚期肿瘤呈弥漫状高荧光渗漏。典型的UM可见视网膜血管和肿瘤血管呈双循环模式。对放疗后的肿瘤，荧光素血管造影可见视网膜前或视网膜下的新血管形成，是放疗造成的放射性视网膜病变。对黄斑区的UM，因瘤体色素、致密的瘤细胞或缺乏明显瘤内血管的原因，吲哚菁绿血管造影显示瘤体内不可见脉络膜血管。周边部的UM可突破Bruch膜增大吲哚菁绿血管造影可见肿瘤处视网膜血管管径接近或较小且走行紊乱，伴有环形、平行无交联或平行并交联、弓形等异常形态的肿瘤内部血管。

（5）光学相干断层成像（OpticalCoherenceTomography，OCT）：OCT主要针对眼后段进行成像。OCT可显示细微的视网膜异常，例如视网膜下积液，视网膜内水肿，橙色色素和脉络膜病灶的横截面构造。扫描深度的增加可对玻璃体、视网膜、脉络膜甚至巩膜进行成像，对UM的早期检测，及与脉络膜痣的鉴别具有意义。与超声检查相比，OCT在测量小UM（厚度小于3mm）厚度方面更有优势。在OCT上，UM呈圆顶状，较少有视网膜浸润。肿瘤可压迫脉络膜血管，特别是脉络膜毛细血管。若合并视网膜下液，光感受器层形态不规则，可能是由于增多的巨噬细胞聚集在视网膜下。前段OCT适用于虹膜黑色素瘤，但可因色素沉着，造成肿瘤基底边缘模糊不清。光学相干断层扫描血管成像（OpticalCoherenceTomographyAngiography，OCTA）主要用于检测放疗后的黄斑微血管病变以对其进行治疗。

（6）正电子发射计算机断层显像：正电子发射计算机断层显像（PET/CT）PET/CT扫描对UM患者的肝转移显示出高敏感性和较高预测价值，可以早期发现肿瘤复发和眼外转移，提高肿瘤分期的准确性，对患者的治疗和随访有很大价值。PET/CT还可用于监控UM的全身转移灶。对晚期转移患者，PET/CT可用于肿瘤的TNM分期。尽管PET/CT检查很昂贵，但早期发现隐匿性转移灶使患者获益更大，对高度怀疑UM转移患者，PET/CT很有必要。

第四节 病理学诊断

UM大体外观多样，呈扁平形、半球形、球形及蕈伞形（亦有称之为蘑菇形）。瘤体可能是有色素的，无色素的或两者的混合物。如果肿瘤穿透Bruch膜呈蘑菇状，则穿过Bruch膜的部分挤压致肿瘤血管扩张、充血。UM的眼外扩散常通过巩膜导管，即涡静脉或经巩膜的神经或血管穿行巩膜的通道。UM通常为垂直生长，可突破Bruch膜向眼内生长，甚至穿过视网膜进入玻璃体，也可经巩膜导管扩散或直接巩膜浸润，即向眼内、眼外双侧进行挤压和浸润。超50%的中、大型肿瘤存在巩膜浸润，而巩膜外扩散的比例为5%~15%，肿瘤的视神经侵犯较少见（2%~7%）。UM最重要的免疫组化标记是HMB45，S100，Vimentin，Melan-A，MITF，酪氨酸酶和SOX10。

UM由多种成分组成，包括瘤细胞、浸润性巨噬细胞、淋巴细胞、成纤维细胞和血管。UM组织学类型分为4类：梭形细胞型、上皮样细胞型、混合细胞型和坏死型。由至少90%梭形细胞组成的黑色素瘤是梭形细胞型黑色素瘤，由至少90%的上皮样细胞构成的肿瘤是上皮样细胞型黑色素瘤。由至少10%的上皮样细胞和至多90%的梭形细胞构成的为混合细胞型黑色素瘤，是最常见的类型。

预测UM预后的组织病理学特征包括瘤细胞类型，有丝分裂活性，十个最大核仁的平均直径（Mean diameter of ten largest nucleoli，MLN），微血管密度（microvascular density，MVD），血管外基质的模式，肿瘤浸润淋巴细胞，肿瘤浸润巨噬细胞以及胰岛素样生长因子-1受体（Insulin-like growth factor-1 receptor，IGF-1R）的表达。瘤细胞类型是重要的预后因素之一。梭形细胞型UM的预后最好，混合细胞UM为中级，上皮样细胞型UM的预后最差。有丝分裂活动旺盛、细胞增殖高的肿瘤预后较差。在免疫组化标记物中，Ki-67是瘤细胞增殖的标志物。

MLN可在银或苏木精染色切片上进行测量，与不良的预后有关，较大的MLN是黑色素瘤相关死亡率的独立预测因子。MVD是对肿瘤血管的定量测量。高MVDUM患者的生存期缩短。肿瘤的血管外基质中微血管环的存在是黑色素瘤相关死亡的独立预测因子。UM中的闭合血管环是与转移性黑色素瘤死亡相关最重要的血管模式。淋巴细胞及巨噬细胞对UM的浸润增加提示预后不良。3号染色体单体UM细胞会产生炎性介质，可募集并激活淋巴细胞及巨噬细胞，促进肿瘤的炎症微环境，促进组织重塑，肿瘤进展，导致较差预后。IGF-1R在原发性肿瘤中的高表达与肿瘤转移相关，血清IGF-1R的水平可作为转移性UM的生物标志物。

第五节 鉴别诊断

多种病变与UM具有相似的临床特征，常见的鉴别诊断包括视盘黑色素细胞瘤、脉络膜黑色素细胞增多症，脉络膜转移癌、RPE腺瘤、脉络膜痣，周围渗出性出血性脉络膜视网膜病变，先天性视网膜色素上皮肥大，视网膜或色素上皮出血性脱离，脉络膜血管瘤和年龄相关性黄斑变性等。

1 与视盘黑色素细胞瘤相鉴别

通常仅累及单眼，检眼镜下可见完全或部分位于视盘中的深棕色或黑色占位，体积较小且局限。大多数不会引起明显的视觉障碍，少部分患者可因肿瘤引起的轻度渗出性视网膜脱离累及黄斑部或视神经炎而发生轻度视力下降。大部分患者可出现视野缺损，表现为生理盲点扩大、鼻侧阶梯及弓形缺损等。瘤体长期无明显增长，较稳定。极少部分会发生恶化，表现为瘤体进行性生长和视力丧失。恶性变的病理特点是在邻近正常的黑色素细胞瘤细胞周围有纺锤形黑色素瘤细胞，黑色素细胞瘤的瘤细胞和梭形黑色素瘤细胞常相互交织，没有间隔或间质组织。

2 与脉络膜转移癌相鉴别

脉络膜转移癌是全身其他部位恶性肿瘤经血液循环转移至脉络膜的恶性肿瘤，以肺癌及乳腺癌多见。表现为突发且迅速的视力下降，部分患者双眼发病。该病发病快、病程短，多有恶性肿瘤诊断病史。眼底可见一个或多个病灶，表现为后极部圆形或不规则形扁平的黄白色或灰黄色病灶，与周围组织边界不明显。FFA和ICGA检查常显示肿瘤早期呈遮蔽荧光或弱荧光，逐渐出现点状强荧光，晚期呈斑驳样强荧光，一般无脉络膜黑色素瘤样的粗大血管，及脉络膜血管瘤样的多叶片状荧光染色。B超检查可见眼球后极部扁平呈波浪形的实性占位病变，边界不清中等回声团，内回声欠均匀，声衰减不明显。MRI检查示T1WI为等信号，T2WI为低信号。

3 诊断性眼内肿瘤活检（fine needle aspiration biopsy，FNAB）

FNAB的目的是明确诊断，确认或排除恶性肿瘤，可经巩膜或经玻璃体途径进行。在经巩膜途径中，通过巩膜穿刺在肿瘤底部取样而获得肿瘤样品，这种方式不损伤视网膜，很少发生眼部并发症。主要局限性是取样不充分导致无法明确诊断。经玻璃体入路需要常规25G玻璃体切割手术入路，通过逐步切割玻璃体和视网膜进入肿瘤内部取样。FNAB所需的基本设备包括：细针头（25~30G）和10ml一次性注射器。FNAB存在采样不足，医源性损伤和眼外扩散的风险，需要谨慎运用。FNAB的适应证：①存在诊断不确定性，例如玻璃体积血影响肿瘤成像；影像学表现不典型；

②需要对肿瘤的恶性程度进行分型，进行细胞遗传学检测评估转移风险和预后。禁忌证：①对可疑视网膜母细胞瘤；②肿瘤组织黏附性差，容易播散③良性肿瘤，例如脉络膜血管瘤。

第六节　临床分期

UM有两种主要的分期系统，均基于肿瘤高度和最大基底直径。第一个分期系统由眼黑素瘤合作研究（COMS）提出，其次是1968年由美国癌症联合委员会（AJCC）提出。在COMS中，依据肿瘤顶点高度和最大基底直径将肿瘤分类为小型（顶端高度≤2.5mm，最大基底直径为<5mm），中型（顶点高度>2.5mm且≤10mm，最大基底直径为≤16mm）和大型（最大基底直径>16mm或顶点高度>10mm）。而在AJCC系统中，肿瘤被分类为T1，T2，T3或T4。COMS的中小型肿瘤与AJCC中的T1和T2类别之间以及COMS的大型肿瘤与AJCC的T3和T4类别之间存在一些重叠。AJCC实体恶性肿瘤的分期系统，即TNM分期，适用于UM预后的评估。其中"T"描述原发肿瘤的特征，包括瘤体大小及其与周围组织的浸润关系；"N"表示区域淋巴结受累程度和范围；"M"代表肿瘤远处转移情况。

UM按部位分为两种类型，即前节的虹膜黑色素瘤，及后节的睫状体和脉络膜黑色素瘤，这两种UM在预后上明显不同。在第7版的AJCC出版的TNM分期上，对睫状体和脉络膜黑色素瘤进行了修订，并得到了广泛验证。2018年，AJCC发布了TNM分期第8版，对虹膜黑色素瘤以及肿瘤的巩膜外扩散进行了更细致的分期。因此，TNM分期有望被国际认同，并广泛用于UM的治疗与预后评估。在AJCC出版的第8版TNM分期系统中，原发肿瘤根据临床特征分为T1~T4期（表14-3-1和表14-3-2）。

表14-3-1　第8版TNM分期中原发虹膜黑色素瘤肿瘤（T）分期及特征

T分期	特征
T1	肿瘤局限于虹膜
T1a	肿瘤局限于虹膜，大小未超过3个钟点数
T1b	肿瘤局限于虹膜，大小超过3个钟点数
T1c	肿瘤局限于虹膜，合并继发青光眼
T2	肿瘤侵及睫状体、脉络膜或两者同时
T2a	肿瘤侵及睫状体，不伴有继发青光眼
T2b	肿瘤侵及睫状体和脉络膜，不伴有继发青光眼
T2c	肿瘤侵及睫状体、脉络膜或两者同时，并伴有继发青光眼
T3	肿瘤侵及睫状体、脉络膜或两者同时，并伴有巩膜浸润
T4	肿瘤合并巩膜外扩散
T4a	肿瘤侵及巩膜，浸润灶的最大直径≤5mm
T4b	肿瘤侵及巩膜，浸润灶的最大直径>5mm

表 14-3-2　第 8 版 TNM 分期中睫状体和脉络膜葡萄膜黑色素瘤（T）的分期及特征

原发肿瘤（T）	特征
T1	肿瘤基底小于3~9mm，厚度小于等于6mm
	肿瘤基底介于9.1~12mm，厚度小于等于3mm
T1a	T1期肿瘤未累及睫状体，没有球外扩散
T1b	T1期肿瘤累及睫状体
T1c	T1期肿瘤未累及睫状体，球外扩散病灶最大直径≤5mm
T1d	T1期肿瘤累及睫状体，球外扩散病灶最大直径≤5mm
T2	肿瘤基底小于9.0mm，厚度介于6.1~9.0mm
	肿瘤基底介于9.1~12.0mm，厚度介于3.1~9.0mm
	肿瘤基底介于12.1~15mm，厚度小于等于6.0mm
	肿瘤基底介于15.1~18mm，厚度小于等于3.0mm
T2a	T2期肿瘤未累及睫状体，没有球外扩散
T2b	T2期肿瘤累及睫状体
T2c	T2期肿瘤未累及睫状体，球外扩散病灶最大直径≤5mm
T2d	T2期肿瘤累及睫状体，球外扩散病灶最大直径≤5mm
T3	肿瘤基底介于3.1~9mm，厚度介于9.1~12mm
	肿瘤基底介于12.1~15mm，厚度介于6.1~15mm
	肿瘤基底介于15.1~18mm，厚度介于3.1~12mm
T3a	T3期肿瘤未累及睫状体，没有球外扩散
T3b	T3期肿瘤累及睫状体
T3c	T3期肿瘤未累及睫状体，球外扩散病灶最大直径≤5mm
T3d	T3期肿瘤累及睫状体，球外扩散最大直径≤于5mm
T4	肿瘤基底介于12.1~15mm，厚度大于15.0mm
	肿瘤基底介于15.1~18mm，厚度大于12.1mm
	肿瘤基底大于18mm，厚度不限
T4a	T4期肿瘤未累及睫状体，无球外扩散
T4b	T4期肿瘤累及睫状体
T4c	T4期肿瘤未累及睫状体，球外扩散病灶最大直径≤5mm
T4d	T4期肿瘤累及睫状体，球外扩散病灶最大直径≤5mm
T4e	任何大小的肿瘤球外扩散病灶最大直径>5mm

UM的区域淋巴结转移分为无淋巴结受累的N0期及有淋巴结受累的N1期（表14-3-3）UM的远处转移情况，根据有无转移分为M0期及M1期，根据转移灶大小分为M1a~M1b期（表14-3-4）

表 14-3-3　第 8 版 TNM 分期中区域性淋巴结转移情况（N）分期及特征

N分期	特征
N0	无淋巴结受累
N1	眼眶区域淋巴结转移或肿瘤播散
N1a	一个或多个区域淋巴结受累
N1b	局部淋巴结未受累，但眼眶中有不连续的肿瘤播散。

表 14-3-4 第8版TNM分期中肿瘤远处转移情况（M）分期及特征

M分期	特征
M0	无远处转移的症状和体征
M1	合并远处转移
M1a	最大转移病灶的最大直径≤3cm
M1b	最大转移病灶的最大直径为3.1-8cm
M1c	最大转移病灶的最大直径≥8cm

由于UM患者的生存率并非仅随着T类的增加而恶化，而且随着每个T类中的子类而恶化，考虑了这种差异，AJCC进行了ⅠA-B，ⅢA-C和Ⅳ的七个阶段的分期，以评估患者的生存率。其中，Ⅰ至ⅢC期患者在区域性或远处均无转移。Ⅳ期表明转移性疾病或非连续性眶内浸润（表14-3-5）。虹膜黑色素瘤未进行分期。

表 14-3-5 基于AJCC出版的TNM分类第八版的睫状体和脉络膜黑色素瘤分期

肿瘤分期	原发肿瘤（T）	区域淋巴结（N）	远处转移（M）
Ⅰ期	T1a	N0	M0
Ⅱ期	T1b-d，T2a-b，T3a	N0	M0
ⅡA期	T1b-d，T2a	N0	M0
ⅡB期	T2b，T3a	N0	M0
Ⅲ期	T2c-d，T3b-d，T4a-c	N0	M0
ⅢA期	T2c-d，T3b-c，T4a	N0	M0
ⅢB期	T3d，T4b-c	N0	M0
ⅢC期	T4d-e	N0	M0
Ⅳ期	任何T	N1	M0
	任何T	任何N	M1a-c

第四章

葡萄膜黑色素瘤的治疗

近年来，UM的治疗发展迅速，方式多样。UM治疗方式的选择取决于肿瘤的大小，位置和相关特征，例如视网膜脱离、玻璃体出血和视网膜浸润。还应考虑患者的年龄，总体健康状况，对侧眼的状况以及患者的个人需求（表14-4-1）。

近距离敷贴放疗和眼球摘除术是最常见的治疗方式，其他保眼治疗还包括经瞳孔温热治疗，质子束放疗、立体定向放疗以及眼肿瘤局部切除术。

1 敷贴放疗

敷贴放疗是近距离放疗的一种形式，常用的放射性同位素包括碘125，钌106，钯103，铱192和钴60。通过在肿瘤对应的巩膜表面精确缝合曲线形的放射性敷贴器，将放射线跨巩膜辐射至瘤体。敷贴放疗需要使瘤体表面放射线剂量达到80~100Gy，适用于小、中等大小的肿瘤，是中小型UM的首选治疗方法，包括黄斑黑色素瘤，睫状体黑色素瘤，以及眼外扩散的UM。对邻近视盘的肿瘤，可以使用卡槽式的敷贴器，使敷贴器的位置更接近肿瘤基底部，达到更好的局部剂量控制。该疗法可有效控制肿瘤，保存眼球以及保留视力。新近有研究提出应用新型纳米材料可提高UM的疗效。

2 经瞳孔温热疗法（Transpupillary thermo therapy，TTT）

TTT是一种非侵入性治疗方式，使用810nm红外二极管通过瞳孔传递到脉络膜肿瘤表面，使肿瘤温度升高至45°~60°，导致与肿瘤相关的畸形血管闭塞，进而导致肿瘤坏死。TTT的最大穿透深度为4mm，适用于厚度小于4mm，且位于视盘及黄斑外的小型色素性的UM，对小于2.5mm较小的生长性UM疗效最佳。厚度大于3mm的肿瘤应通过敷贴放疗联合TTT来治疗，即“三明治”疗法。TTT的优势包括激光的精确瞄准，可使肿瘤即时坏死，在门诊即可完成诊治，对周围正常脉络膜的损害小。TTT的潜在并发症包括视网膜分支静脉阻塞，视网膜牵拉，以及孔源性视网膜脱离。

3 质子束放疗法

质子束放疗是一种远程放疗，质子束可以向肿瘤提供均匀的辐射剂量，在向肿瘤传递高剂量辐射的同时，最大程度地减少对健康周围组织的附带损害。质子束放疗较敷贴放射治疗适用范围更广，可用于虹膜黑色素瘤和后节UM。可达到肿瘤控制，保存眼球以及保留视力，但其最终效果并不优于敷贴，而费用更高。

4 肿瘤局部切除术

肿瘤局部切除术最早是针对局部放疗后残余的肿瘤而提出，术式包括通过巩膜切口整体切除肿瘤（外切术），或穿过视网膜的玻璃体切除术切除肿瘤（内切术）等。位于虹膜、睫状体和周边脉络膜的黑色素瘤可行肿瘤外切除，位于赤道后的脉络膜肿瘤可采用内切除术。这两种手术难度较大，要求术者经验丰富且技术高超，术后效果通常比较理想。肿瘤切除术能提供新鲜的肿瘤组织，可行组织病理学诊断及基因检测，并保留了眼球和视力。内切除时如果巩膜面肿瘤有残余或肿瘤离手术切除范围边缘较近，可以补充敷贴放疗以防肿瘤复发。

5 眼球摘除术

对大型UM，视神经受累或侵及眼眶和/或继发性青光眼均需行眼球摘除术。以眼眶植入物代替了眼球体积，植入物可以附着在直肌上，从而保留了义眼的运动性。目前常用的眼眶内容物填充或替代物包括：巩膜包裹的羟基磷灰石义眼台植入物、聚合物涂覆的羟基磷灰石义眼台、聚乙烯替代物（MEDPOR）及硅胶球等。

6 眶内容物剜除术

若UM在初诊时就已有明显的眼眶侵犯，需行眶内容物摘除术（涉及眼球，眼球，肌肉，神经和脂肪组织的去除），并尽量保留眼睑以助于快速愈合。

7 UM转移后的全身治疗

尽管目前还没有任何一种单一的全身疗法被证明对UM的远处转移有效，但仍尽可能鼓励UM患者参与临床试验。首选治疗方案包括Tebentafusp和免疫检查点抑制剂Nivolumab和ipilimumab。其他推荐方案还包括细胞毒性方案 或MEK抑制剂Trametinib。对肝脏转移患者可行靶向治疗，包括切除，消融，化学栓塞，放射栓塞和局部灌注等。

表 14-4-1 葡萄膜黑色素瘤治疗选择

治疗方式	适应证	结果	并发症	注释	循证等级
放疗					
近距离放疗（钌106碘125）	小/中/大UM，基底直径<20mm	肿瘤局部控制良好	视力丧失 肿瘤复发	调整剂量以延缓视力丧失	A级
质子束放疗	中/大型UM；不适合敷贴或切除术 顶点高度>2.5mm，最大基底直径为>5mm）	肿瘤局部控制良好	视力丧失 新生血管性青光眼 肿瘤复发	非所有眼肿瘤中心均可采用	C级
立体定向放疗	视乳头旁UM；不适合敷贴或手术治疗	肿瘤局部控制良好	视力丧失 放射相关并发症 肿瘤复发	非所有眼肿瘤中心均可采用	C级
激光治疗					
经瞳孔热疗（TTT）	UM的局部复发和辅助治疗	改善局部肿瘤控制	视力丧失 眼外肿瘤复发	偶尔将其用于视盘鼻侧的小黑色素瘤	C级
光动力疗法（PDT）	小UM（顶端高度≤2.5mm，最大基底直径为<5mm）	不确定	肿瘤复发	避免放疗并发症；未广泛使用	D级
手术					
外切除±敷贴	基底径窄的 中/大型UM	不确定	视网膜脱离 视力丧失 眼球摘除 肿瘤复发	很少进行 敷贴治疗以降低复发风险	C级
内切除±放疗法	中型UM 肿瘤毒性综合征	结果不一	短暂性眼内出血 很少肿瘤播散	仅在英国部分眼科中心进行	D级
眼球摘除	大型UM 伴NVG±广泛性视网膜脱离	如果完全切除，则100%局部控制肿瘤	眼座相关并发症 眼眶肿瘤复发	眼眶植入物和人工眼的美容效果良好	A级
眶内容物剜除	UM眼外扩散	如果完全切除，则100%局部控制肿瘤	眼眶肿瘤复发	很少进行	D级

第五章

葡萄膜黑色素瘤的康复随访管理

UM进行眼科治疗后，需行定期的眼部及全身情况随访观察。放疗后，前2年每3~6个月复查1次，此后每6~12个月复查，以监测肿瘤是否复发及其他并发症。如有条件做基因检测，可据基因检测结果结合肿瘤临床病理特征划分转移风险等级，进而指导患者术后随访（表14-5-1）。

复查时需行全面眼科检查，包括视力，眼压和散瞳后的眼底检查，结合眼底彩色照相和超声检查来评估局部肿瘤的控制情况。广角眼底照相及荧光素血管造影可以评估放疗后的周边部肿瘤和视网膜血管的灌注情况。肿瘤复发最常见部位是肿瘤边缘处，肿瘤中心处和眼外扩散复发较少见。敷贴放疗后，小型（≤3mm厚度）UM的复发率在5年时为6%，在10年时复发率为11%，而对于大型（≥10mm厚度）的UM，5年复发率为13%。复发与发生转移的风险增加有关。复发必须与肿瘤消退不足（无反应性）区分开。肿瘤大小以及与视盘和黄斑的距离对视力的预后非常重要。放疗术后影响患者视力的主要原因包括放射性视网膜病、放射性视神经病变以及白内障。约69%的患者在术后10年内视力丧失。尽管放射性视网膜病变的发病高峰为放疗后5年内，但仍有7%的患者在治疗后7~10年出现病变。因此，需对放射性视网膜病变进行长期监测。同时，可行眼周或玻璃体内注射曲安奈德，或玻璃体内抗VEGF药物和/或全视网膜光凝术，以控制放射性病变。需对患者进行全身情况监测以及早发现转移病灶。对UM患者的随访监测应包括肝脏的特异性影像学检查，主要为腹部超声。眼部治疗后，UM患者会出现眼部不适，视力障碍，眼球摘除后面部畸形，对未来健康的担忧，焦虑，沮丧或身体的严重不适。应进行充分的心理支持和咨询，提高患者对这些问题的认识，旨在从心理上帮助患者减轻疾病带来的痛苦。

表 14-5-1　患者转移风险分层

风险等级/分级依据	基因检测	肿瘤大小	肿瘤病理类型	肿瘤范围及位置	随访建议
低风险	Class 1A 二倍体型3号染色体 染色体6p增加 EIF1AX突变	T1（AJCC）	梭形细胞型		适当低频的监测
中风险	Class 1B SF3B1突变	T2和 T3（AJCC）	混合细胞型		监测：10年内每6~12月1次
高风险	Class 2 单体型3号染色体 染色体8q增加 BAP1突变 PRAME突变	T4（AJCC）	上皮样细胞型	肿瘤眼外扩散 肿瘤累及睫状体	监测：5年内每3~6月1次，然后10年内每6~12月1次

参考文献

[1]樊代明等.中国肿瘤整合诊治指南（CACA）-2022-眼肿瘤[M]. 天津：天津科学技术出版社，2022.

[2]Luo J，Zhang C，Yang Y，Xiu J，Zhao H，Liang C，et al. Characteristics，Treatments，and Survival of Uveal Melanoma：A Comparison between Chinese and American Cohorts. Cancers（Basel）. 2022；14（16）：3960.

[3]Singh A D，Turell M E，Topham A K . Uveal Melanoma：Trends in Incidence，Treatment，and Survival[J]. Ophthalmology，2011，118（9）：1881-1885.

[4]Shields C L，Kaliki S，Furuta M，et al. CLINICAL SPECTRUM AND PROGNOSIS OF UVEAL MELANOMA BASED ON AGE AT PRESENTATION IN 8，033 CASES[J]. Retina，2012，32（7）：1363-1372.

[5]Al-Jamal RT，Cassoux N，Desjardins L，et al. The Pediatric Choroidal and Ciliary Body Melanoma Study：A Survey by the European Ophthalmic Oncology Group[J]. Ophthalmology. 2016；123（4）：898-907.

[6]Liu YM，Li Y，Wei WB，Xu X，Jonas JB. Clinical Characteristics of 582 Patients with Uveal Melanoma in China. PLoS One. 2015；10（12）：e0144562. Published 2015 Dec 8.

[7]Walpole S，Pritchard AL，Cebulla CM，et al. Comprehensive Study of the Clinical Phenotype of Germline BAP1 Variant-Carrying Families Worldwide. J Natl Cancer Inst[J]. 2018；110（12）：1328-1341.

[8]Singh AD，Topham A. Incidence of uveal melanoma in the United States：1973-1997. Ophthalmology[J]. 2003；110（5）：956-961.

[9]Park SJ，Oh CM，Kim BW，Woo SJ，Cho H，Park KH. Nationwide Incidence of Ocular Melanoma in South Korea by Using the National Cancer Registry Database（1999-2011）. Invest Ophthalmol Vis Sci. 2015；56（8）：4719-4724.

[10]Kivelä T. The epidemiological challenge of the most frequent eye cancer：retinoblastoma，an issue of birth and death. Br J Ophthalmol. 2009；93（9）：1129-1131.

[11]Kujala E，Mäkitie T，Kivelä T. Very long-term prognosis of patients with malignant uveal melanoma. Invest Ophthalmol Vis Sci. 2003；44（11）：4651-4659.

[12]Diener-West M，Reynolds SM，Agugliaro DJ，et al. Development of metastatic disease after enrollment in the COMS trials for treatment of choroidal melanoma：Collaborative Ocular Melanoma Study Group Report No. 26. Arch Ophthalmol. 2005；123（12）：1639-1643.

[13]Gragoudas ES，Egan KM，Seddon JM，et al. Survival of patients with metastases from uveal melanoma. Ophthalmology. 1991；98（3）：383-390.

[14]Finger PT，Kurli M，Reddy S，Tena LB，Pavlick AC. Whole body PET/CT for initial staging of choroidal melanoma. Br J Ophthalmol. 2005；89（10）：1270-1274.

[15]Shields JA，Shields CL. Management of posterior uveal melanoma：past，present，and future：the 2014 Charles L. Schepens lecture. Ophthalmology. 2015；122（2）：414-428.

[16]Smit KN，Jager MJ，de Klein A，Kili E. Uveal melanoma：Towards a molecular understanding. Prog Retin Eye Res. 2020；75：100800.

[17]Singh AD，Tubbs R，Biscotti C，Schoenfield L，Trizzoi P. Chromosomal 3 and 8 status within hepatic metastasis of uveal melanoma. Arch Pathol Lab Med. 2009；133（8）：1223-1227.

[18]Harbour JW，Onken MD，Roberson ED，et al. Frequent mutation of BAP1 in metastasizing uveal melanomas. Science. 2010；330（6009）：1410-1413.

[19]Damato B，Dopierala J，Klaasen A，van Dijk M，Sibbring J，Coupland SE. Multiplex ligation-dependent probe amplification of uveal melanoma：correlation with metastatic death. Invest Ophthalmol

Vis Sci. 2009；50（7）：3048-3055.
[20]Park JJ，Diefenbach RJ，Joshua AM，Kefford RF，Carlino MS，Rizos H. Oncogenic signaling in uveal melanoma. Pigment Cell Melanoma Res. 2018；31（6）：661-672.
[21]Violanti SS，Bononi I，Gallenga CE，Martini F，Tognon M，Perri P. New Insights into Molecular Oncogenesis and Therapy of Uveal Melanoma. Cancers（Basel）. 2019；11（5）：694.
[22]Henderson E，Margo CE. Iris melanoma. Arch Pathol Lab Med. 2008；132（2）：268-272.
[23]Shields CL，Kaliki S，Furuta M，Mashayekhi A，Shields JA. Clinical spectrum and prognosis of uveal melanoma based on age at presentation in 8，033 cases. Retina. 2012；32（7）：1363-1372.
[24]Coupland SE，Campbell I，Damato B. Routes of extraocular extension of uveal melanoma：risk factors and influence on survival probability. Ophthalmology. 2008；115（10）：1778-1785.
[25]Al-Jamal RT，Mäkitie T，Kivelä T. Nucleolar diameter and microvascular factors as independent predictors of mortality from malignant melanoma of the choroid and ciliary body. Invest Ophthalmol Vis Sci. 2003；44（6）：2381-2389.
[26]Chen X，Maniotis AJ，Majumdar D，Pe'er J，Folberg R. Uveal melanoma cell staining for CD34 and assessment of tumor vascularity. Invest Ophthalmol Vis Sci. 2002；43（8）：2533-2539.
[27]Folberg R，Pe'er J，Gruman LM，et al. The morphologic characteristics of tumor blood vessels as a marker of tumor progression in primary human uveal melanoma：a matched case-control study. Hum Pathol. 1992；23（11）：1298-1305.
[28]Bronkhorst IH，Jager MJ. Uveal melanoma：the inflammatory microenvironment. J Innate Immun. 2012；4（5-6）：454-462.
[29]Frenkel S，Zloto O，Pe'er J，Barak V. Insulin-like growth factor-1 as a predictive biomarker for metastatic uveal melanoma in humans. Invest Ophthalmol Vis Sci. 2013；54（1）：490-493.
[30]Barker CA，Salama AK. New NCCN Guidelines for Uveal Melanoma and Treatment of Recurrent or Progressive Distant Metastatic Melanoma[J]. J Natl Compr Canc Netw. 2018；16（5S）：646-650. doi：10.6004/jnccn.2018.0042.
[31]Wisely CE，Hadziahmetovic M，Reem RE，et al. Long-term visual acuity outcomes in patients with uveal melanoma treated with 125I episcleral OSU-Nag plaque brachytherapy[J]. Brachytherapy. 2016；15（1）：12-22. doi：10.1016/j.brachy.2015.09.013.
[32]Luo J，Chen Y，Yang Y，Zhang K，Liu Y，Zhao H，et al. Prognosis Prediction of Uveal Melanoma After Plaque Brachytherapy Based on Ultrasound With Machine Learning. Front Med（Lausanne）. 2022；8：777142.
[33]魏文斌，屠颖.诊断性玻璃体手术临床应用及其微创化前景[J].中华眼科杂志，2010，46（11）：1052-1056.
[34]中国医药教育协会眼科专业委员会，中华医学会眼科学分会眼整形眼眶病学组，中国抗癌协会眼肿瘤专业委员会.中国葡萄膜黑色素瘤诊疗专家共识（2021年）[J].中华眼科杂志，2021，57（12）：886-897.
[35]樊代明，等.整合肿瘤学.北京：科学出版社和世界图书出版社，2021.
[36]Su Y，Xu X，Zuo P，Xia Y，Qu X，Chen Q，et al. Value of MR-based radiomics in differentiating uveal melanoma from other intraocular masses in adults. Eur J Radiol. 2020 Oct；131：109268.
[37]Chai P，Jia R，Li Y，Zhou C，Gu X，Yang L，et al. Regulation of epigenetic homeostasis in uveal melanoma and retinoblastoma. Prog Retin Eye Res. 2021：101030.
[38]He F，Yu J，Yang J，Wang S，Zhuang A，Shi H，et al. m（6）A RNA hypermethylation-induced BACE2 boosts intracellular calcium release and accelerates tumorigenesis of ocular melanoma. Mol Ther. 2021；29（6）：2121-33.
[39]Fan J，Xing Y，Wen X，Jia R，Ni H，He J，et al. Long non-coding RNA ROR decoys gene-specific histone methylation to promote tumorigenesis. Genome Biol. 2015；16：139.

[40]Fan J, Xu Y, Wen X, Ge S, Jia R, Zhang H, et al. A Cohesin-Mediated Intrachromosomal Loop Drives Oncogenic ROR lncRNA to Accelerate Tumorigenesis. Mol Ther. 2019; 27 (12): 2182-94.

[41]Chai P, Yu J, Jia R, Wen X, Ding T, Zhang X, et al. Generation of onco-enhancer enhances chromosomal remodeling and accelerates tumorigenesis. Nucleic Acids Res. 2020; 48 (21): 12135-50.

[42]Yu J, Chai P, Xie M, Ge S, Ruan J, Fan X, et al. Histone lactylation drives oncogenesis by facilitating m (6) A reader protein YTHDF2 expression in ocular melanoma. Genome Biol. 2021; 22 (1): 85.

[43]Jia R, Chai P, Wang S, Sun B, Xu Y, Yang Y, et al. m (6) A modification suppresses ocular melanoma through modulating HINT2 mRNA translation. Mol Cancer. 2019; 18 (1): 161.

[44]Peyman GA, Cohen SB. Ab interno resection of uveal melanoma. Int Ophthalmol. 1986; 9 (1): 29-36.

[45]Damato B, Groenewald C, McGalliard J, Wong D. Endoresection of choroidal melanoma. Br J Ophthalmol. 1998; 82 (3): 213-8.

[46]Yao Y, Xu R, Shao W, Tan J, Wang S, Chen S, Zhuang A, Liu X, Jia R. A Novel Nanozyme to Enhance Radiotherapy Effects by Lactic Acid Scavenging, ROS Generation, and Hypoxia Mitigation. Adv Sci (Weinh). 2024: e2403107.

甲状腺癌

名誉主编

樊代明

主　编

程若川　高　明　葛明华

副主编

王　宇　关海霞　刘绍严　苏艳军　李　超　杨安奎　陈晓红　林岩松
郑传铭　郑向前　赵代伟　秦建武　耿　刚

编　委（按姓氏拼音排序）

陈　光　陈立波　房居高　傅晓莹　高　婕　韩志江　何霞云　黑　虎
侯　鹏　黄　蕤　黄晓明　李　艺　李大鹏　李乃适　李清林　李秋梨
李振东　李志辉　刘　辉　刘勤江　刘志艳　陆汉魁　马　芳　马斌林
赏金标　沈春英　石臣磊　苏安平　谭　卓　王　欣　王朝晖　王佳峰
王任飞　王舒朗　王玉龙　武晓泓　徐　荣　许　坚　杨爱民　詹维伟
张　彬　张　鑫　张　园　张超杰　张杰武　赵　静　赵敬柱　郑　颖
朱一鸣

秘　书

刘　彬　孙　迪　张松涛　林杼颖　郝　洁　徐加杰

第一章

前言

甲状腺癌（Thyroid Cancer，TC）是内分泌系统和头颈部最常见的恶性肿瘤。过去30年中，全球范围内甲状腺癌发病率大幅增加，成为十大恶性肿瘤之一。世界卫生组织国际癌症研究机构发布的全球185个国家最新癌症负担数据显示，2020年全球新发甲状腺癌58.6万例，位列第九位，其中女性44.9万例，位列第五位。我国甲状腺癌同样增长迅速，2003~2012年期间平均每年增长20.4%；国家癌症中心发布2022年中国恶性肿瘤负担数据显示，甲状腺癌发病率位列男性恶性肿瘤的第七位，女性恶性肿瘤的第三位。欧美发达国家的甲状腺癌5年生存率为98.6%，而我国甲状腺癌年龄标准化的5年相对生存率为92.6%，仍有一定的提升空间。

如何对甲状腺癌进行筛查、诊断、规范化治疗，如何对持续/复发/转移性的甲状腺癌基于多学科联合诊疗到整合医学（Multidisciplinary Team to Holistic Integrative Medicine，MDT to HIM）客观评估的系统性治疗，以及规范、有效的治疗后动态评估及系统随访，将是提高我国甲状腺癌患者的生存率、改善生活质量的重要保障，也是甲状腺肿瘤诊治领域肩负的重要责任。

在中国抗癌协会（CACA）的总体部署下，甲状腺癌专业委员会（CATO）负责编写的《中国肿瘤整合诊治指南—甲状腺癌》于2022年4月份发布，在全国范围内进行巡讲、解读与推广，对推动全国甲状腺癌诊疗的同质化发展发挥了重要作用。在CACA的总体部署下，CATO组织外科、内分泌、核医学、超声、影像、病理、放疗、中医、康复、护理等领域专家，对本指南进行更新改写。

该指南以观点汇合、学科融合、技术整合的“整体整合医学”为学术理念，既借鉴国际权威机构的指南，了解世界最前沿的理念、观点、成果，又兼顾中国经验；坚持“实用”为标准，求真务实，以“解决临床问题”为导向；既聚焦“诊治”，也兼顾预防、早筛、康复，体现全人、全程、全息的理念。

证据级别和推荐条款兼顾“指南-共识-经验”等不同层次的学术成果和观点，体现“研究证据-医生经验-患者需求”的整合，在坚持“科学性”的基础上，兼顾中国特色和医疗可及性，体现中国特色的“防-筛-诊-治-康”癌症整体防控服务体系。希望本版指南的应用和推广，进一步推动我国甲状腺癌诊治水平的同质化发展。

第二章

甲状腺癌的流行病学与筛查

第一节 流行病学

甲状腺癌起源于甲状腺滤泡上皮细胞或滤泡旁细胞（又称C细胞）。滤泡细胞源性甲状腺癌包括乳头状癌（Papillary thyroid carcinoma，PTC，占所有甲状腺癌的80%~85%）、滤泡状癌（Follicular thyroid carcinoma，FTC，10%~15%）、嗜酸细胞癌（Oncocytic carcinoma，OCA），低分化癌（Poorly differentiated thyroid carcinoma，PDTC）和未分化癌（Anaplastic thyroid carcinoma，ATC，＜2%），前两种类型又称为分化型甲状腺癌（Differentiated thyroid carcinoma，DTC）。滤泡旁细胞源性甲状腺癌即甲状腺髓样癌（Medullary thyroid carcinoma，MTC），约占甲状腺癌的1%~5%。

近年来，全球范围内甲状腺癌发病率大幅增加，主要归结于PTC的增加。我国甲状腺癌同样增长迅速，2022年我国甲状腺癌发病率位居所有恶性肿瘤的第3位，居女性肿瘤的第3位，男性肿瘤的第7位。国内流行病学特征主要包括：PTC占比最大，城市发病率显著高于农村，东部地区发病率高于中西部。

造成甲状腺癌发病率上升的主要原因之一是高分辨率超声和细针穿刺检查（Fine needle aspiration biopsy，FNAB）的广泛应用以及人们对健康体检的重视，使更多较小的、低风险的PTC被确诊。但也有研究表明，所有大小和所有年龄组的甲状腺癌绝对发病率都在增加，所以这一流行病学现象不能仅仅归结于诊断强度的增加，而是检查和筛查增多及其他尚未明确的因素综合作用的结果。

尽管甲状腺癌发病率增加，但它导致的死亡率几乎在全球所有地区都相对稳定在较低水平。2020年全球甲状腺癌年龄标准化死亡率男性为0.3/10万，女性为0.5/10万。美国甲状腺癌基于发病率的死亡率从2000年的0.42/10万（95% CI：0.34~0.51），增加到2018年的0.50/10万（95% CI：0.43~0.58），其中PTC和ATC的死亡率增加，PTC中伴有远处转移和肿瘤直径＞2.1cm的死亡率增加，但FTC或MTC的死亡率无增加。据报道，欧洲男性与女性甲状腺癌的死亡率分别为0.5/10万和0.7/10万，随时间和地区的变化很小。2022年中国甲状腺癌的年龄标准化死亡率为0.45/10万（男性：0.35/10万，女性：0.55/10万）。中国甲状腺癌的长期生存率得到显著改善，来自17个癌症登记处的数据显示甲状腺癌年龄标准化的5年相对生存率从2003~2005年的67.5%上升至2012~2015年的84.3%，2019~2021年进一步提升至92.6%，但仍低于一些发达国家的水平。

部分甲状腺癌的发生与遗传相关。5%~10%的DTC有家族遗传性，可作为家族性肿瘤综合征的组成部分，也可为非综合征型（家族性非髓样甲状腺癌），罹患病例的一级亲属DTC患病风险明显增加。约25%的MTC是遗传性，由胚系转染重排（Rearranged during transfection，RET）基因变异导致，是2型多发性内分泌腺瘤病（Multiple endocrine neoplasia，type 2，MEN 2）的表现之一。

环境和饮食因素方面，童年期电离辐射暴露是目前唯一确认的DTC环境风险因素。切尔诺贝利核事故致使污染地区儿童和青少年甲状腺癌的发病率显著增加，儿童期恶性肿瘤接受放疗的幸存者甲状腺癌发病风险增高均证实这一点，然而电离辐射的暴露与成人甲状腺癌的关系并不明确。近年来多个荟萃分析显示肥胖可能是甲状腺癌的风险因素。一项纳入524万例样本的大规模人群研究显示，高体重指数（Body mass index，BMI）与10种常见癌症的发病风险增加有关，其中甲状腺癌的风险约增加9%。碘缺乏和碘过量都可引起甲状腺疾病，缺碘会增加辐射诱发甲状腺癌的风险，但目前无证据表明碘摄入过量与甲状腺癌发病风险的增加有关，也无证据表明食盐加碘与甲状腺癌高发的现象有关联。海水鱼与贝壳类食物，未增加甲状腺癌的患病风险，在缺碘地区反而具有保护作用。十字花科蔬菜摄入与甲状腺癌无明显关系。

第二节　甲状腺癌的筛查

国际卫生组织针对肿瘤的筛查计划常基于以下证据：①证明患者确实有风险；②证明筛查可在早期阶段发现疾病；③早期诊断对后续预后有影响，包括复发和生存。尽管利用高分辨超声结合FNAB技术可早期发现甲状腺癌，但目前无证据表明对无症状人群行甲状腺癌筛查有明确获益。

目前我国相关部门并无甲状腺癌的筛查计划，但一些体检中甲状腺超声是可选择项目。在我国甲状腺癌长期生存率同发达国家尚存一定差距以及肿瘤防治提倡“早发现、早诊断、早治疗”为基本策略的背景下，有必要积极开展相关研究，制定适合我国国情的甲状腺癌筛查方案。

对甲状腺癌高风险人群（如童年期有辐射暴露史、前述某些遗传综合征病史者及其一级亲属、MEN2患者及其一级亲属、携带胚系RET基因变异的MTC患者的一级亲属等），应行甲状腺癌筛查。

第三章

甲状腺癌的诊断

第一节 临床表现

大多数甲状腺癌患者无明显临床症状。部分患者由于肿瘤压迫周围组织，出现声音嘶哑、压迫感、呼吸/吞咽困难等症状。合并甲状腺功能异常时可出现甲状腺功能亢进或甲状腺功能减退的临床表现。部分患者可因颈部淋巴结肿大就诊。若肿瘤压迫颈交感神经节，可产生Horner氏综合征。

MTC由于肿瘤可产生降钙素（Calcitonin，CTn）和5-羟色胺，可引起腹泻、心悸、面色潮红等症状，可合并出现多发性内分泌腺瘤病2型（MEN2型）、家族性多发性息肉病及某些甲状腺癌综合征。

ATC常表现为多种症状同时或交错出现，或以消化、呼吸系统的某一症状为突出表现，时常伴有声音嘶哑、进行性呼吸和/或吞咽困难、颈部疼痛等症状，颈前常可触及边界不清、活动度差或相对固定的质硬肿物，且发展迅速。

第二节 影像学诊断

1 超声检查

高分辨率超声检查是评估甲状腺癌的首选方法。超声检查操作简便、无创且廉价，是甲状腺最常用且首选的影像学检查方法，建议所有临床触诊或机会性筛查等方式发现甲状腺结节的患者均进行颈部高分辨率超声检查。

甲状腺癌的超声征象包括：①实性低回声或极低回声；②结节边缘不规则；③弥散分布或簇状分布的微钙化点状强回声；④垂直位生长；⑤甲状腺外浸润；⑥同时伴有颈部淋巴结超声影像异常，如淋巴结呈高回声，内部出现微钙化、囊性变、异常血流、形态呈圆形、淋巴门消失、皮髓质分界不清等。通过超声检查鉴别甲状腺结节良恶性的能力与超声医师的临床经验相关。

近年来，甲状腺弹性成像和超声造影技术在评估甲状腺结节中的应用日益增多，超声弹性成像可额外评估病变及周围组织的硬度；超声造影能实时评估病灶的血流动力学及血流灌注模式。这两种技术均弥补了传统超声的不足，作为辅助诊断的工具，并已被广泛应用于临床实践中。

2 其他影像学检查在评估甲状腺癌中的作用

在甲状腺癌原发灶定性方面，CT和MRI检查并不优于超声，但对特殊区域，如上纵隔等，还需借助CT和/或MRI检查，二者可评估肿瘤的病变范围及与周围重要结构如喉、气管、食管、颈动脉的关系，对术前制定手术方案及预测术中可能发生的损伤有重要意义。在淋巴结转移评估方面，尤其是中央区或上纵隔淋巴结转移，CT不受气管和食管内气体的干扰，不受胸骨遮挡，较超声更具优势，推荐使用平扫+增强的动脉期25~30s扫描方案对淋巴结性质进行鉴别，典型转移淋巴结的CT征象包括：①最大短轴直径≥10.0mm；②圆形或不规则形状；③边缘不规则、边界不清或侵入邻近组织；④钙化、囊性变和/或坏死性改变；⑤明显增强（强化程度与咽黏膜相似或高于咽黏膜，或强化程度高于周围带状肌）；⑥不均匀增强。由于MRI检查存在自身局限性，如对微钙化不敏感、对患者配合度要求高、幽闭恐惧症和心脏起搏器安装术后患者禁忌等，价格较高也是不可忽视的问题，故MRI在评估颈部淋巴结转移方面的使用较少，价值有限，多用于有CT检查禁忌患者的颈部淋巴结术前评估。对复发转移性MTC，可用增强CT或MRI了解肿瘤与周围组织的关系，了解肺、骨、肝、脑等远处器官的转移情况，必要时可加做^{18}F-FDG PET/CT（Fluorine-18-fluoro-deoxyglucose positron emission tomography）更全面了解全身肿瘤负荷等。单纯依靠^{18}F-FDG PET显像不能准确鉴别甲状腺结节的良恶性。

第三节 实验室诊断

术前可行甲状腺功能、甲状腺球蛋白（Thyroglobulin，Tg）及抗甲状腺球蛋白抗体（Thyroglobulin antibody，TgAb）检测，作为动态监测的基线评估，但不推荐促甲状腺激素（Thyroid stimulating hormone，TSH）和Tg用于甲状腺肿瘤良恶性的鉴别诊断。

多项前瞻性非随机研究表明常规血清Ctn筛查可发现早期的C细胞增生和MTC，从而提高MTC的检出率及总体生存率（Overall Survival，OS）。美国甲状腺协会（American Thyroid Association，ATA）对Ctn筛查持中立态度，但仍然认可Ctn筛查在部分亚组患者中有重要价值。国内专家共识建议对怀疑恶性甲状腺肿瘤，术前应常规行Ctn检测，Ctn升高或考虑MTC的患者还应检测癌胚抗原（CEA）。值得注意的是，目前主动监测（Active surveillance，AS）对低危甲状腺微小结节不失为合适的管理方法，但由于无法获取患者的细胞病理学信息，在仅凭超声影像提供肿物大小情况下，不能确定患者是否为MTC。研究显示，甲状腺微小MTC的预后与常规MTC相似。因此，向患者给出AS建议之前，应检测血清Ctn水平，以除外甲状腺微小MTC可能。

MTC患者的肿瘤负荷与血清Ctn水平常呈正相关。术前血清Ctn值可有效辅助判断淋巴结转移范围，当血清Ctn值分别 > 20pg/ml、50pg/ml、200pg/ml、500pg/ml时，一般代表可疑淋巴结转移至同侧中央区和同侧颈侧区、对侧中央区、对侧颈侧区以及上纵隔区。当术后Ctn≥150pg/ml时，应高度怀疑病情有进展或复发。但值得注意，少数MTC患者会出现Ctn正常或降低现象。

第四节　穿刺

甲状腺癌的穿刺包括粗针穿刺和细针穿刺（FNAB），粗针穿刺活检（Core needle biopsy，CNB）大多用于甲状腺淋巴瘤或ATC的组织学诊断，临床常用的穿刺为FNAB。对临床常见的DTC，FNAB是术前定性诊断敏感度和特异度最高的方法。术前FNAB检查有助于减少不必要的手术，并帮助确定恰当的手术方案。

FNAB的细胞学诊断报告多采用Bethesda诊断系统和我国2023年首次发布的《甲状腺细针穿刺细胞病理学诊断专家共识（2023版）》。甲状腺细胞病理学Bethesda报告系统（The Bethesda System for Reporting Thyroid Cytopathology，TBSRTC）于2007年首次提出，2009年正式发布，是最广为接受的、规范化的甲状腺细胞病理学诊断分类依据。2017年12月基于第4版世界卫生组织（WHO）甲状腺肿瘤分类更新为第二版TBSRTC。2022年第5版WHO甲状腺肿瘤分类提出了甲状腺滤泡结节性病变、高级别DTC等新概念和分子分型，对甲状腺肿瘤术前细胞学诊断及临床处理均产生了较大影响。基于此，第3版TBSRTC于2023年6月修订再版。第3版TBSRTC仍然沿用了第一版中使用的六个类别名称，但简化了其中的3个分类名称，即：Ⅰ，标本无法诊断（Nondiagnostic，UD）；Ⅱ，良性病变（Benign）；Ⅲ，意义不明确的细胞非典型病变[Atypia of undetermined significance （AUS）]；Ⅳ，滤泡性肿瘤（如为嗜酸细胞型需特殊标明）[Follicular neoplasm（FN），specify if oncocytic type]；Ⅴ，可疑恶性肿瘤（Suspicious for malignancy，SM）；Ⅵ，恶性肿瘤（Malignancy）。第3版TBSRTC分类首次区分儿童和成人甲状腺结节临床处理规范，新增甲状腺结节临床与影像学特征进展和分子检测章节，并提出分子风险分组（Molecular risk group，MRG）的概念。中国共识早于第3版TBSRTC提出了简化的AUS分类、FN分类，规范化甲状腺细胞样本制备、染色、诊断标准、免疫细胞化学、分子检测的临床应用，但并未区分儿童和成人甲状腺结节恶性风险和临床处理规范（表15-3-1、表15-3-2）。

我们将三版TBSRTC及中国共识内容对比概括于表15-3-1和表15-3-2，并按照Bethesda分类具体解析如下：

表15-3-1　三版TBSRTC和中国共识中各类别细胞学结果的恶性风险度对比

分类	第1版TBSRTC ROM范围	第2版TBSRTC ROM范围		第3版TBSRTC ROM平均值（范围）			中国共识ROM范围
		NIFTP≠癌	NIFTP=癌	儿童	成人术后NIFTP去除与否		
					不去除	去除后ROM下降值	
Ⅰ	1~4	5~10	5~10	14（0~33）	13（5~20）	1.3（0~2）	5~10
Ⅱ	<1~3	0~3	0~3	6（0~27）	4（2~7）	2.4（0~4）	0~3
Ⅲ	5~15	6~18	10~30	28（11~54）	22（13~30）	6.4（6~20）	6~18[a]
Ⅳ	20~30	10~40	25~40	50（28~100）	30（23~34）	7.1（0.2~30）	10~40
Ⅴ	60~75	45~60	50~75	81（40~100）	74（67~83）	9.1（0~40）	45~60
Ⅵ	97~99	94~96	97~99	98（86~100）	97（97~100）	2.6（0~13）	94~96

注：ROM（Risk of malignancy）：恶性风险；NIFTP（Non-invasive follicular thyroid neoplasm with papillary-like nuclear features）：具有乳头状核特征的非浸润性甲状腺滤泡性肿瘤；[a]我国Ⅲ类甲状腺结节ROM为45.5%~74.1%。

表15-3-2　三版TBSRTC和中国共识中各类别细胞学结果的临床处理规范对比[a]

分类	第1版TBSRTC	第2版TBSRTC	第3版TBSRTC		中国共识
			成人	儿童	
Ⅰ	超声引导下再次FNA	超声引导下再次FNA	超声引导下再次FNA	超声引导下再次FNA	超声引导下再次FNA
Ⅱ	临床和超声随访	临床和超声随访	临床和超声随访	临床和超声随访	临床和超声随访
Ⅲ	再次FNA	再次FNA、分子标记物检测或甲状腺腺叶切除	再次FNA，分子检测，诊断性腺叶切除或随访观察	再次FNA或手术切除	洗脱液分子标记物检测辅助明确诊断；如无细胞洗脱液，则建议再次FNA并行分子检测
Ⅳ	甲状腺腺叶切除	甲状腺腺叶切除或分子标记物检测	分子检测，诊断性腺叶切除	手术切除	甲状腺腺叶切除或分子标记物检测辅助诊断
Ⅴ	甲状腺全切或腺叶切除	甲状腺近全切或腺叶切除[b,c]	分子检测，甲状腺叶切除或近全切除	手术切除	甲状腺近全切或腺叶切除[a,d]
Ⅵ	甲状腺全切	甲状腺近全切或腺叶切除[c]	甲状腺叶切除或近全切除	手术切除	甲状腺近全切或腺叶切除[a]

注：
[a]临床处理规范需结合其他检查（如临床表现、超声特点等）；
[b]有研究推荐使用分子检测辅助评估甲状腺手术类型（甲状腺腺叶切除或甲状腺全切除）；
[c]如果细胞学诊断为“可疑转移癌”或“恶性（转移癌）”，本规范不适用；
[d]可使用分子检测辅助评估甲状腺手术类型。

淋巴结FNAB洗脱液Tg检测可辅助诊断DTC有无淋巴结转移。若淋巴结为DTC转移性淋巴结，FNAB洗脱液Tg检测可检出较高水平的Tg。检测FNAB洗脱液的Ctn水平可辅助MTC的诊断。

第五节　分子检测

对临床上不能确诊的甲状腺癌患者，可借助分子检测提高诊断准确率。第5版WHO甲状腺肿瘤分类提出BRAF样肿瘤和RAS样肿瘤分子分型。BRAF样基因异常（如$BRAF^{V600E}$、RET、BRAF融合）对甲状腺癌高度特异，与经典型和高细胞型PTC有关；间变性淋巴瘤激酶（Anaplastic lymphoma kinase，ALK）和神经营养因子受体络氨酸激酶（Neurotrophin receptor kinase，NTRK）融合与以滤泡结构为主或浸润性滤泡亚型PTC相关；甲状腺分泌性癌与ETV6：NTRK3融合相关。RAS样基因异常（RAS、$BRAF^{K601E}$、EIF1AX、PTEN、DICER1、PPARG或THADA融合）可见于良性、低风险肿瘤、甲状腺滤泡结构为主的癌。经FNAB仍不能确定良恶性的甲状腺结节，对穿刺标本进行甲状腺癌的分子标记物检测可提高细胞学确诊率、术前对甲状腺肿瘤进行复发风险评估。分子检测提高了甲状腺癌的诊断准确率，但目前临床上仍不能单独以分子检测的结果来诊断甲状腺结节的性质，分子检测应始终与细胞学、临床和超声检查结果相整合。

BRAF等分子标志物的检测可提高PTC患者FNAB诊断的准确性，BRAF突变与DTC的侵袭性、复发及死亡相关，将BRAF突变与原发灶大小、腺外侵犯等细化肿瘤特征整合纳入复发风险分层系统的中危判断标准，有助于判定是否进行术后放射性碘-131（^{131}I）治疗，从而进一步降低甲状腺癌复发风险。

除BRAF突变特征之外，研究提示TERT启动子突变在晚期侵袭性甲状腺癌的发生发展中有重要作用，TERT启动子突变与BRAF突变并存者的复发与死亡风险显著高于仅伴有其中之一突变或无突变者，提示TERT启动子突变在晚期甲状腺癌预后中的意义。

第3版TBSRTC提出了低、中、高风险MRG的概念。低风险MRG分子异常表现为单RAS突变或RAS样突变；中风险MRG表现为单$BRAF^{V600E}$突变或BRAF样突变或拷贝数异常；高风险MRG表现为驱动基因异常合并TERT启动子、TP53、AKT1和/或PIK3CA等基因异常，有助于发现高侵袭性、预后不良的甲状腺癌。

术前行RET基因筛查和遗传咨询，有助于判定MTC患者是否为遗传性甲状腺髓样癌（Hereditary medullary thyroid cancer，HMTC），从而进行临床评估并指导治疗方案。临床上约有1%~7%的散发性MTC患者实际具有HMTC的基因背景，散发性病例行基因筛查可进一步明确疾病分型。对HMTC患者，应常规告知患者，遗传性RET突变可能给家庭成员带来的风险。育龄期的RET突变携带者，尤其是MEN2B型，建议进行孕前或产前的遗传咨询。

对以下人群可推荐RET基因筛查和遗传咨询：①散发性MTC患者；②HMTC患者及一级亲属；③在儿童或婴儿期出现MEN2B表现患者的父母；④皮肤苔藓淀粉样

变患者；⑤先天性巨结肠病患者，携带RET基因10号外显子突变。

进行RET基因筛查的具体目标位点包括：①MEN2A的基因筛查：需要检查的RET基因突变位点主要包括10号外显子的第C609、C611、C618、C620密码子，11号外显子的第C630和C634密码子。②MEN2B的基因筛查：需要检查的RET基因突变位点主要包括16号外显子的M918T突变和15号外显子的A883F突变，若结果为阴性，则需行RET基因编码区全测序。

对遗传性MTC根据不同的突变位点进行风险分层，可分为三级：①最高风险（HST）：包括MEN2B患者和RET密码子M918T突变；②高风险（H）：包括RET密码子C634突变和A883F突变；③中等风险（MOD）：包括遗传性MTC患者中除M918T、C634、A883F突变之外的患者。

第六节　人工智能

基于大量超声图像训练的人工智能模型可以辅助甲状腺癌的诊断。已有研究表明基于卷积神经网络的人工智能模型可对甲状腺结节良恶性进行鉴别，其诊断准确率与高年资超声医师相当。大量国内外研究均表明，使用医生联合人工智能的诊断方式能更加有效地提高甲状腺癌的诊断效果。有一定数量的研究表明基于大量超声图像训练的人工智能模型可以基于甲状腺癌原发灶超声影像对淋巴结转移进行预测，但准确率相对有限。

第四章

甲状腺癌的治疗

第一节 多学科整合诊疗原则

甲状腺癌是典型的跨学科疾病，诊治过程涉及多个学科。多学科整合诊疗（MDT to HIM）在甲状腺癌的诊断、治疗和管理中起重要作用。以DTC为例，手术是最核心的治疗手段，术后^{131}I治疗和TSH抑制治疗是重要的辅助治疗手段。而系统治疗，如放疗、化疗及靶向治疗、免疫治疗、中医药治疗等在疾病的不同阶段发挥着相应的重要作用。对常规甲状腺癌的治疗，一般基于循证医学证据，参照指南进行规范化诊治，可避免治疗不足或治疗过度。对局部晚期、难治性甲状腺癌，应纳入MDT to HIM讨论和管理，为患者制定合适的治疗方案。MDT to HIM团队根据患者实际情况和需求而定，一般包括各亚专业的治疗专家（如外科、核医学科、内分泌科、肿瘤内科、放疗科等）、诊断技术专家（如超声科、影像科、病理科、分子病理科等）以及其他相关的医学专业人员（如营养、护理、中医、心理、康复等）。

第二节 治疗目标

绝大多数DTC患者预后良好，其治疗目标是改善OS，降低复发率和转移风险，实现准确的肿瘤分期和风险分层，同时最大限度地减少与治疗相关并发症的发生和过度治疗。

MTC有其独特的发病机制、遗传背景、综合征表现，治疗目标为改善OS，对早期患者偏重提高治愈率、降低复发和转移风险，对晚期患者需整合评估现有治疗手段与患者获益，合理选择治疗方案，提高生存率和生存质量。

ATC比较少见，且预后极差，治疗目标有其特殊性，可能是治疗性或姑息性，一旦确诊ATC，建议进一步行多基因检测（尤其是BRAF^{V600E}基因检测），并由MDT to HIM团队仔细讨论，与患者或其代理人充分沟通后制定治疗计划，明确在临床上该患者是否适合接受积极治疗，并尽快与患者及其代理人展开“治疗目标”讨论，其中应包括临终治疗方案（如姑息治疗和临终关怀措施等）。在沟通时，应避免传递过于乐观或过于悲观的信息。

第三节 外科治疗

外科治疗是甲状腺癌最重要的疗法，绝大多数情况下也是唯一的根治手段。

1 DTC的外科治疗

1.1 DTC原发灶的手术方式

DTC的甲状腺切除术式主要包括全甲状腺切除术和甲状腺腺叶（+峡部）切除术。确定DTC患者的甲状腺切除范围时，应综合cTNM分期、肿瘤死亡/复发危险度、各术式的利弊和患者意愿等因素，细化外科处理原则，不可一概而论。

全甲状腺切除术的优点：①便于术后患者随访，通过检测血清Tg和TgAb的水平，有助于更加精准评估术后复发风险；②便于术后进一步的^{131}I治疗；③减少残留腺体再发肿瘤的风险，从而可能降低患者再次手术风险。缺点：①患者需终身服用甲状腺激素，部分患者难以接受终身服药；②可能增加永久性甲状旁腺功能减退症（简称甲旁减）和双侧声带麻痹的风险。

甲状腺腺叶（+峡部）切除的优点：①因为保留对侧甲状腺叶，部分患者术后可能不需要终身服用甲状腺激素；②永久性甲旁减和双侧声带麻痹的风险非常低。缺点：①因为有腺体残留，不便于术后以血清Tg水平来评估疾病复发风险；②对侧腺体存在继发肿瘤风险，患者可能需再次手术；③术后无法行^{131}I治疗。

以往，基于DTC多灶性倾向和清甲治疗有助于随访的原因，全甲状腺切除术是DTC的主要术式。美国国家癌症数据库5万余例PTC的分析显示，甲状腺全切能使＞1cm的PTC患者生存获益，复发风险降低，但绝对获益非常小，全甲状腺切除和腺叶切除的10年OS分别为98.4%和97.1%，10年复发率分别为7.7%和9.8%。

低危和部分中危患者中，全甲状腺切除术和甲状腺腺叶（+峡部）切除术的临床疗效相似。Adam等对1998年至2006年间美国国家癌症数据库中的61775例PTC分析表明，在校正多项重要预后因素后，全甲状腺切除术并未给1~4cm的PTC患者带来生存获益，即使对1~2cm和2~4cm的PTC进行亚组分析也得到同样的结果。与全甲状腺切除术相比，甲状腺腺叶（+峡部）切除术更有利于降低术后并发症，尤其是避免永久性甲旁减和双侧喉返神经（Recurrent laryngeal nerve，RLN）损伤等严重并发症。

全甲状腺切除术的适应证：①童年期有头颈部放射线照射史或放射性尘埃接触史；②原发灶最大直径＞4cm；③双侧多癌灶；④不良病理亚型，如：PTC的高细胞型、柱状细胞型、弥漫硬化型、实体亚型、FTC 的广泛浸润型、低分化型甲状腺癌；⑤需行术后 ^{131}I 治疗；⑥伴有颈侧区淋巴结转移；⑦伴有肉眼可见的腺外侵犯。

甲状腺腺叶（+峡部）切除术的适应证为：局限于一侧腺叶内的单发 DTC，且肿瘤原发灶 ≤ 1cm、复发危险度低、无童年期头颈部放射线接触史、无颈部淋巴结转移和远处转移、对侧腺叶内无可疑恶性结节。

可以考虑全甲状腺切除术或甲状腺腺叶（+峡部）切除术：肿瘤最大直径介于 1~4cm 之间、无明显的腺体外侵犯、合并对侧甲状腺结节（无可疑恶性）、术前评估无颈侧区淋巴结转移。

1.2 DTC 的颈部淋巴结处理

淋巴结清扫是在保护重要解剖结构的基础上，完成相应区域内的淋巴脂肪组织切除。甲状腺癌淋巴结清扫，根据清扫部位可分为中央区淋巴结清扫和颈侧区淋巴结清扫。

颈部中央区的外侧界是双侧颈总动脉、上界为舌骨、下界为无名动脉、前界为颈深筋膜浅层（即封套筋膜）、后界为颈深筋膜深层（即椎前筋膜）。中央区淋巴结又进一步分为四个亚区，包括喉前淋巴结、气管前淋巴结和双侧气管食管沟淋巴结。中央区淋巴结清扫根据清扫的范围分为单侧中央区清扫和双侧中央区清扫。单侧中央区淋巴结清扫应包括喉前淋巴结、气管前淋巴结和同侧的气管食管沟淋巴结。

颈侧区淋巴结分为左侧和右侧，每一侧又分为Ⅰ、Ⅱ、Ⅲ、Ⅳ、Ⅴ区淋巴结，具体分区见图 15-4-1。

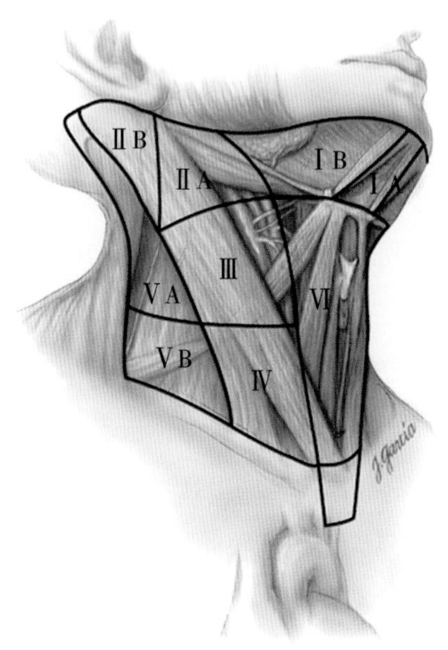

图 15-4-1 颈部淋巴结分区

淋巴结清扫根据治疗的目不同，分为治疗性清扫和选择性清扫。治疗性清扫，即对术前影像学评估考虑存在淋巴结转移（即 cN1）或穿刺病理证实淋巴结转移（即

pN1），而进行的清扫手术；选择性清扫，即对术前影像学评估不考虑淋巴结转移者（即cN0），但可能存在临床高危因素，而进行的清扫手术。

中央区是甲状腺癌淋巴结最常见的转移部位，对临床评估中央区淋巴结转移阳性（cN1a）的PTC患者行治疗性中央区淋巴结清扫术已无争议，对中高危PTC患者（如T3~T4期病变、多灶癌、家族史、幼年电离辐射接触史、颈侧区淋巴结转移等）行选择性中央区淋巴结清扫的争论较小，但对低危PTC患者的选择性中央区淋巴结清扫争论较大，不同的研究结果并不一致，中国主流观点为：在有效保护RLN和甲状旁腺前提下，同期行患侧中央区淋巴结清扫术。

颈侧区淋巴结也是PTC容易转移的区域，最常见的转移部位为Ⅲ区和Ⅳ区，其次为Ⅱa区，再次为Ⅱb区和Ⅴb区。因此，建议颈侧区淋巴结清扫范围包括Ⅱ、Ⅲ、Ⅳ、Ⅴb区。Ⅱ（Ⅱa）、Ⅲ、Ⅳ区是颈侧区淋巴结清扫可接受的最小范围。

对DTC建议行治疗性颈侧区淋巴结清扫术，不主张进行选择性颈侧区淋巴结清扫。虽然PTC隐匿性淋巴结转移较常见，但大多数并不发展为临床转移，仅有约20%的患者会出现临床转移，同时隐匿性颈淋巴结转移并不降低患者的生存率。因此，对cN0的DTC患者一般不建议行选择性颈侧区淋巴结清扫，但也有学者提出对部分高危临床N分期（cN1a）、局部晚期、肿瘤位于上极、瘤体直径较大的患者可考虑行选择性颈侧区淋巴结清扫术，以减少隐匿性颈侧区淋巴结转移导致的再次手术。

1.3　局部晚期甲状腺癌的外科治疗

局部晚期甲状腺癌属于晚期甲状腺癌的范畴，常由原发肿瘤局部浸润或中央区、颈侧区的转移淋巴结的结外浸润导致。目前尚无公认的局部晚期甲状腺癌的国际标准定义。普遍将肿瘤侵犯甲状腺周围组织结构如带状肌、喉返神经、气管、食管、喉、颈部大血管等视为局部晚期肿瘤，即包括AJCC第8版TNM分期的T3b、T4a和T4b期DTC和MTC肿瘤，也有学者则认为T4b期肿瘤不属于此范畴。累及带状肌的T3b期DTC或MTC可通过En bloc切除而不增加手术并发症，也不影响疾病特异性生存率（Disease specific survival，DSS），不应归属于局部晚期肿瘤的范畴；T4a期DTC或MTC肿瘤的彻底切除（R0切除）可能导致受累的结构或器官的严重功能障碍，往往需要一期切除后修复、重建或二期重建修复，甚至是姑息性手术；而T4b期肿瘤是否可手术切除也并非绝对。ATC和部分PDTC一旦确诊即为晚期。本指南将第8版AJCC TNM分期T4期DTC和MTC定义为局部晚期甲状腺癌，应纳入MDT to HIM讨论决策整合治疗方案。

回顾性研究发现，局部晚期甲状腺癌患者的死亡率可高达17.8%~23.1%，也是导致颈部肿瘤持续或复发的主要原因。研究显示，局部晚期DTC患者行R0（完全切除且切缘阴性）、R1（切缘阳性）切除时，5年DSS分别为94.4%、87.6%，而R2（肉眼可见病灶残留）切除时生存率明显下降，5年的DSS仅为67.9%。因此，应整合患者因素、技术因素及外科治疗的获益与风险，在确保手术安全的前提下，尽可能完成R0切除。

对RLN受累者：若术前评估无声带麻痹，建议尽可能切除肿瘤，同时保留神经功能；若已有声带麻痹、肿瘤包裹神经者，建议切除病灶及受累神经，并尽可能行神经重建。对颈部大血管受累者：单侧颈内静脉受累者，可切除患侧颈内静脉，不需血管重建；双侧颈内静脉受累者，可切除受累严重侧血管，保留受累相对轻侧的血管或行血管重建；对消化道及呼吸道受累者，病灶未侵入管腔者，建议行肿瘤剔除术，病灶侵入管腔者，建议切除肿瘤及受累器官并吻合、重建或造口。对存在呼吸困难、吞咽困难等症状或侵犯颈总动脉，手术切除困难者，可试行靶向新辅助治疗创造手术机会，或行局部姑息性手术（如造瘘术等），术后常需辅以放疗、放射性碘治疗和其他系统性治疗。

1.4 持续/复发/远处转移DTC（prm-DTC）的治疗策略

关于prm-DTC的总体治疗策略，优先顺序依次是对可能手术治愈的患者行手术治疗，对放射性碘反应的患者行术后^{131}I治疗，对稳定或缓慢进展的无症状患者可行TSH抑制治疗，对疾病迅速进展的难治性DTC患者行激酶抑制剂的全身治疗或参与临床试验。对不耐受手术或拒绝手术的局部寡复发灶，或系统治疗疗效不佳的病灶，可行热消融治疗。外科手术是prm-DTC最基础、最有效的治疗手段。

1.4.1 未侵犯重要结构的颈部prm-DTC的外科治疗

prm-DTC患者在临床上很常见，再次手术的难度大、风险高，因此选择再次手术治疗方案时，应权衡手术风险和获益，在减少医源性损伤的同时降低肿瘤复发和死亡风险。且应由具有丰富临床经验的甲状腺专科医师进行手术。

对中央区较小的淋巴结，可密切随访，当淋巴结出现增大并穿刺确诊为转移时再行手术治疗。研究显示，约1/3的术后患者中央区可见淋巴结，其中淋巴结较小（<11mm）者仅有少部分（<10%）在随诊中出现病灶增大，且最终病理证实为PTC转移的比例<5%。因此，以最小径≥8mm作为分界，既可避免漏掉可能会进展的病灶，又能在FNA穿刺诊断、术中定位病灶时有较大把握。

对超声怀疑颈侧区淋巴结转移者，经多年随访，仅约9%出现淋巴结长径增长>5mm。因此，对最小径<10mm的颈侧区淋巴结，仍可密切随访。对最小径≥10mm的淋巴结，经FNA证实为转移后，可行手术治疗。

在决策手术时，还应考虑：病灶的位置（是否邻近重要结构），既往手术范围、并发症（甲旁减、RLN及喉上神经麻痹等），原发病灶是否为恶性程度高的亚型等情况。若病灶位置邻近重要结构、原发病灶为恶性程度高的亚型等情况，可适当放宽适应证。

1.4.2 侵犯周围重要结构的颈部prm-DTC的外科治疗

prm-DTC病灶相对有较高的机会粘连、侵犯周围的重要结构，如喉、气管、食管、颈部血管和RLN等，其中38.7%存在多个解剖结构侵犯。对此类病灶的手术切除范围一直存在争议，但切除肉眼可见的肿瘤对控制肿瘤局部复发十分重要，也有利于延长患者生存期。此类手术应由临床经验丰富的专科医师实施，必要时联合胸外科、血管外科、耳鼻喉科（头颈外科）、骨肿瘤科、修复重建外科等协助手术。手术处理原则同局部晚期甲状腺癌的外科治疗。

1.5 远处转移病灶的外科治疗策略

对孤立性远处转移灶行手术切除能提高患者生存率。研究显示不论是肺、骨、肝、脑或胰腺位置的转移，切除孤立性转移灶均能够提高患者生存，甚至切除了孤立性肺转移病灶的患者存在治愈的可能性。手术适应证：①肺转移：孤立性肺转移病灶可考虑手术切除；②骨转移：孤立性骨转移病灶，或出现骨痛、神经受累及病理性骨折可能性大者，可考虑手术治疗；③脑转移：孤立性脑转移病灶，或出现中枢神经系统并发症者，可考虑手术治疗；④肝脏、胰腺转移等：孤立性转移病灶可手术，但需权衡手术风险。

2 MTC的外科治疗

2.1 MTC的预防性手术治疗

预防性手术是在HMTC家族中，为防止RET基因突变携带者发展成为MTC，提前切除双侧甲状腺的外科治疗方式。HMTC是一种常染色体显性遗传疾病，几乎所有HMTC家族中RET基因致病突变携带者，随着年龄的增长最终会发展成MTC，预防性手术切除可有效避免MTC发生。国内外相关临床研究已经证实了HMTC患者进行预防性甲状腺切除的有效性，对携带RET致病突变的无症状HMTC家族成员进行全甲状腺预防切除，术后病理提示MTC的患病率达100%。目前，对携带RET等位基因突变的HMTC患者预防性甲状腺切除已成为标准治疗方法，但实施甲状腺全切的手术时机仍存争议。

预防性手术时机：2015年ATA指南根据RET基因的不同位点突变，将HMTC患病风险分为3个风险组，并推荐了不同的预防性手术时间。极高风险组包括M918T突变和MEN2B患者，建议在1岁之前接受预防性甲状腺切除术。高风险突变包括C634和A883F密码子突变，建议在5岁之前或更早（若Ctn高于正常范围）接受预防性甲状腺切除术。中等风险组包括C618、C620、E768D、C609和V804L密码子突变及其他不常见的位点突变，建议从5岁开始行定期Ctn和颈部超声检查，如Ctn水平高于正常范围，则建议立即进行手术治疗；如Ctn水平正常，则应每6~12个月进行复查。国内一项回顾性研究总结了7例MEN2A/MEN2B家系中RET基因携带者进行预防性甲状腺全切除术的数据，提出对有MEN2A/MEN2B家族史的健康人群，应用“分级预警制”：“分级预警制”通过基因检测确定具体风险，依据生化指标Ctn确定病情进展，依据超声结果进一步确定手术决策。但考虑到中国国情和各级医疗机构诊疗条件不一，本指南建议对甲状腺预防性切除术的手术时机进行综合判断。常见的RET致病突变为单一点位突变，复合突变较少见，已经发现一些复合突变与MTC的家族发病相关，目前无指南对这类患者的管理进行明确指导，需要临床从先证者的表型综合判断该位点的风险度。

预防性手术方式：全甲状腺切除术是MTC的标准术式。欧洲多发性内分泌肿瘤研究小组评估了来自145个家庭的207例MEN2A、MEN2B和家族性甲状腺髓样癌（Familial medullary thyroid carcinoma，FMTC）患者，发现具有C634密码子突变的患者在1岁时已出现恶变，但在14岁之前无淋巴结转移的证据。另一项研究涉及50例接受了预防性甲状腺切除手术的MEN2A患者，并至少随访了5年，发现11岁以下的儿童无淋巴结转移，而有3例5岁以下儿童在进行中央区淋巴结清扫术后出现了永久性甲旁减。因此，对年龄小于5岁且无颈部淋巴结转移证据的MEN2A或FMTC患者，首选单纯的全甲状腺切除术；对8岁及以上的HMTC患者，建议进行全甲状腺切除术和选择性中央区淋巴结清扫术。

2.2　MTC的原发灶术式

手术是目前首选且唯一被证明可以治愈MTC的方法。目前，全甲状腺切除术是MTC的标准术式。对散发性MTC患者，由于病灶常累及单侧腺叶，且常为单灶，主流意见仍推荐将全甲状腺切除作为初始的手术治疗方式。对单侧且病灶较小的散发性MTC患者，也可考虑行患侧腺叶+峡部切除术，但仍存争论。

对单侧甲状腺切除术后确诊的MTC，需权衡随访观察与补充手术的潜在风险和益处。HMTC患者残留腺叶发展为MTC的可能性接近100%，散发性MTC双侧癌灶的发生率低于10%，因此，除非患者有RET种系突变、术后基础或刺激后血清Ctn水平显著升高或影像学检查显示病灶残留，否则不建议补充行全甲状腺切除术。

2.3　MTC颈部淋巴结的处理

MTC颈部淋巴结转移规律基本同PTC，无论是散发性或遗传性MTC，cN1a的患者均应行治疗性中央区淋巴结清扫；对cN0患者推荐行双侧选择性中央区清扫术。中央区淋巴结清扫的范围应同DTC一致。

对所有MTC患者，cN1b的患者均应行治疗性颈侧区淋巴结清扫术，而对临床评估颈侧区淋巴结阴性患者是否行选择性颈侧区清扫，仍存争议。选择性颈侧区清扫的范围应包括ⅡA、Ⅲ、Ⅳ区，而治疗性颈侧区淋巴结清扫范围应包括Ⅱ~Ⅴ区。对考虑进行颈侧区淋巴结清扫术的患者应以Ctn水平、肿瘤大小、中央区淋巴结转移等指标经由经验丰富的医生整合判断，以达最优临床结果。一般来说，当原发肿瘤≥

1cm（对于MEN2B，> 0.5cm）或中央区淋巴结转移时或术前基础Ctn值 > 300.9ng/L，建议行患侧颈侧区淋巴结清扫术；也有研究认为，若术前基础血清Ctn水平分别超过20ng/L、50ng/L、200ng/L时，应在全甲状腺切除术的基础上分别加行双侧中央区淋巴结清扫术、双侧中央区+同侧颈侧区淋巴结清扫术、双侧中央区+双侧颈侧区淋巴结清扫术。

HMTC实际上是多发性神经内分泌肿瘤2型（MEN2）。患者常合并肾上腺嗜铬细胞瘤或甲状旁腺功能亢进，可致患者血压及离子代谢异常。故在术前应行肾上腺嗜铬细胞瘤及原发性甲状旁腺功能亢进筛查，发现患者合并肾上腺嗜铬细胞瘤，应首先处理嗜铬细胞瘤，然后再同期手术处理甲状腺及甲状旁腺。

2.4 复发性MTC的治疗

复发性MTC的治疗方式取决于复发灶是否可以切除，对可切除病灶，首选外科根治；对不可切除病变，选择药物等治疗。关键是如何准确、完整找到复发病灶。对术后Ctn和CEA水平高于正常者，应行影像学检查并正确寻找所有临床复发病灶。超声检查是最直接且便捷的检查手段；若发现局部病灶，可行超声引导下FNAB以确诊。进一步影像学检查包括增强CT、MRI或正电子发射断层成像（PET），以进一步描述前一次手术局部特征及寻找远处病灶。^{99m}Tc-亚甲基二膦酸盐（^{99m}Tc-MDP）骨显像可用于骨转移灶筛查。当Ctn和CEA倍增时间缩短时，^{18}F-多巴（^{18}F-DOPA）、^{18}F-氟脱氧葡萄糖（^{18}F-FDG）PET/CT和^{68}Ga-生长抑素受体显像也可用于评估MTC患者的复发或转移。

对明确MTC局部复发或区域淋巴结转移，在排除远处转移情况下，应考虑再次手术。约1/3的患者二次手术后Ctn水平可降至正常水平，且Ctn明显降低者后续发生远处转移的概率较小。对无远处转移者，经验丰富的外科医生通过局部疾病的再次手术达到长期的肿瘤控制和生化治愈。对出现远处转移引起全身症状者，首选靶向药物治疗；局部症状明显者，可以考虑姑息性减瘤手术。

3 ATC的外科治疗

ATC是一种罕见且高度致命的甲状腺癌，在治疗前应尽快明确诊断并评估肿瘤的严重程度，在MDT to HIM团队参与下，并充分与患者及家属沟通治疗获益和风险后，制定整合治疗方案。外科治疗是ATC尤其是可手术ATC治疗的重要组成部分。

3.1 ATC手术前评估内容

由于ATC进展迅速，在手术干预前完成快速准确的评估尤为重要，将决定患者是否适合手术以及可能进行何种类型的手术干预。评估内容：①肿瘤分期：明确肿瘤的范围和周围结构侵犯情况、有无远处转移。②气道评估：ATC患者的气道评估至关重要，必须迅速且全面。气道评估主要包括：声带活动度，肿瘤侵犯上呼吸道及消化道的范围和程度，咽、喉或气管腔内的情况。

3.2 ATC患者的手术选择和手术范围

对Ⅳa或Ⅳb期ATC患者需明确是否可手术切除，而肿瘤是否可切除应根据累及结构、能否获得满意的切除（R0或R1）以及切除受累结构是否会导致严重并发症或死亡风险来确定。对可切除的ATC患者，完全可见的肿瘤切除（R0或R1），并迅速过渡到辅助治疗，有望延长患者的生存时间。研究表明接受手术治疗的ATC生存时间明显长于未手术干预的患者。

甲状腺全切除是最常用的原发灶切除范围，对局限在一侧腺叶的肿瘤，如果已有同侧RLN或甲状旁腺损伤，也可考虑行甲状腺腺叶切除。临床可见的颈部淋巴结转移应同时清扫，但无需行选择性中央区或颈侧区淋巴结清扫。

对肿瘤侵犯范围广泛的Ⅳb期ATC患者，涉及器官和血管结构的切除是否改善生存的优势尚不清楚。实施激进广泛的器官切除术疗效不确切反而严重影响患者生活质量，较大的手术创伤和较高的术后并发症将延迟后续放疗和系统治疗，而多个靶向药物已经在ATC中取得了突破性进展，术前新辅助治疗有助达到肿瘤R0切除，减少术后并发症，并延长生存期。

对Ⅳc期ATC患者，手术获益非常有限，如发生或即将发生气道或食管梗阻，可考虑切除局部病灶，缓解症状。

3.3 ATC的气管切开策略

气道评估在ATC患者整个治疗过程中都至关重要，气道状况在治疗过程随时可能发生变化。呼吸困难在ATC患者中非常常见，约40%的患者需行气管切开术。然而气管切开术在ATC根治性治疗和姑息治疗中的作用很复杂，气管切开时机也是如此，一方面，气管切开术可开放气道，防止患者窒息死亡，也可为其他治疗提供机会；另一方面气管切开术可能会延迟放疗和靶向治疗的时间，降低患者生存率。因此，是否行气管切开术应综合肿瘤因素的同时，更强调根据患者情况进行个性化决策。若甲状腺肿瘤严重侵犯或压迫气道，无法行常规气管切开和麻醉插管时，可考虑应用体外膜肺氧合（Extracorporeal membrane oxygenation，ECMO）。

4 DTC合并其他甲状（旁）腺疾病的治疗

4.1 DTC合并甲亢的处理

DTC合并甲状腺功能亢进症（简称甲亢）时，应完善促甲状腺激素受体抗体（Thyroid stimulating hormone receptor antibody，TRAb）测定、甲状腺摄碘率和甲状腺静态显像等检查进行甲亢的病因鉴别，对手术方案的制定有重要意义。DTC合并原发性甲亢（Graves's disease，GD）、毒性多结节性甲状腺肿（Toxic multinodular goiter，TMNG）和甲状腺自主性高功能腺瘤（Toxic adenoma，TA），应同时进行手术治疗。

术前应服用抗甲状腺药物（过敏或不能耐受者除外），使甲状腺功能正常后再行手术；GD患者不耐受抗甲状腺药物时，可联合碘剂、β-受体阻滞剂、地塞米松等进行术前准备。DTC合并GD或TMNG时应行全甲状腺切除；合并TA时应综合考虑患者的甲状腺癌和TA的临床病理特征，合理施行腺叶+峡部切除或全甲状腺切除。

4.2　DTC合并甲旁亢的处理

临床考虑DTC合并甲状旁腺功能亢进症（简称甲旁亢）时，需完善肾功能、离子检测、25-羟维生素D等检查，结合患者的慢性肾病史，进行原发性、继发性及三发性甲旁亢的鉴别；此外，应合理选择应用颈部超声、甲状旁腺MIBI核素显像（^{99m}Tc-MIBI）、CT和MRI等影像学检查进行病变甲状旁腺的定位。

彻底切除病变的甲状旁腺是外科治疗甲旁亢的主要手段。因此，外科治疗DTC时，应同时行甲状旁腺切除治疗甲旁亢，甲旁亢的手术适应证和手术方式应遵循甲旁亢的临床循证指南。术前的影像学检查（超声、MIBI等）并不能完全准确定位病变的甲状旁腺，尤其是存在多腺体病变时，术中行甲状旁腺激素（Parathyroid hormone，PTH）检测，有助于判断病变甲状旁腺切除的彻底性。术后应常规补钙治疗，减少低钙血症发生；术后应监测PTH及血钙水平，有助于指导术后早期低钙血症和远期甲旁减的管理，也有助于甲状旁腺功能恢复和复发的监测。

5　甲状腺癌纵隔淋巴结转移的处理

甲状腺癌上纵隔淋巴结转移是中央区淋巴结转移向纵隔的延伸，同中央区淋巴结转移一同归属于淋巴结N1a分期。文献报道PTC和MTC的上纵隔淋巴结转移率可分别高达12%和18%。目前尚无甲状腺癌特有的上纵隔淋巴结分区方案，多参考肺癌淋巴结转移进行分区，包括6组淋巴结（见表14-5-1）。国内有学者报道上纵隔淋巴结清扫的阳性率分别为：2R为73.1%、2L为61.3%、4R为16.0%、4L为5.0%、3a为10.9%、3p为0。近来国内学者根据甲状腺癌转移特点提出甲状腺癌专有的上纵隔淋巴结分区，有待进一步临床验证其实用性。

表15-4-1　上纵隔淋巴结的分组及边界

<table>
<tr><th colspan="2">上纵隔淋巴结分组</th><th>边 界</th></tr>
<tr><td rowspan="2">2</td><td>2R：右侧上气管旁</td><td>上：右胸膜顶、胸骨柄上缘
下：左无名静脉下缘与气管交叉</td></tr>
<tr><td>2L：左侧上气管旁</td><td>上：左胸膜顶、胸骨柄上缘
下：主动脉弓上缘</td></tr>
<tr><td rowspan="2">3</td><td>3A：血管前</td><td>上：胸膜顶
前：胸骨后
后：上腔静脉前
下：隆突</td></tr>
<tr><td>3P：气管后</td><td>上：胸膜顶
下：隆突</td></tr>
</table>

续表

上纵隔淋巴结分组		边界
4	4R：右侧下气管旁	上：左无名静脉下缘与气管交叉 下：奇静脉下缘
	4L：左侧下气管旁	上：主动脉弓上缘 下：左主肺动脉上缘
5	5：主动脉下/主动脉肺窗（动脉韧带外侧）	上：主动脉弓下缘 下：左主肺动脉上缘
6	6：主动脉旁	上：主动脉弓上缘水平 下：主动脉弓下缘

DTC和MTC纵隔淋巴结清扫手术风险高、并发症多，必须严格掌握手术适应证：①上纵隔转移性肿大淋巴结，短径≥1cm以上，淋巴结定期观察有逐渐变大或变多，增强扫描有明显强化等明显转移征象。细胞学或肿瘤标志物或PET/CT提示上纵隔有可切除的转移性淋巴结。②颈部原发灶病变及颈部转移灶可以达到R0~R1切除。③术前未发现远处转移或远处转移仍可得到有效治疗或控制。④纵隔淋巴结压迫气管、食道导致呼吸或吞咽困难或压迫血管导致上腔静脉综合征等。手术解除压迫症状。⑤放射性碘治疗及内分泌抑制等非手术治疗无效或效果不佳。

甲状腺癌上纵隔淋巴结手术风险高，术前应充分评估手术获益和风险，与胸外科、麻醉科等组建MDT to HIM团队，共同制定治疗方案：①对淋巴结无严重外侵的2R或2L区转移淋巴结，采取垫肩头充分后仰体位，借助放大镜及深部拉钩，多数情况能从颈部切口完成上纵隔淋巴结清扫。②对既往有手术病史，局部粘连或术前影像学提示纵隔转移淋巴结严重粘连或外侵上纵隔大血管，或淋巴结转移较多、融合成团、范围较广，需劈胸以充分暴露手术区域保障手术安全，胸骨劈开可根据术者习惯及肿瘤特点选择不同的劈开方式。③对位置低，颈部手术器械不可触及、体积较小且无淋巴结包膜侵犯、粘连的病例，可考虑颈部腔镜辅助和（或）胸腔镜、纵隔镜上纵隔淋巴结清扫，可减少胸骨劈开带来的损伤，增加手术清扫便利性和彻底性。④对部分不可手术或难以手术者，可考虑靶向药物进行新辅助治疗，降期后可考虑后续手术治疗。

上纵隔淋巴结清扫要在保证手术安全前提下尽可能一期完成R0切除，尽量整块（EN-bloc）切除病灶和清扫淋巴结，有时因暴露不便，尤其是内镜手术也可分区分块清扫。DTC的少许镜下病灶残留（R1切除），可以术后辅助^{131}I治疗。

6 腔镜/机器人甲状腺外科技术在甲状腺癌中的应用

腔镜/机器人甲状腺外科技术（Endoscopic thyroid surgery，ETS）是过去20年甲状腺外科的重要进展。随着器械与设备的更新，尤其是高清腔镜与机器人辅助系统的应用，ETS的临床应用日益广泛。根据建腔方式不同分为CO_2充气方式和无充气方式，根据入路不同分为颈部入路（近距离入路）、颈外入路（远距离入路）。颈前入路和颈侧方入路是一种小切口内镜辅助方法（如Miccoli术式），后者更有利于美观和保护颈前区功能。颈外入路方法较多，目前国内应用较广泛的主要包括锁骨下入路、胸前入路、腋窝入路、双腋窝双乳晕（Bilateral axillo-breast approach，BABA）入路和口腔前庭入路等，不同方法各有优缺点。

ETS的主要优点在于实现了甲状腺手术切口微小化、隐蔽性，甚至体表无瘢痕，满足了患者颈部美观的需求，其次放大了手术视野，利于甲状旁腺及喉返、喉上神经的识别与保护，并利于颈部功能的保护。然而，ETS也存在诸多缺点，如远距离甲状腺手术需要建立手术空间，并引入了新的潜在并发症、学习曲线较长、存在技术上的挑战等。但目前技术成熟条件下，ETS相对于传统开放手术在达到肿瘤根治的前提下并未增加更多的机体损伤，且具有更小的心理创伤。对甲状腺癌，尽管目前已有大样本研究显示，在严格选择病例的前提下，ETS手术可达到开放手术同样的效果，但报道中接受ETS的绝大多数是低危PTC，且目前仍缺乏随机对照研究和长期随访数据来评价ETS与常规开放手术的等效性，因此，将ETS应用于甲状腺癌的治疗，必须严格把握适应证，并由经验丰富的外科医生来完成，坚持“根治第一，功能第二，保容第三”的原则。

7　主要并发症的防治

7.1　术中甲状旁腺的保护

甲状旁腺功能减退症（甲旁减）是甲状腺癌术后最常见的并发症之一，包括暂时性和永久性甲旁减，后者严重影响患者的生活质量。术中甲状旁腺保护是减少永久性甲旁减最有效的措施，术中应尽可能原位保留每一枚甲状旁腺及其血供。

准确辨认是保护甲状旁腺的基础。熟悉甲状旁腺的解剖及分布规律有利于术中辨认甲状旁腺，采用淋巴示踪剂负显影、自体荧光显像等新技术可提高术中甲状旁腺辨认率和淋巴结清扫的彻底性。精细化被膜解剖技术是减少甲状旁腺意外切除和保护其血供的核心技术。保留甲状腺下动脉主干及胸腺的中央区淋巴结清扫有助于原位保留甲状旁腺及其血供。合理使用能量器械可减少术中甲状旁腺及其血供的损伤。对原位保留的甲状旁腺，除肉眼判断其颜色是否改变外，还可采用吲哚菁绿荧光显像来帮助判断其血供是否良好。当甲状旁腺血供欠佳、意外切除或中央区肿瘤复发风险较高时可考虑行甲状旁腺“颗粒包埋”或“匀浆注射”自体移植术。自体移植前，应采用术中冰冻病理学检查或胶体金免疫试纸法确定是否为甲状旁腺。

7.2　术中喉神经的保护与并发症处理

RLN和/或喉上神经外支（External branch of superior laryngeal nerve，EBSLN）损伤引起的功能障碍是甲状腺手术常见的并发症，文献报道RLN损伤率约3%~5%，真实发生率可能接近10%。EBSLN损伤后，其所支配的环甲肌麻痹，声带松弛，声门关闭不严密，导致音调降低，不能发高音，说话易疲劳，饮水呛咳等。EBSLN的暂时性和永久性损伤率分别为0~58%和3.8%，真实世界的发生率比文献报道的要高。

甲状腺癌术中推荐常规显露RLN，可避免损伤神经，并保证手术的彻底性。操作轻柔，合理利用器械，神经分支锐性切断，避免过度牵拉和热损伤，有利于避免神经损伤。晚期病变或肿瘤复发再次手术是RLN损伤的危险因素。发生腺体外侵犯的PTC导致RLN受累率高达33%~61%。对受累RLN，若术前检查已提示声带麻痹，建议切除受侵犯的RLN节段，有条件的单位尽可能Ⅰ期神经重建，对改善术后声音质量有重要意义；缺损较短者可行神经端端吻合；若缺损较长者行颈袢神经再支配吻合或桥接。若术前声带活动正常，则在保证彻底切除肿瘤前提下尽量保留神经功能，术中观察肿瘤若包绕神经不超过环周的50%，肿瘤仅侵犯神经的外膜，推荐有条件的单位在手术放大镜或显微镜下，切除神经外膜保留神经纤维。对言语工作者等声音要求高的患者，可考虑Ⅰ期行声门旁间隙填充或假体植入术，术后短期内即可有良好发音效果。再次手术患者，应从瘢痕相对较轻的区域开始寻找神经，联合术中神经监测合理使用，可减少神经损伤。双侧RLN麻痹者，建议行预防性气管切开术，和/或杓状软骨切除术、杓状软骨外移术等扩大声门的术式。

EBSLN的保护主要是肉眼识别、规避保护以及神经监测配合使用，56%左右的喉上神经外支位于容易损伤的位置，术中应尽量充分显露。90%的EBSLN都位于环甲间隙内，显露时可先紧贴胸骨甲状肌上端将肌肉切断，充分显露甲状腺上极及周围结构，将上极向外侧牵拉，喉体向对侧牵引，即可看到EBSLN在此区域横行走行，用神经监测仪的刺激电极刺激神经，可看到环甲肌收缩；如甲状腺上极区域未能显露EBSLN，建议骨骼化上极血管后，在其进入腺体处切断结扎，可完好保护EBSLN功能。

近年来术中神经监测（Intraoperative neuromonitoring，IONM）技术在甲状腺癌术中应用日益广泛，IONM具有术中导航、快速识别喉神经走行、预测变异，并可实现早期发现和阐明喉神经损伤的原因，在一些复杂疑难或复发性甲状腺癌术中具有辅助应用价值。

甲状腺癌手术出现单侧RLN损伤，可致术后声音嘶哑及吞咽呛咳，神经功能能否恢复需结合术中神经保留情况，可考虑术中激素湿敷神经表面，术后短期激素冲击及应用营养神经药物。如术后6个月神经功能仍未恢复，有改善发音需求的患者可考虑行喉成型进一步处理。RLN离断损伤可考虑修复重建。双侧RLN损伤会导致吸气性呼吸困难甚至窒息，需行气管切开术或声门裂开术。EBSLN损伤的症状多可通过健侧代偿及康复训练而逐渐减轻或改善，一般2~3月可不同程度恢复，主要鼓励患者多说话，应用营养神经药物治疗和相应康复训练。

7.3　其他并发症的处理

甲状腺癌手术的其他较常见并发症包括术后出血和淋巴漏。熟悉甲状腺区及颈部解剖，术中精细操作，有助于降低上述并发症发生率。术后一旦发生，需积极应对处理，对颈部肿胀可疑出血者，切忌压迫包扎，应尽快清除颈部积血，保持呼吸道通畅，探查术区并止血。术后乳糜漏的处理措施：饮食控制、局部加压、生长抑素及其类似物应用、铜绿假单胞菌注射液应用、再次手术等。对顽固大量乳糜漏患者，可考虑胸腔镜下胸导管结扎术。另外，应注意检测白蛋白和离子水平，防止低白蛋白血症和离子紊乱。

8　围术期护理

手术是甲状腺癌主要的治疗手段，将加速康复外科理念应用到甲状腺外科治疗与护理中，可提高疗效、减少术后并发症、加速患者康复、降低医疗费用及减轻家庭及社会负担。术前应组建包括医师、护士、麻醉师、康复师、营养师及医务社工等在内的多学科整合诊治MDT to HIM团队，对患者及家庭进行整体评估，包括生理心理、健康行为、信息获取、治疗决策、社会支持及环境准备等，明确其主要问题，整合多学科照护资源并提供最优化的围术期护理。

8.1　术前护理

8.1.1　健康教育

根据甲状腺癌患者的文化程度、理解能力，制定个性化的甲状腺癌加速康复外科围术期健康教育方案，多学科整合诊治MDT to HIM团队成员共同参与，采用一对一、同伴教育、团体辅导等，并运用回授法准确反馈患者在健康教育过程中存在的问题。

8.1.2　呼吸系统管理与体位训练

甲状腺癌患者存在肿物压迫气管致气管狭窄、声带麻痹、肿瘤侵犯气管或合并呼吸道疾病等高危因素时，术前应积极进行呼吸系统评估与干预，可遵医嘱给予祛痰、平喘或抗菌药物等，并指导患者进行咳嗽训练、腹式呼吸、缩唇呼吸等，每日3次，每次10~20min。

甲状腺癌术中常采用颈过伸仰卧位，易致患者颈部血管及神经受压，出现甲状腺手术体位综合征。研究证实术前未按规范体位训练与严格训练的患者比较，术后发生体位综合征的差别不明显，因此无须强化术前体位训练。且术中采取承托患者项部等体位保护方法对椎动脉血流动力学影响不明显，从而降低体位综合征发生率和缩短术前准备时间。

8.1.3　皮肤准备与禁食禁饮

所有甲状腺手术患者均应进行皮肤清洁，术前1天应用毛巾蘸沐浴液涂擦术区皮肤，温水擦洗干净，反复两遍；对甲状腺癌颈侧区淋巴结清扫范围较大者可在耳后适宜范围内脱毛备皮；对经腋窝入路腔镜手术者，术前需去除术侧腋毛；而经口入路腔镜手术者无须皮肤准备，应用具有杀菌或抑菌作用的漱口液漱口。

正常生理状态下，水进入胃内1h后95%可完全排空，故术前2h禁饮，禁饮前可口服总量不超过400ml清流质饮料，包括清水、糖水、无渣果汁及不含奶的黑咖啡等，不包括含酒精类饮品。淀粉类固体食物胃排空时间小于5h，故术前6h禁食，禁食前可进食淀粉类固体食物。

8.2 术后护理

8.2.1 恶心呕吐与饮食管理

甲状腺癌手术由于术中体位特殊、颈部神经分布丰富等因素影响，术后恶心呕吐发生率很高。常用措施包括药物干预和非药物干预，常用药物有5-羟色胺受体拮抗剂、抗胆碱药物等；非药物干预有经皮电刺激、电针、针刺及穴位按压等，常用穴位是内关和足三里；还可通过术中体位保护预防手术体位综合征引起的恶心呕吐。

麻醉清醒后生命体征平稳者早期（术后2h）可少量饮水，既可缓解其饮水需求，又可减轻咽痛及咽喉黏膜红肿程度。术后6h无恶心呕吐及吞咽障碍患者可进食温凉流质食物，后逐渐过渡到普通饮食。经口腔入路手术患者由于手术切口在口腔前庭，术后宜采用吸管进食，忌食高温、坚硬食物。术后存在低钙血症应进食高钙低磷食物。术后发生乳糜漏且引流量≤200ml/d，应低脂或无脂饮食；引流量>200ml/d的患者，需要禁食，并遵医嘱给予静脉营养治疗。

8.2.2 早期活动与颈部功能锻炼

麻醉清醒后应指导患者进行床上翻身及腿部屈伸运动，术后第1天无特殊不适可早期下床活动，每日至少活动2h，之后每日活动时间至少为4~6h。若活动过程中患者出现大汗淋漓、主诉劳累、心律不齐、心率<40次/min或>140次/min、收缩压<90mmHg或>180mmHg、血氧饱和度<94%、呼吸频率>35次/min等情况应立即停止活动。术后应早期进行颈部功能锻炼。

第四节　术后评估

1 DTC的术后评估

1.1 DTC术后评估的意义和作用

术后评估是辅助决策已行全甲状腺切除的DTC患者行^{131}I治疗的重要步骤，主要包括：基于TNM分期的死亡风险评估、复发风险评估和实时动态评估。其目的是基于术后病理明确复发及死亡风险的同时，更应考虑到肿瘤复发风险和特异性死亡率会随治疗干预和时间的推移而发生变化，关注实时的疾病状态，部分患者可能经过评估发现之前未发现的转移灶而提高风险分层，可避免后续 ^{131}I 治疗的不足；而部分之前依据手术病理特征等评估为高危风险的患者也可能在有效的治疗后复发风险降层，避免过度治疗。因此，结合TNM分期、复发风险分层及实时疾病状态评估有助于实时评价并修正患者术后复发风险及预后判断，明确 ^{131}I 治疗指征、目标及患者获益等个体化的诊疗决策。

1.2 手术后分期

由美国癌症联合会（AJCC）与国际抗癌联盟（UICC）联合制定的第8版TNM分期是目前最常使用的DTC术后分期系统（表15-4-2），主要以手术病理结果为判断依据，有助于预测DTC患者的肿瘤特异性生存期。

表15-4-2 分化型甲状腺癌的TNM分期（AJCC/UICC第8版）

基础指标	定义
T_x	原发肿瘤无法评估
T_0	无原发肿瘤证据
T_1	肿瘤最大直径≤2cm，局限于甲状腺内
T_{1a}	肿瘤最大直径≤1cm，局限于甲状腺内
T_{1b}	肿瘤最大直径>1cm但≤2cm，局限于甲状腺内
T_2	肿瘤最大直径>2cm但≤4cm，局限于甲状腺内
T_3	肿瘤最大直径>4cm且局限于甲状腺内，或肉眼可见甲状腺外侵犯仅累及带状肌
T_{3a}	肿瘤最大直径>4cm，局限在甲状腺内
T_{3b}	任何大小肿瘤，伴肉眼可见甲状腺外侵犯仅累及带状肌（包括胸骨舌骨肌、胸骨甲状肌、肩胛舌骨肌）
T_4	肉眼可见甲状腺外侵犯超出带状肌
T_{4a}	任何大小的肿瘤，伴肉眼可见甲状腺外侵犯累及皮下软组织、喉、气管、食管或RLN
T_{4b}	任何大小的肿瘤，伴肉眼可见甲状腺外侵犯累及椎前筋膜，或包绕颈动脉或纵隔血管
N_x	区域淋巴结无法评估
N_0	无区域淋巴结转移证据
N_{0a}	一个或更多细胞学或组织学确诊的良性淋巴结
N_{0b}	无区域淋巴结转移的放射学或临床证据
N_1	区域淋巴结转移
N_{1a}	Ⅵ和Ⅶ区淋巴结转移（气管前、气管旁、喉旁/Delphian、上纵隔淋巴结），可为单侧或双侧转移
N_{1b}	转移至单侧、双侧或对侧的颈侧区淋巴结（Ⅰ、Ⅱ、Ⅲ、Ⅳ、Ⅴ区）或咽后淋巴结
M_0	无远处转移
M_1	远处转移

临床分期	不同年龄的TNM分期标准	
	<55岁	≥55岁
Ⅰ期	任何T，任何N，M_0	$T_1N_xM_0$ $T_1N_0M_0$ $T_2N_xM_0$ $T_2N_0M_0$

临床分期	不同年龄的TNM分期标准	
	< 55岁	≥ 55岁
Ⅱ期	任何T，任何N，M_1	$T_1N_1M_0$ $T_2N_1M_0$ $T_3N_0M_0$ $T_3N_1M_0$
Ⅲ期	无	$T_{4a}N_0M_0$ $T_{4a}N_1M_0$
Ⅳa期	无	$T_{4b}N_0M_0$ $T_{4b}N_1M_0$
Ⅳb期	无	任何T、任何N，M_1

1.3　DTC复发危险分层

依据肿瘤大小、淋巴结转移特征、血管侵犯程度及分子病理特征等系统地将DTC复发危险度分为低危、中危、高危，为临床决策起到重要的指导意义。依据我国相关研究证据，对成人及儿童高危分层中的^{131}I治疗前Tg可疑增高进一步界定。结合相关研究证据对不同特征的人群进行复发危险度的分层（见表15-4-3）。

表15-4-3　分化型甲状腺癌的复发危险分层

复发危险分层（复发风险度）	符合条件
低危（≤ 5%）	—PTC符合以下全部条件者： 无局部或远处转移 所有肉眼可见的肿瘤均被彻底切除 肿瘤未侵犯周围组织 肿瘤为非侵袭性组织学亚型（如高细胞型、靴钉型、柱状细胞型） 若已行^{131}I治疗，则首次治疗后全身显像图未显示有甲状腺床外摄碘性转移灶 无血管侵犯 cN0，或pN1：≤ 5个淋巴结微小转移（最大径均 < 0.2cm） —局限于甲状腺内、未见包膜侵犯的FV-PTC —局限于甲状腺内、伴有包膜侵犯的分化良好型FTC，无或仅少量（< 4处）血管侵犯 —局限于甲状腺内、单灶或多灶的PTMC，无论是否存在$BRAF^{V600E}$突变
中危（6%~20%）	—镜下显示肿瘤侵犯甲状腺周围软组织 —首次^{131}I治疗后全身显像图显示颈部摄碘性转移灶 —侵袭性组织学亚型[如高细胞型、靴钉型、柱状细胞型PTC；弥漫浸润型、包裹性血管浸润型（血管内癌栓≥4处）甲状腺滤泡癌、甲状腺嗜酸细胞癌] —PTC伴血管侵犯 —cN1，或pN1：> 5个淋巴结转移（最大径均 < 3cm） —多灶性PTMC伴腺外侵犯和$BRAF^{V600E}$突变（若BRAF突变状态已知）
高危（> 20%）	—肉眼可见肿瘤侵犯甲状腺周围软组织 —镜下为高级别分化型甲状腺癌（伴高级别形态学特征，如坏死、核分裂象 ≥ 5/2mm²） —肿瘤未能完全切除 —分子检测提示BRAF或RAS样分子异常协同TERT启动子、TP53、AKT1、和/或PIK3CA基因异常 —远处转移 —术后血清Tg提示有远处转移 —pN1：任一转移淋巴结最大径 ≥ 3cm

1.4 DTC疗效评估体系

疗效评估有助于实时动态评估并界定患者的疾病状态。主要参考由Tuttle等人提出并经Vaisman等人修正的针对患者治疗反应的评估体系（表15-4-4），纳入患者病理学结果及实时血清学、影像学（结构和功能）结果判断患者对前序治疗的反应。

表15-4-4 分化型甲状腺癌行甲状腺全切除+^{131}I治疗的疗效分层

疗效分层	疗效满意(ER)	疗效不确定(IDR)	生化疗效不佳(BIR)	结构性疗效不佳(SIR)
定义	血清学：抑制性Tg<0.2ng/ml或刺激性Tg<1ng/ml； 影像学：阴性	血清学：抑制性0.2ng/ml≤Tg<1ng/ml或刺激性1ng/ml≤Tg<10ng/ml，TgAb稳定或下降； 影像学：无影像学证实的或功能性疾病存在的证据；治疗后Dx-WBS示甲状腺床区微弱显影	抑制性Tg≥1ng/ml或刺激性Tg≥10ng/ml或TgAb呈上升趋势； 影像学：阴性	血清学：Tg/TgAb呈任何水平； 影像学：可证实的或功能性疾病存在的证据

1.5 如何实施术后评估

将全甲状腺切除后不同风险尤其是中高危分层人群进一步纳入实时动态评估。

血清学评估中，主要以Tg、TgAb及TSH为主要评估指标。术后血清Tg水平一般在术后6~12周达到最低值；若TSH抑制状态下的Tg呈上升趋势，则提示疾病持续或复发；若无TgAb干扰下术后Tg水平极低，提示患者术后的复发风险明显降低以及极少量或无残余甲状腺组织。Tg用于预测复发/转移的水平会受到TSH水平、术式、残余甲状腺大小及其他治疗等因素的影响，因此，连续动态监测更有助于鉴别残余甲状腺及可疑复发/转移病灶。TgAb阳性时，Tg的检测会受到显著干扰，此时需同时进行TgAb趋势的监测，辅助判断疾病状态。由于血清Tg和TgAb同时会受TSH水平影响，因此在监测上述两个指标时应同时检测TSH水平的变化。

术后影像学评估常包括颈部超声、诊断性碘全身显像（Diagnostic ^{131}I whole-body scan，Dx-WBS），并可根据病情考虑CT、全身骨扫描、MRI或^{18}F-FDG PET/CT等其他检查项目。当影像学评估与血清学评估出现差异时，可考虑FNAB或组织学检查及分子检测进一步判断影像学可疑病灶的性质。

2 MTC的术后评估

2.1 MTC初次手术疗效及复发风险评估

MTC初次手术后，应对手术效果和复发转移风险进行评估，以便制定进一步的治疗和随访计划。MTC的预后主要与患者初次诊断时的肿瘤分期及手术切除效果有关，另外，患者的年龄，组织学分级、基因突变位点，术后Ctn-DT等因素也与预后密切相关。

2.2 MTC 患者 TNM 分期（表 15-4-5）在术后评估中的意义

表 15-4-5 甲状腺髓样癌的 TNM 分期（AJCC/UICC 第 8 版）

临床分期	TNM 分期
Ⅰ期	$T_1N_0M_0$
Ⅱ期	$T_{2-3}N_0M_0$
Ⅲ期	$T_{1-3}N_{1a}M_0$
Ⅳa 期	$T_{4a}N_{0-1b}M_0/T_{1-3}N_{1b}M_0$
Ⅳb 期	$T_4N_0M_0$
Ⅳc 期	$T_{x-4b}N_{x-1b}M_1$

初次手术疗效是预后的关键因素，2013 年 Tuttle 和 Ganly 仿照 DTC 提出 MTC 的动态复发风险分层，2020 年《甲状腺髓样癌诊断与治疗中国专家共识》将 MTC 初次术后的患者分为四类：①生化治愈：手术完整切除肿瘤，Ctn 降至检测水平以下；②解剖治愈：肿瘤标志物（Ctn 和 CEA）升高，但无影像学可见病灶；③解剖残留：持续存在的解剖残留或远处转移；④疾病状态不确定：非特异的影像学异常、生化异常，或无法检测的解剖残留。生化治愈患者的 10 年生存率为 95%~97%，Ctn 持续升高的患者 5 年和 10 年生存率分别为 80%~86% 和 70%。

3 ATC 的术后评估

ATC 的评估着重于术前，而非术后。ATC 患者通常肿瘤负荷较大，进展较快，其分期可能迅速改变，在确诊初期就应进行快速、准确的分期（表 15-4-6），以决策患者是否适合手术及可能的手术方案。ATC 患者术后评估首先需要明确患者的手术类型及切缘类型，明确疾病状态，指导后续治疗；同时还需了解患者的一般情况，评估其对后续治疗的耐受程度，权衡放疗、系统治疗的风险和获益。

表 15-4-6 甲状腺未分化癌的 TNM 分期（第 8 版）

临床分期	TNM 分期
Ⅳa 期	$T_{1-3a}N_0M_0$/ $T_{1-3a}N_xM_0$
Ⅳb 期	$T_{1-3a}N_1M_0$
Ⅳb 期	$T_{3b}N_{x-1b}M_0$
Ⅳb 期	$T_4N_{x-1b}M_0$
Ⅳc 期	$T_{x-4b}N_{x-1b}M_1$

对接受 R0 或 R1 切除的 ATC 患者，如若身体状况良好且无转移性疾病迹象，如患者希望采取积极的治疗策略，可行标准分割调强放疗（Intensity modulated radiotherapy，IMRT）并联合系统治疗。术后 2~3 周肿胀消退时，应迅速开始放疗计划，最迟不宜超过 6 周。细胞毒性化疗启动常早于放疗，可在适当愈合后，术后 1 周内开始。

对接受 R2 切除或存在不可切除疾病，但无转移性疾病且一般状态良好者，如患者希望采取积极的治疗策略，可行 IMRT 和全身治疗。另外，在 $BRAF^{V600E}$ 突变的 ATC

中，可考虑联合BRAF/MEK抑制剂治疗。

另外，如在初次评估中无法切除疾病的患者经放疗和/或全身（化疗或联合BRAF/MEK抑制剂）治疗后，肿瘤有可能被切除，建议重新考虑手术治疗。

第五节　分化型甲状腺癌的术后^{131}I治疗

1　DTC ^{131}I围治疗期管理

1.1　DTC ^{131}I治疗的临床意义

DTC细胞在一定程度上保留了甲状腺滤泡上皮细胞的特征，如表达钠/碘转运体（Sodium/iodide symporter，NIS）、合成Tg和依赖TSH生长等。这些生物学特点为包括放射性碘在内的DTC诊治奠定了坚实基础。经过80多年的临床应用，^{131}I治疗已成为DTC处置的重要手段之一。

^{131}I治疗DTC根据治疗目的分为清灶治疗（Therapy of persistent disease）、辅助治疗（Adjuvant therapy）、清甲或残甲消融（Remnant ablation）。在临床实践中，根据评估结果、明确治疗目的，合理制订^{131}I治疗剂量，避免过度治疗和治疗不足。需要注意的是，清甲、辅助及清灶治疗间不是递进关系，辅助治疗同时进行残甲消融；针对首次治疗前评估提示存在无法切除的残存病灶的患者，应直接采用清灶而非先清甲再清灶的分步治疗。

1.1.1　清灶治疗

清灶治疗针对无法手术切除的局部或远处转移病灶的治疗，延缓疾病进展，旨在改善DSS和OS。研究显示，放射性碘抵抗的转移性DTC（Radioiodine refractory DTC，RAIR-DTC）的10年生存率明显低于摄碘良好的DTC患者（10% vs. 60%）。

再次^{131}I治疗应根据前次^{131}I治疗剂量全身显像（Whole body scan，WBS）病灶摄碘情况、实时血清学及影像学（包括结构影像及功能影像以明确病灶变化及实时摄碘）评估结果进行决策，明确预期获益应超过治疗风险。

1.1.2　辅助治疗

辅助治疗针对有一定复发风险的DTC患者，旨在提高患者的无病生存（DFS），减少复发和转移。包括：①术后血清Tg水平高或为生化反应不确定并与Dx-WBS提示残余甲状腺不匹配者；②可能存在DTC隐匿病灶但并无明确的影像学依据的中高危患者。

对存在生化疗效不佳（Biochemical incomplete response，BIR），如治疗前TSH刺激状态下Tg（Preablative stimulated Tg，ps-Tg）>10ng/ml时，应警惕可能存在目前影像学无法探测或显示的微小癌灶或隐匿癌灶，前瞻性研究发现DTC术后不明原因高

Tg血症患者（ps-Tg>10ng/ml）的风险分层，90%来自中高危DTC患者，^{131}I治疗有助于患者达到疗效满意（Excellent response，ER）或疗效不确定（Indeterminate response，IDR）状态。当ps-Tg<10ng/ml，较未接受^{131}I治疗的中危患者结构和生化复发风险降低。但目前尚无明确的最佳ps-Tg界值点用以指导^{131}I治疗的决策。

1.1.3　清甲

清除甲状腺全切或次全切手术残留的甲状腺组织，有利于对DTC术后患者进行血清Tg和TgAb的分层和病情监测，并提高Dx-WBS诊断DTC转移灶的灵敏度，辅助分期。如果以动态风险评估体系评价患者状态，及时去除残余甲状腺组织、消除因残甲分泌Tg对疗效分层的影响，清甲将有助于患者尽快达到ER。不推荐儿童及青少年DTC以单纯接受清除残余甲状腺为目的的^{131}I治疗。

1.2　术后^{131}I治疗前评估及决策

1.2.1　术后^{131}I治疗前评估

术后^{131}I治疗前应整合TNM分期、疾病复发风险分层与术后实时状态三重风险体系进行评估及后续决策。其中TNM分期反映DTC死亡风险，研究显示TNM Ⅰ期的患者，20年生存率可达98%以上，而TNM Ⅱ~Ⅳ期的患者死亡风险依次升高，因此，TNM Ⅱ~Ⅳ期的DTC患者应纳入到^{131}I治疗的考量范围。复发风险分层侧重DTC复发风险的预测，低危者复发率小于5%，^{131}I治疗降低此类人群复发风险的作用有限，因此复发风险中高危患者应纳入^{131}I治疗的考量。此外受到手术干预、疾病自然转归等影响，DTC术后疾病状态可能会出现改变，因此评价术后实时疾病状态是对围术期TNM及复发风险分层的有力补充。近年来越来越多的专家学者就^{131}I治疗前评估的重要性达成共识。2019年由ATA、欧洲核医学协会（European Association of Nuclear Medicine，EANM）等联合发布的专家共识强调，术后疾病状态评估是筛选^{131}I治疗患者的必要环节。也在同一年，我国率先发布了DTC术后^{131}I治疗前评估专家共识。2023年，我国学者采用术后疗效反应评估体系并结合具有诊疗一体化特征的^{131}I诊断性显像（Dx-WBS），纳入术后评估为ER或残甲所致IDR的中危患者，通过2年的前瞻性随访发现，82.8%的中危IDR患者未经^{131}I治疗在随访中可逐渐转变为ER，且队列总体复发率仅0.5%。这提示，上述DTC患者经手术治疗，可达无病生存状态，^{131}I治疗短期内未带来更进一步获益。

术后^{131}I治疗前评估应包括血清学（如TSH、Tg、TgAb）、结构影像学（如颈部超声、胸部CT）及功能影像学（如^{131}I全身扫描），评价标准可参照（本章第四节 表6）。血清学上，术后血清Tg水平可作为评估残余甲状腺组织与疾病状态的有效指标，一般在术后6~12周达最低值。结构影像学上，超声对颈部软组织有良好的探查功能，CT有助肺部转移灶筛查。功能影像学上，Dx-WBS有助于确定残余甲状腺组织、转移灶部位、数目及摄^{131}I程度等，为决策患者后续^{131}I治疗方案提供参考。对存在肿瘤结构性病变，推荐^{131}I清灶治疗。对无结构性病变证据但Tg、TgAb升高，则应考虑^{131}I辅助治疗。对评估后上述指标提示无病生存状态，可直接进入TSH抑制治疗、定期随访监测。

1.2.2 ^{131}I治疗前条件准备

（1）低碘准备

^{131}I治疗的疗效依赖于进入残留甲状腺组织和DTC内的^{131}I剂量。为减少体内稳定碘对^{131}I的竞争作用，提高疗效，在^{131}I治疗前2~4周应保持低碘状态（碘摄入量 < 50 μg/d）。具体包括：食用无碘盐、禁食高碘食物；避免服用胺碘酮等影响碘摄取或代谢的药物；避免碘伏消毒皮肤；避免应用含碘造影剂，或应用后1~2月再行^{131}I治疗。因个人体质及代谢等不同，具体还应结合患者的尿碘及尿碘肌酐比值测定结果来把握^{131}I治疗时机。

（2）升高TSH

通常建议血清TSH水平升高至30mU/L以上，以刺激残甲及DTC病灶的^{131}I摄取及疗效。我国学者的一项研究显示，相较于30mU/L这一国际指南推荐水平，TSH在90~120mU/L更有助于患者取得ER的^{131}I治疗疗效反应。升高TSH的方法有2种：一是提高内源性TSH的分泌，即停用左旋甲状腺素（Levothyroxine，L-T_4）2~4周；二是给予外源性TSH，可肌肉注射重组人TSH（Recombinant human thyrotropin，rhTSH），0.9mg 1次/天，连续2天。部分高功能性转移灶患者的TSH可能无法升高至30mU/L以上，应结合实际情况决策治疗时机。

（3）治疗前的常规检查

除上述实时动态评估的检查项目外，还应完善血常规、尿常规、肝肾功能、PTH、电解质、心电图、育龄期妇女血清人绒毛膜促性腺激素等检查，除外肾功能衰竭、妊娠状态等不适宜放射性核素治疗的情况。

（4）Dx-WBS

Dx-WBS可在^{131}I治疗前探查术后甲状腺的残留及可疑复发/转移病灶，直观地探查全身摄碘性病灶的位置、摄碘能力及肿瘤负荷以预测疗效，通过重要器官的放射性分布预知^{131}I可能的副反应，这均有助于及时发现术前评估中未发现的功能性等转移灶及时改变^{131}I治疗及临床管理决策，成为辅助^{131}I治疗决策的重要诊疗一体化证据。

（5）医患沟通、患者教育、知情同意

应向患者及家属介绍治疗目的、实施过程、治疗后可能出现的不良反应等，并进行辐射安全防护指导，获得患者及家属的认可后签署^{131}I治疗的知情同意书。

1.3 ^{131}I治疗的剂量方案

1.3.1 ^{131}I清灶治疗的剂量

^{131}I治疗DTC局部及远处转移灶的最佳剂量尚无定论。制定^{131}I剂量的方法有3种：

经验性固定剂量法、器官最大耐受剂量法以及基于病灶吸收剂量的计算剂量法。^{131}I清灶治疗的效果最终取决于病灶的吸收剂量（Gy）及其对电离辐射的敏感性。淋巴结和肺转移灶接受超过80~100Gy剂量可达到完全缓解，而小于20Gy则难以奏效。

^{131}I清灶治疗剂量：颈部淋巴结转移灶：3.70~5.55GBq（100~150mCi）；肺转移灶：5.55~7.40GBq（150~200mCi）；骨转移灶：5.55~7.40GBq（150~200mCi）。^{131}I仅作为脑转移手术或放疗后的辅助治疗措施，治疗剂量：3.7~7.4GBq（100~200mCi）。对70岁以上患者，应注意评估其器官最大耐受剂量，一般不宜超过5.55GBq（150mCi）。儿童及青少年DTC的清灶及辅助治疗，15岁需给予成人剂量的5/6，10岁给予成人剂量的1/2，5岁需成人剂量的1/3。

1.3.2　^{131}I辅助治疗的剂量

辅助治疗推荐的^{131}I剂量目前无足够证据支持。^{131}I辅助治疗推荐剂量为1.35~5.55GBq（50~150mCi），具体取决于存在的危险因素。

1.3.3　^{131}I清甲剂量

建议清甲剂量为30mCi（1.11GBq）。清甲剂量的增量因素主要包括：残留甲状腺组织较多、较高Tg水平、伴有其他危险因素（如年龄≥55岁）。

1.4　^{131}I治疗后全身显像

不论行^{131}I清灶、辅助治疗或清甲，均应在实施^{131}I治疗后2~5天进行治疗后全身显像（Post-therapeutic ^{131}I whole body scan，Rx-WBS）（特殊临床情形可加做延迟扫描，如治疗后7~9天）。Rx-WBS可明确病灶的摄碘特性，辅助DTC临床分期或再分期及预判本次治疗是否显效，并为后续是否再次^{131}I治疗提供影像学依据。相较于Dx-WBS，Rx-WBS的诊断准确性更高。有研究显示约6%~13%的患者可通过Rx-WBS发现Dx-WBS未能显示的病灶；8.3%的患者会因发现新病灶而改变临床分期，并改变后续治疗策略。采用单光子发射计算机断层仪（SPECT）并结合CT检查（SPECT/CT）能更准确地定位，提高Rx-WBS对转移灶的诊断准确性。有研究显示^{131}I SPECT/CT可改变约1/4患者的后续治疗方案。

Rx-WBS（及^{131}I SPECT/CT）的其他临床辅助价值包括：①评估全身生理性^{131}I分布情况，辅助预判^{131}I治疗的直接不良反应及程度。②辅助评估^{131}I治疗所需辐射隔离时间或加强后续辐射防护措施。

1.5　^{131}I治疗的短期及长期不良反应

^{131}I治疗的不良反应与^{131}I单次治疗剂量及累计治疗剂量大小相关，同时也与患者年龄、伴随疾病或组织敏感性个体差异密切相关。常见的短期不良反应：①颈部轻度疼痛、肿胀或/和吞咽困难感，治疗后3~4天会逐渐减轻（严重肿胀罕见或因残留甲状腺组织过多，^{131}I治疗前未严格评估）。②可出现唾液腺损伤、味觉改变、口腔黏膜炎、泪腺损伤等，多出现于^{131}I治疗2~5天内，也常自行缓解，无需特殊处置或仅

需对症治疗。③可有口服^{131}I大剂量（尤其再次和多次^{131}I治疗者、伴有慢性胃肠疾患者）2~24h后即出现上腹部不适、恶心甚至腹痛和呕吐者，临床应予及时对症处理。其他短期不良反应（如咯血、患处疼痛加重等）少见或与TSH升高致病情进展或其他伴随慢性疾病在^{131}I治疗辐射隔离期加重有关。

^{131}I治疗的长期不良反应总体少见。较明显或严重的长期不良反应主要见于多次^{131}I治疗或治疗累计剂量较高者。少部分患者可有外周血象抑制，常不严重或经过支持治疗后可恢复。慢性唾液腺损伤或慢性胃肠不适不少见，但多为可逆性改变。曾有报道广泛肺转移经多次大剂量^{131}I治疗后患者发生放射性肺炎或肺纤维化的个案，应予关注。有报道采用过高剂量^{131}I治疗后出现严重骨髓抑制者。另外，针对^{131}I治疗的其他远期不良反应（如导致不育、流产、胎儿先天畸形及后代先天性发育缺陷等）观察性研究提示，类似风险未明显增加。此外，曾有回顾性研究报道^{131}I治疗与血液系统恶性肿瘤、实体瘤（如结直肠肿瘤、涎腺肿瘤等）的风险升高有关，但不同研究结果存在矛盾，^{131}I治疗是否增加第二种原发肿瘤发生的风险及影响程度仍存争议。

2 ^{131}I治疗疗效评估及动态监测

2.1 ^{131}I治疗疗效监测体系的作用

疗效评估是明确前序疗效的重要手段，也是指导后续管理方案的重要一环。常在^{131}I治疗后6~12个月进行，主要评估方法包括血清学及影像学评估。血清学评价指标主要为Tg和TgAb（因血清Tg/TgAb水平受TSH影响显著，建议同步检测TSH以增加可比性）；常规影像学评价方法包括Rx-WBS、超声、CT、MRI、^{18}F-FDG PET/CT等。^{68}Ga - FAPI、^{68}Ga - PSMA - 11、^{68}Ga - DOTATATE、^{68}Ga-DOTA - RGD_2、^{99m}Tc - $3PRGD_2$等新型显像手段亦逐步用于甲状腺癌不摄碘病灶的探测，可作为常规影像学手段的有力补充。

实际上，^{131}I治疗疗效评估是涵盖影像学和血清学的整合评定，包括是否存在病灶、病灶的性质（大小、数量、范围及摄碘能力等）、对^{131}I治疗的反应，以及血清标志物测定、随时间变化趋势及其与疾病状态的相关性等。

（1）实体瘤疗效评价标准RECIST 1.1用于存在结构性病灶患者的疗效评估；

（2）血清学是早期敏感的生化指标，可作为影像学评价的必要补充；

（3）一般情况下Rx-WBS用于评判病灶摄碘能力，结合（1）用于判断再次^{131}I治疗的指征。但在某些特殊情况下（如CT上未见结构性改变的双肺弥漫性聚碘）可参与疗效评估（表15-4-7）；

（4）PERCIST1.0用于病灶的PET影像疗效评价，对大小无变化但代谢/表达变化显著的病灶提供一定的临床意义和帮助。

表 15-4-7 131I 治疗分化型甲状腺癌的疗效评估

结构影像学 RECIST 1.1		血清学[a]		Rx-WBS[b]	
完全缓解（CR）	阴性			有治疗反应	摄碘浓聚范围缩小或程度减淡
部分缓解（PR）	病灶直径总和减少至少30%	生化缓解	ΔTg% ≥ 25%		
疾病稳定（SD）	病灶变化介于 PR 与 PD 之间	生化稳定	−25% ≤ ΔTg% < 25%	无治疗反应	摄碘未见明显改变或浓聚范围、程度增加
疾病进展（PD）	病灶直径总和增大20%以上且绝对直径增加至少5mm，或出现新发病灶	生化进展	ΔTg% < ~25%		

[a]对比治疗前后TSH基线水平齐同条件下的Tg水平变化率。
[b]仅限无可测量病灶但存在明确摄碘灶情况下，可测量病灶的摄碘情况变化参照动态监测进行。
▨治疗有效（满足任意一项）；▨疗效不明确；▨治疗无效。

2.2 131I 治疗的动态监测及重复治疗的指征和时机

动态风险评估系统整合了血清学与影像学（功能和结构）评价的结果，提供实时的动态风险分层的同时，也为后续治疗、随访及管理方案提供决策依据（表15-4-8）。

表 15-4-8 DTC 不同疗效分层的预后及随访管理

疗效分层	疗效满意（ER）	疗效不确定（IDR）	生化疗效不佳（BIR）	结构性疗效不佳（SIR）
临床转归	1%~4% 复发；< 1% 发生疾病特异性死亡	15%~20% 随访期间可转变为 SIR；其他病情稳定或好转；< 1% 发生疾病特异性死亡	≥ 30% 自发缓解；20% 经干预后缓解；20% 转变为 SIR；< 1% 发生疾病特异性死亡	50%~85% 经后期干预病情仍持续；局部转移患者的疾病特异性死亡率高达 11%，远处转移高达 50%
管理措施	降低随诊频率和TSH抑制程度	持续动态监测影像学与血清学指标	Tg稳定或下降，应在TSH抑制状态下长期随访；Tg/TgAb呈上升趋势，必要时采用18F-FDG PET/CT等影像学检查寻找潜在病灶	根据病灶大小、位置、生长速度、摄碘性、前次治疗疗效等决策下一步治疗或随诊方案

131I重复治疗的临床决策应根据前次治疗的反应和实时疾病状态进行整合评估。Rx-WBS联合SPECT/CT融合显像和血清学Tg/TgAb是评估的重要内容和手段。清灶治疗后评估为SIR者，若病灶无法手术根治且前次131I治疗有效时，可重复131I治疗。若131I治疗后血清学及影像学未见明显改善，应由MDT to HIM会诊决策后续治疗方案。疗效分层评估为BIR，血清学指标稳定或下降，建议密切随诊。有研究发现，如果末次131I治疗后Rx-WBS提示最高靶/本比超过8.1且获得的Tg降低超过25.3%，87.7%的患者可从下一次131I治疗中获益；倘若上述两个指标都未达到，则97.7%的患者无法从下一次131I治疗中获益。表明联合使用末次131I治疗后Rx-WBS的最高靶/本比和抑制性Tg下降率（ΔTgon%）可有效识别对下一次131I治疗的生化反应者/无反应者，从而对摄131I的远处转移性DTC患者的管理优化。血清学指标持续上升，可考虑采用功能影像手段寻找潜在病灶或经验性131I重复治疗，但能否获益尚未得到充分证实

（功能显像阳性者可参照SIR者进行后续管理）。初次治疗疗效分层达到ER或IDR，无需继续^{131}I治疗。

^{131}I再次治疗的时机目前仍存争议：针对摄碘功能较好的肺部微小转移病灶，可考虑在6~12个月后重复^{131}I治疗；对Tg/TgAb持续下降的大转移病灶，可考虑密切随访疗效，直至Tg/TgAb不再下降时进行评估，若病灶摄碘，可考虑重复^{131}I治疗。

3　碘难治性甲状腺癌（RAIR-DTC）的判断与治疗决策

3.1　RAIR-DTC的判断

局部晚期及转移性DTC在自然病程或治疗过程中，约1/3至2/3的病灶由于肿瘤细胞发生去分化改变，最终发展为RAIR-DTC。RAIR-DTC的界定需要核医学、影像学、肿瘤学、内分泌学等多学科进行整合判断。在排除残留甲状腺、TSH刺激不充分、体内稳定性碘水平超标等可能降低Rx-WBS反映DTC复发或转移灶摄碘能力前提下，出现下列临床情形之一即可界定为RAIR-DTC：①所有已知病灶均不摄碘；②尽管部分或全部病灶摄碘，但^{131}I治疗后（1年内）出现疾病进展。

DTC的分子特征可指导RAIR的预判，如BRAF样肿瘤比RAS样肿瘤更易失分化；DTC继发侵袭性突变（TERT启动子等）演变为高级别DTC，多在病程进展中表现为RAIR-DTC。Tg的动态监测可辅助判断DTC患者^{131}I治疗疗效，如治疗后Tg下降不明显或上升则提示RAIR-DTC可能。超声、CT、MRI可监测病灶的大小、数量、侵犯程度、与周围重要器官的关系等，结合Rx-WBS可评估^{131}I疗效及判断是否为RAIR-DTC，并监测病情进展。而核医学分子影像对RAIR-DTC的诊断具有独特价值。^{131}I SPECT/CT是判断RAIR-DTC的重要依据，与^{18}F-FDG PET/CT结合有助全面评估患者肿瘤负荷。其他新型肿瘤核素显像如靶向整合素受体显像、靶向前列腺特异性膜抗原（Prostate specific membrane antigen，PSMA）显像、成纤维细胞激活蛋白抑制剂（Fibroblast activation protein inhibitor，FAPI）显像等可作为补充手段进一步寻找和定位不摄碘病灶。

3.2　RAIR-DTC的评估与治疗决策

界定为RAIR-DTC的患者，提示直接从后续^{131}I治疗中获益的可能性极低，常不建议重复^{131}I治疗。RAIR-DTC的自然病程差异较大，因此应定期进行全面系统的临床评估，根据个体化病情进行多学科整合MDT to HIM讨论和决策。

进行RAIR-DTC治疗决策应考虑肿瘤负荷、进展速度、转移病灶的位置和数量、伴随症状、患者意愿等诸多因素。对无症状、低肿瘤负荷、疾病稳定或微小进展的患者，可考虑TSH抑制治疗下积极随访监测。当复发或转移性RAIR-DTC癌灶局限、伴随临床症状、侵犯周围重要脏器或构成对关键部位的致命风险时，需考虑局部治疗。有手术指征者，优先选择手术；若患者拒绝或不宜再次手术时，可选用外照射、消融、^{125}I粒子植入治疗等方案。而对无法局部治疗及（或）全身多脏器受累的有症状或肿瘤快速进展的RAIR-DTC患者，应考虑系统治疗。一线治疗常选择多靶点酪氨酸激酶抑制剂（Tyrosine kinase inhibitor，TKI）；伴有特异性基因变异特征者优先推荐特定靶点药物；免疫治疗仅适用于极少数具有高肿瘤突变负荷的患者。

第六节　术后内分泌治疗

1　甲状腺癌术后内分泌治疗的主要内容

甲状腺癌术后内分泌治疗主要包括：①DTC术后的TSH抑制治疗；②PDTC、MTC和ATC术后的甲状腺激素替代治疗；③甲状腺术后甲状旁腺功能减退症（甲旁减）的治疗。

2　DTC术后TSH抑制治疗的目标

TSH抑制治疗的目的，一方面补充手术造成的甲状腺激素缺乏，另一方面避免过高的TSH促进DTC细胞生长。

TSH抑制治疗的最佳目标值应既能降低DTC复发、进展几率，又能减少外源性甲状腺激素用药相关的不良反应和对生活质量的影响。根据文献证据，TSH抑制治疗目标应根据DTC的复发风险高低进行个体化设置，并非一味越低越好。复发风险高危DTC患者术后TSH抑制至＜0.1mU/L时，肿瘤复发、转移显著降低，表现为无病生存率显著提高，而进一步抑制到＜0.03mU/L时获益不再增加；复发风险非高危者术后TSH抑制于0.1mU/L至正常范围下限即可使总体预后显著改善，但将TSH进一步抑制到＜0.1mU/L时，不仅无益于降低肿瘤复发风险，反而可能诱发TSH抑制治疗相关不良事件；复发风险低危DTC患者的TSH抑制治疗获益可能有限，支持低危DTC患者无需长期、过度抑制TSH。2022年来自中国的研究显示，腺叶切除后的DTC患者（特别是复发风险低危者）正常范围内的TSH高低和复发风险无明显相关性，而来自韩国的研究显示术后1年TSH控制在1.85mU/L以内的腺叶切除术后中低危DTC患者的复发风险更低，因此，在此类患者中摒弃TSH抑制治疗的证据尚不充分。

推荐在DTC术后随访期（手术±RAI治疗1年后），根据DTC的初始复发风险、TSH抑制治疗副作用风险和患者对治疗的疗效分层（即动态风险评估），个体化调整TSH抑制治疗目标（见表15-4-9，表15-4-10）。对低危、治疗反应良好的DTC患者，建议“相对抑制”，即维持TSH于正常低值（<2.0mU/L）即可。

表 15-4-9　DTC 术后初治期（手术 ± ^{131}I 治疗后 1 年内）的 TSH 抑制治疗目标

TSH 抑制目标（mU/L）	DTC 的初始复发风险分层				
	高危	中危	低危		
			低值 Tg	检测不到 Tg	腺叶切除
无需进行 TSH 抑制治疗副作用风险分层	< 0.1	0.1~0.5	0.1~0.5	0.5~2	0.5~2

表 15-4-10　DTC 术后随访期（手术 ± ^{131}I 治疗 1 年后）的 TSH 抑制治疗目标

TSH 抑制目标[a]（mU/L）		DTC 的疗效分层（动态风险评估）			
		疗效满意[c]（ER）	疗效不确定（IDR）	生化疗效不佳（BIR）	结构性疗效不佳（SIR）
TSH 抑制治疗的副作用风险[b]	无风险	0.5~2	0.1~0.5	< 0.1	< 0.1
	低风险	0.5~2	0.1~0.5	0.1~0.5	< 0.1
	中风险	0.5~2	0.5~2	0.1~0.5	< 0.1
	高风险	0.5~2	0.5~2	0.5~2	0.1~0.5

注：

[a] 表格中的0.5（mU/L），代表TSH的参考范围下限，根据检测试剂盒的具体情况可为0.3~0.5（mU/L）。

[b] TSH抑制治疗的副作用风险：无风险——无已知的风险因素；低风险——绝经、心动过速、骨量减少；中风险——年龄> 60岁、骨质疏松；高风险——心房颤动。抑制治疗副作用风险较高者，应在可耐受的情况下，尽量接近或达到TSH抑制治疗目标。

[c] 初始复发风险为低危的DTC患者，如果治疗疗效满意，持续5~10年TSH抑制治疗后，可转为甲状腺激素替代治疗，即TSH不超过正常上限即可；初始复发风险为高危的DTC患者，如果治疗疗效满意，可将TSH控制于0.1~0.5mU/L持续5年，再按照本表格调整TSH抑制治疗目标。

3　DTC 术后 TSH 抑制治疗的用药和服药方法

非甲状腺全切者（特别是腺叶切除后的低危DTC患者），若术后残留的甲状腺组织所分泌的激素可使其TSH水平处于TSH抑制目标内，则无需加用外源性甲状腺激素。

为TSH达标而需应用外源性甲状腺激素者，TSH抑制治疗用药首选左甲状腺素（L-T4）口服制剂。干甲状腺片中甲状腺激素的剂量和T3/T4的比例不稳定，且与人体的生理性T3/T4比例不符，因此不建议在长期抑制治疗中作为首选。但部分接受甲状腺全切及^{131}I清甲治疗的DTC患者，单纯应用L-T4后血清T3水平和T3/T4比值低于正常人，或生化学和甲状腺功能指标已经达标，仍存乏力、认知减退等症状时，可考虑将部分L-T4更换为干甲片（转换剂量关系：干甲片60mg约对换L-T4 88μg）或T3制剂（我国尚未上市）。

L-T4的服药方法首选早餐前60min空腹顿服。特殊情况下如不能保证晨间空腹用药，次选睡前口服。如有某日漏服，可于次日服用双倍剂量。部分患者需要根据冬夏季节TSH水平的变化调整L-T4用量（冬增夏减）。某些食物（如食物纤维添加剂、大豆蛋白、柚子汁、咖啡等）和补充剂（如钙、铁等）可影响L-T4的吸收，故应与L-T4服用间隔4h以上；如难保证，则应相对固定L-T4及上述食品和补充剂的摄入时间。

L-T4是一种窄治疗指数药物，用药剂量或血药浓度出现小的差异就可能导致血清TSH偏离目标范围。因此，在术后治疗中宜维持使用同一品牌的L-T4药物以减少血药浓度波动。如果必须转换品牌，应在换药6周左右检测TSH以评估是否需要调整药物剂量。

4 DTC术后TSH抑制治疗的L-T4剂量和监测

TSH抑制治疗的L-T4剂量常高于单纯替代治疗的剂量，一般约为1.5~2.5μg·kg^{-1}·d^{-1}。治疗的起始剂量和TSH达标的抑制剂量所需的时间因年龄、体重、伴发疾病及合并用药等而异。对行甲状腺全切、年龄<50岁且既往无心脏病史的DTC患者，可直接启用目标剂量。年龄>50岁的患者如有冠心病或其他高危因素，初始剂量为12.5~25μg/d，调整剂量宜慢，防止诱发加重心脏病。

治疗初期和L-T4剂量调整期间，每4~6周左右监测甲状腺功能，TSH达标后1年内可每2~3个月、2年内每3~6个月、5年内每6~12个月复查甲状腺功能，以确定TSH维持于目标范围内。

5 TSH抑制治疗期间的副作用和风险管理

高龄、TSH抑制治疗的程度和持续时间，以及患者的合并疾病，可能是TSH抑制治疗相关不良事件发生的主要因素。当TSH长期被抑制到低于正常下限（即亚临床甲状腺毒症），特别是TSH<0.1mU/L时，多种不良事件的风险显著增高，包括心血管疾病、心房颤动、骨质疏松症（OP）和骨折等，这些负面影响在老年人和绝经后妇女中最为明显。

正确的风险管理是避免或减少TSH抑制治疗副作用的主要手段。制订TSH抑制治疗目标时，应充分兼顾抑制治疗的副作用风险。

6 妊娠期和产后阶段DTC患者的TSH抑制治疗

育龄期DTC女性患者发现妊娠时，应尽快复查甲状腺功能并调整药量，切不可贸然停药。对妊娠前已确诊且接受治疗的DTC患者，出于伦理考量，无法专门开展不同TSH抑制程度与预后关系的相关研究，她们在妊娠期间的TSH抑制目标可延用妊娠前设定的个体化目标。对妊娠期间新诊断且暂不行手术治疗的DTC患者，尚无证据表明能否通过降低血清TSH水平改善预后。但根据既往非妊娠人群中DTC术后TSH抑制治疗的循证证据、对低危DTC监测的研究结果，并结合妊娠期女性特异性TSH参考范围，如TSH>2.0mU/L，可考虑给予甲状腺激素治疗将TSH控制于0.3~2.0mU/L之间。

DTC患者妊娠后，在妊娠前半期（1~20周）根据TSH和T4水平以及药物调整情况，每2~4周检测一次甲状腺功能直至妊娠20周；血清TSH稳定后，可每4~6周检测一次甲状腺功能。

产后阶段DTC患者应继续坚持TSH抑制治疗，目标与妊娠前或妊娠期间的既定目标一致。母体体内有足量L-T4是正常哺乳所必需的，L-T4也是母乳中的正常成分之一。哺乳期外源性非过量摄入的L-T4对后代无负面影响。孕前TSH抑制治疗本已达标，但妊娠期间因母胎需求增加，为达同一目标而增量L-T4者，分娩后可将L-T4减量至孕前用量；妊娠期间未曾增量L-T4者，分娩后可继续维持原剂量。分娩后6周左右复查甲状腺功能。非甲状腺全切者，分娩后1年内需注意产后甲状腺炎的发生及其对L-T4药物剂量的影响。

7　PDTC、MTC和ATC的术后甲状腺激素治疗

PDTC、MTC和ATC细胞不表达促甲状腺激素受体（Thyrotropin receptor，TSHR），其生长不具有TSH依赖性。对此类患者，即使将TSH抑制到较低水平，也不能减缓病情进展，因此术后无需TSH抑制治疗，仅需在术后甲减者中补充甲状腺激素，即甲减的甲状腺激素替代治疗。首选用药、服用方法同DTC的术后TSH抑制治疗，替代目标是使TSH维持于正常范围内即可。

8　甲状腺术后甲旁减的治疗

术后甲旁减患者可无明显临床症状，也可出现神经肌肉易激惹症状（手指、脚趾刺痛感、口周麻木、肌肉抽搐、手足搐搦、喉痉挛等），取决于低血钙发生的速度、程度和个体耐受阈值差异等因素。术后实验室检查白蛋白校正后的血清钙低于正常，而PTH降低或不正常的低水平（可伴有血清磷增高和低镁血症），提示存在术后甲旁减。

通常以术后6个月甲状旁腺功能是否恢复分为暂时性和永久性甲旁减。文献报道甲状腺术后暂时性和永久性甲旁减的发生率分别为14%~60%和4%~11%。

对甲状腺癌术后甲旁减，防重于治。术前应检测和纠正低钙血症，有条件者检测并纠正维生素D缺乏。术中应采取一系列保护甲状旁腺功能的手段。术后监测白蛋白校正后的血清钙水平，根据症状和血清钙水平，可采用预防性补充和治疗甲旁减的药物，如表15-4-11所示。

表15-4-11 术后甲旁减的处理方案

	口服钙剂	骨化三醇	静脉补钙
预防性治疗[a]	碳酸钙或等量元素钙的柠檬酸钙0.5~1.25g/次，2~3次每日	0.25~0.5μg/次，2次/d	不需要
轻中度甲旁减[b]	元素钙1~3g/d，分2~3次口服	0.25~0.5μg/次，2次/d	不需要
重度/症状性甲旁减[c]	元素钙3~4g/d，分2~3次口服	0.25~1μg/次，2次/d	1~2 g葡萄糖酸钙静脉推注后持续静脉滴注

注：
[a]纠正维生素D缺乏和低镁血症；
[b]血钙<8.5mg/dL（2.12mmol/L），出现低钙血症的症状；
[c]血钙<7mg/dL（1.75mmol/L），治疗后仍然有持续/严重的症状；心电图检查除外Q-T间期延长

一旦发生永久性甲旁减，应按甲旁减的相关指南进行管理。治疗的主要目标是维持血清钙于不出现症状性低钙血症的水平，同时避免并发症，如高尿钙症（>300mg/d）、肾结石、肾功能障碍和其他软组织异位钙化等。目前，针对甲旁减的长期治疗用药主要是口服钙剂、活性维生素D（骨化三醇，常用剂量0.25~2μg/d）或其类似物（阿法骨化醇，常用剂量0.5~3μg/d），以及大剂量普通维生素D（常用剂量10000~200000IU/d）。出现高尿钙症的患者，可使用噻嗪类利尿剂（常用氢氯噻嗪12.5~50mg/d，口服）增强远端肾小管对钙的重吸收并减少尿钙的排泄，但应注意监测血压、尿量和血钾水平。人重组PTH是一种永久性甲旁减的可选疗法，但其仅在少数国家可获得，且价格昂贵、疗效和长期安全性有待进一步确认。永久性甲旁减患者应长期随访监测，如出现终末器官并发症如肾结石、血清肌酐水平上升等，应进一步诊治。

第七节 放射治疗

1 放疗在无远处转移的甲状腺癌中的应用

无远处转移的甲状腺癌患者如DTC或MTC，术后存在局部复发的高危因素，当初始手术无法达到根治目的时，可行术后放疗提高局部控制率。值得注意的是，术后放疗并不作为常规推荐，但对存在高危因素者如术后病灶残留、甲状腺外侵犯、肿瘤侵及邻近结构比如RLN或气管受累、肿瘤病灶不摄碘和^{131}I治疗无效时，术后放疗能明显降低患者的局部区域复发率，但对OS和无远处转移生存率无明显影响。

2 放疗在甲状腺癌远处转移灶中的应用

甲状腺癌患者常见的远处转移灶包括骨转移、脑转移和肺转移等，对这些转移

病灶进行姑息性放疗也能取得一定的疗效。对骨转移患者，外照射可有效缓解疼痛症状、减少及延缓病理性骨折等事件发生。由于^{131}I治疗可引起肿瘤周围组织的水肿，因此，外照射和外科手术是脑转移的主要治疗手段。随着放疗技术的发展，尤其是立体定向放疗也可获得与手术相似的疗效。对肺部的寡转移病灶（转移灶数量5个以内），立体定向放疗在保证充足生物剂量前提下，可获较好临床疗效。

3 放疗的技术和剂量等参数

放疗的技术包括二维常规放疗、束流调强放疗（IMRT）和立体定向放疗（Stereotactic radiosurgery，SRS）等。放疗的靶区根据具体病情而定，可包括甲状腺瘤床和/或淋巴引流区域，术后放疗剂量研究报道一般中位剂量为60Gy（54~70Gy），1.8~2Gy/次/天。研究显示姑息性外照射剂量>50Gy有利于提高远处转移病灶的控制率。

4 放疗在ATC中的运用。

对R0、R1、R2的ATC行术后放疗和Ⅳc期未手术患者行姑息性放疗，可显著改善预后。Wu SS等回顾性分析97例ATC患者显示，接受放疗的ATC患者的中位生存时间长于未行放疗的患者（11.8个月 vs. 3.9个月）。常规分割的放疗总剂量≥60Gy能提高局部无进展生存期（progression-free survival，PFS）和OS。超分割、加速超分割和大分割等非常规分割在探索中。调强技术（IMRT）与二维适形放疗相比，在剂量分布上具有明显优势。

ATC进展非常快，应尽快开始术后放疗。放疗的靶区包括肿瘤区+淋巴结引流区（颈Ⅱ-Ⅵ区+上纵隔淋巴结）。理想的靶区剂量：肿瘤区≥65Gy；高危区≥60Gy，包括甲状腺区、周围的淋巴结引流区及所有淋巴结阳性区；低危区≥54Gy，包括无阳性病灶但可能转移的颈部Ⅱ-Ⅵ区+上纵隔淋巴结。Gao RW等分析了47例接受放疗的ATC患者，2例（4.3%）发生野外局部区域复发/进展。

第八节 热消融治疗

目前尚缺乏大样本的前瞻性随机对照研究，因此，热消融治疗目前仅作为某些特殊患者的一种补充治疗手段，对一些麻醉或手术高风险和拒绝手术的患者可考虑应用，应避免盲目扩大适应证而进行不规范的非手术治疗。

1 热消融治疗在PTC初始治疗中的应用

借助影像技术引导的热消融技术（包括射频、微波、激光治疗等）具有微创、美容、可重复的优点，近年来主要应用于甲状腺良性结节的治疗，在低危PTC中也有所开展，但热消融治疗在PTC中的应用仍存在广泛争议。目前尚缺乏高质量随机对照研究和热消融治疗的远期疗效的循证证据。热消融治疗的本质属于局部治疗，不能保证治疗PTC原发灶的彻底性，且不符合最小治疗单位为一侧腺叶切除的原则，同时不能治疗隐匿转移的中央区淋巴结。消融治疗失败后的手术面临巨大挑战，未来仍需进一步探索热消融治疗的有效性，故目前不推荐将消融技术作为PTC的初始治疗手段。

对同时满足以下条件的PTC，在患者充分知情情况下，不反对开展前瞻性临床研究，探索热消融治疗的有效性和安全性，以明确热消融治疗是否适用于甲状腺癌的初始治疗及其适应证：①非病理学高危亚型；②肿瘤最大径≤5mm（肿瘤四周均未接近包膜者可放宽到≤1cm），且结节距离内侧后被膜>2mm；③无被膜受侵且无周围组织侵犯；④非峡部癌灶；⑤单发癌灶；⑥无甲状腺癌家族史；⑦无青少年或童年时期颈部放射暴露史；⑧无淋巴结或远处转移证据；⑨在多学科背景下，患者经外科医师充分告知后，仍拒绝外科手术，也拒绝密切随访。

2 热消融在特殊人群（复发/转移）的应用

对DTC局部复发/颈淋巴结复发者，再次手术是首选疗法，经MDT to HIM讨论评估，对不可手术、无法耐受手术或拒绝手术者，可据患者情况选择放射性碘治疗、靶向治疗和放疗等。对非进展性且远离重要结构的病灶，可试行积极监测。对^{131}I治疗、靶向治疗等反应不佳的个别病灶，或患者初始为少数独立病灶，可试行热消融治疗。对接受热消融治疗者，目前尚无高质量研究证据证实其临床获益。仅少数单中心小样本研究揭示热消融对局部复发DTC治疗的潜在获益及症状缓解等。在小样本对比热消融与手术效果的研究中，热消融显示出不劣效于手术的疗效。但热消融对患者远期预后的影响及潜在风险尚无相关临床数据。

对远处转移的患者，放射性碘及靶向治疗等系统治疗为首选治疗方式。对寡转移患者或对系统治疗不敏感的少数病灶，可使用热消融等局部治疗。热消融在转移性甲状腺癌的应用同样缺乏高质量临床证据支持。在肝、肺、骨等转移灶中，有一些有意义的尝试，姑息性热消融治疗显示出一定的肿瘤抑制效果。

对滤泡性肿瘤，由于细胞学检查在评估其良恶性方面的困难及消融后复发等风险，暂不推荐热消融用于滤泡性肿瘤的初始治疗。对MTC及ATC热消融治疗的可行性也有探索，但多以个案报道为主，鉴于其恶性生物学行为，目前不推荐热消融治疗用于此类肿瘤初始治疗。

第九节　系统治疗

1　RAIR-DTC靶向治疗的综合考量

靶向药物治疗是挽救传统治疗方案抵抗人群的有效手段，可有效延长患者的PFS。开始靶向药物治疗前需考虑以下因素：①靶向治疗无法达到根治，目前相关临床试验提示延长了PFS的获益，而在延长OS方面尚缺乏足够的证据支持；②靶向治疗的副反应发生率高，治疗过程中极可能降低患者的生活质量；③在未经靶向治疗的情况下，部分RAIR-DTC患者的病情可维持稳定数月甚至数年。决策中应整合考虑患者意愿、临床表现、社会支持与经济条件等因素，参考MDT to HIM团队意见，治疗前充分告知患者治疗的利弊，权衡治疗风险与获益，把控靶向药物治疗介入的时机。

1.1　RAIR-DTC靶向治疗的适应证和禁忌证

对转移性、快速进展、有症状和（或）近期威胁生命的DTC患者，应考虑TKI治疗。具体包括：①病变进展迅速，预计在6个月内需干预，否则会危及生命的疾病（例如，肺或淋巴结转移病变可能迅速侵入气道、导致呼吸困难或引起支气管阻塞）；②不能采用局部治疗充分解决的症状性疾病（如运动性呼吸困难、不可切除的引起疼痛的病变）；③播散性疾病出现快速进展，而不是局灶性肿瘤进展（例如，多个肺转移病灶快速进展，而不是局部病变缓慢进展）。

以下情况暂不适用TKI治疗：①妊娠、哺乳期妇女；②重度肝肾功能不全；③对以VEGFR为主要靶点的抗血管生成药物存在严重活动性出血、大咯血风险者；④活动性或近期肠道疾病（如憩室炎、炎症性肠病、近期肠切除术）；⑤近期心血管事件；⑥近期行气管放疗（放疗与激酶抑制剂治疗会增加气道消化道瘘的风险）；⑦恶病质、体重低、营养不良、高血压病控制不良、QTc间期延长、明显急性心律失常（包括室性和慢性心律失常）；⑧未经治疗的脑转移病变（有争议）；⑨最近有自杀想法的患者（接受TKI的抑郁症患者有自杀报道）。

1.2　RAIR-DTC终止靶向治疗的指征

TKI治疗中出现治疗风险超过获益时，应及时停止TKI治疗，例如全身疾病迅速进展或严重不良反应等。若经TKI治疗呈现明显获益后出现疾病缓慢进展，在毒性可耐受、疾病整体仍可控情况下，可维持TKI治疗。

当局灶性病变明显进展且适合局部治疗时，在维持全身TKI治疗同时，局部区域治疗有时可能符合患者的最大获益。例如，当患者肺转移灶缩小但孤立的骨转移灶进展时，可采用全身TKI治疗联合骨转移灶放疗。

2 靶向药物治疗概况

2.1 RAIR-DTC的靶向治疗

2.1.1 泛靶点抗血管生成TKIs

（1）国内已获批适应证的靶向药物

索拉非尼：是小分子多靶点TKI，可强效抑制VEGFR-2、VEGFR-3，RET和BRAF。在一项名为DECISION的Ⅲ期随机对照临床研究中，针对14个月内疾病进展的RAIR-DTC患者，索拉非尼组的客观缓解率（ORR）为12.3%，其PFS较安慰剂组显著延长（10.8个月 vs. 5.8个月），但OS无统计学差异。

仑伐替尼：主要靶向EGFR 1-3，FGFR 1-4，PDGFR-α、RET和KIT。一项名为SELECT的Ⅲ期随机对照临床研究显示仑伐替尼较安慰剂显著改善患者的PFS（18.3个月 vs. 3.6个月）和缓解率（ 64.8% vs. 1.5%）。

多纳非尼：靶点主要包括VEGFR-2、VEGFR-3、RET、BRAF。一项多中心Ⅲ期研究结果显示，多纳非尼治疗RAIR-DTC的中位PFS达到了12.9个月，而安慰剂组为6.4个月，ORR达到了23.3%，而具有相近靶点的索拉非尼在DECISION研究中的ORR为12.3%。

安罗替尼：靶点主要包括VEGFR 1-3、c-kit和PDGFR-β。在中国开展的安罗替尼治疗进展性局部晚期或转移性RAIR-DTC的Ⅱ期临床研究（ALTER01032 研究）显示，安罗替尼组的ORR达59.21%，显著延长了患者的中位PFS（40.54个月 vs. 8.38个月，HR=0.21，$P<0.0001$），提示安罗替尼对进展性RAIR-DTC的肿瘤控制作用；亚组分析显示，安罗替尼可以显著改善入组前3个月内影像学进展、年龄较大（≥55岁）、骨转移患者的PFS（$P<0.05$），为入组前3个月内影像学进展和骨转移的患者带来OS的获益。

（2）其他靶向治疗药物

阿帕替尼：主要靶向VEGFR-2。在一项名为REALITY的Ⅲ期随机对照临床研究中，针对入组前12个月内进展的RAIR-DTC患者，阿帕替尼组的ORR达到54.3%，PFS较安慰剂组显著延长（22.21个月 vs. 4.47个月），并显示出生存获益，中位OS明显长于对照组（NR vs. 29.90个月）。

索凡替尼：主要作用靶点为VEGFR 1-3、FGFR-1和CSF-1R。一项多中心Ⅱ期临床研究纳入了59例局部晚期或转移性DTC及MTC患者，索凡替尼在局部晚期或转移性RAIR-DTC队列（n=26）的ORR为21.7%，中位PFS为11.1个月。

2.1.2 特异靶点TKIs

普拉替尼：是一种特异性的RET抑制剂。大约10%~20%的PTC患者为RET基因融合阳性。普拉替尼已获美国食品药品监督管理局（Food and Drug Administration，

FDA）批准用于需系统治疗的晚期或转移性RET突变MTC、晚期或转移性RET融合阳性RAIR-DTC患者的治疗。

塞帕替尼：是另一种高选择性RET抑制剂，于2020年5月获美国FDA批准用于治疗成人和12岁及以上儿童中RET突变的晚期或转移性MTC、RET融合阳性的晚期或转移性RAIR-DTC。

拉罗替尼：是一种广谱NTRK抑制剂。拉罗替尼已在美国获批用于治疗标准治疗无效或无标准治疗的晚期NTRK融合基因阳性的成人或儿童实体瘤。

2.2 MTC的靶向治疗

2.2.1 多靶点酪氨酸激酶抑制剂

凡他尼布：是一个口服的小分子多靶点TKI，其主要作用靶点为RET、EGFR和VEGFR。一项随机、双盲Ⅲ期临床试验显示，凡他尼布可显著延长局部晚期或转移性MTC的PFS（预测30.5个月 vs. 19.3个月）。美国FDA于2011年批准凡他尼布用于治疗进展性、有症状的、不可手术的局部晚期或转移性MTC。

卡博替尼：主要治疗靶点为RET，MET和VEGFR-2，也是一个口服的小分子多靶点TKI。一项对转移性、影像学进展MTC的Ⅲ期临床研究显示，卡博替尼可显著延长MTC患者的PFS（11.2个月 vs. 4.0个月），但对中位OS无显著改善作用（26.6个月 vs. 21.1个月）。目前已被FDA和EMA批准，用于治疗晚期转移性MTC。

安罗替尼：在我国开展的安罗替尼治疗晚期MTC的随机双盲安慰剂对照的Ⅱ期多中心临床研究中，安罗替尼组的中位PFS显著延长（20.7个月 vs. 11.1个月），ORR达到48.4%；且治疗后Ctn的快速下降预示着MTC患者接受安罗替尼后生存率和治疗反应的改善。目前安罗替尼已获批用于无法手术的局部晚期或转移性MTC患者的治疗。

索凡替尼：作用靶点为VEGFR，FGFR-1以及集落刺激因子1受体。在我国的多中心Ⅱ期临床研究中，纳入的27例MTC患者的ORR为22.2%，中位PFS为11.1个月。

2.2.2 高选择性RET抑制剂

RET基因是MTC的主要驱动基因，也是治疗MTC潜在最有效的靶点。高选择性的RET抑制剂与之前的多靶点TKI不同，其对RET的亲和力高，对RET的融合突变及点突变均有效。目前已有两个小分子高选择性RET抑制剂，分别为普拉替尼和塞帕替尼。普拉替尼用于晚期或转移性RET改变的甲状腺癌的多队列、开放标签的Ⅰ/Ⅱ期研究（ARROW研究）显示，未接受过激酶抑制剂治疗的RET突变MTC患者的ORR为71%，接受过卡博替尼或凡他尼布（或二者治疗）的ORR为60%。已获FDA批准用于治疗RET突变甲状腺癌患者。塞帕替尼在I/Ⅱ期临床试验中表现出的良好疗效，未接受过卡博替尼或凡他尼布治疗的RET突变MTC患者的缓解率为73%（95% CI：62~82）；接受过卡博替尼或凡他尼布（或二者治疗）的缓解率为69%

(95% CI：55~81)，已被美国FDA加速批准上市。最近，在塞帕替尼治疗RET突变的晚期MTC的一项Ⅲ期临床试验中，显示出比对照组（凡他尼布或卡博替尼）更优的疗效（中位PFS NA vs. 16.8个月）。

2.3 ATC的靶向治疗

目前针对ATC的靶向治疗药物较为罕见。FDA于2018年5月批准了达拉非尼联合曲美替尼或拉罗替尼用于治疗$BRAF^{V600E}$突变的ATC患者。FDA批准拉罗替尼和恩曲替尼用于NTRK融合阳性肿瘤患者的治疗。FDA于2020年批准了特异性RET抑制剂塞帕替尼和普拉替尼用于RET融合阳性的碘难治性甲状腺癌的系统治疗，包括在ATC中的应用。

鉴于目前标准治疗对ATC的效果不佳，所有ATC患者，不论采用何种手术方案，均应考虑加入临床试验。

3 靶向药物不良反应的监测和处理

TKIs与许多副作用有关，包括腹泻、疲劳、诱发高血压、肝毒性、皮肤变化、恶心、左旋甲状腺素增加剂量、口味变化和体重减轻等。规范管理治疗过程中出现的不良事件，有助于提高患者治疗的依从性。

随访监测方法：高血压病：每天血压监测，在治疗的前8周尤为重要，如果需要降压治疗，钙通道阻滞剂可能最有效；皮肤/黏膜的皮肤毒性：监测有无皮疹/口腔溃疡，教育患者认识到光照和晒伤的风险；肝毒性：监测丙氨酸血清转移酶、碱性磷酸酶和胆红素，发生肝毒性后常需减少激酶抑制剂的剂量；心脏毒性：监测心电图、超声心动图，如果QTc间期>480ms，则停止（或不启动）TKI治疗；甲状腺功能减退症：定期监测TSH，根据TSH变化调节左旋甲状腺素的剂量；肾毒性：监测血清肌酐、尿蛋白；血液学中的毒性：监测血常规；胰腺炎：监测淀粉酶；致畸性：育龄男女孕前检测及有效避孕。

不良反应分级：根据不良事件严重程度的不同分为5级。

1级：轻度；无症状或轻微症状；仅需临床观察，无需干预。

2级：中度；需较小、局部或非侵入性治疗干预；与年龄相当工具性日常生活活动受限。

3级：严重或具有临床意义但不会立即危及生命的不良事件；需要住院或延长住院时间；致残；自理性日常生活活动受限。

4级：危及生命的不良事件；需紧急治疗。

5级：发生不良事件相关的死亡。

处理原则：应参照《中国肿瘤整合诊治技术指南-靶向治疗》的临床常见靶向药物毒副反应引起的不良事件分级标准进行分级和管理。发生1级不良反应时可继续使用，并给予对症支持治疗；2级不良反应若在1周内症状反复出现，应中断治疗，经对症治疗症状缓解后可先予减量治疗，若能耐受可考虑恢复原剂量治疗；3级不良反应一旦出现应暂停药物，并给予积极对症治疗，直至症状缓解至1级，再予减量治疗，若反复发生3级不良反应，则应中断治疗；4级不良事件一旦出现，应终止治疗，并对患者积极进行救治。

4 甲状腺癌的化学治疗

DTC对化学治疗药物不敏感。化疗仅作为姑息治疗或其他手段无效后的尝试治疗。

对持续性或复发性MTC，化疗仅用于激酶抑制剂治疗失败、不能参加临床研究者，小样本研究显示以达卡巴嗪为基础的联合化疗方案，ORR为15%~42%。

对缺乏其他治疗选择（包括临床试验）的转移性ATC患者，建议化疗。ATC的化疗包括紫杉烷和/或蒽环类或紫杉烷联合或不联合顺铂或卡铂。

多柔比星（Doxorubicin，阿霉素）是FDA批准用于治疗ATC和转移性DTC的唯一细胞毒性化疗药物：每周20mg/m^{2}或每3周60~75mg/m^2。单药紫杉醇可能使一些新诊断的ATC患者获益，如果每周使用紫杉醇，建议每周使用60~90mg/m^{2}的紫杉醇。

5 甲状腺癌的免疫治疗

近年来免疫治疗发展迅速，已有多种免疫检查点抑制剂（Immune checkpoint inhibitors，ICIs）获批用于不同的实体瘤和血液肿瘤。在有治疗指征的RAIR-DTC中，多项Ⅰ、Ⅱ期免疫治疗相关临床研究正在进行中，初步结果显示ICIs在进展期DTC具有一定控瘤活性。

对转移性MTC的初步研究显示，肿瘤疫苗以及刺激树突细胞治疗具有一定前景。

ATC患者的免疫治疗目前在研究中，FDA尚未批准用于治疗ATC的免疫治疗药物。回顾性数据显示，ATC靶向治疗联合免疫治疗，可明显改善预后。

6 不可切除的局部晚期甲状腺癌的新辅助治疗

局部晚期甲状腺癌的新辅助治疗主要目的是提高手术切除率，即通过药物治疗使肿瘤缩小，从而将不可切除病变转化为可切除病变，或提高R0/R1切除率，或保留重要器官或解剖结构以提高术后生活质量。

已有临床研究证实安罗替尼新辅助治疗局部晚期MTC的ORR接近50%、用于新辅助治疗局部晚期RAIR-DTC的ORR接近60%，且试验组PFS较对照组显著延长。此外，还有一些病例报道显示仑伐替尼、阿帕替尼、索拉非尼等用于新辅助治疗局部晚期PTC有效；舒尼替尼、仑伐替尼、凡他尼布、塞帕替尼等用于新辅助治疗局部晚期MTC有效；达拉非尼和曲美替尼联合方案用于新辅助治疗伴有BRAF基因突变的ATC有效。纳入32例（18例DTC，3例MTC、8例ATC和3例PDTC）晚期甲状腺癌靶向药物新辅助治疗的系统综述报告了ORR为78.1%（95% CI：60.0%~90.7%），ITT患者的R0/R1切除率达到78.1%（95% CI：60.0%~90.7%）。

需要注意，新辅助治疗应主要用于不可手术切除的病例，而不可手术切除的标准在不同的诊疗中心可能存在一定差异。鉴于目前证据有限，建议靶向药物的新辅助应用应通过MDT to HIM讨论，如能在临床研究的背景下进行则最佳。

7 系统治疗后的疗效评估

对接受系统治疗的晚期甲状腺癌患者，疗效评估可参考RECIST v1.1标准（表9）。在接受系统治疗前，评估患者基线的病灶；在治疗过程中定期进行疗效评估，并根据肿瘤进展、稳定或缓解与否制定后续系统治疗方案。

第十节 中医药治疗

中医药治疗是甲状腺癌整合治疗的组成部分之一，特别是对甲状腺癌术后并发症以及^{131}I治疗、内分泌治疗引起不良反应的治疗有一定价值，也可用于晚期甲状腺癌放化疗、免疫治疗相关毒副作用的处理。

中医药治疗主要在中医辨证论治原则指导下进行治疗，同时中医药还特别注重甲状腺癌术后的康复治疗。另外，用药时注意根据疾病与碘缺乏还是碘过量有关，慎重使用海带、海藻、海螵蛸、海蛤壳等含碘较高的中草药。

以下是对甲状腺癌术后和常见疗法不良反应辨证论治的常见辨证分型：

1 肝气郁结

【临床表现】颈部胀满不适，精神抑郁，烦躁易怒，胸闷喜太息，胁肋胀满，食欲不振，脘痞腹满；舌淡、苔薄白，脉弦。

【治法】疏肝解郁，理气散结。

【代表方】逍遥散加减。

2 气滞血瘀

【临床表现】颈部胀刺痛，面黯不泽，急躁易怒，胸闷气憋可伴走窜疼痛；妇女可见月经闭止、痛经、经色紫暗有血块；舌色紫黯，可见瘀斑、苔薄或少，脉弦涩。

【治法】行气活血，化瘀散结。

【代表方】逍遥散合桃红四物汤加减。

3 气滞痰凝

【临床表现】颈部肿块或伴有颈部两侧瘰疬质地硬，胸憋气短，烦躁易怒，气短懒言，神疲肢困，胃纳不佳；苔白腻，脉弦滑。此型多可见于晚期或复发转移的患者。

【治法】疏肝理气，化痰散结。

【代表方】逍遥散合贝母瓜蒌散加减。

4 肝郁化火

【临床表现】颈部热痛，急躁易怒，胸胁胀满，头晕目赤，口干口苦，烦热汗出；舌质红、苔薄黄，脉弦数。

【治法】疏肝泄火，解毒散结。此型可见于伴甲亢的患者。

【代表方】丹栀逍遥散加减。

5 肝经湿热

【临床表现】颈部热痛，口苦口粘，口臭，头晕目赤，胸闷纳呆，小便黄赤，大便干结；舌质红、苔黄腻，脉弦滑数。

【治法】 清热利湿，解毒散结。

【代表方】龙胆泻肝汤加减。

6 痰瘀互结

【临床表现】颈前结块或伴有颈部两侧瘰疬坚硬难消，咽中梗塞，痰多质黏，声音嘶哑，胸闷纳差；舌紫暗或有瘀斑、苔腻，脉弦滑。此型多见于晚期或复发转移的患者。

【治法】化痰活血、祛瘀散结。

【代表方】贝母瓜蒌散合消瘰丸加减。

7 阴虚火旺

【临床表现】心烦失眠，急躁易怒，头晕目眩，口干盗汗，五心烦热，腰膝酸软；舌红少津、苔少或无，脉细数。此型可见于伴甲亢的患者。

【治法】滋阴清热，解毒散结。

【代表方】知柏地黄丸加减。

8 脾肾阳虚

【临床表现】颜面水肿或肢肿，形寒肢冷，面白萎靡，神疲乏力，纳减便溏，头晕脱发；舌质淡胖、苔白滑或白腻、边有齿痕，脉沉细弱。此型多见于伴甲减的患者。

【治法】温补脾肾，利水消肿。

【代表方】金匮肾气丸加减。

9 气阴两虚

【临床表现】颈部隐痛或伴肿块，消瘦乏力，口干舌燥，心悸气短，自汗盗汗，五心烦热，头晕耳鸣，腰膝酸软；舌淡红、少苔，脉细或细数。此型多见于晚期或复发转移或手术后的患者。

【治法】益气养阴，解毒散结。

【代表方】四君子汤合沙参麦冬汤加减。

以上是基本的辨证分型，根据临床症状还可随证加减，常见症状加减如下：

颈部疼痛者，加葛根、川芎、鸡血藤；头晕耳鸣者，加天麻、蝉衣、石菖蒲；口咽干燥者，加沙参、知母、玄参；口干口苦者，加龙胆草、栀子、黄芩；面红目赤者，加栀子、黄芩、菊花；失眠多梦者，加炒酸枣仁、夜交藤、合欢花；烦躁易怒者，加柴胡、香附、郁金；食欲不振者，加白术、云苓、焦三仙；手足心热者，加知母、黄柏、生地；手足不温者，加炮附子、肉桂、巴戟天；身倦乏力者，加黄芪、党参、黄精；自汗盗汗者，加麻黄根、浮小麦、生地黄；颜面水肿者，加桑白皮、生姜皮、陈皮；下肢水肿者，加车前子、泽泻、猪苓。

中医药治疗甲状腺癌也特别重视日常辨证调护，强调心理调护、饮食调护、睡眠调护、生活调护、服药调护等。

第五章

甲状腺癌的术后随访与康复

1 DTC患者的术后随访

1.1 术后随访的目的

对DTC患者术后进行长期随访的目的：①早期发现肿瘤复发和转移，对复发患者及时治疗；②对DTC复发或带瘤生存者，观察病情的进展和疗效；③监控TSH抑制治疗的效果，避免抑制不足或过度治疗；④对DTC患者的某些伴发疾病（如心脏疾病、其他恶性肿瘤等）病情进行动态观察；⑤对治疗后患者在随访期间进行再次分期及预后评估（动态评估），决定是否进一步治疗或密切随访。一项关于DTC患者治疗的真实世界的前瞻性研究表明，国内DTC患者初始治疗后的随访管理有待于进一步加强。

随访手段及频率因患者肿瘤类型、初始及后续治疗、初始复发风险分层、实时动态疗效评估的差异而各不相同。血清学疗效分层评估包括TSH、Tg（包括刺激性Tg和非刺激性Tg）、TgAb的水平及其变化趋势。影像学疗效分层评估手段则包括颈部超声、Dx-WBS、CT、MRI、全身骨显像、PET/CT等。

1.2 随访策略

初次评估一般在治疗后6个月进行，所有DTC患者均应进行颈部超声和血清Tg（抑制性或刺激性）及TgAb的测定，高危、既往存在摄碘转移灶、Tg水平异常及颈部超声异常的患者需考虑行Dx-WBS。

1.2.1 清甲、辅助治疗

中低危DTC患者如首次评估已达ER，则治疗12个月后可定期（12~24个月）检测抑制性Tg和TgAb水平，并据需要决策颈部超声检查的频率，后续随访不需要常规行Dx-WBS；如疗效评估为IDR或BIR，则应每6~12个月检测血清Tg和TgAb及颈部超声检查。如随访中Tg/TgAb水平逐渐升高，则需其他影像学检查。

高危、低分化或病灶广泛侵袭的患者，如疗效评价为ER、IDR、BIR，应每6~12个月评估血清Tg和TgAb水平。

1.2.2 清灶治疗

ER：无需再次 ^{131}I 治疗，进入TSH抑制治疗，随访频率6~12个月。

IDR：TSH抑制治疗+持续动态监测，随访频率3~6个月。

BIR：Tg/TgAb稳定或下降者，TSH抑制治疗+持续动态监测，随访频率3~6个月；Tg/TgAb上升者，考虑 ^{18}F-FDG PET/CT等进一步影像学检查，以探查可能的不摄碘的结构性病灶。

SIR：需判断结构性病变与前次 ^{131}I治疗前的变化，积极进行监测，以判断是否需要再次 ^{131}I治疗或进行局部/全身治疗。

1.2.3 未行清甲治疗

对全甲状腺切除但术后未行 ^{131}I清甲治疗的低中危DTC患者，由于体内可能存在残留的甲状腺组织，可能降低Tg及TgAb评估的灵敏度和特异度，但仍建议对此类患者每6~12个月监测术后血清Tg、TgAb及颈部超声，若Tg/TgAb水平呈进行性增高，考虑进一步影像学评估。

1.3 甲状腺癌术后随访中血清学检查的应用

1.3.1 血清Tg和TgAb在DTC术后随访中的作用

血清Tg水平是反映体内甲状腺组织（包括正常组织、DTC原发或转移瘤）负荷量的特异性指标，其变化往往较影像学结构改变更早、更敏感。DTC术后应定期、连续监测Tg水平及变化趋势。但影响血清Tg测定值的因素较多，除甲状腺组织负荷量以外，还包括术后TSH状态（抑制或刺激）、血清TgAb的含量以及检测试剂和方法等，因此，对Tg测定结果的解读需要临床整合分析、个体化判断。TgAb是针对Tg产生的自身免疫性抗体，TgAb阳性会引起血清Tg测定值下降甚至假阴性，从而降低Tg对病情监测的敏感性，但另一方面，TgAb阳性本身可作为残余正常甲状腺组织、桥本甲状腺炎或肿瘤虽不精准但可参考的血清标志物。因此，监测Tg时应同时测定TgAb。由于血清Tg、TgAb水平受不同检测方法、不同试剂盒以及异嗜性抗体干扰等因素影响，检测结果差异较大，应选用同一种检测试剂和方法来测定。DTC随访中的血清Tg测定包括基础Tg测定（TSH抑制状态下）和TSH刺激后的Tg测定。为能更准确地反映病情，可通过停用L-T4或应用rhTSH的方法，使血清TSH水平升高至>30mU/L再检测Tg，即TSH刺激后的Tg测定。停用L-T4和使用rhTSH后测得的Tg水平具有高度的一致性。

1.3.2 对全甲状腺切除+^{131}I治疗后的DTC患者，血清Tg在长期随访中的应用

对全甲状腺切除和 ^{131}I治疗后的DTC患者，理论上血清Tg水平极低，若血清

TgAb阴性一旦检测到Tg存在，则高度提示DTC病灶残留、复发或转移。目前认为：① 抑制性Tg<0.1ng/ml，尤其刺激性Tg（Stimulated thyroglobulin，sTg）<0.5~1ng/ml，则98%~99.5%的可能性提示为无病生存，稳定或下降的抑制性Tg水平常是预后良好的指标；② Tg水平持续增高，或Tg虽低甚至阴性，但TgAb呈进行性升高，多提示DTC肿瘤残留、复发或转移，需进一步行影像学检查以明确病灶；③ sTg>10ng/ml则是癌细胞存在的高敏感性指标。

1.3.3 血清Tg用于未行全甲状腺切除或^{131}I治疗的DTC患者的随访

对未行全甲状腺切除或全甲状腺切除但术后未行^{131}I治疗的DTC患者，残留的正常甲状腺组织仍是血清Tg的来源之一，区分正常甲状腺和甲状腺癌组织的Tg分界值不详，故以血清Tg测定为随访手段发现DTC残留或复发的敏感性和特异性均不高。尽管如此，仍建议对上述两类患者进行定期监测。术后血清Tg/TgAb水平呈进行性升高的DTC患者，应考虑甲状腺组织生长、甲状腺自身免疫炎症持续或加重，亦或肿瘤残留、复发或转移，需结合影像学检查进一步评估。

1.4 DTC术后随访中的影像学检查

1.4.1 颈部超声检查的应用

DTC治疗后随访期间进行超声检查的目的是：评估甲状腺床和颈部中央区、颈侧区的淋巴结状态。超声对早期发现DTC患者的颈部转移灶具有高度的敏感性，是随访的重要内容。常建议DTC随访期间，颈部超声检查的频率为：手术或RAI治疗后2年内每3~6个月一次；此后，无病生存者每6~12个月一次；在＞5年的长期随访中1~2年一次。

对超声发现的、短径＞8~10mm（中央区8mm、颈侧区10mm）的可疑颈部淋巴结，可行FNA或FNA-Tg检查。研究显示，对可疑淋巴结进行穿刺后，测定FNA-Tg水平，可提高发现DTC转移的敏感性。对短径＜8~10mm的淋巴结可选择观察随访，在淋巴结增大、侵犯周围结构等可疑恶变时可考虑FNA。一项纳入13个研究共1007个淋巴结的meta分析显示，FNA-Tg对甲状腺癌术后可疑淋巴结的诊断灵敏度和特异度分别为96.9%和94.1%。由于实验室条件不同，操作者手法、测定方法及测量仪器也不同，FNA-Tg的阳性标准截断值并不一致。

1.4.2 诊断性RAI全身核素显像（Dx-WBS）的应用

中低危的DTC患者如手术和RAI清甲后无肿瘤残留，且颈部超声无异常、基础血清Tg水平（TSH抑制状态下）不高，无需常规进行Dx-WBS。中高危患者在清甲治疗后6~12个月可考虑Dx-WBS随访。

1.4.3 CT、MRI及^{18}F-FDG PET/CT的应用

不推荐CT、MRI作为DTC随访的常规检查。颈部增强CT或MRI有助于评估超声可能无法完全探及的部位，如纵隔淋巴结。颈部增强CT或MRI有利于评估复发病灶

或淋巴结与周围结构及器官的相对关系，如气管、食管、颈动脉鞘的关系，为制定手术方案提供帮助。怀疑肺转移者应行胸部CT检查，以评估肺转移病灶的部位、大小和数量，并结合^{131}I治疗后Rx-WBS，部分肺转移性DTC患者可能存在CT不能发现的微小病灶（直径<1mm），而Rx-WBS表现为弥漫放射性浓聚。

不推荐^{18}F-FDG PET/CT作为DTC随访的常规检查，但对复发和转移的高危患者，如有条件可以考虑，特别是经^{131}I清甲治疗后Tg/TgAb持续升高，而Rx-WBS全身显像阴性，超声、CT或MRI等影像学也无阳性发现者。

2 MTC患者的术后随访

2.1 分泌型MTC患者的术后随访

对MTC，无论是术前诊断还是术后判断复发或转移，血清Ctn有较高的灵敏度和特异度。由于Ctn半衰期长，术后过早检测Ctn不能对手术疗效准确评估，尤其是当患者存在肝肾基础疾病或术前Ctn水平较高时。研究显示，伴淋巴结转移且术前Ctn水平>1000pg/ml者，Ctn降至正常的平均时间为57.7天。

术后评估血清Ctn低于检测水平下限且CEA正常者，后期可每年进行1次血清学检测。当血清Ctn水平升高<150pg/ml者应完善体格检查和颈部超声检查。如果检查结果为阴性，应每6个月进行一次血清学检查和颈部超声检查，计算Ctn及CEA倍增时间。当Ctn≥150pg/ml时，应选择影像学评估。当Ctn>1000pg/ml而未发现颈、胸部病灶，提示可能存在远处转移，需进一步影像学检查，如影像学检查也未探及明确病灶，建议继续监测血清Ctn和CEA水平，密切随访。

术后持续性Ctn升高并不一定提示肿瘤复发，但Ctn进行性升高则与复发转移相关。Ctn和CEA水平的倍增时间（DT）反映瘤组织的生长速度和生存预后，Ctn-DT从2年减少到6个月，生存率降低4倍（5年生存率从92%降低到25%，10年生存率从37%降低到8%）。

2.2 非分泌型MTC患者的术后随访

非分泌型MTC约占MTC的0.83%，这类瘤细胞不分泌Ctn，不能用血清Ctn作为随访指标，可考虑检测血清降钙素原（Procalcitonin，PCT）、胃泌素释放肽前体（Pro-gastrinreleasing peptide，Pro-GRP）、糖类抗原19-9（CA19-9）和嗜铬粒蛋白A（Chromogranin A，CgA），以及影像学检查如颈部超声、CT和^{18}F-FDG PET/CT等。

3 主动监测在甲状腺癌中的应用

主动监测（Active surveillance，AS）也被称为“延迟手术”，即在DTC确诊后不立即手术而是选择先随访观察，在监测过程中发现肿瘤进展则需积极手术。目前有文献报道AS并不会降低患者预后或增加延迟手术的并发症风险，延迟干预并不增加淋巴结转移和手术范围，但也有相反的文献报道。AS主要用于：①极低危的PTC（单灶、肿瘤最大径小于1cm、无局部外侵倾向、无临床怀疑的淋巴结转移或远处转移、细胞学检查未提示高危亚型）；②患者合并其他疾病需优先治疗（如其他恶性肿瘤、其他内科疾病等）；③患者预期寿命较短。此外，部分无法手术的晚期DTC患者，其肿瘤病灶可能长期稳定，随访中并无进展征象，也可考虑AS。

然而，AS在目前临床实践中的应用也存在许多问题：①虽然多数微小癌在监测期间进展缓慢，但仍有部分患者出现肿瘤进展、淋巴结转移甚至远处转移导致手术范围扩大等不良后果，年轻、妊娠和高TSH水平等可能是肿瘤进展的危险因素，由于目前缺乏有效的手段来甄别真正的低危患者。因此，AS的实施存在一定风险；②AS的实施缺乏统一的标准化操作规范，例如AS的选择标准、随访周期、TSH控制目标及手术时机把握等，究竟肿瘤增大多少时需手术介入，具体选择的治疗方式如何，依然无统一的结论；③从成本效益角度分析，AS相较早期手术，是否能降低患者所需投入的时间、精力、经济成本及缓解心理压力有待进一步明确；④如何在国内的医疗环境下取得患者的充分信任，使患者从内心认可和接受AS，这也是临床医生面对的挑战。

4　术后康复

随着规范化治疗的不断开展，我国甲状腺癌的5年相对生存率在不断提高，术后康复指导对改善术后生活质量有重要意义，是甲状腺癌患者整合管理的重要组成部分。

4.1　术后颈部功能锻炼

甲状腺癌术后早期进行适当的颈部功能锻炼可促进切口愈合，减少瘢痕形成，防止颈部僵硬。研究表明术后适度的转头、肩部画圈、举手放下等颈部功能锻炼可减轻颈部不适症状，并能减少术后止痛药物的应用。常规开放甲状腺切除术的患者术后1天如无不适症状应以循序渐进的方式开始进行颈部功能锻炼。具体动作包括放松肩膀和颈部、向下看、脸部左右转动、头部左右倾斜、转动肩膀、缓慢抬高及放低双手，每个动作重复5~10次，每日3次，持续1个月。甲状腺癌颈淋巴结清扫术的患者术后应先以头部转动为主，术后1周开始增加手臂外展及前举运动，术后1~3个月进行肩关节、颈部组合训练。腋窝入路手术患者术后1周应避免同侧上肢过度外展，术后1个月内禁止做扩胸运动。若患者存在颈椎张力障碍或神经病变，应由医师及康复师对患者进行全面的神经-肌肉-骨骼管理及指导，保障患者安全。

4.2　日常营养与饮食指导

根据美国癌症协会（American Cancer Society，ACS）发布的饮食、营养与运动原则，建议患者均衡、适量摄入营养物质，合理进食谷类食物、肉、蛋、奶、蔬菜、水果等食物，保障各种维生素、矿物质、脂肪、蛋白质等的摄入；保证每日至少2000ml的饮水量；适当限制糖的摄取量，终生保持健康体重，限制乙醇及酒类饮料的摄入等。戒烟、戒酒可使患者明显获益。

4.3 日常运动锻炼

根据美国运动医学学院（American College of Sports Medicine，ACSM）关于癌症康复运动指南更新，患者运动康复措施采用每周3次中等强度的有氧训练，持续至少12周或每周两次，持续2~6周的有氧加阻力联合训练，可以显著改善焦虑、抑郁、疲劳感以及生活质量改善；而且相较于无严格监督或以家庭为基础的训练，有监督的运动计划或整体受到严格监管的运动改善作用更为明显。

4.4 长期心理支持

焦虑、抑郁和谵妄是肿瘤患者最常面临的困扰，心理治疗与药物干预是主要的疗法。研究表明，甲状腺癌患者与其他肿瘤患者相比术后更易焦虑和抑郁，参与DTC患者随访的医务人员需对DTC术后患者进行充分的心理支持，特别关注有永久性甲旁减或永久性RLN损伤的DTC患者的情绪健康，保持良好的心理状态，可以维持或提高机体的免疫功能，为控癌增加新的助力。

对有疑虑的DTC术后患者提供情绪支持和心理援助，助其应对手术后的情绪波动和焦虑。鼓励患者和家属参加支持小组或咨询服务，以获取更多的情感支持和信息分享。定期进行心理评估，及时发现和处理患者的心理问题。

参考文献

[1]Han B，Zheng R，Zeng H，et al. Cancer incidence and mortality in China，2022[J]. Journal of the National Cancer Center. 2024.

[2]Zeng，H，Zheng，R，Sun，K，et al. Cancer survival statistics in China 2019-2021：a multicenter，population-based study[J]. J Natl Cancer Cent. 2024. doi：10.1016/j.jncc.2024.06.005.

[3]Ge M，Gao M，Cheng R-C，et al. CACA guidelines for holistic integrative management of thyroid cancer[J]. Holistic Integrative Oncology. 2022，1.

[4]中国抗癌协会甲状腺癌专业委员会. 中国抗癌协会甲状腺癌整合诊治指南（2022精简版）[J]. 中国肿瘤临床. 2023，50（7）：325-330.

[5]郑传铭，王佳峰，吕恬，等. "中国肿瘤整合诊治指南（CACA）——甲状腺癌诊治指南"解读[J]. 肿瘤学杂志. 2022，28（08）：627-630.

[6]吕恬，王佳峰，徐加杰，等. 《中国肿瘤整合诊治指南—CACA甲状腺癌诊治指南》外科部分解读[J]. 中国普外基础与临床杂志. 2023，30（02）：154-159.

[7]彭颖，程若川. 中国《CACA甲状腺癌诊治指南（2022版）》外科视角解读[J]. 西安交通大学学报（医学版）. 2024，45（1）：28-34.

[8]Baloch ZW，Asa SL，Barletta JA，et al. Overview of the 2022 WHO classification of thyroid neoplasms [J]. Endocrine Pathology. 2022，33（1）：27-63.

[9]Viola D，Elisei R. Management of medullary thyroid cancer[J]. Endocrinol Metab Clin North Am. 2019，48（1）：285-301.

[10]Siegel RL，Miller KD，Fuchs HE，et al. Cancer statistics，2021[J]. CA Cancer J Clin. 2021，71（1）：7-33.

[11]Li M，Maso LD，Vaccarella S. Global trends in thyroid cancer incidence and the impact of overdiagnosis[J]. The Lancet Diabetes & Endocrinology. 2020，8（6）：468-470.

[12]Li Y，Piao J，Li M. Secular Trends in the epidemiologic patterns of thyroid cancer in China over three decades：An updated systematic analysis of global burden of disease study 2019 data [J]. Front Endocrinol （Lausanne）. 2021，12：707233.

[13]田文，阳泽龙. 甲状腺乳头状癌流行病学及诊疗焦点探讨[J]. 西安交通大学学报（医学版）. 2024，45（01）：44-48.

[14]Pizzato M，Li M，Vignat J，et al. The epidemiological landscape of thyroid cancer worldwide：GLOBOCAN estimates for incidence and mortality rates in 2020[J]. Lancet Diabetes Endocrinol. 2022，10（4）：264-272.

[15]郑荣寿，孙可欣，张思维，等. 2015年中国恶性肿瘤流行情况分析[J]. 2019，41（1）：19-28.

[16]Du L，Zhao Z，Zheng R，et al. Epidemiology of thyroid cancer：incidence and mortality in China，2015[J]. Front Oncol. 2020，10：1702.

[17]Sanabria A，Kowalski LP，Shah JP，et al. Growing incidence of thyroid carcinoma in recent years：factors underlying overdiagnosis[J]. Head & Neck. 2018，40（4）：855-866.

[18]Enewold L，Zhu K，Ron E，et al. Rising thyroid cancer incidence in the United States by demographic and tumor characteristics，1980-2005[J]. Cancer Epidemiol Biomarkers Prev. 2009，18（3）：784-791.

[19]Li M，Brito JP，Vaccarella S. Long-term declines of thyroid cancer mortality：an international age-period-cohort analysis [J]. Thyroid. 2020，30（6）：838-846.

[20]Megwalu UC，Moon PK. Thyroid cancer incidence and mortality trends in the United States：2000-2018[J]. Thyroid. 2022，32（5）：560-570.

[21]Filetti S，Durante C，Hartl D，et al. Thyroid cancer：ESMO Clinical Practice Guidelines for diagno-

sis, treatment and follow-up[J]. Annals of Oncology. 2019, 30 (12): 1856-1883.
[22]Khan A, Smellie J, Nutting C, et al. Familial nonmedullary thyroid cancer: A review of the genetics [J]. Thyroid. 2010, 20 (7): 795-801.
[23]Capezzone M, Robenshtok E, Cantara S, et al. Familial non-medullary thyroid cancer: a critical review[J]. J Endocrinol Invest. 2021, 44 (5): 943-950.
[24]Tronko M, Mabuchi K, Bogdanova T, et al. Thyroid cancer in Ukraine after the Chernobyl accident (in the framework of the Ukraine - US Thyroid Project) [J]. Journal of Radiological Protection. 2012, 32 (1): N65-N69.
[25]Lorenz E, Scholz-Kreisel P, Baaken D, et al. Radiotherapy for childhood cancer and subsequent thyroid cancer risk: a systematic review[J]. Eur J Epidemiol. 2018, 33 (12): 1139-1162.
[26]Bhaskaran K, Douglas I, Forbes H, et al. Body-mass index and risk of 22 specific cancers: a population-based cohort study of 5 · 24 million UK adults[J]. The Lancet. 2014, 384 (9945): 755-765.
[27]Zimmermann MB, Galetti V. Iodine intake as a risk factor for thyroid cancer: a comprehensive review of animal and human studies[J]. Thyroid Res. 2015, 8: 8.
[28]中华医学会地方病学分会，中国营养学会，中华医学会内分泌学分会.《中国居民补碘指南》:人民卫生出版社，2018.
[29]Bosetti C, Kolonel L, Negri E, et al. A pooled analysis of case-control studies of thyroid cancer. VI. Fish and shellfish consumption[J]. Cancer Causes Control. 2001, 12 (4): 375-382.
[30]Bosetti C, Negri E, Kolonel L, et al. A pooled analysis of case-control studies of thyroid cancer. VⅡ. Cruciferous and other vegetables (International) [J]. Cancer Causes Control. 2002, 13 (8): 765-775.
[31]Cancer Control: Knowledge into Action: WHO Guide for Effective Programmes. Geneva: World Health Organization. Copyright © World Health Organization 2007., 2007.
[32]Force USPST, Bibbins-Domingo K, Grossman DC, et al. Screening for thyroid cancer: US preventive services task force recommendation statement[J]. JAMA. 2017, 317 (18): 1882-1887.
[33]Ahn HS, Kim HJ, Welch HG. Korea's thyroid-cancer "epidemic"--screening and overdiagnosis[J]. N Engl J Med. 2014, 371 (19): 1765-1767.
[34]Ceolin L, Duval M, Benini AF, et al. Medullary thyroid carcinoma beyond surgery: advances, challenges, and perspectives[J]. Endocr Relat Cancer. 2019, 26 (9): R499-R518.
[35]中华医学会内分泌学分会，中华医学会外科学分会甲状腺及代谢外科学组，中国抗癌协会头颈肿瘤专业委员会，等. 甲状腺结节和分化型甲状腺癌诊治指南（第二版）[J]. 国际内分泌代谢杂志. 2023, 43（2）: 149-194.
[36]李安华，魏玺，吴薇，等. 超声显象[M]//中国肿瘤整合诊治技术指南（CACA）. 天津市：天津科学技术出版社，2023.
[37]Zhao J, Zheng X, Gao M, et al. Ultrasound features of medullary thyroid cancer as predictors of biological behavior[J]. Cancer Imaging. 2021, 21 (1): 33.
[38]Melany M, Chen S. Thyroid Cancer: Ultrasound imaging and fine-needle aspiration biopsy[J]. Endocrinol Metab Clin North Am. 2017, 46 (3): 691-711.
[39]Radzina M, Ratniece M, Putrins DS, et al. Performance of contrast-enhanced ultrasound in thyroid nodules: review of current state and future perspectives [J]. Cancers (Basel). 2021, 13 (21).
[40]Shao C, Li Z, Zhang C, et al. Optical diagnostic imaging and therapy for thyroid cancer[J]. Mater Today Bio. 2022, 17: 100441.
[41]赵敬柱，郑向前，高明，等. 甲状腺乳头状癌上纵隔淋巴结转移的诊治思考：附2例报告及文献复习[J]. 中华普通外科学文献（电子版）. 2021, 15（04）: 293-297.
[42]章德广，张虎. 腔镜下甲状腺癌上纵隔淋巴结清扫技术要点[J]. 中国实用外科杂志. 2020, 40（9）: 1100-1103.

[43]叶兆祥，赵心明，孙应实，等. CT检查[M]//中国肿瘤整合诊治技术指南（CACA）. 天津市：天津科学技术出版社，2023.
[44]孙应实，洪楠，顾雅佳，等. MR检查[M]//中国肿瘤整合诊治技术指南（CACA）. 天津市：天津科学技术出版社，2023.
[45]关志伟，徐白萱，陈英茂，等. 大规模人群FDG PET/CT意外发现甲状腺高代谢结节的回顾性分析[J]. 中华核医学与分子影像杂志. 2012，32（01）：32-35.
[46]樊卫，汪静. PET显像[M]//中国肿瘤整合诊治技术指南（CACA）. 天津市：天津科学技术出版社，2023.
[47]Costante G，Meringolo D，Durante C，et al. Predictive value of serum calcitonin levels for preoperative diagnosis of medullary thyroid carcinoma in a cohort of 5817 consecutive patients with thyroid nodules[J]. The Journal of Clinical Endocrinology & Metabolism. 2006，92（2）：450-455.
[48]Chambon G，Alovisetti C，Idoux-Louche C，et al. The use of preoperative routine measurement of basal serum thyrocalcitonin in candidates for thyroidectomy due to nodular thyroid disorders：results from 2733 consecutive patients[J]. J Clin Endocrinol Metab. 2011，96（1）：75-81.
[49]Cooper DS，Doherty GM，Haugen BR，et al. Revised American hyroid Association management guidelines for patients with thyroid nodules and differentiated thyroid cancer [J]. Thyroid. 2009，19（11）：1167-1214.
[50]中国抗癌协会甲状腺癌专业委员会. 甲状腺癌血清标志物临床应用专家共识（2017版）[J]. 中国肿瘤临床. 2018，45（1）：7-13.
[51]中国医师协会外科医师分会甲状腺外科医师委员会，中国抗癌协会甲状腺癌专业委员会，中国研究型医院学会甲状腺疾病专业委员会. 甲状腺髓样癌诊断与治疗中国专家共识（2020版）[J]. 中国实用外科杂志. 2020，40（9）：1012-1020.
[52]李大鹏，张金铭，张艳辉，胡琳斐，高影，等. 甲状腺髓样癌合并乳头状癌24例的临床病理特征及预后分析[J]. 中华普通外科杂志. 2023，38（10）：724-728.
[53]李大鹏，张金铭，张艳辉等. 甲状腺微小髓样癌的临床特征与预后分析[J]. 中华医学杂志，2024，104（20）：1825-1830.
[54]王书奎，崔巍，聂勇战. 血清标志物[M]//中国肿瘤整合诊治技术指南（CACA）. 天津市：天津科学技术出版社，2023.
[55]赵敬柱，郑向前，高明，等. 散发性甲状腺髓样癌原发灶的切除范围及预后分析[J]. 中华普通外科学文献（电子版）. 2021，15（6）：429-431.
[56]李树岭，候秀坤，董居来，等. 术前临床及原发肿瘤超声影像学特征对散发性甲状腺髓样癌侧颈淋巴结转移预测分析[J]. 中国肿瘤临床. 2019，46（20）：4.
[57]Kim SJ，Yun HJ，Shin SJ，et al. Serum calcitonin-negative medullary thyroid carcinoma：a case series of 19 patients in a single center[J]. Front Endocrinol （Lausanne）. 2021，12：747704.
[58]甲状腺细针穿刺细胞病理学诊断专家共识编写组，中华医学会病理学分会细胞病理学组. 甲状腺细针穿刺细胞病理学诊断专家共识（2023版）[J]. 中华病理学杂志. 2023，52（5）：441-446.
[59]张晓芳，刘志艳. 2018版甲状腺细针穿刺活检细胞病理学Bethesda报告系统解读[J]. 中华病理学杂志. 2018，47（9）：4.
[60]刘志艳，刘书佚，王馨培，等. 第5版WHO甲状腺滤泡源性肿瘤分类解读[J]. 中华病理学杂志. 2023，52（1）：7-12.
[61]焦琼，刘志艳. 第3版甲状腺细胞病理Bethesda报告系统解读[J]. 中华医学杂志. 2023，103（41）：3238-3244.
[62]Ali SZ，Baloch ZW，Cochand-Priollet B，et al. The 2023 Bethesda system for reporting thyroid cytopathology[J]. Thyroid. 2023，33（9）：1039-1044.
[63]Zhang YZ，Xu T，Cui D，et al. Value of TIRADS，BSRTC and FNA-BRAF V600E mutation analysis in differentiating high-risk thyroid nodules[J]. Sci Rep. 2015，5：16927.

[64]Torres MRdS，Nóbrega Neto SH，Rosas RJ，et al. Thyroglobulin in the washout fluid of lymph-node biopsy：What is its role in the follow-up of differentiated thyroid carcinoma?[J]. Thyroid. 2014，24（1）：7-18.

[65]Diazzi C，Madeo B，Taliani E，et al. The diagnostic value of calcitonin measurement in wash-out fluid from fine-needle aspiration of thyroid nodules in the diagnosis of medullary thyroid cancer[J]. Endocrine Practice. 2013，19（5）：769-779.

[66]Liu Z，Zhou W，Han R，et al. Cytology versus calcitonin assay in fine-needle aspiration biopsy wash-out fluid （FNAB-CT） in diagnosis of medullary thyroid microcarcinoma：research square platform LLC，2021.

[67]魏玺，王晓庆，王猛，等.细针穿刺活检结合分子检测在甲状腺结节鉴别诊断中的研究进展[J].中国肿瘤临床.2018，45（1）：33-36.

[68]李红乐，应建明，周彩存，等.基因检测[M]//中国肿瘤整合诊治技术指南（CACA）.天津市：天津科学技术出版社，2023.

[69]Nikiforov YE，Steward DL，Robinson-Smith TM，et al. Molecular testing for mutations in improving the fine-needle aspiration diagnosis of thyroid nodules[J]. The Journal of Clinical Endocrinology & Metabolism. 2009，94（6）：2092-2098.

[70]Li X，Zhang S，Zhang Q，et al. Diagnosis of thyroid cancer using deep convolutional neural network models applied to sonographic images：a retrospective，multicohort，diagnostic study[J]. The Lancet Oncology. 2019，20（2）：193-201.

[71]王军轶，于洋，李大鹏，等.罕见RET原癌基因Y606C突变所致家族性甲状腺髓样癌家系临床特点分析[J].中国肿瘤临床.2016，43（21）：947-951.

[72]中国临床肿瘤学会指南工作委员会.中国临床肿瘤学会甲状腺髓样癌诊疗指南2022.北京：人民卫生出版社，2022.

[73]Wells SA，Asa SL，Dralle H，et al. Revised American Thyroid Association guidelines for the management of medullary thyroid carcinoma[J]. Thyroid. 2015，25（6）：567-610.

[74]Li Y，Liu Y，Xiao J，et al. Clinical value of artificial intelligence in thyroid ultrasound：a prospective study from the real world[J]. European Radiology. 2023，33（7）：4513-4523.

[75]李潜，丁思悦，郭兰伟，等.甲状腺结节超声恶性危险分层中国指南（C-TIRADS）联合人工智能辅助诊断对甲状腺结节鉴别诊断的效能评估[J].中华超声影像学杂志.2021，30（3）：231-235.

[76]Zhang Q，Zhang S，Pan Y，et al. Deep learning to diagnose Hashimoto's thyroiditis from sonographic images[J]. Nat Commun. 2022，13（1）：3759.

[77]Haugen BR，Alexander EK，Bible KC，et al. 2015 American Thyroid Association management guidelines for adult patients with thyroid nodules and differentiated thyroid cancer：The American Thyroid Association Guidelines Task Force on Thyroid Nodules and Differentiated Thyroid Cancer[J]. Thyroid. 2016，26（1）：1-133.

[78]Bible KC，Kebebew E，Brierley J，et al. 2021 American Thyroid Association guidelines for management of patients with anaplastic thyroid cancer[J]. Thyroid. 2021，31（3）：337-386.

[79]樊代明.整合肿瘤学.北京：科学出版社，2021.06.

[80]中国临床肿瘤学会指南工作委员会甲状腺癌专家委员会.中国临床肿瘤学会（CSCO）持续/复发及转移性分化型甲状腺癌诊疗指南-2019[J].肿瘤预防与治疗.2019，32（12）：1051-1079.

[81]Bilimoria KY，Bentrem DJ，Ko CY，et al. Extent of surgery affects survival for papillary thyroid cancer[J]. Annals of Surgery. 2007，246（3）：375-384.

[82]Nixon IJ，Ganly I，Patel SG，et al. Thyroid lobectomy for treatment of well differentiated intrathyroid malignancy[J]. Surgery. 2012，151（4）：571-579.

[83]Adam MA，Pura J，Gu L，et al. Extent of surgery for papillary thyroid cancer is not associated with

survival[J]. Annals of Surgery. 2014, 260 (4): 601-607.

[84]Wang TS, Sosa JA. Thyroid surgery for differentiated thyroid cancer — recent advances and future directions[J]. Nature Reviews Endocrinology. 2018, 14 (11): 670-683.

[85]Carty SE, Cooper DS, Doherty GM, et al. Consensus statement on the terminology and classification of central neck dissection for thyroidc cancer [J]. Thyroid. 2009, 19 (11): 1153-1158.

[86]Stack BC, Jr., Ferris RL, Goldenberg D, et al. American Thyroid Association consensus review and statement regarding the anatomy, terminology, and rationale for lateral neck dissection in differentiated thyroid cancer[J]. Thyroid. 2012, 22 (5): 501-508.

[87]Hughes DT, White ML, Miller BS, et al. Influence of prophylactic central lymph node dissection on postoperative thyroglobulin levels and radioiodine treatment in papillary thyroid cancer[J]. Surgery. 2010, 148 (6): 1100-1107.

[88]Popadich A, Levin O, Lee JC, et al. A multicenter cohort study of total thyroidectomy and routine central lymph node dissection for cN0 papillary thyroid cancer[J]. Surgery. 2011, 150 (6): 1048-1057.

[89]Sywak M, Cornford L, Roach P, et al. Routine ipsilateral level VI lymphadenectomy reduces postoperative thyroglobulin levels in papillary thyroid cancer[J]. Surgery. 2006, 140 (6): 1000-1007.

[90]Lang BH-H, Wong KP, Wan KY, et al. Impact of routine unilateral central neck dissection on preablative and postablative stimulated thyroglobulin levels after total thyroidectomy in papillary thyroid carcinoma[J]. Annals of Surgical Oncology. 2011, 19 (1): 60-67.

[91]Wang TS, Evans DB, Fareau GG, et al. Effect of prophylactic central compartment neck dissection on serum thyroglobulin and recommendations for adjuvant radioactive iodine in patients with differentiated thyroid cancer[J]. Annals of Surgical Oncology. 2012, 19 (13): 4217-4222.

[92]Viola D, Materazzi G, Valerio L, et al. Prophylactic central compartment lymph node dissection in papillary thyroid carcinoma: clinical implications derived from the firstpProspective randomized controlled single institution study[J]. The Journal of Clinical Endocrinology & Metabolism. 2015, 100 (4): 1316-1324.

[93]Sun R-H, Li C, Zhou Y-Q, et al. Predictive role of intraoperative clinicopathological features of the central compartment in estimating lymph nodes metastasis status[J]. Annals of Translational Medicine. 2019, 7 (18): 471-471.

[94]郑王虎，李超，孙荣昊，等. cN0甲状腺乳头状癌中央区淋巴结亚区清扫的研究进展[J]. 中华耳鼻咽喉头颈外科杂志. 2020 (08): 799-803.

[95]Liu W, Yan X, Dong Z, et al. A mathematical model to assess the effect of residual positive lymph nodes on the survival of patients with papillary thyroid microcarcinoma[J]. Front Oncol. 2022, 12: 855830.

[96]中国医师协会外科医师分会甲状腺外科医师委员会，中国研究型医院学会甲状腺疾病专业委员会. 分化型甲状腺癌颈侧区淋巴结清扫专家共识（2017版）[J]. 中国实用外科杂志. 2017, 37 (9): 985-991.

[97]Ning Y, Liu Y, Zeng D, et al. Patterns of lymph node metastasis in level ⅡB and contralateral level VI for papillary thyroid carcinoma with pN1b and safety of low collar extended incision for neck dissection in level Ⅱ[J]. World J Surg Oncol. 2023, 21 (1): 249.

[98]Podnos YD, Smith D, Wagman LD, et al. The implication of lymph node metastasis on survival in patients with well-differentiated thyroid cancer[J]. The American Surgeon. 2005, 71 (9): 731-734.

[99]Hei H, Song Y, Qin J. Individual prediction of lateral neck metastasis risk in patients with unifocal papillary thyroid carcinoma[J]. European Journal of Surgical Oncology. 2019, 45 (6): 1039-1045.

[100]Raffaelli, M, Voloudakis, N, Barczynski, M, et al. European Society of Endocrine Surgeons (ESES) consensus statement on advanced thyroid cancer: definitions and management. BRIT J SURG. 2024; 111 (8): doi: 10.1093/bjs/znae199

[101]程若川，彭颖．从国内外指南分析局部进展期甲状腺癌外科治疗策略[J]. 中国实用外科杂志，2023，43（08）：854–860.
[102]苏艳军，彭颖，程若川等．从指南到实践——解析局部晚期甲状腺癌的当下诊疗策略[J]. 中国临床新医学，2023，16（08）：761–766.
[103]Moritani，S. Impact of gross extrathyroidal extension into major neck structures on the prognosis of papillary thyroid carcinoma according to the American Joint Committee on Cancer eighth edition. ENDOCR J. 2020；67（9）：941–948. doi：10.1507/endocrj.EJ19–0523
[104]Wang LY，Nixon IJ，Patel SG，Palmer FL，Tuttle RM，et al. Operative management of locally advanced，differentiated thyroid cancer[J]. Surgery. 2016；160（3）：738–746.
[105]中国医师协会外科医师分会甲状腺外科医师委员会，中国研究型医院学会甲状腺疾病专业委员会，中国医疗保健国际交流促进会普通外科学分会，中国抗癌协会甲状腺癌专业委员会．局部进展期甲状腺癌新辅助治疗中国专家共识（2023版）[J]. 中国实用外科杂志．2023；43（08）：841–848.
[106]Rondeau G，Fish S，Hann LE，Fagin JA，Tuttle RM. Ultrasonographically Detected Small Thyroid Bed Nodules Identified After Total Thyroidectomy for Differentiated Thyroid Cancer Seldom Show Clinically Significant Structural Progression[J]. Thyroid. 2011；21（8）：845–853.
[107]Urken ML，Milas M，Randolph GW，Tufano R，Bergman D，et al. Management of recurrent and persistent metastatic lymph nodes in well-differentiated thyroid cancer：A multifactorial decision-making guide for the thyroid cancer care collaborative[J]. Head & Neck. 2014；37（4）：605–614.
[108]王健行，姚瑶，钱亦淳，姚卫萍，程帅，等．持续/复发性分化型甲状腺癌综合治疗相关预后因素分析[J]. 浙江大学学报（医学版）．2021；50（6）：707–715.
[109]刘绍严，朱一鸣．局部进展期分化型甲状腺癌术后复发的处理策略[J]. 中国实用外科杂志．2023；43（08）：873–876.
[110]中国抗癌协会甲状腺癌专业委员会，中国抗癌协会头颈肿瘤专业委员会，中华医学会肿瘤学分会甲状腺肿瘤专业委员会．晚期甲状腺癌靶向药物应用中国专家共识（2022年版）[J]. 中华普通外科杂志．2022；37（12）：881–889.
[111]徐楠，蔡永聪，孙荣昊，胡斌涛，刘蕾，等．持续/复发甲状腺乳头状癌再手术临床特征及预后分析[J]. 中华耳鼻咽喉头颈外科杂志．2022；57（9）：1052–1058.
[112]Scharpf J，Tuttle M，Wong R，Ridge D，Smith R，et al. Comprehensive management of recurrent thyroid cancer：An American Head and Neck Society consensus statement[J]. Head & Neck. 2016；38（12）：1862–1869.
[113]Clayman GL，Agarwal G，Edeiken BS，Waguespack SG，Roberts DB，Sherman SI. Long–Term Outcome of Comprehensive Central Compartment Dissection in Patients with Recurrent/Persistent Papillary Thyroid Carcinoma[J]. Thyroid. 2011；21（12）：1309–1316.
[114]Tufano RP，Clayman G，Heller KS，Inabnet WB，Kebebew E，et al. Management of Recurrent/Persistent Nodal Disease in Patients with Differentiated Thyroid Cancer：A Critical Review of the Risks and Benefits of Surgical Intervention Versus Active Surveillance[J]. Thyroid. 2015；25（1）：15–27.
[115]Lesnik D，Cunnane ME，Zurakowski D，Acar GO，Ecevit C，et al. Papillary thyroid carcinoma nodal surgery directed by a preoperative radiographic map utilizing CT scan and ultrasound in all primary and reoperative patients[J]. Head & Neck. 2013；36（2）：191–202.
[116]Ibrahim EY，Busaidy NL. Treatment and surveillance of advanced，metastatic iodine–resistant differentiated thyroid cancer[J]. Current Opinion in Oncology. 2017；29（2）：151–158.
[117]Porterfield JR，Cassivi SD，Wigle DA，Shen KR，Nichols FC，et al. Thoracic metastasectomy for thyroid malignancies[J]. Eur J Cardiothorac Surg. 2009；36（1）：155–158.
[118]Moneke I，Kaifi JT，Kloeser R，Samson P，Haager B，et al. Pulmonary metastasectomy for thyroid cancer as salvage therapy for radioactive iodine–refractory metastases[J]. European Journal of Cardio–

Thoracic Surgery. 2017；53（3）：625-630.

[119]Pappa T，Alevizaki M. Management of hereditary medullary thyroid carcinoma[J]. Endocrine. 2016，53（1）：7-17.

[120]齐欣萌，李婉欣，黄俊伟，等. MEN2A/MEN2B家系RET胚系突变携带者“分级预警制”与甲状腺预防切除术的研究（附7例报道）[J]. 中华耳鼻咽喉头颈外科杂志. 2023，58（3）：212-217.

[121]陈晓红. 甲状腺髓样癌指南变迁与我国目前面临任务[J]. 国际耳鼻咽喉头颈外科杂志. 2018，42（1）：53-56.

[122]Lu F，Chen X，Bai Y，et al. A large Chinese pedigree of multiple endocrine neoplasia type 2A with a novel C634Y/D707E germline mutation in RET exon 11[J]. Oncology Letters. 2017，14（3）：3552-3558.

[123]Romei C，Casella F，Tacito A，et al. New insights in the molecular signature of advanced medullary thyroid cancer：evidence of a bad outcome of cases with double<i>RET</i>mutations[J]. Journal of Medical Genetics. 2016，53（11）：729-734.

[124]Machens A，Niccoli-Sire P，Hoegel J，et al. Early malignant progression of hereditary medullary thyroid cancer[J]. New England Journal of Medicine. 2003，349（16）：1517-1525.

[125]Skinner MA，Moley JA，Dilley WG，et al. Prophylactic thyroidectomy in multiple endocrine neoplasia type 2A [J]. New England Journal of Medicine. 2005，353（11）：1105-1113.

[126]Essig GF，Porter K，Schneider D，et al. Multifocality in sporadic medullary thyroid carcinoma：an international multicenter study[J]. Thyroid. 2016，26（11）：1563-1572.

[127]Giraudet AL，Vanel D，Leboulleux S，et al. Imaging medullary thyroid carcinoma with persistent elevated calcitonin levels[J]. The Journal of Clinical Endocrinology & Metabolism. 2007，92（11）：4185-4190.

[128]Haddad RI，Bischoff L，Ball D，et al. Thyroid carcinoma，version 2.2022，NCCN clinical practice guidelines in oncology[J]. J Natl Compr Canc Netw. 2022，20（8）：925-951.

[129]张传灼，任明，孟达理，等. 甲状腺髓样癌颈侧区淋巴结转移的危险因素分析[J]. 临床外科杂志. 2022，30（3）：230-233.

[130]顾延仲，杨睿，吴红吉，等. 甲状腺髓样癌颈侧区淋巴结清扫的诊治进展[J]. 中国普外基础与临床杂志. 2023，30（10）：1273-1280.

[131]Jiang J，Yang Z，Zhang Y，et al. Clinical value of [（18）F]FDG-PET/CT in the detection of metastatic medullary thyroid cancer[J]. Clin Imaging. 2014，38（6）：797-801.

[132]Dadgar H，Jafari E，Ahmadzadehfar H，et al. Feasibility and therapeutic potential of the 68Ga/177Lu-DOTATATE theranostic pair in patients with metastatic medullary thyroid carcinoma[J]. Ann Endocrinol（Paris）. 2023，84（1）：45-51.

[133]王宇，渠宁，魏文俊，等. 甲状腺髓样癌术后复发处理原则[J]. 中国实用外科杂志. 2021，41（8）：874-877.

[134]Lowe NM，Loughran S，Slevin NJ，et al. Anaplastic thyroid cancer：the addition of systemic chemotherapy to radiotherapy led to an observed improvement in survival—a single centre experience and review of the literature[J]. The Scientific World Journal. 2014，2014：1-8.

[135]Brignardello E，Gallo M，Baldi I，et al. Anaplastic thyroid carcinoma：clinical outcome of 30 consecutive patients referred to a single institution in the past 5 years[J]. European Journal of Endocrinology. 2007，156（4）：425-430.

[136]Saini S，Tulla K，Maker AV，et al. Therapeutic advances in anaplastic thyroid cancer：a current perspective[J]. Molecular Cancer. 2018，17（1）.

[137]Zhao X，Wang JR，Dadu R，et al. Surgery after BRAF-directed therapy is associated with improved survival in BRAF^{V600E} mutant anaplastic thyroid cancer：a single-center retrospective

cohort study[J]. Thyroid. 2023，33（4）：484-491.

[138]Tashima L，Mitzner R，Durvesh S，et al. Dyspnea as a prognostic factor in anaplastic thyroid carcinoma[J]. European Archives of Oto-Rhino-Laryngology. 2011，269（4）：1251-1255.

[139]中华医学会内分泌学分会，中国医师协会内分泌代谢科医师分会，中华医学会核医学分会. 中国甲状腺功能亢进症和其他原因所致甲状腺毒症诊治指南[J]. 国际内分泌代谢杂志. 2022，42（5）：401-450.

[140]Ross DS，Burch HB，Cooper DS，et al. 2016 American Thyroid Association guidelines for diagnosis and management of hyperthyroidism and other causes of thyrotoxicosis [J]. Thyroid. 2016，26（10）：1343-1421.

[141]Dream S，Kuo LE，Kuo JH，et al. The American Association of Endocrine Surgeons guidelines for the definitive surgical management of secondary and tertiary renal hyperparathyroidism[J]. Annals of Surgery. 2022，276（3）：e141-e176.

[142]Wilhelm SM，Wang TS，Ruan DT，et al. The American Association of Endocrine Surgeons guidelines for definitive management of primary hyperparathyroidism[J]. JAMA Surg. 2016，151（10）：959-968.

[143]El-Sherief AH，Lau CT，Wu CC，et al. International association for the study of lung cancer（IASLC）lymph node map：radiologic review with CT illustration[J]. RadioGraphics. 2014，34（6）：1680-1691.

[144]Liu J，Wang X，Liu S，et al. Superior mediastinal dissection for papillary thyroid carcinoma：approaches and outcomes[J]. ORL. 2013，75（4）：228-239.

[145]章德广，张虎，何高飞，等. 甲状腺癌上纵隔转移淋巴结分区的初步探讨[J]. 中华普通外科杂志. 2021，36（6）：426-431.

[146]Ducic Y，Oxford L. Transcervical elective superior mediastinal dissection for thyroid carcinoma[J]. American Journal of Otolaryngology. 2009，30（4）：221-224.

[147]邵康，高树庚，薛奇，等. 胸骨劈开入路纵隔淋巴结清扫治疗甲状腺乳头状癌纵隔淋巴结转移的临床分析[J]. 中华医学杂志. 2020，100（24）：1866-1871.

[148]Song Y，Dai L，Xu G，et al. Video mediastinoscopy-assisted superior mediastinal dissection in the treatment of thyroid carcinoma with mediastinal lymphadenopathy：preliminary results[J]. BMC Surg. 2021，21（1）：329.

[149]章德广，陈剑，何高飞，等. 腔镜上纵隔淋巴结清扫术在甲状腺乳头状癌治疗中的运用[J]. 中国普通外科杂志. 2018，27（12）：1583-1588.

[150]中国研究型医院学会甲状腺疾病专业委员会，中国医师协会外科医师分会甲状腺外科医师委员会，中国中西医结合学会普通外科专业委员会甲状腺和甲状旁腺专家委员会，等. 甲状腺癌上纵隔淋巴结转移外科处理中国专家共识（2022版）[J]. 中国实用外科杂志. 2022，42（6）：611-615.

[151]Berber E，Bernet V，Fahey TJ，et al. American Thyroid Association statement on remote-access thyroid surgery[J]. Thyroid. 2016，26（3）：331-337.

[152]中国医师协会外科医师分会甲状腺外科医师委员会，中国研究型医院学会甲状腺疾病专业委员会. 机器人手术系统辅助甲状腺和甲状旁腺手术专家共识[J]. 中国实用外科杂志. 2016，36（11）：1165-1170.

[153]中国医师协会外科医师分会甲状腺外科医师委员会，中国研究型医院学会甲状腺疾病专业委员会，海峡两岸医药卫生交流协会海西甲状腺微创美容外科专家委员会，等. 经胸前入路腔镜甲状腺手术专家共识（2017版）[J]. 中国实用外科杂志. 2017，37（12）：1369-1373.

[154]中国医师协会外科医师分会甲状腺外科医师委员会，中国研究型医院学会甲状腺疾病专业委员会，海峡两岸医药卫生交流协会台海甲状腺微创美容外科专家委员会，等. 经口腔前庭入路腔镜甲状腺手术专家共识（2018版）[J]. 中国实用外科杂志. 2018，38（10）：1104-1107.

[155]郑传铭，徐加杰，蒋烈浩，等.无充气腋窝入路完全腔镜下甲状腺叶切除的方法——葛-郑氏七步法[J].中国普通外科杂志.2019，28（11）：1336-1341.

[156]徐加杰，张李卓，张启弘，等.无充气经腋窝腔镜甲状腺手术的临床应用[J].中华耳鼻咽喉头颈外科杂志.2020，55（10）：913-920.

[157]王佳峰，徐加杰，蒋烈浩，等.无充气腋窝入路完全腔镜下甲状腺癌根治术对术后颈部功能影响的初步研究[J].中华内分泌外科杂志.2021，15（1）：10-14.

[158]李秀萍，俞红梅，徐志伟，等.改良无充气经腋窝腔镜甲状腺手术治疗甲状腺微小乳头状癌的疗效分析[J].中华内分泌外科杂志.2021，15（3）：273-277.

[159]Zheng G，Xu J，Wu G，et al. Transoral versus gasless transaxillary endoscopic thyroidectomy：a comparative study[J]. Updates in Surgery. 2021，74（1）：295-302.

[160]周雨秋，李超，蔡永聪，等.无充气经腋完全腔镜下胸锁乳突肌后缘与胸锁乳突肌间隙入路治疗甲状腺乳头状癌的比较[J].中华外科杂志.2021，59（8）：686-690.

[161]Zhou Y，Cai Y，Sun R，et al. Gasless transaxillary endoscopic thyroidectomy for unilateral low-risk thyroid cancer：Li′s six-step method[J]. Gland Surg. 2021，10（5）：1756-1766.

[162]Son SK，Kim JH，Bae JS，et al. Surgical safety and oncologic effectiveness in robotic versus conventional open thyroidectomy in thyroid cancer：a systematic review and Meta-analysis[J]. Annals of Surgical Oncology. 2015，22（9）：3022-3032.

[163]Tae K，Ji YB，Song CM，et al. Robotic and endoscopic thyroid surgery：evolution and advances[J]. Clinical and Experimental Otorhinolaryngology. 2019，12（1）：1-11.

[164]Zhu J，Tian W，Xu Z，et al. Expert consensus statement on parathyroid protection in thyroidectomy [J]. ANN TRANSL MED. 2015，3（16）：230.

[165]Sun R，Sheng J，Zhou Y，et al. Relationship between the extent of central node dissection and parathyroid function preservation in thyroid cancer surgery[J]. Gland Surg. 2021，10（3）：1093-1103.

[166]Huang J，He Y，Wang Y，et al. Prevention of hypoparathyroidism：A step-by-step near-infrared autofluorescence parathyroid identification method[J]. Frontiers in Endocrinology. 2023，14.

[167]Zhao J，Wang J，Cheng R，et al. Safety and effectiveness of carbon nanoparticles suspension-guided lymph node dissection during thyroidectomy in patients with thyroid papillary cancer：a prospective, multicenter，randomized，blank-controlled trial[J]. Front Endocrinol （Lausanne）. 2023，14: 1251820.

[168]Chen S，Hou X，Hua S，et al. Mitoxantrone hydrochloride injection for tracing helps to decrease parathyroid gland resection and increase lymph node yield in thyroid cancer surgery：a randomized clinical trial[J]. Am J Cancer Res. 2022，12（9）：4439-4447.

[169]Rossi L，Vasquez MC，Pieroni E，et al. Indocyanine green fluorescence and near-infrared autofluorescence may improve post-thyroidectomy parathyroid function[J]. Surgery. 2023，173（1）：124-131.

[170]Fundakowski CE，Hales NW，Agrawal N，et al. Surgical management of the recurrent laryngeal nerve in thyroidectomy：American Head and Neck Society Consensus Statement[J]. Head & Neck. 2018，40（4）：663-675.

[171]Zhao Y，Zhao Z，Zhang D，et al. Improving classification of the external branch of the superior laryngeal nerve with neural monitoring：a research appraisal and narrative review[J]. Gland Surgery. 2021, 10（9）：2847-2860.

[172]Shi Q，Xu J，Fang J，et al. Clinical advantages and neuroprotective effects of monitor guided fang’s capillary fascia preservation right RLN dissection technique[J]. Frontiers in Endocrinology. 2022，13.

[173]Brooks JA，Abdelhamid Ahmed AH，Al-Qurayshi Z，et al. Recurrent laryngeal nerve invasion by thyroid cancer：laryngeal function and survival outcomes[J]. The Laryngoscope. 2022，132（11）：2285-2292.

[174]房居高. 规范化个体化治疗提高晚期甲状腺癌患者生存率和生存质量[J]. 中华医学杂志. 2023, 103（40）：3152-3154.

[175]Chen J, Zhong Q, Hou L, et al. Preoperative voice analysis and survival outcomes in papillary thyroid cancer with recurrent laryngeal nerve invasion[J]. Frontiers in Endocrinology. 2022, 13.

[176]陈佳铭，房居高，钟琦，等. 甲状腺乳头状癌喉返神经侵犯的临床特征及预后分析[J]. 中华医学杂志. 2022, 102（48）：3868-3874.

[177]中国医疗保健国际交流促进会甲状腺疾病学分会，中华预防医学会甲状腺疾病防治专业委员会，中华医学会耳鼻咽喉-头颈外科学分会头颈学组. 局部晚期分化型甲状腺癌累及喉神经处理策略专家共识[J]. 中华医学杂志. 2024, 104（2）：125-131.

[178]Choi HW, Ji YB, Kim E, et al. Success rate and learning curve of intraoperative neural monitoring of the external branch of the superior laryngeal nerve in thyroidectomy[J]. Head & Neck. 2021, 43（12）：3946-3954.

[179]马泓智，房居高，侯丽珍，等. 甲状腺肿瘤术中喉上神经外支解剖观察及功能保护[J]. 国际耳鼻咽喉头颈外科杂志. 2020, 44（1）：1-5.

[180]Uludag M, Aygun N, Kartal K, et al. Contribution of intraoperative neural monitoring to preservation of the external branch of the superior laryngeal nerve：a randomized prospective clinical trial[J]. Langenbecks Arch Surg. 2017, 402（6）：965-976.

[181]Hurtado-López LM, Díaz-Hernández PI, Basurto-Kuba E, et al. Efficacy of intraoperative neuro-monitoring to localize the external branch of the superior laryngeal nerve[J]. Thyroid. 2016, 26（1）：174-178.

[182]Wu C-W, Randolph GW, Barczyński M, et al. Training courses in laryngeal nerve monitoring in thyroid and parathyroid surgery- the INMSG consensus statement[J]. Frontiers in Endocrinology. 2021, 12.

[183]张宏艳，刘勇，张红梅，等. 整体评估[M]//中国肿瘤整合诊治技术指南（CACA）. 天津市：天津科学技术出版社，2023.

[184]中国抗癌协会头颈肿瘤专业委员会，中国抗癌协会甲状腺癌专业委员会. 甲状腺外科ERAS中国专家共识（2018版）[J]. 中国肿瘤. 2019, 28（1）：26-38.

[185]张宇，宋西成. 加速康复外科理念在耳鼻咽喉头颈外科中的应用价值[J]. 中国耳鼻咽喉头颈外科. 2018, 25（5）：275-278.

[186]陈晓侠，王艳秋，宋文静. 甲状腺手术体位综合征的发生与术前体位训练的相关性研究[J]. 当代护士（下旬刊）. 2021, 28（1）：87-89.

[187]程蕾，张科研. 术中体位保护取代术前体位训练以缩短甲状腺手术围术期的可行性[J]. 中国医科大学学报. 2019, 48（6）：567-569.

[188]王欣. 快速康复外科在甲状腺癌围手术期患者护理中的应用[J]. 护士进修杂志. 2017, 32（23）：2150-2152.

[189]王会敏. 无充气单切口腋窝入路腔镜下甲状腺手术的围术期护理体会[J]. 当代护士（中旬刊）. 2020, 27（8）：45-47.

[190]倪小英，胡丹旦，赵佳. 经口入路腔镜下行甲状腺切除术患者的围手术期护理[J]. 护理与康复. 2015, 14（8）：743-744.

[191]Practice guidelines for preoperative fasting and the use of pharmacologic agents to reduce the risk of pulmonary aspiration：application to healthy patients undergoing elective procedures：an updated report by the American Society of Anesthesiologists Committee on Standards and Practice Parameters[J]. Anesthesiology. 2011, 114（3）：495-511.

[192]强万敏，覃惠英，陆箴琦，等. 整合护理[M]//中国肿瘤整合诊治技术指南（CACA）. 天津市：天津科学技术出版社，2023.

[193]张世瑜，郑蕾，吴蓓雯. 基于德尔菲法甲状腺肿瘤患者围手术期快速康复护理模式的构建[J]. 中

华现代护理杂志.2019，25（27）：3505-3509.

[194]杜静.颈浅神经丛阻滞预防甲状腺术后恶心呕吐研究进展[J].现代医药卫生.2020，36（8）：1174-1176.

[195]魏小龙，朱文敏.全身麻醉术后患者早期饮水管理策略的最佳证据总结[J].中华急危重症护理杂志.2021，2（6）：535-542.

[196]吕青，黄宝延，李霞，等.快速康复外科在甲状腺乳头状癌颈清扫围手术期护理应用的效果评价[J].护理管理杂志.2020，20（5）：361-363.

[197]秦发伟，刘美凤，陈洪元.经口腔前庭入路腔镜甲状腺手术患者护理方案的构建[J].中华护理杂志.2021，56（6）：873-879.

[198]吕浩岳，王文正，付荣湛，等.甲状腺手术患者围术期甲状旁腺功能减退预防及管理的证据总结[J].齐鲁护理杂志.2023，29（16）：70-74.

[199]Xing T，Hu Y，Wang B，et al. Role of oral calcium supplementation alone or with vitamin D in preventing post-thyroidectomy hypocalcaemia[J]. Medicine. 2019，98（8）：e14455.

[200]中国抗癌协会甲状腺癌专业委员会护理学组.甲状腺癌加速康复外科围术期护理专家共识[J].护理研究.2022，36（1）：1-7.

[201]郝伟静，于洋，郑向前，等.甲状腺癌中央区淋巴结清除术后乳糜漏的防治[J].中国肿瘤临床.2016（2）：72-75.

[202]顾艳宏，杨宇飞，徐烨.运动康复[M]//中国肿瘤整合诊治技术指南（CACA）.天津市：天津科学技术出版社，2023.

[203]Altman AD，Helpman L，McGee J，et al. Enhanced recovery after surgery：implementing a new standard of surgical care[J]. Canadian Medical Association Journal. 2019，191（17）：E469-E475.

[204]Kim M，Kim WG，Oh H-S，et al. Comparison of the seventh and eighth editions of the American Joint Committee on cancer/union for international cancer control tumor-node-metastasis staging system for differentiated thyroid cancer[J]. Thyroid. 2017，27（9）：1149-1155.

[205]van Velsen EFS，Peeters RP，Stegenga MT，et al. Evaluating disease-specific survival prediction of risk stratification and TNM systems in differentiated thyroid cancer[J]. J CLIN ENDOCR METAB. 2023，108（6）：e267-e274.

[206]Tuttle RM，Ahuja S，Avram AM，et al. Controversies，consensus，and collaboration in the use of 131I therapy in differentiated thyroid cancer：a joint statement from the American Thyroid Association，the European Association of Nuclear Medicine，the Society of Nuclear Medicine and Molecular Imaging，and the European Thyroid Association[J]. Thyroid. 2019，29（4）：461-470.

[207]Cancer TAJCo. AJCC Cancer Staging Manual 8th Edition. 8 ed：Springer Cham，2017.

[208]Nixon IJ，Wang LY，Migliacci JC，et al. An international multi-institutional validation of age 55 Years as a cutoff for risk stratification in the AJCC/UICC staging system for well-differentiated thyroid cancer[J]. Thyroid. 2016，26（3）：373-380.

[209]Kim TH，Kim YN，Kim HI，et al. Prognostic value of the eighth edition AJCC TNM classification for differentiated thyroid carcinoma[J]. Oral Oncology. 2017，71：81-86.

[210]中华医学会核医学分会.131I治疗分化型甲状腺癌指南（2021版）[J].中华核医学与分子影像杂志.2021，41（4）：218-241.

[211]Lin YS，Li TJ，Liang J，et al. Predictive value of preablation stimulated thyroglobulin and thyroglobulin/thyroid-stimulating hormone ratio in differentiated thyroid cancer[J]. Clin Nucl Med，2011，36（12）：1102-1105）。

[212]Tuttle RM，Tala H，Shah J，et al. Estimating risk of recurrence in differentiated thyroid cancer after total thyroidectomy and radioactive iodine remnant ablation：using response to therapy variables to modify the initial risk estimates predicted by the New American Thyroid Association Staging System[J]. Thyroid. 2010，20（12）：1341-1349.

[213]Vaisman F，Shaha A，Fish S，et al. Initial therapy with either thyroid lobectomy or total thyroidectomy without radioactive iodine remnant ablation is associated with very low rates of structural disease recurrence in properly selected patients with differentiated thyroid cancer[J]. Clinical Endocrinology. 2011，75（1）：112–119.

[214]李田军，林岩松，梁军，等. 131I治疗前刺激性Tg对乳头状甲状腺癌远处转移的预测价值[J]. 中华核医学与分子影像杂志. 2012，32（3）：189–191.

[215]Peiris AN，Medlock D，Gavin M. Thyroglobulin for Monitoring for Thyroid Cancer Recurrence [J]. JAMA. 2019，321（12）：1228.

[216]Rosario PW，Furtado MdS，Mourão GF，et al. Patients with papillary thyroid carcinoma at intermediate risk of recurrence according to American Thyroid Association criteria can be reclassified as low risk when the postoperative thyroglobulin is low[J]. Thyroid. 2015，25（11）：1243–1248.

[217]Zhao T，Liang J，Li T，et al. Value of serial preablative thyroglobulin measurements[J]. Nuclear Medicine Communications. 2016，37（6）：632–639.

[218]Zhao T，Liang J，Li T，et al. Serial stimulated thyroglobulin measurements are more specific for detecting distant metastatic differentiated thyroid cancer before radioiodine therapy[J]. Chinese Journal of Cancer Research. 2017，29（3）：213–222.

[219]Matrone A，Latrofa F，Torregrossa L，et al. Changing trend of thyroglobulin antibodies in patients with differentiated thyroid cancer treated with total thyroidectomy without¹³¹I ablation[J]. Thyroid. 2018，28（7）：871–879.

[220]Woeber KA. The significance of thyroglobulin antibodies in papillary thyroid cancer[J]. Endocrine Practice. 2016，22（9）：1132–1133.

[221]Laure Giraudet A，Al Ghulzan A，Aupérin A，et al. Progression of medullary thyroid carcinoma：assessment with calcitonin and carcinoembryonic antigen doubling times[J]. European Journal of Endocrinology. 2008，158（2）：239–246.

[222]Tuttle RM，Ganly I. Risk stratification in medullary thyroid cancer：Moving beyond static anatomic staging[J]. Oral Oncology. 2013，49（7）：695–701.

[223]Bihan H，Becker KL，Snider RH，et al. Calcitonin precursor levels in human medullary thyroid carcinoma[J]. Thyroid. 2003，13（8）：819–822.

[224]慕转转，李征，张鑫，等. 经验性131I治疗对甲状腺乳头状癌不摄碘肺转移患者价值存疑[J]. 中国癌症杂志. 2020，30（12）：991–995.

[225]丛慧，梁军，林岩松. 碘难治性分化型甲状腺癌的诊断与靶向治疗[J]. 国际放射医学核医学杂志. 2015，39（1）：7.

[226]Haugen BR. Radioiodine remnant ablation：current indications and dosing regimens[J]. Endocr Pract. 2012，18（4）：604–610.

[227]刘杰蕊，刘延晴，李慧，等. 动态危险度评估在中高危无远处转移性分化型甲状腺癌患者随访中的意义[J]. 中国医学科学院学报. 2020，42（2）：6.

[228]Jonklaas J，Sarlis NJ，Litofsky D，et al. Outcomes of patients with differentiated thyroid carcinoma following initial therapy[J]. Thyroid. 2006，16（12）：1229–1242.

[229]Schvartz C，Bonnetain F，Dabakuyo S，et al. Impact on overall survival of radioactive iodine in low-risk differentiated thyroid cancer patients[J]. J Clin Endocrinol Metab. 2012，97（5）：1526–1535.

[230]Cheng L，Sa R，Luo Q，et al. Unexplained hyperthyroglobulinemia in differentiated thyroid cancer patients as an indication for radioiodine adjuvant therapy：a prospective multicenter study[J]. J Nucl Med. 2021，62（1）：62–68.

[231]Tian T，Qi Z，Huang S，et al. Radioactive iodine therapy decreases the recurrence of intermediate-risk PTC with low thyroglobulin levels[J]. The Journal of Clinical Endocrinology & Metabolism. 2023，108（8）：2033–2041.

[232]Zhang X，Liu J-R，Mu Z-Z，et al. Response to surgery assessments for sparing radioiodine remnant ablation in intermediate-risk papillary thyroid cancer [J]. The Journal of Clinical Endocrinology & Metabolism. 2022，108（6）：1330-1337.

[233]慕转转，刘杰蕊，鲁涛，等. 血清Tg用于远处转移性分化型甲状腺癌131I治疗的疗效评估[J]. 中华核医学与分子影像杂志. 2020，40（6）：5.

[234]Li H，Zhang YQ，Wang C，et al. Delayed initial radioiodine therapy related to incomplete response in low- to intermediate-risk differentiated thyroid cancer[J]. Clin Endocrinol （Oxf）. 2018，88（4）：601-606.

[235]中国临床肿瘤学会甲状腺癌专业委员会，中国研究型医院学会分子诊断专业委员会甲状腺癌学组，医促会甲状腺疾病专业委员会核医学组，等. 分化型甲状腺癌术后131I治疗前评估专家共识[J]. 中国癌症杂志，2019，29（10）：832-840.

[236]Padovani RP，Kasamatsu TS，Nakabashi CC，et al. One month is sufficient for urinary iodine to return to its baseline value after the use of water-soluble iodinated contrast agents in post-thyroidectomy patients requiring radioiodine therapy[J]. Thyroid. 2012，22（9）：926-930.

[237]Zhao T，Liang J，Guo Z，et al. In patients with low- to intermediate-risk thyroid cancer，a preablative thyrotropin level of 30 μIU/ml is not adequate to achieve better response to 131I therapy[J]. CLIN NUCL MED. 2016，41（6）：454-458

[238]Van Nostrand D，Aiken M，Atkins F，et al. The utility of radioiodine scans prior to iodine 131 ablation in patients with well-differentiated thyroid cancer[J]. Thyroid. 2009，19（8）：849-855.

[239]Gulec SA，Ahuja S，Avram AM，et al. A joint statement from the American Thyroid Association，the European Association of Nuclear Medicine，the European Thyroid Association，the Society of Nuclear Medicine and Molecular Imaging on current diagnostic and theranostic approaches in the management of thyroid cancer [J]. Thyroid. 2021，31（7）：1009-1019.

[240]Tuttle RM，Leboeuf R，Robbins RJ，et al. Empiric radioactive iodine dosing regimens frequently exceed maximum tolerated activity levels in elderly patients with thyroid cancer[J]. J Nucl Med. 2006，47（10）：1587-1591.

[241]Chiesa C，Castellani MR，Vellani C，et al. Individualized dosimetry in the management of metastatic differentiated thyroid cancer[J]. Q J Nucl Med Mol Imaging. 2009，53（5）：546-561.

[242]Lassmann M，Reiners C，Luster M. Dosimetry and thyroid cancer：the individual dosage of radioiodine[J]. Endocr Relat Cancer. 2010，17（3）：R161-172.

[243]Jarzab B，Handkiewicz-Junak D，Wloch J. Juvenile differentiated thyroid carcinoma and the role of radioiodine in its treatment：a qualitative review[J]. Endocr Relat Cancer. 2005，12（4）：773-803.

[244]Tuttle RM. Controversial issues in thyroid cancer management[J]. J Nucl Med. 2018，59（8）：1187-1194.

[245]Zhang Y，Liang J，Yang X，et al. Low-dose radioiodine ablation in differentiated thyroid cancer with macroscopic extrathyroidal extension and low level of preablative-stimulated thyroglobulin[J]. Nucl Med Commun. 2015，36（6）：553-559.

[246]Mallick U，Harmer C，Yap B，et al. Ablation with low-dose radioiodine and thyrotropin alfa in thyroid cancer[J]. N Engl J Med. 2012，366（18）：1674-1685.

[247]中国临床肿瘤学会指南工作委员会. 中国临床肿瘤学会（CSCO）分化型甲状腺癌诊疗指南2021[J]. 肿瘤预防与治疗. 2021，34（12）：1164-1200.

[248]Souza Rosário PW，Barroso AL，Rezende LL，et al. Post I-131 therapy scanning in patients with thyroid carcinoma metastases：an unnecessary cost or a relevant contribution?[J]. Clin Nucl Med. 2004，29（12）：795-798.

[249]Fard-Esfahani A，Emami-Ardekani A，Fallahi B，et al. Adverse effects of radioactive iodine-131 treatment for differentiated thyroid carcinoma[J]. Nucl Med Commun. 2014，35（8）：808-817.

[250]Wu JQ, Feng HJ, Ouyang W, et al. Systematic evaluation of salivary gland damage following I-131 therapy in differentiated thyroid cancer patients by quantitative scintigraphy and clinical follow-up[J]. Nucl Med Commun. 2015, 36（8）: 819-826.

[251]Yaish I, Azem F, Gutfeld O, et al. A single radioactive iodine treatment has a deleterious effect on ovarian reserve in women with thyroid cancer: results of a prospective pilot study[J]. Thyroid. 2018, 28（4）: 522-527.

[252]Bourcigaux N, Rubino C, Berthaud I, et al. Impact on testicular function of a single ablative activity of 3.7GBq radioactive iodine for differentiated thyroid carcinoma[J]. Hum Reprod. 2018, 33（8）: 1408-1416.

[253]Pasqual E, Schonfeld S, Morton LM, et al. Association between radioactive iodine treatment for pediatric and young adulthood differentiated thyroid cancer and risk of second primary malignancies[J]. J Clin Oncol. 2022, 40（13）: 1439-1449.

[254]Nappi C, Klain M, Cantoni V, et al. Risk of primary breast cancer in patients with differentiated thyroid cancer undergoing radioactive iodine therapy: a systematic review and meta-analysis[J]. European Journal of Nuclear Medicine and Molecular Imaging. 2021, 49（5）: 1630-1639.

[255]Reinecke MJ, Ahlers G, Burchert A, et al. Second primary malignancies induced by radioactive iodine treatment of differentiated thyroid carcinoma — a critical review and evaluation of the existing evidence[J]. European Journal of Nuclear Medicine and Molecular Imaging. 2022, 49（9）: 3247-3256.

[256]Mei X, Yao X, Feng F, et al. Risk and outcome of subsequent malignancies after radioactive iodine treatment in differentiated thyroid cancer patients[J]. BMC Cancer. 2021, 21（1）.

[257]Chen Y, Zheng S, Zhang J, et al. 68Ga-DOTA-FAPI-04 PET/CT imaging in radioiodine-refractory differentiated thyroid cancer （RR-DTC） patients[J]. Annals of Nuclear Medicine. 2022, 36（7）: 610-622.

[258]Shi Y, Feng Y, Xu L, et al. The value of Gallium-68 prostate-specific membrane antigen （[68Ga]Ga-PSMA-11） PET/CT and 2-[18F]fluoro-2-deoxy-D-glucose （2-[18F]FDG） PET/CT in the detection of thyroid cancer lesions: a prospective head-to-head comparison[J]. The British Journal of Radiology. 2023.

[259]Zhao D, Jin X, Li F, et al. Integrin αvβ3 imaging of radioactive iodine-refractory thyroid cancer using 99mTc-3PRGD2[J]. Journal of Nuclear Medicine. 2012, 53（12）: 1872-1877.

[260]Sa R, Cheng L, Jin Y, et al. Distinguishing patients with distant metastatic differentiated thyroid cancer who biochemically benefit from next radioiodine treatment[J]. Frontiers in Endocrinology. 2020, 11.

[261]Jammah AA, AlSadhan IM, Alyusuf EY, et al. The American Thyroid Association risk stratification and long-term outcomes of differentiated thyroid cancer: a 20-year follow-up of patients in Saudi Arabia[J]. Frontiers in Endocrinology. 2023, 14.

[262]Gambale C, Prete A, Contartese L, et al. Usefulness of second 131I treatment in biochemical persistent differentiated thyroid cancer patients[J]. European Thyroid Journal. 2023, 12（6）.

[263]Wang X, Yu Y, Ji Y, et al. Clinical characteristics and therapeutic response of differentiated thyroid carcinoma with obesity and diabetes[J]. BMC Cancer. 2023, 23（1）.

[264]Wang Y, Wu J, Jiang L, et al. Prognostic value of post-ablation stimulated thyroglobulin in differentiated thyroid cancer patients with biochemical incomplete response: a bi-center observational study [J]. Endocrine. 2022, 76（1）: 109-115.

[265]Piscopo L, Zampella E, Volpe F, et al. Efficacy of empirical radioiodine therapy in patients with differentiated thyroid cancer and elevated serum thyroglobulin without evidence of structural disease: a propensity score analysis[J]. Cancers. 2023, 15（16）: 4196.

[266]中国临床肿瘤学会核医学专家委员会，中国临床肿瘤学会甲状腺癌专家委员会，中华医学会核

医学分会，等.放射性碘难治性分化型甲状腺癌诊治管理指南（2024版）[J].中华核医学与分子影像杂志，2024，44（6）：359-372.

[267]Rivera M，Ghossein RA，Schoder H，et al. Histopathologic characterization of radioactive iodine-refractory fluorodeoxyglucose-positron emission tomography-positive thyroid carcinoma[J]. Cancer. 2008，113（1）：48-56.

[268]Wang C，Zhang X，Li H，et al. Quantitative thyroglobulin response to radioactive iodine treatment in predicting radioactive iodine-refractory thyroid cancer with pulmonary metastasis[J]. PLOS ONE. 2017，12（7）：e0179664.

[269]Meng C，Song J，Long W，et al. A user-friendly nomogram for predicting radioiodine refractory differentiated thyroid cancer[J]. Frontiers in Endocrinology. 2023，14.

[270]Jin Y，Van Nostrand D，Cheng L，et al. Radioiodine refractory differentiated thyroid cancer[J]. Critical Reviews in Oncology/Hematology. 2018，125：111-120.

[271]Albano D，Dondi F，Mazzoletti A，et al. Prognostic role of 2-[18F]FDG PET/CT metabolic volume parameters in patients affected by differentiated thyroid carcinoma with high thyroglobulin level，negative 131I WBS and positive 2-[18F]-FDG PET/CT[J]. Diagnostics. 2021，11（12）：2189.

[272]Fu H，Wu J，Huang J，et al. 68Ga fibroblast activation protein inhibitor PET/CT in the detection of metastatic thyroid cancer：comparison with 18F-FDG PET/CT[J]. Radiology. 2022，304（2）：397-405.

[273]Verma P，Malhotra G，Meshram V，et al. Prostate-specific membrane antigen expression in patients with differentiated thyroid cancer with thyroglobulin elevation and negative iodine scintigraphy using 68Ga-PSMA-HBED-CC PET/CT[J]. Clinical Nuclear Medicine. 2021，46（8）：e406-e409.

[274]Fukuda N，Toda K，Ohmoto A，et al. Baseline tumour size as a prognostic factor forrRadioiodine-refractory differentiated thyroid cancer treated with lenvatinib[J]. Anticancer Research. 2021，41（3）：1683-1691.

[275]Giovanella L，Garo ML，Albano D，et al. The role of thyroglobulin doubling time in differentiated thyroid cancer：a meta-analysis[J]. Endocrine Connections. 2022，11（4）.

[276]Song E，Ahn J，Jeon MJ，et al. Estimating the growth rate of lung metastases in differentiated thyroid carcinoma：response evaluation criteria in solid tumors or doubling time?[J]. Thyroid. 2020，30（3）：418-424.

[277]Durante C，Haddy N，Baudin E，et al. Long-term outcome of 444 patients with distant metastases from papillary and follicular thyroid carcinoma：benefits and limits of radioiodine therapy[J]. The Journal of Clinical Endocrinology & Metabolism. 2006，91（8）：2892-2899.

[278]Orita Y，Sugitani I，Matsuura M，et al. Prognostic factors and the therapeutic strategy for patients with bone metastasis from differentiated thyroid carcinoma[J]. Surgery. 2010，147（3）：424-431.

[279]Avenia N，Vannucci J，Monacelli M，et al. Thyroid cancer invading the airway：diagnosis and management[J]. International Journal of Surgery. 2016，28：S75-S78.

[280]Brabant G. Thyrotropin suppressive therapy in thyroid carcinoma：what are the targets?[J]. The Journal of Clinical Endocrinology & Metabolism. 2008，93（4）：1167-1169.

[281]Biondi B，Cooper DS. Benefits of thyrotropin suppression versus the risks of adverse effects in differentiated thyroid cancer[J]. Thyroid. 2010，20（2）：135-146.

[282]关海霞.从经验到循证，理性设定分化型甲状腺癌促甲状腺激素抑制治疗目标[J].中华内科杂志.2014，53（9）：694-696.

[283]Diessl S，Holzberger B，Mader U，et al. Impact of moderate vs. stringent TSH suppression on survival in advanced differentiated thyroid carcinoma[J]. Clin Endocrinol （Oxf）. 2012，76（4）：586-592.

[284]Carhill AA，Litofsky DR，Ross DS，et al. Long-term outcomes following therapy in differentiated thy-

roid carcinoma：NTCTCS registry analysis 1987 - 2012[J]. The Journal of Clinical Endocrinology & Metabolism. 2015，100（9）：3270-3279.

[285]Wang LY，Smith AW，Palmer FL，et al. Thyrotropin suppression increases the risk of osteoporosis without decreasing recurrence in ATA low- and intermediate-risk patients with differentiated thyroid carcinoma[J]. Thyroid. 2015，25（3）：300-307.

[286]Park S，Kim WG，Han M，et al. Thyrotropin suppressive therapy for low-risk small thyroid cancer：a propensity score - matched cohort study[J]. Thyroid. 2017，27（9）：1164-1170.

[287]Lamartina L，Montesano T，Falcone R，et al. Is it worth suppressing TSH in low- and intermediate-risk papillary thyroid cancer patients before the first disease assessment?[J]. Endocrine Practice. 2019，25（2）：165-401.

[288]Lee M-C，Kim MJ，Choi HS，et al. Postoperative thyroid-stimulating hormone levels did not affect recurrence after thyroid lobectomy in patients with papillary thyroid cancer[J]. Endocrinology and Metabolism. 2019，34（2）：150.

[289]Lee，Jeon，Kim，et al. Optimal thyrotropin suppression therapy in low-risk thyroid cancer patients after lobectomy[J]. Journal of Clinical Medicine. 2019，8（9）：1279.

[290]Xu S，Huang Y，Huang H ，et al. Optimal serum thyrotropin level for patients with papillary thyroid carcinoma after lobectomy[J]. Thyroid. 2022，32（2）：138-144.

[291]Park JH，Lee YM，Lee YH，et al. The prognostic value of serum thyroid-stimulating hormone level post-lobectomy in low- and intermediate-risk papillary thyroid carcinoma[J]. J Surg Oncol. 2018，118（3）：390-396.

[292]王志宏，张浩，张平，等. 甲状腺腺叶切除术后血清促甲状腺激素变化的临床研究[J]. 中华内分泌代谢杂志. 2017，33（11）：955-958.

[293]Wang Z，Angell TE，Sun W，et al. Analysis of the strategy of LT4 prescribing and TSH monitoring for thyroid carcinoma after lobectomy[J]. Ann Transl Med. 2020，8（19）：1238.

[294]Jonklaas J，Bianco AC，Cappola AR，et al. Evidence-based use of levothyroxine/liothyronine combinations in treating hypothyroidism：a consensus document[J]. Thyroid. 2021，31（2）：156-182.

[295]Hovens GC，Stokkel MP，Kievit J，et al. Associations of serum thyrotropin concentrations with recurrence and death in differentiated thyroid Cancer[J]. The Journal of Clinical Endocrinology & Metabolism. 2007，92（7）：2610-2615.

[296]Bach-Huynh T-G，Nayak B，Loh J，Soldin S，Jonklaas J. Timing of levothyroxine administration affects serum thyrotropin concentration[J]. The Journal of Clinical Endocrinology & Metabolism. 2009，94（10）：3905-3912.

[297]中华医学会内分泌学分会. 成人甲状腺功能减退症诊治指南[J]. 中华内分泌代谢杂志. 2017，33（2）：14.

[298]Biondi B，Cooper DS. Thyroid hormone suppression therapy[J]. Endocrinology and Metabolism Clinics of North America. 2019，48（1）：227-237.

[299]Flynn RW，Bonellie SR，Jung RT，et al. Serum thyroid-stimulating hormone concentration and morbidity from cardiovascular disease and fractures in patients on long-term thyroxine therapy[J]. The Journal of Clinical Endocrinology & Metabolism. 2010，95（1）：186-193.

[300]Klein Hesselink EN，Klein Hesselink MS，de Bock GH，et al. Long-term cardiovascular mortality in patients with differentiated thyroid carcinoma：an observational study[J]. Journal of Clinical Oncology. 2013，31（32）：4046-4053.

[301]Mazziotti G，Formenti AM，Frara S，et al. High prevalence of radiological vertebral fractures in women on thyroid-stimulating hormone-suppressive therapy for thyroid carcinoma[J]. J Clin Endocrinol Metab. 2018，103（3）：956-964.

[302]Pajamäki N，Metso S，Hakala T，et al. Long-term cardiovascular morbidity and mortality in patients

treated for differentiated thyroid cancer[J]. Clin Endocrinol （Oxf）. 2018，88（2）：303-310.

[303]Kim HI，Jang HW，Ahn HS，et al. High serum TSH level is associated with progression of papillary thyroid microcarcinoma during active surveillance[J]. The Journal of Clinical Endocrinology & Metabolism. 2017，103（2）：446-451.

[304]《妊娠和产后甲状腺疾病诊治指南》编撰委员会，中华医学会内分泌学分会，中华医学会围产医学分会. 妊娠和产后甲状腺疾病诊治指南（第2版）[J]. 中华内分泌代谢杂志. 2019，35（8）：636-665.

[305]中国医师协会外科医师分会甲状腺外科医师委员会，中国研究型医院学会甲状腺疾病专业委员会. 妊娠期和产后分化型甲状腺癌促甲状腺激素抑制治疗中国专家共识（2019版）[J]. 中国实用外科杂志. 2020，40（03）：255-259.

[306]Guan H，Li C，Li Y，et al. High iodine intake is a risk factor of post-partum thyroiditis：Result of a survey from Shenyang，China[J]. Journal of Endocrinological Investigation. 2005，28（1）：876-881.

[307]Biondi B，Filetti S，Schlumberger M. Thyroid-hormone therapy and thyroid cancer：a reassessment [J]. Nature Clinical Practice Endocrinology & Metabolism. 2005，1（1）：32-40.

[308]Orloff LA，Wiseman SM，Bernet VJ，et al. American Thyroid Association statement on postoperative hypoparathyroidism：diagnosis，prevention，and management in adults[J]. Thyroid. 2018，28（7）：830-841.

[309]中国医师协会外科医师分会甲状腺外科医师委员会，中华医学会外科学分会甲状腺及代谢外科学组，中国研究型医院学会甲状腺疾病专业委员会. 甲状腺围手术期甲状旁腺功能保护指南（2018版）[J]. 中国实用外科杂志. 2018，38（10）：1108-1113.

[310]Bollerslev J，Rejnmark L，Marcocci C，et al. European Society of Endocrinology Clinical Guideline：Treatment of chronic hypoparathyroidism in adults[J]. European Journal of Endocrinology. 2015，173（2）：G1-G20.

[311]中华医学会骨质疏松和骨矿盐疾病分会，中华医学会内分泌分会代谢性骨病学组. 甲状旁腺功能减退症临床诊疗指南[J]. 中华骨质疏松和骨矿盐疾病杂志. 2018，11（4）：15.

[312]Mitchell DM，Regan S，Cooley MR，et al. Long-term follow-up of patients with hypoparathyroidism [J]. The Journal of Clinical Endocrinology & Metabolism. 2012，97（12）：4507-4514.

[313]Mannstadt M，Clarke BL，Vokes T，et al. Efficacy and safety of recombinant human parathyroid hormone （1 - 84） in hypoparathyroidism （REPLACE）：a double-blind，placebo-controlled，randomised，phase 3 study[J]. The Lancet Diabetes & Endocrinology. 2013，1（4）：275-283.

[314]Lakatos P，Bajnok L，Lagast H，et al. An pen-label extension study of parathyroid hormone rhPTH （1-84） in adults with hypoparathyroidism [J]. Endocrine Practice. 2016，22（5）：523-532.

[315]Roukoz C，Gregoire V. Indications of external beams radiation for thyroid cancer[J]. Curr Opin Otolaryngol Head Neck Surg. 2022，30（2）：137-144.

[316]Kiess AP，Agrawal N，Brierley JD，et al. External-beam radiotherapy for differentiated thyroid cancer locoregional control：A statement of the American Head and Neck Society[J]. Head & Neck. 2015，38（4）：493-498.

[317]Jacomina LE，Jacinto JCKM，Co LBA，et al. The Role of postoperative external beam radiotherapy for differentiated thyroid carcinoma：A Systematic review and meta-analysis[J]. Head & Neck. 2020，42（8）：2181-2193.

[318]Sit D，Koh WX，Shokoohi A，et al. External beam radiation therapy in pT4 well-differentiated thyroid cancer：a population-based study of 405 patients[J]. International Journal of Radiation Oncology*Biology*Physics. 2021，111（2）：468-478.

[319]Jin M，Megwalu UC，Noel JE. External beam radiotherapy for medullary thyroid cancer following total or near-total thyroidectomy[J]. Otolaryngology - Head and Neck Surgery. 2020，164（1）：97-103.

[320]Esmati E，Aleyasin A，Ghalehtaki R，et al. The role of external beam radiation therapy in the man-

agement of thyroid carcinomas: A retrospective study in Iran Cancer Institute[J]. Cancer Reports. 2022, 6 (1) .

[321]Ryu H, Wu HG, Lee KE, et al. Effect of postoperative radiotherapy for patients with differentiated thyroid cancer[J]. Clinical Endocrinology. 2022, 98 (6): 803-812.

[322]Goodsell K, Ermer J, Amjad W, et al. External beam radiotherapy for thyroid cancer: Patients, complications, and survival[J]. The American Journal of Surgery. 2023, 225 (6): 994-999.

[323]Zhou J, Wu C, Fan S, et al. Prognostic value of adjuvant external beam radiotherapy for papillary thyroid cancer based on competitive risk model and propensity score matching[J]. Scientific Reports. 2023, 13 (1) .

[324]Nervo A, Ragni A, Retta F, et al. Bone metastases from differentiated thyroid carcinoma: current knowledge and open issues[J]. Journal of Endocrinological Investigation. 2020, 44 (3): 403-419.

[325]Fan D, Ma J, Bell AC, et al. Outcomes of multimodal therapy in a large series of patients with anaplastic thyroid cancer[J]. Cancer. 2020, 126 (2): 444-452.

[326]Saeed NA, Kelly JR, Deshpande HA, et al. Adjuvant external beam radiotherapy for surgically resected, nonmetastatic anaplastic thyroid cancer[J]. Head & Neck. 2020, 42 (5): 1031-1044.

[327]Rieber J, Streblow J, Uhlmann L, et al. Stereotactic body radiotherapy (SBRT) for medically inoperable lung metastases—A pooled analysis of the German working group "stereotactic radiotherapy" [J]. Lung Cancer. 2016, 97: 51-58.

[328]Sun XS, Sun SR, Guevara N, et al. Indications of external beam radiation therapy in non-anaplastic thyroid cancer and impact of innovative radiation techniques[J]. Critical Reviews in Oncology/Hematology. 2013, 86 (1): 52-68.

[329]Ishigaki T, Uruno T, Sugino K, et al. Stereotactic radiotherapy using the CyberKnife is effective for local control of bone metastases from differentiated thyroid cancer[J]. Journal of Radiation Research. 2019, 60 (6): 831-836.

[330]Makita K, Hamamoto Y, Tsuruoka S, et al. Treatment intensity and control rates in combining external-beam radiotherapy and radioactive iodine therapy for metastatic or recurrent differentiated thyroid cancer[J]. International Journal of Clinical Oncology. 2020, 25 (4): 691-697.

[331]Wu SS, Lamarre ED, Yalamanchali A, et al. Association of treatment strategies and tumor characteristics with overall survival among patients with anaplastic thyroid cancer: a single-institution 21-year experience[J]. JAMA Otolaryngol Head Neck Surg. 2023, 149 (4): 300-309.

[332]Tian S, Switchenko JM, Fei T, et al. Survival advantage of chemoradiotherapy in anaplastic thyroid carcinoma: Propensity score matched analysis with multiple subgroups[J]. Head Neck. 2020, 42 (4): 678-687.

[333]Mustafa DH, Ahmed BS, Haweizy RM, et al. Evaluation of anaplastic thyroid carcinoma in the Kurdistan region of Iraq[J]. BMC Surgery. 2022, 22 (1) .

[334]Schmied M, Lettmaier S, Semrau S, et al. Radio (chemo) therapy in anaplastic thyroid cancer—high locoregional but low distant control rates—a monocentric analysis of a tertiary referral center[J]. Strahlentherapie und Onkologie. 2022, 198 (11): 994-1001.

[335]Oliinyk D, Augustin T, Koehler VF, et al. Hypofractionated radiotherapy for anaplastic thyroid cancer: systematic review and pooled analysis[J]. Cancers. 2020, 12 (9): 2506.

[336]Takahashi N, Matsushita H, Umezawa R, et al. Hypofractionated radiotherapy for anaplastic thyroid carcinoma: 15 years of experience in a single institution[J]. European Thyroid Journal. 2018, 8 (1): 24-30.

[337]Jacobsen A-B, Grøholt KK, Lorntzsen B, et al. Anaplastic thyroid cancer and hyperfractionated accelerated radiotherapy (HART) with and without surgery[J]. European Archives of Oto-Rhino-Laryngology. 2017, 274 (12): 4203-4209.

[338]Peng G, Wang T, Yang K-y, et al. A prospective, randomized study comparing outcomes and toxicities of intensity-modulated radiotherapy vs. conventional two-dimensional radiotherapy for the treatment of nasopharyngeal carcinoma[J]. Radiotherapy and Oncology. 2012, 104 (3): 286-293.

[339]Poon DMC, Kam MKM, Johnson D, et al. Durability of the parotid-sparing effect of intensity-modulated radiotherapy (IMRT) in early stage nasopharyngeal carcinoma: A 15-year follow-up of a randomized prospective study of IMRT versus two-dimensional radiotherapy[J]. Head Neck. 2021, 43 (6): 1711-1720.

[340]Gao RW, Foote RL, Garces YI, et al. Outcomes and patterns of recurrence for anaplastic thyroid cancer treated with comprehensive chemoradiotherapy [J]. Practical Radiation Oncology. 2022, 12 (2): 113-119.

[341]Sun XS, Le Guevelou J, Jacquemin J, et al. Impact of radiotherapy on survival in resected or unresectable anaplastic thyroid carcinomas, a Rare Cancer Network study[J]. Cancer/Radiothérapie. 2022, 26 (5): 717-723.

[342]Orloff LA, Noel JE, Stack BC, et al. Radiofrequency ablation and related ultrasound-guided ablation technologies for treatment of benign and malignant thyroid disease: An international multidisciplinary consensus statement of the American Head and Neck Society Endocrine Surgery Section with the Asia Pacific Society of Thyroid Surgery, Associazione Medici Endocrinologi, British Association of Endocrine and Thyroid Surgeons, European Thyroid Association, Italian Society of Endocrine Surgery Units, Korean Society of Thyroid Radiology, Latin American Thyroid Society, and Thyroid Nodules Therapies Association[J]. Head Neck. 2022, 44 (3): 633-660.

[343]Jiang M, Yu Y, Yang A. Concerns Regarding Thermal Ablation for Papillary Thyroid Cancer. JAMA SURG. 2024; doi: 10.1001/jamasurg.2024.2744

[344]马奔，王宇，嵇庆海，等. 原发性甲状腺癌热消融治疗后再手术2例分析[J]. 中国实用外科杂志. 2016, 36 (08): 875-879.

[345]张轶，李思雨，丁亚磊，等. 甲状腺肿瘤射频消融治疗后再手术临床分析[J]. 现代肿瘤医学. 2023, 31 (19): 3583-3587.

[346]董文武，张浩，张平，等. 甲状腺乳头状癌射频消融治疗后再手术5例临床分析[J]. 中国实用外科杂志. 2015, 35 (06): 653-655.

[347]刘新承，郝少龙，陈焕杰，等. 甲状腺乳头状癌热消融治疗后再手术11例分析[J]. 中华普外科手术学杂志（电子版）. 2018, 12 (04): 299-301.

[348]王宇，马奔，嵇庆海，等. 甲状腺乳头状癌消融治疗后再手术策略[J]. 医学与哲学（B）. 2017, 38 (07): 22-23+27.

[349]中国抗癌协会甲状腺癌专业委员会. 甲状腺微小乳头状癌诊断与治疗中国专家共识（2016版）[J]. 中国肿瘤临床. 2016, 43 (10): 405-411.

[350]中国医师协会甲状腺肿瘤消融治疗技术专家组，中国抗癌协会甲状腺癌专业委员会，中国医师协会介入医师分会超声介入专业委员会，等. 甲状腺良性结节、微小癌及颈部转移性淋巴结热消融治疗专家共识（2018版）[J]. 中国肿瘤. 2018, 27 (10): 768-773.

[351]Schuff KG. Management of recurrent/persistent papillary thyroid carcinoma: efficacy of the surgical option[J]. The Journal of Clinical Endocrinology & Metabolism. 2011, 96 (7): 2038-2039.

[352]Yang Z, Yan L, Xiao J, et al. Long-term results of radiofrequency ablation for locally recurrent papillary thyroid carcinoma[J]. International Journal of Hyperthermia. 2023, 40 (1).

[353]Bonichon F, de Baere T, Berdelou A, et al. Percutaneous thermal ablation of lung metastases from thyroid carcinomas. A retrospective multicenter study of 107 nodules. On behalf of the TUTHYREF network[J]. Endocrine. 2021, 72 (3): 798-808.

[354]Brose MS, Nutting CM, Jarzab B, et al. Sorafenib in radioactive iodine-refractory, locally advanced or metastatic differentiated thyroid cancer: a randomised, double-blind, phase 3 trial[J]. The Lan-

cet. 2014，384（9940）：319-328.

[355]Schlumberger M，Tahara M，Wirth LJ，et al. Lenvatinib versus placebo in radioiodine-refractory thyroid cancer[J]. N Engl J Med. 2015，372（7）：621-630.

[356]Lin Y，Qin S，Yang H，et al. Multicenter randomized double-Blind phase Ⅲ trial of donafenib in progressive radioactive iodine-refractory differentiated thyroid cancer[J]. Clin Cancer Res. 2023，29（15）：2791-2799.

[357]Chi Y，Zheng X，Zhang Y，et al. Anlotinib in locally advanced or metastatic radioiodine-sefractory differentiated thyroid carcinoma：a randomized，double-blind，multicenter phase Ⅱ trial[J]. Clin Cancer Res. 2023，29（20）：4047-4056.

[358]Chi Y，Gao M，Zhang Y，et al. Anlotinib in radioiodine-refractory differentiated thyroid carcinoma：A subanalysis based on ALTER01032 study for patients with poor baseline characteristics[J]. Journal of Clinical Oncology. 2021，39（15_suppl）：6022-6022.

[359]Lin YS，Qin SK，Li ZY，et al. LBA89 A randomized multicentered phase Ⅲ study to evaluate apatinib in subjects with locally advanced or metastatic radioactive iodine-refractory differentiated thyroid cancer[J]. Annals of Oncology. 2020，31：S1215.

[360]Chen J，Ji Q，Bai C，et al. Surufatinib in Chinese patients with locally advanced or metastatic differentiated thyroid cancer and medullary thyroid cancer：a multicenter，open-label，phase Ⅱ trial[J]. Thyroid. 2020，30（9）：1245-1253.

[361]Subbiah V，Hu MI，Wirth LJ，et al. Pralsetinib for patients with advanced or metastatic RET-altered thyroid cancer （ARROW）：a multi-cohort，open-label，registrational，phase 1/2 study[J]. The Lancet Diabetes & Endocrinology. 2021，9（8）：491-501.

[362]Wirth LJ，Sherman E，Robinson B，et al. Efficacy of selpercatinib in RET-Altered thyroid cancers [J]. N Engl J Med. 2020，383（9）：825-835.

[363]Drilon A，Laetsch TW，Kummar S，et al. Efficacy of larotrectinib in TRK fusion-positive cancers in adults and children[J]. N Engl J Med. 2018，378（8）：731-739.

[364]Wells SA，Jr.，Robinson BG，Gagel RF，et al. Vandetanib in patients with locally advanced or metastatic medullary thyroid cancer：a randomized，double-blind phase Ⅲ trial[J]. J Clin Oncol. 2012，30（2）：134-141.

[365]Elisei R，Schlumberger MJ，Müller SP，et al. Cabozantinib in progressive medullary thyroid cancer [J]. J Clin Oncol. 2013，31（29）：3639-3646.

[366]Schlumberger M，Elisei R，Müller S，et al. Overall survival analysis of EXAM，a phase Ⅲ trial of cabozantinib in patients with radiographically progressive medullary thyroid carcinoma[J]. Annals of Oncology. 2017，28（11）：2813-2819.

[367]Li D，Chi Y，Chen X，et al. Anlotinib in locally advanced or metastatic medullary thyroid carcinoma：a randomized，double-blind phase ⅡB trial[J]. Clin Cancer Res. 2021，27（13）：3567-3575.

[368]Gao M，Chi Y，Tang P，et al. Association between calcitonin and efficacy of anlotinib in medullary thyroid carcinoma：An analysis based on the ALTER01031 trial[J]. Journal of Clinical Oncology. 2020，38（15_suppl）：6526-6526.

[369]Hadoux J，Elisei R，Brose MS，et al. Phase 3 trial of selpercatinib in advanced RET-mutant medullary thyroid cancer[J]. N Engl J Med. 2023，389（20）：1851-1861.

[370]徐瑞华，李凯，佟仲生，等.靶向治疗[M]//中国肿瘤整合诊治技术指南（CACA）.天津市：天津科学技术出版社，2023.

[371]Brose MS，Frenette CT，Keefe SM，et al. Management of sorafenib-related adverse events：A clinician’s perspective[J]. Seminars in Oncology. 2014，41：S1-S16.

[372]中国临床肿瘤学会甲状腺癌专家委员会.碘难治性分化型甲状腺癌靶向药物不良反应管理专家共识（2018年版）[J].中国癌症杂志.2018，28（7）：545-553.

[373]Reed N, Glen H, Gerrard G, et al. Expert consensus on the management of adverse events during treatment with lenvatinib for thyroid cancer[J]. Clinical Oncology. 2020, 32 (5): e145-e153.

[374]Matuszczyk A, Petersenn S, Bockisch A, et al. Chemotherapy with doxorubicin in progressive medullary and thyroid carcinoma of the follicular epithelium[J]. Hormone and Metabolic Research. 2008, 40 (3): 210-213.

[375]Capdevila J, Wirth LJ, Ernst T, et al. PD-1 blockade in anaplastic thyroid carcinoma[J]. Journal of Clinical Oncology. 2020, 38 (23): 2620-2627.

[376]Huang N-s, Wei W-j, Xiang J, et al. The efficacy and safety of anlotinib in neoadjuvant treatment of locally advanced thyroid cancer: a single-arm phase Ⅱ clinical trial[J]. Thyroid. 2021, 31 (12): 1808-1813.

[377]Huang N-s, Wang Y, Wei W-j, et al. A systematic review of neoadjuvant targeted therapy in locally advanced thyroid cancer[J]. Holistic Integrative Oncology. 2022, 1 (1): 16.

[378]中国医师协会外科医师分会甲状腺外科医师委员会，中国研究型医院学会甲状腺疾病专业委员会. 分化型甲状腺癌术后管理中国专家共识（2020版）[J]. 中国实用外科杂志. 2020, 40 (9): 1021-1028.

[379]Ming J, Zhu JQ, Zhang H, et al. A multicenter, prospective study to observe the initial management of patients with differentiated thyroid cancer in China （DTCC study）[J]. BMC Endocr Disord. 2021, 21 (1): 208.

[380]罗加，李建国，陈显煜，等. 血清Tg测定和131I显像用于分化型甲状腺癌术后随访[J]. 中华核医学杂志. 2001, 21 (1): 36-37.

[381]Grani G, Ramundo V, Falcone R, et al. Thyroid cancer patients with no evidence of disease: the need for repeat neck ultrasound[J]. The Journal of Clinical Endocrinology & Metabolism. 2019, 104 (11): 4981-4989.

[382]徐景竹，王兴华，吴琼，等. 颈部超声、甲状腺球蛋白诊断复发分化型甲状腺癌[J]. 中国癌症杂志. 2016 (1): 97-101.

[383]Miyauchi A, Kudo T, Miya A, et al. Prognostic impact of serum thyroglobulin doubling-time under thyrotropin suppression in patients with papillary thyroid carcinoma who underwent total thyroidectomy [J]. Thyroid. 2011, 21 (7): 707-716.

[384]Momesso DP, Vaisman F, Yang SP, et al. Dynamic risk stratification in patients with differentiated thyroid cancer treated without radioactive iodine[J]. The Journal of Clinical Endocrinology & Metabolism. 2016, 101 (7): 2692-2700.

[385]Dong P, Wang L, Xiao L, et al. A new dynamic response to therapy assessment in postoperative patients with low-risk differentiated thyroid cancer treated without radioactive iodine[J]. Frontiers in Oncology. 2021, 11.

[386]d' Herbomez M, Lion G, Béron A, et al. Advances in thyroglobulin assays and their impact on the management of differentiated thyroid cancers[J]. Annales de biologie clinique. 2016, 74 (1): 21-27.

[387]关海霞，陆汉魁. 重组人促甲状腺激素在甲状腺疾病诊治中的应用[J]. 中华核医学与分子影像杂志. 2012, 32 (4): 311-314.

[388]Han JM, Kim WB, Yim JH, et al. Long-term clinical outcome of differentiated thyroid cancer patients with undetectable stimulated thyroglobulin level one year after initial treatment[J]. Thyroid. 2012, 22 (8): 784-790.

[389]Vaisman F, Momesso D, Bulzico DA, et al. Thyroid lobectomy is associated with excellent clinical outcomes in properly selected differentiated thyroid cancer patients with primary tumors greater than 1 cm[J]. Journal of Thyroid Research. 2013, 2013: 1-5.

[390]Mazzaferri EL, Robbins RJ, Spencer CA, et al. A consensus report of the role of serum thyroglobulin as a monitoring method for low-risk patients with papillary thyroid carcinoma[J]. The Journal of Clini-

cal Endocrinology & Metabolism. 2003，88（4）：1433-1441.

[391]Matrone A，Gambale C，Piaggi P，et al. Postoperative thyroglobulin and neck ultrasound in the risk restratification and decision to perform 131I ablation[J]. J Clin Endocrinol Metab. 2017，102（3）：893-902.

[392]Leenhardt L，Erdogan MF，Hegedus L，et al. 2013 European thyroid association guidelines for cervical ultrasound scan and ultrasound-guided techniques in the postoperative management of patients with thyroid cancer[J]. Eur Thyroid J. 2013，2（3）：147-159.

[393]Chua WY，Langer JE，Jones LP. Surveillance neck sonography after thyroidectomy for papillary thyroid carcinoma：pitfalls in the diagnosis of locally recurrent and metastatic disease[J]. Journal of Ultrasound in Medicine. 2017，36（7）：1511-1530.

[394]李强，赵博文，吕江红，等. FNA-Tg测定在细针穿刺诊断甲状腺癌术后侧颈区可疑肿大淋巴结中的应用价值[J]. 中华耳鼻咽喉头颈外科杂志. 2016，51（5）：378-382.

[395]孔繁云，符尚宏，何勇. 超声联合细针穿刺洗脱液甲状腺球蛋白诊断乳头状甲状腺癌术后淋巴结转移的效能[J]. 癌症进展. 2019，17（9）：1047-1049，1082.

[396]Robenshtok E，Fish S，Bach A，et al. Suspicious servical lymph nodes detected after thyroidectomy for papillary thyroid cancer usually remain stable over years in properly selected patients[J]. The Journal of Clinical Endocrinology & Metabolism. 2012，97（8）：2706-2713.

[397]Grani G，Fumarola A. Thyroglobulin in lymph node fine-needle aspiration washout：a systematic review and meta-analysis of diagnostic accuracy[J]. The Journal of Clinical Endocrinology & Metabolism. 2014，99（6）：1970-1982.

[398]Jensen CB, Saucke MC, Pitt SC. Active surveillance for thyroid Cancer: a qualitative study of barriers and facilitators to implementation. BMC Cancer. 2021;21(1):471.

[399]Hoang JK，Branstetter BFⅣ，Gafton AR，et al. Imaging of thyroid carcinoma with CT and MRI：approaches to common scenarios[J]. Cancer Imaging. 2013，13（1）：128-139.

[400]Song H-J，Qiu Z-L，Shen C-T，et al. Pulmonary metastases in differentiated thyroid cancer：efficacy of radioiodine therapy and prognostic factors[J]. European Journal of Endocrinology. 2015，173（3）：399-408.

[401]Qiu Z-L，Wei W-J，Shen C-T，et al. Diagnostic performance of 18F-FDG PET/CT in papillary thyroid carcinoma with negative 131I-WBS at first postablation，negative Tg and progressively increased TgAb level[J]. Scientific Reports. 2017，7（1）.

[402]Walter MA，Meier C，Radimerski T，et al. Procalcitonin levels predict clinical course and progression-free survival in patients with medullary thyroid cancer[J]. Cancer. 2009，116（1）：31-40.

[403]Cupisti K，Wolf A，Raffel A，et al. Long-term clinical and biochemical follow-up in medullary thyroid carcinoma[J]. Annals of Surgery. 2007，246（5）：815-821.

[404]张钰晗，薛帅，陈光. 甲状腺髓样癌术后随访与监测[J]. 临床外科杂志. 2022，30（3）：216-219.

[405]Barbet J，Campion L，Kraeber-Bodéré F，et al. Prognostic impact of serum calcitonin and carcinoembryonic antigen doubling-times in patients with medullary thyroid carcinoma[J]. The Journal of Clinical Endocrinology & Metabolism. 2005，90（11）：6077-6084.

[406]Frank-Raue K，Machens A，Leidig-Bruckner G，et al. Prevalence and clinical spectrum of nonsecretory medullary thyroid carcinoma in a series of 839 patients with sporadic medullary thyroid carcinoma[J]. Thyroid. 2013，23（3）：294-300.

[407]Samà MT，Rossetto Giaccherino R，Gallo M，et al. Clinical challenges with calcitonin-negative medullary thyroid carcinoma[J]. Journal of Cancer Research and Clinical Oncology. 2016，142（9）：2023-2029.

[408]Gambardella C，Offi C，Patrone R，et al. Calcitonin negative medullary thyroid carcinoma：a chal-

lenging diagnosis or a medical dilemma?[J]. BMC Endocrine Disorders. 2019，19（S1）.

[409]Baek H-s，Jeong C-h，Ha J，et al. Cost-effectiveness analysis of active surveillance compared to early surgery in small papillary thyroid cancer：a systemic review[J]. Cancer Management and Research. 2021，Volume 13：6721-6730.

[410]Ito Y，Miyauchi A，Inoue H，et al. An observational trial for papillary thyroid microcarcinoma in Japanese patients[J]. World Journal of Surgery. 2009，34（1）：28-35.

[411]Miyauchi A，Ito Y，Fujishima M，et al. Long-term outcomes of active surveillance and immediate surgery for adult patients with low-risk papillary thyroid microcarcinoma：30-year experience[J]. Thyroid®. 2023，33（7）：817-825.

[412]Sasaki T，Miyauchi A，Fujishima M，et al. Comparison of postoperative unfavorable events in patients with low-risk papillary thyroid carcinoma：immediate surgery versus conversion surgery following active surveillance[J]. Thyroid. 2023，33（2）：186-191.

[413]Wang P，Dong Z，Zhao S，et al. Trends of the prevalence rate of central lymph node metastasis and multifocality in patients with low-risk papillary thyroid carcinoma after delayed thyroid surgery[J]. Front Endocrinol （Lausanne）. 2024，15：1349272.

[414]Chaves N，Broekhuis JM，Fligor SC，et al. Delay in surgery and papillary thyroid cancer survival in the United States：A SEER-medicare analysis[J]. J Clin Endocrinol Metab. 2023，108（10）：2589-2596.

[415]Patrone R，Velotti N，Masone S，et al. Management of low-risk thyroid cancers：is active surveillance a valid option? a systematic review of the literature [J]. Journal of Clinical Medicine. 2021，10（16）：3569.

[416]Ito Y，Miyauchi A，Kihara M，et al. Patient Patient age is significantly related to the progression of papillary microcarcinoma of the thyroid under observation[J]. Thyroid. 2014，24（1）：27-34.

[417]Pitoia F，Smulever A. Active surveillance in low risk papillary thyroid carcinoma[J]. World J Clin Oncol. 2020，11（6）：320-336.

[418]Ito Y，Miyauchi A，Fujishima M，et al. Active surveillance for adult low-risk papillary thyroid microcarcinoma-a review focused on the 30-year experience of Kuma Hospital[J]. Endocr J. 2024，71（1）：7-21.

[419]Saravana-Bawan B，Bajwa A，Paterson J，et al. Active surveillance of low-risk papillary thyroid cancer：A meta-analysis[J]. Surgery. 2020，167（1）：46-55.

[420]Pusztaszeri MP，Tamilia M，Payne RJ. Active surveillance for low-risk small papillary thyroid cancer in North American countries：past，present and future （bridging the gap between North American and Asian practices）[J]. Gland Surg. 2020，9（5）：1685-1697.

[421]Randle RW，Bushman NM，Orne J，et al. Papillary thyroid cancer：the good and bad of the “good cancer” [J]. Thyroid. 2017，27（7）：902-907.

[422]Jensen CB，Saucke MC，Pitt SC. Active surveillance for thyroid Cancer：a qualitative study of barriers and facilitators to implementation[J]. BMC Cancer. 2021，21（1）：471.

[423]Zhu P，Zhang Q，Wu Q，et al. Barriers and facilitators to the choice of active surveillance for low-risk papillary thyroid cancer in China：a qualitative study examining patient perspectives[J]. Thyroid®. 2023，33（7）：826-834.

[424]中国医师协会外科医师分会甲状腺外科医师委员会，中国研究型医院学会甲状腺疾病专业委员会，中国医学装备协会外科装备分会甲状腺外科装备委员会，等. 开放性甲状腺手术的切口管理专家共识（2018版）[J]. 中华内分泌外科杂志. 2018，12（4）：269-273.

[425]王艳南，董珈妤，孙倩. 肩关节运动疗法用于甲状腺癌根治术后上肢功能康复的价值[J]. 中华保健医学杂志. 2022，24（1）：40-43.

[426]Takamura Y，Miyauchi A，Tomoda C，et al. Stretching exercises to reduce symptoms of postopera-

tive neck discomfort after thyroid surgery: prospective randomized study[J]. World Journal of Surgery. 2005, 29 (6): 775–779.

[427]赖湘瑜. 快速康复外科护理应用于甲状腺癌患者围手术期的研究进展[J]. 世界最新医学信息文摘. 2022, 22 (88): 7–11, 17.

[428]Ayhan H, Tastan S, Iyigün E, et al. The effectiveness of neck stretching exercises following total thyroidectomy on reducing neck pain and disability: a randomized controlled trial[J]. Worldviews on Evidence–Based Nursing. 2016, 13 (3): 224–231.

[429]罗燕. 甲状腺癌颈淋巴结清扫术后患者改良肩颈功能锻炼法应用的效果分析[J]. 福建医药杂志. 2019, 41 (3): 154–155.

[430]Cohen EEW, LaMonte SJ, Erb NL, et al. American Cancer Society Head and Neck Cancer Survivorship Care Guideline[J]. CA: A Cancer Journal for Clinicians. 2016, 66 (3): 203–239.

[431]Rock CL, Doyle C, Demark-Wahnefried W, et al. Nutrition and physical activity guidelines for cancer survivors[J]. CA: A Cancer Journal for Clinicians. 2012, 62 (4): 242–274.

[432]Campbell KL, Winters–Stone KM, Wiskemann J, et al. Exercise guidelines for cancer Survivors: consensus statement from international multidisciplinary roundtable[J]. Medicine & Science in Sports & Exercise. 2019, 51 (11): 2375–2390.

[433]唐丽丽, 吴世凯, 李小梅. 心理疗法[M]//中国肿瘤整合诊治技术指南（CACA）. 天津市: 天津科学技术出版社, 2023.

[434]Helvacı BC, Yalçın MM, Yalcın ŞNG, et al. Differentiated thyroid cancer: effect on quality of life, depression, and anxiety[J]. Hormones. 2023, 22 (3): 367–374.

[435]Hyun YG, Alhashemi A, Fazelzad R, et al. A systematic review of unmet information and psychosocial support needs of adults diagnosed with thyroid cancer[J]. Thyroid. 2016, 26 (9): 1239–1250.

[436]Noto B, Asmus I, Schäfers M, et al. Predictors of anxiety and depression in differentiated thyroid cancer survivors: results of a cross–sectional study[J]. Thyroid. 2022, 32 (9): 1077–1085.

[437]吕青, 刘阳, 王婷, 等. 授权赋能教育对甲状腺癌手术患者自我效能及生活质量的影响[J]. 中国耳鼻咽喉头颈外科. 2021, 28 (04): 230–233.

肺癌

名誉主编

樊代明

主　编

王　俊　陆　舜　王长利　程　颖

编　委（按姓氏拼音排序）

艾星浩　陈　椿　陈海泉　陈智伟　邓汉宇　董静思　樊榕榕　范理宏

傅小龙　高树庚　宫友林　胡成平　黄　麟　黄云超　李　潞　李　霓

李　强　李　稳　李晨光　李和根　李俊英　李为民　李子明　廖日强

林冬梅　刘长民　刘嘉湘　刘洁薇　刘伦旭　刘振坤　马少华　马胜林

马智勇　毛伟敏　蒲　丹　秦昌龙　邱小明　任胜祥　沈洪兵　宋　勇

唐小军　田　龙　王　洁　王　群　王　艇　王绿化　王志杰　吴　强

吴一龙　熊建萍　徐世东　许　峰　颜黎栩　杨　帆　杨学宁　尹丽媛

印明柱　袁双虎　张　力　张　琴　张　爽　张剑雅　张真发　赵明芳

仲　佳　周　清　周清华　朱大兴　朱正飞

第一篇　非小细胞肺癌

第一章

流行病学

1　流行现状及流行趋势

肺癌（Lung Cancer，LC）是全球疾病负担最重的恶性肿瘤之一。全球癌症流行统计数据显示，2022年全球范围内LC估计新发病例约248.1万例，约占所有癌症病例的12.4%，为首位常见恶性肿瘤。2022年全球范围内LC估计死亡181.7万例，约占所有癌症死亡病例的18.7%，在所有恶性肿瘤死亡顺位中排第1位。LC是全球男性癌症发病和死亡的主要原因，女性LC的发病率和死亡率仅次于乳腺癌。男性LC发病率和死亡率均高于女性，大约是女性的2倍。全球LC的流行存在极大的地理分布和人群分布差异，LC在大洋洲、北美、欧洲发病率较高。中南亚部分地区以及非洲大部分地区的发病率相对较低。

2021年全球疾病负担研究显示，1990~2021年全球LC发病率从21.23/10增至28.90/10万，增长了26.5%，全球LC死亡率从20.25/10万增至25.55/10万，增长了20.7%；去除年龄构成变化的影响，30余年间全球LC标化发病率从28.54/10万降至26.43/10万，标化死亡率从27.58/10万降至23.50/10万。这可能归功于富有成效的控烟措施以及陆续开展的LC早诊早治工作。

中国LC疾病负担沉重，全球超过三分之一的LC发病和死亡发生在我国。根据国家癌症中心发布的肿瘤登记数据显示，2022年我国预计新发LC 106.1万例，发病率为75.1/10万，其中男性65.9万例，女性40.2万例；LC发病率在中国男性和女性恶性肿瘤中均居第1位。LC死亡73.3万例，死亡率为51.9/10万，其中男性51.6万例，女性21.7万例；肺癌在中国男性、女性人群中均为死亡率最高的恶性肿瘤。我国LC的发病率和死亡率均为男性高于女性，与国外分布类似。LC发病率和死亡率均随年龄增长升高，并在80~84岁组达峰值。值得关注的是，中国LC自20世纪90年代以来呈持续上升态势。

LC是预后较差的恶性肿瘤之一。基于全球71个国家肿瘤生存数据显示，目前LC 5年生存率仅为10%~20%。尽管过去几十年中，我国LC的诊疗水平取得长足进步，但目前生存率仍较低。基于人群肿瘤登记处生存率结果显示，2012~2015年，我国LC 5年生存率仅为19.7%，在所有恶性肿瘤中排名倒数第4位，与10年前相比略有上升。

2 病因与遗传易感性

吸烟是目前公认的肺癌危险因素。大量研究表明，吸烟与肺癌的发生有密切关系。开始吸烟年龄越小、每日吸烟量越大、持续时间越长，引起LC相对危险度越大。吸烟患者LC的风险平均约为不吸烟者的20倍。同时，被动吸烟会增加LC的发病风险。与未暴露于二手烟的非吸烟者相比，暴露于二手烟的非吸烟者患LC的风险增加约20%。

在某些特殊场所中，工作人员会长期接触导致LC发生的一些危险因素，如暴露于石棉、氡、铍、铬、镉、镍、硅、柴油废气、煤烟和煤烟灰等，上述物质均被WHO-IRC机构列为Ⅰ类致癌物；室外空气污染同样归类为Ⅰ类致癌物，微粒物质（PM）是室外空气污染的主要组成部分；室内局部空气污染也是LC发生的危险因素，家庭燃煤是室内空气污染的主要来源之一，煤炭燃烧排放物中的多环芳烃类化合物与LC发生存在因果关系。

国际肺癌研究协会综合17项研究提出，肺气肿、肺炎、肺结核和慢性支气管炎分别使LC发病的风险提高了144%、57%、48%和47%。

LC呈现一定程度的家族聚集性。从以往多项大型肿瘤登记数据分析中发现，具有LC家族史者的患病风险增加约2倍。尤其是一级亲属患有LC者，其患病风险显著增加。同时，LC的易感性存在个体差异，即LC的遗传易感性，在LC发生中具有重要作用，它直接影响烟草及其他致癌物的代谢和解毒、DNA损伤修复、细胞周期调控及其他细胞应答反应。因此，LC易感性的研究已成为近年来肿瘤分子流行病学的热点。

第二章 早期发现

1 筛查人群

（1）肺癌筛查应在肺癌高风险人群中进行。肺癌高风险人群介于（50~74）岁，且至少符合以下条件之一：

a）吸烟包年数不少于30（包年），包括曾经吸烟不少于30（包年），但戒烟不足15年；

b）与a）共同生活或同室工作被动吸烟超过20年；

c）患有慢性阻塞性肺疾病；

d）有职业暴露史不少于一年，包括暴露于石棉、氡、铍、铬、镉、硅、煤烟和煤烟灰；

e）有一级亲属确诊肺癌。

注1：吸烟包年数=每天吸烟的包数（每包20支）×吸烟年数

注2：一级亲属指父母、子女及兄弟姐妹（同父母）

（2）年龄≥75岁者可考虑机会性筛查。

2 筛查技术

（1）首选低剂量CT（LDCT）行LC筛查，不建议用胸部X线检查行LC筛查。

（2）肿瘤标记物、支气管镜、痰细胞学检查、LC抗体等可作为辅助筛查，但不作为常规筛查手段。

3 筛查频率

建议筛查间隔时间为1年。

4 筛查管理

对行筛查患者，应分为基线筛查检出与年度筛查检出分别细化管理。

第三章

肺癌的诊断

1 临床诊断

主要推荐：

（1）罹患NSCLC的危险因素。吸烟史、环境污染、职业暴露、恶性肿瘤病史及家族肿瘤疾病史、年龄及既往慢性肺部疾病史等均是罹患NSCLC的危险因素。

（2）临床表现诊断。临床表现包括：原发肿瘤局部生长引起的症状，原发肿瘤侵犯邻近器官引起的症状、原发肿瘤远处转移引起的症状以及其他肺外表现（如副癌综合征）等。

（3）影像学诊断。

①NSCLC诊断中，根据不同检查目的，合理、有效选择一种或多种影像学检查方法。

②辅助影像学检查包括：X线胸片、CT、MRI、超声、核素显像、PET/CT等。主要用于NSCLC的诊断、分期、再分期、疗效监测及预后评估等。

（4）病理学诊断。

①NSCLC的组织病理学诊断方法包括多种方式，应根据患者的个体情况，选择一种或多种方式进行组织病理学诊断。

②NSCLC的组织病理学诊断目的在于明确病变性质、了解病理类型、确定侵袭程度及确定其是原发性还是转移性癌等。

③2021版WHO肺肿瘤组织病理学分为：

a.上皮性肿瘤：乳头状瘤、腺瘤、腺体前驱体病变、腺癌、鳞状细胞前驱病变、鳞状细胞癌、大细胞癌、腺鳞癌、肉瘤样癌、涎腺型肿瘤及如肺部NUT癌等其他上皮肿瘤；

b.肺神经内分泌肿瘤：前驱病变、神经内分泌肿瘤（类癌/神经内分泌肿瘤）、神经内分泌癌（小细胞肺癌、大细胞神经内分泌癌）；

c.异位起源性肿瘤：黑色素瘤、脑瘤；

d.肺间叶性肿瘤：肺错构瘤、肺软骨瘤、弥漫性肺淋巴管瘤病、胸膜肺母细胞瘤、肺动脉内膜肉瘤、先天性支气管周肌纤维母细胞瘤、EWSR1-CREB1融合的原发性肺黏液样肉瘤、具有血管周上皮样细胞分化的肿瘤。

（5）实验室血清学诊断

①NSCLC的血清学检查，可作为肺癌诊断、疗效判断的辅助参考指标，肿瘤标志物整合检测可提高其在应用中的灵敏度和特异度。

②NSCLC血清肿瘤标志物（如CEA、CYFRA21-1、SCC、Pro-GRP、NSE等）检测有助行辅助诊断和早期鉴别诊断，并预测LC可能的病理类型，动态观察其变化趋势对疗效和预后判断有意义。

（6）NSCLC诊断分期。对LC分期的目的是定义癌症的生长和扩散程度，目前常用的是第8版AJCC/UICC定义的LC分期。

注：

①LC的诊断分期目前最常采用的是第9版AJCC/ UICC的分期系统。

②LC分期由三部分构成，即代表原发肿瘤范围的T、代表淋巴结侵袭程度的N和代表远处转移的M。由此构成的TNM分期中，整合了有关肿瘤、附近淋巴结和远处器官转移的信息。

表16-1-1　T分期（原发肿瘤）

分期	定义
Tx	原发肿瘤无法评估[a]
T0	无原发肿瘤的证据
Tis	原位癌[b]
T1	肿瘤被肺或脏层胸膜包绕，或位于叶支气管或更外周的支气管[C]
T1mi	微小浸润性腺癌[d]
T1a	肿瘤最大直径≤1 cm
T1b	肿瘤最大径>1cm，≤2cm
T1c	肿瘤最大径>2cm，≤3cm
T2	肿瘤具有以下任何特征
T2a	肿瘤最大径>3cm，≤4cm 侵入脏层胸膜 侵入相邻肺叶 累及主支气管（不包括隆凸）或伴有部分或全肺的阻塞性肺炎或肺不张
T2b	肿瘤最大径>4cm，≤5cm
T3	肿瘤具有以下任何特征： 肿瘤最大径>5cm，≤7cm； 侵入壁层胸膜或胸壁 侵入心包、膈神经或奇静脉e 侵入胸神经根（如T1、T2）或星状神经节 在同一叶内有独立的肿瘤结节

续表

分期	定义
T4	肿瘤具有以下任何特征： 肿瘤最大径>7cm 侵入纵隔、胸腺、气管、隆凸、喉返神经、迷走神经、食管或膈肌 侵入心脏、大血管（主动脉、上/下腔静脉、心包内肺动脉或静脉）、主动脉上动脉或头臂静脉 侵入锁骨下血管、椎体、椎板、脊髓腔、颈神经根或臂丛神经（如干、分支、束或终末神经） 原发肿瘤不同的同侧叶内有独立的肿瘤结节

表 16-1-2　N分期（区域淋巴结受累）

分期	定义
Nx	区域淋巴结无法评估
N0	无区域淋巴结转移
N1	同侧支气管周围及（或）同侧肺门或肺内淋巴结转移（包括原发肿瘤直接侵犯）
N2	同侧纵隔及（或）隆突下淋巴结转移
N2a	同侧纵隔及（或）隆突下单站淋巴结转移
N2b	同侧纵隔及（或）隆突下多站淋巴结转移
N3	对侧纵隔、对侧肺门 、同侧或对侧斜角肌或锁骨上淋巴结转移

表 16-1-3　M分期（远处转移）

分期	定义
M0	无远处转移
M1	存在远处转移
M1a	肿瘤伴胸膜或心包结节或恶性胸膜或心包积液，或在对侧叶内有独立的肿瘤结节[f]
M1b	胸腔外器官单转移灶[g]
M1c	胸腔外器官多转移灶
M1c1	胸腔外的多转移灶在同一器官[h]
M1c2	胸腔外的多转移灶在不同器官

a 通过痰细胞学或支气管灌洗发现恶性细胞，但影像学及支气管镜未发现
b 包括原发腺癌（AIS）和原位鳞状细胞癌（SCIS）
c 局限于支气管壁的肿瘤，无论肿瘤大小，也归类为T1a。
d 孤立性腺癌（最大直径不超过3 cm），以附壁生长方式为主，任何一个病灶的侵袭不超过5 mm。
e 尽管这些结构位于纵隔内，但肿瘤侵入这些结构不计为T4。
f 大多数肺癌患者的胸膜（或心包）积液是由肿瘤引起。然而，少数患者的胸膜（或心包）液体经过多次显微镜检查均未发现瘤细胞，且液体无血性且非渗出液。当这些因素和临床判断表明积液与肿瘤无关时，积液应排除在分期描述之外。
g 包括单个非区域淋巴结的受累。
h 例如，骨骼被视为一个器官。在单块骨骼或多块骨骼中出现的多个转移被归类为M1c1。

表 16-1-4　肺癌 TNM 分期

T/M	亚组	N0	N1	N2a	N2b	N3
T1	T1a	ⅠA1	ⅡA	ⅡB	ⅢA	ⅢB
	T1b	ⅠA2	ⅡA	ⅡB	ⅢA	ⅢB
	T1c	ⅠA3	ⅡA	ⅡB	ⅢA	ⅢB
T2	T2a	ⅠB	ⅡB	ⅢA	ⅢB	ⅢB

续表

T/M	亚组	N0	N1	N2a	N2b	N3
T2	T2b	ⅡA	ⅡB	ⅢA	ⅢB	ⅢB
T3	T3	ⅡB	ⅢA	ⅢA	ⅢB	ⅢC
T4	T4	ⅢA	ⅢA	ⅢB	ⅢB	ⅢC
M1	M1a/b	ⅣA	ⅣA	ⅣA	ⅣA	ⅣA
	M1c1/2	ⅣB	ⅣB	ⅣB	ⅣB	ⅣB

2　病理诊断

主要推荐：

（1）活检和细胞学标本尽可能明确良恶性，恶性肿瘤分为腺癌、鳞癌或神经内分泌癌等；对晚期LC，病理诊断尽可能节省标本以备后续分子病理检测。

（2）手术标本按最新版WHO分类标准行组织学分类；原位腺癌、微小浸润腺癌、大细胞癌、腺鳞癌、类癌和不典型类癌等LC只能在手术标本经充分取材后才可做出诊断；病理诊断内容必须满足临床分期需求；新辅助治疗切除标本应按行业相关病理规范行标本取材及疗效病理评估，包括MPR及pCR指标。

（3）推荐使用免疫组化指标TTF-1、NapsinA、P40和CK5/6鉴别腺癌和鳞癌，标本有限时可用TTF-1和P40两项指标鉴别。神经内分泌瘤相关标记物推荐用CD56、Syno、CgA、Ki-67、CK、INSM1和TTF-1；常用特染指标包括弹力纤维染色辅助判断胸膜受累，黏液卡红和AB/PAS染色判断黏液成分。

（4）推荐在所有缺乏腺样分化或特定病因的低分化癌，尤其是不吸烟/病情进展快/多发转移/年轻患者，对于考虑NUT癌者，应使用IHC检测NUT表达。

3　分子病理

主要推荐：

（1）可手术Ⅰ~Ⅲ期NSCLC分子检测。

①术后ⅠB-ⅢA非鳞癌NSCLC行EGFR突变检测，指导辅助靶向治疗。

②术后ⅠB-ⅢA期NSCLC进行ALK融合检测，指导辅助靶向治疗。

③术后Ⅱ/Ⅲ期NSCLC进行PD-L1蛋白表达检测，指导辅助免疫治疗。

④术后Ⅱ-Ⅲ期浸润性腺癌术后存在复发或转移风险，分子分型有助于直接指导复发或转移后肿瘤治疗方案选择。

（2）不可手术Ⅲ期及Ⅳ期LC分子检测

①病理学诊断时尽量预留足够组织标本进行分子检测，根据分子分型指导治疗。

②用非鳞癌组织标本常规进行EGFR突变，ALK融合、ROS1融合、RET融合、NTRK融合、BRAF突变、MET14外显子跳跃突变、KRAS突变、HER-2扩增/突变检

测，肺鳞癌患者可考虑上述基因检测。条件允许，推荐进行更广泛的分子检测，以识别可能已经有有效药物的罕见驱动基因突变，如NUTM1基因等。

③当无法获取肿瘤标本或标本量少、不能行基因检测时，可用外周血循环肿瘤DNA（ctDNA）行EGFR突变检测。第一、二代EGFR TKIs耐药者，建议再次活检行EGFR T790M检测。不能获取肿瘤组织标本患者，建议行ctDNA EGFR T790M检测。

④采用免疫组化法检测组织标本PD-L1表达。

⑤采用NGS技术检测肿瘤突变负荷（TMB）（存在争议但推荐）。

⑥对首诊/首次基因检测的晚期LC，推荐使用多重PCR或小panel NGS进行一次性多基因检测，可提供多种基因变异信息。对复发、进展和耐药病例，根据检测目的、临床需求、标本类型等选择恰当的检测项目及方法。

注：

（1）EGFR基因突变作为NSCLC最常见的驱动基因之一，在亚洲人群中的发生率高达51.4%。EGFR突变检测应涵盖EGFR 18、19、20、21外显子。最常见的EGFR突变为外显子19缺失突变（19 DEL）和外显子21点突变（21 L858R），均为EGFR-TKI的敏感性突变，18外显子G719X、20外显子S768I和21外显子L861Q突变亦均为敏感性突变，20外显子的T790M突变与第一、第二代EGFR-TKI获得性耐药有关。EGFR 20外显子插入突变是EGFR第三大突变基因，约占EGFR突变患者的12%，其恶性程度高，异型性强。利用组织标本进行EGFR突变检测是首选策略。EGFR突变检测方法包括：ARMS、Super ARMS、cobas、微滴式数字PCR（ddPCR）、一代测序和NGS方法等。其中ARMS、Super ARMS、一代测序和NGS方法有获得NMPA注册证的用于肿瘤组织EGFR基因突变检测的试剂盒。

（2）ALK融合阳性的发生率为3%~7%，东西方人群发生率无显著差异。中国人群腺癌ALK融合阳性率为5.1%。而EGFR和KRAS均为野生型的患者中，ALK融合基因的阳性率高达30%~42%。有研究表明，年龄是ALK阳性LC一项显著的独立预测因子，基于我国人群的研究发现，在年龄小于51岁的年轻患者中，ALK融合阳性发生率高达18.5%；也有研究发现，在年龄小于40岁的年轻患者中，ALK融合发生率近20%。ALK融合已发现多种融合伴侣，最常见的EML4-ALK融合。ALK融合基因/蛋白检测方法包括：IHC、荧光原位杂交（FISHqRT-PCR）和NGS方法。其中Ventana D5F3 IHC、qRT-PCR和NGS方法获得NMPA注册证用于肿瘤组织ALK融合检测的试剂盒。Ventana-D5F3抗体IHC在肺腺癌患者中的灵敏度和特异度高，但该检测用于低分化癌、神经内分泌癌和鳞状细胞癌时可能出现非特异性着色，疑似阳性结果需要通过其他方法验证。

（3）ROS1融合阳性的发生率为1%~2%。ROS1融合是另一种特定分子亚型，最常见的融合伴侣为CD74和EZR。已有多个研究表明晚期ROS1融合的ROS1-TKI治疗有效。IHC检测ROS1蛋白表达用于初筛ROS1融合，阳性病例需经其他技术平台进行验证，FISH是ROS1融合检测的“金标准”，但易漏诊GOPC-ROS1融合。ROS1融合基因检测方法包括：FISH、qRT-PCR和NGS方法。其中qRT-PCR和NGS法获NMPA注册证用于肿瘤组织ROS1融合基因检测的试剂盒。

（4）RET融合阳性LC的发生率为1%~4%。腺癌发生率更高。RET在NSCLC中最常见融合伴侣为KIF5B。普拉替尼和赛普提尼已获得NMPA批准用于RET融合阳性局部晚期或转移性LC成年患者的一线及后线治疗。NMPA批准用于检测RET基因融合的方法有NGS和PCR。IHC检测RET融合的灵敏度和特异度不高，目前不做推荐。建议优先使用包含RET基因的DNA-NGS检测。在NGS不可及的情况下，推荐选择RT-qPCR检测，在样本量较少或质量不佳时，可选择FISH检测。

（5）NSCL中，MET异常主要包括MET 14号外显子跳跃突变、MET基因扩增及MET蛋白过表达等。MET 14号外显子跳跃突变是一种独立的致癌驱动基因。中国大陆NSCLC人群中MET 14跳突的比例为0.9%~2.0%。MET 14跳突通常发生在老年患者，在肺腺癌患者中的发生率（约3%）高于肺鳞癌患者（1%~2%），在肺肉瘤样癌患者中有更高的发生率（5%~32%）。携带MET 14跳突的NSCLC患者有0.3%~10.0%同时携带EGFR突变，6.4%~28.5%同时携带EGFR基因扩增。2021年，MET抑制剂赛沃替尼在中国正式获批上市，用于携带MET 14跳突的局部晚期或转移性NSCLC。Tepotinib和Capmatinib对METex14跳突NSCLC有效，但在中国未上市。已有多项研究表明MET抑制剂NMPA批准的赛沃替尼、特泊替尼、谷美替尼和伯瑞替尼及FDA批准的Capmatinib对晚期MET 14号外显子跳跃突变阳性有效。MET 14号外显子跳跃突变的检测方法包括：qRT-PCR、RNA-Based NGS及DNA-Based NGS方法。

（6）MET基因扩增更常继发于其他驱动基因阳性NSCLC患者靶向治疗后，是EGFR-TKI及ALK-TKI耐药的重要机制之一。MET基因扩增可采用FISH和二代测序进行检测，FISH是检测MET基因扩增的金标准。NSCLC中MET蛋白过表达的比例为13.7%~63.7%，MET蛋白过表达检测方法主要为IHC，但鉴于当前抗体的多样性以及判读标准尚未统一。

（7）NSCLC中NTRK融合阳性的发生率0.2%，与其他驱动基因如EGFR,ALK,ROS1发生率相排斥。NTRK基因包括NTRK1、NTRK2和NTRK3（分别编码TrkA、TrkB和TrkC蛋白）3种亚型，在NSCLC患者中，以NTRK1融合最为常见，TPM 3是最常见的NTRK1融合伴侣，其他已发现的NTRK1融合伴侣还包括MPRIP、CD74、SQSTM1等。推荐使用FISH、qRT-PCR和二代测序等方法检测NTRK融合。

（8）肺腺癌中，BRAF V600E突变发生率1%~2%，为BRAF突变中最常见的突变位点。可用于BRAF突变检测的方式主要包括qRT-PCR、NGS、IHC等。IHC（VE1单克隆抗体）对BRAF V600E突变的特异度较高，在临床实践中可作为NSCLC患者BRAF V600突变的有效筛选工具。

（9）免疫检查点抑制剂（PD-1单抗或PD-L1单抗）已经证实可用于治疗驱动基因阴性局部晚期或转移性LC。目前针对晚期驱动基因阴性患者，中国已有多个PD-1/ PD-L1抑制剂获批适用于一线、二线或以上治疗。PD-L1表达与免疫检查点抑制剂疗效呈正相关，PD-L1 表达采用免疫组化法检测，详细检测内容推荐请参考《非小细胞肺癌PD-L1免疫组织化学检测规范中国专家共识》。不同的免疫检查点抑制剂对应不同的PD-L1免疫组化抗体和检测平台。PD-L1 IHC 22C3 pharmDx和22C3抗体试剂（即浓缩液）已获NMPA批准作为伴随诊断指导晚期LC患者一线接受帕博利珠单抗单药或联合治疗。PD-L1 28-8 pharmDx检测结果作为补充诊断为晚期LC患者接受纳武利尤单抗作为二线或以上治疗提供信息。尽管多项研究结果表明，22C3、28-8和SP263一致性较高，目前尚缺乏足够的前瞻性临床研究证据支持抗体间检测结果互用的可行性。推荐使用药物对应的抗体试剂和检测平台进行PD-L1检测。如果使用其他抗体试剂或平台进行检测，则需经过实验室性能确认，并在报告中予以注明。

（10）肿瘤突变负荷（TMB）可能预测免疫检查点抑制剂疗效。利用NGS多基因组合估测TMB是临床可行的方法。在组织标本不足时，利用NGS检测ctDNA进行TMB估测是潜在可行的技术手段。然而，目前还没有TMB通用标准值和检测流程。部分临床研究和实践已在使用的生物标志物，涉及二代测序Panel设计和算法，以及肿瘤人群数据的划分，相对复杂，国际上暂无指南共识，仅有个别国外检测方法获批，国内目前尚无NMPA注册试剂盒，因此还需要更多的临床试验及真实数据的验证。

（11）HER2的变异主要包括突变、扩增和过表达。中国NSCLC患者中HER2突变约占2%~4%，HER2外显子20插入是最常见的突变类型。检测HER2突变的常用方法包括NGS、IHC、FISH和扩增难解突变系统聚合酶链反应（ARMS-PCR）等。FISH和IHC的使用仅限于组织样本，相反，当组织样本不足时，NGS和PCR可以应用于循环肿瘤DNA（ctDNA）样本。更推荐使用NGS检测HER2突变。

（12）伴睾丸核蛋白（nuclear protein in testis,NUT）基因重排的中线癌又称NUT癌，是一种罕见的高度侵袭性肿瘤，根据NUT中线癌家族成员1（NUT midline carcinoma family member 1, NUTM1）基因发生重排或突变定义。NUT癌常见融合伴侣为BRD4、BRD3、NSD3等，BRD4::NUTM1患者预后最差。常规治疗方法对NUT癌效果欠佳，绝大多数患者预后差。目前可以通过IHC、FISH、NGS来诊断NUT癌，虽然NUT癌的免疫组织化学特异性较高，但分子检测可以识别NUTM1的多种融合伴侣，有助于判断病人预后。对低分化癌患者，无论其年龄或者病史如何，建议完善NUT免疫组织化学染色。当NUT IHC信号局灶阳性（<50%）或阴性，若仍高度考虑NUT癌但FISH低域值阳性（<20%）时，应进行RNA-NGS或其他细胞遗传学分子检测，进一步确认有无NUTM1的重排。

第四章

LC的治疗

1 LC的外科治疗

1.1 Ⅰ-Ⅲ期LC的手术治疗

主要推荐

（1）对所有无手术禁忌证的临床Ⅰ-Ⅱ期LC，手术切除作为首选疗法。

（2）对临床Ⅰ-Ⅱ期LC，无论出于何种原因，患者考虑非手术疗法[如经皮消融或SBRT或SABR联合免疫（存在分期但推荐）]，也建议由包括胸外科医师的多学科整合诊治团队（MDT to HIM）对其进行评估。

（3）对临床Ⅰ-Ⅱ期LC，目前标准的切除范围仍为解剖性肺叶切除。亚肺叶切除术（肺段切除和楔形切除术）仅适于T1a-b和不能耐受肺叶切除的部分高危T1c及以上分期患者。

（4）对中央型LC患者，在保证R0切除前提下，袖式切除术优于全肺切除术。

（5）对临床Ⅰ-Ⅱ期LC，行解剖性切除同时行系统纵隔淋巴结取样或清扫以进行准确的病理分期。

（6）对临床Ⅰ-Ⅱ期LC，在进行解剖学肺切除时，与开胸手术相比，微创手术（包括胸腔镜和机器人手术）实现相同范围切除同时，降低了术后并发症和死亡率，提高生活质量，因此成为更优选择。

（7）对因肿瘤巨大（>7cm）或侵犯纵隔、隆突和主气管的可切除T4N0M0肿瘤，推荐首先行手术切除，术后根据切缘及淋巴结转移进行相应辅助治疗。

对术前检查评估确定N2阳性的T1-3肿瘤，建议先行新辅助治疗，治疗后无进展者推荐手术切除。

注：

（1）Ⅰ-Ⅱ期LC手术治疗原则。

对所有无手术禁忌证的Ⅰ期和Ⅱ期LC患者，外科手术切除是首选治疗。即使出于某种原因，患者考虑采用非手术疗法[如经皮消融或SBRT或SABR联合免疫（存在分歧但推荐）]，也建议由包括胸 外科医师的多学科整合诊治MDT to HIM团队对其进行评估。手术切除范围，目前标准仍为解剖性肺叶切除。对中央型肺癌患者，在保证R0切除前提下，袖式切除术优于全肺切除术。

亚肺叶切除术（肺段切除和楔形切除术）仅适用于T1a-b患者和不能耐受肺叶切除的部分高危T1c及以上分期患者。行亚肺叶切除术时，在肺功能允许情况下，建议对<2cm的病变，切缘距离大于最大肿瘤直径；对大于2cm的肿瘤，应保证至少2cm的切缘距离，以最大程度地减少局部复发的可能性。

对临床Ⅰ期和Ⅱ期，行解剖性切除同时行系统的纵隔淋巴结取样或清扫以进行准确的病理分期，建议遵照ⅠASLC原则，至少是采样/清扫6站淋巴结，其中3站必须是纵隔淋巴结（须包括隆突下淋巴结）。

对临床Ⅰ期和Ⅱ期，在行解剖学肺切除时，与开胸手术相比，微创手术（包括胸腔镜和机器人手术）在实现相同切除范围同时，降低术后并发症率和死亡率，提高患者术后生活质量，因此成为更优选择，并建议在经验丰富的中心进行。对侵犯胸壁、膈神经和心包的T3N0-1的肿瘤，首先建议手术切除，术后根据切缘及淋巴结转移情况进行相应辅助治疗。

（2）Ⅲ期LC手术治疗原则。

Ⅲ期是一个存在很强异质性的群体，其中第8版分期的ⅢA期包含T4N0M0、T3- 4N1M0以及T1-2N2M0患者，均为外科治疗的潜在人群；原第7版归于ⅢA期而8版定义为ⅢB期的T3N2M0，也普遍认为是潜在可手术患者，手术适应证选择不应随第8版分期的变化而改变。

对因肿瘤巨大（>7cm）或侵犯纵隔、隆突和主气管可切除的T4N0M0肿瘤，推荐外科手术切除，术后根据切缘及淋巴结转移情况进行相应辅助治疗。也可考虑先行新辅助治疗后再手术切除。

对术前检查评估确定N2阳性的T1-3肿瘤，建议先新辅助治疗，治疗后影像学无进展者推荐手术切除。虽然此类患者中以手术或放疗作为局部控制手段的随机对照研究未显示一种治疗方式带来总生存优势，但包含手术在内的整合治疗在各国诊疗指南中都是T1-3N2N0患者的选择之一。

肺上沟瘤为比较特殊的肿瘤，无论T3还是可切除的T4肿瘤，现有证据建议先行新辅助同步放化疗再行手术，以增加R0切除率及远期生存。

注：

（1）T1a-b肿瘤的切除范围问题（肺叶切除对比亚肺叶切除）。

发表于1995年的肺癌研究小组（LCSG）821研究观察到在不大于3cm的LC中亚肺叶切除局部复发率明显升高，且总生存有降低趋势，使得肺叶切除术仍是目前Ⅰ-

Ⅱ期肺癌的标准切除范围。但该研究的结论应在20多年来分期细化、病理亚型推出、体检普及带来小肺癌的增加，以及分期和微创手术技术长足 发展的背景下重新审视，该结论是否适用于一些特殊类型或者更小（第8版T1a-b）的LC尚无定论。

特殊类型LC主要指近年检出明显增多的、影像学呈亚实性的肺癌。此类肺癌的研究主要根据前瞻性多中心单臂临床研究JCOG0804。此研究对不超过2cm、磨玻璃成分为主（CTR≤0.25）的周围型肺结节，在保证足够切缘情况下（至少5mm）进行亚肺叶切除，5年的无复发生存（RFS）接近100%，且并发症率低、肺功能影响小，建议作为首选术式。但该研究要求术中必须确认无胸膜播散、非浸润性肺腺癌、无肉眼或镜下的淋巴结转移。值得注意的是，该研究中楔形切除占80%以上，研究并不要求楔形切除术必须做淋巴结活检，除非遇到明显异常的淋巴结。可见对于周围型、磨玻璃成分为主的小的非浸润腺癌，楔形切除在保证切缘前提下一样可达近100%的5年无复发生存。

小直径LC的亚肺叶切除数据来自2021年美国胸心外科年会（AATS）公布的Ⅲ期前瞻性临床研究JCOG0802。此研究对比了直径不超过2cm，CTR≥0.5的LC的肺叶切除对比肺段切除疗效。该研究结果在2022年发表在Lancet杂志上，最终结果显示，肺段切除组局部复发率增加了两倍，但5年OS率更高，分别为94.3%和91.1%（HR=0.663，P<0.001），术后肺功能保留更优。另一项CALGB140503研究比较了在T1aN0（肿瘤直径≤2cm）NSCLC中肺叶切除和亚肺叶切除（解剖性肺段切除或楔形切除）的疗效。结果显示：亚肺叶切除组无疾病生存期非劣效于肺叶切除组（HR=1.01；95% CI 0.83~1.24）。两组5年生存率差异无统计学意义（亚肺叶切除组：80.3% vs. 肺叶切除组：78.9%，95% CI 0.72~1.26）。

（2）淋巴结采样与淋巴结清扫的比较。

肺癌手术的淋巴结处理方式分为选择性活检或取样（仅涉及选定的可疑的或代表性淋巴结）、系统取样（对每个标准的淋巴结站进行探查和活检）和正式的纵隔淋巴结清扫术（MLND）。国际上各指南都推荐Ⅰ ASLC的规定：系统采样最少要包括6站淋巴结，其中3站必须是纵隔淋巴结（包括隆突下淋巴结）。ACSOG Z0030研究表明，与系统性淋巴结采样相比，MLND对术前已行纵隔和肺门淋巴结取样证实的Ⅰ期（pN0）患者，未增加生存获益。

既往几项随机对照研究和回顾性研究也未证实对Ⅰ期/Ⅱ期LC人群纵隔淋巴结清扫的生存获益，包括传统意义上的系统性MLND和改良的“选择性”MLND（淋巴结清扫程度受癌症表现影响）。

（3）ⅢA（N2）的手术适应证。

几项Ⅲ期随机对照研究对比了此类患者中包含手术和不含手术的治疗策略，包括新辅助化疗+手术对比新辅助化疗+放疗（EORTC08941、RTOG89-01研究）以及新辅助同步放化疗+手术对比根治性同步放化疗（INTERGROUP0139、ESPATUE研究），均未显示某一种策略具有更好的总生存。由于从今天的学科发展和视角评价，部分研究的入组标准、具体治疗方案和治疗相关并发症存在一些争议，病理学确认N2的患者中手术的地位仍有争议。建议由包括胸外科肺癌专业医生的多学科诊疗体系中，整合评估治疗风险、团队经验及患者选择等。

由于纵隔淋巴结转移既是手术/放疗的“分水岭”，也是局部进展到远处转移等中间状态，严格的影像学分期和有创分期是必要的。所有计划进行根治性手术切除的Ⅲ期LC患者，在开始治疗前均应进行PET或PET/CT检查以及头颅增强MRI用于初始分期评估。次之，则以胸腹部增强CT和全身骨显像代替。对纵隔淋巴结有创分期，EBUS/EUS已能基本代替纵隔镜。在术中发现隐匿性N2阳性者应按既定方案行肺切除，并行正规纵隔淋巴结清扫。

1.2 Ⅰ–Ⅲ期新辅助

主要推荐：

（1）临床N2预期可完全切除，建议新辅助免疫整合化疗或围手术期免疫治疗（新辅助+辅助）+手术。

（2）T3-4N1、T4N0非肺上沟瘤（侵犯胸壁、主支气管或纵隔），可行新辅助化疗±放疗+手术、手术+辅助化疗或根治性放化疗。

（3）T3-4N1肺上沟瘤，行新辅助放化疗+手术。

（4）Ⅱ–ⅢB期可切除，EGFR/ALK阴性，符合新辅助治疗指征，建议联合新辅助免疫治疗或围手术期免疫治疗（新辅助+辅助）。

（5）临界可切除的局部晚期LC，应用诱导化疗、免疫治疗或靶向治疗等多种治疗手段后，再分期、重新评估手术可能性。

注：

对部分ⅢA-ⅢB期LC，新辅助化疗可达减少手术难度且提高R0切除率的目的。根据ⅠASLC/UICC第8版分期，ⅢA期包括T3N1、T4N0-1以及T1-2bN2。ⅢB期除了不可行手术治疗的N3，T3-4N2也可经过新辅助治疗后获得根治性手术机会。传统LC的新辅助治疗手段包括诱导化疗、同步及序贯放化疗。研究结果提示诱导化疗后进行手术切除使5年生存率提高了5%，但多项新辅助放疗的临床试验并未发现显著生存改善。近年来随着免疫和靶向治疗在晚期LC中获得突破，这些治疗方案也逐渐应用到辅助治疗乃至新辅助治疗领域，初步结果令人鼓舞。大多数将免疫治疗应

用到LC新辅助治疗的临床研究将主要病理缓解（MPR）作为主要研究终点，因为既往在新辅助化疗研究中发现MPR显著改善PFS和OS指标，而免疫治疗尤其是免疫整合化疗取得了显著高于单纯化疗的MPR和完全病理缓解（pCR）。对EGFR敏感突变阳性的ⅢA期LC，研究提示厄洛替尼比GC方案新辅助治疗提高了R0切除率和

淋巴结降期率，显著延长了PFS。因此，针对局部晚期LC传统的治疗手段获益有限，而新辅助免疫治疗、免疫整合化疗以及EGFR-TKI靶向治疗取得了一系列新进展，获得了显著提高的MPR（免疫治疗）以及PFS（EGFR-TKI），但目前尚未获得成熟的OS数据。

新辅助免疫治疗后应由专业的病理医生评估病理学缓解情况，包括MPR和pCR。主要病理学缓解定义为新辅助治疗诱导的肿瘤退缩且少于10%的活性肿瘤组织残留；完全病理学缓解定义为无活性肿瘤组织残留的新辅助治疗诱导的肿瘤缓解。目前，美国病理学会仍推荐MPR作为肺癌新辅助免疫治疗的临床研究终点。来自多个临床试验的证据显示，免疫单药新辅助治疗的MPR为19%~45%，免疫联合化疗的新辅助治疗的MPR为33%~83%，新辅助EGFR-TKI治疗MPR为9.7%。

推荐可切除的IB~Ⅲ期NSCLC患者术前进行EGFR和ALK检测，以指导术前新辅助/围术期免疫治疗；也可进行PD-L1检测，以提示免疫治疗疗效。因为新辅助治疗前活检取材有限，术后病理标本常规行组织学诊断时，对含有腺癌成分的患者可行EGFR、ALK、ROS1、BRAF、MET、HER2、RET等KRAS等基因检测。推荐术后Ⅱ/Ⅲ期NSCLC进行PD-L1表达检测。

（1）新辅助化疗及放化疗。

对部分ⅢA/N2期LC，传统的新辅助联合治疗模式包括诱导化疗后手术、诱导同步放化疗后手术及诱导序贯放化疗后手术。Meta分析协作组2014年发表于Lancet的Meta分析纳入15项随机对照试验（2385例），研究的入组时间为1985~2007年。临床分期以ⅠB、ⅡB和ⅢA期为主。该研究提示：ⅠB-ⅢA期新辅助化疗组显著生存获益（HR：0.87，95% CI：0.78~0.96，P=0.007）。5年生存率提高5%（40%~45%），降低了13%的死亡风险。EORTC08941研究入组579例ⅢA期患者，在接受3个周期诱导化疗后达到CR/PR的322例被随机分配进入手术切除或放疗。结果显示，两组的OS（16.4个月对比17.5个月，P=0.596）和PFS（9.0个月对比11.3个月，P=0.605）均无统计学差异。INT 0139研究入组429例ⅢA期LC，所有患者接受EP方案的同步放化疗（45Gy/25次）后，随机分配进入手术组或根治性放疗组，两组后续都进行2个周期的巩固化疗。结果显示两组的OS相仿（23.6个月对比22.2个月，P=0.24）；手术组具有一定的PFS优势（12.8个月对比10.5个月，P=0.017）；亚组分析显示新辅助同步放化疗后接受肺叶切除的患者相对全肺切除患者具有一定的OS优势（33.6个月对比21.7个月，P=0.002）。GLCCG研究入组558例ⅢA和ⅢB期（ⅢB其中超过40%为T4N1病变，实际为目前的ⅢA期）LC，患者被随机分配到新辅助化疗+手术+放疗和新辅助化疗+同步放化疗+手术两个治疗组。结果显示，两组的PFS（9.5个月对比10.0个月，P=0.87）和OS（15.7个月对比17.6个月，P=0.97）未见区别。无论是新辅助化疗+手术还是新辅助放化疗+手术较同步放化疗均未显示生存获益，因此，根治性同步放化疗仍是部分ⅢA/N_2期NSCLC的标准治疗。

（2）围术期免疫治疗。

目前多项免疫检查点抑制剂单药（PD-1单抗或PD-L1单抗）或免疫联合化疗的临床研究公布了结果，另有多项大型前瞻性随机对照研究正在进行。CheckMate-159研究最早针对Ⅰ-ⅢA期可手术的LC，以纳武利尤单抗作为新辅助治疗，MPR为45%，5年无复发生存率（RFS）和OS分别为60%和80%。LCMC3研究旨在评估阿替利珠单抗（PD-L1单抗）用于ⅠB-ⅢA期LC新辅助治疗的疗效与安全性。其中可评估MPR人群（n=137）的3年DFS率和3年OS率分别为72%和82%。NADIM研究针对可切除的ⅢA（N2）期LC，给予化疗联合纳武利尤单抗新辅助治疗，术后纳武利尤单抗辅助治疗1年。纳武利尤单抗组中37%的患者成功达到pCR，而安慰剂对照组只有7%（RR=5.34, 95% CI: 1.34-21.23，*P*=0.02）。

新辅助免疫治疗CheckMate 816Ⅲ期研究结果显示，新辅助免疫治疗相较于含铂化疗，可显著延长可切除的IB-ⅢA期NSCLC患者的无事件生存期（EFS）（HR 0.63, *P*=0.005），同时显著提高病理完全缓解（Pathologic complete response，pCR）率（OR 13.94，*P*<0.001）。基于CheckMate 816的研究结果，NMPA批准了纳武利尤单抗联合含铂化疗用于可切除的（肿瘤≥4cm或淋巴结阳性）NSCLC新辅助治疗的适应证。

TD-FOREKNOW是一项Ⅱ期研究，纳入ⅢA/ⅢB期NSCLC，旨在评估卡瑞利珠单抗联合化疗新辅助治疗后卡瑞利珠单抗辅助治疗对比单独化疗的效果与安全性。卡瑞利珠单抗联合化疗显著提高了患者的pCR率（32.6% vs.8.9%，*P*<0.008）和MPR率（65.1% vs. 15.6%，*P*<0.0001）。基于TD-FOREKNOW研究推荐对可手术Ⅲ期NSCLC患者，进行含铂化疗联合卡瑞利珠单抗新辅助治疗。

目前更多研究在探索围术期使用化疗整合免疫治疗（新辅助+辅助）在早期肺癌患者中的疗效。Neotorch研究评估了术前特瑞普利单抗联合化疗新辅助治疗，术后特瑞普利单抗辅助治疗，对比围手术期单纯化疗的效果。目前主要报道了ⅢA~ⅢB期患者结果显示，特瑞普利单抗围手术治疗可显著延长患者EFS（HR=0.40，*P*<0.0001），提高了MPR率（48.5% vs. 8.4%，*P*<0.0001）及pCR率（24.8% vs.1.0%，*P*<0.0001）。基于此，2023年NMPA正式批准特瑞普利单抗联合化疗围手术期治疗用于可切除ⅢA~ⅢB期NSCLC患者。因此对可切除ⅢA~ⅢB期NSCLC患者，推荐使用特瑞普利单抗联合化疗进行围术期治疗。

KEYNOTE-671研究是一项研究帕博利珠单抗联合化疗对比化疗治疗可切除NSCLC的随机双盲Ⅲ期研究。帕博利珠单抗联合化疗组的主要MPR率和pCR率均优于化疗组（主要MPR率：30.2%比11.0%，*P*<0.001；pCR率：18.1%比4.0%；*P*<0.001）。帕博利珠单抗联合化疗组的EFS也显著优于化疗组（中位EFS：47.2比18.3个月，HR=0.59，95% CI：0.48~0.72；*P*<0.00001）。RATIONALE-315是一项替雷利

珠单抗联合化疗对比化疗在可切除NSCLC围术期治疗的随机双盲、安慰剂对照Ⅲ期研究。替雷利珠单抗联合化疗组与化疗组相比，病理缓解率显著提升，MPR为56.2% vs. 15.0%（P<0.0001），pCR为40.7% vs. 5.7%（P<0.0001），同时EFS改善显著（HR：0.56，95% CI：0.40~0.79；P=0.0003），并显示OS改善趋势（HR：0.62，95% CI：0.39~0.98；P=0.0193）。

CheckMate77T评估了纳武利尤单抗联合化疗新辅助治疗后继续纳武利尤单抗辅助治疗的效果。结果显示，纳武利尤单抗组EFS显著延长（NRvs.18.4个月；HR-0.58；P=0.00025）。推荐对可手术Ⅲ期NSCLC患者，可进行含铂化疗联合纳武利尤单抗的新辅助+辅助治疗。CheckMate 77T研究亚组分析的结果显示，免疫联合化疗组在PD-L1表达< 1%、1%~49%及≥50%的pCR分别是12.9%、26.5%、51.1%，显示免疫联合治疗组短期疗效与PD-L1表达水平存在正相关性。提示其可作为预测可切除NSCLC围术期免疫治疗短期疗效及生存获益的生物标志物。

综上所述，对可手术Ⅲ期患者，新辅助化疗联合免疫治疗或围术期免疫治疗（新辅助+辅助）联合手术已成为目前标准治疗选择，未来仍需更多生物学标志物进一步识别新辅助和辅助治疗的获益人群。

（3）新辅助小分子靶向治疗。

对驱动突变基因阳性LC进行新辅助治疗的临床研究有限。CTONG1103研究是一项中国的多中心、开放标签、随机对照Ⅱ期研究。对EGFR敏感突变阳性的ⅢA- N2期LC使用厄洛替尼对比GP方案作为新辅助治疗。共72例患者接受治疗，研究未达到主要终点，厄洛替尼和GP方案的ORR分别为54.1%和34.3%（P=0.092），MPR分别为9.7%和0，R0切除和淋巴结降期的比例分别为73%和10.8%以及63%和2.9%。厄洛替尼比化疗组延长了PFS（21.5个月对比11.4个月，P<0.001）。后续公布的OS数据发现两组中位OS差异无统计学意义。

1.3　Ⅰ-ⅢB期LC完全肿瘤切除术后辅助治疗

（1）EGFR突变阳性的Ⅰ-ⅢA期LC完全肿瘤切除术后辅助治疗。

①EGFR突变阳性的ⅠA期LC完全肿瘤切除术后定期随访，不推荐进行辅助化疗或辅助靶向治疗。

②EGFR突变阳性的ⅠB期LC完全肿瘤切除术后，可考虑应用奥希替尼辅助治疗。

③EGFR突变阳性的ⅡA、ⅡB期LC完全肿瘤切除术后推荐EGFR-TKI（奥希替尼、吉非替尼或埃克替尼）辅助治疗。

④EGFR突变阳性的ⅢA期LC患者，完全肿瘤切除术后一致推荐EGFR-TKI（奥希替尼、埃克替尼）辅助治疗，且优先推荐奥希替尼辅助治疗。

（2）ALK突变阳性的ⅠB~ⅢA期完全肿瘤切除术后辅助治疗。

ALK融合突变阳性的ⅠB~ⅢA期患者，推荐术后阿来替尼辅助治疗。

（3）EGFR、ALK突变阴性的Ⅰ-ⅢB期LC完全肿瘤切除术后辅助治疗。

①EGFR、ALK突变阴性的ⅠA期LC完全肿瘤切除术后定期随访，不推荐进行辅助化疗。

②EGFR、ALK突变阴性的ⅠB期LC完全肿瘤切除术后一般不推荐辅助化疗，对于其中存在高危因素，推荐进行多学科整合讨论（MDT to HIM），结合评估意见及患者意愿，可考虑术后辅助化疗（存在分歧但推荐）。

③EGFR、ALK突变阴性的Ⅱ-ⅢB期LC，完全肿瘤切除术后推荐辅助化疗。

对于PD-L1≥1%的非小细胞肺癌患者，推荐阿替利珠单抗用于经手术切除、以铂类为基础化疗之后进行辅助治疗。

注：

（1）辅助化疗的原则。

辅助化疗是目前应用最广泛的辅助治疗方式。鉴于化疗药物的副作用较大，而辅助化疗能带来相对有限的生存获益（5年生存率提高约5%），LC患者完全肿瘤切除术后进行辅助化疗前需评估分期、体能状态、个人意愿、生活质量，并充分评估各 脏器功能，包括肺功能、心功能、肝肾功能等，综合评估辅助化疗的获益和风险。体力状态较差（ECOG>2或KPS<60）、严重肝肾功能异常（实验室指标超过正常值2倍）、存在严重合并症或并发症、活动性感染、持续性发热、严重出血倾向、造血 功能异常（血红蛋白<80g/L，中性粒细胞$<1.5\times10^9$/L、血小板$<100\times10^9$/L），不宜采用辅助化疗。

辅助化疗的方案推荐以顺铂为基础的双药方案，其联合药物包括长春瑞滨、吉西他滨、多西他赛、紫杉醇、培美曲塞（仅用于非鳞癌）和依托泊苷，对于无法耐受顺铂者，可用卡铂为基础的双药方案。待术后体能状况基本恢复正常，可开始辅助化疗，一般在术后4~6周开始，建议最晚不超过术后3个月。术后辅助化疗常规推荐4周期，更多化疗周期不会增加获益，反而增加毒副作用。

（2）辅助靶向治疗的原则。

近年来陆续有研究发现针对EGFR突变的靶向治疗在早中期LC完全肿瘤切除术后辅助治疗中同样具有重要作用。

在已知的多种LC驱动基因突变中，EGFR突变是最主要的突变类型。有研究显示亚裔早中期LC中EGFR突变阳性率与晚期相似，均在50%左右，其中常见的EGFR敏感突变包括外显子19缺失（19DEL）和外显子21 L858R点突变，在所有EGFR突变中约占90%。与野生型和其他突变型LC相比，EGFR突变型LC的肿瘤细胞往往具有独特的生物学特性和药物敏感性，因此针对此类患者制定特定的诊断和治疗策略十分必要。从ADAURA、ADJUVANT、EVIDENCE和EVAN等随机对照临床试验的结果看，EGFR-TKI（吉非替尼、埃克替尼、厄洛替尼，特别是奥希替尼）辅助治疗可延长EGFR突变阳性早中期LC的DFS，且奥希替尼能显著降低脑转移风险，可作为Ⅱ-ⅢA期EGFR突变阳性LC术后标准辅助治疗方案。在使用EGFR-TKI进行辅助治疗时，既可单药，亦可采取辅助化疗序贯TKI的治疗模式。临床医生可根据患者风险、体能状况和个人意愿选择最合适的辅助靶向治疗模式。

根据术后体能恢复情况决定启动EGFR-TKI辅助治疗时间，最晚不超过术后10周。对接受过辅助化疗的EGFR突变阳性者，可继续接受三代TKI奥希替尼辅助治疗，通常不晚于术后26周开始。术后EGFR-TKI辅助治疗应持续至少2年。

（3）其他辅助治疗。

辅助免疫治疗Ⅲ期研究IMpower010结果显示，在早期NSCLC术后含铂化疗后使用阿替利珠单抗，相比于最佳支持治疗可显著改善PD-L1肿瘤细胞（TC）≥1%的Ⅱ-ⅢA期NSCLC患者DFS（HR=0.66, *P*= 0.0039）。基于IMpower 010研究结果，NMPA批准阿替利珠单抗用于经手术切除、以铂类为基础化疗之后PD-L1≥1% Ⅱ-ⅢA期非小细胞肺癌辅助治疗的适应证。

对术后辅助放疗，鉴于1998年Meta分析显示术后辅助放疗对N0和N1的LC存在降低生存率作用，而对N2无明显获益，2005和2013年发表的数据得到类似结果，因此对Ⅰ-ⅢB期N0和N1的LC常规不推荐术后辅助放疗。而对N2 LC术后辅助放疗，尽管多项回顾性分析发现N2术后辅助放疗能降低死亡率，但其获益程度较小。2020年Ⅲ期随机临床研究Lung ART显示对于完全切除的N2患者，辅助放疗并不能显著改善术后复发率和生存率，但会显著增加心脏毒性。因此，目前对Ⅰ-ⅢB期LC完全肿瘤切除术后，均不推荐辅助放疗。

越来越多研究发现免疫检查点抑制剂在新辅助和辅助治疗中可能具有一定作用，已有大量研究证明用ICIs行辅助治疗能改善完全肿瘤切除术后的预后，如NEO-TORCH、KEYNOTE-671、RATIONALE-315、TD-FOREKNOW，pCR率及MPR率显著提高，EFS明显延长，因此目前 对EGFR突变阴性的LC，如新辅助用ICIs治疗且有效，建议MDT to HIM讨论决定辅助治疗方案。

（4）EGFR突变阳性的Ⅰ-ⅢA期LC完全肿瘤切除术后辅助治疗。

鉴于目前大部分关于EGFR-TKI作为辅助靶向治疗的研究并未纳入ⅠA期LC，且既往研究发现辅助化疗在ⅠA期中并无获益，因此目前并无充分依据支持在ⅠA期EGFR突变阳性中使用辅助化疗或辅助靶向治疗。

全球多中心Ⅲ期研究ADAURA纳入ⅠB-ⅢA期完全肿瘤切除术后的LC（基于医生判断患者既往用/不用辅助化疗），研究显示对EGFR突变阳性ⅠB期（相当于第8版分期中的ⅠB期和部分ⅡA患者），完全肿瘤切除术后使用奥希替尼辅助治疗3年可降低疾病复发或死亡风险61%，对此类患者可考虑术后奥希替尼辅助治疗。

对EGFR突变阳性的ⅠB-ⅢA期LC，ADAURA临床研究显示此类患者术后使用奥希替尼辅助治疗3年可降低疾病复发或死亡风险83%~88%，且能显著降低局部及远处复发风险。ADJUVANT临床研究显示EGFR突变阳性Ⅱ-ⅢA期LC术后使用吉非替尼治疗2年，能降低疾病复发或死亡风险44%，且中位OS长达75.5个月。EVIDENCE研究显示埃克替尼辅助治疗2年能降低Ⅱ-ⅢA期LC疾病复发或死亡风险64%；EVEN研究为Ⅱ期研究，入组ⅢA期LC，厄洛替尼辅助治疗2年能降低疾病复发或死亡风险73%。因此，对EGFR突变阳性Ⅱ-ⅢA期LC，完全肿瘤切除术后推荐EGFR-TKI（奥希替尼，吉非替尼或埃克替尼）辅助治疗。需要注意，Ⅲ期LC有较高脑转移风险，而奥希替尼辅助治疗能降低脑转移或死亡风险82%，对Ⅲ期患者优先推荐奥希替尼辅助治疗。

（5）ALK突变阳性的ⅠB-ⅢA期完全肿瘤切除术后辅助治疗。

基于ALINA研究，与含铂化疗相比，阿来替尼术后辅助治疗显著延长DFS（HR=0.24，$P<0.0001$）。推荐根治性手术且术后检测为ALK融合ⅠB-ⅢA期患者，术后阿来替尼辅助治疗。

（6）EGFR突变阴性的Ⅰ-ⅢB期LC完全肿瘤切除术后辅助治疗。

2008年LC顺铂辅助协作组（LACECG）对IALT、JB10、ANITA、ALPI和BLT等5项大型含铂（卡铂或顺铂，不包含奈达铂、洛铂、奥沙利铂）化疗方案随机研究进行了Meta分析，结果显示ⅠA期LC辅助化疗组与观察组比较，在总体生存上并不能获益，HR为1.40。故而，对EGFR突变阴性的ⅠA期LC，不推荐辅助化疗。

对EGFR突变阴性的ⅠB期LC，CALGB9633、JBR10等随机对照临床试验和LACECG的Meta分析发现，ⅠB期LC术后化疗并无明显生存获益，因此该类患者不常规推荐辅助化疗。但在CALGB9633试验以及2013年回顾性研究显示部分ⅠB期LC可从术后辅助化疗中获益。因此，存在高危因素的患者，推荐进行MDT to HIM，再结合评估结果和患者意愿考虑术后辅助化疗。

另一方面，CALGB9633临床试验显示，对肿瘤超过4cm的N0患者，术后化疗仍能降低31%死亡风险，且在该研究随访时间由74个月进一步延长至9.3年时，其死亡风险仍能下降23%（尽管无统计学差异），而在JBR10研究ⅡA期LC术后辅助化疗可降低死亡风险34%（中位随访9.3年，无统计学差异），因此对EGFR突变阴性的ⅡA期LC完全肿瘤切除术后，目前仍推荐术后辅助化疗。

对ⅡB-ⅢB期LC，2008年LACECG的Meta分析显示，ⅡB-Ⅲ期LC术后化疗死亡风险可下降17%，该研究组在2010年的亚组分析同样显示术后长春瑞滨+顺铂方案化疗的Ⅲ期LC 5年生存率提高14.7%。而在2010年一项纳入26项临床研究的Meta分析显示，对Ⅱ-Ⅲ期LC术后化疗可升高5%的5年生存率，且在2010年JBR10临床研究中也发现Ⅱ期LC术后化疗可降低32%死亡风险。因此，对于ⅡB-ⅢB期EGFR突变阴性的LC，完全肿瘤切除术后推荐常规辅助化疗。此外，NEOTORCH研究显示，特瑞普利单抗围手术治疗能显著提升患者的中位EFS（NR vs. 15.1个月，HR=0.40）和MPR（48.5% vs. 8.4%），NMPA也批准特瑞普利单抗联合化疗新辅助治疗后特瑞普利单抗单药辅助治疗可切除ⅡA-ⅢB期NSCLC成人患者。KEYNOTE-671、RATIONALE-315及TD-FOREKNOW研究均显示出围手术期免疫治疗的优势，显著提高pCR率及MPR，因此，可手术Ⅱ-Ⅲ期病人或可考虑围手术期免疫治疗。

对于ALK突变阳性的患者，ALINA研究结果显示，对于根治性手术后的ⅠB-ⅢA（AJCC第七版）患者，阿来替尼术后辅助治疗比含铂化疗具有显著DFS获益（HR=0.24，*P*<0.0001）。因此术后检测为ALK融合的患者，推荐术后阿来替尼辅助治疗。

1.4 LC“寡转移”的外科治疗

（1）LC脑寡转移的外科治疗。

①肺原发为可切除LC，同时性LC脑寡转移为孤立性转移者。

②肺原发为可切除LC，同时性脑寡转移为巨大转移瘤伴严重颅内高压者。

③肺原发肿瘤切除后，异时性脑寡转移为孤立性转移，经过系统检查评估，其他部位无肿瘤复发，能耐受颅内单发寡转移瘤切除者。

④肺原发肿瘤切除后，发生异时性孤立性脑寡转移，经过系统检查评估，其他部位无肿瘤复发，内科治疗疗效不佳伴颅内高压的异时性脑寡转移。

（2）LC肾上腺寡转移的外科治疗。

①同时性同侧LC肾上腺寡转移，原发LC可切除，且在切除原发LC的同时，一期同时切除同侧同时性肾上腺寡转移。

②施行完全性原发LC切除术后，发生孤立性异时性肾上腺寡转移，经系统评估无其他部位复发转移者，施行异时性肾上腺寡转移瘤切除。

③同时性对侧LC肾上腺寡转移，切除原发LC后1个月，经系统评估无其他部位复发转移者，二期切除对侧同时性肾上腺寡转移。

④施行完全性原发LC切除术后，发生双侧异时性肾上腺寡转移，经系统评估无其他部位复发转移者，施行异时性双侧肾上腺寡转移瘤切除。

（3）LC骨寡转移的外科治疗。

①LC骨寡转移原则上不推荐外科治疗，推荐内科MDT to HIM诊疗。

②下列LC骨寡转移可考虑外科治疗。

a.原发LC完全性切除后发生的异时性、单部位，单转移灶的骨寡转移，经系统评估没有其他部位转移。

b.原发LC完全切除后发生的异时性骨孤寡转移，骨寡转移部位为下肢负重部位者，如下肢股骨、胫骨，经系统评估没有其他部位转移。

c.原发LC完全切除后发生的异时性骨寡转移导致严重骨相关事件者，如脊柱骨寡转移伴脊髓压迫，经系统评估无其他部位转移者（存在分歧但推荐）。

（4）LC肺寡转移的外科治疗。

①可切除的LC伴同侧同时性肺寡转移者，同期切除原发性LC和同侧同时性肺寡转移瘤。

②可切除的LC伴对侧同时性肺寡转移者，首先切除原发性LC，分期切除对侧同时性肺寡转移瘤。

③原发肿瘤切除后的同侧异时性肺寡转移，经系统评估无其他部位复发转移，能耐受同侧肺寡转移瘤切除者。

④原发肿瘤切除后的对侧异时性肺寡转移，经系统评估无其他部位肿瘤复发转移，能耐受对侧肺寡转移瘤切除者。

注：

“肺癌寡转移”（LCO）是指肺癌转移过程中的一种中间状态，它是介于局限性原发LC及广泛性转移瘤之间生物侵袭性较温和的阶段。在这个阶段中，原发性LC只引起少数局部的继发性肿瘤，而“肺癌寡转移”定义为LC转移部位≤2个部位，转移病灶≤5个病灶。“肺癌寡转移”代表潜在可治疗的状态，治疗的关键是手术、放疗等局部治疗，以及化疗、靶向及免疫治疗和多学科综合等全身治疗兼顾，以预防进一步发生远处广泛转移。第8版国际肺癌分期中的M1b（孤立肺外器官的单一转移）与“寡转移”相呼应以区别于肺癌广泛转移。

多数学者认为LC“寡转移”转移灶数量越多，常预后越差。Hanagiri等发现具有单一转移灶的“寡转移”LC5年生存率为50.3%，两个或以上转移灶的“寡转移” 5年生存率却仅有16.7%。肺癌“寡转移”按转移发生的时间顺序可分为同时性寡转移和异时性寡转移。同时性“寡转移”指原发肿瘤与转移灶同时被发现，而异时性“寡转移”指在原发肿瘤诊断2个月之后发现的转移灶，两种不同“寡转移”状态的LC接受外科治疗具有不同的生存期。Ashworth等认为同时性转移更容易得到生存获益，同时性肺内“寡转移”具有更高的远期生存率，其5年生存率为48%，而异时性“寡转移”合并N0 5年生存率仅有36%，如果合并淋巴结转移，异时性“寡转移”的生存期更低，其5年生存率仅有14%，能接受外科治疗包含许多种临床状况，即异时性“寡转移”及寡复发：①患者在诊断时具有局限数量的转移灶；②患者虽有多发转移灶，但经过系统治疗后，残余灶局限；③在经过治疗后仅有1个病变进展（即寡进展）；④在治疗后疾病的局限复发（即寡复发）。以上几种情况，手术治疗可使“寡转移”LC获益。

2 晚期LC内科治疗

2.1 驱动基因阳性LC治疗

2.1.1 EGFR阳性晚期LC的治疗

（1）EGFR敏感突变患者一线治疗。

一致推荐EGFR-TKI，包括：吉非替尼、厄洛替尼、埃克替尼、阿法替尼、达克替尼、奥希替尼、阿美替尼、伏美替尼、贝福替尼、奥希替尼+化疗。

推荐：吉非替尼/厄洛替尼+化疗；厄洛替尼+贝伐珠单抗。

（2）EGFR敏感突变患者后线治疗。

①一线治疗寡进展，推荐再次活检明确耐药机制；也可继续原TKI治疗+局部治疗。

②一/二代EGFR-TKI广泛进展，T790M+，一致推荐奥希替尼、阿美替尼、伏美替尼、贝福替尼治疗。

③一/二代EGFR-TKI广泛进展，T790M-，一致推荐依沃西单抗联合培美曲塞和卡铂或含铂双药化疗或含铂双药化疗+ 贝伐珠单抗（非鳞癌）。

④T790M-/三代TKI失败，再次进展，参照无驱动基因晚期LC治疗。

（3）EGFR 20ins患者治疗

①一线治疗参考Ⅳ期无驱动基因NSCLC的一线治疗。

②后线治疗推荐舒沃替尼，或考虑Ⅳ期无驱动基因NSCLC的后线治疗。

注：

（1）EGFR敏感突变晚期LC的一线治疗。

EGFR突变阳性晚期LC一线治疗的多个随机对照研究显示，吉非替尼、厄洛替尼、埃克替尼和阿法替尼对比化疗均可显著改善PFS，且3级及以上不良反应显著低于化疗，LUX-LUNG7、ARCHER 1050研究和AENEAS、FLAURA 、FURLONG和IBIO-103研究分别显示阿法替尼、达克替尼、阿美替尼、伏美替尼和贝福替尼和奥希替尼疗效优于一代TKI，奠定了第一代EGFR-TKI吉非替尼、厄洛替尼、埃克替尼，第二代TKI阿法替尼、达克替尼以及第三代TKI奥希替尼、阿美替尼、伏美替尼、贝福替尼在EGFR突变晚期LC一线治疗的地位。九个药物均已被NMPA批准用于一线EGFR突变阳性晚期LC治疗，多种三代TKI已经得到广泛临床应用，疗效类似，不良反应各异。

基于LUX-Lung2、3、6合并分析阿法替尼治疗少见突变的研究结果，阿法替尼还被FDA批准用于18~21外显子少见位点突变（Leu861Gln，Gly719Ser，Gly719Ala，Gly719Cys，Ser768lle）患者的治疗。

确诊EGFR突变前因各种原因接受过化疗的患者，在确诊EGFR突变后推荐参考本章节选择EGFR- TKI；部分确诊晚期LC后因各种原因未能明确基因类型，一线接受化疗的患者进展后活检确诊为EGFR突变，推荐选择EGFR- TKI。

（2）联合治疗模式。

EGFR-TKI一线联合治疗包括EGFR-TKI联合化疗、抗血管生成治疗或其他EGFR-TKI疗。FASTACT-2研究对比了化疗交替厄洛替尼和单纯化疗治疗晚期LC的疗效，Ⅱ期随机对照JMIT研究比较了吉非替尼联合培美曲塞与吉非替尼单药疗效，Ⅲ期研究NEJ009探讨了TKI联合含铂双药化疗与吉非替尼单药疗效，Ⅱ期研究NEJ005揭示了吉非替尼联合化疗较吉非替尼单药疗效差异，FLAURA2研究对比了奥希替尼联合培美曲塞及铂类与奥希替尼单药的疗效，结果均显示靶向治疗联合化疗具有一定获益。

Ⅱ期研究JO25567研究显示贝伐珠单抗联合厄洛替尼相比厄洛替尼单药一线治疗晚期EGFR敏感突变型非鳞LC，可显著延长PFS（中位16.0对比9.7，P=0.0015）。基于该研究，欧洲药品监督管理局（EMA）于2016年批准了贝伐珠单抗联合厄洛替尼用于EGFR敏感突变型晚期非鳞LC的一线治疗。Ⅲ期临床研究NEJ026比较了厄洛替尼联合贝伐珠单抗较厄洛替尼单药的疗效，结果显示联合治疗组PFS显著延长。Ⅲ期随机对照研究ARTEMIS再次验证贝伐珠单抗与厄洛替尼联合方案在中国人群的疗效和安全性，联合治疗相比厄洛替尼单药显著延长PFS（中位18.0对比11.3，P<0.001）。

有研究显示贝伐珠单抗联合厄洛替尼较靶向单药对伴脑转移EGFR突变患者，具有更优疗效。一项国内Ⅲ期临床研究（SINDAS）发现所有病灶部位局部放疗的加入显著改善了EGFR突变阳性寡转移（≤5个转移灶，随机分组前无脑转移）肺腺癌患者的PFS和OS。

（3）EGFR突变患者耐药后治疗。

由于靶向治疗耐药后治疗手段增多，虽有研究显示部分EGFR-TKI耐药的患者继续接受靶向治疗仍有短暂获益，EGFR-TKI耐药后缓慢进展的患者也应尽快接受后续有效抗肿瘤治疗。耐药后进展模式根据进展部位和是否寡进展划分为以下两种类型：寡进展或CNS进展指局部孤立病灶进展或中枢神经系统病灶进展；广泛进展指全身或多部位病灶显著进展。对寡进展/CNS进展者，多个回顾性分析显示继续原EGFR- TKI治疗联合局部治疗可获益。由于三代EGFR-TKI奥希替尼对中枢神经转移病灶有效率高，寡进展/CNS进展也应行驱动基因突变检测，决定后续治疗方案。

①对一线和维持治疗时使用一/二代EGFR-TKIs的患者，T790M突变是最常见的耐药原因。AURA3研究纳入了419例一线EGFR-TKIs治疗后进展且T790M阳性的晚期LC，分别接受奥希替尼与培美曲塞联合铂类化疗，两组mPFS分别为10.1个月和4.4个月、ORR分别为71%和31%，其中144例有中枢神经系统转移接受奥希替尼治

疗后PFS显著获益（8.5个月对比4.2个月），且奥希替尼的3级或更高不良事件低于化疗组（分别为23%和47%）。

数个国产三代EGFR-TKI在TKI耐药后T790M阳性LC治疗中也显示良好疗效。在阿美替尼的Ⅱ期临床试验APOLLO中，ORR为68.9%，DCR为93.4%，mPFS为12.3个月，mDOR为12.4个月；CNS ORR和DCR分别为60.9%和91.3%，CNS mPFS和mDoR分别为10.8个月和11.3个月。NMPA已批准阿美替尼用于治疗其他EGFR-TKI治疗中或之后进展的EGFR T790M突变阳性LC。伏美替尼的Ⅱb期研究发现治疗EGFR T790M突变阳性晚期LC的ORR为74.1%；DCR为93.6%；PFS为9.6个月；临床获益率（CBR）为79.5%；中位PFS为9.6个月，中位缓解持续时间为8.3个月；亚组分析显示伏美替尼对脑转移同样有效。NMPA亦批准了甲磺酸伏美替尼，适应证同阿美替尼。上述药物完整和成熟的Ⅲ期临床研究数据尚待公布。IBIO-102研究中贝福替尼也显示出对耐药后T790M阳性LC的良好疗效，接受50mg和75~100mg贝福替尼的队列中位OS分别达到了23.9月和31.5月，也获NMPA批准用于EGFR-TKI耐药且EGFR T790M突变阳性的NSCLC患者。

②耐药后无EGFR T790M突变或三代TKI治疗失败者可推荐含铂双药化疗±贝伐珠单抗（非鳞癌）；寡进展/CNS进展型，可继续原EGFR-TKI治疗联合局部治疗。条件允许时，具体治疗方案应根据再活检病理及分子分型结果而定。不推荐耐药患者接受TKI联合化疗，IMPRESS研究在一线吉非替尼耐药后的患者中对比化疗和化疗联合吉非替尼的疗效，结果显示联合用药的PFS和OS均未获益。尽管EGFR敏感突变的NSLCL免疫治疗疗效较差，一项特瑞普利单抗联合化疗用于EGFR-TKI耐药后的EGFR突变阳性T790M阴性晚期LC的Ⅱ临床研究结果显示联合用药组PFS获益，多个临床研究正在探讨化疗联合免疫治疗、TKI联合EGFR抗体等在EGFR-TKI耐药患者中的疗效。2024年ASCO大会上，HARMONi-A研究结果显示，作为PD-1/VEGF双特异性抗体，依沃西单抗联合培美曲塞可用于EGFR-TKI治疗进展的EGFR突变非鳞状NSCLC，与单独化疗相比，依沃西单抗联合培美曲塞显著改善PFS（7.06 vs. 4.80月，HR=0.46，P<0.0001），两组ORR分别为50.6%和35.4%，且安全性可控，据此，NMPA批准依沃西单抗用于治疗EGFR -TKI进展的局部晚期或转移性非鳞NSCLC。

③EGFR敏感突变患者的三线及多线治疗。ALTER 0303研究显示，在晚期LC三线或后线治疗中，与安慰剂相比，安罗替尼可显著延长OS和PFS，且具有良好耐受性，提示该药物可作为三线治疗选择。

④EGFR 20ins患者治疗。

Ⅲ期PAPILLON试验评估了Amivantamab联合化疗与单独化疗一线治疗晚期EGFR外显子20插入突变NSCLC中的疗效和安全性。结果显示，Amivantamab联合化疗组患者的中位PFS为11.4月，而化疗组为6.7月，降低了60%的疾病进展风险（HR=

0.395，$P<0.0001$）基于该研究结果，FDA已批准该方案，其上市申请已获CDE受理。CHRYSALIS研究显示Amivantamab用于治疗EGFR 20ins NSCLC，ORR为40%，PFS为8.3月，OS为22.8月。基于此，2021年美国FDA批准Amivantamab上市。WU-KONG6临床研究中，舒沃替尼治疗EGFR 20ins突变ORR在总体人群达到61%。基于此，NMPA已批准舒沃替尼用于既往经含铂化疗出现疾病进展，或不耐受含铂化疗的EGFR外显子20插入突变的局部晚期或转移性NSCLC患者。

2.1.2 ALK阳性晚期LC的治疗

（1）ALK阳性LC一线治疗。

①一致推荐阿来替尼、布格替尼、洛拉替尼、恩沙替尼、塞瑞替尼、克唑替尼、伊鲁阿克、依奉阿克。

②可以考虑使用：含铂双药化疗±贝伐珠单抗（非鳞癌）（存在分歧但推荐）。

（2）ALK阳性LC后线治疗。

①一线治疗后寡进展，推荐再次活检明确耐药机制选择二代/三代TKI治疗；也可继续原TKI治疗+局部治疗。

②一线治疗后广泛进展，推荐再次活检明确耐药机制选择二代/三代TKI治疗；也可以考虑二代药物互换。

③再次进展，参照无驱动基因晚期LC治疗。

注：

（1）ALK融合突变晚期LC的一线治疗。

克唑替尼是全球首个获批用于ALK阳性晚期LC的一线治疗的一代ALK-TKI药物。PROFILE 1014研究证实一线克唑替尼疗效优于含铂双药化疗，研究结果显示TKI组PFS显著延长（中位10.9个月对比7.0个月，$P<0.001$）；同时与化疗相比，克唑替尼显著提高ORR（74%对比45%，$P<0.001$）；OS数据显示，克唑替尼组中位OS尚未达到（95% CI，45.8个月~NR），而化疗组为47.5个月（95% CI，32.2个月~NR）。因此克唑替尼分别于2016年3月被FDA、2018年8月被NMPA批准用于ALK融合阳性晚期LC的一线治疗。

塞瑞替尼是全球第二个获批的ALK-TKI药物。ASCEND系列研究证实塞瑞替尼在ALK阳性LC的疗效。ASCEND-4研究显示塞瑞替尼组中位PFS为16.6个月，化疗组为8.1个月；尽管中位OS尚未达到，但已能明显看到塞瑞替尼组的生存获益。由于塞瑞替尼耐受性不佳，另一项多中心随机临床研究ASCEND-8比较了塞瑞替尼450mg日剂量随餐服用及750mg 空腹服用的疗效及安全性，结果发现两种方案的血药浓度相似，但胃肠毒性显著降低。450mg组的依从性更好，15个月PFS较750mg空腹给药组更高（66.4%及41%）。塞瑞替尼已获NMPA批准用于ALK融合阳性局部晚期或转移性LC的一线治疗，以及克唑替尼治疗不耐受或进展后的二线治疗。

阿来替尼是全球第三个获批的ALK-TKI。Ⅲ期ALEX研究对比了阿来替尼和克唑替尼一线治疗ALK阳性晚期LC的疗效和安全性。研究结果显示，相比克唑替尼，阿来替尼PFS获益最长（一线ALK-TKI治疗），中位PFS为34.8个月，克唑替尼组为10.9个月（HR=0.43，*P*<0.0001）。此外，在亚洲人群进行的阿来替尼与克唑替尼头对头比较的Ⅲ期临床研究ALESIA，结果显示阿来替尼组中位PFS显著延长（NR对比11.1个月，HR=0.22，*P*<0.001）；颅内ORR阿来替尼组为94.1%，显著高于克唑替尼组的28.6%，降低脑转移发生风险86%（HR=0.14，*P*<0.0001）。基于以上结果，NMPA于2018年批准阿来替尼用于ALK阳性局部晚期或转移性LC的一线及克唑替尼治疗进展后的二线用药。

ALTA-1L研究结果显示，布格替尼（Brigatinib）的中位PFS显著优于克唑替尼，分别是29.4个月和9.2个月（HR，0.49；95% CI，0.33~74；*P*=0.0007），降低了51%的疾病进展率。同时布格替尼的ORR更高（62%对比74%），脑转移使用布格替尼获得的ORR更佳（67%对比17%）。所有脑转移中，布格替尼的PFS显著优于克唑替尼（PFS：未达到对比5.6个月；1年PFS率：67%对比21%）。FDA及NMPA均批准布格替尼用于ALK融合阳性晚期LC的一线治疗。

恩沙替尼是国内自主研发的二代ALK-TKI。Ⅲ期eXalt3试验比较了恩沙替尼与克唑替尼用于未经ALK TKI治疗的ALK阳性晚期LC的疗效和安全性。初步结果已于近期公布。期中分析结果显示，在意向治疗人群中，BIRC评估的中位PFS，恩沙替尼组为25.8个月，显著优于克唑替尼组的12.7个月（HR=0.51，*P*=0.0001）。

洛拉替尼（Lorlatinib）是首个被美国FDA批准上市的三代ALK-TKI，已被FDA及NMPA批准用于一线治疗。一项头对头比较Lorlatinib和克唑替尼用于未经治疗的ALK阳性晚期LC一线治疗疗效和安全性的Ⅲ期CROWN研究结果显示，Lorlatinib的PFS显著获益，颅脑转移患者使用Lorlatinib效果比克唑替尼效果好。INSPIRE研究表明，与克唑替尼相比，伊鲁阿克显著改善IRC评估的中位PFS（27.7月vs.14.6月），可使疾病进展或死亡风险降低66%（HR=0.34，*P*<0.0001），基于上述研究结果，NMPA已批准伊鲁阿克一线治疗ALK阳性NSCLC患者。

（2）ALK融合突变患者的二线及后线治疗。

一线靶向药物耐药后，根据患者一般情况、转移情况及耐药机制整合选择后续治疗方案。机制研究发现，克唑替尼耐药后30%~45%是由于ALK通路突变（G1202R、V1180L、I1171T/N/S等），其余包括旁路激活（c-Met/HGF、c-KIT、IGF-R、EGFR/HER3等）和其他耐药突变（TP53、EMT、病理类型转变）。针对不同ALK-TKIs耐药突变，治疗策略不同。例如Lorlatinib能克服G1202R耐药，塞瑞替尼、Brigatinib、Lorlatinib对V1180L、L1196M突变有效。

一线应用ALK抑制剂进展后，根据进展部位和是否寡进展划分为两种类型：寡进展/CNS进展型和广泛进展型。对寡进展/CNS进展，可续用原ALK-TKI，并针对局部病灶进行治疗。若一线应用克唑替尼治疗，可更换为阿来替尼、塞瑞替尼、恩沙替尼、布格替尼、洛拉替尼、伊鲁阿克。

阿来替尼治疗克唑替尼失败后的ALK阳性晚期LC的全球Ⅱ期研究NP28673，IRC评估ORR为50%，中位PFS为8.9个月，在可评估有CNS病灶的患者，ORR为57%，中位DOR为11.2个月。欧洲和亚洲人群Ⅲ期随机对照研究ALUR显示，在克唑替尼及至少一次化疗治疗失败的患者中，与培美曲塞或多西他赛相比，阿来替尼显著降低疾病进展风险达85%（HR=0.15，P<0.001），中位PFS分别为阿来替尼组9.6个月，化疗组1.4个月。塞瑞替尼ASCEND-1研究入组部分经克唑替尼治疗失败的患者，其ORR和PFS分别为56%和7.0个月。塞瑞替尼治疗克唑替尼耐药后的ALK阳性LC的ASCEND-2研究的结果显示ORR为38.6%，IRC评估的中位PFS为7.2个月。基于上述证据和NMPA批准的适应证，对于ALK阳性晚期LC一线克唑替尼进展后的治疗，一致推荐阿来替尼及塞瑞替尼。二代药物一线治疗或一代和二代药物治疗均失败，选用含铂双药化疗±贝伐珠单抗。

恩沙替尼治疗ALK阳性晚期NSCLC克唑替尼耐药单臂多中心Ⅱ期临床研究结果显示，ORR达52%，颅内ORR 70%，中位PFS达9.6月。基于一项Ⅱ期临床研究（NCT02094573）结果，2017年FDA批准Brigatinib用于ALK阳性晚期LC克唑替尼耐药后的治疗。Lorlatinib的Ⅱ期临床研究（NCT01970865）数据显示，一线治疗ORR为90%；二线或三线治疗使用过克唑替尼或克唑替尼加化疗的患者，ORR达69%；后线治疗使用过2~3种ALK-TKI加化疗的患者，ORR依然高达39%。INTELLECT研究中伊鲁阿克在后线治疗中的ORR为69.9%，中位PFS为19.8月。目前，NMPA也已批准上述恩沙替尼、布格替尼、洛拉替尼及伊鲁阿克全线治疗ALK阳性晚期NSCLC的适应证，因此可作为一线TKI耐药后的治疗选择。

ALK阳性LC在TKI及含铂双药均进展后的治疗，PS评分为0~2分的患者，可以考虑单药化疗。

2.1.3 ROS1阳性晚期LC的治疗

（1）ROS1阳性一线治疗。

①一致推荐使用克唑替尼或恩曲替尼。

②可考虑使用：含铂双药化疗±贝伐珠单抗（存在分歧但推荐）。

（2）ROS1阳性后线治疗。

①一线治疗后寡进展，推荐再活检明确耐药机制；也可用原TKI治疗+局部治疗。

②一线治疗后寡进展，可考虑含铂双药化疗+局部治疗或含铂双药化疗+贝伐珠单抗（非鳞癌）+局部治疗。

③一线治疗后广泛进展，推荐含铂双药化疗+局部治疗或含铂双药化疗+贝伐珠单抗（非鳞癌）。

④一线治疗后广泛进展，可考虑进入临床研究。

⑤二线再次进展，可参照无驱动基因晚期LC治疗。

注：

（1）ROS1重排阳性晚期LC的一线治疗。

克唑替尼是一种口服小分子酪氨酸激酶抑制剂，具有抗ALK、ROS1和MET原癌基因受体酪氨酸激酶的活性。是唯一同时被FDA批准用于ROS1和ALK的靶向药物。目前ROS1融合基因阳性Ⅳ期LC一线治疗推荐应用克唑替尼，主要是基于A8081001、EUCROSS、EUROS1、OO12-01等临床研究，这些临床研究均证实克唑替尼用于治疗ROS1阳性的晚期LC疗效显著。A8081001是一项针对美国ROS1阳性LC的Ⅰ期临床研究，该研究首次证实ROS1阳性LC能从克唑替尼的治疗中获益，ORR为72%，中位PFS为19.2个月，中位OS为16.4个月。OO12-01是一项研究克唑替尼针对东亚人群的Ⅱ期临床试验，结果显示ROS1阳性LC人群的ORR为69%，PFS为13.4月，证实克唑替尼在东亚患者中的显著临床疗效。2017年9月，NMPA批准克唑替尼用于ROS1融合基因阳性晚期LC的一线治疗。

恩曲替尼（Entrectinib）是一种具有中枢神经系统活性的TKI，靶向NTRK1/2/3、ROS1和ALK基因融合突变的实体瘤，可通过血脑屏障，无不良脱靶活性。在ROS1阳性治疗中取得突破性进展。STARTRK-2、STARTRK-1和ALKA-372-001三项临床研究结果显示，在53例局部晚期或转移性ROS1阳性LC，Entrectinib治疗后ORR为77.0%，中位PFS为19.0个月，中位DOR为24.6个月；颅内客观反应率为55.0%，脑转移病灶持续缓解时间为12个月，不良反应发生率较低，故Entrectinib优于克唑替尼。目前，FDA及NMPA均已批准Entrectinib用于ROS1融合基因阳性晚期LC的一线治疗，但国内尚未上市。

一项Ⅱ期研究探索塞瑞替尼用于ROS1重排LC的疗效，结果显示中位随访时间为14个月，18例（56%）停止了治疗。ORR为62%，包括1例CR，19例PR，反应持续时间为21个月，DCR为81%。mPFS为9.3个月，mOS为24个月。5/8例（63%）脑转移颅内病灶控制。相较于传统化疗，塞瑞替尼对ROS1重排的LC具有更好的疗效。2020年NCCN专家组推荐将克唑替尼和塞瑞替尼（均为2A类）作为有ROS1重排患者的一线治疗。

布格替尼（Brigatinib）是一种二代ALK-TKI，同时也是ROS1和EGFR靶点的抑制剂。基于一项多中心Ⅰ期临床试验（ALTA，NCT02094573），晚期LC患者每日口服90mg Brigatinib，总体缓解率达到48%，脑转移ORR为42%，mPFS为9.2个月；每日口服90mg Brigatinib，一周后剂量上升至每180mg，DCR为53%，其中脑转移总体缓解率为67%，180mg剂量组较90mg剂量组的疾病进展或死亡的风险降低45%。基于此，Brigatinib也可用于治疗ROS1阳性LC，但确切结论仍需更多前瞻性研究来证实。

Lorlatinib是一种ROS1、ALK双靶点抑制剂。一些关于ROS1阳性晚期LC的Ⅰ-Ⅱ期临床研究亚组分析显示，Lorlatinib治疗既往接受或未接受克唑替尼治疗的皆有一定疗效，包括脑转移患者。

Repotrectinib作为新一代ROS1/TRK酪氨酸激酶抑制剂（TKI），体外研究已证实其抑制ROS1效力比克唑替尼和Entrectinib高90倍以上，抑制NTRK效力超过拉罗替尼100倍。

TRIDENT-1研究中，Repotrectinib对初治ROS1突变患者的ORR达到79%，中位DOR达34.1月，中位PFS为35.7月。基于该研究，Repotrectinib于2023年获FDA批准用于治疗ROS1阳性的局部晚期或转移性NSCLC患者，但目前国内尚未上市。

由我国自主研发的新型小分子TKI安奈克替尼（TQ-B3101）一线治疗ROS1阳性人群的ORR达80.2%，DCR达88.3%，中位缓解持续时间（DOR）为20.3个月，中位无进展生存期为16.5个月，据此，2024年4月30日安奈克替尼获NMPA批准上市，成为ROS1阳性晚期NSCLC领域首款国产ROS1-TKI。

TRUST-I研究是一项评估他雷替尼（Taletrectinib）在治疗中国的初治或克唑替尼既治的ROS1融合阳性非小细胞肺癌的Ⅱ期研究，结果显示，在TKI初治患者中，经独立审查委员会（IRC）评估确认的客观缓解率（cORR）为91%，而在既往接受克唑替尼治疗失败的受试者中，cORR为52%，初治患者PFS仍未达到，既治患者PFS可达7.6月。基于该研究结果，他雷替尼获NMPA及FDA突破性疗法认定，并获NMPA优先审评，用于局部晚期或转移性ROS1阳性NSCLC患者的一线和二线治疗。

（2）ROS1重排阳性的晚期LC的二线及后线治疗。

大约一半的ROS1靶向治疗耐药是因为ROS1基因出现耐药突变，如G2032R和D2033N突变，其他包括旁路基因异常，如EGFR、HER2、ALK、MET、BRAF、KRAS基因异常，病理类型转化等。临床研究显示对最常见的耐药突变G2032R以及D2033N，Repotrectinib都有较强抑制能力，而对其他耐药突变抑制能力目前仍不清晰。Loratinib对除G2032R外的常见耐药突变有较强抑制能力，Cabozantinib对各种耐药突变均有较强抑制能力。

2.1.4 其他驱动基因阳性晚期LC的治疗

（1）BRAF-V600阳性一线治疗。

①一致推荐达拉菲尼联合曲美替尼。

②Braftovi+Erbitux（存在分歧但推荐）。

（2）BRAF-V600阳性后线治疗。

①一线使用靶向药物，进展后参照无驱动基因晚期LC治疗。

②一线未使用靶向药物，可考虑靶向治疗。

（3）NTRK 阳性一线治疗。

①一致推荐：恩区替尼。

②存在争议但推荐：拉罗替尼。

（4）NTRK 阳性后线治疗。

①一线使用靶向药物，进展后参照无驱动基因晚期LC治疗。

②一线未使用靶向药物，可考虑靶向治疗（存在争议但推荐）。

（5）c-MET14外显子跳跃突变阳性一线治疗。

①一致推荐谷美替尼、伯瑞替尼、特泊替尼

②参照无驱动基因晚期LC一线治疗。

（6）c-MET14外显子跳跃突变阳性后线治疗。

①一线使用靶向药物，进展后参照无驱动基因晚期LC治疗。

②一线未使用靶向药物，推荐使用：谷美替尼、伯瑞替尼、特泊替尼、赛沃替尼。

（7）RET融合阳性患者一线治疗。

①存在争议但推荐普拉提尼、塞普替尼。

②参照无驱动基因晚期LC一线治疗。

（8）RET 融合阳性患者后线治疗。

①一线使用靶向药物，进展后参照无驱动基因晚期LC治疗。

②一线未使用靶向药物，一致推荐使用：普拉替尼、塞普替尼。

（9）HER-2突变患者一线治疗。

参照无驱动基因晚期LC治疗。

（10）HER-2突变患者后线治疗。

①参照无驱动基因晚期LC治疗。

②推荐使用：德喜曲妥珠单抗。

注：

BRAF 突变发生在1%~3% 的LC 病例中。BRAF V600E 突变占BRAF 突变的近50%。BRAF 突变通常发现于吸烟者，其肿瘤生物学行为比BRAF 野生型更具侵袭性。BRAF抑制剂单药（威罗非尼或达拉非尼）对BRAF突变的LC中仅获得肿瘤部分退缩的疗效。一项达拉非尼联合曲美替尼一线治疗BRAF V600E 突变晚期LC的Ⅱ期临床研究（NCT01336634）结果显示ORR 为64%，中位PFS 为10.9个月，中位DOR 为10.4个月。2017年6月FDA批准了达拉非尼联合曲美替尼用于BRAF V600E 突变转移性LC 的一线治疗。若联合治疗不耐受可单用达拉非尼。基于上述研究结果，FDA及

NMPA均已批准联合使用达拉非尼和曲美替尼治疗晚期BRAF突变的LC（无论初始治疗方式）。Ⅱ期临床研究PHAROS（NCT03915951）显示Encorafenib联合Binimetinib在BRAF V600突变初治患者中ORR为75%, PFS未达到。FDA已批准Encorafeni与Binimetinib组合疗法用以治疗经BRAF V600突变的转移性NSCLC患者，国内尚未获批。

NTRK基因重排被发现包括LC在内的多种实体肿瘤，发生率仅为0.1%~1%。NTRK融合基因随年龄、性别、吸烟状况及组织学的变化而变化。拉罗替尼是选择性的泛TRK抑制剂，在多种NTRK融合基因突变实体瘤具有显著疗效。一项纳入55例NTRK 融合基因突变的多瘤种Ⅰ-Ⅱ期试验结果显示拉罗替尼组的ORR为75%，中位PFS未达到，纳入4例LC，因此FDA批准拉罗替尼用于NTRK融合基因突变的多种实体瘤治疗。三项临床研究的汇总结果显示（STARTRK-2、STARTRK-1和AL-KA- 372-001）恩曲替尼（Entrectinib）治疗后NTRK融合实体瘤的ORR为57.0%，中位PFS为11.2个月，DOR为10.4个月，颅内ORR 50.0%。2019年FDA已批准恩曲替尼用于NTRK融合基因阳性实体瘤的治疗。目前，NMPA已批准恩曲替尼和拉罗替尼治疗NTRK融合晚期NSCLC。

在LC患者中，MET 14外显子突变率为1%~3%。PROFILE 1001研究显示克唑替尼ORR为32%的PFS为7.3个月。Ⅱ期GEOMETRY mono-1研究提示Capmatinib的疾病控制率为82%（28例初治，队列4的69例经治），初治患者的ORR为68%，DOR为12.6个月；经治患者的ORR为41%，DOR为9.7个月。2020年5月，FDA加速批准卡马替尼上市，用于一线及经治的局部晚期或转移性MET外显14跳突的LC。

赛沃替尼是一个强效、可逆、ATP竞争性的MET激酶小分子抑制剂，Ⅱ期研究IRC评估的ORR达到49.2%，DCR高达93.4%，DoR达到9.6个月（成熟度为40.0%）。基于该研究结果，NMPA于2021年6月批准赛沃替尼用于MET 14号外显子跳跃突变 的局部晚期或转移性LC（化疗失败或不能耐受）。

GEOMETRY mono-1研究显示，卡马替尼在带MET第14外显子跳跃突变或扩增的晚期非小细胞肺癌患者中的疗效显著，既治患者ORR为41%，初治患者为68%，中位PFS分别为5.4月和12.4月，基于此，FDA批准卡马替尼上市，用于治疗MET外显子14跳跃突变的非小细胞肺癌成年患者，但目前仍未获NMPA批准。

Ⅱ期VISION评估特泊替尼单药在MET14外显子跳突（A队列）或MET扩增（B队列）的LC中的疗效和安全性，A队列的缓解率为48%~50%，在脑转移中同样可以获益。VISION研究亚洲亚组的ORR为61.9%，研究者评估的ORR为71.4%。GLORY研究中，谷美替尼一线ORR为71%，中位PFS为11.7月；二线ORR为60%，PFS为7.6月，OS为16.2月。KUNPENG研究中的伯瑞替尼一线ORR为77.1%，中位PFS为14.5月，中位OS为20.3月；二线ORR为70.6%，中位PFS为7.7月，中位OS为20.7

月，三者均获NMPA批准用于治疗METex14突变的晚期NSCLC。

RET基因融合已被明确为LC驱动基因，发生频率为1%~2%。Ⅰ/Ⅱ期ARROW研究经证实了普拉替尼较好的抗肿瘤活性，ORR为65%，DCR为93%，CBR为72%，96%的患者出现肿瘤体积缩小。接受过铂类化疗的患者中，ORR为61%，CR为5%；初治患者的ORR为73%，CR为12%，100%出现肿瘤缩小。中国患者的ORR达到56%，DOR尚未达到，6个月DOR为83%，脑转移的ORR为56%，CR为33%，中国患者疗效及安全性与全球人群一致。

Ⅰ/Ⅱ期LIBRETTO-001试验中，塞普替尼LOXO-292对复治DOR达到20.3个月，PFS达18.4个月，ORR、缓解持续时间、PFS不因先前接受的治疗种类不同而有所差异。LIBRETTO-431研究进一步证实塞普替尼一线治疗RET融合NSCLC患者的显著疗效，塞普替尼组和化疗+帕博利珠单抗组的PFS分别为24.8月和11.2月，进展/死亡风险降低54%（HR=0.46，P<0.001）。据此，NMPA已批准赛普替尼用于RET融合阳性晚期NSCLC。

国内关于吡咯替尼治疗HER2突变型铂类化疗后的晚期肺腺癌的Ⅱ期临床研究（NCT02834936）结果显示，经IRC评估的ORR为30.0%，DoR为6.9个月，中位PFS为6.9个月，中位OS为14.4个月，且安全性良好。国内乳腺癌获批适应证，但NSCLC尚未获批。Ⅱ期临床研究DESTINY-Lung02中，亚洲人群德曲妥珠单抗5.4mg/kg和6.4mg/kg组ORR分别为50.8%和73.3%，支持5.4mg/kg T-DXd用于HER2突变的转移性NSCLC患者。目前FDA已批准德曲妥珠单抗用于后线治疗HER2突变晚期NSCLC，且中国于2023年2月获批其乳腺癌适应证。

2.2 驱动基因阴性LC治疗

2.2.1 非鳞状细胞癌驱动基因阴性晚期LC一线治疗

（1）一致推荐驱动基因阴性LC*初始治疗前进行PD-L1免疫组化检测。

（2）一致推荐单药帕博利珠单抗或阿替利珠单抗用于PD-L1（帕博利珠单抗22C3抗体，阿替利珠单抗SP263抗体）≥50%的驱动基因阴性的晚期LC*的一线治疗。对于PD-L1（22C3）1%~49%的驱动基因阴性的晚期LC*一线治疗可以选择单药帕博利珠单抗作为一线治疗。

（3）一致推荐帕博利珠单抗联合培美曲塞+铂类作为驱动基因阴性LC*一线治疗选择，无论PD-L1表达情况。4~6周期后帕博利珠单抗联合培美曲塞维持治疗。

（4）一致推荐阿替利珠单抗联合培美曲塞+铂类作为驱动基因阴性LC*一线治疗选择，无论PD-L1表达情况。4~6周期后阿替利珠单抗联合培美曲塞维持治疗。

（5）一致推荐替雷利珠单抗、信迪利单抗、卡瑞利珠单抗、舒格利单抗或特瑞普利单抗联合培美曲塞铂类作为驱动基因阴性LC*一线治疗选择，无论PD-L1表达情况。4~6周期后免疫联合培美曲塞维持治疗。

（6）一致推荐免疫维持治疗，总计免疫治疗2年或疾病进展或副反应不能耐受。

（7）一致推荐贝伐珠单抗联合含铂双药化疗后贝伐珠单抗或培美曲塞或贝伐珠单抗联合培美曲塞维持治疗直至疾病进展或副反应不能耐受#。

（8）推荐人血管内皮抑制素联合长春瑞滨/顺铂+重组人血管内皮抑制素维持治疗#。

（9）一致推荐顺铂/卡铂联合双药方案：顺铂/卡铂联合培美曲塞/吉西他滨/多西他赛/长春瑞滨/紫杉醇聚合物胶束。

（10）PS=2的非鳞状细胞癌驱动基因阴性晚期LC一线可考虑单药化疗，化疗方案包括单药吉西他滨、紫杉醇、长春瑞滨、多西他赛、培美曲塞等。也可考虑紫杉醇或培美曲塞联合卡铂双药化疗，或阿替利珠单抗单免疫治疗。

【注释】

*驱动基因阴性指EGFR突变、ALK重排。

#抗血管治疗联合化疗通常推荐用于不适合免疫联合化疗驱动基因阴性LC患者。

注：

KEYNOTE-024是一项Ⅲ期随机对照的临床研究，对比帕博利珠单抗单药和含铂双药化疗治疗PD-L1 TPS（Dako 22C3）≥50%的驱动基因阴性的晚期非小细胞肺癌，帕博利珠单抗较化疗显著延长PFS（中10.3个月对比6.0个月，HR=0.50）和OS（中位30.0个月对比14.2个月，HR=0.63），显著提高ORR（44.8%对比27.8%），且3级以上不良反应免疫单药组更低（31.2%对比53.3%）。2020年欧洲肿瘤医学协会会议（ESMO）更新的随访结果显示，意向治疗人群一线接受帕博利珠单抗单药治疗较接受标准含铂双药化疗可降低38%死亡风险及50%疾病进展风险，中位OS长达26.3个月，5年OS达31.9%，明显高于化疗组（16.3%）。2016年FDA批准帕博利珠单抗用于PD-L1 TPS≥50%的驱动基因阴性晚期LC的一线治疗。

KEYNOTE-042是另一项Ⅲ期随机对照临床研究，对比帕博利珠单抗单药和含铂双药化疗治疗PD-L1 TPS（Dako 22C3）≥1%的驱动基因阴性的晚期LC，该研究中PD-L1≥50%接受单药帕博利珠单抗治疗总生存优于化疗组（20.0个月对比12.2个月，HR=0.69；CI：0.56~0.85；P=0.0003），PD-L1表达1%~49%的患者，帕博利珠单抗单药治疗与化疗中位生存时间相当（13.4个月对比12.1个月，HR=0.92，CI：0.77~1.11）。KEYNOTE-042中国扩展研究同样证实了一线帕博利珠单抗单药较化疗在各PD-L1表达（≥50%；≥20%；≥1%）人群中均有中位OS获益（≥50%：24.5个月对比13.8个月，HR=0.63；≥1%：20.2个月对比13.5个月，HR=0.67），反应持续时间（DOR）超15个月，且安全性可控。在今年更新的KEYNOTE-042中国扩展研究随访数据显示，帕博利珠单抗较标准化疗可显著降低死亡风险33%，中位OS达20.2月，2年OS率为43.8%。2019年，FDA和国家药品监督管理局（NMPA）批准了帕博利珠单抗一线治疗适应证。

与帕博利珠单抗单药相比，PD-1/VEGF双抗依沃西单抗显示出更优疗效。HARMONi-2研究公布的PFS结果显示，依沃西单抗对比帕博利珠单抗单药一线治疗PD-L1表达阳性（PD-L1 TPS≥1%）的局部晚期或转移性NSCLC，各个亚组疗效分析均显示强阳性结果，包括鳞癌、非鳞癌，有/无肝转移、有/无脑转移等患者人群。IMpower110是一项针对初治LC患者、PD-L1 在≥1% 的肿瘤细胞或肿瘤浸润免疫细胞中表达（SP142抗体检测）的随机、开放标签、3 期临床试验。在PD-L1 高表达（TC3/IC3）且EGFR/ALK 野生型患者中，阿替利珠单抗单药的中位生存期比化疗组长（20.2个月对比13.1个月；HR=0.59）。且阿替利珠单抗较化疗的治疗相关3~4级AE发生率更低（12.9% 对比44.1%）。但在PD-L1 中-高表达或任意表达的亚组分析中，阿替利珠单抗较标准含铂双药化疗在总生存所取得的获益趋势未达到统计学预设标准。2021年NMPA批准了阿替利珠单抗一线治疗PD-L1高表达人群的适应证。

IMpower132探索阿替利珠单抗联合培美曲塞+铂类（APP）一线治疗非鳞状LC的疗效及安全性，2020 年ESMO-Asia 公布的最终数据显示APP 组对比PP 组在PFS显著获益（7.7个月对比5.2个月；HR=0.56）；OS有4个月延长，但未达到统计学意义（*P*=0.1546）。IMpower132 中国队列中，与培美曲塞和铂类相比，阿替利珠单抗联合培美曲塞和铂类能够带来PFS 的改善，这与全球数据保持一致。期中分析时，OS数据尚不成熟，但是观察到阿替利珠单抗联合化疗的获益趋势。

KEYNOTE-189研究发现帕博利珠单抗联合培美曲塞和铂类较单纯化疗治疗晚期EGFR/ALK 野生型非鳞 LC，联合治疗组 ORR（47.6% 对比 18.9%，*P*<0.0001）、PFS（中位8.8 个月对比4.9 个月，HR=0.52，*P*<0.001）和OS均有显著获益，在各个PD-L1 表达亚组均有获益。在2021年所公布的最新随访数据显示，接受APP治疗可显著降低死亡风险40% 和疾病进展风险50%，中位OS 达22个月，3年OS率为31.3%。两种治疗方案的AE相当，均可控。不论PD-L1表达状态如何，免疫联合组生存均明显延长。FDA 及NMPA 分别于2017 年和2019 年批准了帕博利珠单抗联合含铂双药一线治疗晚期无驱动基因突变的非鳞LC。

CameL研究评估了卡瑞利珠单抗联合培美曲塞/卡铂对比单纯化疗一线治疗晚期EGFR/ALK 阴性非鳞状LC的疗效和安全性，结果显示卡瑞利珠单抗+化疗组相比化疗组显著延长 PFS（中位 11.3 个月对比 8.3 个月，HR=0.61，*P*=0.0002），5 年 OS 率为31.2%，显著提高 ORR（60.0% 对比 39.1%，*P*<0.0001）、3/4 级 TRAEs 发生率相似（66.3% 对比 45.9%）2020 年 NMPA 批准卡瑞利珠单抗联合培美曲塞/卡铂用于 EGFR/ALK 阴性的、不可手术切除的局部晚期或转移性非鳞状 LC 的一线治疗。

RATIONALE 304研究结果显示，ⅢB~Ⅳ期非鳞状LC一线治疗使用替雷利珠单抗联合培美曲塞/铂类对比单纯培美曲塞/铂类，可显著改善PFS（9.7个月对比7.6个月，HR=0.645），并且具有更高的ORR和更长的DoR，替雷利珠单抗联合化疗组的ORR达57%（95% CI：50.6，64.0），中位DoR达8.5个月（95% CI：6.80，10.58）。替雷利珠单抗联合化疗安全性可控，较单纯化疗未显著增加毒性，且未发现新的安全性 信号。

ORIENT-11研究对比信迪利单抗联合培美曲塞/铂类对比单纯化疗一线治疗EGFR/ALK阴性晚期非鳞状LC的疗效和安全性，结果显示联合信迪利单抗显著延长中位PFS（8.9个月对比5.0个月，HR=0.48）和中位OS（未到达对比16.0个月，HR=0.61）。2021年NMPA批准信迪利单抗联合培美曲塞/铂类一线治疗非鳞状LC。

GEMSTONE-302研究旨在评估舒格利单抗联合铂类化疗（n=320）对比安慰剂联合铂类化疗（n=159）一线治疗驱动基因阴性Ⅳ期鳞状或非鳞状非小细胞肺癌（SQ/NSQ-NSCLC）患者疗效和安全性的Ⅲ期随机对照注册临床研究。主要研究终点是研究者评估的PFS。截至2021年3月15日，研究者评估的舒格利单抗组和化疗组的中位PFS分别为9.0个月和4.9个月，HR=0.48（95% CI 0.39~0.60）；在非鳞状NSCLC患者中，舒格利单抗组和化疗组的中位PFS分别是9.6个月和5.6个月，HR=0.59（95% CI 0.45~0.79）。2021年12月NMPA批准了舒格利单抗联合培美曲塞和卡铂用于驱动基因阴性的转移性非鳞状NSCLC的一线治疗。

CHOICE-01研究结果显示，特瑞普利单抗联合铂类+培美曲塞治疗EGFR/ALK阴性的转移性NSCLC对比单纯标准化疗，显著延长PFS（中位，9.7月vs. 5.5月，HR=0.48，P<0.0001）和OS（未达到vs. 17.0月，HR=0.48，P=0.0002）。NMPA于2022年9月批准了特瑞普利单抗联合标准化疗用于晚期驱动基因阴性非鳞NSCLC患者一线治疗的适应证。

BEYOND研究是一项随机、对照、全国多中心Ⅲ期临床研究，旨在证实贝伐珠单抗联合卡铂/紫杉醇方案对中国晚期LC的疗效和安全性。主要终点为PFS。结果显示贝伐珠单抗联合卡铂/紫杉醇相较于化疗组，带来显著PFS延长（9.2个月 对比6.5个月，HR=0.40，95% CI：0.29~0.54，P<0.001），ORR提高（54.4%对比26.3%，P<0.001）和OS延长（24.3个月对比17.7个月，HR=0.68，95% CI：0.50-0.93，P=0.0154）。2018年NMPA已批准含铂双药化疗联合贝伐珠单抗一线治疗方案。

PARAMOUNT证实，培美曲塞联合顺铂4周期后，无进展患者继续接受培美曲塞维持治疗直到疾病进展或不可耐受，与安慰剂相比能显著延长PS评分为0~1患者的PFS（中位4.1个月对比2.8个月）及OS（中位13.9个月对比11.0个月）。贝伐单抗±培美曲塞维持治疗晚期非鳞LC随机Ⅲ期研究：COMPASS研究将接受培美曲塞卡铂贝伐单抗治疗后4周期未进展者分为贝伐单抗维持组，培美曲塞维持组和培美曲塞贝伐单抗双药维持组，双药维持组较单药OS无统计学差异的延长，但在EGFR野生型及年龄小于70岁亚组双药维持获益更多。

一项随机、双盲、多中心、头对头Ⅲ期临床研究QL1101-002研究结果显示，贝伐珠单抗类似物与原研药贝伐珠单抗相比，18周ORR达到主要研究终点（52.3%对比56%，HR=0.933），且安全性相似。基于此，2019年NMPA批准安可达联合含铂双药化疗一线适应证。

长春瑞滨联合顺铂方案一线化疗基础上联合重组人血管内皮抑素治疗晚期LC，能显著提高ORR并延长疾病进展时间，不良反应无显著差异。

对PS评分2分的患者，多项临床研究证实，单药化疗较最佳支持治疗（BSC）能延长生存期并提高生活质量。可选的单药化疗方案包括吉西他滨、长春瑞滨、紫杉醇、多西他赛或培美曲塞。IPSOS研究评价了在不适合接受一线含铂双药化疗的患者中使用阿替利珠单抗对比单药化疗的疗效、安全性。结果显示，阿替利珠单抗可改善患者的中位OS（15.8个月vs. 12.5个月）。研究中亚洲人群PS≥2占82.9%，阿替利珠单抗单药对比化疗与全球ITT人群的OS和安全性一致，能为PS=2分患者带来生存获益。PS评分≥3分患者不建议化疗，建议最佳支持治疗。

一项Ⅲ期、多中心、随机对照临床研究入组448例初治的晚期非小细胞肺癌患者，按2∶1随机分配，实验组接受聚合物胶束紫杉醇加顺铂治疗，对照组接受传统溶剂型紫杉醇加顺铂治疗。主要终点是有效率（ORR），次要终点包括PFS、OS和安全性。研究结果显示，实验组和对照组的ORR分别为50.3%和26.4%，无疾病进展时间分别为6.4个月vs. 5.3个月，实验组显著改善患者的无进展生存期。总生存期数据还不成熟，实验组和对照组的中位总生存时间（OS）分别为18.0个月vs. 16.4个月，实验组显示出改善患者总生存期的趋势。

2.2.2　鳞状细胞癌驱动基因阴性晚期LC一线治疗

（1）一致推荐驱动基因阴性LC初始治疗前进行PD-L1免疫组化检测。

（2）一致推荐单药帕博利珠单抗或阿替利珠单抗用于PD-L1 TPS（22C3）≥50%的驱动基因阴性的晚期LC的一线治疗。对于PD-L1 TPS（22C3）1%~49%的驱动基因阴性的晚期LC一线治疗可以选择单药帕博利珠单抗作为一线治疗。

（3）一致推荐帕博利珠或替雷利珠或斯鲁利单抗联合紫杉醇或白蛋白紫杉醇+铂类，无论PD-L1表达情况。

一致推荐信迪利单抗联合吉西他滨+铂类，无论PD-L1表达情况。

一致推荐卡瑞利珠或舒格利或派安普利单抗联合紫杉醇+卡铂，无论PD-L1表达情况。

（6）推荐顺铂/卡铂联合双药方案：顺铂/卡铂联合培美曲塞/吉西他滨/多西他赛/长春瑞滨/紫杉醇聚合物胶束。

（7）不适合铂类的选择非铂双药方案：吉西他滨+多西他赛或吉西他滨+长春瑞滨。

（8）推荐免疫维持治疗，总计免疫治疗2年或疾病进展或副反应不能耐受。

（9）PS=2的晚期驱动基因阴性肺鳞状细胞癌一线可考虑单药化疗或阿替利珠单抗单免疫治疗，化疗方案包括单药吉西他滨或紫杉醇或长春瑞滨或多西他赛。

注：

KEYNOTE-407研究：评估了帕博利珠单抗联合紫杉醇或白蛋白紫杉醇/卡铂对比化疗一线治疗晚期鳞癌LC的疗效和安全性。不论PD-L1的表达水平，与单纯化疗相比，帕博利珠单抗联合化疗组显著改善OS，不同PD-L1表达人群均有获益。在2021年更新的随访结果显示，接受帕博利珠单抗联合紫杉类药物及卡铂治疗可降低29%死亡风险和41%的疾病进展风险，中位OS达17.2个月，3年OS率可达29.7%。2018年，美国FDA批准了帕博利珠单抗联合紫杉醇或白蛋白紫杉醇/卡铂一线治疗晚期鳞状LC。KEYNOTE-407中国扩展研究同样证实了帕博利珠单抗联合化疗相对于单纯化疗改善了中位OS（17.3个月对比12.6个月，HR=0.44）和中位PFS（8.3个月对比4.2个月，HR=0.32）。该方案2019年NMPA获批一线治疗转移性鳞状LC适应证。

RATIONALE 307研究显示：ⅢB-Ⅳ期鳞状LC一线治疗使用替雷利珠单抗联合卡铂/紫杉醇或联合卡铂/白蛋白紫杉醇，中位PFS皆为7.6个月，对比仅接受化疗的5.5个月显著延长PFS；中位随访时间为8.6个月，中位OS仍未达到。且无论TC PD-L1的表达状态，替雷利珠单抗联合化疗较单纯化疗均显著延长PFS。与单纯化疗相比，替雷利珠单抗联合化疗ORR更高（73%~75%对比50%），缓解持续时间（DoR）更长（8.2~8.6个月对比4.2个月），AE（包括≥3级）的发生率和频率在三组之间相近。

2021年NMPA批准替雷利珠单抗联合紫杉醇或白蛋白紫杉醇/卡铂一线治疗晚期鳞状LC。

ASTRUM-004探索了斯鲁利单抗联合化疗在局部晚期、转移性肺鳞癌患者中的疗效。研究发现，与单纯化疗组相比，联用斯鲁利单抗显著延长了PFS（8.28月对比5.72月，HR=0.55，P<0.001），进展风险下降45%。

ORIENT-12研究显示：信迪利单抗联合吉西他滨/铂类较化疗一线治疗鳞状LC能显著延长中位PFS（5.5个月对比4.9个月，HR=0.54），是首次应用PD-1抑制剂联合吉西他滨+铂类化疗方案治疗LC鳞癌取得阳性结果的研究。

CameL-sq研究显示，卡瑞利珠单抗联合紫杉醇/卡铂对比单纯化疗一线治疗鳞状LC显著延长中位PFS（8.5个月对比4.9个月，HR=0.37），4年OS率显著提高（33.9%对比14.3%）。

GEMSTONE-302研究在鳞状NSCLC患者中，舒格利单抗组和化疗组的中位PFS分别是8.3个月和4.8个月，HR=0.34（95% CI 0.24~0.48）。2021年12月NMPA批准了舒格利单抗联合紫杉醇和卡铂用于转移性鳞状NSCLC的一线治疗。

AK105-302研究显示，派安普利单抗联合紫杉醇和铂类治疗鳞状NSCLC，显著延长中位PFS 2.8月（7.0月对比4.2月，HR=0.40，*P*<0.0001）。基于非鳞癌部分的IP-SOS研究结果，PS=2的晚期驱动基因阴性肺鳞状细胞癌一线可考虑阿替利珠单抗单免疫治疗。

2.2.3　驱动基因阴性晚期LC二线及以上治疗

主要推荐：

（1）推荐纳武利尤单抗、帕博利珠单抗（PD-L1≥1%）或阿替利珠单抗、替雷利珠单抗用于晚期驱动基因阴性LC二线治疗（如一线未接受免疫检查点抑制剂）。

（2）如果患者在PD-1/PD-L1抑制剂单药或联合化疗治疗后进展，不推荐更换其他的PD-1/PD-L1抑制剂作为后续治疗方案。

（3）推荐多西他赛或培美曲塞用于晚期驱动基因阴性LC二线治疗（如一线未接受同一药物，且已接受免疫治疗）。

（4）推荐安罗替尼的三线用于既往至少接受过2种系统化疗后出现进展或复发的局部晚期或转移性非小细胞肺癌（鳞癌限外周型）患者的三线治疗。

（5）推荐三线治疗可给予其前线未用的治疗方案，如纳武利尤单抗单药治疗，或多西他赛或培美曲塞单药治疗。

（6）鼓励患者入组临床研究。

注：

CheckMate 017、CheckMate 057和CheckMate 078三项Ⅲ期研究显示纳武利尤单抗在治疗晚期鳞癌与非鳞癌上的疗效。纳武利尤单抗单药用于二线治疗接受过含铂化疗方案治疗的驱动基因阴性的患者，3mg/kg，1次/2周。在晚期鳞癌中，纳武利尤单抗单药较多西他赛显著改善中位OS（9.2个月对比6.0个月，HR=0.62）。在晚期非鳞癌中，纳武利尤单抗单药较多西他赛也能改善中位OS（12.2个月对比9.5个月，HR=0.70）。在中国晚期鳞癌与非鳞癌患者中，同样显示出纳武利尤单抗优于多西他赛的疗效（中位OS 11.9个月对比9.5个月，HR=0.75），且三项研究中≥3级AE的发生率纳武利尤单抗明显低于化疗组。FDA及NMPA分别于2015和2018年批准纳武利尤单抗用于治疗突变基因阴性的晚期LC的二线治疗。

全球多中心临床研究KEYNOTE-010显示，在PD-L1阳性（PD-L1 TPS≥1%，Dako 22C3）且既往接受过至少一种化疗方案的局部晚期或转移性LC患者，无论是帕博利珠单抗标准剂量2mg/kg组还是高剂量10mg/kg组的OS，均明显优于多西他赛组（10.4个月对比12.7个月对比8.5个月）。最新随访显示，PD-L1≥50%的患者接受帕博利珠单抗治疗较化疗OS明显延长（中位OS：16.9个月对比8.2个月，HR=0.55；5年OS率：25.0%对比8.2%）。PD-L1≥1%的患者中，同样也观察到了帕博利珠单抗治疗的OS获益，5年OS率可达15.6%。基于上述研究，2015年FDA批准了帕博利珠单抗二线治疗既往接受过至少一种化疗的PD-L1≥1% 的局部晚期或转移性LC患者。KEYNOTE-033 研究评估了帕博利珠单抗对比多西他赛二线治疗中国晚期LC患者，在PD-L1 ≥50% 的人群中，OS未达统计学显著性，在PD-L1≥1% 的人群中，帕博利珠单抗依然显示OS 的获益趋势。

POPLAR研究（Ⅱ期）和OAK 研究（Ⅲ期）分别评估了PD-L1抗体阿替利珠单抗对比多西他赛，二线治疗复发性局部晚期或转移性LC的疗效和安全性。研究显示与传统的多西他赛治疗组相比，阿替利珠单抗可以显著提高中位OS（POPLAR：12.6个月对比 9.7个月， HR=0.76；OAK： 13.3个月对比 9.8个月， HR=0.78）。2016年，FDA 批准阿替利珠单抗单药二线治疗晚期LC，无论PD-L1的表达水平。

RATIONALE 303 研究结果显示，对于接受铂类化疗后出现疾病进展的二线或三线局部晚期或转移性 LC，对比多西他赛组，替雷利珠单抗组在主要终点OS（ITT 人群、PD-L1≥25% 人群）上均实现了显著获益（中位OS 17.2 个月对比 11.9月、19.1个月对比 11.9 个月）， 降低死亡风险分别达 36% 和 48%（HR=0.64， 95%CI： 0.527~0.778，P<0.0001；HR=0.52，95% CI：0.384~0.713，P<0.0001）；在ITT 人群亚组分析中，所有亚组均观察到替雷利珠单抗治疗的OS 获益均优于多西他赛，且在各个PD- L1表达水平均有获益。替雷利珠单抗组ITT 人群的ORR 和DoR 也均显著优于多西他赛组（21.9% 对比 7.1%，13.5个月对比 6.2个月，P<0.0001）。替雷利珠单抗组≥3 级 AEs 发生率显著降低（38.6% 对比74.8%）。

但NMPA 尚未批准帕博利珠单抗、阿替利珠单抗、替雷利珠单抗作为肺癌二线治疗适应证。

ORIENT-3研究是一项评估信迪利单抗用于晚期或转移性鳞状LC二线治疗有效性和安全性的随机、开放、多中心、平行、在中国的Ⅲ期临床研究（NCT 03150875），2021年，AACR 公布了ORIENT-3研究成果：对晚期/转移性sqLC二线治疗，信迪利单抗（sintilimab）相比于多西他赛（Docetaxel），信迪利单抗组相比多西他赛组在OS 上有显著提升（中位OS 11.79 个月对比 8.25 个月； HR=0.74，P=0.02489）。中位PFS，信迪利单抗组（4.30个月，95% CI：4.04~5.78）也显著优于多西他赛组（2.79个月，HR：0.52，P<0.00001）。因此，也可考虑信迪利单抗用于晚期或转移性鳞状LC的二线治疗。

ALTER0303是一项随机、双盲、安慰剂对照的全国多中心Ⅲ期临床研究，旨在评估盐酸安罗替尼单药对二线治疗后复发或进展的晚期LC的疗效和安全性，该研究主要终点为OS。共440例结果显示，盐酸安罗替尼组相较于安慰剂组OS延长3.3个月（9.6个月对比 6.3月，HR=0.68，P=0.0018），PFS 延长4.0个月（5.4 个月对比1.4个月，HR=0.25，P<0.0001）；ORR显著提高（9.2% 对比0.7%，P=0.002）。随着盐酸安罗替尼在国内的上市，近期也公布了盐酸安罗替尼用于真实世界回顾性数据，结果

证实了盐酸安罗替尼用于三线及以上晚期LC疗效及安全性，与注册研究结果一致。NMPA已于2018年5月批准安罗替尼的三线适应证。

3 LC的放射治疗

3.1 不适合手术或拒绝手术的Ⅰ期LC

因医学原因不适合手术或拒绝手术的Ⅰ期LC，首选立体定向放疗（SBRT）。

注：

早期LC（AJCC第8版Ⅰ期和ⅡA期，TNM期T1-2N0M0），标准治疗方式为手术切除；对一些高龄、合并严重内科疾病手术风险高不能手术者，或因自身原因拒绝手术，放疗是一种有效的治疗方法。大量临床研究显示：与常规放疗技术相比，SBRT或立体定向消融放疗（SABR）、治疗早期LC的3年局部控制率达90%，SBRT显著提高了早期LC的局部控制和生存率，与手术相当，3年生存率达43%~83%，SBRT显著提高了早期LC的局部控制和生存率。

不适合手术或拒绝手术的早期LC的放疗：首选SBRT，若尚未开展SBRT技术，建议推荐有相应治疗技术平台的单位就诊。适应证包括：①不耐受手术的Ⅰ期；高龄、合并严重基础性疾病的T1~2N0M0期。②拒绝手术的Ⅰ期LC。③可考虑SBRT治疗对其中无法获取病理诊断的临床Ⅰ期LC，必须经过多学科整合诊治（MDT to HIM）讨论或所在医院伦理委员会审核批准，满足下列条件可考虑SBRT：至少2种可供鉴别的影像学检查（如胸部薄层CT和全身PET/CT提示有恶性特征），明确的影像学诊断（病灶在长期随访>2年）过程中进行性增大，或磨玻璃影密度增高、实性比例增大，或伴有血管穿行及边缘毛刺样改变等恶性特征；经肺癌MDT to HIM讨论确定；患者及家属充分知情同意。④相对适应证：T3N0M0；同时性多原发LC。

针对早期LC的SBRT治疗，文献报道生物有效剂量要求BED≥100Gy时才能获得更好的肿瘤局部控制率，实现长期生存，因此SBRT剂量的总体要求建议BED超过100Gy、治疗要求在2周内完成。其中对中央型（主支气管树2cm内或邻近纵隔胸膜）、肿瘤周围的正常器官难以耐受高剂量放疗（如再程放疗者）可适当降低分割剂量、增加分割次数。对超中央型LC，如邻近或累及主支气管或大血管的肿瘤，照射野范围PTV与重要器官如食管等重叠，SBRT有增加致死性出血等风险，建议谨慎使用。

3.2 局部晚期LC的放疗

（1）以手术为主的局部晚期LC放疗策略。

①切缘阳性或任一形式的镜下或肉眼有残留，推荐行术后放疗。

②完全切除术后病理为N2（存在分歧但推荐）。

（2）以放疗为主的局部晚期LC治疗策略。

①一致推荐同步放化疗后度伐利尤单抗进行巩固治疗。

②无法耐受放化疗同步治疗，可推荐序贯放化疗或单纯放疗。

③一致推荐序贯或同步放化疗后舒格利单抗进行巩固治疗。

④诱导化疗来降低肿瘤体积后再同步放化疗（存在分歧但推荐）。

⑤不推荐同步放化疗联合度伐利尤单抗同步及巩固治疗。

⑥不推荐同步放化疗后的巩固化疗。

⑦一致推荐EGFR敏感突变者同步放化疗后奥希替尼进行巩固治疗。

注：

Ⅱ/Ⅲ期LC特别是Ⅲ期异质性显著，主要分为以手术为基础和以放疗为基础的多学科综合治疗手段。对以手术为基础的Ⅱ/Ⅲ期LC，依据肿瘤有否手术切除可能，可分为三类：①可切除：Ⅱ期或ⅢAN0~1、部分单站纵隔淋巴结转移且短径<2cm的N2和部分T4（相同肺叶内存在卫星结节N1）；②不可切除：部分ⅢA、ⅢB和全部ⅢC，通常包括单站N2纵隔淋巴结短径≥3cm或多站以及多站淋巴结融合成团（CT上淋巴结短径≥2cm）的N2，侵犯食管、心脏、主动脉、肺静脉的T4和全部N3；③潜在可切除：部分ⅢA和ⅢB，包括单站N2纵隔淋巴结短径<3cm的ⅢA期LC、潜在可切除的肺上沟瘤和潜在可切除的T3或T4中央型肿瘤。

手术参与的局部晚期的患者，若临床认为术后镜下癌残留或肉眼癌残留者，则需术后的放疗，尽管无前瞻性研究说明术后放疗参与时机何为最佳，但美国NCDB数据库显示，大多数临床是将放疗提前实施，可考虑行同步放化疗。对完全性切除者，术后病理N分期为pN0-1，辅助含铂双药化疗后无须行术后辅助放疗；对pN2，辅助含铂双药化疗后是否行辅助放疗，目前仍有较大争议。对不可手术LA-LC，同步放化疗后联合免疫维持的综合治疗是标准治疗方式，目前有Ⅲ期前瞻性研究的免疫药物为度伐利尤单抗和舒格利单抗；对于无法耐受同步放化疗的患者，序贯放化疗后免疫维持的综合治疗也是可选的治疗方式，目前有Ⅲ期前瞻性研究的免疫药物为舒格利单抗；此外，对于EGFR敏感突变的患者，同步放化疗后奥希替尼巩固治疗可显著延长患者的无疾病进展生存期，是可选的治疗模式。放疗是局部晚期LC综合治疗不可或缺的治疗手段，若不能耐受同步放化疗，可选择序贯治疗，不能耐受化放疗综合治疗者，放疗仍是基本治疗手段。

（1）以手术为主的局部晚期LC放疗策略。

以完全性手术切除为主的患者，辅以术后化疗、放疗等治疗。完全性切除包括以下条件：①切缘阴性，包括支气管、动脉、静脉、支气管周围、肿瘤附近组织；②清扫淋巴结至少6组，其中肺内3组、纵隔3组（需包括7区）；③切除等最高淋巴结病理为阴性；④淋巴结无结外侵犯。切缘阳性、淋巴结外侵、淋巴结阳性无法切除均属不完全切除；切缘阴性、淋巴结清扫未达到要求或切除的最高纵隔淋巴结病理为阳性，属于不确定切除。对完全性切除者，术后病理N分期pN0-1，辅助含铂双药化疗后无须术后放疗；pN2，辅助含铂双药化疗后是否行放疗，仍有较大争议。目前两项临床Ⅲ期对照研究Lung ART和PORT-C研究，均提示术后放疗，虽能降低局部复发，却不能显著延长患者的无疾病进展生存期和总生存期；因此，对于术后完全切除的pN2患者，术后放疗不做常规推荐。对不能完全性切除的Ⅲ期者，可行2周期新辅助治疗后再评估，确定给予完全性切除或根治性放化疗，新辅助治疗有效后行肺叶切除（尤其是T4N0-1、T3N2）者可能从手术切除中获益更大。目前尚无高级别证据显示新辅助化疗后联合手术疗效优于根治性放化疗、也无证据表明新辅助放化疗+手术的三联疗法优于二联疗法。对切缘阳性，基于癌症数据库的回顾性分析发现PORT能改善Ⅱ-Ⅲ期pN0-2不完全切除LC患者总生存。

（2）以放疗为主的局部晚期LC治疗策略。

ⅢC期和绝大部分ⅢB期归类为不可切除的Ⅲ期LC。这部分患者与Ⅳ期最显著的不同在于存在治愈的可能，30%左右的患者通过局部放疗联合系统药物治疗达到长期无瘤生存。因此，对不可手术LA-LC，局部放疗是综合治疗的基石，是治愈肿瘤不可或缺的治疗手段。

放疗联合化疗的综合治疗是不可手术LA-LC的标准治疗方式。对一般状态好（PS 0-1）推荐同期放化疗；而对一般状态较差、有严重基础疾病等无法耐受同步放化疗，可行序贯放化疗或单纯放疗/化疗（驱动基因阳性者靶向治疗±放疗），或根据情况予个体化治疗及支持治疗。放疗+化疗的综合疗效显著优于单纯放疗，以顺铂为基础的两药化疗方案效果最为显著，死亡风险下降30%，2年OS获益4%，5年OS绝对获益增加2%。而同步放化疗相比于序贯放化疗，获益更明显，明显提高了总缓解率和局部控制率，肿瘤的局部区域控制率显著改善，可降低16%的死亡风险，3年OS绝对获益5.7%，5年OS绝对获益4.5%；但同步放化疗和序贯放化疗相比，远处控制率获益不明显，3~4级急性食管毒性的比率显著增加（18%对比4%），但患者可以耐受并完成治疗。此外，即使在抗肿瘤药物治疗取得巨大进展的今天，Ⅲ期LA-LC单纯化疗的疗效仍明显差于同步放化疗。日本一项单中心研究回顾性了2011~2016年不可手术的Ⅲ期LC，结果显示放化综合治疗显著优于单纯放疗或单纯化疗（1613天对比498天，P=0.019），而单纯化疗的中位OS仅为485天。

关于最佳同步化疗方案，多项Ⅱ期、Ⅲ期临床试验证据显示：顺铂的放疗增敏效果可能优于卡铂，因此对无禁忌证者，同步放化疗应尽可能采用顺铂为基础的方案。EP方案和PC每周方案是最广泛的同步化疗方案。CAMS研究是唯一头对头比较二者联合同步放疗疗效的多中心随机对照Ⅲ期临床试验，结果显示EP方案较PC方案带来更多的生存获益。针对局部晚期非鳞LC的PROCLAIM随机对照Ⅲ期临床研究结果显示同步AP（培美曲塞+顺铂）化疗方案和EP方案在ORR、PFS和OS方面均无统计学差异；AP同步放疗具有延长PFS的趋势。在毒副作用方面，AP方案耐受性略优于EP方案，显著降低了药物相关性3/4级不良事件发生率；PC方案和EP方案具有不同的毒副作用谱，PC方案发生2级及以上（G2+）放射性肺炎的风险是EP方案的3.33倍，而EP方案严重食管炎（G3+）的发生率较高（20.0%对比6.3%，P=0.009）。基于上述证据，同步化疗目前仍首选EP方案，非鳞癌可选培美曲塞联合顺铂。CALGB39801、LAMP、HOG LUN、KCSG-LU05-04、START、SWOG0023等多个随机对照Ⅱ/Ⅲ期研究显示诱导化疗、巩固化疗和巩固靶向治疗均未能进一步提高接受同步放化疗的疗效，且同步放化疗后巩固化疗有可能带来额外的化疗相关副作用，有加重肺和食管的放射性损伤风险，或诱发潜在的放射性损伤。目前应用诱导化疗+同步放化疗模式常见于肿瘤较大、危及器官剂量限制、和或远处转移风险高的如多组多站N3的患者。对接受诱导化疗+同步放化疗患者，需要在诱导化疗前给予全面的影像学检查如颈（必要时）、胸、腹部等增强CT或PET/CT检查，以指导诱导化疗后的靶区勾画。

免疫检查点抑制剂（PD-L1单抗或PD-1抗体）已证实可用于局部晚期LC同步放化疗后的巩固治疗（PACIFIC研究、GEMSTONE-301研究）。PACIFIC研究是对比同步放化疗后是否联合免疫巩固治疗的多中心随机对照Ⅲ期临床试验。该研究共纳入713例不可手术局部晚期LC，在未经任何标志物筛选前提下，同步放化疗后的1~42天内按2∶1随机接受度伐利尤单抗维持治疗（试验组476例，度伐利尤单抗10mg/kg/2w，最长治疗12个月）或对照安慰剂治疗（对照组，237例）。度伐利尤单抗相比对照组显著延长中位PFS超过11个月，16.9个月和5.6个月（HR=0.52，P<0.001），5年PFS率分别为33.1%和19.0%；中位OS分别为47.5个月对比29.1个月（HR=0.68，P=0.0025），5年生存率分别为42.9%和33.4%。虽然试验组总体治疗相关的副作用发生率高于对照组（67.8%对比53.4%），但大部分为1~2级，其中3~4级严重副作用的发生率两组间相似（11.8%对比4.3%），各种原因导致的3级及以上肺炎发生率亦无差异（4.4%对比3.8%）。

GEMSTONE-301是一项在中国50家中心开展的随机对照Ⅲ期临床试验，纳入的是接受根治性放化疗（同时包括cCRT和sCRT）后未出现疾病进展的LA-NSCLC患者，2∶1随机分组，实验组接受PD-1抗体舒格利单抗巩固治疗，对照组接受安慰剂巩固治疗，治疗的时长也与PACIFIC模式略有不同——PACIFIC研究中，PD-L1抗体巩固治疗的时长是1年；GEMSTONE-301中，PD-1抗体巩固治疗的时长是2年。这项研究一共入组了381名受试者，其中255人被分配到了实验组，126人被分配到了对照组；截止到2021年3月8日，两组的中位随访时间分别是14.3个月和13.7个月，由独立评审委员会评估的中位无疾病进展生成期分别是9.0个月和5.8个月，疾病进展或死亡的风险下降了36%。舒格利单抗巩固治疗组治疗相关的3~4级不良反应发生率是9%，其中3~4级肺炎的发生率是3%；该组治疗相关的严重不良事件的发生率是15%，治疗相关的死亡发生率是2%。另一方面，同步放化疗联合度伐利尤单抗同步及巩固治疗的Ⅲ期临床研究（PACIFIC-2研究）结果阴性，该模式相较于同步放化疗未能显著延长患者的无疾病进展生存期及总生存期，不推荐常规临床应用。

奥希替尼巩固治疗用于EGFR敏感突变的不可手术的LC患者，Ⅲ期临床研究（LAURA研究）获得阳性结果。LAURA研究是全球首个在EGFR敏感突变（Ex19del/L858R）Ⅲ期不可切除NSCLC中采用根治性同步/序贯放化疗后EGFR-TKI巩固治疗的国际多中心、随机对照、双盲、Ⅲ期临床试验，共纳入216例接受根治性放化疗后未出现疾病进展的EGFR敏感突变Ⅲ期不可切除NSCLC患者，以2∶1的比例随机分配至奥希替尼组或安慰剂组，巩固治疗直至疾病进展、死亡或因其他原因停止治疗，两组患者疾病进展后均可选择性接受奥希替尼作为后续治疗。研究结果表明：在奥希替尼组对比安慰剂组，患者的无进展生存期分别是39.1个月和5.6个月，提示在根治性放化疗后，奥希替尼能够显著改善EGFR突变Ⅲ期不可切除非小细胞肺癌患者生存期，疾病进展或者死亡风险显著降低了84%。同时，相较于安慰剂组，奥希替尼组患者的客观缓解率（ORR），中位缓解率（DoR）也获得明显改善，且明显减少新发转移情况。

根治性同步放化疗应尽量采用先进放疗技术，如PET/CT分期、4D-CT定位、调强放疗、图像引导放疗（IGRT）和呼吸运动控制等；最低要求是基于CT模拟定位的三维适型放疗（3D-CRT）。IMRT与3D-CRT技术相比，可显著延长生存、降低放射性肺损伤风险。

关于放疗靶区：对接受过诱导化疗者，仅照射化疗后的残留原发灶和受累淋巴结区域；不做淋巴结区域预防性照射，研究证实与淋巴结区域预防照射（ENI）相比，不增加淋巴结引流区的复发率和局部未控的风险，同时显著降低放射性肺炎等副作用的发生。同步步放化疗推荐放疗总剂量为60~66Gy、每日常规分割照射（1.8~2.0Gy/次）。

3.3 晚期LC的放疗

主要推荐：

（1）寡转移患者。

①颅外寡转移病灶，积极全身治疗有效基础上加局部放疗，尽量选SBRT方式。

②颅内寡转移灶，预后好者，首选局部行立体定向放射外科治疗（SRS），或立体定向放疗（SRT）大分割剂量放疗（HFRT）。

③需要迅速减症、有脑卒中风险、瘤体较大、手术可及者，可考虑手术。

（2）广泛转移患者。

①基于姑息对症、降低骨相关性事件发生，在全身治疗基础上，加入局部放疗。

②免疫治疗患者，放疗参与除传统意义姑息对症、降低骨相关事件发生外，还可能增加免疫治疗疗效（存在争议但推荐）。

注：

晚期LC应采用以全身治疗为主的整合治疗，根据病理类型、分子遗传学特征、是否为寡转移及患者的机体状态制定个体化治疗策略，以期最大程度延长生存时间、控制疾病进展、提高生活质量，使临床获益最大化。寡转移在药物治疗基础上，应予放疗/手术等局部治疗；部分广泛转移在全身药物治疗有效情况下，采用手术/放疗等局部治疗可延长局部控制时间、改善症状、提高患者生活质量，并可带来生存获益。

（1）寡转移患者的放疗策略。

寡转移目前定义为转移器官不超过3个（纵隔淋巴结转移作为一个器官纳入），转移病灶不超过5个，是否可行根治性治疗等被认为是定义寡转移状态的重要因素。这部分患者如全身治疗有效（化疗、靶向治疗等），针对残存原发灶和（或）寡转移灶的积极局部治疗（SBRT、手术等），可能延长疾病控制时间和生存时间，获得潜在的根治效果。一项纳入寡转移LC的随机对照Ⅱ期试验结果显示，全身治疗有效后的局部治疗中位PFS延长9.8个月（14.2个月对比4.4个月，P=0.022），中位OS延长24.2个月（41.2个月对比17.0个月，P=0.017）；患者耐受好，无3级以上治疗相关AE；进展后接受局部治疗组的生存时间也更长（37.6个月对比9.4个月，P=0.034）。

但目前仍缺乏高级别证据，寡转移Ⅳ期后的巩固局部治疗，应通过MDT to HIM讨论决定，建议参加临床研究。

脑转移LC治疗前依据GPA或Lung-mol GPA分级评估系统评分判断预后。根据症状、一般情况、脑转移灶数目、脑水肿程度及对功能的影响，颅外病灶是否控制、EGFR突变等因素，在全身治疗基础上，针对脑转移进行MDT to HIM制定合理整合治疗，具体包括SRS，SRT或全脑放疗（WBRT）、手术和药物治疗等，以达到控制病灶、改善症状、提高生活质量、延长生存时间的目的。

对驱动基因突变阴性脑转移，化疗或化疗+免疫治疗是基本治疗，预后好者，脑转移灶数目局限者，根据脑转移位置、大小，建议行SRS或SRT；N0574研究对1~3个脑转移病灶SRS后是否需WBRT的Ⅲ期临床试验，结果显示SRS+WBRT组虽可改善脑部病灶控制，但不能提高OS且生活质量（QOL）更差。因此，推荐首选局部SRT治疗。对难治性脑转移灶（≥3cm、位于关键结构如脑干，视神经装置和内囊内或附近、WBRT进展后的多个复发进展病灶等），降低分次剂量的HFRT可在保证局部控制率前提下显著降低治疗相关毒性。

对于驱动基因突变阳性Ⅳ期脑转移，在分子靶向治疗有效基础上，预后好的患者，如脑转移灶局限需考虑行SRS或SRT，反之全脑放疗可用于整合治疗。对无症状、病灶≥3个脑转移灶的EGFR基因突变，也可先行EGFR-TKIs全身治疗。Ⅲ期随机对照临床试验BRAIN研究头对头比较了EGFR-TKI和全脑放疗±化疗两种方式治疗无症状≥3个脑转移病灶EGFR突变阳性LC的疗效，结果显示埃克替尼显著延长颅内PFS，且优于全脑放疗±化疗组。目前尚无该人群一线TKI一线治疗基础上对比早放疗 和晚放疗的高级别证据。两项回顾分析结果均显示，对有限个数（4个病灶以内）的 脑转移，一线TKI联合SRS疗效显著优于推迟放疗，中位OS延长12~21个月，死亡风险下降46%~61%；但对多发脑转移灶的一线TKI联合WBRT能否延长生存的结果 不一致，一项分析显示可延长5个月，而另一项分析未发现OS有显著差异。因此，针对EGFR突变阳性的LC脑转移，推荐一线使用EGFR-TKI靶向治疗；是否一线联合放疗，建议开展临床试验；对4个以内的有限病灶，有条件推荐行SRT联合TKI治疗，可使OS获益最大。

脑转移灶的手术治疗对颅内单发、大于4cm或囊性坏死、部位适合、易于切除或水肿占位效应重、激素治疗效果欠佳、有脑疝风险或导致脑积水的患者，能迅速减轻相关症状，同时能获得肿瘤组织明确病理以及分子病理等信息。但对于脑干、丘脑、基底节等脑深部或功能区的转移瘤则不首选手术治疗。多项前瞻性和回顾性研究发现单发脑转移瘤手术+WBRT较单纯手术能明显提高生存，术后再行WBRT显著降低颅内转移和相关死亡。NCCTG N107C/CEC·3随机Ⅲ期临床试验发现脑转移瘤切除术后局部SRS或WBRT两组OS无差别，相比于WBRT组，SRS组在保护神经认知功能生存方面有显著优势。因此，如条件允许推荐脑转移病灶切除术后行局部SRS进一步降低神经系统副反应。

（2）广泛转移患者放疗策略。

Ⅳ期患者存在较大异质性，基于放疗的局部治疗作用，当转移灶压迫症状明显或有疼痛或骨相关事件高发者，建议姑息性胸腔放疗至少35 Gy/10 f。

Ⅳ期LC失败模式是在全身治疗基础上，以原发灶及区域淋巴结复发最早、最多， 高达90%以上，因此，理论上认为将放疗与全身治疗相整合，优势互补，除姑息对症作用外，可在一定程度提高肿瘤控制的临床疗效：①驱动基因阴性的患者，用含铂 的两药联合方案化疗4~6个周期，全身有效治疗基础上，可考虑有效的局部治疗如放疗、手术等。研究表明，在晚期患者中放疗有明显生存获益，尤其是局部放疗达到根 治性放疗剂量，能获得更好生存；可考虑原发病灶局部放疗，剂量首选>60Gy。②驱动基因阳性的晚期LC，在靶向治疗有效基础上，更多患者能从局部治疗参与中获得生存延长的获益，放疗参与宜在TKI药物治疗开始后2~3个月内进行。应用靶向药物治疗寡进展或缓慢进展也可从放疗等局部治疗获益。③晚期化疗联合免疫治疗的患者，KEYNOTE-001、PEMBRO-RT和Bauml研究均提示，在靶向及免疫参与的Ⅳ期LC治疗中，放疗参与有更多机会。但放疗的最佳分割剂量、靶区的数量、靶区范围、参与时机仍在临床研究中，目前临床试验建议放疗后再考虑免疫治疗，

放疗技术优 先考虑SBRT。

4 LC的中医治疗

（1）不适合或不接受手术、放疗、化疗、分子靶向或免疫治疗的，推荐中医辨证治疗。

（2）在围手术期、放疗、化疗、分子靶向或免疫治疗期间，推荐同步进行中医辨证治疗。

（3）无须手术后辅助治疗或术后辅助治疗结束后，推荐进行3年以上的中医治疗。

（4）经治疗后病情稳定的带瘤患者，推荐长期进行中医治疗。

注：

（1）中医药治疗LC的特色。

①以人为本，病证结合。人体正气亏虚是LC发病的根本病因和预后转归的关键。

②“治未病”思想。中医药治疗LC不仅适用于晚期、老年等不能耐受西医治疗者，在接受西医治疗的同时联合应用中医药，可以改善症状，减轻肿瘤治疗相关不良反应，提高治疗完成率，增加疗效。在一定程度上有控制肿瘤复发、转移、延长生存期和提高生活质量的作用。长期使用，对康复和调养有积极作用。

③中医药防治LC机制研究。用现代科研技术，阐明中医防治LC的科学内涵。

（2）中医药治疗LC的方法。

①中医药治疗LC的方法分为扶正与祛邪，两者辩证统一，相辅相成。扶正是根本，祛邪是目的，须根据机体正气盛衰、邪气强弱综合考虑。

②扶正培本法是指采用补气、补血、补阳或补阴之法，以调整失调之阴阳，调补虚衰之气血，阴阳平衡，正气自复。治疗时必须仔细辨证，绝非面面俱到的“十全大补”。

③祛邪法主要用于以邪实为主的肿瘤患者。临床应分清痰凝、毒聚（邪毒、热毒）、气滞、血瘀的不同，根据邪气强弱酌情使用。

（3）中医病因病机。

①正气内虚：脏腑阴阳失调，正气虚损是患病的主要内在原因。

②邪毒侵肺：外界风寒暑湿燥火等六淫之邪，浸淫肺脏，致肺气宣降失司，肺气膹郁，血行受阻，气滞血凝，日久而成积块。

③痰湿内聚：饮食不节，劳倦过度，情志失调等因素，可致脾虚运化失调，聚湿生痰，痰贮肺络，肺气抑郁，宜降失司，痰凝毒聚，肿块逐渐形成。

详述：

中医认为，肺脏的虚证以阴虚、气阴两虚为多见，实证则包括气滞、血瘀、痰凝、毒聚的病理变化。因此，越来越多医家把正气虚损学说和邪毒痰湿学说整合起来，认为正虚是发生LC的内在基础，也是贯穿于本病发展全程的根本病机。LC是全身属虚、局部属实的疾病。对LC采用扶正治癌的思想指导临床，即以扶正培本为主，辅以清热解毒、软坚化痰的治疗，才能取得良好的疗效。

4.1 中医辨证论治

（1）治疗原则。

首先是以人为本，即从整体观出发，着眼于患病之人，鉴别单一或复合证候，通过辨证论治以治癌。其次是病证结合，即在辨证论治基础上，选用经过现代药理学证明具有抗癌作用的中草药、中成药。

（2）辨证分型与治疗。

①脾虚痰湿型。

主要证候：咳嗽痰多，胸闷气短，纳少便溏，神疲乏力，面色少华，舌质淡胖有齿印，苔白腻，脉濡缓或濡滑。

治法：健脾化湿，理气化痰。

方药：六君子汤合二陈汤加减。党参、白术、茯苓、薏苡仁、陈皮、半夏、甘草、瓜蒌皮、石上柏、石见穿、白花蛇舌草、百部、紫苑等。

②阴虚内热型。

主要证候：咳嗽无痰或少痰，或泡沫痰，或痰中带血，气急胸痛，低热，口干，盗汗，心烦失眠，舌质红或红绛，少苔或光剥无苔，脉细数。

治法：养阴清肺，润肺化痰。

方药：百合固金汤加减。百合、生地、北沙参、麦冬、杏仁、全瓜蒌、鱼腥草、白花蛇舌草、八月札、苦参、干蟾皮等。

③气阴两虚型。

主要证候：咳嗽少痰或带血，咳声低弱，神疲乏力气短，自汗或盗汗，口干不多饮，舌质红或淡红，有齿印，苔薄，脉细弱。

治法：益气养阴，清热化痰。

方药：生脉散合沙参麦冬汤加减。生黄芪、生白术、北沙参、天冬、麦冬、杏仁、百部、瓜蒌皮、五味子、石上柏、石见穿、白花蛇舌草、夏枯草、生牡蛎等。

④肾阳亏虚型。

主要证候：咳嗽气急，动则气促，胸闷乏力，耳鸣，腰酸膝软，畏寒肢冷，夜间尿频，或并见消瘦、口干不欲饮等症，舌质淡红或质淡而胖，苔薄白，脉细沉。

治法：滋阴温肾，消肿散结。

方药：沙参麦冬汤合赞育丹加减。北沙参、天冬、熟地黄、生地黄、玄参、肉苁蓉、仙茅、淫羊藿、石上柏、石见穿、王不留行、白花蛇舌草、夏枯草、生牡蛎、蚕蛹、薜荔果等。

⑤气滞血瘀型。

主要证候：咳嗽不畅或有痰血，胸闷气急，胸胁胀痛或剧痛，痛有定处，颈部及胸壁青筋显露，唇甲紫暗，舌质暗红或青紫，舌有瘀斑，苔薄黄，脉弦或涩。

治法：理气消肿，活血化瘀。

方药：复元活血汤加减。桃仁、王不留行、丹参、莪术、蜂房、八月札、郁金、全瓜蒌、夏枯草、生牡蛎、海藻、昆布、山豆根、石见穿、白花蛇舌草、山慈菇等。

5 LC的中西医整合治疗

5.1 适应证

（1）外科手术切除后出现新病灶或遗留病灶，不具备再次手术的条件或拒绝再次手术者；

（2）选择消融联合中医药修复线粒体治疗者；

（3）多发肺GGNs（先消融高危主病灶，其他病灶根据发展情况考虑再次消融）；

（4）重度胸膜黏连或胸膜腔闭锁者；

（5）单肺（各种原因导致一侧肺缺如）者；

（6）心肺功能差或不能耐受手术切除者；

（7）重度焦虑，经心理或药物治疗无法缓解者；

（8）临床上遇到既拒绝活检又拒绝手术的特殊患者，对直径≥15mm的持续性pGGN、直径≥8mm的实性结节或实性成分≥5mm的持续性mGGN，高度疑似恶性者[如具有影像学上的恶性征象（毛刺征、分叶征、胸膜凹陷、空泡征、血管集束征、动态观察肺GGN持续增大、出现实性成分或实性成分增加等）的肺GGN患者]，亦可在充分沟通的情况下，在患者知情同意后进行治疗。

5.2 中西医整合治疗LC的诊疗策略和方法

中西医整合治疗LC的诊疗策略包括：①进行系统性多因素联合影像综合评估；②运用同轴穿刺活检定位系统，进行活检；③送病理诊断和基因检测；④在同轴定位系统下进行精准消融；⑤中医药修复受损线粒体治疗，同时预防第二原发性肺癌的发生；⑥随访再评估。

中西医整合治疗LC的方法，具体如下：

（1）影像联合系统评估：包括细胞因子、细胞免疫和抗心磷脂抗体等。

（2）共通道同步活检消融技术：

通过共通道一次性穿刺完成活检和消融，送病理诊断、基因检测，提高活检阳性率和治疗效果，降低并发症风险，如气胸和出血。

（3）精准消融技术清除主要病灶，消融方式可选择：

射频消融（RFA）：适用于大多数肺结节，但在肺组织中效果可能受限。

微波消融（WMA）：对肺组织有更好的穿透性，但可能导致较强的疼痛感。

冷冻消融：适用于胸膜下病灶，具有实时监控和疼痛较轻的优势。

（4）中医药治疗：

主要方剂：修复受损线粒体功能（包含黄芪、黄精、黄芩、桃仁等）

治疗原则：益气补肺、健脾化湿、活血解毒、填精增能之作用。

（5）随访与再评估：

定期影像学检查：评估主病灶消融效果和次要结节变化。

全身炎症免疫内环境评估：包括T淋巴细胞免疫、体液免疫、炎症因子等指标。

代谢指标监测：评估线粒体功能修复情况。

5.3 中西医整合治疗LC的特色和优势

（1）整体观与局部治疗相整合：整体免疫状况与影像整合的评估方法，中医药整体修复线粒体与西医局部精准治疗相整合，可提高肺癌的检出率和防治效果。

（2）强调预防与治疗并重：注重肺癌的二级预防，在治疗高危主病灶的同时预防合并结节的癌变，降低第二原发肺癌的发生率。

（3）中医药治疗以修复线粒体功能为核心：中医药修复受损线粒体的能量代谢，提升机体神经-内分泌-免疫网络能级，提高机体抗肿瘤免疫，改善肿瘤微环境，改善患者生活质量。

（4）注重患者的生活质量：消融微无创治疗可减少对肺功能的损伤。

（5）个体化治疗：根据患者具体情况，制定个性化的中西医整合治疗方案，采用整体中医药修复线粒体技术联合消融治疗，实现局部精准治疗早期肺癌、系统防止合并结节的癌变之效果。

第五章

LC的康复

主要推荐：

（1）LC治愈性治疗后的随访。

1）LC接受治愈性治疗后（包括以治愈为目标的手术、放疗或MDT to HIM整合治疗等），有必要密切随访，从而早期发现肿瘤复发、转移和新发原发LC，并及时处理，以延长生存时间，改善生活质量。

2）接受治愈性治疗后无临床症状或症状稳定LC，推荐治疗后前5年每6月随访1次，治疗后5年以上每年随访1次。

3）对出现新发症状或症状加重者，推荐立即随访。

4）根据治疗后恢复情况，酌情决定首次随访时间。

5）项目推荐：询问病史、体检和胸部CT（平扫或增强）（推荐但存在争议）。

a.前两年，胸部（含双侧肾上腺）平扫或增强CT检查；两年后，胸部平扫或低剂量CT检查。

b.不推荐PET/CT作为常规随访手段。

c.不推荐常规头颅MRI检查、骨扫描、纤维支气管镜随访疾病复发转移。

d.不推荐使用外周血肿瘤标志物监测疾病复发。

（2）未接受根治性放疗的局部晚期和晚期LC的随访。

1）对无临床症状或症状稳定者，推荐治疗后每6~12周随访1次。

2）对出现相关新发症状或症状加重者，推荐立即随访。

3）随访项目推荐包括：询问病史、体检、胸部CT（平扫或者增强）。

4）根据合并的转移或侵犯部位等，调整相应的影像检查，包括头颅MRI、骨扫描等，或包括相应症状部位的适宜检查。

a.不建议采用PET/CT作为常规随访手段。

b.不推荐使用外周血肿瘤标志物监测疾病复发。

（3）其他随访推荐。

1）对临床上不适合或不愿意接受进一步治疗者，无须接受影像检查。推荐在随访策略中综合评估健康状况，合并慢性疾病，及患者的个人选择。

2）在随访过程中，应对患者吸烟状况进行评估，鼓励患者戒烟。

3）建议由MDT to HIM团队制定随访方案，并考虑个体化调整。

注：

癌症随访的目的主要是发现：①复发/转移；②新的原发癌；③治疗后的并发症等其他可能威胁生命/健康的情况。目前缺乏最佳随访频率、时机和随访方案的前瞻性随机对照研究结果，且至今无大规模随机对照研究证明LC患者治疗后随访能带来生存获益。

第六章

LC整合治疗原则

LC整合治疗是指根据患者机体状况、肿瘤病理类型、肿瘤侵犯范围（疾病分期）、细胞分子生物学的改变，结合成本效益分析，有计划地、合理地整合运用现有各种有效治疗手段，以期较大幅度地提高治愈率并改善生活质量。整合治疗旨在尽可能保留器官主要功能的情况下延长生存并提高生活质量。LC的整合治疗有赖于对病情的综合评估、准确诊断，及MDT to HIM的有效协作。推荐构建以患者为中心的LC多学科整合诊治（MDT to HIM）诊疗模式，以制定合理、有计划的整合治疗方案。LC的MDT团队应包括胸外科、呼吸内科、肿瘤内科或胸内科、放疗科、介入科（内镜科）、影像科、病理科、中西医整合科等学科的专家。LC的MDT to HIM根据患者个体情况，结合最佳循证医学证据，制定可实施的最优化整合治疗方案。

第七章

LC的护理

1 围术期快速康复护理

1.1 术前预康复

（1）多学科整合康复团队

建议跨学科团队组合：麻醉师、临床心理学家、营养师、运动学家、护士、药师、内科医生、物理治疗师和外科医生等，所有成员都跨学科地开展工作，以提供成功的预康复干预。

（2）预康复整合评估

对患者进行全面准确的综合评估，通过综合评估能够对患者进行风险分层，识别出高危手术患者（如ASA≥3、晚期心脏病、肾功能衰竭、VO_2max<10mL/kg/min、popFEV$_1$或ppoDLCO<40%、全身性疾病或其他危险因素），根据评估结果制定安全可行的预康复方案。评估的内容包括：一般状态评估、心肺功能评估、营养状况评估、心理状况的评估和认知功能评估等。

（3）多模式预康复方案

推荐多模式预康复干预，一般多为营养、运动和心理健康构成的三联模式，术前戒烟戒酒、纠正贫血等内容也是肺癌术前预康复的重要成分。

（4）监督和随访

因地制宜开展监督和随访，包括应用可穿戴设备、社区服务、远程医疗等。在预康复管理中，采用可穿戴设备进行居家干预的监督和随访。

1.2 术前整合护理

（1）术前评估

对患者进行综合评估包括，了解患者的一般健康状况、疾病进展、既往史、生命体征、皮肤完整性、饮食、排便、睡眠、心理和社会支持等。

（2）术前准备

不推荐常规进行机械性肠道准备。推荐术前6h禁食，术前2h禁饮，之前可口服总量不超过400ml清流质饮品。

（3）术前宣教

在术前采用多种形式对患者和家属进行围术期健康宣教，强调对气道管理、术后镇痛、管路管理以及加速康复的内容。

1.3 术中整合护理

（1）常规护理

准确查对患者信息；维持正常体温，给予隐私保护；给予安全、适合的手术体位；严密监测生命体征；准确记录出入量；动、静脉管路的建立及管理；完善胸腔引流管、尿管及各种呼吸管道的管路护理；规范实施手术隔离技术。

（2）液体治疗及循环管理

液体治疗是围术期治疗的重要组成部分，影响手术患者的预后，既应避免低血容量导致的组织灌注不足和器官功能损害，也应注意避免过量补液（即围术期24小时补液超过3L），接受胸外科手术的患者更易发生肺间质和肺泡水肿。

（3）术中体温管理

应常规监测患者体温直至术后，可借助加温床垫、加压空气加热（暖风机）或循水服加温系统、输血输液加温装置等，维持患者核心体温不低于36℃。

（4）压力性损伤预防及护理

充分暴露手术部位，保证手术患者呼吸和循环通畅，使病人感到舒适和安全。识别压力性损伤的高危因素，正确评估压力性损伤风险等级，术中避免皮肤受压并进行保护。

（5）预防性抗血栓治疗

手术患者可在术中使用间歇性充气加压装置；及时补充血容量、纠正脱水、改善血液的黏滞性；注意术中患肢保暖，防止冷刺激引起静脉痉挛、血液瘀积；密切观察患肢颜色、皮温、肿胀、疼痛、足背动脉搏动等。

1.4 术后整合护理

（1）病情观察

密切监测生命体征；观察切口渗血、渗液及伤口引流情况，必要时使用胸带进行伤口保护；完成基础护理、引流管护理；伤口护理、输液护理、皮肤护理、专科护理等项目。

（2）术后体位

全麻术后，清醒且血压稳定后可采取半坐卧位，减轻切口张力，减轻疼痛并利于呼吸和引流。

（3）疼痛护理

以预防性镇痛为原则，联合使用多模式镇痛和个体化镇痛，对患者进行定时疼痛评估，并及时准确观察镇痛效果。当VAS疼痛评分超过4分时应加用不同作用机制的药物行多模式镇痛，当疼痛评分超过6分时需联合阿片类药物行个体化镇痛。

（4）早期活动

及早床上活动，包括踝泵锻炼、股四头肌锻炼等。若患者生命体征平稳、神志清楚、无恶心头晕、伤口及引流管无活动性出血等，应鼓励尽早下床活动。

（5）管路管理

尽量减少管路留置数量及时间，术后不推荐常规留置尿管，若因手术时间长、术中出血量多、术后尿潴留而留置的尿管应尽早拔除。每日应多次评估胸引管，以确保管路通畅（检查有无打结或阻塞）并配合医生评估是否需要继续使用。

（6）营养支持

鼓励术后尽早恢复经口进食,必要时指导患者选择低脂饮食。

（7）液体管理

术后当天补液量控制在不超过30ml/kg，避免过量补液。对大部分患者，可在术后第2天停止静脉补液，此时患者能够耐受经口进食。

（8）预防术后恶心呕吐

术后恶心呕吐的相关因素包括：女性、不吸烟、晕动症病史、高度紧张焦虑、使用阿片类药物、手术时间长等，因此要注意患者的主诉，观察药物的相关不良反应，缓解紧张、焦虑情绪，必要时使用药物治疗。

（9）气道管理

密切观察患者血氧变化，保持呼吸道通畅。应为患者制定呼吸功能锻炼计划，鼓励患者腹式呼吸。指导有效咳嗽，帮助患者及时清除呼吸道分泌物并促进肺复张。

（10）预防血栓

应尽早指导患者在麻醉清醒、肢体恢复活动感觉后进行自主踝泵运动，也可配合使用机械性预防措施，如间歇充气压力泵、足底压力泵、下肢梯度压力袜等。此外，配合医生准确完成术后抗血栓药物治疗，如低分子肝素皮下注射、口服抗凝药物等，并给予相关健康指导。

1.5 延续护理

通过电话、信息平台等方式对患者进行随访。出院后24~48h内应常规进行电话随访及指导，术后7~10d应至门诊回访；ERAS临床随访至少应持续到术后30d，包括肺康复指导、饮食指导、症状应对指导、复查指导、营养评估与指导、心理评估与健康生活方式指导等。

2 放疗整合护理

放疗在肺癌治疗中发挥着不可替代的作用，包括根治性放疗、姑息放疗、辅助放疗和预防性放疗等。

2.1 放疗前护理要点

(1) 完善营养、疼痛、心理和身体功能（如肺功能等）评估。

(2) 注意放射区皮肤评估及皮肤保护。

(3) 照射前指导患者平稳呼吸，勿时快时慢、勿时深时浅、勿憋气等呼吸配合。

2.2 不良反应的观察护理要点

2.2.1 放射性肺炎

(1) 观察：重点监测是否有刺激性干咳、发热（多为低热）、气促、胸痛、乏力、呼吸困难等症状，动态监测生命体征，全面评估呼吸功能。

(2) 护理要点：至少每周一次评估患者症状和体征，早期识别，一旦发生，遵医嘱处理，做好用药指导。

2.2.2 放射性食管炎

(1) 观察：重点监测是否出现烧灼感、吞咽疼痛、吞咽困难等症状。

(2) 护理要点：进行饮食习惯指导（如进食后坐立半小时等）；告知出现症状时间多为放疗后1~2周，帮助患者消除顾虑，必要时可餐前口服止痛和黏膜保护液。

2.2.3 放射性皮炎

(1) 观察：重点监测照射部位的皮肤是否有红斑、水肿、脱屑等情况，判断损伤程度。

(2) 护理要点：指导患者正确保护照射野皮肤，避免不良刺激,如过冷或过热等；遵医嘱应用放射性皮肤保护剂，必要时请伤口专科会诊。

2.2.4 口腔黏膜炎

(1) 观察：重点监测口腔是否出现红肿、红斑、溃疡、疼痛等。

(2) 护理要点：每日进行口腔评估，指导患者保持口腔清洁，做好饮食指导；必要时遵医嘱用药，如影响进食，可使用2%利多卡因漱口；剧痛时可喷局部黏膜保护剂、口腔溃疡防护剂等。

2.2.5 安全管理

脑转移患者放射性脑损伤，注意观察意识、是否疼痛，防跌倒等；骨转移患者放疗时注意骨相关不良事件的发生。

3 化疗整合护理

化疗作为肺癌药物治疗中的基石，包括新辅助化疗、辅助化疗、姑息化疗；非小细胞肺癌（NSCLC）以含铂双药为基础，小细胞肺癌（SCLC）以依托泊苷、铂类为代表。

3.1 化疗前护理要点

（1）评估药物性质，结合患者意愿，建立适合的静脉通路，做好静脉导管维护和并发症防控管理。

（2）遵医嘱使用药物做好预处理，告知药物的不良反应及其表现和处理措施。

3.2 不良反应的观察护理要点

3.2.1 化疗相关的恶心呕吐（chemotherapy induced nausea and vomiting，CINV）

（1）观察：重点监测恶心呕吐频次、程度、体力状况和服药情况等。

（2）护理要点：准确评估高危因素和症状，采用中西医结合的干预方案；做好饮食指导，包括食物类型、进餐时间（如化疗前后1小时不建议进食）、进餐量（宜七分饱）、餐后1小时内不建议平躺等，防电解质紊乱。

3.2.2 化疗相关性便秘（chemotherapy induced constipation，CIC）

（1）观察：重点监测排便频次、颜色、性状、量等。

（2）护理要点：关注铂类药物等高危因素，准确评估症状，进行饮食结构（如富含粗纤维食物）、行为方式调整（如适当锻炼）、物理干预（如顺时针腹部按摩），必要时遵医嘱药物防治。

3.2.3 骨髓抑制

（1）观察：重点监测血常规变化、临床症状和表现。

（2）护理要点：评估高危因素，白细胞降低注意防感染，必要时保护性隔离；血小板降低注意防出血，防磕碰，避免剧烈活动等。

3.2.4 其他不良反应的护理

紫衫类副反应如心脏毒性、培美曲塞副反应如肝酶及肝功能异常等；做好化疗期间防跌倒、静脉血栓预防等管理。

4 免疫治疗整合护理

免疫治疗作为肺癌治疗中的一个重大突破，非小细胞肺癌（NSCLC）以卡瑞利珠单抗、帕博利珠单抗、替雷利珠单抗等多见。小细胞肺癌（SCLC）以阿替利珠单抗、度伐利尤单抗等较为常用。

4.1 免疫治疗前护理要点

（1）患者基线评估，如排便习惯、皮肤黏膜、肺功能等。

（2）心理社会状况评估，如经济、社会支持等。

4.2 不良反应的观察护理要点

4.2.1 瘙痒和皮疹

（1）观察：重点监测瘙痒程度及皮疹类别、分布及程度等。

（2）护理要点：避免抓挠或摩擦，防感染；增加皮肤护理强度，避免不良刺激；遵医嘱药物干预，必要时转诊皮肤科。

4.2.2 腹泻

（1）观察：重点监测腹泻发生时间、频次、颜色、性状和量等。

（2）护理要点：鼓励进食清淡、低纤维、易消化食物等；遵医嘱用药消炎抗感染及补液，防电解质紊乱；做好肛周皮肤的管理等。

4.2.3 免疫相关肺炎

（1）观察：重点监测生命体征、临床症状，包括咳嗽、发热、胸痛、气紧、缺氧等。

（2）护理要点：密切观察病情，动态评估相关症状，遵医嘱用药等处理；指导患者和照顾者进行自我监测，主动报告不适。

4.2.4 其他不良反应的护理

免疫性心肌炎应密切监测心率，观察是否心悸、胸痛等；做好输液相关管理（如严格控制输液速度等）。

5 靶向治疗整合护理

目前针对小细胞肺癌（SCLC）尚无批准的靶向药物，非小细胞肺癌（NSCLC）以贝伐珠单抗、奥希替尼、阿美替尼、伏美替尼等较为常用。

5.1 靶向治疗前护理要点

掌握靶向药物的副反应、用药注意事项，做好口服靶向药物的用药宣教，如服用时机等，加强预防和支持性措施。

5.2 不良反应的观察护理要点

5.2.1 皮疹

（1）观察：重点监测是否有痤疮样损害和疖肿等，评估分布部位、稠密情况等。

（2）护理要点：遵医嘱协助患者局部或者全身处理；指导患者勿抓挠，保持皮肤清洁、干燥，防感染。

5.2.2 其他不良反应的护理

Q-T间期延长监测心律，间质性肺炎观察是否发热、干咳、或进行性呼吸困难等。

6　呼吸整合康复

指导患者早期进行呼吸功能训练，如腹式呼吸、缩唇呼吸等，也可结合全身有氧和抗阻运动，呼吸康复治疗师或专科护士给予患者制定个性化肺康复处方，并进行全程动态监测与调整。

7　全周期健康教育

7.1　肺癌症状护理的健康教育

如咳嗽、咯血、呼吸困难、营养不良与恶液质、癌因性疲乏、情绪障碍等。

7.2　居家指导

告知患者遵医嘱用药，定期复查，做好防跌倒、静脉导管的非计划拔管等安全管理，鼓励患者病情允许尽早开始康复锻炼及参加社会活动。

参考文献

[1]https：//gco.iarc.fr/today/en/dataviz/tables?mode=population&group_populations=0&reset=1

[2]https：//vizhub.healthdata.org/gbd-results/

[3]B. Han，R. Zheng，H. Zeng et al. Cancer incidence and mortality in China，2022 [J]. Journal of the National Cancer Center，2024，4（1）；47-53.

[4]Zeng H，Chen W，Zheng R，et al. Changing cancer survival in China during 2003-15；a pooled analysis of 17 population-based cancer registries[J]. Lancet Glob Health，2018，6（5）；e555-567.

[5]樊代明主编，整合肿瘤学，科学出版社，2021年

[6]Chen W，Zheng R，Baade PD，et al. Cancer statistics in China，2015. CA Cancer J Clin. 2016；66（2）；115-132. doi；10.3322/caac.21338

[7]International Early Lung Cancer Action Program Investigators. International Early Lung Cancer Action Program protocol. Available at；www.IELCAP.org/protocols Accessed June 6，2020.

[8]中国肺癌筛查标准（T/CPMA 013-2020）[J]. 中华肿瘤防治杂志，2021，28 (01)：1-8.

[9]Rami-Porta R，Nishimura KK，Giroux DJ，et al. The International Association for the Study of Lung Cancer Lung Cancer Staging Project：Proposals for Revision of the TNM Stage Groups in the Forthcoming (Ninth) Edition of the TNM Classification for Lung Cancer. J Thorac Oncol. 2024 Mar 4：S1556-0864(24)00079-0.

[10]NCCN Clinical Practice Guidelines in Oncology：Non-Small Cell Lung Cancer（Version 3.2024）.

[11]中国抗癌协会肿瘤基因诊断专业委员会中线（NUT）癌基因诊断工作组，中国抗癌协会肿瘤标志专业委员会. 中线（NUT）癌诊断与治疗专家共识（2023版）[J]. 中国癌症防治杂志，2023，15(5)：463-476.

[12]Zheng T，Liu H，Hong Y，et al. Promotion of liquid-to-solid phase transition of cGAS by Baicalein suppresses lung tumorigenesis. Signal Transduct Target Ther. 2023 Mar 22；8(1)：133.

[13]Zhang L，Li Z，Li M，et al. Mitochondria dysfunction in CD8+ T cells as an important contributing factor for cancer development and a potential target for cancer treatment：a review. J Exp Clin Cancer Res. 2022 Jul 21；41(1)：227.

[14]Li M，Hao B，Zhang M，et al. Melatonin enhances radiofrequency induced NK anti-tumor immunity，causing cancer metabolism reprogramming and inhibition of multiple pulmonary tumor development. Signal Transduction and Targeted Therapy. 2021，Sep 1；6(1)：330.

[15]范理宏等. 上海市医师协会整合医学分会. 肺部多发磨玻璃结节中西医结合防治一体化专家共识[J]. 肿瘤，2022，42(07)：451-465.

[16]WHO Classification of Tumours Editorial Bord；World Health Organization Classification of tumours 5th Edition. Thoracic tumours. Lyon（France）；ⅠARC Press，2021.

[17]Travis WD，Dacic S，Wistuba I，Yatabe Y，Adusumilli P，et al. ⅠASLC Multidisciplinary Rec ommendations for Pathologic Assessment of Lung Cancer Resection Specimens After Neoadjuvant Therapy. J Thorac Oncol.2020 05；15（5）；709-740.

[18]国家肿瘤质控中心肺癌质控专家委员会；执笔人；曲杨，颜黎栩，孙巍，谭锋维；通信作者；应建明，林冬梅，赫捷. 非小细胞肺癌新辅助治疗疗效病理评估专家共识. 中华病理学杂志，2021，50（9）；1002-1007.

[19]中国抗癌协会肿瘤病理专业委员会肺癌学组，中国抗癌协会肺癌专业委员会，PD-L1 检测共识专家组；非小细胞肺癌PD-L1免疫组织化学检测规范中国专家共识[J]. 中国肺癌杂志，23（9）；733-740，2020.

[20]Gandara DR，Paul SM，Kowanetz M，et al；Blood-based tumor mutational burden as a predictor of clinical benefit in non-small-cell lung cancer patients treated with atezolizumab. Nat Med 24；1441-

1448, 2018

[21]Ginsberg RJ, Rubinstein LV. Randomized trial of lobectomy versus limited resection for T1N0 non-small cell lung cancer. Lung Cancer Study Group. Ann Thorac Surg 1995; 60; 615-622.

[22]Veluswamy RR, Ezer N, Mhango G et al. Limited resection versus lobectomy for older patients with early stage lung cancer; impact of histology. J Clin Oncol 2015; 33; 3447-3453.

[23]Koike T, Kitahara A, Sato S et al. Lobectomy versus segmentectomy in radiologically pure solid small-sized non-small cell lung cancer. Ann Thorac Surg 2016; 101; 1354-1360.

[24]Kenji Suzuki, Shunichi Watanabe, Masashi Wakabayashi, et al. A Single-arm Study of Sublobar Resection for Ground Glass Opacity Dominant Peripheral Lung Cancer. J Thorac Cardiovasc Surg. 2020.

[25]Lardinois D, De Leyn P, Van Schil P, et al. ESTS guidelines for intraoperative lymph node staging in 601

[26]Detterbeck F, Puchalski J, Rubinowitz A, Cheng D. Classification of the thoroughness of mediastinal staging of lung cancer. Chest. 2010137 (2); 436-442.

[27]Darling GE, Allen MS, Decker PA, et al. Randomized trial of mediastinal lymph node sampling versus complete lymphadenectomy during pulmonary resection in the patient with N0 or N1 (less than hilar) non-small cell carcinoma; results of the American College of Surgery Oncology Group Z0030 Trial. J Thorac Cardiovasc Surg. 2011; 141 (3); 662-670.

[28]Izbicki JR, Passlick B, Pantel K, et al. Effectiveness of radical systematic mediastinal lymphadenectomy in patients with resectable non-small cell lung cancer; results of a prospective randomized trial. Ann Surg. 1998; 227 (1); 138-144.

[29]Ishiguro F, Matsuo K, Fukui T, Mori S, Hatooka S, Mitsudomi T. Effect of selective lymph node dissection based on patterns of lobe-specific lymph node metastases on patient outcome in patients with resectable non-small cell lung cancer; a large-scale retrospective cohort study applying a propensity score. J Thorac Cardiovasc Surg. 2010; 139 (4); 1001-1006.

[30]Group NM-aC; Preoperative chemotherapy for non-small-cell lung cancer; a systematic review and meta-analysis of individual participant data. Lancet 383; 1561-71, 2014

[31]van Meerbeeck JP, Kramer GW, Van Schil PE, et al; Randomized controlled trial of resection versus radiotherapy after induction chemotherapy in stage ⅢA-N2 non-small-cell lung cancer. J Natl Cancer Inst 99; 442-50, 2007

[32]Albain KS, Swann RS, Rusch VW, et al; Radiotherapy plus chemotherapy with or without surgical resection for stage Ⅲ non-small-cell lung cancer; a phase Ⅲ randomised controlled trial. Lancet 374; 379-86, 2009

[33]Thomas M, Rube C, Hoffknecht P, et al; Effect of preoperative chemoradiation in addition to preoperative chemotherapy; a randomised trial in stage Ⅲ non-small-cell lung cancer. Lancet Oncol 9; 636-48, 2008

[34]Pless M, Stupp R, Ris HB, et al; Induction chemoradiation in stage ⅢA/N2 non-small-cell lung cancer; a phase 3 randomised trial. Lancet 386; 1049-56, 2015

[35]Forde PM, Chaft JE, Smith KN, et al; Neoadjuvant PD-1 Blockade in Resectable Lung Cancer. N Engl J Med 378; 1976-1986, 2018

[36]Gao S, Li N, Gao S, et al; Neoadjuvant PD-1 inhibitor (Sintilimab) in NSCLC. J Thorac Oncol 15; 816-826, 2020

[37]Provencio M, Nadal E, Insa A, et al; Neoadjuvant chemotherapy and nivolumab in resectable non-small-cell lung cancer (NADIM); an open-label, multicentre, single-arm, phase 2 trial. Lancet Oncol 21; 1413-1422, 2020

[38]Zhong WZ, Chen KN, Chen C, et al; Erlotinib Versus Gemcitabine Plus Cisplatin as Neoadjuvant Treatment of Stage ⅢA-N2 EGFR-Mutant Non-Small-Cell Lung Cancer (EMERGING-CTONG

1103)；A Randomized Phase Ⅱ Study. J Clin Oncol 37；2235-2245，2019

[39]Pignon JP，Tribodet H，Scagliotti GV，et al. Lung adjuvant cisplatin evaluation；a pooled analysis by the LACE Collaborative Group[J]. J Clin Oncol，2008，26（21）；3552-3559

[40]Biagi JJ，Raphael MJ，Mackillop WJ，et al. Association between time to initiation of adjuvant chemotherapy and survival in colorectal cancer；a systematic review and meta-analysis[J]. JAMA，2011，305（22）；2335-2342

[41]Kelly K，Altorki NK，Eberhardt WE，et al. Adjuvant Erlotinib Versus Placebo in Patients With Stage ⅠB-ⅢA Non-Small-Cell Lung Cancer（RADⅠANT）；A Randomized，Double-Blind，Phase Ⅲ Trial[J]. J Clin Oncol，2015，33（34）；4007-4014

[42]Zhong WZ，Wang Q，Mao WM，et al. Gefitinib versus vinorelbine plus cisplatin as adjuvant treatment for stage Ⅱ-ⅢA（N1-N2）EGFR-mutant NSCLC（ADJUVANT / CTONG1104）；a randomised，open-label，phase 3 study[J]. Lancet Oncol，2018，19（1）；139-148.

[43]Yue D，Xu S，Wang Q，et al. Erlotinib versus vinorelbine plus cisplatin as adjuvant therapy in Chinese patients with stage ⅢA EGFR mutation-positive non-small-cell lung cancer（EVAN）；a randomised，open-label，phase 2 trial[J]. Lancet Respir Med，2018，6（11）；863-873.

[44]Wu YL，Tsuboi M，He J，et al. Osimertinib in Resected EGFR-Mutated Non-Small-Cell Lung Cancer[J]. N Engl J Med，2020，383（18）；1711-1723.

[45]Pi C，Xu CR，Zhang MF，et al. EGFR mutations in early-stage and advanced-stage lung adenocarcinoma；Analysis based on large-scale data from China[J]. Thorac Cancer，2018，9（7）；814-819.

[46]PORT Meta-analysis Trialists Group. Postoperative radiotherapy in non-small-cell lung cancer；systematic review and meta-analysis of individual patient data from nine randomised controlled trials[J]. Lancet（London，England），1998，352（9124）；257-263.

[47]Park SY，Lee JG，Kim J，et al. Efficacy of platinum-based adjuvant chemotherapy in T2aN0 stage ⅠB non-small cell lung cancer[J]. J Cardiothorac Surg，2013，8；151.

[48]Strauss GM，Herndon JE，Maddaus MA，et al. Adjuvant paclitaxel plus carboplatin compared with observation in stage ⅠB non-small-cell lung cancer；CALGB 9633 with the Cancer and Leukemia Group B，Radiation Therapy Oncology Group，and North Central Cancer Treatment Group Study Groups[J]. J Clin Oncol，2008，26（31）；5043-5051.

[49]Butts CA，Ding K，Seymour L，et al. Randomized phase Ⅲ trial of vinorelbine plus cisplatin compared with observation in completely resected stage ⅠB and Ⅱ non-small-cell lung cancer；updated survival analysis of JBR-10[J]. J Clin Oncol，2010，28（1）；29-34.

[50]Arriagada R，Auperin A，Burdett S，et al. Adjuvant chemotherapy，with or without postoperative radiotherapy，in operable non-small-cell lung cancer；two meta-analyses of individual patient data[J]. Lancet（London，England）. 2010，375（9722）；1267-1277.

[51]Antonin Levy，Lizza E.L. Hendriks，Thierry Berghmans，et al. EORTC Lung Cancer Group survey on the definition of NSCLC synchronous oligometastatic disease. European Journal of Cancer 2019，122；109-114

[52]Hanagiri T，Takenaka M，Oka S，et al. Results of a surgical resection for patients with stage Ⅳ non-small-cell lung cancer. Clin Lung Cancer，2012；13（3）；220-224.

[53]Ashworth AB，Senan S，Palma DA，et al. An individual patient data meta- analysis of outcomes and prognostic factors after treatment of oligometastatic non-small-cell lung cancer. Clin Lung Cancer，2014；15（5）；346.

[54]Park K，Tan EH，O'Byrne K，Zhang L，Boyer M，Mok T et al. Afatinib versus gefitinib as first-line treatment of patients with EGFR mutation-positive non-small-cell lung cancer（LUX-Lung 7）；a phase 2B，open-label，randomised controlled trial. Lancet Oncol 2016；17；577-589.

[55]Wu YL，Cheng Y，Zhou X，Lee KH，Nakagawa K，Niho S et al. Dacomitinib versus gefitinib as

first-line treatment for patients with EGFR-mutation-positive non-small-cell lung cancer (ARCHER 1050); a randomised, open-label, phase 3 trial. Lancet Oncol 2017; 18; 1454-1466.

[56]Gray JE, Okamoto I, Sriuranpong V, Vansteenkiste J, Imamura F, Lee JS et al. Tissue and Plasma EGFR Mutation Analysis in the FLAURA Trial; Osimertinib versus Comparator EGFR Tyrosine Kinase Inhibitor as First-Line Treatment in Patients with EGFR-Mutated Advanced Non-Small Cell Lung Cancer. Clin Cancer Res 2019; 25; 6644-6652.

[57]Yang JC, Sequist LV, Geater SL, Tsai CM, Mok TS, Schuler M et al. Clinical activity of afatinib in-patients with advanced non-small- cell lung cancer harbouring uncommon EGFR mutations; a combined post-hoc analysis of LUX-Lung 2, LUX-Lung 3, and LUX-Lung 6. Lancet Oncol 2015; 16; 830-838.

[58]Wu YL, Lee JS, Thongprasert S, Yu CJ, Zhang L, Ladrera G et al. Intercalated combination of chemotherapy and erlotinib for patients with advanced stage non-small-cell lung cancer (FASTACT-2); a randomised, double-blind trial. Lancet Oncol 2013; 14; 777-786.

[59]Zhou Q, Xu CR, Cheng Y, Liu YP, Chen GY, Cui JW et al. Bevacizumab plus erlotinib in Chinese patients with untreated, EGFR-mutated, advanced NSCLC (ARTEMIS-CTONG1509); A multicenter phase 3 study. Cancer Cell 2021; 39; 1279-1291.e1273.

[60]Wu YL, Ahn MJ, Garassino MC, Han JY, Katakami N, Kim HR et al. CNS Efficacy of Osimertinib in Patients With T790M-Positive Advanced Non-Small-Cell Lung Cancer; Data From a Randomized Phase Ⅲ Trial (AURA3). J Clin Oncol 2018; 36; 2702-2709.

[61]Solomon BJ, Kim DW, Wu YL, Nakagawa K, Mekhail T, Felip E et al. Final Overall Survival Anaysis From a Study Comparing First-Line Crizotinib Versus Chemotherapy in ALK-Mutation-Positive Non-Small-Cell Lung Cancer. J Clin Oncol 2018; 36; 2251-2258

[62]Soria JC, Tan DSW, Chiari R, Wu YL, Paz-Ares L, Wolf J et al. First-line ceritinib versus platinum-based chemotherapy in advanced ALK-rearranged non-small-cell lung cancer (ASCEND-4); a randomised, open-label, phase 3 study. Lancet 2017; 389; 917-929.

[63]Camidge DR, Dziadziuszko R, Peters S, Mok T, Noe J, Nowicka M et al. Updated Efficacy and Safety Data and Impact of the EML4-ALK Fusion Variant on the Efficacy of Alectinib in Untreated ALK-Positive Advanced Non-Small Cell Lung Cancer in the Global Phase Ⅲ ALEX Study. J Thorac Oncol 2019; 14; 1233-1243.

[64]Camidge DR, Kim HR, Ahn MJ, Yang JCH, Han JY, Hochmair MJ et al. Brigatinib Versus Crizotinib in Advanced ALK Inhibitor-Naive ALK-Positive Non-Small Cell Lung Cancer; Second Interim Analysis of the Phase Ⅲ ALTA-1L Trial. J Clin Oncol 2020; 38; 3592-3603.

[65]Shaw AT, Bauer TM, de Marinis F, Felip E, Goto Y, Liu G et al. First-Line Lorlatinib or Crizotinib in Advanced ALK-Positive Lung Cancer. N Engl J Med 2020; 383; 2018-2029.

[66]26. Yang Y, Zhou J, Zhou J, Feng J, Zhuang W, Chen J et al. Efficacy, safety, and biomarker analysis of ensartinib in crizotinib-resistant, ALK-positive non-small-cell lung cancer; a multicentre, phase 2 trial. Lancet Respir Med 2020; 8; 45-53.

[67]Shaw AT, Ou SH, Bang YJ, Camidge DR, Solomon BJ, Salgia R et al. Crizotinib in ROS1-rearranged non-small-cell lung cancer. N Engl J Med 2014; 371; 1963-1971

[68]Drilon A, Siena S, Ou SI, Patel M, Ahn MJ, Lee J et al. Safety and Antitumor Activity of the Multitargeted Pan-TRK, ROS1, and ALK Inhibitor Entrectinib; Combined Results from Two Phase I Trials (ALKA-372-001 and STARTRK-1). Cancer Discov 2017; 7; 400-409.

[69]Lu S, Fang J, Li X, Cao L, Zhou J, Guo Q et al. Phase Ⅱ study of savolitinib in patients (pts) with pulmonary sarcomatoid carcinoma (PSC) and other types of non-small cell lung cancer (NSCLC) harboring MET exon 14 skipping mutations (METex14 +). American Society of Clinical Oncology, 2020.

[70]Reck M, Rodríguez-Abreu D, Robinson AG, et al. Five-Year Outcomes With Pembrolizumab Versus Chemotherapy for Metastatic Non-Small-Cell Lung Cancer With PD-L1 Tumor Proportion Score≥50. J Clin Oncol. 2021 Jul 20; 39 (21); 2339-2349.

[71]Mok TSK, Wu YL, Kudaba I, et al. Pembrolizumab versus chemotherapy for previously untreated, PD-L1-expressing, locally advanced or metastatic non-small-cell lung cancer (KEYNOTE-042); a randomised, open-label, controlled, phase 3 trial[J]. Lancet, 2019, 393 (10183); 1819-1830.

[72]Herbst RS, Giaccone G, de Marinis F, et al. Atezolizumab for First-Line Treatment of PD-L1-Selected Patients with NSCLC. N Engl J Med. 2020 Oct 1; 383 (14); 1328-1339.

[73]Nishio M, Barlesi F, West H, et al. Atezolizumab Plus Chemotherapy for First-Line Treatment of Nonsquamous NSCLC; Results From the Randomized Phase 3 IMpower132 Trial. J Thorac Oncol.2021 Apr; 16 (4); 653-664.

[74]Rodríguez-Abreu D, Powell SF, et al. Pemetrexed plus platinum with or without pembrolizumab in patients with previously untreated metastatic nonsquamous NSCLC; protocol-specified final analysis from KEYNOTE-189. Ann Oncol. 2021 Jul; 32 (7); 881-895.

[75]Zhou C, Chen G, Huang Y, et al. Camrelizumab plus carboplatin and pemetrexed versus chemotherapy alone in chemotherapy-naive patients with advanced non-squamous non-small-cell lung cancer (CameL); a randomised, open-label, multicentre, phase 3 trial. Lancet Respir Med. 2021 Mar; 9 (3); 305-314.

[76]Lu S, Wang J, Yu Y, et al. Tislelizumab Plus Chemotherapy as First-line Treatment for Locally Advanced or Metastatic Nonsquamous Non-Small Cell Lung Cancer (RATIONALE 304); A Randomized Phase 3 Trial. J Thorac Oncol, 2021, S1556-0864 (21) 02176-6.

[77]Yang Y, Wang Z, Fang J, et al. Efficacy and safety of sintilimab plus pemetrexed and platinum as first-line treatment for locally advanced or metastatic nonsquamous NSCLC; A randomized, double-blind, phase 3 study (Oncology pRogram by InnovENT anti-PD-1-11) . J Thorac Oncol, 2020, 15 (10); 1636-1646.

[78]Zhou C, Wu YL, Chen G, et al. BEYOND; A Randomized, Double-Blind, Placebo-Controlled, Multicenter, Phase Ⅲ Study of First-Line Carboplatin/Paclitaxel Plus Bevacizumab or Placebo in Chinese Patients With Advanced or Recurrent Nonsquamous Non-Small-Cell Lung Cancer. J Clin Oncol. 2015 Jul 1; 33 (19); 2197-204.

[79]Paz-Ares LG, de Marinis F, Dediu M, et al. PARAMOUNT; Final overall survival results of the phase Ⅲ study of maintenance pemetrexed versus placebo immediately after induction treatment with pemetrexed plus cisplatin for advanced nonsquamous non-small-cell lung cancer. J Clin Oncol. 2013; 31; 2895-902.

[80]Seto T, Azuma K, Yamanaka T, et al. Randomized Phase Ⅲ Study of Continuation Maintenance Bevacizumab With or Without Pemetrexed in Advanced Nonsquamous Non-Small-Cell Lung Cancer; COMPASS (WJOG5610L) . J Clin Oncol. 2020 Mar 10; 38 (8); 793-803.

[81]Chu T, Lu J, Bi M, et al. Equivalent efficacy study of QL1101 and bevacizumab on untreated advanced non-squamous non-small cell lung cancer patients; a phase 3 randomized, double-blind clinical trial. Cancer Biol Med. 2021 Mar12; 18 (3); 816-24.

[82]Reck M, Mok TSK, Nishio M, et al. Atezolizumab plus bevacizumab and chemotherapy in non-small-cell lung cancer (IMpower150) ; Key subgroup analyses of patients with EGFR mutations or baseline liver metastases in a randomised, open-label phase 3 trial. Lancet Respir Med, 2019, 7 (5); 387-401.

[83]戴月娣，陶莉，李安琪，等.组人血管内皮抑制素联合长春瑞滨和顺铂一线治疗晚期非小细胞肺癌的临床观察.肿瘤，2011，31（5）；5.

[84]Paz-Ares L, Vicente D, Tafreshi A, et al. A Randomized, Placebo-Controlled Trial of Pembrolizum-

ab Plus Chemotherapy in Patients With Metastatic Squamous Non-Small-Cell Lung Cancer; Protocol-Specified Final Analysis of KEYNOTE-407. J Thorac Oncol, 2020, S1556-0864 (20) 30500-1.

[85]Cheng Y, Zhang L, Hu J, et al. Pembrolizumab Plus Chemotherapy for Chinese Patients With Metastatic Squamous NSCLC in KEYNOTE-407. JTO Clin Res Rep. 2021 Sep 25; 2 (10); 100225.

[86]Wang J, Lu S, et al. Tislelizumab Plus Chemotherapy vs Chemotherapy Alone as First-line Treatment for Advanced Squamous Non-Small-Cell Lung Cancer; A Phase 3 Randomized Clinical Trial. JAMA Oncol. 2021 May 1; 7 (5); 709-717.

[87]Zhou C, Wu L, et al. Sintilimab Plus Platinum and Gemcitabine as First-Line Treatment for Advanced or Metastatic Squamous NSCLC; Results From a Randomized, Double-Blind, Phase 3 Trial (ORIENT-12) . J Thorac Oncol. 2021 May 25; S1556-0864 (21) 02128-6.

[88]Camrelizumab or placebo plus carboplatin and paclitaxel as first-line treatment for advanced squamous NSCLC (CameL-sq); A randomized, double-blind, multicenter, phase Ⅲ trial.ELCC 2021.

[89]Borghaei H, Gettinger S, Vokes EE, et al.Five-Year Outcomes From the Randomized, Phase Ⅲ Trials CheckMate 017 and 057; Nivolumab Versus Docetaxel in Previously Treated Non-Small-Cell Lung Cancer. J Clin Oncol. 2021 Mar 1; 39 (7); 723-733. doi; 10.1200/JCO.20.01605. Epub 2021 Jan 15. Erratum in; J Clin Oncol. 2021 Apr 1; 39 (10); 1190.

[90]Wu YL, Lu S, Cheng Y, et al. Nivolumab Versus Docetaxel in a Predominantly Chinese Patient Population With Previously Treated Advanced NSCLC; CheckMate 078 Randomized Phase Ⅲ Clinical Trial. J Thorac Oncol, 2019, 14 (5); 867-875.

[91]Herbst RS, Baas P, Kim DW, et al. Pembrolizumab versus docetaxel for previously treated, PD-L1-positive, advanced non-small- cell lung cancer (KEYNOTE-010); a randomised controlled trial. Lancet. 2016 Apr 9; 387 (10027); 1540-1550.

[92]Mazieres J, Rittmeyer A, Gadgeel S, et al. Atezolizumab Versus Docetaxel in Pretreated Patients With NSCLC; Final Results From the Randomized Phase 2 POPLAR and Phase 3 OAK Clinical Trials. J Thorac Oncol. 2021 Jan; 16 (1); 140-150.

[93]Zhou C, Huang D, Yu X, et al. Results from RATIONALE 303; A global Phase 3 study of tislelizumab versus docetaxel as second or third-line therapy for patients with locally advanced or metastatic NSCLC. Cancer Res, 2021, 81 (13-Suppl); Abstract nr CT039.

[94]CT041-ORIENT-3; A randomized, open-label, phase 3 study of sintilimab versus docetaxel in previously treated advanced / metastatic squamous non-small-cell lung cancer (sqNSCLC) . AACR 2021

[95]Han B, Li K, Wang Q, et al. Effect of Anlotinib as a Third-Line or Further Treatment on Overall Survival of Patients With Advanced Non-Small Cell Lung Cancer; The ALTER 0303 Phase 3 Randomized Clinical Trial. JAMA Oncol. 2018 Nov 1; 4 (11); 1569-1575.

[96]Ball D, Mai GT, Vinod S, et al. Stereotactic ablative radiotherapy versus standard radiotherapy in stage 1 non-small-cell lung cancer (trog 09.02 chisel); A phase 3, open-label, randomised controlled trial. The Lancet Oncology 2019; 20; 494-503.

[97]Chang JY, Senan S, Paul MA, et al. Stereotactic ablative radiotherapy versus lobectomy for operable stage i non-small-cell lung cancer; A pooled analysis of two randomised trials. The Lancet Oncology 2015; 16; 630-637.

[98]Wang EH, Corso CD, Rutter CE, et al. Postoperative Radiation Therapy Is Associated With Improved Overall Survival in Incompletely Resected Stage Ⅱ and Ⅲ Non-Small-Cell Lung Cancer. J Clin Oncol 2015, 33 (25); 2727-2734.

[99]Marino P, Preatoni A, Cantoni A. Randomized trials of radiotherapy alone versus combined chemotherapy and radiotherapy in stages Ⅲa and Ⅲb nonsmall cell lung cancer. A meta-analysis. Cancer. 1995, 76 (4); 593-601.

[100]Antonia, S.J., A. Villegas, D. Daniel, et al. Overall Survival with Durvalumab after Chemoradiother-

apy in Stage Ⅲ NSCLC. N Engl J Med. 2018，379；2342–2350.

[101]Bi N，Ma Y，Xiao J，Zhang H，Xu Y，et al. A Phase Ⅱ Trial of Concurrent Temozolomide and Hypofractionated Stereotactic Radiotherapy for Complex Brain Metastases. Oncologist. 2019，24（9）；e914–e920. DOI；10.1634/theoncologist.2018–0702.

[102]Brown PD，Ballman KV，Cerhan JH，et al. Postoperative stereotactic radiosurgery compared with whole brain radiotherapy for resected metastatic brain disease（NCCTG N107C/ CEC · 3）；a multicentre，randomised，controlled，phase 3 trial. Lancet Oncol. 2017，18（8）；1049–1060.

[103]Theelen W，Peulen HMU，Lalezari F，et al. Effect of Pembrolizumab After Stereotactic Body Radiotherapy vs Pembrolizumab Alone on Tumor Response in Patients With Advanced Non–Small Cell Lung Cancer；Results of the PEMBRO–RT Phase 2 Randomized Clinical Trial. JAMA Oncol 2019.

[104]Bauml JM，Mick R，et al. Pembrolizumab After Completion of Locally Ablative Therapy for Oligometastatic Non–Small Cell Lung Cancer；A Phase 2 Trial. JAMA Oncol 2019.

[105] LU S，ZHOU J，JIAN H，et al. Befotertinib（D–0316）versus icotinib as first–line therapy for patients with EGFR–mutated locally advanced or metastatic non–small–cell lung cancer：a multicentre，open–label，randomised phase 3 study [J]. Lancet Respir Med，2023，11（10）：905–15.

[106] LU S，ZHANG Y，ZHANG G，et al. Efficacy and Safety of Befotertinib（D–0316）in Patients With EGFR T790M–Mutated NSCLC That Had Progressed After Prior EGFR Tyrosine Kinase Inhibitor Therapy：A Phase 2，Multicenter，Single–Arm，Open–Label Study [J]. J Thorac Oncol，2022，17（10）：1192–204.

[107] PLANCHARD D，JäNNE P A，CHENG Y，et al. Osimertinib with or without Chemotherapy in <i> EGFR</i>– Mutated Advanced NSCLC [J]. New England Journal of Medicine，2023，389（21）：1935–48.

[108] GIRARD N，PARK K，TANG K，et al. LBA5 Amivantamab plus chemotherapy vs chemotherapy as first–line treatment in EGFR Exon 20 insertion–mutated advanced non–small cell lung cancer（NSCLC）：Primary results from PAPILLON，a randomized phase Ⅲ global study [J]. Annals of Oncology，2023，34：S1304.

[109] WANG M，FAN Y，SUN M，et al. Sunvozertinib for patients in China with platinum–pretreated locally advanced or metastatic non–small–cell lung cancer and EGFR exon 20 insertion mutation（WU–KONG6）：single–arm，open–label，multicentre，phase 2 trial [J]. Lancet Respir Med，2024，12（3）：217–24.

[110] SHI Y，CHEN J，YANG R，et al. Iruplinalkib（WX–0593）Versus Crizotinib in ALK TKI–Naive Locally Advanced or Metastatic ALK–Positive NSCLC：Interim Analysis of a Randomized，Open–Label，Phase 3 Study（INSPIRE）[J]. Journal of Thoracic Oncology.

[111] SHI Y，CHEN J，ZHANG H，et al. Efficacy and safety of iruplinalkib（WX–0593）in ALK–positive crizotinib–resistant advanced non–small cell lung cancer patients：a single–arm，multicenter phase Ⅱ study（INTELLECT）[J]. BMC Med，2023，21（1）：72.

[112] DRILON A，CAMIDGE D R，LIN J J，et al. Repotrectinib in ROS1 Fusion–Positive Non–Small–Cell Lung Cancer [J]. N Engl J Med，2024，390（2）：118–31.

[113] MAZIERES J，PAIK P K，GARASSINO M C，et al. Tepotinib Treatment in Patients With MET Exon 14–Skipping Non–Small Cell Lung Cancer：Long–term Follow–up of the VISION Phase 2 Nonrandomized Clinical Trial [J]. JAMA Oncol，2023，9（9）：1260–6.

[114] YU Y，ZHOU J，LI X，et al. Gumarontinib in patients with non–small–cell lung cancer harbouring MET exon 14 skipping mutations：a multicentre，single–arm，open–label，phase 1b/2 trial [J]. EClinicalMedicine，2023，59：101952.

[115] YANG J J，ZHANG Y，WU L，et al. 1379P Preliminary results of phase Ⅱ KUNPENG study of vebreltinib in patients（Pts）with advanced NSCLC harboring c–MET alterations [J]. Annals of Oncolo-

gy，2023，34：S791.

[116] LU S，YU Y，GUO Q，et al. OA21.03 A Phase 3b Study of 1L Savolitinib in Patients with Locally Advanced or Metastatic NSCLC Harboring MET Exon 14 Mutation [J]. Journal of Thoracic Oncology，2023，18（11）：S92–S3.

[117] ZHOU C，SOLOMON B，LOONG H H，et al. First–Line Selpercatinib or Chemotherapy and Pembrolizumab in RET Fusion–Positive NSCLC [J]. N Engl J Med，2023，389（20）：1839–50.

[118] GRIESINGER F，CURIGLIANO G，THOMAS M，et al. Safety and efficacy of pralsetinib in RET fusion–positive non–small–cell lung cancer including as first–line therapy：update from the ARROW trial [J]. Ann Oncol，2022，33（11）：1168–78.

[119] GOTO K，GOTO Y，KUBO T，et al. Trastuzumab Deruxtecan in Patients With HER2–Mutant Metastatic Non–Small–Cell Lung Cancer：Primary Results From the Randomized，Phase Ⅱ DESTINY–Lung02 Trial [J]. J Clin Oncol，2023，41（31）：4852–63.

[120] ZHONG H，SUN S，CHEN J，et al. First–line penpulimab combined with paclitaxel and carboplatin for metastatic squamous non–small–cell lung cancer in China（AK105–302）：a multicentre，randomised，double–blind，placebo–controlled phase 3 clinical trial [J]. Lancet Respir Med，2024

[121] LEE S M，SCHULZ C，PRABHASH K，et al. First–line atezolizumab monotherapy versus single–agent chemotherapy in patients with non–small–cell lung cancer ineligible for treatment with a platinum–containing regimen（IPSOS）：a phase 3，global，multicentre，open–label，randomised controlled study [J]. Lancet，2023，402（10400）：451–63.

[122]Hui Z，Men Y，Hu C，et al. Effect of Postoperative Radiotherapy for Patients With pⅢA–N2 Non–Small Cell Lung Cancer After Complete Resection and Adjuvant Chemotherapy：The Phase 3 PORT–C Randomized Clinical Trial. JAMA Oncol. 2021；7（8）：1178–1185

[123]Zhou Q，Chen M，Jiang O，et al. Sugemalimab versus placebo after concurrent or sequential chemoradiotherapy in patients with locally advanced，unresectable，stage Ⅲ non–small–cell lung cancer in China（GEMSTONE–301）：interim results of a randomised，double–blind，multicentre，phase 3 trial. Lancet Oncol. 2022；23（2）：209–219

[124]Lu S，Kato T，Dong X，et al. Osimertinib after Chemoradiotherapy in Stage Ⅲ EGFR–Mutated NSCLC. N Engl J Med. 2024. doi：10.1056/NEJMoa2402614.

[125]Durvalumab in combination with chemoradiotherapy for patients with unresectable stage Ⅲ NSCLC：Final results from PACIFIC–2. 2024 ELCC abstrLBA1.

[126]刘嘉湘，施志明，徐振晔等.滋阴生津，益气温阳法治疗晚期原发性肺腺癌的临床研究[J].中医杂志，1995，(3)：155–158+132

[127]刘嘉湘，施志明，李和根等，益肺抗瘤饮治疗271例非小细胞肺癌临床观察[J].上海中医药杂志，2001（02）：4–6.

[128]刘嘉湘，金长娟.肺癌的中医治疗.见廖美琳、周允中.肺癌（第三版）[M].上海：上海科技出版社，2012：520–536

[129]田建辉，席志超，罗斌，阙祖俊，徐宏喜，刘嘉湘."扶正治癌"理论的科学内涵[J].世界科学技术–中医药现代化，2019，21（05）：943–948.

[130]花宝金 中医临床诊疗指南释义•肿瘤疾病分册 [M].北京：中国中医药出版社，2015：4–5.

[131]Zhang S，Chen W，Wang Y，et al. Chinese Herbal Prescription Fu–Zheng–Qu–Xie Prevents Recurrence and Metastasis of Postoperative Early–Stage Lung Adenocarcinoma：A Prospective Cohort Study Followed with Potential Mechanism Exploration. Oxid Med Cell Longev. 2021，2021：6673828.

[132]朱丽华，李和根，史美育，等.非小细胞肺癌根治术后无瘤生存期影响因素分析及中药干预效果评价[J].上海中医药杂志，2013，47（02）：11–15.朱丽华，李和根，史美育，等.非小细胞肺癌根治术后无瘤生存期影响因素分析及中药干预效果评价[J].上海中医药杂志，2013，47（02）：11–15.

[133]Jiao L，Dong C，Liu J，et al. Effects of Chinese Medicine as Adjunct Medication for Adjuvant Chemotherapy Treatments of Non-Small Cell Lung Cancer Patients. Sci Rep. 2017，7：46524.

[134]Wang Q，Jiao L，Wang S，Chen P，Bi L，Zhou D，Yao J，Li J，Wang L，Chen Z，Jia Y，Zhang Z，Shen W，Zhu W，Xu J，Gao Y，Xu L，Gong Y. Adjuvant Chemotherapy with Chinese Herbal Medicine Formulas Versus Placebo in Patients with Lung Adenocarcinoma after Radical Surgery：a Multicenter，Randomized，Double-Blind，Placebo-Controlled Trial. Biol Proced Online. 2020 Mar 1；22：5.

[135]张亦璐，焦丽静，姚嘉麟，等．“气血生化”分阶段治疗对肺癌术后辅助化疗患者相关症状群影响的多中心随机对照双盲临床研究[J].中华中医药杂志，2022，37（11）：6265-6270.

[136]叶轩婷，刘苓霜，姜怡，等.扶正解毒颗粒对非小细胞肺癌术后辅助化疗患者免疫功能和生活质量的影响[J].上海中医药杂志，2020，54（10）：57-61.

[137]Liu Y，Luo X，Liu J，et al. Shenlingcao oral liquid for patients with non-small cell lung cancer receiving adjuvant chemotherapy after radical resection：A multicenter randomized controlled trial. Phytomedicine. 2023 May；113：154723.

[138]顾琳萍，叶翔赟，徐云华，等.中医药联合辅助化疗治疗早期非小细胞肺癌的随机双盲对照临床研究[J].肿瘤研究与临床，2016，28（06）：394-398+403.

[139]侯宛昕，李和根，陈智伟，等.中医药联合辅助化疗治疗完全性切除非小细胞肺癌的临床研究[J].中国中西医结合杂志，2015，35（06）：648-653。

[140]王中奇，徐振晔，邓海滨，等.中医药结合化疗防治非小细胞肺癌术后复发转移的临床研究[J].上海中医药杂志，2011，45（05）：36-39.

[141]Zhang X，Guo Q，Li C，et al. Immortal Time Bias-Corrected Effectiveness of Traditional Chinese Medicine in Non-Small Cell Lung Cancer（C-EVID）：A Prospective Cohort Study. Front Oncol. 2022，12：845613.

[142]Hongsheng Lin，et al. Compound Kushen injection reduces severe toxicity and symptom burden associated with curative radiotherapy in patients with lung cancer. J Natl Compr Canc Netw.2023

[143]Huang XG，Zhu LH，Zhou L，et al. Multidisciplinary and Comprehensive Chinese Medicine for Advanced Non-Small Cell Lung Cancer Patients：A Retrospective Study of 855 Cases[J]. Chin J Integr Med. 2020 Sep 2. doi：10.1007/s11655-020-3428-5.

[144]刘嘉湘.扶正治癌 融汇中西 继承创新[J].中国中西医结合杂志，2019，39（01）：10-12.

[145] Guo H，Li H，Zhu L，et al. In stage Ⅳ pulmonary adenocarcinoma patients，treatment with Traditional Chinese Medicine alone gives prognostically superior results to treatment with Platinum-Based Chemotherapy alone. Phytomedicine.2023，121：155087.doi：10.1016/j.phymed.2023.155087.

[146] Guo H，Liu JX，Li H，et al. In Metastatic Non-small cell Lung Cancer Platinum-Based Treated Patients，Herbal Treatment Improves the Quality of Life. A Prospective Randomized Controlled Clinical Trial. Front Pharmacol. 2017，8：454.

[147] 赵宣，闫红倩，裴玉蓁．理肺解毒益髓汤对晚期肺癌化疗增效减毒作用及对 中医证候积分、细胞因子和免疫功能的影响[J/OL]．辽宁中医杂志．https：//link.cnki.net/urlid/21.1128.R.20240515.1318.019 【2024-5-15 网络首发】

[148]Jiang Y，Liu LS，Shen LP，et al. Traditional Chinese Medicine treatment as maintenance therapy in advanced non-small-cell lung cancer：A randomized controlled trial. Complement Ther Med. 2016，24：55-62.

[149]王学谦，侯炜，郑佳彬等.中医综合治疗方案维持治疗晚期非小细胞肺癌的多中心、大样本、前瞻性队列研究[J].中医杂志.2020，61（08）：690-694.。

[150]Yao J，Lu Y，Jiao L，Bi L，Yang W，Su L，Shi J，Wang Z，Gong Y，Xu L. Chinese Herbal Medicine（Yiqi-Yangyin-Jiedu Decoction）Combined With Osimertinib as First-Line Treatment in EGFR Mutation-Positive Advanced Non-Small-Cell Lung Cancer（CATLA-2）：A Study Protocol for

a Double-Blind Randomized Controlled Trial. Front Pharmacol. 2022 Apr 1; 13: 840889. doi: 10.3389/fphar.2022.840889.

[151]Sui X, Zhang M, Han X, et al. Combination of traditional Chinese medicine and epidermal growth factor receptor tyrosine kinase inhibitors in the treatment of non-small cell lung cancer: A systematic review and meta-analysis [J]. Medicine (Baltimore). 2020, 99 (32): e20683. doi: 10.1097/MD.0000000000020683.

[152]Yu, D, Yang, P, Lu, X, et al. Single-cell RNA sequencing reveals enhanced antitumor immunity after combined application of PD-1 inhibitor and Shenmai injection in non-small cell lung cancer. Cell Commun Signal. 2023, 21 (1): 169. doi: 10.1186/s12964-023-01184-3.

[153]张志鹏，陈子琦，田建辉.中医药减毒增效作用在免疫检查点治疗中的应用进展[J].中国临床药理学与治疗学.2024，29（03）：339-347.樊代明.整合肿瘤学·临床卷[M].北京：科学出版社，2021.

[154]李明，曹传武，陈英群 & 池嘉昌.肺部多发磨玻璃结节中西医结合创新诊疗规范专家共识（2023版）.肿瘤1-12.

[155]费鸿翔，王菲，申长兴，李明，曹传武 & 范理宏.（2022）.扶正运化方联合消融治疗肺部多发磨玻璃结节的前瞻性随机对照研究.肿瘤（07），481-488.

[156] Li, M., Hao, B., Zhang, M. et al. Melatonin enhances radiofrequency-induced NK antitumor immunity, causing cancer metabolism reprogramming and inhibition of multiple pulmonary tumor development. Sig Transduct Target Ther 6, 330 (2021).

[157]樊代明. 整合肿瘤学·基础卷[M]. 西安：世界图书出版西安有限公司，2021.

[158]刘子嘉，张路，刘洪生，等.基于加速术后康复的胸外科手术预康复管理专家共识（2022）[J].协和医学杂志，2022，13（03）：387-401.

[159]王天佑，李单青，崔永，等.胸外科围手术期肺保护中国专家共识（2019版）[J].中国胸心血管外科临床杂志，2019，26（09）：835-842.

[160] Piccioni F, Droghetti A, Bertani A, et al. Recommendations from the Italian intersociety consensus on Perioperative Anesthesia Care in Thoracic surgery (PACTS) part 1: preadmission and preoperative care[J]. Perioper Med (Lond), 2020, 9 (1): 37.

[161]Shelby J Stewart, Gavin L Henry, FACS. Overview of pulmonary resection. Up ToDate. https: //www-uptodate-com-443.webvpn.bjmu.edu.cn/contents/overview-of-pulmonary-resection. May 26, 2023.

[162]Wanda M Popescu, Katherine A Michelini. Anesthetic management for enhanced recovery after thoracic surgery. https: //www-uptodate-com-443.webvpn.bjmu.edu.cn/contents/anesthetic-management-for-enhanced-recovery-after-thoracic-surgery. Jul 05, 2023.

[163]曹晖，陈亚进，顾小萍，等.中国加速康复外科临床实践指南（2021版）[J].中国实用外科杂志，2021，41（09）：961-992. DOI：10.19538/j.cjps.issn1005-2208.2021.09.01.

[164] 陈凛，陈亚进，董海龙，等.加速康复外科中国专家共识及路径管理指南（2018版）[J].中国实用外科杂志，2018，38（01）：1-20. DOI：10.19538/j.cjps.issn1005-2208.2018.01.01.

[165]强万敏，覃惠英，陆箴琦等.中国肿瘤整合诊治技术指南（CACA）——整合护理.天津：天津科学技术出版社，2023.

[166]郭小毛，王平，吴永忠.中国肿瘤整合诊治技术指南（CACA）——放射治疗.天津：天津科学技术出版社，2023.

[167]徐瑞华，李凯，佟仲生等.中国肿瘤整合诊治技术指南（CACA）——靶向治疗.天津：天津科学技术出版社，2023.

[168]冯继锋，石远凯，徐瑞华等.中国肿瘤整合诊治技术指南（CACA）——化学治疗.天津：天津科学技术出版社，2023.

[169]任秀宝，黄波，王建祥等.中国肿瘤整合诊治技术指南（CACA）——免疫治疗.天津：天津科学技术出版社，2023.

[170]李梅，陈军，杨梅，等.老年肺癌护理中国专家共识（2022版）[J].中国肺癌杂志，2023，26（03）：177-192.

[171]中华人民共和国国家卫生健康委员会.原发性肺癌诊疗指南（2022年版）[J].中国合理用药探索，2022，19（09）：1-28.

[172]支修益，王洁，刘伦旭，等.中国肺癌骨转移临床诊疗指南（2024版）[J].中国胸心血管外科临床杂志，2024，31（05）：643-653.

[173]中国临床肿瘤学会（CSCO）.小细胞肺癌诊疗指南.北京：人民卫生出版社，2023.

[174]中国临床肿瘤学会（CSCO）.非小细胞肺癌诊疗指南.北京：人民卫生出版社，2023.

[175]Riely GJ，Wood DE，Ettinger DS，Aisner DL，Akerley W，Bauman JR，Bharat A，Bruno DS，Chang JY，Chirieac LR，DeCamp M，Desai AP，Dilling TJ，Dowell J，Durm GA，Gettinger S，Grotz TE，Gubens MA，Juloori A，Lackner RP，Lanuti M，Lin J，Loo BW，Lovly CM，Maldonado F，Massarelli E，Morgensztern D，Mullikin TC，Ng T，Owen D，Owen DH，Patel SP，Patil T，Polanco PM，Riess J，Shapiro TA，Singh AP，Stevenson J，Tam A，Tanvetyanon T，Yanagawa J，Yang SC，Yau E，Gregory KM，Hang L. Non-Small Cell Lung Cancer，Version 4.2024. J Natl Compr Canc Netw. 2024 May；22（4）：249-274. doi：10.6004/jnccn.2204.0023.

[176]National Comprehensive Cancer Network. Small Cell Lung Cancer. Available at：https：//www.nccn.org/professionals/physician_gls/pdf/sclc.pdf.Accessed June 4，2024.

[177] Singh N，Temin S，Baker S Jr，Blanchard E，Brahmer JR，Celano P，Duma N，Ellis PM，Elkins IB，Haddad RY，Hesketh PJ，Jain D，Johnson DH，Leighl NB，Mamdani H，Masters G，Moffitt PR，Phillips T，Riely GJ，Robinson AG，Rosell R，Schiller JH，Schneider BJ，Spigel DR，Jaiyesimi IA. Therapy for Stage Ⅳ Non-Small-Cell Lung Cancer Without Driver Alterations：ASCO Living Guideline. J Clin Oncol. 2022 Oct 1；40（28）：3323-3343.

第二篇　小细胞肺癌

第一章

SCLC的流行病学

小细胞肺癌（Small Cell Lung Cancer，SCLC）是重要的肺癌亚型，大约占LC的14%。全球每年新发SCLC约25万例，因SCLC死亡病例约20万例。中国一项以医院为基础的真实大规模调查结果显示，2009~2018年，中国SCLC病例构成呈下降趋势（12.69% vs. 5.88%）。2021年中国肿瘤年报中国恶性肿瘤疾病负担显示，2018年中国LC新发病例340332万例，肺癌死亡达253701万例。在中国SCLC占10.94%。SCLC与吸烟密切相关，是高级别的肺神经内分泌瘤，其进展迅速，早期发生转移，60%~70%诊断时有转移。尽管SCLC对初始治疗敏感，但很快复发耐药，且复发后缺少有效疗法，预后差，5年OS不足7%，是难治性肿瘤。

第二章

SCLC的早期发现

SCLC缺少早期特异性症状。低剂量螺旋CT是LC早筛的主要方法，但研究发现低剂量螺旋CT对检查早期SCLC作用有限。由于SCLC肿瘤倍增时间短，侵袭强，进展迅速，诊断时常已出现转移，目前缺少早期发现的有效筛查方法。

第三章

SCLC的诊断

主要推荐:

(1) SCLC为高级别肺神经内分泌瘤，病理诊断遵循WHO标准 。组织学诊断较细胞学更可靠，常需使用免疫组化检查确诊。

(2) 复合型SCLC，在病理报告中注明复合性NSCLC成分。

(3) 转化性SCLC的诊断：再次活检的组织诊断是目前的金标准。

(4) 推荐采用AJCC TNM分期系统和退伍军人肺癌研究组（VALSG）两种分期法整合方式对SCLC进行分期，在VALSG分期后标注具体的TNM分期。

(5) 分子诊断：SCLC进行分子分型诊断（存在分歧但推荐）。

1 临床诊断

主要推荐:

(1) 临床表现诊断。

1）局部原发肿瘤体征和症状（咳嗽、咯血、喘息、发热、呼吸困难）；

2）原发肿瘤浸润或区域淋巴结转移引起的体征和症状（声音嘶哑、半膈抬高、吞咽困难、胸痛、上腔静脉综合征、心包积液和填塞、颈部/锁骨上淋巴结肿大）

3）远处转移引起的体征和症状（由脑实质/脑膜转移、肾上腺转移、肝转移、骨转移等转移部位引起相关症状以及体质上表现疲劳、体重减轻、恶病质等症状）。

4）副肿瘤综合征的症状及体征:

①内分泌系统：可在控瘤治疗后症状好转；低钠血症、低血容量血症、低血浆渗透压、尿渗透压异常、甲状腺和肾上腺功能正常；抗利尿激素分泌不当综合征(SIADH)；库欣综合征；

②神经系统：可能出现亚急性小脑变性、脑脊髓炎、感觉神经病、Eaton-Lambert综合征、癌症相关性视网膜病变等特定综合征；若怀疑为副瘤神经综合征，则建议行神经内科会诊；

③血液系统：慢性病贫血、类白血病反应、Trousseau综合征。

（2）影像学及其他方式诊断。

1）影像学检查是SCLC分期的基础。胸部、腹部、盆腔部位的增强CT、头部增强MRI（首选）或头部增强CT及全身骨扫描是SCLC的常规分期方法。

2）PET/CT能为SCLC提供更准确的分期，大约有19%经PET/CT检查由LS-SCLC变为ES-SCLC，也有8%由ES-SCLC降为LS-SCLC。

3）头部MRI尤其是增强MRI是发现脑转移更敏感的检查。对不适合MRI者，推荐头部CT检查（增强扫描）。

4）存在胸腔或心包积液需行胸腔积液或心包腔积液细胞学检查。对经多次细胞学检查未见恶性细胞的、非血性非渗出性浆膜腔积液以及浆膜腔积液与肿瘤不相关的情况，浆膜腔积液不作为分期考虑。

5）对临床分期Ⅰ-ⅡA期考虑手术的患者建议行包括纵隔镜检查、纵隔切开术、经气管或者经食管的超声（EBUS或EUS）引导下活检及电视胸腔镜检查等系统的术前分期检查排除潜在的纵隔淋巴结转移。

6）少部分SCLC会出现骨髓受累，对外周血涂片出现有核红细胞、中性粒细胞及血小板减少时，推荐进行骨髓穿刺和骨髓活检，明确是否存在骨髓受累。

（3）SLCL诊断分期。推荐采用AJCCTNM分期系统和退伍军人肺癌研究组（VALSG）两种分期法整合方式对SCLC进行分期，在VALSG分期后标注具体的TNM分期。VALSG分期将SCLC分为局限期（LS-SCLC）和广泛期（ES-SCLC），LS-SCLC指肿瘤局限于一侧肺部且转移的淋巴结局限于同一侧胸部；ES-SCLC或广泛期指肿瘤扩散到另一侧肺部，或对侧胸部的淋巴结，或远处器官，或有恶性胸腔和心包积液。VALSG分期广泛应用在临床实践和临床研究中。TNM分期提供了详细的病变解剖分布、精准的淋巴结分期，更为准确的评估预后，能从局限期SCLC中筛选出更早期（T1-2N0）适合接受手术治疗者，有助于制定最佳的治疗策略。第9版AJCC/UICC的分期详见NSCLC第三章诊断部分。

2 病理诊断

主要推荐：

（1）SCLC可通过高质量的苏木精和伊红（H&E）染色切片在优质标本（组织学/细胞血样本）上诊断。

（2）SCLC是一种高级别肺神经内分泌瘤，需与其他神经内分泌瘤鉴别。病理诊断遵循WHO标准。组织学诊断较细胞学更可靠，常需免疫组化检查确诊。

（3）多数SCLC免疫组化中神经内分泌功能标志物（CD56、Syn、CgA、INSM1）阳性，TTF-1、Ki-67有利于助诊断少数神经内分泌标记阴性的SCLC。

（4）复合型SCLC，在病理报告中注明复合性NSCLC成分。

（5）转化性SCLC的诊断：肿瘤组织再次活检的组织诊断是目前的金标准。

（6）分子诊断：SCLC进行分子分型诊断（存在分歧但推荐）。

注：

（1）精准的诊断和分期是SCLC合理治疗的前提 。SCLC的特征为：细胞质稀少、核质比高、颗粒状染色质、无或不明显的核仁。SCLC细胞呈圆形、椭圆形或梭形，且核形明显、有丝分裂计数高。鉴别SCLC与大细胞神经内分泌癌（LCNEC）最有用的特征是小细胞肺癌中核-胞浆比率高和核仁缺乏。在WHO的病理分类中将SCLC分为两个亚型：纯的SCLC（大约占80%）和混合型SCLC（大约占20%），只要小细胞肺癌中出现非小细胞肺癌组织成分，就可称复合型小细胞肺癌。除非与大细胞神经内分泌癌（LCNEC）混合存在。至少有10%的肿瘤形态显示为LCNEC，才能归类为SCLC和LCNEC复合型。SCLC与LCNEC的鉴别除了细胞大小外，LCNEC常有更丰富胞浆，有明显细胞边界，核染色质为泡状，常见核仁。混合型SCLC中最常见的非小细胞肺癌（NSCLC）病理成分是大细胞肺神经内分泌瘤（LCNEC）。SCLC也需与其他肺神经内分泌瘤、NSCLC、肺外SCLC，淋巴瘤、基底细胞样癌相鉴别。通过免疫组化可与其他疾病鉴别。多数SCLC至少有一种神经内分泌免疫组化标记物阳性（CD56、Syn、CgA）。85%~90%的SCLC的TTF-1呈阳性表达。除SCLC之外其他肺神经内分泌瘤包括肺类癌、不典型类癌、LCNEC、典型和非典型类癌在瘤细胞形态和有丝分裂率 、增殖指数上与SCLC不同，SCLC的有丝分裂率、增殖指数（Ki-67）异常高，而类癌很低。SCLC常p40染色阴性，与基底样细胞癌鉴别。Napsin A是肺腺癌的标志物，SCLC常是阴性。细胞角蛋白染色有助于SCLC与非上皮来源肿瘤如淋巴瘤鉴别。

（2）通过免疫组化可与其他疾病鉴别。SCLC的常见标志物为：CD56、Syn、CgA、TTF-1、CK、Ki-67。多数SCLC至少有一种神经内分泌免疫组化标记物阳性（CD56、Syn、CgA、INSM1）。由于部分SCLC不表达神经内分泌标志物（如CD56、Syn、CgA），结合形态TTF-1弥漫阳性、CK核旁点状阳性颗粒特点及高Ki-67指数（一般为50%~100%）也有助小细胞癌的诊断。85%~90%的SCLC的TTF-1呈阳性表达。除SCLC外其他肺神经内分泌瘤包括肺类癌、不典型类癌、LCNEC、典型和非典型类癌在瘤细胞形态和有丝分裂率、增殖指数上与SCLC不同，SCLC的有丝分裂率、增殖指数（Ki-67）异常高（一般为50%~100%），SCLC常p40染色阴性。NapsinA是肺腺癌的标志物，SCLC常是阴性。细胞角蛋白染色有助SCLC与非上皮来源的肿瘤如淋巴瘤鉴别。部分研究显示SCLC中，INSM1神经内分泌分化标记效用较“CD56+Syn+ChrA”更强。应尽量减少诊断辅助检查项目，以节约标本用于后续治疗指导性检查。

（3）分期采用VALSG分期和TNM分期相整合。VALSG分期将SCLC分为局限期（LS-SCLC）和广泛期（ES-SCLC），LS-SCLC指肿瘤局限于一侧胸腔，可包括在同一放疗野内；ES-SCLC或广泛期指肿瘤扩散到另一侧胸腔，或对侧胸部的淋巴结，或远处器官，或有恶性胸腔和心包积液。VALSG分期广泛用在临床实践和临床研究中。TNM分期提供详细的病变解剖分布、精准的淋巴结分期，更准确的预后评估，能从局限期SCLC中筛选出更早期（T1-2N0）适合接受手术治疗的患者，有助制定最佳的整合治疗策略。

影像学检查是SCLC分期的基础。胸部、腹部、盆腔CT（增强扫描）、头部MRI（首选）或头部CT（增强扫描）及骨扫描是SCLC的常规分期方法 。与常规分期方法比 ，PET/CT能为SCLC提供更准确分期，大约19%经PET/CT检查由LS-SCLC变为ES-SCLC，也有8%由ES-SCLC降为LS-SCLC。头部MRI尤其是增强MRI是发现脑转移更敏感的检查方法。对不适合MRI者，推荐头部CT检查（增强扫描）。如存在胸腔或心包积液需行胸腔积液或心包腔积液细胞学检查。对经多次细胞学检查未见恶性细胞的、非血性非渗出性浆膜腔积液以及浆膜腔积液与肿瘤不相关的情况，浆膜腔积液不作为分期考虑。少部分SCLC会出现骨髓受累，对外周血涂片出现有核红细胞、中性粒细胞及血小板减少时，推荐进行骨髓穿刺和骨髓活检，明确是否存在骨髓受累。对临床分期Ⅰ-ⅡA期考虑手术的患者建议行包括纵隔镜检查 、纵隔切开术 、经气管或者经食管的超声（EBUS或EUS）引导下活检以及电视胸腔镜检查等系统的术前分期检查排除潜在的纵隔淋巴结转移。

（4）SCLC分子分型正在探索。在极少数病例中，特别是对不吸烟、轻度吸烟（<10支/天）、有远期吸烟史（既往）、诊断或治疗困难的小细胞肺癌患者，如以前未做过，可考虑进行全面的分子检测。目前根据4个关键的转录因子（ASCL1，NEUROD1， POU2F3，YAP1）表达的差异，分为A、N、P、Y 4种亚型。另外也有研究者将不表达ASCL1， NEUROD1，POU2F3转录因子的SCLC分为Ⅰ亚型（炎症型），Ⅰ亚型高表达免疫相关基因， 回顾性分析Ⅰ亚型SCLC与免疫治疗获益相关。通过初治的中国原发性SCLC手术切除的肿瘤和配对邻近肺组织的基因组学、转录组学、蛋白质组学和磷酸化蛋白质组学分析，发现FAT1突变和RB1拷贝数丢失分别通过顺式和反式效应影响SCLC的蛋白质组和磷酸化组，ZFHX3突变富集在免疫热肿瘤，与SCLC新辅助免疫治疗获得主要病理应答相关，多组学聚类分析确定4个亚型，化疗、靶向DLL3的药物、受体酪氨酸激酶抑制剂和Aurora激酶抑制剂可能是每个亚型潜在的个体化治疗选择。

第四章

SCLC的治疗

1 SCLC的内科治疗

主要推荐：

（1）LS-SCLC的初始治疗。

1）临床分期T1-T2N0患者推荐接受肺叶切除及肺门、纵隔淋巴结清扫，术后接受辅助化疗，pN0患者仅接受辅助化疗；pN1：化疗 ±放疗；pN2：化疗+辅助放疗。术后行预防性脑照射（PCI）治疗（存在分歧但推荐）。

2）不适合手术或不愿意接受手术的T1-T2N0期应接受SABR。

3）不适合或不愿意手术治疗的T1-2N0期和超过T1-2N0的局限期SCLC推荐同步或序贯放化疗。

4）同步化疗后未进展的LS-SCLC推荐度伐利尤单抗巩固治疗最多2年（推荐）

5）经初始治疗获CR、PR的不可手术LS-SCLC（超过T1~2N0）推荐PCI治疗。

（2）ES-SCLC的初始治疗。

1）ECOG PS 0-2一线多靶点抗血管药物联合免疫和化疗：贝莫苏拜单抗+安罗替尼+EC方案治疗4个周期后贝莫苏拜单抗+安罗替尼维持治疗（一致推荐）。

2）ECOG PS 0-2一线化疗联合免疫治疗：阿替利珠单抗+EC方案4周期后阿替利珠单抗维持治疗；度伐利尤单抗+EC/EP方案4周期后度伐利尤单抗维持治疗；阿得贝利单抗+EC方案4~6个周期后阿得贝利单抗维持治疗最多2年；斯鲁利单抗+EC方案4个周期后斯鲁利单抗维持治疗；替雷利珠单抗+EC方案4周期后替雷利珠单抗维持治疗；特瑞普利单抗+EC/EP方案4~6个周期后特瑞普利单抗维持治疗；（一致推荐）

3）ECOG PS 0-2一线化疗方案：EP、EC、EL、IP、IC。

4）一线治疗CR/PR者接受胸部巩固放疗。

5）一线治疗CR/PR者接受PCI（存在分歧但推荐）。

6）有症状的脑转移，脊髓压迫症、重症上腔静脉综合征，以及重度疼痛的骨转移，危及生命或严重影响生活质量，建议依据临床症状轻重缓急和化疗疗效考虑局部放疗。

7）因SCLC致ECOG PS 3-4的患者，应充分综合考虑各种因素，谨慎选择治疗方案；适合化疗者，如（单药方案或减量联合方案）治疗后ECOG PS能达2分以上，可予胸部放疗。如非SCLC导致ECOG PS 3-4分，推荐对症支持治疗。

8）一致推荐曲拉西利或G-CSF作为ES-SCLC一线化疗±免疫治疗前预防骨髓抑制的治疗

（3）SCLC的二线治疗

1）6个月内复发者：拓扑替康；芦比替丁；参加临床研究，伊立替康、吉西他滨、紫杉醇或长春瑞滨（存在分歧但推荐）、tarlatamab（存在分歧但推荐）。

2）超过6个月复发者：原方案治疗；芦比替丁，tarlatamab（存在分歧但推荐）。

4）一致推荐曲拉西利或G-CSF作为复发SCLC在拓扑替康治疗前预防骨髓抑制的治疗

（4）SCLC 三线及以上治疗：安罗替尼；参加临床研究。

（5）复合型SCLC的治疗。

1）T1-2N0期复合型SCLC推荐手术治疗，术后辅助化疗，术后发现N1-2推荐辅助放疗，术后行PCI治疗。

2）超过T1-2N0期的局限期复合型SCLC，同步或序贯放化疗。

3）广泛期复合型SCLC推荐系统治疗，参照纯SCLC治疗方案。

4）有腺癌成分的复合型SCLC建议行基因检测，存在EGFR，ALK突变可尝试TKI治疗（存在分歧但推荐）。

（6）转化性SCLC的治疗。

1）快速进展；EP、EC方案化疗，化疗联合TKI，化疗联合贝伐单抗，安罗替尼（存在分歧但推荐）。

2）局部进展：EP/EC联合局部放放疗（存在分歧但推荐）；TKI联合局部放疗（存在分歧但推荐）。

3）缓慢进展：EP、EC方案化疗（存在分歧但推荐），化疗联合TKI（存在分歧但推荐），化疗联合贝伐单抗（存在分歧但推荐），安罗替尼（存在分歧但推荐）。

注：

（1）LS-SCLC 的内科治疗。

1）适合手术的 LS-SCLC 的内科治疗。

LS-SCLC术后辅助化疗能降低死亡风险。回顾性研究发现含铂方案辅助化疗显著改善 SCLC术后5年生存率，因此辅助治疗方案常用 EC、EP方案。

2）不适合或不愿意手术治疗的LS-SCLC的内科治疗。

同步或序贯放化疗是不适合或不愿意手术治疗的T1-T2N0患者和超过T1-T2N0 SCLC患者的标准治疗选择。依托泊苷联合铂类是LS-SCLC诱导治疗的标准化疗方案，meta分析发现顺铂与卡铂作为诱导治疗方案疗效相似。

ADRIATIC研究是一项完成同步放化疗后无进展的LS-SCLC接受度伐利尤单抗单药或联合曲美木单抗进行维持治疗的3期随机对照研究。研究发现，与安慰剂相比，度伐利尤单抗巩固治疗显著改善PFS（16.6个月和9.2个月，HR：0.76；95% CI：0.61~0.95；*P*=0.0161）和OS（55.9个月和33.4个月，HR：0.73；95% CI，0.57 to 0.93；*P*=0.0104）。ADRIATIC是在LS-SCLC首次证实了在完成同步放化疗后接受度伐利尤单抗巩固治疗可以显著改善LS-SCLC的PFS和OS，将带来LS-SCLC治疗格局的改变，推荐LS-SCLC免疫治疗的研究。

（2）ES-SCLC的内科治疗。

1）ES-SCLC一线内科治疗

铂类联合依托泊苷一直是ES-SCLC初始治疗的标准方案。卡铂与顺铂的疗效相当，卡铂有更好耐受性，中位PFS不足6个月，OS只有10个月左右，学界一直在探索更有效的一线治疗方案。伊立替康联合铂类治疗ES-SCLC的几项3期研究有PFS获益但OS未获一致结果。FDA虽然未批准伊立替康联合铂类的方案用于ES-SCLC一线治疗，但NCCN指南作了推荐。我国研究者开展了一项顺铂联合依托泊苷（EP）或洛铂联合依托泊苷（EL）方案一线治疗ES-SCLC的Ⅲ期非劣效研究，发现EL方案与EP方案疗效相当，洛铂在肾毒性、胃肠道反应方面优于顺铂，具有良好耐受性，推荐EL作为中国ES-SCLC一线治疗可选的治疗方案之一。

免疫检查点药物的发展推动SCLC治疗的进步。IMpower133研究首次证实与依托泊苷/卡铂（EC）方案相比，阿替利珠单抗联合EC一线治疗ES-SCLC有显著生存获益，中位OS延长2个月，降低30%的死亡风险。CASPIAN研究同样证实与标准治疗相比，度伐利尤单抗联合化疗中位OS达到13.0个月，降低27%的死亡风险。FDA和NMPA分别批准阿替利珠单抗和度伐利尤单抗联合化疗一线治疗ES-SCLC的适应证。CAPSTONE-1研究证实国产人源化PD-L1抑制剂阿得贝利单抗联合化疗组中位OS达到了15.3个月，与安慰剂联合化疗相比延长2.5个月，降低28%的死亡风险。此外，阿得贝利单抗组的PFS也显著优于对照组，同时具有良好安全性。2023年2月NMPA批准阿得贝利单抗联合化疗一线治疗ES-SCLC的适应证。ASTRUM-005研究是一项国际多中心3期研究，发现PD-1抑制剂斯鲁利单抗联合化疗和安慰剂联合化疗组达到中位OS分别为15.4个月和10.9个月，斯鲁利单抗联合化疗让中位OS延长了4.5个月，死亡风险降低37%，中位PFS分别为达到5.7个月，疾病进展风险降低52%，且具有良好的安全性。这也是首个证实PD-1抑制剂联合化疗能改善ES-SCLC生存的3

期研究，2023年1月17日NMPA批准斯鲁利单抗与EC方案一线治疗ES-SCLC的适应证。替雷利珠单抗和特瑞普利单抗是两款在中国已经上市的PD-1抑制剂，RATIONALE-312研究和EXTENTORCH研究分别证实替雷利珠单抗联合化疗和特瑞普利单抗联合化疗同样可以改善ES-SCLC的生存。因此免疫联合化疗成为ES-SCLC一线治疗新标准，是推荐的首选治疗方案。探索更加高效的免疫治疗策略是SCLC重要的研究方向。ETER701研究是一项PD-L1抑制剂贝莫苏拜单抗和安罗替尼联合标准化疗一线治疗ES-SCLC的3期研究。研究发现贝莫苏拜单抗和安罗替尼联合化疗和对照组中位的PFS分别为6.93个月和4.21个月，贝莫苏拜单抗和安罗替尼联合化疗治疗降低了68%的疾病进展风险。贝莫苏拜单抗和安罗替尼联合化疗和对照组中位OS分别为19.32个月和11.89个月，贝莫苏拜单抗和安罗替尼联合化疗治疗降低39%的死亡风险。在安全性方面，两组在≥3级的TRAEs两组的发生率分别为94.3%和89%，贝莫苏拜单抗和安罗替尼联合化疗无新的信号，毒性容易管理。2024年5月9日贝莫苏拜单抗获NMPA批准上市，联合安罗替尼、卡铂和依托泊甘用于ES-SCLC患者的一线治疗。

胸部巩固放疗能提高ES-SCLC局部控制率，改善2年生存率，且放疗与免疫治疗有协同作用。免疫和化疗联合胸部放疗成为提高ES-SCLC一线治疗疗效的重要研究方向。2024年ASCO报告阿得贝利单抗联合化疗4-6个周期应答的患者接受胸部放疗（≥30Gy/10f或≥50Gy/25f）和阿得贝利单抗维持治疗2期研究的结果，主要终点为OS。研究纳入67例患者，55例患者接受胸部放疗，中位PFS为10.1个月，中位OS达到21.4个月，2年的OS率为39.7%，≥3级的TRAE发生率为58.2%，≥3级肺炎发生率为6.0%。这项小样本研究发现在免疫联合化疗的基础上增加胸部放疗，具有良好疗效且毒性可接受，值得进一步探索。除在免疫维持治疗阶段进行胸部放疗外，也有小样本研究探索在免疫联合化疗诱导治疗开始进行胸部放疗的疗效和安全性。MATCH研究是一项低剂量胸部放疗（15Gy/5f，QD）步阿替利珠单抗联合化疗一线治疗ES-SCLC的2期研究，主要终点是ORR。研究纳入56例患者，ORR为87.5%，中位PFS为6.9个月，OS仍未达到，≥3级肺炎发生率为3.6%，1例因肺炎、肺栓塞死亡。另一项2期研究也探索了低剂量胸部放疗（15Gy/5f，QD）同步度伐利尤单抗和化疗一线治疗ES-SCLC的疗效和安全性，主要终点为PFS，这项研究对度伐利尤单抗联合化疗2周期治疗后，肺内病灶缓解，但肺外病灶未明显退缩，可对肺外病灶进行低剂量放疗。研究纳入30例患者，中位PFS为8.3个月，OS仍未达到，≥3级TEAE：80%，3例TEAE死亡。胸部放疗联合免疫和化疗一线治疗ES-SCLC的3期研究在进行中。

2）ECOG PS 3-4 ES-SCLC患者的治疗

因SCLC导致ECOG PS 3-4分的ES-SCLC，应充分考虑各种因素，谨慎选择治疗方案；适合化疗者，如（单药或减量联合方案）治疗后PS评分能达2分以上，可予胸部放疗。如为非SCLC导致ECOG PS 3–4分者，推荐对症支持治疗，经支持治疗PS获得改善，ECOG PS评分达0–2分，按PS 0–2分的策略治疗。

（3）SCLC二线内科治疗

复发SCLC对后续治疗的应答情况与初始治疗间歇期有关，一线治疗结束时间与复发的间歇时间小于3个月的为耐药复发，对大多数药物或治疗方案并不敏感，应答率小于10%；间歇时间超过3个月为敏感复发，对治疗应答在25%左右。

拓扑替康是FDA批准的SCLC二线治疗。一项Ⅲ期研究发现与最佳支持治疗相比，口服拓扑替康能改善复发SCLC的生存（13.9周对比5.9周），有更好的症状控制，延缓生活质量下降。研究发现拓扑替康口服与静注治疗复发SCLC的疗效相似。拓扑替康的剂量限制性毒性是粒细胞减少，研究也证实1.25mg/m²与1.5mg/m²的拓扑替康疗效相当，≥3级血液学毒性明显降低。拓扑替康在中国获批的用药剂量为1.25mg/m²，静脉给药，第1~5天，21天为1周期。芦比替丁是一种新型化疗药物，是RNA聚合酶Ⅱ的抑制剂，在芦比替丁治疗复发SCLC的2期研究中，ORR为35.2%，PFS 3.5个月，OS 9.3个月，芦比替丁在中国进行过一项桥接研究，剂量递增部分确定3.2mg/m²为芦比替丁推荐剂量，在剂量扩展部分纳入了22例一线含铂化疗失败的中国SCLC，独立影像评估委员会评估的ORR为45.5%，PFS为5.6个月，OS达到11.0个月，与国际研究结果一致，同时芦比替丁在中国人群中的安全性、耐受性总体可接受。2020年FDA加速批准芦比替丁用于铂类化疗期间或之后出现疾病进展的ES–SCLC。2022年7月18日获得海南省药品监督管理局批准，进口至海南博鳌用于临床急需，并于2023年11月和2023年12月分别在澳门和香港获批上市。目前对一线治疗后6个月内复发的SCLC，除了拓扑替康和芦比替丁外，伊立替康、吉西他滨、紫杉醇、长春瑞滨等药物治疗也是推荐的治疗选择。

我国研究者探索了免疫联合抗血管药物在复发SCLC的疗效，PASSION研究是二线治疗ES–SCLC的一项Ⅱ期研究，卡瑞利珠单抗联合阿帕替尼的ORR达到34.0%，中位PFS和OS分别为3.6个月和8.4个月，敏感复发和耐药复发患者均可获益，联合治疗具良好耐受性，卡瑞利珠单抗联合阿帕替尼也是复发SCLC可尝试的治疗策略。

一些新药也在复发SCLC中进行探索。靶向DLL3和CD3的双特异性T细胞连接器Tarlatamab治疗复发SCLC 2期研究（DeLLphi–301），100例和88例分别接受10m和100mg Tarlatamab两个剂量的治疗并进行评估，ORR分别为40%和32%，中位PFS分别为4.9个月和3.9个月，10mg组中位OS为14.3个月，100mg组中位OS仍未达到。2024年5月16日，FDA加速批准tarlatamab用于治疗含铂化疗期间或治疗后疾病进展的ES–SCLC。靶向B7–H3的抗体偶联药物DS–7300在Ⅰ、Ⅱ期研究中纳入了22例SCLC患者，在≥6.4mg/kg剂量水平，21例SCLC患者可评价，ORR为52.4%，中位PFS

和OS分别为5.6个月和12.2个月，DS-7300具有良好的耐受性，在复发SCLC也见良好控瘤活性。靶向PD-L1/VEGF-A双特异性抗体PM8002联合紫杉醇治疗复发SCLC的2期研究，纳入48例一线治疗进展的SCLC，45.8%的患者既往接受过免疫治疗，总体ORR达到61.1%，PFS为5.5个月；未接受免疫治疗者22例，ORR为72.7%，PFS为5.9个月；接受过免疫治疗者14例，ORR为42.9%，PFS为3.9个月。安全性方面，≥3级TRAEs为62.5%。PM8002联合紫杉醇对复发SCLC具良好控瘤活性和耐受性，尤其对经过免疫治疗的患者也见到充满前景的疗效。Tifcemalimab是一款B和T淋巴细胞衰减因子（BTLA）抑制剂，tifcemalimab联合特瑞普利单抗治疗复发难治ES-SCLC，共纳入43例患者，其中14例（32.6%）既往接受过抗PD-1/L1抑制剂治疗，38例疗效可评估患者中，总体ORR为26.3%，既往接受过免疫治疗者ORR为8.3%，未经免疫治疗者ORR达40.0%，≥3级TEAE的发生率为27.9%，≥3级irAE的发生率为4.7%，tifcemalimab联合特瑞普利单抗对难治性ES-SCLC也具良好控瘤活性。

（4）SCLC的三线及后线内科治疗。

SCLC二线治疗后进展者仅接受最佳支持治疗的预后非常差。回顾性研究发现二线治疗进展后仍有20%左右患者将接受三线及后线治疗。我国研究者也在SCLC三线及后线治疗领域进行了探索，ALTER1202研究是一项安罗替尼与安慰剂对照治疗至少接受两种方案治疗进展的SCLC的随机Ⅱ期研究，这也是在SCLC三线治疗领域中首个随机对照研究。研究发现与安慰剂相比，我国自主研发的小分子多靶点抗血管药物安罗替尼能显著延长PFS（4.1个月对比0.7个月，$P<0.0001$），降低81%的疾病进展风险，同时能显著改善OS（7.3个月对比4.9个月，$P=0.0210$），降低47%的死亡风险。2019年，NMPA批准安罗替尼用于SCLC三线及后线治疗，2021年，安罗替尼治疗SCLC的适应证也纳入了医保，是我国SCLC三线及后线治疗唯一的标准治疗选择。

另外，参加临床研究也是三线及后线SCLC治疗的选择。体能状态差（ECOG PS ≥2分）的患者考虑给予最佳支持治疗。

（5）复合型SCLC的内科治疗。

复合型SCLC（C-SCLC）是一种特殊的SCLC，占SCLC的2%~28%。C-SCLC的治疗目前缺少前瞻性研究，依据主要来自回顾性研究和病例报告数据。对C-SCLC的治疗主要参照纯SCLC进行。C-SCLC需要接受手术、放疗、化疗等多学科整合治疗MDT to HIM。

T1-2N0的C-SCLC考虑手术治疗。一项回顾性分析发现局限期的C-SCLC，与非手术治疗相比，手术治疗有更高的5年OS率（48.9%对比36.6%）。另一项术后C-SCLC的分析发现181例接受手术治疗的C-SCLC中有153例接受术后辅助化疗，其中124例采用EP/EC方案；N1-2者104例中，53例（29.3%）行术后辅助放疗，19例

（10.5%）行PCI治疗，在多因素分析中，术后辅助化疗是DFS和OS独立的预后因素，但是否接受PCI治疗对DFS和OS并无影响。一项91例术后C-SCLC分析中11例接受PCI治疗，多因素分析发现PCI是独立的预后因素，且有降低脑转移发生率的趋势。

系统化疗是广泛期C-SCLC的基本治疗选择。C-SCLC无纯SCLC对化疗的敏感性高，EP/EC方案仍是多数C-SCLC的主要治疗选择。研究者也探索其他的治疗方案，一项回顾性研究中分析了NIP方案（长春瑞滨+异环磷酰胺+顺铂）治疗晚期C-SCLC的疗效，研究发现与NIP方案在ORR，PFS和OS方面与EP方案疗效相当，NIP方案毒性发生率更高、更严重。另一项回顾性研究则分析在EP/EC方案的基础上增加紫杉醇对广泛期C-SCLC的疗效，三药方案有更高的ORR（90%对比53%，P=0.033），中位PFS和OS也有延长趋势，但未达到统计学差异，三药方案显著增加了治疗相关毒性。

病历报道中混有腺癌成分且存在EGFR突变的C-SCLC接受TKI治疗有效。提示对这样的C-SCLC分子靶向治疗有潜在获益可能。

（6）转化性SCLC的内科治疗。

转化性SCLC概念的提出最初是EGFR突变NSCLC患者TKI治疗的耐药机制之一，发生率为5%~14%，随后陆续有ALK融合突变，ROS1融合突变NSCLC发生SCLC转化的报道，最近也有NSCLC免疫治疗发生SCLC转化的报道。

（7）预防骨髓抑制的支持治疗

曲拉西利是一种短暂可逆的、选择性CDK4/6抑制剂，诱导造血干/祖细胞及淋巴细胞暂时停滞在G1期，减少暴露于化疗后的DNA损伤和细胞凋亡，降低化疗药物对骨髓细胞的损伤。在化疗前给予曲拉西利治疗SCLC的研究中曲拉西利显著降低中性粒细胞减少、贫血和血小板减少的发生率，并减少G-CSF的使用和输血，而对OS和PFS没有影响。2021年2月FDA加速批准曲拉西利用于化疗开始前预防性治疗，以减少化疗诱导的骨髓抑制发生。TRACES研究是曲拉西利在接受卡铂联合依托泊苷或拓扑替康治疗的中国ES-SCLC患者的3期研究，也是曲拉西利在中国的桥接研究，研究发现在化疗前给予曲拉西利可显著缩短第1周期严重中性粒细胞减少持续时间（0 vs 2天；P=0.0003）。显著降低严重中性粒细胞减少的发生率（7.3% vs. 45.2%，P<0.0001）和发热性中性粒细胞降低的发生率（2.4% vs. 16.7%，P=0.0267）以及3/4级血液学毒性的发生率（53.7% vs. 88.1%，P=0.0005）降低红细胞生成刺激剂、G-CSF、红细胞输注等支持性护理干预的使用率，而且不影响疗效，没有发生额外的不可预期的毒性。2023年8月14日，NMPA受理曲拉西利用于ES-SCLC患者，在接受含拓扑替康方案治疗前给药，以降低化疗引起的骨髓抑制的新适应证上市申请。2023年10月曲拉西利获得NMPA批准，用于既往未接受过系统性化疗的广泛期SCLC

患者，在接受含铂类药物联合依托泊苷方案治疗前给药，以降低化疗引起的骨髓抑制的发生率。

表 16-2-1 SCLC 常用治疗方案

方案	剂量，用法	用药时间	治疗周期
LS-SCLC 初始治疗			
EP 方案			
顺铂	75mg/m²，静注	第 1 天	每 3~4 周重复，4~6 个周期
依托泊苷	100mg/m²，静注	第 1~3 天	每 3~4 周重复，4~6 个周期
EP 方案			
顺铂	60mg/m²，静注	第 1 天	每 3~4 周重复，4~6 个 周期
依托泊苷	120mg/m²，静注	第 1~3 天	每 3~4 周重复，4~6 个周期
EP 方案			
顺铂	25mg/m²，静注	第 1~3 天	每 3 周重复，4~6 个 周期
依托泊苷	100mg/m²，静注	第 1~3 天	每 3 周重复，4~6 个周期
EC 方案			
卡铂	AUC=5~6，静注	第 1 天	每 3 周重复，4~6 个周期
依托泊苷	100mg/m²，静注	第 1~3 天	每 3 周重复，4~6 个周期
ES-SCLC 初始治疗			
阿替利珠单抗+EC 方案			
阿替利珠单抗	1200mg 静脉输注 第 1 天（首次输注时间至少持 续 60 分钟，如耐受性 良好， 随后输注时间 至少持续 30 分钟）	第 1 天	每 3 周重复，4个周期，之后维持治疗每 3 周 重复直至疾病进展或毒性不 可耐受
卡铂	AUC=5 静脉输注	第 1 天	每 3 周重复，共 4 个周期
依托泊苷	100mg/m² 静注	第 1~3 天	每 3 周重复，共 4 个周期
度伐利尤单抗+EC 方案			
度伐利尤单抗	1500mg 静脉输注，输注时 间为 60 分钟	第 1 天	每 3 周重复，共 4 个周期 4 周期后， 每 4 周重复， 直至疾 病进展或毒性不可耐受
卡铂	AUC=5-6 静脉输注	第 1 天	每 3 周重复，共 4 个周期
依托泊苷	80~100mg/m² 静脉输注	第 1~3 天	每 3 周重复，共 4 个周期
度伐利尤单抗+EP 方案			
度伐利尤单抗	1500mg 静脉输注，输注时 间为 60 分钟	第 1 天	每 3 周重复，共 4 个周期，4 周期后， 每 4 周重复， 直至疾 病进展或毒性不可耐受
顺铂	70~80mg/m²静脉输注	第 1 天	每 3 周重复，共 4 个周期
依托泊苷	80~100mg/m² 静脉输注	第 1~3 天	每 3 周重复，共 4 个周期
斯鲁利单抗+EC 方案			
斯鲁利单抗	4.5mg/kg，静脉输注	第 1 天	每 3 周重复，共 4个周期，之后维持治疗每 3周 重复直至疾病进展或毒性不可耐受
卡铂	AUC=5 静脉输注	第 1 天	每 3 周重复，共 4 个周期

续表

方案	剂量，用法	用药时间	治疗周期
依托泊苷	100mg/m^{2}静脉输注	第1~3天	每3周重复，共4个周期
阿得贝利单抗+EC方案			
阿得贝利单抗	20mg/kg静脉输注	第1天	每3周重复，共4~6个周期，之后维持治疗每3周，最多2年或至疾病进展或毒性不可耐受
卡铂	AUC=5静脉输注	第1天	每3周重复，共4~6个周期
依托泊苷	100mg/m^{2}静脉输注	第1~3天	每3周重复，共4~6个周期
替雷利珠单抗+EC方案			
替雷利珠单抗	200mg静脉输注	第1天	每3周重复，共4个周期，之后维持治疗每3周重复直至疾病进展或毒性不可耐受
卡铂	AUC=5静脉输注	第1天	每3周重复，共4个周期
依托泊苷	100mg/m^{2}静脉输注	第1~3天	每3周重复，共4个周期
替雷利珠单抗+EP方案			
替雷利珠单抗	200mg静脉输注	第1天	每3周重复，共4个周期，之后维持治疗每3周重复直至疾病进展或毒性不可耐受
顺铂	75 mg/m^{2}静脉输注	第1天	每3周重复，共4个周期
依托泊苷	100mg/m^{2}静脉输注	第1~3天	每3周重复，共4个周期
特瑞普利单抗+EC方案			
特瑞普利单抗	240mg	第1天	每3周重复，共4~6个周期，之后维持治疗每3周重复直至疾病进展或毒性不可耐受
卡铂	AUC=5静脉输注	第1天	每3周重复，共4~6个周期
依托泊苷	100mg/m^{2}静脉输注	第1~3天	每3周重复，共4~6个周期
特瑞普利单抗+EP方案			
特瑞普利单抗	240mg	第1天	每3周重复，共4~6个周期，之后维持治疗每3周重复直至疾病进展或毒性不可耐受
顺铂	75 mg/m^{2}静脉输注	第1天	每3周重复，共4~6个周期
依托泊苷	100mg/m^{2}静脉输注	第1~3天	每3周重复，共4~6个周期
安罗替尼+贝莫苏拜单抗+EC方案			
安罗替尼	12mg口服每日一次	第1~14天	每3周重复，共4个周期，之后维持治疗每3周重复直至疾病进展或毒性不可耐受
贝莫苏拜单抗	1200mg静脉输注	第1天	每3周重复，共4个周期，之后维持治疗每3周重复直至疾病进展或毒性不可耐受
卡铂	AUC=5静脉输注	第1天	每3周重复，共4~6个周期
依托泊苷	100mg/m^{2}静脉输注	第1~3天	每3周重复，共4~6个周期
EP方案			
顺铂	75mg/m^2 静脉输注	第1天	每3周重复，共4~6个周期

续表

方案	剂量，用法	用药时间	治疗周期
依托泊苷	100mg/m² 静脉输注	第1~3天	每3周重复，共4~6个周期
EP方案			
顺铂	80mg/m² 静脉输注	第1天	每3周重复，共4~6个周期
依托泊苷	80mg/m² 静脉输注	第1~3天	每3周重复，共4~6个周期
EP方案			
顺铂	25mg/m² 静脉输注	第1~3天	每3周重复，共4~6个周期
依托泊苷	100mg/m² 静脉输注	第1~3天	每3周重复，共4~6个周期
EC方案			
卡铂	AUC=5-6静脉输注	第1天	每3周重复，4~6个周期
依托泊苷	100mg/m² 静脉输注	第1~3天	每3周重复，4~6个周期
EL方案			
洛铂	30mg/m² 静脉输注	第1天	每3周重复，4~6个周期
依托泊苷	100mg/m² 静脉输注	第1~3天	每3周重复，4~6个周期
IP方案			
顺铂	60mg/m² 静脉输注	第1天	每4周重复，4~6个周期
伊立替康	60mg/m² 静脉输注	第1，8，15天	每4周重复，4~6个周期
IP方案			
顺铂	30mg/m² 静脉输注	第1，8天	每3周重复，4~6个周期
伊立替康	65mg/m² 静脉输注	第1，8天	每3周重复，4~6个周期
IC方案			
卡铂	AUC=5静脉输注	第1天	每4周重复，4~6个周期
伊立替康	50mg/m² 静脉输注	第1，8，15天	每4周重复，4~6个周期
SCLC二线治疗			
拓扑替康单药方案			
拓扑替康	1.25mg/m² 静脉输注	第1~5天	每3周重复
拓扑替康单药方案			
拓扑替康	3.2mg/m² 口服	每日1次，第1~5天	每3周重复
Tarlatamab单药方案			
Tarlatamab	10mg,静脉注释	第一周期第1天为1mg，第一周期第8和15天为10mg	每2周一次
SCLC三线及后线治疗			
安罗替尼单药方案			
安罗替尼	12mg口服给药	每日1次，第1~14天	每3周重复

2 SCLC的外科治疗

最初手术治疗是所有病理类型LC的治疗选择。两项前瞻性随机对照研究发现，与放疗相比，手术治疗未给SCLC带来生存获益，SCLC手术治疗逐渐被放疗所代替。直到TNM分期引入SCLC以及基于数据库大宗病例的回顾性分析发现，在早期SCLC中经选择的患者（T1-2N0）手术治疗尤其是肺叶切除5年生存率超过50%，才重新确立了手术治疗在SCLC治疗中的价值。目前一致认为临床分期为Ⅰ-ⅡA期（T1-2N0）的SCLC可从手术治疗中获益，推荐临床分期Ⅰ-ⅡA期患者接受肺叶切除及肺门、纵隔淋巴结清扫治疗。而对ⅡB-ⅢA期SCLC是否能从手术治疗中获益争议很大。

3 SCLC的放疗

主要推荐：

（1）LS-SCLC的放疗。

1）可手术SCLC的放疗：手术适宜人群为cT1-2N0M0，Ⅰ期，对N2，推荐行辅助化疗整合胸部放疗，同步或序贯均可；N1患者化疗±胸部放疗；N0者，辅助治疗以全身化疗为主，不能从辅助放疗中获益，不建议术后辅助放疗。推荐靶区为：支气管残端、同侧肺门、术前受累淋巴结区域、病理阳性淋巴结区域。

2）分期超过cT1-2N0M0的LS-SCLC：首选同步放化疗，不耐受者可选择序贯放化疗 。同步放化疗中胸部放疗剂量及分割模式可选择45Gy/3周（bid）或60~70Gy/6~7周（qd）。

3）对LS-SCLC经系统治疗后达CR或PR者，推荐预防性脑照射（PCI）；接受根 治性手术和系统化疗的Ⅰ期SCLC脑预防性照射存在争议（推荐但存在争议）；对>75岁、PS>2分、神经认知功能障碍者不建议行PCI治疗。常用分割模式为全脑25Gy/10f（2.5Gy/f），放化疗结束后3~4周开始。

（2）ES-SCLC的放疗。

1）ES-SCLC可考虑巩固胸部放疗，最佳治疗剂量和分割模式尚未统一，可选择30Gy/10f、60Gy/30f或此范围内的等效剂量的其他方案。靶区应包括；化疗后GTVp、肺门区域和纵隔（不仅是受累区域）。

2）对经系统治疗有效者可考虑PCI，也可行脑MRI密切随访（推荐但存在争议。常用分割模式为全脑25Gy/10f（2.5Gy/f），也可选择全脑20Gy/5f。

注：

放疗是SCLC的重要治疗手段之一，其价值在局限期和广泛期均有体现。放疗介入时机主要根据分期，SCLC分期基于VALSG分级系统的两分期方法，同时推荐使用TNM分期。LS-SCLC是指肿瘤局限于半胸（Ⅰ-Ⅲ期），即照射范围可包括在一个靶区内，且能接受足够的照射剂量，但T3-4期中因多发肺内转移或瘤体太大，一个放疗计划不能耐受者除外。ES-SCLC包括Ⅳ期及Ⅰ-Ⅲ期中T3-4期多发肺内转移或瘤体过大者。

（1）可手术SCLC的放疗推荐。

手术适宜人群为cT1-2N0M0，Ⅰ期，是否需术后辅助放疗主要根据术后病理分期，对N2，推荐行辅助化疗整合胸部放疗，同步或序贯均可；N1化疗±胸部放疗；N0者辅助治疗以全身化疗为主，不能从辅助放疗中获益，不建议术后辅助放疗。推荐靶区为：支气管残端、同侧肺门、术前受累淋巴结区域、病理阳性淋巴结区域。Lung ART研究提出用于pN2 NSCLC患者术后放疗（PORT）靶区可参考用于SCLC患者。

对不适于或不愿手术的cT1-2N0M0局限期SCLC，同期化放疗的治疗模式为首选。SBRT整合化疗也可取得同样疗效，NCDB显示，接受SBRT序贯化疗与同步放化疗者的OS无差异。一项多中心研究报道，SBRT（50Gy/5f）在1年、3年的OS分别为69.9%和34.0%，毒性极小（2级肺炎5.2%）。因此，SBRT后序贯化疗也是可选择的治疗模式。

（2）分期超过cT1-2N0M0的LS-SCLC放疗推荐。

首选同步放化疗，不耐受者可选序贯放化疗。放疗参与时机越早，获益越明显，推荐在化疗第一周期或第二周期时即加入，主要根据放疗范围及危及器官受量决定。靶区范围：原发病灶GTV为化疗后肿瘤残留区域，CTV为GTV外放8mm；淋巴结勾画GTVn为化疗后残留的淋巴结，淋巴结CTV为化疗前阳性淋巴结，应参考化疗前胸部增强CT或PET/CT影像表现，尤其伴肺不张时，PET/CT优势更明显。对化疗后CR者，建议根据最后一次原发灶的CT勾画GTV-T，根据化疗前CT勾画CTV-N。

SWOG前瞻性Ⅲ期随机对照研究纳入466例LS-SCLC，对比原发灶放疗靶区为化疗前和化疗后范围的区别，结果显示，两组之间OS无统计学差异。CALGB 30610/RTOG0538/CONVERT研究及陈明教授等多项前瞻性随机对照研究结果证实，传统的选择性淋巴结区域照射模式疗效并未优于化疗前淋巴结受累区域照射模式，且不良反应更明显。

胸部放疗剂量及分割模式选择：目前对同步放化疗中胸部放疗剂量及分割模式尚不统一。可选择45Gy/3周（bid）或60~70Gy/6~7周（qd）两种模式。每天两次放疗的模式放射性食管炎发生率较高，因此，该模式只适于一般情况和基线肺功能较好者。在INT0096和CONVERT两项随机对照研究中，探索了LS-SCLC同步放化疗的最佳放疗模式。INT0096共纳入417例患者，根据放疗分割放射不同，随机分为两组：bid组（1.5Gy/f，30次分割共3周）和qd组（1.8Gy/f，25次分割共5周），放疗总剂量为45Gy，结果显示：每天两次放疗与每天1次放疗比较，中位生存时间23个月对19个月，局部复发率61%对48%，5年生存率26%对16%，bid组有生存获益，但未达统计学差异，且食管炎整体发生率更高。另一项随机对照CONVERT研究中，bid组（274例）放疗模式为45Gy/30f/19d，1.5Gy/f，bid；qd组（273例）放疗模式为66Gy/33f/45d，两组中位OS分别为30个月和25个月（*P*=0.14），两组之间3-4级食管炎（19%对比8%，*P*=0.85）和放射性肺炎（3%对比2%，*P*=0.70）的发生率无明显差异。超分割与常规分割模式生存无明显差异，且不良反应相近。Grønberg BH等一项随机分组Ⅱ期研究显示：LS-SCLC使用1.5Gy bid的分割模式，放疗剂量60Gy比45Gy生存率提高，但毒性并无增加，说明每天两次照射的胸腔放疗至60Gy有望成为现有方案的优化选择。另有中国研究者也在探索高剂量超分割放疗（54Gy/30f/BID）和标准剂量（45Gy/30f/BID）的疗效和安全性，两组中位的OS分别为62.4和43.1个月（p = 0.001），中位的PFS分别为30.5和16.7个月（*P*=0.044），研究提示高剂量超分割方案可延长OS和PFS，且安全性基本相当，高剂量组毒性反应无明显增加。

（3）LS-SCLC的PCI推荐。

对LS-SCLC经系统治疗后达CR或PR者，推荐PCI；接受根治性手术和系统化疗的Ⅰ期SCLC的PCI存在争议；对>75岁、PS>2分、神经认知功能障碍者不建议行PCI治疗。常用分割模式为全脑25Gy/10f（2.5Gy/f），建议放化疗结束后3~4周开始。PCI常见的急性毒性包括疲劳、头痛、恶心和呕吐等。

美国SEER数据库纳入7995例回顾性分析显示，接受PCI患者2年、5年、10年OS均优于未行PCI组，具统计学差异（*P*<0.05）。由于PCI会引起晚期脑神经功能损伤，表现为认知功能障碍，有研究证实单次剂量超过3Gy或同步化疗会加重脑认知功能障碍，因此对一般状况差、>75岁或认知功能缺陷者不建议行PCI。PCI相关的神经认知功能退化部分是由海马照射引起的。因此，建议PCI时对海马进行保护，且海马保护并不会增加脑转移发生率。

（4）ES-SCLC放疗推荐。

ES-SCLC可以考虑巩固胸部放疗，但仍需进一步细分获益人群。最佳治疗剂量和分割模式尚不统一，可选择30Gy/10f、60Gy/30f或此范围内等效剂量的其他方案。靶区包括：化疗后GTVp、肺门区域和纵隔（不仅受累区域）。Jeremic等一项随机对照研究纳入210例ES-SCLC，结果显示对转移负荷较低且化疗后达到CR或接近CR者，后续加入胸部放疗生存获益明显，中位OS达17个月，优于未放疗组的11个月。Dutch CREST研究认为系统治疗后胸内有肿瘤残留、全身治疗有效且转移灶负荷较小者，可从巩固性胸部放疗中获益。

（5）ES-SCLC的PCI治疗。

PCI在广泛期ES-SCLC中的应用有争议。对经系统治疗有效者可考虑行PCI，也可行脑MRI密切随访。常用分割模式为全脑25Gy/10f（2.5Gy/f），也可选择全脑

20Gy/5f。

EORTC的一项随机对照研究纳入286例ES-SCLC，观察一线化疗有效者PCI的价值，结果显示：PCI降低了脑转移概率，延长了生存。但该研究未在PCI前进一步排除是否存在脑转移，且未规定具体剂量和分割模式，成为此研究不足。日本的一项Ⅲ期随机对照研究采用相同设计，分为PCI组和MRI随访组，PCI剂量为25Gy/ 10f，且预防性照射前排除了脑转移，结果显示PCI组与MRI监测组相比，降低了脑转移发生率，但未带来生存获益。

（6）有症状的ES-SCLC的放疗。

上腔静脉压迫综合征：临床症状严重者推荐先放疗后化疗；临床症状较轻者推荐先化疗后放疗，同时给予吸氧、利尿、镇静、止痛等对症治疗。放疗初期可能会有局部水肿，可配合激素和利尿剂辅助治疗；首次化疗建议给予冲击剂量。

脊髓压迫症：如无特殊情况，先行局部放疗，控制压迫症状，并予化疗，最常用放疗剂量30Gy/10f/2周或40Gy/20f/4周。转移灶比较孤立的椎体转移导致的压迫，可予大分割照射，20Gy/5f~8Gy/f。由于脊髓压迫症者生存期较短，生命质量较差，所以对胸部放疗的选择需综合考量多方因素，慎重选择（如CR或PR者可以放疗），但常不建议手术减压治疗。

骨转移：推荐化疗+姑息外照射放疗±双膦酸盐治疗；骨折高危者可采取骨科固定。阻塞性肺不张：化疗+胸部放疗。脑转移：初诊无症状者：推荐化疗，治疗后疗效达CR或PR者，可予全颅放疗（30Gy/10f）。有症状初诊患者：推荐全脑放疗与化疗序贯进行，放疗要尽快进行（30Gy/10f）。PCI后出现脑转移者，首选SRS/SRT。治疗后疗效达CR或PR的患者，可择期给予胸部放疗。

（7）SCLC的再程放疗。

SCLC再程放疗的研究目前尚缺乏大型的前瞻性随机对照研究，数据大多来自回顾性研究。应充分考虑两次放疗计划重叠区域、间隔时间，保证危及器官受量。如在中央肿瘤中有重叠区域，慢性毒性的风险更大。中心结构应避免90~150Gy的累积剂量。如首次放疗和再次放疗之间的时间少于6个月，脊髓剂量应小于50Gy（EQD2）。如超过6个月，则可用40~45Gy/20~25f，其安全累积平均剂量为87.4Gy。根据现有数据，姑息剂量（<40Gy）再程放疗对治疗咯血、上腔静脉综合征和肋骨痛等症状有用；无症状、无远处疾病和PS良好者，高剂量可改善生活质量和OS。因此，建议选择无症状且无转移者行根治性放疗；在其他情况下，建议考虑低分割再程放疗和支持治疗以减少毒性。

（8）SCLC的放疗技术。

随着放疗技术发展，各种放疗技术在SCLC均有尝试，总体来说，每种技术都有特定优势，需整合考量肿瘤的位置、患者身体耐受性和效价比。

图像引导放疗（IGRT）在SCLC中的应用目前尚缺乏大数据支持，一项132名SCLC研究，IGRT对比IMRT OS无显著不同。而在IMRT和3D-CRT的回顾性研究的数据表明，IMRT的OS具优势。在周围型肿瘤中，相对于经典IMRT，容积旋转调强放疗（VMAT）肺V5更低，而IMRT肺V30低；在中心型肿瘤中，VMAT的V20低于IMRT。质子治疗的研究较少，一项前瞻性研究显示：与调强放疗相比，质子放疗在脊髓、心脏和肺的平均剂量上有统计学上显著降低，但在食管平均剂量或V20上无差异。

第五章

SCLC的康复

主要推荐：

（1）对疗效评价为CR、PR或SD的LS-SCLC，治疗后前2年每3个月随访1次，第3年每6个月随访1次，随后每年随访1次

（2）对疗效评价为CR、PR或者SD的ES-SCLC，治疗后第1年每2个月随访1次，第2~3年每3~4个月随访1次，第4~5年每6个月随访1次，5年后每年随访1次。

（3）对出现相关新发症状或症状加重者，推荐立即随访。

（4）随访项目推荐：病史、体检、胸部/腹部/盆腔CT（平扫或者增强）。头颅增强MRI（首选）或者CT，第1年每3~4个月1次，第2年起每6个月1次；不推荐PET/CT作为常规随访手段。

Sugiyama T等回顾94例SCLC接受一线化疗达到CR/PR后接受深度随访或非深度随访的结果，深度随访组（胸部加上腹部CT、颅脑MRI和骨扫描）每2月随访一次，6个月后改为每3个月至满2年，非深度随访组则由医师自行决定；研究显示，与非深度 随访组相比，深度随访组能发现更多的无症状复发，挽救性化疗的有效率更高（61.8% 对比 37.9%，*P*=0.04），中位总生存（20个月对比 13个月 ，*P*=0.001）显著延长。

各指南推荐治疗后前2年较高频率随访：治疗后前2年，广泛期每2~3个月CT随访一次，局限期每3~6个月CT随访一次。2年后复发风险降低，可以降低随访频率。

目前尚无前瞻性研究评估脑MRI在监测复发中的作用 。无论是否接受过PCI，均建议定期检查头颅增强MRI（首选）或CT，第1年每3~4个月一次，第2年每6个月一次 。ASCO指南对达到CR且无症状者随访2年后不建议定期复查颅脑MRI。但ESMO指南和CSCO指南推荐随访2年后继续定期监测颅脑MRI。鉴于缺少证据，各指南均建议医师与患者共同讨论决策。

各指南均不推荐PET/CT作为SCLC的常规随访手段。

参考文献

[1]International Agency for Research on Cancer. Cancer Incidence in Five Continents Volume X（IARC, 2014）

[2]Shi Y, Xing P, Fan Y, et al. Current small cell lung cancer treatment in China . Thorac Cancer. 2015 May ; 6（3）; 233-8.

[3]赫捷，魏文强. 2021 中国肿瘤登记年报[M]. 北京 ；人民卫生出版社，2023；156

[4]Amarasena IU, Chatterjee S , Walters JA , et al. Platinum versus non-platinum chemotherapy regimens for small cell lung cancer. Cochrane Database Syst Rev. 2015 Aug 2; 2015（8）; CD006849.

[5]Kalemkerian GP. Staging and imaging of small cell lung cancer. Cancer Imaging. 2012 Jan 12; 11（1）; 253-8.

[6]Rudin CM, Poirier JT, Byers LA, et al. Molecular subtypes of small cell lung cancer; a synthesis of human and mouse model data. Nat Rev Cancer. 2019 May ; 19（5）; 289-297.

[7]Gay CM, Stewart CA, Park EM, Diao L, et al. Patterns of transcription factor programs and immune pathway activation define four major subtypes of SCLC with distinct therapeutic vulnerabilities . Cancer Cell. 2021 Mar 8; 39（3）; 346-360.

[8]Yang CF, Chan DY, Speicher PJ, et al. Role of Adjuvant Therapy in a Population-Based Cohort of Patients With Early-Stage Small-Cell Lung Cancer. J Clin Oncol. 2016 Apr 1; 34（10）; 1057-64.

[9]Brock MV, Hooker CM , Syphard JE, Westra W, Xu L, Alberg AJ, Mason D, Baylin SB, Herman JG, Yung RC, Brahmer J, Rudin CM, et al. Surgical resection of limited disease small cell lung cancer in the new era of platinum chemotherapy; Its time has come. J Thorac Cardiovasc Surg. 2005 Jan; 129（1）; 64-72..

[10]Rossi A, Di Maio M, Chiodini P, et al. Carboplatin- or cisplatin-based chemotherapy in first-line treatment of small-cell lung cancer; the COCIS meta-analysis of individual patient data . J Clin Oncol. 2012 May 10; 30（14）; 1692-8..

[11]Hanna N, Bunn PA Jr, Langer C, et al. Randomized phase Ⅲ trial comparing irinotecan / cisplatin with etoposide / cisplatin in patients with previously untreated extensive-stage disease small-cell lung cancer. J Clin Oncol. 2006 May 1; 24（13）; 2038-43.

[12]Lara PN Jr, Natale R, Crowley J, et al. Phase Ⅲ trial of irinotecan/cisplatin compared with etoposide/cisplatin in extensive-stage small -cell lung cancer; clinical and pharmacogenomic results from SWOG S0124. J Clin Oncol. 2009 May 20; 27（15）; 2530-5.

[13]Hermes A, Bergman B, Bremnes R, et al. Irinotecan plus carboplatin versus oral etoposide plus carboplatin in extensive small-cell lung cancer; a randomized phase Ⅲ trial. J Clin Oncol. 2008 Sep 10; 26（26）; 4261-7.

[14]Sun Y, Cheng Y, Hao X, et al. Randomized phase Ⅲ trial of amrubicin/cisplatin versus etoposide/cisplatin as first -line treatment for extensive small-cell lung cancer . BMC Cancer. 2016 Apr 9; 16; 265.

[15]Horn L, Mansfield AS, Szczęsna A, et al. First-Line Atezolizumab plus Chemotherapy in Extensive-Stage Small-Cell Lung Cancer. N EnglJ Med. 2018 Dec 6; 379（23）; 2220-2229..

[16]Paz-Ares L, Dvorkin M, Chen Y, et al. Durvalumab plus platinum-etoposide versus platinum-etoposide in first-line treatment of extensive-stage small-cell lung cancer（CASPIAN）; a randomised, controlled, open-label, phase 3 trial. Lancet. 2019 Nov 23; 394（10212）; 1929- 1939..

[17]O'Brien ME, Ciuleanu TE, Tsekov H, et al. Phase Ⅲ trial comparing supportive care alone with supportive care with oral topotecan in patients with relapsed small-cell lung cancer . J Clin Oncol. 2006 Dec 1; 24（34）; 5441-7..

[18]Eckardt JR, von Pawel J, Pujol JL, et al. Phase Ⅲ study of oral compared with intravenous topotecan as second-line therapy in small-cell lung cancer. J Clin Oncol. 2007 May 20; 25 (15); 2086-92.
[19]Huber RM, Reck M, Gosse H, et al. Efficacy of a toxicity-adjusted topotecan therapy in recurrent small cell lung cancer. Eur Respir J. 2006 Jun; 27 (6); 1183-9.
[20]Fan Y, Zhao J, Wang Q , et al. Camrelizumab Plus Apatinib in Extensive-Stage SCLC (PASSION); A Multicenter, Two-Stage, Phase 2 Trial. J Thorac Oncol. 2021 Feb; 16 (2); 299-309.
[21]Fiegl M, Pircher A, Waldthaler C, et al. Small steps of improvement in small-cell lung cancer (SCLC) within two decades; a comprehensive analysis of 484 patients. Lung Cancer. 2014 May; 84 (2); 168-74.
[22]Steffens CC , Elender C , Hutzschenreuter U, et al. Treatment and outcome of 432 patients with extensive-stage small cell lung cancer in first, second and third line-Results from the prospective German TLK cohort study. Lung Cancer. 2019 Apr ; 130; 216-225.
[23]Simos D, Sajjady G, Sergi M, et al. Third-line chemotherapy in small-cell lung cancer; an international analysis. Clin Lung Cancer. 2014 Mar; 15 (2); 110-8.
[24]Saruwatari K, Umemura S, Nomura S, et al. Prognostic Factor Analysis in Patients With Small-Cell Lung Cancer Treated With Third-Line Chemotherapy. Clin Lung Cancer. 2016 Nov; 17 (6); 581-587.
[25]Cheng Y, Wang Q, Li K, et al. Anlotinib vs placebo as third- or further-line treatment for patients with small cell lung cancer; a randomised, double-blind , placebo-controlled Phase 2 study. Br J Cancer. 2021 Aug ; 125 (3); 66-371..
[26]Nicholson SA, Beasley MB, Brambilla E, et al. Small cell lung carcinoma (SCLC; a clinicopathologic study of 100 cases with surgical specimens. Am J Surg Pathol. 2002 Sep; 26 (9); 1184-97..
[27]Mangum MD, Greco FA, Hainsworth JD, et al. Combined small-cell and non-small-cell lung cancer. J Clin Oncol. 1989 May ; 7 (5) ; 607- 12. doi ; 10. 1200/JCO. 1989.7.5.607. PMID; 2540288.
[28]Babakoohi S, Fu P, Yang M, et al. Combined SCLC clinical and pathologic characteristics . Clin Lung Cancer. 2013 Mar; 14 (2); 113-9.
[29]Men Y, Hui Z, Liang J, et al. Further understanding of an uncommon disease of combined small cell lung cancer; clinical features and prognostic factors of 114 cases. Chin J Cancer Res. 2016 Oct; 28 (5); 486-494.
[30]Lei Y, Feng H, Qiang H, et al. Clinical characteristics and prognostic factors of surgically resected combined small cell lung cancer; a retrospective study. Lung Cancer. 2020 Aug; 146; 244-251.
[31]Wang Y, Xu J, Han B, et al. The role of prophylactic cranial irradiation in surgically resected combined small cell lung cancer; a retrospective study. J Thorac Dis. 2018 Jun; 10 (6); 3418-3427.
[32]Radice PA, Matthews MJ, Ihde DC, et al. The clinical behavior of "mixed" small cell/large cell bronchogenic carcinoma compared to "pure" small cell subtypes . Cancer. 1982 Dec 15; 50 (12); 2894- 902.
[33]Luo J, Wu FY, Li AW, et al. Comparison of vinorelbine , ifosfamide and cisplatin (NIP) and etopo - side and cisplatin (EP) for treatment of advanced combined small cell lung cancer (cSCLC) patients; a retrospective study. Asian Pac J Cancer Prev. 2012; 13 (9); 4703-6.
[34]Li YY, Zhou C, Yang DX, et al. Paclitaxel-etoposide-carboplatin/cisplatin versus etoposide-carboplatin/cisplatin as first-line treatment for combined small-cell lung cancer; a retrospective analysis of 62 cases. Cancer Biol Med. 2015 Jun; 12 (2); 117-25.
[35]Shi X, Duan H, Liu X, et al. Genetic alterations and protein expression in combined small cell lung cancers and small cell lung cancers arising from lung adenocarcinomas after therapy with tyrosine kinase inhibitors. Oncotarget. 2016 Jun 7; 7 (23); 34240-9.

[36]Men Y, Hui Z, Liang J, et al. Further understanding of an uncommon disease of combined small cell lung cancer ; clinical features and prognostic factors of 114 cases. Chin J Cancer Res. 2016 Oct; 28 (5); 486-494.

[37]Guo Y, Qu L, Shao M, et al.A case report of combined small cell lung cancer with EGFR mutation and treatment experience. Zhongguo Fei Ai Za Zhi. 2014 Jun 20; 17 (6); 511-4. Chinese.

[38][31].Marcoux N , Gettinger SN , O'Kane G , et al. EGFR-Mutant Adenocarcinomas That Transform to Small-Cell Lung Cancer and Other Neuroendocrine Carcinomas ; Clinical Outcomes. J Clin Oncol. 2019 Feb 1; 37 (4); 278-285.

[39]Oser MG , Niederst MJ , Sequist LV , et al. Transformation from non-small-cell lung cancer to small- cell lung cancer ; molecular drivers and cells of origin . Lancet Oncol. 2015 Apr ; 16 (4); e 165-72.

[40]Sequist LV , Waltman BA , Dias-Santagata D , et al. Genotypic and histological evolution of lung cancers acquiring resistance to EGFR inhibitors . Sci Transl Med. 2011 Mar 23; 3 (75); 75ra26.

[41]Yu HA , Arcila ME , Rekhtman N , et al. Analysis of tumor specimens at the time of acquired resistance to EGFR-TKI therapy in 155 patients with EGFR-mutant lung cancers. Clin Cancer Res. 2013 Apr 15; 19 (8); 2240-7.

[42]Piotrowska Z , Niederst MJ , Karlovich CA , et al. Heterogeneity Underlies the Emergence of EG FRT790 Wild-Type Clones Following Treatment of T790M-Positive Cancers with a Third-Generation EGFR Inhibitor. Cancer Discov. 2015 Jul; 5 (7); 713-22.

[43]Lee JK , Lee J , Kim S , et al. Clonal History and Genetic Predictors of Transformation Into Small-Cell Carcinomas From Lung Adenocarcinomas. J Clin Oncol. 2017 Sep 10; 35 (26); 3065-3074.

[44]Hobeika C , Rached G , Eid R , et al. ALK-rearranged adenocarcinoma transformed to small-cell lung cancer ; a new entity with specific prognosis and treatment? Per Med. 2018 Mar; 15 (2); 111- 115.

[45]Sehgal K , Varkaris A , Viray H , et al. Small cell transformation of non-small cell lung cancer on im mune checkpoint inhibitors ; uncommon or under-recognized? J Immunother Cancer. 2020 Jun; 8 (1); e000697.

[46]Wang W , Xu C , Chen H , et al. Genomic alterations and clinical outcomes in patients with lung ade nocarcinoma with transformation to small cell lung cancer after treatment with EGFR tyrosine kinase in hibitors ; A multicenter retrospective study. Lung Cancer. 2021 May ; 155; 20-27.

[47][40]. Pignataro D , Bertaglia V , Bironzo P , et al. Oligoprogressive Disease With SCLC Transformation in EGFR-Mutated NSCLC; How Biology Knowledge Can Change the Game Rules . J Thorac Oncol. 2020 Oct; 15 (10); e 170-e 172.

[48][41].C. Zhang , S. Zhang , Y. Yao , Y , et al , MA12.08 Chemotherapy plus EGFR TKIs or Bevacizumab versus Chemotherapy Alone in SCLC -Transformed EGFR-Mutant Lung Adenocarcinoma . JANUARY 31 , 2021-16; 45- 17; 45l VOLUME 16 , ISSUE 3 , SUPPLEMENT , S178-S179 , MARCH 01 , 2021

[49][1].Yu JB , Decker RH , Detterbeck FC , et al. Surveillance epidemiology and end results evaluation of the role of surgery for stage I small cell lung cancer. J Thorac Oncol. 2010 Feb; 5 (2); 215-9..

[50][2].Schreiber D , Rineer J , Weedon J , et al. Survival outcomes with the use of surgery in limited-stage small cell lung cancer ; should its role be re-evaluated? Cancer. 2010 Mar 1; 116 (5); 1350- 7.

[51]Yang CF , Chan DY , Speicher PJ , et al. Role of Adjuvant Therapy in a Population-Based Cohort of Patients With Early-Stage Small-Cell Lung Cancer[J]. J Clin Onclo , 2016 , 34 (10); 1057-1064.

[52]Wakeam E , Giuliani M , Leighl NB , Finlayson SRG , Varghese TK , Darling GE. Indications for

Adjuvant Mediastinal Radiotherapy in Surgically Resected Small Cell Lung Cancer[J]. Ann Thorac Surg，2017，103；1647- 1653.

[53]刘维帅，赵路军，张宝忠，等 术后放疗在 T1-2N0M0 期 SCLC 治疗中的意义[J]. 中华放射肿瘤学杂志，2015，24（5）；484-487.

[54]Kelsey CR，Light KL，Marks LB. Patterns of failure after resection of non-small-cell lung cancer；implications for postoperative radiation therapy volumes[J]. Int J Radiat Oncol Biol Phys，2006，65；1097- 1105.

[55]Feng W，Fu XL，Cai XW，Yang HJ，Wu KL，Fan M，Xiang JQ，Zhang YW，Chen HQ. Patterns of local-regional failure in completely resected stage ⅢA（N2）non-small cell lung cancer cases；implications for postoperative radiation therapy clinical target volume design[J]. Int J Radiat Oncol Biol Phys，2014，88；1100- 1107.

[56]Kepka L，Bujko K，Bujko M，Matecka-Nowak M，Salata A，Janowski H，Rogowska D，Cieślak- Zerańska E，Komosińska K，Zawadzka A. Target volume for postoperative radiotherapy in non-small cell lung cancer；results from a prospective trial[J]. Radiother Oncol，2013，108；61-65.

[57]An international randomized trial，comparing post-operative conformal radiotherapy（PORT）to no PORT，in patients with completely resected non-small cell lung cancer（NSCLC）and mediastinal N2 involvement；Primary end-point analysis of LungART（IFCT-0503，UK NCRI，SAKK）NCT00410683.

[58]Verma V，Hasan S，Wegner RE，Abel S，Colonias A. Stereotactic ablative radiation therapy versus conventionally fractionated radiation therapy for stage I small cell lung cancer[J]. Radiother Oncol，2019，131；145- 149.

[59]Verma V，Simone CB 2nd，Allen PK，Gajjar SR，Shah C，Zhen W，Harkenrider MM，Hallemeier CL，Jabbour SK，Matthiesen CL，Braunstein SE，Lee P，Dilling TJ，Allen BG，Nichols EM，Attia A，Zeng J，Biswas T，Paximadis P，Wang F，Walker JM，Stahl JM，Daly ME，Decker RH，Hales RK，Willers H，Videtic GM，Mehta MP，Lin SH. Multi-Institutional Experience of Stereotactic Ablative Radiation Therapy for Stage I Small Cell Lung Cancer[J]. Int J Radiat Oncol Biol Phys，2017，97；362-371.

[60]Kies MS，Mira JG，Crowley JJ，et al. Multimodal therapy for limited small-cell lung cancer；a randomized study of induction combination chemotherapy with or without thoracic radiation in complete re sponders；and with wide-field versus reduced-fielld tadiation in partial responders；a Southwest Oncology Group Study[J]. J Clin Oncol，1987，5（4），；592-600.

[61]Faivre-Finn C，Snee M，Ashcroft L，et al. Concurrent once-daily versus twice-daily chemoradiotherapy in patients with limited-stage small-cell lung cancer（CONVERT）；an open-label，phase 3，randomised，superiority trial[J]. Lancet Oncol，2017，18（8）；1116- 1125.

[62]Hu X，Bao Y，Xu YJ，et al. Final report of a prospective randomized study on thoracic radiotherapy target volume for limited-stage small cell lung cancer with radiation dosimetric analyses[J]. Cancer，2020，126（4）；840-849.

[63]Turrisi AT，3rd，Kim K，Blum R，et al. Twice-daily compared with once-daily thoracic radiotherapy in limited small-cell lung cancer treated concurrently with cisplatin and etoposide[J]. N Engl J Med，1999，340（4）；265-271.

[64]Halvorsen TO，Valan CD，Slaaen M，Grønberg BH. Associations between muscle measures，survival，and toxicity in patients with limited stage small cell lung cancer[J]. J Cachexia Sarcopenia Muscle. 2020；11（5）；1283- 1290.

[65]Patel S，Macdonald O K，Suntharalingam M. Evaluations of the use of prophylactic cranial irradiation in small cell lung cancer[J]. Cancer，2009，115（4），；842-850.

[66]Le Pechoux C， Laplanche A， Faivre-Finn C， et al. Clinical neurological outcome and quality of life among patients with limited small-cell lung cancer treated with two different dose of prophylactic cranial irradiation in the intergroup phase Ⅲ tral（PCI199-01，EORTC 2200308004，RTOG 0212 and IFCT 99-01）[J]. Ann Oncol，2011，22（5）；1154- 1163.

[67]Jeremic B，Shibamoto Y，Nikolic N，et al. Role of radiation therapy in the combined-modality treatment of patients with extensive disease small-cell lung cancer ； A randomized study[J]. J Clin Oncol， 1999， 17（7）；2092-2099.

[68]Slotman BJ，van Tinteren H，Praag JO，et al. Use of thoracic radiotherapy for extensive stage small-cell lung cancer ； a phase 3 randomised controlled trial[J]. Lancet，2015，238（9962）；36-42.

[69]Slotman B， Faivre-Finn C， Kramer G， et al. Prophylactic cranial irradiation in extensive small-cell lung cancer[J]. N EnglJ Med，2007，357（7）；664-672.

[70]Takahashi T， Yamanaka T， Seto T， et al. Prophylactic cranial irradiation versus observation in patients with extensive-disease small-cell lung cancer ； a multicentre， randomised， open-label， phase 3 trial[J]. Lancet Oncol，2017， 18（5）；663-671.

[71]Drodge CS， Ghosh S， Fairchild A. Thoracic reirradiation for lung cancer ； a literature review and practical guide[J]. Ann Palliat Med 2014；3；75-91.

[72]Käsmann L，Janssen S，Baschnagel AM，Kruser TJ，Harada H，Aktan M，Rades D. Prognostic factors and outcome of reirradiation for locally recurrent small cell lung cancer-a multicenter study[J]. Transl Lung Cancer Res 2020；9；232-238.

[73]Liang JA，Tu CY，Hsia TC，Fang HY，Li CC，Chien CR. Effectiveness of image-guided radiotherapy for locally advanced lung cancer patients treated with definitive concurrent chemoradiotherapy [J].Thorac Cancer 2020；11；2639-2649.

[74]Khirvani SM，Juloori A，Allen PK，Komaki R，Liao Z，Gomez D，O'Reilly M，Welsh J，Papadimitrakopoulou V，Cox JD，Chang JY. Comparison of 2 common radiation therapy techniques for definitive treatment of small cell lung cancer[J]. Int J Radiat Oncol Biol Phys 2013；87；139-147.

[75]Li Y，Wang J，Tan L，Hui B，Ma X，Yan Y，Xue C，Shi X，Drokow EK，Ren J. Dosimetric comparison between IMRT and VMAT in irradiation for peripheral and central lung cancer[J]. Oncol Lett 2018；15；3735-3745.

[76] Rwigema JM，Verma V，Lin L，Berman AT，Levin WP，Evans TL，Aggarwal C，Rengan R，Langer C，Cohen RB，Simone CB 2nd. Prospective study of proton-beam radiation therapy for limited-stage small cell lung cancer. Cancer 2017；123；4244-4251.

[77]SUGIYAMA T，HIROSE T，HOSAKA T，et al. Effectiveness of intensive follow-up after response in patients with small cell lung cancer [J]. Lung Cancer，2008，59（2）；255-61.

[78]中国临床肿瘤学会指南工作委员会 . 小细胞肺癌诊疗指南（2020）[M]. 北京；人民卫生出版社，2020.

[79]DINGEMANS A C，FRUH M，ARDIZZONI A，et al. Small-cell lung cancer ； ESMO Clinical Prac - tice Guidelines for diagnosis，treatment and follow-up（）[J]. Ann Oncol，2021.

[80]NCCN. NCCN Clinical Practice Guidelines in Oncology： Small Cell Lung Cancer，Version 1.2021

[81]樊代明 . 整合肿瘤学・临床卷[M]. 北京：科学出版社，2021.

[82]樊代明 . 整合肿瘤学・基础卷[M]. 西安：世界图书出版西安有限公司，2021.

[83]LIU Q, ZHANG J, GUO C, et al. Proteogenomic characterization of small cell lung cancer iden-tifies biological insights and subtype-specific therapeutic strategies. Cell, 2024, 187（1）: 184-203.

[84]Jiayi Yu,et al.Efficacy and safety of high dose twice-daily thoracic radiotherapy versus standard dose for limited stage small-cell lung cancer: A multicentre, open-label randomised, phase 3 trial. Journal of Clinical Oncology，2023ASCO Abs 8587.

[85]David R. Spigel, Ying Cheng, Byoung Chul Cho,et al. ADRIATIC: durvalumab as consolidation treatment for patients with limited-stage small-cell lung cancer （LS-SCLC）. Journal of Clinical Oncology, 2024ASCO LBA5

[86]WANG J, ZHOU C, YAO W, et al. Adebrelimab or placebo plus carboplatin and etopo-side as first-line treatment for extensive-stage small-cell lung cancer （CAPSTONE-1）: A multicentre, randomised, double-blind, placebo-controlled, phase 3 trial. Lancet Oncol, 2022, 23 （6）: 739-747.

[87]CHENG Y, HAN L, WU L, et al. Effect of first-line serplulimab vs placebo added to chemotherapy on survival in patients with extensive-stage small cell lung cancer: The ASTRUM-005 randomized clinical trial. JAMA, 2022, 328 （12）: 1223-1232.

[88]Y. Cheng, Y. Fan, Y. Zhao, et al. OA01.06 First-Line Chemotherapy With or Without Tislelizumab for Extensive-Stage Small Cell Lung Cancer: RATIONALE-312 Phase 3 Study,Journal of Thoracic Oncology,Volume 18, Issue 11, Sup-plement,2023, Page S46.

[89]Y. Cheng, Y. Liu, W. Zhang, et al. LBA93 EXTENTORCH: A randomized, phase Ⅲ trial of toripalimab versus placebo, in combination with chemotherapy as a first-line therapy for patients with extensive stage small cell lung cancer （ES-SCLC）,Annals of Oncology, Volume 34, Supplement 2,2023,Page S1334.

[90]Y. Cheng, J. Wang, W. Yao, et al, 519P Final results and subgroup analysis of ORIENTAL: A phase ⅢB study of dur-valumab plus platinum-etoposide in first-line treatment of Chinese patients with extensive-stage small-cell lung cancer （ES-SCLC）, Annals of Oncology, Volume 34, Supplement 4,2023, Page S1673,ISSN 0923-7534.

[91]Ying Cheng, Lin Wu, Dingzhi Huang, et al. Myeloprotection with trilaciclib in Chinese patients with extensive-stage small cell lung cancer receiving chemotherapy: Results from a randomized, double-blind, placebo-controlled phase Ⅲ study （TRACES）. Lung Cancer,2023,107455.

[92]Cheng Y, Wu C, Wu L, et al. A pivotal bridging study of lurbinectedin as second-line therapy in Chinese patients with small cell lung cancer. Sci Rep. 2024 Feb 13;14 （1）:3598. doi: 10.1038/s41598-024-54223-5. PMID: 38351146; PMCID: PMC10864288

[93]Ahn MJ, Cho BC, Felip E, et al. Tarlatamab for Patients with Previously Treated Small-Cell Lung Cancer. N Engl J Med. 2023;389 （22）:2063-2075.

[94]M. Johnson, M. Awad, T. Koyama, et al. OA 05.05 Ifinatamab Deruxtecan （I-DXd; DS-7300） in Patients with Refractory SCLC: A Subgroup Analysis of a Phase 1/2 Study. Journal of Thoracic Oncology, Volume 18, Issue 11, Supplement, 2023, Pages S54-S55.

[95]Y. Cheng, Z. Qin, X. Meng, et al. 1992P A phase Ⅱ safety and efficacy study of PM8002 （an-ti-PD-L1 x VEGF-A bispecific） combined with paclitaxel as a second-line therapy for small cell lung cancer （SCLC）. Annals of Oncology, Volume 34, Supplement 2, 2023, Page S1062.

[96]Y Cheng, J Wang, Y Yu, et al. Phase I/Ⅱ combination study of tifcemalimab with toripalimab in patients with refractory extensive stage small cell lung cancer （ES-SCLC）. Journal of Clinical Oncology 2023 41:16_suppl, 8579.

[97]Dawei Chen, Aiqin Gao, Bing Zou, et al. Overall survival of adebrelimab plus chemotherapy and sequential thoracic radiotherapy as first-line treatment for extensive-stage small cell lung cancer.2024 ASCO, 8014

[98]Lin Zhou, Jianguo Sun, Conghua Xie, et al. Efficacy and safety of Low dose radiotherapy （LDRT） concurrent Ate-zolizumab （Atezo） plus chemotherapy as first line （1L） therapy for ES-SCLC: Primary analysis of Phase Ⅱ MATCH study. 2023, AACR, CT219.

[99]Yan ZHANG, Yue Xie, Youling GONG et al. 194MO-Phase Ⅱ study of low-dose radiation （LDRT） plus durvalumab （D） and etoposide/platinum （EP） as first-line treatment in ES-SCLC （LEAD）: efficacy and safety results. 2024 ELCC.

胸腺肿瘤

名誉主编

樊代明

主　编

方文涛

副主编

于振涛　傅小龙　陈　椿　陈　岗　陈克能　傅剑华　韩泳涛　王　洁

编　委（按姓氏拼音排序）

蔡松华　曹庆东　陈　洁　陈　渊　陈和忠　陈铭伍　陈跃军　程远大

崔有斌　丁建勇　范　江　范军强　高禹舜　耿　庆　苟云久　谷志涛

郭石平　郭占林　何　苡　何枝生　胡卫东　黄海涛　柯　立　赖繁彩

冷长森　冷雪峰　李　标　李　晓　李高峰　李鹤成　李剑锋　梁乃新

廖永德　刘　慧　刘　伟　刘宏旭　刘继先　刘乾文　刘永煜　骆金华

马　可　马建群　马少华　茅　腾　茅乃权　孟　雪　潘小杰　庞烈文

庞青松　任　哲　沈　艳　宋永祥　宋正波　孙　伟　孙强玲　陶绍霖

王　成　王　雷　王　勐　王　允　王　哲　王常禄　王洪琰　王明松

韦　兵　魏煜程　吴　捷　吴开良　吴青峻　吴庆琛　冼　磊　谢德耀

邢文群　徐　全　许　林　许　宁　闫万璞　闫小龙　杨长刚　姚仕华

叶敏华　易　俊　于　珺　喻本桐　张　昊　张　康　张　亮　张　敏

张　铭　张　鹏　张　琴　张　奕　张春芳　张仁泉　张荣生　张诗杰

张曙光　张振龙　章雪飞　赵　波　赵德平　赵铁军　赵晓东　赵怡卓

郑　斌　郑　敏　郑国平　周海榆　周鑫明　周勇安　朱　蕾

第一章

前言

胸腺上皮源性肿瘤（Thymic Epithelial Tumor，TET）是胸部实体瘤中相对罕见的一个类型，国内发病率约3.93/100万。目前认为所有TET均具有恶性潜能，即使A型胸腺瘤（Thymoma，TM）也可出现远处转移。早期TET完全切除后亦可复发。另一方面，TET，尤其是TM，是相对惰性的肿瘤，复发转移出现的时间较晚（甚至可能超过十年），并且患者在疾病进展或复发后仍有可能长期生存，因此往往需要很长的随访时间观察预后，给临床研究带来困难。再加上TET的罕见性，极难开展大规模的前瞻性随机研究以获得高质量证据来指导临床实践。因此，TET的诊治尚存诸多争议，诊疗模式长期停滞于经验层面，现行的NCCN指南也是以专家意见为基础。近年来全球及区域性合作围绕这些问题进行的临床研究获得了较好的结果，其中，中国的数据和研究做出不少贡献。

中国胸腺肿瘤研究协作组（ChART）于2012年正式成立，致力于推动纵隔肿瘤领域的学术研究与临床实践。在此基础上，中国抗癌协会（CACA）纵隔肿瘤专业委员会于2019年正式成立。ChART成立之初建立的数据库为胸腺肿瘤的临床研究工作打下了坚实的基础。回顾性数据库录入了1993~2019年的TET数据，目前有63家成员单位，截至2023年11月，已有6055条病例信息。为进一步加深对纵隔疾病的研究，前瞻性数据库于2017年建成上线，内容涵盖TET在内的纵隔肿瘤（不限于手术病例），截至2023年11月，累计录入5293例病例信息。目前，基于回顾性和前瞻性数据库所发表的国内外文章超40篇。

CACA胸腺肿瘤整合诊治指南于2022年正式出版了第一版内容[1]，本版将根据新增的文献证据和NCCN/ESMO最新指南，并结合专委会成员讨论结果，进行相应的修订。

第二章

流行病学

第一节 纵隔占位常见类型

纵隔占位可能是肿瘤[如胸腺上皮源性肿瘤（TET）、恶性淋巴瘤、生殖细胞肿瘤、胸腺脂肪瘤、胸外转移瘤等]或非肿瘤性疾病（如胸内甲状腺肿、胸腺囊肿、主动脉瘤、纵隔感染等）。在众多纵隔占位性病变中，良性病变占较大比例，尤其多见于无症状患者。然而，对于有症状的患者而言，其所患的纵隔病变往往呈现恶性特征。因此，所有纵隔占位的患者均应接受评估，以便在治疗前确定肿块类型及病变范围。治疗前，TET与其他疾病（如肺转移瘤、淋巴瘤、甲状腺肿、生殖细胞肿瘤）的鉴别很重要，因为这些疾病的治疗方法和预后完全不同。

胸腺瘤常常起病缓慢，而淋巴瘤或生殖细胞肿瘤的症状则发生迅速。淋巴瘤典型的表现为全身性疾病，但也可表现为原发性前纵隔病灶（如结节硬化型霍奇金淋巴瘤、非霍奇金淋巴瘤[弥漫性大B细胞淋巴瘤和急性淋巴母细胞性淋巴瘤]）；患者通常有淋巴结病变，并伴有血清乳酸脱氢酶升高。性腺外生殖细胞肿瘤是罕见肿瘤，也可发生于纵隔内，发病年龄常在25~35岁，患者往往表现为肿瘤快速增长而导致的压迫症状。

第二节 胸腺上皮源性肿瘤的流行病学特征

TET起源于胸腺，包括胸腺瘤（Thymoma，TM）、胸腺癌（Thymic Carcinoma，TC）和胸腺神经内分泌肿瘤（Thymic Neuroendocrine Neoplasm，TNEN）。

以往认为TET是一种罕见肿瘤，根据SEER（Surveillance，Epidemiology，and End Results）数据库统计，发病率为0.30/10万。而上海市疾控中心数据显示，我国TET发病率为0.393/10万。近年来随着胸部CT肺癌筛查的普及，体检发现的TET大大增加，检出率可能超过以往认知的100倍。

TM通常发生于40岁至70岁的患者；儿童或青少年罕见。TM的病因不明；饮酒、吸烟和电离辐射似乎并非TM的风险因素。根据SEER数据库，美国胸腺瘤的发病率在黑人，尤其是亚洲人/太平洋岛民中高于白人或西班牙裔，提示可能存在遗传因素。大部分患者没有症状，但有些可因肿瘤压迫或外侵出现胸痛、咳嗽、呼吸困难或头面部水肿等。约30%~50%的TM患者合并重症肌无力，其次有单纯红细胞再生障碍性贫血、低丙种球蛋白血症、皮肌炎等。提示重症肌无力的症状包括眼睑下垂、复视、流涎、上楼困难、声嘶和/或呼吸困难。在任何手术操作、化疗、放疗等治疗之前，所有疑似存在肌无力者，建议测定相关抗体（AChR、MuSK、Titin抗体）水平并接受神经内科医师的评估，以确定是否患有重症肌无力。

TC是罕见的侵袭性肿瘤，常有区域淋巴结和胸外转移；因此预后比TM差。TC的生存率根据分期（Ⅰ-Ⅱ期：91%；Ⅲ-Ⅳ期：31%）和可切除性（包括切除的彻底性）的不同而存在差异。由于组织学形态、免疫组化和基因特征不同，可与TM相鉴别。但是TC应与胸腺外肿瘤的胸腺转移病灶相区别，二者有类似的组织学表现，但某些免疫组化指标可用于鉴别诊断。TC常导致心包和胸腔积液。

需要重点注意的是，TC的临床病程与TM不同。TC患者中副瘤综合征（包括重症肌无力）非常罕见。如果重症肌无力诊断成立，则应重新评估TC的病理诊断；患者实际上可能患的是TM。

TNEN的发病率为0.18/百万，是比TM和TC更罕见的TET的亚型，在TET中占2%~5%。根据SEER数据库报道的平均年龄为55岁，男性更多见。按照肿瘤是否分泌激素并导致激素相关的临床症状，可将TNEN分为功能性和非功能性TNEN。功能性肿瘤在TNEN占比并不少见，较常见的是肿瘤分泌促肾上腺皮质激素（adrenocorticotropic hormone，ACTH）引起以满月脸、向心性肥胖、痤疮、紫纹、高血压和继发性糖尿病为主要表现的库欣综合征以及合并多发性内分泌腺瘤病1型（multiple endocrine neoplasia type 1，MEN1）所引起的垂体瘤、甲状旁腺腺瘤及胰腺功能性肿瘤所引起的相关症状。非功能性TNEN大多在体检时偶然发现，或因为肿瘤压迫、侵犯或转移征象而被发现。TNEN恶性程度较高，比TC更容易出现淋巴结和远处转移。

第三章

纵隔占位的预防与筛查

目前尚无数据表明有预防纵隔占位形成的措施。

尚无数据表明低剂量CT筛查能改善TM与TC患者的预后，考虑到TET发病率低，目前不推荐使用低剂量CT筛查TET。然而，对于诊断有重症肌无力等自身免疫性疾病的患者，强烈建议通过胸部CT针对性筛查有无TET。

对于体检或意外发现的前纵隔小结节，需结合胸部CT和MRI鉴别诊断。若考虑良性占位（胸腺囊肿、胸腺增生/退化不全、小淋巴结等），建议3~6个月后复查CT或MRI，然后每1~2年复查一次，应避免不必要手术；若考虑组织类型高危的TET（B2/B3 TM、TC、TNEN），建议直接手术；如考虑是低危的TM（A/AB/B1），可选择手术或密切随访观察（流程图17-8-2）。

对于体检或意外发现的无症状的前纵隔小结节（一般认为直径≤3cm），目前NCCN或ESMO指南都未给出处理原则或指导意见。方文涛等根据419例意外发现的无症状的前纵隔小结节研究分析[10]，发现这类纵隔占位以良性囊肿为主（65.6%），绝大多数在随访中无变化；通过结合胸部增强CT和MRI的影像学特征，能够大致判断结节的类型；考虑良性占位的，如胸腺囊肿、胸腺增生/退化不全、小淋巴结，建议随访观察，避免不必要手术；考虑是组织类型高危的TET（B2/B3 TM、TC、TNEN），建议直接手术；如考虑是低危的TM（A/AB/B1），这类小结节往往边界清晰无外侵，且肿瘤倍增时间可长达一年以上，所以首次发现后6个月复查是安全的。

第四章

诊断与分期

第一节 纵隔占位的临床鉴别诊断

用于纵隔占位鉴别诊断的检查包括血液生化检验、胸部增强 CT和MRI等（流程图17-8-1）。

对纵隔囊性病变与实性病变、实性病变内的囊性或坏死成分、囊性病变内的分隔或软组织成分的鉴别，TM、胸腺增生或退化不全的鉴别，推荐采用胸部增强MRI。

PET/CT不推荐作为前纵隔占位的定性诊断，主要用于确定外侵明显或恶性程度高的肿瘤是否存在复发或转移病灶，辅助临床分期，评估治疗效果。

奥曲肽扫描用于高度怀疑TNEN的鉴别诊断，以及TNEN患者的生长抑素类似物的治疗筛选。

1 血生化指标

据文献报道，肿瘤指标在TET中的阳性率较低，但术前血清细胞角蛋白19片段（Cyfra 21-1）较高有助于提示肿瘤分期较晚、肿瘤恶性程度较高，或可提示术后复发的风险升高。另外TET患者血清CA125升高，可能与胸腔积液相关。

功能性TNEN分泌特定的激素，例如ACTH、5-羟色胺。临床怀疑是功能性肿瘤时可通过检测相应的激素及其代谢产物来协助诊断。

甲胎蛋白（AFP）和β-人绒毛膜促性腺激素（β- HCG）阴性常可排除恶性生殖细胞肿瘤；乳酸脱氢酶（LDH）明显升高提示淋巴瘤的可能性；T-spot阳性提示纵隔结核可能；CRP和ESR明显升高提示纵隔感染可能；血管紧张素转移酶（ACE）明显升高提示结节病可能。

2 胸部平片

正常情况下，成人的胸腺在胸片上不可见。当TET的瘤体较大时才能在前后位胸片上显示，一般表现为偏向纵隔一侧的阴影，瘤体也有可能遮挡左右心界，瘤体内致密钙化灶也可在胸片上显示。在侧位片上，肿瘤可表现为胸骨后方、心脏大血管前方的阴影。其他一些征象可从侧面提示肿瘤的外侵程度，如膈肌上移、胸膜积液、胸膜增厚。总体上，胸片在纵隔占位鉴别诊断和临床分期上的提示作用十分有限，有条件的医疗机构应用更有效的影像学检查方式。

3 胸部增强CT

在胸部增强CT上应关注纵隔占位的以下特征：肿块定位；肿块大小、形态；肿块质地类型（囊性、实性、囊实性）；肿块密度（有无囊变、坏死、钙化、脂肪、出血）；肿块是否强化及强化程度；肿块与邻近结构的关系（是否侵犯）；纵隔淋巴结是否肿大；是否有胸膜转移结节、肺转移、骨质转移等。

在CT上，TM通常表现为胸腺内边界清晰的圆形或卵圆形肿块，少有淋巴结肿大。伴有局部浸润、淋巴结肿大和胸腔积液的、质地不均匀的前纵隔病变要怀疑侵袭性胸腺上皮肿瘤，如TC、类癌或进展期TM。

淋巴瘤在CT上一般表现为轻度强化的软组织肿块，常包绕血管生长，可出现血管侵犯，可有内乳淋巴结肿大与肿块融合，纵隔、颈部、腋窝或身体其他部位的淋巴结肿大。此外，这些影像学特征出现在有典型“B”症状的年轻患者身上时，通过组织穿刺活检能可靠诊断出淋巴瘤。

胸骨后甲状腺肿、畸胎瘤通过CT较易诊断。

恶性生殖细胞肿瘤中精原细胞瘤以年轻男性多见，CT上肿块质地较均匀，可有或无囊变坏死；实性区强化较均匀；混合性生殖细胞肿瘤质地不均，多有坏死囊变，强化不均匀。易出现血行转移。

谷等人分析CT影像用于描述肿瘤特征、评估术前肿瘤外侵范围的可重复性及与术后病理诊断的一致性，发现CT可用于描述胸腺上皮肿瘤的基本影像特征；在评估术前肿瘤外侵范围方面，CT诊断的可重复性较好，且与术后病理诊断的一致性较高，在肿瘤的术前分期诊断中具有重要价值。

然而，CT对前纵隔占位的鉴别诊断存在局限性，主要难点在于良性囊肿与囊实性肿瘤（如囊性TM、MALT）的鉴别，在CT图像上良性囊肿常呈圆形或椭圆形，边界清楚光滑，质地均匀，近似水样密度。但如囊肿密度较高，或呈多房囊性、囊壁炎性增厚，则CT诊断较困难，需采用胸部MRI进一步鉴别。

4 胸部增强MRI

如肿块在CT图像上密度较高，MRI在区分囊性病变与实性病变、鉴别实性病变内的囊性或坏死成分以及鉴别囊性病变内的分隔或软组织成分方面优于CT。动态增强MRI及动态增强曲线能很好鉴别CT上显示为高密度的囊肿及平扫T1WI显示为高信号的囊肿，不规则增厚、强化的囊壁对鉴别囊性TM与囊肿有价值，且肿瘤内部实性区与囊变坏死区的清晰显示对指导定位穿刺有价值。

动态增强MRI信号及动态增强曲线的变化能精确评估纵隔肿瘤辅助/新辅助治疗前后肿瘤细胞活性度的变化，优于CT对疗效的评估。

MRI化学位移成像可通过反相位图像上病灶内信号减低，提示病变内显微脂肪浸润，而TM中未出现这种反相位信号减低现象，故可用于鉴别TM、胸腺增生或退化不全。另外淋巴瘤在反相位图像上信号也不受抑制。

T2WI上大血管由于流空效应呈低信号，而纵隔脂肪呈高信号，结合增强MRI及CT，对判断肿瘤是否侵犯血管壁有帮助。

5 PET/CT

PET/CT有助于确定是否存在淋巴结、肺、胸膜或远处转移，但不建议作为胸腺肿块常规检查手段。对侵袭性较高的组织学类型或进展期肿瘤，PET可用以评估分期，以及对可疑复发转移灶的鉴别。PET/CT还可用于评估放化疗或其他治疗后的效果。

6 奥曲肽扫描

高度怀疑TNEN可行奥曲肽扫描帮助鉴别诊断，另外，对确诊TNEN的患者，在考虑是否存在生长抑素类似物治疗适应证时，可选择该项检查。

第二节 胸腺上皮源性肿瘤的病理诊断

推荐使用WHO组织学分类系统区分TM、TC和TNEN（具体参见表格“2021年胸腺上皮性肿瘤WHO分类”）。国内病理专家对TET的WHO病理分型进行过解读，诊断要点如下：

1 胸腺瘤常见病理类型及诊断要点

根据TM中肿瘤性上皮细胞的形态和异型性及背景中不成熟淋巴细胞的有无和多少以及两种成分所排列形成的组织结构将常见的TM分成A、AB和B1、B2、B3型。

A型TM通常由温和的梭形/卵圆形肿瘤细胞构成，伴少量或不伴不成熟淋巴细胞。近年提出了不典型A型TM的概念，特点是A型TM表现一定程度的不典型，包括细胞密度增加、核分裂增加和可见灶性坏死，但由于罕见，其预后特点尚需研究。

AB型TM由缺乏淋巴细胞的梭形细胞（A型）成分和富于淋巴细胞（B型样）成

分构成，伴明显的不成熟T细胞。两种成分比例可有很大变异。

B1型TM的组织结构和细胞形态类似正常胸腺，即大量不成熟淋巴细胞的背景上见散在的上皮细胞增生，上皮细胞不成团，类似于未退化的胸腺皮质上皮细胞，髓质分化区总是存在。

B2型TM是一种淋巴细胞丰富的肿瘤，包括大量不成熟T细胞的背景上见多角形肿瘤性上皮细胞，上皮细胞常成团，密度高于B1型TM或正常胸腺。可有或无髓质分化区。

B3型TM是一种以上皮为主的TET，包括轻-中度不典型的多角形肿瘤细胞排列成片状、实体型，几乎不伴非肿瘤性不成熟T细胞。

免疫组化提示不成熟淋巴细胞表达TDT、CD1a和CD99，肿瘤性上皮细胞表达CK、CK19、P63等上皮标记，不表达CK20。

此外，还有3个相对少见的TM类型包括伴有淋巴样间质的微结节型TM（多灶性温和的梭形细胞或卵圆形细胞组成的小的肿瘤细胞岛，围以无上皮细胞的淋巴样间质）、化生型TM（双相型TET，实性上皮细胞伴温和的梭形细胞背景，两者间有陡然或逐渐的过度）和脂肪纤维腺瘤（类似于乳腺纤维腺瘤的良性TET）。

2　胸腺癌和胸腺神经内分泌肿瘤常见病理类型及诊断

TC和TNEN的诊断标准类似其他部位的相应肿瘤。

其中TC中最常见的为胸腺鳞状细胞癌，形态类似一般的鳞状细胞癌，但免疫组化指标CD5和/或CD117的阳性往往提示该鳞状细胞癌来源于胸腺。

微结节型TC伴淋巴样增生是近年来新提出的一个病理类型，组织结构类似于微结节型TM，但肿瘤的上皮成分为明确的癌。淋巴上皮瘤样癌形态类似鼻咽癌，目前认为是一种未分化或分化差的鳞状细胞癌伴显著的淋巴细胞、浆细胞浸润，肿瘤伴有一定比例的EB病毒的阳性表达。

原发胸腺的腺癌比较少见，诊断前需除外他处肿瘤的浸润或转移。

NUT癌是一种差分化癌，特征是伴有NUT基因重排。

未分化癌是一种排除性诊断，形态和免疫组化未显示目前已有的特定的TC的特征。

其他如基底样癌、黏液表皮样癌、透明细胞癌、肉瘤样癌以及腺鳞癌和TC NOS也偶有发生。

胸腺的四种神经内分泌肿瘤的诊断标准类似于肺的神经内分泌肿瘤，一般诊断不困难。

3　活检的指征及诊断要点

对高度怀疑胸腺上皮性肿瘤且能够手术根治性切除的肿瘤，不建议通过活检明确病理类型。

对无法直接手术根治性切除（需诱导治疗）或者没有手术机会的肿瘤，推荐对纵隔肿块行粗针穿刺活检。无法粗针穿刺的情况下（如胸骨、肺组织阻挡），可考虑手术活检、E-BUS活检、纵隔镜活检等方法。但对于不伴胸膜转移病灶的肿瘤，为避免人为的胸膜播散而影响预后，不推荐通过进胸腔手术对前纵隔病灶进行活检。

对术前进行活检的胸腺上皮性肿瘤的病理诊断，建议首先鉴别诊断该部位同样常见的生殖细胞肿瘤和淋巴瘤等；其次区分TNEN和TM/TC；最后尽量区分TM和TC，如活检的组织量有限，而TM和TC的形态又比较复杂，对困难的病例不必勉强区分TM和TC，但有条件时可进一步将TM的亚型区分出来。纵隔活检的诊断同身体其他部分的活检病理诊断一样，临床信息也很重要，患者性别、年龄、影像学所见以及血AFP、HCG等检测结果都有提示作用。

4　病理报告要点

推荐手术标本的病理报告至少包含以下内容，详细信息请参考国际癌症报告合作组织（International Collaboration on Cancer Reporting，ICCR）推出的第三版胸腺上皮源性肿瘤组织病理报告指南[16]：

（1）标本巨检描述：肿块大小、颜色、质地、有否包膜、与肿瘤一起送检的其他组织以及肿瘤和周围组织的关系；

（2）镜检描述：病理类型、侵犯的结构、切缘情况、淋巴结转移情况以及治疗后反应的评估；

（3）用于鉴别诊断的免疫组化结果。

第三节　胸腺上皮源性肿瘤的临床病理分期

多年来，Masaoka-Koga分期是最广泛接受的用于TM和TC治疗以及确定预后的系统。近几年，国际胸腺肿瘤协会（ITMIG）和国际肺癌研究协会（IASLC）共同制定了一个新的分期系统，该分期系统被作为美国癌症联合委员会（AJCC）新的胸腺恶性肿瘤TNM分期系统的基础。**目前强烈推荐临床医生使用TNM分期系统（第九版）（详见表格），不再使用Masaoka-Koga分期。**

第五章

胸腺上皮源性肿瘤的治疗

第一节　手术治疗

TET患者的最佳治疗计划应经过胸外科医师、影像科专家、肿瘤内科医师和放疗科医师多学科整合诊治团队（MDT to HIM）评估后制定。确定肿块是否可被手术根治性切除至关重要，需要由有经验的胸外科医师负责决策。

1　手术指征

对可根治性切除的肿瘤，推荐直接手术；

对局部进展期肿瘤（T3-4），也可以在新辅助诱导治疗后再次评估手术指征；

对合并单侧胸膜播散或存在可处理的寡转移的患者，经MDT to HIM讨论后，如果原发病灶可切除，可考虑直接手术；若原发灶为局部进展期，也可以在新辅助治疗后手术；

对瘤床或胸膜复发的肿瘤，如MDT to HIM讨论后，满足手术条件，可考虑再次手术切除；

肿瘤完整切除是最重要的预后因素。对可耐受手术者，手术是所有可切除的TET的推荐治疗。因此，术前准确评估肿瘤外侵范围十分重要。沈等人回顾分析了138例TET的CT特征与分期、可切除性的关系，发现TET的临床分期可通过CT特征来评估，包括肿瘤形状、边界、强化模式、是否侵犯周围结构、胸腔或心包积液、肺内转移灶，CT上未见肿瘤侵犯动脉预示能通过手术根治性切除。另外，胸部MRI对判断肿瘤是否侵犯血管壁有更大帮助。

TET，尤其是TM，常见的复发部位有胸膜和瘤床。Huang等人一项回顾性研究表明，胸腺癌最常见的复发转移模式为远处转移，而胸腺瘤最常见的是胸腔内复发转移（胸膜为主）。ITMIG将TET的复发状态分为局部复发、区域复发和远处复发。局部复发定义为复发病灶位于前纵隔瘤床或与瘤床相连续；区域复发定义为胸腔内非瘤床区域的复发（不包括肺内转移），例如淋巴结、胸膜转移、心包内转移；远处复发定义为胸腔和颈部以外的复发，包括了肺内转移。一项基于JART数据库的回顾性研究比较了405例复发的TET患者的临床信息，发现56.3%为Masaoka Ⅰ－Ⅲ期，25.9%为Ⅳa期，可见大部分复发肿瘤仍有手术机会。其中162例复发后接受手术治疗，R0/1切除率达到72%。生存分析显示复发后再次手术组的10年OS明显高于其他治疗组（68.2% vs. 25.4%，$P<0.001$）。

2　手术范围

对不合并重症肌无力者，推荐手术范围是肿瘤及受侵组织切除和全胸腺切除。

对合并重症肌无力者，手术范围是肿瘤及受侵组织切除和扩大胸腺切除（全胸腺切除同时切除邻近的双侧纵隔胸膜、纵隔和心包周围脂肪组织及主肺动脉窗脂肪组织）。

经典的TET手术是经胸骨正中切口行全胸腺切除术，胸骨劈开后前纵隔暴露良好。对无外侵的早期肿瘤切除胸腺在外科技术上并不增加困难，可保证手术根治性切除。目前，胸腺在成年人体内是否还具备免疫功能尚存争议，在更多临床证据出现之前，应优先考虑肿瘤性原则。

随着微创胸腺手术的开展，全胸腺切除的观点开始受到挑战。根据ChART数据库1047例Masaoka-Koga Ⅰ/Ⅱ期TET的分析显示[26]，有近1/4患者接受部分胸腺切除，胸骨正中切口多为全胸腺切除，但腔镜等微创手术全胸腺与部分胸腺的比例相当。对随访结果多因素分析表明，两种切除范围10年OS相同（90.9% vs. 89.4%），进一步分层分析显示对于Masaoka-Koga Ⅰ期肿瘤两种术式的复发率无统计学差异（3.2% vs. 1.4%），但在Masaoka-Koga Ⅱ期胸腺部分切除后的复发率显著高于全胸腺切除（14.5% vs. 2.9%，$P=0.001$）。鉴于Makaoka-Koga Ⅰ期（包膜完整）和Ⅱ期肿瘤（显微镜下包膜浸润或纵隔脂肪局部侵犯）无论术前影像学检查还是术中肉眼观察均无法区别，加之TET存在多原发或多病灶的可能性，因此无论开放还是微创手术均应遵循外科学解剖切除和肿瘤学根治性切除原则，推荐行全胸腺切除以保证手术疗效。

3　手术径路

在遵循肿瘤学原则、保障手术安全的前提下，外科医生可根据具体情况选择经典的胸骨正中切口或微创手术，微创手术以胸腔镜或机器人辅助的侧胸或剑突下入路为主。

目前推荐微创手术用于早期肿瘤外科治疗，即UICC Ⅰ期或与之相对应的Masaoka-Koga Ⅰ－Ⅱ期。在微创技术较为成熟、大的临床中心，在遵循根治性切除的原则下，对UICC Ⅱ－Ⅲa期可尝试进行微创胸腺手术。

经典手术径路是胸骨正中切口，可较好的暴露前纵隔及双侧胸膜腔，评估大体包膜侵犯、胸腺周围和纵隔脂肪浸润、瘤周胸膜粘连和周围结构受累。

目前，微创胸腺手术主要用于早期肿瘤的外科治疗，谷志涛等[27]分析了ChART数据库中1087例UICCⅠ期（相当于Masaoka Ⅰ/Ⅱ期）TET病例，结果显示VATS组和开放组中位随访时间分别为26个月和36个月，两组术后OS（85.7% vs.93.1%，P=0.539）、DFS（92.5% vs. 91.9%，P=0.773）和累积复发率（7.1% vs. 5.8%，P=0.522）均无统计学差异，合并肌无力者症状改善率亦相似（83.3% vs. 88.2%，P=0.589），证实微创胸腺手术可获得与开放手术相似的远期疗效。最近一项2835名TM患者中开展的回顾性分析对VATS与胸骨正中切开的全胸腺切除术的疗效进行了比较，VATS组的5年OS达97.9%，与胸骨正中切开组相比无显著差异（P=0.74）。

但是，从外科技术来看，侵犯局部心包、肺乃至无名静脉的UICCⅡ-Ⅲa期肿瘤在腔镜下切除并不困难，同样可达到与开放手术相似的切除彻底程度。谷志涛等发表在JTO上的文章回顾分析了128例UICC Ⅱ-Ⅲa期（第八版）肿瘤的外科治疗结果，通过1∶1的倾向性评分匹配后每组各40例，两组的5年FFR无统计学差异（78.2% vs. 78.5%，P=0.942）。相比于开放手术，接受腔镜手术者术中出血量显著减少（P<0.001），术后并发症显著下降（P=0.048），术后胸管引流时间（P<0.001）和总体住院时间（P<0.001）均显著缩短，体现了微创手术的优越性。

随着微创外科技术的不断进步，不仅是局部外侵周围结构的UICC Ⅲa期肿瘤，对部分复发转移患者以及肿瘤外侵严重但经过诱导治疗后获得降期的病例通过微创手术也有可能获得彻底切除的可能性，而对这些需要多种方式整合治疗的患者，更能发挥微创手术的优势，通过减少手术创伤、加快功能恢复，帮助降低围术期风险，使患者能更好地耐受术后辅助治疗，达到期望的肿瘤学效果。

虽然，在第九版TNM分期中，肿瘤大小（5cm）已作为T1a和T1b期的分界线，但具体多大直径的TET适合微创手术切除，目前仍无共识。既往多数研究将直径>5cm的TET定义为“大”肿瘤，并认为直径≤5cm的TET采用微创手术径路安全可行。但随着手术操作技巧的提高，有研究显示即使在直径>5cm的TET中，造成术中中转开胸的主要原因是肿瘤侵犯大血管，而不是肿瘤大小，并且与开放手术相比，微创手术可获得相近的肿瘤学效果。因此，相比肿瘤的外侵程度，肿瘤大小不是影响手术径路选择的主要因素。在本指南中，仍然是根据肿瘤的分期而不是肿瘤大小，推荐合适的手术径路。但需注意的是，受限于纵隔区域的狭小，肿瘤直径越大，微创手术操作难度越大，同时增加术中肿瘤胸膜腔播散的风险，所以当采用微创胸腺手术切除直径>5cm的TET时，需严格遵守微创手术原则，如有操作困难或肿瘤破损风险，应毫不犹豫转为开放手术。

另外，肿瘤组织学类型并非选择手术径路的限制性因素，况且绝大多数早期肿瘤术前无法明确组织学类型。尽管ITMIG和JART的回顾性研究并未包含TC，但ChART的多中心配比研究表明只要能保证根治性切除，早期TC并非微创手术的禁忌证。

4 淋巴结清扫

由于纵隔N1淋巴结位于全胸腺切除术的范围内，因此建议常规切除前纵隔淋巴结（N1）。对于分期为T2（除外侵犯心包）及以上的肿瘤，或组织学高危（高度怀疑或活检证实为B3型TM、TC和TNEN）的肿瘤，建议至少进行N2淋巴结采样，其中对于高度怀疑是TNEN的患者，推荐进行双侧N2淋巴结采样/清扫。

以往普遍认为TET很少发生淋巴结转移，所以传统胸腺手术很少清扫淋巴结。

但近年来淋巴结转移问题得到越来越多的重视。既往普遍采用的TET分期体系为Masaoka-Koga分期，淋巴结转移被笼统归入Ⅳb期与远处脏器转移相同，而第8版UICC/AJCC分期在采用TNM分期、将淋巴结转移与远处转移进行区分的同时提出了对应TET的淋巴结分区，并据此将淋巴结转移划分为N0-2。近年来的研究表明淋巴结转移发生率根据TET的组织学类型和局部进展程度而不同。JART回顾性分析115家医院共1320例TET淋巴结转移情况，发现TM中淋巴结转移率为1.8%，TC为27%，胸腺类癌多达28%。基于美国SEER数据库的两项研究，选择术中最少摘除1枚淋巴结的TET的患者，发现TM淋巴结转移率为13.3%，而TC的淋巴结转移率为33.5%，TNEN高达62.3%。

根据ChART回顾性研究结果，在20家医院共2421例患者中，TM淋巴结转移率仅为0.5%，而TC为7.6%，TNEN高达16.7%，并且TET淋巴结转移与预后密切相关。ChART进一步前瞻性观察研究表明，TET的淋巴结受累程度比以前认识到的更常见，经过意向性淋巴结采样或清扫，TM淋巴结转移的发生率提高为2.1%，TC提高为25%，而TNEN则高达50%。并将TET分为低危组（第八版T1-2期的A-B2）和高危组（第八版T3及以上或B3及TC），高危组淋巴结转移率更高。对比回顾性研究结果，意向性淋巴结清扫显著提高了转移淋巴结检出率，有利于提高分期的准确性和手术切除的彻底性。理论上，当按照指南建议进行全胸腺切除术时，位于前纵隔的N1淋巴结已经被一起清扫。考虑到上述ChART研究中N2淋巴结受累多发生在肿瘤延伸的同侧，且单侧入路微创手术无法实现双侧N2淋巴结清扫，建议高危组患者至少应进行同侧N2淋巴结采样。与此同时，该研究也显示双侧淋巴结受累的病例为TNEN患者，加之TNEN在TET中淋巴结转移率最高，因此需要对该类患者进行更彻底的淋巴结清扫。

5 手术标本的处理原则

对于微创手术，切除的肿瘤应放置在标本袋中小心地从切口取出，防止造成医源性的肿瘤播散。标本取出后，需标记合并切除的组织（纵隔胸膜、肺、心包、膈神经、血管等）；标记切缘可疑的部位；参照ITMIG淋巴结图谱记录好术中取下的淋巴结位置；在病理申请单上提供患者的病史、治疗情况等相关信息，与病理科医生及时沟通。

第二节 辅助治疗

1 胸腺瘤术后辅助治疗

R0切除术后，UICC Ⅰ期的TM和Ⅱ–ⅢA期的A/AB/B1 TM，不推荐术后辅助治疗；UICC Ⅱ–ⅢA的B2/3TM，可考虑术后辅助放疗或随访。

对R1/2切除的TM，应术后放疗。

淋巴结阳性的建议增加辅助化疗（流程图17–8–4）。

基于ChART数据库1546例Masaoka-Koga Ⅰ–Ⅲ期TET患者的回顾性分析表明，术后辅助放疗可改善R1/2切除的OS和DFS。

一项基于ITMIG数据库1263例R0切除的Masaoka Ⅱ–Ⅲ期TM患者的回顾性分析表明，术后放疗组10年OS明显高于未放疗组（86% vs. 79%，P=0.002）。并且，对Ⅲ期B型TM，术后放疗也能明显改善OS。

然而，一项基于JART数据库1265例Masaoka Ⅱ–Ⅲ期TET患者的回顾性研究[44]得出不同结论，术后放疗并不能改善TM的RFS和OS。

在NCCN指南中，包膜完整的TM在R0切除术后不推荐放疗。包膜侵犯的TM在R0切除后，可考虑术后放疗。Masaoka-Koga Ⅲ 期（侵犯邻近器官）TM存在更高的复发风险，故建议术后放疗。

但基于ChART数据库建立的TET根治性切除术后复发风险预测模型，T1期TM以及T2/T3期A/AB/B1型TM（低危组）的复发转移率远低于T2/T3期B2/B3型TM及T1–T3期TC和TNEN（高危组）（2.7% vs. 20.1%，P<0.001）。

综上，对R0切除的UICC Ⅰ期TM和Ⅱ–ⅢA期A/AB/B1 TM不建议术后辅助治疗，而对UICC Ⅱ–ⅢA的B2/3TM，可考虑术后辅助放疗或随访。

另外，根据ChART数据库739例Masaoka-Koga Ⅲ/Ⅳ期TET患者的回顾性研究，Masaoka-Koga Ⅳ期TM术后未化疗组与化疗组5年OS分别为85.7%和76.1%，两组间差异无统计学意义（P=0.862）。Masaoka-Koga Ⅲ期TM患者术后未化疗组和化疗组5

年、10年OS分别为92.1%、65.0%和88.1%、59.6%，术后未化疗组OS显著优于化疗组（P=0.000）。Masaoka-Koga Ⅲ/Ⅳ期TM R0切除后术后未化疗组和化疗组5年OS分别为92.8%和67.2%，术后未化疗组OS也显著优于化疗组（P=0.001）。因此，一般不推荐TM患者术后接受辅助化疗，但对于合并淋巴结转移者（虽然TM较少出现淋巴结转移），还是建议进行全身治疗。

2　胸腺癌/神经内分泌肿瘤术后辅助治疗

对R0切除的TC和TNEC，推荐术后化疗±放疗；Ⅰ-Ⅲ期TNET术后建议随访，Ⅳ期TNET建议术后化疗±放疗。

对R1/2切除的TC和TNEN，推荐术后放化疗（流程图17-8-4）。

一项基于上海市胸科医院116例R0切除的TC的回顾性研究[48]表明，Masaoka Ⅱ期术后化疗组的5年RFS明显高于未化疗组（84% vs. 66.6%，P=0.035），Masaoka Ⅲ期术后化疗组的5年OS明显高于未化疗组（84.6% vs. 63.7%，P=0.036）。

一项基于JART数据库1265例Masaoka Ⅱ-Ⅲ期TET患者的回顾性研究[44]表明，TC术后放疗可改善RFS（HR 0.48；95% CI，0.30~0.78；P=0.003），但不改善OS。

根据ChART数据库建立的TET根治性切除术后复发风险预测模型，T1-T3期TC和TNEN属于复发高危组。因此，TC或TNEN切除后往往建议辅助治疗。而在NCCN神经内分泌肿瘤指南中[49]，完整切除的Ⅰ-Ⅲ期TNET（神经内分泌肿瘤，包括典型类癌、不典型类癌）不建议术后辅助治疗，而恶性程度更高的TNEC（神经内分泌癌，包括小细胞癌、大细胞神经内分泌癌）则建议化疗±放疗。考虑到NET化疗疗效有限，在本版指南中，建议对Ⅰ-Ⅲ期NET进行术后随访观察。

第三节　进展期肿瘤的治疗方式

1　新辅助治疗

对无法直接手术根治性切除的局部进展期（T3-4）TET，推荐行诱导化疗或放化疗后评估手术指征，术后根据切除情况予以放疗±化疗；若诱导治疗后肿瘤仍无法切除，则行根治性放疗±化疗（流程图17-8-3）。

对合并单侧胸膜播散或存在可处理的寡转移的患者，经MDT to HIM讨论后，若原发灶为局部进展期，也可在诱导化疗或放化疗后手术，术后根据切除情况予以放疗±化疗；若诱导治疗后原发病灶仍无法切除，则行根治性放疗±化疗（流程图17-8-3）。

推荐的一线化疗方案：TM为CAP或TC方案，TC为TC方案，TNEN为PE

方案。

对潜在可切除的TET，诱导治疗后手术切除可能是有效的。

近期一项队列研究报道诱导化疗+手术与单独手术后的5年OS相当（77.4% vs.76.7%，*P*=0.596）。

目前有2项术前诱导化疗的Ⅱ期临床试验，报道的客观缓解率分别为62%、77%，病理完全缓解率为14%、9%，R0切除率为43%、73%，不良反应较大。考虑到这2项研究纳入的都是TM，且低度恶性/淋巴细胞为主的TM亚型占比较高，诱导化疗的实际疗效有限。

Korst等人开展的一项Ⅱ期临床研究报道了同期放化疗+手术治疗局部进展期TET的PR率为47.6%，5年OS为71%。上海市胸科医院一项关于同期诱导放化疗后手术治疗局部晚期潜在不可切除TET的Ⅱ期临床试验发现，同期放化疗可取得较好的客观缓解率（48.5%），TM的疗效优于TC患者。病理完全缓解率达17.4%，患者耐受性高，诱导治疗后手术R0切除率达到82.6%，TM和TC患者5年OS分别为81.8%和54.2%。因此TM患者的新辅助治疗方式可优先选择放化疗。

2 晚期肿瘤的治疗

2.1 胸腺瘤

晚期肿瘤常采取根治性放化疗。

鉴于可能出现的转移范围很广，为转移性病灶制定放疗剂量方案很困难。立体定向体部放疗（SBRT）可能对局限性转移灶是合理选择，而传统分割方案适于较大转移灶。在姑息治疗中，可用典型的姑息放疗剂量（8Gy/fx、20Gy/5fx或30Gy/10fx），这取决于治疗目标。即使是转移性TM，鉴于其相对较长的生长史，高度适形技术可能适用于体积局限的转移灶，增加放疗剂量有助于提高肿瘤局部控制率，但同时要注意对胸部反复出现的转移性病灶多次放疗时，有增加放射性肺损伤的风险。

目前对TM推荐的一线化疗方案是以铂类为主的方案（CAP或TC方案）。CAP方案在TM中的缓解率大约为44%。但非蒽环类方案（例如，顺铂/依托泊苷[±异环磷酰胺]、卡铂/紫杉醇）可能适用于无法耐受更激进方案的患者。

TM的二线全身治疗包括培美曲赛、依维莫司、紫杉醇、奥曲肽（长效[LAR]）±泼尼松、吉西他滨±卡培他滨、5-氟尿嘧啶、依托泊苷、异环磷酰胺、Anlotinib和Apatinib 。但这些药物尚未在随机3期试验中接受过评估。对TM，后续全身治疗（即二线及以上）的缓解率从15%到39%不等。一项培美曲塞治疗TM患者（n=16）的研究报告了2例CR和5例PR。基于临床试验数据，卡培他滨也可加入吉西他滨方案。在接受吉西他滨/卡培他滨治疗的22例TM患者中，有3例CR，5例PR。王常禄等人的回顾性研究报道了Anlotinib作为晚期胸腺肿瘤的二线治疗药物的有效性，在33例胸腺瘤患者中获得了33%的ORR。在宋正波等人有关晚期胸腺肿瘤二线治疗的前瞻性研究中，Apatinib取得了40%的ORR。出于对免疫相关事件的担忧，Pembrolizumab不推荐用于TM患者。在接受Pembrolizumab治疗的TM患者中，71%有3级或更高的免疫相关不良事件（包括心肌炎）。Sunitinib不推荐在TM患者中使用，因为没有c-Kit突变。手术是复发的局部晚期病变、孤立性转移或同侧转移患者的一种治疗选择。

2.2 胸腺癌

TC化疗效果差；目前推荐卡铂/紫杉醇（TC）为一线方案，因为其在TC临床试验中的缓解率最高（总体缓解率22%~36%）。资料表明CAP和顺铂/阿霉素/长春新碱/环磷酰胺（ADOC）方案也有效，但毒性比卡铂/紫杉醇方案更大。

关于TC二线化疗的数据很少。TC的二线全身治疗药物优先选择pembrolizumab、sunitinib、lenvatinib、吉西他滨±卡培他滨，其他可选的治疗药物包括培美曲赛、依维莫司、紫杉醇、奥曲肽（LAR）±泼尼松、5-FU、依托泊苷和异环磷酰胺。Pembrolizumab用于TC的二线治疗有效（缓解率，22.5%[95% CI，10.8%~38.5%]），但严重免疫相关不良事件发生率高（15%）。据报道，接受Pembrolizumab治疗的TC患者中有5%至9%出现3-4级心肌炎，这比接受同样治疗的其他恶性肿瘤患者的不良反应发生率更高。sunitinib可能对存在c-Kit突变的患者有效；但是，这类突变在TC中少见（<10%）。Sato等人[92]的多中心、Ⅱ期临床试验纳入了42名接受lenvatinib作为二线治疗的不可切除或转移的胸腺癌患者，结果显示ORR为38%，最常见的三级以上治疗相关不良反应为高血压（64%）。这项研究的结果展现了针对VEGF、FGFR、c-KIT等多靶点的靶向治疗药物的使用，在胸腺癌治疗中的可行性。根据临床试验数据，卡培他滨可添加到吉西他滨方案中。在接受吉西他滨/卡培他滨治疗的8名TC患者中，有3例PR。

2.3 胸腺神经内分泌肿瘤

TNEN尤其是恶性程度较高的亚型更常表现为局部进展、淋巴结转移和远处转移。晚期TNEN药物治疗的目的需要考虑以下两方面：缓解功能性TNEN激素分泌相关的临床症状或 综合征；控制肿瘤生长。

生长抑素类似物（SSAs）如长效奥曲肽（octreotide long-acting release，octreotide LAR）及兰瑞肽水凝胶（lanreotide autogel），是改善激素相关症状的一线治疗，其缓释剂型可显著改善70%~80%类癌综合征患者的腹泻及潮红症状。而对难治性类癌综合征，可用干扰素（interferon，IFN）-α或长效制剂聚乙二醇IFN-α-2b联合SSA作为二线治疗方案。新药特罗司他乙酯是口服色氨酸羟化酶抑制剂，已在欧美国家被批准用于SSA治疗后仍有顽固性腹泻的类癌综合征患者，建议与SSA联用。对异位ACTH瘤，可用皮质醇合成抑制剂或受体拮抗剂（如美替拉酮、米非司酮、米托坦、酮康唑等）控制库欣综合征相关症状。

TNEN的抗肿瘤增殖治疗药物包括以下几类：① 生物治疗药物：如SSA、IFN-α；② 靶向药物：如哺乳动物雷帕霉素靶蛋白（mammalian target of rapamycin，mTOR）抑制剂、抗血管生成的多靶点酪氨酸激酶抑制剂（tyrosine kinase inhibitors，TKI）；③ 细胞毒性化学治疗药物；④ 免疫治疗：尚处于临床探索阶段。虽然生长抑素类似物（SSAs）已被报道为治疗神经内分泌肿瘤的有效药物[101]，但其分别只有2名、4名患者在术前、术后接受了SSAs治疗。考虑到常规化疗和/或放疗的疗效有限，应探索其他疗法，比如已经在其他神经内分泌肿瘤中尝试过的新药如mTOR蛋白抑制剂和针对血管内皮生长因子受体的多靶点药物。

第六章 康复

第一节 术后康复

总体来说，TET患者的术后康复与其他胸外科术后患者并无明显区别。近几年，随着快速康复理念的发展，胸外科的术后康复也逐渐得到重视。由于目前的临床证据仅集中在肺癌的术后康复，TET患者的术后快速康复可参考中华医学会制定的《中国加速康复外科临床实践指南（2021版）》和欧洲胸外科医师协会发表的肺癌术后快速康复指南。

需要注意的是，对合并重症肌无力者，临床医生要观察是否存在肌无力症状加重、甚至是肌无力危象的情况，如若出现，需及时调整用药、加强监护与支持治疗，必要时请神经内科医生共同处理。

第二节 中医药的应用

中医药可在以下几个方面帮助患者术后康复：缓解术后伤口疼痛；缓解术后恶心呕吐等症状；促进患者术后胃肠功能、肺功能的恢复；改善患者术后乏力、疲劳等一般症状；缓解患者术后焦虑情绪。

具体措施可有内服汤药、辩证施膳、穴位针灸、五音疗法，根据患者不同的病症来个体化处理。

中医药在重症肌无力症状的治疗方面也有丰富的经验，可归属于中医痿证的范畴，益气健脾温阳等为主要治疗法则，同时针灸治疗也有助于改善肌无力症状。

此外，中医药还可从以下几个方面改善晚期患者的生存质量：缓解癌痛；缓解化疗导致的恶心呕吐；改善患者抑郁和情绪障碍。

如需长期中药治疗，一般以扶正与祛邪相结合，根据不同病证及脏腑特性，采用辨证与辨病相结合来遣方用药。

第七章

随访策略

对低危组患者，进行每年一次复查直至术后十年；对高危组患者，建议术后三年内每半年复查一次，然后每年复查一次，至少持续3年。推荐的影像学复查方式为胸部CT；对部分需要进一步鉴别诊断或有减少辐射剂量需求的患者，可予以胸部MRI复查；PETCT不作为常规复查项目。

Liu等在ChART数据库中分析了907例手术完整切除的未经诱导治疗的TET，发现T1期TM以及T2/T3期A/AB/B1型TM（低危组）的复发转移率远低于T2/T3期B2/B3型TM及T1-T3期TC和TNEN（高危组）（2.7% vs. 20.1%，P<0.001）。并且低危组主要以瘤床和胸膜腔复发为主（88.9%），远处转移少见，而高危组中远处转移（40.7%）和胸膜腔复发（25.9%）占比更高，且大部分复发转移均出现在术后3年内（55.2%），仅有1例超过术后6年出现。而低危组中直到术后10年以后仍有局部复发出现。

另外，接受术后辅助治疗或晚期肿瘤患者可根据情况调整复查频率和检查项目。

TM患者出现第二种恶性肿瘤的风险有增加，鉴于目前尚无统一的随访策略，常规体检仍有一定意义。

第八章

附录

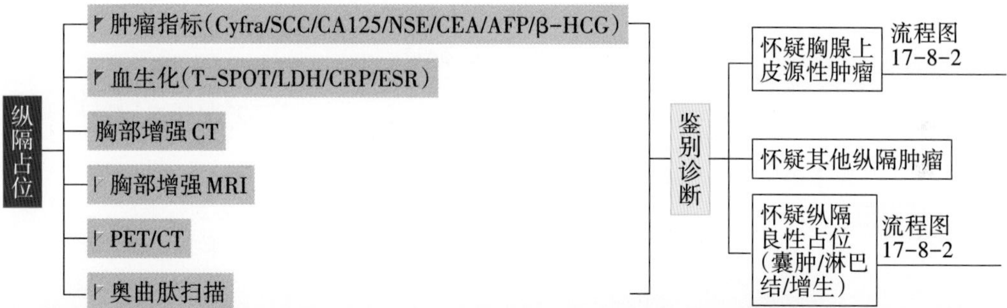

常规肿瘤指标可有提示作用，AFP/β-HCG阳性常提示生殖细胞肿瘤；T-SPOT阳性注意结核可能性，LDH/CRP/ESR阳性注意淋巴瘤可能性，CRP/ESR阳性注意感染可能性

MRI有助于鉴别囊肿和囊性胸腺瘤，鉴别实性肿瘤的类型，提示外侵的部位

PET/CT可用于侵袭性较高的组织学类型或进展期肿瘤，有助于评估分期；奥曲肽扫描可用于高度怀疑神经内分泌肿瘤的患者

流程图17-8-1 纵隔占位的鉴别诊断

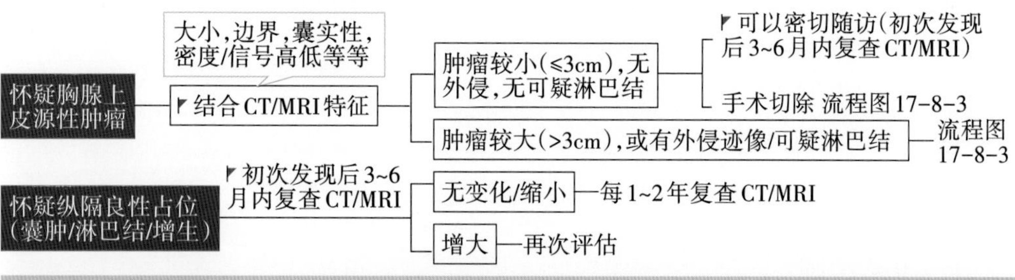

Munden RF. Managing Incidental Findings on Thoracic CT: Mediastinal and Cardiovascular Findings. A White Paper of the ACR Incidental Findings Committee. J Am Coll Radiol. 2018;15(8):1087-1096.

Fang W. Followup/Surveillance of Small Anterior Mediastinal Lesions. J Thorac Oncol, 2019; 14(Suppl 10):S153.

流程图17-8-2 纵隔占位的随访策略

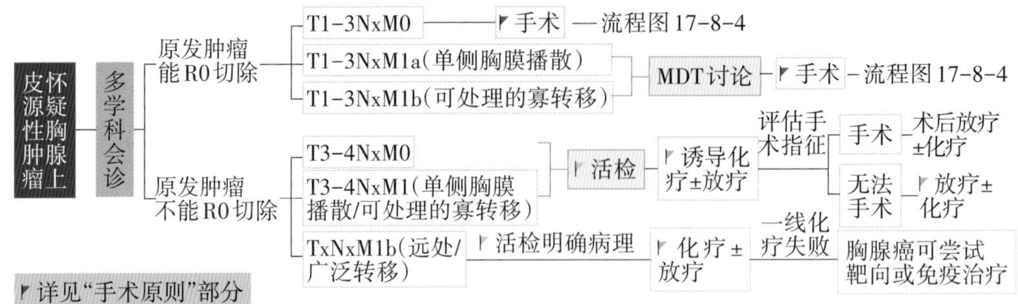

详见“手术原则”部分

详见文章“胸腺上皮源性肿瘤的病理诊断”部分

详见“放疗原则”、“药物治疗”部分

流程图17-8-3 胸腺肿瘤多学科诊疗流程

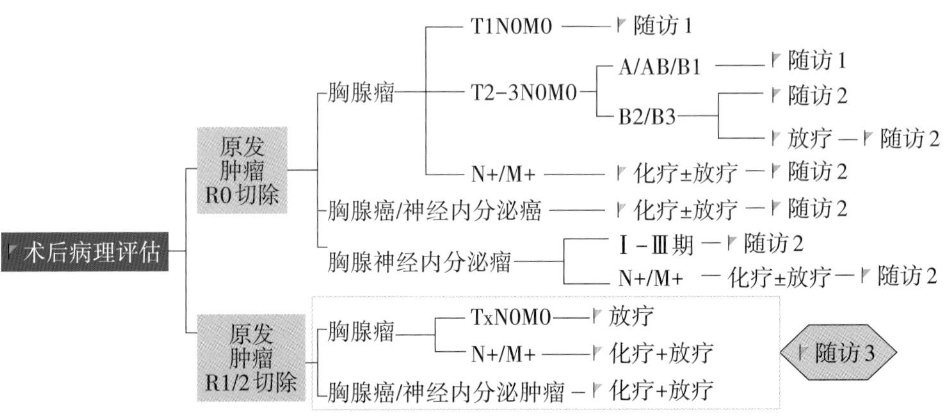

详见文章“胸腺上皮源性肿瘤的病理诊断”部分

详见“辅助治疗”部分

随访1:每年一次胸部CT,持续10年(结合肿瘤指标、颈腹超声等其他检查)

随访2:前3年每半年一次胸部CT,后面每年一次胸部CT,持续3年以上(结合肿瘤指标、颈腹超声等其他检查)

随访3:参照“随访2”,酌情调整复查频率和项目

Liu H, Gu z, Qiu B, Detterbeck FC, Roden AC, Ruffini E, et al. A Recurrence Predictive Model for Thymic Tumors and Its Implication for Postoperative Management: a Chinese Alliance for Research in Thymomas database study.J Thorac Oncol 2019.

流程图17-8-4 胸腺肿瘤术后治疗及随访模式

1 手术原则

手术切除应由胸外科、影像科医生对患者进行仔细评估完整切除的可能性。局部晚期（不能完整切除）病例应该由一个多学科小组进行讨论和评估。

如果根据临床和放射学特征强烈怀疑可切除的胸腺瘤，则应避免手术活检，因为当肿瘤包膜被穿透时，肿瘤播散的可能性很大。

在手术前，患者应该评估重症肌无力的体征和症状，并在接受手术切除之前进行医学控制。

外科手术的目标是完全切除病变和受侵的组织。根治性切除可能需要切除邻近结构，包括心包、膈神经、胸膜、肺，甚至主要血管结构。由于严重的呼吸道并发症，应避免双侧膈神经切除。

在切缘可疑、残留病变或肿瘤与未切除的正常结构粘连的区域可放置金属夹，以便帮助指导准确的放射治疗。

胸腺切除术时，应检查胸膜表面是否有胸膜转移。如果可行，建议同期切除胸膜转移病灶以实现肉眼根治切除。

微创胸腺手术主要被用于早期肿瘤的外科治疗，即UICC Ⅰ期肿瘤。在微创技术较为成熟的大的临床中心，在遵循根治性切除的原则下，对UICC Ⅱ-Ⅲa期可尝试进行微创胸腺手术。

由于纵隔N1淋巴结位于全胸腺切除术的范围内，因此建议常规切除前纵隔淋巴结（N1）。对于分期为T2（除外侵犯心包）及以上的肿瘤，或组织学高危（高度怀疑或活检证实为B3型TM、TC和TNEN）的肿瘤，建议至少进行N2淋巴结采样，其中对于高度怀疑是TNEN的患者，推荐进行双侧N2淋巴结采样/清扫。

2 放疗原则

高度推荐放疗前进行基于CT制定的治疗计划，并与外科医生及时沟通以便确定照射范围。

推荐45~50Gy剂量用于切缘干净或过近者；推荐54Gy剂量用于镜下切缘阳性者。但是如果肿瘤无法切除或术后肿瘤肉眼残留（R2切除或减瘤手术），建议使用60~70Gy的总剂量（1.8~2Gy/fx）。

术后放疗的临床靶区应包括整个胸腺、金属夹和任何潜在病灶残留的部位；计划靶区应考虑到靶区移动和日常摆位误差。

放疗应采用三维适形技术以减少对周围正常组织（例如，心脏、肺、食管、脊髓）的损伤。调强放疗（IMRT）的应用可以进一步改善剂量分布并减少正常组织的照射剂量。质子束治疗较IMRT能改善剂量分布，在局部控制和毒性反应这两方面效果更好，可用于适合的病例。

考虑到胸腺肿瘤的患者相对年轻，大多数人可长期生存，应尽可能减少对正常组织的照射剂量。

3 药物治疗

胸腺肿瘤的药物治疗推荐以铂类为主的化疗方案，胸腺瘤推荐采用CAP或TC方案，胸腺癌推荐采用TC方案，神经内分泌肿瘤推荐采用PE方案。

常用化疗方案：

CAP方案：顺铂 50mg/m^2 IV d1；阿霉素 50mg/m^2 IV d1；环磷酰胺 500mg/m^2 IV d1；每3周给药

TC方案：卡铂AUC 6；紫杉醇200mg/m²；每3周给药

PE方案：顺铂60mg/m² IV d1；依托泊苷120mg/m²/day IV d1-3；每3周给药

ADOC方案：顺铂50mg/m² IV d1；阿霉素40mg/m² IV d1；长春新碱0.6mg/m² IV d3；环磷酰胺700mg/m² IV d4；每3周给药

依托泊苷/异环磷酰胺/顺铂：依托泊苷75mg/m² d1-4；异环磷酰胺1.2 g/m² d1-4；顺铂20mg/m² d1-4；每3周给药

表17-8-1　2021年胸腺上皮性肿瘤WHO分类[1]

胸腺瘤	ICD-O code	胸腺癌	ICD-O code
胸腺瘤，非特殊类型	8580/3	鳞癌	
A型	8581/3	鳞状细胞癌，非特殊类型	8070/3
AB型	8582/3	基底样癌	8123/3
B1型	8583/3	淋巴上皮癌	8082/3
B2型	8584/3	腺癌	
B3型	8585/3	腺癌，非特殊类型	8140/3
伴有淋巴样间质的微结节型	8580/1	低级别乳头状腺癌	8260/3
化生型	8580/3	胸腺癌伴腺样囊性癌样特征	8200/3
脂肪纤维腺瘤	9010/0	腺癌，肠型	8144/3
胸腺神经内分泌肿瘤	**ICD-O code**	**腺鳞癌**	**8560/3**
神经内分泌肿瘤		NUT癌	8023/3
类癌/神经内分泌肿瘤，非特殊类型	8240/3	涎腺样癌	
典型类癌/神经内分泌肿瘤，G1	8240/3	黏液表皮样癌	8430/3
不典型类癌/神经内分泌肿瘤，G2	8249/3	透明细胞癌	8310/3
神经内分泌癌		肉瘤样癌	8033/3
小细胞癌	8041/3	癌肉瘤	8980/3
混合小细胞癌	8045/3	未分化癌	8020/3
大细胞神经内分泌癌	8013/3	胸腺癌，非特殊类型	8586/3

UICC 9th TNM分期[1]

T分期[a]

T1　肿瘤局限于胸腺，或侵犯纵隔脂肪、纵隔胸膜但尚未侵犯其他纵隔内结构

T1a 肿瘤最大径≤5cm

T1b 肿瘤最大径>5cm

T2　侵犯心包、肺、膈神经

T3　侵犯无名/上腔静脉、胸壁、心包外肺动静脉

T4　侵犯主动脉及分支、心包内肺动静脉、心肌、气管、食管

N分期

N0 无淋巴结转移

N1 前纵隔、颈前区淋巴结转移

N2 胸腔深部/颈深部和锁骨上淋巴结转移

M 分期

M0 无远处转移

M1a 心包内/胸膜播散

M1b 肺内转移或远处转移

表 17-8-2

Stage group	T	N	M
Stage Ⅰ	1a/1b	0	0
Stage Ⅱ	2	0	0
Stage Ⅲa	3	0	0
Stage Ⅲb	4	0	0
Stage Ⅳ a	Any	1	0
	Any	0/1	1a
Stage Ⅳ b	Any	2	0/1a
	Any	Any	1b

参考文献

[1]樊代明丛书主编，方文涛主编.中国肿瘤整合诊治指南（胸腺肿瘤）.天津科学技术出版社：天津，2022.

[2]Hsu CH，Chan JK，Yin CH，Lee CC，Chern CU，Liao CI. Trends in the incidence of thymoma，thymic carcinoma，and thymic neuroendocrine tumor in the United States. PLoS One 2019，14（12）：e0227197.

[3]Henschke CI，Lee IJ，Wu N，Farooqi A，Khan A，Yankelevitz D，et al. CT screening for lung cancer：prevalence and incidence of mediastinal masses. Radiology 2006，239（2）：586-590.

[4]Rampinelli C，Preda L，Maniglio M，Sirica L，Travaini LL，Veronesi G，et al. Extrapulmonary malignancies detected at lung cancer screening. Radiology 2011，261（1）：293-299.

[5]Yoon SH，Choi SH，Kang CH，Goo JM. Incidental Anterior Mediastinal Nodular Lesions on Chest CT in Asymptomatic Subjects. J Thorac Oncol 2018，13（3）：359-366.

[6]Engels EA. Epidemiology of thymoma and associated malignancies. J Thorac Oncol 2010，5（10 Suppl 4）：S260-265.

[7]Bernard C，Frih H，Pasquet F，Kerever S，Jamilloux Y，Tronc F，et al. Thymoma associated with autoimmune diseases：85 cases and literature review. Autoimmun Rev 2016，15（1）：82-92.

[8]Litvak AM，Woo K，Hayes S，Huang J，Rimner A，Sima CS，et al. Clinical characteristics and outcomes for patients with thymic carcinoma：evaluation of Masaoka staging. J Thorac Oncol 2014，9（12）：1810-1815.

[9]Gaur P，Leary C，Yao JC. Thymic neuroendocrine tumors：a SEER database analysis of 160 patients. Ann Surg 2010，251（6）：1117-1121.

[10]Fang W. MS03.04 Followup/Surveillance of Small Anterior Mediastinal Lesions. Journal of Thoracic Oncology 2019，14（10）：S153.

[11]章雪飞.血清肿瘤标志物在胸腺肿瘤多学科诊疗中的相关研究.上海交通大学，2018.

[12]Barth TF，Leithauser F，Joos S，Bentz M，Moller P. Mediastinal（thymic）large B-cell lymphoma：where do we stand? Lancet Oncol 2002，3（4）：229-234.

[13]谷志涛，沈艳，茅腾，陈文虎，方文涛.胸腺上皮肿瘤术前CT影像分期诊断可重复性的临床研究.中华胸部外科电子杂志 2015，2（01）：8-12.

[14]Munden RF，Carter BW，Chiles C，MacMahon H，Black WC，Ko JP，et al. Managing Incidental Findings on Thoracic CT：Mediastinal and Cardiovascular Findings. A White Paper of the ACR Incidental Findings Committee. J Am Coll Radiol 2018，15（8）：1087-1096.

[15]张杰，朱蕾."国际胸腺恶性肿瘤兴趣组织关于WHO胸腺瘤和胸腺癌组织学分类应用共识"的解读.中华病理学杂志 2015，44（03）：153-157.

[16]Anja Roden MdB，Wentao Fang，Deepali Jain，Alexander Marx，Andre Moreira，Arun Rajan，Philipp Stroebel，Malgorzata Szolkowska，Wendy Cooper. Thymic Epithelial Tumours Histopathology Reporting Guide. 3rd edition. International Collaboration on Cancer Reporting：Sydney，Australia.，2022.

[17]樊代明.整合肿瘤学•基础卷.世界图书出版西安有限公司：西安，2021.

[18]樊代明.整合肿瘤学•临床卷.科学出版社：北京，2021.

[19]Detterbeck FC，Zeeshan A. Thymoma：current diagnosis and treatment. Chin Med J（Engl）2013，126（11）：2186-2191.

[20]Ried M，Potzger T，Sziklavari Z，Diez C，Neu R，Schalke B，et al. Extended surgical resections of advanced thymoma Masaoka stages Ⅲ and Ⅳa facilitate outcome. Thorac Cardiovasc Surg 2014，62（2）：161-168.

[21]Shen Y, Gu Z, Ye J, Mao T, Fang W, Chen W. CT staging and preoperative assessment of resectability for thymic epithelial tumors. J Thorac Dis 2016, 8 (4): 646-655.

[22]Huang J, Rizk NP, Travis WD, Riely GJ, Park BJ, Bains MS, et al. Comparison of patterns of relapse in thymic carcinoma and thymoma. J Thorac Cardiovasc Surg 2009, 138 (1): 26-31.

[23]Huang J, Detterbeck FC, Wang Z, Loehrer PJ, Sr. Standard outcome measures for thymic malignancies. J Thorac Oncol 2010, 5 (12): 2017-2023.

[24]Mizuno T, Okumura M, Asamura H, Yoshida K, Niwa H, Kondo K, et al. Surgical management of recurrent thymic epithelial tumors: a retrospective analysis based on the Japanese nationwide database. J Thorac Oncol 2015, 10 (1): 199-205.

[25]Kooshesh KA, Foy BH, Sykes DB, Gustafsson K, Scadden DT. Health Consequences of Thymus Removal in Adults. N Engl J Med 2023, 389 (5): 406-417.

[26]Gu Z, Fu J, Shen Y, Wei Y, Tan L, Zhang P, et al. Thymectomy versus tumor resection for early-stage thymic malignancies: a Chinese Alliance for Research in Thymomas retrospective database analysis. J Thorac Dis 2016, 8 (4): 680-686.

[27]Gu Z, Chen C, Wang Y, Wei Y, Fu J, Zhang P, et al. Video-assisted thoracoscopic surgery versus open surgery for Stage I thymic epithelial tumours: a propensity score-matched study. Eur J Cardiothorac Surg 2018, 54 (6): 1037-1044.

[28]Agatsuma H, Yoshida K, Yoshino I, Okumura M, Higashiyama M, Suzuki K, et al. Video-Assisted Thoracic Surgery Thymectomy Versus Sternotomy Thymectomy in Patients With Thymoma. Ann Thorac Surg 2017, 104 (3): 1047-1053.

[29]谷志涛，方文涛.胸腺肿瘤微创切除手术的基本原则与质量控制.中国胸心血管外科临床杂志 2019, 26 (01): 29-34.

[30]Gu Z, Hao X, Liu Y, Xu N, Zhang X, Li B, et al. Minimally Invasive Thymectomy Could Be Attempted for Locally Advanced Thymic Malignancies: A Real-World Study With Propensity Score-Matched Analysis. J Thorac Oncol 2023.

[31]Friedant AJ, Handorf EA, Su S, Scott WJ. Minimally Invasive versus Open Thymectomy for Thymic Malignancies: Systematic Review and Meta-Analysis. J Thorac Oncol 2016, 11 (1): 30-38.

[32]Tagawa T, Yamasaki N, Tsuchiya T, Miyazaki T, Morino S, Akamine S, et al. Thoracoscopic versus transsternal resection for early stage thymoma: long-term outcomes. Surg Today 2014, 44 (12): 2275-2280.

[33]Burt BM, Yao X, Shrager J, Antonicelli A, Padda S, Reiss J, et al. Determinants of Complete Resection of Thymoma by Minimally Invasive and Open Thymectomy: Analysis of an International Registry. J Thorac Oncol 2017, 12 (1): 129-136.

[34]Hess NR, Sarkaria IS, Pennathur A, Levy RM, Christie NA, Luketich JD. Minimally invasive versus open thymectomy: a systematic review of surgical techniques, patient demographics, and perioperative outcomes. Ann Cardiothorac Surg 2016, 5 (1): 1-9.

[35]Wang H, Gu Z, Ding J, Tan L, Fu J, Shen Y, et al. Perioperative outcomes and long-term survival in clinically early-stage thymic malignancies: video-assisted thoracoscopic thymectomy versus open approaches. J Thorac Dis 2016, 8 (4): 673-679.

[36]Kondo K, Monden Y. Lymphogenous and hematogenous metastasis of thymic epithelial tumors. Ann Thorac Surg 2003, 76 (6): 1859-1864; discussion 1864-1855.

[37]Weksler B, Holden A, Sullivan JL. Impact of Positive Nodal Metastases in Patients with Thymic Carcinoma and Thymic Neuroendocrine Tumors. J Thorac Oncol 2015, 10 (11): 1642-1647.

[38]Weksler B, Pennathur A, Sullivan JL, Nason KS. Resection of thymoma should include nodal sampling. J Thorac Cardiovasc Surg 2015, 149 (3): 737-742.

[39]Gu Z, Wei Y, Fu J, Tan L, Zhang P, Han Y, et al. Lymph node metastases in thymic malignan-

cies：a Chinese Alliance for Research in Thymomas retrospective database analysis. Interact Cardiovasc Thorac Surg 2017，25（3）：455-461.

[40]Fang W，Wang Y，Pang L，Gu Z，Wei Y，Liu Y，et al. Lymph node metastasis in thymic malignancies：A Chinese multicenter prospective observational study. J Thorac Cardiovasc Surg 2018，156（2）：824-833 e821.

[41]Fang W，Girard N，Cilento V，Goren E，Dibaba D，Ruffini E，et al. The International Association for the Study of Lung Cancer Thymic Epithelial Tumors Staging Project：Proposals for the N and the M Components for the Forthcoming（Ninth）Edition of the TNM Classification of Malignant Tumors. J Thorac Oncol 2024，19（1）：52-70.

[42]Liu Q，Gu Z，Yang F，Fu J，Shen Y，Wei Y，et al. The role of postoperative radiotherapy for stage Ⅰ/Ⅱ/Ⅲ thymic tumor-results of the ChART retrospective database. J Thorac Dis 2016，8（4）：687-695.

[43]Rimner A，Yao X，Huang J，Antonicelli A，Ahmad U，Korst RJ，et al. Postoperative Radiation Therapy Is Associated with Longer Overall Survival in Completely Resected Stage Ⅱ and Ⅲ Thymoma-An Analysis of the International Thymic Malignancies Interest Group Retrospective Database. J Thorac Oncol 2016，11（10）：1785-1792.

[44]Omasa M，Date H，Sozu T，Sato T，Nagai K，Yokoi K，et al. Postoperative radiotherapy is effective for thymic carcinoma but not for thymoma in stage Ⅱ and Ⅲ thymic epithelial tumors：the Japanese Association for Research on the Thymus Database Study. Cancer 2015，121（7）：1008-1016.

[45]Network. NCC. NCCN Clinical Practice Guidelines in Oncology. Thymomas and Thymic Carcinomas. 2024，Version 1.2024 — November 21，2023.

[46]Liu H，Gu Z，Qiu B，Detterbeck FC，Roden AC，Ruffini E，et al. A Recurrence Predictive Model for Thymic Tumors and Its Implication for Postoperative Management：a Chinese Alliance for Research in Thymomas database study. J Thorac Oncol 2019.

[47]马可，韩泳涛，陈克能，方文涛. 化疗在胸腺肿瘤治疗中的临床价值：中国胸腺肿瘤研究协作组回顾性研究. 中华胸部外科电子杂志 2015，2（01）：13-19.

[48]Gao L，Wang C，Liu M，Fang W，Lv C，Fu X. Adjuvant chemotherapy improves survival outcomes after complete resection of thymic squamous cell carcinoma：a retrospective study of 116 patients. Interact Cardiovasc Thorac Surg 2021，33（4）：550-556.

[49]Network. NCC. NCCN Clinical Practice Guidelines in Oncology. Neuroendocrine and Adrenal Tumors. 2023，Version 1.2023 — August 2，2023.

[50]Okereke IC，Kesler KA，Freeman RK，Rieger KM，Birdas TJ，Ascioti AJ，et al. Thymic carcinoma：outcomes after surgical resection. Ann Thorac Surg 2012，93（5）：1668-1672；discussion 1672-1663.

[51]Park S，Park IK，Kim YT，Lee GD，Kim DK，Cho JH，et al. Comparison of Neoadjuvant Chemotherapy Followed by Surgery to Upfront Surgery for Thymic Malignancy. Ann Thorac Surg 2019，107（2）：355-362.

[52]Ruffini E，Guerrera F，Brunelli A，Passani S，Pellicano D，Thomas P，et al. Report from the European Society of Thoracic Surgeons prospective thymic database 2017：a powerful resource for a collaborative global effort to manage thymic tumours. Eur J Cardiothorac Surg 2019，55（4）：601-609.

[53]Kanzaki R，Kanou T，Ose N，Funaki S，Shintani Y，Minami M，et al. Long-term outcomes of advanced thymoma in patients undergoing preoperative chemotherapy or chemoradiotherapy followed by surgery：a 20-year experience. Interact Cardiovasc Thorac Surg 2019，28（3）：360-367.

[54]Riely GJ，Huang J. Induction therapy for locally advanced thymoma. J Thorac Oncol 2010，5（10 Suppl 4）：S323-326.

[55]Wright CD，Choi NC，Wain JC，Mathisen DJ，Lynch TJ，Fidias P. Induction chemoradiotherapy fol-

lowed by resection for locally advanced Masaoka stage Ⅲ and ⅣA thymic tumors. Ann Thorac Surg 2008，85（2）：385-389.
[56]Kim ES，Putnam JB，Komaki R，Walsh GL，Ro JY，Shin HJ，et al. Phase Ⅱ study of a multidisciplinary approach with induction chemotherapy，followed by surgical resection，radiation therapy，and consolidation chemotherapy for unresectable malignant thymomas：final report. Lung Cancer 2004，44（3）：369-379.
[57]Kunitoh H，Tamura T，Shibata T，Takeda K，Katakami N，Nakagawa K，et al. A phase Ⅱ trial of dose-dense chemotherapy，followed by surgical resection and/or thoracic radiotherapy，in locally advanced thymoma：report of a Japan Clinical Oncology Group trial（JCOG 9606）. Br J Cancer 2010，103（1）：6-11.
[58]Korst RJ，Bezjak A，Blackmon S，Choi N，Fidias P，Liu G，et al. Neoadjuvant chemoradiotherapy for locally advanced thymic tumors：a phase Ⅱ，multi-institutional clinical trial. J Thorac Cardiovasc Surg 2014，147（1）：36-44，46 e31.
[59]Kondo K. Optimal therapy for thymoma. J Med Invest 2008，55（1-2）：17-28.
[60]Okuma Y，Saito M，Hosomi Y，Sakuyama T，Okamura T. Key components of chemotherapy for thymic malignancies：a systematic review and pooled analysis for anthracycline-，carboplatin- or cisplatin-based chemotherapy. J Cancer Res Clin Oncol 2015，141（2）：323-331.
[61]Rajan A，Giaccone G. Chemotherapy for thymic tumors：induction，consolidation，palliation. Thorac Surg Clin 2011，21（1）：107-114，viii.
[62]Schmitt J，Loehrer PJ，Sr. The role of chemotherapy in advanced thymoma. J Thorac Oncol 2010，5（10 Suppl 4）：S357-360.
[63]Merveilleux du Vignaux C，Dansin E，Mhanna L，Greillier L，Pichon E，Kerjouan M，et al. Systemic Therapy in Advanced Thymic Epithelial Tumors：Insights from the RYTHMIC Prospective Cohort. J Thorac Oncol 2018，13（11）：1762-1770.
[64]Girard N，Lal R，Wakelee H，Riely GJ，Loehrer PJ. Chemotherapy definitions and policies for thymic malignancies. J Thorac Oncol 2011，6（7 Suppl 3）：S1749-1755.
[65]Girard N. Chemotherapy and targeted agents for thymic malignancies. Expert Rev Anticancer Ther 2012，12（5）：685-695.
[66]Palmieri G，Buonerba C，Ottaviano M，Federico P，Calabrese F，Von Arx C，et al. Capecitabine plus gemcitabine in thymic epithelial tumors：final analysis of a Phase Ⅱ trial. Future Oncol 2014，10（14）：2141-2147.
[67]Bluthgen MV，Boutros C，Fayard F，Remon J，Planchard D，Besse B. Activity and safety of oral etoposide in pretreated patients with metastatic or recurrent thymic epithelial tumors（TET）：A single-institution experience. Lung Cancer 2016，99：111-116.
[68]Zucali PA，De Pas T，Palmieri G，Favaretto A，Chella A，Tiseo M，et al. Phase Ⅱ Study of Everolimus in Patients With Thymoma and Thymic Carcinoma Previously Treated With Cisplatin-Based Chemotherapy. J Clin Oncol 2018，36（4）：342-349.
[69]Thomas A，Rajan A，Berman A，Tomita Y，Brzezniak C，Lee MJ，et al. Sunitinib in patients with chemotherapy-refractory thymoma and thymic carcinoma：an open-label phase 2 trial. Lancet Oncol 2015，16（2）：177-186.
[70]Liang Y，Padda SK，Riess JW，West RB，Neal JW，Wakelee HA. Pemetrexed in patients with thymic malignancies previously treated with chemotherapy. Lung Cancer 2015，87（1）：34-38.
[71]Longo F，De Filippis L，Zivi A，Vitolo D，Del Signore E，Gori B，et al. Efficacy and tolerability of long-acting octreotide in the treatment of thymic tumors：results of a pilot trial. Am J Clin Oncol 2012，35（2）：105-109.
[72]Loehrer PJ，Sr.，Wang W，Johnson DH，Aisner SC，Ettinger DS，Eastern Cooperative Oncology

Group Phase Ⅱ T. Octreotide alone or with prednisone in patients with advanced thymoma and thymic carcinoma: an Eastern Cooperative Oncology Group Phase Ⅱ Trial. J Clin Oncol 2004, 22 (2): 293-299.

[73]Palmieri G, Merola G, Federico P, Petillo L, Marino M, Lalle M, et al. Preliminary results of phase Ⅱ study of capecitabine and gemcitabine (CAP-GEM) in patients with metastatic pretreated thymic epithelial tumors (TETs). Ann Oncol 2010, 21 (6): 1168-1172.

[74]Highley MS, Underhill CR, Parnis FX, Karapetis C, Rankin E, Dussek J, et al. Treatment of invasive thymoma with single-agent ifosfamide. J Clin Oncol 1999, 17 (9): 2737-2744.

[75]Wang CL, Zhao YZ, Zhang Q, Zeng WQ, Jia TY, Zhu L, et al. Anlotinib in patients with relapsed or refractory thymic epithelial tumors: a study of 50 cases. Anticancer Drugs 2023, 34 (7): 852-856.

[76]Song Z, Lou G, Wang Y, Yang Z, Wang W, Ji Y, et al. Apatinib in patients with recurrent or metastatic thymic epithelial tumor: a single-arm, multicenter, open-label, phase Ⅱ trial. BMC Med 2022, 20 (1): 154.

[77]Gbolahan OB, Porter RF, Salter JT, Yiannoutsos C, Burns M, Chiorean EG, et al. A Phase Ⅱ Study of Pemetrexed in Patients with Recurrent Thymoma and Thymic Carcinoma. J Thorac Oncol 2018, 13 (12): 1940-1948.

[78]Cho J, Kim HS, Ku BM, Choi YL, Cristescu R, Han J, et al. Pembrolizumab for Patients With Refractory or Relapsed Thymic Epithelial Tumor: An Open-Label Phase Ⅱ Trial. J Clin Oncol 2019, 37 (24): 2162-2170.

[79]Strobel P, Hohenberger P, Marx A. Thymoma and thymic carcinoma: molecular pathology and targeted therapy. J Thorac Oncol 2010, 5 (10 Suppl 4): S286-290.

[80]Dai J, Song N, Yang Y, Jiang G. Is it valuable and safe to perform reoperation for recurrent thymoma? Interact Cardiovasc Thorac Surg 2015, 21 (4): 526-531.

[81]Lemma GL, Lee JW, Aisner SC, Langer CJ, Tester WJ, Johnson DH, et al. Phase Ⅱ study of carboplatin and paclitaxel in advanced thymoma and thymic carcinoma. J Clin Oncol 2011, 29 (15): 2060-2065.

[82]Hirai F, Yamanaka T, Taguchi K, Daga H, Ono A, Tanaka K, et al. A multicenter phase Ⅱ study of carboplatin and paclitaxel for advanced thymic carcinoma: WJOG4207L. Ann Oncol 2015, 26 (2): 363-368.

[83]Furugen M, Sekine I, Tsuta K, Horinouchi H, Nokihara H, Yamamoto N, et al. Combination chemotherapy with carboplatin and paclitaxel for advanced thymic cancer. Jpn J Clin Oncol 2011, 41 (8): 1013-1016.

[84]Maruyama R, Suemitsu R, Okamoto T, Kojo M, Aoki Y, Wataya H, et al. Persistent and aggressive treatment for thymic carcinoma. Results of a single-institute experience with 25 patients. Oncology 2006, 70 (5): 325-329.

[85]Weide LG, Ulbright TM, Loehrer PJ, Sr., Williams SD. Thymic carcinoma. A distinct clinical entity responsive to chemotherapy. Cancer 1993, 71 (4): 1219-1223.

[86]Lucchi M, Mussi A, Ambrogi M, Gunfiotti A, Fontanini G, Basolo F, et al. Thymic carcinoma: a report of 13 cases. Eur J Surg Oncol 2001, 27 (7): 636-640.

[87]Yoh K, Goto K, Ishii G, Niho S, Ohmatsu H, Kubota K, et al. Weekly chemotherapy with cisplatin, vincristine, doxorubicin, and etoposide is an effective treatment for advanced thymic carcinoma. Cancer 2003, 98 (5): 926-931.

[88]Igawa S, Murakami H, Takahashi T, Nakamura Y, Tsuya A, Naito T, et al. Efficacy of chemotherapy with carboplatin and paclitaxel for unresectable thymic carcinoma. Lung Cancer 2010, 67 (2): 194-197.

[89]Koizumi T，Takabayashi Y，Yamagishi S，Tsushima K，Takamizawa A，Tsukadaira A，et al. Chemotherapy for advanced thymic carcinoma：clinical response to cisplatin，doxorubicin，vincristine，and cyclophosphamide（ADOC chemotherapy）. Am J Clin Oncol 2002，25（3）：266–268.

[90]Kanda S，Koizumi T，Komatsu Y，Yoshikawa S，Okada M，Hatayama O，et al. Second–line chemotherapy of platinum compound plus CPT–11 following ADOC chemotherapy in advanced thymic carcinoma：analysis of seven cases. Anticancer Res 2007，27（4C）：3005–3008.

[91]Komatsu Y，Koizumi T，Tanabe T，Hatayama O，Yasuo M，Okada M，et al. Salvage chemotherapy with carboplatin and paclitaxel for cisplatin–resistant thymic carcinoma--three cases. Anticancer Res 2006，26（6C）：4851–4855.

[92]Sato J，Satouchi M，Itoh S，Okuma Y，Niho S，Mizugaki H，et al. Lenvatinib in patients with advanced or metastatic thymic carcinoma（REMORA）：a multicentre，phase 2 trial. Lancet Oncol 2020，21（6）：843–850.

[93]Giaccone G，Kim C，Thompson J，McGuire C，Kallakury B，Chahine JJ，et al. Pembrolizumab in patients with thymic carcinoma：a single–arm，single–centre，phase 2 study. Lancet Oncol 2018，19（3）：347–355.

[94]Remon J，Girard N，Mazieres J，Dansin E，Pichon E，Greillier L，et al. Sunitinib in patients with advanced thymic malignancies：Cohort from the French RYTHMIC network. Lung Cancer 2016，97：99–104.

[95]Kelly RJ，Petrini I，Rajan A，Wang Y，Giaccone G. Thymic malignancies：from clinical management to targeted therapies. J Clin Oncol 2011，29（36）：4820–4827.

[96]Palmieri G，Marino M，Buonerba C，Federico P，Conti S，Milella M，et al. Imatinib mesylate in thymic epithelial malignancies. Cancer Chemother Pharmacol 2012，69（2）：309–315.

[97]Strobel P，Bargou R，Wolff A，Spitzer D，Manegold C，Dimitrakopoulou–Strauss A，et al. Sunitinib in metastatic thymic carcinomas：laboratory findings and initial clinical experience. Br J Cancer 2010，103（2）：196–200.

[98]Bisagni G，Rossi G，Cavazza A，Sartori G，Gardini G，Boni C. Long lasting response to the multikinase inhibitor bay 43–9006（Sorafenib）in a heavily pretreated metastatic thymic carcinoma. J Thorac Oncol 2009，4（6）：773–775.

[99]Strobel P，Hartmann M，Jakob A，Mikesch K，Brink I，Dirnhofer S，et al. Thymic carcinoma with overexpression of mutated KIT and the response to imatinib. N Engl J Med 2004，350（25）：2625–2626.

[100]Girard N. Targeted therapies for thymic malignancies. Thorac Surg Clin 2011，21（1）：115–123，viii.

[101]Kos–Kudla B. Treatment of neuroendocrine tumors：new recommendations based on the CLARINET study. Contemp Oncol（Pozn）2015，19（5）：345–349.

[102]Gajate P，Martinez–Saez O，Alonso–Gordoa T，Grande E. Emerging use of everolimus in the treatment of neuroendocrine tumors. Cancer Manag Res 2017，9：215–224.

[103]Grande E，Capdevila J，Castellano D，Teule A，Duran I，Fuster J，et al. Pazopanib in pretreated advanced neuroendocrine tumors：a phase Ⅱ，open–label trial of the Spanish Task Force Group for Neuroendocrine Tumors（GETNE）. Ann Oncol 2015，26（9）：1987–1993.

[104]曹晖，陈亚进，顾小萍，闵苏，彭书崚，王东信，et al. 中国加速康复外科临床实践指南（2021版）. 中国实用外科杂志 2021，41（09）：961–992.

[105]Batchelor TJP，Rasburn NJ，Abdelnour–Berchtold E，Brunelli A，Cerfolio RJ，Gonzalez M，et al. Guidelines for enhanced recovery after lung surgery：recommendations of the Enhanced Recovery After Surgery（ERAS（R））Society and the European Society of Thoracic Surgeons（ESTS）. Eur J Cardiothorac Surg 2019，55（1）：91–115.

[106]Hu Y, Ma Y, Wang J, Zhu ZH. Early enteral infusion of traditional Chinese medicine preparation can effectively promote the recovery of gastrointestinal function after esophageal cancer surgery. J Thorac Dis 2011, 3 (4): 249–254.

[107]Wang X, Yan X, Zhao N, Jia L, Sun Y, Liu J, et al. Status of application of traditional Chinese medicine in treating myasthenia gravis based on literature. Advances in Integrative Medicine 2019, 6.

[108]Barton DL, Liu H, Dakhil SR, Linquist B, Sloan JA, Nichols CR, et al. Wisconsin Ginseng (Panax quinquefolius) to improve cancer–related fatigue: a randomized, double–blind trial, N07C2. J Natl Cancer Inst 2013, 105 (16): 1230–1238.

[109]Ezzo J, Vickers A, Richardson MA, Allen C, Dibble SL, Issell B, et al. Acupuncture–point stimulation for chemotherapy–induced nausea and vomiting. J Clin Oncol 2005, 23 (28): 7188–7198.

[110]Kumar V, Garg M, Goyal A, Chaudhary N, Soni P, Binod Chandra A. Changing pattern of secondary cancers among patients with malignant thymoma in the USA. Future Oncol 2018, 14 (19): 1943–1951.

[111]Pan CC, Chen PC, Wang LS, Chi KH, Chiang H. Thymoma is associated with an increased risk of second malignancy. Cancer 2001, 92 (9): 2406–2411.

乳腺癌

名誉主编

樊代明　宋尔卫　徐兵河　邵志敏　任国胜

主　编

吴　炅

副主编

张　瑾　陈佳艺　陈武进　敬　静　李长忠　刘　红　裘佳佳　王　燕
尹　健

编　委（按姓氏拼音排序）

步　宏　常　才　成文武　曹旭晨　陈策实　陈益定　范志民　付　丽
甘　露　耿翠芝　顾雅佳　胡夕春　黄　建　黄元夕　江泽飞　解云涛
金　锋　李　彬　李惠平　厉红元　李俊杰　李　曼　廖　宁　凌轶群
刘　健　刘晶晶　刘　强　刘运江　刘真真　柳光宇　马　飞　马金利
庞　达　彭卫军　沈菊平　盛　湲　史业辉　宋传贵　孙　强　田艳涛
佟仲生　王碧芸　王海波　王　嘉　王　靖　王　殊　王树森　王　涛
王　翔　王晓稼　王永胜　王中华　吴新红　杨犇龙　杨红健　杨文涛
殷咏梅　余科达　俞晓立　袁　芃　郑　莹　曾晓华　张建国　张　剑
张清媛

第一章

乳腺癌筛查指南

第一节　乳腺癌筛查的定义、目的及分类

（1）肿瘤筛查，或称作普查，是针对无症状人群的一种防癌措施，而针对有症状人群的医学检查称为诊断。

（2）乳腺癌筛查是通过有效、简便、经济的乳腺检查措施，对无症状妇女开展筛查，以期早期发现、早期诊断及早期治疗。最终目的是降低人群乳腺癌的死亡率。

（3）筛查分为机会性筛查（opportunistic screening）和群体筛查（mass screening）。机会性筛查是指医疗保健机构为因各种情况前来就诊的适龄女性进行的乳腺筛查，或女性个体主动或自愿到提供乳腺筛查的医疗保健机构进行检查；群体筛查是社区或单位实体借助医疗保健机构的设备、技术和人员有组织地为适龄女性提供乳腺筛查服务。

第二节　女性参加乳腺癌筛查的起始和终止年龄

（1）虽然有些国外指南建议50岁以上进行筛查，但大部分指南建议40岁作为乳腺癌筛查的起始年龄。中国女性乳腺癌的发病高峰年龄为45~54岁，比欧美国家要提前10年左右，本指南建议一般风险人群乳腺癌筛查的起始年龄为40岁。但对乳腺癌高危人群可将筛查起始年龄提前到40岁之前。

（2）对乳腺癌影像学筛查的终止年龄，大部分国外群体筛查都推荐把65~70岁作为筛查上限。但老年人乳腺癌的发病率仍较高，因此本指南认为老年人是否停止筛查需考虑个人的身体健康状况、预期寿命及各种合并症情况。如果合并症多，预期寿命有限，则可适当减免乳腺癌筛查。因此，对70岁以上的老年人可考虑机会性筛查。

第三节 用于乳腺癌筛查的措施

1 乳腺X线检查

（1）乳腺X线检查对降低40岁以上女性乳腺癌死亡率的作用已得到国内外大多数学者认可。

（2）建议对每侧乳房常规拍摄2个体位，即头足轴（craniocaudal，CC）位和内外侧斜（mediolateral oblique，MLO）位。

（3）乳腺X线影像应经过2名以上专业放射科医师独立阅片。

（4）乳腺X线筛查对50岁以上亚洲妇女诊断的准确性高，但对40岁以下及致密乳腺诊断的准确性欠佳。不建议对40岁以下、无明确乳腺癌高危因素或临床体检未发现异常的女性进行乳腺X线检查。

（5）常规乳腺X线检查的射线剂量低，不会危害女性健康，但正常女性无需短期内反复进行乳腺X线检查。

2 乳腺超声检查

目前已有较多证据提示在乳腺X线检查基础上联合乳腺超声检查较之单独应用乳腺X线筛查有更高的灵敏度，尤其是针对乳腺X线筛查提示致密型乳腺（c型或d型），因此乳腺超声检查可推荐作为乳腺X线筛查的有效补充。但在人群筛查中，增加超声检查显然会增加筛查成本，其成本效益也相应减弱。此外，乳腺超声检查单独作为筛查措施的有效性尚未得到充分证据证实。

3 乳腺临床体检

目前尚无证据显示，乳腺临床体检单独作为乳腺癌筛查的方法可以提高乳腺癌早期的诊断率，降低患者的死亡率。但在经济欠发达、设备条件有限及女性对疾病认知度较不充分的地区仍可作为一种选择。

4 乳腺自我检查

（1）乳腺自我检查并不能提高乳腺癌早期检出率，也不能降低患者的死亡率。

（2）乳腺自我检查可能有助于提高女性的防癌意识，故仍鼓励基层医务工作者向女性传授每月1次乳腺自我检查的方法，建议绝经前妇女选择月经来潮后7~14 d进行。

5 乳腺磁共振成像（magnetic resonance imaging，MRI）检查

（1）MRI检查可作为乳腺X线检查、乳腺临床体检或乳腺超声检查发现的疑似病例的补充检查措施。

（2）可与乳腺X线检查联合用于*BRCA1/2*基因突变携带者的乳腺癌筛查。

6 其他检查

目前的证据不支持近红外线扫描、核素扫描、导管灌洗及血氧检测等检查作为有效的乳腺癌筛查方法。

第四节 一般风险女性乳腺癌筛查指南

乳腺癌一般风险女性即除了乳腺癌高危人群（定义见第五节1）以外的所有女性。

1 20~39岁

不推荐对该年龄段人群进行乳腺筛查。

2 40~70岁

（1）适合机会性筛查和群体筛查。

（2）每1~2年进行1次乳腺X线检查，对致密型乳腺（乳腺X线检查提示腺体为c型或d型）推荐与B超检查联合。

3 70岁以上

（1）适合机会性筛查。

（2）每1~2年进行1次乳腺X线检查。

第五节 乳腺癌高危人群筛查意见

建议对乳腺癌高危人群提前进行筛查（小于40岁），筛查频度推荐每年1次，筛查手段除了乳腺X线检查外，还可采用MRI等影像学手段。

1 罹患乳腺癌高危人群的定义

存在下列情况之一者被认为是罹患乳腺癌高危人群：

（1）有明显的乳腺癌遗传倾向者，主要判断内容如下：

① 一级亲属有乳腺癌或卵巢癌史；② 二级亲属50岁前，患乳腺癌2人及以上；③ 二级亲属50岁前，患卵巢癌2人及以上；④ 至少1位一级亲属携带已知*BRCA1/2*基因致病性遗传突变，或自身携带*BRCA1/2*基因致病性遗传突变（需行*BRCA*遗传检测的对象见附录Ⅰ）。

（2）既往有乳腺导管或小叶不典型增生或小叶原位癌（lobular carcinoma in situ，LCIS）的患者。

（3）既往30岁前接受过胸部放疗。

（4）根据评估对象的年龄、种族、初潮年龄、初产年龄、个人乳腺疾病史、乳腺癌家族史和乳腺活检次数等多个风险因子，利用Gail模型进行罹患乳腺癌风险评估。如果受试者5年内发病风险≥1.67%，则被认为是高风险个体。

注：一级亲属指母亲、女儿及姐妹；二级亲属指姑、姨、祖母和外祖母。

2　乳腺癌高危人群的筛查推荐策略与管理

（1）推荐起始年龄更早（<40岁）开展乳腺筛查。

（2）每年1次乳腺X线检查。

（3）每6~12个月1次乳腺超声检查。

（4）每6~12个月1次乳腺体检。

（5）必要时联合乳腺增强MRI。

第二章

常规乳腺X线检查和报告规范

第一节　乳腺X线检查技术规范

1　摄片前准备工作

医技人员应耐心地向被检查者说明拍片过程以及拍片时夹板压迫乳房给被检查者带来的不适，令其放松，从而使受检者理解并予以配合。

2　常规投照体位

正确摆位是获得高质量乳腺X线片的基础。乳腺X线摄片的常规投照体位为双侧MLO位及CC位。一张好的MLO位片显示如下：乳房被推向前上，乳腺实质充分展开，胸大肌可见，较松弛，下缘达乳头水平，乳头在切线位，部分腹壁包括在片中，但与下部乳腺分开，绝大部分乳腺实质显示在片中。一张好的CC位片显示如下：乳房在片子的中央，乳头在切线位，小部分胸大肌可见，内侧乳腺组织充分显示，外侧乳腺组织可能不包括在片中。

3　补充投照体位和投照技术

对MLO位及CC位显示不良或未包全的乳腺实质，可根据病灶位置的不同选择以下体位予以补充：外内侧（lateromedial，LM）位、内外侧（mediolateral，ML）位、内侧头足轴（medial craniocaudal，MCC）位、外侧头足轴（lateral craniocaudal，LCC）位、尾叶（CLEO）位及乳沟位。为进一步评价在以上常规摄影中显示出的异常改变，可采用一些特殊的摄影技术。其可在任何投照位上进行，包括局部加压摄影、放大摄影或局部加压放大摄影，目的是使病灶得以更好地显示而明确病变性质。

第二节　诊断报告规范

参照美国放射学会的乳腺影像报告和数据系统（Breast Imaging Reporting and Data System，BI-RADS）第5版分类标准，描述乳腺内肿块、钙化、结构扭曲、不对称等异常表现的X线征象。

1　肿块

在两个相互垂直（或近似垂直）的投照位置上均能见到的有一定轮廓的占位性病变，仅在1个投照位置上见到，在其被确定具有三维占位特征之前，应描述为"不对称"。X线所见肿块并不一定与临床触诊的肿块完全一致。X线图像上所发现的肿块，临床不一定能够触及（因病灶太小、质软或腺体重叠形成伪影）；临床所触及的肿块，X线图像上亦可能因为肿块被腺体实质遮蔽而未能显示。部分患者肿块周边伴有浸润和水肿，触诊常比X线图像所显示的肿块范围要大。肿块的描述包括边缘、形态和密度3个方面，其中肿块的边缘征象对判断肿块的性质最为重要。

1.1　肿块边缘描述

（1）清楚：超过75%的肿块边界与周围正常组织分界清晰、锐利。

（2）遮蔽：超过25%的肿块边界被邻近的正常组织遮盖而无法对其做出进一步判断。

（3）小分叶：肿块边缘呈小波浪状改变。

（4）模糊：边缘与周边组织分界不清，但并非被周边正常组织遮盖所致。

（5）星芒状：从肿块边缘发出放射状线影。

1.2　肿块形态描述

肿块形态描述包括圆形、卵圆形和不规则形。

1.3　肿块密度描述

以肿块与其周围相同体积的乳腺组织相比分为高、等、低（不含脂肪）和含脂肪密度4种。大多数乳腺癌呈高密度或等密度，极少数可呈低密度。

2　钙化

对钙化病变的描述应从类型和分布两方面进行。

2.1　钙化类型

可分为典型的良性钙化和可疑钙化。良性钙化可不描述，但当这些钙化可能会引起临床医师误解时，这些良性钙化也需要描述。

（1）典型的良性钙化有以下表现：

① 皮肤钙化：粗大、典型者呈中心透亮改变。② 血管钙化：管状或轨道状。③ 粗糙或爆米花样钙化：直径>2.0mm，多为退变的纤维腺瘤。④ 粗棒状钙化：连续呈棒杆状，偶可呈分支状，直径通常>0.5mm，沿导管分布，聚向乳头，常为双侧乳腺分布，多见于分泌性病变，常见于60岁以上的妇女。⑤ 圆形（直径≥0.5mm）和点状钙化（直径<0.5mm）。⑥ 环形钙化：壁厚<1.0mm，常见于脂肪坏死或囊肿；壁厚≥1.0mm，可见于油脂性囊肿或单纯性囊肿。⑦ 钙乳样钙化：为囊肿内钙化，在CC位表现不明显，为絮状或不定形状，在90°侧位上边界明确，根据囊肿形态的不同而表现为半月形、新月形、曲线形或线形，形态随体位而发生变化是这类钙化的特点。⑧ 缝线钙化：由于钙质沉积在缝线材料上所致，典型者为线形或管形，绳结样改变常见。⑨ 营养不良性钙化：常出现于放疗后、外伤后及自体脂肪移植整形术后的乳腺，钙化形态不规则，大多数钙化大于0.5mm，呈中空状改变。

（2）可疑钙化有以下表现：

① 不定形钙化：小而模糊，双侧、弥漫分布多为良性表现，如呈段样、线样及集群样分布时宜进一步活检，其恶性的阳性预测值（positive predictive value，PPV）约为20%，BI-RADS分类应为4B类。② 粗糙不均质钙化：钙化多介于0.5~1.0mm，比营养不良性钙化小些，多有融合，形态不规则可能为恶性表现，也可能出现在纤维腺瘤、外伤后及纤维化的乳腺内，大量、双侧成簇的粗糙不均质钙化，也有可能是良性的。单处集群分布有恶性的可能，其恶性的PPV约为15%，BI-RADS分类应为4B类。③ 细小多形性钙化：比不定形钙化更可疑，大小形态不一，直径小于0.5mm，其恶性的PPV约为29%，BI-RADS分类应为4B类。④ 细线样或细线样分支状钙化：表现为细而不规则线样钙化，直径小于0.5mm，常不连续，有时也可见分支状，提示钙化存在于被乳腺癌侵犯的导管腔内，其恶性的PPV约为70%，BI-RADS分类应为4C类。

2.2　钙化分布

（1）散在分布：钙化随意分散在整个乳腺中。双侧、散在分布的点样钙化和不定形钙化多为良性钙化。

（2）区域状分布：指较大范围内（长径>2cm）分布的钙化，与导管走行不一致，常超过1个象限范围，这种钙化分布的性质需结合钙化类型综合考虑。

（3）集群分布：指1cm内至少有5枚钙化，良性、可疑钙化都可以有这样的表现。

（4）线样分布：钙化排列成线形，可见分支点，提示来源于同一个导管，多为可疑钙化。

（5）段样分布：常提示病变来源于同一个导管及其分支，也可能出现在1叶或1个段叶上的多灶性癌中。段样分布的钙化，恶性的可能性会增高。尽管良性分泌性病变也会有段样分布的钙化，但如果钙化的形态区别于特征性良性病变时，首先考虑其为可疑钙化。

3 结构扭曲

结构扭曲是指正常结构被扭曲但无明确的肿块可见，包括从一点发出的放射状影和局灶性收缩，或在实质的边缘扭曲。结构扭曲也可以是一种伴随征象，可为肿块、不对称致密或钙化的伴随征象。如果没有局部的手术和外伤史，结构扭曲可能是恶性或放射状瘢痕的征象，应建议活检。

4 对称性征象

4.1 不对称

与对侧乳腺对比，仅在一个投照位置上可见的不对称结构，80%可能是正常组织的重叠所致。

4.2 大团状不对称

较大范围腺体量的不对称，至少达1个象限，不伴有其他征象，多为正常变异。但当与临床触及的异常相吻合时，则可能有意义。

4.3 局灶性不对称

两个投照位置均显示且表现相仿，并且缺少真性肿块特有的外凸边缘改变，常为内凹，较大团状不对称范围小。它可能代表的是正常的腺体岛（尤其当其中含有脂肪时）。也可能是潜在的真性肿块或结构扭曲等病变，因此在缺乏特征性的良性征象时，往往需要进一步检查。

4.4 进展性不对称

新发、增大的或比以前更明显的局灶性不对称。约15%的进展性不对称被证实是恶性的，其恶性的PPV约为13%。除非有特征性的良性改变，进展性不对称都需要进一步的影像学评估甚至活检。

5 乳腺内淋巴结

乳腺内淋巴结典型表现为肾形，肉眼可见淋巴结门脂肪所致的透亮切迹，常小于1cm。当淋巴结较大，但其大部分为脂肪替代时，仍为良性改变。乳腺内淋巴结可以是多个，也可以是孤立的，乳腺内淋巴结可能会被误认为肿块，常见于乳腺外上象限，偶尔也可出现在其他区域，多与静脉伴行。

6 皮肤病变

皮肤病变投照在乳腺组织内，尤其是两个投照体位都有显示的时候，应该在评估报告中提及。摄片的技术员应该添加备注，建议在皮肤病变处放一个不透X线的标志。

7 单侧导管扩张

单侧的管状或分支样结构可能代表扩张或增粗的导管。虽然少见，但即使不同时伴有其他可疑的临床或影像征象，其恶性的PPV也可达10%，常见于不含钙化的导管原位癌。

8 合并征象

合并征象包括皮肤凹陷、乳头凹陷回缩、皮肤增厚、小梁结构增粗、腋窝淋巴结肿大、结构扭曲和钙化等。

第三节 病灶的定位

一个明确的病灶必然是三维立体地存在于乳腺内的，如在两个投照位上均被看到即可以证实，尤其在两个相互垂直的投照位均显示时则更确定。需要明确4点：

① 哪一侧乳腺：左侧、右侧或双侧。② 部位：根据钟面和象限两者结合定位。象限定位包括外上象限、外下象限、内上象限和内下象限4个区域。12点钟为正上方，6点钟为正下方，3点钟或9点钟可以是外侧或内侧（根据左、右侧乳房的不同）。另外，乳晕后区、中央区和腋尾区不要求钟面定位。③ 深度：与水平线垂直均分为前、中、后3带，分别代表乳腺前1/3、中1/3、后1/3。乳晕后区、中央区和腋尾叶区不要求深度定位。④ 与乳头的距离。

第四节 乳腺X线报告的组成

应包括病史、检查目的、投照体位、乳腺分型、任何重要的影像学所见及与既往检查片对比的结果，最后是评估类别和建议。报告措辞应当简洁，使用术语词典中的标准词汇。应清楚地描述任何有意义的发现，如有前片，应对比有无变化。如果同时进行过超声和乳腺MRI检查，在报告中应予提及。乳腺X线诊断报告范本见附录Ⅱ。

1 检查目的

对本次检查作一个简单的说明，如对无症状妇女的筛查、筛查后的召回检查、评估临床发现或随访等。

2 乳腺腺体构成分型

乳腺分型是指对整个乳腺腺体构成的整体情况简明描述，有助于判断X线诊断的可靠程度，即病灶隐藏在正常乳腺组织中的可能性。X线片对小病灶的检出效能随着乳腺腺体致密程度的上升而下降。可分为4型：

① a型：脂肪型，乳房内几乎全为脂肪组织；② b型：纤维腺体散在地分布在乳房内；③ c型：纤维腺体不均匀地分布在乳房内，很有可能遮蔽小肿块；④ d型：致密型，纤维腺体非常致密，会降低乳腺X线检查的敏感性。

3 清晰地描述任何重要的发现

（1）肿块：大小，形态（形状、边缘），密度，伴随的钙化，其他伴随征象，定位。

（2）钙化：形态（典型良性或可疑钙化），分布，伴随征象，定位。

（3）结构扭曲：伴随钙化，其他伴随征象，定位。

（4）不对称征象：伴随钙化，其他伴随征象，定位。

（5）乳腺内淋巴结：定位。

（6）皮肤病变：定位。

（7）单侧扩张的导管：定位。

4 与前片比较

本次检查结果需与前片比较。

5 评估分类

应该对每个病灶进行完整的评估和分类。

5.1 评估是不完全的

BI-RADS 0类：需要召回（recall）补充其他影像学检查，进一步评估或与前片比较。常在筛查情况下应用。推荐的其他影像学检查方法包括X线局部加压摄影、放大摄影、特殊投照体位和超声检查等。在中国，一些妇女乳房内脂肪较少，实质丰富，乳腺组织缺乏自然对比，可采用其他影像学方法（如超声、乳腺X线断层摄影、对比增强乳腺X线摄影及MRI等）进一步检查，也可将其归为0类。

5.2 评估是完全的

（1）BI-RADS 1类：阴性，无异常发现。乳腺是对称的，无肿块、结构扭曲，无可疑钙化。恶性的可能性为0。

（2）BI-RADS 2类：也是“正常”的评价结果，但有良性改变，如钙化的纤维腺瘤、皮肤钙化、金属异物（活检或术后的金属夹）及含脂肪的病变（积乳囊肿、脂肪瘤及错构瘤）等。乳腺内淋巴结、血管钙化、植入体及符合手术部位的结构扭曲等亦归为此类。总体而言，并无恶性的X线征象。恶性的可能性为0。

（3）BI-RADS 3类：只用于几乎可以确定的良性病变，恶性可能性为0~2%。放射科医师通常期望此类病变在短期（小于1年，一般为6个月）随访中稳定或缩小以证实先前的判断。包括不可触及的边缘清楚的无钙化的肿块、局灶性不对称、孤立集群分布的点状钙化。3类病变的常规处理程序为：首先X线摄片短期随访（一般为6个月），6个月后再常规随访，此后再12个月乃至2年以上，如连续2~3年保持稳定则可将原先的3类判读（可能良性）改为2类判读（良性）。如果短期随访后病灶缩小或消失，可以直接改判为2类或1类，随后常规随访。

（4）BI-RADS 4类：广泛用于判定绝大部分需要介入性诊断的影像学发现。其恶性的可能性为2%~95%。可细分为：

① 4A类：其恶性的可能性为2%~10%，活检为良性的结果比较可靠，可以常规随访或6个月后随访，此类病变包括一些可触及的、部分边缘清楚的实性肿块，如超声提示的纤维腺瘤、可扪及的复杂囊肿或脓肿。② 4B类：其恶性的可能性为10%~50%。需要对病理学检查结果与影像学表现严格对照，良性病变的判定取决于影像学与病理学检查的一致性，如果病理学检查结果与影像学表现符合，且病理学检查结果为具有排他性的典型良性病变，如纤维腺瘤、脂肪坏死及肉芽肿性病变等，则可进行观察；如穿刺活检结果为乳头状瘤、不典型增生等，则进一步的切除活检就是必需的。③ 4C类：更加怀疑为恶性，但还未达到5类那样典型的病变，其恶性的可能性为50%~95%，包括边界不清、形态不规则的实性肿块或新出现的微细线样钙化，此类病变往往是恶性的，对于病理学检查结果为良性的病例，需要与病理科协商，作进一步的分析。

（5）BI-RADS 5类：高度怀疑恶性（几乎肯定的恶性），临床应采取适当措施。这一类病变的恶性可能性≥95%。常为形态不规则星芒状边缘的高密度肿块、段样和线样分布的细小多形性和线样分支状钙化、不规则星芒状肿块伴多形性钙化。

（6）BI-RADS 6类：用来描述活检已证实为恶性的影像评估，主要是评价活检后，或监测新辅助治疗后的影像学改变。BI-RADS 6类不适用于对恶性病灶完全切除（肿块切除术）后的检查。手术后病理学检查切缘为阴性的病例，其最终的评估应该是BI-RADS 3类（可能良性）或2类（良性）；与活检不在一个区域的可疑恶性病变应单独评估，其最终的评估应该是BI-RADS 4类（可疑恶性）或5类（高度提示恶性），可建议活检或手术干预。

第三章

乳腺超声检查和报告规范

第一节　超声检查的仪器

常规检查采用彩色多普勒超声仪的实时线阵高频探头，探头频率为7.5~10.0MHz，有条件时可用到10.0~15.0MHz或更高，但在乳腺组织过厚或有假体时，可适当降低探头频率。超声探头和频率的选择原则是在保证足够探查深度的前提下，尽量提高频率，从而保证超声图像的分辨率。

第二节　超声检查的方法

检查前一般无需特殊准备，有乳头溢液者最好不要将液体挤出。根据需要，患者取仰卧或侧卧位。如果患者自觉特殊体位有肿块的感觉，可以让患者采取特殊体位进行超声检查，如直立或坐位等。检查时患侧手臂尽量上抬外展，充分暴露乳房及腋下，探头直接放在乳房表面，对乳头、乳晕及乳房外上、外下、内上、内下4个象限进行全面扫查，次序可由操作者自行确定，扫查方式包括放射状、反放射状、旋转式和平行移动等，可根据检查者的习惯选择。注意检查范围要全面，不要漏检，同时应检查腋下淋巴结的情况。必要时可检查锁骨上下及颈部淋巴结。

第三节　超声检查的程序

1　基本要求

检查时应先对乳腺及周围组织进行全面的常规二维超声检查，然后对发现病灶的区域进行重点的二维超声检查，检查内容包括：病灶的位置、大小或范围的测定，以及边界、边缘、形状、内部及后方回声、钙化和周围组织，包括皮肤、胸肌及韧带等结构的变化等。病灶的大小或范围的测量应该选取其最大平面，测量两条互相垂直的最长径线，然后在与此切面垂直的最大平面上测量第三个径线。测量时，游标应该放置在病灶边缘的外侧，病灶边界清晰时按照边界测量，肿块边界模糊时，应该根据肿块的最大边缘部分或周边的声晕测量。在二维声像图的基础上应辅助彩色及能量多普勒超声检查，观察血流的走向及分布并在多普勒频谱上测量各种血流参数。在具备条件的情况下，可采用三维重建成像、弹性成像和造影增强对比成像等技术，观察病灶和乳腺组织的硬度变化、空间关系和血管分布，了解病灶和组织的质地变化及血流灌注情况，帮助完善诊断。

2 图像的存储

图像的存储内容应该包括：患者的姓名、年龄、性别和诊疗记录号码（门诊号或住院号、超声登记号），设备名称和检查条件标识。体位标记包括：乳腺的方位（左或右）、病灶的位置，包括与乳头中央的距离、钟面形式的标记及显示病灶时的探头切面标识。病灶图像存储至少应记录两个以上有特征的不同方向的切面，应尽量完整地存储记录病灶各种超声特点的声像图，如钙化、血流、能量图、多普勒频谱、弹性成像、三维重建及造影增强对比成像等，必要时可存储动态图像。对于超声检查没有异常的乳腺，可以仅存储各象限的放射状切面的声像图以证明对患者做过全面的超声检查。

3 报告书写

以上各项检查结果及所测参数均应在超声报告中加以详细描述，最后综合各种检查结果得出超声的诊断结论，包括乳腺正常或异常的判断，如有异常的局灶性病变应明确病灶的物理性质、对应的诊断分类（参照BI-RADS）及相应的处理建议（在分类中默认），并尽可能做出合理的病理学性质判断。

第四节 超声诊断报告的规范

为了使超声报告既个体化又标准化，应首先对超声报告中的描述性语言进行统一定义（附录Ⅲ）。

1 乳腺超声的回声模式

乳腺声像图表现存在个体差异，因此，通常将自身皮下脂肪组织回声定义为等回声，没有回声定义为无回声，有回声的与脂肪组织回声对比，按照回声的强弱分别定义为弱回声、低回声、中等回声、高回声及强回声。

2 正常乳腺组织的声像图表现

正常乳腺的声像图由浅入深依次为：

① 皮肤：呈带状高回声，厚2~3mm，边缘光滑整齐。② 浅筋膜和皮下脂肪：浅筋膜呈线状高回声，脂肪组织呈等回声，由条索状高回声分隔，边界欠清。③ 乳腺腺体：因人而异，厚薄不一，老年人可萎缩至仅3mm，腺体呈等回声带夹杂有低回声，排列较整齐。腺体与皮肤间有三角形的高回声韧带，称为库柏（Cooper）韧带，其后方回声可衰减。④ 深筋膜：筋膜呈线状高回声，光滑整齐，筋膜间脂肪呈等回声。⑤ 胸肌及肋骨：胸肌为梭形的均质低回声区，肋骨为弧形强回声，其后方衰减为声影。整体的乳腺超声表现有均匀和不均匀之分：均匀的乳腺在声像图上表现为连续一致的脂肪、韧带、纤维及腺体组织回声，从乳头、乳晕至周边组织腺体逐渐变薄；不均匀的乳腺可以表现为局部性或弥漫性，声像图表现为腺体不规律的增厚、回声的增强或减弱等。

3 异常乳腺组织的声像图表现

乳腺的异常应从不同的切面上全面观察以排除正常的组织及结构，如脂肪组织和肋骨等，局灶性的病变声像图表现需按照以下征象描述。

3.1 肿块

形状（声像图上病灶的外形）分为：

（1）规则：包括圆形、椭圆形。

（2）不规则：除规则以外的。

纵横比（平行于皮肤表面的病灶最大径线和与之垂直的最大径线的比值）分为：

（1）垂直：纵横比小于2∶1，甚至接近1。

（2）平行：纵横比大于2∶1。

边界（病灶与周围组织交界的部分在声像图上的表现）分为：

（1）清晰：病灶与周围组织间有明确的界限，包括包膜、声晕，定义为边界清晰。

（2）不清晰：如病灶与周围组织间没有明确的界限则定义为不清晰，同一病灶可部分边界清晰，部分边界不清晰。

边缘（病灶与周围组织交界线的走向和形态在声像图上的表现）分为：

（1）光整：病灶的边缘光滑整齐，可以有2~3个大的光滑波浪。

（2）不光整：病灶的边缘不整齐，可简单地分为3种模式：

① 小叶：病灶的边缘有较多短小的弧形波纹，呈扇贝状。② 成角：病灶的边缘部分有尖锐的转角，通常形成锐角，类似蟹足，故亦可称蟹足状。③ 毛刺：病灶的

边缘有锐利的放射状线条样表现。同一病灶的边缘可并存上述多种表现。

回声模式（病灶的内部回声，按照前述乳腺超声回声模式定义，内部回声可以是单一的，也可以是多种回声复合的）分布的表现可以分为：

（1）均匀：病灶内部回声为分布均匀的单一回声，分为无回声、弱回声、低回声、等回声、高回声及强回声。

（2）不均匀：病灶内部回声为分布不均匀的单一回声或几种混合的回声。

病灶后方回声（对比周围同等深度的正常组织出现的声像图特征，代表病灶在声学传导方面的特性）分为：

（1）增强：病灶后方回声高于周围同等深度的正常组织，表现为病灶后方回声增强。

（2）不变：病灶后方回声与周围同等深度的正常组织相同，表现为病灶后方回声无增强或无衰减。

（3）衰减：病灶后方回声弱于周围同等深度的正常组织，表现为病灶后方为低回声或无回声，后者即声影。

（4）混合：部分病灶后方回声有不止一种表现，表明肿块内部成分不均匀。

3.2 周围组织

部分病灶对周围组织的影响在声像图上的表现：

（1）皮肤及皮下脂肪组织层水肿增厚：局部或弥漫的皮肤及皮下脂肪组织的增厚，回声增强，皮下脂肪组织层内可见条带状的扩张淋巴管回声。

（2）皮肤凹陷、高低不平：皮肤表面高低不平，出现局限性或多处皮肤表面凹陷。

（3）病灶周围组织水肿：病灶周围组织增厚，回声增强。

（4）结构扭曲：病灶引起周围正常解剖层次结构的扭曲或连续性中断，包括病灶处皮肤、浅筋膜层、腺体层、深筋膜层及胸肌层的改变。

（5）Cooper韧带改变：韧带牵拉或增厚。

（6）导管改变：腺体内导管内径的异常扩张或导管走向的扭曲。

3.3 钙化

乳腺腺体或病灶内显示的强回声谓之钙化，一般认为≥0.5mm的钙化属于粗大钙化，大钙化可能会伴有声影，<0.5mm的钙化属于小钙化。乳腺组织中的孤立或散在的钙化因为腺体内纤维结缔组织的关系有时难以鉴别。钙化的形态可呈泥沙状、颗粒状、短棒状或弧形等，钙化的分布可为单一、成堆、成簇、散在或弥漫等。

3.4 血管评估

（1）病变区域没有明显的血流信号。

（2）病变区域与周围腺体内血流信号相似。

（3）病变区域有明显增强的血流信号。

4 彩色超声检查

彩色超声用于腺体组织及病灶内血管的检查。病灶的血管分布是一项特征性的分析指标，通常有别于对侧的相同区域或同侧乳房的正常区域。彩色及能量多普勒超声检查会受到各种因素的影响，如血流速度、仪器灵敏度设定等，探头施压可以使小血管特别是静脉闭塞，因此检查时应避免用力过度，通常囊肿内无血流，如加压会出现血流伪像。良性病灶内血流一般较少，恶性病灶内部及周边的血流会明显增多，且走向无规律，部分病灶有从周边穿入的特征性血流。除了对血流形态学的观察，还应对血流的各项多普勒参数进行测定。诊断意义除阻力指数（resistance index，RI）外其他的参数多存在争议，一般恶性病变的RI>0.70。

5 其他相关技术

可以根据检查的需要选择相关技术。

5.1 三维成像

乳腺病灶的三维超声最主要的作用不是对病灶的三维重建，而是对病灶冠状面的观察，此切面二维超声无法观测到。恶性病灶在冠状面上最突出的表现是类似于二维图像上病灶边缘出现“结构断裂”现象，酷似星星或太阳及周边的光芒，国内外不同学者称之为汇聚征或太阳征。

5.2 弹性成像

弹性超声成像是针对不同组织的弹性差别进行的检查，一般认为恶性肿瘤中的组织大部分硬度较高。由于目前各厂家仪器的不同设定，弹性成像未能形成统一的诊断标准。

弹性超声显示不同于二维超声，其反映的是组织硬度的变化，类似医师临床触诊的感觉，通过对比组织的预期变化推测组织成分的不同，从而帮助超声医师完成疾病的发现和诊断。剪切波技术是对组织中横波的检查，以彩色编码技术实时显示出组织弹性图。

5.3 造影增强对比成像

造影增强对比成像在乳腺疾病诊断中的应用受到探头频率、造影剂谐振及病灶血管生长等因素的影响，目前没有很成熟的标准。

第五节 乳腺超声评估分类

超声检查对病灶特征描述的专业术语要有统一的规范标准。超声描述的专业术语需要体现对病灶良恶性的判断和分类的影响，且对多个特征指标进行综合分析优于单个指标的判断。随着超声技术的发展，相应的专业术语内涵也将会有所改变。本指南分类标准参照2013年美国放射学会的BI-RADS，并结合中国的实际情况制定了以下分类标准。

1 评估是不完全的

BI-RADS 0类：需要其他影像学检查（如乳腺X线检查或MRI等）进一步评估。

在多数情况下，超声检查可对乳腺进行全面评估。当超声作为初次检查时，下列情况则需要进一步做其他检查：一种情况是超声检查乳腺内有明显的病灶而其超声特征又不足以做出评价，此时必须借助乳腺X线检查或MRI；另一种情况是临床有阳性体征，如触及肿块、浆液性溢液或乳头溢血、乳腺癌术后及放疗后瘢痕需要明确是否复发等，超声检查无异常发现，也必须借助乳腺X线检查或MRI对乳腺进行评估。

2 评估是完全的一分类

（1）BI-RADS 1类：阴性。临床上无阳性体征，超声影像未见异常，如无肿块、无结构扭曲、无皮肤增厚及无微小钙化等。

（2）BI-RADS 2类：良性病灶。基本上可以排除恶性病变。根据年龄及临床表现可每6~12个月随诊。如单纯囊肿、乳腺假体、脂肪瘤、乳腺内淋巴结（也可以归入1类）、多次复查图像无变化的良性病灶术后改变及有记录的经过多次检查影像变化不大的结节可能为纤维腺瘤等。

（3）BI-RADS 3类：可能良性病灶。建议短期复查（3~6个月）及加做其他检查。根据乳腺X线检查积累的临床经验，超声发现明确的典型良性超声特征如实性椭圆形、边界清、平行于皮肤生长的肿块，很大可能是乳腺纤维腺瘤，其恶性危险性应该小于2%，如同时得到临床、乳腺X线检查或MRI的印证更佳。新发现的纤维腺瘤、囊性腺病、瘤样增生结节（属不确定类）、未扪及的多发复杂囊肿或簇状囊肿、病理学检查明确的乳腺炎症及恶性病变的术后早期随访都可归于此类。

（4）BI-RADS 4类：可疑的恶性病灶。此类病灶的恶性可能性为2%~95%。一旦评估为4类即建议进行病理学检查，包括细针抽吸细胞学检查、空芯针穿刺活检、手术活检以明确诊断。超声声像图上表现不完全符合良性病变或有恶性特征均归于此类，目前可将其划分为4A类、4B类及4C类。4A类更倾向于良性病变，不能肯定的纤维腺瘤、有乳头溢液或溢血的导管内病灶及不能明确的乳腺炎症都可归于此类，其恶性符合率为2%~10%；4B类难以根据声像图来明确良恶性，其恶性可能性为10%~50%；4C类提示恶性可能性较高，其恶性可能性为50%~94%。

（5）BI-RADS 5类：高度可能恶性，应积极采取适当的诊断及处理措施。超声声像图恶性特征明显的病灶归于此类，其恶性可能性≥95%，应开始进行积极的治疗，经皮穿刺活检（通常是影像引导下的空芯针穿刺活检）或手术治疗。

（6）BI-RADS 6类：已经活检证实为恶性。此类用于活检已证实为恶性，但还未进行局部治疗的影像评估。主要是评价先前活检后的影像学改变，或监测手术前新辅助化疗引起的影像学改变。

第六节　乳腺超声检查报告的组成

报告用词应当具体而简洁，使用不加修饰的术语；各项术语的定义、阐述性用语无需出现在报告中；报告内容应当尽量详细，包含全部标准的描述；数据测量应该遵守前述规范，其包括下列内容。

1　患者信息的记录

患者信息的记录包括姓名、年龄和诊疗记录号码等。

2　双侧乳腺组织总体声像图描述

按乳腺回声组成情况，分为均质的脂肪组织回声、均质的纤维腺体回声和混杂回声3种类型。

3　有意义的异常及病灶的声像图描述

3.1　记录病灶

一般信息记录病灶所在侧、位置（需要一致的和可以重复的系统定位，诸如钟表定位、与乳头的距离）和大小（至少两个径线，大者最好三个径线），同性质的病灶较多时可选取较大及有特征的病灶测量，没有必要测量所有病灶。

3.2　病灶声像图的描述

应按照BI-RADS分类内容标准逐一进行，包括病灶的外形、边界、边缘、内部及后方回声、周围组织、病灶及周围的钙化、血流，以及采用特殊手段检查所见的各项特征，尽量用规范化术语描述，并注意保持与病灶诊断和分类的一致性。

3.3　结论

结论部分包括乳腺正常或异常、发现病灶的物理性质、对应的诊断分类及相应的处理建议（在分类中默认），如果可能的话应尽量做出适当的临床诊断。

3.4　病灶图像存储

病灶应当存储2个垂直切面以上的声像图，声像图上有完整的各种条件记述及位置标识。

第七节　报告范例

超声描述：左乳头上方（2点，距乳头10mm处）腺体表面探及弱回声，大小为8mm×6mm，边界清楚，边缘光整，形态规则，内部见散在强回声，后方声影不明显，彩色超声未见明显异常血流信号。

超声提示：双乳增生伴左乳实质占位性病变（BI-RADS 3类），可能为良性病变，建议短期随防或复查。

第四章

常规乳腺MRI检查和报告规范

第一节　乳腺MRI检查适应证

1　乳腺癌的诊断

当乳腺X线摄影或超声检查发现病变但不能确定其性质时，可以考虑采用MRI进一步检查。

2　乳腺癌分期

由于MRI对乳腺癌检出的高敏感性，有助于发现其他影像学检查不能发现的多灶性和多中心性肿瘤，有助于显示和评价肿瘤对皮肤、胸肌筋膜、胸大肌及胸壁的侵犯情况。

3　新辅助治疗效果评估

对于确诊乳腺癌需进行新辅助治疗的患者，在新辅助治疗前、治疗中和治疗结束手术前行MRI检查有助于对病变治疗反应性进行评估，对治疗后残余病变范围的判断也较常规影像学检查技术更为精准。

4　腋窝淋巴结转移，原发灶不明者

当腋窝发现转移性淋巴结，而临床检查、X线摄影及超声检查都未能明确原发灶时，乳腺MRI可能有助于发现乳房内隐匿的癌灶，确定位置和范围，以便进一步治疗。

5 保乳手术患者的应用

保乳手术前MRI的应用可以更为精准地确定病灶范围；保乳术后定期随访，则较常规影像技术更有利于鉴别肿瘤复发和术后瘢痕。

6 乳房成形术后随访

对于乳房假体植入术后者，MRI有助于对植入假体完整性的评价和判断是否发生乳腺癌。对自体重建后的皮瓣评估，MRI也是最优的一种影像技术。

7 高危人群筛查

高危人群乳腺癌筛查年龄常较非高危人群更为提前，MRI有助于高危人群的早期筛查。

8 MRI引导下的穿刺活检

MRI引导的穿刺活检适用于仅在MRI上发现的病灶，且对此靶病灶行超声检查和X线检查仍不能发现异常者。

第二节 乳腺MRI检查的禁忌证

（1）妊娠期妇女。

（2）体内装有起搏器、外科金属夹子等铁磁性物质及其他不得接近强磁场者。

（3）幽闭恐惧症患者。

（4）对MRI对比剂（钆螯合物）有过敏史者。

（5）一般情况很差，无法配合俯卧，不能耐受MRI检查者。

第三节 乳腺MRI检查技术规范

1 检查前准备

1.1 临床病史

了解患者病史，包括症状、体征、家族史、高危因素，询问乳腺手术史及病理学检查结果和手术日期，月经状态及月经周期，有无激素替代治疗或内分泌治疗史，有无胸部放疗史，有无前片及其他相关检查（包括乳腺X线摄影、乳腺超声检查）。

1.2 检查前准备

作好乳腺MRI检查注意事项的宣教、解释。

最佳检查时间：由于绝经前女性乳腺背景实质强化受月经周期的影响，建议绝经前女性尽量在月经周期第2周（第7~14天）进行MRI检查。

2 MRI检查

2.1 设备要求

采用高场1.5 T及以上的扫描机进行乳腺MRI检查，以获得较好的信噪比和脂肪抑制效果。必须采用专用的乳腺线圈，推荐采用开放式线圈，以便必要时可以在侧方进行MRI引导的介入操作。

2.2 扫描体位

俯卧位，双侧乳房自然悬垂于乳腺线圈中央，并尽量保持双侧对称。

2.3 成像序列

经过三平面（横断位、矢状位、冠状位）定位扫描后，首先对双乳行横断位扫描，包括以下序列：T1WI不抑脂序列、T2WI抑脂序列、T1WI增强扫描序列，扩散加权序列。增强扫描序列需要有增强前的蒙片，时间分辨率60s左右，增强后扫描时间不得少于5min，建议行等体素无间隔扫描（可以多平面重建），最后行双乳矢状位高分辨率扫描。增强扫描要求Gd-DTPA团注，标准剂量为0.1~0.2mmol/kg，于10s内快速团注，继而快速推注0.9%氯化钠注射液10ml冲洗。扩散加权扫描建议b值用800s/mm^2。

2.4 后处理

动态增强曲线分析，将病灶最可疑区域设为感兴趣区（region of interest，ROI），一般应避开肉眼可见的病灶内出血、坏死及囊变区，并在对侧正常乳腺组织内选取相同大小的ROI作为对照，绘制动态增强曲线。曲线判读分两部分，即早期强化和延迟强化。早期强化指注入对比剂后最初2min或曲线开始变化前的强化率，分成缓慢强化（强化率小于50%）、中等强化（50%~100%）和快速强化（大于100%）。曲线后面部分为延迟强化，也分成3种状况，包括持续上升型（随时间的延长而继续强化，且大于早期强化最高点的10%）、平台型（随时间推移呈平台改变，如有轻度升高或流出，则变化在早期强化最高点上下10%范围之内），流出型（强化达峰值后信号强度迅速下降且下降范围大于峰值点的10%以上）。

减影图：用增强后各个期相的图像与增强前的蒙片相减所获得的图像，有利于观察病灶是否真正强化以及强化的程度。

最大信号投影（maximum intensity projection，MIP）：是对同一期别容积扫描的乳腺进行最大信号投影产生的三维图像，可以比较直观地显示乳腺内病灶的空间位置，同时显示双侧乳腺内的血管分布情况，对诊断病灶性质有一定的鉴别诊断价值。MIP图可以根据需要，利用不减影的图像获得，也可以用减影的图像获得。

表观扩散系数（apparent diffusion coefficient，ADC）值测量：扩散加权序列扫描完成后，会生成扩散加权图像和相应的ADC图像。基于ADC图像针对病灶或者对照区域，取ROI可以测量相应的ADC值，单位为mm^2/s。

第四节 诊断报告书写规范

目前的诊断报告书写规范参照美国放射学会制定并被大多数国家采用的2013版乳腺影像报告和数据系统（Breast Imaging Reporting and Data System，BI-RADS），形态特征的描述根据增强后的病灶形态进行，并将病灶分为点状强化、肿块和非肿块强化三大类。形态特征分析则根据增强前T1WI、T2WI上的信号特点及增强后的表现，以及DWI、ADC图所见，ADC值和动态增强曲线等进行综合分析。一般情况下，形态特征的权重要高于动态增强曲线，但对于形态特征判断困难者，动态增强曲线类型有一定的参考价值。乳腺MRI诊断报告范本见附录Ⅳ。

1 点状强化

点状强化指<5mm的强化，不具有明显的占位效应，平扫时多不显示，可以单发或多发。点状强化可能由腺体局限性增生所引起，也可以是乳头状瘤、纤维腺瘤及乳内淋巴结等良性改变，<3%的情况可能是恶性病变，可以是浸润性癌或原位癌。对形态可疑、新发或较前增大的点状强化应建议活检。一般的点状强化予以随访即可。

2 肿块

具有三维空间的占位性病变，伴或不伴周围正常组织移位或浸润。从形态（圆形、卵圆形或不规则形）、边缘（光整、不规则或星芒状）和内部强化情况（均匀、不均匀、环形或低信号分隔）三个方面来描述。不规则的形态，不规则和星芒状的边缘，内部强化不均匀，以及不规则的环形强化是偏恶性的征象。

3 非肿块强化

当乳腺内出现既非点状亦非肿块的强化时，即为非肿块强化，一般占位效应不明显。分类主要依据其形态特征（线状、局灶性、段样、区域性、多区域或弥漫性）、内部强化特征（均匀、不均匀、集群卵石样或簇状小环样）、病灶是否双侧对称三个方面进行分析，双侧对称的非肿块强化可能是一种良性改变。形态中的线样强化如沿着导管走行，并且出现分支，则为偏恶性的征象，段样强化也是偏恶性的征象。内部增强特征中的集群卵石样强化和簇状小环样强化为偏恶性的征象。

4　其他征象和伴随征象

其他征象有乳腺内淋巴结，皮肤上的病变，含脂肪的病变，一些不强化的病灶如T1WI增强前高信号的导管、囊肿、血肿及不强化的肿块等。

伴随征象有乳头内陷及侵犯，皮肤增厚，内陷和侵犯，胸肌侵犯，淋巴结异常等。伴随征象可与其他异常征象一同出现，亦可单独出现。发现伴随征象的意义在于当与其他异常征象同时出现时，可提高乳腺癌的诊断权重。当确诊为乳腺癌时，某些伴随征象的出现将影响术前分期及治疗方式的选择。

5　病灶定位

（1）先定位病变位于哪一侧乳房。

（2）乳房确定后，则继续将病灶定位在以下7个区域：外上、外下、内上、内下4个象限区域，这4个区域也可以面向观察者进行钟面定位；另外3个区域则不需要结合钟面定位，分别是乳晕后区、中央区和尾叶区。乳晕后区和中央区均位于从乳头向胸壁垂直的中轴线上，乳头基底后方2cm范围内是乳晕后区，2cm后则是中央区。尾叶区位于乳腺外上近腋下的乳丘内。

（3）病变的深度：在横断位或矢状位上，与胸壁平行分前带、中带、后带，给病灶进行深度定位。一般需测量病灶与乳头的距离。

第五节　乳腺MRI报告的组成

乳腺MRI报告内容应包括病史简述、与既往检查（包括常规影像学检查）对比、扫描技术、乳房的纤维腺体构成、实质背景强化、任何异常的影像学发现，最后是评估分类和处理建议。报告措辞应当简洁，使用BI-RADS术语词典中的标准词汇。可行的话，MRI诊断报告应当与临床检查、X线和超声检查结果相参照，特别强调对MRI阳性发现与触诊、X线和超声检查的阳性发现在空间位置的对应关系是否一致要做出评估，对非一致的病灶尤其需要强调，以提醒临床医师注意。应重视实质背景强化对MRI检出敏感性的影响，实质背景强化分成轻微、轻度、中度和明显4个等级。随着注入对比剂时间的推移，实质背景强化的程度和范围会逐渐增强增大，并且两侧对称。总体上明显的实质背景强化会增加乳腺MRI检查的“回叫率”，但是恶性病灶的检出并不会受太大的影响。与乳腺X线检查一样，乳腺MRI的检查结果即BI-RADS分类也分为0~6类共7个类别。

1 评估不完全

BI-RADS 0类：需要进一步影像评估。一般MRI检查后较少用这个分类。但在一些特殊的情况下可以使用这个评估，如使用合适的扫描技术再做一次MRI检查，参考既往乳腺X线和超声检查结果进行对比等。

2 评估完全

（1）BI-RADS 1类：阴性。

（2）BI-RADS 2类：良性病变，如无强化的纤维腺瘤、囊肿、无强化的陈旧性瘢痕、乳腺假体，以及含脂肪的病变如油性囊肿、脂肪瘤、错构瘤等。这一分类无恶性征象发现。

（3）BI-RADS 3类：可能是良性病变，建议短期随访，恶性的可能性非常低，小于2%。良性可能性非常大，但需要通过影像随访确认其稳定性。较可疑者可3个月后随访，一般是6个月后复查。

（4）BI-RADS 4类：可疑恶性，要考虑活检。不具有乳腺癌的典型表现，但不能排除乳腺癌的可能性，建议进行活检，此类病灶的恶性概率为2%~95%。也可以参照乳腺X线检查分类进而将病灶细分为4A类（恶性概率为2%~10%）、4B（恶性概率为10%~50%）和4C类（恶性概率为50%~95%）。

（5）BI-RADS 5类：高度怀疑恶性，应进行临床干预（恶性概率≥95%）。

（6）BI-RADS 6类：已通过活检证实为恶性，但还需要再做扩大手术的病例，MRI检查的目的在于评估是否有残存病灶。也可以用作病理学检查证实为乳腺癌，需要进行新辅助治疗效果评估的病灶。

第五章

影像学引导下的乳腺活体组织病理学检查指南

影像学引导下乳腺活体组织病理学检查一般是指在乳腺X线、超声和MRI影像引导下进行乳腺活体组织的病理学检查（简称活检），特别适合于未扪及的乳腺病灶（如小肿块、钙化灶及结构扭曲等）。具体包括影像引导下空芯针穿刺活检、真空辅助活检和钢丝定位手术活检等。

第一节　适应证

1　乳腺超声影像引导下乳腺病灶活检

（1）乳腺超声发现未扪及的可疑乳腺占位性病变，BI-RADS≥4类或部分3类病灶，若有必要时也可考虑活检。

（2）可扪及乳腺肿块，且超声提示相应部位有乳腺内占位性病变，需要行微创活检或微创切除以明确诊断。

2　乳腺X线影像引导下乳腺病灶活检

（1）乳腺未扪及肿块，而乳腺X线检查发现可疑微小钙化病灶，BI-RADS≥4类。

（2）乳腺未扪及肿块，而乳腺X线检查发现其他类型的BI-RADS≥4类的病灶（如肿块、结构扭曲等），并且超声下无法准确定位。

（3）部分3类病灶，如果其他影像学检查提示相应部位有可疑病灶，也可考虑活检。

（4）乳房体检扪及肿块，且乳腺X线摄影提示相应位置有占位性病变，需要行微创活检或微创切除以明确诊断。

3 其他

对有条件的单位应积极提倡在手术前进行影像学引导下的微创活检（空芯针穿刺活检或真空辅助活检），如不具备条件可考虑直接行影像学引导下钢丝定位手术活检。

第二节 对影像学引导乳腺活检设备的要求

1 乳腺X线影像引导

乳腺X线立体定位床或配备定位活检装置的乳腺X线机。

2 乳腺超声影像引导

高频乳腺超声探头：频率7~15Hz。

3 乳腺磁共振成像引导

对于MRI发现的病灶，而X线、超声检查没有发现者，首先建议超声复查。如果超声检查在相应部位发现病灶，建议在超声引导下进行活检，如果仍未能明确，则在具备条件的单位，可行MRI引导下活检。

4 用于手术活检的定位导丝

单钩或双钩钢质导丝（推荐规格20~22G）。

5 微创活检设备

弹射式空芯针活检系统（推荐规格14G），真空辅助乳腺定向活检系统（推荐规格8~11G）。

第三节 影像引导下钢丝定位手术活检

1 禁忌证

禁忌证为有重度全身性疾病及严重出血性疾病者。

2 术前准备

（1）签署知情同意书。

（2）核对和确认影像学资料，建议临床医师用记号笔在乳腺X线片或乳房上勾画出病灶大致的部位，在保乳手术和保留皮肤全乳切除患者中，可标记手术切口。

（3）检查影像定位设备，确保精度和准度。

（4）术前进行血常规检查和凝血功能实验室检查。

3 术中注意事项

（1）手术操作在影像引导下放置定位钢丝至病灶中央部位；如有必要，可考虑在病灶周围放置多根钢丝，以利于精确的定位。

（2）摄片或录像记录影像定位下病灶和穿刺针的位置，留档。

（3）活检穿刺针道和定位钢丝插入点尽量位于外科医师标记的手术切口范围内。

（4）术中切除以定位钢丝顶端为中心至少半径2cm范围内的乳腺组织（2cm并非绝对，具体切除活检范围应该根据病灶大小、临床医师判断的恶性风险决定）。标本离体时，亦可考虑使用金属标记物标记标本切缘的4个方向再进行摄片，以利于在X线片上评估钙化灶在标本上的确切位置并确定补充切除的方向。

（5）微小钙化灶的活检标本应当立即摄片，待手术者确认取到病灶后，并将标本影像片和标本一起送病理学检查。对于所有临床不可触及的微小病灶，避免术中快速冷冻切片病理学检查，应采取常规石蜡切片；对于可完整切除的病灶，对标记切缘也要进行病理学检查。

第四节　影像引导下的乳腺微创活检

1 禁忌证

禁忌证为有重度全身性疾病及严重出血性疾病者。

2 术前准备

（1）签署知情同意书。

（2）核对和确认影像资料，乳腺X线和乳腺超声再次定位，并做相应标记。

（3）检查影像引导设备和微创活检设备（弹射式空芯针活检系统、真空辅助乳腺定向活检系统等），确保精度和准度。

（4）术前血液学检验指标：血常规检查和凝血功能实验室检查。

3 术中注意事项

（1）选择切口，采用就近原则，同时还需考量活检后的美观性。

（2）摄片或录像记录影像定位下病灶和穿刺针的位置，留档。

（3）取材足量，保证病理学诊断的需要。有条件的中心，应该在活检部位放置金属标记物。

（4）活检结束后压迫手术部位5~15min。

4　术后乳房和标本的处理

（1）术后应加压包扎至少24h。若出现瘀血斑或血肿可延长包扎1~2d，一般2~4周后瘀血斑或血肿可消退。

（2）微小钙化灶的活检标本应当立即行乳腺X线摄片以确认是否取到病灶。

（3）将含有钙化的标本条与不含钙化的标本条分装于不同的容器内，用4%甲醛溶液固定，送检。如一侧乳房有多个肿物行麦默通微创旋切时，应标记手术切除顺序，标本分别标号并分装在不同的容器内，用4%甲醛溶液固定，送检。

第六章

乳腺癌病理学诊断报告规范

第一节 标本类型及固定

1 标本类型

日常工作中常见的乳腺标本类型包括空芯针穿刺活检标本、真空辅助微创活检标本和各种手术切除标本[乳腺肿物切除术、乳腺病变保乳切除术、乳腺单纯切除术和乳腺改良根治术标本、前哨淋巴结活检（sentinel lymph node biopsy，SLNB）标本、腋窝淋巴结清扫术（axillary lymph node dissection，ALND）标本]。

2 标本固定

穿刺或切除后的乳腺组织应立即固定（不得超过1 h)。应选择由足够的磷酸盐缓生理盐水液配制的4%中性甲醛固定液。对于切除标本，应将其每隔5mm切开，宜用纱布或滤纸将相邻的组织片分隔开，以保障固定液的充分渗透和固定。固定时间6~72 h。

第二节 取材及大体描述规范

接受标本时，必须核对患者姓名、床位号、住院号、标本名称及部位。

1 空芯针穿刺活检标本

(1) 大体检查及记录：标明穿刺组织的数目，每块组织的大小，包括直径和长度。

（2）取材：送检组织全部取材。空芯针穿刺活检标本不宜行术中快速冷冻切片病理学检查。

2　真空辅助微创活检标本

（1）大体检查及记录：标明活检组织的总大小。

（2）取材：送检组织全部取材。如临床送检组织标记“钙化”及“钙化旁”，需记录注明，并将其分别置于不同的包埋盒中。真空辅助微创活检标本不宜行术中快速冷冻切片病理学检查。

3　乳腺肿块切除标本

（1）大体检查及记录：按外科医师的标识确定送检标本的部位。若未标记，应联系外科医师明确切除标本所在的部位。测量标本三个径线的大小；若带皮肤，应测量皮肤的大小。测量肿瘤或可疑病变三个径线的大小。记录肿瘤或可疑病变的部位和外观。记录每块组织所对应的切片总数及编号。

（2）术中快速冷冻切片病理学检查取材：沿标本长轴每隔5mm做一个切面，如有明确肿块，在肿块处取材。如为钙化灶，宜对照X线摄片对可疑病变取材。如无明确肿块，在可疑病变处取材。

（3）常规石蜡包埋组织标本取材：若肿块或可疑病变最大径小于或等于5cm，应至少每1cm取材1块，必要时（如DCIS）宜将病变部位全部取材后送检。若肿块或可疑病变最大径大于5cm，应每1cm至少取材1块，必要时需补充取材甚至全部取材。乳腺实质的其他异常和皮肤均需取材。

4　乳腺病变保乳切除标本

4.1　大体检查及记录

（1）按外科医师的标识确定送检标本的部位。若未标记，应联系外科医师明确切除标本所在的部位。

（2）测量标本三个径线的大小，若附带皮肤，也需测量皮肤的大小。

（3）根据临床标记，正确放置标本，建议将标本各切缘（表面切缘、基底切缘、上切缘、下切缘、内切缘、外切缘）涂上不同颜色的染料。

（4）按从表面到基底的方向，沿标本长轴每隔5mm做一个切面，将标本平行切分为若干块组织，并保持各块组织的正确方向和顺序。

（5）仔细查找病灶，并测量肿瘤三个径线的大小；若为化疗后标本，则测量肿瘤大小；若为局切后标本，则描述残腔大小及有无残留病灶。

（6）测量肿瘤、瘤床或残腔距各切缘的距离，观察最近切缘。

（7）记录每块组织所对应的切片编号及对应取材内容。

4.2　取材

（1）切缘取材：保乳标本切缘取材主要有两种方法：垂直切缘放射状取材（radial sections perpendicular to the margin）和切缘离断取材（shave sections of the margin）。两种切缘取材方法各有优缺点。无论采取何种取材方法，建议在取材前将6处标本切缘涂上不同颜色的染料，以便在镜下观察时能根据不同颜色对切缘做出准确的定位，并正确测量肿瘤和切缘的距离。保乳手术标本病理学检查报告中需明确切缘状态（阳性或阴性）。“阳性切缘”是指墨染切缘处有DCIS或浸润性癌侵犯。“阴性切缘”的定义并不一致，但多数指南或共识中将墨染切缘处无肿瘤定义为“阴性切缘”。对于切缘阴性者，应报告切缘与肿瘤的距离，建议用客观的定量描述而非主观描述（如距切缘近等）。

（2）垂直切缘放射状取材：根据手术医师对保乳手术标本所做的方位标记，垂直于基底将标本平行切成多个薄片（建议间隔5mm），观察每个切面的情况。描述肿瘤大小、所在位置及肿瘤距各切缘的距离，取材时将大体离肿瘤较近处的切缘与肿瘤一起全部取材，大体离肿瘤较远处的切缘抽样取材，镜下观察时准确测量切缘与肿瘤的距离。“垂直切缘放射状取材”的优点是能准确地测量病变与切缘的距离，缺点是工作量较大，且对大体离肿瘤较远的切缘只是抽样取材。

（3）切缘离断取材：将6处切缘组织离断，离断的切缘组织充分取材，镜下观察切缘累及情况。切缘离断取材的优点是取材量相对较少，能通过较少的切片对所有的切缘情况进行镜下观察，缺点是不能准确地测量病变与切缘的距离。

（4）肿瘤及周围组织取材：若肿块或可疑病灶最大径≤5cm，应沿肿瘤或可疑病变的最大切面至少每1cm取材1块，必要时（如DCIS）宜全部取材后送检。若肿块或可疑病变最大径大于5cm，则每1cm至少取材1块；如已诊断为DCIS，建议将病灶全部取材。若为新辅助治疗后标本，则参照《乳腺癌新辅助治疗的病理诊断专家共识（2020版）》（附录Ⅴ-A）进行取材。若为手术残腔：送检代表性的切面，包括可疑的残留病灶。

（5）补充切缘取材：若首次切除时为阳性切缘，需再次送检切缘。补充切缘亦可作为单独的标本同切除组织一同送检。若外科医师已对补充切缘中真正的切缘做了标记，可用染料对真正切缘处进行涂色，垂直于标记处切缘将标本连续切开并送检。如果标本较小，所有组织应全部送检。

5　乳腺切除术（包括单纯切除术和改良根治术）

5.1　大体检查及记录

按正确的方向摆放标本以便识别肿瘤所在的象限：改良根治术标本可通过识别

腋窝组织来正确定位（腋窝组织朝向外上方）。单纯切除术标本，需根据外科医师的标记来定位，若未标记方向，则应与外科医师联系以确定标本的正确方向。建议标本的基底切缘涂上染料以便镜下观察切缘情况。测量整个标本及附带皮肤、腋窝组织的大小。描述皮肤的外观，如有无手术切口、穿刺点、瘢痕、红斑或水肿等。从基底部水平切开乳头，取乳头水平切面组织一块以观察输乳管的横断面，而后垂直于乳腺表面切开乳头其他组织。描述乳头、乳晕的外观，如有无破溃及湿疹样改变等。垂直于基底将标本切成连续的薄片。记录病灶所在象限位置，描述肿瘤的特征（质地、颜色、边界、与皮肤及深部结构的关系）。若有明确肿块，则测量肿瘤三个径线的大小；若为化疗后标本，则测量瘤床大小；若为局切后标本，则描述手术残腔大小及有无残留病灶。测量肿瘤、残腔、瘤床距最近表面切缘及基底切缘的距离，描述非肿瘤乳腺组织的情况。将腋窝脂肪组织同标本离断后，仔细寻找淋巴结，对规范的腋窝清扫标本宜至少找到10枚淋巴结。描述淋巴结的总数目及最大径范围、有无融合、有无与周围组织粘连。注意需附带淋巴结周围的结缔组织。

5.2 取材

原发肿瘤和手术残腔的取材：若为肿瘤，送检肿瘤的最大切面；若肿块或可疑病变最大径小于或等于5cm，应至少每1cm取材1块，必要时（如DCIS）宜全部取材后送检。若标本肿块或可疑病变最大径大于5cm，则每1cm至少取材1块，如已诊断为DCIS，应将病灶全部取材。若为化疗后瘤床，则参照《乳腺癌新辅助治疗的病理诊断专家共识（2020版）》取材。若为手术残腔，送检代表性的切面，包括可疑的残留病灶。对其余组织的异常病灶、乳头、距肿瘤最近处表面被覆皮肤、距肿瘤最近处基底切缘进行取材，尽可能取切缘的垂直切面。周围象限乳腺组织每个象限代表性取材1块。腋窝淋巴结：若淋巴结肉眼观察为阴性，则送检整个淋巴结行组织学检查；若淋巴结肉眼阳性，则沿淋巴结最大径剖开后取组织送检，注意需附带淋巴结周围的结缔组织，以识别淋巴结被膜外的肿瘤转移灶。

6 SLNB

（1）乳腺癌SLNB已逐渐取代传统的ALND来评估早期乳腺癌患者的区域淋巴结情况，SLNB阴性者可避免ALND。

孤立肿瘤细胞（isolated tumor cells，ITC）：淋巴结中的肿瘤病灶直径≤0.2mm，且单张切片上的肿瘤细胞<200个。美国癌症联合会（American Joint Committee on Cancer，AJCC）定义其为$pN_{0\ (i+)}$。

微转移：肿瘤转移灶最大径>0.2mm，但不超过2mm。AJCC定义其为pN_{1mi}。

宏转移：肿瘤转移灶最大径>2mm。

（2）术中病理学评估：前哨淋巴结中术中病理学评估的主要目的是检测出淋巴

结中的转移病灶，以避免二次手术。

术中病理学评估的方法主要包括术中细胞印片、术中快速冷冻切片病理学检查和术中一步核酸扩增法：

① 术中细胞印片：将淋巴结每间隔2mm切成若干片组织，仔细检查每片组织上是否存在肉眼可见的转移灶，对每个切面行细胞印片检查。术中细胞印片的优点是可保全整个淋巴结组织，对组织基本无损耗，可对淋巴结的不同切面取材，价廉，所需时间短，制作流程简单；缺点是在印片的高细胞背景下辨认出分散的癌细胞（如小叶癌）有一定难度。术中细胞印片有很好的诊断特异性和准确率，但对微转移和ITC的敏感性较低。

② 术中快速冷冻切片病理学检查：将淋巴结每间隔2mm切成若干片组织，仔细检查每片组织上是否存在肉眼可见的转移灶，每片组织制成冷冻切片行病理学评估。术中快速冷冻切片病理学检查的优点是诊断特异性好、有较高的准确率，能够避免因假阳性而造成不必要的ALND；缺点是组织损耗，用时长，费用较高，且难以评估脂肪化的淋巴结等。

③ 术中一步核酸扩增法（OSNA）：OSNA采用逆转录-环状介导等温扩增原理进行特定基因细胞角蛋白19（CK19）的扩增，通过对该特定基因扩增的定量检测快速判定淋巴结是否存在转移，并可提供区分宏转移、微转移的诊断依据。OSNA技术的优点是操作简便，并可对送检的淋巴结组织进行全面检测，显著降低了取样误差。OSNA作为一种客观标准化技术，可以在术中快速、准确地判断SLN状态，降低病理学诊断的主观性并减少病理科医生的工作负担。

④ 术后常规石蜡包埋组织病理学评估：将淋巴结每间隔2mm切成若干片组织，每片组织均制作成石蜡包埋组织块，每个组织块均进行H-E染色，不推荐常规进行连续切片和免疫组织化学染色。当组织块没有切全，或淋巴结内肿瘤病灶处于ITC和微转移或微转移与宏转移的临界状态时，可追加连续切片。对H-E染色诊断有困难的病例（如小叶癌样转移方式、新辅助治疗后淋巴结）可采用免疫组织化学染色进一步辅助诊断。

第三节　病理学诊断分类、分级和分期方案

1　组织学分型

目前，乳腺癌的病理学诊断已从形态学结合免疫组化发展为形态学-免疫组化-分子生物学特征相结合。精准的组织学分型对患者的预后判断、治疗决策有重要指导作用。如大部分三阴性乳腺癌（triple-negative breast cancer，TNBC）恶性程度高、

预后差，但也有一些低度恶性的TNBC生物学行为相对惰性，如分泌性癌、低级别腺鳞癌、纤维瘤病样梭形细胞癌、经典型腺样囊性癌等。对这部分低度恶性的TNBC，除非有病理学检查证实的淋巴结转移，否则无需给予全身治疗。组织学分型主要依据第5版世界卫生组织（World Health Organization，WHO）乳腺肿瘤分类（附录Ⅴ-B），某些组织学类型的准确区分需行免疫组织化学和（或）分子病理学检测后确定。部分组织学类型的乳腺癌具有独特的分子生物学特征，例如分泌性癌常伴有ETV6-NTRK3基因重排、经典型腺样囊性癌常有MYB-NFIB重排、低级别黏液表皮样癌常有CRTC1-MAML2重排、极性翻转的高细胞癌常伴有IDH2基因突变。

2　组织学分级

浸润性乳腺癌和DCIS的组织学分级参见附录Ⅴ-C。

组织学分级是重要的预后因素。推荐采用Nottingham分级系统对浸润性乳腺癌进行组织学分级。根据腺管形成的比例、细胞的异型性和核分裂象计数三项指标分别独立评估，各给予1~3分，相加后根据总分将浸润性癌分为Ⅰ级、Ⅱ级、Ⅲ级三个级别。腺管分化程度的评估针对整个肿瘤，需要在低倍镜下评估。只计数有明确中央腺腔且由有极向肿瘤细胞包绕的结构，以腺管/肿瘤区域的百分比表示。细胞核多形性的评估要选取多形性最显著的区域。该项评估参考周围正常乳腺上皮细胞的细胞核大小、形状和核仁大小。当周边缺乏正常细胞时，可用淋巴细胞作为参照。当细胞核与周围正常上皮细胞的大小和形状相似、染色质均匀分布时，视为1分；当细胞核比正常细胞大，形状和大小有中等程度差异，可见单个核仁时，视为2分；当细胞核的大小有显著差异，核仁显著，可见多个核仁时应视为3分。只计数明确的核分裂象，不计数核浓染和核碎屑。核分裂象计数区域必须根据显微镜高倍视野的直径进行校正。核分裂象计数要选取增殖最活跃的区域，一般常见于肿瘤边缘，如果存在异质性，应选择核分裂象多的区域。

3　乳腺癌的分期

参见AJCC第8版乳腺癌分期系统。包括传统的解剖学分期和预后分期。解剖学分期包括肿瘤的大小、累及范围（皮肤和胸壁受累情况）、淋巴结转移和远处转移情况。肿瘤大小的测量有多种方法，包括临床体检、影像学评估、病理大体测量和显微镜下测量。乳腺癌分期中涉及的肿瘤大小是指浸润癌的大小。由于体检、影像学及大体检查均无法区分浸润性癌和DCIS，因此显微镜下测量应该是最准确的测量方式。如果浸润性癌范围较大，无法用一个蜡块全部包埋，则以巨检时的肿瘤大小为准。若浸润性癌病灶局限，可以用一个蜡块全部包埋，肿瘤大小以显微镜下测量的尺寸为准。

（1）如果肿瘤组织中有浸润性癌和原位癌两种成分，肿瘤的大小应以浸润性成分的测量值为准。

（2）原位癌伴微浸润：出现微浸润时，应在报告中注明，并测量微浸润灶最大径；如为多灶微浸润，浸润灶大小不累加，需在报告中注明为多灶微浸润，并测量最大浸润灶的最大径。

（3）对肉眼能确定的发生于同一象限的两个以上多发性肿瘤病灶，应在病理学检查报告中注明为多灶性肿瘤，并分别测量大小，以最大浸润病灶作为分期依据。

（4）对肉眼能确定的发生于不同象限的两个以上肿瘤病灶，应在病理学检查报告中注明为多中心性肿瘤，并分别测量大小。

（5）如果肿瘤组织完全由DCIS组成，应尽量测量其范围。淋巴结状态是决定乳腺癌患者治疗和预后的重要因素，要特别仔细观察淋巴结的转移数目，从而做出准确的pN分期判断。预后分期是在传统解剖学分期基础上增加生物学信息，是解剖学分期的完善和补充。

4　免疫组化和分子病理学检测及其质量控制

（1）应对所有乳腺浸润性癌病例进行雌激素受体（estrogen receptor，ER）、孕激素受体（progesterone receptor，PR）、人表皮生长因子受体2（human epidermal growth factor receptor 2，HER2）的免疫组化染色，HER2 2+病例应进一步行原位杂交（*in situ* hybridization，ISH）检测。对DCIS也建议进行ER、PR及HER2免疫组织化学染色。ER、PR的病理学报告需包含阳性细胞强度和百分比。ER、PR检测参考中国《乳腺癌雌、孕激素受体免疫组织化学检测指南（2015版）》（参见附录Ⅴ-D），ER/PR阳性定义：≥1%的浸润性癌细胞呈阳性染色；当阳性细胞1%~10%时为ER/PR低表达。HER2检测参考中国《乳腺癌HER2检测指南（2019版）》（附录Ⅴ-E）。HER2免疫组织化学检测结果为IHC 1+或IHC 2+/ISH无扩增的局部晚期/晚期乳腺癌患者也可能从ADC药物治疗中获益。目前大多数研究将IHC 1+和IHC 2+/ISH无扩增者定义为HER2低表达。随着循证医学证据的不断积累，此定义有可能会发生改变。以下几点建议也许有助于区分IHC 0和IHC 1+：①严格按照指南标准进行判读。②应在高倍（40×）镜下区分判读HER2 IHC 0和1+。③对于IHC 0/IHC 1+临界值附近的病例，可考虑请第二位病理科医师进行判读。④建议采用不同梯度表达水平的外对照（包含IHC 1+）。⑤需关注检测前、检测中和检测后的全流程质控。

（2）应对所有乳腺浸润性癌进行Ki-67增殖指数检测，并对癌细胞中阳性染色细胞所占的百分比进行报告。

（3）PD-L1检测：目前临床研究中采用的PD-L1检测是一套完整的系统，包括抗体、检测平台和判读系统。目前TNBC中PD-L1检测常用的抗体为22C3（DAKO），判读采用CPS评分。报告中应标明检测平台、抗体克隆号及评分方式。CPS评分公式如下：

PD-L1（DAKO22C3）CPS = PD-L1 阳性细胞数 （肿瘤细胞、淋巴细胞、巨噬细胞） 活的肿瘤细胞总数 ×100 PD-L1（DAKO22C3）CPS = PD-L1 阳性细胞数 （肿瘤细胞、淋巴细胞、巨噬细胞） 活的肿瘤细胞总数 ×100

（4）可进行肿瘤浸润淋巴细胞（tumor infiltrating lymphocyte，TIL）报告。

（5）开展乳腺癌免疫组织化学和分子病理学检测的实验室应建立完整有效的内部质量控制体系，具有合格资质的病理实验室应满足以下条件：① 具备完善的标准操作程序，并严格遵照执行，做好每次检测情况的记录和存档工作。对同一组织不同批次染色结果开展重复性分析。检测相关的仪器和设备定期维护、校验。对于任何操作程序和试剂变化均重新进行严格的验证。② 从事乳腺癌免疫组织化学和分子病理学检测的实验技术人员和病理学医师定期进行必要的培训、资格考核和能力评估。③ 实验室外部质控可通过参加有关外部质控活动来实现。外部质控的阳性符合率和阴性符合率达到90%以上。外部质控活动推荐每年参加1~2次。不具备检测条件的单位应妥善地保存好标本，以供具有相关资质的病理实验室进行检测。

5　病理学检查报告内容及规范

乳腺浸润性癌的病理学检查报告（参见附录Ⅴ-F）应包括与患者治疗和预后相关的所有内容，如肿瘤大小、组织学类型、组织学分级、有无并存的DCIS、有无淋巴管血管侵犯（lymphovascular invasion，LVI）、切缘和淋巴结情况等，还应包括ER、PR、HER2表达情况及Ki-67增殖指数。若为治疗后乳腺癌标本，还应该对治疗后反应进行病理学评估。DCIS的病理学诊断报告应报告核级别（低、中或高级别）和有无坏死、钙化、是否伴有微浸润、是否伴有小叶原位癌、Paget病等其他病变、前哨淋巴结情况、手术切缘情况以及ER、PR和HER2表达情况。对癌旁良性病变，应明确报告病变名称或类型。对保乳手术标本的评价应包括大体检查及显微镜观察中肿瘤距切缘最近处的距离、若切缘阳性，应注明切缘处肿瘤的类型。LVI需要与乳腺癌标本中经常出现的组织收缩所致的腔隙鉴别。相对而言，收缩腔隙在肿瘤组织内更常见，而在肿瘤主体周围寻找LVI更可靠。

第七章

浸润性乳腺癌保乳治疗临床指南

第一节 浸润性乳腺癌保乳治疗的外科技术

1 开展保乳治疗的必要条件

（1）开展保乳治疗的医疗单位应具备相关技术和设备条件，以及外科、病理科、影像诊断科、放疗科和内科的密切合作（上述各科也可分布在不同的医疗单位），并有健全的随访机制。

（2）患者在充分了解全乳切除治疗与保乳治疗的特点和区别之后，知晓保乳后可能的局部复发风险，具有明确的保乳意愿。

（3）患者客观上有条件接受保乳手术后的放疗及相关的影像学随访，如乳腺X线、B超或MRI检查等（必须充分考虑患者的经济条件、居住地的就医条件及全身健康状况等）。

2 保乳治疗的适应证

主要针对具有保乳意愿且无保乳禁忌证的患者。

2.1 临床Ⅰ、Ⅱ期的早期乳腺癌

肿瘤大小属于T_1和T_2分期，且乳房有适当体积，肿瘤与乳房体积比例适当，术后能够保持良好的乳房外形的早期乳腺癌患者。对于多病灶的乳腺癌当病灶为有限数目（如2~3处），术前通过乳腺超声、X线及MRI等影像学检查完整评估，确保切缘阴性及外形可接受情况下，也可尝试进行保乳手术。

2.2 临床Ⅲ期患者（炎性乳腺癌除外）

经术前治疗降期后达到保乳手术标准时也可以慎重考虑。

3 保乳治疗的绝对禁忌证

（1）妊娠期间放疗。对妊娠期妇女，保乳手术可在妊娠期完成，而放疗可在分娩后进行。

（2）病变广泛，且难以达到切缘阴性或理想的保乳外型。

（3）弥漫分布的恶性特征钙化灶。

（4）肿瘤经局部广泛切除后切缘阳性，再次切除后仍不能保证病理学检查切缘阴性者。

（5）患者拒绝行保留乳房手术。

（6）炎性乳腺癌。

4 含以下因素时应谨慎考虑行保乳手术

（1）活动性结缔组织病，尤其硬皮病和系统性红斑狼疮或胶原血管疾病患者，对放疗耐受性差。

（2）同侧乳房既往接受过乳腺或胸壁放疗者，需获知放疗剂量及放疗野范围。

（3）肿瘤直径>5cm等肿瘤与乳房体积比值较大者，易出现满意外型与充分切缘之间的矛盾。

（4）多中心病灶（多中心病灶指在2个或2个以上象限存在1个及以上病灶，或病理学类型和分子分型不完全一样的2个乳腺病灶）。

（5）侵犯乳头（如乳头Paget病）。

（6）切缘接近，墨染切缘与肿瘤的距离<1mm时（浸润性癌，除外表面、基底等不可能再次补充切除者）。对“切缘接近”的具体标准目前仍然缺乏共识，多数专家倾向于认可切缘距离肿瘤1mm可能影响保乳患者的局部控制效果。

（7）已知乳腺癌遗传易感性强（如*BRCA1/2*基因突变）、保乳后同侧乳房复发风险增加的患者。

5 保乳治疗前的谈话

（1）经大样本临床试验证实，早期乳腺癌患者接受保乳治疗与全乳切除治疗后生存率及远处转移的发生率相似。

（2）保乳治疗包括保乳手术和术后的辅助放疗，其中保乳手术包括肿瘤的局部广泛切除及ALND或SLNB。

（3）术后全身性辅助治疗基本上与乳房切除术相同，但因需配合辅助放疗，可能需要增加相关治疗的费用和时间。

（4）同样病期的乳腺癌，保乳治疗和乳房切除术后均有一定的局部复发率，前者5年局部复发率为2%~3%（含第二原发乳腺癌），后者约为1%，不同亚型和年龄的患者有不同的复发和再发乳腺癌的风险。保乳治疗患者一旦出现患侧乳房复发仍可接受补救性全乳切除术±乳房重建，并仍可获得较好疗效。

（5）保乳治疗可能会影响原乳房外形，影响程度因肿块大小和位置而异；肿瘤整复技术可能改善保乳术后的乳房外形和对称性。

（6）虽然术前已选择保乳手术，但医师手术时有可能根据具体情况更改为全乳切除术（如术中或术后病理学检查报告切缘阳性，当再次扩大切除后已经达不到预期的美容效果，或再次切除切缘仍为阳性时），应告知患者即刻或延期乳房再造的相关信息。术后石蜡包埋组织切片病理学检查如切缘为阳性则可能需要二次手术。

（7）有乳腺癌家族史或乳腺癌遗传易感（如*BRCA1*、*BRCA2*或其他基因突变）者，有相对高的同侧乳腺癌复发或对侧乳腺癌再发风险。

6 保乳手术

6.1 术前准备

（1）乳房的影像学评估，包括双侧乳腺X线和乳房超声检查（对绝经前、致密型乳腺者，在有条件的中心，可考虑行乳房增强MRI检查）。

（2）签署知情同意书。

（3）推荐在术前行病灶的穿刺活检，有利于与患者讨论术式的选择及手术切除的范围。空芯针活检前应与活检医师密切协商沟通，选取合适的穿刺点，以确保术中对肿瘤及穿刺针道的完整切除。没有确诊时，患者可能心存侥幸，不能正确、严肃地考虑保乳和SLNB的优缺点，容易在术后表现出对手术方式和复发风险的不信任。另外，术前行病灶的穿刺活检可以避免外上象限肿块切除活检对腋窝SLNB的影响。

（4）体检不能触及病灶者应在手术前行X线、MRI或超声下病灶定位，必要时应在活检部位放置定位标记。

（5）麻醉方式宜采用全麻。

（6）新辅助治疗后保乳患者，建议新辅助治疗前采用金属标记物或体表纹身等方式对原发灶进行标记，如采用金属标记物，新辅助治疗前可通过影像引导（常用超声）在病灶中心放置钛夹，有助于寻找手术区域、病理标本的取材；新辅助治疗后残留病灶较小临床无法触及时推荐通过影像引导下导丝定位或染料标识后行手术切除。

（7）其余术前准备同乳腺肿瘤常规手术。

目前对保乳手术前乳腺MRI的价值仍存一定争议，现有研究结果表明其并不能降低局部复发风险，对远期生存率无影响，未能降低再手术率，且同时增加全乳切除率。推荐术前，尤其针对腺体致密型、多病灶患者、新辅助治疗患者行MRI检查。MRI的优势包括：① 更全面地掌握乳房的解剖特征，如腺体脂肪比例、皮下脂肪厚度、胸壁结构、腋窝等信息；② 更为准确地评估病灶的位置、形态、累及范围、与周围结构的关系，评估乳头乳晕区域是否受累等情况；③ 对多灶多中心病变有更高的敏感性；④ 能检出临床触诊阴性以及对侧乳房的可疑病灶，并能够引导穿刺活检；⑤ 评估内乳淋巴结情况。

6.2　手术过程

（1）一般建议乳房和腋窝各取一切口，若肿瘤位于乳腺尾部，也可采用一个切口。切口可根据肿瘤部位、乳房大小和下垂度及肿瘤整复技术的需要来选择。推荐选择符合皮肤自然纹理（Langers线）的肿物表面切口。肿瘤位于上象限时，可通过采用弧形切口切除肿瘤，并获得较为理想的术后外形。肿瘤位于下象限时，可使用放射状切口切除肿瘤。在少数情况下，保乳手术的切口设计还需兼顾腋窝区域淋巴结的处理。当肿瘤位于外上象限或乳房近腋窝处时，可考虑采取弧形切口以便在切除肿瘤的同时，对腋窝淋巴结进行活检或清扫。目前肿瘤整形技术发展迅速，切口的选择也愈发多样化，例如双环切口、蝙蝠翼切口、J形切口等个体化设计的切口。就术后局部复发率而言，肿瘤整形技术与传统保乳手术相当。肿瘤表面皮肤可不切除或仅切除小片。如果肿瘤侵犯Cooper韧带，需考虑切除凹陷皮肤。

（2）乳房原发灶切除范围应包括肿瘤、肿瘤周围一定范围的乳腺组织，并根据肿瘤位置和乳腺厚度决定是否切除部分皮下组织及肿瘤深部的胸大肌筋膜。活检穿刺针道、活检残腔及活检切口皮肤瘢痕应尽量包括在切除范围内。肿瘤与乳房体积比值较大、需要切除组织量较大时，特殊部位的乳腺肿瘤，乳房过大和（或）中-重度下垂时，可联合采用肿瘤整复技术，以改善术后乳房外观。乳腺肿瘤整形手术（oncoplastic surgery，OPS）是将肿瘤外科技术和整形外科技术整合，在切除肿瘤并确保切缘阴性的情况下，修复乳房外形的外科技术。Clough通过预估切除腺体体积将保乳整形手术分为两种类型。Ⅰ型切除体积<20%，通过简单的手术方式—通常是游离腺体，能够修复乳房外观。Ⅱ型切除体积20%~50%，需要较复杂的技术恢复外观，不同象限的手术采取不同的技术。保乳整形手术的方法分为容积移位和容积替代两大类。容积移位技术是在部分乳房切除术后应用剩余的乳腺腺体移位来填充肿瘤切除后的残腔，从而达到塑形和美容的效果。容积替代技术是应用腺体以外的自体组织来填充残腔以达到美容的目的。新辅助治疗后保乳的患者，可根据新辅助治疗后肿块的范围予以切除，并推荐由经验丰富的多学科协作团队实施，推荐在术前进行精确的影像学评估。中-重度下垂、体积较大的乳房是保乳整形手术的适应证，可以根据患者需求同期或分期行健侧乳房对称性塑形手术。

（3）对乳房原发灶手术切除的标本进行上、下、内、外、表面及基底等方向的标记。包含钙化灶的保乳手术时，术中应对标本行X线摄片，以明确病灶是否被完全切除及病灶与各切缘的位置关系。

（4）对标本各切缘进行评估（如切缘染色或术中快速冷冻切片病理学检查及术中印片细胞学检查），术后需要进行石蜡包埋组织切片的病理学检查以明确诊断。

（5）乳房手术残腔止血、清洗，推荐放置惰性金属夹（如钛夹）作为放疗瘤床加量照射时的定位标记（术前告知患者），以便于术后影像学检查随访。建议在各切缘放置钛夹，尽可能在上、下、内、外、基底各放置1枚，上、下、内、外切缘的钛夹应放置在腺体基底与表面之间距离的1/2处。逐层缝合皮下组织和皮肤。

（6）腋窝淋巴结处理：腋窝淋巴结临床阴性者行SLNB，根据活检结果决定是否进行ALND；腋窝淋巴结临床阳性者直接行ALND。

（7）若术中或术后病理学检查报告切缘阳性，可行全乳切除，或尝试扩大局部切除范围以达到切缘阴性。虽然对再切除的次数没有严格限制，但当再次扩大切除已经达不到美容效果的要求或再次切除切缘仍为阳性时，建议改为全乳切除。

6.3 术后病理学检查

（1）病灶切缘的大体检查和镜下切缘距离测量，推荐同时报告最近切缘的方向、距离和肿瘤的类型。

（2）其他同常规病理学检查。

（3）术后病理学检查报告提示切缘上存在多形性小叶原位癌、DCIS时，建议行进一步广泛切除手术，以保证切缘阴性。暂不建议通过局部放疗予以替代。

6.4 随访和局部复发

保乳术后复发的时间及模式与全乳切除术后存在差异，保乳手术后可能会出现局部、区域复发及远处转移，其中术后的局部复发，包括在同侧被保留的乳房内再次出现病灶和（或）区域复发[肿瘤累及同侧区域淋巴结，通常见于同侧腋窝或锁骨上淋巴结，少数位于锁骨下和（或）内乳淋巴结]。因此术后复发监测和随访策略应该根据患者的手术类型综合考量来确定。在保乳术后复发的高峰期内进行更频繁的监测随访可能有助于早期发现术后复发。除常规超声检查随访外，保乳患者术后推荐每年1次行钼靶X线（必要时MRI）影像学随访。

术后局部复发率为每年0.6%~1.5%。近年来，保乳治疗的5年局部区域复发率呈现出下降的趋势。在保乳手术和现代全身治疗以及放疗后，总的5年局部复发率为4.2%。未经新辅助治疗的保乳手术局部复发危险因素包括年龄、分子分型、淋巴结状况、切缘状态以及系统性治疗的规范性等。

乳腺癌保乳手术后的局部复发（local recurrence，LR）包括乳房内复发、皮肤及胸壁的复发，复发的方式有两种：一种是癌前病变或亚临床病灶的癌细胞未被手术或放疗清除所导致的真性复发（ture recurrence，TR）；另一种是出现了组织学类型或肿瘤部位不同于第一原发癌的新病灶（new primary，NP），即第二原发癌。这两种复发方式对预后的影响是不同的，发生真性复发会缩短患者的生存时间，真性复发距第一次手术时间越近、预后越差。要根据复发方式及复发间期采取不同的治疗方式，除局部手术外，还需结合病理学分型给予全身系统性治疗。同侧乳房复发后可采取以下手术处理方式：补救性全乳房切除联合或不联合放疗（可联合乳房整形及重建手术）、二次保乳联合或不联合放疗。对于保乳手术及术后放疗后无病间期较长（>5年），同侧乳腺内复发或第二原发肿瘤，如条件允许专家组推荐可行再次保乳，直接腋窝淋巴结清扫或者再次行SLNB都是可选的腋窝评估方式。

第二节 保乳手术标本的病理学检查取材规范

保乳手术标本切缘取材主要包括两种方法：垂直切缘放射状取材和切缘离断取材，详见第六章，两种切缘取材方法各有优缺点。无论采取何种取材方法，建议在取材前将标本切缘涂上染料，以便在镜下观察时能对切缘做出准确定位，并正确测量肿瘤与切缘的距离。保乳标本病理学检查报告中需明确记述切缘状态（阳性或阴性）。

对于Ⅰ、Ⅱ期浸润性癌保乳手术后行全乳放疗的患者，美国肿瘤外科和放疗学会建议“墨染切缘处无肿瘤”为阴性切缘，英国最新的数据则提示较近的切缘（墨染切缘处无肿瘤但是小于2mm）存在更高的局部和远处转移风险，外科医师应努力获得至少1mm及以上的安全切缘（该研究发表于2022年9月的*British Medical Journal*上）。对DCIS保乳手术后行全乳放疗的患者，切缘与肿瘤的距离达到2mm，同侧乳房肿瘤复发率显著降低，即使有少量肿瘤的残留，也可通过后续全乳放疗得到控制，更宽的切缘并不能使复发风险显著降低。美国肿瘤外科、放疗和肿瘤内科学会联合颁布的“接受全乳放疗的DCIS保乳切缘指南”建议墨染切缘距肿瘤2mm为安全距离。对于切缘阴性者，建议报告切缘与肿瘤的距离，应尽量用客观定量描述，而不建议用主观描述（如距切缘近等）。阴性切缘不一定代表剩余乳腺组织内无癌细胞，而意味着残余肿瘤可以被全乳放疗有效地控制。

阳性切缘是指墨染切缘处有DCIS或浸润性癌。切缘DCIS累及的范围可分为三类：

① 局灶侵犯：切缘上DCIS累及范围最大径小于1mm，局限于1个蜡块；② 轻-中度侵犯：切缘上DCIS累及范围介于局灶和广泛侵犯之间；③ 广泛侵犯：切缘上DCIS累及范围≥15mm，或在5个及以上高倍视野中切缘观察到DCIS，或在8个及以上蜡块的切缘中观察到DCIS。

第三节　乳腺癌保乳术后的放疗

1　全乳放疗

1.1　适应证

原则上接受保乳术者均需接受放疗。但对同时满足以下特定条件者，即符合CALGB9343与PRIMEⅡ两项研究的入组条件，权衡放疗的绝对和相对获益，充分考虑患者的方便程度、全身伴随疾病及患者意愿，可以考虑豁免放疗。

（1）患者年龄≥65岁。

（2）肿块≤3cm，淋巴结阴性。

（3）激素受体阳性。

（4）切缘阴性且可以接受规范的内分泌治疗的患者。

1.2　与全身系统性治疗的时序配合

无辅助化疗指征的患者术后放疗建议在术后8周内进行。由于术后早期术腔体积存在动态变化，尤其是含有术腔血肿者，不推荐术后4周内开始放疗。接受辅助放疗者应在末次化疗后2~4周内开始。关于内分泌治疗与放疗的时序配合目前一致意见，可同期或在放疗后开展。曲妥珠单抗治疗患者只要放疗前心功能正常，可以与放疗同时进行。卡培他滨已被用于维持治疗及新辅助化疗后的强化治疗中，但辅助放疗期间是否可以同期用卡培他滨，目前仍缺乏有效证据。

1.3　照射靶区

① ALND或SLNB阴性的患者照射靶区只需包括患侧乳腺。② ALND后有转移的患者，照射靶区除患侧乳腺外，原则上还需要包括乳腺及区域淋巴引流区。③ 如果未行腋窝清扫，根据Z0011试验，放疗的区域靶区有高切线（腋窝Ⅰ~Ⅱ站），或高切线+锁骨上下；根据AMAROS试验腋窝放疗组区域靶区包括全腋窝（Ⅰ~Ⅲ站）+锁骨上。由此专家组推荐可以根据复发危险情况选择腋下不放疗，高切线放疗和腋下及锁骨上淋巴结引流区放疗。④ 靶区勾画定义参考RTOG/ESTRO勾画共识，或复旦大学附属肿瘤医院《早期乳腺癌术后靶区勾画共识》。

1.4　照射技术

（1）常规放疗技术：X线模拟机下直接设野，基本射野为乳房内切野和外切野。内界和外界需要各超过腺体1cm，上界一般在锁骨头下缘，或与锁骨上野衔接，下界在乳房皱褶下1~2cm。一般后界包括不超过2.5cm的肺组织，前界皮肤开放，留出1.5~2.0cm的空隙以避免因摆位误差、呼吸运动以及治疗过程中乳腺肿胀造成的靶区漏照射；同时各个边界需要根据病灶具体部位进行调整，以保证瘤床处剂量充足。

（2）射线和剂量分割：原则上采用直线加速器6 MV X线，全乳照射剂量45.0~

50.0Gy，1.8~2.0Gy/次，5次/周。通常采用直线加速器6 MV X线，全乳常规分割放疗照射剂量为45.0~50.4Gy/25~28次，1.8~2.0Gy/次，每周5次；或采用大分割放射治疗40.0~42.5Gy/15~16次，2.66Gy/次，每周5次。中国医学科学院肿瘤医院大分割方案为43.5Gy/15次，2.9Gy/次，每周5次。

（3）瘤床加量：大部分保乳术后患者在全乳照射基础上均可通过瘤床加量进一步提高局部控制率。全乳照射后序贯瘤床加量可以进一步降低局部复发率，对于低危复发患者可以不考虑加量。瘤床加量剂量通常为10.0~16.0Gy/4~8次，2.0~2.5Gy/次。瘤床加量可以用电子线照射，瘤床位置深的患者建议采用光子线的三维适形技术。国内有条件的单位也可以开展术中X线、电子线或近距离后装技术加量。

（4）三维适形和调强照射技术：有条件的单位，尽可能不要采用二维放疗技术，建议采用计算机体层成像（computed tomography，CT）定位。三维适形或正向调强的野中野技术是目前乳腺癌乳房照射的标准技术。对于心脏和肺的照射剂量高，胸廓形状特殊的患者逆向调强技术优于三维适形或正向调强，有条件的单位可以采用逆向调强放疗技术。具备相应条件的单位也可以采用基于深吸气条件下的呼吸门控技术或者俯卧位照射技术，以进一步降低心脏和肺的照射剂量。

（5）区域淋巴结放疗技术见第9章乳腺癌全乳切除术后放疗临床指南。

2 部分乳腺短程照射（accelerated partial breast irradiation，APBI）

2.1 适应证

保乳术后APBI可能获得与标准的全乳放疗相当的局部控制率。APBI的优势在于可减少乳腺以及临近正常组织的照射体积，缩短治疗时间。同时接受APBI治疗的患者在局部复发率方面不应低于接受全乳放疗的患者。已经发表的或公开报告的多项Ⅲ期临床研究结果显示，APBI在局部控制率以及美容效果方面有一些冲突的结果。因此，接受APBI治疗的患者仍然需要严格选择，对于符合美国肿瘤放射治疗协会（American Society of Radiation Oncology，ASTRO）2016年共识的低危人群可以考虑部分乳房照射，标准如下：

（1）年龄≥50岁。

（2）无*BRCA1/2*基因突变。

（3）病理学检查确诊为$T_1N_0M_0$。

（4）单中心单病灶。

（5）未接受新辅助治疗。

（6）至少2mm阴性切缘。

（7）无LVI。

（8）无广泛DCIS成分。

（9）激素受体阳性的浸润性导管癌或其他预后良好乳腺癌。

（10）或纯的DCIS，满足以下条件：筛查发现的；低中分级；直径≤2.5cm；阴性切缘≥3mm。

2.2 技术选择

临床应用的部分乳房照射技术包括：

（1）外照射技术：三维适形以及调强放射治疗技术。外照射技术常见的方案包括：38.5Gy/10次，每天2次，间隔大于6 h；或40.0Gy/15次，每天1次；30Gy/5次，隔日1次。最近的临床试验结果表明，无论选用哪种外照射技术，同侧乳房复发与全乳放疗相当。因此，支持外照射在APBI中应用。但鉴于加拿大RAPID研究美容效果的报告，38.5Gy/10次，每天2次的方案也需要慎重。

（2）术中照射技术：包括术中放疗，组织间插植和球囊导管。术中放疗包括千伏X线、电子线两种技术。根据最近的临床试验结果，大部分术中放疗技术的同侧乳房复发风险高于全乳放疗组，因此，需要谨慎选择合适患者。

第八章

乳腺癌前哨淋巴结活检临床指南

循证医学Ⅰ级证据证实，乳腺癌SLNB是一项评估腋窝分期的活检技术，可准确地评价腋窝淋巴结的病理学状态，对于腋窝淋巴结阴性的患者，可安全有效地替代ALND，从而显著减少手术的并发症，改善患者的生活质量；对于SLN 1~2枚转移的患者，亦可有条件地安全替代ALND。此外，新辅助治疗后及内乳区SLNB也受到越来越多的关注。

乳腺癌SLNB的流程包括适应证的选择，示踪剂的注射和术前淋巴显像，术中SLN的检出，SLN的术中及术后组织学、细胞学和分子病理学诊断，SLN阳性患者的腋窝处理及SLN阴性替代ALND患者的术后随访等。

第一节　开展SLNB的必要条件

1　多学科协作

SLNB需要外科、影像科、核医学科和病理科等多学科整合诊疗MDT to HIM团队协作。开展SLNB的医疗单位应该尽量具备相关的技术和设备条件。由于SLN 1~2枚转移及新辅助治疗后腋窝降期患者可以有条件地免除ALND，因此也需要肿瘤内科和放疗科医师加入到SLNB的多学科整合诊疗MDT to HIM团队中来。

2　学习曲线

完整的学习曲线对于提高SLNB的成功率、降低SLNB的假阴性率非常重要。开展SLNB替代ALND的医疗单位必须通过资料收集和结果分析，以确保整个团队熟练掌握SL-NB技术。目前，建议在采用SLNB替代ALND前，应完成一定数量（如40例以上）的SL-

NB和ALND一致性的研究病例，使SLNB的成功率达到90%以上，假阴性率低于10%。

3 知情同意

患者术前应在充分了解SLNB的成功率、假阴性率及相关的复发风险之后，自愿接受SLNB替代ALND，并且理解在SLN检出失败时通常需进行常规ALND。

第二节 SLNB指征

SLNB是早期浸润性乳腺癌的标准腋窝分期手段，具体适应证见表18-8-1。随着乳腺癌SLNB研究的不断深入，越来越多的相对禁忌证已逐渐转化为适应证。目前认为，可手术乳腺癌患者SLNB的禁忌证仅包括炎性乳腺癌、临床查体腋窝淋巴结阳性并经穿刺活检证实为转移且未接受新辅助治疗及腋窝淋巴结阳性新辅助治疗后仍为阳性的患者，cN_{2-3}新辅助治疗后腋窝淋巴结临床阴性患者SLNB的准确性和安全性仍有待验证。腋窝淋巴结阳性和阴性患者均可进行内乳SLNB。由于SLNB仍具有一定的创伤性和术后并发症，经过严格选择的患者可以考虑豁免SLNB。

表18-8-1 SLNB指征

适应证	禁忌证	豁免前哨淋巴结活检
早期浸润性乳腺癌	炎性乳腺癌	肿瘤完整切除并经石蜡包埋组织病理完全评估为DCIS
性别不限	临床ALN阳性（cN+）并经穿刺活检证实	≥70岁（伴随疾病），$cT_1N_0M_0$，HR阳性HER2阴性，辅助治疗不受腋窝状态影响[g]
临床ALN阴性（cN_0）[a]	cN+新辅助治疗后仍为阳性	cT_1N_0且影像±穿刺活检评估腋淋巴结阴性、接受保乳手术及全乳照射[h]
单灶或多中心性病变	cN_{2-3}新辅助治疗后临床阴性	
DCIS全乳切除手术或保乳手术原发肿瘤切除影响随后SLNB成功率和准确性[b]		
cN0新辅助治疗后临床腋窝阴性		
穿刺证实的cN_1新辅助治疗后临床腋窝阴性[c]		
妊娠患者[d]		
保乳联合SLNB术后同侧乳房复发/再发[e]		
腋窝淋巴结临床查体阴性但影像学1~2枚异常并穿刺活检证实转移（有争议的适应证）[f]		

[a]：临床查体和影像学检查可疑的ALN可以通过超声引导下的细针穿刺或空芯针活检进行评估，细胞学或病理组织学阴性患者仍可进入SLNB流程；[b]：此DCIS为穿刺组织病理或术中冷冻组织病理诊断；[c]：必须符合新辅助治疗前穿刺阳性淋巴结放置标记夹并在术中检出/无标记夹单位需采用核素+染料双示踪同时检出3枚及以上SLN；[d]：核素示踪剂SLNB对胎儿的安全性已经获得证实，由于可能的过敏性不推荐使用蓝染料示踪剂；[e]：保乳手术联合SLNB（SLN阴性替代ALND）术后同侧乳房复发/再发患者再次SLNB的准确性和安全性已获得初步认可；[f]：多数中国专家认为虽然该情景下非前哨阳性比例可控，但临床实践中需谨慎实施，新辅助治疗应是其优化的处理策略，尽管直接

SLNB可避免约40%患者的ALND；[g]：可豁免SLNB，不做腋窝处理；[h]：更多的前瞻性研究仍在进行中，鼓励参加严格设计的临床试验。

第三节　SLNB操作规范

1　示踪剂

乳腺癌SLNB的示踪剂包括蓝染料和核素示踪剂。首先推荐联合使用蓝染料和核素示踪剂，可以使SLNB的成功率提高、假阴性率降低。荧光示踪技术可作为可选的前哨淋巴结示踪技术。纳米炭作为淋巴示踪剂的价值有待进一步证实。经过严格的学习曲线和熟练操作后，也可以单用蓝染料或核素示踪剂。

（1）蓝染料：国外较多使用专利蓝和异硫蓝，国内较多使用亚甲蓝（美兰），示踪用盐酸米托蒽醌注射液是国内首个获批适应证的乳腺癌SLNB示踪剂，其成功率、准确性和安全性获得Ⅲ期临床试验证实。上述蓝染料示踪剂具有相似的成功率和假阴性率。

（2）核素示踪剂：推荐使用的是^{99m}Tc标记的硫胶体，要求煮沸5~10min，标记率大于90%，标记核素强度（0.5~1.0）mCi/（0.5~2.0）ml。是否采用220nm滤网过滤标记的硫胶体并不影响SLNB的成功率和假阴性率。核素示踪剂对患者、胎儿及医务人员均是安全的，不需要特别防护。

（3）注射部位：亚甲蓝染料和核素示踪剂注射于肿瘤表面的皮内或皮下、乳晕区皮内或皮下及原发肿瘤周围的乳腺实质内均有相似的成功率和假阴性率。示踪用盐酸米托蒽醌注射液保乳患者推荐肿瘤周围皮下深部注射，乳房切除患者同亚甲蓝。如进行内乳区SLNB，需采用核素示踪剂、适当增加示踪剂体积并在超声引导下确保其注射于乳晕周围较厚的乳腺腺体层内。

（4）注射时间：核素示踪剂的注射时间一般要求术前3~18h，采用皮内注射可以缩短到术前30min。蓝染料示踪剂术前10~15min注射。

（5）术前淋巴显像：乳腺癌SLNB术前可行淋巴显像，有助于确定腋窝以外的SLN、特别是保乳术后同侧复发/再发患者再次SLNB，但术前淋巴显像对于初次腋窝SLN的完全检出并非必需。

2　SLN术中确认与检出

2.1　腋窝SLNB

无论是乳房切除手术，还是保乳手术，一般情况下，SLNB应先于乳房手术，特别是单用蓝染料示踪剂时。单用或联合使用核素示踪剂时，为节省手术时间，也可在保乳手术后进行SLNB。推荐常规开放术式SLNB，保乳患者腋窝区下缘弧形切口，长约3~5cm；乳房切除患者利用同侧乳房梭形切口，在完成上皮瓣游离后行SLNB，无需额外切口。

术中SLN的确定因示踪剂而异，染料法要求检出所有蓝染淋巴管进入的第1个蓝染淋巴结，仔细检出所有蓝染的淋巴管是避免遗漏SLN、降低假阴性率的关键。核素法SLN的阈值是超过淋巴结最高计数10%以上的所有淋巴结，术中γ探测仪探头要缓慢移动，有序检测，贴近计数。应用染料法和（或）核素法检出SLN后，应对腋窝区进行触诊，触诊发现的肿大质硬淋巴结也应作为SLN单独送检。

2.2 内乳SLNB

作为区域淋巴结的微创分期技术，内乳SLNB（IM-SLNB）意义在于明确内乳淋巴结的组织学诊断以制定更为精准的区域治疗策略。ALN转移状况是内乳淋巴结转移最重要的预测指标，IM-SLNB可在临床ALN阳性患者中实施，也可选择在临床ALN阴性（内乳淋巴结高转移风险，腋窝SLN阳性且为中央/内侧肿瘤）患者中实施。

推荐单用核素示踪剂（^{99m}Tc-硫胶体）行IM-SLNB并于术前行单光子发射计算机体层成像（single photon emission computed tomography，SPECT）/CT淋巴显像。术前3~18h超声引导下乳腺不同象限腺体层内多点注射，注射部位通常选择在乳晕周边区6点和12点位置，距乳头2~3cm。核素示踪剂放射性强度一般为0.5~1.0mCi，可使用生理盐水或灭菌注射用水稀释增加注射体积以达到一定的组织张力（推荐注射体积>0.5ml/点）。

推荐采用经肋间路径平行肋骨切开肋间肌、通过术中γ探测仪协助定位进行IM-SLNB。

2.3 新辅助治疗后SLNB

cN_0患者接受新辅助治疗行SLNB的时机曾备受关注，目前推荐首选新辅助治疗后SLNB，特别是对于HER2阳性及TNBC患者，可使更多患者避免ALND及区域放疗。新辅助治疗前SLNB是可行的，但不推荐新辅助治疗前后进行两次SLNB。cN_0患者新辅助治疗后SLNB示踪剂的选择与不接受新辅助治疗患者相同。

并非所有cN+患者都适合新辅助治疗降期后SLNB替代ALND，临床淋巴结分期为cN_2及以上的患者新辅助治疗后SLNB的准确性和安全性尚缺乏大样本量的研究。新辅助治疗前cN_1的患者，更适合通过新辅助治疗降期保腋窝。经穿刺证实的cN_1患者，新辅助治疗后降期为ycN_0，满足以下条件的SLN阴性患者可以避免ALND：$cT_{1-3}N_1$期，新辅助化疗前穿刺活检阳性的腋窝淋巴结放置标记夹并于术中SLNB检出或使用双示踪剂（核素+蓝染料）行SLNB并检出≥3枚SLN。

经穿刺活检证实的cN^+患者，新辅助治疗前通过超声引导将金属标记夹或采用19G穿刺针将^{125}I粒子（活性1.6~7.0MBq）放置到活检阳性淋巴结的皮质内。超过

20%的金属标记夹新辅助治疗难以找到是其缺点，而且即使术前超声发现金属标记夹也需要进行术前金属导丝或者^{125}I粒子标记。

经穿刺活检证实cN$^+$患者，新辅助治疗后仍为cN$^+$，推荐直接行ALND。

第四节　SLN的病理组织学、细胞学和分子生物学诊断

1　SLN的术中诊断

准确、快速的SLN术中诊断可以使SLN阳性患者通过一次手术完成ALND，避免二次手术的费用负担和手术风险。推荐使用术中快速冷冻切片病理学检查、术中印片细胞学检查及一步核酸扩增（OSNA）技术作为SLN术中诊断的检测方法，上述检测任何一项诊断转移，均可作为SLN阳性进行后续腋窝处理的依据。

由于1~2枚SLN阳性患者可以有条件地避免ALND，SLN术中诊断的必要性有所降低。多数专家认为符合避免ALND条件的患者可以考虑不行SLN术中诊断，但进行术中评估也是合理的选择。

2　SLN的术后诊断

对SLN进行规范化取材。SLN取出后，不刻意剔除周围脂肪结缔组织；如果SLN周围脂肪结缔组织较多，剔除部分应标记为SLN周围组织送检，进行常规病理学检查。推荐将SLN沿长轴平行于最大切面切分成2mm厚的组织块，注意包埋面，对每个组织块的切片行H-E染色。不常规进行连续切片，但当组织块没有切全，或淋巴结内肿瘤病灶处于ITC和微转移，或微转移与宏转移的临界状态时，可追加连续切片。不推荐常规进行免疫组织化学染色，但对于H-E染色诊断有困难的病例（如小叶癌样转移方式、新辅助治疗后淋巴结等）可采用免疫组织化学染色进一步辅助诊断。

第五节　SLN转移灶类型判定标准、预后意义及临床处理

1　SLN转移灶类型判定标准[AJCC（第8版）乳腺癌TNM分期]

转移灶的位置不影响宏转移、微转移及ITC的诊断。转移灶可以位于淋巴结内、突破被膜或淋巴结外脂肪侵犯；转移灶伴纤维间质反应时，转移灶大小应为肿瘤细胞和相连纤维化病变的长径。

（1）宏转移：淋巴结内存在1个以上>2mm肿瘤病灶；仅有ITC的淋巴结不作为pN分期阳性淋巴结，但应另外记录为ITC。仅依据SLNB分期或SLN加非前哨淋巴结

(non SLN，nSLN）<6个，加标记（sn），如$pN_{1(sn)}$；SLN≥6个，不再另加标记（sn）。不推荐可能含有宏转移的淋巴结接受分子诊断等其他的试验或替代检测，其可能使常规病理学诊断漏诊宏转移；如果使用，应予登记。

（2）微转移：肿瘤病灶最大径>0.2mm，但≤2.0mm，或单张组织切片不连续，或接近连续的细胞簇≥200个细胞。记录只发现微转移（无宏转移）的淋巴结数目，标记为pN_{1mi}或pN_{1mi}（sn）；多个转移灶时，测量最大转移灶的最大径，不能累计。

（3）ITC：单个细胞或最大径≤0.2mm的小细胞簇；单张组织切片不连续或接近连续的细胞簇<200个细胞，淋巴结不同纵/横切片或不同组织块不能累计计数；通常没有或很少组织学间质反应；可通过常规组织学或免疫组织化学法检出。记录ITC受累淋巴结数目，标记为$pN_{0(i+)}$或$pN_{0(i+)}$（sn）；使用分子生物学技术（实时定量PCR）检出组织学阴性淋巴结的微小转移灶，标记为$pN_{0(mol+)}$。

2　SLN不同转移类型的预后意义及腋窝处理

（1）宏转移：约30%的患者腋窝nSLN阳性。ALND是标准处理之一，特别是通过ALND进一步获得的预后资料将改变治疗决策。对于未接受过新辅助治疗的临床T_{1-2}期、临床腋窝淋巴结为阴性、病理学检查1~2枚SLN宏转移且会接受后续进一步辅助全乳放疗及全身系统性治疗的保乳患者，可免除ALND。对于接受乳房切除术的1~2枚SLN宏转移患者，如果ALND获得的预后资料不改变治疗决策且患者同意不行ALND，腋窝放疗可以作为ALND的合理替代。

（2）微转移：13%~20%的患者腋窝nSLN阳性，且约10%为宏转移，ALND可导致15%的患者分期提高，7%的患者辅助治疗改变。SLN微转移患者接受保乳治疗（联合全乳放疗）时，可不施行ALND；SLN微转移且后续仅行全乳切除未放疗时，大多数中国专家的意见倾向于腋窝处理同宏转移患者。

（3）ITC：腋窝nSLN转移的概率<8%（>5mm的浸润性导管癌），ALND可导致4%的患者分期提高。目前认为ITC对患者预后有不良影响，与微转移患者一样可以通过辅助全身治疗获益，但ITC患者若不接受腋窝治疗，其腋窝复发率并无显著升高，故不推荐常规施行ALND。

（4）初始手术SLN阴性：无需进行腋窝处理。

（5）新辅助治疗：

① cN_0患者：SLN阴性患者可以避免ALND及区域放疗；SLN阳性，包括宏转移、微转移及ITC样残留肿瘤负荷患者，ALND仍是标准治疗；新辅助治疗后1枚SLN宏转移、微转移及ITC样残留肿瘤负荷患者，可以考虑腋窝放疗替代ALND。对于新辅助治疗前行SLNB，病理学检查证实SLN为阴性的患者，新辅助治疗后如临床淋巴结阴性则不再手术评估腋窝状态；新辅助治疗前行SLNB并且病理学检查确认为1~2枚

阳性SLN的临床T_{1-2}期乳腺癌、新辅助治疗有效且计划接受保乳术后全乳放疗或乳房切除术后腋窝放疗的患者，可以考虑免除ALND；新辅助治疗前SLNB检出3枚及以上阳性SLN的患者，ALND是标准的腋窝处理。② cN^+患者：经穿刺活检证实cN_1、新辅助治疗后降期为ycN_0、规范的SLNB确定SLN阴性（ypN_0）患者可以豁免ALND，但目前仍推荐术后对腋窝Ⅰ、Ⅱ水平范围予以辅助放疗；SLN转移（包括宏转移、微转移及ITC样残留肿瘤负荷）患者应行ALND。经穿刺活检证实的cN_1、新辅助治疗无效患者，ALND仍是最佳的选择。鼓励临床淋巴结分期为cN_2及以上、新辅助治疗后ycN_0的患者施行SLNB以积累证据，但即使SLN阴性目前仍推荐ALND。

第六节　SLNB替代ALND患者的随访及处理

除常规复查项目外，常规行双侧腋窝、锁骨区超声检查，有条件的可考虑MRI检查。临床或超声检查发现异常腋窝淋巴结，应在超声引导下行细针抽吸细胞学检查或空芯针活检，必要时行切开活检手术。SLNB替代ALND患者出现区域淋巴结复发，推荐进行根治性淋巴结清扫手术及放疗，全身治疗策略尚不明确。

第九章

乳腺癌全乳切除术后放疗临床指南

第一节　适应证

全乳切除术后放疗可使腋窝淋巴结阳性患者的5年局部-区域复发率降低到原来的1/4~1/3。全乳切除术后，如具有下列预后因素之一，则符合高危复发，具有术后放疗指征，该放疗指征与全乳切除的具体手术方式无关：

（1）原发肿瘤最大直径≥5cm，或肿瘤侵及乳房皮肤、胸壁。

（2）腋窝淋巴结转移≥4枚。

（3）淋巴结转移1~3枚的T_{1-2}期，现有证据支持术后放疗可降低局部复发率、任何部位的复发及乳腺癌相关死亡，然而对低危亚组需权衡放疗获益和风险。术后放疗可能在存在以下情况的患者中更有意义：年龄≤40岁，ALND数目<10枚时转移比例>20%，激素受体阴性，HER2过表达，组织学分级高，以及LVI阳性等。对于合并存在多个低危复发因素的患者，如老年，肿瘤分期为T_1，脉管癌栓阴性，1枚或少量淋巴结转移（如淋巴结微转移或ITC），组织学分级低，激素受体强阳性及有限生存期等，需要在充分告知患者术后放疗的获益、治疗风险及并发症之后可考虑免除局部放疗。

（4）T_{1-2}期乳腺单纯切除联合SLNB，如SLN阳性，在不考虑后续腋窝淋巴结清扫时，推荐术后放疗；如不考虑放疗，则推荐进一步腋窝淋巴结清扫。

第二节　与全身治疗的时序配合

具有全乳切除术后放疗指征的患者一般都具有辅助化疗适应证，所以术后放疗应在完成末次化疗后2~4周内开始。个别有辅助化疗禁忌证的患者可以在术后切口愈合、上肢功能恢复后开始放疗。内分泌治疗与放疗的时序配合目前没有明确共识，可以在放疗同期或放疗后开始。HER2阳性患者有靶向药物治疗指征者，如曲妥珠单抗等在放疗前评估心功能正常则靶向药物可以与放疗同期使用；对于接受靶向治疗的左侧乳腺癌患者内乳区放疗适应证应严格掌握，尽可能采用三维治疗技术以降低心脏照射体积，评估心脏照射平均剂量尽量低于6Gy。

第三节　照射靶区

（1）由于胸壁和锁骨上是全乳切除术后最常见的复发部位，约占所有复发部位的80%，所以这两个区域是术后放疗的主要靶区；但病理学分期为T_3N_0的患者可以考虑单纯胸壁照射，免除区域淋巴结放疗作为个体化处理。

（2）内乳放疗适应证仍有争议，术中内乳淋巴结活检的研究显示，内乳淋巴结阳性率根据肿瘤所在象限不同为10%~40%，但全身系统性治疗后内乳淋巴结复发率小于5%，最近的前瞻性多中心术后辅助放疗的研究都将内乳野纳入治疗靶区，结果显示局部和长期生存获益。因此，对于治疗前影像学诊断内乳淋巴结转移可能性较大或经术中快速冷冻切片病理学检查证实为内乳淋巴结转移的患者，亦或原发肿瘤位于内侧象限同时腋窝淋巴结有转移或其他内乳淋巴结转移概率较高的患者，推荐内乳野照射。原则上对于HER2过表达的患者为避免抗HER2治疗和内乳照射心脏毒性的叠加，推荐采用三维治疗技术，尽可能降低心脏受照平均剂量。

第四节　照射剂量和照射技术

全乳切除术后放疗靶区的常规放疗剂量为50.0Gy/25次（2.0Gy/次），对于影像学（包括功能性影像）上高度怀疑有残留或复发病灶的区域可局部加量至60.0~66.0Gy。

乳腺癌大分割放疗临床研究数据显示，大分割放疗在局部控制、生存及不良反应各方面都与常规放疗相似，因此，对于全乳切除术后的分次放疗剂量在常规剂量的2.0Gy/次以外，可推荐采用中等程度的分次大分割剂量，即分次剂量为2.5~3.0Gy，推荐剂量为（40.0~42.6）Gy/15~16次，或者43.5Gy/15次，但最终的放疗总剂量应等效于常规放疗2.0Gy/次时的总剂量，即50.0Gy。

1　三维照射技术

与常规二维治疗相比，基于CT定位的三维治疗计划可以显著地提高靶区剂量均匀性并减少正常组织不必要的照射，提高射野衔接处剂量的合理性，因此在医疗软件和硬件许可的情况下，首先推荐采用三维治疗计划和照射技术。可采用的计划类型包括三维适形放疗（3-dimensional conformal radiation therapy，3D-CRT）、适形调强放射治疗（intensity-modulated radiation therapy，IMRT）和螺旋断层放射治疗系统（TOMO）技术。IMRT技术设计包括正向调强、逆向调强及容积弧形调强技术，有条件的单位在计划和治疗时可加入呼吸控制技术-主动呼吸门控或被动呼吸控制，以进一步提高靶区治疗的精确性和降低正常组织特别是心脏的照射剂量。胸壁和区域淋巴结靶区勾画可以参照美国肿瘤放射治疗协作组（Radiation Therapy Oncology Group，RTOG）和（或）欧洲放射肿瘤学会（European Society Therapeutic Radiation Oncology，ESTRO）勾画指南。正常组织的勾画包括脊髓、双侧肺部、心脏及肱骨头等，后续需要在治疗计划中评估正常组织的照射剂量。如果采用逆向优化计划或容积弧形调强计划（Arc计划），需注意控制照射野的角度，尽量避免对侧乳腺和其他正常组织不必要的照射。如选择常规定位（二维定位），也建议定位后在定位CT上扫描并在三维治疗计划系统上进行剂量参考点的优化、楔形滤片角度的选择和正常组织体积剂量的评估等，以更好地达到靶区剂量的完整覆盖和放射损伤的降低。

2 常规照射技术

（1）锁骨上/下野：上界为环甲膜水平，下界位于锁骨头下1cm与胸壁野上界相接，内界为胸骨切迹中点沿胸锁乳突肌内缘向上，外界与肱骨头相接，照射野需包括完整的锁骨。可采用X线和电子线混合照射以减少肺尖的照射剂量。治疗时头部偏向健侧以减少喉照射，机架角向健侧偏斜10°~15°以保护气管、食管和脊髓。射野内上边界必要时沿胸锁乳突肌走向设铅挡保护喉和脊髓。

（2）胸壁切线野：上界与锁骨上野衔接，如单纯胸壁照射上界可达锁骨头下缘，下界为对侧乳腺皮肤皱折下1cm。内界一般过体中线，外界为腋中线或腋后线，参照对侧腺体附着位置。与保乳术后的全乳照射相同，各边界也需要参考原发肿瘤的部位进行调整，保证原肿瘤部位处于剂量充分的区域，同时需要包括手术瘢痕。胸壁照射如果采用电子线照射，各设野边界可参照高能X线切线野边界。无论采用X线或电子线照射，都需要给予胸壁组织等效填充物以提高皮肤剂量至足量。

（3）腋窝照射，非常规根治术后放疗野，如腋下清扫不彻底或存在腋下肿瘤累及/包膜外侵犯等腋下高危复发因素时考虑采用，需注意手术和放疗后腋下臂丛神经损伤及上肢淋巴水肿等长期并发症的可能：① 锁骨上和腋窝联合野，照射范围包括锁骨上/下和腋窝，与胸壁野衔接。腋锁联合野的上界和内界都同锁骨上野，下界在第二肋间，外界包括肱骨颈，需保证射野的外下角开放。采用6 MV的X线，锁骨上/下区深度以皮下3~4cm计算，达到锁骨上区肿瘤量50Gy（5周，25次）的剂量后，腋窝深度根据实际测量结果计算，欠缺的剂量采用腋后野补量至DT 50Gy，同时锁骨上区缩野至常规锁骨上野范围，采用电子线追加剂量至50Gy。② 腋后野作为腋锁联合野的补充，采用6 MV的X线，上界平锁骨下缘，内界位于肋缘内1.5cm，下界同腋窝-锁骨联合野的下界，外界与前野肱骨头铅挡相接，一般包括约1cm肱骨头。光栏转动以使射野各界符合条件。

（4）内乳野：常规定位的内乳野需包括第一至第三肋间，上界与锁骨上野衔接，内界过体中线0.5~1.0cm，宽度一般为5.0cm，原则上2/3及以上剂量需采用电子线以减少心脏的照射剂量。

第五节　乳腺癌新辅助治疗、改良根治术后放疗

放疗指征主要综合参考新辅助治疗前的初始分期和新辅助化疗及术后病理学改变的情况，新辅助治疗前初始分期为Ⅲ期及新辅助治疗前后明确淋巴结持续阳性的患者，推荐术后放疗。对于初始腋下淋巴结临床或病理学穿刺活检阳性患者，如腋下淋巴结在新辅助治疗后达到病理学完全缓解（pathological complete response，pCR），目前仍可推荐术后放疗。对于初始分期Ⅰ、Ⅱ期治疗前腋下淋巴结临床及病理学检查评估为阴性，手术治疗后淋巴结阴性的患者目前不推荐术后辅助放疗。放疗技术与未接受新辅助治疗的改良根治术后放疗相同，放疗剂量推荐为常规放疗剂量50Gy/25次（2Gy/次），对于影像学（包括功能性影像）上高度怀疑有残留或复发病灶的区域可局部加量至60~66Gy。

对于有辅助化疗指征的患者，术后放疗推荐在完成辅助化疗后进行；如果无辅助化疗指征，在切口愈合良好，上肢功能恢复的前提下，术后放疗建议在术后8周内尽早开始。与靶向治疗和内分泌治疗的时间配合同保乳治疗或无新辅助化疗的改良根治术后放疗。对于新辅助治疗后non-pCR需要强化药物治疗的患者，放疗和卡培他滨、T-DM1及CDK4/6抑制剂的配合时序目前尚无确切证据，考虑到放疗作为局部治疗的时效性及强化药物与放疗联合可能加重放疗的不良反应，建议考虑放疗后序贯使用强化药物治疗，并密切观察患者的治疗不良反应。

第六节　乳房重建术与术后放疗

原则上无论采用哪种手术方式，乳房重建患者的术后放疗指征和靶区都同于非同期重建的乳房切除术后患者。无论是自体组织或假体重建术，都不是放疗的禁忌证。自体皮瓣重建术患者放疗后的重建失败率小于3%，因此术后放疗可安全地应用于自体皮瓣重建术后的患者。当采用假体重建时，由于放疗后组织的血供和顺应性下降，总的放疗后假体植入取出率约为10%。采用扩张器-永久性假体二步法重建的患者，扩张器替换成永久性假体的手术可以在放疗之前或放疗之后，该时序目前没

有绝对定论，取决于整个团队对技术的熟悉程度和经验。

乳房重建以后放疗的技术可以参照保乳术后的全乳放疗，由于重建的乳房后期美容效果在很大程度上取决于照射剂量，而重建后放疗的患者一般都有淋巴引流区的照射指征，所以尽可能提高靶区剂量均匀性，避免照射野衔接处的热点，是减少后期并发症的关键。在这个前提下，推荐采用三维治疗技术，尽可能将淋巴引流区的照射整合到三维治疗计划之中。重建术后的放疗剂量推荐为常规放疗剂量50Gy/25次（2Gy/次），对于影像学（包括功能性影像）上高度怀疑有残留或复发病灶的区域可局部加量至60~66Gy。

第十章

乳腺癌全身治疗指南

第一节 乳腺癌术后辅助全身治疗临床指南

1 乳腺癌术后辅助全身治疗的选择

根治性手术治疗后应考虑全身辅助治疗。术后辅助全身治疗的目的是降低复发风险，提高生存率。治疗决策应基于复发风险的个体化评估、肿瘤病理学分子分型以及对不同治疗方案的预期反应。

乳腺癌术后复发风险的分组见表18-10-1。该表可用于全面评估患者术后复发风险的高低，是制定全身辅助治疗方案的重要依据。乳腺癌分子分型的判定见表18-10-2。医师应根据患者的分子分型、复发风险及既往术前治疗选择相应的化疗、内分泌治疗、靶向治疗，以及选择是否采取强化治疗和采取何种强化治疗。

表 18-10-1 乳腺癌术后复发风险的分组

危险度[a]	判别要点	
	区域淋巴结转移	其他情况
低危	阴性	同时具备以下条件[b]：pT≤2cm；组织学Ⅰ级；LVI阴性；HER2阴性；年龄>35岁；ER/PR阳性[c]；Ki-67增殖指数≤20%或实验室中位值
		ER阳性/HER2阴性时，不满足上述其他条件但多基因检测低危
中危	不符合低/高危定义的其他情况	
高危	1~3枚阳性	ER/PR阳性且HER2阴性时，满足以下条件之一[d]：组织学Ⅲ级；pT>5cm；多基因检测高危
		ER阴性且PR阴性；或HER2阳性
	≥4枚阳性	任何情况

[a]：此表制定依据主要参考2007年St. Gallen共识和Monarch E研究，并结合CBCS专家投票结果。[b]：此时可不做多基因检测（如21基因或70基因）。目前中国国内缺乏Oncotype DX等原研产品，多数实验室或病理科采用自制检测工具，不同单位之间的结果可能存在差异或分歧，因此，在需要参考多基因检测时，推荐使用原研产品，或具备相应资质的实验室和病理科。[c]：当ER阴性PR阳性，或ER 1%~10%阳性时，分子本质可能更接近于非腔面（non-Luminal）型，在风险判断与免化疗决策时宜慎重。[d]：虽然Ki-67增殖指数是乳腺癌复发的独立因素之一，但专家团对pN_1伴高Ki-67增殖指数即可判定高危的提法存在争议，虽然pN_1伴高Ki-67增殖指数是某些临床试验中激素受体阳性/HER2阴性乳腺癌的高风险分类条件，但该分类法并不具有普适性。

表 18-10-2　乳腺癌分子分型的标志物检测和判定

内在分子分型	基于IHC4的分子分型	备注
Luminal A 型	Luminal A 样 ER/PR 阳性且 PR 高表达 HER2 阴性 Ki-67 增殖指数低	ER、PR 表达及 Ki-67 增殖指数的判定值建议采用报告阳性细胞的百分比 Ki-67 增殖指数的判定值在不同病理实验中心可能不同，可采用 20%~30% 作为判断 Ki-67 增殖指数高低的界值；同时，以 20% 作为 PR 表达高低的判定界值[*]，可进一步区分 Luminal A 样和 Luminal B 样（HER2 阴性）
Luminal B 型	Luminal B 样（HER2 阴性） ER/PR 阳性 HER2 阴性 且 Ki-67 增殖指数高或 PR 低表达	上述不满足 Luminal A 样条件的 Luminal 样肿瘤均可作为 Luminal B 样亚型
	Luminal B 样（HER2 阳性） ER/PR 阳性 HER2 阳性（蛋白过表达或基因扩增） 任何状态的 Ki-67 增殖指数	
ERBB2+型	HER2 阳性 HER2 阳性（蛋白过表达或基因扩增） ER 阴性和 PR 阴性	
Basal-like 型	三阴性（非特殊型浸润性导管癌） ER 阴性 PR 阴性 HER2 阴性	TNBC 和 Basal-like 型乳腺癌之间的吻合度约 80%；但是 TNBC 也包含一些特殊类型乳腺癌如分泌性癌和腺样囊性癌等

[*]：以 20% 作为 PR 表达高低的判定界值，目前仅有 1 篇回顾性文献支持（J Clin Oncol，2013，31：203-209）

2　乳腺癌术后辅助化疗的临床指南

2.1　乳腺癌术后辅助化疗的人群选择（表 18-10-3）

表 18-10-3　术后推荐辅助化疗的人群

复发风险度	激素受体阳性/HER2 阴性	HER2 阳性	TNBC
低危	豁免化疗	不适用	不适用
中危且 pN_{0b}	· T_3 及以上推荐化疗 · T_{1b}-T_2：考虑多基因检测工具，目前指导辅助化疗的主要是 21 基因或 70 基因检测 - 21 基因：年龄>50 岁且 RS>25 推荐化疗 - 21 基因：年龄≤50 岁日 RS≥16 推荐化疗 - 70 基因：临床高风险[a]且 70 基因高风险推荐化疗 - 70 基因：临床高风险[a]且年龄≤50 岁且 70 基因低风险考虑化疗 · T_{1b}~T_2：未接受基因检测，具有如下特征之一的可考虑化疗：ER 低表达组织学 3 级，LVI 阳性，年龄≤35 岁，高 Ki-67 增殖指数[c] · T_{1a}：原则上豁免化疗，除非同时伴有多个风险因素时个体化综合考虑	· T_{1c} 及以上推荐 · T_{1a-b} 考虑[d] · T_{1mic} 原则上不考虑，需个体化综合评估，如年龄、LVI、多灶与否等	· T_{1c} 及以上推荐 · T_{1a-b} 考虑 · T_{1mic} 原则上不考虑，需个体化综合评估，如年龄、LVI、多灶与否等

复发风险度	激素受体阳性/HER2阴性	HER2阳性	TNBC
中危且pN_1	·均推荐化疗 ·除非T_{1-2}且接受21基因或70基因检测时，如下结果才考虑豁免化疗： -21基因：RS≤11的患者[e] -70基因：临床高风险[a]，70基因低风险且年龄>50岁的患者	不适用	不适用
高危	均推荐化疗	均推荐化疗	均推荐化疗

[a]：基于Adjuvant! Online简化版的评估；[b]：一般情况下，病理淋巴结ITC处理同pN_0，pN_{1mic}处理同pN_1；[c]：专家组认为，目前尚无法通过单一Ki-67增殖指数即可判定是否需要化疗，但Ki-67增殖指数越高，化疗的指示性就越强；[d]：T_{1a}时可考虑抗HER2单抗治疗，但是否联合静脉化疗尚无统一意见，具体方案参见分子亚型各论；[e]：目前主要参照WSG PLAN-B试验的数据，虽然RXPONDER试验中期分析证实pN_1且RS<25的绝经后患者可能可以豁免化疗，该研究结果尚待最终确认。

可对现有的分期分型体系进行补充，有助于患者生存及疗效的预测，指导辅助化疗的决策，目前常用的多基因检测工具包括：21基因Oncotype DX（推荐）、70基因MammaPrint（推荐）、Breast Cancer Index（可选）、EndoPredict（可选）、PAM50（可选）、28基因（可选）。多基因检测工作有助于指导辅助化疗决策，目前主要应用于激素受体阳性/HER2阴性的早期乳腺癌患者。推荐使用具备相应资质的检测工具，并期待基于中国人群的检测数据及其预后预测价值分析。对于不具备条件或不愿意接受多基因检测工具检测的患者，辅助化疗与否应综合考虑肿瘤的临床病理学特征、患者生理条件和基础疾病、患者的意愿、化疗的可能获益和不良反应等进行决策。随着二代测序（next-generation sequencing，NGS）技术的普及和检测费用降低，易感风险基因检测的成本效益将会显著提高，患者年龄将逐渐成为非限制因素。如需要进行易感性咨询与风险评估并期望针对*BRCA*致病突变携带者进行多腺苷二磷酸核糖聚合酶[poly（ADP-ribose）polymerase，PARP]抑制剂靶向治疗时，推荐行*BRCA*等遗传易感基因检测。同时应组建专业的遗传咨询团队为患者的治疗、随访、预防及生育咨询提供建议。

2.2 乳腺癌术后辅助化疗的禁忌证

（1）妊娠期：妊娠早期患者通常禁用化疗，妊娠中期患者应慎重选择化疗。

（2）明显衰竭或恶病质。

（3）患者拒绝术后辅助化疗。

（4）有严重感染、高热、水电解质及酸碱平衡失调的患者。

（5）胃肠道梗阻或穿孔者。

（6）骨髓储备功能低下，治疗前白细胞≤3.5×10^9/L，血小板≤75×10^9/L者。

（7）心血管、肝肾功能严重损害者。

2.3 乳腺癌术后辅助化疗的治疗前谈话

（1）辅助化疗的目的是降低肿瘤复发率，提高总生存率。

（2）化疗的不良反应。

（3）年龄大于70岁的患者接受化疗可能会有获益，评估老年患者化疗耐受性、毒性及获益，但应慎重权衡化疗的利弊。

2.4 乳腺癌术后辅助化疗的治疗前准备

（1）首次化疗前应充分评估患者的全身一般状况、既往基础病史及实验室检查结果以判断化疗耐受性。化疗前应评估脏器功能，检测项目包括血常规、肝肾功能及心电图等。以后每个疗程化疗前均应进行血常规和肝肾功能检查，使用心脏毒性药物前应常规做心电图和（或）左心室射血分数（left ventricular ejection fraction，LVEF）测定，其他检查应根据患者的具体情况和所使用的化疗方案等决定。

（2）对化疗的不良反应进行宣教。

（3）育龄妇女应确认妊娠试验阴性并嘱避孕，有生育意愿的患者应推荐接受生育力保护的专业咨询。

（4）签署抗肿瘤治疗知情同意书。

2.5 乳腺癌术后辅助化疗的方案（附录Ⅵ）

（1）HER阴性患者方案选择：

① 以蒽环类药物为主的方案，如AC（多柔比星/环磷酰胺）、EC（表柔比星/环磷酰胺）。5-氟尿嘧啶在辅助治疗中的价值已逐渐不被认可（GIM-2试验及NSABP B-36试验）。虽然吡柔比星（THP）循证医学资料有限，但在我国日常临床实践中，用THP代替多柔比星也是可行的，THP推荐剂量为40~50mg/m^2。脂质体阿霉素在辅助治疗中缺乏高级别的疗效数据。② 蒽环类与紫杉类药物序贯方案，如AC→紫杉醇（每周1次），AC→多西他赛（每3周1次），剂量密集型AC继以紫杉醇（每2周1次），剂量密集型AC继以紫杉醇（每周1次）。CALGB 9741研究及EBCTCG meta分析提示，剂量密集型化疗可以给患者带来更多的获益，因此临床实践中，对于TNBC及淋巴结阳性的患者，优先推荐剂量密集型化疗作为辅助治疗方案。③ 不含蒽环类药物的联合化疗方案：TC方案（多西他赛/环磷酰胺4或6个疗程，见USO-9735研究及WSG PLAN B研究）；PC方案（每周紫杉醇/卡铂，见PATTERN研究），可考虑在TN-BC中使用；CMF方案（环磷酰胺/甲氨蝶呤/5-氟尿嘧啶）目前很少采用。④ 蒽环类与紫杉类药物联合方案，如TAC（T：多西他赛）。⑤ 卡培他滨的强化（联合或序贯）可考虑在TNBC中使用，例如CBCSG010研究中蒽环序贯多西紫杉醇同时联合使用卡培他滨，SYSUCC001研究中在辅助静脉化疗后单药卡培他滨低剂量节拍化疗1年。基于CREATE-X研究，TNBC新辅助化疗non-pCR人群，术后给予单药卡培他滨8个疗程辅助强化治疗。⑥ 奥拉帕利在致病/疑似致病*gBRCA*突变高危患者中的强化治疗，

OlympiA研究提示在HER2阴性新辅助治疗后non-pCR患者，或直接手术的TNBC[≥pT_2和（或）≥pN_1]与Luminal型（≥pN_2），1年的奥拉帕利可显著改善3年的无侵袭性疾病生存率（invasive disease-free survival，iDFS）达8.8%，奥拉帕利的具体用量为：300mg口服，每天2次，连续1年。对于新辅助治疗后non-pCR的三阴性*gBRCA*突变患者，卡培他滨和奥拉帕利辅助强化治疗何者更优，目前没有循证医学证据，但需要明确奥拉帕利目前尚未获得辅助治疗适应证批准。⑦白蛋白结合型紫杉醇在出于医学上的必要性（如减少过敏反应、激素使用禁忌等）时可尝试替代紫杉醇或多西他赛，但使用时周疗剂量不应超过125mg/m^2。

（2）HER2阳性乳腺癌常用方案参见本节4乳腺癌术后辅助抗HER2治疗临床指南中的相应内容。

2.6 乳腺癌术后辅助化疗的注意事项

（1）若无特殊情况，一般不建议减少既定化疗的周期数。

（2）在门诊病历和住院病史中应当记录患者当时的身高、体重及体表面积，并给出药物的每平方米体表面积的剂量强度。一般推荐首次给药剂量应按推荐剂量使用，若有特殊情况需调整时不得低于推荐剂量的85%，后续给药剂量应根据患者的具体情况和初始治疗后的不良反应，可一次性下调20%。每个辅助化疗方案仅允许剂量下调2次。

（3）辅助化疗一般不与内分泌治疗或放疗同时进行，化疗结束后再开始内分泌治疗，放疗与内分泌治疗可同时或序贯进行，他莫昔芬（TAM）通常不考虑与放疗同时进行。

（4）化疗时应注意化疗药物的给药顺序、输注时间和剂量强度，严格按照药品说明和配伍禁忌使用。

（5）绝经前患者（包括激素受体阳性或阴性），应告知化疗对生育的潜在影响，并进行相应的生育咨询。有妊娠需求的患者，推荐至辅助生殖科咨询。在辅助化疗期间可考虑使用卵巢功能抑制（ovarian function suppression，OFS）药物保护患者的卵巢功能。推荐化疗前1~2周给药，化疗结束后2周给予最后1剂药物。

（6）蒽环类药物有心脏毒性，使用时必须评估LVEF，至少每3个月1次。如果患者使用蒽环类药物期间发生有临床症状的心脏毒性，或无症状但LVEF<45%或较基线下降幅度超过15%，可考虑检测心肌肌钙蛋白T（cardiac troponin T，cTnT），必要时应先停药并充分评估患者的心脏功能，后续治疗应慎重。

（7）中国专家团队认为TNBC的优选化疗方案是含紫杉类药物和蒽环类药物的剂量密度方案。大多数Luminal B型（HER2阴性）乳腺癌患者需要接受术后辅助化疗，方案应包含蒽环类和（或）紫杉类药物。

（8）多基因检测工具（Oncotype DX®、MammaPrint®等）有助于指导辅助化疗的决策，目前主要应用于激素受体阳性/HER2阴性的早期乳腺癌患者。具体参见表18-10-4。

3 乳腺癌术后辅助内分泌治疗临床指南

3.1 乳腺癌术后辅助内分泌治疗的人群选择

激素受体ER和（或）PR阳性的乳腺癌患者，皆应接受术后辅助内分泌治疗。依据最新的美国临床肿瘤学会（American Society of Clinical Oncology，ASCO）/美国病理学家协会（College of American Pathologists，CAP）指南，尽管ER免疫组织化学染色为1%~100%的肿瘤皆被视为ER阳性，但ER免疫组织化学染色为1%~10%为ER低表达。ER低表达时肿瘤细胞的生物学行为通常与ER阴性乳腺癌相似，在术后辅助内分泌治疗中的获益较少，在做出治疗决策时，特别是强化及延长治疗也应当考虑到这一点。

3.2 乳腺癌术后辅助内分泌治疗前谈话

（1）辅助内分泌治疗的目的是降低肿瘤复发率，提高无病生存率和总生存率。

（2）内分泌治疗的不良反应及伴随疾病。

（3）内分泌治疗的方案（是否接受OFS、是否联合CDK4/6抑制剂）及时长。

3.3 乳腺癌术后辅助内分泌治疗与其他辅助治疗的次序

辅助内分泌治疗与化疗同时进行可能会降低疗效，一般在化疗之后进行，但可以与放疗（TAM除外）及曲妥珠单抗治疗（±其他抗HER2治疗）同时进行。没有明确证据显示黄体生成素释放激素类似物（luteinizing hormone-releasing hormone analogue，LHRHa）与化疗药物合用会降低疗效，但化疗诱导的OFS可能会产生药物去势及内分泌治疗的效果。

3.4 乳腺癌术后辅助内分泌治疗的方案

绝经前患者辅助内分泌治疗的方案：

（1）辅助内分泌治疗有3种选择：TAM、OFS联合TAM、OFS联合第三代芳香化酶抑制剂（aromatase inhibitor，AI）。OFS药物推荐用于高复发风险的患者，具体需综合考量年龄、肿块大小、淋巴结状态、组织学分级及Ki-67增殖指数等，亦可参考采用STEPP评分结果评估，具体可参见《中国早期乳腺癌卵巢功能抑制临床应用专家共识（2018年版）》。对于年轻（<35岁）的乳腺癌患者，更推荐OFS联合AI治疗。

（2）使用TAM的患者，治疗期间注意避孕，并每6~12个月行1次妇科检查，通过B超检查了解子宫内膜厚度。服用TAM 5年后，如患者仍处于绝经前状态，部分患者（如高危复发）可考虑延长服用期至10年；如服用TAM 5年后患者达到绝经后状态，可继续服用TAM 5年或更换AI治疗5年。目前尚无证据显示，服用TAM 5年后的绝经前患者，后续应用OFS药物联合AI会进一步使患者受益。托瑞米芬在绝经前乳腺癌辅助治疗中的价值尚待大型临床研究的确认，在中国日常临床实践中，托瑞米芬常被用于代替TAM。

（3）OFS方式有药物去势、手术切除卵巢及卵巢放射线照射（推荐首选药物去势）。若采用药物性OFS，目前推荐的治疗时长是5年，但中危患者也可选择使用2~3年。对于接受了5年药物性OFS+TAM/AI治疗的特别高危的绝经前患者，尽管没有较强的循证医学证据，后续也可以考虑延长TAM单药治疗，或继续维持原方案的延长治疗。绝经前患者在使用GnRHa过程中，无需定期进行雌激素水平检测。药物性卵巢去势，专家团投票认为1个月剂型和3个月剂型疗效基本相似。

（4）AI和LHRHa可导致骨密度（bonemineral density，BMD）下降或骨质疏松，因此在使用这些药物前常规推荐BMD检测，以后在药物使用过程中，每12个月监测1次BMD，并进行BMD评分（T-score）。T-score小于-2.5，为骨质疏松，可开始使用双膦酸盐或地舒单抗（denosumab）治疗；T-score为-2.5~-1.0，为骨量减低，给予维生素D和钙片治疗，并可结合发生骨质疏松的风险评估考虑使用双膦酸盐；T-score大于-1.0，为骨量正常，不推荐使用双膦酸盐。

（5）绝经前患者内分泌治疗过程中，基于月经状态改变及激素水平，明确绝经后可进行治疗方案调整。

（6）高危绝经前激素受体阳性/HER2阴性患者，CDK4/6抑制剂的应用：对于≥4个阳性淋巴结的ER阳性/HER2阴性的高复发风险人群，均可考虑在标准辅助内分泌治疗基础上增加CDK4/6抑制剂阿贝西利强化治疗2年；对于1~3枚淋巴结阳性且伴有G_3或T_3的ER阳性/HER2阴性的患者，推荐使用阿贝西利辅助治疗2年强化。专家组认为，对于1~3枚淋巴结阳性不伴有G_3/T_3，但Ki-67增殖指数≥20%的ER阳性/HER2阴性的患者，使用阿贝西利辅助治疗2年强化也可考虑。激素受体阳性/HER2阳性绝经前患者辅助CDK4/6抑制剂治疗无相关循证医学依据，目前不推荐使用。在标准辅助内分泌治疗基础上增加CDK4/6抑制剂瑞波西利强化3年能显著降低复发风险，目前已报道初步数据，但尚未获批相应适应证。对于符合奥拉帕利和阿贝西利辅助治疗适应证的患者，最佳顺序尚不明确。

绝经后患者辅助内分泌治疗的方案：

（1）AI可以向所有绝经后的ER和（或）PR阳性患者推荐，尤其是具有以下情况的患者：① 高复发风险患者；② 对TAM有禁忌的患者或使用TAM后出现中、重度不良反应的患者；③ 使用TAM 20mg/d×5年后的高风险患者。

（2）AI可以从一开始就应用5年（来曲唑、阿那曲唑或依西美坦）。不同种类的AI都可选择，药物耐受性和安全性是保障长期内分泌治疗效果的关键。Ⅰ期患者通常建议5年辅助内分泌治疗。对于Ⅱ期淋巴结阴性患者，如初始采用TAM 5年治疗，可推荐AI或TAM 5年；如初始采用5年AI的患者，或采用TAM治疗2~3年后再转用AI满5年的患者无需常规推荐延长内分泌治疗。对于Ⅱ期淋巴结阳性或Ⅲ期患者，无论其前5年内分泌治疗策略如何，均推荐后续继续5年AI的延长治疗。对于Ⅲ期患者，推荐5年AI的延长治疗。根据多基因检测的结果，高危患者亦可考虑延长内分泌治疗。延长治疗的患者，其内分泌治疗总时长为8~10年。

（3）选用TAM 20mg/d×5年，是有效而经济的治疗方案。治疗期间应每6~12个月行1次妇科检查，通过B超检查了解子宫内膜厚度。

（4）高危绝经后激素受体阳性，HER2阴性患者CDK4/6抑制剂的应用：对于≥4个阳性淋巴结的ER阳性/HER2阴性的高复发风险人群，均应考虑在标准辅助内分泌治疗基础上增加CDK4/6抑制剂阿贝西利强化2年；对于1~3枚淋巴结阳性且伴有G_3或T_3的ER阳性/HER2阴性的患者，推荐使用阿贝西利辅助治疗2年强化。专家组认为，对于1~3枚淋巴结阳性不伴有G_3/T_3，但Ki-67增殖指数≥20%的ER阳性/HER2阴性的患者，使用阿贝西利辅助治疗2年强化也可考虑。激素受体阳性HER2阳性绝经后患者辅助CDK4/6抑制剂治疗无相关循证医学依据，目前不推荐使用。在标准辅助内分泌治疗基础上增加CDK4/6抑制剂瑞博西利强化3年能显著降低复发风险，目前已报道初步数据，但尚未获批相应适应证。对于符合奥拉帕利和阿贝西利辅助治疗适应证的患者，最佳顺序尚不明确。

4　乳腺癌术后辅助抗HER2治疗临床指南

4.1　乳腺癌术后辅助抗HER2治疗的人群选择

HER2阳性患者的辅助治疗策略可参考表18-10-4。

表18-10-4　HER2阳性患者的辅助治疗策略

风险度分层	初始治疗			后续强化治疗		
	推荐	考虑	可选	推荐	考虑	可选
中危（$pT_{1a}N_0$）	·缺乏高级别证据	·wP+H	·TC+H ·其他个体化方案或临床研究（如口服化疗+H，H+内分泌治疗）	·无	–	–
中危（$pT_{1b}N_0$）	·wP+H	·TC+H	·TCbH ·EC-T（wP）+H	·无	–	–
中危（pT_{1c}及以上，N_0）	·EC-T（wP）+H ·TCB+H	·TC+H	·EC-T（wP）+HP ·TCb+HP	·无	–	·奈拉替尼
高危（任何pN^+）	·EC-T（wP）+HP ·TCb+HP	–	–	–	·奈拉替尼	·其他TKI

HER2检测和结果判定标准：

（1）HER2是乳腺癌重要的预后指标，同时也是抗HER2药物疗效的预测指标。

（2）抗HER2靶向药物治疗的适应证是HER2阳性浸润性乳腺癌。

（3）HER2阳性的定义，按照中国《乳腺癌HER2检测指南（2019版）》，为免疫组织化学检测3+或ISH检测阳性。

（4）如果患者免疫组织化学检测显示HER2为3+，可以直接判断为HER2阳性；如果免疫组织化学检测结果HER2为2+，应该再进行ISH检测以明确HER2状态。如免疫组织化学检测结果HER2为1+或HER2为0，则判断为HER2阴性。

（5）HER2 ISH检测标准。HER2/CEP17比值≥2.0且HER2基因拷贝数≥4.0，或HER2/CEP17比值<2.0且HER2基因拷贝数≥6.0则可判断为HER2阳性；比值≥2.0且HER2基因拷贝数<4.0，或比值<2.0且HER2基因拷贝数<4.0判断为HER2阴性。比值<2.0且HER2基因拷贝数为4.0~6.0时，病理学专家宜增加计数细胞数量且结合免疫组织化学检测结果最后确定HER2状态。

HER2检测及判读标准详见《乳腺癌HER2检测指南（2019版）》。

HER2免疫组织化学检测判读标准、HER2双探针ISH检测判读标准见附录Ⅴ-E。

4.2　乳腺癌术后辅助抗HER2治疗的相对禁忌证

（1）治疗前LVEF<50%。

（2）患者拒绝术后辅助靶向治疗。

4.3　乳腺癌术后辅助抗HER2治疗前谈话

（1）目前多项临床研究结果显示，对于HER2蛋白过表达或有基因扩增（判定为HER2阳性）的乳腺癌患者，采用为期1年的曲妥珠单抗±帕妥珠单抗辅助治疗可以降低乳腺癌的复发率，部分研究显示，特定人群奈拉替尼延长治疗1年或新辅助治疗后未达pCR的患者使用T-DM1强化治疗可进一步降低复发风险。

（2）HER2状态确认的重要性及其检测费用。

4.4　乳腺癌术后辅助抗HER2治疗前准备

（1）精确的HER2检测。建议将浸润性乳腺癌组织的石蜡包埋标本（蜡块或白片）送往国内有条件的病理科进行复查。

（2）心功能检查（心脏超声或核素扫描，以前者应用更为普遍）。

（3）签署抗肿瘤治疗知情同意书。

4.5　乳腺癌术后辅助抗HER2治疗适应证

（1）淋巴结阳性。

（2）淋巴结阴性：T_{1c}及以上，T_{1b}可推荐，T_{1a}当伴有高危因素者（如激素受体阴性、淋巴管血管侵犯阳性等）。

（3）目前尚无HER2阳性微浸润癌患者能从靶向联合化疗中获益的证据。

（4）在具体的临床操作中，对T_{1a}~T_{1b}之间的患者，需结合其年龄、心脏状况、肿瘤的组织学分级等因素综合考虑。

4.6　乳腺癌术后辅助抗HER2治疗方案

（1）HER2阳性乳腺癌常用的化疗方案

① AC-T+抗HER2治疗（蒽环类药物联合环磷酰胺序贯紫杉类药物，曲妥珠单抗±帕妥珠单抗）：蒽环类药物联合环磷酰胺，每3周1次，共4个周期，序贯每周1次紫杉醇共12次或每3周1次多西他赛4个周期，紫杉类药物同时应用抗HER2治疗。或者采用剂量密集方案每2周1次的化疗方案：蒽环类药物联合环磷酰胺4个周期序贯紫杉醇4个周期，紫杉醇同时应用抗HER2治疗，靶向治疗持续1年。

② 担心心脏毒性者可选择心脏毒性相对较低的去蒽环类药物方案：TCbH（P）、TC×4+H和wPH治疗方案（见APT研究：紫杉醇周疗加曲妥珠单抗方案）。

TCb+抗HER2治疗（多西他赛联合卡铂，曲妥珠单抗±帕妥珠单抗）：多西他赛75mg/m²，卡铂AUC为5~6，每21 d为1个周期，共6个周期，同时抗HER2治疗，该方案不含蒽环类药物，心脏不良事件发生率等较AC-T+抗HER2治疗方案低。

TC×4+H（多西他赛联合环磷酰胺4个疗程联合曲妥珠单抗）：对于淋巴结阴性、0.5cm<原发浸润灶≤2.0cm、HER2阳性患者，可考虑多西他赛联合环磷酰胺（TC）4个疗程，并联合曲妥珠单抗1年的辅助治疗。

wPH（紫杉醇联合曲妥珠单抗周疗）：对于一些淋巴结阴性小肿瘤的早期患者，可以选用每周紫杉醇80mg/m²，共12次，联合曲妥珠单抗1年的辅助治疗。

（2）HER阳性患者靶向治疗方案

曲妥珠单抗是HER2阳性乳腺癌辅助抗HER2靶向治疗的基础。曲妥珠单抗6mg/kg（首次剂量8mg/kg）每3周方案，或2mg/kg（首次剂量4mg/kg）每周方案。目前推荐的治疗时间仍为1年，可与化疗同时使用或化疗后序贯使用，更推荐同时使用。6个月的短疗程用法仅在PERSEPHONE研究中证实与1年疗程相比具有非劣效性，而2年的疗程未得到更佳的预后获益，故这两种时长均暂不推荐。术后初始治疗未立即接受曲妥珠单抗的患者，辅助化疗结束后，处于无疾病复发状态的患者仍可以从延迟使用（中位延迟时间为22.8个月）中获益。

高复发风险的HER2阳性早期乳腺癌患者，帕妥珠单抗与曲妥珠单抗双靶方案较曲妥珠单抗单靶方案可显著降低复发风险（APHINITY研究），其中淋巴结阳性患者获益最多。因此，对具有高复发风险的HER2阳性早期乳腺癌患者，推荐辅助帕妥珠单抗与曲妥珠单抗双靶向治疗联合化疗（常用的化疗方案为：蒽环类药物序贯紫杉类药物EC-P或紫杉类药物联合卡铂TCb）。帕妥珠单抗3周1次剂量为420mg（首次剂量为840mg），共1年。淋巴结阴性的HER2阳性患者，当伴有其他不良预后指标（如Ki-67增殖指数>30%、G3、pT_{2+}等）时，也可推荐HP辅助双靶治疗。

高复发风险的Ⅱ~Ⅲ期HER2阳性的乳腺癌患者，如完成1年辅助靶向治疗（曲妥珠单抗或曲妥珠联合帕妥珠单抗）后再口服1年的奈拉替尼治疗，可显著改善患者无病生存率，其中激素受体阳性人群获益更大（ExteNET研究结果）。奈拉替尼剂量为240mg，每日1次，共1年。

新辅助治疗后的辅助治疗。如果新辅助化疗联合靶向治疗后无残留疾病（pCR），建议完成总长度1年的曲妥珠单抗±帕妥珠单抗HER2靶向治疗。多数中国专家支持无论术前淋巴结是否存在转移，均建议曲妥珠单抗联合帕妥珠单抗的双靶向治疗。对新辅助治疗后存在肿瘤残留（non-pCR），建议术后T-DM1单药治疗（KATHERINE研究结果）。T-DM1每3周1次的剂量为3.6mg/kg，术后辅助治疗共14次。T-DM1辅助治疗可与内分泌治疗联用。虽然证据有限，当T-DM1未可及时，可以考虑加用酪氨酸激酶抑制剂（如奈拉替尼）辅助强化治疗。

曲妥珠单抗生物类似药，可按照国内获批的说明书上适应证使用。

4.7 乳腺癌术后辅助抗HER2治疗的注意事项

（1）首次治疗后观察4~8 h。

（2）与蒽环类药物同期应用必须慎重，但可以在前、后阶段序贯应用。与非蒽环类药物化疗、内分泌治疗或放疗都可同期应用。

（3）每3个月监测1次LVEF。治疗中若出现LVEF<50%或低于治疗前16%以上，应暂停治疗，并跟踪监测LVEF动态变化，直至恢复到50%以上方可继续用药。若不恢复，或继续恶化或出现心力衰竭症状则应当终止曲妥珠单抗治疗。

4.8 曲妥珠单抗在辅助治疗中的心脏毒性

曲妥珠单抗联合化疗药物可能增加心肌损害，严重者会发生心力衰竭。尽管NSABP B-31、N9831和HERA这3项临床试验中的心脏毒性事件数不高并且可以恢复，但临床研究入选的患者是化疗后经过心脏功能安全筛选的。临床实践中建议在对既往史、体格检查、心电图、超声心动图LVEF基线评估后再开始应用曲妥珠单抗，使用期间应该每3个月监测心功能。若患者存在无症状性心功能不全，监测频率应更高（如每6~8周1次），出现下列情况时，应停止曲妥珠单抗治疗至少4周，并每4周检测1次LVEF。

（1）LVEF较治疗前绝对数值下降大于或等于16%。

（2）LVEF低于正常范围并且较治疗前绝对数值下降大于或等于10%。

（3）如4~8周内LVEF回升至正常范围或LVEF较治疗前绝对数值下降小于或等于15%，可恢复使用曲妥珠单抗。

（4）LVEF持续下降（大于8周），或3次以上因心肌病而停止曲妥珠单抗治疗时，应永久停止使用曲妥珠单抗。

5 骨改良药物

作为乳腺癌术后辅助治疗等用药，其使用见第十五章第一节1早期乳腺癌患者CTIBL的管理。

第二节　乳腺癌新辅助治疗临床指南

1　乳腺癌新辅助治疗的人群选择

新辅助治疗的定义为未发现远处转移的乳腺癌患者，在计划中的手术治疗或手术加放疗的局部治疗前，以全身系统性治疗作为乳腺癌的第一步治疗。乳腺癌的新辅助治疗包括新辅助化疗、新辅助靶向治疗及新辅助内分泌治疗。在当前临床实践过程中，乳腺癌新辅助治疗的目的应该从实际的临床需求出发，以治疗的目的为导向，主要包括将不可手术乳腺癌降期为可手术乳腺癌，将不可保乳的乳腺癌降期为可保乳的乳腺癌，以及获得体内药敏反应的相关信息，从而指导后续治疗以期改善患者预后，而并非所有需要行辅助化疗的乳腺癌患者都适合推荐行新辅助化疗。

新辅助治疗适用人群：专家组认为对于新辅助治疗的适用人群，根据新辅助治疗的目的可分为必选人群和优选人群。其中必选对象是以临床降期为目的，降期后手术的患者（如局部晚期不可手术、主观上强烈要求的降期保乳和降期保腋窝）；优选对象是能获得体内药敏信息，从而指导后续治疗的患者（如具有一定肿瘤负荷的HER2阳性/TNBC，新辅助治疗non-pCR后可予以辅助强化治疗）。基于目前循证医学的证据，相同方案和疗程的新辅助治疗的效果与辅助治疗的效果是一样的，且可以使部分不能保乳的患者获得保乳的机会，部分不可手术的患者获得手术的机会；新辅助治疗后未达pCR的患者有机会使用强化治疗方案进一步降低复发和死亡风险；但是一部分患者（小于5%）在新辅助治疗的过程中可能出现进展，甚至丧失接受手术治疗的机会。并非所有需要行辅助治疗的乳腺癌患者都适合推荐行新辅助治疗，也不适合将三阴性和HER2阳性型作为优选新辅助治疗的唯一依据，这两种分子分型当同时伴有较高肿瘤负荷时（如cT_2及以上或cN_1及以上）可考虑优选新辅助治疗。新辅助治疗有时亦可使不可保腋窝的乳腺癌有机会降期为可保腋窝，中国专家对此持审慎观点，认为实际操作过程中存在SLN评估假阴性率高、长期安全性数据不足等风险，并不常规推荐将已证实转移的区域淋巴结进行降期保腋窝作为新辅助治疗的目的。

对不可手术的隐匿性乳腺癌行新辅助治疗是可行的（其中隐匿性乳腺癌定义为腋窝淋巴结转移为首发症状，而乳房内未能找到原发灶的乳腺癌）。对于需要延迟手术的患者（如制订手术计划需要等待基因检测结果，以便有时间考虑重建方案）或不可避免地需要延迟手术的患者，可以先行新辅助治疗。

2　乳腺癌新辅助治疗的禁忌证

（1）未经组织病理学确诊的乳腺癌。推荐进行组织病理学诊断，并检测ER、

PR、HER2表达及Ki-67增殖指数等免疫组织化学指标，不推荐将细胞学检查作为病理学诊断标准。

（2）妊娠早期女性为绝对禁忌。而妊娠中后期女性患者应慎重选择新辅助治疗，为相对禁忌，这方面国外有成功应用的个案报道。

（3）心血管、肝肾功能显著损害者。

（4）原位癌成分太多造成无法确认浸润性癌的大小或无法临床评估疗效者需谨慎使用。

（5）肿瘤的范围难以界定者。

（6）患者拒绝术前新辅助治疗。

（7）有严重感染、高热、水电解质及酸碱平衡紊乱的患者。

（8）骨髓储备不足，治疗前中性粒细胞≤1.5×10^9/L，血小板≤75×10^9/L者。

3　乳腺癌新辅助治疗前谈话

（1）为什么要做新辅助治疗：① 新辅助治疗是局部晚期乳腺癌或炎性乳腺癌的规范疗法，可以使肿瘤降期以利于手术，或变不能手术为能手术。② 对于肿瘤较大且有保乳意愿的患者，新辅助治疗可以提高保乳率，需要严格掌握保乳适应证、遵照保乳手术规范综合治疗。③ 不可保腋窝的乳腺癌有机会降期为可保腋窝，中国专家对此持审慎观点，认为实际操作过程中存在SLN评估假阴性率高、长期安全性数据不足等风险，并不常规推荐将已证实转移的区域淋巴结进行降期保腋窝作为新辅助治疗的目的。④ 获得体内药物敏感性的相关信息，若新辅助治疗能达到pCR，则预示较好的远期效果（pCR和长期预后相关性较强的是三阴性和HER2阳性型乳腺癌）；如未能达到pCR，可以指导后续强化治疗方案以期改善患者预后。

（2）新辅助治疗存在一定的疾病进展（progressive disease，PD）概率，推荐患者除基线外，每个周期行临床查体评估，每2个疗程要进行1次影像学评估，以监测治疗反应。部分乳腺癌对新辅助治疗初始治疗方案不敏感：若2个周期化疗后肿瘤无变化或反而增大时，应根据实际情况考虑是否需要更换化疗方案或采用其他疗法。目前无充分证据表明血液和组织的生物学标志物可用于监测新辅助治疗的效果。

（3）接受有效的新辅助治疗之后，即便临床上肿瘤完全消失，也必须接受既定的后续治疗，包括手术治疗，并根据手术前后病理学检查结果决定进一步辅助治疗的方案。

4　乳腺癌新辅助治疗的实施

4.1　治疗前准备

（1）病灶基线体检。精确测量乳腺所有原发灶最长径和腋窝淋巴结的短径。

（2）基线影像学评估。超声和乳腺X线检查是不可或缺的，乳腺MRI准确率可达84%，对于需降期保乳的患者，应常规进行乳腺MRI检查。

（3）血常规、肝肾功能、心电图、胸部CT（平扫或增强）及肝脏超声检查。局部晚期乳腺癌或炎性乳腺癌患者建议加做全身骨扫描、胸部CT。脑评估或PET/CT尽管具有一定的提示意义，但由于影像学评价指标不统一和临床可及性欠佳，并非接受新辅助治疗患者的必须推荐检查的项目。基线心功能检查（如心超测LVEF）是推荐的。

（4）治疗前必须对乳腺原发灶行空芯针活检（或真空辅助活检），诊断为浸润性癌或原位癌（可能存在组织学低估）并同时伴有细针（或空芯针）穿刺证实的同侧腋窝淋巴结转移，明确组织学诊断及免疫组织化学检查（隐匿性乳腺癌除外）。

（5）肿大的区域淋巴结是否为乳腺癌转移，应通过细针（或空芯针）穿刺获得病理学证实。

（6）育龄妇女应确认妊娠试验阴性并嘱严格避孕。

（7）对患者原发灶的范围采用超声引导下放置金属标记物或表皮纹身的方式进行标识，为确定手术范围提供信息。

（8）可在新辅助治疗前对临床淋巴结阴性的患者进行腋窝SLNB，可以为后续的手术和全身治疗提供更多的参考。当前专家组推荐对于临床淋巴结阴性拟行新辅助治疗的患者，倾向在新辅助治疗后行SLNB手术，特别是三阴性及HER2阳性患者。

（9）告知抗肿瘤治疗的不良反应，签署抗肿瘤治疗知情同意书。

4.2 乳腺癌新辅助治疗的方案（附录Ⅵ）

应当基于患者乳腺癌分子分型、药物可及性及患者的个体情况进行新辅助治疗方案的设计。新辅助治疗方案包括：化疗联合或不联合靶向治疗（如HER2阳性联合抗HER2治疗、三阴性联合免疫治疗）、内分泌治疗联合或不联合靶向治疗（如激素受体阳性/HER2阳性可两者联合使用）、单纯抗HER2治疗（如激素受体阴性/HER2阳性）。

（1）对于激素受体阳性/HER2阴性的乳腺癌患者，有降期或保乳等需求的，如无需术后病理学检查结果和（或）肿瘤特异性基因检测结果就可以判断需要术后辅助化疗，优先推荐辅助化疗提前到新辅助阶段，具体方案的选择参考本章第一节2.5乳腺癌术后辅助化疗的方案。对此类必选人群，优先推荐蒽环序贯紫杉类的化疗（EC-T、EC-P），可考虑剂量密集型的化疗。新辅助内分泌治疗与新辅助化疗具有相似的临床缓解率，现有证据不支持新辅助内分泌治疗时常规联合CDK4/6抑制剂。特别需要指出的是，这类型乳腺癌达到pCR的概率很低。绝经后患者通常使用AI进行新辅助内分泌治疗；绝经前患者除非进入临床研究或有化疗禁忌（可选OFS+AI/氟维司群），不应常规推荐新辅助内分泌治疗。新辅助内分泌治疗的最佳持续时间尚不清楚，应该通过仔细评估患者的临床状态和随着时间推移的临床反应来确定个体化的给药时间，一般应至少持续6个月或至最佳疗效。

（2）对于拟行新辅助治疗的HER2阳性乳腺癌患者，应采用曲妥珠单抗联合帕妥珠单抗进行新辅助治疗，优选的化疗配伍为紫杉类药物联合卡铂（TCbHP、PCbHP），而蒽环类药物序贯紫杉类药物也是一种可选的方案（EC-THP），TH（P）、TCH等方案也可以考虑。化疗方案主要为传统的含蒽环类药物方案和去蒽环类仅紫杉类药物方案，蒽环类药物由于心脏毒性一般不与曲妥珠单抗同时使用，近年来去蒽环类药物的呼声不绝于耳，但也有相当一部分专家认为蒽环类药物仍不可摒弃，尤其是对于淋巴结阳性的高危患者。PHEDRA研究显示，化疗联合妥珠单抗联合吡咯替尼的疗效显著，提示TH+Pyro也是HER2阳性乳腺癌患者新辅助治疗的一种选择。特殊情况下，如不能耐受或不愿接受化疗的患者，激素受体阳性/HER2阳性可考虑内分泌治疗联合抗HER2治疗，激素受体阴性/HER2阳性可考虑单纯抗HER2治疗。

（3）对于拟行新辅助治疗的TNBC患者，推荐含蒽环类药物和紫杉类药物的常规方案（EC-T、EC-P）。铂类药物可作为TNBC患者新辅助治疗方案的一部分（TCb、PCb或EC-TCb、EC-PCb），以增加肿瘤退缩的概率和pCR的可能性，但决策加铂类药物应该权衡潜在的获益与伤害，因为未必能转化为DFS的远期获益。单纯*BRCA1/2*致病或疑似致病性突变，不足以成为选择含铂类药物治疗的理由。对于有心脏基础疾患的患者，可以考虑单纯紫杉类+铂类药物的新辅助治疗。基于Keynote522研究结果，推荐化疗联合帕博利珠单抗用于早期高危TNBC患者新辅助治疗以改善pCR及预后，目前国内适应证仅批准帕博利珠单抗用于肿瘤表达PD-L1综合阳性评分（combined positive score，CPS）≥20的患者；帕博利珠单抗联合的新辅助化疗方案建议PCb序贯AC/EC共8个周期；手术后无论是否达到pCR，建议继续帕博利珠单抗单药辅助治疗满1年。对于non-pCR患者是否联合卡培他滨或奥拉帕利（*gBRCA*突变患者）治疗，目前没有循证医学证据支持，术后辅助放疗与帕博利珠单抗推荐序贯使用。

4.3 乳腺癌新辅助治疗的注意事项

（1）新辅助治疗前的基线需记录患者当时的身高、体重及体表面积，并给出药物给药剂量强度。一般推荐首次给药剂量不得低于推荐标准剂量的85%，后续给药剂量应根据患者的具体情况和初始治疗后的不良反应，可以1次下调20%~25%，每个新辅助化疗方案仅允许剂量下调2次。

（2）在治疗有反应的患者中，推荐手术前用完所有的既定周期数。

（3）建议基于疗效进行治疗方案的调整。

4.4 乳腺癌新辅助治疗的疗效评估和方案调整

（1）建议在治疗第1个周期的最后1天，亦即计划第2个周期治疗之前，进行细致的临床体检，初步了解治疗后的反应，如果肿瘤明确增大，要考虑早期进展的可能。

（2）一般情况下，建议在治疗第2个周期末，即计划第3个周期之前全面评估疗效。新辅助治疗前后的检查手段应该一致，推荐采用乳腺MR进行疗效评估。评价结果按照实体瘤疗效评价标准（Response Evaluation Criteria in Solid Tumor，RECIST）1.1标准分为完全缓解（complete response，CR）、部分缓解（partial response）、疾病稳定（stable disease，SD）和PD。

（3）可根据新辅助治疗中疗效评估结果决定后续新辅助治疗方案执行既定计划还是进行方案调整。新辅助治疗期间应重视早期疗效的评估和判断（2~4个疗程），当判断为较显著增大的SD或PD时，建议分为两种情况，一种为不可手术的，建议立即经验性更换新辅助治疗方案并密切评估；一种为可手术的，可以考虑尽早手术（特别是Luminal型，或采用了标准方案4个疗程后疗效不佳的三阴性和HER2阳性患者，专家组建议尽早完成根治性手术）。部分专家也认同可以经验性更换新辅助治疗方案并密切评估，后者仍然具有体内药敏测试的价值。

（4）对CR或部分缓解或未显著增大的SD的患者，目前推荐完成既定的新辅助治疗疗程，即便肿瘤退缩明显，也应完成原计划疗程（除非不能耐受），避免因治疗有效而临时中断新辅助治疗、立即手术的情况。推荐新辅助化疗±靶向治疗总疗程数为6~8个周期，完成的患者可不再进行术后辅助化疗，部分未达pCR的患者可考虑强化治疗。

（5）根据新辅助治疗之后的术后病理学评估结果决定随后的辅助治疗方案，对未达到pCR的患者，尤其是三阴性及HER2阳性患者，可采用辅助强化治疗。

5 乳腺癌经新辅助治疗降期后的局部和全身处理

5.1 局部处理

（1）乳房手术：手术可根据个体情况选择保留乳房或全乳切除。

（2）腋窝淋巴结手术：新辅助治疗前的SLN为阴性，新辅助治疗后可豁免腋窝淋巴结评估。新辅助治疗前，腋窝淋巴结穿刺活检证实为转移或SLN有转移的，大多数中国专家建议即使降期仍需谨慎行SLNB以替代腋窝清扫。新辅助治疗后腋窝SLNB若有宏转移或微转移，以及新辅助治疗前T_4或$N_{2/3}$的患者一般都推荐行腋窝淋巴结清扫，详见《乳腺癌前哨淋巴结活检临床指南》。

（3）术后辅助放疗：推荐根据化疗前的肿瘤临床分期来决定是否需要辅助放疗及放疗范围。放疗范围包括全胸壁和锁骨上下范围，临床上内乳淋巴结有累及或临床上高度怀疑内乳淋巴结可能会累及的病例需添加内乳区放疗。

5.2 全身处理

（1）新辅助治疗之后的术后病理学检查评估结果决定随后的辅助治疗方案，对未达到pCR的患者（已完成足疗程的新辅助治疗），尤其是TNBC患者，可考虑术后追加6~8个疗程卡培他滨治疗（对于新辅助治疗后non-pCR的三阴性*gBRCA*突变患者，卡培他滨和奥拉帕利辅助强化治疗何者更优，目前证据不足）；对新辅助化疗联合PD-1单抗免疫治疗的TNBC患者，无论是否达到pCR，建议完成PD-1单抗1年的治疗。HER2阳性患者，优先考虑采用T-DM1（每3周1次，共14次）强化辅助治疗的方式，T-DM1不可及时也可继续完成1年的抗HER2治疗（曲妥珠单抗±帕妥珠单抗），或根据ExteNET亚组结果，选择曲妥珠单抗联合酪氨酸激酶抑制剂如奈拉替尼。部分专家认为可依据之前新辅助治疗的反应性（如术后MP分级等）及患者情况（治疗费用和不良反应）协助判断选用何种方式更佳，但目前前者的循证医学证据仍不够充分，在退缩较好（如退缩>90%以上，MP=4时）也可采用继续完成曲妥珠单抗联合帕妥珠单抗共1年的方式。对于HER2阳性的患者，ExteNET试验显示，特定人群奈拉替尼延长治疗1年可进一步降低复发风险。对于激素受体阳性的患者，需要给予内分泌治疗，内分泌治疗是否需要强化，以及强化的方式可主要依据患者新辅助治疗前的状态进行评估，并参考第十章第一节3乳腺癌术后辅助内分泌治疗临床指南进行。

第三节　晚期乳腺癌解救性全身治疗

晚期乳腺癌包括无法行根治性手术的局部晚期乳腺癌和转移性乳腺癌，属于可治疗但通常不可治愈的疾病。其治疗的主要目的是延缓PD、提高生活质量和延长生存期。应尽可能在决定治疗方案前对复发或转移部位进行活检，尤其是孤立性病灶，以明确诊断和重新评估肿瘤的ER、PR和HER2状态。鉴于HER2在乳腺癌病程中呈动态变化，对于HER2零表达状态患者，建议再次活检以重新评估HER2表达水平。晚期乳腺癌以全身治疗为主，具体治疗方案应根据不同分型、相关生物标志物、前期使用药物、循证医学证据和药物可获得性等制订治疗方案。局部治疗，如手术和放疗在初治为Ⅳ期乳腺癌中的价值还不明确。只有当全身药物治疗取得较好的疗效时，才可考虑姑息性的局部治疗，以巩固全身治疗的效果。局部及区域复发而没有远处转移的患者，对于经过全面评估后认为适合根治性局部治疗的局部区域复发的乳腺癌患者，应当给予根治性治疗。例如，保乳术后复发的患者可行全乳切除，胸壁或区域淋巴结复发的可行受累部位及淋巴结切除，之前未经放疗的可加用局部放疗，再次辅助化疗（主要为激素受体阴性患者）、靶向治疗或内分泌治疗也具有一定的价值。晚期乳腺癌常用的化疗、靶向治疗、抗体药物偶联物（antibody-drug conjugates，ADC）治疗和免疫治疗等方案见附录Ⅶ。

1 激素受体阳性/HER2阴性晚期乳腺癌治疗

1.1 激素受体阳性/HER2阴性晚期乳腺癌的治疗原则

（1）激素受体阳性指ER和（或）PR阳性且≥10%的肿瘤细胞核着色。激素受体阳性/HER2阴性晚期乳腺癌，即使存在内脏转移，伴或不伴有内脏危象，内分泌治疗联合CDK4/6抑制剂或内分泌治疗为基础的治疗仍然是优选的治疗方案。对于激素受体1%~10%核着色者，如临床病程进展缓慢，也可以试用内分泌为基础的治疗。

（2）内分泌治疗联合靶向治疗，尤其是内分泌治疗联合CDK4/6抑制剂，其PFS、ORR和OS优于单药内分泌治疗，且不劣于甚至优于化疗，耐受性更好。内分泌治疗获益的患者，应尽可能持续治疗至PD，但需要注意评估疗效和耐受性。内分泌治疗为基础的治疗有多种选择，可以依次进行，尽量延长患者至化疗的时间。

（3）绝经前患者内分泌治疗，建议在卵巢功能抑制（主要使用LHRHα或手术去势）的基础上，参照绝经后乳腺癌患者内分泌治疗策略。

（4）不常规推荐内分泌治疗和化疗联合使用。

1.2 晚期乳腺癌内分泌治疗相关药物（绝经定义参见附录Ⅷ）

（1）内分泌治疗药物：芳香化酶抑制剂包括非甾体类（阿那曲唑和来曲唑）、甾体类（依西美坦）、ER调变剂（TAM和托瑞米芬）、ER下调剂（氟维司群）、孕酮类药物（甲地孕酮和甲羟孕酮）、雄激素（氟甲睾酮）及大剂量雌激素（乙炔基雌二醇）。

（2）CDK4/6抑制剂：哌柏西利（palbociclib）、阿贝西利（abemaciclib）、瑞波西利（ribociclib）和达尔西利（dalpiciclib）等。国内目前均可获得，注意不同的CDK4/6抑制剂的用法和不良反应谱有所不同。

（3）磷脂酰肌醇3-激酶（phosphoinositide3-kinase，PI3K）/蛋白激酶B（protein kinase，AKT）/哺乳动物雷帕霉素靶蛋白（mammalian target of rapamycin，mTOR）信号转导通路（简称PAM通路）抑制剂：是细胞内重要的信号转导通路，在调节乳腺癌细胞的增殖、分化及转移过程中发挥重要作用，且与晚期乳腺癌内分泌治疗耐药密切相关。伴PIK3CA突变的内分泌耐药激素受体阳性/HER2阴性患者，PI3Kα抑制剂阿培利司（alpelisib）联合氟维司群其PFS优于氟维司群单药。AKT抑制剂卡帕塞替尼（capivasertib）联合氟维司群PFS优于氟维司群单药治疗。mTOR抑制剂依维莫司（everolimus）联合依西美坦治疗非甾体AI失败患者PFS优于依西美坦单药。

（4）新型ADC药物：HER2 ADC药物，如德曲妥珠单抗（DS-8201，T-DXd），对于HER2低表达晚期乳腺癌PFS和OS优于医师选择的传统化疗单药。Trop-2 ADC药物，如戈沙妥珠单抗（sacituzumab govitecan，SG），治疗CDK4/6抑制剂治疗失败的激素受体阳性/HER2阴性晚期乳腺癌PFS和OS优于医师选择的传统化疗单药。

（5）其他：国内首款批准上市的HDAC抑制剂西达本胺联合依西美坦在绝经后激素受体阳性/HER2阴性晚期乳腺癌患者中显示出良好的疗效和安全性。口服选择性雌激素受体降解剂（selective estrogen receptor modulator，SERD）艾拉司群（elacestrant）可治疗ESR1突变激素受体阳性/HER2阴性晚期乳腺癌。PARP抑制剂奥拉帕利等对胚系*BRCA1*或*BRCA2*突变的激素受体阳性/HER2阴性晚期乳腺癌为可选方案。

1.3 激素受体阳性/HER2阴性晚期乳腺癌一线治疗的选择

（1）内分泌治疗联合CDK4/6抑制剂是激素受体阳性/HER2阴性晚期乳腺癌患者一线优选的治疗策略。多项研究已证实联合CDK4/6抑制剂可显著改善患者的PFS和ORR，部分研究中也可改善OS。CDK4/6抑制剂包括哌柏西利、阿贝西利、瑞波西利和达尔西利，目前缺乏上述不同CDK4/6抑制剂头对头比较的数据。联合内分泌治疗是指AI或氟维司群联用，对于初治Ⅳ期（内分泌治疗不明）和距停辅助内分泌治疗1年以上复发转移（内分泌敏感）的患者联合AI（建议尽可能避免辅助治疗时用同一种AI）；对于辅助AI或三苯氧胺治疗期间及停止辅助内分泌治疗1年内复发转移（继发性内分泌治疗耐药）的患者联合氟维司群。绝经前患者经药物或手术去势后参照绝经后治疗方案。

（2）当CDK4/6抑制剂不可及时，单药内分泌治疗为可选方案；绝经后（自然绝经或手术去势）患者可使用氟维司群、AI、ER调变剂（TAM或托瑞米芬）；绝经前患者可使用OFS联合氟维司群、OFS联合AI、OFS联合ER调变剂、单纯ER调变剂。

1.4 激素受体阳性HER2阴性晚期乳腺癌二线及以上治疗选择

（1）尚未使用过CDK4/6抑制剂的患者，内分泌治疗联合CDK4/6抑制剂仍然是二线治疗的优选方案。多项研究已证实，氟维司群联合CDK4/6抑制剂在一线单独内分泌经治的激素受体阳性HER2阴性晚期乳腺癌可显著改善二线患者的PFS和或OS。

（2）对于经过CDK4/6抑制剂治疗进展的激素受体阳性/HER2阴性晚期乳腺癌患者，有诸多可选的治疗方法，包括PAM通路抑制剂联合内分泌治疗、CDK4/6抑制剂的跨线使用、HDAC抑制剂、德曲妥珠单抗（HER2低表达）、Trop-2 ADC、口服SERD、单药内分泌治疗和化疗等，但最佳的治疗顺序目前不明确，除了不同治疗选择间没有直接对比数据外，主要原因是上述诸多可选治疗PFS时间大多仅4~6个月，而德曲妥珠单抗可取得目前数值上较长的PFS疗效。

（3）AKT抑制剂卡帕塞替尼（capivasertib）联合氟维司群用于AI治疗失败的激素受体阳性/HER2阴性晚期乳腺癌。capivasertib联合组的AKT通路突变（40%）患者中位PFS为7.3个月，氟维司群组为3.1个月（风险比为0.50）。

（4）mTOR抑制剂依维莫司、HDAC抑制剂西达本胺可考虑在二线治疗中联合内分泌治疗使用。PI3Kα抑制剂alpelisib在PI3Kα突变（经肿瘤组织或外周血ctDNA检测）的患者中联合内分泌治疗的效果有一定证据，已在美国和欧盟取得适应证，国内尚未获批。

（5）CDK4/6抑制剂的跨线使用，数个Ⅱ期研究评估再次跨线使用CDK4/6抑制剂联合内分泌治疗对比内分泌单药治疗的效果，虽有一定获益，但证据有限。

（6）口服SERD，2023年1月美国食品药品管理局（Food and Drug Administration，FDA）批准首个口服SERD艾拉司群（elacestrant）用于既往至少一种内分泌治疗失败的激素受体阳性/HER2阴性ESR1突变晚期乳腺癌的适应证。

（7）PARP抑制剂奥拉帕利等对于胚系*BRCA1*或*BRCA2*突变的晚期激素受体阳性/HER2阴性乳腺癌为可选方案（但国内没有批准其适应证）。

（8）单药内分泌治疗，对于前期内分泌治疗获益、病情进展慢、肿瘤负荷较小的患者，也可选择单药内分泌治疗，可以依次进行，尽量延长患者至化疗的时间。

1.5 内分泌治疗耐药激素受体阳性HER2阴性晚期乳腺癌的治疗选择

对既往内分泌治疗失败或判定不再适合内分泌治疗者，以及伴有内脏危象者，应推荐化疗或其他新型药物如抗体药物偶联物等进行治疗。

（1）化疗：一般情况下首选单药化疗方案，而当伴有内脏危象需要快速缓解症状时可以考虑联合化疗方案。化疗方案的具体选择可以参考本节2.4三阴性或HER2阴性晚期乳腺癌化疗。

（2）新型抗体药物偶联物：对于伴有HER2低表达（免疫组织化学检测结果为1+或者2+且ISH阴性）的患者，既往内分泌治疗耐药且接受一线化疗后或伴有内脏危象患者，可以选用德曲妥珠单抗（T-DXd，DS-8201）进行治疗，已被证实优于单药化疗。对于既往内分泌治疗耐药且接受二至四线化疗后的多线经治患者，以Trop-2为靶点、与DNA拓扑异构酶Ⅰ抑制剂偶联的戈沙妥珠单抗（SG）也是一种新的治疗选择。

2 三阴性晚期乳腺癌治疗

2.1 三阴性晚期乳腺癌化疗为基础治疗前谈话

（1）化疗为基础治疗的目的是改善生活质量，延长PFS及OS。

（2）化疗为基础治疗不良反应的患者宣教。

2.2 三阴性晚期乳腺癌治疗前准备

（1）首次治疗前前应进行血常规、肝肾功能及心电图检查。以后每次化疗前均应进行血常规检查，肝肾功能异常者需持续监测。使用蒽环类药物者还需进行心电图和LVEF检查，是否存在肺间质性疾病，异常者需持续监测。使用德曲妥珠单抗者应注意预防性止吐处理以及非感染性肺炎的筛查和及时干预，详细内容可参考乳腺癌毒性管理章节。

（2）育龄妇女应确认妊娠试验阴性并嘱避孕。

（3）签署抗肿瘤治疗知情同意书。

2.3 三阴性晚期乳腺癌标志物阳性治疗选择

（1）PD-L1阳性/IM型TNBC一线治疗可选择化疗联合免疫治疗。此外，多个Ⅱ期临床试验中化疗联合免疫治疗的基础上加用抗血管生成制剂可进一步提高疗效，还有待Ⅲ期临床试验验证。至今PD-1/PD-L1抗体治疗尚未获得相应适应证，临床实践中应慎重选择患者。

（2）*BRCA1/2*胚系致病性或疑似致病性突变的患者，可以选择PARP抑制剂（奥拉帕利/talazoparib，其中奥拉帕利已在国内上市，但尚未获批相应适应证）治疗，或考虑参加相应临床试验。

（3）伴有HER2低表达（IHC 1+或者IHC 2+且ISH阴性）的TNBC患者，在接受过晚期一线化疗进展之后，可选择德曲妥珠单抗治疗。国内也已批准此适应证。

2.4 三阴性或HER2阴性晚期乳腺癌化疗（附录Ⅶ）

（1）推荐的首选化疗方案包括单药序贯化疗或联合化疗，其中序贯使用单药为优选，可保障治疗耐受性和生活质量。与单药化疗相比，联合化疗通常有更好的缓解率和PFS，然而联合化疗的毒性较大且未能证实总生存获益。需要使肿瘤迅速缩小或症状迅速缓解的患者可选择联合化疗。

（2）蒽环类（紫杉类）药物治疗失败的常用定义为使用蒽环类（紫杉类）药物解救化疗过程中PD，或辅助治疗结束后12个月内发生复发转移。对于既往蒽环类药物治疗失败的患者，通常首选以紫杉类药物（如紫杉醇、多西他赛及白蛋白结合型紫杉醇）为基础的单药或联合方案；对于既往蒽环类药物和紫杉类药物治疗均失败的患者，目前尚无标准化疗方案，可考虑其他单药或联合方案。

（3）常用单药包括：蒽环类药物，如多柔比星、表柔比星、吡柔比星及聚乙二醇化脂质体多柔比星；紫杉类药物，如紫杉醇、多西他赛及白蛋白结合型紫杉醇；抗代谢类药物，如卡培他滨和吉西他滨；非紫杉类微管蛋白抑制剂，如长春瑞滨、艾立布林、优替德隆（UTD1）；铂类药物，如顺铂和卡铂；DNA拓扑异构酶抑制剂依托泊苷等。

（4）联合化疗方案：联合化疗方案多种多样，主要基于既往循证医学的证据、联合药物之间的相互作用、联合药物的毒性谱及患者的个体状态来综合制订，不推荐联合3种或3种以上的化疗药物。对于TNBC，可选择GP方案（吉西他滨联合顺铂，尤其是携带*BRCA1/2*等同源重组修复基因缺陷的患者）、GC方案（吉西他滨联合卡铂）、AP方案（白蛋白结合型紫杉醇联合顺铂/卡铂）、PC方案（普通紫杉醇联合卡铂/顺铂）。

（5）化疗联合抗血管生成药物贝伐珠单抗可在疾病缓解及PFS方面得到获益，但OS未见延长，不推荐常规使用，但可在急需肿瘤或症状控制的患者中谨慎选择。

（6）联合化疗时，是采用持续方式还是4~8个疗程后停药或维持治疗需权衡疗效、药物不良反应和患者生活质量。联合化疗有效但不能耐受或无意愿继续联合化疗者可考虑维持治疗，可选择原先联合方案中的一个单药化疗维持（如口服卡培他滨、长春瑞滨），激素受体阳性者还可考虑内分泌治疗±靶向治疗维持。

（7）新型ADC药物，如针对Trop-2这一靶点，该靶点在TNBC中有90%左右的中高表达率。Trop-2 ADC药物戈沙妥珠单抗（SG），适用于既往接受过至少2种系统治疗（其中至少1种为针对转移性疾病的治疗）的不可切除局部晚期或转移性TNBC患者。生物标志物分析结果显示，其疗效不受Trop表达水平、HER2 0或低表达的影响均优于对照TPC，目前戈沙妥珠单抗的应用不需要检测Trop。中国注册临床研究中，戈沙妥珠单抗ORR达到38.8%，疗效与安全性与既往研究结果相似。

3 HER2阳性晚期乳腺癌治疗

3.1 晚期乳腺癌抗HER2治疗的人群选择

HER2阳性的复发或转移性乳腺癌。HER2的规范化检测和阳性的判定应参照ASCO/CAP指南或中国相关的指南。HER2阳性是指免疫组织化学法检测结果3+，或2+且ISH法检测结果阳性。原发灶和转移灶之间、多次转移灶之间如HER2检测结果不一致的，以最近1次的转移灶检测为准，同时考虑到HER2状态的时空异质性，不完全排斥在即使最近1次转移灶检测HER2转阴的情况下，继续谨慎选择抗HER2治疗并持续监测疗效。

3.2 抗HER2药物使用的注意事项

（1）曲妥珠单抗、帕妥珠单抗：治疗前LVEF<50%。应用前应进行心功能基线评估，对于心血管事件高危人群应尽量避免使用。

（2）蒽环类药物：应尽量避免同时使用蒽环类等也具有心血管毒性的药物。

（3）治疗过程中应定期进行心功能评估：若LVEF较基线下降≥15%或低于正常范围且下降≥10%，应暂停抗HER2治疗，于3~4周内复查LVEF，再次评估是否能继续抗HER2治疗。

（4）T-DM1：基线及用药期间应行血小板规范监测，若出现血小板减少应及时减量或停药。出现2级及以上血小板减少时应警惕发展为持续性血小板减少症的可能，若常规升血小板治疗效果不佳，应及时请专科医师会诊并处理。

（5）德曲妥珠单抗：每次用药前应使用两种或三种药物组合作为预防性止吐治疗。使用期间应进行间质性肺疾病监测，必要时考虑呼吸科医师会诊。

3.3 晚期乳腺癌抗HER2治疗前谈话

（1）充分告知HER2阳性乳腺癌患者及时进行抗HER2治疗的获益。抗HER2治疗的国内外常用药物包括：曲妥珠单抗及其生物类似物、帕妥珠单抗、伊尼妥单抗、

margetuximab、拉帕替尼、吡咯替尼、奈拉替尼、图卡替尼、T-DM1、德曲妥珠单抗等。

（2）单抗类药物曲妥珠单抗及其生物类似物、帕妥珠单抗、伊尼妥单抗等总体安全性良好，但有可能影响心脏射血功能和增加充血性心力衰竭的概率；使用TKI类药物（拉帕替尼、吡咯替尼、奈拉替尼、图卡替尼）有腹泻等消化道反应；使用T-DM1有发生血小板减少症的风险；使用德曲妥珠单抗有发生间质性肺病的风险。使用以上药物时需遵医嘱配合定期随访监测（如使用单抗类药物时每3个月复查1次LVEF）。

3.4 晚期乳腺癌抗HER2治疗前准备

（1）准确的HER2检测。必要时将蜡块或白片送往国内广泛认可的医院病理科进行复核。有条件时尽量行转移灶的再次活检，以明确转移灶的HER2状态。

（2）心功能检查（心脏超声或核素扫描，前者应用更普遍）。

（3）签署抗肿瘤治疗知情同意书。

3.5 HER2阳性晚期乳腺癌治疗原则

（1）国内外批准HER2阳性晚期乳腺癌适应证的抗HER2药物按作用机制分为三大类：大分子单克隆抗体（曲妥珠单抗、帕妥珠单抗、margetuximab和伊尼妥单抗）、小分子TKI（拉帕替尼、奈拉替尼、吡咯替尼和图卡替尼）和ADC药物（T-DM1和德曲妥珠单抗）。HER2阳性晚期乳腺癌首选以抗HER2为基础的治疗，根据患者既往（新）辅助治疗用药情况，选择治疗方案，使患者最大程度受益。持续的抗HER2治疗是HER2阳性晚期乳腺癌重要的治疗原则。

（2）曲妥珠单抗的生物类似药，可按照国内获批的说明书上适应证进行应用。

（3）对于激素受体阳性/HER2阳性的患者，不能耐受/拒绝化疗或化疗后维持治疗时，可以选用内分泌治疗+抗HER2治疗，但无明确证据显示能改善OS。

（4）曲妥珠单抗允许进行跨线治疗。

（5）对于乳腺癌脑转移的患者，TKI类药物和ADC药物可优先选择。

3.6 HER2阳性晚期乳腺癌治疗方案

（1）一线治疗：未使用过曲妥珠单抗或符合曲妥珠单抗再使用条件（曲妥珠单抗辅助治疗结束后超过1年以上复发转移）的患者，首选曲妥珠单抗+帕妥珠单抗+紫杉类化疗的一线治疗。评估病情无进展患者，化疗应持续至少6~8个周期，具体疗程取决于疗效和患者对化疗的耐受程度，曲妥珠单抗+帕妥珠单抗的最佳持续时间尚不明确，如果没有出现PD或不可耐受的毒性，建议持续使用至PD，激素受体阳性患者可以考虑化疗停止后曲妥珠单抗+帕妥珠单抗联合内分泌维持治疗。吡咯替尼+曲妥珠单抗+多西他赛也可作为该人群推荐治疗（国内批准其适应证）。曲妥珠单抗联合长春瑞滨、卡培他滨等其他化疗药物或伊尼妥单抗联合长春瑞滨等也可作为曲妥珠单抗非耐药患者可选方案（当帕妥珠单抗不可承受经济费用，吡咯替尼不可耐受毒性时）。

（2）二线治疗：曲妥珠单抗±帕妥珠单抗治疗失败者，推荐德曲妥珠单抗作为二线的优选治疗。对于德曲妥珠单抗不可及的患者，二线吡咯替尼联合卡培他滨或单药T-DM1作为备选方案。

（3）三线治疗：吡咯替尼联合卡培他滨或单药T-DM1治疗。

（4）后线治疗：DB-02临床研究结果显示，在T-DM1治疗失败晚期HER2阳性患者中，德曲妥珠单抗对比医师选择的治疗PFS显著延长。奈拉替尼联合卡培他滨较拉帕替尼联合卡培他滨单药可延长PFS。Margetuximab、图卡替尼在后线治疗的临床研究中有一定效果，但国内尚未上市，需谨慎选择。单纯两种靶向药物的联合（如拉帕替尼联合曲妥珠单抗）也有证据表明可改善OS。

（5）多线抗HER2治疗失败，无标准治疗或无法获得进一步治疗药物的，鼓励参加临床试验。

第四节　终末期乳腺癌姑息治疗临床指南

姑息治疗是一门临床学科，通过早期识别、积极评估、控制疼痛和治疗其他疾病相关症状，包括躯体、社会心理和心灵的困扰来预防和缓解身心痛苦，改善因疾病而威胁生命的患者及其家属的生活质量。

1　适应人群

（1）有未控制的肿瘤相关症状，如疼痛、呼吸困难、厌食和恶病质、恶心和呕吐等。

（2）有与肿瘤诊断和治疗相关的中、重度生理和心理问题。

（3）有严重的伴发疾病、精神和社会心理状况。

（4）预期生存时间不超过6个月。

（5）患者及家属有了解疾病发展过程和参与治疗决定的需求。

（6）患者及家属有姑息治疗的需求。

2　终末期乳腺癌患者姑息治疗前谈话

（1）与患者及家属沟通，使他们了解该疾病发展的自然病程和预后，抗肿瘤治疗的意义和可能带来的不良反应及并发症，理解后续治疗的性质和方法。

（2）了解患者及家属对姑息治疗的预期和要求，做出相应的治疗决定并制定具体措施。

（3）治疗过程中反复与患者及家属沟通，及时了解他们的治疗预期和要求的变化。

3 主要措施

（1）提供疼痛控制与其他痛苦症状的临床医疗服务，使患者尽可能减轻痛苦。

（2）维护和尊重生命，把死亡看作一个正常的过程。不提倡放弃治疗和安乐死，也反对过度治疗。既不刻意加速死亡，也不刻意延缓死亡。

（3）整合患者的精神、心理和心灵为一体，进行姑息性照护。

（4）提供支持系统，帮助患者尽可能以积极的态度生活直到死亡。同时帮助患者家属正确对待患者的疾病过程和他们的居丧。运用团队工作满足患者及其家属的整体需求，包括居丧服务与咨询。

（5）同样适用于疾病过程的早中期，主要目的仍然是减轻患者身心痛苦，提高生活质量。

4 肿瘤相关症状的控制

4.1 疼痛

肿瘤晚期疼痛的处理应遵循三阶梯治疗原则。所谓癌痛三阶梯治疗，就是在对疼痛的性质和原因做出正确的评估后，根据患者的疼痛程度适当选择相应的镇痛药。即对于轻度疼痛的患者主要选用非阿片类镇痛药±辅助药物；对于中度疼痛的患者主要选用低剂量强阿片类药物±非阿片类镇痛药±辅助药物；对于重度疼痛的患者选用强阿片类药物±非阿片类镇痛药±辅助药物。

（1）按阶梯用药：按阶梯用药是指镇痛药物的选用应根据患者疼痛程度由轻到重，按顺序选择同强度的镇痛药物重度疼痛可以直接从强阿片类药物开始，以使疼痛快速减轻，缓解症状。另外，对一些患者有神经疼痛或精神心理症状的可以适当加辅助药物以提高疗效。

（2）按时用药：按时用药是指镇痛药有规律地按规定间隔时间给予，在稳态情况下大多使用控释剂型。每一种镇痛药必须先对患者疼痛的控制进行滴定剂量，由小到大调整至最佳剂量，这对于血药浓度的控制、药物剂量的计算和疼痛持续性缓解有益。如果患者在使用镇痛药同时有突发性剧痛，可以在原来的用药剂量基础上适当追加剂量，并在以后用药时重新滴定患者的总剂量。

（3）口服或无创用药：提倡无创用药，以口服给药为主。口服给药方法简便，且不易产生药物依赖性。在不能口服或口服反应过大的情况下也可选用另外的给药方法。

（4）个体化用药：药物的使用需因人而异，具体分析。

（5）注意具体细节：对用镇痛药的患者要注意监护，密切观察其疼痛的缓解程度和药物的不良反应，并及时采取必要的措施，目的是使患者获得最佳疗效而不良反应最小。并且随着疼痛控制及症状缓解，有的患者还可以逐步减少用药剂量而达到最优化治疗。

（6）癌痛管理应达到“4A”目标，即优化镇痛（optimize Analgesia）、优化日常生活（optimize Activities of daily living）、使药物不良反应最小化（minimize Adverse effects）和避免不恰当给药（avoid Aberrant drug taking）。

（7）为了达到4A目标，近年来的指南将小剂量三阶梯药物（如每日剂量≤30mg的吗啡和每日剂量≤20mg的羟考酮）划分到第二阶梯，临床上可用小剂量三阶梯药物处理中度癌痛。

麻醉性镇痛药的不良反应及处理包括：

（1）总体而言，阿片类药物用于癌性疼痛是安全有效的，但需要使用高剂量麻醉性镇痛药的患者或长期使用麻醉性镇痛药的患者，会出现一些症状如便秘、嗜睡和尿潴留等；其他症状包括有毒代谢产物蓄积而产生中毒现象，症状包括难治性恶心、嗜睡和瘙痒；神经性中毒症状包括幻觉、谵妄、肌颤和感觉异常；严重时可致呼吸抑制。

（2）治疗和预防这些不良反应的方式包括给予足够的水分及改变麻醉性镇痛药的种类，还要停止使用其他会增加不良反应的药物，事先对于预期会发生的不良反应进行预防性处理，对于已经出现的症状予以相应的对症处理，并可使用解毒拮抗剂。

（3）谨慎对待脏器功能不全，尤其是肝肾功能不全的患者，麻醉性镇痛药的剂量要削减，避免可能发生的代谢产物蓄积造成对机体的伤害。

麻醉性镇痛药的耐药性和依赖性包括：

（1）麻醉性镇痛药的耐药性：一方面癌症患者因PD导致疼痛的加重而必须增加麻醉性镇痛药的剂量，另一方面可能因患者产生耐药性而需要增加先前镇痛药的剂量才能达到相同的镇痛效果，其机理可能与麻醉性镇痛药受体水平的改变或代谢产物有关。

（2）生理上的依赖性：对于长期使用麻醉性镇痛药的患者，生理上的依赖是常见的反应。若突然中断麻醉性镇痛药或突然减低剂量，或应用麻醉性镇痛药的拮抗剂，患者可能会产生戒断症状及体征，如焦躁不安、颤抖、发热、出汗、瞳孔放大、心跳加快、肌肉和腹部痉挛。此时需要减量或停用麻醉性镇痛药，必须以每天10%~20%的速度缓慢递减。

（3）心理上的依赖性（成瘾性）：这是一种用某种物质后产生的心理变态强迫症，结果造成使用者生理、心理和社会学方面的伤害，而且即使发生伤害，使用者仍会强迫性地持续使用药物。实际上，无酒精或药物依赖病史的癌症患者若合理地使用适当的麻醉性镇痛药很少出现心理上的成瘾性。

4.2 厌食和恶病质

终末期癌症患者常发生厌食和营养不良，又称为厌食-恶病质综合征，主要是肿瘤导致的机体代谢功能紊乱，包括细胞因子分泌异常，胰岛素、肾上腺皮质激素代谢紊乱，免疫功能抑制，脂肪和蛋白质分解增加等，也可能归因于肿瘤治疗的影响或心理因素。

临床表现包括体重明显减轻、肌肉萎缩、厌食、乏力、味觉异常、贫血、低蛋白血症、水肿、褥疮及精神萎靡等。

治疗原则主要考虑纠正代谢的异常，适当营养支持，加强心理支持和护理。在具体临床实践中要注意既不能给予过少的营养成分和能量而达不到营养支持的目的，也不能给予太多的支持，特别是对于老年和脏器功能障碍的患者。

根据实验室检查指标和出入量给予一定的营养物质和能量，建议以肠内营养为主，为纠正水电解质异常或肠内营养不足可适当进行静脉营养，此外固醇类皮质激素、孕激素（甲地孕酮、甲羟孕酮）及胃动力药物等可适当作为辅助治疗。

4.3 恶心和呕吐

（1）明确呕吐原因，如治疗相关性呕吐（如化疗、放疗等）、疾病相关性呕吐（如脑转移、胃肠道梗阻等）。

（2）针对原因进行治疗，如放疗和化疗前预防性给予止吐药物、脑转移者给予脱水、胃肠道梗阻者给予胃肠减压等处理。

（3）非特异性的恶心呕吐给予多巴胺受体拮抗剂或苯二氮卓类药物，尤其适用于焦虑所致的恶心和呕吐。

（4）顽固性恶心和呕吐可持续静脉给药或皮下给药，如可进行多巴胺受体拮抗剂的剂量滴定至最大获益和耐受水平。若恶心仍持续存在，可考虑加用5-羟色胺受体拮抗剂、抗胆碱能药物和（或）抗组胺药物、糖皮质激素、安定类药物甚至大麻类药物。针灸和镇静剂也可以考虑。

（5）注意剧烈呕吐有可能引起上消化道出血，另需注意电解质平衡。

4.4 疲乏

疲乏是肿瘤晚期一种很常见的严重症状，几乎所有的晚期患者都有疲乏现象，特别是病情进展至终末期。它能使患者心理和生理承受能力降低，失去正常的生活能力。患者可能在病程的早期就有疲乏现象，也可能因肿瘤相关治疗而加重疲乏症状。

临床表现为体力不足、倦怠不适、嗜睡及智能减退，这些严重影响患者的生活质量。疲乏也可能使患者的其他症状如疼痛、抑郁及睡眠障碍等更加严重。

疲乏多数由营养不良、恶病质、药物和放疗、疼痛、情绪和睡眠障碍、水电解质紊乱（如低血钾、低血钠及脱水等）、缺氧、代谢障碍（如肿瘤消耗、血糖变化及酸中毒）、血象过低（如贫血）、心肝肾功能衰竭、内分泌紊乱或感染等引起。

治疗一般先针对病因（如镇痛、抗感染及保护心肝肾功能），纠正不足（如水电解质、血糖、红细胞、白细胞、血小板及血氧），支持治疗中可考虑加用一些肾上腺皮质激素如地塞米松或孕激素如甲地孕酮、甲羟孕酮，也可佐以精神兴奋剂如哌甲酯。

4.5　昏迷

昏迷是脑功能严重障碍的一种临床表现，其生命体征尚存而持续性意识丧失，终末期患者尤其是生命时间无多的患者多见。根据对疼痛有无退缩反应、瞳孔反射与角膜反射是否存在等可将昏迷程度分成浅昏迷和深昏迷。

临床表现：① 浅昏迷时，患者意识大部分丧失，无自主活动，受强刺激时，可出现痛苦表情和肢体退缩反应，受到疼痛刺激时可出现防御反射，角膜反射、眼球运动和吞咽反射尚存在，常有病理性反射，可发生尿失禁或尿潴留。② 深昏迷时，患者意识完全消失，所有深浅反射均消失，四肢松弛性瘫痪，仅维持呼吸、循环功能。

肿瘤患者出现昏迷的常见原因为颅脑占位性病变、中枢神经系统受恶性肿瘤侵犯、高热、感染、代谢障碍、电解质紊乱及脑出血等。

癌症患者出现昏迷多数预示病情已晚，预后极差，治疗宜适度，常用治疗包括：

① 病因治疗：对颅脑占位性病变，中枢神经系统受恶性肿瘤侵犯行脱水、激素等治疗，高热、感染、代谢障碍、电解质紊乱及脑出血等应针对病因支持治疗，浅昏迷可用局部姑息性放疗。② 支持治疗：保证糖分和营养适度，维持静脉通路，纠正酸碱失衡，保持水和电解质的平衡。③ 加强护理：尽量使患者头部偏向一侧，注意保暖，留置导尿管，保持皮肤干燥清洁，注意防治褥疮。另外，保持呼吸道通畅，缺氧或呼吸困难可给予氧气，有感染时合理选用抗生素，必要时可酌情使用醒脑静等药物。但深昏迷时，患者已无多大痛苦，若家属同意或有要求，可不再进一步处理。

第十一章

乳腺癌患者康复管理共识

乳腺癌患者的康复管理包括生理功能的康复、心理社会功能的恢复。乳腺癌的康复治疗就是在乳腺癌正规治疗的同时或结束后，帮助患者恢复机体生理功能、调整心理状态，并且能够回归社会正常生活的所有干预手段。

乳腺癌患者康复治疗的评估建议乳腺癌治疗开始前进行基线评估；术后评估频率可根据术后复查频率进行：术后2年内，一般每3个月随访1次；术后3~5年，每6个月随访1次；术后5年以上，每年随访1次，直至终身。如有异常情况，应当及时就诊而不拘泥于固定时间。

第一节 生理康复状态的评估及管理

1 患侧肢体功能障碍

乳腺癌术后患侧肢体功能障碍和（或）淋巴水肿的发生率高达15%~54%，严重影响着乳腺癌患者康复期的生活质量，长期严重的淋巴水肿还可能导致淋巴管相关恶性肿瘤。术后功能锻炼是恢复患侧肢体功能的重要手段，推荐进行循序渐进的功能锻炼；而早期发现、早期诊断和早期治疗是防治淋巴水肿的关键，因为0~1期淋巴水肿尚可逆，而2~3期淋巴水肿治疗难度极大。

1.1 评估方法

接受腋窝手术的乳腺癌患者需要在术前基线评估上肢功能，并在术后随访期间，常规、定期评估上肢功能及淋巴水肿的情况。主要通过询问患者主观感受及肢体体检，对患者肢体进行多节段臂围测量判断，根据可及性选择辅助检查。

（1）病史采集与体格检查

① 询问双上肢运动范围和灵活性；患侧上肢是否感觉肿胀、沉重、疲劳或疼痛，如有记录其频率和严重程度，是否影响日常活动。

② 体格检查内容包括但不限于：双侧上肢周径、运动范围、肌肉状况、感觉状况、血流动力学功能。

患肢运动功能障碍的评估标准：接受保乳与全乳切除的患者，应当在切口愈合后1个月内恢复正常水平。

患肢淋巴水肿的评估标准：可参考国际淋巴学会2020版专家共识的淋巴水肿分期；临床上为快速识别判断，往往使用上肢周径测量快速判断水肿严重程度：患侧上肢周径比对侧上肢周径长<3cm为轻度水肿，3~5cm为中度水肿，>5cm为重度水肿。国际淋巴学会（ILS）淋巴水肿分期（2020版）见表18-11-1。

表18-11-1　国际淋巴学会（ILS）淋巴水肿分期（2020版）

分期	表现
0期	这是指一种潜在或亚临床状态，尽管淋巴运输受损，组织液/成分发生细微变化，主观症状发生变化，但肿胀仍不明显
1期	表现为蛋白质含量相对较高的液体早期积聚，随着肢体抬高而消退。各种类型的增殖细胞也可能增加
2期	涉及实体结构的更多变化，仅肢体抬高很少能减少组织肿胀，凹陷明显。在2期后期，由于皮下脂肪过多和纤维化的发展，肢体可能不会凹陷
3期	包括淋巴静止性象皮病，在该病中可以不出现凹陷，并出现营养性皮肤变化，如棘皮病、皮肤特征和厚度的改变、脂肪和纤维化的进一步沉积以及疣状过度增生

（2）辅助检查

① 患肢运动功能障碍的辅助检查：可结合功能障碍类型，进行肩关节MRI、肌电图等检查。

② 患肢淋巴水肿的辅助检查：可根据辅助检查可及性，进行体成分测试、生物电阻抗测试、淋巴荧光造影、MRI及MRI淋巴造影等，协助判断淋巴水肿的存在与严重程度，指导治疗及随访。

1.2　管理方案

1.2.1　患肢功能障碍的管理方案

功能锻炼对于恢复患者肩关节功能和预防及减轻水肿至关重要，但必须严格遵守循序渐进的顺序，不可随意提前，以免影响伤口的愈合或引起腋网综合征。

（1）循序渐进的功能锻炼方法

①术后1~2天，练习握拳、伸指、屈腕。

②术后3~4天，前臂伸屈运动。

③术后5~7天，患侧的手摸对侧肩、同侧耳（可用健肢托患肢）。

④术后8~10，练习肩关节抬高、伸直、屈曲至90°。

⑤术后10天后，肩关节进行爬墙及器械锻炼。

功能锻炼的达标要求：切口愈合后1个月患侧上肢能伸直、抬高绕过头顶摸到对侧耳朵。一般应在1~2个月内使患侧肩关节功能达到术前或对侧同样的状态。达标后仍需继续进行功能锻炼。

（2）功能锻炼的特殊情况

①术后7天内（尤其腋下引流管拔除前）限制肩关节外展。

②皮下积液或超过术后1周引流管未拔除时应减少功能锻炼次数及肩关节活动幅度。

③植皮及行自体肌皮瓣乳房重建术后早期避免大幅度外展及上举。

④扩张器/假体植入术后避免术后早期大幅度外展及上举。

总之，专业人员在指导患者锻炼的同时应针对患者的情况进行个性化评估与干预，从患者的肩关节活动度、术后并发症、疼痛依从性等方面进行考量。

1.2.2　患肢淋巴水肿的管理方案

（1）患肢淋巴水肿的预防

定期评估肿瘤状态及治疗情况，减少对淋巴结、淋巴管的不必要创伤，及时了解并处理淋巴水肿风险因素。

①保护皮肤：保持患侧皮肤清洁；避免患侧肢体进行有创性的操作，如抽血、输液等；洗涤时戴宽松手套，避免长时间接触有刺激性的洗涤液；避免蚊虫叮咬。

②避免光热损伤：避免热敷及高温淋浴，避免长时间泡澡或处于桑拿等高温度环境；避免强光照射。

③避免患侧肢体近端受压：避免身着紧身衣、测量血压、患侧卧位；衣着、佩戴首饰或手表时一定要宽松。

④避免突然负重：术后2~4周内避免上肢负重，一般不超过500 g；4周后，需循序渐进地进行抗阻力训练，避免突然用力过猛或突然负重。

⑤坚持运动锻炼：在专业医师指导下循序渐进地进行功能锻炼、有氧运动及抗阻训练，均可不同程度增加肌肉力量及肌肉泵作用，对淋巴水肿的预防与治疗有积极作用。

⑥保证睡眠质量，注意睡姿：良好的睡眠能够帮助患者放松心情，兴奋迷走神经，激活淋巴系统，预防并改善淋巴水肿。平卧位患侧肢体尽量垫高，手臂呈一直线，手掌高度要超过心脏平面；健侧卧位，患肢放于体侧或枕头垫高超过心脏水平。

⑦淋巴水肿预防教育：建议进行患者教育以关注淋巴水肿风险并早期识别淋巴水肿，根据手术类型、是否放疗、生活方式等进行风险评定，不要忽视轻微的手指、手背、上肢的肿胀，对于高危患者进行早期干预。建议鼓励患者尽快恢复手臂功能；乘坐飞机、长途旅行或是处于高海拔地区时穿戴预防性弹力袖套；在医师指导下进行适当的体育锻炼，避免过度疲劳。

（2）患肢淋巴水肿的治疗

①外科治疗

手术治疗的目的是增加淋巴液流入静脉或缩小患肢的体积。前者的手术方式包括淋巴结静脉吻合、淋巴管静脉吻合、淋巴管移植、静脉移植、淋巴结移植、带淋巴管或淋巴结的皮瓣移植等显微淋巴手术。应该严格掌握适应证，早期凹陷性水肿为最佳手术期，或者在保守治疗无效时考虑。后者的手术方式包括脂肪抽吸和病变组织切除等，适合晚期纤维化明显、淋巴管广泛闭塞和脂肪沉积严重的病例，有助于缓解综合消肿治疗无法缓解的水肿。

外科治疗术后还需要维持一定时期的保守治疗保证治疗效果。

②保守治疗

保守治疗主要指综合消肿疗法，包括人工淋巴引流、压力绷带治疗、皮肤护理、功能锻炼等环节。可能有效的治疗还包括空气波压力治疗、远红外辐射热疗等，但需要更多大样本随机对照研究证实其有效性。

如患侧手臂出现红肿热痛等症状，亦或水肿突然加重等应考虑淋巴管炎可能，应及时检查血常规、C反应蛋白等，必要时结合抗生素治疗。

2　心血管疾病

心血管疾病是乳腺癌患者尤其是老年患者死亡的主要原因，有关心血管事件的风险评估至关重要。心血管事件相关死亡的风险随着确诊乳腺癌的时间延长而变化，在乳腺癌确诊后5年甚至更长时间内面临最大风险。

乳腺癌的治疗，例如细胞毒治疗、靶向治疗、内分泌治疗及免疫治疗等均可导致心血管问题，包括心肌病、高血压、高脂血症、心律失常、心肌梗死及脑血管意外。

2.1　评估方法

2.1.1　病史采集与体格检查

基于目前有限的临床研究证据，在乳腺癌治疗开始前应当使用HFA-ICOS风险评估工具评估患者肿瘤治疗相关心血管毒性风险，其他心血管风险评估模型如SCORE2等也可用来评估心血管风险。

（1）病史采集

①评估有无心力衰竭的体征和症状。

②评估日常生活活动（ADL）的活动能力及上限判定。

③了解药物、酒精使用情况。

④了解蒽环类药物的总累积剂量及其他全身治疗和（或）胸部放疗史。

⑤评估是否存在心力衰竭风险因素：如高血压、血脂异常、糖尿病、心肌病家

族史、年龄>65岁、蒽环类药物累积剂量高、基线左心室射血分数低于<55%、其他心血管合并症病史（即心房颤动、已知冠心病、结构性心脏病）、吸烟、肥胖、缺乏活动。

（2）体格检查。

2.1.2 辅助检查

（1）心电图：重点监测QT间期、心脏结构及电生理活动是否正常。

（2）心衰心梗指标：包括心肌肌钙蛋白I或T，利钠肽包括B型利钠肽或N末端B型利钠肽原。

（3）经胸超声心动图是首选的重要影像学评估手段，主要基于左心室射血分数（left ventricular ejection fraction，LVEF）和整体纵向应变（global longitudinal strain，GLS）指标的变化诊断。

（4）其他检查：心脏磁共振（cardiac magnetic resonance，CMR）、多门控核素显像可作为上述手段均无法准确评估时的备选检查方法。

（5）特殊情况下的辅助检查：针对心肌梗死患者，负荷超声心动图、灌注CMR、心肌核素显像可用来评估患者心肌情况，冠状动脉CT血管成像可用于评估患者冠状动脉血管情况。此外，心肺运动试验、基因检测也可作为心血管风险评估的手段。在肿瘤手术之前，肿瘤心脏病团队应对患者心血管及肿瘤相关风险进行更为严格的评估、管理与监测。

如接受过含蒽环类药物方案化疗、胸壁放疗和（或）曲妥珠单抗、帕妥珠单抗等抗HER2靶向药物治疗的患者需定期进行心脏超声及心肌酶谱检查。

如使用CDK4/6抑制剂如瑞博西利，则建议定期检测心电图，关注QTc延长。

如接受内分泌治疗（如TAM或第三代芳香化酶抑制剂等）的患者，应当评估血脂（胆固醇、甘油三酯、低密度脂蛋白等）情况以判断是否存在血脂异常。

如使用免疫检查点抑制剂，建议定期进行心电图、心肌酶谱、心脏超声等检查。

2.2 管理方案

心血管疾病的预防可以分为一级预防和二级预防，对于既往无心血管基础疾病和未出现过癌症治疗相关心血管毒性的患者采取一级预防。对于既往有心血管基础疾病或出现过癌症治疗相关心血管毒性的患者采取二级预防，对于具有高风险或极高风险癌症治疗相关心功能不全的患者，应最低限度地使用心血管毒性药物；使用血管紧张素转换酶抑制剂、血管紧张素受体抑制剂和β受体阻滞剂保护心功能；接受蒽环类药物治疗的患者，使用右雷佐生/脂质体蒽环类药物；使用他汀类药物。

心血管事件风险管理中血脂异常的管理方案如下：

（1）非药物干预：主要为生活方式干预，包括戒烟、保持理想体质量或减重、运动、调整饮食结构。详见本节3生活方式的评估与管理。

（2）药物干预：如果生活方式调节仍未能使血脂达标的患者，则需要启动调脂药物治疗。调脂药物主要包括HMG-CoA还原酶抑制剂（他汀类）、苯氧芳酸类（贝特类）、烟酸类、胆酸螯合剂（树脂类）、肠道胆固醇吸收抑制剂等。

（3）随访复查：高危患者初始监测周期为4~6周，给予降脂药物后4~6周复查血脂、肝功能、肌酸激酶，中危患者初始随访周期为4~8周；若无特殊情况，且血脂水平达标，则监测周期可延长为3~6个月复查1次，中危患者可6~12个月复查1次，连续达标者可每年复查1次。

如血脂水平未能达标，则需要调整降脂治疗方案，可增加降脂药物剂量或更换其他降脂药物，必要时可采用不同作用机制的降脂药物联用降脂方案进行治疗，在调整治疗方案后4~6周复查血脂、肝功能、肌酸激酶。根据患者血脂水平是否达标，后续监测周期同前所述。

3 生活方式的评估与管理

在乳腺癌康复期，健康的生活方式可以改善整体健康状况及生活质量。在确诊乳腺癌后、开始乳腺癌治疗前，需要评估患者的整体生活方式，并按照随访建议进行定期评估。

越来越多的循证医学证据表明，乳腺癌患者的生活方式影响预后。乳腺癌患者诊断以后的膳食营养状况、BMI变化、体力活动状况及吸烟饮酒等个人生活方式相关因素与乳腺癌患者的转移复发、无病生存和死亡率相关。乳腺癌患者长期生存，不仅需要长期的医疗和康复服务，而且需要对其日常生活进行指导，帮助乳腺癌患者形成并坚持健康的生活方式，从而提高治疗效果，改善预后，提高生活质量和生存率。

3.1 生活方式的评估

（1）体重

测量患者的身高和体重，每次随访都需测量体重。每次测量后计算患者的BMI，按照《中国成人超重和肥胖症预防控制指南》评价患者的BMI是否过低、正常、超重或肥胖。

（2）营养

询问患者每日食物摄入情况。推荐使用24h回顾法，连续记录3d饮食量。评价患者的食物摄入量、主要营养素是否符合推荐、膳食结构合理程度。如果患者没有特殊情况，按《中国居民膳食指南》推荐的摄入量进行评估。

（3）运动

询问患者每天的体力活动情况，是否有规律地进行快走、慢跑、跳舞、游泳等体育锻炼，如有则每天或每周一共进行多长时间。

（4）睡眠

评估睡眠时间、睡眠质量，是否存在入睡困难、睡眠保持困难、早醒、睡眠质量不佳、嗜睡、睡眠时打鼾或呼吸暂停。

如有，评估睡眠障碍的可能原因，是否存在生理性（肥胖、心肺功能障碍、内分泌功能障碍或贫血等）、神经性（中枢性及周围性神经病变）、精神性（焦虑、抑郁或恐惧等）、疼痛、疲劳、药物（咖啡因、酒精等）、环境（值守夜班）等因素，以及评估目前的应对方法。

（5）其他

询问患者是否吸烟（包括烟草、烟草制品及电子烟等），是否被动吸烟，是否饮酒；如有，询问频率和数量。

询问患者是否使用保健品或膳食补充剂；如有，具体什么产品及使用频率。

3.2 生活方式的管理

（1）BMI管理

乳腺癌患者在治疗结束后，应尽量使BMI恢复到正常范围，即BMI在18.5~23.9kg/m^{2}的范围内，或按照《中国成人超重和肥胖症预防控制指南》达到体重正常标准。

对于已经超重或肥胖的乳腺癌患者而言，推荐降低膳食的能量摄入和接受个体化的运动减肥指导。

对于积极抗癌治疗之后处于营养不良或体重过轻状态的患者，必须由专科医师和营养师进行评估，制订和实施营养改善计划；也推荐这些患者进行一定的体力活动，帮助改善身体机能和增加体重，但应避免剧烈运动。

（2）营养

按照“中国居民平衡膳食宝塔”选择食物，安排一日三餐的食物量。推荐富含水果、蔬菜、全谷类食物、禽肉和鱼的膳食结构，减少精制谷物、红肉和加工肉、甜点、高脂奶类制品和油炸薯类食物的摄入。

（3）运动

① 建议乳腺癌患者在诊断后应避免静坐生活方式，尽快恢复诊断以前的日常体力活动。

② 18~64岁的成年人，每周坚持至少150min的中等强度运动（大致为每周5次，每次30min），或者75min的高强度的有氧运动。

③ 力量性的训练（大肌群抗阻运动）每周至少2次。建议每次锻炼以10min为一个间隔，最好每天都锻炼。

④ 超过65周岁的老年人应尽量按照以上指南进行锻炼，如果患有使行动受限的慢性疾病，则根据医师指导适当调整运动时间与运动强度，但应避免长时间处于不

运动状态。

（4）睡眠

① 入睡障碍：推荐进行多元化认知行为治疗与策略，必要时二线选择药物治疗，配合睡眠健康教育；如失眠超过3个月，建议转诊睡眠专科医师。

治疗入睡障碍的其他常用药物包括镇静剂、抗抑郁药（如曲唑酮、米氮平）、抗组胺药、非典型抗抑郁药、精神病药物、其他苯二氮卓类受体激动剂和营养/草药补充剂（如褪黑素），但由于没有美国食品药品监督管理局批准的失眠治疗适应证，也没有足够的数据推荐常规使用。

② 其他睡眠障碍或嗜睡：

睡眠不足：建议记录睡眠日记，增加睡眠时间，配合睡眠健康教育。

打鼾或呼吸暂停：转诊至睡眠专科医生，可参与睡眠研究；如存在阻塞性睡眠呼吸暂停，建议进行减肥并增加运动。

嗜睡：建议排除器质性病变，必要时转诊至睡眠专科医师。

③ 睡眠健康教育：除上述干预外，对于所有存在睡眠障碍的患者，均需进行睡眠健康教育。

保持规律的就寝时间和起床时间。

避免在睡前3h内进行中等或者强度的体育活动。

白天多晒太阳，尤其是早晨，在睡前几个小时内和睡眠期间减少暴露在强光下（如电脑、手机屏幕或其他强光源）。

避免大量进食、饮酒或抽烟，并在睡前3h内限制液体摄入。

限制咖啡因的摄入，睡前4h内避免摄入咖啡因。

改善睡眠环境（黑暗、安静的房间；舒适的温度）。

避免在夜间醒来时看时钟。

如有必要，将白天睡眠限制在每天下午小睡一次（不超过30min）。

（5）其他方面

① 吸烟饮酒：建议乳腺癌患者不吸烟，避免被动吸烟，不饮酒，避免含有酒精的饮料。

② 对于保健食品和膳食补充剂，建议如下：

应尽量从饮食中获取必需的营养素，不推荐常规使用保健食品或膳食补充剂。

在临床（血浆维生素D浓度低、维生素B_{12}缺乏）或生化指标（骨密度低）提示营养素缺乏时，才需要考虑在营养师的指导下服用相应的营养素补充剂。

经营养师评估，当患者无法从食物中摄取足够的营养素，摄入持续下降到只有推荐量的2/3时，可以考虑服用营养素补充剂。

4 性生活健康

4.1 评估方法

乳腺癌治疗和由治疗而引发的不良反应，如乳房切除使自身形象改变、更年期症状提前出现等会在一定程度上影响性生活，因此，需要以问诊、量表等形式评估并随访其性生活健康。

表 18-11-2 女性性生活健康简要检查表

请回答以下关于你整体性功能的问题：	
你对自己的性功能满意吗?如不满意，请继续回答下列问题：	
你的性功能问题是：	
1	对性几乎没有兴趣；
2	生殖器感觉下降；
3	阴道润滑减少（干燥）；
4	无法达到性高潮；
5	性生活中的阴道疼痛；
6	其他问题：
哪一个问题对您困扰最大，请您圈出序号 1 2 3 4 5 6	
你想就诊时和你的医生谈谈吗? 是；否	

（2）男性乳腺癌患者的性功能需要使用SLIM量表进行评估

如筛查问题表表明存在问题，但患者不想与肿瘤科医师在就诊时讨论，可转诊至性健康专科医师处就诊咨询，并在下次随访时再次评估；如患者愿意咨询，则建议评估：

肿瘤学病史：诊断、分期分型、手术、全身治疗、局部放疗、内分泌治疗等；

既往史：是否曾经存在性功能障碍；是否存在高血压、糖尿病等；

用药情况：是否存在影响性功能的药物（如选择性5-羟色胺再摄取抑制剂、β受体阻滞剂等)、影响雌激素或雄激素的情况；

心理状态：是否存在焦虑、抑郁或恐惧等。

4.2 管理方案

乳腺癌患者健康及适度的性生活有利于身心康复。唯一需要提醒的是严格进行避孕，而避孕方法推荐物理屏障避孕法，避免使用激素类药物。

可通过认知行为干预和药物干预来改善性健康。

4.3 认知行为干预

医护人员应主动给予患者专业的医学知识指导，并将性知识教育纳入常规健康教育内容中。通常以夫妻干预或个体心理治疗等形式给予专业的性生活指导，纠正错误的传统观念及调节情绪。

要让患者认识到，无论将采用何种治疗手段，经爱抚获得愉悦的能力不会改变。

指导患者可通过性想象等思维活动，增加性满足感，改善性交时的不适感，提高性生活质量。

主动寻求伴侣的帮助，与伴侣进行关于性问题的交流，或向专业人员咨询。

可以和伴侣充分沟通，并通过触摸和爱抚来体验不同的感受。乳房的缺失可能导致性唤起的减弱，可以尝试鼓励伴侣爱抚身体的其他部位，如亲吻颈部、触摸大腿内侧和生殖器区域等。必要时可以和伴侣一起寻求专科医师的帮助。

环境的营造可以改善性生活的体验，建议适度的光照或柔和的音乐可能缓解性生活焦虑；包括腹式呼吸、瑜伽、盆底功能锻炼等运动与放松训练也可以改善性生活的焦虑感，增加性健康。

4.4 药物干预

低剂量阴道内雌激素是绝经期泌尿生殖系统综合征性功能障碍的首选激素治疗方法。

在充分告知潜在风险和未知远期影响后，可选择短期使用经皮睾酮治疗。

适当使用阴道扩张器、阴道保湿霜、阴道润滑剂或局部麻醉，能减轻阴道不适带来的性生活改变。

5 生育健康

乳腺癌的治疗，尤其是化疗、内分泌治疗期间以及治疗的不良反应会影响育龄期乳腺癌患者生育功能的康复。没有证据显示生育会影响乳腺癌患者的预后，但在选择是否生育以及何时生育时必须充分考虑患者疾病复发的风险和治疗对后代的影响，与患者也要有充分的沟通。

5.1 评估方法

确诊乳腺癌当下应当与患者讨论不孕不育风险及生育功能保留，需要根据患者的诊断分期、治疗情况、卵巢功能、患者意愿等综合因素进行评估。

以下情况可考虑生育：

（1）乳腺原位癌患者手术和放疗结束后。

（2）淋巴结阴性的乳腺浸润性癌患者手术后2年。

（3）淋巴结阳性的乳腺浸润性癌患者手术后5年。

（4）需要辅助内分泌治疗的患者，在受孕前3个月停止内分泌治疗（如戈舍瑞林、亮丙瑞林、TAM等），直至生育后哺乳结束，再继续内分泌治疗。

5.2 管理方案

在全身治疗前应当考虑生育功能保留的手段实施，目前较为广泛使用的手段包括：胚胎冻存、冻卵、低温保存卵巢组织。使用促性腺激素释放激素类似物用于化疗期间卵巢功能保护的疗效尚待大规模临床研究证实。乳腺癌患者生育管理流程见图18-11-1。

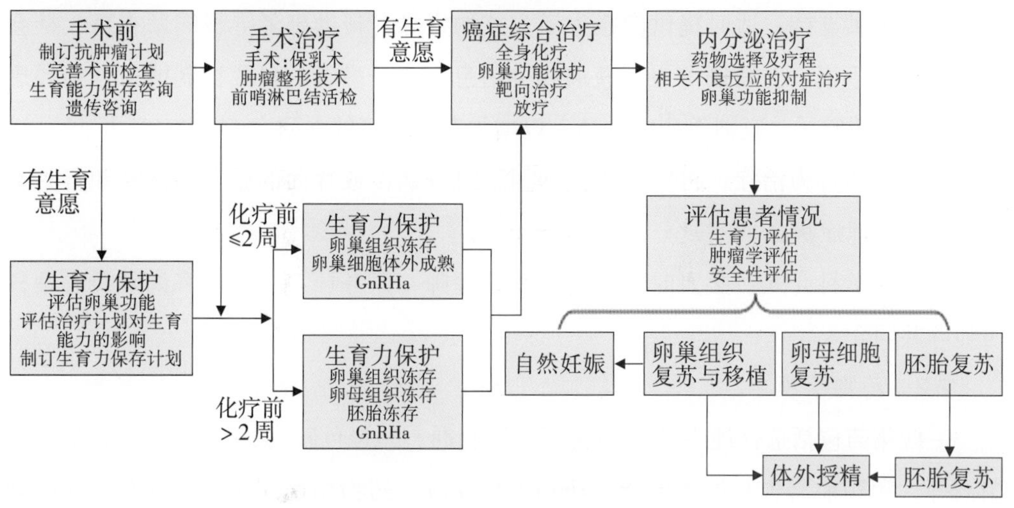

图18-11-1 乳腺癌患者生育管理流程

第二节 心理功能康复

乳腺癌患者面临着较高风险的心理健康问题，例如对复发的恐惧、痛苦、焦虑、抑郁或低自尊，并可能持续多年。诊断治疗、生理状态、家庭社会、环境因素等均可能会影响乳腺癌患者的心理健康，在筛查评估时需要综合考虑上述因素。需要特别关注患者确诊时、病情变化时、复查随访时、重大生活事件等时期的心理评估。

1 评估方法

通过问诊或量表等形式对患者的心理健康进行评估。常用的量表包括焦虑评估量表PHQ-9、抑郁评估量表GAD-7、Link病耻感系列量表等。

2 管理方案

轻度的心理异常可以通过认识行为治疗等非药物手段进行干预，如评估发现中重度心理异常患者，需要及时转诊心理科医师或心理治疗师应用包括物理治疗、心理治疗及药物治疗在内的跨学科综合治疗手段介入并密切随访。

2.1 非药物干预

（1）去除诱因：解决可能导致心理问题的所有因素，如疼痛、睡眠障碍、疲劳或药物应用等。

（2）患者教育：医护人员可参与患者的认知矫正，帮助患者认识到心理波动是正常情况，并进行适当的反思，摒弃错误的想法，减轻患者的恐惧；对于因形体改变而影响心理健康的患者可给予乳房重建、义乳佩戴或化妆美容等指导；向患者家属提供教育支持。

（3）提供支持：适时提供健康生活方式的指导；帮助患者寻找同辈支持、社会支持，通过手机、互联网等渠道获取相关信息；提升患者的自我控制能力，指导患者合理地运用暗示、宣泄等应对技巧，以增加对于困境的忍耐力。

（4）认知行为治疗：可通过寻找和纠正自身错误或片面的感觉、认知和行为来改善不良心理症状。

（5）多学科介入：必要时可邀请个案管理师、医务社工、心理咨询师及心理科医师等共同介入。

2.2 药物干预

一线用药包括选择性5-羟色胺再摄取抑制剂、5-羟色胺-去甲肾上腺素再摄取抑制剂等，用药前需告知患者可能的药物不良反应与药物相互作用。建议在专业心理医师的指导下进行用药，并在用药后2~4周随访情绪状态并在4~8周再次进行心理评估，如疗效欠佳可考虑调整药物并继续检测随访；如疗效稳定建议常规随访并在乳腺癌随访期间定期进行心理评估。

第三节 社会功能康复

1 评估方法

社会功能康复的评估主要通过问诊与量表评估，常用量表包括社会支持评定量表、领悟社会支持量表等。

2 管理方案

医护人员可以根据患者的需要，积极调动社会资源，给予患者帮助、鼓励和支持，最大限度地恢复患者的社会功能。建议所有的女性都应该得到治疗小组的情感支持和社会支持，也应该得到同辈支持小组的信息和支持。乳腺癌患者的社会支持网络应涵盖专业支持、家庭支持、同辈支持和其他支持。

（1）专业支持：以提供医学信息和心理支持为主，可以开设康复课程、专业讲座，设立康复热线、康复值班室、康复网站，出版康复相关的书籍等，同时利用各种新媒体平台、手机应用程序等。

（2）家庭支持：以鼓励家属参与患者的诊治和康复过程为主，可以开设家属信息咨询窗口，为家属提供交流平台等。

（3）同辈支持：以康复病友志愿者的参与为主，可以采用病房探视或新病友座谈会的形式，建议在医护人员的专业指导和监督下进行。

（4）其他支持：就业有助于减轻乳腺癌对于患者的经济影响，同时是增加人际互动、恢复正常生活和获得社会支持的重要来源。就业产生的心理社会优势可能包括目标感、情绪健康与身份的联系、生活质量的提高、与他人的联系以及注意力转移。

乳腺癌患者应获得就业信息，医务人员及社工应当帮助患者了解自己的工作能力、财务和个人/家庭需求，并与雇主讨论潜在的工作便利。

患者应当定期评估工作能力及就业担忧，并早期进行多团队干预以协助患者尽可能恢复就业，包括社会工作、初级保健、物理治疗、职业治疗、癌症康复以及职业咨询服务等。

第十二章 乳房重建与整形临床指南

第一节　乳房重建的目的

女性因各种原因，特别是接受乳房恶性肿瘤手术治疗和其他局部治疗后，可能造成乳房的缺失或乳房外形的毁损。乳房重建可以帮助乳腺癌患者重塑乳房外形、轮廓、解剖标志，恢复身体外形的完整性，并尽量实现两侧乳房外形基本对称。

第二节　乳房重建的指征

乳房重建适合于因各种原因准备或已经接受乳房切除的女性，或因为保乳手术导致乳房明显变形的患者。

第三节　乳房重建的类型

根据重建的时机，乳房重建可以分为即刻重建、延期重建及分期即刻乳房重建3类。乳房重建可以在全乳切除的同时，通过一次麻醉过程完成，称为即刻重建。即刻重建的优点主要有：可以保留乳房原有的重要解剖结构，如乳房下皱襞、乳房皮肤甚至乳头乳晕；节省手术费用，患者不会经历失去乳房的痛苦。乳房重建也可以在全乳切除术后的数月或数年后进行，称为延期重建。延期重建中受区的组织条件相对较差，患者经受了失去乳房的痛苦，对乳房重建有明确的需求和心理准备，通常不会影响乳腺癌的治疗；但是需要多次手术，才能达到理想的美容效果。如果乳房全切术前无法确定是否术后需要放疗，可先植入扩张器，根据术后病理学诊断和辅助治疗等情况，择期更换永久乳房假体或选择自体组织乳房重建。这种通过两个阶段完成的乳房重建，称为分期即刻乳房重建。乳房重建的时机选择取决于很多因素，包括医护团队的能力，以及患者的意愿、身体状况和肿瘤治疗方案。

根据重建的材料，乳房重建可以分为自体组织（皮瓣）重建、植入物重建及联合两种材料（如背阔肌联合植入物）的重建。

第四节 乳房重建的原则与注意事项

（1）乳腺癌的手术方案决策应该遵循一定的顺序。早期乳腺癌保乳治疗与全乳切除相比，能够获得同样的远期生存效果；同时，总体手术并发症低于全乳切除±乳房重建，患者生活质量、术后满意度和费效比也有优势。因此，有保乳指征的患者应首先建议保乳治疗，而非乳房重建。

（2）乳腺癌手术后的乳房重建应该由一支专业的多学科团队完成，在术前对患者进行充分评估，评估内容包括：① 肿瘤负荷；② 肿瘤的生物学类型；③ 综合治疗方案；④ 既往疾病史（包括精神心理疾病史）；⑤ 药物服用史和吸烟史；⑥ 肥胖（高BMI和ASA指数）；⑦ 糖尿病；⑧ 高血压；⑨ 既往手术并发症史（如深静脉血栓等）。这些因素决定了全乳切除方式、乳房重建的最佳时机和方法、手术与辅助治疗的顺序安排等。任何乳房重建手术不应该干扰乳腺癌的标准手术治疗及其他综合治疗；有长期吸烟史、肥胖的患者发生植入物和自体组织重建并发症的风险增加，因此建议将有长期吸烟史和BMI超重视为乳房重建手术的相对禁忌；炎性乳腺癌患者需要切除大量的乳房皮肤，其生物学行为不良，患者在接受新辅助系统治疗和全乳切除术后，需要尽快接受辅助放疗，应慎重选择即刻乳房重建。患者应充分了解各种保乳整形和乳房重建手术的过程、风险和获益，可能面临的后续修整手术以及延期重建的可能性。主诊医师应尽可能提供手术效果的图示或照片，给患者和家属充足的时间进行讨论和决策，签字前患者对于手术预期效果有清晰的认识。

（3）保留皮肤的全乳切除可以使接受即刻乳房重建后乳房的美容效果得到极大的改善。证据显示，与传统的全乳切除手术比较，保留皮肤的全乳切除不会增加局部和区域的肿瘤复发风险。保留乳头乳晕复合体的全乳切除手术日益受到关注，其有助于提高乳房重建术后的患者满意度。回顾性研究显示，乳头乳晕复合体受肿瘤累及的比例较低，随访中重建患者该区域的局部复发率较低，有丰富经验的多学科团队可以开展保留乳头乳晕复合体联合即刻乳房重建术，建议限定疾病分期早、肿瘤与乳头有一定距离、术中乳头乳晕下病理学评估无肿瘤累及者；乳头Paget氏病提示乳头乳晕有肿瘤累及应作为禁忌证。伴有乳头血性溢液的乳腺癌不常规推荐保留乳头乳晕全乳切除。

（4）保乳手术过程中，通常采用肿块广泛切除或更大范围的区段/象限切除术，足够安全的切缘距离意味着切除较大范围的正常乳腺组织，有可能导致乳房局部腺体缺失，术后或放疗后出现乳房变形、乳头乳晕复合体移位等乳房外观不满意的情况。在不影响肿瘤局部治疗效果的前提下，术前由肿瘤外科医师或整形外科医师对乳房的缺损进行评估，并做好相应准备，术中采用肿瘤整形手术技术，运用容积移位或容积置换技术，在缺损部位进行局部的充填；根据肿瘤部位、乳房大小和乳房下垂情况设计相应的切口。这一术式可以通过一次麻醉和手术过程完成，能在一定程度上改善乳房的形态与外观；与常规保乳手术相同，也需要在原术腔放置4~6枚惰性金属夹以备术后放疗时作为瘤床的标记。手术标本应该常规标记切缘，进行术后的病理学评估；应该在术前与患者充分沟通，一旦出现切缘阳性的情况，应补充进行区段切除，甚至可能行全乳切除，并考虑即刻乳房重建。根据患者的乳房形态、患侧肿瘤整形保乳手术方式、意愿，可同期或分期实施健侧乳房对称性手术。肿瘤整形技术也可以在已经完成保乳治疗而存在乳房局部凹陷、乳头移位、轮廓畸形的患者中，采用延期的方式进行重建。针对保乳术后乳房畸形的患者，也可以采用游离脂肪移植技术进行局部外形修复，大样本回顾性研究证实，脂肪移植并未增加局部复发和远处转移的风险。已经接受放疗的乳房如存在明显畸形，局部皮瓣修复可能导致切口愈合不良、重建失败的风险，应考虑使用远处组织（皮）瓣进行修复重建，最为常用的是部分背阔肌肌（皮）瓣。

（5）全乳切除术后乳房重建的方法包括植入物、自体组织及联合上述两种材料。植入物重建可考虑两步法，即先行放置组织扩张器，再择期更换为永久假体；也可在部分乳房皮肤缺损不多的患者中，一步法即刻置入永久假体。植入物通常应该放置于胸大肌后方或前方；文献报道将植入物经合成补片或脱细胞真皮包裹后直接放置于胸大肌前方，能够保留完整胸大肌，减少术后疼痛，防止产生运动畸形，具有较低的包膜挛缩率，目前尚缺乏大样本长期的安全性研究数据。植入物联合脱细胞真皮、合成补片（如TiLOOP BRA）可缩短组织扩张时间，有利于直接置入假体，改善重建乳房的外观，降低严重包囊挛缩的发生率，提高患者满意度。植入物首选硅胶假体，其手感、美观度要优于盐水囊假体；假体选择对于再造术后乳房形态具有决定性作用，应根据患侧的乳房体积形态选择合适的乳房假体，兼顾对侧乳房的对称度；近年来文献报道一种与乳房硅胶假体相关的罕见T细胞淋巴瘤，称为间变性大细胞淋巴瘤（anaplastic large cell lymphoma，ALCL），国内尚未见报道；如果患者在假体重建多年后出现突发的乳房疼痛、肿块、肿胀，应予以重视。自体组织重建可以选择多种带蒂或游离皮瓣，转移至胸壁进行乳房塑形；最为常用的自体组织皮瓣包括：扩大背阔肌肌皮瓣、带蒂横型腹直肌肌皮瓣（transverse rectus abdominis musculocutaneous flap，TRAM flap）、游离横型腹直肌肌皮瓣（free transverse rectus abdominis musculocutaneous flap，F-TRAM flap）、保留肌束的游离TRAM（muscle-sparing transverse rectus abdominis musculocutaneous flap，MS-TRAM flap）、腹壁下血管穿支皮瓣（deep inferior epigastric artery perforator flap，DIEP flap）、臀上动脉穿支皮瓣（superior gluteal artery perforator flap，SGAP flap）等。游离皮瓣乳房重建涉及显微外科技术，以及游离皮瓣的术后监测团队的建立。

（6）乳腺肿瘤整形和乳房重建手术方案的决策过程中，还需要考虑到对称性手术方式，包括对侧乳房的缩乳成型、乳房提升、隆乳，联合脂肪移植技术，目的是达到双侧乳房的对称效果，这些手术可以考虑与患侧乳房重建分期进行，在部分患者中也可同期进行；乳头乳晕重建也是乳房重建手术的重要组成部分，通常延期实施，以便获得更为理想的对称度。术者与患者的沟通非常重要，乳房重建是一个有序的治疗过程，可能需要多次修整方能达到形态、轮廓美观、对称的最终目标。

第五节　术后放疗与乳房重建的关系

明确需要接受术后辅助放疗的患者，建议其考虑进行延期重建或分期乳房重建。放疗可能对重建乳房的外形造成不利影响，并有可能导致重建失败。有经验的团队可在与患者充分沟通的基础上行即刻重建后再给予放疗，一般建议采用自体组织皮瓣，以期降低放疗对重建乳房的影响程度。当考虑进行组织扩张和植入物即刻重建时，建议先放置组织扩张器，在放疗开始前或结束后更换为永久性假体。假体置换手术在放疗前完成，能够降低切口相关的并发症和放疗期间的扩张器破裂风险。如果组织扩张器置换为永久假体在放疗结束后进行，建议在放疗后6个月左右，待放疗导致的皮肤反应缓解后为妥；采用这一策略，可能改善最终的重建乳房美观效果。近期有研究显示，胸肌前植入物乳房重建对放疗的耐受性更佳，但这一结论有待进一步的大样本研究证实。曾经接受放疗的患者如果采用植入物重建，常发生较严重的包囊挛缩、移位、重建乳房美观度差和植入物暴露，因此，放疗后的延期乳房重建，不宜使用组织扩张器和植入物的重建方法，而应该首选自体组织皮瓣。

第六节　乳房重建术后评价系统

评估乳腺癌患者乳房重建术后满意度，不仅可以反映患者的生活质量，还可以指导临床医师对重建手术的选择和实施。对于乳房重建手术的效果评价，推荐包含患者报告结局的测评工具。使用国外乳房重建术后满意度评估量表前，应使用经过授权、汉化和信效度检验的量表，应用于临床研究和临床实践。

目前应用比较广泛的患者报告结局工具主要有密歇根乳房重建结果研究满意度问卷（Michigan breast reconstruction outcomes study satisfaction questionnaire，MBROS-S）、密歇根乳房重建结果研究身体形象问卷（Michigan breast reconstruction outcomes study body image questionnaire，MBROS-BI）、乳腺癌治疗结局测评（breast cancer treatment outcome scale，BCTOS）和BREAST-Q问卷。建议术前对患者进行基线调查，术后3、12个月以及之后每年进行1次调查。

第十三章

乳腺原位癌治疗指南

第一节 乳腺原位癌的诊断

1 定义与分类

1.1 LCIS

经典型LCIS中的小叶内终末导管或腺泡呈实性膨大，其中充满均匀一致的肿瘤细胞。肿瘤细胞体积小而一致，黏附性差。细胞核呈圆形或卵圆形，染色质均匀，核仁不明显。细胞质淡染或淡嗜酸性，可含黏液空泡致细胞核偏位呈印戒细胞样，细胞质也可透亮。LCIS包括多形性型、旺炽型、透明型、肌样细胞型等多种亚型。其中较为重要的是多形性亚型。多形性LCIS中的肿瘤细胞黏附性差，细胞核显著增大，有明显的多形性，可有显著的核仁和核分裂象，有时可见粉刺样坏死或钙化，需与高级别DCIS相鉴别。非典型性小叶增生（atypical lobular hyperplasia，ALH）和LCIS在形态学上具有相似之处，但累及终末导管小叶单位（terminal ductal lobular unit，TDLU）的程度不同。当TDLU单位中≥50%的腺泡被诊断性细胞所充满并扩张时可诊断为LCIS，<50%时则诊断为ALH。根据AJCC（第8版），将LCIS当作乳腺良性病变，然而专家团认为仍需谨慎对待，推荐对非经典型LCIS患者积极处理。

1.2 DCIS

DCIS为非浸润性癌，多数发生于TDLU，也可发生于大导管，是局限于乳腺导管内的原位癌。典型的DCIS在乳腺X线摄影检查时多表现为不伴肿块的簇状微小钙化灶，恶性钙化还可表现为细小点样、线状、分支状钙化等。在实际工作中，多采用以核分级为基础，兼顾坏死、核分裂象及组织结构的分级模式，将DCIS分为3个级别，即低级别、中级别和高级别。高级别DCIS往往由较大的多形性细胞构成，核仁明显、核分裂象常见。管腔内常出现伴有大量坏死碎屑的粉刺样坏死，但腔内坏死不是诊断高级别DCIS的必要条件。低级别DCIS由小的单形性细胞组成，细胞核圆形，大小一致，染色质均匀，核仁不明显，核分裂象少见。肿瘤细胞排列成僵直搭桥状、微乳头状、筛状或实体状。中级别DCIS结构表现多样，细胞异型性介于高级别和低级别DCIS之间。

2 自然病程和预后

2.1 发展为浸润性癌的风险

LCIS发展为浸润性癌的风险相对较小，具有癌变间期长、双侧乳房和多个象限发病的特点。一些研究发现，在诊断为ALH和LCIS的妇女中，终生发生癌变的概率为5%~32%，平均癌变率为8%。LCIS癌变发生于双侧乳房的机会均等，而不仅仅局限于原发LCIS部位。多数观点认为，LCIS是癌变的危险因素，有些研究则认为LCIS是癌前病变。有研究显示，LCIS多数进展为浸润性小叶癌，但是也可进展为浸润性导管癌（invasive ductal carcinoma，IDC）。这是一个值得重视的癌前病变，对其治疗需要更有效而确切的方法。

DCIS被普遍认为是IDC的前驱病变，DCIS不经治疗最终可能会发展为IDC。对最初误诊为良性病变而导致未能获得治疗的DCIS研究显示，14%~53%的DCIS进展为IDC 。

2.2 发展为浸润性癌的危险因素

有关LCIS发展为浸润性癌的危险因素研究较少，可能与患者年龄、种族和手术方式有关。此外，一些研究表明，有乳腺癌家族史的LCIS患者，发生癌变的风险增加。

DCIS进展为浸润性癌的危险因素与患者年龄、肿瘤体积、切缘状况及组织病理学分级有关。

3 诊断

3.1 LCIS的诊断

LCIS可无任何临床症状，亦可没有乳房肿块、乳头溢液、乳头肿胀及皮肤改变等体征，有时仅有类似增生样改变。依据中国女性乳腺特点，应完善乳腺X线摄影、乳腺超声检查，必要时可行乳腺MRI检查；拟行保乳手术患者，术前必须行乳腺X线摄影检查。在乳腺X线摄影检查发现有钙化、肿块、结构紊乱后，其通过空芯针穿刺活检（包括空芯针穿刺及真空辅助穿刺活检）或开放活检均可被诊断。若穿刺活检提示为经典型LCIS患者，则可以进行常规的影像学随访而不行开放活检。若穿刺活检提示为多形性LCIS或穿刺活检结果与影像学检查结果不符，需行开放活检以除外DCIS及浸润癌。LCIS亦可在因其他乳房病变进行手术活检时被发现。典型的LCIS与低级别的DCIS很相似，可采用E-钙黏蛋白及P120免疫组织化学染色来鉴别。

3.2 DCIS的诊断

依据中国女性乳腺特点，应完善乳腺X线摄影、乳腺超声检查，必要时可行乳腺MRI检查。拟行保乳手术的患者，术前必须行乳腺X线摄影检查。至少有90%的DCIS是在乳腺X线摄影筛查中被发现的，多数表现为微小钙化灶，部分表现为微小钙化灶伴肿块影或致密影，约10%的患者有可触及的肿块，约6%的患者乳腺X线摄影检查表现为假阴性。DCIS的典型MRI表现为沿导管分布的导管样或段样成簇小环状强化，也可表现为局灶性、区域性或弥漫性强化，孤立性或多发性肿块。B超下DCIS多表现为边界不清的肿块，内部呈低回声，肿块内多具有弥漫、成堆或簇状分布的针尖样、颗粒状钙化，肿块内血流多较丰富。空芯针穿刺活检及开放活检都是获取DCIS组织学诊断的手段，但穿刺活检提示为DCIS的患者需行完整切除以排除浸润癌。在穿刺活检结果为DCIS的患者中，25%有IDC成分；在穿刺活检结果为LCIS的患者中，开放活检后有17%~27%病理学诊断升级为DCIS或浸润性癌，因此建议穿刺活检后行开放活检。DCIS的病理学诊断，推荐完整取材、规范取材。

第二节 LCIS初诊的治疗

1 手术治疗

空芯针穿刺活检发现ALH和LCIS后需行病灶切除活检是目前多数研究达成的共识，其主要目的是为了最大限度地降低DCIS和浸润性癌的共存风险。

多形性LCIS可能有与DCIS相似的生物学行为，临床医师可以考虑病灶完整切除及切缘阴性，但这可能导致全乳切除率高而无临床获益的结局。LCIS与IDC或DCIS并存并非保乳的禁忌证。

2 非手术治疗

LCIS患者病灶切除后，如果没有合并其他癌变，可以考虑随访观察。此外，不推荐进行放射治疗，也没有数据支持对多形性LCIS进行放射治疗。

3 预防性治疗

3.1 药物预防性治疗

TAM（20mg/d，口服5年）被认为是绝经前后妇女降低浸润性、ER阳性乳腺癌风险的选择。结合ER状态给予TAM，目前是预防ER阳性乳腺癌的有效选择。对于预判风险较低的患者，TAM（5mg/d，口服3年）也是可选的。

雷洛昔芬（60mg/d，口服5年）也被认为是降低浸润性、ER阳性乳腺癌风险的选择，同样结合ER检测，但仅适用于绝经后妇女。

依西美坦（25mg/d，口服5年）和阿那曲唑（1mg/d，口服5年）被认为是绝经后妇女降低浸润性、ER阳性乳腺癌风险的另一种选择。MAP.3试验中位随访3年的结果显示，依西美坦使绝经后ER阳性高危妇女浸润性乳腺癌发病风险降低65%。在IBIS-Ⅱ研究中位随访5年的数据中，阿那曲唑组乳腺癌发病风险比安慰剂组降低53%。本次推荐是基于以上两项临床试验的结果。

针对35岁以上、有发生乳腺癌高风险（包括既往手术证实为乳腺小叶不典型增生、导管不典型增生、LCIS及DCIS）的女性，都可以考虑以上4种药物的使用可能，讨论可基于危险因素如年龄、家族史、药物史和生育史等。

3.2 预防性双乳切除术

对于具有乳腺癌高危因素的女性来说，预防性双乳切除术可降低90%~95%的乳腺癌发病风险。LCIS作为乳腺癌的一项高危因素，可以结合患者的其他风险因素（如家族史、有关*BRCA*基因突变等）行预防性双乳切除。但此类手术目前必须经过伦理委员会批准。

第三节 DCIS初诊的治疗

1 局部治疗

1.1 手术

全乳切除术对98%的DCIS患者是一种治愈性处理方法。虽然无临床研究评价全乳切除在DCIS中的疗效，但专家委员会仍考虑其可有效降低局部复发率。

近年来的研究发现，保乳手术（不包括腋窝淋巴结清扫）+全乳放疗与乳房切除术有相似的生存率。有行保乳手术意愿的患者，如切缘阳性可再次扩大切除，乳房肿瘤切除术不能做到切缘阴性时应行全乳切除。在全乳切除或肿瘤再次扩大切除时发现有浸润性病变的患者，应按照浸润性癌的原则进行处理（包括淋巴结分期）。阴性切缘的定义目前仍存在争议。目前ASCO/CAP专家共识认为，切缘小于1mm是不够的，DCIS的安全切缘距离为2mm。回顾性研究表明，扩大切缘（大于10mm）不能进一步降低保乳手术结合术后放疗的局部复发率。根据国内实际情况，未采用“墨汁染色”评估切缘的单位，推荐首先保证阴性切缘，有条件者进一步做到2mm阴性切缘；对于部分基底或表面切缘不足2mm又无法进一步补充切缘时，小于2mm的阴性切缘也可以接受。

对于明显为单纯DCIS的患者，在明确诊断没有浸润性癌以及不存在肿瘤转移时，不应当直接进行全腋窝淋巴结清扫。然而，仍有一小部分明显为单纯DCIS的患者最后在进行手术时被发现为浸润性癌。因此，如果明显为单纯DCIS的患者准备接受全乳切除术或进行保乳手术，为避免手术部位（如肿瘤位于乳腺腋尾部）对将来前哨淋巴结活检可能带来的影响，可考虑在手术当时进行前哨淋巴结活检。鉴于国内部分医院尚不能做连续切片的实际情况，前哨淋巴结活检是必需的，对于准备接受全乳切除的患者这一点更为重要。

1.2 放疗

DCIS保乳手术后行全乳放疗可以降低约50%的同侧乳房内复发风险。对临床医师评估为复发风险“低”的患者，可仅行保乳手术而不接受放疗，譬如低级别DCIS，符合van Nuys预后指数（van Nuys prognostic index，VNPI）低危组的患者，可免除辅助放疗。但目前仅有回顾性研究支持这一观点，而且研究的长期随访结果显示，按危险度分组仅能筛选出部分复发时间点延迟的患者，而非低复发风险患者。即便是部分中危或低危的患者，放疗后的局部复发率也显著低于未放疗的患者。

2 系统性治疗

2.1 化疗

目前未见关于DCIS患者进行化疗的大规模临床试验报道，因此化疗未被证明对于DCIS患者的临床管理有明确作用。从逻辑上看，DCIS是局部问题，不存在远处转移风险，因此对其进行系统性治疗的理念并不准确。当前系统性治疗的应用，其主要价值在于利用系统性药物的局部控制效果。

2.2 内分泌治疗

主要利用内分泌治疗的局部控制和预防对侧原发的效果。以下情形考虑采用TAM治疗5年，以降低保乳手术后同侧乳腺癌复发风险。

（1）接受保乳手术（肿块切除术）加放疗的患者，尤其是ER阳性的DCIS患者；ER阴性的DCIS患者TAM治疗效果尚不确定。

（2）仅接受保乳手术的患者。对于接受全乳切除术的DCIS患者术后可通过口服TAM或雷洛昔芬来降低对侧乳腺癌风险，但需权衡化学预防的临床获益与不良反应。

绝经后的DCIS患者术后（包括保乳手术及全乳切除术）可考虑通过芳香化酶抑制剂预防并降低对侧乳腺癌风险。具体参照本章第二节3预防性治疗。

2.3 靶向治疗

对于HER2阳性的DCIS患者，目前尚不推荐辅助抗HER2靶向治疗。NSABP B-43 Ⅲ期临床试验预计入组2000例接受乳房肿块切除术和放疗的HER2阳性DCIS患者，随机进入放疗+曲妥珠单抗治疗组或单纯放疗组，随访结果显示抗HER2治疗未能显著降低HER2阳性DCIS的局部复发。

第四节 原位癌复发的风险和处理

全球范围多项前瞻性对照研究提示，保乳手术组的8~10年局部复发率为4%~20%，全乳切除术组为2%~9%，但保乳手术组+放疗后的局部复发率可降低至与全乳切除术相当或略高水平。许多因素决定局部复发的风险：肿块可触及、体积大、分级高、切缘距离肿瘤近或切缘阳性、年龄小于50岁或复发风险指数高。美国南加州大学提出根据VNPI判定复发风险，其中包括肿瘤大小、边缘、核分级和坏死以及患者年龄（评分：4~12分）。目前关于VNPI的研究尚没有前瞻性随机试验，现有试验的研究结果存在不一致性，故VNPI并未被众多学者所认可。临床上，对单纯的LCIS，应进行积极随访。而手术治疗后的DCIS患者，则应接受每6~12个月1次的病情随访和体格检查，持续5年后改为每年1次。每12个月应进行1次乳房X线摄影（保乳手术患者放疗后每6~12个月1次）及乳腺超声检查。

对于乳腺原位癌，复发病例中约一半是乳腺浸润性癌，一半仍为原位癌。对复发后仍为原位癌的患者，则仍按照原位癌治疗。而复发为浸润性癌的患者，则按照浸润性癌的原则进行处理（包括淋巴结分期），本节不再赘述。

第五节 乳腺DCIS治疗方式选择的参考

国外某些学者采用VNPI作为一个客观的指标以协助临床医师对DCIS治疗方式进行决策。VNPI对DCIS按肿瘤大小、患者年龄、手术切缘和肿瘤细胞核分级4个方面综合考虑，每一方面评分分为1分（最佳）至3分（最差），4个方面总分由最低的4分（最佳）至最高的12分（最差）。VNPI 10~12分者建议行全乳切除术，VNPI 4~6分者可行单纯局部切除术，而VNPI 7~9分者则建议行局部广泛切除联合全乳放疗。VNPI的具体评分方法详见附录Ⅸ。

注：目前对于VNPI的临床应用价值仍有争议，因此仅供临床医师参考。

第十四章

乳腺癌局部和区域淋巴结复发诊治指南

第一节 局部和区域复发的定义

局部复发是指早期乳腺癌患者乳房保留治疗后同侧乳腺内，或可手术乳腺癌患者乳房切除术后同侧胸壁再次出现肿瘤；区域复发是指患侧的淋巴引流区，包括腋窝、锁骨上/下及内乳淋巴结区域出现肿瘤。孤立性复发是指在发现局部-区域复发时，通过常规检查未发现合并其他部位的转移。

第二节 诊断

必须完整全面地检查以明确复发时有无合并远处转移。

细针抽吸细胞学检查虽然可以提供复发的依据，但仍需要获得复发灶的组织学诊断，并确定复发病变的生物学标志物（ER、PR和HER2）状态。

胸部CT等影像学检查，需要覆盖完整的胸壁和区域淋巴结。如果复发患者既往曾接受术后放疗，则诊断复发时的影像学检查需要明确复发病灶在放射野内还是放射野外，以及距离放射野边缘的距离。此外，还需要增加对有无放射性肺、心脏损伤的评估。如接受过术后放疗的患者出现臂丛神经症状或上肢水肿，且临床无明显淋巴结肿大，推荐行增强MRI或PET/CT扫描，有助于鉴别复发和放射性纤维化。^{18}F-FDG PET/CT可与CT同时进行，有助于评估患者复发的完整范围，尤其是当胸部CT表现可疑或不能确定性质时，有助于评估有无远处转移，并有助于鉴别治疗后改变与复发。

第三节 治疗原则

无论乳房保留手术±放疗后复发还是乳房切除术后复发，均需要多学科评估和治疗，以最大程度地优化治疗原则，目的在于一方面有效地控制局部疾病，另一方面尽可能地减少或延迟再次复发或远处转移的发生。

1 保乳术后同侧乳房内复发

（1）单灶复发或可手术的复发患者，补救性乳房切除是最主要的局部治疗手段，可以获得60%~70%的5年局部控制率和约85%的总生存率。如果首次手术时未行腋窝淋巴结清扫，乳房切除术的同时可行Ⅰ~Ⅱ组腋窝淋巴结清扫。若以往曾行腋窝淋巴结清扫，经临床或影像学检查发现淋巴结侵犯证据时可行腋窝手术探查或补充清扫。再次保乳手术可作为乳房切除术的替代方法，以往接受乳房放疗者，再次保乳术后可考虑加或不加部分乳腺照射，需视既往心肺等正常组织照射剂量，放疗与复发间隔，以及乳腺纤维化、心肺损伤情况等综合评判而定；未接受放疗者，应考虑保乳术后放疗，局部放疗范围需视复发时的临床-病理学特征而定；临床上未扪及或影像学检查未见可疑腋窝淋巴结，且既往未接受腋窝清扫者，可考虑前哨淋巴结活检。

（2）若复发范围广泛或累及皮肤，甚至具有炎性乳腺癌表现者，则需先行全身治疗后再考虑局部手术和（或）放疗。

（3）补救性乳房切除术后一般不考虑胸壁放疗，但对同侧腋窝淋巴结有转移，而既往未行乳房和区域淋巴结放疗的患者，补充腋窝手术后需考虑患侧胸壁和锁骨上/下区±内乳区的放疗，既往仅行乳房放疗者，补充腋窝手术后需考虑锁骨上/下淋巴结的照射。

2 乳房切除术后复发

与保乳术后孤立乳房内复发患者相比，乳房切除术后胸壁和区域淋巴结复发的患者预后较差；同时首发胸壁复发患者，后续锁骨上淋巴结转移率较高。而首发区域淋巴结复发的患者，后续胸壁复发率也可高达30%。所以既往没有接受过术后放疗的患者，在首次复发行放疗时，需包括易再次复发的高危区域。

3 胸壁复发

对于以往未行术后放疗的患者，若胸壁复发病灶胸壁结节可切除，推荐局部广泛切除。但是单纯手术切除的后续再次复发率可达60%~75%，术后放疗可以显著降低再次复发率，是局部区域性复发患者综合治疗的主要手段之一。首次复发患者局部小野照射会导致高达50%以上的再次复发率，且小野照射后再次复发中有2/3位于原照射野以外，所以照射靶区需要覆盖患侧全胸壁，并需要对锁骨上/下±内乳淋巴引流区进行预防性照射。弥漫性复发患者需要先行系统性治疗，根据局部病变的退缩情况并排除远处转移后，再行胸壁和区域淋巴结的放疗。

对于以往曾行术后放疗的患者，再次照射的价值尚未证实，若复发病变不能手术或切除不完全，在充分考虑术后放疗与复发的间隔时间、放疗后正常组织改变的程度、局部–区域复发的风险，并且平衡了再照射的风险和益处之后，可针对复发病变局部再照射。

胸壁结节较大或不可切除者，如有系统性治疗指征，经系统性治疗后结节缩小预计有切除可能者，先系统性治疗有助于增加局部治疗成功的可能性。

4 孤立的腋窝淋巴结复发

手术切除为主要的治疗手段，若以往未行腋窝淋巴结清扫，则需要补充清扫。而ALND后复发患者如可手术，则对复发灶行补充切除。对于往未行术后放疗的患者补充ALND后，需对患侧胸壁、内乳和锁骨上/下淋巴引流区行预防性照射。对于复发病变未能完全切除的患者，照射范围还需包括腋窝。

5 锁骨上/下淋巴结复发

如以往未行放疗，放疗靶区需包括患侧胸壁、内乳和锁骨上/下淋巴引流区，锁骨上复发者可考虑包括相邻部分颈部淋巴引流区；如既往有乳房和（或）胸壁照射史，可单独给予锁骨上/下和相邻部分淋巴引流区的放疗，照射野需与原照射野衔接。对以往有锁骨上放疗史患者，可考虑行锁骨上手术处理。

6 内乳淋巴结复发

如以往未行放疗，放疗范围除包括内乳区外，还需要包括患侧胸壁和锁骨上/下淋巴引流区。如曾行放疗，但放疗范围未包括内乳区，或虽然包括内乳区，但在仔细评估放疗后正常组织改变的程度，排除了胸壁纤维化、冠脉病变、心肌缺血和心功能异常，并且平衡了内乳区照射的风险和益处之后，可谨慎给予内乳区放疗。

7 放射治疗技术

与二维治疗相比，基于CT定位的三维治疗计划可以显著提高靶区覆盖程度，并合理评估正常组织的照射体积和剂量，推荐在复发患者中尽可能采用。部分乳腺再程放疗可参照RTOG 1304研究的超分割方案，给予45Gy/30次，1.5Gy/次，bid。全胸壁和区域淋巴结照射剂量达到50Gy（共25次）或相应的生物等效剂量后，对复发灶需要加量至60Gy，对未切除的复发灶照射剂量需要在60Gy以上，但必须控制正常组织损伤。加热配合局部放疗可以在一定程度上改善局部控制率。胸壁照射时，需要添加与组织等效的填充物以保证皮肤剂量及皮下组织的剂量充分。

8 系统性治疗策略

下列情况需要考虑系统性治疗：局部-区域病变较大或不可切除，但经系统性治疗后病变缓解有可能变为可以切除者；孤立的局部-区域复发在得到有效的局部治疗后，巩固系统性治疗有可能改善PFS和OS，复发灶广泛乃至放疗难以覆盖完整的靶区者，应以系统性治疗为主；部分以根治性放疗为主要局部治疗者，同期化疗可以提高局部控制率。系统性治疗方案需视复发病灶分子分型而定，其中，激素受体阳性患者应考虑内分泌治疗，激素受体阴性、或对内分泌治疗不敏感、或内分泌治疗无效者应考虑化疗，HER2阳性患者应联合靶向治疗。与其他复发转移患者的治疗原则一致，应密切跟踪治疗方案的疗效，并适时调整治疗方案。推荐局部-区域复发患者参加前瞻性临床试验。

第十五章

乳腺癌骨健康管理和骨转移的临床诊疗指南

第一节　早期乳腺癌女性患者的骨健康管理临床指南

1　早期乳腺癌患者 CTIBL 的管理

1.1　概述

抗肿瘤治疗引起的骨丢失（cancer treatment-induced bone loss，CTIBL）是应该引起重视的临床问题，可以发生在老年患者、化疗后、内分泌治疗尤其是卵巢功能抑制和芳香化酶抑制剂治疗后。

1.2　早期乳腺癌患者 CTIBL 的预防和治疗

（1）生活方式的改善：调整饮食结构，摄入含钙丰富的食物，选择全谷物或高纤维食物。摄入多种蔬菜及水果。戒烟限酒。规律进行中等负重的锻炼。

（2）补充钙和维生素 D：建议钙（1000mg/d）和维生素 D（800~1000U/d）作为基础补充。美国国立综合癌症网络（National Comprehensive Cancer Network，NCCN）指南推荐 CTIBL 高危风险的女性口服摄入钙为 1200mg/ d、维生素 D 为 800~1000U/d。中国居民膳食营养素参考摄入量推荐 50 岁以上中老年每日钙摄入量为 1000~1200mg，可耐受的最高摄入量为 2000mg；65 岁及以上老年人维生素 D 摄入剂量为 600U/d。

（3）骨改良药物的应用：对于绝经状态（自然绝经或手术/药物去势）的或正在/计划使用 AI 治疗的乳腺癌患者，建议生活方式的改善、补充钙和维生素 D 的同时尽早使用骨改良药物（在术后 3 个月内或辅助化疗结束 2 个月内开始治疗）。骨改良药物包括双膦酸盐类药物和地舒单抗，双膦酸盐类药物包括口服类双膦酸盐和静脉注射类双膦酸盐，首先推荐唑来膦酸 4mg，每 6 个月 1 次，持续 5 年；地舒单抗为皮下注射制剂，60mg 每 6 个月给药 1 次。无需常规监测 BMD，除非患者存在风险因素。对于未绝经且未正在/计划使用AI治疗的乳腺癌患者，需要测定BMD和评估骨折风险。T值≤-2.0，或-2.0<T值<-1.0同时存在任意两个风险因素（年龄>65岁、T值<-1.5、现在吸烟及有吸烟史、BMI<24kg/ m^2、髋骨骨折家族史、50岁以上脆性骨折个人史、口服糖皮质激素>6个月），推荐生活方式的改善、补充钙和维生素D的同时联合骨改良药物治疗。如使用唑来膦酸4mg，可考虑每3~6个月1次。-2.0<T值<-1.0同时不存在骨折风险因素，考虑使用骨改良药物治疗。T值≥-1.0，无需使用骨改良药物治疗。每1~2年监测风险和BMD进行再次评估，根据结果调整用药方案。必要时可咨询骨质疏松专家行进一步诊治。

2 早期乳腺癌患者骨转移的预防

2.1 概述

早期乳腺癌5年生存率可达83.2%，早期乳腺癌患者发生骨转移后5年生存率和生存期会明显下降，晚期乳腺癌5年生存率仅20%。双膦酸盐用于早期乳腺癌患者术后辅助治疗，可进一步降低骨转移发生的风险，一定程度上提高生存获益，因而受到了关注。

2.2 针对早期乳腺癌患者进行必要的全身治疗

乳腺癌新辅助和辅助全身治疗的选择应基于复发风险的个体化评估、肿瘤病理学的分子分型及对不同治疗方案预期的反应性。为预防包括骨在内的复发转移，应根据患者的分子分型及复发风险选择相应的化疗、内分泌治疗、抗HER2等靶向治疗，以及选择是否进行和采纳何种强化治疗。

2.3 早期乳腺癌术后辅助应用骨改良药物预防骨转移

基于降低复发转移风险的骨改良药物作为乳腺癌术后辅助治疗用药。

（1）建议绝经后（自然绝经或药物诱导绝经）特别是带有高危因素的乳腺癌患者，无论ER/PR和HER2状态如何，接受双膦酸盐治疗降低复发转移风险（多数中国专家认为在激素受体阴性的患者中，还需要更多前瞻性研究证实双膦酸盐治疗是否可显著降低复发转移风险）。基于现有的大型RCT研究及荟萃分析，乳腺癌术后标准辅助治疗基础上，加用双膦酸盐治疗（尤其唑来膦酸治疗）对于绝经后乳腺癌患者可显著降低复发转移、远处转移和骨转移风险，且显著降低乳腺癌相关死亡风险。

（2）建议在术后3个月内或辅助化疗结束2个月内开始双膦酸盐类药物（唑来膦酸，伊班膦酸，氯膦酸盐）治疗。如对于唑来膦酸，建议4mg，每6个月1次，静脉注射，持续3年；或4mg，每3个月1次，静脉注射，持续2年。

（3）目前无明确证据证明地舒单抗作为乳腺癌术后辅助治疗用药可降低乳腺癌复发转移风险。两项Ⅲ期地舒单抗辅助治疗研究并未显示地舒单抗对早期乳腺癌患者可持续降低其乳腺癌复发风险，D-CARE研究亦未显示出地舒单抗对癌症结局有改善。

（4）对于ER阳性绝经后早期乳腺癌患者，需考虑骨改良药物在辅助治疗时使用，以预防复发转移改善生存获益。但对ER阴性的患者尚未达成统一。

第二节 乳腺癌骨转移患者的骨健康管理临床指南

1 概述

在晚期乳腺癌中，骨转移的发生率为65%~75%，而首发症状为骨转移者占27%~50%。骨相关事件（skeletal-related event，SRE）是乳腺癌骨转移最常见的并发症，严重影响患者生活质量，缩短患者生存期。SRE包括骨痛加剧或出现新的骨痛、病理性骨折（椎体骨折、非椎体骨折）、椎体压缩或变形、脊髓压迫、骨放疗后症状（因骨痛或防治病理性骨折或脊髓压迫所行的放疗），部分研究还包含高钙血症。

2 骨转移的诊断方法

骨放射性核素显像（emission computed tomography，ECT）是骨转移的初筛诊断方法。具有灵敏度高、早期发现、全身显像不易漏诊的优点；但也存在特异度较低、不易区分成骨性还是溶骨性病变、不能显示骨破坏程度的缺点。骨ECT检查推荐用于乳腺癌出现骨疼痛、骨折、碱性磷酸酶升高、高钙血症等可疑骨转移的常规初筛诊断。乳腺癌分期高于$T_3N_1M_0$患者进一步行常规分期检查。骨ECT检查也可选择性地用于乳腺癌患者的常规分期检查。

MRI、CT和X线检查是骨转移的影像学确诊检查方法。对于骨ECT扫描异常的患者，应该针对可疑骨转移灶部位进行MRI、CT（骨窗）及X线检查，以确认骨转移情况，并了解骨破坏的严重程度。PET/CT可以直接反映肿瘤细胞对葡萄糖的摄入，已有临床研究提示，^{18}F-FDG PET/CT具有与骨ECT相似的灵敏度，更高的特异度，对乳腺癌骨转移治疗后病情的跟踪优于骨ECT；但是专家组认为目前PET/CT在骨转移诊断中的价值有待于进一步研究，临床并不作为常规推荐。

所以骨转移的临床诊断，ECT可以作为初筛检查，X线、CT和MRI可以明确有无骨转移，PET/CT的价值尚待进一步研究。临床上各种诊断方法应该合理应用，必要时需要通过骨活检取得病理学诊断。

3 乳腺癌骨转移的临床表现

乳腺癌骨转移多为多发性溶骨性病变，有些患者在溶骨性病变治疗后的修复可以在影像学中表现为过度钙化而被误诊为成骨性改变，对这部分患者应追溯其首诊时的X线摄片是否有溶骨性改变。

乳腺癌骨转移的特点：伴有疼痛的骨转移严重影响患者生活质量，但骨转移本身一般不直接对生命构成威胁；有效的治疗手段较多，不合并内脏转移的患者生存期相对较长。

4 骨转移的治疗

4.1 治疗目标

乳腺癌骨转移综合治疗的主要目标：① 缓解疼痛，恢复功能，改善生活质量；② 预防和治疗SRE；③ 控制肿瘤进展，延长患者生存期。

4.2 治疗方案

乳腺癌骨转移，作为复发转移性乳腺癌已经是明显的全身性疾病，可以选择的治疗手段有：① 化疗、内分泌治疗、分子靶向治疗等系统治疗；② 双膦酸盐或地舒单抗等骨改良药物防治SREs；③ 手术治疗；④ 放射治疗；⑤ 镇痛和其他支持治疗。应根据患者具体病情，制订个体化的综合治疗方案（图18-15-1）。其中，系统用药是乳腺癌骨转移患者的主要干预手段，合理的局部治疗（手术或放射治疗）可更好地控制骨转移症状。

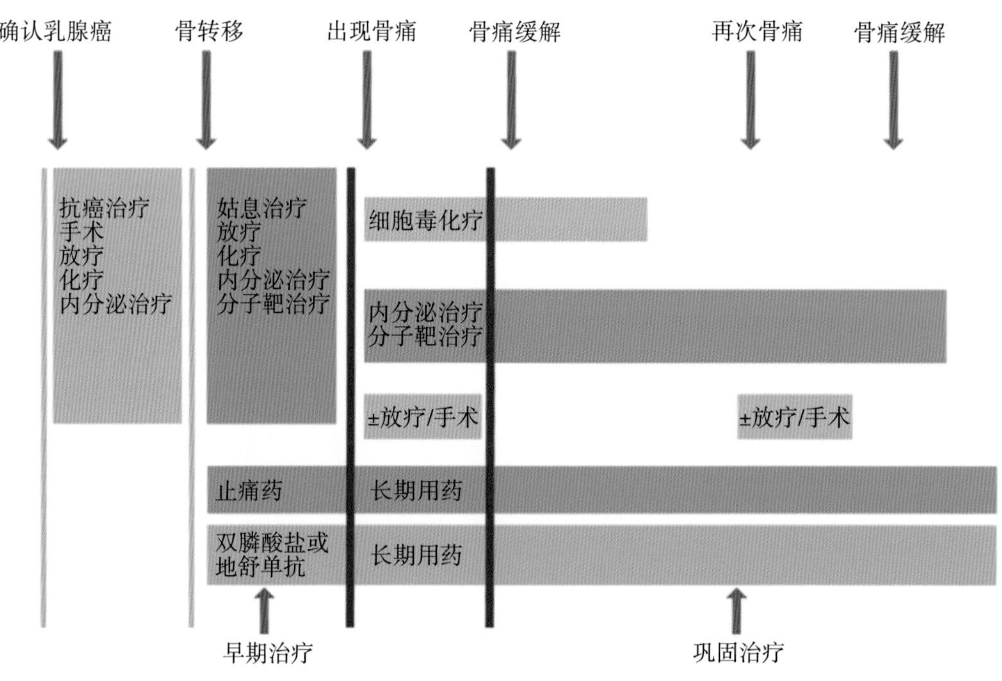

图18-15-1 乳腺癌骨转移综合治疗

4.3 系统治疗

乳腺癌骨转移的系统治疗通常包括化疗、内分泌治疗、分子靶向治疗等。复发转移性乳腺癌选择治疗方案，要综合考虑患者肿瘤组织的激素受体状况（ER/PR）、HER2状态、年龄、月经状态、治疗线数、疾病进展速度、药物可及性等因素，具体可参见第十章三、四节。ER阳性乳腺癌发生骨转移的概率最大，原则上，对于内分泌未经治、敏感复发或继发性耐药（敏感复发在ABC6中归为继发性耐药）的ER阳性乳腺癌可首选内分泌治疗±靶向治疗，而疾病进展相对迅速的内分泌治疗原发性耐药患者可优先考虑化疗，但不完全排斥内分泌治疗±靶向治疗；目前部分证据提示，即使有症状的内脏转移、内脏危象，如预计对内分泌敏感，也可考虑内分泌+特定的CDK4/6抑制剂，同时一些新型的ADC药物（如针对HER2低表达和针对TROP2靶点的ADC）也对内分泌耐药患者有着重要的解救价值。需要注意的是，骨转移病灶与原发灶之间存在一定比例的受体状态变化，推荐转移病灶再穿刺。

骨病灶通常作为非靶病灶准确判断疗效一直存在着困难和争议，临床常用RECIST 1.1的标准。近年来，有学者提出骨假性进展（bone pseudoprogression）的概念，引起广泛关注，在内分泌±靶向治疗期间的出现的骨新病灶（骨扫描筛查、CT或MRI证实）并不一定意味着无效，骨新发病灶一律判定为疾病进展，可能引起过早停止治疗并对临床结局产生不利影响。

4.4 骨改良药物防治SRE

双膦酸盐类或地舒单抗等骨改良药物可以预防和治疗SRE。

4.4.1 作用原理

双膦酸盐是焦磷酸盐分子的稳定类似物。破骨细胞聚集于矿化骨基质后，通过酶水解作用导致骨重吸收，而双膦酸盐类药物可以抑制破骨细胞介导的骨重吸收作用。双膦酸盐可以抑制破骨细胞成熟，抑制成熟破骨细胞的功能，抑制破骨细胞在骨质吸收部位的聚集，抑制肿瘤细胞扩散、浸润和黏附于骨基质。

地舒单抗是一种全人源IgG2单克隆抗体，能特异性靶向核因子-κB受体活化因子配体（receptor activator of NF-κB ligand，RANKL），通过高亲和性及特异性结合RANKL，从而抑制RANKL与破骨细胞前体及破骨细胞表面的受体RANK结合，进而抑制破骨细胞的分化、功能和存活，打破肿瘤骨转移恶性循环，抑制过度骨吸收，减少骨破坏。地舒单抗不经过肾脏代谢及排泄，不增加患者的肾功能损伤。肾功能受损程度对地舒单抗的药代动力学和药效学无影响。

4.4.2 临床用药及使用方法

双膦酸盐化学结构中与中心碳原子连接的侧链不同，双膦酸盐类药物的临床活性和功效亦有所不同。

第1代双膦酸盐以氯膦酸二钠为代表，目前氯膦酸二钠有静脉、口服2种制剂可供选择。临床上也可以先采用静脉滴注氯膦酸二钠400mg/ d，连用3d，而后口服氯膦酸二钠1600mg/d，共3~4周作为1个周期的用法。

第2代双膦酸盐以帕米膦酸二钠为代表。用量和用法：帕米膦酸盐静脉滴注，每次60~90mg，输注时间不短于2h，每3~4周用药1次。

第3代双膦酸盐包括唑来膦酸和伊班膦酸，作用强度和疗效比第2代进一步提高。用量和用法：唑来膦酸盐4mg，静脉注射大于15min，每3~4周注射1次。伊班膦酸盐6mg，静脉注射大于15min，每3~4周注射1次。

地舒单抗使用方法为120mg/次，皮下注射，每4周给药1次。

4.4.3　骨改良药物的使用适应证和用药时机

建议出现骨转移影像学表现时，无论是否有症状，即开始用药。具体使用情况见表18-15-1。

表18-15-1　骨改良药物推荐使用情况

专家观点	推荐使用骨改良药物	不推荐使用骨改良药物
骨转移引起的高钙血症	√	
骨转移引起的骨痛	√	
ECT异常，X线（或CT或MRI）证实的骨转移	√	
ECT异常，X线正常，但CT或MRI显示骨破坏	√	
影像学诊断为骨破坏，即使没有骨痛症状	√	
ECT异常，X线正常，且CT或MRI也未显示骨破坏		√
存在骨转移风险（乳酸脱氢酶升高或碱性磷酸酶升高）的患者		√

4.4.4　用药时间

在乳腺癌骨转移全身系统性治疗基础上加用唑来膦酸、伊班膦酸、帕米膦酸二钠或地舒单抗每个月1次。对于病情稳定者，双膦酸盐连用12次后可每3个月1次。

4.4.5　停药指征

（1）使用中监测到不可缓解的不良反应，且明确与骨改良药物相关。

（2）发生SRE后不建议停药，因为有研究显示继续使用或适当换药可预防SRE的再次发生。

（3）疾病缓解、骨痛缓解不建议作为停药指征。有部分生化指标有助判断患者对骨改良药物的反应，但目前循证医学证据尚不充分，不建议临床过度解读或作为停药依据。

4.4.6　注意事项

（1）在使用骨改良药物前，应该检测患者血清电解质水平，重点关注血肌酐、血清钙、血磷和镁等指标。

（2）临床研究表明，第1代氯膦酸盐、第2代帕米膦酸盐和第3代唑来膦酸和伊班膦酸盐都有治疗乳腺癌骨转移的作用，都可以用于治疗高钙血症、骨痛、预防和治疗SRE。已有临床研究结果显示，第3代双膦酸盐（如唑来膦酸）有疗效更好、毒性更低和使用更方便的优点。

（3）选择药物治疗应考虑患者的一般状况和疾病的总体情况及同时接受的治疗。静脉内使用唑来膦酸具有输液时间更短的优势。地舒单抗通过皮下注射给药，门诊治疗也比较方便。

（4）骨改良药物可以与放疗、化疗、内分泌治疗、止痛药联合使用，每种骨改良药物均不可与其他种类骨改良药物同时使用。

（5）长期使用双膦酸盐联合治疗时应每日补钙和维生素D，剂量为钙1200~1500mg/d及维生素D_3 400~800U。在使用地舒单抗治疗时，建议每日补充钙500mg和维生素D 400IU。

（6）在轻、中度肾功能不全（肌酐清除率>30ml/min）的患者中无需调整剂量，但严重肾功能不全（肌酐清除率≤30ml/min）患者，应根据不同产品的说明书进行剂量调整或延长输注时间。其中，使用地舒单抗治疗时不需要根据肾功能调整剂量。值得注意的是，严重肾功能不全的患者使用骨改良药物时建议密切检测血钙浓度，以防低钙血症的发生。

（7）鉴于有文献报道少数患者在长期使用骨改良药物后有发生下颌骨坏死的风险，所以使用骨改良药物前应进行口腔检查，注意每日口腔清洁，用药期间尽量避免包括拔牙等口腔手术。

4.5 放射治疗

放射治疗是乳腺癌骨转移患者姑息性治疗的有效方法。骨疼痛是骨转移的常见症状，也是影响患者生活质量及活动能力的主要原因。脊椎、股骨等负重部位骨转移并发病理性骨折的危险性约为30%，病理性骨折将显著影响患者的生存质量和生存时间。放疗用于乳腺癌骨转移治疗的主要作用是缓解骨疼痛、减少病理性骨折的危险。

放疗方法包括体外照射与放射性核素治疗2类。

体外照射是骨转移姑息治疗的常用有效方法。体外照射的主要适应证：有症状的骨转移灶，用于缓解疼痛及恢复功能；选择性用于负重部位骨转移的预防性放疗，如脊柱或股骨转移。骨转移放疗的体外照射常用剂量及分割方法有3种方案：300cGy/次，共10次；400cGy/次，共5次；800cGy/次，单次照射。3种方案照射缓解骨疼痛的疗效及耐受性差异无统计学意义。单次放疗方案的治疗费用显著低于分次照射，但再放疗及病理性骨折发生率高于分次放疗。骨转移单次照射技术尤其适用于活动及搬动困难的晚期癌症患者。

放射性核素治疗对缓解全身广泛性骨转移疼痛有一定疗效，但是有些核素治疗后骨髓抑制发生率较高，而且恢复较缓慢，约需12周，可能会影响化疗的实施。因此，放射性核素治疗的临床应用应充分考虑选择合适的病例和恰当的时机。

放疗缓解骨痛的有效率为59%~88%。值得注意的是，放疗缓解骨痛的显效需要一定的时间，因此对于在放疗明显显效前的患者及放疗不能完全控制疼痛的患者，仍然需要根据患者的疼痛程度使用镇痛药以及必要的双膦酸盐治疗，可以采用负荷剂量。

4.6　手术治疗

骨转移外科治疗的目的是提高患者生活质量，骨外科技术的进步能够使癌症骨转移患者最大限度地解决对神经的压迫、减轻疼痛、恢复肢体功能，从而改善患者生活质量。应该对骨转移患者密切随访观察、早期发现骨转移灶，对具有潜在病理性骨折的长骨是否需要手术做出恰当的判断也是提高患者生活质量的重要保证。

外科手术治疗乳腺癌骨转移的方法包括骨损伤固定术、置换术和神经松解术。固定术治疗可考虑选择性用于病理性骨折或脊髓压迫，预期生存时间大于4周的乳腺癌骨转移患者。预防性固定术治疗可考虑选择性地用于股骨转移灶直径>2.5cm，或股骨颈骨转移，或骨皮质破坏>50%，预期生存时间>4周的乳腺癌骨转移患者。

4.7　镇痛治疗

镇痛药是缓解乳腺癌骨转移疼痛的主要方法。骨转移疼痛的镇痛药治疗应遵循WHO癌症三阶梯镇痛指导原则：首选口服及无创给药途径，按阶梯给药，按时给药，个体化给药，注意具体细节。止痛药物包括非甾体类抗炎镇痛药、阿片类镇痛药和辅助用药。

常用的非甾体类抗炎药包括对乙酰氨基酚、布洛芬、双氯芬酸钠、吲哚美辛、萘普生、塞来昔布和氯诺昔康等。

常用的阿片类镇痛药包括吗啡缓释片、芬太尼透皮贴剂、羟考酮控释片、吗啡即释片、可待因和美沙酮等。哌替啶不宜用于癌痛治疗。

辅助用药包括三环类抗抑郁药、抗癫痫类药、神经弛缓剂和糖皮质激素等。

非甾体类抗炎药是骨转移疼痛患者止痛治疗的基础用药，当止痛效果不佳或出现中重度疼痛时，推荐合用阿片类镇痛药。选择阿片缓释剂按时用药，有利于持续缓解骨疼痛。然而，骨转移疼痛患者在持续慢性疼痛的同时，大约63%的骨转移患者伴有突发性（爆发性）疼痛。对频繁发作的突发性疼痛的患者，可以通过增加镇痛药的按时用药剂量缓解疼痛。对少数患者，无法通过增加镇痛药剂量控制疼痛，甚至因无法耐受药物不良反应，而不能增加用药剂量。控制突发性疼痛的主要方法是备用速效或短效镇痛药。控制突发性疼痛的短效镇痛药单次用药剂量一般为日用剂量的5%~10%。对于难治的突发性疼痛患者，可考虑使用患者自控药泵法给药。发生神经病理性疼痛时，应根据病情选择辅助用药。例如出现灼痛、坠胀痛等表现时，可选择合用阿米替林、去甲替林或多虑平等三环类抗抑郁剂；出现电击样疼痛或枪击样疼痛等表现时，可选择合用加巴喷丁或卡马西平等药物。镇痛药可与双膦酸盐类药、放疗等方法多管齐下。

第十六章

乳腺癌患者 *BRCA1/2* 基因检测与临床应用

基于当前对*BRCA1/2*在乳腺癌发病、预防、治疗及预后预测中作用认识的深化，检测技术的成熟以及新的靶向药物的应用，参考国外指南，结合我国部分肿瘤中心的数据和临床经验，形成本部分内容。

第一节　*BRCA1/2*基因突变与乳腺癌发病风险

*BRCA*基因突变分为两种类型，一种为胚系突变，是指来源于精子或卵母细胞的生殖细胞突变，致机体所有细胞都带有突变，可以遗传给后代；另一种为体细胞突变，是指发生于肿瘤细胞中的*BRCA*基因突变，为非遗传性突变。携带*BRCA1/2*基因突变的女性不仅乳腺癌发病风险增加，其他如卵巢癌、输卵管癌、胰腺癌、胃肠道肿瘤及黑色素瘤等发病风险也增加，男性罹患乳腺癌、前列腺癌风险增加。

第二节　*BRCA1/2*基因突变与乳腺癌患者的治疗决策

*BRCA*基因编码蛋白通过同源重组参与DNA双链损伤修复，*BRCA1/2*基因突变乳腺癌由于同源重组修复功能缺陷，可能对铂类药物或PARP抑制剂等致DNA损伤药物更为敏感。对于伴有*BRCA1/2*基因胚系突变或体细胞突变的晚期或复发转移性乳腺癌患者，制订化疗方案时可以优先考虑铂类药物，也可选择PARP抑制剂如奥拉帕尼作为化学治疗的替代药物。

第三节 对乳腺癌患者进行*BRCA*基因检测的建议

结合NCCN、欧洲肿瘤内科学会（European Society for Medical Oncology，ESMO）等国外指南，以及我国现有的临床数据，提出推荐进行*BRCA*基因筛查的乳腺癌患者特征。

第四节 *BRCA1/2*基因突变检测流程、质控及报告内容和解读规范

1 检测前咨询

询问家族史信息，一级、二级及三级双方亲属是否有乳腺癌、卵巢癌、前列腺及胰腺癌病史；家族中是否有人已进行过*BRCA1/2*基因检测；评估被检者的患病风险；告知被检者关于乳腺癌遗传方式、外显率、遗传异质性及变异多样性的相关知识；告知被检者检测潜在的风险及可能的检测结果，并签署知情同意书。

2 突变检测及验证

对于家族中存在已知变异位点者，建议采用一代测序的方法检测。对于家族中未存在已知变异位点或家族中从未进行过*BRCA*基因检测者，建议采用二代测序结合大片段缺失检测方法检测*BRCA1/2*基因的全部外显子以及外显子和内含子连接区域±20bp。

3 检测后咨询

向被检者详细解释检测结果以及针对检测结果应采取何种预防和治疗手段；向被检者推荐一些临床帮助，如参与药物临床试验及其他疾病互助系统；建议家族中其他高风险成员进行*BRCA*基因检测。

4 *BRCA1/2*基因检测结果的解读

临床实验室应根据所检测的人群特征、综合临床分子诊断的实验数据和临床信息，为医师和患者描述此结果对疾病诊断的含义，为个体化用药提出建议。临床医师应根据检测结果和临床信息向患者解释检测结果。

对于阳性结果的判定解读是*BRCA*基因检测中最为重要的环节。*BRCA*基因突变解读需要依据各类信息（包括来自群体数据库、疾病数据库、文献和患者病史的信息）进行综合评判。在国外数据分析的基础之上，构建我国大样本*BRCA*基因突变数据库并进行规范化解读，可以指导与规范*BRCA*基因检测在我国的临床应用，改善相应患者的治疗策略，提高高危人群的筛查和预防水平。

第十七章

乳腺癌多基因精准检测和精准治疗指南

肿瘤精准检测是指利用基因组学、转录组学、蛋白质组学、代谢组学、表观遗传组学等组学检测技术，获取肿瘤相关的生物学信息，进一步分析组学检测结果对肿瘤筛查与诊疗的临床应用价值。精准检测是乳腺癌遗传风险预测、分子分型诊断以及疗效预测的重要手段，对患者精准治疗方案的选择以及治疗模式优化具有重要意义。针对以下人群可行精准检测：① 有肿瘤相关个人史或家族史提示乳腺癌遗传易感性；② 晚期乳腺癌患者；③ 缺乏明确治疗靶点的TNBC患者；④参与临床试验的患者；⑤ 检测结果有助于临床诊疗的其他患者。

临床上可采用NGS对乳腺癌患者开展基因检测，基因检测涵盖乳腺癌发生、发展过程中的重要基因、遗传易感性基因、高频突变基因、靶向用药相关基因和耐药相关基因等多类基因，并建议对肿瘤组织DNA和血液胚系DNA同时进行检测。乳腺癌体细胞变异检测建议包含如下基因：*TP53*、*ESR1*、*PIK3CA*、*AKT1*、*PIK3R1*、*ERBB2*、*RB1*、*PDGFRB*、*PTEN*、*VEGFR*、*NF1*、*GATA3*、*NOTCH1*、*CDH1*、*ARID1A*等；乳腺癌胚系变异检测建议包括常见的乳腺癌遗传易感基因和DNA损伤修复通路基因：*BRCA2*、*BRCA1*、*PALB2*、*CHEK2*、*ATM*、*BARD1*、*ATR*、*RAD50*、*RAD51C*、*RAD51D*、*RAD54L*、*TP53*、*PTEN*、*MUTYH*、*FH*、*BRIP1*、*CHEK1*、*FANCD2*、*FANCC*、*FANCE*、*FANCI*、*FANCM*、*NBN*、*STK11*、*BLM*等；乳腺癌肿瘤组织拷贝数变异检测建议包含如下基因：*ERBB2*、*MYC*、*CCND1*、*FGFR1*、*FGFR2*、*FGFR3*、*PTEN*、*TP53*、*AKT3*等。此外还建议针对肿瘤组织的同源重组修复缺陷（homologous recombination deficiency，HRD）以及肿瘤突变负荷（tumor mutation burden，TMB）状态进行评估。乳腺癌基因检测应当由具备二代测序与分析资质的机构提供精准的检测服务，检测结果应由专业人员结合患者具体情况进行合理解读。

精准检测对于TNBC的精准治疗具有重要价值。TNBC是一群异质性肿瘤，可基于基因表达谱分成不同的分子亚型。目前认可度较高的分型系统包括Lehmann六分型、Burstein四分型和“复旦分型”，其中“复旦分型”系统具有多组学融合的特点和后续完整的临床验证过程，具有较高的临床转化价值。“复旦分型”系统将TNBC分为基底样免疫抑制型（BLIS）、免疫调节型（IM）、腔面雄激素受体型（LAR）和间充质样型（MES）。各亚型均存在特异性基因组和转录组改变，有对应的潜在治疗靶点。临床实践中可基于AR、FOXC1、CD8和DCLK1这4个亚型特异性标志物的免疫组织化学染色结果，按照如下的分型流程（图18-17-1），准确区分“复旦分型”的各个亚型，实现“复旦分型”从多组学大数据分析到临床应用的转化。

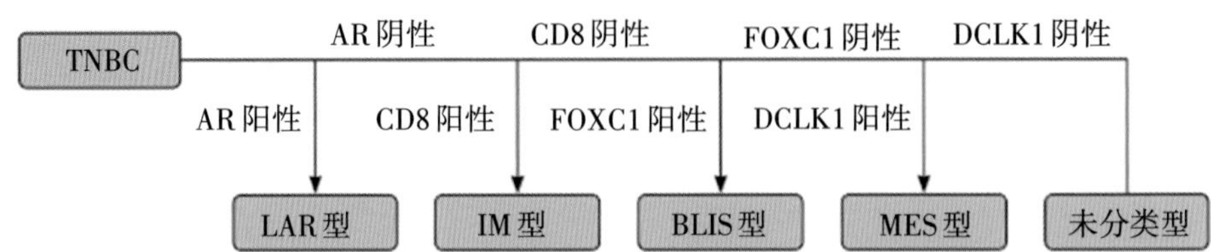

图18-17-1 TNBC“复旦分型”的免疫组织化学判定流程

AR、FOXC1和DCLK1阳性标准为：染色阳性浸润癌细胞占全部浸润癌细胞百分比≥10%；CD8阳性标准为：染色阳性淋巴细胞占全部细胞百分比≥10%。LAR型患者同时CD8阳性也可能从免疫治疗中获益

在TNBC分型的基础上结合基因检测等其他精准检测手段，可进一步鉴定各亚型特异的基因组变异，从而针对亚型特异性靶点开展精准治疗，实现TNBC“分子分型基础上的精准治疗”，改善患者预后。如在IM亚型患者中使用抗PD-1单抗免疫治疗联合白蛋白结合型紫杉醇，在具有*ERBB2*激活突变的LAR亚型患者中使用吡咯替尼联合卡培他滨，均在多线治疗失败的TNBC患者中取得了显著疗效。

精准检测在乳腺癌诊断与治疗中有广阔的应用前景，将在临床实践中发挥愈加重要的作用。表观遗传组学、代谢组学、微生物组学、影像组学和病理组学等新兴的精准检测手段，有望发掘更多元化的精准治疗靶点，助力更为精准的乳腺癌治疗模式。

第十八章

乳腺肿瘤整合医学的其他问题

第一节 乳腺癌的中医治疗

乳腺癌属于中医“乳岩”范畴，是常见的危害生命健康的重要癌症之一，随着现代医学的发展和新型药物的不断出现，其治疗有效率与生存率显著提高。中医在乳腺癌的综合治疗中占有一定的地位，现已证实中医可以改善患者的症状，协同提高手术后恢复，减轻放疗、化疗、内分泌治疗、分子靶向治疗和分子免疫治疗的不良反应，并增加其疗效，调节患者的免疫功能和体质状况，防治肿瘤及肿瘤治疗相关的并发症，预防复发转移，提升生存质量，可能延长生存期，是乳腺癌治疗的重要辅助手段。

根据乳腺癌的发病机制和特点，结合转移辨证论治与“因人制宜”的方法，临床上主张“分期辨证”治疗，即采用围手术期、围化疗期、围放疗期和巩固（康复）期几个阶段，以“扶正”“祛邪”为治疗总则，涵盖乳腺癌治疗的全病程期。

关于乳腺癌中医治疗的适宜人群是有明确指南的，对于具备西医治疗条件的患者以西医治疗为主，中医治疗为辅的中西医结合治疗方式；对于不适合或者不愿意接受西医治疗的患者，可采用单纯的中医治疗方式，其中临床无肿瘤康复期和晚期肿瘤姑息安宁疗护期，中医治疗是有益的补充。

中医治疗乳腺癌的手段目前临床主要包括中药汤剂、中药颗粒剂、中成药、中药注射剂、外用制剂以及非药物治疗（如气功、针灸）等，其中，中药汤剂因为可以因人、因时、因地制宜地通过辨证施治针对乳腺癌的症状以及相关治疗后状态占主要地位。关于所谓的民间经方或验方，尚需谨慎对待。

中医对乳腺肿瘤讲究“治未病”的预防思想，即未病先防，既病防变。对于一些亚健康人群、高危人群（含乳腺肿瘤）中医在临床上也时常运用汤药和成药（如小金丸、西黄丸等）治疗，随着研究的深入，相关证据类别有望提高。

此外，在中医非药物治疗乳腺疾患中有一些理念和做法是为人称道的：一是中医历来注重乳腺癌患者的情志调养，改善患者的心理承受能力和身心状态，这对于乳腺癌患者的康复有临床积极意义。同时配合适当的功能锻炼（如太极拳、瑜伽、五禽戏等）有助于康复；还有就是饮食疗法，乳腺癌发病本身与饮食有一定的关联，合理的膳食调摄既是养生必需的，也是治疗的一部分，中医尚有药膳特色。

值得一提的是，在乳腺癌的治疗过程中我们既要相信中医的疗效，但也不可迷信其功效。

第二节　乳腺癌营养治疗指南

1　乳腺癌患者营养诊断

中国抗癌协会肿瘤营养专业委员会提出对患者营养状况需进行三级诊断：一级诊断，营养筛查；二级诊断，营养评估；三级诊断，综合评价。

1.1　营养筛查

欧洲临床营养和代谢学会（European Society for Clinical Nutrition and Metabolism，ESPEN）及中华医学会肠外肠内营养学分会（Chinese Society of Parenteral and Enteral Nutrition，CSPEN）推荐采用NRS 2002筛查乳腺癌患者营养风险，且应在入院24 h内完成。NRS 2002总分值≥3分提示患者存在营养风险。

1.2　营养评估

建议对所有营养筛查阳性患者使用患者主观整体评估（PG-SGA）方法进行营养评估，在入院后48h内完成。根据PG-SGA积分将患者分为无营养不良（0~1分）、可疑或轻度营养不良（2~3分）、中度营养不良（4~8分）及重度营养不良（≥9分）这4类。

1.3　综合评价

综合评价从人体组成、身体活动能力、器官功能、心理状况、生活质量对营养不良的后果进行五层次分析，且应在患者入院后72 h内完成。

中国抗癌协会肿瘤营养与支持治疗专业委员会推荐的肿瘤患者营养疗法临床路径如下：肿瘤患者入院后应该常规进行营养筛查/评估，根据积分多少将患者分为无营养不良、可疑营养不良、中度营养不良及重度营养不良。无营养不良者，无需营养干预，直接进行抗肿瘤治疗；可疑营养不良者，在营养教育的同时，实施抗肿瘤治疗；中度营养不良者，在营养治疗的同时，实施抗肿瘤治疗；重度营养不良者，应先进行营养治疗1~2周，然后在继续营养治疗的同时，进行抗肿瘤治疗。无论有无营养不良，所有患者在完成1个疗程的治疗后，应该重新进行营养筛查/评估。

2 乳腺癌患者营养干预

2.1 原则

营养干预的实施方法应遵循五阶梯原则，首先选择营养教育，再选口服营养补充，次选肠内营养补充，最后选肠外营养补充。当下一阶梯不能满足目标需要量60%能量需求时，应该选择上一阶梯。

2.2 能量

乳腺癌患者能量供给为25~30kcal/（kg·d），必要时可根据具体情况进行个体化动态调整。

2.3 三大营养素

非荷瘤状态下三大营养素的供能比例为：碳水化合物50%~55%、脂肪25%~30%、蛋白质15%；荷瘤患者，特别是伴有胰岛素抵抗的肿瘤患者应提高脂肪的供能比，可至50%。乳腺癌患者蛋白质摄入量为1.2~1.5g/（kg·d），存在严重消耗的患者蛋白质摄入量可增至1.5~2.0g/（kg·d）。饮食中可增加ω-3、ω-6不饱和脂肪酸摄入。

2.4 抗肿瘤治疗相关的营养治疗

（1）放疗：口服谷氨酰胺可降低放疗引起的皮肤不良反应。

（2）内分泌治疗：接受内分泌治疗的乳腺癌患者容易出现骨质流失，甚至发生骨折，建议接受内分泌治疗前进行骨折风险评估，改变生活方式及补充钙和维生素D。

（3）化疗：乳腺癌患者在使用如环磷酰胺、异环磷酰胺、长春新碱、紫杉醇、TAM、依维莫司、拉帕替尼、来曲唑、CDK4/6抑制剂（阿贝西利、哌柏西利、达尔西利）等抗肿瘤药物时，忌食石榴、杨桃和柚类水果。

3 乳腺癌患者营养治疗效果评估

考虑到营养干预的特殊性，将营养疗效评价指标分为3类。

3.1 近期指标（实验室参数）

血常规、电解质、肝肾功能、炎症参数（IL-1、IL-6、TNF、CRP）、营养套餐（白蛋白、前白蛋白、转铁蛋白、视黄醇结合蛋白、游离脂肪酸）等，每周检测1~2次。

3.2 中期指标

人体测量参数、人体成分分析、生存质量评估、体能评估、肿瘤病灶评估（双径法）。每4~12周评估1次。

3.3 远期指标

生存时间，每年评估1次。

4 膳食相关的营养治疗

（1）饮食中ω-3不饱和脂肪酸与ω-6不饱和脂肪酸相对摄入比增加能够降低乳腺癌发生风险。

（2）低脂奶制品或增加奶制品的摄入频率均有可能降低乳腺癌发生风险。

（3）含咖啡因的咖啡可降低绝经后女性乳腺癌的发病率。

（4）大豆食品可降低乳腺癌的死亡和复发风险。

（5）建议增加蔬菜、水果和全谷类食物、优质蛋白的摄入，限制酒精、红肉和加工肉制品的摄入。

5 体重管理相关的营养治疗

建议乳腺癌患者通过以下方式进行体重管理，以维持健康体重（BMI为18.5~23.9）：

（1）每周定时（晨起排便后空腹）监测体重1次并记录。

（2）每周至少150min的中等强度体力活动（每周5次，每次30min）。

（3）每周至少2次力量性训练（大肌群抗阻运动）。

第三节 乳房再造手术整合护理

1 整体评估

评估是制定护理计划的前提，更是降低术后并发症的重要步骤。建议行乳房再造手术的患者术前从高危因素识别、适应证评估、心理状态评估方面进行。

1.1 高危因素识别

建议从以下6个方面进行高危因素识别：

（1）吸烟：吸烟易造成微血管循环功能受损，影响伤口的愈合及皮肤血供，因此建议吸烟患者术前戒烟至少4周。

（2）肥胖（BMI指数）：肥胖可增加假体乳房再造术后切口延迟愈合和皮瓣坏死的风险，对于肥胖患者（BMI大于25kg/m^2，尤其是BMI大于30kg/m^2）可告知其并发症风险后，让患者理性选择。

（3）饮酒：指南中提到大量饮酒是外科手术部位感染的独立危险因素，建议酗酒患者术前戒酒至少4周。

（4）术前出凝血状态评估：术前需评估患者既往有无影响出凝血的疾病及用药情况，出凝血异常者应暂停手术。术前1周应停用阿司匹林、华法林等抗凝药物，术前24h停用低分子肝素钙，以减少术中、术后出血等并发症的发生。

（5）既往手术史：既往腹部手术史（剖宫产、阑尾切除术、腔镜手术等）并非腹部皮瓣行乳房再造的绝对禁忌证，要充分考虑手术疤痕对皮瓣供血范围以及术后美学效果的影响。有腹部吸脂术史患者不建议选择腹部皮瓣。既往乳房手术（有乳房整形术、保乳术、良性乳房肿瘤切除术史）疤痕可能影响乳房切除皮瓣的血供，特别是乳头乳晕的血供。

（6）既往放疗史：既往胸部放疗史增加乳房再造术后并发症风险和血管吻合度。因此，在选取自体乳房再造手术前，应对受区血管进行评估。

1.2 适应证评估

（1）乳房形态评估：在自然站立位对乳房形态进行测量和评估，包括人工线性测量、二维照片和3D扫描等方法。三维立体呈现定位技术可获得乳房的三维形态数据。不仅可弥补病史描述不全面，补充形象化资料，还有利于术后观察再造乳房效果。3D定位技术摄正位，左右半侧位、左右侧位共5个维度以保证精准定位。模拟照相前，需在患者乳房表面粘贴标记点，帮助患者摆放正确体位，以配合机器最大限度模拟乳房形态，辅助手术切口设计。临床建议单纯背阔肌再造适合于乳房体积较小（上下胸围差5cm以下）的患者。

（2）乳腺肿瘤评估：包括病史采集、体格检查及影像学检查。需明确原发肿瘤的大小、数目、位置、分布范围、乳头乳晕乳房皮肤有无受累及区域淋巴结状况。并综合评估肿瘤分期、分子分型、新辅助治疗及术后放疗可能性，以此为依据进行合理化的术式选择。

（3）供区评估：良好的血运是乳房再造手术成功必需的前提，需要考虑再造手术后是否出现皮肤坏死、切口感染及延迟愈合，供区及受区切口瘢痕位置、走向、硬度、粘连程度、胸壁肌肉的完整性、胸壁皮肤组织的厚度、弹性及紧张程度，不能提供必需的血管条件，则不宜行再造手术。

①供区血管评估：选用腹部皮瓣的患者，在术前需进行腹部血管造影（CTA）检查。CTA检查可以有效地评估腹壁下血管情况，同时可及时发现由于腹部手术史造成的血管解剖改变。通过观察腹壁上、下动静脉血管通畅情况、腹壁下血管及其穿支的走行、分布、数量，定位标记穿支血管位置，选择腹壁下动脉优势穿支。由于CTA检查时需要注射含碘对比剂，所以检查前责任护士应询问患者有无碘剂过敏史，禁食4h，注射时采用耐高压注射器缓慢注射，观察患者的生命体征，并在检查后嘱患者大量饮水，达到及早排除造影剂的目的。

②供取组织量评估：对侧乳房体积较大并伴有下垂的情况下，自体组织再造相

比植入物再造能带来更高的满意度。单纯背阔肌再造适合于乳房体积较小的患者；对于乳房体积较大的患者，腹部皮瓣可以作为首选供区，也可考虑行背阔肌联合假体植入；而对于既往腹部组织量不足、曾行抽脂术或未生育的年轻患者，不宜选择腹部供区，可以选择股内侧或臀部的供区。

1.3 心理状态评估

乳房再造需求与患者的生活条件、受教育背景、家庭状况及对疾病的心理承受能力等因素相关。术前与患者进行充分沟通，让患者了解再造手术的意义和方法、患者获益、风险因素以及不确定因素，了解再造乳房在外形、质地、感觉等方面与正常乳房的差别，建立合理的手术期望，使患者对手术效果有正确的预期。患者的心理状况对乳房再造术选择及获得成功至关重要。对由于各种原因出现明显精神、心理障碍；对不能正确面对手术风险、对手术效果期望值过高的患者应谨慎手术。

2 整合护理方案

2.1 关键健康问题：治疗决策困难

患者在乳房再造术式选择过程中面临手术方案多样、医疗信息匮乏及被动决策状态等问题，常常面临治疗决策困难，难以做出明确的决策。解决这一健康问题的本质是通过医护多学科决策辅助，促进患者高质量决策。专家共识中指出告知患者不同时机和方式乳房再造的利弊，应用量表等工具评估患者的个人价值观和选择偏好，帮助患者进行决策。因此中，临床中可医护患共享治疗信息，医护可通过不同手术对比图、问题清单、漫话科普绘本等决策辅助工具给予患者个性化决策指导，增加患者对于自身疾病知识和手术治疗等专业知识的掌握程度。针对患者决策过程中的焦虑问题，护士给予患者同伴和家庭支持，鼓励患者将心中的担忧表述出来，倾听并以列举实际病例的形式安抚患者，缓解其焦虑情绪。最终医生综合评估患者疾病状态和身体条件，与患者制定最佳治疗决策方案。

2.2 关键健康问题：焦虑

选择自体乳房再造手术的患者，往往对于再造手术的效果、手术的成功率以及术后的并发症存在着严重的焦虑情绪。而关注患者的心理健康是治疗过程中必不可少的一环。临床经验提示，可通过医生、护士、心理专家、社会工作者等多学科合作，为患者提供全面的评估和诊断、全方位的治疗和支持，提高患者疾病治疗信心。医生需告知患者手术风险和术后效果，合理化患者的预期；护士要主动倾听患者担忧，取得患者的信任，并通过介绍手术成功案例，图片展示等方式提高患者对乳房再造的认知，主动帮助患者缓解不良情绪；同时可邀请心理专家、社会工作者运用积极暗示、家庭支持、同伴支持等心理手段，增加患者信心，缓解焦虑情绪。

2.3 关键健康问题：术前进食

文献中指出术前2小时饮用液体是安全的，不会增加反流或误吸的风险。建议术前2h可指导患者口服300~500ml的糖水或400ml麦芽糊精饮料，以维持患者术中电解质及血糖平衡。麦芽糊精具有积极的代谢作用，如增加胰岛素敏感性和减少术前口渴和焦虑。

2.4 关键健康问题：预防静脉血栓栓塞

术前患者应常规检查D-2聚体值及双下肢血管B超，评估静脉血栓栓塞的风险。除非禁忌，并考虑到出血的风险，高风险患者应接受低分子肝素钙等抗凝治疗。

2.5 关键健康问题：术中护理

采用优化的麻醉方法，严格控制手术室温度（26~28℃），可使用加温毯，并给予患者皮瓣保暖，减少皮肤暴露，保持患者核心体温超过36°C，可减少多种并发症。补液量控制在500-1000ml，加温输注液体，严密监测患者的生命体征变化。

2.6 关键健康问题：体位管理

假体乳房再造手术后，建议采取半坐卧位，床头抬高30°~45°，以利于乳房塑形。自体乳房再造术后需严格体位管理，以保证皮瓣安全和腹部伤口恢复。自体乳房再造术后，护士需与医生确定吻合穿支数目、长度及位置，掌握皮瓣血管走向，做到前馈管理。临床中，在患者全麻清醒后给予半卧位，床头抬高15°~30°，以利于胸部伤口引流；双下肢保持屈膝屈髋位，大腿远侧垫枕，同时将床尾抬高，使床尾与双下肢夹角成45°，减轻腹部伤口的张力。为缓解长时间局部重力作用导致皮肤受压，可使用水垫保护骶尾部皮肤。专家共识中指出，动脉供血不良可通过调整体位解除血管蒂部压迫措施解救，护士需与医生密切沟通，共同判定皮瓣情况，采取卧位调整措施。

2.7 关键健康问题：移植皮瓣监测

由于游离皮瓣血管危象大多发生在术后72h内，临床中医护需密切监测，护士需做好记录，出现血运障碍应提高监测频率并及时通知医生处理，必要时手术探查。推荐监测频率为：第1天1次/h，第2天1次/2h，第3天1次/3~4h，术后4~7天2次/天。对皮瓣的临床评估可从皮瓣颜色、温度、肿胀程度、动脉搏动、皮瓣血氧等方面进行（见表18-18-1），同时辅以手持多普勒超声检查，对温度的监测推荐使用红外热成像设备。

表18-18-1 动、静脉危象的不同临床表现

观察指标	动脉危象	静脉危象
皮瓣颜色	苍白	紫黑
皮瓣温度	与正常组织温差>2℃	与正常组织温差>2℃
组织肿胀	不明显	肿胀加深

观察指标	动脉危象	静脉危象
毛细血管充盈时间	时间>3s	时间<1s
针刺出血	少	迅速流出淤

2.8 关键健康问题：血管危象识别及处理

游离皮瓣最危险的并发症是血管危象，需要医生和护士共同关注。静脉危象在6小时内处理皮瓣一般均能成活，超过6小时一般血栓形成会造成移植失败。护士需密切观察移植皮瓣情况，规范皮瓣评估，进行同质化管理。不仅要观察预留窗口，还需注意皮瓣缝线及周围组织，有异常情况时，需测量缝线距异常皮瓣扩大的范围，每班做好标记，及时反馈给医生。对术后皮瓣进行等距离、等角度、同色光源拍摄，形成皮瓣观察图并结合皮瓣监测记录表单记录皮瓣色泽、肿胀程度、温度、毛细血管回流、张力等情况进行判断。若发生部分皮瓣坏死，及时通知医生手术探查，拆开局部缝线，减轻吻合口张力，经抗凝、换药等，后期可给予坏死皮瓣修整。

2.9 关键健康问题：腹部伤口管理

腹部伤口管理需持续至术后3~6个月，医生、护士应在患者出院前做好评估与健康宣教，患者居家期间应进行自我管理，社区医护人员及患者家属做好监督。术后采取积极的措施预防腹内压升高，选择适宜体位，弯腰行走1个月，腹部切口加压包扎3个月，使用时折叠腹带上缘，避免压迫到乳房下缘，避免剧烈咳嗽、用力排便增加腹压的动作，咳嗽时用手按压腹部切口，防止腹壁疝的形成，预防性给予雾化吸入，多饮水，多吃蔬菜水果等纤维素含量高的食物，忌辛辣食物，避免便秘，必要时服用缓泻剂；若患者发生轻度腹部力量减弱，可采用腹式呼吸功能锻炼，每日2次，每次20~30min，经锻炼后腹部力量可恢复正常。术后1月穿弹力裤。

2.10 关键健康问题：感染的预防

植入物再造患者的术后感染发生率在2.5%~24.0%，是术后并发症及再造失败的重要原因，主要与术区皮肤污染、假体消毒不严、术后切口感染、扩张皮瓣破溃、外置注射壶或引流瓶的逆行感染、机体抵抗力差、慢性排异反应等有关。感染的预防需要医生和护士在术前、术中、术后共同管理，临床经验提示，术前彻底、细致清洗浸泡术区，如有明确感染灶应首先抗感染治疗，待感染灶控制后方可考虑手术。手术时应正规消毒，并严格无菌操作；预防性使用抗生素，应覆盖革兰氏阳性菌。术后引流量骤降时要引起注意，适当调整引流管以保证充分引流。置入扩张器时，一旦皮瓣出现破溃的可能，应暂缓注水扩张速度。保持扩张皮瓣周围清洁，降低皮肤表面细菌数量。扩张皮瓣的疖肿等小的局部感染灶及时用碘酒或其他消毒液处理（中等质量，强推荐）。

2.11 关键健康问题：血肿、血清肿

再造术后轻微血肿和血清肿可自行吸收，严重者需要及时清除（高质量，强推荐）。临床工作中，护理人员每24小时记录引流量并关注引流的动态趋势，避免引流管被体内组织阻塞。督促患者减少频繁活动。检查乳房伤口时，按压皮肤判断是否波动感，并询问患者主诉，乳房是否有隐痛感，若疼痛逐渐加剧，并观察到乳房有膨隆感，应打开胸带检查并及时告知医生处理（中等质量，强推荐）。

2.12 关键健康问题：纤维包膜挛缩

纤维包膜挛缩是假体植入乳房再造术后最常见的并发症，发生率为1.3%~30.0%，其发生与术后血清肿、细菌感染、肌肉运动、患者结缔组织病以及免疫功能状态等因素有关。关于预防包囊挛缩的有效方法，尚无共识。有文献报道，通过持续性按压能够增加植入物周围组织的顺应性，从而影响植入物周围的包膜增生，临床工作中，责护告知患者再造乳房避免按摩等摩擦刺激，避免出现伤口感染，观察乳房外观是否光滑、形态是否对称，评估乳房是否变硬，可扪及假体或假体扭曲，疼痛敏感，一旦出现上述情况，立即联系主管医生。包膜挛缩Ⅰ~Ⅱ级不需处理，Ⅲ~Ⅳ级可行包膜切除或松解并更换假体，或者改用自体组织行乳房再造。

2.13 关键健康问题：假体/扩张器移位、破裂

假体/扩张器移位主要由于假体腔剥离不当，或术后加压包扎不当所致。轻度的移位可通过早期发现并及时矫正，适当调整患者体位并通过外部推移后加压包扎纠正。严重情况下需要二次手术。由于解剖位置的原因，植入物通常向上方、外侧移位，因此术中需剥离充分，术后对植入物上方、外侧进行加压包扎固定，不推荐进行全乳房加压包扎，以避免影响乳头及皮瓣的血供。目前推荐术后加压包扎3~4周，根据双侧乳房的对称性调整假体固定带的位置和松紧，在此期间植入物周围纤维组织已经形成，植入物的位置较为稳定。此后，患者可佩戴压力文胸进一步稳定植入物位置。护士需告知患者注意假体的保护，避免接触暴力、针刺样尖锐的器械，以免硅胶受外力刺激导致假体破裂。

2.14 关键健康问题：胸衣选择

假体/扩张器乳房再造术后选用假体固定带，固定在假体上方，避免上移，同时假体术后不可穿戴有钢圈、聚拢效果胸衣。自体乳房再造术后首选无钢圈前开扣胸衣。腹部皮瓣乳房再造术后需穿腹带，腹直肌肌皮瓣转移术后穿6个月，腹壁下动脉穿支皮瓣术后穿1个月。

附录

附录Ⅰ 推荐对乳腺癌患者进行*BRCA*基因检测的专家共识

表18-19-1

推荐对乳腺癌患者进行*BRCA*基因检测的专家共识
·家族中有已知的*BRCA1/2*基因有害突变
·乳腺癌病史符合以下条件：
确诊年龄≤45岁
确诊年龄46~50岁
▲第二原发乳腺癌
▲≥1位直系亲属确诊乳腺癌，其确诊年龄不限
▲≥1位直系亲属确诊高级别前列腺癌（Gleason分值≥7分）
▲有限或未知家族史
三阴性乳腺癌确诊年龄≤60岁
年龄不限，但符合以下一项条件
▲≥1位直系亲属且满足：乳腺癌确诊年龄≤50岁，或卵巢癌，或男性乳腺癌，或转移性前列腺癌，或胰腺癌
▲≥2位患者或直系亲属确诊乳腺癌
·卵巢癌病史
·男性乳腺癌病史
·胰腺癌病史
·转移性前列腺癌病史
·任何年龄的高级别前列腺癌病史（Gleason分值≥7分）并且符合以下1项条件：
▲≥1位直系亲属确诊卵巢癌、胰腺癌或转移性前列腺癌，确诊年龄不限或乳腺癌确诊年龄≤50岁
▲≥2位直系亲属确诊乳腺癌、前列腺癌（任何级别），确诊年龄不限
·肿瘤中发现*BRCA1/2*有害突变且胚系突变状态未明
·无论家族史，*BRCA*突变相关癌症受益于靶向治疗（如卵巢癌/HER2阴性的转移性乳腺癌PARP抑制剂治疗，前列腺癌铂类药物化疗）
·不符合以上标准但有≥1位一级或二级亲属符合以上任何一条的个体。对于未携带者（*BRCA1/2*有害突变）检测结果的解读是有局限性的，需要充分讨论

注：符合以上标准中1条或多条即应考虑进一步的风险评估、遗传咨询，以及基因检测和管理。仅有家族史个体应慎重解读基因检测结果，因其可能存在明显局限性

附录Ⅱ　乳腺X线诊断报告范本

表18-19-2　××××××医院乳腺×线检查报告书

患者姓名：×××	性别：女	年龄：51岁	放射学检查号码：12345678
门诊号：	住院号：123456	科室：乳腺外科	病区：
临床诊断：左乳肿块			
检查日期：2023年10月10日前片无			
投照体位：			
√左侧：头足（轴）位、侧斜位			
检查设备GE2000D			
√右侧：头足（轴）位、侧斜位			
影像学描述：			
双侧乳腺腺体不均匀致密型。			
左乳腺外上方可见一大小2.8cm×1.8cm的肿块影，高密度，形态不规则并伴有边缘毛刺，内见多形性细小钙化。			
右乳腺未见明显肿块与异常钙化。			
双侧皮肤、乳头影正常。			
双侧腋下可见小淋巴结，形态密度无异常。			
影像学评估：			
左乳外上病灶，考虑为恶性，BI-RADS 5。			
右乳未见异常，BI-RADS 1。			

注：此报告仅供临床医师参考，如有疑问，请及时与放射科联系，联系电话：0000

附录Ⅲ　超声检查报告范本

表18-19-3　××××××医院乳腺超声检查报告书

患者姓名：×××	年龄：	性别：	超声号：
住院/门诊号：	临床诊断：	使用仪器：	探头频率：
双侧（左侧、右侧）乳腺组织回声（不）均匀，结构清晰（紊乱）。			
导管（未见）扩张（内径mm），乳腺组织呈条索状（结节状、团块状）等回声。			
左（右）乳腺外上象限（内上、内下、外下、乳晕区域）点（按时钟法）距乳头cm，探及低（等、高）回声结节，大小mm×mm×mm，形态（不）规则，边界（欠、不）清晰，边缘光整（毛刺、成角、分叶状），内部回声（欠、不）均匀，（未）见点状强回声，后方回声增强（无变化、衰减），周围组织（水肿、受压、变形、无变化），彩色多普勒超声显示内部（无）血流信号，呈点状（条状、网状、团状），RI 。			
双（左、右）腋下见淋巴结，大小mm×mm×mm，形态（不）规则，边界（欠、不）清晰，边缘光整（毛刺、成角、分叶状），内部回声（欠、不）均匀，（未）见点状强回声，后方回声增强（无变化、衰减），彩色多普勒超声显示内部（无）血流信号，呈点状（条状、网状、团状），RI 。			
超声提示：			
1. 双（左、右）乳未见明显占位			
2. 左（右）乳外上象限实性（混合性、囊性）占位（纤维瘤可能……）			
检查医师：			
检查日期：			

注：此报告仅供临床医师参考，如有疑问，请及时与放射科联系，联系电话：0000

附录Ⅳ 乳腺MRI诊断报告范本

表18-19-4 ××××××医院乳腺MRI检查报告书

患者姓名：×××	性别：女	年龄：51	放射学检查号码：12345678
门诊号：	住院号：123456	科室：乳腺外科	病区：
临床病史：右乳癌待排检			
要求：常规动态增强扫描			
检查日期：			
前片：无			
检查部位和名称：双侧乳房（平扫+动态增强）			
检查设备：3 T/1.5 T，乳腺专用线圈			
检查方法：平扫AxT1，AxT2；Ax+Sag C+；以速率2.5ml/s注射轧对比剂（具体药名）15ml，再用0.9%的生理盐水10ml冲洗			
临床简述：			
右乳外上扪及肿块，X线和超声检查提示病变性质不确定。末次月经时间：（或绝经后妇女）。			
影像学描述：			
两侧乳房大小、形态基本对称，两侧纤维腺体呈不均质致密型，分布无异常，增强后实质背景轻度强化。右乳外上象限中带见一卵圆形肿块影，边缘模糊不清，T1WI上呈低信号，T2WI上高信号，增强后呈不规则环形强化，早期强化明显，延迟期强化降低，动态增强曲线呈廓清型。病变大小约3cm×2cm×2cm。病灶在扩散加权上受限，ADC约0.9mm²/s。病灶前缘距离乳头约3cm。左乳内未见明确占位及异常强化影。所示两侧腋下未见明显肿大淋巴结，两侧胸壁肌肉未见异常。两侧乳头及皮肤未见明显异常。			
影像学评估：			
右乳外上象限中带距离乳头约3cm处肿块，高度怀疑其为恶性，建议活检，BI-RADS 5			
左乳未见异常发现，BI-RADS 1			
报告医师签名：			
审核医师签名：			
报告日期：			

注：此报告仅供临床医师参考，如有疑问，请及时与放射科联系，联系电话：0000

附录Ⅴ 乳腺病理学诊断

附录Ⅴ-A 乳腺癌新辅助治疗的病理诊断专家共识（2020版）

1. pCR（病理学完全缓解）的定义：乳腺原发灶无浸润性癌且区域淋巴结无癌细胞。新辅助治疗后仅残留乳腺脉管内肿瘤或仅淋巴结内残余ITC均不能诊断pCR。

2. AJCC ypTNM分期：ypT以最大灶浸润性癌作为分期依据，如果纤维化间质内散在多个病灶，则以其中浸润性癌的最大连续病灶作为分期依据。ypN以淋巴结残余转移癌的最大连续病灶作为分期依据。

3. 残余肿瘤负荷（residual cancer burden，RCB）评估：根据原发灶残余肿瘤范围，残余肿瘤的细胞密度，原位癌所占比例，阳性淋巴结个数和淋巴结转移癌最大径5项参数，参照网络计算器（www.mdanderson.org/breastcancer_RCB）获得RCB指数及对应的级别。

RCB 0：病理学完全缓解（pCR）

RCB Ⅰ：少量肿瘤残余

RCB Ⅱ：中等量肿瘤残余

RCB Ⅲ：广泛肿瘤残余

表18-19-5　Miller&Payne评估系统（MP分级）

MP分级	特征
MP分级（1级）	浸润癌细胞无改变或仅个别癌细胞发生改变，癌细胞数量总体未减少
MP分级（2级）	浸润癌细胞轻度减少，但总数量仍高，癌细胞减少不超过30%
MP分级（3级）	浸润癌细胞减少介于30%~90%
MP分级（4级）	浸润癌细胞显著减少超过90%，仅残存散在小簇状癌细胞或单个癌细胞
MP分级（5级）	原肿瘤瘤床部位已无浸润癌细胞，但可存在导管原位癌

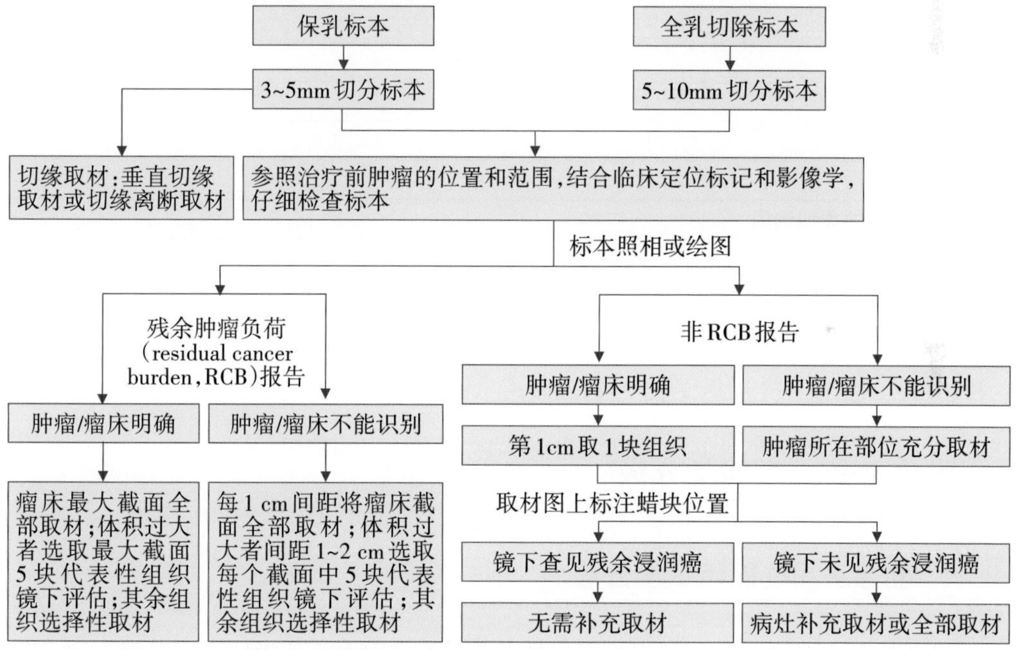

图18-19-1

附录Ⅴ-B　第5版WHO乳腺癌组织学分型

表18-19-6

乳腺组织学分型
乳头状肿瘤
乳头状导管原位癌
包被性乳头状癌
实性乳头状癌（原位或浸润）
浸润性乳头状癌

续表

乳腺组织学分型
小叶原位癌
导管原位癌
浸润性乳腺癌
浸润性癌，非特殊类型
微浸润性癌
浸润性小叶癌
小管癌
筛状癌
黏液癌
黏液性囊腺癌
浸润性微乳头状癌
伴大汗腺分化的癌
化生性癌
少见肿瘤和涎腺型肿瘤
腺泡细胞癌
腺样囊性癌
分泌性癌
黏液表皮样癌
多形性腺癌
伴有极性翻转的高细胞癌
神经内分泌肿瘤
神经内分泌瘤
神经内分泌癌

附录V-C　组织学分级

1　乳腺浸润性癌组织学分级

根据是否有腺管形成、细胞核多形性及核分裂象计数3项指标进行分级，建议采用Nottingham分级系统。

表 18-19-7

形态学特征	评分
腺管结构	
占肿瘤成分多数（>75%）	1
中等数量（10%~75%）	2
少或无（<10%）	3
细胞核的多形性	
细胞核小，形态规则一致	1
细胞核中等大小，不规则，大小不一	2

续表

形态学特征	评分			
细胞核大，形态多样				3
核分裂象计数				
取决于镜下视野范围				1~3
3种不同视野范围核分裂象计数举例				
视野直径/mm	0.44	0.55	0.63	
视野面积/mm^2	0.152	0.237	0.312	
核分裂象计数（每10 HPF的核分裂象数目）	0~5	0~8	0~11	1
	6~11	9~17	12~22	2
	≥12	≥18	≥23	3

注：（1）对腺管结构、细胞核多形性及核分裂象计数3项指标分别进行评分：总分为3~5分，组织学分级为Ⅰ级；6~7分，组织学分级为Ⅱ级；8~9分，组织学分级为Ⅲ级。（2）视野直径 = 视野数/物镜的放大倍数

2　乳腺导管原位癌的分级

对于导管原位癌，病理报告中应该包括分级，并建议报告是否存在坏死（点状坏死、粉刺样坏死）及钙化、组织学结构、病变大小或范围、切缘状况。目前乳腺导管原位癌的分级主要是细胞核分级，诊断标准如下：

低核级导管原位癌：细胞小而一致，红细胞或正常导管上皮细胞的1.5~2.0倍，可形成僵直搭桥状、微乳头状、筛状或实体状结构，核深染，染色质均匀，核仁不明显，核分裂象少见，罕见坏死。

中核级导管原位癌：细胞的异型性、核大小介于低核级和高核级导管原位癌之间、染色质粗细不等，呈颗粒状或块状，可见核仁，核分裂象可见，可出现点状坏死或粉刺样坏死。

高核级导管原位癌：细胞核异型性明显，红细胞或正常导管上皮细胞的2.5倍以上。癌细胞排列缺乏极性，可形成微乳头状、筛状或实体状，细胞核深染或空泡状，染色质粗块状，核仁明显，核分裂象多见，管腔内常见粉刺样坏死及钙化。

附录Ⅴ-D　乳腺癌雌、孕激素受体免疫组织化学检测指南（2015版）

表18-19-8　ER/PR判读标准

浸润性癌细胞核染色比例	ER/PR判读标准
细胞核染色<1%	ER/PR阴性
细胞核染色1%~10%	ER/PR阳性（低表达）
细胞核染色>10%	ER/PR阳性

备注：1. ER/PR的规范化病理报告需要报告阳性百分比和阳性强度；
2. ER/PR阳性定义：≥1%的肿瘤细胞呈阳性染色；阳性细胞1%~10%时为ER/PR低表达。

附录Ⅴ-E 乳腺癌HER2检测指南（2019版）

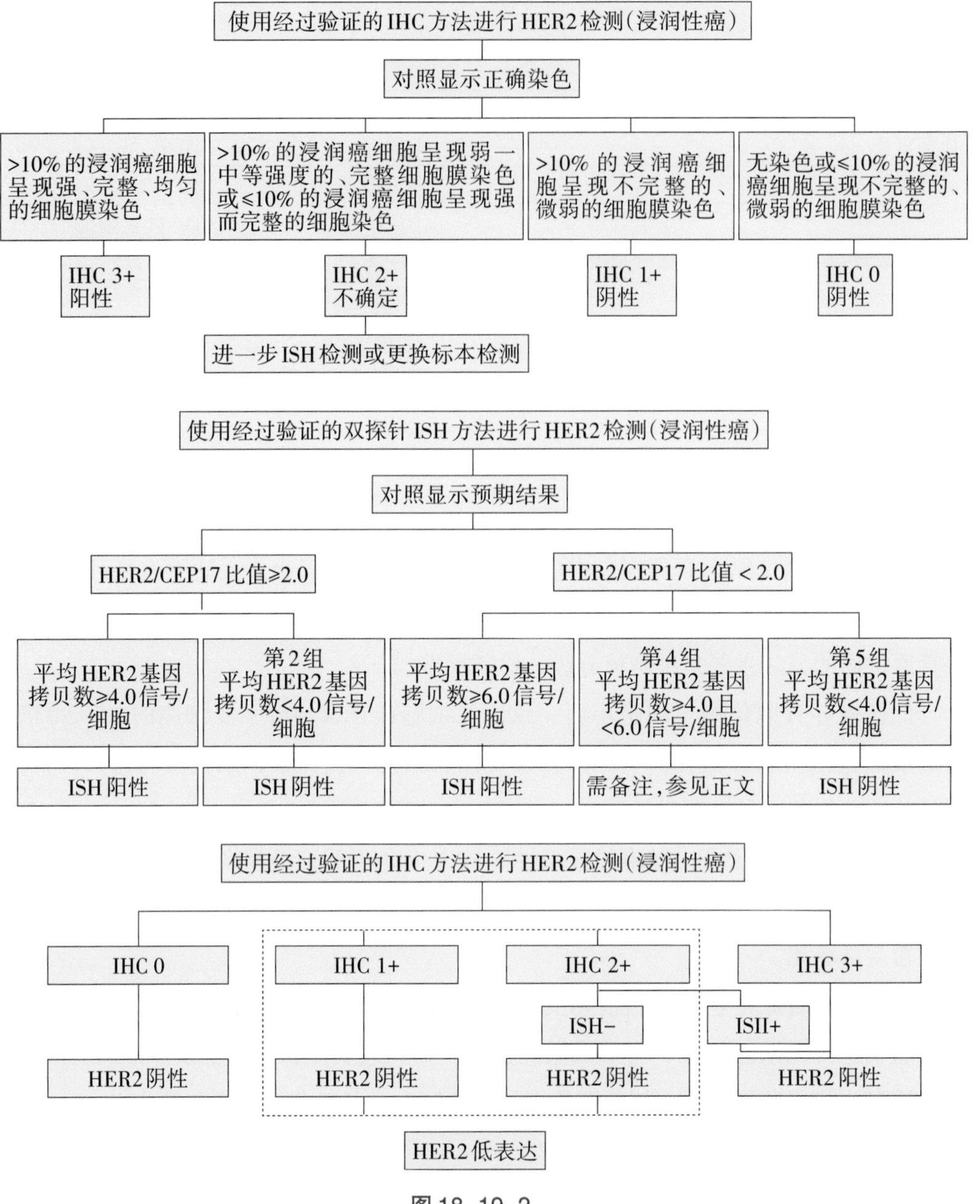

图18-19-2

[a]大多数临床研究将HER2 IHC 1+，IHC2+且ISH检测阴性定义为HER2低表达

备注：(1) HER2 IHC 1+和IHC 2+/ISH无扩增的局部晚期/晚期乳腺癌患者可从ADC药物治疗中获益。大多数研究将IHC 1+和IHC 2+/ISH无扩增者定义为HER2低表达，随着循证医学证据的不断积累，此定义有可能会发生改变。

(2) 建议以下几点帮助区分IHC 0和IHC 1+：①严格按照指南标准进行判读；②应在高倍（40×）镜下区分判读HER2 IHC 0和1+。③对于IHC 0/IHC 1临界值附近的病例，可考虑第二位病理医生进行判读。④建议采用不同梯度表达水平的外对照（包含IHC 1+）。⑤需关注检测前、检测中和检测后的全流程质控。

附录Ⅴ-F

表18-19-9　××××××医院病理学诊断报告书

患者姓名：×××	性别：	年龄：	送检日期：	病理号：
住院号：	床号：	科室：	送检医师：	标本类型：
肉眼所见：（左乳）乳腺改良根治标本，乳腺大小27.0cm×20.0cm×3.5cm。皮瓣面积19.0cm×9.0cm，乳头直径0.9cm，高出皮肤0.3cm，未见明显异常。内上象限，距乳头2.5cm，皮下1.0cm见大小约3.5cm×3.0cm×2.5cm质硬肿块，切面灰白灰红、界限不清。查见腋窝淋巴结23枚，最大径0.5~1.2cm。				
病理学诊断：（左乳）浸润性癌，非特殊类型，2级（腺管形成2分、核级2分、核分裂象2分，总分6分），伴导管原位癌（约占20%，中核级，粉刺样坏死，含钙化）。浸润癌最大径3.5cm，可见脉管侵犯。周围乳腺呈乳头状瘤及腺病改变。乳头、乳腺表面皮肤及基底切缘均未见癌累及。腋窝淋巴结（7/23）查见癌转移。				
免疫组织化学检测提示浸润性癌：ER（+）（强，阳性细胞约70%）、PR（+）（中等强度，阳性细胞约60%）、HER2（0）、Ki-67增殖指数约30%。				
病理学分期：pT_2N_2Mx				
报告医师签名：				
审核医师签名：				
报告日期：				

附录Ⅵ　乳腺癌常用的辅助/新辅助治疗方案*

1　HER2阴性乳腺癌辅助/新辅助治疗方案

TAC方案

多西他赛 75mg/m² iv 第1天

多柔比星 50mg/m² iv 第1天

环磷酰胺 500mg/m² iv 第1天

21 d为1个周期，共6个周期

（所有周期均用G-CSF/PEG-rhG-CSF支持）

剂量密集AC/EC→P（每两周1次）

多柔比星 60mg/m² iv 第1天

或表柔比星 90~100mg/m² iv 第1天

环磷酰胺 600mg/m² iv 第1天

14 d为1个周期，共4个周期

序贯以

紫杉醇 175mg/m² iv 3h 第1天——14d为1个周期，共4个周期

（所有周期均用G-CSF/PEG-rhG-CSF支持）

剂量密集AC/EC→P（每周1次）

多柔比星 60mg/m² iv 第1天

或表柔比星 90~100mg/m² iv 第1天

环磷酰胺 600mg/m² iv 第1天

14 d为1个周期，共4个周期（用G-CSF/PEG-rhG-CSF支持）

序贯以

紫杉醇 80mg/m² iv 1 h第1天——7 d 1次，共12次

AC/EC→P/T方案

多柔比星 60mg/m² iv 第1天

或表柔比星 90~100mg/m² iv 第1天

环磷酰胺 600mg/m² iv 第1天

21 d为1个周期，共4个周期

序贯以

紫杉醇 80mg/m² iv 1 h 第1天——7 d 1次，共12次

或多西他赛 100mg/m² iv 第1天——21 d为1个周期，共4个周期

TC方案（用于辅助治疗）

多西他赛 75mg/m² iv 第1天

环磷酰胺 600mg/m² iv 第1天

21 d为1个周期，共4~6个周期

AC方案

多柔比星 60mg/m² iv 第1天

环磷酰胺 600mg/m² iv 第1天

21 d为1个周期，共4个周期

EC方案

表柔比星 100mg/m² iv 第1天

环磷酰胺 830mg/m² iv 第1天

21 d为1个周期，共4个周期

PCb方案

紫杉醇 80mg/m²，第1、8、15天

卡铂 AUC = 6第1天，或AUC = 2第1、8、15天

21 d为1个周期，共4~6个周期

TCb方案

多西他赛 75mg/m² 第1天

卡铂 AUC = 6 第1天

21 d为1个周期，共4~6个周期

帕博利珠单抗+PCb→AC/EC方案化疗（CPS≥20时，用于TNBC新辅助治疗）

帕博利珠单抗200mg iv第1天，21d为1个周期

PCb→AC/EC方案

紫杉醇 80mg/m²，第1、8、15天

卡铂 AUC = 5，第1天

21 d为1个周期，共4个周期

序贯以

多柔比星 60mg/m² iv 第1天

或表柔比星 90mg/m² iv 第1天

环磷酰胺 600mg/m² iv 第1天

21 d为1个周期，共4个周期

术后帕博利珠单抗 200mg iv 第1天，21d为1个周期，满1年

辅助强化治疗方案

（1）XT→XEC方案（用于TNBC）

多西他赛 75mg/m² iv 第1天

卡培他滨 1 000mg/m² po bid 第1~14天

21 d为1个周期，共4个周期

序贯以

表柔比星 75mg/m² iv 第1天

环磷酰胺 600mg/m² iv 第1天

卡培他滨 1 000mg/m² po bid 第1~14天

21 d为1个周期，共4个周期

（2）标准化疗结束后X强化（用于TNBC）

卡培他滨 650mg/m² po bid，连续口服1年

（3）新辅助未达pCR后X强化（用于TNBC和淋巴结残留阳性ER阳性/HER2阴性乳腺癌）

卡培他滨 1 250mg/m² po bid，第1~14天，共8个周期

（4）奥拉帕利强化（用于致病/疑似致病*gBRCA*突变高危乳腺癌，尚未获得辅助治疗适应证）

奥拉帕利 300mg po bid，连续口服1年

ER阳性/HER2阴性患者的新辅助内分泌治疗

绝经后患者通常使用AI进行新辅助内分泌治疗；绝经前患者除非进入临床研究

或有化疗禁忌（可选OFS+AI/氟维司群），不应常规进行新辅助内分泌治疗。

2 HER2阳性乳腺癌辅助/新辅助治疗方案

AC/EC→PH

多柔比星 60mg/m^2 iv 第1天

或表柔比星 90~100mg/m^2 iv 第1天

环磷酰胺 600mg/m^2 iv 第1天

21d为1个周期，共4个周期

序贯以

紫杉醇 80mg/m^2 iv 1h 第1天

曲妥珠单抗 2mg/kg（首次剂量4mg/kg）第1天

7d 1次，共21次

而后曲妥珠单抗 6mg/kg，每3周1次，完成1年

每3个月监测心功能

剂量密集AC/EC→PH方案

多柔比星 60mg/m^2 iv 第1天

或表柔比星 90~100mg/m^2 iv 第1天

环磷酰胺 600mg/m^2 iv 第1天

14 d为1个周期，共4个周期

序贯以

紫杉醇 175mg/m^2 iv 3h 第1天，14d为1个周期，共4个周期

（所有周期均用G-CSF/PEG-rhG-CSF支持）

同时采用曲妥珠单抗，首次剂量4mg/kg，

之后为2mg/kg，每周1次，共1年

也可在紫杉醇结束后用曲妥珠单抗，首次剂量8mg/kg，之后6mg/kg，

每3周1次，完成1年

在基线、3、6和9个月时监测心功能

AC/EC→TH方案

多柔比星 60mg/m^2 iv 第1天

或表柔比星 90~100mg/m^2 iv 第1天

环磷酰胺 600mg/m^2 iv 第1天

21 d为1个周期，共4个周期

序贯以

多西他赛 100mg/m^2 iv 第1天

曲妥珠单抗 2mg/kg（首次剂量4mg/kg）
第1、8、15天
21d为1个周期，共4个周期
而后曲妥珠单抗6mg/kg，每3周1次，完成1年
每3个月监测心功能
TCbH方案
多西他赛75mg/m^2 iv第1天
卡铂AUC = 6 iv第1天
曲妥珠单抗6mg/kg（首次剂量8mg/kg）第1天
21d为1个周期，共6个周期
而后曲妥珠单抗6mg/kg，每3周1次，完成1年
每3个月监测心功能
AC/EC→THP方案
多柔比星 60mg/m^2 iv 第1天
或表柔比星 90~100mg/m^2 iv 第1天
环磷酰胺 600mg/m^2 iv 第1天
21d为1个周期，共4个周期
序贯以
多西他赛 75~100mg/m^2 iv 第1天
或紫杉醇 80mg/m^2 iv 1h 第1、8、15天
曲妥珠单抗 6mg/kg（首次剂量8mg/kg）第1天
帕妥珠单抗 420mg iv（首次剂量840mg）第1天
21 d为1个周期，共4个周期
而后曲妥珠单抗 6mg/kg，帕妥珠单抗420mg，每3周1次，完成1年
每3个月监测心功能
剂量密集AC/EC→THP方案
多柔比星 60mg/m^2 iv 第1天
或表柔比星 90~100mg/m^2 iv 第1天
环磷酰胺 600mg/m^2 iv 第1天
14d为1个周期，共4个周期（用G-CSF/PEG-rhG-CSF支持）
序贯以
多西他赛 75~100mg/m^2 iv 第1天
或紫杉醇 80mg/m^2 iv 1h第1、8、15天
曲妥珠单抗 6mg/kg（首次剂量8mg/kg）第1天

帕妥珠单抗 420mg（首次剂量 840mg）iv 第1天

21d为1个周期，共4个周期

而后曲妥珠单抗6mg/kg，帕妥珠单抗420mg，每3周1次，完成1年

每3个月监测心功能

TCbHP方案

多西他赛 75mg/m^2 iv 第1天

卡铂 AUC = 6 iv 第1天

曲妥珠单抗 6mg/kg（首次剂量 8mg/kg）第1天

帕妥珠单抗 420mg（首次剂量 840mg）iv 第1天

21d为1个周期，共6个周期

而后曲妥珠单抗 6mg/kg，帕妥珠单抗420mg，每3周1次，完成1年

每3个月监测心功能

wTH方案（用于辅助治疗）

紫杉醇80mg/m^2 iv 1 h 第1天

曲妥珠单抗 2mg/kg（首次剂量 4mg/kg）iv 第1天

7d 1次，共12次

而后曲妥珠单抗 6mg/kg，每3周1次，完成1年

每3个月监测心功能

TC+H方案（用于辅助治疗）

多西他赛 75mg/m^2 iv 第1天

环磷酰胺 600mg/m^2 iv 第1天

曲妥珠单抗 6mg/kg（首次剂量 8mg/kg）第1天

21d为1个周期，共4个周期

而后曲妥珠单抗 6mg/kg，每3周1次，完成1年

每3个月监测心功能

T-DM1单药（用于nonpCR患者辅助强化治疗）

3.6mg/kg iv 第1天

21d为1个周期，共14周期

每3个月监测心功能

辅助强化治疗方案（用于高风险HER阳性乳腺癌特别是ER+患者）

在含曲妥珠单抗治疗完成后，奈拉替尼240mg po qd，共1年

* 以上辅助治疗中，白蛋白结合型紫杉醇在出于医学上的必要性时（如减少过敏反应等）可尝试替代紫杉醇或多西他赛，但使用时周疗剂量不应超过125mg/m^2。

附录Ⅶ 复发或转移性乳腺癌常用的化疗和靶向治疗方案

1 HER2阴性乳腺癌常用的化疗和靶向治疗方案

（1）单药治疗

蒽环类药物

多柔比星 60~75mg/m² iv 第1天

21d为1个周期

或多柔比星 20mg/m² iv 每周1次

表柔比星 60~90mg/m² iv 第1天

21d为1个周期

脂质体多柔比星 50mg/m² iv 第1天

28d为1个周期

紫杉类药物

紫杉醇 175mg/m² iv 第1天

21d为1个周期

或紫杉醇 80mg/m² iv 每周1次

多西他赛 60~100mg/m² iv 第1天

21d为1个周期

白蛋白结合型紫杉醇 100~150mg/m² iv

第1、8、15天

28d为1个周期

或白蛋白结合型紫杉醇 260mg/m² iv第1天

21d为1个周期

抗代谢类药物

卡培他滨 1000~1250mg/m² po bid 第1~14天

21d为1个周期

吉西他滨 800~1200mg/m² iv 第1、8、15天

28d为1个周期

其他微管类抑制剂

长春瑞滨 25mg/m² iv每周1次或50mg po

第1、8、15天

艾立布林1.4mg/m² iv第1、8天

21d为1个周期

优替德隆30mg/m² iv第1~5天21 d为1个周期

铂类药物（可用于TNBC或已知*BRCA1/2*突变乳腺癌）

顺铂 75mg/m² iv 第1天或25mg/m² iv 第1~3天

21d为1个周期

卡铂AUC = 5~6 iv第1天

21~28 d为1个周期

PARP抑制剂（可用于已知*BRCA1/2*突变乳腺癌，国内尚未获批适应证）

奥拉帕利300mg po bid

抗TROP2 ADC（可用于TNBC，国内尚未获批上市）

戈沙妥珠单抗（sacituzumab govitecan-hziy）10mg/kg iv第1、8天

21d为1个周期

HER2 ADC（用于HER2低表达）

德曲妥珠单抗 5.4mg/kg iv第1天

21d为1个周期

（2）联合治疗

XT方案

多西他赛 75mg/m² iv 第1天

或白蛋白结合型紫杉醇100~150mg/m² iv第1天

每周1次

卡培他滨 1000mg/m² po bid 第1~14天

21d为1个周期

GT方案

紫杉醇 175mg/m² iv 第1天

吉西他滨 1000~1 250mg/m² iv 第1、8天

21d为1个周期

NX方案

长春瑞滨 25mg/m² iv第1、8天或 40mg po

第1、8、15天

卡培他滨 1000mg/m² po bid第1~14天

21d为1个周期

GP方案（可用于TNBC）

吉西他滨 1000~1250mg/m² iv 第1、8天

顺铂 75mg/m² iv第1天或25mg/m² iv 第1~3天

21d为1个周期

GC方案（可用于TNBC）

吉西他滨 1000mg/m^2 iv 第1、8天

卡铂AUC = 2 iv第1、8天

21d为1个周期

AP方案（可用于TNBC）

白蛋白结合型紫杉醇 125mg/m^2 iv 第1、8天

顺铂 75mg/m^2 iv第1天或 25mg/m^2 iv 第1~3天

21d为1个周期

NP方案（可用于TNBC）

长春瑞滨 25mg/m^2 iv 第1、8天

顺铂 75mg/m^2 iv 第1天或 25mg/m^2 iv第 1~3天

或卡铂AUC = 2 iv第1、8天

21d为1个周期

PC方案

紫杉醇 175mg/m^2 iv 第1天

或白蛋白结合型紫杉醇 125mg/m^2 iv 第1、8天

卡铂 AUC = 5~6第1天，或AUC = 2 iv 第1、8天

21d为1个周期

紫杉醇+贝伐珠单抗（贝伐珠单抗国内尚未获批适应证）

紫杉醇 90mg/m^2 iv 第1、8、15天

贝伐珠单抗 10mg/kg 第1、15天

28d为1个周期

含PD-1/PD-L1抗体免疫治疗方案（可用于TNBC，国内尚未获批适应证）

① 帕博利珠单抗+化疗（当PD-L1 22C3 CPS≥10时）

帕博利珠单抗 200mg iv 第1天，21d为1个周期

白蛋白结合型紫杉醇 100mg/m^2 iv

第1、8、15天，28 d为1个周期

或紫杉醇 90mg/m^2 iv 第1、8、15天，28d为1个周期

或吉西他滨 1000mg/m^2 iv 第1天+卡铂AUC = 2 iv第1、8天，21d为1个周期

2 HER2阳性乳腺癌常用的化疗和靶向治疗方案

THP方案

多西他赛 75mg/m^2 iv 第1天

或白蛋白结合型紫杉醇 100~150mg/m^2 iv 第1天每周1次

或紫杉醇 80mg/m² iv 第1天每周1次

曲妥珠单抗首次剂量 8mg/kg，之后为6mg/kg iv 第1天

帕妥珠单抗首次剂量 840mg，之后为420mg iv 第1天

21d为1个周期

TXH方案

多西他赛 75mg/m² iv 第1天

卡培他滨 1 000mg/m² po bid 第1~14天

曲妥珠单抗首次剂量 8mg/kg，之后为 6mg/kg iv 第1天

21d为1个周期

TH方案

白蛋白结合型紫杉醇 100~150mg/m² iv 第1天

曲妥珠单抗首次剂量 4mg/kg，之后为 2mg/kg iv 第1天

7d为1个周期

或

多西他赛 75mg/m² iv 第1天

曲妥珠单抗首次剂量 8mg/kg，之后为6mg/kg iv 第1天

21d为1个周期

NH方案

长春瑞滨 30mg/m² iv 第1、8天

曲妥珠单抗首次剂量 4mg/kg，之后为2mg/kg iv 第1天

21d为1个周期

或

长春瑞滨 25mg/m² iv 第1、8、15天

曲妥珠单抗或伊尼妥单抗首次剂量 4mg/kg，之后为2mg/kg iv 第1天

28d为1个周期

XH方案

卡培他滨 1 000~1 250mg/m² po bid 第1~14天

曲妥珠单抗首次剂量8mg/kg，之后为6mg/kg iv 第1天

21d为1个周期

PCbH

紫杉醇 175mg/m² iv 第1天

或白蛋白结合型紫杉醇 125mg/m² iv 第1、8天

卡铂 AUC = 5~6 第1天，或 AUC = 2 iv 第1、8天

曲妥珠单抗首次剂量 8mg/kg，之后为6mg/kg iv 第1天

21d为1个周期

吡咯替尼+卡培他滨方案

吡咯替尼 400mg po qd

卡培他滨 1000mg/m² po bid 第1~14天

21d为1个周期

奈拉替尼+卡培他滨方案

奈拉替尼 240mg po qd 第1~21天

卡培他滨 750mg/m² po bid 第1~14天

21d为1个周期

拉帕替尼+卡培他滨

拉帕替尼 1250mg po qd

卡培他滨 1000mg/m² po bid 第1~14天

21d为1个周期

拉帕替尼+曲妥珠单抗

拉帕替尼 1000mg po qd

曲妥珠单抗首次剂量 8mg/kg，之后为6mg/kg iv 第1天

21d为1个周期

T-DM1单药

3.6mg/kg iv 第1天

21d为1个周期

德曲妥珠单抗

5.4mg/kg iv 第1天

21d为1个周期

附录Ⅷ　绝经的定义

绝经一般是指月经永久性终止，提示卵巢合成的雌激素持续性减少。满足以下任意一条者，都可认为达到绝经状态：

（1）双侧卵巢切除术后。

（2）年龄≥60岁。

（3）年龄<60岁，自然停经≥12个月，在近1年未接受化疗、他莫昔芬（TAM）、托瑞米芬或卵巢去势的情况下，FSH和雌二醇水平在绝经后范围内。

（4）年龄<60岁正在服用TAM或托瑞米芬的患者，FSH和雌二醇水平在绝经后范围内。

注：正在接受LHRH拮抗剂/激动剂的患者月经状况无法判断。化疗前未绝经者即使化疗后停经也不能判断其为绝经后状态，化疗或内分泌或药物去势治疗后停经的患者需反复测定FSH和雌二醇水平，确认其为绝经后状态时方能使用芳香化酶抑制剂。

附录Ⅸ　VNPI

表18-19-10

VNPI = A + B + C + D
A = 肿瘤大小
1：≤15mm
2：16~40mm
3：≥41mm
B = 切缘情况
1：≥10mm
2：1~9mm
3：<1mm
C = 细胞核分级
1：低级
2：中级
3：高级
D = 年龄
1：≥60岁
2：40~59岁
3：<40岁

参考文献

[1]WHO Classification of Tumours Editorial Board. Breast tumours[M]. 5th ed. Lyon：International Agency for Research on Cancer，2019.

[2]NCCN Clinical Practice Guideline in OncologyTM. Breast Cancer. 2014 National Comprehensive Cancer Network[EB/OL]. https：//www.nccn.org/guidelines/nccn-guidelines/guidelines-detail?category=1&id=1419[2021-09-02].

[3]American Joint Committee on Cancer. AJCC cancer staging handbook[M]. 7th ed. Chicago：Springer，2010.

[4]BUCHHOLZ T A，SOMERFIELD M R，GRIGGS J J，et al.Margins for breast-conserving surgery with whole-breast irradiation in stage Ⅰ and Ⅱ invasive breast cancer：American Society of Clinical Oncology endorsement of the Society of Surgical Oncology/American Society for Radiation Oncology consensus guideline[J]. J Clin Oncol，2014，32（14）：1502-1506.

[5]KUNKLER I H，WILLIAMS L J，JACK W J，et al.Breast-conserving surgery with or without irradiation in women aged 65 years or older with early breast cancer（PRIME Ⅱ）：a randomised controlled trial[J]. Lancet Oncol，2015，16（3）：266-273.

[6]GIULIANO A E，MCCALL L，BEITSCH P，et al.Locoregional recurrence after sentinel lymph node dissection with or without axillary dissection in patients with sentinel lymph node metastases：the American College of Surgeons Oncology Group Z0011 randomized trial[J]. Ann Surg，2010，252（3）：426-432；discussion 432-433.

[7]DONKER M，VAN TIENHOVEN G，STRAVER M E，et al.Radiotherapy or surgery of the axilla after a positive sentinel node in breast cancer（EORTC 10981-22023 AMAROS）：a randomised，multicentre，open-label，phase 3 non-inferiority trial[J]. Lancet Oncol，2014，15（12）：1303-1310.

[8]MORAN M S，SCHNITT S J，GIULIANO A E，et al.Society of Surgical Oncology-American Society for Radiation Oncology consensus guideline on margins for breast-conserving surgery with whole-breast irradiation in stages Ⅰ and Ⅱ invasive breast cancer[J]. J Clin Oncol，2014，32（14）：1507-1515.

[9]EARLY BREAST CANCER TRIALISTS' COLLABORATⅣE GROUP EBCTCG.Long-term outcomes for neoadjuvant versus adjuvant chemotherapy in early breast cancer：meta-analysis of individual patient data from ten randomised trials[J]. Lancet Oncol，2018，19（1）：27-39.

[10]GIANNI L，PIENKOWSKI T，IM Y H，et al.5-year analysis of neoadjuvant pertuzumab and trastuzumab in patients with locally advanced，inflammatory，or early-stage HER2-positive breast cancer（NeoSphere）：a multicentre，open-label，phase 2 randomised trial[J]. Lancet Oncol，2016，17（6）：791-800.

[11]SIKOV W M，BERRY D A，PEROU C M，et al.Impact of the addition of carboplatin and/or bevacizumab to neoadjuvant once-per-week paclitaxel followed by dose-dense doxorubicin and cyclophosphamide on pathologic complete response rates in stage Ⅱ to Ⅲ triple-negative breast cancer：CALGB 40603（Alliance）[J]. J Clin Oncol，2015，33（1）：13-21.

[12]ADAMS S，LOI S，TOPPMEYER D，et al. Pembrolizumab monotherapy for previously untreated，PD-L1-positive，metastatic triple-negative breast cancer：cohort B of the phase Ⅱ KEYNOTE-086 study[J]. Ann Oncol，2019，30（3）：405-411.

[13]ADAMS S，SCHMID P，RUGO H S，et al.Pembrolizumab monotherapy for previously treated metastatic triple-negative breast cancer：cohort A of the phase Ⅱ KEYNOTE-086 study[J]. Ann Oncol，2019，30（3）：397-404.

[14]GOETZ M P，TOI M，CAMPONE M，et al. MONARCH 3：abemaciclib as initial therapy for advanced breast cancer[J]. J Clin Oncol，2017，35（32）：3638-3646.

[15]ROBSON M, IM S A, SENKUS E, et al.Olaparib for metastatic breast cancer in patients with a germline *BRCA* mutation[J]. N Engl J Med, 2017, 377 (6): 523-533.

[16]SLEDGE G W Jr, TOI M, NEVEN P, et al.MONARCH 2: abemaciclib in combination with fulvestrant in women with HR+/HER2- advanced breast cancer who had progressed while receiving endocrine therapy[J]. J Clin Oncol, 2017, 35 (25): 2875-2884.

[17]SCHMID P, ADAMS S, RUGO H S, et al.Atezolizumab and nab-paclitaxel in advanced triple-negative breast cancer[J]. N Engl J Med, 2018, 379 (22): 2108-2121.

[18]TRIPATHY D, IM S A, COLLEONI M, et al.Ribociclib plus endocrine therapy for premenopausal women with hormone-receptor-positive, advanced breast cancer (MONALEESA-7): a randomised phase 3 trial[J]. Lancet Oncol, 2018, 19 (7): 904-915.

[19]TURNER N C, SLAMON D J, RO J, et al.Overall survival with palbociclib and fulvestrant in advanced breast cancer[J]. N Engl J Med, 2018, 379 (20): 1926-1936.

[20]BLOK E J, KROEP J R, MEERSHOEK-KLEIN KRANENBARG E, et al.Optimal duration of extended adjuvant endocrine therapy for early breast cancer; results of the IDEAL trial (BOOG 2006-05) [J]. J Natl Cancer Inst, 2018, 110 (1) .

[21]BURSTEIN H J, LACCHETTI C, ANDERSON H, et al.Adjuvant endocrine therapy for women with hormone receptor-positive breast cancer: ASCO clinical practice guideline focused update[J]. J Clin Oncol, 2019, 37 (5): 423-438.

[22]FRANCIS P A, PAGANI O, FLEMING G F, et al.Tailoring adjuvant endocrine therapy for premenopausal breast cancer[J]. N Engl J Med, 2018, 379 (2): 122-137.

[23]GNANT M, MLINERITSCH B, STOEGER H, et al.Zoledronic acid combined with adjuvant endocrine therapy of tamoxifen versus anastrozol plus ovarian function suppression in premenopausal early breast cancer: final analysis of the Austrian Breast and Colorectal Cancer Study Group trial 12[J]. Ann Oncol, 2015, 26 (2): 313-320.

[24]MAMOUNAS E P, BANDOS H, LEMBERSKY B C, et al.Use of letrozole after aromatase inhibitor-based therapy in postmenopausal breast cancer (NRG Oncology/NSABP B-42): a randomised, double-blind, placebo-controlled, phase 3 trial[J]. Lancet Oncol, 2019, 20 (1): 88-99.

[25]METZGER FILHO O, GIOBBIE-HURDER A, MALLON E, et al.Relative effectiveness of letrozole compared with tamoxifen for patients with lobular carcinoma in the BIG 1-98 trial[J]. J Clin Oncol, 2015, 33 (25): 2772-2779.

[26]PAN H C, GRAY R, BRAYBROOKE J, et al.20-year risks of breast-cancer recurrence after stopping endocrine therapy at 5 years[J]. N Engl J Med, 2017, 377 (19): 1836-1846.

[27]BLUM J L, FLYNN P J, YOTHERS G, et al.Anthracyclines in early breast cancer: the ABC trials-USOR 06-090, NSABP B-46-I/USOR 07132, and NSABP B-49 (NRG oncology) [J]. J Clin Oncol, 2017, 35 (23): 2647-2655.

[28]CARDOSO F, VAN'T VEER L J, BOGAERTS J, et al.70-gene signature as an aid to treatment decisions in early-stage breast cancer[J]. N Engl J Med, 2016, 375 (8): 717-729.

[29]EARLY BREAST CANCER TRIALISTS' COLLABORATⅣE GROUP EBCTCG.Adjuvant bisphosphonate treatment in early breast cancer: meta-analyses of individual patient data from randomised trials [J]. Lancet, 2015, 386 (10001): 1353-1361.

[30]EARLY BREAST CANCER TRIALISTS' COLLABORATⅣE GROUP EBCTCG.Increasing the dose intensity of chemotherapy by more frequent administration or sequential scheduling: a patient-level meta-analysis of 37 298 women with early breast cancer in 26 randomised trials[J]. Lancet, 2019, 393 (10179): 1440-1452.

[31]LOIBL S, WEBER K E, TIMMS K M, et al.Survival analysis of carboplatin added to an anthracycline/taxane-based neoadjuvant chemotherapy and HRD score as predictor of response-final results from Ge-

parSixto[J]. Ann Oncol，2018，29（12）：2341-2347.

[32]MASUDA N，LEE S J，OHTANI S，et al.Adjuvant capecitabine for breast cancer after preoperative chemotherapy[J]. N Engl J Med，2017，376（22）：2147-2159.

[33]MOORE H C，UNGER J M，PHILLIPS K A，et al.Goserelin for ovarian protection during breast-cancer adjuvant chemotherapy[J]. N Engl J Med，2015，372（10）：923-932.

[34]NITZ U，GLUZ O，CLEMENS M，et al.West German study PlanB trial：adjuvant four cycles of epirubicin and cyclophosphamide plus docetaxel versus six cycles of docetaxel and cyclophosphamide in HER2-negative early breast cancer[J]. J Clin Oncol，2019，37（10）：799-808.

[35]SPARANO J A，GRAY R J，MAKOWER D F，et al.Adjuvant chemotherapy guided by a 21-gene expression assay in breast cancer[J]. N Engl J Med，2018，379（2）：111-121.

[36]PROWELL T M，BEAVER J A，PAZDUR R.Residual disease after neoadjuvant therapy - developing drugs for high-risk early breast cancer[J]. N Engl J Med，2019，380（7）：612-615.

[37]SPARANO J A，GRAY R J，RAVDIN P M，et al.Clinical and genomic risk to guide the use of adjuvant therapy for breast cancer[J]. N Engl J Med，2019，380（25）：2395-2405.

[38]EARL H M，HILLER L，VALLIER A L，et al.6 versus 12 months of adjuvant trastuzumab for HER2-positive early breast cancer（PERSEPHONE）：4-year disease-free survival results of a randomised phase 3 non-inferiority trial[J]. Lancet，2019，393（10191）：2599-2612.

[39]MARTIN M，HOLMES F A，EJLERTSEN B，et al.Neratinib after trastuzumab-based adjuvant therapy in HER2-positive breast cancer（ExteNET）：5-year analysis of a randomised，double-blind，placebo-controlled，phase 3 trial[J]. Lancet Oncol，2017，18（12）：1688-1700.

[40]VON MINCKWITZ G，HUANG C S，MANO M S，et al.Trastuzumab emtansine for residual invasive HER2-positive breast cancer[J]. N Engl J Med，2019，380（7）：617-628.

[41]VON MINCKWITZ G，PROCTER M，DE AZAMBUJA E，et al.Adjuvant pertuzumab and trastuzumab in early HER2-positive breast cancer[J]. N Engl J Med，2017，377（2）：122-131.

[42]GIANNI L，PIENKOWSKI T，IM Y H，et al.Efficacy and safety of neoadjuvant pertuzumab and trastuzumab in women with locally advanced，inflammatory，or early HER2-positive breast cancer（NeoSphere）：a randomised multicentre，open-label，phase 2 trial[J]. Lancet Oncol，2012，13（1）：25-32.

[43]MA F，LI Q，CHEN S S，et al.Phase I study and biomarker analysis of pyrotinib，a novel irreversible pan-ErbB receptor tyrosine kinase inhibitor，in patients with human epidermal growth factor receptor 2-positive metastatic breast cancer[J]. J Clin Oncol，2017，35（27）：3105-3112.

[44]LANG G T，JIANG Y Z，SHI J X，et al.Characterization of the genomic landscape and actionable mutations in Chinese breast cancers by clinical sequencing[J]. Nat Commun，2020，11（1）：5679.

[45]JIANG Y Z，MA D，SUO C，et al.Genomic and transcriptomic landscape of triple-negative breast cancers：subtypes and treatment strategies[J]. Cancer Cell，2019，35（3）：428-440.e5.

[46]LI J J，YU K D，PANG D，et al.Adjuvant capecitabine with docetaxel and cyclophosphamide plus epirubicin for triple-negative breast cancer（CBCSG010）：an open-label，randomized，multicenter，phase Ⅲ trial[J]. J Clin Oncol，2020，38（16）：1774-1784.

[47]YU K D，YE F G，HE M，et al.Effect of adjuvant paclitaxel and carboplatin on survival in women with triple-negative breast cancer：a phase 3 randomized clinical trial[J]. JAMA Oncol，2020，6（9）：1390-1396.

[48]WANG X，WANG S S，HUANG H，et al.Effect of capecitabine maintenance therapy using lower dosage and higher frequency vs observation on disease-free survival among patients with early-stage triple-negative breast cancer who had received standard treatment：the SYSUCC-001 randomized clinical trial[J]. JAMA，2021，325（1）：50-58.

[49]HU X C，ZHANG J，XU B H，et al.Cisplatin plus gemcitabine versus paclitaxel plus gemcitabine as

first-line therapy for metastatic triple-negative breast cancer（CBCSG006）：a randomised，open-label，multicentre，phase 3 trial[J]. Lancet Oncol，2015，16（4）：436-446.

[50]ZHANG J，LIN Y，SUN X J，et al.Biomarker assessment of the CBCSG006 trial：a randomized phase Ⅲ trial of cisplatin plus gemcitabine compared with paclitaxel plus gemcitabine as first-line therapy for patients with metastatic triple-negative breast cancer[J]. Ann Oncol，2018，29（8）：1741-1747.

[51]LIN M X，CHEN Y，JIN Y Z，et al.Comparative overall survival of CDK4/6 inhibitors plus endocrine therapy vs endocrine therapy alone for hormone receptor-positive，HER2-negative metastatic breast cancer[J]. J Cancer，2020，11（24）：7127-7136.

[52]FALLON M，GIUSTI R，AIELLI F，et al.Management of cancer pain in adult patients：ESMO clinical practice guidelines[J]. Ann Oncol，2018，29（Suppl 4）：iv166-iv191.

[53]ZHAO S，MA D，XIAO Y，et al.Molecular subtyping of triple-negative breast cancers by immunohistochemistry：molecular basis and clinical relevance[J]. Oncologist，2020，25（10）：e1481-e1491.

[54]JIANG Y Z，LIU Y，XIAO Y，et al.Molecular subtyping and genomic profiling expand precision medicine in refractory metastatic triple-negative breast cancer：the FUTURE trial[J]. Cell Res，2021，31（2）：178-186.

[55]ALBABTAIN H，ALWHAIBI M，ALBURAIKAN K，et al.Quality of life and complementary and alternative medicine use among women with breast cancer[J]. Saudi Pharm J，2018，26（3）：416-421.

[56]林洪生，刘杰，张英.《恶性肿瘤中医诊疗指南》的内涵及其意义[J]. 中国肿瘤临床与康复，2016，23（3）：257-260.

[57]LIN H S，LIU J，ZHANG Y.Connotation and significance of “Guidelines for Diagnosis and Treatment of Malignant Tumors in Traditional Chinese Medicine”[J]. Chin J Clin Oncol Rehabil，2016，23（3）：257-260.

[58]陈前军，裴晓华.早期乳腺癌中医辨证内治专家共识[J]. 现代中医临床，2020，27（3）：5-8.

[59]CHEN Q J，PEI X H.Consensus on TCM syndrome differentiation and internal therapy for early-stage breast cancer[J]. Mod Chin Clin Med，2020，27（3）：5-8.

[60]杨雯靖，念家云，杨国旺.中西医结合治疗乳腺癌现状及展望[J]. 北京中医药，2020，39（10）：1009-1013.

[61]YANG W J，NIAN J Y，YANG G W.Present situation and prospect of treating breast cancer with integrated traditional Chinese and western medicine[J]. Beijing J Tradit Chin Med，2020，39（10）：1009-1013.

[62]马瑞，张丹，林从尧.小金丸、逍遥丸及乳癖散结胶囊治疗乳腺增生的临床观察[J]. 现代中西医结合杂志，2015，24（2）：140-142.

[63]MA R，ZHANG D，LIN C Y.Clinical observation of Koganemaru，Xiaoyao Pill and Rubisanjie Capsule in the treatment of mammary hyperplasia[J]. Mod J Integr Tradit Chin West Med，2015，24（2）：140-142.

[64]《乳腺癌HER检测指南版》编写组.《乳腺癌HER2检测指南（2019版）》[J]. 中华病理学杂志，2019，48（3）：169-175.

[65]HER2 Detection Guidline for Breast Cancer（2019 Edition）Writing Group.HER2 guideline for breast cancer（2019 Edition）[J]. Chin J Pathol，2019，48（3）：169-175.

[66]《乳腺癌新辅助治疗的病理诊断专家共识2020版》编写组.乳腺癌新辅助治疗的病理诊断专家共识（2020版）[J]. 中华病理学杂志，2020，49（4）：296-304.

[67]Expert Consensus on Pathological Diagnosis of Neoadjuvant Therapy for Breast Cancer（2020 Edition）Writing Group. Writing Group. Expert consensus on pathological diagnosis of neoadjuvant therapy for breast cancer（2020 Edition）[J]. Chin J Pathol，2020，49（4）：296-304.

[68]《乳腺癌雌、孕激素受体检测指南》编写组.乳腺癌雌、孕激素受体检测指南[J]. 中华病理学杂志，2015，44（4）：237-240.

[69]Guidelines for Detection of Estrogen and Progesterone Receptors in Breast Cancer Writing Group.Guidelines for detection of estrogen and progesterone receptors in breast cancer[J]. Chin J Pathol，2015，44（4）：237–240.

[70]GOLDHIRSCH A，INGLE J N，GELBER R D，et al.Thresholds for therapies：highlights of the St Gallen International Expert Consensus on the primary therapy of early breast cancer 2009[J]. Ann Oncol，2009，20（8）：1319–1329.

[71]GOLDHIRSCH A，WOOD W C，COATES A S，et al.Strategies for subtypes：dealing with the diversity of breast cancer：highlights of the St. Gallen international expert consensus on the primary therapy of early breast cancer 2011[J]. Ann Oncol，2011，22（8）：1736–1747.

[72]GOLDHIRSCH A，WINER E P，COATES A S，et al.Personalizing the treatment of women with early breast cancer：highlights of the St. Gallen international expert consensus on the primary therapy of early breast cancer 2013[J]. Ann Oncol，2013，24（9）：2206–2223.

[73]WRIGHT M J，PARK J，FEY J V，et al.Perpendicular inked versus tangential shaved margins in breast-conserving surgery：does the method matter?[J]. J Am Coll Surg，2007，204（4）：541–549.

[74]ELSTON C W，ELLIS I O.Pathological prognostic factors in breast cancer. Ⅰ. The value of histological grade in breast cancer：experience from a large study with long-term follow-up[J]. Histopathology，2002，41（3a）：154–161.

[75]FRIERSON H F Jr，WOLBER R A，BEREAN K W，et al.Interobserver reproducibility of the Nottingham modification of the Bloom and Richardson histologic grading scheme for infiltrating ductal carcinoma[J]. Am J Clin Pathol，1995，103（2）：195–198.

[76]HAMMOND M E，HAYES D F，DOWSETT M，et al.American Society of Clinical Oncology/College of American Pathologists guideline recommendations for immunohistochemical testing of estrogen and progesterone receptors in breast cancer[J]. Arch Pathol Lab Med，2010，134（6）：907–922.

[77]DOWSETT M，NIELSEN T O，A’HERN R，et al.Assessment of Ki-67 in breast cancer：recommendations from the international Ki-67 in breast cancer working group[J]. J Natl Cancer Inst，2011，103（22）：1656–1664.

[78]WOLFF A C，HAMMOND M E，HICKS D G，et al.Recommendations for human epidermal growth factor receptor 2 testing in breast cancer：American Society of Clinical Oncology/College of American Pathologists clinical practice guideline update[J]. J Clin Oncol，2013，31（31）：3997–4013.

[79]SYMMANS W F，PEINTINGER F，HATZIS C，et al.Measurement of residual breast cancer burden to predict survival after neoadjuvant chemotherapy[J]. J Clin Oncol，2007，25（28）：4414–4422.

[80]OGSTON K N，MILLER I D，PAYNE S，et al.A new histological grading system to assess response of breast cancers to primary chemotherapy：prognostic significance and survival[J]. Breast，2003，12（5）：320–327.

[81]水若鸿，杨文涛.乳腺癌Ki-67阳性指数的检测和评估[J]. 中华病理学杂志，2013，42（6）：420–423.

[82]SHUI R H，YANG W T.Detection and evaluation of Ki-67 positive index in breast cancer[J]. Chin J Pathol，2013，42（6）：420–423.

[83]LIN M X，JIN Y Z，YANG Z Y，et al.Determination and clinical significance of bone pseudoprogression in hormone receptor-positive metastatic breast cancer[J]. Ther Adv Med Oncol，2021，13：17588359211022881.

[84]ZHANG J F，LIN M X，JIN Y Z，et al.Cisplatin given at three divided doses for three consecutive days in metastatic breast cancer：an alternative schedule for one full dose with comparable efficacy but less CINV and hypomagnesaemia[J]. Breast Cancer Res Treat，2020，182（3）：719–726.

[85]《肿瘤病理诊断规范》项目组.肿瘤病理诊断规范（乳腺癌）[J]. 中华病理学杂志 2016，45（8）：525–528.

[86]The project team of Tumor Pathological Diagnosis Standard. Diagnostic criteria for tumor pathology (breast cancer) [J]. Chin J Pathol，2016，45 (8)：525-528.

[87]《中国乳腺导管原位癌病理诊断共识2022版》编写组.中国乳腺导管原位癌病理诊断共识(2022版) [J]. 中华病理学杂志，2022，51 (9)：812-818.

[88]The Writing Team of the Chinese Consensus on Pathological Diagnosis of Breast Ductal Carcinoma in situ (2022 Edition) . Chinese consensus on pathological diagnosis of ductal carcinoma in situ of the breast (2022 edition) [J]. Chin J Pathol，2022，51 (9)：812-818.

[89]杨昭志，孟晋，马金利，等.早期乳腺癌术后靶区勾画共识[J]. 中国癌症杂志，2019，29 (9)：753-760.

[90]YANG Z Z，MENG J，MA J L，et al.Early stage breast cancer postoperative target volume contouring [J]. China Oncol，2019，29 (9) 753-760

[91]WOLFF A C，ELIZABETH HALE HAMMOND M，ALLISON K H，et al.Human epidermal growth factor receptor 2 testing in breast cancer：American Society of Clinical Oncology/College of American Pathologists clinical practice guideline focused update[J]. J Clin Oncol，2018，36 (20)：2105-2122.

[92]WOLFF A C，SOMERFIELD M R，DOWSETT M，et al.Human epidermal growth factor receptor 2 testing in breast cancer：ASCO-College of American Pathologists guideline update[J]. J Clin Oncol，2023，41 (22)：3867-3872.

[93]TARANTINO P，VIALE G，PRESS M F，et al.ESMO expert consensus statements (ECS) on the definition，diagnosis，and management of HER2-low breast cancer[J]. Ann Oncol，2023，34 (8)：645-659.

[94]SHI F，LIANG Z，ZHANG Q，et al.The performance of one-step nucleic acid amplification assay for intraoperative detection of sentinel lymph node macrometastasis in breast cancer：an updated meta-analysis[J]. Breast，2018，39：39-45.

[95]HUXLEY N，JONES-HUGHES T，COELHO H，et al.Intraoperative tests (RD-100i OSNA system and Metasin test) for detecting sentinel lymph node metastases in breast cancer[J]. Health Technol Assess，2015，19 (2)：Ⅴ-ⅩⅩⅤ.

[96]BUNDRED J R，MICHAEL S，STUART B，et al.Margin status and survival outcomes after breast cancer conservation surgery：prospectively registered systematic review and meta-analysis[J]. BMJ，2022，378：e070346.

[97]中国抗癌协会乳腺癌专业委员会.中国抗癌协会乳腺癌诊治指南与规范(2021年版) [J]. 中国癌症杂志，2021，31 (10)：954-1040.

[98]The Society of Breast Cancer China Anti-Cancer Association.Guidelines for breast cancer diagnosis and treatment by China Anti-cancer Association (2021 edition) [J]. China Oncol，2021，31 (10)：954-1040.

食管癌

名誉主编

樊代明　赫　捷

主　编

毛友生　于振涛

副主编

陈克能　陈小兵　方文涛　傅剑华　韩泳涛　李　印　李　勇　刘俊峰

魏文强

编　委（按姓氏拼音排序）

曹庆东　陈　椿　陈海泉　陈龙奇　陈　明　陈　茹　陈跃军　戴　亮

尔丽绵　冯　利　付向宁　弓　磊　郭石平　郭　伟　郝安林　洪　流

胡　杨　黄　镜　黄　杰　姜宏景　康晓征　冷雪峰　李宝生

李　斌（复旦大学附属肿瘤医院）　李　斌（上海交通大学附属胸科医院）

李　辉　李志刚　廉建红　柳硕岩　林　鹏　骆金华　鲁智豪　吕会来

马建群　毛伟敏　秦建军　沈　琳　孙益峰　任景丽　谭黎杰　唐　鹏

田子强　王　枫　王　峰　王　群　王　鑫　王颖建　王　镇　谢颂平

邢文群　薛丽燕　薛　奇　杨　弘　姚　方　尹　俊　于　媛　袁　勇

张仁泉　章文成　赵　纲　赵晋波　郑　斌　郑玉玲　朱成楚　祝淑钗

第一章

总论

食管癌是我国传统的高发特色肿瘤，约占世界食管癌负担的40%以上。我国食管癌的主要流行特点是发病率、死亡率的城乡和地域差异大，其病理类型以鳞癌为主，约占所有食管癌的86%。随着我国经济发展和生活水平及医疗条件的改善，多年来我国癌症筛查和高发区早诊早治模式的推广实施，使我国食管癌发病率和死亡率有所下降。尽管我国中晚期食管癌的治疗模式和治疗效果有了显著的改善和提高，总体5年生存率已达33.4%。但食管癌的整体预后仍然较差，以微创外科为主的中晚期食管癌整合治疗模式虽提高了患者的生存，但对食管癌患者手术的创伤较大，并发症较多，术后生活质量仍然较差。患者和社会的经济负担依然沉重。

由于我国地域辽阔，各地经济和医疗发展水平有较大差异，因此，各地区食管癌诊治的规范性和同质性也存在较大差别，因此，中国抗癌协会食管癌专业委员会2010年组织编写了第一版《食管癌规范化诊治指南》，经过食管癌专业委员会组织和实施十余年来的全国解读推广，使我国食管癌的规范化诊治水平有了大幅度提高，促使我国从以左胸为主的手术入路转至以右胸为主入路，便于食管癌胸腹部淋巴结的完全清扫；微创手术的推广促进我国从既往的开放手术为主逐步转变为微创为主，显著减少患者手术创伤；另外，也促进我国从既往单纯手术治疗模式逐步转变为以微创外科为主的整合治疗模式，上述措施显著改善食管癌患者的生存。目前以微创外科为主的整合治疗模式使中晚期食管癌治疗后5年生存率由十余年前的30%~40%提升到现在的50%~60%。2021年在第一版规范化诊治指南基础上，食管癌专业委员会组织编写了第二版食管癌规范化综合诊治指南，即第一版《食管癌整合诊治指南》，简称CACA食管癌指南。该指南借鉴了国内外指南和共识的先进经验，强调了整合诊治的重要性，整合运用目前所有有效诊治手段来提升食管癌患者的生存和改善生存质量。经过两年的解读和巡讲，取得了显著效果，使我国食管癌规范化整合诊治水平有了明显提升。近年由于微创机器人的技术和免疫治疗的迅速发展，又积累了许多临床研究成果和新的证据，因此，食管癌专业委员会今年再次组织专家编写更新和出版第二版《食管癌整合诊治指南》。这版指南将参考国内外指南的内容和格式，强调内容简洁、实用、突出证据级别、流程图示格式和整合诊治理念等特点。期待通过指南的出版、解读和巡讲进一步提升我国食管癌规范化诊治水平，为从事食管癌领域医疗和临床研究的工作者提供参考和指引。

第二章

食管癌流行状况与防筛及早诊

第一节　我国食管癌流行状况与特点

2022年我国食管癌发病率为15.87/10万，死亡率为13.28/10万，位居全部恶性肿瘤发病和死亡的第6位和第5位。我国食管癌病理类型以鳞癌为主，约占所有食管癌的86%。食管癌在我国呈现明显的城乡和地域差异，农村地区食管癌发病率和死亡率均高于城市地区，农村高发区主要集中在太行山脉附近、淮河流域以及四川、广东和福建等地。男性食管癌的发病率和死亡率均高于女性。随着经济水平的发展和医疗条件的改善，我国食管癌的发病率和死亡率每年以3%~6%的速度下降，下降趋势显著，食管癌的5年生存率已提高到33.4%，长期开展食管癌人群整合防治的地区，五年生存率已达38.3%，但食管癌的整体预后仍然较差，社会和经济负担依然沉重。

第二节　我国食管癌主要病因

食管癌是多种环境因素与遗传因素共同作用的结果。既往流行病学研究对食管癌的病因学进行了大量探索，确定的主要危险因素包括吸烟、饮酒、热烫饮食、腌制食物、霉变食物、不良口腔卫生状况、水果蔬菜摄入不足、微量元素缺乏、低BMI、亚硝胺和多环芳烃暴露以及低社会经济地位等。归因分析显示，我国48.5%的食管癌归因于不良饮食和生活方式。基于全基因组关联分析和候选基因策略的研究已经报告了一系列食管癌的易感基因位点。此外，表观遗传组、蛋白组、代谢组、宏基因组等多组学研究提示甲基化水平、microRNA、蛋白表达、代谢特征以及菌群分布等均与食管癌的发生发展有关。

表 19-2-1

分类	影响因素
遗传因素	基因组、表观遗传组、蛋白组、代谢组、宏基因组
环境因素	生活习惯：吸烟、饮酒、热烫饮食、食用腌制食物、霉变食物、不良口腔卫生
	营养因素：水果蔬菜摄入不足、微量元素缺乏、低BMI
	化学因素：亚硝胺和多环芳烃暴露
	其他因素：低社会经济地位

第三节　我国食管癌主要防治措施

食管癌的一级预防主要是针对消除各种危险因素采取措施，包括戒烟、限酒、营养均衡以及改变不良生活方式。目前，我国食管癌二级预防措施主要是在高发区和高危人群中实施基于色素/电子染色内镜检查，辅以组织活检为核心的筛查及早诊早治方案，并根据内镜和病理检查出的各级别食管癌前病变进行定期随诊或微创治疗，拒绝进行内镜检查的患者，可以用食管癌甲基化检测试剂盒初筛。大规模人群队列和随机对照试验研究的结果显示，现行的筛查方案可以有效降低食管癌的发病率和死亡率。近年来，机会性筛查逐渐受到重视，提高基层医疗机构的食管癌早诊率、扩大早诊早治覆盖面成为食管癌防控工作的新转变。

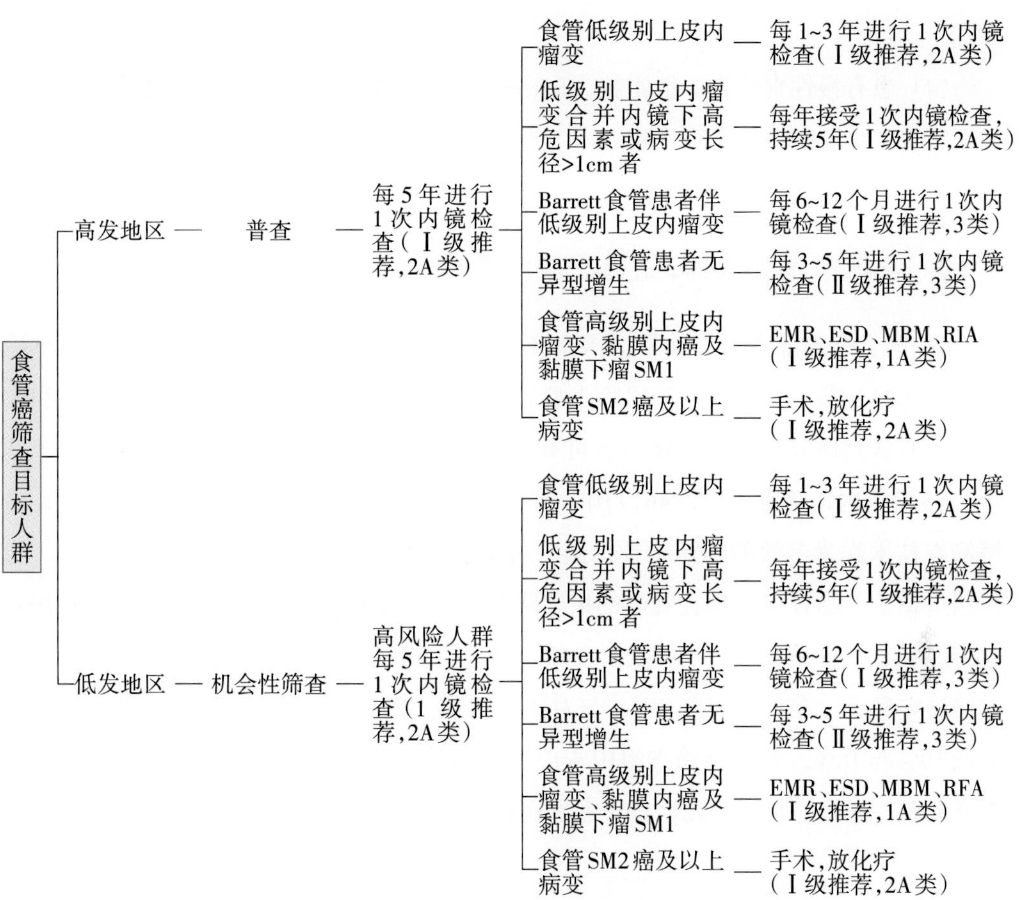

图19-2-1

未来的食管癌研究将加强病因学探索，揭示发生、复发、转移机制；开发准确性高、操作简单、费用低廉的初筛技术和生物标志物；建立高危人群识别体系和风险预测模型，优化人群筛查方案；建立共享的研究平台，实现资源整合和数据共享，持续探索防控新方法新技术，推动传统预防向个体化精准预防不断发展。

第四节 注释

1 高风险人群定义

根据《食管癌筛查与早诊早治方案（2024年版）》，高风险人群定义为年龄≥45岁，且符合以下任意一项者：

（1）居住于食管癌高发地区（以县级行政区为单位界定，以2000年中国人口结构为标准的年龄标化发病率>15/10万）。

（2）父母、子女以及兄弟姐妹等一级亲属中有食管癌病史。

（3）热烫饮食、高盐饮食、腌制食品、吸烟及重度饮酒等不良饮食习惯和生活方式。

(4) 患有慢性食管炎、巴雷特 (Barrett) 食管、食管憩室、贲门失弛缓症、反流性食管炎、食管良性狭窄等疾病。

(5) 有食管的癌前病变诊疗史。

2 高风险人群每5年进行一次内镜筛查

《中国食管癌筛查与早诊早治指南 (2022, 北京)》和《食管癌筛查与早诊早治方案 (2024年版)》中推荐高风险人群每5年进行一次内镜筛查。随机对照试验和大型多中心队列研究均证实内镜筛查可有效降低食管癌的发病率和死亡率。Chen等基于113340例内镜筛查组、224677例未筛查组以及299483例对照人群的比较发现，内镜筛查技术作为有效的临床干预措施，可显著降低上消化道的发病率和死亡率，与对照组相比，筛查组发生食管癌的风险降低了26% (RR=0.74, 95% CI: 0.69~0.79)，食管癌死亡风险降低了60% (RR=0.40, 95% CI: 0.36~0.45)。基于河南滑县的随机对照研究显示，在9年的随访中，与对照组相比，筛查组食管癌发病率、死亡率分别降低19%与18%，若排除筛查组中未应答者和筛查后未能接受及时治疗的食管恶性病变患者，内镜筛查可使晚期食管癌发病和死亡风险均显著降低30%。

3 推荐低级别上皮内瘤变者每1~3年进行1次内镜检查

《中国食管癌筛查与早诊早治指南 (2022, 北京)》和《食管癌筛查与早诊早治方案 (2024年版)》中推荐低级别上皮内瘤变者每1~3年进行1次内镜检查。Wei等基于多中心队列研究的结果显示，食管鳞状上皮病变等级的增加与食管鳞癌发病风险呈正相关，在8.5年的中位随访期间内，1.4%的轻度异型增生患者、4.5%的中度异型增生患者以及15.5%的重度异型增生/原位癌患者发展为食管癌。基于食管癌高发区大规模筛查队列的随访研究显示，中位随访12.15年后，低级别和高级别上皮内瘤变患者进展为食管癌的风险分别是正常人群的5.00倍 (HR=5.00, 95% CI: 4.37~5.72) 和26.41倍 (HR=26.41, 95% CI: 22.54~30.94)，发生食管癌死亡的风险分别是正常人群的3.37倍 (HR=3.37, 95% CI: 2.77~4.10) 和17.85倍 (HR=17.85, 95%CI: 14.32~22.26)。低级别上皮内瘤变患者的食管癌发病率随着随访时间延长不断升高，死亡率在随访3年后缓慢上升，随访5年后加速上升。

4 低级别上皮内瘤变合并内镜下高危因素或病变长径>1cm者每年接受1次内镜检查，持续5年

《中国食管癌筛查与早诊早治指南 (2022, 北京)》和《食管癌筛查与早诊早治方案 (2024年版)》中推荐低级别上皮内瘤变合并内镜下高危因素或病变长径>1cm

者每年接受1次内镜检查，持续5年。一项基于四川大学华西医院的研究对201例食管黏膜低级别上皮内瘤变进行随访，结果显示58.2%的病变能达到病理逆转（原病变最大径≤1cm者占60.7%）；28.9%无变化；12.9%进展为高级别上皮内瘤变或癌（原病变长径>1 cm者占73.1%）。

5 Barrett食管患者伴低级别上皮内瘤变，每6~12个月进行1次内镜检查；Barrett食管患者无异型增生，每3~5年进行1次内镜检查

《中国食管癌筛查与早诊早治指南（2022，北京）》和《食管癌筛查与早诊早治方案（2024年版）》中推荐对Barrett食管患者伴低级别上皮内瘤变，每6~12个月进行1次内镜检查；对Barrett食管患者无异型增生，每3~5年进行1次内镜检查。

6 食管高级别上皮内瘤变、黏膜内癌及黏膜下癌SM1应依据相应诊断进行EMR、ESD、MBM、RFA等治疗

《中国食管癌筛查与早诊早治指南（2022，北京）》和《食管癌筛查与早诊早治方案（2024年版）》中推荐对癌前病变和早期癌症进行治疗，其中对病理学显示食管鳞状上皮高级别上皮内瘤变的患者应首选内镜下切除治疗。因病灶过长、近环周等原因难以整块切除或患者不耐受内镜切除时可进行内镜下射频消融术（radiof requency ablation，RFA）治疗或其他内镜下毁损治疗。对符合内镜下切除的绝对适应证和相对适应证的早期食管癌患者，首选内镜黏膜下剥离术（endoscopic submucosal dissection，ESD）；病变长径≤1cm时，如能整块切除，也可考虑内镜下黏膜切除术（endoscopic mucosal resection，EMR）治疗。对局限于黏膜固有层以内的食管鳞癌，可行内镜下RFA治疗。《上消化道癌筛查及早诊早治技术方案（2020年试行）》中推荐高级别上皮内瘤变和黏膜内癌采用内镜下黏膜切除术EMR、ESD、多环套扎黏膜切除术（multi-band mucosectomy，MBM）或射频消融术（radiofrequency ablation）进行治疗。EMR、ESD或MBM后，病理报告有下列情况之一者，需追加治疗（食管癌根治术/放疗/化疗）：①病变黏膜下层浸润深度≥200μm；②有淋巴管/血管侵犯或静脉侵犯；③分化较差；④水平切缘和/或垂直切缘有病变累及。详见本指南诊疗部分。

7 食管SM2癌及以上病变推荐进行手术、放化疗

根据《中国食管癌筛查与早诊早治指南（2022，北京）》和《食管癌筛查与早诊早治方案（2024年版）》，对病变浸润深度达黏膜下层（>200μm）的T1b期食管癌患者，有淋巴结或血管侵犯，病理分级为低分化（G3），可行食管切除术，拒绝手术或手术不耐受者可同步放化疗。《上消化道癌筛查及早诊早治技术方案（2020年试

行）》中对病变黏膜下层浸润深度≥200μm，建议施行食管癌根治术或放化疗。详见本指南诊疗部分。

第三章

食管癌的诊断与鉴别诊断

第一节　概述

大部分食管癌患者确诊时常为进展期，确切的临床分期是影响治疗决策的重要因素。目前消化内镜和组织活检及病理学检查是确诊食管癌的金标准。影像学检查对食管癌分期起重要作用。常用的影像学检查包括食管造影、内窥镜检查/内窥镜超声（EUS）、计算机断层扫描（CT）、磁共振成像-核磁共振成像（MRI）和正电子发射断层扫描（PET/CT）等。

需与食管癌鉴别最常见的疾病为食管平滑肌瘤，通常行超声内镜检查即可鉴别；食管功能性障碍疾病主要症状为反复及间断发作的吞咽困难，通过造影典型表现结合胃镜检查即可鉴别。此外食管憩室和食管良性狭窄等疾病通过患者特征性病史、胃镜以及上消化道造影检查可以鉴别。

第二节　诊断常用方法和应用原则

食管癌诊断和明确分期对治疗具重要意义，特别是对接受手术的食管癌患者，术前完善的检查评估至关重要。胃镜检查作为确诊食管癌首选检查，其与CT检查相整合是诊断食管癌较为理想的方法，对食管癌的定性定位诊断和手术方案的选择有重要作用。目前建议通过内镜来早期诊断、治疗和随访食管癌。食管内镜超声是评价食管癌临床T分期重要的检查手段，准确性优于CT检查，EUS引导下细针穿刺淋巴结活检可进一步提高N分期的准确率。对存在食管重度狭窄的患者，该项技术的应用具有一定局限性。此外，对早期及癌前期病变，可用色素内镜、放大内镜辅助诊断。颈、胸、腹部增强CT检查目前已作为首诊食管癌患者的常规检查，其在评价肿瘤局部生长情况、显示肿瘤外侵范围及其与邻近结构的关系和纵隔或腹腔淋巴结转移上具有优越性，但对病变局限于黏膜的早期食管癌诊断精度不高。高分辨率CT

可清晰显示食管周围及腹腔淋巴结，但判断N分期的准确性仍不高。食管造影检查能够清晰、直观地展现食管癌的位置、长度以及肿瘤部位的狭窄程度，特别是对颈段食管癌，能较准确地测量肿瘤上缘与食管入口的位置，判断手术安全切缘，同时能准确发现中晚期食管癌肿瘤破溃至周围结构形成的瘘，还能在术前帮助外科医师了解食管替代器官胃的情况。超声检查可用于发现腹部重要器官及腹腔淋巴结有无转移，也用于颈深部淋巴结的检查；对疑似锁骨上淋巴结转移者，可在超声引导下穿刺以明确病变性质。近年来，MRI开始用于食管癌的术前检查，由于MRI对脂肪信号的高度敏感性，可清楚显示食管周围脂肪层是否存在，从而判断肿瘤是否存在外侵，特别是对肿瘤是否侵犯主动脉、气管及支气管等重要结构的准确性优于其他检查。同时，MRI在判断食管癌是否存在肝转移具有明显优势。PET/CT在食管癌分期中的角色不断演变，早期浅表型食管癌临床分期不推荐使用该检查，但在评价食管癌远处转移和评估新辅助治疗后及放化疗的效果方面优于CT检查。推荐有条件的医院可开展MRI和PET/CT检查。对癌变位于隆突以上的局部晚期食管癌拟手术患者，推荐行支气管镜检查以明确气管、支气管有无受侵。

第三节　食管癌检查流程图

食管癌患者TNM分期检查方式各具特色，根据不同T分期，N分期淋巴结部位以及M分期，将食管癌检查制作如下流程图。

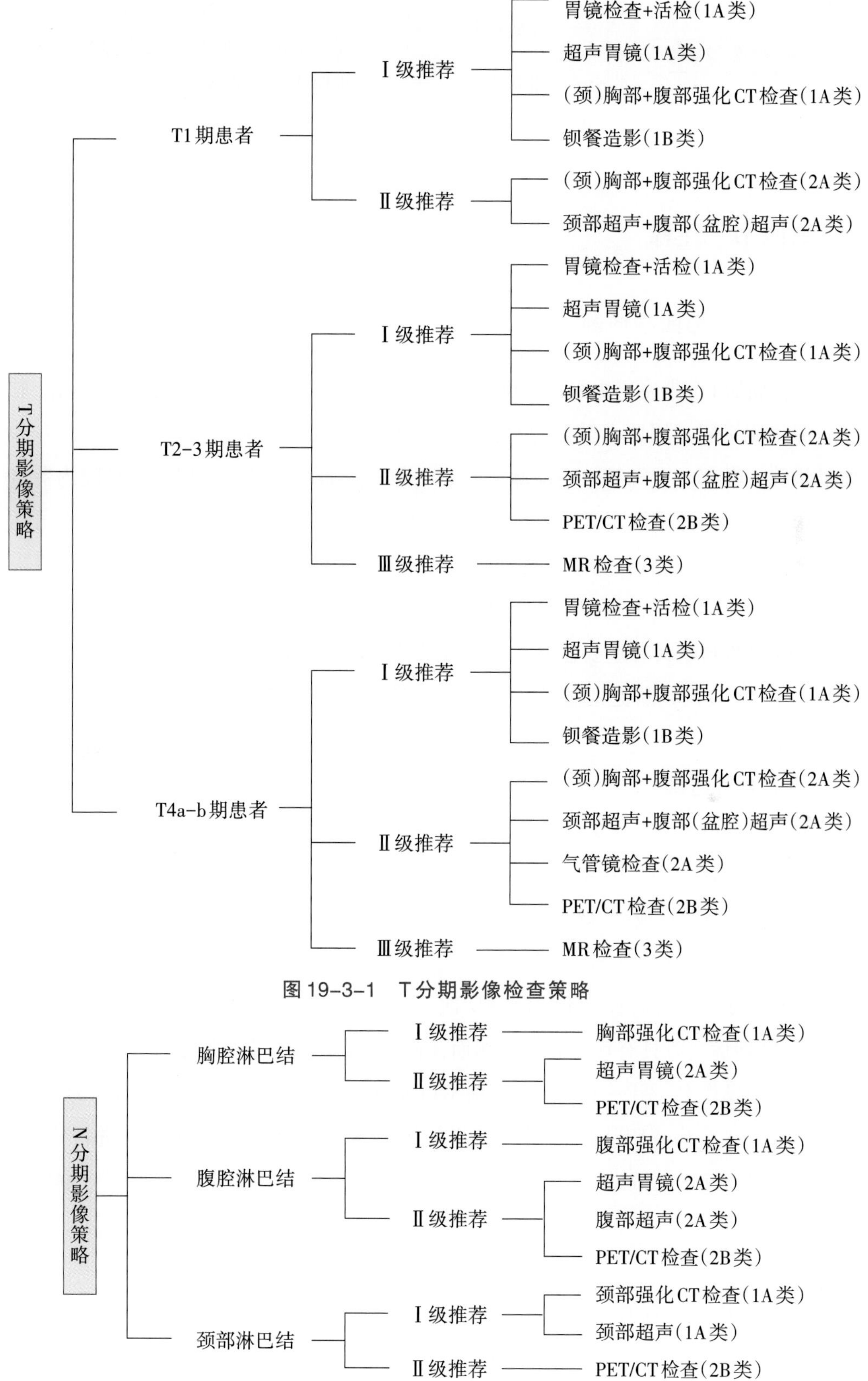

图19-3-1 T分期影像检查策略

图19-3-2 N分期影像检查策略

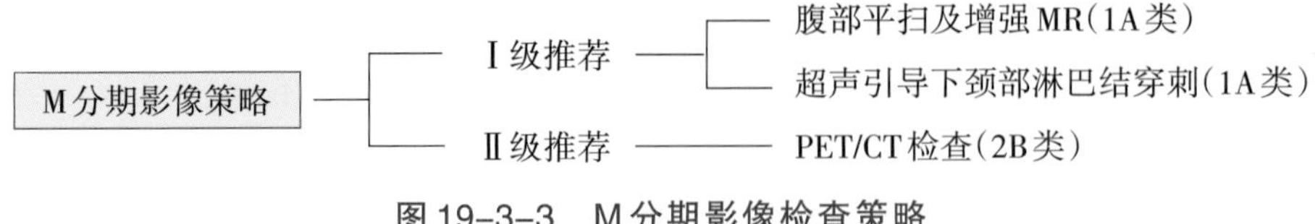

图19-3-3 M分期影像检查策略

第四节 注释

1 T分期影像学诊断

食管癌的T分期主要由浸润深度决定。食管本无浆膜，所以无解剖屏障来阻止肿瘤局部侵犯纵隔。因此，肿瘤容易扩散到包括气管在内的颈部或胸部的相邻结构，如甲状腺、喉部、支气管、主动脉、肺、心包和膈肌等。当肿瘤侵犯至纵隔内器官时，食管癌侵犯深度被定义为T4期病变，其中可切除病变被定义为T4a期，不可切除病变被定义为T4b期。首诊患者准确的临床T分期有助于明确判断局部肿瘤的纵隔侵犯程度，从而决定患者接受新辅助治疗而非直接手术。因此，术前整合影像学诊断对T分期的判断具有重要意义，通常超声内镜对T1-3期病变更有意义，而CT与MR对T4期病变的判断更具临床价值。下文将针对不同的影像学方法诊断T分期进行详细介绍。

1.1 食管造影

钡餐食管造影术常作为首个检查用以评估存在吞咽困难的患者。在食管造影上，早期食管癌表现为小息肉样或片状病变或浅表扩散性病变；晚期食管癌表现为浸润性、息肉样、溃疡性或静脉曲张病变。

1.2 超声胃镜（EUS）

EUS能够分辨出食管壁不同解剖层次，进而准确显示肿瘤侵袭的深度。在诊断T1期及T2期病变时具有重要意义。然而，EUS对T分期有几个局限性：一个是准确性高度依赖操作者，另一个是无法评估不可通行、狭窄肿瘤。已知的失败率为14%~25%，因为狭窄病变阻止内镜通过，应使用EUS和CT对食管癌T分期进行诊断。EUS也可用于确定区域淋巴结受累情况。同时使用细针抽吸和EUS可改善对淋巴结的评估。

1.3 CT

增强CT检查目前仍是食管癌患者临床分期最佳方法，但其在局部淋巴结纵隔侵犯诊断存在局限性。EUS和PET/CT的整合使用对诊断准确性提高具有重要临床价值。对首诊食管癌患者的临床诊疗决策具有重要帮助。虽然CT无法准确区分T1至T3期病变浸润的确切深度，但对区分T3和T4期病变有重要作用，特别是在排除不可切除的（T4a）或远处转移时具有重要诊断价值。且因身体原因无法耐受强化CT的患者，仅能接受颈、胸、腹平扫CT检查。

1.4 MRI与PET/CT

MRI因其具有较高的对比分辨率而在颈段食管癌的诊断中具重要意义。但其在胸段食管癌或食管胃连接部癌的诊断中因呼吸运动造成的伪影而不具备明显优势。近年来，MRI逐步开始用于食管癌的辅助诊断，特别是当局部肿物发生主动脉侵犯时，该检查有一定优势。

PET/CT常用于食管癌伴远处转移患者，但对小于5mm的肿物无明显优势。近年来一些中心将该项检查用于新辅助治疗后疗效评价的工具。同时因其高额的检查费用，应用往往受限。

1.5 肿瘤周围组织侵犯诊断

1.5.1 主动脉侵犯

主动脉侵犯被定义为T4b期。通过尸检及术中探查结果显示主动脉的侵犯发生率在2%至20%不等。如果CT影像学显示肿瘤和主动脉夹角>90°或食管、主动脉和脊柱之间脂肪间隙发生闭塞均提示发生主动脉侵犯。

1.5.2 气管侵犯

气管支气管瘘和肿瘤突破气管管腔是气管支气管侵犯的明确标志。气管后壁及左主支气管压痕或牵拉亦可提示气管支气管侵犯。

2 N分期影像学诊断

精确评估N分期目前仍存在较大困难。区域淋巴结常使用EUS、CT和/或PET/CT评估转移。最常见的纵隔和腹腔干周围淋巴结转移常可通过CT和EUS评估。EUS检测转移性淋巴结优于CT。EUS只能诊断靠近食管壁的淋巴结，而对肿瘤过大EUS无法通过狭窄食管故CT诊断更具优势。

CT判断淋巴结转移与淋巴结大小具有接关系。淋巴结短轴大于1cm提示转移。CT对纵隔淋巴结转移的敏感性不高，CT的敏感性和特异性常认为在60%~80%左右和90%左右。区域淋巴结转移的确定，荟萃分析研究表明，CT的敏感性为50%，特异性为83%，PET/CT的敏感性是51%和特异性是84%。

3 M分期影像学诊断

食管癌血行转移好发部位依次为肝脏、肺、骨、肾上腺、肾脏及脑部。早期发现远处转移对食管癌治疗策略选择具有重要意义。强化CT仍是明确远处转移的首选诊断，且对肺转移的诊断具有明显优势。MRI对肝脏转移的诊断具有重要作用。PET/CT是诊断远处转移的有效工具，但因其无法分辨1cm以下的病变性质，具有一定局限性。通常拟行治疗决策重大更改时，常常推荐使用该检查。必要时推荐行全身骨扫描及脑部MRI和CT除外骨和脑转移。

第四章

食管癌TNM分期和治疗建议

第一节　食管鳞癌UICC第八版分期

1　定义

1.1　原发灶的定义（T）

Tx：原发肿瘤无法评价

T0：无原发肿瘤的证据

Tis：重度不典型增生，定义为肿瘤局限于食管上皮，未突破基底膜

T1：肿瘤侵犯固有层、黏膜肌层或黏膜下层

T1a：肿瘤侵犯固有层或黏膜肌层

T1b：肿瘤侵犯黏膜下层

T2：肿瘤侵犯固有肌层

T3：肿瘤侵犯外膜

T4：肿瘤侵犯邻近结构

T4a：肿瘤侵犯胸膜、心包、奇静脉、膈肌或腹膜

T4b：肿瘤侵犯邻近结构，如主动脉、椎体、气管等

1.2　区域淋巴结的定义（N）

Nx：区域淋巴结不能评价

N0：无区域淋巴结转移

N1：1~2个区域淋巴结转移

N2：3~6个区域淋巴结转移

N3：等于或多于7个区域淋巴结转移

1.3 远处转移的定义（M）

M0：无远处转移

M1：有远处转移

1.4 病理分级的定义（G）

GX：无法评估分化

G1：高分化，有明显的角化珠结构及较少量的非角化基底样细胞，肿瘤细胞呈片状分布，有丝分裂少

G2：中分化，呈现出各种不同的组织学表现，从角化不全到角化程度很低再到角化珠基本不可见

G3：低分化，主要是由基底样细胞组成的大小不一的巢状结构，内有大量中心性坏死；由片状或铺路石样肿瘤细胞组成的巢状结构，其中偶见少量的角化不全细胞或角化的细胞

1.5 部位的定义（L）

X：部位不明

上段：颈段食管至奇静脉弓下缘

中段：奇静脉弓下缘至下肺静脉下缘

下段：下肺静脉下缘至胃，包括胃食管交界处

注意：肿瘤部位指食管肿瘤的中心所在位置。

2 分期

2.1 病理分期系统（pTNM）

表 19-4-1

			N0		N1	N2	N3	M1
			L	U/M				
	Tis	0						
T1a	G1		ⅠA	ⅠA	ⅡB	ⅢA	ⅣA	ⅣB
	G2-3		ⅠB	ⅠB				
	T1b		ⅠB		ⅡB	ⅢA	ⅣA	ⅣB
T2a	G1		ⅠB	ⅠB	ⅢA	ⅢB	ⅣA	ⅣB
	G2-3		ⅡA	ⅡA				
T3	G1		ⅡA	ⅡA	ⅢB	ⅢB	ⅣA	ⅣB
	G2-3		ⅡA	ⅡB				
	T4a		ⅢB		ⅢB	ⅣA	ⅣA	ⅣB
	T4b		ⅣA		ⅣA	ⅣA	ⅣA	ⅣB

2.2 临床分期系统（cTNM）

表 19-4-2

		N0	N1	N2	N3	M1
Tis	0					
T1		Ⅰ	Ⅰ	Ⅲ	ⅣA	ⅣB
T2		Ⅱ	Ⅱ	Ⅲ	ⅣA	ⅣB
T3		Ⅱ	Ⅲ	Ⅲ	ⅣA	ⅣB
T4a		ⅣA	ⅣA	ⅣA	ⅣA	ⅣB
T4b		ⅣA	ⅣA	ⅣA	ⅣA	ⅣB

2.3 新辅助治疗后病理再分期系统（ypTNM）

表 19-4-3

	N0	N1	N2	N3	M1
T0	Ⅰ	ⅢA	ⅢB	ⅣA	ⅣB
Tis	Ⅰ	ⅢA	ⅢB	ⅣA	ⅣB
T1	Ⅰ	ⅢA	ⅢB	ⅣA	ⅣB
T2	Ⅰ	ⅢA	ⅢB	ⅣA	ⅣB
T3	Ⅱ	ⅢB	ⅢB	ⅣA	ⅣB
T4a	ⅢB	ⅣA	ⅣA	ⅣA	ⅣB
T4b	ⅣA	ⅣA	ⅣA	ⅣA	ⅣB

注：前缀 r 用于经治疗获得一段无瘤间期后复发的患者 （rpTNM 或 rcTNM）

第二节　食管腺癌 UICC 第八版分期

1 定义

1.1 原发灶的定义（T）

同本章第一节食管鳞癌标准。

1.2 区域淋巴结的定义（N）

同本章第一节食管鳞癌标准。

1.3 远处转移的定义（M）

同本章第一节食管鳞癌标准。

1.4 病理分级的定义（G）

Gx：分化程度不能确定

G1：高分化，>95% 的肿瘤组织由分化好的腺体组成

G2：中分化，50%~95% 的肿瘤组织显示腺体形成

G3：低分化，肿瘤组织由片状和巢状细胞组成，其中形成腺体结构的细胞成分<50%

2 分期

2.1 病理分期系统（pTNM）

表 19-4-4

			N0	N1	N2	N3	M1
	Tis	0					
T1a	G1		ⅠA	ⅡB	ⅢA	ⅣA	ⅣB
	G2		ⅠB				
	G3		ⅠC				
T1b	G1		ⅠB	ⅡB	ⅢA	ⅣA	ⅣB
	G2						
	G3		ⅠC				
T2	G1		ⅠC	ⅢA	ⅢB	ⅣA	ⅣB
	G2						
	G3		ⅡA				
	T3		ⅡB	ⅢB	ⅢB	ⅣA	ⅣB
	T4a		ⅢB	ⅢB	ⅣA	ⅣA	ⅣB
	T4b		ⅣA	ⅣA	ⅣA	ⅣA	ⅣB

2.2 临床分期系统（cTNM）

表 19-4-5

		N0	N1	N2	N3	M1
Tis	0					
T1		Ⅰ	ⅡA	ⅣA	ⅣA	ⅣB
T2		ⅡB	Ⅲ	ⅣA	ⅣA	ⅣB
T3		Ⅲ	Ⅲ	ⅣA	ⅣA	ⅣB
T4a		Ⅲ	Ⅲ	ⅣA	ⅣA	ⅣB
T4b		ⅣA	ⅣA	ⅣA	ⅣA	ⅣB

2.3 新辅助治疗后病理再分期系统（ypTNM）

同本章第一节食管鳞癌标准。

注：前缀 r 用于经治疗获得一段无瘤间期后复发的患者（rpTNM 或 rcTNM）

第三节 不同期别治疗建议及流程图

1 不同期别食管癌诊治原则

食管癌局限于黏膜层内时，淋巴结转移概率较低；当肿瘤累及至黏膜下层，由于食管壁内存在丰富的淋巴管网，淋巴结转移率急剧增高。因此，早期食管癌患者术前需仔细检查评估，排除可疑淋巴结转移后，可考虑内镜下切除，但需依据病理评估切缘状态，必要时需补充手术或放化疗。

对局晚期食管癌的可切除患者，新辅助治疗后根治性手术，为其标准治疗方案。新辅助治疗包括放化疗或单独化疗。虽然免疫治疗在晚期食管癌治疗中具改善患者生存的优势，但在目前新辅助治疗模式的探索中，多用于纳入临床研究的患者。

食管癌的外科手术包括根治性切除肿瘤、消化道重建以及彻底的淋巴结清扫。术式包括右胸上腹两切口（Ivor Lewis）、左颈右胸上腹三切口（McKewon）、左胸一切口（Sweet）以及充气纵隔镜下食管切除等。手术可以通过传统开放、胸腹腔镜和机器人等方式完成。目前腔镜三切口手术在国内开展比例逐渐增高。食管癌切除后，消化道重建常采用胃食管吻合方式。对既往曾有胃切除手术或食管胃双原发肿瘤者，可选择空肠、结肠等作为替代器官。针对中下段食管癌患者，影像学检查排除颈部淋巴结转移后，需行包括上纵隔淋巴结清扫在内的彻底的胸腹部两野淋巴结清扫。

对不能耐受手术的患者，应予根治性放化疗。对晚期的食管癌患者，目前免疫治疗整合化疗已成为一线治疗方案。

2 不同期别治疗建议流程图

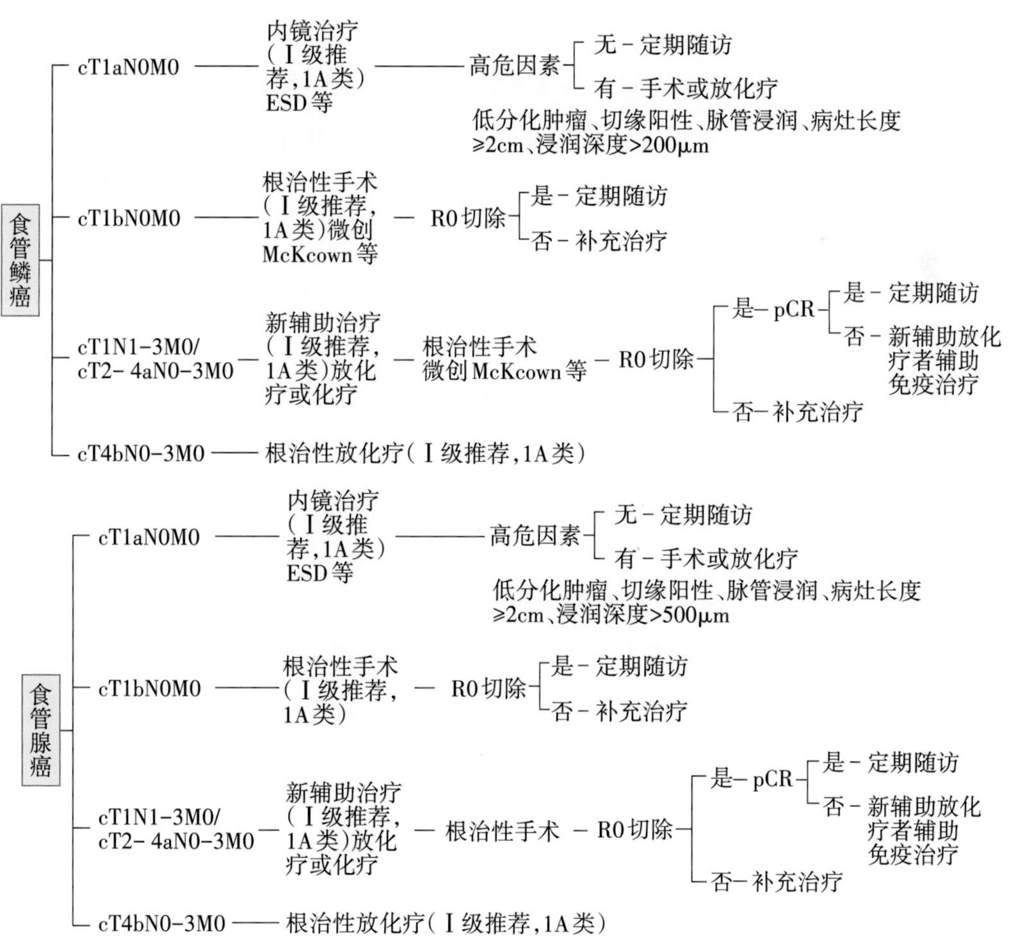

图 19-4-1

3 注释

3.1 早期食管癌的治疗

cT1aN0M0食管癌推荐内镜下切除，首选方式为ESD；cT1bN0M0食管癌的治疗推荐外科手术。超过食管周径3/4的病灶行内镜切除术后应积极预防食管狭窄，推荐预防性球囊扩张、内镜下局部注射糖皮质激素或口服糖皮质激素。

一项荟萃分析比较ESD和EMR，认为ESD的整块切除率、根治性切除率显著高于EMR、术后复发率显著低于EMR，两种方法并发症发生率相似 。

ESD术后复发的高危因素包括：切缘阳性，病理分级为低分化、脉管癌栓、病变长度≥2cm、浸润深度>200μm。存在上述高危因素的患者推荐根治性手术治疗或补充放疗。日本JCOG0508研究，比较ESD术后病理为T1b-SM1/2期食管鳞癌选择性补充放化疗的有效性，显示pT1a期合并脉管癌栓或pT1b期切缘阳性预防性放化疗的3年总体生存率和根治性外科手术相似 。

3.2 新辅助治疗

食管癌术前新辅助治疗模式推荐同步放化疗及单纯化疗。

基于CROSS及NEOCRTEC5010两项多中心、前瞻随机对照研究的长期随访结果，术前新辅助同步放化疗成为可切除局部晚期食管鳞癌的标准治疗模式；基于日本JCOG9907和JCOG1109结果，提示术前新辅助化疗（PF或DCF方案）也能显著改善局部晚期食管鳞癌患者的长期生存 。

新辅助同步放化疗和新辅助化疗的对比，我国CMISG1701研究提示，虽然新辅助同步放化疗后的术后病理完全缓解率显著高于新辅助化疗组（27.7% vs. 2.9%），但两组患者的长期生存无统计学差异（OS：HR=0.82，95% CI，0.58~1.18，*P*=0.28）；日本最近发表的JCOG1109中，新辅助放化疗组术后病理完全缓解率高于新辅助两药化疗组（16.8% vs. 2.0%），但长期生存无统计学差异（OS：HR=0.84，95% CI，0.63~1.12，*P*=0.12）。

同样基于CROSS研究，术前新辅助同步放化疗亦为食管腺癌的标准治疗。然而，MAGIC研究表明，围术期ECF方案化疗（术前3周期+术后3周期）结合手术显著提高了肿瘤R0切除率及长期生存（OS：HR=0.75，95% CI，0.60~0.93）。

3.3 外科手术

3.3.1 手术入路：首选右胸入路手术

和左胸入路相比，右胸入路手术能进行更为彻底的淋巴结清扫。复旦大学附属肿瘤医院临床研究表明，右胸入路比左胸入路手术能清扫更多的淋巴结（22 vs. 18，*P*<0.001），同时具有更好的长期生存（OS：HR=1.719，95% CI，1.111~2.660，*P*=0.013）；NST1501研究也显示一致的结论，淋巴结清扫个数分别为23.61 vs. 21.92，*P*=

0.015，显著改善了Ⅲa期患者预后。

3.3.2 手术方式

和传统开放手术相比，食管癌微创手术能降低食管癌围术期肺部并发症，同时改善患者术后的生活质量。

无论胸腹腔镜食管手术或机器人辅助食管手术均属于食管癌微创手术。我国多中心的前瞻随机对照研究表明，胸腹腔镜食管手术比开放食管手术组出血少，引流少，住院时间短，清扫的淋巴结数目更多（26.0 [18.0–34.0] LNs vs. 20.0 [14.0–26.0] LNs，*P*<0.001），3年总生存得到改善（77.0% vs. 69.3%，*P*=0.03）。

3.3.3 淋巴结清扫范围

对胸中下段食管癌患者进行包括上纵隔淋巴结清扫在内的两野淋巴结清扫。

复旦大学附属肿瘤医院的前瞻随机对照研究表明，对不伴有可疑颈部淋巴结转移的中下段食管癌患者，和两野淋巴结清扫相比，三野淋巴结清扫并未改善患者的长期预后（OS：HR=1.019，95% CI，0.727~1.428，*P*=0.912）。因此，对胸上段食管癌、术前评估提示存在可疑颈部淋巴结转移的患者，目前建议行颈胸腹三野淋巴结清扫。日本拟入组胸中上段食管鳞癌患者，进行三野对比两野淋巴结清扫的前瞻随机对照研究（JCOG2013），将有助阐明三野淋巴结清扫对胸上段食管癌患者的价值。

3.3.4 淋巴结清扫个数：建议淋巴结清扫最少个数为20枚

2021年最新的国际专家共识中，将最少淋巴结清扫数目定义为至少20枚。我国NEOCRTEC5010研究的后续分析中，淋巴结清扫数目与食管鳞癌根治术后长期生存呈正相关，淋巴结清扫个数不足20枚的患者术后局部复发和总体复发显著高于大于20枚者（18.8% vs. 5.2%，*P*=0.004；41.2% vs. 25.8%，*P*=0.027）。

3.3.5 根治性切除提供食管癌患者长期生存的重要影响因素

食管肿瘤切缘包括近端、远端以及环周切缘。三个切缘均无肿瘤残留为R0切除；近端、远端或环周切缘显微镜下阳性为R1切除；肿瘤肉眼残留者为R2切除。

4 术后辅助治疗

推荐新辅助同步放化疗后仍存肿瘤残留的患者行辅助免疫治疗。

食管鳞癌根治性切除术后辅助治疗仍存争议。JCOG9204研究比较手术联合术后辅助化疗和单独手术，结果表明虽然术后辅助化疗组的5年DFS优于单独手术组（55% vs. 45%，*P*=0.037），但两组的5年OS无统计学差异（61% vs. 52%，*P*=0.130），亚组分析提示术后辅助化疗可能在存在淋巴结转移者中更显著。

CheckMate577研究纳入1085例局部进展期腺癌或鳞癌，术后病理评估存在肿瘤残留者，按照2∶1比例随机分组行术后辅助纳武利尤单抗或安慰剂治疗一年，结果提示术后辅助纳武利尤单抗显著改善术后DFS（22.4 vs. 11.0个月，HR=0.69），其中鳞癌患者获益更大。

5 定期随访策略

根据食管鳞癌术后随访中国胸外科专家共识，病史问诊及体格检查是食管鳞癌患者术后复查随访的基本要求。吻合口、区域淋巴结是复发的高发部位，应作为重点检测。CT是最常用的临床影像学复查手段。根据患者病情、意愿及经济能力，PET/CT可作为全身检查的方式。对Tis/T1a内镜下切除的患者，术后第1~2年，每3~6个月随访1次；术后第3~5年，每6~12个月随访一次，此后每年随访一次。对Tis/T1a食管切除的患者，每年随访1次。对新辅助放化疗后T1b-4NanyM0者、直接手术后T1b-4N0M0者，术后1~3年，每6个月随访一次，第4年后每年随访一次。对手术后T1b-4N+M0同时术后辅助治疗者，术后第1~2年，每6个月随访一次，第3年后每年随访一次。

第五章

食管癌患者风险评估与术前准备

第一节　概况

食管癌患者术前风险评估是手术的重要一环，是围术期顺利康复的重要保障。在经过前述检查与分期评估后，基本可确定患者是否有手术适应证，但患者是否能耐受手术，仍需进一步术前整合评估。

食管癌术前准备评估工作是一项需要包含患者在内的多学科整合管理（MDT）和整合医学（HIM）体系，其中包括胸外科、麻醉科、重症医学科、营养科、心理科等多个专业的医务工作者。推荐遵循加速康复外科（enhanced recovery after surgery，ERAS）原则。

术前患者及家属宣教（视频+当面指导）、戒烟戒酒、多维度心肺功能评估、严格控制血糖、调理合并症、抗焦虑等措施可有效降低围术期严重并发症风险，因此推荐将ERAS理念落实到术前评估准备各方面。

第二节　术前风险评估和术前准备

食管癌患者术前检查的目的是了解患者病情和心、肺、肝、脑、肾等器官的功能状况，对患者的食管病变进行准确的临床分期和手术风险评估。详细的术前检查是病情评估的前提，也是风险评估的基础。术前检查主要包括：①实验室检查（血常规、生化、凝血、肿瘤标志物、传染病筛查等）：主要用于评估患者的一般情况；②影像学检查（颈部、胸部、上腹部CT平扫+增强、PET/CT检查、食管造影检查等）：用于评估患者肿瘤部位、大小及淋巴结转移情况；③内镜检查（电子胃镜、超声胃镜、支气管镜等）：用于明确肿瘤部位及病理情况，协助评估淋巴结转移情况及气管是否受肿瘤累及；④心肺肝脑肾功能检查：评估患者主要脏器功能情况，评估是否可耐受手术及手术风险程度。食管癌的检查方法与应用详见第三章：食管癌的诊断与鉴别诊断。

第三节 风险评估和术前准备流程

1 术前风险评估流程图

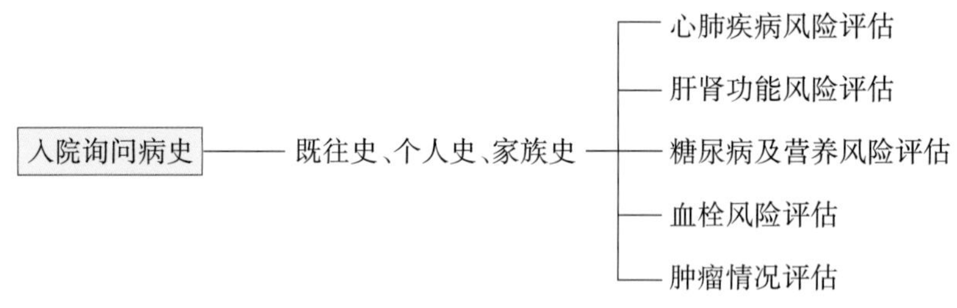

图 19-5-1

2 心血管疾病评估流程图

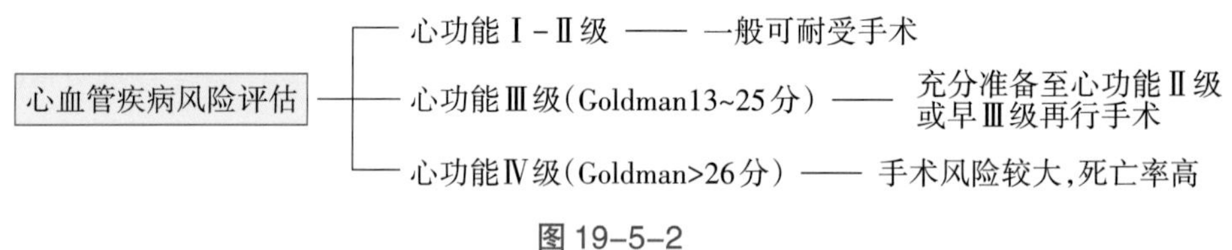
心血管疾病风险评估
心功能Ⅰ-Ⅱ级
一般可耐受手术
心功能Ⅲ级（Goldman13~25分）
充分准备至心功能Ⅱ级或早Ⅲ级再行手术
心功能Ⅳ级（Goldman>26分）
手术风险较大，死亡率高

图 19-5-2

3 呼吸道疾病评估流程图

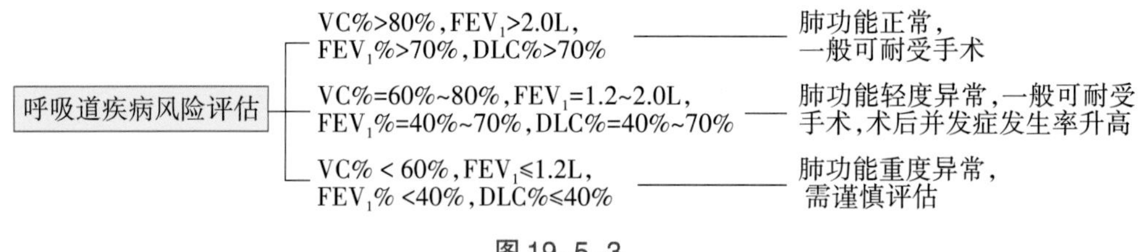

图 19-5-3

4 肝功能风险评估流程图

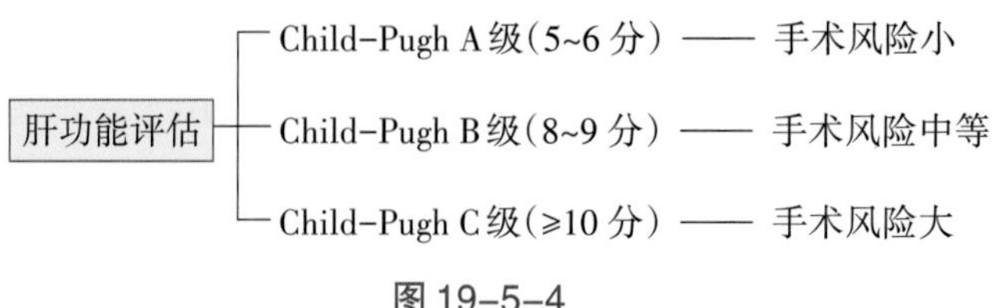
肝功能评估
Child-Pugh A级（5~6 分）
手术风险小
Child-Pugh B级（8~9 分）
手术风险中等
Child-Pugh C级（≥10 分）
手术风险大

图 19-5-4

5 糖尿病风险评估流程图

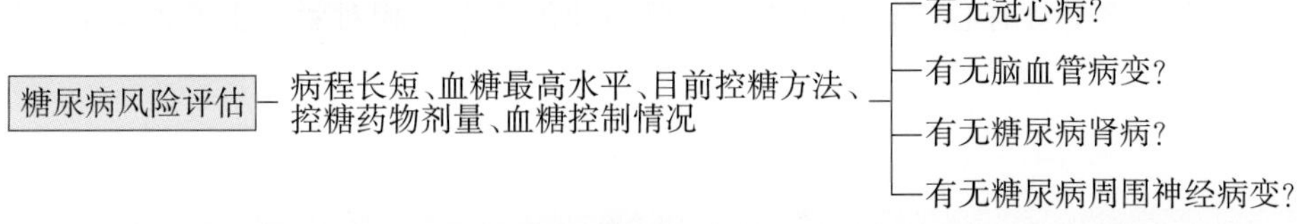

图 19-5-5

6 术前患者营养风险评估流程图

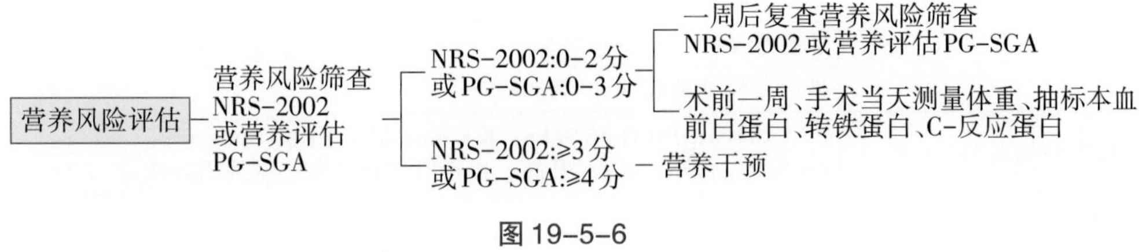

图 19-5-6

7 患者术前血栓风险评估流程图

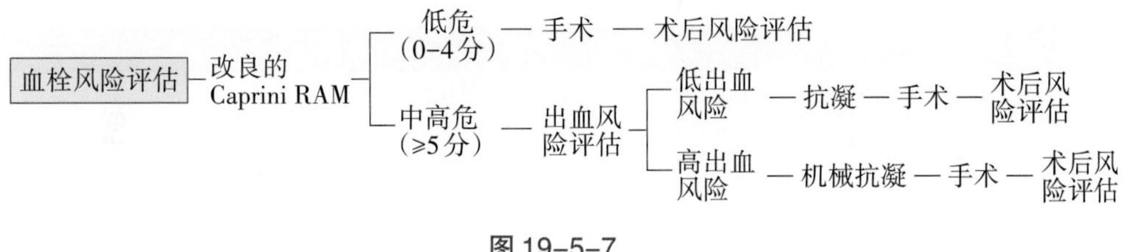

图 19-5-7

第四节 注释

1 心血管疾病风险评估

心功能评价手段主要有：主观症状、体征、静态心电图、平板运动心电图、运动心肺功能试验（附加十二导联心电图）、超声心动图、放射性核素心室造影、MRI、冠脉CT造影、心导管心室造影等。术前可采用Goldman多因素心脏危险指数（表19-5-1）进行评估。

心功能Ⅰ-Ⅱ级：日常活动后不出现心绞痛，一般能耐受手术。

如患者日常活动后出现可疑心绞痛症状或心功能Ⅲ-Ⅳ级，则需进一步做上述检查以明确病情严重程度。严重者则需做冠状动脉造影评估是否需要放置冠状动脉支架或冠状动脉旁路移植手术后再择期手术。

心功能Ⅲ级：累计分数13~25分，术前进行充分准备，心脏代偿功能好转为Ⅱ级或早Ⅲ级，麻醉和手术的安全性可提高。

心功能Ⅳ级：累计分数>26分，麻醉和手术存在较大风险，围术期死亡率明显升高。如病人近3个月有心肌梗死病史，一般不建议手术，相对紧急手术也至少选择在4~6周后进行，否则风险很大。

表 19-5-1　Goldman 多因素心脏危险指数（>25分为高危）

项目	内容	记分
病史	心肌梗死<6月	10
	年龄>70岁	5
体检	第三心音、颈静脉怒张等心力衰竭症	11
	主动脉瓣狭窄	3
心电图	非窦性节律，术前有房早	7
	持续室性期前收缩>5次/min	7
一般内科情况差	PaO_2<8kPa，$PaCO_2$>6.7kPa，K^+<3mmol/L，BUN>18mmol/L，Cr>260mmol/L，SGOT升高，慢性肝病征及非心脏原因卧床	3
腹内、胸外或主动脉外科		3
急诊手术		4
总计		53分

表 19-5-2　心功能分级、心脏危险因素积分和围手术期心脏并发症及心脏原因死亡的关系

心功能分级	总分数	心因死亡（%）	危及生命的并发症*（%）
Ⅰ	0~5	0.2	0.7
Ⅱ	6~12	2.0	5.0
Ⅲ	13~25	2.0	11.0
Ⅳ	≥26	56.0	22.0

高血压病分为轻、中、重3级，轻度高血压（140~159 / 90~99mmHg）；中度高血压（160~179 / 100~109mHg）；重度高血压（≥180/110mmHg）。轻中度高血压在药物治疗后能将血压控制在正常范围内的患者手术风险较小。重度高血压伴有心、脑、肝、肾等器官的器质性病变者（如肾功能损害，肝硬化，脑出血等），术中术后出现心脑血管并发症风险较大。严重心律失常者需恰当处理以减少手术风险。严重窦性心动过速（>160次/分）需纠正其潜在病因（如缺氧、心衰等）；Ⅱ度Ⅱ型或Ⅲ度房室传导阻滞、三束支阻滞、病窦综合征和有阿-斯综合征等患者，需术前置放临时心脏起搏器。严重室上性和室性心律失常（>5次/min），术前需用药物予以控制以减少手术风险。阵发性心律失常导致心室率超过160次/分或心房颤动导致心室率>100次/分会致心室充盈和排空状况不佳，从而导致心功能下降，因此，也需控制心室率在≤100次/分为宜。

2　呼吸道疾病风险评估

肺功能的评价手段包括静态和动态两种手段。静态检查包括屏气试验，肺功能

检查，血气分析等检查。动态检查包括：简单爬楼梯试验，运动心肺功能检测等。一般情况下，如果病人既往健康，无重要器官疾病史，做常规静态肺功能评价即可。如果肺通气功能正常（VC%>80%，FEV>2.0L，FEV_1%>70%，DLc%>70%），一般可耐受手术。轻中度异常时（VC%=60%~80%，FEV_1=1.2~2.0L，FEV%=40%~70%，DLc%=40%~70%），要根据病人的具体情况具体分析决定，这类病人一般可耐受食管手术，但术后肺部并发症发生风险会增高。重度肺功能异常者，术后并发症风险高，需谨慎评估，一般不建议立刻手术，需积极治疗肺部并发症及调理肺功能后再行评估。如静态肺功能检查有异常，则做进一步检查和评估，可加做爬楼梯试验或运动心肺功能检查。若能连续不休息爬楼4~5层，一般认为可耐受手术。简单爬楼梯试验可粗略反映心肺功能状况，但难准确评价患者的心肺功能和预测术后的风险。有条件情况下，应加做运动心肺功能检查。运动心肺功能指标中VO_2max（kg/min）>20ml为正常；15~19.9ml为轻中度异常；10~14.9ml为中重度异常。研究显示其与FEV_1具有显著相关性。较多文献报告VO_2max（kg/min）>20ml可耐受三切口手术，15~19.9ml可耐受微创食管手术，当VO_2max<10ml（kg/min）不能耐受手术。

3 肝功能评估

肝功能评估检查包括转氨酶、胆红素代谢、蛋白质合成代谢、脂肪分解代谢等数项指标，还有肝脏彩超检查评估有无肝硬化等病变。目前一般使用Child-Pugh分级进行肝功评估：

A级（5-6分）：手术风险小；

B级（8-9分）：手术风险中等；

C级（>10分）：手术风险大。

一般当肝功B级及C级（>7分）时手术风险增加，建议先保肝治疗至肝功A级（5-6分）时再手术。

表19-5-3 Child-Pugh分级平分表

临床生化指标	1分	2分	3分
肝性脑病（期）	无	1-2	3-4
腹水	无	轻度	中、重度
总胆红素（μmol/L）	<34	34-51	>51
白蛋白（g/L）	>35	28-35	<28
凝血酶原时间延长（秒）	<4	4-6	>6

4 肾功能评估

肾功能检查项目包括：尿常规（尿比重，尿蛋白，尿糖等），肾功能全项（BUN，Cr，Cr清除率等）。对轻度肾功受损，一般可耐受较大胸部手术，但对中、重度以上肾功受损者，建议请相关专业医师会诊与评价以确定能否手术治疗。

5 糖尿病及营养风险评估

5.1 糖尿病风险评估

围术期血糖管理的基本原则是避免低血糖、预防酮症酸中毒、维持水电解质平衡、避免严重高血糖。术前应详细了解患者的糖尿病类型，是否有低血糖、酮症酸中毒和高渗性非酮症昏迷等病史，了解病程长短、血糖最高水平、目前控制血糖的方法、所用药物剂量及用药后血糖的控制情况，评估有无糖尿病并发症如冠心病、脑血管病变、糖尿病肾病等，并发冠心病的患者，由于糖尿病周围神经病变往往缺乏典型的心绞痛症状，应引起警惕。

糖尿病患者术前建议行空腹血糖和餐后2h血糖检测。为避免低血糖和严重的高血糖，推荐围术期血糖控制在140~180mg/dl（7.8~10.0mmol/L）。血糖>180mg/dl（10.0mmol/L）应开始胰岛素治疗。正常进食的患者控制餐前血糖≤140mg/dl（7.8mmol/L），餐后血糖≤180mg/dl（10.0mmol/L）。术后ICU住院时间≥3d的危重患者，推荐血糖目标值≤150mg/dl（8.4mmol/L）。高龄（≥75岁）、频繁发作低血糖、合并严重心脑血管疾病的患者，血糖目标上限也可适当放宽至≤216mg/dl（12.0mmol/L），最高不超过250mg/dl（13.9mmol/L）。

糖基化血红蛋白（HbA1c）：反应近3个月的平均血糖水平，可用于评价长期血糖控制效果，预测围术期高血糖的风险，同时可用于鉴别糖尿病和单纯应激性高血糖，发现术前未诊断的隐匿性糖尿病。该指标升高是围术期死亡率和并发症发生率的独立危险因素。

单纯应激性高血糖HbA1c应<6.5%，HbA1c≤7%提示血糖控制满意，围术期风险较低。

以下患者建议术前筛查HbA1c：

（1）既往无糖尿病病史者，术前随机血糖≥200mg/dl（11.1mmol/L）。

（2）年龄≥45岁或体重指数BMI≥25kg/m^2，同时合并高血压、高血脂、心血管疾病、糖尿病家族史等高危因素。

（3）食管癌手术属中高危手术，推荐术前筛查HbA1c。

糖尿病患者手术期间的主要危险因素来自糖尿病所引起的靶器官疾病：心血管功能障碍、肾功能不全、关节软组织异常（颈部活动受限、伤口愈合能力差）、白细胞生成不足以及神经病变。术前评估的重点应放在心血管系统、肾脏系统、肌肉骨骼系统、神经系统。

此外，《2020版围术期血糖管理专家共识》建议糖尿病患者优先安排在当日第一台手术，以避免患者因过长时间禁食而导致低血糖。为实现外科手术后的早期恢复，加速康复外科（ERAS）倡导术前给予患者少量碳水化合物，使患者产生饱腹感，防止脱水。然而，对糖尿病患者，有专家认为，ERAS可能并不能达到满意效果，甚至可能存在导致严重高血糖的风险。

5.2 营养风险评估

如病人能进半流食，且消瘦不明显，一般情况下病人的营养状况在正常水平。如病人只能进流食且时间长达两周以上，则患者体重会有所下降，营养状况会受明显影响。此时，应行术前营养状况评估，目前国内外主流使用的营养评估量表如下：营养风险筛查评分简表（NRS-2002）、患者主观整体评估（PG-SGA）、欧洲临床营养与代谢学会的共识（ESPEN-2015）及营养不良问题全球领导倡议表（GLIM）。对营养状态不佳的病人（NRS-2002>3分，PG-SGA>4分）术前应适当补充各种营养物质，包括水、电解质、糖、微量元素、维生素、氨基酸和脂肪乳等，通过肠内和/或肠外营养支持一段时间后再手术有利于围术期康复。

6 血栓风险评估

肿瘤相关性血栓栓塞症（CAT）是指恶性肿瘤患者合并静脉血栓栓塞症（VTE）或动脉血栓栓塞症（ATE），发病率为4%~20%。VTE是继缺血性心脏病和脑卒中之后位列第三的常见血管疾病，也是恶性肿瘤最常见的并发症之一，是仅次于恶性肿瘤本身而导致患者死亡的第二大原因。

2022年8月发布《中国胸部恶性肿瘤围手术期静脉血栓栓塞症预防与管理指南（2022版）》，根据胸外科个体化VTE风险评估的特点，推荐改良Caprini风险评估量表（表19-5-4），将患者风险分级简化为低危（0~4分）、中危（5~8分）和高危（≥9分），有效降低了经典Caprini风险评估量表对部分患者VTE风险的高估，避免了对这部分患者不必要的药物预防。

表19-5-4 改良Caprini风险评估量表

危险因素 得分：1分		危险因素得分2分		
年龄40~59岁	败血症（1个月内）	年龄60~74岁	癌症现病史	开放式大手术（>45min）
大手术史	静脉曲张	既往癌症病史，皮肤非黑色素瘤除外	卧床（>72h）	中央静脉通路
BMI>30kg/m^2	肺功能异常	危险因素 得分：3分		
下肢水肿（目前）	急性心肌梗死（1个月内）	年龄≥75岁	VTE家族史	狼疮抗凝物阳性
严重肺部疾病（1个月内）	肠炎病史	VTE病史	化疗	抗心磷脂抗体阳性
口服避孕药或激素替代治疗	充血性心力衰竭（1个月内）	危险因素 得分：5分		
妊娠并发症		复合性急性脊髓损伤（1个月内）	大手术≥6h	

大多数的食管癌患者同时也是VTE高危风险者，积极的围术期预防对降低VTE的发生率非常重要。术前可采用如图19-5-7所示流程图进行风险评估。血栓风险评估强调动态性，至少在患者入院和术后即刻都要进行单独评估，在出现其他特殊情况，如病情发生重大变化或治疗方案改变时，还应进行再评估。

第五节　食管癌常规术前准备措施和特殊病人准备措施

1　术前肠道准备

根据国际食管癌加速康复外科指南与中国可切除食管癌围手术期诊疗实践指南（2023版）、加速康复外科技术应用专家共识（2016版），术前机械性肠道准备无益于降低食管癌术后常见并发症风险，且可能导致高龄患者围术期电解质紊乱，因而除计划结肠代食管重建方式外，不推荐术前常规灌肠准备。尽管近期结直肠外科相关研究结果表明预防性口服奥硝唑可显著降低切口感染风险，但在食管癌外科领域尚缺乏支持性高级别循证医学证据。

2　术前戒烟、戒酒时限

已知长期吸烟导致肺通气弥散功能减退、术后气道分泌物增多，可潜在导致食管癌围术期呼吸系统并发症风险升高。一项荟萃分析显示手术患者可能受益于强化的术前至少4周的戒烟干预。日本近期一项前瞻性横断面研究表明，术前充分戒烟需超过8周，这不仅可改善食管外科短期并发症风险，而且可影响术后长期生存。

丹麦的一项随机对照试验显示术前戒酒4周可降低酗酒者的术后并发症发生率。日本的回顾性研究显示吸烟和过度饮酒与术后严重并发症的发生有关。尽管现有荟萃分析结果并未充分证实术前严格戒酒超过4~8周可显著降低总体外科术后并发症风险，但近期美国一项近6万例患者的全国范围回顾性研究结果显示酗酒及药物依赖与主要上消化道恶性肿瘤及胰腺癌术后并发症风险、住院时间及医疗费用显著相关，提示术前严格戒酒的重要性。

术前戒烟酒需要胸外科、麻醉科、呼吸内科、精神心理科多专业医护协同制定计划以达到稳固彻底的目标。

3　术前禁食水时间

根据美国麻醉医师学会《健康患者择期手术前禁食及降低误吸风险的药物使用实践指南》推荐：麻醉手术前2h可口服清饮料，但总量要控制在5ml/kg体重（或总量300ml）以内。清饮料是指清水（例如白开水）、碳酸饮料、糖水、清茶、黑咖啡

（不加奶）以及无渣果汁。患者在术前2h口服碳水化合物溶液可以防止脱水、提高循环稳定性、降低术后恶心呕吐的发生，同时降低术后胰岛素抵抗的发生。含酒精的液体、牛奶及配方奶不属于清饮料，牛奶等乳制品的胃排空时间与固体食物相当。易消化的固体食物，大多是指面粉及谷类食物，诸如面包、面条、馒头、米饭等，需在手术前至少6h禁食。不易消化的固体，主要是指肉类和油炸类食物，其较高含量的脂肪与蛋白质成分，导致食糜胃内潴留时间久，因而术前应禁食至少8h。

4 预防性应用抗生素的时间和时长

根据我国国家卫生与计划生育委员会、国家中医药管理局及解放军总后勤部卫生部共同联合修订的《抗菌药物临床应用指导原则（2015版）》，上消化道外科属于Ⅱ类切口，故推荐术前应用预防性抗生素药物，给药时机应在手术开始前1h内完成。既往研究表明，预防性抗生素给药时机超过手术开始后1h，则多种外科术野感染风险显著升高。鉴于抗生素血药浓度随时间推移而逐渐降低，故推荐预计手术时间超过3h或术中出血量超过1500ml时，应重复抗生素给药。由于术中体腔或切口冲洗能否有效降低术野感染风险尚缺乏高级别循证医学证据，因此预防性抗生素应用需严格遵从上述指导原则。食管癌围术期抗生素应用策略如何优化，尤其术前新辅助多学科整合治疗后如何合理应用，还缺乏基于中国人群的大规模研究数据加以指导。

第六章

可切除食管癌的外科治疗原则

第一节 手术入路选择

胸段食管位于胸腔内的后纵隔，可通过多种入路完成这些步骤，包括右胸入路、左胸入路和经纵隔入路。经右胸入路的常见术式包括：经上腹-右胸两切口手术（Ivor-Lewis手术）和经左颈-右胸-上腹三切口手术（Mckeown手术），这也是目前微创食管切除手术（MIE）的常见入路；经左胸入路的常见术式是左后外一切口手术（Sweet 手术），部分术者采用经左胸-左颈两切口手术；经纵隔入路即不经胸手术，既往流行于国外，我国曾用于早期食管癌，即经颈部-上腹部切口的食管拔脱术。近年来随着微创技术的应用，这一入路得以发展，利用充气式纵隔腔镜联合腹腔镜进行早中期食管癌手术。经纵隔入路手术的适应证与实施请参见本指南第九章，本章主要论述经胸入路手术的选择原则。手术入路选择原则主要考虑是否有利于原发食管病灶的R0切除、系统的淋巴结清扫、手术的安全性、术者对术式掌握的熟练程度等因素。

经左胸入路（Sweet术式）在开放手术年代曾是我国食管外科手术的主流术式，因其采用一个胸部切口和经膈肌切口进行腹部操作，术中无需变换体位和二次消毒，手术步骤相对简单。缺点是因主动脉弓的遮挡，经左胸入路手术无法清扫上纵隔淋巴结，而上纵隔尤其是左右喉返神经旁淋巴结是胸段食管癌淋巴结转移率最高的部位；对位置较高的胸上段食管癌，左胸入路也存在肿瘤切除困难或切缘无法保证等问题。

经右胸入路手术，优点是在离断奇静脉后可系统清扫胸部区域淋巴结（扩大二野，完全二野或三野淋巴结清扫），尤其是McKeown手术行食管次全切除能保证近端食管切缘，因此也是胸腹腔镜微创食管癌根治术（Minimally invasive esophagectomy,

MIE）手术入路，目前已逐渐成为主流食管切除手术入路。

因此，对术前仔细评估后无可疑上纵隔淋巴结转移的早中期胸中下段食管癌，虽然仍可选择经左胸入路，但因仍有部分患者可能存在隐匿性上纵隔淋巴结转移，且微创食管外科技术已普及，经右胸入路手术仍推荐为首选入路；对上纵隔有可疑淋巴结转移的患者或胸上段食管癌患者，推荐经右胸入路进行食管癌根治手术。

1　食管癌经胸手术入路选择流程图

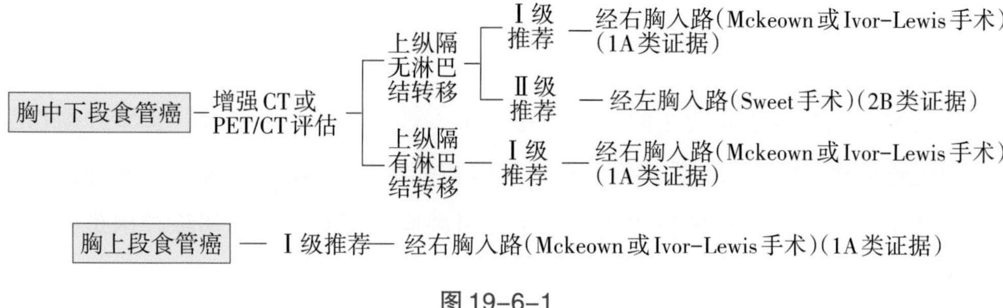

图19-6-1

2　食管手术入路的优缺点比较

表19-6-1

	术式	优点	缺点	适应证	推荐程度	证据级别
左胸入路	Sweet（左胸一切口，颈胸两切口）	一个切口，无需变换体位和二次消毒，手术步骤相对简单	无法清扫上纵隔淋巴结，腹部淋巴结清扫困难	早期中下段食管癌不伴有上纵隔淋巴结转移，可疑累及胸主动脉	Ⅱ级	2B
右胸入路	Ivor-Lewis（右胸腹正中两切口），McKeown（颈胸部三切口）	可系统清扫胸腹部区域淋巴结	需变换体位和二次消毒，手术时间长，繁琐	有淋巴结转移患者尤其有上纵隔淋巴结转移患者，上段食管癌患者	Ⅰ级	1A
纵隔入路	颈腹两切口	无需经胸，无需改变体位	学习曲线长，操作空间狭小	早中期患者，无明显外侵和纵隔肿大淋巴结	Ⅱ级	2A

3　注释

左右胸入路的比较研究主要来自于我国学者，其结论也并不完全一致。在围术期结果方面，几乎所有的前瞻性和回顾性研究都显示左胸Sweet术式手术时间更短、并发症更少。但这些对照研究结果都来自于开放手术时代，随着先进手术器械的应用和微创技术推广，已经证实经右胸的MIE相较于传统的开放手术能够显著降低并发症，因此左胸手术的这一优势已不明显。在长期生存方面，前瞻性的研究结果显示，相较于经左胸的不完全二野淋巴结清扫术式，经右胸的扩大二野淋巴结清扫能够使胸中下段食管鳞癌患者有生存获益，尤其是淋巴结阳性亚组获益更明显。但对经过严格评估的，无上纵隔可疑转移淋巴结的胸中下段食管癌患者，右胸入路相较于左胸入路并未显示出明显的生存获益。上述两个前瞻随机研究都显示对淋巴结阳性的患者，右胸入路能清扫更多淋巴结带来生存获益。

第二节　可切除食管肿瘤的手术选择

食管肿瘤以外科手术为主的整合治疗。手术过程包括两个部分：食管肿瘤切除和上消化道重建，肿瘤切除手段有开放、腔镜和机器人手术，各自都有其适应证。

开放手术是治疗食管肿瘤的传统方法，对肿瘤外侵明显预计切除较困难、需要联合切除胸部器官（如气管、大血管等）、复发癌以及挽救性手术的病例建议采用开放手术。其可提供开阔的视野和操作空间，但创伤较大，恢复时间较长。

随着医疗技术的发展，微创手术切除（目前主要为腔镜辅助+机器人辅助）成为主要术式。主要适于解剖结构基本正常，肿瘤未明显外侵患者。微创手术具有创伤小、恢复快的优势，有助于降低术后并发症的发生率，改善患者术后生活质量。但微创手术对医生的手术技巧和经验要求较高。机器人手术适应证与腔镜手术基本相似，但费用高，有条件的单位已陆续开展。

消化道重建主要应用代替器官为胃，其次为结肠、空肠、肌皮瓣等；胃的游离目前多数中心或医院已经在腔镜或机器人下完成，但管胃的制作大多需在小切口辅助下完成；少部分单位可在微创下完成并在腔镜或机器人辅助下完成管胃制作并在胸内吻合。结肠、空肠、肌皮瓣的游离以及吻合目前绝大多数单位均在开放下操作并在开放下完成重建；少数中心或个人尝试在微创下完成游离和吻合。

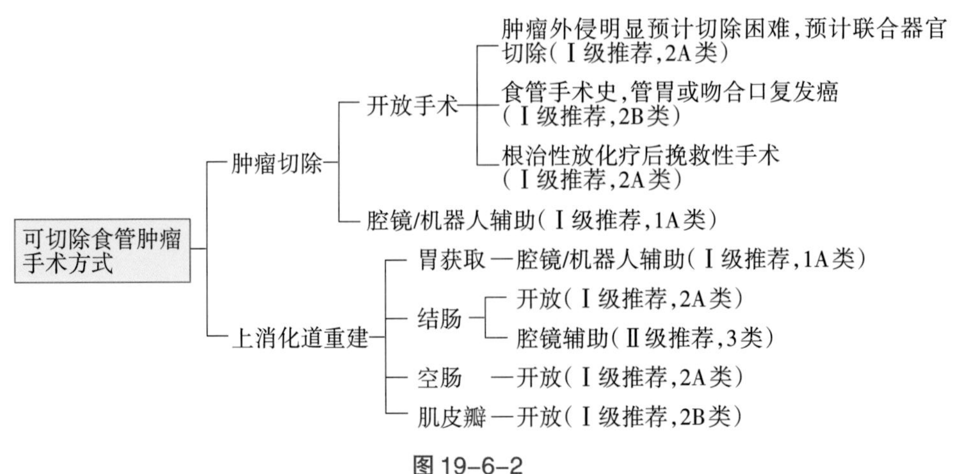

图19-6-2

第三节　手术切除范围

食管癌的手术切除范围需要遵循R0切除的原则：即原发灶的R0切除及系统的淋巴结清扫。

食管癌原发灶的R0切除需要注意保证三个切缘阴性：环周切缘；纵向切缘包括近端食管切缘与远端食管切缘。切缘阳性与不良预后显著相关。对环周切缘阳性的定义目前仍未统一，包括环周切缘组织镜下可见癌细胞或环周切缘组织1mm以内可见癌细胞两个标准。文献报道，长肿瘤、cT4及胸内吻合是切缘阳性的风险因素。虽然传统认为近端食管切缘要距离肿瘤5cm以上，但并无高级别临床证据，切缘在高位食管肿瘤中很难保证5cm以上近端食管切缘。因此，在上下切缘无法保证≥5cm时，推荐术中行纵向切缘冰冻病理检查，对冰冻切缘阳性的病例，建议扩大切除直至切缘阴性。

第四节　淋巴结清扫原则

1　概述

随着食管癌规范化治疗的普及，外科医师对淋巴结清扫范围逐渐形成了共识。目前主要有三种淋巴结分站标准，分别是UICC/AJCC淋巴结分站标准、JES淋巴结分站标准以及中国的淋巴结分站标准。淋巴结清扫范围主要分为标准2野清扫、完全2野淋巴结清扫、2野加淋巴结清扫以及3野淋巴结清扫。本文详细阐述了食管癌淋巴结清扫的原则。

2　淋巴结清扫方法和原则流程图

手术入路及淋巴结清扫策略需由经验丰富的食管外科医师评估后判定，以达到包括原发肿瘤及区域淋巴结在内的根治性切除目标；EC根治术推荐采用右胸入路，并清扫所有分组淋巴结，尤其应重视左、右侧喉返神经链淋巴结清扫。

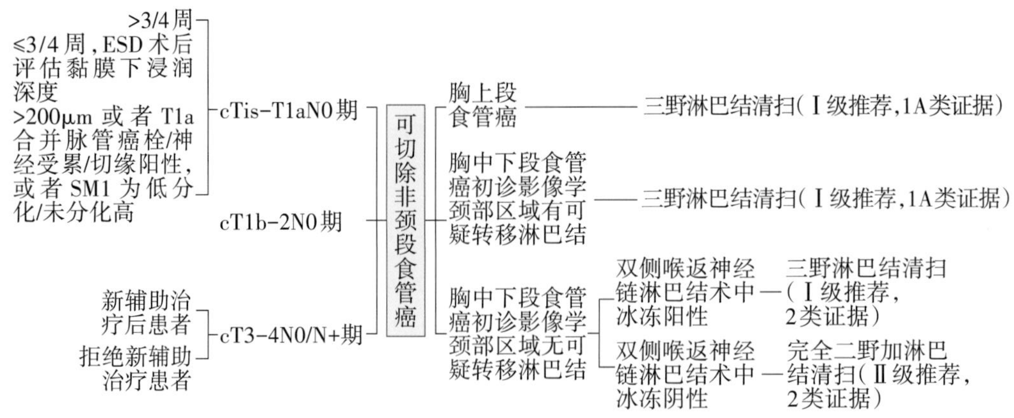

图19-6-3 可切除食管癌淋巴结清扫策略流程图

3 食管癌淋巴结分组标准

目前国际上较为常用的淋巴结分组标准有AJCC/UICC标准和JES标准，二者之间关于淋巴结的分期有很大的差异。AJCC/UICC标准主要以淋巴结转移的数目进行分期，而JES标准对淋巴结的分期则是依据不同的转移区域进行分期。在实际工作中，JES标准对手术切除的淋巴结的分组过程较为繁琐，涉及外科医师及病理科医师等多个环节，每个环节的误差都可能导致N分期的偏移。因此，结合我国的实际情况，本文在AJCC/UICC标准和JES标准对淋巴结分期的基础上，对比食管癌根治术颈胸腹部淋巴结清扫的中国标准，以利于对其进行规范和质量控制。b本文采用“C”表示中国标准，“1”表示颈部淋巴结，“2”表示胸部淋巴结，“3”表示腹部淋巴结。中国标准与AJCC/UICC标准及JES标准的对应关系见下表。

表19-6-2 食管癌颈部淋巴结分组中国标准与JES标准、AJCC/UICC标准的对应关系

颈部区域	JES第十一版		AJCC/UICC第八版		中国标准	
	101	颈段食管旁淋巴结	1（内侧群）	下颈区气管旁淋巴结	C101	颈内组
	104	锁骨上淋巴结	1（外侧群）	锁骨上淋巴结	C102	颈外组

表19-6-3 食管癌胸部淋巴结分组中国标准与JES标准、AJCC/UICC标准的对应关系

胸部区域	JES第十一版		AJCC/UICC第八版		中国标准	
上纵隔区	–	–	3P	后纵隔食管旁淋巴结	–	–
	105	胸上段食管旁淋巴结	8U	胸上段食管旁淋巴结	C203	胸上段食管旁淋巴结
	106tbR/106pre	右气管支气管淋巴结/气管前淋巴结	4R	右下气管旁淋巴结	C204	右气管旁淋巴结
	106recL（部分）/106tbL	左喉返神经（部分）/左气管支气管淋巴结	4L	左下气管旁淋巴结	–	–

续表

胸部区域	JES 第十一版		AJCC/UICC 第八版		中国标准	
上纵隔区	106recL	左喉返神经淋巴结（部分）	2L	左上气管旁淋巴结	C202	左喉返神经旁淋巴结
	106recR	右喉返神经旁淋巴结	2R	右上气管旁淋巴结	C201	右喉返神经旁淋巴结
	113	动脉韧带淋巴结	5	主肺动脉窗淋巴结	–	–
中纵隔区	107	隆突下淋巴结	7	隆突下淋巴结	C205	隆突下淋巴结
	108	胸中段食管旁淋巴结	8M	胸中段食管旁淋巴结	C206	胸中段食管旁淋巴结
	109R	右主支气管淋巴结	10R	右气管支气管淋巴结	–	–
	109L	左主支气管淋巴结	10L	左气管支气管淋巴结	–	–
下纵隔区	110	胸下段食管旁淋巴结	8L	胸下段食管旁淋巴结	C207	胸下段食管旁淋巴结
	111	膈上淋巴结	15	膈肌旁淋巴结	C209	膈肌旁淋巴结
	112pul	后纵隔淋巴结	9	下肺韧带淋巴结	C208	下肺韧带淋巴结
前纵隔区	114	前纵隔淋巴结	3A/6	前纵隔淋巴结	–	–

表 19-6-4　食管癌腹部淋巴结分组中国标准与 JES 标准、AJCC/UICC 标准的对应关系

腹部区域	JES 第十一版		AJCC/UICC 第八版		中国标准	
	–	–	16	贲门周围淋巴结	C301	贲门周围淋巴结
	1	右侧贲门旁淋巴结	–	–	C301a	右侧贲门旁淋巴结
	2	左侧贲门旁淋巴结	–	–	C301b	左侧贲门旁淋巴结
	–	–	–	–	C302	胃左动脉旁淋巴结
	7	胃左动脉旁淋巴结	17	胃左动脉旁淋巴结	C302a	沿胃左动脉分布，自胃左动脉根部至 其上行支的分叉处
	3a	胃左动脉分支淋巴结	–	–	C302b	胃左动脉至胃壁第一分支血管以下 沿胃左动脉分布的胃小弯淋巴结
	8	肝总动脉旁淋巴结	18	肝总动脉旁淋巴结	C303	沿肝总动脉近端表面前壁和上壁分布的淋巴结
	8a	肝总动脉表面前缘及上缘淋巴结	–	–	–	–

续表

腹部区域	JES 第十一版		AJCC/UICC 第八版		中国标准	
	8p	肝总动脉表面后方淋巴结	–	–	–	–
	11	脾动脉旁淋巴结	19	脾动脉旁淋巴结	C304	沿脾动脉近端分布的淋巴结，自脾动脉根部至脾动脉走行全程的中点
	11p	脾动脉近端分布的淋巴结	–	–	–	–
	11d	脾动脉远端分布的淋巴结	–	–	–	–
	9	腹腔干旁淋巴结	20	腹腔干旁淋巴结	C305	沿腹腔干前方及两侧胃左动脉、肝总动脉、脾动脉3支血管根部的淋巴结

3.1 国际UICC/AJCC第8版 EC TNM分期的区域淋巴结分站

第1R组：右侧颈部气管旁淋巴结，右侧锁骨上区气管周围至右肺尖部区域；

第1L组：左侧颈部气管旁淋巴结，左侧锁骨上区气管周围至左肺尖部区域；

第2R组：右侧上段气管旁淋巴结，头臂动脉下缘与气管交汇处至右肺尖部区域；

第2L组：左侧上段气管旁淋巴结，主动脉弓上缘至左肺尖部区域；

第4R组：右侧下段气管旁淋巴结，头臂动脉下缘与气管交汇处至奇静脉上缘区域；

第4L组：左侧下段气管旁淋巴结，主动脉弓上缘至隆突水平区域；

第7组：隆突下淋巴结，气管隆突下区域；

第8U组：胸上段食管旁淋巴结，肺尖部至气管分叉区域；

第8M组：胸中段食管旁淋巴结，气管分叉至下肺静脉下缘区域；

第8Lo组：胸下段食管旁淋巴结，下肺静脉下缘至食管胃交界部；

第9R组：右侧下肺韧带淋巴结，右侧下肺韧带内；

第9L组：左侧下肺韧带淋巴结，左侧下肺韧带内；

第15组：膈肌旁淋巴结，膈肌顶至膈肌脚区域；

第16组：贲门旁淋巴结，紧邻食管胃结合部区域；

第17组：胃左动脉淋巴结，沿胃左动脉走行区域；

第18组：肝总动脉淋巴结，紧邻肝总动脉近端区域；

第19组：脾动脉淋巴结，紧邻脾动脉近端区域；

第20组：腹腔干淋巴结，腹腔动脉根部区域。

3.2 日本JES 第11版EC分期的淋巴结分站

日本食管学会（The Japan Esophageal Society，JES）关于EC的分期系统主要针对

食管鳞癌，对外科手术方案及放疗靶区规划均具有一定指导意义，对我国广大食管鳞癌患者具有参考价值。

3.2.1　颈部淋巴结

颈浅淋巴结（No.100），左侧颈段食管旁淋巴结（No.101L），右侧颈段食管旁淋巴结（No.101R），颈深淋巴结（No.102），上部颈深淋巴结（No.102up），中部颈深淋巴结（No.102mid），咽后淋巴结（No.103），左侧锁骨上淋巴结（No.104L），右侧锁骨上淋巴结（No.104R）。

3.2.2　胸部淋巴结

胸上段食管旁淋巴结（No.105），胸段气管旁淋巴结（No.106），喉返神经旁淋巴结（No. 106rec），左侧喉返神经旁淋巴结（No.106recL），右侧喉返神经旁淋巴结（No.106recR），气管前淋巴结（No. 106pre），气管支气管淋巴结（No.106tb），左侧气管支气管淋巴结（No.106tbL），右侧气管支气管淋巴结（No.106tbR），隆突下淋巴结（No.107），胸中段食管旁淋巴结（No.108），左侧主支气管旁淋巴结（No.109L），右侧主支气管旁淋巴结（No.109R），胸下段食管旁淋巴结（No.110），膈上淋巴结（No.111），后纵隔淋巴结（No.112），胸主动脉前方淋巴结（No. 112aoA），胸主动脉后方淋巴结（No.112aoP），下肺韧带旁淋巴结（No.112pul），动脉韧带旁淋巴结（No.113），前纵隔淋巴结（No.114）。

3.2.3　腹部淋巴结

贲门右淋巴结（No.1），贲门左淋巴结（No.2），胃小弯淋巴结（No.3），沿胃左动脉分支的胃小弯侧淋巴结（No.3a），胃右动脉第二分支远端的胃小弯淋巴结（No.3b），胃大弯沿胃短动脉旁淋巴结（No. 4sa），胃大弯沿胃网膜左动脉淋巴结（No.4sb），胃网膜右动脉旁淋巴结（No.4d），幽门上淋巴结（No.5），幽门下淋巴结（No.6），胃左动脉旁淋巴结（No.7），肝总动脉前上淋巴结（No.8a），肝总动脉后淋巴结（No.8p），腹腔干淋巴结（No.9），脾门淋巴结（No.10），脾动脉近端淋巴结（No.11p），脾动脉远端淋巴结（No.11d），肝十二指肠韧带内淋巴结（No.12），胰头后淋巴结（No.13），肠系膜上动脉旁淋巴结（No.14A），肠系膜上静脉旁淋巴结（No.14V），结肠中动脉旁淋巴结（No.15），腹主动脉裂孔旁淋巴结（No.16a1），腹腔干与左肾静脉之间腹主动脉旁淋巴结（No.16a2），左肾静脉下缘至肠系膜下动脉上缘之间腹主动脉周围淋巴结（No.16b1），肠系膜下动脉上缘至腹主动脉分叉之间腹主动脉周围淋巴结（No.16b2），胰头前淋巴结（No.17），胰腺下缘淋巴结（No.18），膈下淋巴结（No.19），膈肌食管裂孔旁淋巴结（No.20）。

3.3　中国食管癌颈胸腹部淋巴结分组

结合目前国际通用情况及我国临床现实，基于AJCC联合UICC标准和JES标准，提出EC胸部淋巴结分组中国标准，更符合我国临床现实需要，简明清晰、易于操作。

第C101组：颈内组；C101L组，左侧颈内组；C101R组，右侧颈内组；

第C102组：颈外组；C102L组，左侧颈外组；C102R组，右侧颈外组；

第C201组：右侧喉返神经旁淋巴结；

第C202组：左侧喉返神经旁淋巴结；

第C203组：胸上段食管旁淋巴结；

第C204组：气管旁淋巴结；

第C205组：隆突下淋巴结；

第C206组：胸中段食管旁淋巴结；

第C207组：胸下段食管旁淋巴结；

第C208组：下肺韧带淋巴结；

第C209组：膈肌旁淋巴结；

第C301组：贲门周围淋巴结；C301a组：右侧贲门旁淋巴结，C301b组：左侧贲门旁淋巴结；

第C302组：胃左动脉旁淋巴结；C302a组：沿胃左动脉分布，自胃左动脉根部至其上行支的分叉处；C302b组：胃左动脉至胃壁第一分支血管以下沿胃左动脉分布的胃小弯淋巴结；

第C303组：沿肝总动脉近端表面前壁和上壁分布的淋巴结；

第C304组：沿脾动脉近端分布的淋巴结，自脾动脉根部至脾动脉走行全程的中点；

第C305组：沿腹腔干前方及两侧胃左动脉、肝总动脉、脾动脉3支血管根部的淋巴结。

4 淋巴结清扫质控要点

食管癌术中胸部淋巴结清扫的质量控制是确保手术疗效和预后的重要因素。以下是提高手术质量的一些关键步骤：

4.1 精确的术前评估

利用EUS、CT、PET/CT等先进成像技术对患者进行全面评估。确定肿瘤的位置、大小、淋巴结状态和是否有远处转移，这有助于制定手术计划。

4.2 标准化手术程序

建立并遵守标准化的手术步骤，提高手术的可重复性和安全性。根据肿瘤所在的不同部位（上、中、下段食管），选择合适的手术入路和方式（如McKeown或Ivor-Lewis）。

4.3 全面淋巴结清扫

依据食管癌的淋巴引流规律，全面清扫食管周围、纵隔及其他相关淋巴结组。

严格按照解剖层次进行操作，减少术后并发症。

4.4 术后病理分析

对所有切除的淋巴结进行编号并进行详细的病理学分析。手术医生、病理医生、放疗和化疗专家等多学科整合诊治MDT和HIM团队合作，提供整合治疗方案。定期进行多学科讨论，评估患者的治疗计划和进展。

4.5 在进行淋巴结清扫时，必须注意

避免损伤邻近器官和神经，如迷走神经和喉返神经。控制出血，避免术中大出血和术后出血的风险。仔细辨认各淋巴结区域，保证清扫彻底。评估淋巴结是否有明显病变，避免遗漏潜在的癌细胞转移。

总之，食管癌手术是一种复杂的手术过程，胸部淋巴结清扫是该手术重要的一环，它有助于评估疾病的分期，并可能提高局部控制率，减少复发。然而，具体的手术操作应遵循医疗标准和指南。

5 注释

5.1 标准二野淋巴结清扫

除广泛的原发肿瘤局部切除外，还包括从膈肌到隆突下的整个后纵隔淋巴结清扫，腹部包括腹腔干淋巴结、食管膈肌裂孔旁淋巴结、膈下淋巴结、胃小弯淋巴结和小网膜淋巴结（胸腔：第C205-209组、腹腔：第C301-305组）。

5.2 完全二野淋巴结清扫

除标准二野淋巴结清扫外，加行右侧气管沟向上至右喉返神经旁淋巴结清扫，加行左侧气管食管沟包括左喉返神经旁的淋巴结清扫（胸腔：第C201-209组；腹腔：第C301-305组）。

5.3 二野加淋巴结清扫

除完全二野淋巴结清扫外，加行右侧气管食管沟向上至颈部右喉返神经旁和头臂干旁及部分右侧颈总动脉旁淋巴结清扫，加行左侧部分颈部气管食管沟包括左喉返神经链的淋巴结清扫（颈部：左C101及部分右C101；胸腔：第C201-209组；腹腔：C301-305组）。

5.4 三野淋巴结清扫

除二野加淋巴结清扫外，加颈部环状软骨水平以下的双侧气管食管沟包括双侧喉返神经链的淋巴结清扫，以及左右锁骨上淋巴结的清扫（颈部：第C101、C102组；胸腔：第C201-209组；腹腔：第C301-305组）。

5.5 其他

《食管癌规范化诊疗指南》、第8版AJCC联合UICC EC TNM分期系统及2016版美国国立综合癌症网络（NCCN）EC及食管胃结合部癌诊断与治疗指南提出的EC根治

术淋巴结清扫数目须达到15枚。例如NEOCRTEC 5010研究结果提示淋巴结清扫数目大于20枚者有更长的长期生存和无疾病生存时间。但临床实践中建议尽可能彻底清扫区域淋巴结（区域的要求可按照JES的要求），保证淋巴结清扫数目符合EC的N分期要求。

5.6　对中国专家提出的EC根治术颈胸腹部淋巴结清扫范围

针对EC颈部、胸部、腹部淋巴结分组中国标准共16组（第C101-C102组，第C201-C209组，第C301-C305组）均应作为EC根治术中淋巴结清扫目标，不能仅满足于数目要求。

5.7　淋巴结清扫方式包括

若颈部区域无可疑转移淋巴结，则对食管胸中下段癌建议行胸、腹完全/扩大二野淋巴结清扫（常规胸腹二野，包括上纵隔区域淋巴结，特别是双侧喉返神经链周围的区域淋巴结）；若颈部区域有可疑转移淋巴结，或者食管胸上段癌或术中右侧喉返神经旁淋巴结冰冻阳性，则推荐颈、胸、腹三野淋巴结清扫术（双侧下颈区+双侧锁骨上区+ 上述完全/二野加淋巴结）。

第五节　食管重建方式

1　概况

食管切除手术成功的关键在于完整切除肿瘤和进行消化道重建。消化道重建的替代器官应具备足够的长度、充分的血供和一定的蠕动功能，按目前的临床应用依次为胃、结肠、空肠。消化道重建的便捷性和安全性是患者术后近期康复的保证，手术医师在实践中应基于自身经验选择食管切除术后消化道的重建方式。根据目前的循证医学证据，针对食管切除后消化道重建方式，作如下推荐。

2　食管重建的器官选择

（1）胃代食管是首选，有其独特优点：手术操作局限于消化道的上部，胃较易与食管吻合，操作简单；胃结构及其解剖顺位仍与食管相续，较符合消化道生理特征。因存在胸胃综合征、反酸症状较严重和上提高度有限等缺点，全胃代食管在临床上应用较少，目前多采用管状胃代食管。管状胃具有丰富血供、充足的重建长度、彻底清扫小弯侧的淋巴结、胃排空延迟发生率低、感染机会少和可减少术后胸胃扩张对肺和心脏的压迫等优点。

（2）结肠代食管的优势包括结肠具有较强的抗酸能力，不易发生反流性食管炎、结肠具有完整的血管弓，血供丰富、结肠上提高度高和胃的正常生理通路及功能保留等。但结肠代食管手术也存在吻合口多、创伤大、手术时间较长及术后并发症发生率相对较高等不足。

(3) 空肠具有长度长、管径与食管相近、具有蠕动功能、相对清洁和术前无需肠道准备等优点。但空肠代食管术也存在一定缺点，比如游离长度受肠系膜弓的限制，易出现空肠上提困难、张力增高；空肠的血供较为单一，易发生肠管缺血或淤血，造成肠管坏死，需行小血管吻合技术（血管增压），以提高空肠游离端的血供。

3 注释

3.1 胃代食管

绝大多数食管癌切除后消化道重建使用胃，主要为管状胃代食管。

管状胃是指通过游离、松解胃小弯周围血管、筋膜及脂肪等组织，通过直线切割缝合器裁剪胃小弯保留大弯侧，将胃制成管道形状并与食管残端相吻合。

3.1.1 管状胃的制作

自幽门上方3cm，保留胃右动脉2~3个分支，采用直线切割缝合器沿小弯与大弯平行将胃制成管状胃，直至胃底。从解剖学角度，理想的胃切割线在胃左动脉及胃网膜右血管的细小分支吻合处。

3.1.2 管状胃的宽度

目前存在两种管状胃制作模式：宽管状胃，由Akiyama等提出，管状胃宽度约为5cm，共切除贲门及小弯侧约1/3的胃组织；细管状胃，由Giacomo等提出，管状胃宽度为3cm，共切去贲门及小弯侧约2/3的胃组织。有研究表明胃的宽度影响了胃的排空，越窄的管状胃排空速度越快；但过窄的管状胃会影响胃的血液供应，增加吻合口瘘的发生率。有报道发现宽管状胃相比于细管状胃的血流微循环灌注更好，但也有研究证实较宽的管状胃宽度（>5cm）是食管癌端侧吻合术后良性吻合口狭窄发生的独立危险因素。目前大多数专家使用相对较宽（4~5cm）的管状胃。

3.1.3 管状胃的切缘

管状胃制作后，为避免出现钉脚过短导致胃粘膜撕裂或钉脚过高出血现象，应行管状胃切缘加固缝合，常用方法是浆肌层包埋、间断全层缝合或连续全层缝合。建议采用管状胃近段切缘浆肌层缝合、远段切缘贯穿缝合方法。近段切缘主要是胃底的切缘，此处胃壁相对较薄，切缘的浆膜化有利于此段的早期愈合；远端切缘主要是胃体及胃窦的切缘，此部分胃壁相对较厚，切缘往往距离小弯血管距离近，全层缝合可降低出血风险。

3.1.4 管状胃的血液供应

主要依靠胃网膜右血管，手术操作中需注意避免损伤，尤其是对肥胖的患者或大网膜粘连患者；一旦损伤，则尽量避免制作管状胃。

3.2 结肠代食管

1911年，Kelling对食管癌患者首次实施结肠代食管手术。结肠代食管手术成功的关键在于移植肠段的供血血管、移植肠段的长度和术者的操作经验等。

3.2.1 供血血管的选择

重建所需移植肠段的关键是供血血管的选择，而血管弓的选择取决于血管弓的发育、粘连情况和第一次手术的方式：结肠前或结肠后，术者的操作经验；常用的结肠供血血管为左结肠动脉、中结肠动脉。

3.2.2 结肠段的选择及长度

其次是血管弓的选择，应量取边缘血管弓的长度；切取肠段长度需遵守宁长勿短的原则，保证吻合后血管弓不紧张，以防止肠段缺血、坏死。多数情况下，取部分降结肠、横结肠、部分升结肠作为移植结肠段，足以保证食管任何部分的吻合。

3.2.3 移植肠段

最佳蠕动方向为顺蠕动；常见吻合位置为升结肠、回肠或回盲部，由供血血管和移植肠段血管弓的长度决定。

4 空肠代食管

空肠代食管术最早于1964年由Longmire报道。目前常用的为带蒂空肠段，但因血管长度的限制，一般用于主动脉弓下病变。但血管增压带蒂空肠代食管术，有利于空肠提高到颈部吻合，也有报道无需血管增压技术下，在充分保护空肠血管网的前提下，可将空肠上提到胸锁关节水平。空肠代食管术成功的关键在于移植肠管、血管的选择、供区吻合血管的选择和术者的操作经验。对肥胖患者，肠系膜较多的脂肪不利于血管弓的选择，需慎重。

空肠代食管重建上消化道常采用Roux-en-Y吻合，具有术后吻合口瘘的风险较低，可降低反流性食管炎的发生率。在距屈氏韧带15~20cm处横断空肠，远端空肠与食管行端侧吻合或端端吻合；距食管-空肠吻合口40~50cm行空肠端侧或侧侧吻合。食管-空肠吻合常采用结肠前吻合，此种方式操作相对简单，不会影响横结肠系膜血管，不会受到横结肠系膜对胃肠排空功能的影响。

此外，还有单纯游离空肠段，其血供依赖于空肠壁侧支循环，常用于颈段局限的食管癌、甲状腺癌或下咽癌侵及食管；也有采用临近皮瓣应用此类病例的报道。对胃大部切除后的中下段食管癌，有报道可采用完全游离残胃重建消化道，残胃仅靠胃空肠吻合口供血。

第六节 食管重建路径

1 概述

食管重建路径包括食管床、胸骨后和皮下。重建路径的选择需要整合考虑各种因素。目前，食管床路径和胸骨后路径为首选重建路径。目前尚无证据表明两者对患者的生存、术中及术后总体并发症有显著影响。但在术后主要并发症方面，多数研究倾向于认为胸骨后路径吻合口瘘发生率更高，术后食管胃反流发生率更低，而食管床路径更易发生肺部并发症。迄今为止，食管床、胸骨后及皮下路径孰优孰劣尚无定论。

2 各种重建路径适应证及优劣势

表 19-6-5

路径	食管床路径	胸骨后路径	皮下路径
优点	1.经食管的原始解剖位置，减少额外的手术创伤。 2.避免食管与胸廓入口成角，减少吻合口的张力，有利于内镜下扩张治疗。	1.有利于术后放疗。 2.如管胃发生第二原发肿瘤，处理方便。 3.有利于保护奇静脉弓。 4.减少发生消化道气管瘘。 5.有利于吻合口瘘的充分引流。	1.近端食管可切除范围更长。 2.吻合口瘘治疗更简单和安全。 3.吻合较方便。
缺点	1.吻合口瘘易引起脓胸及消化道气管瘘等严重并发症。 2.影响术后辅助放疗。 3.需要离断奇静脉弓。 4.如管胃发生第二原发肿瘤，处理困难。	1.不利于行冠脉搭桥术。 2.需预防胸骨后隧道胸廓内血管出血。	
适应证	Mckeown食管切除术 Ivor-lewis食管切除术	Mckeown食管切除术 经食管裂孔、颈部食管切除术	1. Mckeomn食管切除术 2.经食管裂孔、颈部食管切除术 3. Sweet食管切除术颈部吻合

3 注释和详细描述

3.1 因无相关的Ⅲ期临床研究支持，故无推荐级别和证据水平

外科医生应整合考虑手术方式、重建路径的优缺点、患者病情及意愿以及自身临床经验等进行选择。总体来说，目前尚无证据表明胸骨后和食管床路径的对术中情况、术后并发症、生存的影响存在显著差异。Yasuda T的回顾性研究表明胸骨后路径的重建距离最短。既往研究显示两者术中出血量及手术时长无明显差异。Shinya Yoshida和Eisuke Booka的荟萃分析显示两者围术期死亡率并无显著差异。但在术后主要并发症方面，多数研究倾向于胸骨后路径吻合口瘘发生率更高，术后食管胃反

流发生率更低，食管床路径更容易发生肺部并发症。Shinya Yoshida的荟萃分析显示两者的肺部并发症发生率无显著差异。Eisuke Booka的荟萃分析显示两组的住院时长无明显差异，胸骨后组患者的住院时长约14~24天，食管床组患者的住院时长约为12~23天。对术后的生活质量，Wang与Parket等的回顾性研究显示胸骨后组的生活质量更高，这与呼吸困难和反流症状更少见有关。对皮下路径的研究极少，Jae Ho Chung等的一项回顾性研究显示高风险患者采用皮下重建路径吻合口瘘发生率更高，但通过皮下重建食管更易于处理吻合口瘘，可降低致命性脓毒性事件的发生。

3.2 手术方法

3.2.1 食管床路径

管胃经食管床原路吻合重建，注意先结扎离断奇静脉，防止上提及吻合过程中管胃对奇静脉造成牵拉导致破裂出血。

3.2.2 胸骨后路径

起始于剑突下，沿着胸骨后钝性分离胸骨后潜行隧道，直至胸廓入口平面，隧道末端为颈胸骨舌骨肌及胸骨甲状肌下方，也可行胸腔镜辅助下分离，将制作的管状胃经该隧道上提至颈部与近端食管吻合。

3.2.3 皮下路径

沿左侧胸锁乳突肌前缘作斜切口约8cm，延伸至上颌骨水平，暴露颈动脉鞘并给予保护，解剖颈部和腹部切口之间的皮下层，均匀剥离，注意不要遗漏任何出血，防止皮肤坏死。皮下隧道以管状胃无张力运动为宜，约为5cm，将管状胃通过皮下路径向上提拉，直至到达颈部开口。

第七节 吻合方式选择原则

吻合口的最佳位置和吻合方式的选择一直存在争议。颈部吻合的潜在优势包括更广泛的食管切除、可能较轻的反流症状和可控的吻合口漏相关严重并发症。吻合方式包括手工全层吻合、手工分层吻合、器械圆形吻合和线性吻合。对不同手术路径和肿瘤病变部位，采取的吻合方式也会有所不同。

吻合方式选择流程图：

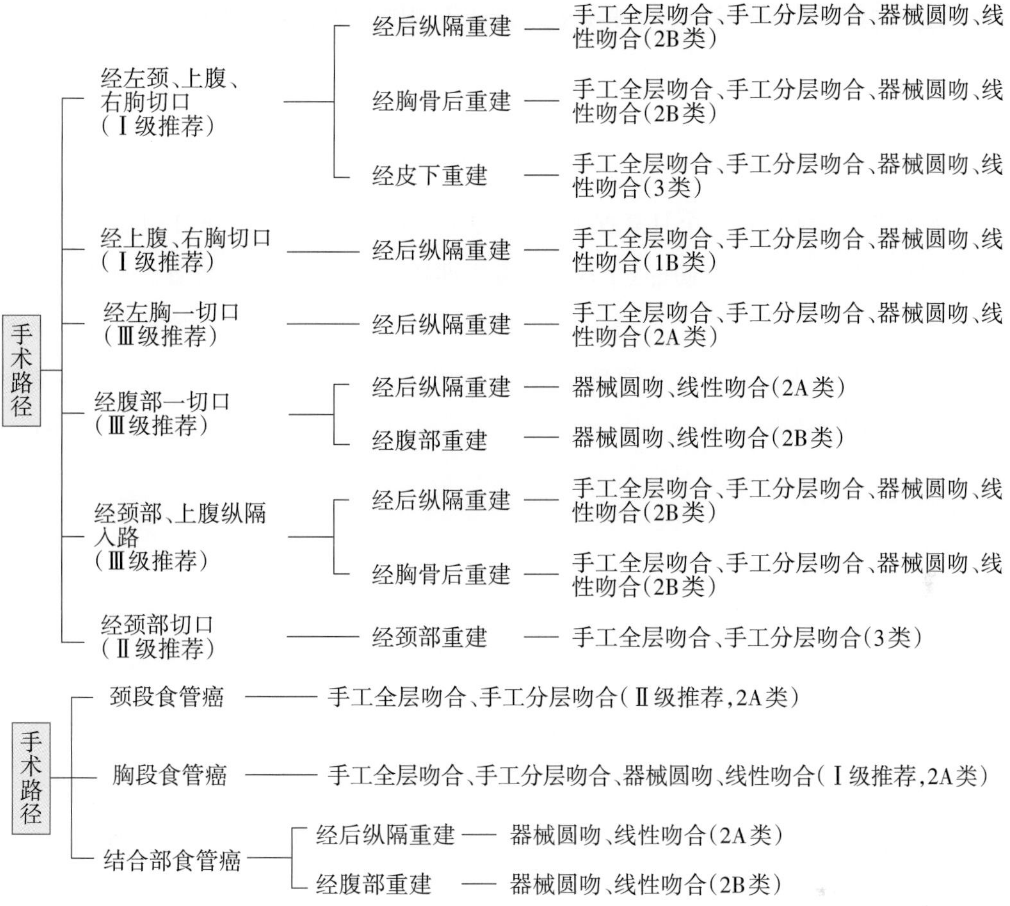

图 19-6-4

（1）手工全层吻合：这是一种传统的吻合方法，手术医生使用针和线手工将食管的全层（包括黏膜、肌层和浆膜）缝合在一起。这种方法需要高度的技巧和经验，可用于食管与食管或食管与胃的连接。

（2）手工分层吻合：在这种方法中，食管的不同层次（通常是黏膜层和肌肉层）被分别缝合。旨在减少张力和促进愈合，通过分别缝合不同层次来增加吻合处的稳定性和密封性。

（3）器械圆吻合：这种方法使用一种特殊的器械（圆形吻合器）来自动完成吻合。圆形吻合器将两端的组织对齐并放置一圈金属钉（或塑料钉），以形成一个圆形的连接。通常用于食管下端和胃的连接，可提高手术的速度和吻合一致性。

（4）线性吻合：这种方法使用线性吻合器，它放置一行直线的金属钉来连接切口边缘。线性吻合可用长距离的组织连接，如食管重建手术中。它提供一种快速、可靠的吻合方式，但需确保吻合线的血供良好以促进愈合。

每种吻合技术都有其优点和局限性，选择哪种技术取决于手术的具体情况、患者的健康状况以及医生的经验和偏好。器械吻合（圆形或线性）提供了手术速度快和一致性好的优点，但可能需要特殊的设备和耗材。手工吻合（全层或分层）则提供了更高的灵活性和适应性，尤其是在复杂或不规则的解剖结构中。

第八节　随访原则

患者术后 2 年内每 3 个月复查 1 次，2~5 年每半年复查 1 次，5 年以后每年复查 1 次。复查项目包括颈/胸/腹部 CT 或颈部及腹部超声及各项实验室检查。上消化道造影、全身 PET/CT、骨扫描、颅脑 MRI 等影像学检查与上消化道内镜检查可根据患者术后病情变化作为选择性检查项目。随访期间发现可疑复发或转移病灶，可酌情行病理学活检明确诊断。

第七章

腔镜食管癌手术技术要点

第一节 胸、腹部操作

1 体位选择

在胸腹腔镜联合食管癌根治手术中，胸部操作患者通常采用30°左侧俯卧位（中国）或俯卧位（日本），侧俯卧位。使纵隔和肺依靠重力作用移向前侧，增加后纵隔显露的机会便于胸部操作。胸部手术时，采取30°侧俯卧位，纵隔和肺依靠重力作用移向前侧，增加后纵隔显露的机会。腹部手术时，需采用两腿分开平卧位，大腿和膝关节稍微弯曲，原则上目标区域一般放在腹腔内尽可能高的地方，最大限度利用重力进行暴露。妨碍暴露的周围结构在重力作用下可有效地从手术视野移开，血液和组织因流向低位也不会影响手术野。手术时应将患者适当的安放在手术台上，以便手术中转动手术台时能最大限度利用重力暴露手术区域。在胸腹腔镜联合食管癌根治手术腹部操作中，当手术床按30°~40°反Trendelenburg体位倾斜时，患者可处于半坐位，处理胃短韧带或十二指肠时，相应分别向左侧或右侧抬高便于腹部操作。

2 Trocar位置选择

在胸腹腔镜联合食管癌根治手术中，通常患者采取30°左侧俯卧位，单腔气管插管通气，胸部给予CO_2气胸，通常会采用4个Trocar，呈现平行四边形分布。在腋中线第3肋间做主操作孔，第7肋间置入胸腔镜镜头，肩胛下角做副操作孔，肩胛线第8肋间作为助手操作孔。腹部采用仰卧剪刀位，在上腹部呈弧形布置5个Trocar。其中，1个用于置入腹腔镜镜头，2个供主刀医生使用，2个供助手使用，以便于术者和助手的协同操作。由于Trocar会限制腔镜器械的活动范围，因此应该选择能够提供最大自由度的位置进行Trocar的安置。一般来说，有几个要求需要注意：每个Trocar之间的间距应不少于8cm，以避免器械之间的互相干扰；Trocar的位置应远离腹腔镜镜头6~8cm，以确保不会影响镜头的视野；通常第二个Trocar会在腹腔镜的监视下放置，以防止对腹腔内组织器官造成损伤。一般来说，于脐孔下方约10mm处留置Trocar作为观察孔。左侧腋前线肋缘下20mm处留置Trocar作为主操作孔，左锁骨中线平脐上20mm置入Trocar作为牵引孔。右侧锁骨中线平脐上20mm和右腋前线肋缘下20mm分别置入Trocar作为助手操作孔。

3 气体压力

一般腹内压维持在10~12mmHg，胸内压维持在5~10mmHg时，可提供良好胸腹腔镜视野和充足操作空间。气体压力要持续进行监测。在整个手术过程中，要保证CO_2供气通畅和气源稳定。

第二节 左右喉返神经旁淋巴结清扫与神经保护

在腔镜或机器人辅助的微创食管癌切除术中，左右喉返神经旁淋巴结的清扫是一项关键步骤，它对提高手术的根治性和病理分期有重要作用。然而，此过程也涉及对周围神经结构的精确识别和保护，尤其是保护喉返神经，这对维持患者的声音功能和避免术后并发症至关重要。

由于喉返神经在解剖位置上与需要清扫的淋巴结邻近，其在手术中易受损伤，导致声音嘶哑等问题。因此，采用腔镜或机器人辅助的微创手术技术进行食管癌切除时，不仅可以通过高清视野和精细的操控提高淋巴结清扫的彻底性，还能通过精确操作最大限度地保护喉返神经不受损伤。

本节内容旨在提供一系列关于如何在保证手术根治性的同时，有效保护喉返神经的实用策略和流程。通过系统地介绍手术流程、关键解剖结构的识别、风险管理和并发症预防等方面的内容，帮助外科医生在进行腔镜或机器人辅助食管癌切除术中，实现淋巴结的有效清扫与神经功能的最大程度保护。

能量器械：在食管微创术中，能量器械指的是用于切割、凝固和止血的电子设备，这些器械通过不同类型的能量转换执行手术操作，提高手术的精确性和安全性。主要包括：腔镜或机器人系统下的单极、双极能量器械。我国常用的能量器械主要包括超声刀、Ligasure等能量器械。值得注意的是，针对能量器械如单极电钩/电刀、超声刀、Ligasure等要注意操作过程中热能量对喉返神经可能造成的潜在损伤，需结合不同能量器械的特性注意术中操作的安全边界。如针对超声刀的研究提示距离神经至少2mm的切割离断范围相对安全。

非能量器械：非能量器械主要指不依赖于电力、超声或其他形式能量的传统手术工具。这些工具用于手术中的夹持、分离和其他基本操作。尤其是腔镜或机器人用剪刀，用于喉返神经的解剖、游离和周围淋巴结组织切割的重要工具，根据手术需要可选择不同类型和尺寸的剪刀。

在食管癌的微创手术中，二野和三野淋巴结清扫对彻底切除癌细胞、病理分期及预测患者预后极为关键。这个过程中，喉返神经旁淋巴结清扫、神经结构与功能保护尤为重要。能量器械和非能量器械使用各有优劣，合理选择和使用这些器械对手术成功和患者安全至关重要。在使用这些工具时，外科医生必须根据手术的具体需要、自身技术水平和经验来选择合适器械，同时注意操作的精确性和安全性。如右侧或左侧喉返神经解剖游离中建议使用非能量器械进行钝性、锐性分离，喉返神经清晰显露后，再用能量器械距离神经组织至少2mm以上进行切割离断淋巴结及周围组织，开放/腔镜/机器人操作时使用对应的剪刀剪除神经周围淋巴结及组织，但值得注意的是，小滋养血管的出血应避免使用能量器械盲目止血，建议压迫止血以便减少神经组织的热损伤。精细能量器械和非能量器械的配合使用保障一个清晰和基本无血视野是暴露和保护喉返神经的重要措施。

第三节 右侧肺门迷走神经肺丛和胸导管显露与保护

右侧肺门迷走神经肺丛和胸导管的显露与保护是在进行胸腔镜食管癌手术等相关手术时需要特别注意的重要步骤。这些解剖结构的显露和保护对手术成功和患者安全至关重要。

1 迷走神经解剖

在颈部，双侧迷走神经被颈血管鞘包围，位于颈总动脉和颈内动脉之间的后方。右侧迷走神经穿出颈血管鞘进入胸部前发出右喉返神经，后者绕右锁骨下动脉第1段返转向上行于右侧气管食管沟内，沿途发出食管支，支配食管中、上段横纹肌。右迷走神经干继续在后纵隔下行，沿气管侧壁经由肺门的后面下行，至肺丛发出分支支配食管中段的平滑肌和腺体。继续向下，右侧迷走神经分成2支或数支抵达食管壁，形成食管丛，其分支支配胸段食管下部的平滑肌和腺体。左侧迷走神经离开颈血管鞘进入上纵隔，经主动脉弓前，先在左头臂静脉之后，再向其左侧，至主动脉弓下缘处发出左喉返神经。该神经绕过主动脉弓后，沿左侧气管食管沟垂直上行，沿途发出分支支配食管中、上段横纹肌。左迷走神经主干继续下行于胸主动脉和左肺动脉之间，至左气管之后发出至肺丛的分支后，行至食管壁形成食管丛，其分支分布和支配与右侧相同。左、右迷走神经在食管胸部下段互相交织，缠绕食管壁，并结合交感神经链来的纤维，形成食管丛，由食管丛分支进入食管壁内。然后食管丛的迷走神经纤维在食管下段（膈上1~6cm处）再合并成迷走神经的前后两干，经膈食管裂孔进入腹腔。

2 胸导管解剖

胸导管由左、右腰淋巴干和肠干汇合而成，向上经过腹部、胸部和颈部，全长36~45cm，管径23mm，收集左侧上半身和整个下半身的淋巴，约占人体淋巴的3/4，然后汇入左锁骨下静脉角。其余1/4的淋巴由右淋巴导管收集，汇入右锁骨下静脉角。成人每日产生的乳糜液量为1500~2800ml，呈乳白色，含有蛋白质、糖、脂肪、抗体和电解质等物质，通过胸导管迅速进入全身循环。乳糜液大量丢失会造成机体抵抗力下降。胸导管起始于腹部，在主动脉的右侧和奇静脉的左侧之间上行，穿过膈肌的主动脉裂孔进入胸腔后纵隔。胸导管的胸下段位于脊柱的右前方，在胸主动脉和奇静脉之间上行，通常位于食管的后方和右肋间后血管的前方，然后从第7胸椎平面开始向左斜行，经过食管的后方至第5胸椎平面，之后跨过至食管的左侧，再沿食管左侧上行，最终通过左锁骨下动脉的后方进入颈部。胸导管胸段的行程中，右侧纵隔胸膜部分与食管胸下段的侧面相邻，并向食管后方和奇静脉前方向左侧突出，形成食管后隐窝。胸导管胸下段与右侧纵隔胸膜相贴。在第5胸椎平面以下，胸导管下段损伤时，可发生右侧乳糜胸；当胸导管上段损伤时，可发生左侧乳糜胸。胸导管胸段行程中几乎都与食管伴行。在胸下段，两者之间有较多的蜂窝组织。在主动脉弓平面，其蜂窝组织较少，二者紧贴，因此在此段进行食管手术时，损伤胸导管的可能性较大。

3 术中显露与保护要点

（1）单腔气管插管，CO_2建立人工气胸

（2）取左侧前倾30°俯卧位，于右迷走神经后缘打开纵隔胸膜至右侧锁骨下动脉水平，充分的显露右侧喉返神经，清扫周围淋巴结。

（3）游离并切断奇静脉，注意保护右迷走神经及其肺支、心脏支；沿迷走神经干游离至膈上。在奇静脉弓下缘食管旁暴露右迷走神经干（后干），并游离至膈上。

（4）在食管与主动脉之间平面游离纵隔胸膜，显露左迷走神经干（前干）。

（5）沿气管边缘食管气管沟内显露左侧喉返神经，清扫淋巴结。

（6）清扫隆突下、肺门淋巴结，显露双侧迷走神经干。

胸导管在主动脉平面以下行走于食管的右后方，位于降主动脉与奇静脉之间。注意保护胸导管，如果食管周围的可疑管状结构在切断后，要防止食管切除术后并发乳糜胸，可在右膈上5cm左右处低位双重结扎胸导管。

第四节　腹腔胃游离路径与胃壁和血运保护

腹部操作是食管癌根治术的重要组成部分，其中包括胃的游离和淋巴结的清扫，由于微创技术的发展，以下章节以腹腔镜手术为例对其过程进行简述。

1　胃游离和保护流程图

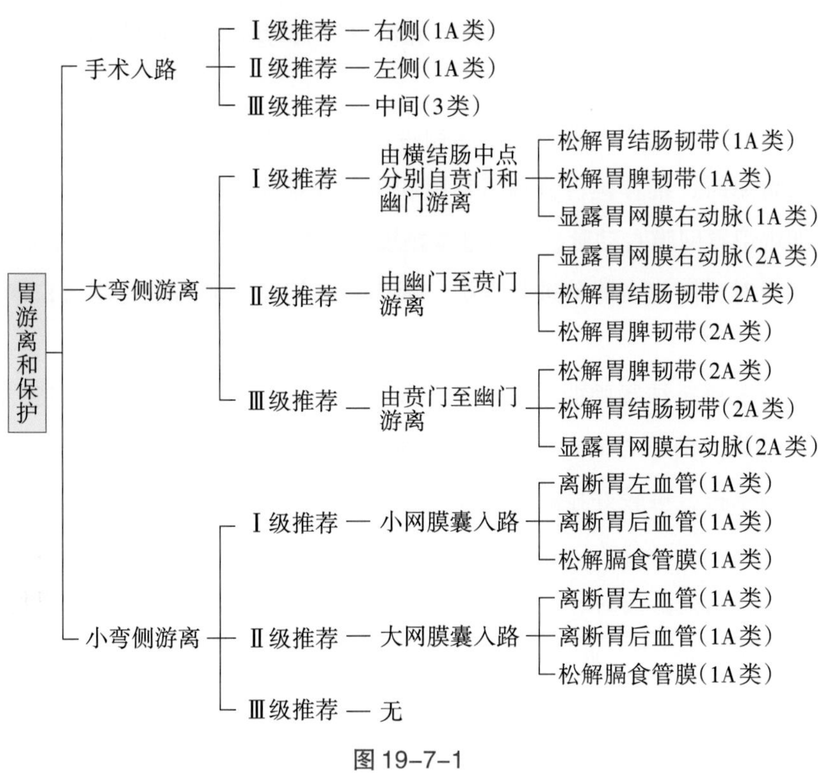

图 19-7-1

2　术者的站位

腹部操作手术团队的站位主要有三种不同选择，包括左侧，右侧和中间站位。左侧站位可使主刀操作区域尽量远离Trocar位置，能进一步拥有更大操作空间，使器械使用更为灵活，特别是针对胰腺上缘区域的淋巴结清扫具有较大优势，但是对助手要求较高。右侧站位方式与传统开腹手术一样，有利于术者借鉴开腹手术经验，缩短学习曲线时间。中间站位的方式在上腹部手术临床实践中应用较少，其优势较前两种而言不明显。鉴于食管癌腹部淋巴结清扫的要求低于胃癌，因此选择右侧站位更符合胸外科医生的习惯。

3　腹腔胃游离路径与胃壁和血运保护

胃的游离可看做是对其血管显露和离断或保护的过程。因本章以胃的血管分布为模块，对其游离过程进行简述。首先切开胃结肠韧带进入网膜囊，胃系膜和横结肠系膜的融合筋膜在网膜囊的前壁正中位置较厚，不易分离，而在横结肠中点稍靠左侧的位置融合筋膜相对较薄，在此切开胃结肠韧带，较易进入网膜囊。

继续向胰尾及脾脏方向切开胃结肠韧带，在此过程中，尤其要注意识别和保护作为管胃唯一滋养动脉的胃网膜右动脉。通常发自胃十二指肠动脉，在距胃大弯外侧缘约1~2cm处形成血管弓，走行于大网膜前两层结构中，最后与胃网膜左动脉吻合。胃网膜右动脉走行可能存在很大变异，可以突然远离胃大弯向下，在大网膜内绕行后再转向上靠近胃大弯走行。因此，在游离胃大弯时，在避免损伤结肠前提下，尽可能远离大弯侧。

向胰尾处游离完成后，回到胃结肠韧带切开处，沿胃大弯侧转向幽门处继续游离，在靠近胃窦时，推荐钝性分离胃系膜和横结肠系膜形成的融合筋膜，进入该间隙后，仔细辨识胃网膜右动脉，然后继续拓展该间隙，以到达幽门括约肌水平为界。此处还需注意对胃网膜右静脉进行保护，因为静脉回流障碍可能是吻合口瘘的影响因素之一。

沿胃大弯游离至结肠脾曲时，注意辨识发自脾动脉及其分支的胃网膜左动脉。其自胃脾韧带内向前下方向走行，穿过大网膜后入胃。此时，可将胃向腹侧提起，并向右下方向牵拉，可较好显露胃网膜左动脉。由近至远将其离断，进一步松解胃大弯。

进一步向脾门处游离时，注意识别胃脾韧带内的胃短血管。其自脾动脉或者胃网膜左动脉，共有5~7支。此处胃脾韧带较短，离断过程中，易致撕裂出血。经过反复实践，发现自胃胰皱襞内的胃左血管为起点，进入胰腺后间隙，向胰尾处由近至远的切开胃胰皱襞，可更好牵拉和显露胃脾韧带，为安全有效离断胃短动脉提供操作空间。

胃小弯侧的游离自小网膜开始，在胃窦部沿胃右动脉内侧缘切开小网膜。胃右动脉常起自肝固有动脉，沿胃小弯侧走行，与胃左动脉吻合。期间注意辨识可能存在的胃左血管和副肝左血管。助手将胰腺向外下方向翻转，显露出胰腺上缘区域，主刀将位于胃胰皱襞深面的胃左动静脉向腹侧提起，沿根部分离出胃左动静脉后分别结扎离断。继续沿右侧膈肌脚表面向上游离至食管裂孔。这里需要注意胃左动脉变异，其绝大多数发自腹腔干，少数来自腹主动脉或者肝总动脉，如前述在切开小网膜过程中，可能遇到变异胃左动脉，注意仔细甄别。在离断胃左动静脉后，继续沿胃胰皱襞向胰尾处游离，过程中注意识别发自脾动脉或胃左动脉的胃后动脉，将其离断。最后沿食管裂孔松解膈食管膜，胃的游离完成。

第五节 腹部淋巴结清扫范围

食管癌根治术淋巴结清扫范围尚存争议，相关数据表明，食管癌腹部淋巴结转移率为6%~29%，为转移率较高区域，对其进行彻底清扫具有重要临床意义。结合《食管癌根治术腹部淋巴结清扫中国专家共识（2023版）》推荐，贲门左右、胃左动脉、肝总动脉、脾动脉、腹腔干周围的淋巴脂肪组织均应做彻底清扫。

表19-7-1 腹部各组淋巴结清扫组别要求

分组	清扫要求	推荐级别	证据水平
C301a	右侧贲门旁淋巴脂肪组织	Ⅰ级	1A
C301b	左侧贲门旁淋巴脂肪组织	Ⅰ级	1A
C302a	自胃左动脉起始部至其第一分支之间的淋巴脂肪组织	Ⅰ级	1A
C302b	沿胃左动脉第一分支以下的分布于胃小弯侧的淋巴脂肪组织	Ⅰ级	1A
C303	肝总动脉近端前壁及上缘的淋巴脂肪组织	Ⅰ级	1A
C304	脾动脉近端前壁及上缘的淋巴脂肪组织	Ⅰ级	1A
C305	腹腔干周围的淋巴脂肪组织	Ⅰ级	1A

注：各组淋巴结分组按照《食管癌根治术腹部淋巴结清扫中国专家共识（2023版）》进行

由于脉管系统在胚胎发育过程中具有同源性，对腹部淋巴结清扫，其过程就是对血管的辨识和裸化的过程。同时，由于需要进行清扫的淋巴脂肪组织绝大多数位于胃的背侧系膜中，对其结构的辨识和解剖也极其重要的。具体的操作步骤可参考上一节胃游离内容。此外，要对肝总动脉周围和脾动脉周围淋巴结的清扫范围做特殊说明。根据《中国腹腔镜胃癌根治手术质量控制专家共识（2022版）》的定义，将肝总动脉表面的淋巴结划分为前壁和上壁（第8a组）以及后壁（第8p组）。由于肝总动脉后壁的淋巴结位于肝总动脉和门静脉之间，其操作空间极为狭小，需要对门静脉进行充分的显露，以免造成门静脉的损伤并引发出血。另外，该组淋巴结在食管癌中的转移率也鲜有报道，多数研究并未将该组淋巴结列入食管癌根治术腹部淋巴结清扫的范围。术者可根据自身的情况选择是否对该区域的淋巴结进行清扫。另外，对自脾动脉周围淋巴结是否需要彻底清扫仍存争议。根据《食管胃结合部腺癌外科治疗中国专家共识（2018年版）》建议，需要彻底的清扫。但《日本胃癌治疗指南（第5版）》提出，对病理类型为鳞状细胞癌的肿瘤，不需要对脾动脉深面的淋巴结进行清扫。对该区域淋巴脂肪组织进行彻底清扫，要在胰后Toldt筋膜的深层进行操作，即沿脾静脉对淋巴脂肪组织进行游离，而不是在脾动脉表面游离。然而，充分显露脾静脉的难度较大，在清扫过程中导致脾静脉损伤出血的风险较高。但是，对绝大部分食管癌患者，此处淋巴结转移的几率很小，同时沿脾静脉进行游离导致脾静脉损伤破裂出血的可能性较大，风险较高，因此在脾动脉表面进行淋巴组织的清扫即可。

第六节　管胃的制作与加固包埋方法

作为最常选用的代食管器官，胃具有解剖位置毗邻、血运丰富的优势。随着食管外科技术不断进步，已由过去的“囊状胃”逐渐转变为现今的“管状胃”。然而，管状胃制作方法需要考虑仿生学、生物力学、血流动力学等诸多方面因素。

1　术前计划

详细询问患者既往消化道溃疡、外伤、手术史等信息，有助于术前对代食管器官选择、术中游离过程中副损伤风险、胃周血供状况进行预判。推荐术前常规应用阴性造影剂（水或二氧化碳气体）辅助胸腹部CT等影像学评估胃体积大小；上消化道钡餐造影检查视食管肿瘤腔内梗阻情况酌情完善。

2　术中裁剪

推荐遵循器官保护原则实施裁剪，避免术中外科器械过度抓持、体外放置胃失温、脱水。术中游离胃步骤先后不影响管状胃制作效果。仔细辨识胃网膜右动脉分支，胃大弯血管弓，胃网膜左动脉分支桥接部位，以避免不必要损伤导致管状胃缺血状态。术中吲哚菁绿血管荧光成像可能有助于辅助评估管状胃血供状态，但尚处于临床探索阶段，故不推荐常规开展。不推荐常规实施分期手术进行管状胃缺血预处理。鉴于缺乏高级别循证医学证据支持，管状胃制作宽度或形状对吻合口瘘等术后主要并发症风险无显著相关性。

根据不同胃壁组织的厚度选择适宜的成钉高度，既保持一定的压榨程度、减少出血，又不致压榨过紧，使组织缺血、影响愈合等。一般来说，成钉高度在组织厚度的75%左右为宜，十二指肠和空肠属于薄组织，肠肠吻合的成钉高度一般选择1 mm左右，食管胃吻合及胃肠吻合的成钉高度一般选择1.0~2.0mm之间。有特殊病变的组织如慢性梗阻、炎症等，相应脏器的组织变厚，还应根据具体情况选择适宜的成钉高度。

管状胃的制作除了需要满足切缘要求以及在肿瘤根治性条件下离断胃，还应注意：切割吻合器沿胃小弯侧平行于胃大弯闭合胃组织，形成宽4~5cm、长度>20cm的管状胃，需要保留胃网膜右血管及胃右动脉幽门支，以保证管状胃的供血。其抗反流的原理在于：①切除大部分胃壁细胞，减少胃酸分泌；②管状胃的长度梯度使食物不易反流至食管；③残胃体积小，狭窄管状胃利于胃排空。而残胃顶端形成的近似胃底结构，可缓冲并暂时储存反流的胃液。因此，该术式较单纯食管残胃吻合，具有更好的抗反流效果。

3 加固包埋

推荐常规连续或间断性全层缝合管状胃缝合钉缘进行加固处理，兼顾胃壁内血管断端缝扎止血，以及降低术后管状胃侧壁瘘发生风险，操作过程可在体外或腹腔内完成。胃浆肌层包埋处理有助于上提管状胃后降低缝合钉缘对气管或支气管膜部压迫损伤，故推荐酌情包埋缝合钉缘至隆突水平以下。

4 手术关键步骤

（1）术前影像学评估计划，阴性造影剂（水或发泡剂）辅助胃充盈；

（2）术中保护胃网膜右动脉血管弓；

（3）裁剪管状胃方向由幽门（远端）走向贲门（近端）；

（4）术中保证无抓持机械损伤管状胃，腹腔外操作保持脏器温度、湿度适中；

（5）可吸收性外科缝线单纯连续缝合加固侧壁切缘胃组织；

（6）可吸收性外科缝线单纯连续缝合胃浆膜层包埋缝钉。

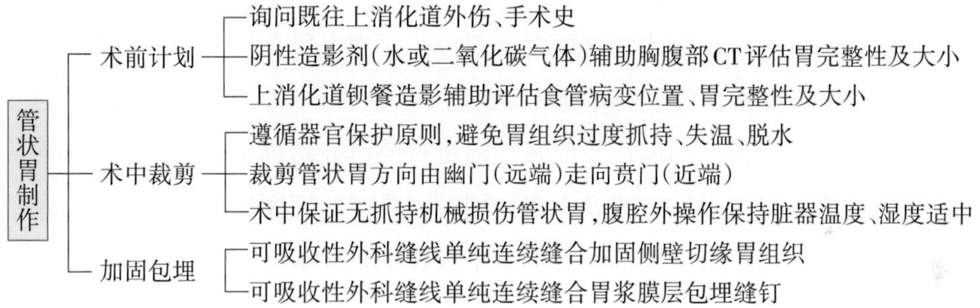

图 19-7-2

第七节　不同吻合方法与吻合口瘘及狭窄预防

食管癌根治术中，切除后的重建，即食管与替代物（胃、结肠、空肠）吻合是重要的环节。食管癌吻合方式多种多样，包括颈部/胸内吻合、胸骨后/食管床吻合、手工/器械吻合、端端/端侧/侧侧吻合等方式，但何种吻合方式最佳目前尚无定论。与吻合技术直接相关的并发症包括吻合口瘘和狭窄，这两种并发症一直都是食管癌根治术后严重的并发症。

1 流程图

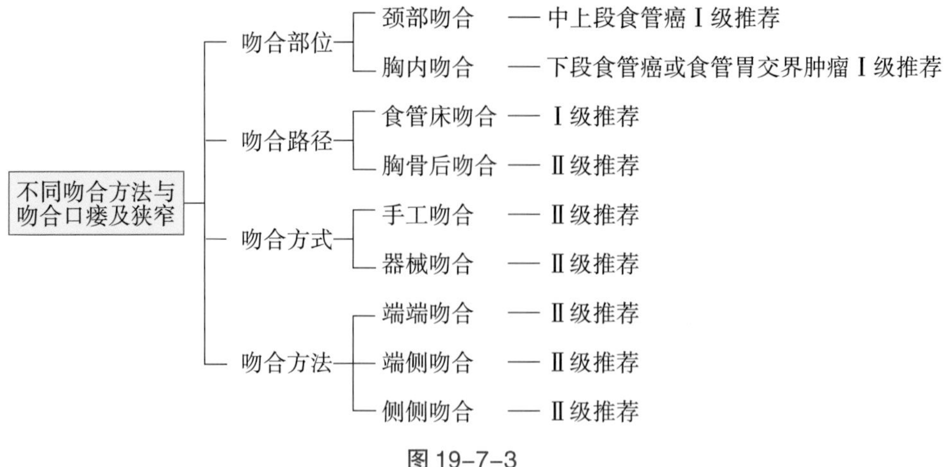

图 19-7-3

2 注释

2.1 颈部吻合与胸部吻合

颈部吻合是McKeown手术常规的吻合部位，对中上段食管癌，其保证了肿瘤学的效果。但对下段或者食管胃交界处肿瘤患者，Ivor-Lewis手术进行的胸内吻合则能保证良好的肿瘤学效果。回顾性及前瞻性随机对照研究均提示：颈部吻合相对胸内吻合有较高的吻合口瘘及狭窄的发生率。同时，我国的回顾性研究表明，在颈部吻合时，高位颈部吻合较低位颈部吻合（以甲状腺下动脉水平为界）能降低吻合口瘘发生率。因此，应根据患病部位及肿瘤学综合选择颈部吻合或胸部吻合。

2.2 食管床吻合与胸骨后吻合

食管床与胸骨后均是常用的吻合路径，胸骨后吻合路径较短，但并无确切证据证明两种吻合路径对吻合口瘘的发生率有明显影响。

2.3 手工吻合与器械吻合

手工吻合与器械吻合这两种方式均安全可行。在颈部吻合中，手工吻合同器械吻合相比，能降低颈部吻合口瘘发生率。器械吻合中，圆形吻合器应用最广泛，但线型吻合器似具有较低的吻合口瘘及吻合口狭窄发生率。

2.4 端端吻合、端侧吻合与侧侧吻合

一项荷兰的前瞻性随机试验表明，与端端吻合相比，端侧吻合有较低的吻合口狭窄率与吻合口瘘发生率，而使用端端吻合患者患肺炎的概率较低，且住院时间较少。然而，一项来自中国学者的回顾性研究对比端端与端侧吻合在MIE中的效果，显示两组在吻合口瘘、吻合口狭窄、术后反流等方面均无显著性差异，而端端吻合在术后胃扩张率比端侧吻合略低。最近一项来自Eso Benchmark数据库的研究分析了

MIE吻合方式与患者死亡率之间的关系，结果显示颈部吻合与胸内吻合的吻合口瘘发生率相似，但颈部线型端端吻合与其他吻合方式比，失败率最低。

2.5 吻合口瘘及狭窄的预防

吻合口瘘及狭窄的影响因素多，包含围术期患者自身状况及外科操作技术等因素。总体讲，对食管癌患者，围术期应进行一定术前准备，包括纠正贫血、营养不良，控制血糖在合理范围等。同时，选择合理的围术期治疗方案及治疗后间隔，一般来说，接受术前新辅助治疗后4~6周进行手术较为合理。采用器械吻合时，需根据食管周径选择合适圆形吻合器（选择型号在21~25mm）或选择线型吻合器；采用手工吻合时，术者应选择自己熟悉的吻合方法。吻合时，注意保持吻合口处于无张力状态，同时注意保护替代物及食管的血液供应，注意避免吻合后扭曲、挤压等。通过上述措施，在一定程度上能减少吻合口瘘及狭窄的发生。

总之，食管癌术后消化道重建吻合是极其重要一步。尽管在MIE吻合方式、吻合路径等方面不断创新、发展，但还有很多值得深入研究的地方。目前尚无一种公认的吻合方式能做到绝对降低吻合口瘘和狭窄发生。吻合方式的选择应当在符合肿瘤学原则基础上，整合考虑患者所在中心的经验、习惯等选择。同时，考虑到这种复杂外科手术的漫长学习曲线，在有经验的食管癌诊疗中心，应尽可能多地开展这方面研究，总结出适合国人的最佳手术方式，造福广大食管癌患者。

第八章

机器人食管癌切除手术技术要点

经过数十年发展，微创食管切除术（minimally invasive esophagectomy，MIE）已成为目前临床上食管癌外科治疗的主要术式。机器人辅助微创食管外科技术（robot-assisted minimally invasive esophagectomy，RAMIE）方兴未艾，为食管癌外科治疗提供了新选择。

第一节　胸、腹部操作

Trocar的位置设置主要依据术者经验及个人偏好。在胸部一般按直线分布，在腹部按三角形分布，机械臂之间相隔一定距离以免互相冲突。胸部操作时，一般置入3~4个机械臂。Ivor-Lewis术常设置4个机械臂，1个观察孔和3个操作臂的模式更有利于游离食管及完成胸部吻合。侧卧位四臂法中，观察孔设置于腋前线第5肋间，机械臂分别设置于腋前线第3肋间、腋后线第8肋间及腋后线后方第10肋间，于肋缘附近第7肋间另设置助手辅助操作孔。McKeown术胸部操作患者多取侧俯卧位，Trocar的位置整体向脊柱侧靠近。

胸部采用三臂法操作时，观察孔一般置于腋后线第6肋间，机械臂置于腋中线第3肋间及腋后线第9肋间，于腋前线第5~7肋间另设置辅助操作孔。同时，可在肩胛间区第4肋间设置穿刺食管悬吊线，以帮助暴露左喉返神经旁区域。四臂法Trocar的设置似“笑脸”状，观察孔置于脐下，3个机械臂及辅助操作孔分布于腹部两侧。三臂法观察孔置于脐旁2cm，2个机械臂以等腰三角形分布于观察孔两侧，另于右腹部机械臂附近设置2个辅助操作孔。

RAMIE的麻醉方式和手术体位与传统腔镜辅助下食管切除术相似。全身麻醉气管插管时，McKeown术更多选择单腔气管插管+人工气胸，必要时附加阻塞导管进行单肺通气，有利于气管食管沟区域的暴露及术中肺功能的保护。而Ivor-Lewis术在胸部操作时需要置入吻合器并行有效单肺通气，因此，更多中心选择双腔气管插管。

第二节　机器人手术能量器械应用选择原则

机器人手术中常用能量器械包括电钩（Permanent Cautery Hook）、Maryland双极钳（Maryland bipolar forceps）、有孔双极钳（fenestrated bipolar forceps）、电剪刀（Hot Shears ™ monopolar curved scissors）和机器人用超声刀（Harmonic ACE Curved Shears），术者应根据不同的操作步骤采用个人熟悉的能量器械。机器人辅助食管切除术常包含胸部、腹部和颈部操作，腹部操作更多的使用超声刀这个能量器械，胸部操作根据模块化手术步骤分为食管全系膜切除、双侧喉返神经旁淋巴清扫、隆突下淋巴结清扫和膈上淋巴结清扫，术者可根据不同步骤采用不同的能量器械。

第三节　机器人手术胸腹部淋巴结清扫与器官保护原则

机器人手术系统可通过其高清晰度的三维视野和机械臂的精确控制，帮助术者更精准的完成胸腹腔淋巴结清扫，在上纵隔区域淋巴结清扫中优势尤为明显。在器官保护方面，机器人手术系统可凭借清晰的视野和灵活的器械操作，较好处理胸腔粘连、肺损伤、气管损伤等复杂情况，在提高双侧喉返神经旁淋巴结清扫的情况下，更好保护神经。

第四节　机器人辅助食管微创手术的优势与劣势

1　RAMIE优势

达芬奇机器人手术系统具有高清3D视角、360°旋转机械臂、有效过滤震颤，和传统MIE相比，具有如下优势：

1.1　符合人体工程学原理，提高术者舒适度

机器人视野角度好，“内腕”较腔镜更为灵活，能以不同角度在有限空间操作，使术者在轻松的工作环境中工作，减少疲劳。

1.2　学习曲线短，对助手的依赖程度低

因机器人手术系统的操作性和稳定性更优，缩短RAMIE的学习曲线，但食管癌切除术的复杂性，依靠RAMIE完成喉返神经淋巴结清扫或困难手术需要更多病例的积累；因机器人机械臂可相互切换，主刀3个操作臂的应用减少了对助手的依赖性。

1.3 有利于胸腔尤其上纵隔淋巴结清扫

上纵隔空间狭小，毗邻重要器官、血管、神经，RAMIE可有效提升上纵隔淋巴结清扫效率和强度，实现精准和精细清扫，减少周围组织损伤，降低局部淋巴结复发率。

1.4 降低胸腔内手工缝合难度

传统腔镜下，由于器械角度限制，手工缝合费时费力，机器人技术借助3D高清视野、“内腕”器械的使用及震颤过滤增加了胸内食管胃手工吻合的可行性，使得机器人下缝合更容易。

2 RAMIE劣势

2.1 缺乏力反馈

机器人手术系统缺乏力反馈，手感触觉缺失。

2.2 价格昂贵

RAMIE尚未纳入医保，和传统腔镜相比，费用较高，增加患者经济负担。

3 病人选择原则

RAMIE的适应证同传统MIE。机器人尤其适用于困难手术的处理，包括：

3.1 肥胖患者

肥胖患者因食管及胃周脂肪组织较多，组织结构不清晰，增加整块切除的难度，借助于机器人辅助系统更清晰的3D视野，可旋转“内腕”等有利于组织显露和整块切除。

3.2 合并胸腔粘连的患者

传统观念认为合并胸腔粘连者不适合腔镜手术，但机器人手术系统因其独特视角，可旋转“内腕”等使其在胸腔粘连解离方面优势明显，因此术前评估可能合并胸腔粘连的患者更适合采用机器人手术。

3.3 肿瘤负荷较重的患者

包括食管癌新辅助治疗后肿瘤进展，不可手术切除肿瘤转化治疗后，或上纵隔合并淋巴结转移者，往往因瘤体较大或与周围组织侵犯，组织层次不清楚，利用机器人手术系统的优势可更好地显露手术野，实现精准和根治切除，同时避免周围组织的损伤。

第九章

经纵隔入路食管癌手术技术要点

第一节 概述

2015年Fujiwara报道了在充气式纵隔镜下联合腹腔镜，完成食管癌切除并清扫双侧喉返神经旁淋巴结。2016年曹庆东于国内率先开展单孔充气式纵隔镜同步腹腔镜食管癌切除，经过国内外学者不断完善，使纵隔镜下食管癌切除手术不断成熟并逐步推广。作为食管癌手术治疗的一个重要组成部分，充气式纵隔镜为一些特殊食管癌患者，难以采用经胸入路时，提供了手术根治的机会。经颈充气式纵隔镜具有两个突出优势：其一，避免经胸手术及单肺通气导致术后严重的肺部并发症；其二，人工CO_2纵隔增压使术野更加清晰，便于完成肿瘤切除和淋巴结清扫。

第二节 纵隔镜食管癌切除的适应证和禁忌证

纵隔镜食管癌切除术作为微创食管癌手术的一个重要补充，创伤更小，尤其适用于对不适合经胸手术的患者。其禁忌证与经胸手术类似，如下表所述。

表19-9-1 纵隔镜食管癌手术的适应证和禁忌证

绝对适应证（2A类证据）	1.初治肿瘤分期为$cT_{1-2}N_{0-1}$者。 2.不适合经胸手术者：既往胸部手术史、胸膜腔感染史，或存在其他原因术前判断胸膜广泛肥厚粘连、钙化，存在其他原因经胸手术困难者；胸部动静脉畸形、胸廓畸形经胸手术困难者；高龄、心肺功能不全或其他原因难以耐受单肺通气者。
相对适应证（2B类证据）	1.经新辅助治疗后肿瘤分期为$cT_{1-2}N_{0-1}$者（熟练术者）。 2.根治性放化疗后肿瘤复发，不适合经胸手术者。
禁忌证（2A类证据）	1.病变与周围器官组织关系情况预计无法切除；有广泛的淋巴结转移、癌性胸水或远处转移。 2.近3个月有脑卒中史或心肌梗死史，或患有其他不适宜接受外科手术的心脑血管疾病。 3.凝血功能障碍。 4.一般情况差，恶病质等其他评估为不适宜手术者。

第三节　充气式纵隔镜食管癌手术术前准备

1　常规器械准备

常规腔镜食管癌手术器械、上纵隔拉钩、可密闭的切口保护器及穿刺器，5mm 30°腔镜系统。

2　能量器械

超声刀在纵隔内处操作不具优势，能量设备建议选择具备凝闭和切割功能的双极电能量器械。相较于超声刀和单极器械，双极器械电极作用更加精确，产生的副损伤和热损伤也较小，在纵隔狭小的空间内操作更加安全。

3　麻醉和体位

通常采用单腔气管插管全身麻醉。若采用纵隔镜同步腹腔镜方式，术中人工纵隔气肿和气腹可能造成短暂的二氧化碳潴留，需每小时进行血气分析监测。患者取平卧位，左侧肩部垫高约10cm。纵隔镜术者和助手位于患者头侧偏左，麻醉医生位于头侧偏右，腹腔镜组术者和助手依据操作习惯位于患者两侧。

第四节　充气式纵隔镜食管癌手术操作方式

经纵隔入路食管癌手术有其特有的解剖学特点，需要以纵隔镜视角重建解剖位置关系，为了缩短学习曲线，可依据筋膜解剖的理念按照如下6个模块操作。

表19-9-2　纵隔镜食管癌手术的六个模块

模块	要点
模块一：建立颈部切口	可选择左侧锁骨上缘横切口，或胸锁乳突肌前缘斜行纵切口。二氧化碳气体，压力建议6~8mmHg。
模块二：游离食管后壁及左侧壁	纵隔拉钩向右推开食管，可游离至隆突水平。胸导管在上纵隔位于脊柱前缘偏左，注意避免损伤。
模块三：游离食管前壁及右侧壁	将食管向左下侧牵开，打开食管与气管之间的筋膜。沿食管前缘与气管膜部后缘向下游离至主动脉弓下缘水平。食管与气管膜部有时可能粘连紧密，游离食管前壁时需注意保护。
模块四：清扫隆突下淋巴结	前方为心包，后方为脊柱，食管右后方可见奇静脉和胸导管纵向走行。由于器械长度和空间受限，且存在视野盲区，清扫该组淋巴结时可能遇到一定的困难，可在腹腔镜组辅助下完成。此处操作时可能出现心律不齐、低血压等，操作时需注意。

续表

模块	要点
模块五：清扫左喉返神经旁淋巴结	沿左侧气管食管沟处可见左侧喉返神经及淋巴结，由胸廓入口开始直至主动脉弓下缘的神经起始部，清扫淋巴结时需避免过度牵拉及热传导等损伤神经。
模块六：清扫右喉返神经旁淋巴结	有两种方式清扫该组淋巴结：1.右侧颈部切口直视下进行。2.经左侧颈部切口进行。后者操作难度相对较高：向上挑起气管，经气管与食管之间可见右侧纵隔胸膜及右侧迷走神经。沿迷走神经干向头端游离至锁骨下动脉，可见喉返神经及周围淋巴结。清扫该组淋巴结的关键在于辨认神经走行，在直视下充分保护右侧喉返神经。

在充气式纵隔镜下食管癌切除过程中，因术中不改变体位、不经胸操作，可在一定程度上缩短手术时间、减少围术期心肺并发症。但仍有不足之处，虽经纵隔入路术中出血常较经胸入路少，但常由于受限于操作空间和解剖视角的改变，术中镜下处理出血常比较棘手。支气管动脉和奇静脉损伤是最常见的出血部位，若术中出现意外情况，处理困难时需及时中转开胸。

至此，胸中、上段食管已完全游离，经食管裂孔游离下段食管的操作相对容易，且方法成熟。通过食管裂孔后，于脊柱、降主动脉前方，心包后方游离食管下段。腹腔镜游离胃体及胸下段食管、管状胃制作、吻合等操作同胸腹腔镜微创食管手术操作。

第十章

食管癌术后并发症诊断与处理

食管癌的外科治疗内容包括切除食管原发肿瘤与毗邻区域淋巴结，代食管器官重建两个阶段。手术操作复杂，技术要求高，历来被视为高风险手术之一。根据国际并发症共识协作组（Esophagectomy Complications Consensus Group，ECCG）统计，术后并发症总体发生率为59%，最常见前三项并发症依次为肺部感染（14.6%）、心房颤动（14.5%）及吻合口瘘（11.4%）。围术期并发症诊疗水平不仅反映了食管癌外科团队技能基本功，也是食管癌患者医疗安全的重要保障。

第一节　吻合口瘘

1　定义

指由于外科吻合口的完整性被破坏，从而导致胃肠道消化液漏出。

2　分级

Ⅰ级：短暂性或临床疑似瘘，仅禁食水，未经任何处置可自愈；

Ⅱ级：需要调整药物治疗方案（例如，用于治疗目的的抗生素药物）；

Ⅲa级：需要有创性外科处理，但是无需全身麻醉（例如，床旁敞开颈部切口，经皮穿胸/腹腔穿刺置管引流术，内镜下带膜支架置入术等）；

Ⅲb级：需要全身麻醉条件下的有创性外科处理；

Ⅳa级：单一脏器功能衰竭；

Ⅳb级：多器官功能衰竭；

Ⅴ级：死亡。

3 治疗

禁食水，充分外科引流，兼顾充足肠内营养。依据不同级别吻合口瘘，内、外科处置组合方案也酌情调整。Ⅰ-Ⅲ级吻合口瘘以充分外科引流为基础，方法包括颈部切口敞开、置入引流管持续纵隔闭式引流（包括经体表切口入路、内镜下体腔内入路）、胸腔穿刺置管持续闭式引流等，同时配合渗液微生物培养结果，予以针对性抗生素药物足程、规律治疗。Ⅳ级吻合口瘘的病情常凶险，伴有脏器失代偿，应尽快阻隔气道与消化道之间的瘘口，稳定血流动力学以及营养摄入保障。处置方法包括食管或气管-支气管带膜支架置入、二次手术修补瘘口、切除代食管坏死物并且旷置残食管等。

第二节 代食管撕裂/坏死

1 定义

指由于机械性撕裂或缺血性坏死致代食管器官的密闭性或生命力受损。

2 分级

Ⅰ级：仅禁食水，未经任何处置即可自愈；

Ⅱ级：需要调整药物治疗方案（例如，用于治疗目的的抗生素药物）；

Ⅲa级：需要有创性外科处理，但是无需全身麻醉（例如，床旁敞开颈部切口，经皮胸/腹腔穿刺置管引流术，内镜下带膜支架置入术等）；

Ⅲb级：需要全身麻醉条件下的有创性外科处理；

Ⅳa级：单一脏器功能衰竭；

Ⅳb级：多器官功能衰竭；

Ⅴ：死亡。

3 治疗

视代食管器官血供生命力情况各异，采用不同的处置方法。经营养支持等保守治疗后可代偿恢复生命力的代食管器官予以保留；广泛坏死无任何恢复迹象的代食管器官应果断切除，旷置残食管以伺机二期重新建立上消化道。

第三节 喉返神经麻痹

1 定义

喉返神经麻痹是指术后新发的因喉返神经麻痹引发的症候群，包括声音嘶哑、饮水呛咳、呼吸困难等。随着淋巴结清扫的规范性及要求提升，双侧喉返神经旁淋巴结的清扫成为上纵隔淋巴结清扫的重点。因此，伴随而来的是喉返神经暂时或永久麻痹的发生难以完全避免，发生率可达10%~20%。导致喉返神经麻痹的原因包括术中对神经的牵拉、挤压等；能量器械使用过程中导致的热损伤；由于神经受侵犯需切除或由于各种原因导致的误损伤等。

2 分级

Ⅰ级：存在声音嘶哑，但不影响术后进食饮水；

Ⅱ级：影响进流食，但进半流食不受影响；

Ⅲa级：影响进半流食，需要内镜协助实施治疗，或甲状软骨成形声带内移术；

Ⅲb级：需要暂时性气管切开处理；

Ⅳ级：需要永久性气管造口处理；

Ⅴ级：死亡。

3 预防

食管切除术后喉返神经麻痹的预防非常重要，在术中，需仔细辨别喉返神经，尽量避免牵拉、能量器械热损伤以及不必要的切断。研究显示，术中喉返神经监测可能有助于喉返神经辨认，可能降低严重喉返神经麻痹的发生率。此外，喉返神经损伤风险与胸腔镜辅助或机器人辅助方式本身无相关性，而与双侧上纵隔淋巴结清扫彻底程度、喉返神经骨骼裸化操作导致物理性损伤相关。采用机器人或胸腔镜MIE手术并无足够证据能够降低其发生率，相反，由于其放大作用，对喉返神经旁淋巴结的清扫更为彻底，导致喉返神经麻痹的发生率甚至较开放手术增高。

4 治疗

喉返神经麻痹发生后，应根据其严重程度分级，采取相应的治疗措施。Ⅰ-Ⅱ级麻痹可通过术后护理管理来减少误吸等相关严重并发症的发生。出现Ⅲ-Ⅳ级麻痹，应及时通过喉镜进一步明确其是否存在双侧麻痹，及时采取相应的内镜下或手术治疗。对出现窒息等严重情况时，应立即进行气管切开，避免更严重情况发生。

第四节 肺部感染

1 定义

诊断标准：参考美国疾病控制中心对肺部感染的定义，诊断标准如下：存在以下至少2项症状或体征异常：

（1）新出现的脓痰，或痰性状改变，或痰量增多，或需增加吸痰频次；

（2）新出现的咳嗽、呼吸困难或呼吸浅快；

（3）听诊可闻及啰音或支气管呼吸音。以及以下至少1项体征或化验异常：

①排除其他诱因的发热（体温超过38 ℃）；

②血化验白细胞计数超过12×10^{9}/L，或者低于4×10^{9}/L；

③超过70岁的老年人出现不明原因的神志改变。

2 分级

Ⅰ级：未经任何处置即可自愈；

Ⅱ级：需要添加抗生素药物治疗；

Ⅲ级：需内镜科或介入科协助实施治疗，或无创性呼吸机通气支持（BiPAP模式）不超过24h；

Ⅳa级：需要再次气管插管，呼吸机支持治疗超过24h，危及生命的肺炎相关并发症（如感染性休克、呼吸衰竭或低血压）；

Ⅳb级：累及多器官功能衰竭；

Ⅴ级：死亡。

3 预防

（1）术前戒烟2~4周以上，呼吸训练；

（2）术中保持呼吸道通畅，及时清除气管支气管内的分泌物；

（3）术后及时鼓励咳嗽、咳痰，围术期合理液体治疗。

4 治疗

（1）雾化治疗，应用化痰和排痰药及有效使用抗生素，加强呼吸道管理，必要时可予纤支镜吸痰；

（2）合并胸膜腔积液或脓胸时，及时引流；

（3）应用呼吸机辅助呼吸，超过48小时并预计5天内无法脱机时可行气管切开；

（4）积极处理吻合口瘘、食管–气管瘘等诱因。

第五节　急性肺损伤

1　定义

突发性气体交换功能失代偿[例如，氧饱和损减：氧合指数（PaO_2/FiO_2）<240]，需氧量增加；呼吸机支持需求增加，ALI诊断标准需满足以下全部项目：

（1）在已知诱因后，或新出现原有呼吸系统症状加重后1周内发病；

（2）胸部X线片或CT提示双肺透光度减低，且不能完全用胸腔积液、肺不张或肺部感染解释；

（3）由于液体量超负荷导致静水压升高的肺水肿；

（4）经动脉血证实的低氧血症：

①轻度：呼气末正压（positive end-expiratory pressure，PEEP）/持续气道正压（continuous positive airway pressure，CPAP）≥5cmH_2O（1cmH_2O=0.098kPa）时，200mmHg（1mmHg =0.133kPa）<PaO_2/FiO_2≤300mmHg；

②中度：PEEP/CPAP≥5cmH_2O时，100mmHg<PaO_2/FiO_2≤200mmHg；

③重度：PEEP或CPAP≥5cmH_2O时，PaO_2/FiO_2≤100mmHg。

2　分级

Ⅰ级：未经任何处置即可自愈；

Ⅱ级：需要氧疗及液体出入量监测与管理的各种内科治疗，经鼻导管吸痰清除气道分泌物；

Ⅲ级：需要内镜科或介入科协助实施治疗，或者无创性呼吸机通气支持（BiPAP模式）不超过24h；

Ⅳa级：需要再次气管插管，呼吸机支持治疗超过24h；

Ⅳb级：累及多器官功能衰竭；

Ⅴ级：死亡。

3　治疗

（1）围术期严格患者血流动力学管理，加强肠内营养支持，同时减少肠外营养静脉液体负荷，限制补液速度，充分利尿等；

（2）提供支持治疗：充分营养支持；预防应激性溃疡；预防深静脉血栓形成；

（3）应用肺保护性通气策略维持氧合：高潮气量和高压性通气会引起肺泡-毛细血管屏障破坏，导致肺容积伤和肺气压伤。塌陷的肺泡反复开放与闭合所形成的剪切力可导致肺生物伤（中性粒细胞分泌炎性细胞因子），引起远隔器官的损害；

（4）定压呼吸模式相较于定容模式更有助于避免ALI，促进术后呼吸功能恢复；

（5）体外膜肺氧合（Extracorporeal Membrane Oxygenation，ECMO）也可用于重症心肺功能衰竭患者提供持续的体外呼吸与循环，以维持患者生命。

第六节 乳糜胸

1 定义

乳糜胸是大量淋巴液由胸导管或其主要分支的瘘口进入并潴留在胸腔而形成。乳糜的判断可通过肉眼观察到明确的乳糜样胸腔积液，或胸水中甘油三酯水平>1.24mmol/L，且胆固醇水平<5.2mmol/L来判定。

2 分级

Ⅰ级：未经任何处置即可自愈；

Ⅱ级：需要内科治疗（如肠外营养支持，或者持续保留胸腔闭式引流>7日）；

Ⅲa级：需要全肠外营养支持，内镜科或介入科协助实施治疗，或者床旁胸腔穿刺置管引流术；

Ⅲb级：需要全身麻醉条件下的外科处置；

Ⅳa级：危及生命，极度虚弱，单一脏器功能衰竭；

Ⅳb级：累及多器官功能衰竭；

Ⅴ级：死亡。

3 分型

ECCG也制定了相应的分型：Ⅰ型，需肠内营养的调整；Ⅱ型，需全胃肠外营养；Ⅲ型，需通过手术治疗。

4 预防

食管切除术后乳糜胸的发生率较低，文献报道在0.4%~10%之间。导致食管切除术后乳糜胸发生的危险因素包括解剖变异、新辅助治疗、肿瘤侵犯、低BMI以及进行广泛的淋巴结清扫等。术前患者口服橄榄油或脂肪乳有利于胸导管的显露，进而降低术中无损伤的发生率或帮助术者及时发现术中的损伤。近年来，近红外荧光呈像技术也有利于术中胸导管的确认和显露。如果术中发现已经损伤胸导管或高度怀疑胸导管损伤，可在膈上5~6cm处预防性的结扎胸导管。尤其要注意，肝硬化患者不能结扎胸导管。原因是肝硬化门静脉高压时肝静脉回流受阻，血浆自肝窦壁渗透至窦房间隙致肝脏淋巴液生成增多，淋巴管内压力增加，若结扎胸导管，超过胸导管引流能力，使胸膜淋巴管扩张、淤滞和破裂，可使淋巴液溢出导致乳糜胸或乳糜腹形成。

5 治疗

确诊发生食管切除术后乳糜胸时，应首先采取保守治疗措施，并密切观察乳糜量。如每日引流量小于10ml/kg/天，并且保守治疗后出现引流液下降趋势，可继续保守治疗。如保守治疗无效或尽管有一定程度下降，但依然维持较长时间（超过1周），应积极考虑介入或手术治疗。

5.1 保守治疗措施包括

低脂或无脂饮食，甚至必要时禁食，采用全肠外营养支持治疗，静脉补充全血、血浆蛋白、氨基酸、脂肪乳、电解质、维生素及微量元素，纠正水、电解质失衡。生长抑素对胃肠道消化液分泌有广泛的抑制作用，使流经胸导管的乳糜液减少。临床上多用奥曲肽作为保守治疗的补充。应当留置胸腔闭式引流，保证肺膨胀良好，胸腔灌洗粘连剂，促使胸膜粘连。常规保守治疗可联合应用呼吸机正压通气治疗。

5.2 手术治疗

当保守治疗无效，胸腔引流每日超过1000ml或保守治疗超过1周无明显减少迹象，需尽早行手术治疗。手术可经胸腔镜下完成或开胸完成。术中如能清晰辨认胸导管破口，可直接结扎。如无法找到确切破口，可在膈上进行低位胸导管结扎，在主动脉与奇静脉之间可将胸导管及其周围组织进行大块结扎。对胸导管结扎术后再发的乳糜胸，如引流量较小时，常保守治疗可以治愈，如引流量较大，常提示存在胸导管解剖变异，可行淋巴管造影，明确变异后再次手术结扎。

第七节 幽门梗阻

1 定义

幽门梗阻是指由于各种原因产生幽门水肿、痉挛、形成瘢痕等引起幽门狭窄，胃内容物不能正常通过的现象。

2 分级

Ⅰ级：需禁食水、胃肠减压处理、静脉补液不超过24h；

Ⅱ级：需全肠外营养支持超过24h；

Ⅲ级：需全身麻醉条件下的开腹探查术及相关外科处置；

Ⅳa级：危及生命，极度虚弱，单一脏器功能衰竭；

Ⅳb级：累及多器官功能衰竭；

Ⅴ级：死亡。

3 预防

食管癌术后幽门梗阻的原因包括手术中操作导致的幽门区水肿、梗阻等或由于迷走神经损伤或残胃代食管上提过程中十二指肠成角导致的幽门排空障碍等。既往对食管癌术后可能发生的幽门梗阻常采用术中加行幽门成形术等来预防，但常规幽门成形术也会带来诸如出血、胆汁反流、瘘等相关的并发症。术中充分游离十二指肠处侧腹膜（Kocher手法）有助于预防幽门梗阻发生。近年来，有研究显示，采用内镜下幽门球囊扩张可能减少食管切除术后幽门梗阻发生率。

4 治疗

对较轻的幽门梗阻，可通过禁食、胃肠减压、应用胃肠动力药等方法缓解。对存在机械梗阻等严重情况时，需积极行手术探查治疗。

第十一章

食管癌病理

第一节　食管癌的病理分型

食管癌病理分型包括Siewert分型（适用于食管胃交界部腺癌）、大体分型和组织学分型。

1　Siewert分型

食管胃交界部腺癌是指累及解剖学上食管胃交界部的腺癌，肿瘤中心位于解剖学上食管胃交界部上、下各5cm范围内且累及食管胃交界部的腺癌适用Siewert分型。解剖学上的食管胃交界部是指管状食管变为囊状胃的部位，即食管末端和胃的起始部相交界的位置，相当于希氏角或腹膜返折水平或食管括约肌下缘，与组织学上的鳞柱交界不一定一致。Siewert分型可分为三型。

Ⅰ型：相当于远端食管腺癌，肿瘤中心位于食管胃交界部上1~5cm处。

Ⅱ型：相当于贲门腺癌，肿瘤中心位于食管胃交界部上1cm至下2cm处。

Ⅲ型：相当于贲门下腺癌，肿瘤中心位于食管胃交界部下2~5cm处。

2　食管癌的大体分型

2.1　早期/表浅食管癌推荐巴黎分型标准（同早期/表浅食管癌日本大体分型，即0型）

2.1.1　隆起型（0-Ⅰ）

又可分为有蒂隆起型（0-Ⅰp）和无蒂隆起型（0-Ⅰs）。

2.1.2　表浅型（0-Ⅱ）

又可分为表浅隆起型（0-Ⅱa）、表浅平坦型（0-Ⅱb）和表浅凹陷型（0-Ⅱc）。同时具有表浅隆起和表浅凹陷的病灶根据表浅隆起/表浅凹陷的比例分为表浅凹陷+表浅隆起型（0-Ⅱc+Ⅱa型）和表浅隆起+表浅凹陷型（0-Ⅱa+Ⅱc型）。

2.1.3 凹陷（溃疡）型（0-Ⅲ）

凹陷和表浅凹陷结合的病灶根据凹陷/表浅凹陷的比例分为表浅凹陷+凹陷型（0-Ⅱc+Ⅲ型）和凹陷+表浅凹陷型（0-Ⅲ+Ⅱc型）。

2.2 进展期食管癌推荐国内分型

2.2.1 髓质型

以食管壁增厚为特点，边缘坡状隆起。

2.2.2 蕈伞型

肿瘤边缘隆起，唇状/蘑菇样外翻，表面可伴有浅溃疡。

2.2.3 溃疡型

少见，此类型也可见于早期/表浅癌。中央有明显溃疡，常伴边缘隆起（与Borrmann分型的2或3型对应）。

2.2.4 缩窄型

以管腔明显狭窄为特点，患者的吞咽困难症状明显。

2.2.5 腔内型

少见，此类型也可见于早期/表浅癌。病变像蘑菇样或大息肉样，有细蒂。

3 食管癌组织学类型（参照2019版WHO消化系统肿瘤分类）

表19-11-1

组织学类型	ICD-O编码
鳞状细胞癌，非特殊型（NOS）	8070/3
亚型：疣状癌	8051/3
梭形细胞鳞状细胞癌	8074/3
基底细胞样鳞状细胞癌	8083/3
腺癌，非特殊型（NOS）	8140/3
腺鳞癌	8560/3
腺样囊性癌	8200/3
黏液表皮样癌	8430/3
未分化癌，非特殊型（NOS）	8020/3
淋巴上皮瘤样癌	8082/3
神经内分泌瘤（NET），非特殊型（NOS）	8240/3
NET G_1	8240/3
NET G_2	8249/3
NET G_3	8249/3
神经内分泌癌（NEC）	8246/3
小细胞癌	8041/3
大细胞神经内分泌癌	8013/3
混合性神经内分泌-非神经内分泌癌	8154/3
复合性小细胞-腺癌	8045/3
复合性小细胞-鳞状细胞癌	8045/3

中国食管癌绝大多数是鳞状细胞癌，腺癌和腺鳞癌少见，腺样囊性癌和黏液表皮样癌罕见。鳞状细胞癌中包括三种特殊亚型，其中基底细胞样鳞状细胞癌相对多见，梭形细胞鳞状细胞癌少见，疣状癌罕见。神经内分泌瘤中，小细胞癌常见，大细胞神经内分泌癌少见，神经内分泌瘤（NET）罕见。不同组织学类型/亚型的食管癌预后不同，比如食管小细胞癌比鳞状细胞癌预后差；不同组织学类型/亚型的食管癌针对不同治疗的敏感性也不同。

除上皮性肿瘤外，食管还可发生恶性黑色素瘤、平滑肌瘤、胃肠道间质瘤、淋巴瘤等肿瘤，需注意鉴别诊断。

第二节　新辅助治疗后病理学评估

新辅助治疗病理反应的程度与预后密切相关。

建议按照CAP（College of American Pathologists）/NCCN（The National Comprehensive Cancer Network）指南的新辅助治疗后病理学评估标准进行评估。

表 19-11-2

诊断标准	肿瘤退缩分级（TRG）a，b
无存活癌细胞	0（完全反应）
单个或小簇癌细胞残留	1（中度反应）
残留癌灶伴间质纤维化	2（轻度反应）
少数或无肿瘤细胞消退；大量癌细胞残留	3（反应不良）

此肿瘤退缩分级只用来评估原发肿瘤。可参考Mandard、Becker、日本食管疾病学会病理学评估标准进行评估。建议同时报告残存瘤细胞比例。目前淋巴结的退缩评估尚无统一标准，建议按以下四种情况报告：

淋巴结有治疗反应但无残存肿瘤，淋巴结所在分组及个数；

淋巴结有治疗反应且有残存肿瘤，淋巴结所在分组及个数；

淋巴结有转移癌但无治疗反应，淋巴结所在分组及个数；

淋巴结无转移癌也无治疗反应。

疗效评估根据存活瘤细胞决定，经过新辅助治疗后出现的无瘤细胞的角化物或黏液湖不能认为是肿瘤残留；淋巴结内出现无瘤细胞的角化物或黏液湖不能认为是肿瘤转移。

第三节　病理报告质控要求

合格的术后病理报告至少需要（但不限于）完整记录以下内容：肿瘤组织学类型/亚型、分化程度、肿瘤最大径、浸润深度、侵犯范围（侵犯其他组织或器官）、高危因素（如脉管瘤栓、神经侵犯等）、淋巴结清扫个数及转移个数、切缘情况（上、下切缘及环周切缘）以及其他病理所见；新辅助治疗病例需报告此肿瘤退缩分级。必要时包括免疫组化和特殊染色检测内容。

第十二章

早期食管癌内镜治疗

第一节　概述

早期食管癌定义为病灶局限于黏膜层的食管癌，无论有无区域淋巴结转移。食管癌依据组织类型主要分为食管鳞状细胞癌和食管腺癌。诊断可分为以影像学及内镜检查为基础的“临床诊断（c）”和以切除后标本病理检查为标准的“病理诊断（p）”，临床诊断决定治疗适应证，病理诊断评估是否治愈性切除及后续治疗。术前准确判断病变范围、分期以及浸润深度等对指导后续治疗有重要意义，推荐采用高清白光内镜联合碘染色、电子染色结合放大内镜评估病变累及范围。

早期食管癌内镜疗法主要包括内镜下黏膜切除术（endoscopic mucosal resection，EMR）、内镜黏膜下剥离术（endoscopic submucosal dissection，ESD）、内镜下射频消融术（endoscopic radiofrequency ablation，ERFA）及冷冻治疗等。与传统外科手术相比，早期食管癌的内镜下切除能保留食管脏器结构，创伤小、并发症少，治疗时间和住院时间短，治疗费用低，长期随访结果显示对符合适应证患者疗效与外科手术相当。

第二节　早期食管癌内镜下治疗

以食管鳞癌为例，腺癌治疗流程类似，但治愈性切除判断参照早期胃癌内镜下切除标准。

1　早期食管癌内镜治疗的适应证和禁忌证

参照日本食管学会、欧洲肿瘤学会及欧洲胃肠内镜学会指南，结合中国早期食管癌诊治共识及指南，早期食管鳞状细胞癌和腺癌内镜切除适应证及禁忌证总结如下。

表 19-12-1

	绝对适应证	相对适应证	禁忌证
早期食管鳞癌	cT1a-EP/LPM 癌*	cT1a-MM / T1b-SM1 的非环周食管鳞癌	1. 患者不同意或不配合；2. 有严重出血倾向；3. 严重心肺功能异常不能耐受治疗；4. 有食管静脉曲张或静脉瘤，无有效出血倾向预防对策；5. 术前评估有淋巴结转移
早期食管腺癌	分化型 cT1a M 无溃疡	分化型 cT1a M 合并溃疡小于 3cm，未分化型 cT1a M 无溃疡小于 2cm，分化型癌累及黏膜下浅层（SM1），未发现淋巴结转移证据	

*注：对累及食管环周的 cT1a-EP/LPM 浅表食管鳞癌，长度≤5cm，在有条件采取预防狭窄措施时，亦推荐行内镜下切除治疗；长度>5cm、范围> 3/4 环周，切除后狭窄风险大的病变，可视为内镜下切除的相对适应证，应向患者充分告知术后狭窄风险并采取预防狭窄措施。

epithelium，EP，上皮层；lamina propria mucosa，LPM，黏膜固有层；muscularis mucosa，MM，黏膜肌层；submucosa 1，SM1，黏膜下层浅层（鳞癌标准为 200μm，腺癌为 500μm）

2　食管早期癌内镜切除术前检查及术前准备

表 19-12-2

术前检查	内镜检查	色素内镜	电子染色及碘染色（低浓度的碘溶液 ≤1%）
		放大内镜	结合电子染色内镜观察 IPCL 及 AVA，参考日本食管协会分型
	EUS	评估食管壁层次结构的改变、肿瘤的浸润深度、周围有无异常增大的淋巴结以及有无周围脏器侵犯，明确临床分期。对可疑淋巴结，可以使用 EUS-FNA	
	CT	判断食管癌位置、浸润深度、肿瘤与周围结构及器官的相对关系、淋巴结转移以及远处转移等情况	
术前准备	1. 检查前应详细询问病史和用药史，评估心肺功能，排除麻醉及内镜下治疗禁忌证； 2. 用抗凝药者术前酌情停药 5~7 天，纠正出凝血异常； 3. 前禁食 8 小时，禁水 2 小时以上； 4. 查前 15~30 分钟服用祛泡剂及祛黏液剂（如西甲硅油、二甲硅油及链霉蛋白酶等）； 5. EMR 患者有条件镇静下操作，ESD 者气管插管全麻手术。		

3　早期食管癌内镜切除主要方法

表 19-12-3

内镜治疗方法	优点	缺点	推荐及证据等级
ESD（endoscopic submucosal dissection）	首选治疗方法，可以将病变组织完整切除，有利于术后的病理评估。	技术难度较大，须由有资质的专科医师实施。	Ⅰ级推荐，1A 类证据

续表

内镜治疗方法	优点	缺点	推荐及证据等级
EMR（endoscopic mucosal resection）	符合内镜切除指征病变长径<2.0cm，可达到整块切除。	不适用于长径≥2.0cm的病变	Ⅰ级推荐，1A类证据
ERFA（endoscopic radiofrequency ablation）	适用于局限于黏膜固有层以内的早期食管鳞癌及癌前病变，尤其散在多发病灶、病变范围较长、并存食管静脉曲张的内镜切除高风险病灶、累及食管全周或近全周	为毁损性治疗，无法获得术后标本对病灶进行组织病理学评估	Ⅱ级推荐，2A类证据
冷冻治疗	适用于局限于黏膜固有层以内的早期食管鳞癌及癌前病变，因各种原因不能进行内镜切除患者		Ⅲ级推荐，3类证据

ESD能对病灶（尤其>20mm）实现整块切除，最大限度减少病灶残余，提高术后病理学分期诊断的准确性，与EMR相比，整体切除率和治愈性切除率更高，复发率更低。

对术后病理证实病变浸润深度达到黏膜下层（>200μm）的T1b期食管癌患者，有淋巴结或血管侵犯，肿瘤为低分化，应补充外科手术，拒绝手术或手术不耐受者可行同步放化疗。有研究报道内镜切除联合放化疗总生存率可达92.6%，提示即使内镜不能达到治愈性切除，切除后补充治疗可能获得较好的预后。

4 早期食管癌内镜切除术后处理及术后用药

表 19-12-4

术后处理	术后第1天：禁食，监测生命体征，观察有无头颈胸部皮下气肿，进行必要的实验室和影像学检查；术后第2天可进流食，后连续3天半流食，再逐渐恢复至正常饮食。	
术后用药	抗感染	对切除范围大、操作时间长、反复黏膜下注射、穿孔风险高者，可以考虑预防性使用抗生素。参考卫生部抗菌药物使用原则，应选用第一代或第二代头孢菌素，可加用硝基咪唑类药物。预防用药一般不超过72小时。
	保护创面止血	给予抑酸药促进黏膜愈合，首选PPI；可加用黏膜保护剂；酌情使用止血药物。

5 早期食管癌内镜切除术后标本处理

5.1 术后标本处理

标本需充分展平，在边缘用不锈钢针固定，标注方位，尽快浸泡在中性甲醛溶液中；标本须对基底切缘和侧切缘进行标记。切割前确定肿瘤距离标本切缘最近位置，垂直于最近切缘每隔2~3mm平行切割标本，将分割组织条放入包埋盒。

5.2 病理报告要求

应包括病变肉眼分型及大小、组织学类型及分级、肿瘤组织生长方式及食管腺导管累及情况、肿瘤组织浸润层次（当肿瘤组织浸润黏膜下层时，应测量癌组织浸润深度并尽可能评估黏膜肌破坏状态）、有无淋巴管或血管侵犯、神经侵犯、两端切缘及基底切缘情况、肿瘤周围食管黏膜情况等。

6 主要并发症及处理

食管早期癌及癌前病变内镜下切除术后的并发症主要包括出血、穿孔、术后狭窄等。处理原则为预防为主，治疗首选内镜下处理。

6.1 出血

术中出血指术中需要止血治疗的创面出血；术后迟发性出血指术后出现呕血、黑便等征象，伴有Hb下降。

处理方法：术中注意预处理血管，小血管渗血可用切开刀直接电凝，较大血管出血用热活检钳钳夹或止血夹夹闭止血。术后创面预凝可见血管有助于预防迟发出血，一旦发生应及时内镜下止血，可用热活检钳钳夹出血点，或用止血夹夹闭止血。

6.2 穿孔

术中穿孔可及时发现，术后注意观察有无胸痛、胸闷、头颈胸部皮下气肿，腹部X线平片或CT发现皮下积气及纵隔气体，支持穿孔诊断。

处理方法：术中发现穿孔，后续操作应减少注气注水，切除结束后及时夹闭，术后予禁食、胃肠减压、静脉使用抗生素及支持治疗等多可恢复。并发气胸时，应行负压引流。内镜下夹闭失败或穿孔较大无法夹闭时，可考虑外科手术。术后迟发穿孔根据病情选择保守治疗或外科介入。

6.3 食管狭窄

需要内镜下治疗的食管狭窄常伴不同程度吞咽困难，多发生在环3/4周以上或接近贲门病变，常在术后1个月出现症状。

处理方法：狭窄高风险患者术中注意保护肌层，可局部注射类固醇或术后口服类固醇激素预防术后狭窄，预防性支架置入、自体扩张球囊、细胞补片等技术都有一定研究报道。一旦发生狭窄，内镜下食管扩张术是最常规的狭窄治疗方法，支架置入、自体扩张球囊、内镜下狭窄切开也有一定疗效。

7 切除效果评估及补充治疗

根据内镜切除标本的病理结果判断是否治愈性切除。建议出现以下情况之一时，应考虑追加手术治疗或放化疗：

（1）肿瘤浸润至黏膜下层深度≥200 μm（鳞癌）；

（2）切除标本切缘阳性；

（3）伴有血管或淋巴管侵犯；

（4）切除后诊断为低分化或未分化癌。

日本2020年食管癌ESD/EMR指南对食管鳞癌和食管腺癌术后非治愈性切除分别对待。食管鳞癌：pT1a-MM食管鳞癌且无脉管侵犯的患者，需综合评估是否需要追加治疗；pT1a-M食管鳞癌伴淋巴管或血管受累推荐补充外科手术或放化疗；pT1b-SM食管鳞癌强烈推荐补充外科手术或放化疗。食管腺癌：pT1a-M食管腺癌伴淋巴管或血管受累、pT1b-SM食管腺癌推荐补充外科手术。

8 内镜切除术后随诊

食管癌在内镜切除术后可能出现局部复发、淋巴结转移、远处转移、异时性食管癌或其他器官癌（头颈、肺等），术后应戒酒、戒烟，避免过热食物，并定期随诊复查。

根据我国共识和日本指南，推荐食管鳞癌患者在治疗后第3、6、12个月复查内镜，后续至少每年复查1次。每次内镜复查应予碘染色，发现可疑病变时予以活检。病理诊断为pT1a-MM或更深部浸润的浅表食管鳞癌患者，推荐每年至少进行1次CT检查以监测转移情况。同时警惕其他器官异时性癌，如头颈部鳞癌、胃癌、肺癌等。随访过程中如发现病变残留、局部复发或新发病灶，可再次予以内镜下治疗，治疗失败者可追加外科手术或放化疗。

食管腺癌的内镜治疗后，随诊原则参照早期胃癌，应采用图像增强内镜和放大内镜进行随访，如果存在巴雷特食管，可以进行消融治疗。

第十三章

晚期食管癌的化疗、靶向治疗及免疫治疗

第一节 概述

食管癌是我国高发恶性肿瘤，我国食管癌患者的组织学类型以鳞癌为主，约占90%，其次是腺癌、腺鳞癌等。大多数患者就诊时已处肿瘤晚期，已经扩散到淋巴结或其他远处器官的阶段，患者常伴吞咽困难、胃胀、疼痛、呛咳、声音嘶哑、进行性体重减轻和营养不良等症状。药物治疗是晚期食管癌患者的主要治疗手段，治疗目的以改善生活质量，延长生存期为主。

第二节 晚期食管癌诊治原则

晚期食管癌药物治疗，需患者具良好的营养状况和体力状态（PS评分0–2分）。而对营养状况不良、体力状态不佳PS评分>2分的患者，应考虑最佳支持治疗或参加临床研究。不同组织学类型晚期食管癌的治疗方案选择也不尽相同。

目前，免疫治疗联合化疗已成为晚期食管鳞癌的一线标准治疗，可显著延长患者中位生存时间。但对已接受器官移植或骨髓移植、罹患自身免疫性疾病等具有免疫治疗禁忌或免疫治疗不可及患者，一线推荐使用单纯化疗。二线及以上治疗中针对既往未接受免疫检查点抑制剂治疗的患者可推荐使用免疫治疗单药，而既往免疫治疗失败或有免疫治疗禁忌患者则推荐使用化疗或靶向治疗。

Her–2阴性的晚期食管腺癌，一线推荐治疗方案也是免疫治疗联合化疗，有免疫治疗禁忌患者推荐化疗，而对PS评分良好的患者可推荐应用三药化疗方案。二线及以上治疗方案主要以化疗单药为主，也可推荐使用紫杉醇联合雷莫西尤单抗。针对Her–2阳性的晚期食管腺癌，一线治疗方案以曲妥珠单抗联合化疗为主，其中针对

PD-L1 CPS≥1的患者推荐曲妥珠单抗联合帕博利珠单抗和化疗。二线及以上治疗方案以化疗为主，针对铂类治疗失败且既往未接受过曲妥珠单抗的患者可选择曲妥珠单抗联合化疗。对三线及以上患者可选择维迪西妥单抗或德曲妥珠单抗。

第三节　晚期食管癌的药物治疗

1　诊治流程图

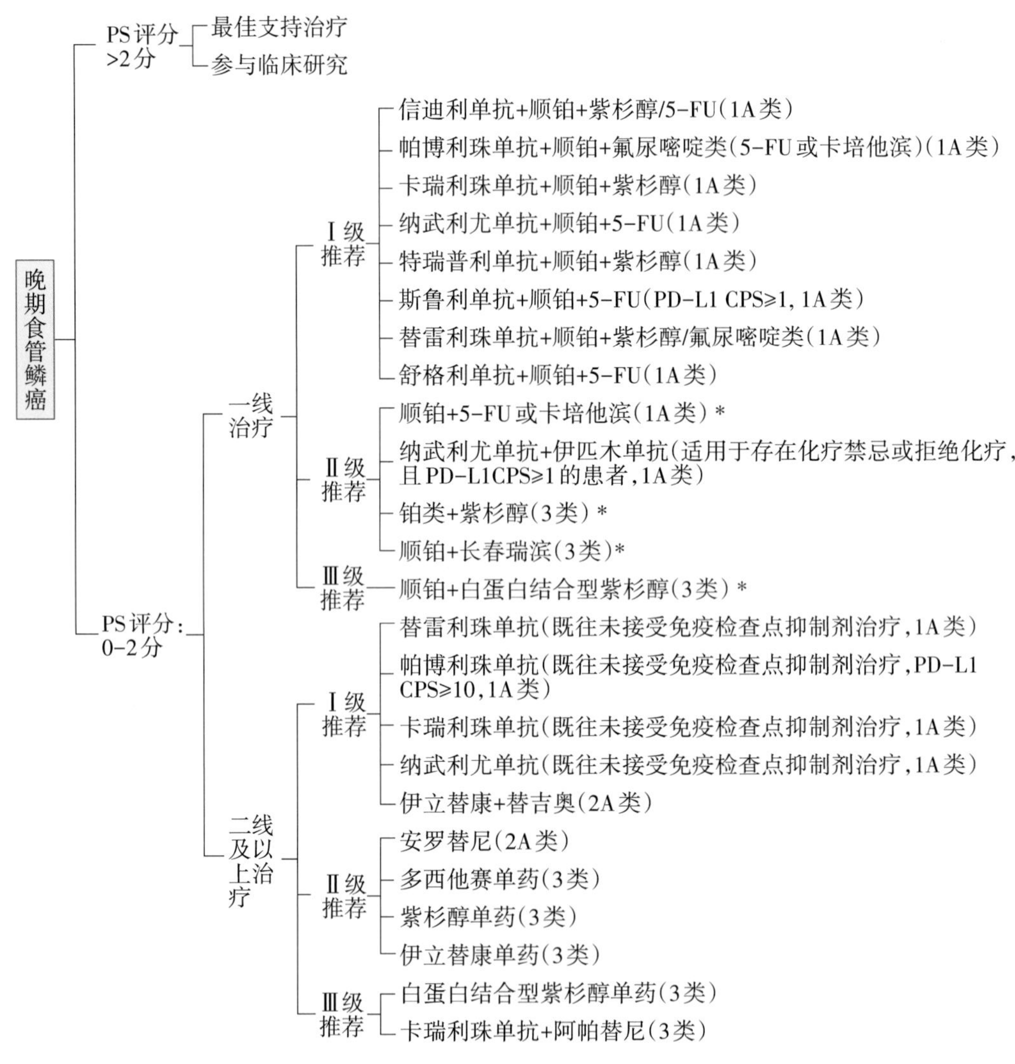

图 19-13-1

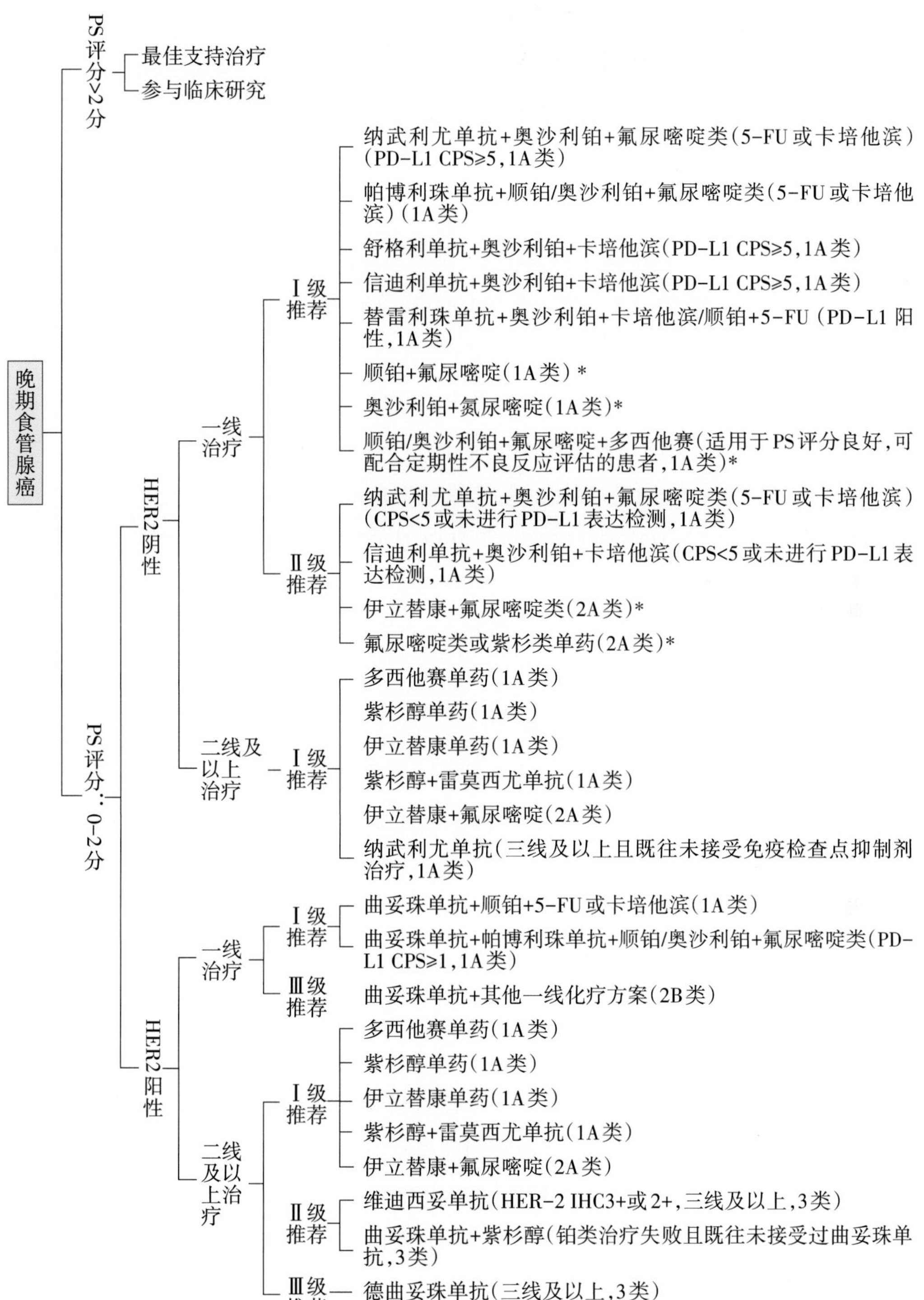
晚期食管腺癌
PS评分>2分
最佳支持治疗
参与临床研究
PS评分：0~2分
HER2阴性
一线治疗
Ⅰ级推荐
纳武利尤单抗+奥沙利铂+氟尿嘧啶类(5-FU或卡培他滨)(PD-L1 CPS≥5,1A类)
帕博利珠单抗+顺铂/奥沙利铂+氟尿嘧啶类(5-FU或卡培他滨)(1A类)
舒格利单抗+奥沙利铂+卡培他滨(PD-L1 CPS≥5,1A类)
信迪利单抗+奥沙利铂+卡培他滨(PD-L1 CPS≥5,1A类)
替雷利珠单抗+奥沙利铂+卡培他滨/顺铂+5-FU(PD-L1阳性,1A类)
顺铂+氟尿嘧啶(1A类)*
奥沙利铂+氮尿嘧啶(1A类)*
顺铂/奥沙利铂+氟尿嘧啶+多西他赛(适用于PS评分良好,可配合定期性不良反应评估的患者,1A类)*
Ⅱ级推荐
纳武利尤单抗+奥沙利铂+氟尿嘧啶类(5-FU或卡培他滨)(CPS<5或未进行PD-L1表达检测,1A类)
信迪利单抗+奥沙利铂+卡培他滨(CPS<5或未进行PD-L1表达检测,1A类)
伊立替康+氟尿嘧啶类(2A类)*
氟尿嘧啶类或紫杉类单药(2A类)*
二线及以上治疗
Ⅰ级推荐
多西他赛单药(1A类)
紫杉醇单药(1A类)
伊立替康单药(1A类)
紫杉醇+雷莫西尤单抗(1A类)
伊立替康+氟尿嘧啶(2A类)
纳武利尤单抗(三线及以上且既往未接受免疫检查点抑制剂治疗,1A类)
HER2阳性
一线治疗
Ⅰ级推荐
曲妥珠单抗+顺铂+5-FU或卡培他滨(1A类)
曲妥珠单抗+帕博利珠单抗+顺铂/奥沙利铂+氟尿嘧啶类(PD-L1 CPS≥1,1A类)
Ⅲ级推荐
曲妥珠单抗+其他一线化疗方案(2B类)
二线及以上治疗
Ⅰ级推荐
多西他赛单药(1A类)
紫杉醇单药(1A类)
伊立替康单药(1A类)
紫杉醇+雷莫西尤单抗(1A类)
伊立替康+氟尿嘧啶(2A类)
Ⅱ级推荐
维迪西妥单抗(HER-2 IHC3+或2+,三线及以上,3类)
曲妥珠单抗+紫杉醇(铂类治疗失败且既往未接受过曲妥珠单抗,3类)
Ⅲ级推荐
德曲妥珠单抗(三线及以上,3类)

图 19-13-2

2　药物治疗具体方案

2.1　食管鳞癌

2.1.1　一线治疗

2.1.1.1　免疫治疗

（1）信迪利单抗+顺铂+紫杉醇/5-FU

该方案基于ORIENT-15研究，在全人群中，信迪利单抗组对比安慰剂组的中位OS分别为16.7个月和12.5个月，中位PFS分别为7.2个月和5.7个月，ORR分别为66.1%和45.5%。在PD-L1 CPS≥10的患者中，两组的中位OS分别为17.2个月和13.6个月，中位PFS分别为8.3个月和6.4个月。

（2）帕博利珠单抗+顺铂+氟尿嘧啶类（5-FU或卡培他滨）

该方案基于KEYNOTE-590研究，在ESCC人群中，帕博利珠单抗组对比安慰剂组的中位OS分别为12.6个月和9.8个月，中位PFS分别为6.3个月和5.8个月。在全人群中，两组的中位OS分别为12.4个月和9.8个月，中位PFS分别为6.3个月和5.8个月。

（3）卡瑞利珠单抗+顺铂+紫杉醇

该方案基于ESCORT-1st研究，总人群中，卡瑞利珠单抗组对比安慰剂组的中位OS分别为15.3个月和12.0个月，中位PFS分别为6.9个月和5.6个月，ORR分别为72.1%和62.1%。

（4）纳武利尤单抗+顺铂+5-FU

纳武利尤单抗+伊匹木单抗（适用于存在化疗禁忌或拒绝化疗，且PD-L1 CPS≥1的患者）

该方案基于CHECKMATE648研究，在全人群中，纳武利尤单抗联合化疗组对比化疗组中位OS分别为13.2个月和10.7个月，中位PFS分别为5.8个月和5.6个月，ORR分别为47%和27%。在PD-L1表达≥1%患者中，双免组对比化疗组的中位OS分别为13.7个月和9.1个月。ORR分别为35%和20%。因此“纳武利尤单抗+伊匹木单抗”方案推荐存在化疗禁忌或拒绝化疗，且PD-L1 CPS≥1的患者应用。

（5）特瑞普利单抗+顺铂+紫杉醇

该方案基于JUPITER-06研究，特瑞普利单抗组对比安慰剂组的中位OS分别为17.0个月和11.0个月，中位PFS分别为5.7个月和5.5个月，ORR分别为69.3%和52.1%。

（5）斯鲁利单抗+顺铂+5-FU（PD-L1 CPS≥1）

该方案基于ASTRUM-007研究，总人群中，斯鲁利单抗组对比安慰剂组的中位OS分别为15.3个月和11.8个月，中位PFS分别为5.8个月和5.3个月，ORR分别为

57.6%和42.1%。CPS≥10人群中，两组中位OS分别为18.6个月和13.9个月，中位PFS分别为7.1个月和5.3个月。

（7）替雷利珠单抗+顺铂+紫杉醇/氟尿嘧啶类

该方案基于RATIONALE 306研究，替雷利珠单抗组对比安慰剂组的中位OS分别为17.2个月和10.6个月，中位PFS分别为7.3个月和5.6个月，ORR分别为63%和42%。

（8）舒格利单抗+顺铂+5-FU

该方案基于GEMSTONE-304研究，舒格利单抗组对比安慰剂组的中位OS分别为15.3个月和11.5个月，中位PFS分别为6.2个月和5.4个月，ORR分别为60.1%和45.2%。

2.1.1.2　化疗（仅适用于存在免疫治疗禁忌的患者）

（1）顺铂+5-FU或卡培他滨

该方案基于两项Ⅲ期研究，顺铂联合5-FU方案的中位OS分别为5.5个月和9.5个月，PFS分别为3.6个月和4.9个月，ORR分别为13%和27%。

（2）铂类+紫杉醇

一项探索单药紫杉醇的疗效研究，50例晚期食管癌患者的ORR为32%，18例鳞癌患者的ORR为29%，中位OS为4.2个月。一项Ⅱ期研究探索了紫杉醇联合顺铂治疗晚期食管癌及食管胃结合部腺癌的疗效及安全性，51例患者的ORR为43%，中位OS为9个月。

（3）顺铂+白蛋白结合型紫杉醇

该方案基于一项回顾性研究，白蛋白结合型紫杉醇联合顺铂对比溶剂型紫杉醇联合顺铂的中位OS分别为12.5个月和10.7个月，中位PFS分别为6.1个月和5个月，ORR分别为50%和30%，DCR分别为81%和65%。

2.1.2　二线及以上治疗

2.1.2.1　仅适用于一线未接受免疫检查点抑制剂治疗的患者

（1）替雷利珠单抗（既往未接受免疫检查点抑制剂治疗）

该方案是基于RATIONALE-302研究，替雷利珠单抗对比化疗的中位OS分别为8.6个月和6.3个月，PFS分别为1.6个月和2.1个月，ORR分别为20.3%和9.8%。在PD-L1 CPS≥10%人群中，两组中位OS分别为10.3个月和6.8个月。

（2）帕博利珠单抗（既往未接受免疫检查点抑制剂治疗，PD-L1 CPS≥10）

该方案是基于KEYNOTE-181研究，在PD-L1 CPS≥10的全人群中，帕博利珠单抗对比化疗的中位OS分别为9.3个月和6.7个月，中位PFS分别为2.6个月3.0个月，ORR分别为21.5%和6.1%。鳞癌患者中，两组中位OS分别为8.2个月和7.1个月，中位PFS分别为2.2个月和3.1个月，ORR分别为16.7%和7.4%。

(3) 卡瑞利珠单抗(既往未接受免疫检查点抑制剂治疗)

该方案是基于ESCORT研究，卡瑞利珠单抗对比化疗的中位OS分别为8.3个月和6.2个月，中位PFS均为1.9个月，ORR分别为20.2%和6.4%在PD-L1表达≥1%的人群中，两组中位OS分别为9.2个月和6.3个月。

(4) 纳武利尤单抗(既往未接受免疫检查点抑制剂治疗)

该方案是基于ATTRACTION-03研究，在总人群中，纳武利尤单抗组对比化疗的中位OS分别为10.9个月和8.4个月，PFS分别为1.7个月和3.4个月，ORR分别为19%和22%。

2.1.2.2 化疗(适用于既往免疫治疗失败或有免疫治疗禁忌的患者)

(1) 单药伊立替康

基于一项Ⅱ期临床研究，结果显示单药伊立替康ORR为15.4%，DCR为38.5%，中位PFS为2个月，中位OS为5个月。

(2) 单药多西他赛

一项单药多西他赛用于顺铂耐药的晚期食管癌的研究，结果显示中位OS为8.1个月，ORR为20%。

(3) 伊立替康联合替吉奥胶囊(S-1)

基于一项Ⅲ期临床研究，伊立替康联合S-1对比单药S-1的中位OS分别为7.1个月和6.2个月，中位PFS分别为3.8个月和1.7个月，ORR分别为24.6%和9.7%。

2.1.2.3 靶向治疗

(1) 安罗替尼

基于一项随机、双盲、安慰剂对照、Ⅱ期临床研究，结果显示，安罗替尼对比安慰剂的中位PFS分别为3.02个月和1.41个月，DCR分别为64.22%和18.18%。

(2) 卡瑞利珠单抗+阿帕替尼

该方案是基于一项单臂、多中心、Ⅱ期临床研究，结果显示，中位PFS为6.8个月，中位OS为15.8个月。全分析集的ORR为34.6%，DCR为78.8%，疗效分析集的ORR为40.9%，DCR为93.2%。

2.2 食管腺癌

2.2.1 Her-2阴性食管腺癌

2.2.1.1 一线治疗

2.2.1.1.1 免疫治疗

纳武利尤单抗+奥沙利铂+氟尿嘧啶类(5-FU或卡培他滨)(PD-L1 CPS≥5)

纳武利尤单抗+奥沙利铂+氟尿嘧啶类(5-FU或卡培他滨)(CPS<5或未进行PD-L1表达检测)

该方案是基于CHECKMATE-649研究，在PD-L1 CPS≥5的患者中，纳武利尤单抗组对比安慰剂组的中位OS分别为14.4个月和11.1个月，中位PFS分别为7.7个月和6.0个月。在全人群中，两组中位OS分别为13.8个月和11.6个月，中位PFS分别为7.7个月和6.9个月，ORR分别为58%和46%。

中国亚组数据显示，在PD-L1 CPS≥5中，两组中位OS分别为15.5个月和9.6个月，中位PFS分别为8.5个月和4.3个月，ORR分别为68%和48%。综合考虑该研究中CPS<5亚组的生存结果和目前获批的适应证，在不区分CPS水平的全人群中，该方案列为Ⅱ级推荐。

帕博利珠单抗+顺铂/奥沙利铂+氟尿嘧啶类（5-FU或卡培他滨）

该方案基于KEYNOTE-590研究（具体研究结果参照食管鳞癌一线免疫治疗），及KEYNOTE-859研究，帕博利珠单抗组对比安慰剂组的中位OS分别为12.9个月和11.5个月，中位PFS分别为6.9个月和5.6个月，ORR分别为51%和42%。

舒格利单抗+奥沙利铂+卡培他滨（PD-L1 CPS≥5）

该方案是基于GEMSTONE-303研究，在PD-L1表达CPS≥5的人群中，舒格利单抗组对比安慰剂组的中位OS分别为15.6个月和12.6个月，中位PFS分别为7.6个月和6.1个月，ORR分别为68.6%和52.7%。在PD-L1表达CPS≥10患者中，两组的中位OS分别为17.8个月和12.5个月。

信迪利单抗+奥沙利铂+卡培他滨（PD-L1 CPS≥5）

信迪利单抗+奥沙利铂+卡培他滨（CPS<5或未进行PD-L1 表达检测）

该方案是基于ORIENT-16研究，在PD-L1 CPS≥5的人群中，信迪利单抗组对比安慰剂组的中位OS分别为18.4个月和12.9个月，中位PFS分别为7.7个月和5.8个月，ORR分别为72.8%和59.6%。在全人群中，两组的中位OS分别为15.2个月和12.3个月，中位PFS分别为7.1个月和5.7个月。

替雷利珠单抗+奥沙利铂+卡培他滨/顺铂+5-FU（PD-L1 阳性）

该方案是基于RATIONALE 305研究，在ITT人群中，替雷利珠单抗组对比安慰剂组的中位OS分别为15.0个月和12.9个月，中位PFS分别为6.9个月和6.2个月，ORR分别为47.3%和40.5%。在PD-L1 阳性患者中，两组的中位OS分别为17.2个月和12.6个月，中位PFS分别为7.2个月和5.9个月，ORR分别为50.4%和43%。

2.2.1.1.2 化疗（适用于存在免疫治疗禁忌或拒绝免疫治疗的患者）

晚期食管胃交界部腺癌的常用化疗方案为顺铂或奥沙利铂联合氟尿嘧啶类药物，对体力状况良好的患者，一线治疗也可以考虑紫杉类药物联合铂类以及氟尿嘧啶类药物的三药联合方案。

顺铂/奥沙利铂+氟尿嘧啶+多西紫杉醇（适用于PS评分良好，可配合定期性不良反应评估的患者）

一项多中心、随机对照Ⅲ期临床研究，mDCF组对比CF组的中位OS分别为10.2

个月和8.5个月，中位PFS分别为7.2个月和4.9个月，ORR分别为48.7%和33.9%。

卡培他滨+顺铂

该方案是基于ML17032研究，XP组对比FP组的中位OS分别为10.5个月和9.3个月，中位PFS分别为5.6个月和5.0个月。

奥沙利铂联合氟尿嘧啶/卡培他滨

该方案基于REAL-2研究，结果显示，奥沙利铂联合氟尿嘧啶对比顺铂联合氟尿嘧啶的中位OS分别为10.7个月和8.8个月，中位PFS分别为5.8个月和3.9个月。

2.2.1.2　二线及以上治疗

伊立替康单药、紫杉醇单药

一项单药伊立替康的Ⅲ期研究，结果显示伊立替康对比BSC的中位OS分别为4.0个月和2.4个月。Cougar-02研究结果显示单药多西他赛对比BSC的中位OS为5.2个月和3.6个月，并且明显减轻疼痛，改善生活质量。

纳武利尤单抗（三线及以上且既往未接受免疫检查点抑制剂治疗）

该方案是基于ATTRACTION-2研究，纳武利尤单抗组对比安慰剂组的中位OS分别为5.26个月和4.14个月，12个月的生存率分别为26.2%和10.9%。

紫杉醇+雷莫西尤单抗

该方案基于RAINBOW研究，雷莫西尤单抗组对比安慰剂组的中位OS分别为9.6个月和7.4个月，中位PFS分别为4.4个月和2.9个月，雷莫西尤单抗组的ORR为28%。RAINBOW-Asia研究结果显示两组的中位OS分别是9.03个月和8.08个月，中位PFS分别为4.14个月和3.15个月，ORR分别为26.5%和21.9%。

2.2.2　Her-2阳性食管腺癌

2.2.2.1　一线治疗

曲妥珠单抗+顺铂+5-FU或卡培他滨

该方案是基于ToGA研究，曲妥珠单抗组对比单纯化疗组的中位OS分别为13.5个月和11.1个月，HER2高表达患者的中位OS可达16个月。

曲妥珠单抗+帕博利珠单抗+顺铂/奥沙利铂+氟尿嘧啶类（PD-L1 CPS≥1）

该方案是基于KEYNOTE-811研究，总体人群中，帕博利珠单抗组对比安慰剂组的中位OS分别为20.0个月和16.8个月，中位PFS分别为10.0个月和8.1个月，ORR分别为72.6%和60.1%。在PD-L1表达CPS≥1的患者中，中位OS为20.0个月和15.7个月，中位PFS分别为10.9个月和7.3个月。

2.2.2.2　二线及以上治疗

曲妥珠单抗+紫杉醇（铂类治疗失败且既往未接受过曲妥珠单抗）

该方案是基于JFMC45-1102研究，在接受曲妥珠单抗联合紫杉醇方案治疗后，1例患者获得CR，16例获得PR，中位PFS和OS分别为5.1个月和17.1个月，ORR为37%。

维迪西妥单抗

该方案是基于一项单臂多中心Ⅱ期C008研究，维迪西妥单抗单药的中位OS为7.9个月，中位PFS为4.1个月，ORR为24.8%，DCR为42.4%。

德曲妥珠单抗

该方案是基于DESTINY-Gastric06研究，德曲妥珠单抗单药的中位OS为10.2个月，中位PFS为5.7个月，ORR为28.8%。

2.3 食管神经内分泌癌

食管小细胞癌的化疗方案主要参考小细胞肺癌相关指南。一线治疗推荐采用顺铂或卡铂联合依托泊苷方案，也可考虑伊立替康联合顺铂方案。目前二线治疗缺乏标准方案，可考虑采用FOLFOX、FOLFIRI、替莫唑胺联合卡培他滨（CAPTEM）、依托泊苷+顺铂、伊立替康+顺铂、替莫唑胺单药等方案。

3 药物不良反应及处理方式

3.1 化疗药物

表 19-13-1

不良反应	处理原则
中性粒细胞减少（CIN）	推荐一级预防使用G-CSF，二级预防需在第2个周期及后续每周期化疗之前要对患者进行FN风险评估，可使用短效rhG-CSF多次注射，或半衰期更长的PEG-rhG-GSF单次注射。
血小板减少（CIT）	推荐在血小板计数<75×10⁹/L时应用rhTPO或rhIL-11，或考虑使用TPO-RAs。血小板计数≤10×10⁹/L、CIT合并发生WHO 2级及以上出血，或WHO 1级出血但有高出血风险的患者推荐输注血小板。
贫血（CRA）	治疗方法主要包括输血治疗、促红细胞生成治疗和补充铁剂等。输血可用于严重贫血或急性出血引发贫血的患者，EPO治疗适用于红蛋白≤100 g/L，补充铁剂途径主要为口服和肠道外。
恶心呕吐（CINV）	建议首次治疗时进行CINV的预防，可降低之后化疗周期中预期性CINV的发生风险。依据化疗方案的致吐风险分级，可推荐三药联合、两药联合或单一止吐药物。
腹泻（CID）	轻度腹泻可口服补液治疗，症状较重应采用口服补液盐或静脉补液。同时推荐洛哌丁胺剂、奥曲肽，也可口服布地奈德治疗洛哌丁胺难以控制的CID。
心脏毒性	对拟应用潜在心血管毒性化疗且具有高风险的患者推荐进行一级预防，如应用心脏保护药物。在用药期间，应进行相关心血管毒性的监测，包括心电图、超声心动图、生物标志物（cTnl/cTnT、BNP）等。
药物性肝损伤（DILI）	依据异常肝功能指标的类型选择相应的药物。如以ALT/AST升高为主的DILI，可选择甘草酸类、水飞蓟素类、多烯磷脂酰胆碱、谷胱甘肽、护肝片等；以ALP升高为主的DILI，可选择熊去氧胆酸或S-腺苷蛋氨酸。
周围神经毒性（CIPN）	紫杉醇或奥沙利铂引起的CIPN可能在停止化疗后症状加重或出现新变化，且持续多年，甚至终生存在。治疗CIPN神经病理性疼痛推荐度洛西汀。全身药物治疗需从低起始剂量缓慢滴定。

3.2 靶向药物

表 19-13-2

靶向药物	不良反应及处理原则
曲妥珠单抗	常见不良反应为急性输液反应，如皮疹、呼吸困难、面唇和喉舌水肿、支气管痉挛、低血压等过敏症状，注射期间可能出现头痛、眩晕、恶心、气短、发热或寒颤等输液反应；心脏毒性，如充血性心力衰竭、心功能不全、心律失常等，推荐进行心脏毒性的全程管理。
维迪西妥单抗	常见不良反应为血液学毒性，如贫血、血小板减少、中性粒细胞减少；非血液学毒性，如消化道毒性、肝脏毒性、神经毒性、肺毒性、心脏毒性、眼毒性、输液反应等。剂量调整按不良反应级别及恢复情况而定。
安罗替尼	常见的不良反应包括高血压、疲乏、手足皮肤反应、高甘油三酯血症、蛋白尿、腹泻、食欲下降、TSH 升高、高胆固醇血症和甲状腺功能减退等。多数可通过调整剂量、暂停给药及对症处理得到控制。
雷莫西尤单抗	常见的不良反应为周围性水肿、高血压、腹泻、腹痛、头痛、蛋白尿和血小板减少症等，推荐按照不良反应级别给予剂量调整。

3.3 免疫治疗药物

表 19-13-3

常见不良反应	皮肤毒性、内分泌毒性、肝脏毒性、胃肠毒性、胰腺毒性、肺毒性、骨关节与肌毒性、神经毒性、血液毒性、肾脏毒性、心血管毒性、眼毒性、耳毒性、膀胱毒性、输注反应。
毒性分级管理原则	G1：轻度毒性，G2：中度毒性，G3：重度毒性，G4：危及生命的毒性，G5：与毒性相关的死亡。治疗主要依赖于糖皮质激素。根据毒性分级、毒性对生命威胁的严重程度来判断是否使用糖皮质激素，包括剂量和剂型。糖皮质激素无效时也可以考虑使用其他免疫抑制剂。
不同免疫治疗联合模式的管理	双免疫治疗需关注重症 irAEs，联合化疗需考虑的不良反应的复杂性，联合抗血管生成治疗应当特别关注心血管毒性、肝肾毒性，联合抗 HER-2 治疗应着重关注心脏毒性。

第十四章

食管癌的放疗/放化疗

第一节 概述

放疗指应用不同能量的放射线照射肿瘤，和外科手术同属“局部治疗”，放疗主要分为术前新辅助放疗、根治性放疗、术后辅助放疗、姑息放疗等。近几年针对某类亚组人群的放疗，如保器官放疗、转化性放疗、寡转移放疗等的“新概念”，逐步出现，并为这些患者带来益处。

第二节 放疗技术实践

我国食管癌病理类型以鳞状细胞癌为主，对放射线较敏感。近年来，随着先进的精准调强放疗技术（IMRT/VMAT/TOMO等）的应用，根治性放疗剂量已从推荐剂量的60Gy下降至50Gy。此外，结合全身药物治疗如化疗、靶向和免疫治疗等，食管癌根治性放化疗的5年生存率从20世纪80年代的单纯二维放疗技术时的5%~10%提高至现在的30%~40%。近年来放化疗/免疫的综合治疗，为食管癌患者保留器官结构和功能带来希望。

1 放疗适应证

1.1 根治性放化疗适应证（放疗剂量见流程图）

（1）颈段食管癌；

（2）不可切除初治患者；

（3）经新辅助药物治疗后评估仍然不可切除；

（4）手术风险高，如高龄、严重心肺疾患等；

（5）患者拒绝手术。

2 保器官放疗适应证（放疗剂量见流程图）

（1）患者有保器官意愿；

（2）肿瘤负荷相对较小，可手术切除，推荐cT1b-T3N0-1；

（3）早期食管癌内镜治疗后pT1a伴脉管瘤栓或低分化/未分化，或pT1b，或切缘阳性。

3 术后放化疗适应证（放疗剂量见流程图）

（1）R1（包括环周切缘+）或R2切除；

（2）可考虑放疗：R0但（y）pT4N0或（y）pN+。

4 术后寡转移放疗适应证

瘤床、锁骨上、纵膈或腹腔等部位的局部区域复发，伴或不伴非区域淋巴结转移，伴或不伴远地转移，包括但不限于肺、骨、脑、肝、肾上腺等部位，同时转移器官及转移灶数量较局限，经放疗科评估可行放疗+/-免疫治疗或同步放化疗+/-免疫治疗。

5 Ⅳ期寡转移放疗适应证

Ⅳ期病变经全身系统性药物治疗后评估肿瘤退缩且稳定，经放疗科评估可行局部食管，和/或区域淋巴结，和/或远地转移，包括但不限于肺、骨、脑、肝、肾上腺等部位的放疗+/-免疫治疗或同步放化疗+/-免疫治疗。

6 姑息减症放疗适应证

对食管原发灶未控或转移灶严重外侵造成梗阻、压迫周围组织或器官，引起明显临床症状，可行“减症”放疗。

注：无论寡转移放疗还是姑息减症放疗，因需要考量因素较多，如转移部位、转移器官多少、肿瘤大小、药物治疗效果、患者身体状况、预期寿命等，需放疗科医生给予个体化靶区设计及处方剂量。

第三节 放疗流程图

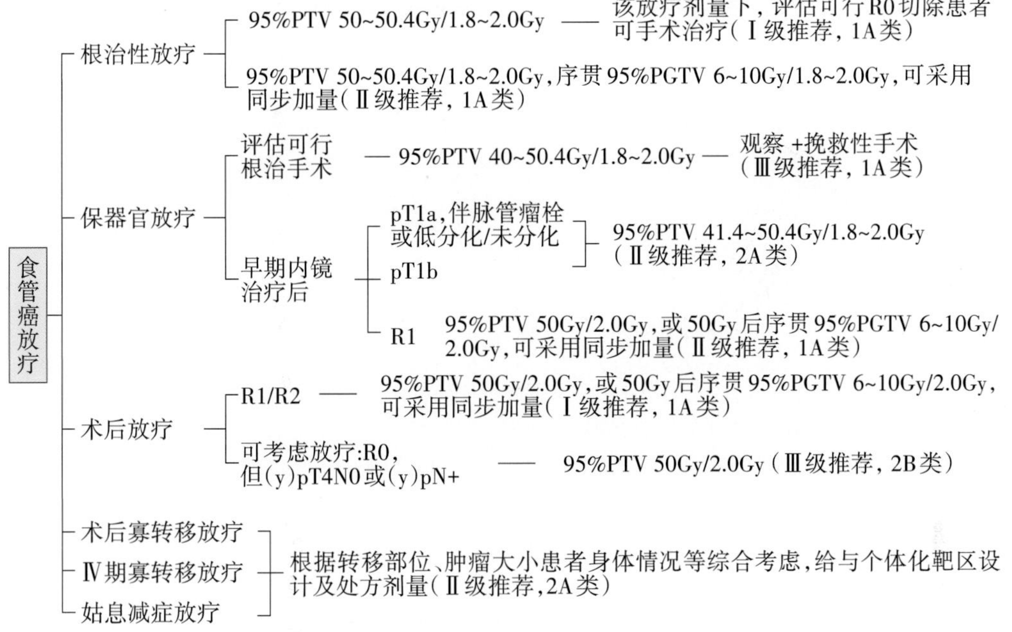

图19-14-1 放疗分类及剂量推荐

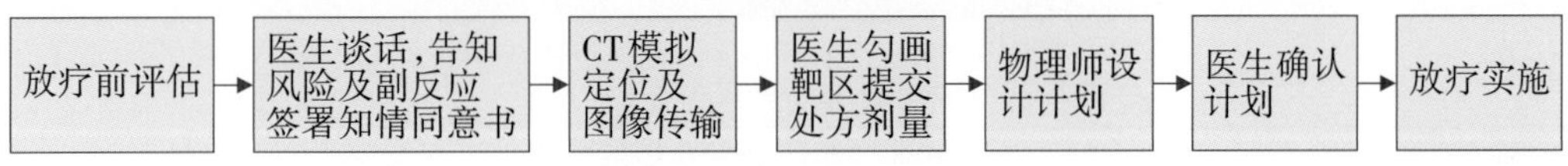

图19-14-2 放疗流程

第四节 放疗策略

1 放疗靶区范围

因药物治疗的广泛应用，以及不同患者对药物治疗反应不一，对放疗靶区的设计影响较大。并且，临床对食管癌淋巴结转移的确诊有困难，因此造成放疗靶区较难统一。以下仅供参考。勾画保器官放疗或50Gy根治性放疗靶区时需考虑对后续可能进行的食管切除术的吻合口位置进行保护，应尽量避免吻合口处位于射野内，或降低吻合口处的受量。以下供参考：

表 19-14-1

项目	靶区范围
GTV和GTVnd	结合各项检查可见的食管原发肿瘤为GTV，确诊转移或不能除外转移的淋巴结为GTVnd。
CTV（临床靶区）	颈段/胸上段：GTV上下各外放3cm，GTVnd三维方向外放0.5~1cm。一般需包括中颈、1（下颈、双侧锁骨上）、2、4淋巴结引流区。颈段可不包括7区，上段是否包括7区，由GTV或GTVnd下界决定。相离较远的靶区可考虑累及野照射，如上段食管癌伴腹腔淋巴结转移。
	胸中段：GTV上下外扩3cm，前后左右外放0.5cm，GTVnd三维方向外放外扩0.5~1cm。一般需包括4、7、8淋巴结引流区，遇到跳跃淋巴结转移时，相离较远的靶区建议累及野照射。
	胸下段/Siewert Ⅰ/Siewert Ⅱ型：GTV上下各外放3cm，前后左右外放0.5cm（胃部方向需酌情减少外放边界，建议1~2cm），GTVnd三维方向外放0.5-1cm，一般需包括7、8、15、16、17、20淋巴结引流区，部分患者可能需要包括18、19区的近端。相离较远的靶区建议累及野照射，如下段食管癌伴1区淋巴结转移。
PTV（计划靶区）	根据实际摆位误差决定，一般在CTV的基础上三维外扩0.3~0.5cm形成，头颈肩网罩固定的颈段或胸上段食管癌可外放0.3cm。
PGTV（采用序贯或同步加量时）	GTV+GTVnd三维方向外放0.5cm。

表 19-14-2　正常组织剂量

正在组织	剂量限制
双肺	平均剂量<14~16Gy，V_{20}≤28%，V_{30}≤20%；同步放化疗者V_{20}≤25%；已行免疫药物治疗的患者肺受量尽量低。
心脏	V_{30}<40%，V_{40}<30%（在肺受量达标的基础上，尽量降低心脏受量）
脊髓（计划危及器官）	D_{max}<45Gy
胃	V_{40}<20%，D_{max}<55~60Gy
小肠	V_{40}<20%，D_{max}<55Gy
双肾	V_{20}<30%
肝	V_{30}<30%
预计吻合处食管	D_{max}≤44Gy

2　保留器官放疗策略

对可手术局部晚期食管癌，新辅助放化疗联合手术是标准治疗，但部分对放疗敏感的患者，可通过保留器官放疗达到既提高生活质量又不影响生存的目的。鉴于SANO研究放疗后较高的局部复发率，因此本指南推荐50~50.4Gy为保留器官的放疗剂量。但根据不同研究，保留器官放疗策略有以下几种选择：

表 19-14-3

研究类型	入组分期	病理类型	放疗剂量	化疗方案	监测手段	主要结果
FFCD9102，随机，Ⅲ期	T3N0-1M0（1987UICC分期）N=259	鳞癌占89%	A组：46Gy/23f，后续加量20Gy。B组：30Gy/10f，后续加量15Gy	5FU + 顺铂，21天/周期，共5个周期（同步2个，巩固3个）	CT+造影+胃镜（活检）	nCRT+S vs. dCRT 2y-OS：34% vs. 40%；mOS：17.7m vs. 19.3m，*P*=0.44
JCOG0909，单臂，Ⅱ期	T1N1M0 或 T2-3N0-1M0 N=96	鳞癌	淋巴结预防区41..4Gy后肿瘤区加量至50.4Gy	5FU + 顺铂，28天/周期，共4个周期（同步2个，巩固2个）	CT+胃镜（活检）	3y-OS：72.2%；3y-PFS：57%；3y-无食管切除生存率：63.6%
天津肿瘤医院，随机对照，Ⅱ期	T1-4aN1-3，T4N0 N=256	鳞癌	40Gy/20f	多西他赛+顺铂，每周方案*4-6周	CT+造影+胃镜（活检）	nCRT+S vs. dCRT 3y-OS：69.5% vs. 62.3%，*P*=0.597。3y-DFS：56.4% vs. 54.7%，*P*=0.652
SANO研究，随机对照，非劣效，Ⅲ期	T1N1M0 或 T2-3N0-1M0 N=309	鳞癌约占1/4	41.4Gy/23f	紫杉醇+卡铂，每周方案*5周	胃镜（深咬活检）+PET/CT+可疑淋巴结EUS-FNA	主动监测组OS不差于手术组，P=0.007；DFS 35m vs. 49m，*P*=0.15

缩写：dCRT，根治性放化疗；DFS，无病生存；mOS，中位生存期；nCRT，新辅助放化疗；OS，总生存；PFS，无进展生存期；S，手术。

3 相关并发症与处理

表 19-14-4

营养不良	放化疗期间因患者会产生不同程度的放疗反应，如放射性食管炎、食欲不振、反酸等，造成患者营养不良进一步加重。营养支持治疗可以明显改善患者的营养不良状态，有利于提高放化疗的完成率，进而提高肿瘤控制率；还能帮助患者尽快度过副反应恢复期，缩短肿瘤治疗间歇期。
	营养评估与评定：根据食管癌放疗肠内营养专家共识，进行肠内营养支持的主要适应证有：一个月体重下降5%以上，BMI<18.5kg/m²，患者主观整体评分（PG-SGA）≥4分，摄食量少于正常需要量的60%且持续3~5天以上。实际临床操作中，应用营养支持治疗的指征包括但不限于此标准。对评估有较高营养不良风险的患者，如已开始丢失体重、预计放疗照射野较大、颈段/上段食管癌、高龄等患者，建议尽早进行营养干预。
	肠内营养支持：患者进行放疗前，如符合肠内营养支持情况之一或预计放疗期间可能有较大营养风险的患者（高龄，体弱，消瘦，基础合并症较多，照射野范围较大等），建议放疗前即开始放疗就接受营养支持治疗（鼻饲或胃造瘘，胃造瘘不适用于可手术患者）。一般推荐能量供给量为25~30kcal/kg·d。

续表

食管穿孔/出血	食管穿孔是食管癌最常见的严重并发症之一，可能发生在放疗前、中或后。食管癌一旦出现穿孔，62%在3个月内死亡，82%在半年内死亡。穿孔的主要原因，首先是肿瘤自身生长外侵，突破纤维膜后造成。其次与肿瘤对放疗敏感有关，肿瘤消退过快，合并感染，影响正常组织修复能力，造成“退缩性”穿孔，此时的穿孔分为癌性穿孔和无癌性穿孔。其中无癌性穿孔的占20%~30%。预后明显好于癌性穿孔。食管出血可单独出现，也可伴发穿孔一起出现，需立即急诊处理，出血量较大者死亡风险高。
	临床表现：穿孔前的临床表现多有发热、胸背部疼痛或不适、实验室炎性指标升高等。一旦穿孔，胸背痛消失，并可能伴有饮水呛咳。
食管穿孔/出血	处理：放疗前食管造影显示有毛刺、龛影等穿孔征象时，建议抗感染治疗，同时加强营养，每次进食后饮清水冲刷食管，避免食物残留，还可口服庆大霉素。食管穿孔后停止放化疗，同时禁食水、静脉抗炎、抑酸、置鼻饲管或胃造瘘，补充蛋白等。根据食管穿孔的部位酌情置入气管/食管支架。 穿孔并非放疗的绝对禁忌证，非癌性穿孔、食管纵隔瘘孔较小的患者，在后期静脉抗炎有效，营养改善、肿瘤控制好的情况下，穿孔可能愈合。短期内愈合后可继续放疗。
放射性食管炎	放疗期间（一般20Gy左右开始）绝大多数患者会出现放射性食管炎，主要表现为进食梗阻感加重，继而出现吞咽疼痛。如果不影响每日能量摄入可暂时对症处理，包括进半流食/流食（建议口服肠内营养液），口服康复新液等；中重度疼痛影响进食，首先建议置鼻饲管，置管后可支持大部分患者完成治疗并快速康复。极少数疼痛较重者，可给予静脉补液、抗炎、激素等对症处理。同时可给予镇痛药物。
放射性气管炎	大气道受到放射线照射时可能产生气道高敏反应，多表现为刺激性干咳，夜间加重。但咳嗽的原因可能较多，上呼吸道感染、食管反流等均可能造成咳嗽，需要先分辨是否为其他原因造成的咳嗽。放射性气管炎一般给予雾化吸入治疗效果较好，可一日数次，每次15~20分钟。雾化液可加入氨溴索、异丙托溴铵、糜蛋白酶、少量激素等。
食管梗阻	放疗期间因食管局部水肿，可能出现梗阻加重的情况，表现为唾液增多，进食困难。处理方案同放射性食管炎。 放疗后出现的梗阻，首先明确是否为肿瘤复发，胃镜检查排除肿瘤复发后，则考虑食管壁的放疗纤维化造成的局部管腔狭窄。为了解决进食问题，可行内镜下食管扩张术。

第五节　注释

1　放疗技术选择

推荐光子调强放疗（IMRT/VMAT等）、质子放疗等精确放疗技术。已有多个剂量学研究和大型回顾性临床研究证实，与三维放疗技术相比，调强放疗在靶区剂量分布和正常器官的保护等方面均具优势，特别是对心脏和肺的保护，可降低心肺并发症发生率并可改善生存。前瞻性Ⅱ期随机对照研究显示，与IMRT相比，质子治疗可进一步降低放疗相关副反应和术后并发症发生率。

2 CT模拟定位

采取仰卧位，双臂伸直置于体侧或者双肘交替后置于额前或双手上举握定位杆。不用行下纵隔或腹腔照射的颈段及胸上段患者建议头颈肩罩固定，中下段及食管胃交界癌胸部体膜固定。行静脉造影增强扫描，层厚0.3~0.5cm。对造影剂过敏者可不行增强扫描。

食管下段及食管胃交界癌，或需照射胃左、腹腔淋巴结者，为减少胃部充盈大小造成的照射体积差异，CT模拟定位前空腹3~4小时，CT扫描前及每次放疗前15分钟，患者需服200~300ml半流食（如稠粥、酸奶等，每次定量）。上中段患者无需此步骤。术后残胃位于纵隔者，不要充盈胃，以胃内无内容物时定位为佳，放疗时亦如此。

3 同步药物方案

紫杉醇+卡铂，顺铂+5-FU或卡培他滨或替吉奥，长春瑞滨+顺铂，多西他赛+顺铂，紫杉醇+顺铂，奥沙利铂+5-FU或卡培他滨或替吉奥（推荐腺癌），紫杉醇+5-FU或卡培他滨或替吉奥。老年患者采用单药替吉奥或卡培他滨。

目前ESCORT-NEO研究发现白蛋白紫杉醇也可作为选择之一，替代紫杉醇与放疗同步应用。

免疫药物与放疗联合使用，是否可进一步改善生存，目前还没有前瞻性随机对照研究证实。但多个小样本研究提示术前放化疗联合免疫治疗可提高病理完全缓解（pCR）及大部病理缓解率（mPR）；根治性放化疗联合免疫治疗比单纯放化疗也可改善患者总体生存且并不明显增加毒副反应。让我们期待更多研究结果的证实。

第十五章

食管癌新辅助治疗及手术注意事项

第一节 概述

大部分患者在初诊时病情已达局部晚期（cT1b-2N+/cT3-4Nany），这部分患者行单纯手术切除预后较差，5年生存率仅20%~40%。为进一步提高局部晚期食管癌疗效，国内外学者进行了多种以手术为基础的围术期整合治疗的探索，包括术前化疗、术前放化疗、围术期化疗、术后辅助治疗等。新辅助治疗是指针对可切除肿瘤者在接受手术前进行的控瘤治疗，如化疗、放化疗、免疫治疗等，以期在进行根治性切除前降低全身肿瘤负荷、提高手术切除率、改善预后。

根据病理类型不同，新辅助治疗模式的发展也有所不同。食管鳞癌的新辅助治疗方式主要为新辅助放化疗与新辅助化疗。随着NEOCRTEC5010研究与CROSS研究各项成果的发表，证实新辅助放化疗联合手术治疗的疗效显著优于单纯手术，奠定了新辅助放化疗在局部晚期食管鳞癌中的一线治疗地位。CMISG-1701研究与JCOG-1109研究结果证实，新辅助化疗对比新辅助放化疗在生存预后方面无统计学差异。对局部晚期食管及食管-胃结合部腺癌，主要的新辅助治疗模式为新辅助放化疗与围术期化疗。CROSS研究同时也证实了新辅助放化疗联合手术在局部晚期食管-食管胃结合部腺癌中的疗效。OEO-2研究、FFCD-9703研究、MAGIC研究均证实在局部晚期食管、食管胃结合部腺癌中围术期化疗疗效显著优于单纯手术，Neo-AEGIS研究结果显示，围术期化疗在生存预后疗效上不劣于新辅助放化疗。

第二节 新辅助治疗的种类与原则

对局部晚期食管癌（cT1b-2N+/cT3-4Nany），且营养状态、体力状态（PS评分

0-2）良好，具手术意愿者，建议行新辅助治疗。具体诊疗方案需结合患者具体病情以及医院诊疗措施水平来选择。

新辅助治疗的种类包括新辅助放化疗、新辅助化疗、围术期化疗等。局部晚期食管鳞癌患者在有条件的中心优先推荐新辅助放化疗，其次推荐行新辅助化疗。新辅助放化疗较之新辅助化疗可提高局部肿瘤控制率和根治性手术切除率。局部晚期食管、食管-胃结合部腺癌患者可选择新辅助放化疗或围术期化疗。免疫治疗在食管癌新辅助治疗中的应用仍处于研究探索阶段，可在相应临床研究中按方案联合放化疗或化疗进行新辅助治疗。

食管鳞癌患者接受根治性切除术后行辅助放疗缺乏前瞻性研究证据，有研究结果显示术后辅助化疗可延长患者无病生存，但对总生存无显著差异。接受新辅助治疗联合手术根治性切除后未达到病理完全缓解的患者，根据Checkmate-577研究，接受术后辅助免疫治疗可显著延长无病生存期。食管腺癌的术后辅助治疗取决于患者的整合治疗模式，在接受围术期化疗的患者中，术后辅助化疗是治疗的重要环节，在接受术前放化疗的患者中，根据Checkmate-577研究成果（腺癌占比71%），非病理完全缓解患者接受纳武单抗辅助治疗亦可显著延长无病生存。

第三节　新辅助治疗流程

1　食管鳞癌新辅助治疗方案

1.1　新辅助放化疗

（1）长春瑞滨+顺铂+同步放疗（40Gy/20fr）

方案基于NEOCRTEC-5010研究，研究结果显示，与单纯手术对比，新辅助放化疗组R0切除率显著高于单纯手术组（98.4% vs. 91.2%，*P*=0.002），新辅助放化疗组病理完全缓解率为43.2%。生存分析结果显示，新辅助放化疗组总生存（中位总生存：100.1月 vs. 66.5月，HR 0.71，95% CI 0.53~0.96，*P*=0.025）与无病生存（中位无病生存：100.1月 vs. 41.7月，HR 0.58，95% CI 0.43~0.78，*P*<0.001）均显著优于单纯手术组。长期生存随访结果显示，新辅助放化疗组5年生存率（59.9% vs. 49.1%，HR 0.74，95% CI 0.57~0.97，*P*=0.03）及5年无病生存率（63.6% vs. 43.0%，HR 0.60，95% CI 0.45~0.80，*P*<0.001）均显著优于单纯手术组。

（2）紫杉醇+卡铂+同步放疗（41.4Gy/23fr）

方案来源于CROSS研究，与单纯手术对比，新辅助放化疗组手术R0切除率显著高于单纯手术组（92% vs. 69%，*P*<0.001），总人群病理完全缓解率为29%，其中鳞癌患者中病理完全缓解率为49%。鳞癌患者中，新辅助放化疗组总生存显著优于单纯

手术组（中位总生存：81.6月 vs. 21.1月，HR0.48，95% CI 0.28~0.83，P=0.008）。

1.2 新辅助化疗

（1）顺铂+紫杉醇

基于CMISG-1701研究，与新辅助放化疗对比，新辅助化疗组的R0切除率无显著差异（96.2% vs. 97.3%，P=0.92）。新辅助化疗pCR率较低、肿瘤降期较差，但两组的总生存、无进展生存无统计学差异（总生存：HR 0.82，95% CI，0.58~1.18，P=0.28；无进展生存：HR0.83，95% CI，0.59~1.16，P=0.27）。

（2）多西他赛+顺铂+氟尿嘧啶

方案基于JCOG-1109研究，研究结果显示，与新辅助顺铂+氟尿嘧啶的双药化疗相比，新辅助多西他赛+顺铂+氟尿嘧啶方案总生存显著延长（中位OS：未达到 vs. 4.6年，HR0.68 95% CI 0.50~0.92），3年生存率72.1%。

1.3 术后辅助治疗

纳武利尤单抗

方案来源于Checkmate-577研究，在接受新辅助放化疗联合手术治疗后非病理完全缓解的患者中，行术后辅助纳武利尤单抗可显著延长无病生存期（总人群：22.4月 vs. 11.0月，HR 0.69，96.4% CI 0.56~0.86，P<0.001；鳞癌亚组：29.7月 vs. 11.0月，HR 0.61 95% CI 0.42~0.88）。

2 食管、食管-胃结合部腺癌新辅助治疗方案推荐

2.1 新辅助放化疗

紫杉醇+卡铂+同步放疗（41.4Gy/23fr）

CROSS研究的腺癌患者接受新辅助放化疗病理完全缓解率为23%，新辅助放化疗组患者总生存（中位总生存：43.2月 vs. 27.1月；HR 0.73，95% CI 0.55-0.98，P=0.038）、无进展生存（中位无进展生存：29.9月 vs. 17.7月；HR 0.69，95% CI 0.52-0.92，P=0.010）均显著优于单纯手术患者。

2.2 围术期化疗

（1）顺铂+氟尿嘧啶

方案来自OEO-2研究，研究结果显示，与单纯手术对比，新辅助化疗可显著延长局部晚期食管癌无进展生存（HR 0.82，95% CI 0.71~0.95，P=0.003）与总生存（HR 0.84，95% CI 0.72~0.98，P=0.03）。

此外，FFCD-9703研究使用该方案行围术期化疗，与单纯手术对比，围术期化疗显著提高5年生存率（38% vs. 24%；HR 0.69，95% CI 0.50~0.95，P=0.02）、5年无病生存率（34% vs. 19%；HR0.65，95% CI 0.48~0.89，P=0.003）。

(2) 表柔比星+顺铂+氟尿嘧啶

方案基于MAGIC研究，结果显示，与单纯手术对比，围术期化疗组无进展生存(HR 0.66，95% CI 0.53~0.81，P<0.001)与总生存(HR 0.75，95% CI 0.60~0.93，P=0.009)均显著延长。

(3) 多西他赛+奥沙利铂+氟尿嘧啶+四氢叶酸

方案基于FLOT4研究，研究结果显示，与表柔比星+顺铂+氟尿嘧啶/卡培他滨方案对比，多西他赛+奥沙利铂+氟尿嘧啶+四氢叶酸方案可提高R0切除率(85% vs. 78%，P=0.016)、显著延长无病生存(中位无病生存：30月 vs. 18月，HR 0.75，95% CI0.62~0.91，P=0.0036)、显著延长总生存(中位总生存：50月 vs. 35月，HR 0.77，95% CI 0.61~0.94，P=0.012)。

Neo-AEGIS研究对比新辅助放化疗与围术期化疗的疗效。研究结果显示，围术期化疗组的R0切除率(82% vs. 96%，P=0.0003)、pCR率(4% vs. 12%，P=0.012)均低于新辅助放化疗组。围术期组与新辅助放化疗组总生存(中位总生存：48.0月 vs. 49.2月；3年生存率：55% vs. 57%；HR 1.03，95% CI 0.77~1.38，P=0.82)与无病生存(中位无病生存：32.4月 vs. 24.0月；HR 0.89，95% CI 0.68~1.17，P=0.41)均无显著统计学差异。

2.3 术后辅助治疗

纳武利尤单抗：方案源于Checkmate-577研究，在接受新辅助放化疗联合手术治疗后非病理完全缓解的患者中，行术后辅助纳武利尤单抗可显著延长无病生存期(腺癌患者中位无病生存：19.4月 vs. 11.1月，HR 0.75 95% CI 0.59-0.96)。

3 放疗方案

3.1 术前放疗剂量

DT 40~45Gy，目前两个Ⅲ期前瞻性研究采用40~41.4Gy。放疗后仍无法确定是否可行根治性手术切除的患者，建议50~50.4Gy。目前尚无充分证据显示低剂量与高剂量新辅助放疗的临床疗效是否具有差异，但高剂量放疗可能带来更多手术并发症风险。

3.2 靶区定义

可参考第14章相关内容。近年来，随着药物疗效的提高，并同时考虑对免疫治疗和手术的影响，放疗越来越倾向缩小照射范围，使用累及野照射。设置靶区时需考虑后续手术切除时吻合口的位置，应尽量避免吻合口位于照射野内从而降低吻合口瘘的发生率。

3.3 CT模拟定位、放疗流程及技术、新辅助治疗相关并发症及其处理

可参考第14章相关内容。

4 手术注意事项

新辅助治疗后建议的手术时机是在患者身体条件允许情况下，放化疗结束后6~8周，化疗结束后3~6周。新辅助治疗后要依据患者术前病变外侵情况来判断手术可能的难度。如腔镜手术切除有困难，可以选择开胸手术或机器人辅助微创手术以保障手术安全。

4.1 术式的选择

推荐的术式包括：McKeown术式（经腹+经右胸+颈部吻合术），Ivor-Lewis术式（经腹+经右胸手术），腔镜辅助下McKeown/Ivor-Lewis术式，有条件的情况下亦可选择机器人辅助下McKeown/Ivor-Lewis术式。

4.2 淋巴结清扫范围

4.2.1 鳞癌

推荐行完全胸腹二野或二野加淋巴结清扫术：推荐胸部淋巴结清扫范围包括C201-C209组。腹部清扫范围包括C301-C305组。（“C”表示中国标准，“2”表示胸部淋巴结分组，“3”代表腹部淋巴结分组）。

4.2.2 腺癌

推荐清扫范围：胸部包括C205-C209组。腹部C301-305组。

4.3 手术注意事项

（1）根治性切除要求达到R0切除（肉眼及镜下无癌残留）；

（2）安全切缘不少于5cm；如果<5cm，建议术中行切缘冰冻检查直至阴性。

（3）术中R2切除，有肿瘤残留者应作金属夹标记；

（4）重建的器官首选胃，如胃不能被采用，可考虑用结肠或空肠；

（5）术中建立肠内营养通道，包括鼻空肠营养管或空肠造瘘术。

第十六章

食管癌营养支持

第一节　概述

根据中国抗癌协会肿瘤营养专业委员会的研究，食管癌患者营养不良发病率居第一位。食管癌患者常出现营养不良，其原因包括食管肿瘤导致食管管腔的狭窄，肿瘤代谢引起机体的全身反应，这在局部晚期及晚期食管癌患者中更为常见。局部晚期和晚期食管癌患者都需要接受手术、放疗、化疗等控瘤治疗。放化疗、手术会给患者带来各种消化道不良反应以及免疫力低下等毒副作用，进一步加重患者的营养不良状况。营养不良会降低患者的耐受性，影响治疗效果，增加治疗相关不良反应，进而影响患者预后及生活质量。食管癌患者治疗期间给予恰当的营养支持，能够有效改善患者营养状况，提高患者免疫力，提高患者对治疗的耐受性，促进患者恢复，同时减轻了患者的心理负担，有利于提高治疗效果。

第二节　营养支持原则

1　营养风险评估

对来就诊的食管癌患者，首先应对患者进行营养风险评估，整合评估患者的营养摄入、体重变化及BMI指数。可采用NRS2002评分量表来评估患者的营养状况，营养评估后发现营养不良者，特别是重度营养不良者，需进一步综合测定，其中包括应激程度、炎症反应、能量消耗水平、代谢状况、器官功能、人体组成、心理状况等方面。

营养干预的开始时间应该在评估后立即进行，并且在治疗过程中应定期进行营养评估，以监测营养支持疗效及按需调整营养方案。

2 营养需求

对一般患者，推荐能量摄入至少大于（25~30）kcal/（kg·d）。蛋白质摄入量应大于1.0g/（kg·d）。对手术患者，推荐能量摄入至少大于（30~40）kcal/（kg·d）。

蛋白质摄入量建议提高至（1.5~2.0）g/（kg·d）。并定期进行营养评估，根据患者营养评估结果，动态调整患者的营养摄入。

推荐维生素与矿物质的供给量大约等于每日营养推荐量，若没有特殊情况不建议使用高剂量微量营养素。

3 营养支持的选择

对能经口进食的营养不良或存在营养不良风险的患者，首先推荐增加经口饮食进行营养支持，包括给予营养教育、增加口服营养制剂。

经口进食无法满足营养需求，推荐使用肠内营养，若肠内营养无法实施或仍不能满足营养需求，则考虑使用肠外营养。

第三节 营养支持治疗方案

1 肠内营养

对未行手术的患者，肠内营养支持的途径最简单有效的施用经鼻留置胃空肠营养管进行营养支持。如患者食管肿瘤体积较大严重堵塞食管管腔，可以考虑内镜下放置胃空肠营养管。遇到管腔完全堵塞，病人甚至无法饮水时，则可考虑行胃造瘘或空肠造瘘术来满足患者的肠内营养需求。

对行食管切除者，可考虑术中留置鼻饲管，普通的营养管可满足需求，导管末端需超过幽门。对无法留置鼻饲管的患者，靠考虑行经皮空肠造瘘。

2 肠外营养

对无法正常进食，且因瘤体过大、不能耐受等原因不能放置鼻饲管或行经皮造瘘者，及因腹腔转移、腹腔积液等导致肠道功能不全的患者。可考虑行肠内营养联合肠外营养或全肠外营养支持。

需根据患者的病情，预计营养支持时间、所用营养液的类型等因素综合考虑，决定使用何种静脉途径。对病情较重，预计肠外营养支持时间较长，所用营养液渗透压较高者推荐采用中心静脉营养支持。

3 运动

建议食管癌患者进行适量运动以维持肌肉量、机体功能及代谢状态。推荐患者制定个体化的运动方案以更好的维持肌肉质量及肌肉力量。

大部分食管癌患者可耐受体力活动。推荐患者进行中等强度的体力活动，每周3次，每次持续10~60min。对体力较差者，建议每天散步，以减少肌肉萎缩的风险。适量的体力活动可以改善患者的肌肉质量、肌肉力量，并能缓解焦虑，提升生活质量。

4 药物干预

对食欲不佳的晚期肿瘤患者，推荐使用黄体酮，或短期使用糖皮质激素以增加食欲，但需警惕药物副作用。

对化疗过程中出现体重丢失及营养不良风险的晚期肿瘤患者，推荐补充长链N-3脂肪酸或鱼油来改善食欲并维持体重。

对胃肠蠕动减慢的患者，推荐使用胃肠动力药物，但需关注其药物不良反应。

5 术前营养支持

对营养状况差，营养不良且需接受食管癌大手术者，常不能耐受长时间的营养缺乏，需在术前进行营养支持。ESPEN指南推荐对下列病人术前给予7~14天的营养支持，并建议酌情推迟此类病人的手术时间：

（1）过去6个月内体重下降>10%；

（2）血浆白蛋白<30g/L；

（3）SGA评分C级或NRS-2002评分>5分；

（4）BMI<18.5。

推荐存在营养风险的食管癌患者在新辅助治疗期间开始进行营养支持。

6 术后营养支持

推荐所有接受食管癌手术的患者，按照加速术后康复原则进行围术期管理。推荐术后早期开始行肠内营养支持。在肠内营养无法完全满足患者营养需求时，术后早期可以同时辅助加用肠外营养来为患者提供能量。

7 放化疗患者的营养支持

应对所有接受放化疗的食管癌患者在治疗前、治疗过程中及治疗后进行营养评估及营养教育。对存在营养风险者，要及时进行营养干预。

对有营养风险者，首先推荐补充口服营养剂。但食管癌患者常因肿瘤或放射性食管炎导致严重进食困难，此时可考虑使用鼻胃管或经皮胃造瘘/空肠造瘘进行肠内营养。对胃肠道功能不全或无法实施肠内营养者，可考虑联合使用肠外营养，甚至全肠外营养。

患者在治疗期间应每1~2周进行1次营养评估。对完成治疗，病情稳定的患者，也应每1~3月进行1次营养评估，并及时调整营养干预措施。

8　姑息患者的营养支持

对所有晚期患者进行营养评估，对存在营养风险的患者进一步评估，明确有无需要治疗的代谢紊乱或其他营养不良症状。综合评估患者的预后，营养支持带来的获益及负担后再进行相应的营养支持。

9　肠内营养制剂的选择

对消化道功能健全或有部分功能者，建议选用整蛋白型肠内营养液，尤其是富含ω-3脂肪酸和核苷酸的肿瘤适用型肠内营养乳剂；对消化道功能重度不健全者，可选用短肽型肠内营养混悬液。

10　肠内营养相关副反应的处理

部分食管癌患者接受肠内营养支持后会出现腹胀，腹泻等症状，原因包括：肠内营养液低温导致肠道痉挛、乳糖酶缺乏、营养液高渗透性、输注速度过快、脂肪吸收障碍等。

可采取一些措施来减少肠内营养相关并发症的出现。

（1）患者取半坐卧位，避免长时间平卧位而增加误吸风险；

（2）鼓励下地活动以增加胃肠道蠕动；

（3）调节肠内营养的“三度”即浓度、速度和温度，适当稀释肠内营养液，调节泵入速度，保证营养液恒温、恒速使肠道逐渐适应，推荐便携式家用营养泵；

（4）配合胃肠动力药物；

（5）避免营养液受到污染而导致患者出现腹泻等消化道反应。

第十七章

食管癌的中医中药治疗

第一节 概述

食管癌的中医中药治疗可将中医药与现代医学治疗食管癌的方法、药物、技术有机整合，在食管癌不同治疗阶段充分发挥各自特色，或为无法接受现代医学治疗的患者提供更多方案选择，达到最佳治疗效果。

现代医学的手术、放化疗、靶向免疫治疗等手段在食管癌治疗中已取得卓越成果，但在预防食管癌发生、术后或放化疗后的不良反应管理、晚期患者姑息治疗、无法接受现代医学治疗的替代疗法等方面仍有不足之处，此时应充分发挥祖国医学的优势，使中医药与现代医学治疗相结合，取长补短，以患者的临床获益为目标，在充分发挥抗肿瘤疗效的同时，延长患者生存期，提高患者生活质量。

第二节 中医治疗总体原则

食管癌的中医治疗总体原则为“理气开郁，化痰消瘀，滋阴养血润燥，分清标本虚实而治”。

食管癌初起以标实为主，重在治标，总体原则为理气开郁，化痰消瘀，可少佐滋阴养血润燥。

食管癌后期以正虚为主，或虚实并重，治疗重在扶正，总体原则为滋阴养血润燥或益气温阳，可少佐理气开郁，化痰消瘀。

治标当顾护津液，不可过用辛散香燥；治本应保护胃气，不宜过用甘酸滋腻。

第三节 治疗流程

食管癌发生发展不同阶段均可联合使用中医药治疗。根据不同阶段及症状，食管癌可分为以下五个证型。

表 19-17-1　食管癌中医辨证治疗基本方案

中医辨证	主要表现	中医治法
痰气交阻证（多见于Ⅰ-Ⅱ期）	吞咽时自觉有异物梗塞感、食入不畅，纳呆，时有呕吐清涎，吸气不舒，胸膈或胃脘部痞闷，伴有隐痛，情志不遂时尤为显著。舌质偏红，苔稍腻，脉滑或弦滑。	开郁化痰，润燥降气
瘀血内结证（多见于Ⅱ-Ⅲ期）	吞咽受阻，甚至饮水难下，进食困难、食后即吐，胸背疼痛明显，痛处较为固定，肢体偶有活动不畅，面色黧黑，肌肤甲错，大便干结。舌质紫黯，有瘀点或瘀斑，舌底络脉颜色紫暗、增粗或迂曲，脉细涩。	滋阴养血，破血行瘀
津亏热结证（多见于Ⅱ-Ⅲ期）	哽咽不下，固体食物难入，但水饮可下，且口渴欲饮，常伴有胸前灼痛，潮热盗汗，五心烦热，或见口舌生疮、溃疡，大便秘结。舌干红少苔，或带有裂纹，脉弦细数。	滋阴清热，润燥生津
气虚阳微证（多见于Ⅲ-Ⅳ期）	长期吞咽困难饮食不下，泛吐清水或泡沫，乏力气短，面色苍白，形寒肢冷，面浮足肿，腹部胀满，大便稀溏。舌质淡，苔白，脉细弱或沉细。	温补脾肾，益气回阳
正虚毒瘀证（多见于Ⅲ-Ⅳ期）	腰膝酸软，神疲乏力，眩晕耳鸣，口燥咽干，自汗盗汗，烦躁，失眠健忘，夜尿频多；或肌肤甲错，面色黧黑，唇甲紫暗，皮下瘀斑。舌质淡红或紫暗有瘀点，苔薄白或少苔，脉细数或沉弦。	益肾扶正，解毒疗虚

1　食管癌围术期的中医治疗

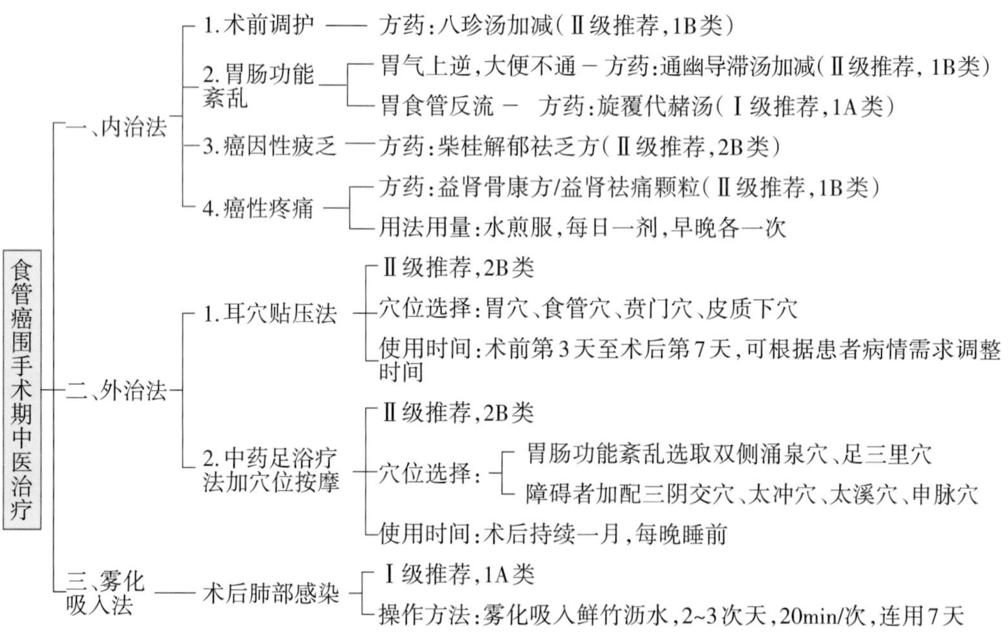

图 19-17-1

2 食管癌化疗阶段的中医治疗

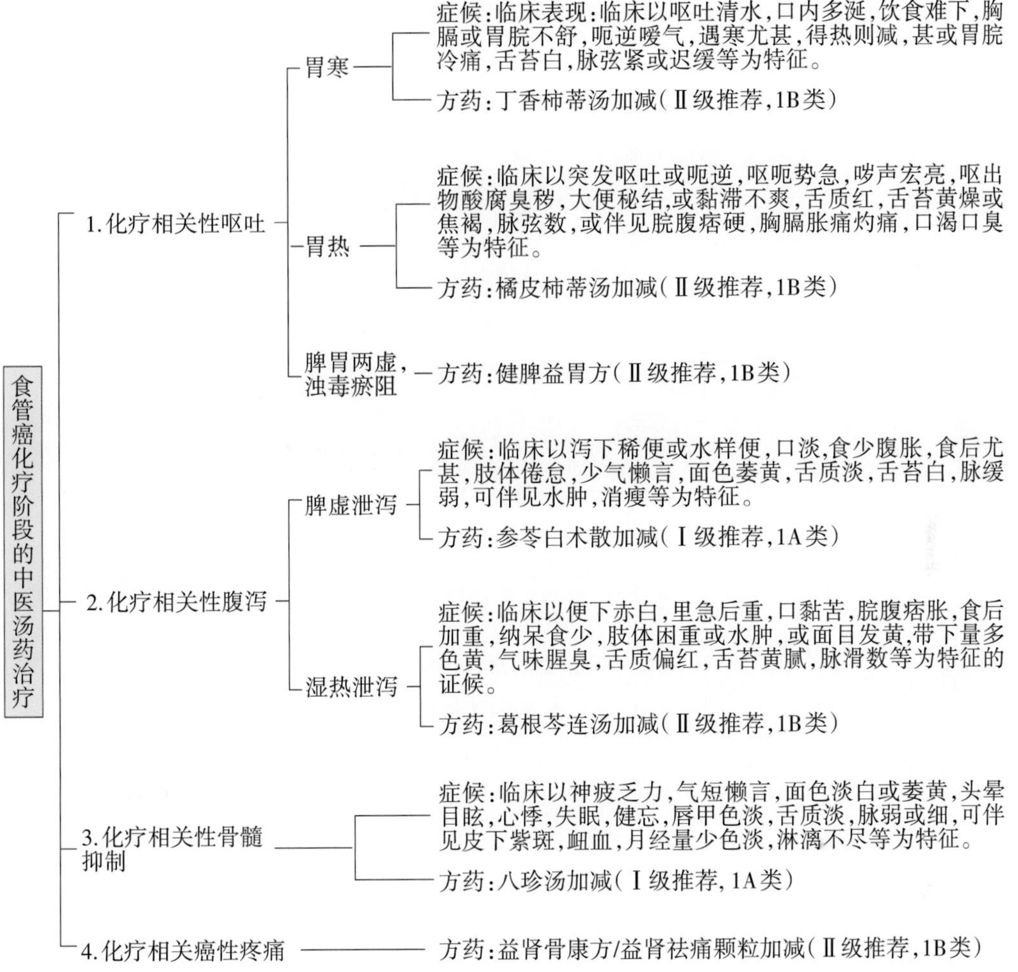

食管癌化疗阶段的中医汤药治疗
1. 化疗相关性呕吐
胃寒
症候:临床表现:临床以呕吐清水,口内多涎,饮食难下,胸膈或胃脘不舒,呃逆嗳气,遇寒尤甚,得热则减,甚或胃脘冷痛,舌苔白,脉弦紧或迟缓等为特征。
方药:丁香柿蒂汤加减(Ⅱ级推荐,1B类)
胃热
症候:临床以突发呕吐或呃逆,呕呃势急,唠声宏亮,呕出物酸腐臭秽,大便秘结,或黏滞不爽,舌质红,舌苔黄燥或焦褐,脉弦数,或伴见脘腹痞硬,胸膈胀痛灼痛,口渴口臭等为特征。
方药:橘皮柿蒂汤加减(Ⅱ级推荐,1B类)
脾胃两虚,浊毒瘀阻
方药:健脾益胃方(Ⅱ级推荐,1B类)
2. 化疗相关性腹泻
脾虚泄泻
症候:临床以泻下稀便或水样便,口淡,食少腹胀,食后尤甚,肢体倦怠,少气懒言,面色萎黄,舌质淡,舌苔白,脉缓弱,可伴见水肿,消瘦等为特征。
方药:参苓白术散加减(Ⅰ级推荐,1A类)
湿热泄泻
症候:临床以便下赤白,里急后重,口黏苦,脘腹痞胀,食后加重,纳呆食少,肢体困重或水肿,或面目发黄,带下量多色黄,气味腥臭,舌质偏红,舌苔黄腻,脉滑数等为特征的证候。
方药:葛根芩连汤加减(Ⅱ级推荐,1B类)
3. 化疗相关性骨髓抑制
症候:临床以神疲乏力,气短懒言,面色淡白或萎黄,头晕目眩,心悸,失眠,健忘,唇甲色淡,舌质淡,脉弱或细,可伴见皮下紫斑,衄血,月经量少色淡,淋漓不尽等为特征。
方药:八珍汤加减(Ⅰ级推荐,1A类)
4. 化疗相关癌性疼痛
方药:益肾骨康方/益肾祛痛颗粒加减(Ⅱ级推荐,1B类)

图 19-17-2

3 食管癌放射治疗阶段的中医治疗

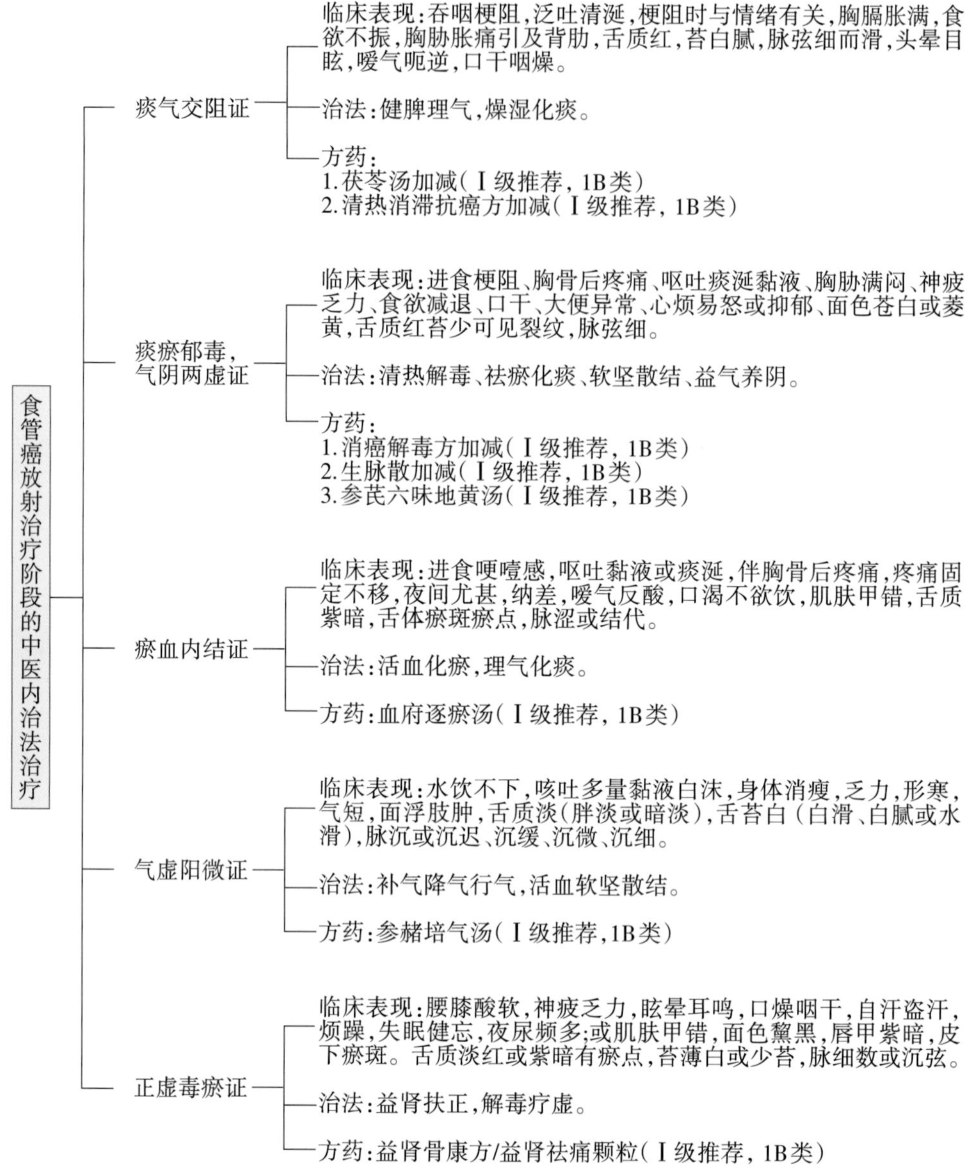

食管癌放射治疗阶段的中医内治法治疗
痰气交阻证
临床表现：吞咽梗阻，泛吐清涎，梗阻时与情绪有关，胸膈胀满，食欲不振，胸胁胀痛引及背肋，舌质红，苔白腻，脉弦细而滑，头晕目眩，嗳气呃逆，口干咽燥。
治法：健脾理气，燥湿化痰。
方药：
1.茯苓汤加减（Ⅰ级推荐，1B类）
2.清热消滞抗癌方加减（Ⅰ级推荐，1B类）
痰瘀郁毒，气阴两虚证
临床表现：进食梗阻、胸骨后疼痛、呕吐痰涎黏液、胸胁满闷、神疲乏力、食欲减退、口干、大便异常、心烦易怒或抑郁、面色苍白或萎黄，舌质红苔少可见裂纹，脉弦细。
治法：清热解毒、祛瘀化痰、软坚散结、益气养阴。
方药：
1.消癌解毒方加减（Ⅰ级推荐，1B类）
2.生脉散加减（Ⅰ级推荐，1B类）
3.参芪六味地黄汤（Ⅰ级推荐，1B类）
瘀血内结证
临床表现：进食哽噎感，呕吐黏液或痰涎，伴胸骨后疼痛，疼痛固定不移，夜间尤甚，纳差，嗳气反酸，口渴不欲饮，肌肤甲错，舌质紫暗，舌体瘀斑瘀点，脉涩或结代。
治法：活血化瘀，理气化痰。
方药：血府逐瘀汤（Ⅰ级推荐，1B类）
气虚阳微证
临床表现：水饮不下，咳吐多量黏液白沫，身体消瘦，乏力，形寒，气短，面浮肢肿，舌质淡（胖淡或暗淡），舌苔白（白滑、白腻或水滑），脉沉或沉迟、沉缓、沉微、沉细。
治法：补气降气行气，活血软坚散结。
方药：参赭培气汤（Ⅰ级推荐，1B类）
正虚毒瘀证
临床表现：腰膝酸软，神疲乏力，眩晕耳鸣，口燥咽干，自汗盗汗，烦躁，失眠健忘，夜尿频多；或肌肤甲错，面色黧黑，唇甲紫暗，皮下瘀斑。舌质淡红或紫暗有瘀点，苔薄白或少苔，脉细数或沉弦。
治法：益肾扶正，解毒疗虚。
方药：益肾骨康方/益肾祛痛颗粒（Ⅰ级推荐，1B类）

图 19-17-3

第十八章

食管胃结合部腺癌的治疗原则

第一节 概述

食管胃结合部腺癌（Esophagogastric junction adenocarcinoma，EGJA）是一种具有特殊生物学特性和治疗挑战的恶性肿瘤，特指在食管与胃的解剖交界上下5cm内发生的腺癌。无论肿瘤中心处于哪个具体位置，均被归为EGJA。在西方国家，EGJA的发病率在过去几十年中显著增加，近20年来发病趋于稳定。我国EGJA的发病率亦呈现升高趋势。但病因与西方国家有所不同，西方国家主要与吸烟、饮酒、胃食管反流病、肥胖有关，而在我国饮食、幽门螺杆菌感染、遗传因素为主要病因。

第二节 食管胃结合部腺癌的治疗原则

1 可切除EGJA的治疗原则

1.1 T1a期肿瘤

在经验丰富的医疗中心，可考虑内镜下黏膜切除术或食管切除术。

1.2 T1b期及深层肿瘤

应采用食管切除术。

1.3 T1至T3期肿瘤

即使存在手术相对禁忌证，如区域淋巴结转移或多部位淋巴受累，结合患者年龄和体能，仍可考虑手术切除。

1.4 T4a期肿瘤

即使受累心包、胸膜或膈肌，仍有手术切除可能。

2 不可切除EGJA治疗原则

2.1 cT4b期肿瘤

心脏、大血管、气管或邻近器官受累时，判定为不可切除。

2.2 淋巴结肿大

多部位且体积大，通常视为不可切除，但需综合评估。

2.3 锁骨上淋巴结转移

属于不可切除。

2.4 远处转移

Ⅳ期肿瘤，判定为不可切除。

不可切除EGJA的治疗详见第十三章和第十四章。

第三节 食管胃交界部腺癌（EGJA）治疗方案

1 食管胃结合部腺癌（EGJA）分型分期

1.1 Siewert分型

Ⅰ型：肿瘤位于食管-胃交界以上1~5cm处。

Ⅱ型：肿瘤跨越食管-胃交界，从上方1cm至下方2cm。

Ⅲ型：肿瘤位于食管-胃交界以下2~5cm处。

1.2 分期原则

EGJA的分期依据Siewert分型进行。具体地，Siewert-Ⅰ型遵循食管癌的TNM分期系统，而Siewert-Ⅱ型和Ⅲ型则按照胃癌的分期标准进行。

2 EGJA的手术路径选择

2.1 开放手术路径推荐

2.1.1 Siewert-Ⅰ型EGJA

优先选择经胸径路手术，此径路对肿瘤及其周边结构的处理具有显著优势。

2.1.2 Siewert-Ⅲ型EGJA

对这类肿瘤，经腹或经腹食管膈肌裂孔径路是更为理想的手术方式，因为这些路径能够更清晰地显露并操作肿瘤区域。

2.1.3 Siewert-Ⅱ型EGJA

手术径路的选择存在一定争议。当食管受累长度不超过2cm时，经腹食管膈肌裂孔径路被视为首选；而当受累长度超过2cm时，则推荐采用经上腹右胸径路进行手术。

2.2 微创手术路径推荐

2.2.1 Siewert-Ⅰ型和部分Ⅱ型EGJA

推荐胸腹腔镜联合手术，减少创伤，加速康复。Siewert-Ⅰ型也可经充气纵隔镜联合腹腔镜手术，以保证上纵隔淋巴结清扫的彻底性。

2.2.2 Siewert-Ⅲ型EGJA（Ⅰ-Ⅲ期）

推荐在经验丰富的医学中心行腹腔镜根治性全胃或近端胃切除。

2.2.3 Siewert-Ⅱ型EGJA

在Ⅰ-Ⅲ期、肿瘤侵犯食管≤3cm、直径≤4cm时推荐腹腔镜手术。

2.2.4 Siewert-Ⅱ、Ⅲ型EGJA（cT3-4期）

腹腔镜探查可用于评估腹膜种植情况，辅助精准分期和治疗策略制定。

3 EGJA手术方式的选择原则

3.1 胃切除手术推荐

（1）Siewert Ⅲ型EGJA及食管受累≤2cm的Siewert-Ⅱ型，推荐全胃切除。

（2）食管受累≤2cm且远切缘安全，Siewert-Ⅱ型及cT1N0的Siewert Ⅲ型，适宜近端胃切除。

（3）Siewert-Ⅰ型首选经胸食管切除+近端胃切除，部分Siewert-Ⅱ型适用。

3.2 切缘与肿瘤距离

（1）cT1期Siewert-Ⅱ/Ⅲ型，食管切缘至少1.5cm；肿瘤≥4cm时至少2cm。

（2）cT2期及以上，切缘至少3cm，术中快速冰冻切片确保安全。

（3）术中冰冻病理检查对确保切缘安全至关重要，局部晚期或经腹切除建议常规检查。

3.3 消化道重建方式

（1）近端胃切除后，重建推荐顺序：食管管状胃吻合、双通道吻合、SOFY（Side-Overlap）吻合、Kamikawa吻合、空肠间置。

（2）全胃切除后，推荐食管空肠Roux-en-Y吻合重建消化道。

4 EGJA淋巴结清扫范围

4.1 淋巴结分组原则

（1）Siewert-Ⅰ型遵循食管癌标准；Siewert-Ⅲ型按胃癌标准。

（2）Siewert-Ⅱ型：经胸切除按食管癌分组，经腹或裂孔切除按胃癌分组。

4.2 胸部淋巴结清扫范围

（1）Siewert-Ⅰ型参照中下段食管癌原则，规范胸部淋巴结清扫，包括双侧喉返神经旁淋巴结。

（2）Siewert-Ⅱ型：食管受累≤2cm通常不清扫下纵隔，2~4cm推荐清扫，>4cm按Siewert-Ⅰ型处理。

（3）Siewert-Ⅲ型按胃癌规范清扫，侵犯食管时考虑下纵隔清扫。

4.3 腹部淋巴结清扫范围

（1）Siewert-Ⅰ型按下段食管癌原则，常规腹腔淋巴结清扫。

（2）Siewert-Ⅱ型经胸或胸腹联合切除，按Siewert-Ⅰ型规范进行腹腔淋巴结清扫。

（3）Siewert-Ⅱ、Ⅲ型经腹或膈肌食管裂孔全胃切除时，进行D2腹腔淋巴结清扫。

（4）cT1N0期Siewert-Ⅱ、Ⅲ型EGJA，行经腹或食管膈肌裂孔全胃/近端胃切除时，可按照胃癌D1/D1+淋巴结清扫原则进行。

4.4 脾门淋巴结清扫原则

（1）经腹手术，脾门淋巴结清扫非常规推荐，但可考虑保留脾脏的清扫。

（2）预防性脾脏切除非常规推荐，但Siewert-Ⅱ、Ⅲ型EGJA位于胃大弯侧或直接浸润脾脏（包括胃脾韧带）、预期R0切除且有脾门淋巴结转移时，可考虑联合切除。

4.5 脾动脉远端淋巴结（11d组）清扫原则

（1）cT1分期不推荐常规清扫11d组。

（2）Siewert-Ⅲ型全胃切除时推荐清扫11d组。

（3）Siewert-Ⅱ型经胸或裂孔切除不推荐常规清扫11d组。

（4）Siewert-Ⅰ型经胸切除也不推荐常规清扫11d组。

4.6 肝动脉旁淋巴结（12a组）清扫原则

（1）早期EGJA不推荐常规清扫12a组。

（2）进展期EGJA经腹全胃切除+D2清扫推荐清扫12a组，经胸或胸腹切除则不做推荐。

5 EGJA术前新辅助治疗原则

5.1 新辅助化疗

推荐在局部进展期且预期可实现R0切除的EGJA病例中常规使用。

5.2 新辅助放化疗

（1）Siewert-Ⅰ型：推荐常规开展。

（2）Siewert-Ⅱ型：可选择性开展，建议基于临床研究。

（3）Siewert-Ⅲ型：暂不推荐常规使用。

5.3 免疫检查点抑制剂

（1）推荐在术前新辅助治疗中包含PD-1/PD-L1抑制剂方案。

（2）目前缺乏高级别证据，建议在患者知情同意的临床研究框架内应用。

6 EGJA术后辅助治疗原则

（1）早期病例不进行术后辅助治疗。

（2）局部晚期病变未进行新辅助治疗或新辅助治疗后非pCR病例进行术后化疗或免疫治疗。

第十九章

食管癌的转化治疗

第一节　概述

食管肿瘤和／或转移淋巴结侵犯主动脉、心脏、肺实质或椎体等其他邻近结构定义为cT4b期。这类不可切除的局部晚期食管癌患者预后极差，推荐行根治性放化疗或化疗，2年或3年的生存率在20%~30%之间。当肿瘤可疑侵犯靶器官为气管、支气管或主动脉等时，通常认为不能切除，但未发现明确的cT4表现，则肿瘤归类为cT3br（cT3 Borderline resectable），即边缘可切除食管癌，我们将这类型划分到转化治疗的范畴。

转化治疗被定义为对因邻近器官受侵犯或远处转移无法切除的肿瘤进行治疗干预后可以行根治性手术或放化疗。转化手术定义为一种初始因技术和/或肿瘤原因原本无法切除或边缘切除的肿瘤在诱导治疗后可行R0切除的手术治疗，是转化治疗中最重要的一环。若手术作为根治放化疗后的转化治疗时，也称为挽救性手术。在无法切除或边缘可切除的食管癌中，转化治疗的经验较少，其最佳治疗方案在国内外仍有争议。

第二节　转化治疗要点

指征：cT4b/M1（M1主要指锁骨上淋巴结转移）、边缘可切除肿瘤的诊断，需结合内镜（包含胃镜及支气管镜）、增强CT、MRI和PET/CT等检查，对食管癌的分期进行评估。具体分期方法参见“第四章食管癌TNM分期和治疗建议”，对符合此范畴的食管癌患者进行转化治疗。

辅助治疗办法：充分评估患者身体状况，进行诱导化疗联合/不联合免疫治疗或放化疗，具体方法参考“第十四章食管癌的放射治疗/放化疗”、“第十五章食管癌新辅助治疗及手术注意事项”章节相关内容。

术前评估：在至少两个周期的诱导治疗结束后3~4周，进行增强胸腹CT或PET/CT等进行疾病评估。若肿瘤退缩评估后可切除，则进行手术治疗。

手术治疗技术要点与难点：转化手术应力求做到R0切除，但考虑到此类病例分期晚，尽管经过诱导治疗，但有些病例肿瘤外侵仍很严重，手术难度较大。随着腔镜和机器人辅助的食管切除术的技术提高，对转化手术，也可先采取腔镜手术或机器人辅助手术探查，必要时转为右侧开胸行食管切除。相关研究已证实腔镜食管癌切除术在局部晚期不可切除的食管鳞癌转化后手术中的安全性。与开胸食管切除术相比，腔镜食管切除的手术创伤更小、呼吸系统并发症更少、住院时间更短。

第三节　治疗效果评价

转化治疗及转化手术概念的提出及应用，使不可切除局部晚期食管鳞癌经诱导治疗后转化为可根治性切除以达到提高患者生活质量和延长生存的目的。但不同研究中心所报道的治疗效果差别较大，尚有很多问题等待解决，如与持续全身治疗相比，转化治疗是否改善了预后，诱导治疗的方案及周期选择，转化手术中淋巴结的清扫范围等，如今免疫诱导治疗的加入是否会带来更好的疗效也待进一步研究证实。

我国的BRES-1研究卡瑞利珠单抗联合化疗治疗边缘可切除食管鳞状细胞癌显示出良好的转化率，其功效和安全性将在以后的试验中进一步研究。

日本一项COSMOS Ⅱ期临床试验，局部晚期不可切除的食管癌的DCF化疗选择和随后的转化手术的2期研究，该研究纳入了48例患者，其手术转化率为41.7%，R0切除率为39.6%，1年OS为66.7%，3年OS为46.6%，PFS为39.6%。

我国的NEOCRTEC-1601临床试验描述了多西紫杉醇、顺铂和氟尿嘧啶（TPF）诱导化疗治疗局部晚期边缘性可切除的食管鳞癌，近期更新了3年分析结果，该研究共入组47名患者，其中27例患者（57.4%）接受手术，25例患者（53.2%）证实R0切除，1年OS为75.9%，所有患者的3年OS为54.4%，R0切除患者的3年OS为65.4%，优于日本的COSMOS Ⅱ期临床试验。

我国的一项多中心、真实世界的回顾性研究（NCT04822103），纳入了我国8个医疗中心共155例不可切除的晚期食管鳞癌患者，所有患者均接受PD-1抑制剂联合化疗，至少2个周期，进一步评估后有116名患者进行了食管切除术，手术转化率为74.8%，R0切除率为94%。

日本的一项多中心随机对照试验纳入了99例T4b食管癌患者，随机分为放化疗（A组，n=49）或化疗（B组，n=50）作为初始诱导治疗，在A组中，34例（69%）和7例（14%）患者在接受初始和二次治疗后进行了转化手术治疗。在B组中，25例（50%）和17例（34%）患者在接受初始和二次治疗后进行了转化手术治疗。首次治疗和二次治疗后的R0切除率相似（78% vs. 76%）。

日本的另外一项回顾性研究，T4b胸段食管鳞癌治疗后转化手术的临床意义，纳入了169例T4b患者中，25例获得临床完全缓解（cCR）从而进行观察，72例患者接受了转化手术，3年和5年生存率分别为31.0%和25.9%。64例接受根治性切除术的患者，生存期与25例获得cCR的患者相当。

考虑到大部分研究为小样本或回顾性研究，转化治疗及转化手术是否可以可以带来生存获益有待大样本前瞻性随机对照研究证实。一项Ⅲ期研究采用诱导多西他赛、顺铂和5-FU联合转化外科或根治性放化疗对比单纯根治性放化疗治疗局部晚期不可切除的食管鳞癌（JCOG1510）正在进行，其结果值得期待。

参考文献

[1]Globocan 2022. https：//gco.iarc.who.int.

[2]Chen R，Zheng R，Zhang S，Wang S，Sun K，Zeng H，et al. Patterns and trends in esophageal cancer incidence and mortality in China：An analysis based on cancer registry data. Journal of the National Cancer Center 2023；3（1）：21-27. doi：https：//doi.org/10.1016/j.jncc.2023.01.002.

[3]郑荣寿，陈茹，韩冰峰，王少明，李荔，孙可欣，等. 2022年中国恶性肿瘤流行情况分析. 中华肿瘤杂志 2024；46（3）：221-231. doi：10.3760/cma.j.cn112152-20240119-00035.

[4]An L，Zheng R，Zeng H，Zhang S，Chen R，Wang S，et al. The survival of esophageal cancer by subtype in China with comparison to the United States. Int J Cancer 2023；152（2）：151-161. doi：10.1002/ijc.34232.

[5]Yousheng Mao，Shugeng Gao，Yin Li，et al. Minimally invasive versus open esophagectomy for resectable thoracic esophageal cancer（NST 1502）：a multicenter prospective cohort study. Journal of the National Cancer Center 3（2023）106 - 114. https：//doi.org/10.1016/j.jncc.2023.02.002.

[6]Li Y，Liu WX，Qi L，et al. Changes in the recent three decades and survey on the current status of surgical treatment for esophageal cancer in China. Thorac Cancer. Published online July 19，2024. doi：10.1111/1759-7714.15391.

[7]Han B，Zheng R，Zeng H，Wang S，Sun K，Chen R，et al. Cancer incidence and mortality in China，2022. Journal of the National Cancer Center 2024；doi：https：//doi.org/10.1016/j.jncc.2024.01.006.

[8]Chen R，Zheng R，Zhang S，Wang S，Sun K，Zeng H，et al. Patterns and trends in esophageal cancer incidence and mortality in China：An analysis based on cancer registry data. Journal of the National Cancer Center 2023；3（1）：21-27. doi：https：//doi.org/10.1016/j.jncc.2023.01.002.

[9]An L，Zheng R，Zeng H，Zhang S，Chen R，Wang S，et al. The survival of esophageal cancer by subtype in China with comparison to the United States. Int J Cancer 2023；152（2）：151-161. doi：10.1002/ijc.34232.

[10]Abnet CC，Arnold M，Wei WQ. Epidemiology of Esophageal Squamous Cell Carcinoma. Gastroenterology 2018；154（2）：360-373. doi：10.1053/j.gastro.2017.08.023.

[11]Wu Y，Li Y，Giovannucci E. Potential Impact of Time Trend of Lifestyle Risk Factors on Burden of Major Gastrointestinal Cancers in China. Gastroenterology 2021；161（6）：1830-1841. e1838. doi：10.1053/j.gastro.2021.08.006.

[12]王贵齐，魏文强. 上消化道癌筛查及早诊早治技术方案. 北京：人民卫生出版社，2020.

[13]Chen R，Liu Y，Song G，Li B，Zhao D，Hua Z，et al. Effectiveness of one-time endoscopic screening programme in prevention of upper gastrointestinal cancer in China：a multicentre population-based cohort study. Gut 2021；70（2）：251-260. doi：10.1136/gutjnl-2019-320200.

[14]Liu M，Yang W，Guo C，Liu Z，Li F，Liu A，et al. Effectiveness of Endoscopic Screening on Esophageal Cancer Incidence and Mortality：A 9-Year Report of the Endoscopic Screening for Esophageal Cancer in China（ESECC）Randomized Trial. J Clin Oncol 2024；Jco2301284. doi：10.1200/jco.23.01284.

[15]Wei WQ，Hao CQ，Guan CT，Song GH，Wang M，Zhao DL，et al. Esophageal Histological Precursor Lesions and Subsequent 8.5-Year Cancer Risk in a Population-Based Prospective Study in China. Am J Gastroenterol 2020；115（7）：1036-1044. doi：10.14309/ajg.0000000000000640.

[16]Jayaprakasam VS，Yeh R，Ku GY，Petkovska I，Fuqua JL 3rd，Gollub M，Paroder V. Role of Imaging in Esophageal Cancer Management in 2020：Update for Radiologists. AJR Am J Roentgenol. 2020 Nov；215（5）：1072-1084.

[17]中华医学会放射学分会腹部学组，赵心明，曲金荣. 食管癌MRI技术及结构式报告规范化应用专

家共识[J].中华放射学杂志，2023，57（8）：836-843.

[18]单丹丹，马宜传.X线钡餐造影与CT检查在食管癌诊断中的应用准确性评价[J].现代医用影像学，2023，32（10）：1842-1844.

[19]中华医学会肿瘤学分会早诊早治学组，田子强，徐忠法，吕会来，温士旺，徐延昭，袁丽，郭硕，牛巍巍，李超，樊祥山，丁妍，贺宇彤，王军.中国食管癌早诊早治专家共识[J].中华肿瘤杂志，2022，44（10）：1066-1075.

[20]Huang J，Fan X，Liu W. Applications and Prospects of Artificial Intelligence-Assisted Endoscopic Ultrasound in Digestive System Diseases. Diagnostics（Basel）. 2023 Aug 30；13（17）：2815.

[21]Zhao K，Chu F，Wang Z，Zhang H，Lu S，Jia Z，Zheng Y，Xia Q，Kamel IR，Li H，Qu J. Aorta and tracheobronchial invasion in esophageal cancer：comparing diagnostic performance of 3.0-T MRI and CT. Eur Radiol. 2023 Jul；33（7）：4962-4972.

[22]Betancourt-Cuellar SL，Benveniste MFK，Palacio DP，Hofstetter WL. Esophageal Cancer：Tumor-Node-Metastasis Staging. Radiol Clin North Am. 2021 Mar；59（2）：219-229.

[23]彭珍珍，刘纯，张穹，雷旭东，陈明.食管鳞癌区域淋巴结转移18F-FDG PET/CT诊断价值Meta分析[J].中华肿瘤防治杂志，2020，27（20）：1674-1682.

[24]1. Amin MB，Edge S，Greene FL，et al. AJCC cancer staging manual（8th ed.）. New York：Springer，2017：185-202.

[25]Kim JS，Kim BW，Shin IS. Efficacy and safety of endoscopic submucosal dissection for superficial squamous esophageal neoplasia：a meta-analysis. Dig Dis Sci. 2014 Aug；59（8）：1862-9.

[26]Minashi K，Nihei K，Mizusawa J，Takizawa K，Yano T，Ezoe Y，et al. Efficacy of Endoscopic Resection and Selective Chemoradiotherapy for Stage I Esophageal Squamous Cell Carcinoma. Gastroenterology. 2019 Aug；157（2）：382-390.

[27]Eyck BM，van Lanschot JJB，Hulshof MCCM，van der Wilk BJ，Shapiro J，van Hagen P，et al. Ten-Year Outcome of Neoadjuvant Chemoradiotherapy Plus Surgery for Esophageal Cancer：The Randomized Controlled CROSS Trial. J Clin Oncol. 2021 Jun 20；39（18）：1995-2004.

[28]Yang H，Liu H，Chen Y，Zhu C，Fang W，Yu Z，et al. Neoadjuvant Chemoradiotherapy Followed by Surgery Versus Surgery Alone for Locally Advanced Squamous Cell Carcinoma of the Esophagus（NEOCRTEC5010）：A Phase III Multicenter，Randomized，Open-Label Clinical Trial. J Clin Oncol. 2018 Sep 20；36（27）：2796-2803.

[29]Ando N，Kato H，Igaki H，Shinoda M，Ozawa S，Shimizu H，et al. A randomized trial comparing postoperative adjuvant chemotherapy with cisplatin and 5-fluorouracil versus preoperative chemotherapy for localized advanced squamous cell carcinoma of the thoracic esophagus（JCOG9907）. Ann Surg Oncol. 2012 Jan；19（1）：68-74.

[30]Kato K，Machida R，Ito Y，Daiko H，Ozawa S，Ogata T，et al. Doublet chemotherapy，triplet chemotherapy，or doublet chemotherapy combined with radiotherapy as neoadjuvant treatment for locally advanced oesophageal cancer（JCOG1109 NExT）：a randomised，controlled，open-label，phase 3 trial. Lancet. 2024 Jun 11：S0140-6736（24）00745-1.

[31]Tang H，Wang H，Fang Y，Zhu JY，Yin J，Shen YX，et al. Neoadjuvant chemoradiotherapy versus neoadjuvant chemotherapy followed by minimally invasive esophagectomy for locally advanced esophageal squamous cell carcinoma：a prospective multicenter randomized clinical trial. Ann Oncol. 2023 Feb；34（2）：163-172.

[32]Cunningham D，Allum WH，Stenning SP，Thompson JN，Van de Velde CJ，Nicolson M，et al. Perioperative chemotherapy versus surgery alone for resectable gastroesophageal cancer. N Engl J Med. 2006 Jul 6；355（1）：11-20.

[33]Li B，Hu H，Zhang Y，Zhang J，Miao L，Ma L，et al. Extended Right Thoracic Approach Compared With Limited Left Thoracic Approach for Patients With Middle and Lower Esophageal Squamous

Cell Carcinoma: Three-year Survival of a Prospective, Randomized, Open-label Trial. Ann Surg. 2018 May; 267 (5): 826-832.

[34]Mao YS, Gao SG, Li Y, Hao AL, Liu JF, Li XF, et al. Efficacy and safety of esophagectomy via left thoracic approach versus via right thoracic approach for middle and lower thoracic esophageal cancer: a multicenter randomized clinical trial (NST1501). Ann Transl Med. 2022 Aug; 10 (16): 904.

[35]Yousheng Mao, Shugeng Gao, Yin Li, et al. Minimally invasive versus open esophagectomy for resectable thoracic esophageal cancer (NST 1502): a multicenter prospective cohort study. Journal of the National Cancer Center, 2023, 3: 106-114.

[36]Li B, Zhang Y, Miao L, Ma L, Luo X, Zhang Y, et al. Esophagectomy With Three-Field Versus Two-Field Lymphadenectomy for Middle and Lower Thoracic Esophageal Cancer: Long-Term Outcomes of a Randomized Clinical Trial. J Thorac Oncol. 2021 Feb; 16 (2): 310-317.

[37]Kalff MC, van Berge Henegouwen MI, Gisbertz SS. Textbook outcome for esophageal cancer surgery: an international consensus-based update of a quality measure. Dis Esophagus. 2021 Jul 12; 34 (7): doab011.

[38]Guo X, Wang Z, Yang H, Mao T, Chen Y, Zhu C, et al. Impact of Lymph Node Dissection on Survival After Neoadjuvant Chemoradiotherapy for Locally Advanced Esophageal Squamous Cell Carcinoma: From the Results of NEOCRTEC5010, a Randomized Multicenter Study. Ann Surg. 2023 Feb 1; 277 (2): 259-266.

[39]Ando N, Iizuka T, Ide H, Ishida K, Shinoda M, Nishimaki T, et al. Surgery plus chemotherapy compared with surgery alone for localized squamous cell carcinoma of the thoracic esophagus: a Japan Clinical Oncology Group Study--JCOG9204. J Clin Oncol. 2003 Dec 15; 21 (24): 4592-6.

[40]Kelly RJ, Ajani JA, Kuzdzal J, Zander T, Van Cutsem E, Piessen G, et al. Adjuvant Nivolumab in Resected Esophageal or Gastroesophageal Junction Cancer. N Engl J Med. 2021 Apr 1; 384 (13): 1191-1203.

[41]陈龙奇，李小飞，傅剑华，赵松，李印，毛友生，等. 食管鳞癌术后随访中国胸外科专家共识[J]. 中国胸心血管外科临床杂志，2022，29（2）：141-149.

[42]Moorthy K, Halliday L. Guide to enhanced recovery for cancer patients undergoing surgery: ERAS and oesophagectomy[J]. Ann Surg Oncol, 2022, 29 (1): 224-228. DOI: 10.1245/s10434-021-10384-5.

[43]高卉，黄宇光，许力，等. 围术期血糖管理专家共识（2020版）[EB/OL].（2021-07-15）[2021-08-15]. http: //www.csahq.cn/guide/detail_1646.html.

[44]中国胸外科静脉血栓栓塞症研究组. 中国胸部恶性肿瘤围手术期静脉血栓栓塞症预防与管理指南（2022版）[J]. 中华外科杂志，2022，60（8）：721-731.

[45]李辉，姜格宁. 胸部恶性肿瘤围术期静脉血栓栓塞症预防中国专家共识（2018版）[J]. 中国肺癌杂志，2018，21（10）：739-752.

[46]Low DE, Allum W, De Manzoni G, et al. Guidelines for perioperative care in esophagectomy: enhanced recovery after surgery (ERAS®) society recommendations [J]. World J Surg, 2019, 43 (2): 299-330. DOI: 10.1007/s00268-018-4786-4.

[47]国家癌症中心，中国医师协会胸外科医师分会，中华医学会胸心血管外科学分会，等. 中国可切除食管癌围手术期诊疗实践指南（2023版）[J]. 中华医学杂志，2023，103（33）：2552-2570. DOI：10.3760/cma.j.cn112137-20230604-00933.

[48]中国医师协会胸外科分会快速康复专家委员会. 食管癌加速康复外科技术应用专家共识（2016版）[J]. 中华胸心血管外科杂志，2016，32（12）：717-722. DOI：10.3760/cma.j.issn.1001-4497.2016.12.003.

[49]Futier E, Jaber S, Garot M, et al. Effect of oral antimicrobial prophylaxis on surgical site infection af-

ter elective colorectal surgery：multicentre，randomised，double blind，placebo controlled trial[J]. BMJ，2022，379：e071476. DOI：10.1136 /bmj-2022-071476.

[50]Woodfield JC，Clifford K，Schmidt B，et al. Strategies for antibiotic administration for bowel preparation among patients undergoing elective colorectal surgery：a network meta-analysis[J]. JAMA Surg，2022，157（1）：34-41. DOI：10.1001/jama- surg.2021.5251.

[51]Thomsen T，Tønnesen H，Møller AM. Effect of preoperative smoking cessation interventions on postoperative complications and smoking cessation[J]. Br J Surg，2009，96（5）：451-461. DOI：10.1002/bjs.6591.

[52]Yoshida N，Eto K，Horinouchi T，et al. Preoperative smoking cessation and prognosis after curative esophagectomy for esophageal cancer：a cross-sectional study[J]. Ann Surg Oncol，2022，29（13）：8172-8180. DOI：10.1245/s10434-022 -12433-z.

[53]Tonnesen H，Rosenberg J，Nielsen HJ，et al. Effect of preoperative abstinence on poor postoperative outcome in alcohol misusers：randomised controlled trial[J]. BMJ，1999，318（7194）：1311-1316. DOI：10.1136/bmj.318.7194.1311.

[54]Egholm JW，Pedersen B，Møller AM，et al. Perioperative alcohol cessation intervention for postoperative complications[J]. Cochrane Database Syst Rev，2018，11（11）：CD008343. DOI：10.1002/14651858. CD008343. pub3.

[55]Kulshrestha S，Bunn C，Gonzalez R，et al. Unhealthy alcohol and drug use is associated with an increased length of stay and hospital cost in patients undergoing major upper gastrointestinal and pancreatic oncologic resections[J]. Surgery，2021，169（3）：636-643. DOI：10.1016/j.surg.2020.07.059.

[56]Practice Guidelines for Preoperative Fasting and the Use of Pharmacologic Agents to Reduce the Risk of Pulmonary Aspiration：Application to Healthy Patients Undergoing Elective Procedures：An Updated Report by the American Society of Anesthesiologists Task Force on Preoperative Fasting and the Use of Pharmacologic Agents to Reduce the Risk of Pulmonary Aspiration[J]. Anesthesiology，2017，126（3）：376-393. DOI：10.1097/ALN.0000000000001452.

[57]国家卫生计生委办公厅，国家中医药管理局办公室，解放军总后勤部卫生部药品器材局．抗菌药物临床应用指导原则（2015 年 版）．国 家 卫 生 计 生 委 网 站 https：//www. gov. cn/xinwen/2015-08/27/content_2920799.htm.

[58]Hawn MT，Richman JS，Vick CC，et al. Timing of surgical antibiotic prophylaxis and the risk of surgical site infection[J]. JAMA Surg，2013，148（7）：649-657. DOI：10.1001/jamasurg.2013.134.

[59]Norman G，Atkinson RA，Smith TA，et al. Intracavity lavage and wound irrigation for prevention of surgical site infection[J]. Cochrane Database Syst Rev，2017，10（10）：CD012234. DOI：10.1002/14651858.CD012234.pub2.

[60]Seidelman J，Anderson DJ. Surgical site infections[J]. Infect Dis Clin North Am，2021，35（4）：901-929. DOI：10.1016/j.idc.2021.07.006.

[61]Li B，Xiang J，Zhang Y，Li H，Zhang J，Sun Y，et al. Comparison of Ivor-Lewis vs. Sweet esophagectomy for esophageal squamous cell carcinoma：a randomized clinical trial. JAMA Surg. 2015；150（4）：292-8.

[62]Ma Q，Liu W，Long H，Rong T，Zhang L，Lin Y，et al. Right versus left transthoracic approach for lymph node-negative esophageal squamous cell carcinoma. J Cardiothorac Surg. 2015；10：123.

[63]Liu Q，Chen J，Wen J，Yang H，Hu Y，Luo K，et al. Comparison of right- and left-approach esophagectomy for elderly patients with operable thoracic esophageal squamous cell carcinoma：a propensity matched study. J Thorac Dis. 2017；9（7）：1883-90.

[64]Li B，Hu H，Zhang Y，Zhang J，Miao L，Ma L，et al. Extended Right Thoracic Approach Compared With Limited Left Thoracic Approach for Patients With Middle and Lower Esophageal Squamous Cell Carcinoma：Three-year Survival of a Prospective，Randomized，Open-label Trial. Ann Surg.

2018；267（5）：826-32.
[65]Zheng Y，Li Y，Liu X，Zhang R，Sun H，Xing W. Right Compared With Left Thoracic Approach Esophagectomy for Patients With Middle Esophageal Squamous Cell Carcinoma. Front Oncol. 2020；10：536842.
[66]Mao YS，Gao SG，Li Y，Hao AL，Liu JF，Li XF，et al. Efficacy and safety of esophagectomy via left thoracic approach versus via right thoracic approach for middle and lower thoracic esophageal cancer：a multicenter randomized clinical trial（NST1501）. Ann Transl Med. 2022；10（16）：904.
[67]Zhang X，Qi K，Huang W，Liu J，Lin G，Li J. Left versus right approach for middle and lower esophageal squamous cell carcinoma：A propensity score-matched study. Front Oncol. 2022；12：858660.
[68]Yang Y，Xin X，Chen P，Shi X，Yang C，Fan J，et al. Left compared with right thoracic approach thoracotomy in esophageal cancer：a retrospective cohort study. J Cancer Res Clin Oncol. 2023；149（11）：8289-96.
[69]Shi K，Qian R，Zhang X，Jin Z，]Lin T，Lang B，et al. Video-assisted mediastinoscopic and laparoscopic transhiatal esophagectomy for esophageal cancer. Surg Endosc，2022. 36（6）：p. 4207-4214.
[70]Okamoto N，Ozawa S，Kitagawa Y，et al. Metachronous gastric carcinoma from a gastric tube after radical surgery for esophageal carcinoma. Ann Thorac Surg. 2004 Apr；77（4）：1189-92.
[71]Marks J，Rice DC，Swisher SG. Salvage esophagectomy in the management of recurrent or persistent esophageal carcinoma. Thorac Surg Clin. 2013 Nov；23（4）：559-67.
[72]Cong Z，Diao Q，Yi J，Xiong L，et al. Esophagectomy combined with aortic segment replacement for esophageal cancer invading the aorta. Ann Thorac Surg. 2014 Feb；97（2）：460-6.
[73]Biere SS，van Berge Henegouwen MI，et al. Minimally invasive versus open oesophagectomy for patients with oesophageal cancer：a multicentre，open-label，randomised controlled trial. Lancet. 2012 May 19；379（9829）：1887-92.
[74]Mariette C，Markar SR，Dabakuyo-Yonli TS，et al. Hybrid Minimally Invasive Esophagectomy for Esophageal Cancer. N Engl J Med. 2019 Jan 10；380（2）：152-162.
[75]Manigrasso M，Vertaldi S，Marello A，et al. Robotic Esophagectomy. A Systematic Review with Meta-Analysis of Clinical Outcomes. J Pers Med. 2021 Jul 6；11（7）：640.
[76]Yang Y，Li B，Yi J，Hua R，et al. Robot-assisted Versus Conventional Minimally Invasive Esophagectomy for Resectable Esophageal Squamous Cell Carcinoma：Early Results of a Multicenter Randomized Controlled Trial：the RAMIE Trial. Ann Surg. 2022 Apr 1；275（4）：646-653.
[77]Japan Esophageal Society. Japanese Classification of Esophageal Cancer，11th Edition：part I. Esophagus. 2017；14（1）：1-36. doi：10.1007/s10388-016-0551-7. Epub 2016 Nov 10.
[78]Guo W，Ma X，Yang S，et al. Combined thoracoscopic-laparoscopic esophagectomy versus open esophagectomy：a meta-analysis of outcomes. Surg Endosc. 2016 Sep；30（9）：3873-81.
[79]Jung JO，de Groot EM，Kingma BF，et al. Hybrid laparoscopic versus fully robot-assisted minimally invasive esophagectomy：an international propensity-score matched analysis of perioperative outcome. Surg Endosc. 2023 Jun；37（6）：4466-4477.
[80]Mine S，Udagawa H，Tsutsumi K，et al. Colon interposition after esophagectomy with extended lymphadenectomy for esophageal cancer. Ann Thorac Surg. 2009 Nov；88（5）：1647-53..
[81]Bakshi A，Sugarbaker DJ，Burt BM. Alternative conduits for esophageal replacement. Ann Cardiothorac Surg. 2017 Mar；6（2）：137-143.
[82]Gaur P，Blackmon SH. Jejunal graft conduits after esophagectomy. J Thorac Dis. 2014 May；6 Suppl 3（Suppl 3）：S333-40.
[83]Yin K，Xu H，Cooke DT，Pu LL. Successful management of oesophageal conduit necrosis by a single-stage reconstruction with the pedicled pectoralis major myocutaneous flap. Interact Cardiovasc Thorac Surg. 2015 Jul；21（1）：124-6.

[84]孙益峰，姜皓耀，李斌，等. 腔镜辅助下回结肠代食管术 11 例[J/CD]. 中华胸部外科电子杂志，2022，9（4）：235-240.

[85]Saddoughi SA，Mitchell KG，Antonoff MB，Fruth KM，Taswell J，Mounajjed T，et al. Analysis of Esophagectomy Margin Practice and Survival Implications. Ann Thorac Surg. 2022；113（1）：209-16.

[86]St-Amour P，Winiker M，Sempoux C，Fasquelle F，Demartines N，Schafer M，et al. The "Real R0"：A Resection Margin Smaller Than 0.1 cm is Associated with a Poor Prognosis After Oncologic Esophagectomy. Ann Surg Oncol. 2021；28（12）：7095-106.

[87]Abou Chaar MK，Godin A，Harmsen WS，Wzientek C，Saddoughi SA，Hallemeier CL，et al. Determinants of Long-term Survival Decades After Esophagectomy for Esophageal Cancer. Ann Thorac Surg. 2023；116（5）：1036-44.

[88]Yang Z，Lin H，Wang Z，Rong L，Zhang X，Wang L，et al. The prognostic significance of the circumferential resection margin in esophageal squamous cell carcinoma patients without neoadjuvant treatment. BMC Cancer. 2022；22（1）：1180.

[89]Pucher PH，Green M，Bateman AC，Underwood TJ，Maynard N，Allum WH，et al. Variation in histopathological assessment and association with surgical quality indicators following oesophagectomy. Br J Surg. 2021；108（1）：74-9.

[90]Defize IL，Goense L，Borggreve AS，Mook S，Meijer GJ，Ruurda JP，et al. Risk Factors for Tumor Positive Resection Margins After Neoadjuvant Chemoradiotherapy for Esophageal Cancer：Results From the Dutch Upper GI Cancer Audit：A Nationwide Population-Based Study. Ann Surg. 2023；277（2）：e313-e9.

[91]Japan Esophageal，S.，Japanese Classification of Esophageal Cancer，11th Edition：part I. Esophagus，2017. 14（1）：p. 1-36.

[92]Hu，K.，et al.，Proposed revision of N categories to the 8th edition of the AJCC-TNM staging system for non-surgical esophageal squamous cell cancer. Cancer Sci，2019. 110（2）：p. 717-725.

[93]Chen，S.，B. You，and H. Li，[Interpretation of Chinese expert consensus on mediastinal lymph node dissection in esophagectomy for esophageal cancer（2017 edition）：base on number or grouping of lymph node]. Zhonghua Zhong Liu Za Zhi，2019. 41（1）：p. 73-76.

[94]Li，H.，et al.，Chinese expert consensus on mediastinal lymph node dissection in esophagectomy for esophageal cancer（2017 edition）. J Thorac Dis，2018. 10（4）：p. 2481-2489.

[95]Ye，X.，et al.，The interpretation of the Chinese expert consensus on mediastinal lymph node dissection in esophagectomy for esophageal cancer（2017 edition）. Zhonghua Wei Chang Wai Ke Za Zhi，2018. 21（9）：p. 976-982.

[96]中国抗癌协会食管癌专业委员会，食管癌根治术胸部淋巴结清扫中国专家共识（2017 版）. 中华消化外科杂志，2017. 16（11）：p. 4.

[97]中国抗癌协会食管癌专业委员会. 食管癌根治术腹部淋巴结清扫中国专家共识（2023 版）[J]. 中华肿瘤杂志，2023，45（10）：871-878.DOI：10.3760/cma.j.cn112152-20230330-00136.

[98]Guo，X.，et al.，Impact of Lymph Node Dissection on Survival After Neoadjuvant Chemoradiotherapy for Locally Advanced Esophageal Squamous Cell Carcinoma：From the Results of NEOCRTEC5010，a Randomized Multicenter Study. Ann Surg，2023. 277（2）：p. 259-266.

[99]Li，B.，et al.，Esophagectomy With Three-Field Versus Two-Field Lymphadenectomy for Middle and Lower Thoracic Esophageal Cancer：Long-Term Outcomes of a Randomized Clinical Trial. J Thorac Oncol，2021. 16（2）：p. 310-317.

[100]柳硕岩，王镇，王枫，胸段食管癌三野与二野加淋巴结清扫的选择. 中华胃肠外科杂志，2016. 19（9）：p. 4.

[101]You-sheng Mao，Shuo-yan Liu；Yong-tao Han；Shi-ping Guo，Chun Chen，et al. Three-field ver-

sus two-field lymphadenectomy in the patients with thoracic squamous cell esophageal carcinom：a multicenter randomized controlled study（NST-1503）. British Journal of Cancer（已投稿，待发表）.

[102] Kimura M，Mitsui A，Kuwabara Y. Creation of the ideal gastric tube：Comparison of three methods：A prospective cohort study. Ann Med Surg（Lond）. 2016，6：42-5.

[103]Shu YS，Sun C，Shi WP，et al. Tubular stomach or whole stomach for esophagectomy through cervico-thoraco-abdominal approach：a comparative clinical study on anastomotic leakage. Ir J Med Sci，2013，182（3）：477-80.

[104]Akiyama H，Miyazono H，Tsurumaru M，et al. Use of the stomach as an esophageal substitute. Ann Surg，1978，188（5）：606-10.

[105]Tiziano De Giacomo，Federico Francioni，Federico Venuta，et al. Complete mechanical cervical anastomosis using a narrow gastric tube after esophagectomy for cancer. Eur J Cardiothorac Surg，2004，26（5）：881-4.

[106]Sasaki K，Tsuruda Y，Shimonosono M，et al. Comparison of the subtotal and narrow gastric conduit for cervical esophagogastrostomy after esophagectomy in esophageal cancer patients：a propensity score-matched analysis. Esophagus，2024，21（1）：41-50.

[107]Ishikawa Y，Chang AC，Lin J，et al. Wider Gastric Conduit Morphology Is Associated with Improved Blood Flow During Esophagectomy. J Gastrointest Surg. 2023，27（5）：845-854.

[108]Zhu DS，Cao JW，Geng MF，et al. Wide Gastric Conduit Increases the Risk of Benign Anastomotic Stricture After Esophagectomy[J]. Am Surg，2020，86（6）：621-627.

[109]Lameris W，Eshuis WJ，Cuesta MA，et al. Optimal mobilization of the stomach and the best place in the gastric tube for intrathoracic anastomosis. J Thorac Dis. 2019，11（Suppl 5）：S743-S749.

[110]anchez MV，Alicuben ET，Luketich JD，et al. Colon Interposition for Esophageal Cancer. Thorac Surg Clin，2022，32（4）：511-527.

[111]Nakamura ET，Galvão FHF，Park A，et al. Esophageal replacement when stomach conduit is unavailable：is colon the best option? Esophagus，2023，20（4）：769-770.

[112]谢颂平，康敢军，江文阳，等. 结肠代食管术临床应用108例. 中国胸心血管外科临床杂志，2016，23（08）：810-813.

[113]郭旭峰，华荣，孙益峰，等. 回结肠代食管术34例临床分析. 中华外科杂志，2018，4：299-302.

[114]Mays AC，Yu P，Hofstetter W，et al. The Supercharged Pedicled Jejunal Flap for Total Esophageal Reconstruction：A Retrospective Review of 100 Cases. Plast Reconstr Surg，2019，144（5）：1171-1180.

[115]Diaz-Gutierrez I，Doyle JE，Majumder K，et al. Nonsupercharged Retrosternal Roux-en-Y Esophagojejunostomy for Distal Esophageal Reconstruction. Ann Thorac Surg，2022，114（4）：1152-1158.

[116]Booka E，Takeuchi H，Morita Y，Hiramatsu Y，Kikuchi H. What is the best reconstruction procedure after esophagectomy? A meta-analysis comparing posterior mediastinal and retrosternal approaches. Annals of gastroenterological surgery 2023；7（4）：553-64.

[117]Yoshida S，Fujii Y，Hoshino N，et al. Anterior versus posterior mediastinal reconstruction after esophagectomy in esophageal cancer patients：a systematic review and meta-analysis. Langenbeck's archives of surgery 2024；409（1）：88.

[118]张晓彬，杨煜，孙益峰，et al. 经胸骨后与后纵隔管状胃上提路径对食管癌术后并发症及近期生活质量影响的病例对照研究 %J 中国胸心血管外科临床杂志. 2018；25（02）：143-7.

[119]张永聪，许振东，何荣琦，张邦辉，黄金龙，连珞宇. 管状胃经胸骨后路径与经食管床路径在胸腔镜食管癌手术中的比较研究 %J 中外医学研究. 2018；16（30）：164-6.

[120]甘稳，陈翀，黄淼龙，万仁平，李伟玲，彭清清.管状胃经胸骨后与经食管床路径在食管癌根治术中的应用对比 %J 中国卫生标准管理.2019；10（20）：46-8.

[121]田界勇，梅新宇，张天赐，徐广文，熊燃.胸骨后重建路径联合术后辅助放疗在微创Mckeown食管癌切除术近期并发症与安全性分析[J].中山大学学报（医学科学版）.2022；43（04）：653-60.

[122]Kikuchi H，Endo H，Yamamoto H，et al. Impact of Reconstruction Route on Postoperative Morbidity After Esophagectomy：Analysis of Esophagectomies in the Japanese National Clinical Database. Annals of gastroenterological surgery 2022；6（1）：46-53.

[123]王兴邦，蒋鹏鹏，朱思宇.管状胃经胸骨后路径与经食管床路径应用于胸腔镜联合食管癌手术对治疗成功率肺功能及术后并发症的影响 %J 河北医学.2021；27（05）：757-62.

[124]靳锋，付天泽，赵卫兵.消化道不同重建路径对胸腔镜联合食管癌手术治疗的影响比较 %.

[125]Yasuda T，Shiraishi O，Kato H，et al. A comparative study of the lengths of different reconstruction routes used after thoracic esophagectomy. Esophagus：official journal of the Japan Esophageal Society 2021；18（3）：468-74.

[126]杨鲸蓉.食管癌新辅助化放疗和术中重建路径的相关临床研究[博士]：中国人民解放军海军军医大学；2023.黑龙江医学.2020；44（06）：759-61.

[127]Wang H，Tan L，Feng M，Zhang Y，Wang Q. Comparison of theshort-term health- related quality of life in patients with esoph -ageal cancer with different routes of gastric tube reconstruc -tion after minimally invasive esophagectomy. Qual Life Res.2011；20（2）：179 - 89.

[128] Park SY，Jung I，Heo SJ，Byun GE，Lee EY，Kim DJ. Comparison ofQoL between substernal and posterior mediastinal routes in esoph-agogastrostomy. J Gastrointest Surg. 2021；25（3）：635 - 40.

[129]Chung JH，Lee SH，Yi E，et al. A non-randomized retrospective observational study on the subcutaneous esophageal reconstruction after esophagectomy：is it feasible in high-risk patients? Journal of thoracic disease 2017；9（3）：675-84.

[130] Honda M，Kuriyama A，Noma H，et al. Hand-sewn versus mechanical esophagogastric anastomosis after esophagectomy：a systematic review and meta-analysis. Ann Surg. 2013；257：238 - 48.

[131]Price TN，Nichols FC，Harmsen WS，et al. A comprehensive review of anastomotic technique in 432 esophagectomies. Ann Thorac Surg. 2013；95：1154 - 60.

[132]Oesophago-Gastric Anastomosis Audit study group on behalf of the West Midlands Research Collaborative. The influence of anastomotic techniques on postoperative anastomotic complications：Results of the Oesophago-Gastric Anastomosis Audit. J Thorac Cardiovasc Surg. 2022 Sep；164（3）：674-684.e5.

[133]Wang Z，Mao Y，Gao S，et al. Lymph node dissection and recurrent laryngeal nerve protection in minimally invasive esophagectomy. Ann N Y Acad Sci. 2020 Dec；1481（1）：20-29.

[134]Yang Y，Li B，Yi J，et al. Robot-assisted Versus Conventional Minimally Invasive Esophagectomy for Resectable Esophageal Squamous Cell Carcinoma：Early Results of a Multicenter Randomized Controlled Trial：the RAMIE Trial. Ann Surg. 2022 Apr 1；275（4）：646-653.

[135]Zhu Y，Xu S，Teng X，et al. Refining postoperative monitoring of recurrent laryngeal nerve injury in esophagectomy patients through transcutaneous laryngeal ultrasonography. Esophagus. 2024 Apr；21（2）：141-149.

[136]Xi Y，Ma Z，Shen Y，et al. A novel method for lymphadenectomy along the left laryngeal recurrent nerve during thoracoscopic esophagectomy for esophageal carcinoma. J Thorac Dis. 2016；8（1）：24-30. doi：10.3978/j.issn.2072-1439.2016.01.11.

[137]Yang Y，Zhang X，Li B，et al. Robot-assisted esophagectomy（RAE）versus conventional minimally invasive esophagectomy（MIE）for resectable esophageal squamous cell carcinoma：protocol for a multicenter prospective randomized controlled trial（RAMIE trial，robot-assisted minimally invasive

Esophagectomy）. BMC Cancer. 2019；19（1）：608. Published 2019 Jun 21. doi：10.1186/s12885-019-5799-6.

[138]Zhang Y，Tan LJ，Feng MX，et al. Feasibility and safety of radical mediastinal lymphadenectomy in thoracoscopic esophagectomy for esophageal cancer. Chin J Oncol. 2012.

[139]王颖建，郭伟. 食管癌根治术手术入路[J]. 中华胃肠外科杂志，2023，26（4）：325-329.

[140]Stefura T，Kacprzyk A，Droś J et al 2018 The venous trunk of Henle（gastrocolic trunk）：a systematic review and meta-analysis of its prevalence，dimensions，and tributary variations. Clin Anat 31：1109 - 1121.

[141]Huang CM，Wang JB，Wang Y，et al. Left gastric vein on the dorsal side of the splenic artery：a rare anatomic variant revealed during gastric surgery. Surg Radiol Anat. 2014；36（2）：173-180.

[142]Hagens ERC，van Berge Henegouwen MI，Gisbertz SS. Distribution of Lymph Node Metastases in Esophageal Carcinoma Patients Undergoing Upfront Surgery：A Systematic Review. Cancers（Basel）. 2020 Jun 16；12（6）：1592.

[143]中国抗癌协会食管癌专业委员会. 食管癌根治术腹部淋巴结清扫中国专家共识（2023版）[J]. 中华肿瘤杂志，2023，45（10）：871-878.

[144]中国医师协会腹腔镜外科医师培训学院，中国抗癌协会胃癌专业委员会，中国研究型医院学会机器人与腹腔镜外科专业委员会，中国腹腔镜胃肠外科研究组. 中国腹腔镜胃癌根治手术质量控制专家共识（2022版）[J]. 中华消化外科杂志，2022，21（5）：573-585.

[145]国际食管疾病学会中国分会（CSDE）食管胃结合部疾病跨界联盟，中国医师协会内镜医师分会腹腔镜外科专业委员会，中国医师协会外科医师分会上消化道外科医师专业委员会，中华医学会肿瘤分会胃肠肿瘤学组。食管胃结合部腺癌外科治疗中国专家共识（2018年版）[J]. 中华胃肠外科杂志，2018，21（9）：961-975.

[146]Japanese Gastric Cancer Association. Japanese gastric cancer treatment guidelines 2014（ver. 4）. Gastric Cancer. 2017 Jan；20（1）：1-19. doi：10.1007/s10120-016-0622-4. Epub 2016 Jun 24.

[147]Ishikawa Y，Chang AC，Lin J，et al. Wider Gastric Conduit Morphology Is Associated with Improved Blood Flow During Esophagectomy. J Gastrointest Surg. 2023；27（5）：845-854. doi：10.1007/s11605-022-05530-7.

[148]Sasaki K，Tsuruda Y，Shimonosono M，et al. Comparison of the subtotal and narrow gastric conduit for cervical esophagogastrostomy after esophagectomy in esophageal cancer patients：a propensity score-matched analysis. Esophagus. 2024；21（1）：41-50. doi：10.1007/s10388-023-01027-7.

[149]中华医学会外科学分会胃肠外科学组，中国抗癌协会胃癌专业委员会. 胃癌手术消化道重建机械吻合专家共识[J]. 中国实用外科杂志，2015，35（6）：584-592. DOI：10.7504/CJPS.ISSN1005-2208.2015.06.03.

[150]马君俊，何子锐，臧潞. 食管胃结合部腺癌腹腔镜近端胃切除后消化道重建方式选择策略[J]. 中华胃肠外科杂志，2022，25（2）：124-130. DOI：10.3760/cma.j.cn441530-20211123-0473.

[151]Intrathoracic vs. Cervical Anastomosis After Totally or Hybrid Minimally Invasive Esophagectomy for Esophageal Cancer：A Randomized Clinical Trial. JAMA Surg. 2021 Jul 1；156（7）：601-610.

[152]Comparison of the clinical outcomes after esophagectomy between intrathoracic anastomosis and cervical anastomosis：a systematic review and meta-analysis. BMC Surg. 2022 Dec 8；22（1）：417. doi：10.1186/s12893-022-01875-7.

[153]High cervical anastomosis reduce leakage related complications after McKeown esophagectomy. Eur J Cardiothorac Surg. 2024 Feb 10：ezae050. doi：10.1093/ejcts/ezae050.

[154]Comparison of hand-sewn and circular stapled esophagogastric anastomoses in the neck after esophagectomy for thoracic esophageal cancer：a propensity score-matched analysis. Dis Esophagus. 2023 Feb 24；36（3）：doac066. doi：10.1093/dote/doac066.

[155]Postoperative complications analysis of circular stapled versus linear stapled anastomosis for patients

undergoing esophagectomy: a systematic review and meta-analysis. J Cardiothorac Surg. 2023 Aug 9; 18 (1): 242. doi: 10.1186/s13019-023-02309-y.

[156]Circular Stapled Technique Versus Modified Collard Technique for Cervical Esophagogastric Anastomosis After Esophagectomy: A Randomized Controlled Trial. Ann Surg. 2022 Jul 1; 276 (1): 30-37.

[157]End-to-end versus end-to-side esophagogastrostomy after esophageal cancer resection: a prospective randomized study. Ann Surg. 2011 Aug; 254 (2): 226-33.doi: 10.1097/SLA.0b013e31822676a9.

[158]End-to-End Versus End-to-Side Hand-Sewn Anastomosis for Minimally Invasive McKeown Esophagectomy. Ann Surg Oncol. 2019 Nov; 26 (12): 4062-4069. doi: 10.1245/s10434-019-07630-2. Epub 2019 Jul 16.

[159]Anastomotic Techniques and Associated Morbidity in Total Minimally Invasive Transthoracic Esophagectomy: Results From the EsoBenchmark Database.Ann Surg. 2019 Nov; 270 (5): 820-826. doi: 10.1097/SLA.0000000000003538.

[160]中国抗癌协会食管癌专业委员会. 机器人辅助食管切除术中国临床专家共识（2023版）. 中华胸部外科电子杂志，2024，11（1）：1-15.

[161]Mederos MA, de Virgilio MJ, Shenoy R, et al. Comparison of Clinical Outcomes of Robot-Assisted, Video-Assisted, and Open Esophagectomy for Esophageal Cancer: A Systematic Review and Meta-analysis[J]. JAMA Netw Open. 2021; 4 (11): e2129228.

[162]Yang Y, Li B, Yi J et al. Robot-assisted Versus Conventional Minimally Invasive Esophagectomy for Resectable Esophageal Squamous Cell Carcinoma: Early Results of a Multicenter Randomized Controlled Trial: the RAMIE Trial. Ann Surg 2022; 275: 646-653.

[163]Zhang Y, Dong D, Cao Y et al. Robotic Versus Conventional Minimally Invasive Esophagectomy for Esophageal Cancer: A Meta-analysis. Ann Surg 2023; 278: 39-50.

[164]Fujiwara H, Shiozaki A, Konishi H, Kosuga T, Komatsu S, Ichikawa D, et al. Single-Port Mediastinoscopic Lymphadenectomy Along the Left Recurrent Laryngeal Nerve. Ann Thorac Surg 2015; 100 (3): 1115-1117. doi: 10.1016/j.athoracsur.2015.03.122.

[165]Gan X, Wang X, Zhang B, Cheng H, Zhong B, Zhong H, et al. Lymphadenectomy Along Bilateral Recurrent Laryngeal Nerves Under Single-Incision Mediastinoscopy. Ann Thorac Surg 2020; 109 (6): e449-e452. doi: 10.1016/j.athoracsur.2019.12.046.

[166]曹庆东，钟北龙，李晓剑，李运. 单孔充气式纵隔镜同步腹腔镜食管癌根治术初步探索. 中华胸心血管外科杂志 2019；35（3）.

[167]张勇，熊林敏，熊剑文，张小强，喻东亮. 电视纵隔镜在微创食管癌切除术中应用现状与展望. 中华胸心血管外科杂志 2021；37（2）.

[168]方云昊，陈子豪，韦荣强，黄可南，丁新宇，刘承栋，et al. 充气纵隔镜与电视胸腔镜联合腹腔镜手术治疗食管癌的短期随访结果比较. 中国胸心血管外科临床杂志 2021；28（2）.

[169]宋尚岐，胡杨，徐昱扬，刘峥，胡伟鹏，陈龙奇，et al. 充气纵隔镜联合腹腔镜食管癌切除术的临床进展. 中华消化外科杂志 2023；22（4）.

[170]柳常青，吴汉然，郭明发，梅新宇，徐美清. 改良充气式纵隔镜在早期胸段食管癌中的临床应用. 中华胸心血管外科杂志 2019；35（2）.

[171]刘波，邱明链，罗荣刚，谢锦宝，李旭. 经颈腹双单孔微创食管癌根治术的疗效及安全性分析. 中华医学杂志 2023；103（23）.

[172]黄志宁，柳常青，郭明发，徐美青，孙效辉，王高祥，et al. 充气式纵隔镜联合腹腔镜食管癌切除术的临床分析. 中华外科杂志 2023；61（1）.

[173] Low DE, Kuppusamy MK, Alderson D, et al. Benchmarking Complications Associated with Esophagectomy. Ann Surg. 2019; 269 (2): 291-298. doi: 10.1097/SLA.0000000000002611.

[174]国家癌症中心，中国医师协会胸外科医师分会，中华医学会胸心血管外科学分会，等. 中国食管癌及食管胃交界部癌围手术期并发症定义及分级专家共识（2023版）[J]. 中华医学杂志，

2023，103（46）：3760-3769. DOI：10.3760/cma.j.cn112137-20230625-01063.

[175]Chen B，Yang T，Wang W，et al. Application of Intraoperative Neuromonitoring（IONM）of the Recurrent Laryngeal Nerve during Esophagectomy：A Systematic Review and Meta-Analysis [J]. J Clin Med. 2023；12（2）：565. DOI：10.3390/jcm12020565.

[176]Yang Y，Li B，Yi J，et al. Robot-assisted Versus Conventional Minimally Invasive Esophagectomy for Resectable Esophageal Squamous Cell Carcinoma：Early Results of a Multicenter Randomized Controlled Trial：the RAMIE Trial [J]. Ann Surg. 2022；275（4）：646-653. DOI：10.1097/SLA.0000000000005023.

[177]Robinson AV，Kennedy L，Roper T，et al. The management of chyle leak post-oesophagectomy for oesophageal carcinoma：a systematic review [J]. Ann R Coll Surg Engl. 2022；104（7）：480-489. DOI：10.1308/rcsann.2021.0199.

[178]Konradsson M，van Berge Henegouwen MI，Bruns C，et al. Diagnostic criteria and symptom grading for delayed gastric conduit emptying after esophagectomy for cancer：international expert consensus based on a modified Delphi process [J]. Dis Esophagus. 2020；33（4）：doz074. DOI：10.1093/dote/doz074.

[179]The Paris endoscopic classification of superficial neoplastic lesions：esophagus，stomach，and colon：November 30 to December 1，2002. Gastrointest Endosc，2003，58（6 Suppl）：S3-S43.

[180]ARENDS MJ，fUKAYAMA M，KLIMSTRA DS，et al. WHO classification of tumours digestive system tumors. 5th ed. Geneva：WHO Press，2019.

[181]BURGART LJ，CHOPP WV，JAIN D，et al. Cancer protocol templates of the College of American Pathologists（CAP）：Protocol for the examination of specimens from patients with carcinoma of the esophagus. Version：4. 2. 0. 1（2022-06-12）[2023-03-20]. https：//documents. cap. org/protocols/Esophagus_4. 2. 0. 1. REL_CAPCP. pdf.

[182]Ryu Ishihara，Miwako Arima，Toshiro Iizuka et al. Endoscopic submucosal dissection/endoscopic mucosal resection guidelines for esophageal cancer. Digestive Endoscopy 2020；32：452-493.

[183]中华医学会肿瘤学分会早诊早治学组 . 中国食管癌早诊早治专家共识[J]. 中华肿瘤杂志，2022，44（10）：1066-1075.

[184]国家消化内镜专业质控中心，国家消化系疾病临床医学研究中心（上海），国家消化道早癌防治中心联盟，等 . 中国早期食管癌及癌前病变筛查专家共识意见（2019 年，新乡）[J]. 中华消化内镜杂志，2019，36（11）：793-801.

[185]赫 捷，陈万青，李兆申 . 中国食管癌筛查与早诊早治指南（2022，北京）[J]. 中国肿瘤 . 2022，31（06）：401-436.

[186]Zhang Y，Ding H，Chen T et al. Outcomes of endoscopic submucosal dissection vs. esophagectomy for T1 esophageal squamous cell carcinoma in a real-world cohort. Clin.Gastroenterol. Hepatol. 2019；17：73 - 81.e3.

[187]北京市科委重大项目《早期胃癌治疗规范研究》专家组，柴宁莉，翟亚奇，杜晨等 . 早期胃癌内镜下规范化切除的专家共识意见（2018，北京）[J]. 中华胃肠内镜电子杂志 . 2018，5（02）.

[188]Obermannová R，et al. Oesophageal cancer：ESMO Clinical Practice Guideline for diagnosis，treatment and follow-up. Ann Oncol. 2022 Jul 29；S0923-7534（22）01850-6.

[189]Pedro Pimentel-Nunes，et al. Endoscopic submucosal dissection for superficial gastrointestinal lesions：European Society of Gastrointestinal Endoscopy（ESGE）Guideline - Update 2022.ENDOSCOPY. 2022-06-01；54（6）：591-622.

[190]Sgourakis G，Gockel I，Lang H. Endoscopic and surgical resection of T1a/T1b esophageal neoplasms：a systematic review[J]. World J Gastroenterol，2013，19（9）：1424-1437.

[191]Tsuneo Oyama，Haruhiro Inoue，Miwako Arima et al. Prediction of the invasion depth of superficial squamous cell carcinoma based on microvessel morphology：magnifying endoscopic classification of

the Japan Esophageal Society.Esophagus.2017；14（2）：105-112.

[192]Han C，Sun Y. Efficacy and safety of endoscopic submucosal dissection versus endoscopic mucosal resection for superficial esophageal carcinoma：a systematic review and meta-analysis[J]. Dis Esophagus，2021，34（4）：doaa081.doi：10.1093/dote/doaa081.

[193]国家消化系疾病临床医学研究中心（上海），中华医学会消化内镜学分会，中国医师协会内镜医师分会消化内镜专业委员会，等. 中国食管鳞癌癌前状态及癌前病变诊治策略专家共识[J]. 中华消化内镜杂志，2020，37（12）：853-867.

[194]Han C，Sun Y. Efficacy and safety of endoscopic submucosal dissection versus endoscopic mucosal resection for superficial esophageal carcinoma：a systematic review and meta-analysis[J]. Dis Esophagus，2021，34（4）：doaa081.doi：10.1093/dote/doaa081.

[195]Wang WL，Chang IW，Chen CC，et al. Lessons from pathological analysis of recurrent early esophageal squamous cell neoplasia after complete endoscopic radiofrequency ablation[J]. Endoscopy，2018，50（8）：743-750.

[196]Ke Y，Sanne NM，Xue LY，et al.Prospective study of endoscopic focal cryoballoon ablation for esophageal squamous cell neoplasia in China Gastrointest Endosc. 2019 Aug；90（2）：204-212.

[197]Lorenzo D，Barret M，Leblanc S，et al. Outcomes of endoscopic submucosal dissection for early oesophageal squamous cell neoplasia at a Western centre [J]. United European Gastroenterol J，2019，7（8）：1084-1092.

[198]Minashi K，Nihei K，Mizusawa J et al. Efficacy of endoscopic resection and selective chemoradiotherapy for stage I esophageal squamous cell carcinoma. Gastroenterology 2019；157：382 - 90.

[199]国家消化系统疾病临床医学研究中心，中华医学会消化内镜学分会，中国医师协会消化医师分会等. 胃内镜黏膜下剥离术围术期指南[J]. 中国医刊. 2017，52（12）.

[200]中华医学会消化内镜学分会病理学协作组. 中国消化内镜活组织检查与病理学检查规范专家共识（草案）中华消化内镜杂志，2014，31（9）：481-485.

[201]Lu Z，Wang J，Shu Y，et al. Sintilimab versus placebo in combination with chemotherapy as first line treatment for locally advanced or metastatic oesophageal squamous cell carcinoma（ORIENT-15）：multicentre，randomised，double blind，phase 3 trial. BMJ. 2022；377：e068714. Published 2022 Apr 19.

[202]Sun JM，Shen L，Shah MA，et al. Pembrolizumab plus chemotherapy versus chemotherapy alone for first-line treatment of advanced oesophageal cancer（KEYNOTE-590）：a randomised，placebo-controlled，phase 3 study [published correction appears in Lancet. 2021 Nov 20；398（10314）：1874]. Lancet. 2021；398（10302）：759-771.

[203]Luo H，Lu J，Bai Y，et al. Effect of Camrelizumab vs. Placebo Added to Chemotherapy on Survival and Progression-Free Survival in Patients With Advanced or Metastatic Esophageal Squamous Cell Carcinoma：The ESCORT-1st Randomized Clinical Trial. JAMA. 2021；326（10）：916-925.

[204]Doki Y，Ajani JA，Kato K，et al. Nivolumab Combination Therapy in Advanced Esophageal Squamous-Cell Carcinoma. N Engl J Med. 2022；386（5）：449-462.

[205]Wang ZX，Cui C，Yao J，et al. Toripalimab plus chemotherapy in treatment-naïve，advanced esophageal squamous cell carcinoma（JUPITER-06）：A multi-center phase 3 trial. Cancer Cell. 2022；40（3）：277-288.e3.

[206]Song Y，Zhang B，Xin D，et al. First-line serplulimab or placebo plus chemotherapy in PD-L1-positive esophageal squamous cell carcinoma：a randomized，double-blind phase 3 trial. Nat Med. 2023；29（2）：473-482.

[207]Xu J，Kato K，Raymond E，et al. Tislelizumab plus chemotherapy versus placebo plus chemotherapy as first-line treatment for advanced or metastatic oesophageal squamous cell carcinoma（RATIONALE-306）：a global，randomised，placebo-controlled，phase 3 study [published correction ap-

pears in Lancet Oncol. 2024 Mar; 25 (3): e102]. Lancet Oncol. 2023; 24 (5): 483–495.
[208]Li J, Chen Z, Bai Y, et al. First–line sugemalimab with chemotherapy for advanced esophageal squamous cell carcinoma: a randomized phase 3 study. Nat Med. 2024; 30 (3): 740–748.
[209]Lorenzen S, Schuster T, Porschen R, et al. Cetuximab plus cisplatin–5–fluorouracil versus cisplatin–5–fluorouracil alone in first–line metastatic squamous cell carcinoma of the esophagus: a randomized phase II study of the Arbeitsgemeinschaft Internistische Onkologie. Ann Oncol. 2009; 20 (10): 1667–1673.
[210]KANG YK, KANG WK, SHIN DB, et al.Capecitabine/cisplatin versus 5–fluorouracil/cisplatin as first–line therapy in patients with advanced gastric cancer: a randomised phase III noninferiority trial. AnnOncol, 2009, 20 (4): 666–673.
[211]Ajani JA, Ilson DH, Daugherty K, et al.Activity of taxol in patientswith spuamous cell carcinoma and adenocarcinoma of the esophagus (J) .J Natl Cancer Inst 1994, 86 (14): 1086–1091.
[212]Polee MB, Eskens FA, van der Burg ME, et al.Phase I study of bi–weekly administration of paclitaxel and cisplatin in patients with ad–vanced oesophageal cancer (J) .Br J Cancer, 2002, 86 (5): 669–673.
[213]WANG HY, YAO ZH, TANG H, et al.Weekly nanoparticle albumin–bound paclitaxel in combination with cisplatin versus weekly solvent–based paclitaxel plus cisplatin as first–line therapy in Chinese patients with advanced esophageal squamous cell carcinoma.Onco Targets Ther. 2016 Sep 23: 9: 5663–5669.
[214]Shen L, Kato K, Kim SB, et al. Tislelizumab Versus Chemotherapy as Second–Line Treatment for Advanced or Metastatic Esophageal Squamous Cell Carcinoma (RATIONALE–302): A Randomized Phase III Study [published correction appears in J Clin Oncol. 2024 Feb 1; 42 (4): 486]. J Clin Oncol. 2022; 40 (26): 3065–3076.
[215]Kojima T, Shah MA, Muro K, et al. Randomized Phase III KEYNOTE–181 Study of Pembrolizumab Versus Chemotherapy in Advanced Esophageal Cancer. J Clin Oncol. 2020; 38 (35): 4138–4148.
[216]Huang J, Xu J, Chen Y, et al. Camrelizumab versus investigator's choice of chemotherapy as second–line therapy for advanced or metastatic oesophageal squamous cell carcinoma (ESCORT): a multicentre, randomised, open–label, phase 3 study. Lancet Oncol. 2020; 21 (6): 832–842.
[217]Kato K, Cho BC, Takahashi M, et al. Nivolumab versus chemotherapy in patients with advanced oesophageal squamous cell carcinoma refractory or intolerant to previous chemotherapy (ATTRACTION–3): a multicentre, randomised, open–label, phase 3 trial [published correction appears in Lancet Oncol. 2019 Nov; 20 (11): e613]. Lancet Oncol. 2019; 20 (11): 1506–1517.
[218]Burkart C, Bokemeyer C, Klump B, et al.A phase Ⅱ trial ofweekly irinotecan in cisplatin–refractory esophageal cancer.Anticancer Res, 2007, 27 (4C): 2845–2848.
[219]Muro K, Hamaguchi T, Ohtsu A, et al. A phase II study of single–agent docetaxel in patients with metastatic esophageal cancer. Ann Oncol. 2004; 15 (6): 955–959.
[220]Huang J, Xu B, Liu Y, et al. Irinotecan plus S–1 versus S–1 in patients with previously treated recurrent or metastatic esophageal cancer (ESWN 01): a prospective randomized, multicenter, open–labeled phase 3 trial[J]. Cancer communications (London, England), 2019, 39 (1): 16.
[221]Huang J, Xiao J, Fang W, et al. Anlotinib for previously treated advanced or metastatic esophageal squamous cell carcinoma: A double–blind randomized phase 2 trial. Cancer Med. 2021; 10 (5): 1681–1689.
[222]Meng X, Wu T, Hong Y, et al. Camrelizumab plus apatinib as second–line treatment for advanced oesophageal squamous cell carcinoma (CAP 02): a single–arm, open–label, phase 2 trial. Lancet Gastroenterol Hepatol. 2022; 7 (3): 245–253.
[223]Janjigian YY, Shitara K, Moehler M, et al. First–line nivolumab plus chemotherapy versus chemo–

therapy alone for advanced gastric, gastro-oesophageal junction, and oesophageal adenocarcinoma (CheckMate 649): a randomised, open-label, phase 3 trial. Lancet. 2021; 398 (10294): 27-40.

[224]Shen, L., et al., Abstract CT184: First-Line (1L) nivolumab (NIVO) plus chemotherapy (chemo) versus chemo in patients (pts) with advanced gastric cancer/gastroesophageal junction cancer/esophageal adenocarcinoma (GC/GEJC/EAC): CheckMate 649 Chinese subgroup analysis. Cancer Research, 2021. 81 (13 Supplement): p. CT184.

[225]Rha SY, Oh DY, Yañez P, et al. Pembrolizumab plus chemotherapy versus placebo plus chemotherapy for HER2-negative advanced gastric cancer (KEYNOTE-859): a multicentre, randomised, double-blind, phase 3 trial. Lancet Oncol. 2023; 24 (11): 1181-1195.

[226]Xiao-tian Zhang, et al. GEMSTONE-303: Prespecified progression-free survival (PFS) and overall survival (OS) final analyses of a phase III study of sugemalimab plus chemotherapy vs. placebo plus chemotherapy in treatment-naïve advanced gastric or gastroesophageal junction (G/GEJ) adenocarcinoma.2023 ESMO, abstract LBA 79#.

[227]Xu J, Jiang H, Pan Y, et al. Sintilimab Plus Chemotherapy for Unresectable Gastric or Gastroesophageal Junction Cancer: The ORIENT-16 Randomized Clinical Trial. JAMA. 2023; 330 (21): 2064-2074.

[228]Qiu MZ, Oh DY, Kato K, et al. Tislelizumab plus chemotherapy versus placebo plus chemotherapy as first line treatment for advanced gastric or gastro-oesophageal junction adenocarcinoma: RATIONALE-305 randomised, double blind, phase 3 trial. BMJ. 2024; 385: e078876. Published 2024 May 28.

[229]Wang J, Xu R, Shen L.et al.Randomized multicenter phase III study of a modified docetaxel and cisplatin plus fluorouracil regimen compared with cisplatin and fluorouracil as first-line therapy for advanced or locally recurrent gastric cancer.Gastric Cancer. 2016 Jan; 19 (1): 234-44.

[230]Kang YK, Kang WK, Shin DB, et al.Capecitabine/cisplatin versus 5-fluorouracil/cisplatin as first-line therapy in patients with advanced gastric cancer: a randomised phase III noninferiority trial.Ann Oncol. 2009 Apr; 20 (4): 666-73.

[231]Al-Batran SE, Hartmann JT, Probst S, et al. Phase III trial in metastatic gastroesophageal adenocarcinoma with fluorouracil, leucovorin plus either oxaliplatin or cisplatin: a study of the Arbeitsgemeinschaft Internistische Onkologie. J Clin Oncol. 2008; 26 (9): 1435-1442.

[232]Thuss-Patience PC, Kretzschmar A, Bichev D, et al. Survivaladvantage for irinotecan versus best supportive care as second-line chemotherapy in gastric cancer-a randomized phase Ⅲ study of the Arbeitsgemeinschaft Internistische Onkologie (AIO) .Eur J Cancer, 2011, 47 (15): 2306-2314.

[233]Ford HE, Marshall A, Bridgewater JA, et al. Docetaxelversus active symptom control for refractory oesophagogastricadeno carcinoma (COUGAR-02): an open-label, phase3randomised controlled trial.Lancet Oncol, 2014, 15 (1) .

[234]Yoon-Koo Kang, et al. Nivolumab in patients with advanced gastric or gastro-oesophageal junction cancer refractory to, or intolerant of, at least two previous chemotherapy regimens (ONO-4538-12, ATTRACTION-2): a randomised, double-blind, placebo-controlled, phase 3 trial. Lancet. 2017 Dec 2; 390 (10111): 2461-2471.

[235]Wilke H, Muro K, van Cutsem E, et al. Ramucirumab plus paclitaxel versus placebo plus paclitaxel in patients with previously treated advanced gastric or gastro-oesophageal junction adenocarcinoma (RAINBOW): A double-blind, randomised phase 3 trial. Lancet Oncol, 2014, 15 (11): 1224-1235.

[236]Xu RH, Zhang Y, Pan H, et al. Efficacy and safety of weekly paclitaxel with or without ramucirumab as second-line therapy for the treatment of advanced gastric or gastroesophageal junction adenocarcinoma (RAINBOW-Asia): a randomised, multicentre, double-blind, phase 3 trial[J]. Lancet Gastro-

enterol Hepatol, 2021, 6 (12): 1015-1024.

[237]Bang YJ, Van Cutsem E, Feyereislova A, et al. Trastuzumab in combination with chemotherapy versus chemotherapy alone for treatment of HER2-positive advanced gastric or gastro-oesophageal junction cancer (ToGA): A phase 3, open-label, randomised controlled trial[J]. Lancet, 2010, 376 (9742): 687-697.

[238]Janjigian YY, Kawazoe A, Bai Y, et al. Pembrolizumab plus trastuzumab and chemotherapy for HER2-positive gastric or gastro-oesophageal junction adenocarcinoma: interim analyses from the phase 3 KEYNOTE-811 randomised placebo-controlled trial. Lancet. 2023; 402 (10418): 2197-2208.

[239]Nishikawa K, Takahashi T, Takaishi H, et al. Phase II study of the effectiveness and safety of trastuzumab and paclitaxel for taxane- and trastuzumab-naïve patients with HER2-positive, previously treated, advanced, or recurrent gastric cancer (JFMC45-1102). Int J Cancer. 2017; 140 (1): 188-196.

[240]Peng Z, Liu T, Wei J, et al. Efficacy and safety of a novel anti-HER2 therapeutic antibody RC48 in patients with HER2-overexpressing, locally advanced or metastatic gastric or gastroesophageal junction cancer: a single-arm phase Ⅱ study. Cancer Commun (Lond), 2021, 41 (11): 1173-1182.

[241]SHEN L, CHEN P, LU J, et al. 172P Trastuzumab deruxtecan (T-DXd) in Chinese patients (pts) with previously treated HER2-positive locally advanced/metastatic gastric cancer (GC) or gastroesophageal junction adenocarci- noma (GEJA): Primary efficacy and safety from the phaseII single-ai rm DESTINY-Gastric06 (DG06) trial. Ann Oncol, 2023, 34 (4_suppl): S1542-S1543.

[242]Hulshof M, Geijsen ED, Rozema T, et al. Randomized Study on Dose Escalation in Definitive Chemoradiation for Patients With Locally Advanced Esophageal Cancer (ARTDECO Study). J Clin Oncol. 2021. 39 (25): 2816-2824.

[243]Xu Y, Dong B, Zhu W, et al. A Phase III Multicenter Randomized Clinical Trial of 60 Gy versus 50 Gy Radiation Dose in Concurrent Chemoradiotherapy for Inoperable Esophageal Squamous Cell Carcinoma. Clin Cancer Res. 2022. 28 (9): 1792-1799.

[244]Cooper JS, Guo MD, Herskovic A, Macdonald JS, Martenson JA Jr, Al-Sarraf M, et al. Chemoradiotherapy of locally advanced esophageal cancer: long-term follow-up of a prospective randomized trial (RTOG 85-01). Radiation Therapy Oncology Group. JAMA, 1999, 281 (17): 1623-1627.

[245]Minsky BD, Pajak TF, Ginsberg RJ, Pisansky TM, Martenson J, Komaki R, et al. INT 0123 (Radiation Therapy Oncology Group 94-05) phase III trial of combined-modality therapy for esophageal cancer: high-dose versus standard-dose radiation therapy. J Clin Oncol, 2002, 20 (5): 1167-1174.

[246]Jia R, Shan T, Zheng A, Zhang Y, Lu P, Zhang G, et al. Capecitabine or Capecitabine Plus Oxaliplatin Versus Fluorouracil Plus Cisplatin in Definitive Concurrent Chemoradiotherapy for Locally Advanced Esophageal Squamous Cell Carcinoma (CRTCOESC): A Multicenter, Randomized, Open-Label, Phase 3 Trial. J Clin Oncol, 2024: JCO2302009.

[247]Ai D, Ye J, Wei S, Li Y, Luo H, Cao J, et al. Comparison of 3 Paclitaxel-Based Chemoradiotherapy Regimens for Patients With Locally Advanced Esophageal Squamous Cell Cancer: A Randomized Clinical Trial. JAMA Netw Open, 2022, 5 (2): e220120.

[248]Wang X, Liang F, Wang X, Wu Y, Wang DJ, Cheng YJ, et al. Quality of life and survival outcomes of patients with inoperable esophageal squamous cell carcinoma after definitive radiation therapy: A multicenter retrospective observational study in china from 2015 to 2016 [J]. Journal of the National Cancer Center, 2023, 3 (2): 150-158.

[249]Bedenne L, Michel P, Bouché O, Milan C, Mariette C, Conroy T, et al. Chemoradiation followed by surgery compared with chemoradiation alone in squamous cancer of the esophagus: FFCD 9102. J

Clin Oncol，2007，25（10）：1160-1168.

[250]Takeuchi H，Ito Y，Machida R，Kato K，Onozawa M，Minashi K，et al. A Single-Arm Confirmatory Study of Definitive Chemoradiation Therapy Including Salvage Treatment for Clinical Stage II/III Esophageal Squamous Cell Carcinoma（JCOG0909 Study）. Int J Radiat Oncol Biol Phys，2022，114（3）：454-462.

[251]Qian D，Chen X，Shang X，Wang Y，Tang P，Han D，et al. Definitive chemoradiotherapy versus neoadjuvant chemoradiotherapy followed by surgery in patients with locally advanced esophageal squamous cell carcinoma who achieved clinical complete response when induction chemoradiation finished：A phase II random. Radiother Oncol，2022，174：1-7.

[252]van der Wilk BJ，Eyck BM，Wijnhoven BPL，Lagarde SM，Rosman C，Noordman BJ，et al. Neoadjuvant chemoradiotherapy followed by surgery versus active surveillance for oesophageal cancer（SANO-trial）：A phase-III stepped-wedge cluster randomised trial. Annals of Oncology（2023）34（suppl_2）：S1254-S1335.

[253]van Hagen P，Hulshof MC，van Lanschot JJ，Steyerberg EW，van Berge Henegouwen MI，Wijnhoven BP，et al. Preoperative chemoradiotherapy for esophageal or junctional cancer. N Engl J Med，2012，366（22）：2074-2084.

[254]Herskovic A，Martz K，al-Sarraf M，Leichman L，Brindle J，Vaitkevicius V，et al. Combined chemotherapy and radiotherapy compared with radiotherapy alone in patients with cancer of the esophagus. N Engl J Med，1992，326（24）：1593-1598.

[255]Iwase H，Shimada M，Tsuzuki T，Hirashima N，Okeya M，Hibino Y，et al. Concurrent chemoradiotherapy with a novel fluoropyrimidine，S-1，and cisplatin for locally advanced esophageal cancer：long-term results of a phase II trial. Oncology，2013，84（6）：342-349.

[256]Yang H，Liu H，Chen Y，Zhu C，Fang W，Yu Z，et al. Neoadjuvant Chemoradiotherapy Followed by Surgery Versus Surgery Alone for Locally Advanced Squamous Cell Carcinoma of the Esophagus（NEOCRTEC5010）：A Phase III Multicenter，Randomized，Open-Label Clinical Trial. J Clin Oncol，2018，36（27）：2796-2803.

[257]Ruhstaller T，Thuss-Patience P，Hayoz S，Schacher S，Knorrenschild JR，Schnider A，et al. Neoadjuvant chemotherapy followed by chemoradiation and surgery with and without cetuximab in patients with resectable esophageal cancer：a randomized，open-label，phase III trial（SAKK 75/08）. Ann Oncol，2018，29（6）：1386-1393.

[258]Khushalani NI，Leichman CG，Proulx G，Nava H，Bodnar L，Klippenstein D，et al. Oxaliplatin in combination with protracted-infusion fluorouracil and radiation：report of a clinical trial for patients with esophageal cancer. J Clin Oncol，2002，20（12）：2844-2850.

[259]Yamada Y，Higuchi K，Nishikawa K，Gotoh M，Fuse N，Sugimoto N，et al. Phase III study comparing oxaliplatin plus S-1 with cisplatin plus S-1 in chemotherapy-naïve patients with advanced gastric cancer. Ann Oncol，2015，26（1）：141-148.

[260]Wang X，Han W，Zhang W，Wang X，Ge X，Lin Y，et al. Effectiveness of S-1-Based Chemoradiotherapy in Patients 70 Years and Older With Esophageal Squamous Cell Carcinoma：A Randomized Clinical Trial. JAMA Netw Open，2023，6（5）：e2312625.

[261]Li Y，Qin JJ，Xue LY，Hao AL，Jiang T，Liu SY，et al. Chemotherapy plus camrelizumab versus chemotherapy alone as neoadjuvant treatment for resectable esophageal squamous cell carcinoma（ESCORT-NEO）：A multi-center，randomized phase III trial. J Clin Oncol 42，2024（suppl 3；abstr LBA244）.

[262]Yu N，Li J，Chen XK，Wang Z，Kang XZ，Zhang RX，et al. Chemoradiotherapy Combined with Nab-paclitaxel plus Cisplatin in Patients with Locally Advanced Borderline Resectable or Unresectable Esophageal Squamous Cell Carcinoma：A Phase Ⅰ/Ⅱ Study. Int J Radiat Oncol Biol Phys，

2023.（vol.117，issue 2，suppl e354）.

[263]Li C，Zhao S，Zheng Y，Han Y，Chen X，Cheng Z，et al. Preoperative pembrolizumab combined with chemoradiotherapy for oesophageal squamous cell carcinoma （PALACE-1）. Eur J Cancer，2021，144：232-241.

[264]Chen R，Liu Q，Li Q，Zhu Y，Zhao L，Liu S，et al. A phase II clinical trial of toripalimab combined with neoadjuvant chemoradiotherapy in locally advanced esophageal squamous cell carcinoma （NEOCRTEC1901）. EClinicalMedicine，2023，62：102118.

[265]Park S，Oh D，Choi YL，Chi SA，Kim K，Ahn MJ，et al. Durvalumab and tremelimumab with definitive chemoradiotherapy for locally advanced esophageal squamous cell carcinoma. Cancer，2022，128（11）：2148-2158.

[266]Ai D，Hao S，Shen W，Wu Q，Zhang S，Chen Y，et al. Induction sintilimab and chemotherapy followed by concurrent chemoradiotherapy for locally advanced esophageal cancer：a proof-of-concept，single-arm，multicenter，phase 2 trial. EClinicalMedicine，2024，69：102471.

[267]Herskovic A，Russell W，Liptay M，Fidler MJ，Al-Sarraf M. Esophageal carcinoma advances in treatment results for locally advanced disease：review. Ann Oncol 2012；23（5）：1095-103.

[268]洪瑞，方伟群，黄宏辉，et al. 食管癌和贲门癌3682例外科治疗分析. 河北医药 2010.

[269]张毓德，杜喜群，张玮，et al. 食管癌和贲门癌4310例的外科治疗经验. 中华肿瘤杂志 1982年04卷1期 1-4页 MEDLINE ISTIC PKU CSCD CA BP 2020.

[270]Yang H，Liu H，Chen Y，et al. Neoadjuvant Chemoradiotherapy Followed by Surgery Versus Surgery Alone for Locally Advanced Squamous Cell Carcinoma of the Esophagus （NEOCRTEC5010）：A Phase III Multicenter，Randomized，Open-Label Clinical Trial. J Clin Oncol 2018；36（27）：2796-803.

[271]Yang H，Liu H，Chen Y，et al. Long-term Efficacy of Neoadjuvant Chemoradiotherapy Plus Surgery for the Treatment of Locally Advanced Esophageal Squamous Cell Carcinoma：The NEOCRTEC5010 Randomized Clinical Trial. JAMA Surg 2021；156（8）：721-9.

[272]van Hagen P，Hulshof MC，van Lanschot JJ，et al. Preoperative chemoradiotherapy for esophageal or junctional cancer. N Engl J Med 2012；366（22）：2074-84.

[273]Shapiro J，van Lanschot JJB，Hulshof M，et al. Neoadjuvant chemoradiotherapy plus surgery versus surgery alone for oesophageal or junctional cancer（CROSS）：long-term results of a randomised controlled trial. Lancet Oncol 2015；16（9）：1090-8.

[274]Eyck BM，van Lanschot JJB，Hulshof M，et al. Ten-Year Outcome of Neoadjuvant Chemoradiotherapy Plus Surgery for Esophageal Cancer：The Randomized Controlled CROSS Trial. J Clin Oncol 2021；39（18）：1995-2004.

[275]Tang H，Wang H，Fang Y，et al. Neoadjuvant chemoradiotherapy versus neoadjuvant chemotherapy followed by minimally invasive esophagectomy for locally advanced esophageal squamous cell carcinoma：a prospective multicenter randomized clinical trial. Ann Oncol 2023；34（2）：163-72.

[276]Kato K，Ito Y，Daiko H，et al. A randomized controlled phase III trial comparing two chemotherapy regimen and chemoradiotherapy regimen as neoadjuvant treatment for locally advanced esophageal cancer，JCOG1109 NExT study. Journal of Clinical Oncology 2022；40（4_suppl）：238-.

[277]Allum WH，Stenning SP，Bancewicz J，Clark PI，Langley RE. Long-term results of a randomized trial of surgery with or without preoperative chemotherapy in esophageal cancer. J Clin Oncol 2009；27（30）：5062-7.

[278]Ychou M，Boige V，Pignon JP，et al. Perioperative chemotherapy compared with surgery alone for resectable gastroesophageal adenocarcinoma：an FNCLCC and FFCD multicenter phase III trial. J Clin Oncol 2011；29（13）：1715-21.

[279]Cunningham D，Allum WH，Stenning SP，et al. Perioperative chemotherapy versus surgery alone for

resectable gastroesophageal cancer. N Engl J Med 2006；355（1）：11-20.

[280]Reynolds JV，Preston SR，O'Neill B，et al. Trimodality therapy versus perioperative chemotherapy in the management of locally advanced adenocarcinoma of the oesophagus and oesophagogastric junction（Neo-AEGIS）：an open-label，randomised，phase 3 trial. Lancet Gastroenterol Hepatol 2023；8（11）：1015-27.

[281]Kelly RJ，Ajani JA，Kuzdzal J，et al. Adjuvant Nivolumab in Resected Esophageal or Gastroesophageal Junction Cancer. N Engl J Med 2021；384（13）：1191-203.

[282]Al-Batran SE，Homann N，Pauligk C，et al. Perioperative chemotherapy with fluorouracil plus leucovorin，oxaliplatin，and docetaxel versus fluorouracil or capecitabine plus cisplatin and epirubicin for locally advanced，resectable gastric or gastro-oesophageal junction adenocarcinoma（FLOT4）：a randomised，phase 2/3 trial. Lancet 2019；393（10184）：1948-57.

[283]Song C，Cao J，Zhang F，et al. Nutritional Risk Assessment by Scored Patient-Generated Subjective Global Assessment Associated with Demographic Characteristics in 23，904 Common Malignant Tumors Patients[J]. Nutrition and Cancer，2019：1-11.

[284]Watanabe M，Okamura A，Toihata T，et al. Recent progress in perioperative management of patients undergoing esophagectomy for esophageal cancer[J]. Esophagus，2018，15（3）：160-164.

[285]Van Hagen P，Hulshof M C，Van Lanschot J J，et al. Preoperative chemoradiotherapy for esophageal or junctional cancer[J]. N Engl J Med，2012，366（22）：2074-2084.

[286]Cox S，Powell C，Carter B，et al. Role of nutritional status and intervention in oesophageal cancer treated with definitive chemoradiotherapy：outcomes from SCOPE1[J]. Br J Cancer，2016，115（2）：172-177.

[287]He Y，Wu Y Y，Wei W，et al. Dietary habits and nutrition status in esophageal cancer patients after esophageal reconstruction[J]. J Thorac Dis，2024，16（2）：1118-1127.

[288]Sagar R C，Kumar K V V，Ramachandra C，et al. Perioperative Artificial Enteral Nutrition in Malnourished Esophageal and Stomach Cancer Patients and Its Impact on Postoperative Complications[J]. Indian Journal of Surgical Oncology，2019，10（3）：1-5.

[289]张继如，方婷婷，丁怡，et al. 胸腹腔镜食管癌根治术老年患者术后肺部并发症与术前营养不良的关系[J]. 中华麻醉学杂志，2022，42（3）：5.

[290]Yu H M，Tang C W，Feng W M，et al. Early Enteral Nutrition Versus Parenteral Nutrition After Resection of Esophageal Cancer：a Retrospective Analysis[J]. Indian J Surg，2017，79（1）：13-18.

[291]吕家华，谢丛华，申良方，et al. 肠内营养对食管癌同步放化疗患者营养状况，不良反应和近期疗效影响——前瞻性，多中心，随机对照临床研究（NCT02399306）[J]. 中华放射肿瘤学杂志，2018，27（1）：5.

[292]程国威，孙莉，张涛，et al. 不同营养支持方式对食管癌放疗患者影响[J]. 中华放射肿瘤学杂志，2019，28（7）：505-508.

[293]Muscaritoli M，Arends J，Bachmann P，et al. ESPEN practical guideline：Clinical Nutrition in cancer[J]. Clin Nutr，2021，40（5）：2898-2913.

[294]Chen M J，Wu I C，Chen Y J，et al. Nutrition therapy in esophageal cancer-Consensus statement of the Gastroenterological Society of Taiwan[J]. Dis Esophagus，2018，31（8）.

[295]Lyu J，Li T，Xie C，et al. Enteral nutrition in esophageal cancer patients treated with radiotherapy：a Chinese expert consensus 2018[J]. Future Oncol，2019，15（5）：517-531.

[296]Knox L S，Crosby L O，Feurer I D，et al. Energy expenditure in malnourished cancer patients[J]. Ann Surg，1983，197（2）：152-162.

[297]Bosaeus I，Daneryd P，Svanberg E，et al. Dietary intake and resting energy expenditure in relation to weight loss in unselected cancer patients[J]. Int J Cancer，2001，93（3）：380-383.

[298]Arends J，Bachmann P，Baracos V，et al. ESPEN guidelines on nutrition in cancer patients[J]. Clin

Nutr，2017，36（1）：11-48.

[299]Bolland M J，Grey A，Gamble G D，et al. The effect of vitamin D supplementation on skeletal，vascular，or cancer outcomes：a trial sequential meta-analysis[J]. Lancet Diabetes Endocrinol，2014，2（4）：307-320.

[300]Bourdel-Marchasson I，Blanc-Bisson C，Doussau A，et al. Nutritional advice in older patients at risk of malnutrition during treatment for chemotherapy：a two-year randomized controlled trial[J]. PLoS One，2014，9（9）：e108687.

[301]Bozzetti F，Santarpia L，Pironi L，et al. The prognosis of incurable cachectic cancer patients on home parenteral nutrition：a multi-centre observational study with prospective follow-up of 414 patients[J]. Ann Oncol，2014，25（2）：487-493.

[302]Oldervoll L M，Loge J H，Lydersen S，et al. Physical exercise for cancer patients with advanced disease：a randomized controlled trial[J]. Oncologist，2011，16（11）：1649-1657.

[303]Stene G B，Helbostad J L，Balstad T R，et al. Effect of physical exercise on muscle mass and strength in cancer patients during treatment--a systematic review[J]. Crit Rev Oncol Hematol，2013，88（3）：573-593.

[304]Moertel C G，Schutt A J，Reitemeier R J，et al. Corticosteroid therapy of preterminal gastrointestinal cancer[J]. Cancer，1974，33（6）：1607-1609.

[305]Colomer R，Moreno-Nogueira J M，García-Luna P P，et al. N-3 fatty acids，cancer and cachexia：a systematic review of the literature[J]. Br J Nutr，2007，97（5）：823-831.

[306]Mortensen K，Nilsson M，Slim K，et al. Consensus guidelines for enhanced recovery after gastrectomy：Enhanced Recovery After Surgery（ERAS®）Society recommendations[J]. Br J Surg，2014，101（10）：1209-1229.

[307]Marimuthu K，Varadhan K K，Ljungqvist O，et al. A meta-analysis of the effect of combinations of immune modulating nutrients on outcome in patients undergoing major open gastrointestinal surgery[J]. Ann Surg，2012，255（6）：1060-1068.

[308]Langius J A，Zandbergen M C，Eerenstein S E，et al. Effect of nutritional interventions on nutritional status，quality of life and mortality in patients with head and neck cancer receiving（chemo）radiotherapy：a systematic review[J]. Clin Nutr，2013，32（5）：671-678.

[309]Isenring E A，Capra S，Bauer J D. Nutrition intervention is beneficial in oncology outpatients receiving radiotherapy to the gastrointestinal or head and neck area[J]. Br J Cancer，2004，91（3）：447-452.

[310]Tong H，Isenring E，Yates P. The prevalence of nutrition impact symptoms and their relationship to quality of life and clinical outcomes in medical oncology patients[J]. Support Care Cancer，2009，17（1）：83-90.

[311]Laird B J，Kaasa S，Mcmillan D C，et al. Prognostic factors in patients with advanced cancer：a comparison of clinicopathological factors and the development of an inflammation-based prognostic system[J]. Clin Cancer Res，2013，19（19）：5456-5464.

[312]Braga M，Wischmeyer P E，Drover J，et al. Clinical evidence for pharmaconutrition in major elective surgery[J]. JPEN J Parenter Enteral Nutr，2013，37（5 Suppl）：66s-72s.

[313]程海波，贾立群. 中西医结合肿瘤学[M]. 北京：中国中医药出版社，2023：38.

[314]中国中西医结合学会，中华中医药学会，中华医学会. 食管癌中西医结合诊疗指南，2023.05.31.

[315]杨枝青. 噎膈（中医疑难杂症专病专辑）. 上海：上海科学技术出版社，2015.01.

[316]余小萍，方祝元. 中医内科学[M]. 上海：上海科学技术出版社，2018.5.

[317]张伯臾. 中医内科学[M]. 上海：上海科学技术出版社，1985.10.

[318]冯利. 简明中西医结合肿瘤病学. 北京：科学技术文献出版社. 2008.6.

[319]程海波，贾立群.中西医结合肿瘤学.北京：中国中医药出版社.2023.

[320]崔慧娟，贾立群.实用中西医结合肿瘤内科学.北京：中国中医药出版社.2015.9.

[321]何肖榕.启膈散联合化疗治疗食管癌的有效性研究[J].实用中西医结合临床，2021，21（22）：41-42+88.

[322]冯献明，付方现，韩文清等.参芪通幽汤联合PPF化疗方案治疗中晚期食管癌的效果[J].河南医学研究，2019，28（23）：4316-4317.

[323]贺丽娟.沙参麦冬汤加减联合放化疗用于津亏热结型食管癌患者的疗效[J].中国民康医学，2022，34（13）：89-91+99.

[324]芦殿荣.益肾骨康膏治疗肾虚血瘀型癌性躯体痛的临床研究[J].辽宁中医杂志，2016，43（07）1402-1407.

[325]Hamilton SR，Aaltonen LA（Eds.）. World Health Organization Classification of Tumours. pathology and genetics of tumours of the digestive system. International Agency for Research on Cancer（IARC）Press：Lyon 2000.

[326]Agarwal S，Bell MG，Dhaliwal L，et al. Population based time trends in the epidemiology and mortality of gastroesophageal junction and esophageal adenocarcinoma. Dig Dis Sci. 2024；69（1）：246-253.

[327]Liu K，Yang K，Zhang W，et al. Changes of esophagogastric junctional adenocarcinoma and gastroesophageal reflux disease among surgical patients during 1988-2012：A single-institution，high-volume experience in China. Ann Surg.2016；263（1）：88-95.

[328]Wei MT，Zhang YC，Deng XB，et al. Transthoracic vs. transhiatal surgery for cancer of the esophagogastric junction：a meta-analysis. World J Gastroenterol. 2014；20（29）：10183-92.

[329]Li X，Gong S，Lu T，et al. Proximal gastrectomy versus total gastrectomy for Siewert II/III adenocarcinoma of the gastroesophageal junction：a systematic review and mMeta-analysis. J Gastrointest Surg. 2022；26（6）：1321 - 1335.

[330]Chen XD，He FQ，Chen M，et al. Incidence of lymph node metastasis at each station in Siewert types Ⅱ/Ⅲ adenocarcinoma of the esophagogastric junction：A systematic review and meta-analysis. Surg Oncol. 2020：35；62 - 70.

[331]Abe T，Higaki E，Hosoi T，Nagao T，Bando H，Kadowaki S，Muro K，Tanaka T，Tajika M，Niwa Y，Shimizu Y. Long-Term Outcome of Patients with Locally Advanced Clinically Unresectable Esophageal Cancer Undergoing Conversion Surgery after Induction Chemotherapy with Docetaxel Plus Cisplatin and 5-Fluorouracil. Ann Surg Oncol. 2021 Feb；28（2）：712-721. doi：10.1245/s10434-020-08865-0. Epub 2020 Aug 5. PMID：32761331.

[332]Mine，S，Tanaka，K，Kawachi，H，et al. Japanese Classification of Esophageal Cancer，12th Edition：Part I. ESOPHAGUS-TOKYO. 2024；ESOPHAGUS-TOKYO. doi：10.1007/s10388-024-01054-y.

[333]Matsuda S，Tsushima T，Kato K，Hsu CH，Lee JM，Wong IY，Wang HC，Kang CH，Guo X，Yamamoto S，Tsuji T，Kawakubo H，Takeuchi H，Law S，Kitagawa Y. Defining conversion therapy for esophageal squamous cell carcinoma. Ann Gastroenterol Surg. 2022 Oct 19；7（1）：7-9. doi：10.1002/ags3.12623. PMID：36643357；PMCID：PMC9831898.

[334]Akiyama Y，Iwaya T，Endo F，Nikai H，Baba S，Chiba T，Kimura T，Takahara T，Otsuka K，Nitta H，Mizuno M，Kimura Y，Koeda K，Sasaki A. Safety of thoracoscopic esophagectomy after induction chemotherapy for locally advanced unresectable esophageal squamous cell carcinoma. Asian J Endosc Surg. 2020 Apr；13（2）：152-159. doi：10.1111/ases.12731. Epub 2019 Jul 16. PMID：31313511.

[335]Yang，H，Zhang，G，Li，X，et al. Preoperative camrelizumab combined with chemotherapy for borderline resectable esophageal squamous cell carcinoma（BRES-1）：A single-arm，open-label，

phase II study. J CLIN ONCOL. 2024; 41 J CLIN ONCOL. doi: 10.1200/jco.2023.41.4_suppl.360.

[336]Yokota T, Kato K, Hamamoto Y, Tsubosa Y, Ogawa H, Ito Y, Hara H, Ura T, Kojima T, Chin K, Hironaka S, Kii T, Kojima Y, Akutsu Y, Matsushita H, Kawakami K, Mori K, Makiuchi T, Nagumo R, Kitagawa Y. A 3-Year Overall Survival Update From a Phase 2 Study of Chemoselection With DCF and Subsequent Conversion Surgery for Locally Advanced Unresectable Esophageal Cancer. Ann Surg Oncol. 2020 Feb; 27 (2): 460-467. doi: 10.1245/s10434-019-07654-8. Epub 2019 Aug 2. PMID: 31376034.

[337]Wu, JD, Wang, ZQ, Li, QQ, et al. A 3-Year Survival Update from a Phase 2 Study of Paclitaxel Plus Cisplatin and 5-Fuorouracil Induction Chemotherapy for Locally Advanced Borderline-Resectable Esophageal Squamous Cell Carcinoma: The NEOCRTEC-1601 Clinical Trial. ANN SURG ONCOL. 2024; 31 ANN SURG ONCOL. doi: 10.1245/s10434-023-14513-0.

[338]Huang S, Wu H, Cheng C, Zhou M, Xu E, Lin W, Wang G, Tang J, Ben X, Zhang D, Xie L, Zhou H, Chen G, Zhuang W, Tang Y, Xu F, Du Z, Xie Z, Wang F, He Z, Zhang H, Sun X, Li Z, Sun T, Liu J, Yang S, Xie S, Fu J, Qiao G. Conversion Surgery Following Immunochemotherapy in Initially Unresectable Locally Advanced Esophageal Squamous Cell Carcinoma-A Real-World Multicenter Study (RICE-Retro). Front Immunol. 2022 Jul 13; 13: 935374. doi: 10.3389/fimmu.2022.935374. PMID: 35911702; PMCID: PMC9326168.

[339]Sugimura K, Miyata H, Tanaka K, Makino T, Takeno A, Shiraishi O, Motoori M, Yamasaki M, Kimura Y, Hirao M, Fujitani K, Yasuda T, Mori M, Eguchi H, Yano M, Doki Y. Multicenter Randomized Phase 2 Trial Comparing Chemoradiotherapy and Docetaxel Plus 5-Fluorouracil and Cisplatin Chemotherapy as Initial Induction Therapy for Subsequent Conversion Surgery in Patients With Clinical T4b Esophageal Cancer: Short-term Results. Ann Surg. 2021 Dec 1; 274 (6): e465-e472. doi: 10.1097/SLA.0000000000004564. PMID: 33065643.

[340]Miyata H, Sugimura K, Motoori M, Omori T, Yamamoto K, Yanagimoto Y, Shinno N, Yasui M, Takahashi H, Wada H, Ohue M, Yano M. Clinical Implications of Conversion Surgery After Induction Therapy for T4b Thoracic Esophageal Squamous Cell Carcinoma. Ann Surg Oncol. 2019 Dec; 26 (13): 4737-4743. doi: 10.1245/s10434-019-07727-8. Epub 2019 Aug 14. PMID: 31414291.

[341]Terada M, Hara H, Daiko H, Mizusawa J, Kadota T, Hori K, Ogawa H, Ogata T, Sakanaka K, Sakamoto T, Kato K, Kitagawa Y. Phase III study of tri-modality combination therapy with induction docetaxel plus cisplatin and 5-fluorouracil versus definitive chemoradiotherapy for locally advanced unresectable squamous-cell carcinoma of the thoracic esophagus (JCOG1510: TRIANgLE). Jpn J Clin Oncol. 2019 Dec 18; 49 (11): 1055-1060. doi: 10.1093/jjco/hyz112. PMID: 31411696.

肝癌

郭　成　郭　鹏　郭荣平　郭文治　郝纯毅　郝明志　何　晓　何科基
华向东　黄　涛　黄　振　黄志勇　英卫东　贾昌俊　焦志凯　瞿旭东
李　川　李　坚　李　强　李　涛　李　汛　李斌奎　李慧锴　李家平
李敬东　李宗芳　梁　萍　梁　霄　梁廷波　廖　锐　刘　辉　刘　莉
刘恩宇　刘景丰　刘秀峰　卢　倩　陆朝阳　吕国悦　吕鹏飞　马宽生
毛一雷　庞　春　彭　涛　饶建华　任　宁　任正刚　邵江华　沈　锋
石　明　史颖弘　宋京海　宋天强　宋晓静　孙倍成　孙晓东　郗　升
谭　广　汤朝晖　陶开山　滕　飞　田蓝天　万仁华　汪国营　王　恺
王　葵　王　琳　王　鲁　王　征　王聪仁　王宏光　王继洲　王立明
王文涛　王兆海　韦　玮　魏小勇　文　宇　文天夫　吴　刚　夏　勇
熊　锐　徐　锋　徐　立　徐庆祥　薛　军　晏　冬　杨华瑜　杨家印
尹　涛　尹大龙　尹震宇　于士龙　余德才　余正平　喻　超　曾永毅
张　峰　张　辉　张　岚　张　磊　张　玲　张　倜　张　伟　张　琰
张　宇　张必翔　张二雷　张嘉凯　张克志　张谞丰　张耀军　赵　磊
赵　明　赵义军　折占飞　郑　璐　郑　鑫　郑进方　郑桐森　周　东
周进学　周乐杜　周益龙　朱晓亮　朱新华

前言

肝癌是中国第5位常见恶性肿瘤及第2位肿瘤致死病因。肝癌，亦指“原发性肝癌”，主要包括肝细胞癌、肝内胆管癌和混合型肝细胞癌-胆管癌3种不同病理学类型。目前，国内外的规范指南均是针对“肝细胞癌”，本指南中的肝癌亦指“肝细胞癌”。我国肝癌患者多以乙肝病毒感染/肝硬化为背景，就诊时大多为中晚期（70%），表现为肝内肿瘤负荷大，合并门脉癌栓概率大，肝功能较差等，初诊时已失去根治性手术切除机会，与欧美等发达国家肝癌人群具有较大差异。现有的美国癌症整合委员会（AJCC）/国际抗癌联盟（UICC）、美国国家综合癌症网络（NCCN）、欧洲肿瘤内科学会（ESMO）/巴塞罗那临床肝癌（BCLC）、日本肝癌诊疗等分期和指南在临床实践中不能兼顾我国肝癌的疾病背景，诊疗资源的地区差异，肿瘤治疗的社会价值等，且难以实现个体化决策。2021年，由中国抗癌协会理事长樊代明院士倡导，中国抗癌协会组织全国肿瘤医学领域专家，共同参与编写《中国肿瘤整合诊治指南》（以下简称《CACA指南》），中国抗癌协会肝癌专业委员会组织业内专家，以国家卫生健康委员会《原发性肝癌诊疗指南（2022年版）》为蓝本，按照“防-筛-诊-治-康”的结构完成了初版《CACA指南-肝癌部分》的编写，内容涉及肝癌的流行病学、筛查、影像学检查、病理学评估，以及外科治疗、介入治疗、系统性药物治疗、放疗和中医药治疗等多学科整合治疗手段，兼顾全程康复管理。随着《原发性肝癌诊疗指南（2024年版）》、《原发性肝癌转化及围手术期治疗中国专家共识（2024版）》的更新发布，中国抗癌协会肝癌专业委员会再次组织业内专家对《CACA指南-肝癌》部分进行更新。全文贯彻“整合医学理念”，以“立足中国国情，体现中国特色”为指导思想，注重收纳中国的临床研究成果和经验，密切结合中国的具体国情和临床实践，以期制定出符合中国肝癌特色的临床诊疗指南，也将为进一步提高我国肝癌诊疗水平发挥重要作用。

第一章

流行病学概述

根据GLOBOCAN数据，2022年全球肝癌新增病例86.53万例，死亡75.79万例，在癌症的发病人数和死亡人数中分别排名第6位和第3位。根据中国国家癌症中心发布的数据，2022年全国肝癌发病人数36.77万，位列各种癌症新发病人数第4位，发病率位列第5位；2022年肝癌死亡人数31.65万，死亡人数和死亡率均位列第2位。2000年至2018年期间，主要归功于乙型病毒性肝炎（以下简称乙肝）防治的进步，我国年龄标化的肝癌发病率和死亡率呈缓慢下降趋势。

原发性肝癌主要包括肝细胞癌（hepatocellular carcinoma，HCC）、肝内胆管癌（intrahepatic cholangiocarcinoma，ICC）和混合型肝细胞癌-胆管癌（combined hepatocellular-cholangiocarcinoma，cHCC-CCA）3种不同病理学类型。其中HCC占80%、ICC占15%，其他类型占5%左右。HCC是起源于肝细胞的恶性肿瘤，HCC与ICC在流行病学特征、生物学行为、治疗方法及预后等方面差异较大。本指南中的“肝癌”仅指HCC。流行病学数据显示，肝癌的发生在地区、年龄、性别、病因学等方面呈现明显差异性分布。

肝癌的地区分布：HCC的发病率在全球范围内存在明显的地域差异，东亚、东南亚和北非是HCC高发区。中国是全球HCC发病人数最多的国家，每年的新发和死亡病例数均占全球的近一半。中国肝癌的发病率也因地域而异，城市地区肝癌的估计年龄标准化发病率低于农村地区，华南地区的年龄标准化发病率最高，其次是东北地区。根据最近的数据，南方农村地区的肝癌发病率最高，北方城市地区的年龄标准化发病率最低。

肝癌的年龄分布：肝癌的发病率与年龄密切相关。在男性人群中，肝癌最常见的诊断年龄为60~79岁（44.7%），其次是45~59岁（37.3%）和15~44岁（10.1%）。相比之下，肝癌不是60岁以下女性的主要癌症类型，60~79岁和80岁以上女性的确诊病例则分别为53400例和17800例。此外，我国肝癌发病的年龄呈逐年增长趋势，农村和城市地区男性平均发病年龄由2000年的56.53岁和59.67岁增长至2014年的

61.20 岁和 62.66 岁，农村和城市女性则由 60.60 岁和 65.50 岁延迟到 66.07 岁和 69.87 岁。

肝癌的性别分布：男性较女性具有更强的易感性。在全球大多数地区，男性肝癌发病率和死亡率均比女性高 2~3 倍。在我国，男性肝癌发病率和死亡率明显高于女性。这可能与男性和女性的危险因素暴露率不同有关。研究发现，吸烟和饮酒的男性病毒性肝炎患病率高于女性。另有研究显示，雌激素 / 雄激素水平与 HBV 转录和复制的多少有关，这可能与男性 HBV 感染者中炎症导致肝癌的发病率高于女性有关。

肝癌的危险因素分布：肝癌的常见危险因素包括 乙型肝炎病毒（Hepatitis B Virus，HBV）、丙型肝炎病毒（Hepatitis C Virus，HCV）、代谢功能障碍相关脂肪性肝病（metabolic associated fatty liver disease，MAFLD）和饮酒。在中国，肝癌发病和死亡主要归因于慢性 HBV 感染（发病归因比例为64.16%，死亡归因为62.33%），其次为慢性 HCV感染（发病归因比例为 16.17%，死亡归因为 17.62%）。但在日本，肝癌的主要危险因素为 HCV 感染，发病率归因于HCV 和饮酒的比例分别为 71.39% 和 10.80%。此外，随着生活方式的巨大变化，MAFLD已成为中国和全世界一个公共卫生问题。流行病学显示，全球成年人群中 MAFLD 患病率占 25%~30%，MAFLD 逐渐成为世界范围内慢性肝病的最常见病因，病程中的肝脏炎症和纤维化加剧可致 HCC风险增加。在美国、法国和英国，MAFLD已是HCC发病率增加最重要的原因。相对于其他病因，MAFLD相关HCC会在无肝硬化情况下发生发展。在美国和欧洲的非酒精性脂肪性肝病（non-alcoholic steatohepatitis，NASH）肝硬化患者队列中，HCC 的年发病率为0.7%~2.6%。越来越多证据表明，即使无肝硬化，NASH患者也会出现 HCC。一项对 19 项研究和 168，571 名 NASH 患者进行荟萃分析的系统综述显示，NASH但无肝硬化患者，MAFLD相关HCC患病率约为38%，而在非肝硬化的其他病因肝病患者（即与饮酒或HBV病毒或丙型肝炎病毒感染相关的肝病）中仅为14%。

第二章

防——肝癌的病因与预防

第一节 肝癌的病因

现有证据表明，肝癌的发生是一个多因素协同、多阶段演进、多基因突变积聚的包括外因和内因的复杂病理过程。与其他恶性肿瘤不同，肝癌具有相对确定的危险因素。外因主要是环境因素，根据现有资料，常见外因主要有肝炎病毒感染、黄曲霉素过量暴露、饮用水污染、酗酒等因素。内因主要是指遗传因素，流行病学调查发现有肝癌家族史者患肝癌的几率更大，常见一个家庭中发生好几例肝癌患者的聚集现象。

1 肝炎病毒感染

病毒性肝炎是引起肝细胞变性、水肿和坏死的一类病毒性疾病，HBV和HCV感染是导致肝癌的两大主要原因，以HBV为代表的肝炎病毒在肝癌的发生发展中起重要作用。

流行病学调查显示，肝癌与HBV感染具有相近的地理分布特征，肝癌的多发地区亦是HBV感染高流行区，二者呈平行关系。如非洲、东南亚、日本和我国是HBV的中、高发感染区，其肝癌发病率可高达25~100/10万，但欧美等低HBV感染的国家，男性肝癌标化发病率仅3/10万。此外，为期30年的中国台湾新生儿HBV疫苗接种报告指出，接种后出生人群的HCC发病率下降80%，死亡率下降92%。在20世纪80年代实施接种HBV疫苗计划的多数国家和地区，如中国大陆、新加坡和西班牙，接种人群的肝癌发病率也在逐渐降低，与中国台湾地区的结论相似。我国对全国28万自然人群的肝炎、肝癌普查分析表明，乙型肝炎表面抗原（HBsAg）标化流行率与肝癌死亡率呈正相关，而与胃癌、食管癌无关。肝癌患者血清HBV标志阳性率明显高于正常人群，其HBsAg阳性率达90%以上。前瞻性研究发现，HBV携带者的肝癌发病率明显高于正常人群。Muir估计HBsAg携带者患肝癌的危险性至少比正常人群大100倍，但与其他恶性肿瘤无关。另一项基于大规模人群的前瞻性研究从中国CKB（The China Kadoorie Biobank）队列中招募了496732名参与者，结果显示HBsAg血清阳性的个体比阴性的个体肝癌风险更高（风险比为15.77，95%置信区间为14.15~17.57）。结合其他危险因素时这种关联还可能会增加。肝癌家系中HBV感染呈聚集现象，HBsAg阳性且有肝癌家族史个体发生肝癌风险是HBsAg阴性且无家族史个体的30倍。

分子生物学研究揭示HBV感染不同时期的关键致癌机制：①HBV感染整合进宿主基因组，引起宿主细胞基因排列异常，同时插入的HBV DNA可通过病毒增强子和启动子上调下游的基因表达，激活癌基因使细胞转化，即所谓顺式作用。如在TERT启动子区域的HBV-TERT整合，导致TERT表达激活；②HBx基因编码的HBxAg具反式激活作用，可反式激活细胞内原癌基因或生长因子基因的表达，从而影响细胞周期，最终发展成原发性HCC；③持续HBV感染引起肝脏长期炎症、氧化应激反应，肝细胞坏死和再生反复发生，从而积累基因突变，破坏细胞增殖的动态平衡，导致细胞癌变。

HCV感染被认为是肝癌的第二重要危险因素。全球约30%的肝癌可归因于HCV感染。慢性HCV感染者肝癌发生率在30年内为1%~3%。大量横断面和病例对照研究表明，与HCV阴性者相比，HCV感染者肝癌风险会增加15~20倍。发病机制方面，由于HCV是单链RNA病毒，与乙型肝炎病毒不同，HCV感染人体后不整合到肝细胞基因组中，主要通过引起机体慢性免疫反应，间接损伤肝细胞。

肝炎到肝癌的演变过程，是典型的三部曲，即肝炎-肝硬化-肝癌。肝炎病毒的感染会激活机体免疫，在清除病毒过程中造成免疫损伤，导致肝细胞破坏，进而形成肝脏炎症。同时肝损伤、肝脏炎症的持续存在又引起肝脏受损后的瘢痕修复，表现为肝纤维化、肝硬化。肝硬化后，人体的内环境和免疫系统的功能异常，导致免疫系统监控肿瘤发生的功能下降，不能清除变异的肝细胞，导致癌变。

2　黄曲霉素过量暴露

IARC于1987年将黄曲霉毒素B_1列为一级致癌物。长期低水平的饮食中黄曲霉毒素暴露是肝癌发展的一个风险因素，特别是在撒哈拉以南非洲、东南亚和东亚地区。研究显示黄曲霉毒素暴露可单独增加肝癌风险，并与HBV慢性感染相互作用。在HBsAg阴性个体中，同时暴露于黄曲霉毒素者的肝癌风险是未暴露者的1.9倍，但在HBsAg阳性个体中，暴露于黄曲霉素者较未暴露者肝癌风险增加为12.5倍。刘和吴估计，全球4.6%~28.2%的肝癌病例与黄曲霉毒素暴露有关，大多数病例发生在东南亚和中国。据估计，中国黄曲霉毒素的平均暴露量为17~30ng/kg体重/天。但目前的研究表明，从20世纪80年代到现在，黄曲霉毒素的暴露水平一直在急剧下降。

3　饮用水污染

我国流行病学资料提示，肝癌的高发与饮水污染有密切关系，饮用污染严重的塘水或浅沟水者肝癌发病率高，但经改饮深井水后居民肝癌发病率有下降趋势。水中的重金属污染，沟塘水中的微囊藻毒素污染，有促发肝癌的作用。调查显示，江苏启东、广西扶绥县、福建同安区居民肝癌高发病率均与水污染有一定关系。其中我国原发性肝癌高发区-福建省同安区水污染率为70%，饮用水微生物和理化指标检测结果发现亚硝酸盐氮、细菌总数和大肠菌群严重超标，而氨氮和硝酸盐氨含量偏低，说明同安区居民饮用水生物性污染较为普遍。不仅如此，根据在动物实验当中得到的结论表明，饮水中加入以下化合物，如四氯化碳、氯仿、三氯和四氯乙烯、三氯乙烷等可引起肝癌。

4　酗酒

大量流行病学研究表明，酗酒是肝癌明确的危险因素之一，在非病毒感染的肝癌患者中起重要作用，长期大量饮酒可使肝癌发病率明显增高。荟萃分析表明，酒精相关性肝硬化患者在1年、5年和10年随访时肝癌累积发病率分别为1%、3%和9%。大量饮酒（≥3杯/d）使普通人群的肝癌发生风险增加16%。饮酒量越大、饮酒年限越长，肝癌的患病风险越高。同时，该研究也显示，控制饮酒和减少饮酒年限有助于预防肝癌发生，特别是>30岁人群和癌症高发人群应减少酒精的摄入。此外，酒精还和其他危险因素共同促进肝癌的发生、发展。一项前瞻性研究显示，饮酒与肥胖可增加肝癌的发生风险（HR=3.82）。在酒精相关肝硬化患者中，合并糖尿病比不合并糖尿病患者患肝癌的风险高50%。

5　代谢因素

包括超重、2型糖尿病和非酒精性脂肪性肝病（现称“代谢功能障碍相关的脂肪肝病”）（MASLD）等代谢因素与HCC的发病风险增加有关。以往HCC低风险的国家（例如印度、欧洲大部分国家、美洲和大洋洲、北美）肝癌发病率近年来呈上升趋势。可能是因为这些地区代谢风险因素的增加。随着我国乙肝防治和AFB1污染的控制工作渐生成效，代谢因素和过量饮酒可能也会成为越来越重要的风险因素。

6　遗传因素

肝癌不是遗传病，但会有家族聚集现象，流行病学调查发现肝癌患者较多出现家族肿瘤病史，可能是共同生活的环境因素所导致。此外，遗传易感基因在原发性肝癌的发病中也发挥重要作用。

7 其他因素

其他如营养不良、农药、性激素失衡、肝吸虫、微量元素缺乏、吸烟等都可能与肝癌的发病有关。

8 各因素间相互协同作用

肝癌发生的各危险因素除独立作用外，还存在相互协同作用，从而导致肝癌发生率增加 和结局的异质性。如HCV和HBV均是肝癌的独立危险因素，但二者共同作用时可更大概率导致肝癌的发生。此外，HBV和黄曲霉毒素在致肝癌方面也具有明显的协同作用，前者在全球许多地方都有出现，但黄曲霉毒素多出现在环境温暖潮湿的国家，两者之间的关联可解释生活在东南亚和撒哈拉以南非洲的人群肝癌发病率高的原因。一项外显子组测序分析也显示，在HBV感染患者的肝癌组织内，存在一种与黄曲霉毒素B1相关的特异性突变特征。这一特征包括肿瘤抑制基因TP53（R249S）中的一个特征性体细胞突变。动物实验也显示相似结果，HBV和黄曲霉毒素的存在与转化DNA表达有关，HBV是始动因子，而黄曲霉毒素是促进因子，但二者的直接协同作用报道较少。易感基因突变、饮酒和肥胖是肝癌的重要行为风险因素，三者间也存在协同作用。具体讲，与非肥胖和非过量饮酒水平的非PNPLA3携带者相比，PNPLA3纯合子个体的肝癌风险超多倍地增加（风险比为30.13，95%置信区间为16.51~54.98）。此外，基因突变与烟雾暴露之间的协同致癌作用也得到了流行病学支持。蒙古国的一项研究表明，25%肝癌患者中发现了一种与暴露于煤炭燃烧产物硫酸二甲酯相关的独特的突变特征。HBV和/或HCV感染和饮酒或糖尿病，或HCV感染和脂肪肝等多病因同时存在，可增加肝癌发病的相对危险度；丙型病毒性肝癌患者中饮酒者发生肝癌的风险是非饮酒者的2倍，且病情比非饮酒者进展更快，发病年龄更趋年轻化。有研究进一步表明，吸烟、饮酒与肝癌的发病危险有明显的剂量反应关系：HBsAg阳性且酗酒和吸烟者的HCC危险度显著高于吸烟和酗酒但HBsAg阴性者。慢性肝炎病毒感染可能导致机体对外源化学毒物的解毒能力下降，如代谢酶的改变、DNA修复的抑制等，从而增加了机体对外源化学毒物的易感性。

第二节 肝癌的预防

目前，肝癌的预防主要采用四级预防体系，较前已经有了长足的进步，无论在一级预防、二级预防、三级预防，还是四级预防等方面都具有更多更加实质有效的内容。

1 一级预防

即病因预防，实施肝癌病因的一级预防措施是降低我国肝癌疾病负担的重要途径，包括乙肝疫苗接种、清除相关病原体感染、避免致癌物质暴露以及改变高危致癌风险相关的生活方式等。具有中国特色的在肝癌高发区实施“管水、管粮、防肝炎”七字方针以及稍加补充的“防治肝炎、管粮防霉、适量补硒、改良饮水”的一级预防措施已初见成效。

1.1 控制肝炎病毒

1.1.1 预防HBV感染

接种乙肝疫苗是预防HBV感染最经济有效的方法，接种对象主要是新生儿，其次为婴幼儿、15岁以下未免疫人群和高危人群。早期接种乙肝疫苗能显著减少持续感染，为预防肝癌发生提供约72%的疫苗效力。非洲的冈比亚，以及中国启东分别建立了新生儿免疫预防队列，是全球最早用乙肝疫苗免疫接种来预防肝癌的、有对照的随机干预试验。我国在1992年将乙肝疫苗接种纳入中央政府新生儿计划免疫管理，实行自费接种，鼓励所有新生儿按照0、1和6个月的时间计划接受三剂疫苗接种。2002年，又将新生儿乙肝疫苗正式纳入计划免疫，为所有适龄儿童免费提供乙肝疫苗服务，这大幅降低了乙肝表面抗原流行率。据估计，1~59岁人群HBsAg加权流行率为7.2%，5岁以下儿童仅为1.0%。1973~2002年中国启东的数据表明，经过多年乙肝疫苗接种，虽然肝癌整体发病率缓慢上升，但35岁以下人群的肝癌发病率呈逐年下降趋势。据中国台湾地区报道，在普遍接种乙肝疫苗后，6~14岁儿童HCC的年均发病率从1981~1986年的0.7/10万显著下降到1990~1994年的0.36/10万。韩国在35，934名30岁以上的成人中进行的研究发现，与未接种者相比，接种者在随访3年10个月后发生原发性肝癌的RR为0.58（95%置信区间为0.31~1.09），说明接种乙肝疫苗对成年人也可降低患肝癌的危险。对母亲为HBV阳性的婴儿，通过注射抗-HBV丙种球蛋白和乙肝疫苗可以避免HBV的垂直传播。20世纪70年代中期，日本就开始了这种干预措施。在干预措施的影响下，日本献血者HBV阳性率从20世纪70年代的2.3%降为20世纪90年代末的0.9%。

1.1.2 预防HCV感染

血液传播是HCV最主要的传播途径，大多数HCV感染者都是通过血液传播方式感染的，其次为手术或注射造成的医源性感染或性传播、母婴间的垂直传播。1998年以来我国实行无偿献血制度，经输血感染HCV的几率明显降低，但曾大量输血和血制品的人群仍需注意筛查HCV。另一方面，既往有偿献血者尤其是有献血浆史者和1993年前接受输血者、血液透析者和接受器官移植者均需常规进行HCV筛查。与急性乙型肝炎转成慢性的比例较小不同，急性丙型肝炎容易转为慢性，应早期使用抗病毒治疗降低转慢率。丙型肝炎尚无疫苗可预防，这是因为丙型肝炎病毒的基因变异性较大，体内产生的中和抗体难以应付不断出现的大量新变种。因此，丙型肝炎的预防重点在于采取有效措施，切断传播途径，严格筛选献血员，杜绝丙型肝炎病毒经破损的皮肤、黏膜、不洁性行为及母婴途径造成的传播，并且要尽早诊断和治疗已感染丙型肝炎的患者，最大限度地减少传染源。具体措施有：①取缔职业献血员，医务人员慎用血制品；②推广一次性使用的注射器，医疗器械如内窥镜、手术器械、牙科钻、针灸针等要严格消毒；③男性使用避孕工具对防止HCV的性传播有很好作用；④如育龄女性为丙型肝炎患者，最好先行抗HCV治疗，待疾病痊愈或控制良好时再妊娠，有助减少母婴垂直传播。

1.1.3 抗病毒治疗

对HBV、HCV病毒感染者进行抗病毒治疗可有效抑制肝炎病毒复制，减轻肝脏炎症坏死，有效阻断和逆转肝纤维化甚至早期肝硬化，降低肝癌发病率。在控肿瘤治疗的同时，抗病毒治疗已成为乙肝相关肝癌整合治疗的重要组成部分，贯穿肝癌治疗的全过程，覆盖肝癌治疗的全分期。肝炎病毒感染者可分为无症状携带者和肝炎患者。目前，还无资料证实清除无症状携带者体内肝炎病毒对发生肝癌风险产生的效果。而多项研究表明，采用干扰素清除丙型肝炎患者体内HCV可显著降低肝癌风险。1980年，日本推出肝癌患者筛查方案，随着方案的推行和对HBV、HCV感染者积极的抗病毒治疗，15年间肝癌患者的生存率从5.1%提高到42.7%。2002年，日本政府资助全国40岁以上HBV/HCV感染患者进行肝癌筛查，超过60%的早期肝癌患者被检测出来，并对发现的HBV/HCV感染者进行更加系统的干扰素治疗。这个项目有望成为HCV流行国家防治肝癌的模型。然而，美国预防医学特别委员会并不提倡对感染风险并不高的一般人群中的无症状成人进行HCV感染的常规筛查。

1.2 降低AFB1暴露水平

孙宗棠教授于20世纪80年代带领团队研发了定量AFB1个体暴露水平检测技术，分析了高发区人群HBV感染与AFB1交互作用导致肝癌的关系，理清了肝癌高发的主要病因及相互关系，AFB1高暴露增加慢性HBV肝癌发病风险至少3.3倍。该研究团队提出，通过改水、改粮、防止粮食霉变、减少污染食物及其制品（例如花生酱）的摄入量以及改变饮食习惯可有效降低AFB1暴露水平从而延迟肝癌发病。启东的研究数据表明，服用吡噻硫酮可使受试者尿中黄曲霉毒素M1（AFM1）排泄量降低51%（P=0.030），服用叶绿酸4个月后，尿中黄曲霉毒素-N7-尿嘌呤水平下降55%（P=0.036）。说明在被黄曲霉毒素污染严重的地区，使用药物降低人体对AFB1的暴露水平是可能的。

1.3 针对MASLD患者的预防

随着生活水平进步，MASLD患者群体越来越庞大。与其他病因引发的HCC相比，MASLD相关HCC可在更早的肝纤维化阶段发生，这给如何对患者进行风险分层以建立有效的、经济可行的筛查措施带来了新挑战。一些措施可能可以推迟MASLD进展，从而降低HCC的发病风险。①生活方式的改变，包括调节饮食以降低体重和治疗潜在的代谢综合征，是MASLD治疗的基础。EPIC队列研究表明，体育活动（定义为每周2小时及以上的剧烈活动）与HCC风险降低相关。与不进行活跃体育活动的人群相比，进行活跃体育活动的人群HCC发病风险下降一半左右。在改变生活方式以外，一项对9项评估减重手术后HCC发病率的研究进行的荟萃分析显示，减重术后HCC风险降低（发病率比为0.28；95% CI：0.18~0.42）。②药物治疗方面，治疗MASLD的药物也可能潜在降低HCC的发病风险。病例对照研究显示，PPARγ激动剂噻唑烷二酮类药物可降低肝癌发病风险。但这类药物的长期应用具有潜在风险，包括提高膀胱癌风险、心血管事件和体重减轻，因此预防HCC发病仍值得进一步考察。近年来，GLP-1受体激动剂司美格鲁肽被广泛用于减重治疗。一项队列研究首次比较了GLP-1受体激动剂与长效胰岛素治疗2型糖尿病患者的疗效，结果显示GLP-1受体激动剂组的肝硬化和HCC风险较低。此外，二甲双胍和他汀类降脂药的使用亦有可能降低HCC的发病风险，但目前结果还存在争议。

1.4 其他预防措施

有些药物具有抑制或逆转肝癌发生的作用。如维甲酸类、奥替普拉、环氧合酶-2（COX-2）抑制剂、茶多酚和香豆素等，可用于对慢性肝病患者或肝癌高危人群进行肝癌的预防。生活中的一些饮食因素也许有预防肝癌的作用。有研究表明多吃禽类和鱼类以及富含β-胡萝卜素的食物可能降低肝癌风险。另外，戒烟、限酒、改善饮食和饮水卫生条件、补硒、饮茶和咖啡也被证明具有一定的预防肝癌的效果或可能性。

2 二级预防

肝癌的二级预防即乙肝和肝癌的早筛早治，总结为“三早”，即早期发现、早期诊断和早期治疗。早期发现主要指早期发现一些易感因素如家族遗传性疾病、癌症危险信号、癌前病变，通过加强对易感人群的监测，肿瘤自检等了解遗传性肿瘤的特征。遗传性肿瘤的个体基因改变往往发生在生殖细胞或受精卵的早期阶段（即胚系突变），所以对具有癌瘤遗传易感性和癌瘤家族史的人群必须对其进行早期、定期监测，对高危人群通过基因测序等检测手段，早期诊断并干预肿瘤的进展，从而真正做到早期诊断和早期治疗。在临床检验过程中，肝癌的检测项目主要包括检测血液甲胎蛋白、腹部B超和上腹部核磁共振。做好肝癌的二级预防，就是对于已经患有乙肝、丙型肝炎的患者，及时进行有效的抗病毒治疗，以减少肝癌的发生。同时，对慢性肝炎患者进行定期肝功能、甲胎蛋白和彩超检查（每4~6个月一次）以早期发现小肝癌。

肝细胞腺瘤是Ⅰ型糖原贮积症（GSD）的一种严重的长期并发症，约10%的患者会转化为肝细胞癌且无肝硬化的表现；各类原因导致的胆汁淤积综合征患者，晚期易造成肝纤维化、肝硬化的发生，进而增加罹患肝癌的风险；毛细血管扩张中偶有报道HCC的病例；肝外遗传性疾病，偶有在结肠家族性腺瘤性息肉病发生HCC的报道；肝内代谢性遗传性疾病，对一些有明显基因缺陷的部位和结构的遗传代谢性疾病，可通过导入该缺陷基因并诱导该基因表达活性产物来达到治疗目的，尤其对单基因遗传病有较明显的疗效。

3 三级预防

三级预防，即肝癌的整合治疗，主要遵循“积极、综合、特异”的原则，对已发生原发性肝癌的患者行根治性切除后，进一步采取减少肝癌复发、降低病死率和提高总体生存率的措施。如抗HBV/HCV治疗、肝癌复发及转移的监测、多学科整合诊治MDT to HIM讨论会诊、个体化治疗方案的制定。“积极”指对不能根治切除的大肝癌予以非切除治疗，待其缩小后再实施根治性切除，复发性肝癌的再切除，再栓塞治疗等。“整合”是指多种治疗方法的同时或序贯应用，如手术、栓塞化疗、放疗、生物免疫治疗和中医中药治疗的整合应用。“特异”是指对不同临床特征的肝癌患者，采取不同的治疗方法，以期达到最好的效果。正是由于肝癌诊治观念的更新和新的治疗手段的不断应用，肝癌的三级预防取得了可喜进步。使一部分患者得以延长生存时间，提高生活质量，甚至是一大部分患者获得了根治机会。

世界卫生组织认为，1/3的肝癌可以预防，1/3的肝癌可以通过早期发现并早期治愈，1/3的肝癌目前治疗困难，需采取姑息性治疗。因此，肝癌的防治仍应积极地从预防入手，但由于肝癌的病因未最终阐明，预防措施也尚难在短期内见效，因此从目前看，在积极进行肝癌一级预防同时，肝癌的二级、三级预防也必须同时积极进行，以尽可能地挽救部分肝癌患者的生命。

第三章

筛——筛查及遗传学

第一节 肝癌的筛查

对肝癌高危人群的筛查与监测，有助肝癌的早期发现、早期诊断和早期治疗，同时可显著降低患者的死亡风险。肝癌高危人群的快速、便捷识别是实施大范围肝癌筛查的前提，对人群肝癌风险的分层评估是制定不同肝癌筛查策略的基础。

1 高危人群的定义

在我国，肝癌高危人群主要包括：具有乙肝和/或丙型病毒性肝炎感染、过度饮酒、非酒精性脂肪性肝炎、各种原因引起的肝硬化，以及有肝癌家族史等人群，尤其是年龄>40岁的男性风险更大。

由我国学者研发的适于多种慢性肝病和各种族的肝癌风险评估模型aMAP评分（age-male-albi-platelets score），可便捷地将肝病人群分为肝癌低风险（aMAP评分0~50分）、中风险（aMAP评分50~60分）和高风险（aMAP评分60~100分）人群，各组人群肝癌年发生率分别为0~0.2%、0.4%~1.0%和1.6%~4.0%。此外，基于多变量纵向数据（aMAP、AFP）和循环游离DNA（cell-free DNA，cfDNA）特征构建的两种新型肝癌预测模型aMAP-2和aMAP-2 Plus，可进一步识别肝癌发生率高达12.5%的超高风险人群。

目前，抗HBV和抗HCV治疗可显著降低肝癌发生风险，但仍无法完全避免肝癌发生。肝癌筛查应重视将肝癌风险预测评分作为有效工具，开展社区、医院一体化的精准筛查新模式，从而有效提高肝癌早期诊断率，降低病死率。高危人群至少每隔6个月进行1次筛查。

2 筛查方法

肝癌的早期诊断对提高肝癌生存率至关重要，必须熟悉早期肝癌发现的途径和方法。早期肝癌可通过：①人群普查；②高危人群的筛查与随访；③健康体检等途径发现。其方法是采用肝脏超声显像整合血清甲胎蛋白（α-fetoprotein，AFP）进行早期筛查，推荐高危人群至少每隔6个月进行1次。针对肝脏超声显像和/或血清AFP筛查异常者，首选动态增强CT、MRI扫描、Gd-EOB-DTPA动态增强MRI检查以及超声造影进一步行明确诊断。血清AFP是诊断肝癌和疗效监测常用且重要的指标。对血清AFP阴性人群，可借助DCP、基于7个microRNA组合的检测试剂盒、AFP-L3进行早期诊断。此外，采用PET/CT扫描有助对肝癌进行分期及疗效评价。对缺乏典型肝癌影像学特征的肝占位病变，必要时采用肝病灶穿刺活检可获明确的病理诊断。

第二节　肝癌的遗传相关因素

肝癌虽不属于遗传病，但存在较明显的遗传易感性，肝癌患者有家族聚集性发病的倾向。流行病学研究表明，肿瘤家族史不仅是家族聚集性也是遗传易感性的一种表现。虽然共同生活的环境下，大多数病毒性肝炎患者并未患肝癌，但在遗传易感性作用下，对肝癌发病的家族聚集性起重要作用。在HBV或HCV感染人群中，一级亲属伴肝癌家族史显著增加肝细胞癌发生风险。一项对22472名我国台湾地区居民随访（16.12±2.89）年的研究显示，在HBsAg阴性人群中，无肝癌家族史者肝细胞癌累积发病率为0.62%，伴肝癌家族史者为0.65%；但在HBsAg阳性人群中，无肝癌家族史者肝细胞癌累积发病率为7.5%，但伴肝癌家族史者高达15.8%。对我国江苏地区总计2011例肝癌和7933例非肝癌对照分析显示，HBV阴性但伴肝癌家族史的肝细胞癌风险增加的OR为2.76（95%置信区间为1.88~4.05），但在HBV阳性、伴一级肝癌家族史的人群中肝细胞癌风险的OR为41.34（95%置信区间为23.69~72.12）。因此，一级亲属伴肝癌家族史，使HBV或HCV感染者在各阶段患肝细胞癌风险显著增加，需引起特别注意。随着亲缘关系递减，肝癌发病危险递减，但仍高于一般人群，说明遗传因素在肝癌发病中起一定作用。

随着遗传学和基因组学的发展，对肝癌的遗传基础有了更深了解。多项研究通过全基因组关联研究（GWAS）检测到许多与肝癌风险相关的单核苷酸多态性（SNPs），不仅与乙肝和/或丙肝感染的亚洲人群与肝癌发生风险相关，并且还鉴定出参与脂质代谢和脂肪酸积累中的SNP，与酒精性肝病（ALD）和非酒精性脂肪肝（NAFLD）进展为肝硬化乃至HCC的发病风险相关。

陈磊等针对中国人群肝细胞癌全基因组深度特征研究，对494例来自中国不同地区肝细胞癌患者肿瘤组织进行了高深度全基因组测序，深入分析了编码区和非编码区的驱动基因、突变印记、拷贝数变异以及突变演进规律等特征。鉴定了5种新的突变印记，并证实SBS_H8是一种与Wnt/β-catenin信号通路的突变和预后不良密切相关的新型单碱基替换印记。该突变特征在中国人群肝细胞癌的早期演进过程中可能发挥重要作用。研究还建立了中国肝癌人群基因组变异特征全景图谱，提示基因组中多种遗传性突变在不同病因肝癌的发生和演进过程中可能发挥重要作用。

HBV感染是我国肝癌的主要危险因素。HBV感染可通过多种方式促进肝癌发生。其中，HBV DNA整合入宿主基因组被认为是导致HBV-HCC发生发展的重要因素。赵翎皓等采集426例肝细胞癌组织，借助高通量病毒整合检测识别出4225个HBV整合事件，发现HBV容易整合到罕见的脆弱位点和功能基因组区域，HBV在肿瘤组织和癌旁组织的优先整合位点不同，整合位点在肿瘤端粒附近显著富集，具有男性及肝硬化依赖模式，最终驱动致癌转化。另一研究发现，70%HBsAg阴性的HCC患者存在隐匿性HBV感染，其中69%患者的HBV-DNA与肝细胞DNA融合，这些患者90%无肝硬化，HBV-DNA整合主要发生在肝癌相关基因附近，如端粒酶逆转录酶基因（TERT）、赖氨酸甲基转移酶2B基因（KMT2B）和细胞周期蛋白A2基因（CCNA2），提示HBV基因组整合可能是导致血清学阴性且无肝硬化背景患者发生肝癌的重要机制。此外，乙肝前基因组RNA（HBV pregenomic RNA，HBV pgRNA）作为HBV闭合共价环状DNA（covalently closed circular DNA，cccDNA）的直接转录产物可在一定程度上反映病毒复制的真实活性。多项研究表明，HBV pgRNA除在一定程度上反映HBV的转录活性外，还具一定促炎及促癌的生物学功能。丁文斌等报道，HBV pgRNA通过与胰岛素样生长因子2 mRNA结合蛋白3（Insulin-like growth factor 2 mRNA binding protein 3，IGF2BP3）直接结合并相互调控，增强肝癌细胞的增殖能力和干细胞特性，从而促进HBV相关肝细胞癌的发生。

以上均提示肝癌有明确的环境危险因素，流行病学研究也提示肝癌有其相关遗传危险因素，肝癌的发生可能是环境因素与遗传易感性共同作用的结果。肝癌中的遗传相关因素不应被忽视，其对患者的精准治疗、未来癌症风险和家族癌症风险均具重要指导意义。

第四章

诊——肝癌的诊断

第一节　临床表现

肝癌起病隐匿，早期肝癌常无明显症状，中晚期临床表现常缺乏特异性，如仅表现为腹胀、消化不良等消化系统症状，易被忽略或误诊，对肝癌高危人群要警惕肝癌可能。

临床期肝癌常见主要表现：右上腹痛，消化道症状如腹胀、食欲减退、恶心、呕吐、腹泻等，上腹包块，发热，乏力和消瘦，晚期常见黄疸、腹水和下肢水肿等症状。特别需要指出，即使是中晚期肝癌，临床表现仍缺乏特异性，需注意患者的高危因素，并通过全面体检、实验室和影像学检查进一步诊断。

复旦大学附属中山医院/复旦大学肝癌研究所收集近 30 年全国十个省市 3250 例肝癌临床资料分析总结，症状发生率依次为：肝区痛 64.5%，腹胀 15.3%，消瘦 6.9%，纳差 6.7%，乏力 6.2%，上腹肿块 4.7%，发热 1.7%，黄疸 1.7%，腹泻 0.9%，急腹症 0.6%；因筛查、体检或其他疾病诊治过程中被发现，无症状或无明确肝癌症状者占 29.9%。

第二节　体格检查

一般状况评价、全身浅表淋巴结特别是腹股沟及锁骨上淋巴结的情况。腹部视诊和触诊，有无肠型、肠蠕动波，腹部是否有可触及肿块；腹部叩诊及听诊了解有无移动性浊音及肠鸣音异常。

肝脏肿大：为中、晚期肝癌最常见体征，约占 95%。肝肿大呈进行性，常为不对称肿大，表现为质地坚硬结节，边缘不规则，表面凹凸不平呈大小结节状或巨块，有时伴压痛，早期可随呼吸上下移动，晚期与腹壁粘连后常难推动。肿瘤位于肝右叶顶部，可见右膈抬高，叩诊时肝浊音界上升，有时可使膈肌固定或运动受限，甚至出现胸腔积液。早期小肝癌病例，肝肿大常不明显。不少晚期病例，肝肿大或肝区肿块是患者自己偶然扪及而成为肝癌的首发症状。肝肿大明显者可充满整个右上腹或上腹部，右季肋部明显隆起。

黄疸：如发生难以控制的黄疸，一般已属晚期。多见于弥漫型肝癌或胆管细胞癌。常因肿瘤侵犯肝内主要胆管，或肝门外转移淋巴结压迫肝外胆管所致。肿瘤破坏肝内较大胆管可引起胆道出血、胆绞痛、发热、黄疸等。肿瘤广泛破坏肝脏可引起肝细胞性黄疸。

腹水：呈草黄色或血性。草黄色腹水产生原因有肝功能障碍、门静脉或肝静脉癌栓、门静脉受压以及合并肝硬化等，血性腹水多为肿瘤破裂或肿瘤浸润所致。如为门静脉或肝静脉癌栓所致，腹水常早期出现且增长迅速，多为顽固性腹水，尤以后者为著，一般利尿剂效果不明显，可伴下肢浮肿，重者可出现呼吸困难、痔疮脱落、腹股沟疝，甚至肾脏严重受压导致功能障碍而出现少尿甚至无尿等。

另外，还可出现肝掌、蜘蛛痣、腹壁静脉曲张等肝硬化表现，少数尚有左锁骨上淋巴结肿大，肝区叩痛等晚期表现。

第三节　实验室检查

（1）血常规：了解有无贫血、肝癌破裂出血等可能；白细胞、血小板等早期无明显变化。晚期或合并严重肝硬化者，可出现白细胞、血小板减少，增加出血、感染等风险及严重程度。

（2）凝血功能检查：多个凝血因子在肝脏代谢，因此，当晚期肝癌出现肝功能障碍时，可出现凝血障碍和出血。

（3）小便常规：早期肝癌患者小便常规检查常无特殊。晚期肝癌致肝细胞明显损害或 胆道系统阻塞时，尿胆红素可出现强阳性。

（4）粪便隐血试验：部分患者可出现大便隐血试验阳性，可能与门静脉高压胃肠道黏膜瘀血、破损、溃疡有关。部分晚期患者可因门静脉高压致食管胃底曲张静脉破裂大量出血，大便可呈红色，镜检可见血细胞。

（5）病毒性肝炎标志物试验：乙肝和丙肝与 HCC 发生发展有密切关系。因此，检查肝炎病毒标志物，对临床诊断和治疗方式的选择有重要意义。

（6）生化常规：肝癌早期肝功能可无明显变化，但随肿瘤进展，可出现肝功能受损表现，如转氨酶升高、白蛋白下降、胆红素升高等。

（7）HBV-DNA：检测 HBV 复制情况，抗病毒治疗应覆盖全程。尽管抗 HBV 治疗无法完全避免肝癌发生，但可显著降低肝癌发生风险。

第四节 肿瘤标志物

血清 AFP 是当前诊断肝癌和监测疗效常用且重要的指标，约28%~87%原发性肝癌患者血清中 AFP 明显升高。在 HCC 的诊断上，血清 AFP 的诊断特异性仅次于病理检查。血清 AFP≥400μg/L，在排除妊娠、慢性或活动性肝病、生殖腺胚胎源性肿瘤及其他消化系肿瘤后，高度提示肝癌；血清 AFP 轻度升高者，应结合影像学检查或动态观察，并与肝功能变化对比分析，有助诊断。高尔基体糖蛋白73 [Golgi phosphoprotein 73（GP73）或 Golgi membrane protein 1（GOLM1）]、异常凝血酶原[protein induced by vitamin K absence/antagonist-Ⅱ（PⅣKA Ⅱ）或 des-γ-carboxy-prothrombin（DCP）]、血浆游离微小核糖核酸（microRNA）和血清甲胎蛋白异质体（lens culinaris agglutinin-reactive fraction of AFP，AFP-L3）也可作为肝癌早期诊断标志物，特别是对血清 AFP 阴性和小肝癌人群。有研究表明：血清GP73有助提升血清 AFP 阴性人群的肝癌早期诊断率，整合检测血清AFP/GP73诊断肝癌的敏感度可提高至94.4%。基于性别、年龄、AFP、PⅣKA Ⅱ和AFP-L3构建的GALAD模型在诊断早期肝癌的灵敏度和特异度分别为85.6%和93.3%，有助于 AFP 阴性肝癌的早期诊断。目前已有基于中国人群大样本数据优化的类 GALAD 模型（C-GALAD、GALAD-C、C-GALAD Ⅱ等）用于肝癌的早期诊断。另外，基于性别、年龄、AFP、PⅣKA Ⅱ构建的简化的 GAAD 模型及 ASAP 模型与 GALAD 模型诊断效能类似。基于 7 个 microRNA 组合的检测试剂盒诊断肝癌的灵敏度和特异度分别为 86.1% 和 76.8%，对 AFP 阴性肝癌的灵敏度和特异度分别为 77.7% 和 84.5%。

近年，“液体活检”包括循环游离 microRNA、循环瘤细胞（circulating tumor cell，CTC）、cfDNA、循环肿瘤 DNA（circulating tumor DNA，ctDNA）、游离线粒体 DNA、游离病毒 DNA 和细胞外囊泡等，在肿瘤早诊和疗效评价等也显现重要价值。

第五节 影像学检查

不同影像学检查各有特点，应强调整合应用、优势互补、全面评估。

1 超声检查

超声显像具有便捷、实时、无创和无放射辐射等优势，是临床上最常用的肝脏影像学检查方法。常规灰阶超声显像可在早期、敏感地检出肝内占位性病变，鉴别其是囊性或实性，初步判断良恶性。典型肝癌灰阶超声表现为肝内实性占位，圆形或椭圆形，周边常见低回声声晕。内部多为低回声，也可表现为等回声、高回声或不均匀回声。灰阶超声还可观察到合并肝硬化的表现，如肝脏回声增粗、肝脏体积缩小、肝表面凸凹不平、门静脉高压等。少数弥漫型肝癌与肝硬化难区分。

同时，灰阶超声显像可初步筛查肝内或腹腔内其他脏器有否转移灶、肝内血管及胆管侵犯情况等。肝内转移灶多表现为肝内肿块周边或肝内其他部位出现大小不等的实性结节，数目不定，直径多<3cm，周边可见声晕。门静脉、肝静脉及胆管癌栓表现为管腔内低回声。癌栓完全充满门静脉管腔时周边可出现细小侧支循环形成，呈蜂窝样改变。肝静脉癌栓可延续至下腔静脉甚至右心房。肝癌直接侵犯周邻脏器如胆囊、右肾等，灰阶超声也可观察到肿瘤与上述结构分界不清。

彩色多普勒血流成像可观察病灶血供状况，辅助判断病灶良恶性，显示病灶与肝内重要血管的毗邻关系以及有无肝内血管侵犯，也可初步判断肝癌局部治疗后的疗效。肝癌在彩色多普勒血流成像上表现为病灶内血流信号增加，呈点状、短线状、树枝状、网篮状、周边环状等多种形态，病灶周围血管可见绕行或受压。脉冲多普勒检测在病灶内可见动脉性血流信号，阻力指数多>0.6。门静脉、肝静脉及胆管出现癌栓时偶可在癌栓内检出动脉性血流信号。

超声造影检查可实时动态观察肝肿瘤血流灌注变化，鉴别不同性质肝肿瘤，术中应用可敏感检出隐匿性小病灶、实时引导局部治疗，术后评估肝癌局部治疗的疗效等。

超声对比剂多经外周静脉注射，采用超声造影特异成像技术可追踪对比剂在瘤内、瘤周成像的动态变化。超声对比剂多使用微泡对比剂，微泡内部为惰性气体，安全性高，过敏反应极少见。目前常用超声对比剂有注射用六氟化硫微泡和注射用全氟丁烷微球。前者为纯血池对比剂，可用于血管期成像；后者可被库普弗细胞吞噬，形成血管后期成像。血管期包括动脉期（注射对比剂30s以内）、门静脉期（31~120s）、延迟期（>120s）。血管后期一般定义为对比剂注射8min后。典型肝癌超声造影多表现为病灶动脉期快速高增强，增强时间早于病灶周围肝实质，门静脉及延迟期快速减退为低回声，即“快进快出”增强模式。超声造影表现与病灶大小相关，直径>3.0cm的肝癌多表现为上述典型增强模式，但少数<2.0cm者超声造影表现趋于不典型。门静脉及延迟期对比剂消退速度与肿瘤分化程度有关，高分化者消退慢，低分化者消退较快。

由于超声造影对微细血流的高敏感性，可用于观察肝癌发生发展不同阶段，如再生结节、低度异型增生、高度异型增生、高度异型增生合并局部癌变、早期肝癌、进展期肝癌等的血流变化并辅助诊断，因此超声造影还可用于肝癌高危人群的筛查以及监测肝内结节的演变情况。有肝癌高危风险的患者可考虑采用超声造影肝脏影像报告与数据系统（liver imaging reporting and data system，LI-RADS）提高肝癌诊断特异性。

肿瘤在超声造影延迟期或血管后相多表现为低增强，与周围肝实质分界明显，因此超声造影尤其适于肝内多发微小病灶检出、消融或术后监测以早期发现复发灶。当肝内病灶延迟期或血管后期表现为低增强时，可在10min后再次注射超声对比剂，观察病灶动脉期有无增强，进而判断病灶的有无及性质。血管后期对比剂（如注射用全氟丁烷微球）因显影时间长（30~120 min），适于病灶的检出。

超声造影可用于肿瘤消融的术前规划、穿刺引导、消融后即刻评估和追踪随访；消融即刻评估有助于及时发现未完全消融的残留病灶，及时补充治疗。定量超声造影可测量对比剂到达时间、达峰时间、渡越时间、峰值强度、血流灌注量等指标，可用于评估系统控瘤治疗（化疗、靶向治疗、免疫治疗等）后的疗效以及在早期预测患者对系统控瘤治疗的反应性，辅助临床决策。

超声整合动态增强 CT、MRI扫描的影像导航技术为肝癌，尤其是常规超声显像无法显示的隐匿性肝癌的精准定位提供了有效的技术手段。超声融合影像导航在肝癌消融术前计划、术中监测及安全边缘判断、术后即刻评估疗效中具有一定价值。融合导航中用超声造影能进一步提高准确性，特别是针对微小病灶、等回声病灶和较大病灶消融范围的评估。

超声剪切波弹性成像可定量评估肝肿瘤的组织硬度及周边肝实质的纤维化/硬化程度，为规划合理的肝癌治疗方案提供有用信息。定量超声技术可测量非酒精性脂肪性肝病肝内脂肪含量，为非酒精性脂肪性肝病相关肝癌的预警提供辅助信息。多模态超声显像技术的整合用，为肝癌精准的术前诊断、术中定位、术后评估起重要作用。术中超声（超声造影）、腹腔镜超声（超声造影）在肝外手术中的应用也越来越普及，能帮助检出隐匿性微小病灶、判断手术切除范围和切缘。高频超声有助发现肝包膜下或位置较表浅的隐匿病灶。超声影像组学对肝癌的鉴别诊断、预测肝癌微血管浸润等生物学行为、选择治疗手段等有一定意义。随着人工智能发展，通过整合患者临床信息和肿瘤影像信息建立肝癌智能预测模型，精准预测肝癌的复发转移，有望为临床选择消融或手术治疗提供合理决策。

2 CT和MRI

动态增强 CT、MRI 扫描是肝脏超声和/或血清 AFP筛查异常者明确肝癌诊断的首选影像学检查方法。肝脏动态增强 MRI具有无辐射、组织分辨率高、多方位多序列动态增强成像等优势，且具形态结合功能（包括弥散加权成像等）整合成像能力，成为肝癌临床检出、诊断、分期和疗效评价的优选影像技术。动态增强 MRI 对≤2.0cm 肝癌的检出和诊断能力优于动态增强 CT。动态增强 MRI 在评价肝癌是否侵犯门静脉、肝静脉主干及其分支，以及腹腔或腹膜后间隙淋巴结转移等方面，较动态增强 CT 更具优势。采用动态增强 MRI扫描评价肝癌治疗疗效时，可用实体瘤临床疗效评价标准（modified response evaluation criteria in solid tumor，mRECIST）加 T2 加权成像及弥散加权成像进行整合判断。CT/MRI（非特异性钆类对比剂）动态增强三期扫描包括：动脉晚期（门静脉开始强化，常注射对比剂后约35s扫描）、门静脉期（门静脉已完全强化，肝静脉可见对比剂充盈，肝实质常达到强化峰值，通常注射对比剂后60~90s扫描）、延迟期（门静脉、肝静脉均有强化但低于门脉期，肝实质可见强化但低于门脉期，常注射对比剂后3min扫描）。肝细胞特异性MRI对比剂（钆塞酸二钠，Gd-EOB-DTPA）动态增强四期扫描包括：动脉晚期（同上）、门静脉期（同上）、移行期（肝脏血管和肝实质信号强度相同，肝脏强化是由细胞内及细胞外协同作用产生，常在注射Gd-EOB-DTPA 2~5 min后扫描）、肝胆特异期（肝脏实质信号高于肝血管，对比剂经由胆管系统排泄，常在注射钆塞酸二钠12~20 min后扫描；肝功正常者，一般肝胆特异期12~15 min扫描，肝功明显降低者，一般只需延迟20 min即可）。

肝癌影像学诊断主要根据为动态增强扫描的"快进快出"强化方式。动态增强CT和MRI动脉期（主要在动脉晚期）肝瘤呈均匀或不均匀明显强化，门静脉期和/或延迟期肝瘤强化低于肝实质。"快进 "为非环形强化，"快出"为非周边廓清。"快进"在动脉晚期观察，"快出"在门静脉期及延迟期观察。Gd-EOB-DTPA常在门静脉期观察"快出"征象，但移行期及肝胆特异期"快出"征象可作为辅助恶性征象。

Gd-EOB-DTPA增强MRI检查显示：肝瘤动脉期明显强化，门静脉期强化低于肝实质，肝胆特异期常呈明显低信号。但仍有5%~12%分化较好的肝癌，尤其是小肝癌（直径≤2.0cm），肝胆特异期可见肿瘤部分呈吸收对比剂的稍高信号。

动态增强MRI扫描，尤其用于诊断肿瘤直径≤2.0cm肝癌，强调尚需整合其他征象（如包膜样强化、T2加权成像中等信号和弥散受限等）及超阈值增长（6个月内病灶最大直径增大50%）进行整合判断。包膜样强化的定义为：光滑，均匀，边界清晰，大部分或全部包绕病灶，特别在门静脉期、延迟期或移行期表现为环形强化。

直径≤1.0cm的肝癌定义为亚厘米肝癌（subcentimeter hepatocellular carcinoma，scHCC）。据文献报道，scHCC局部切除术后5年生存率为98.5%，明显高于直径1.0~2.0cm的小肝癌（5年生存率为89.5%）。在高危人群中，排除确定的良性病变后，推荐使用Gd-EOB-DTPA增强MRI来诊断scHCC，尤其适于合并肝硬化患者，同时有助于高度异型增生结节等癌前病变相鉴别。

目前CT平扫及动态增强扫描除常用于肝癌的临床诊断及分期外，也用于肝癌局部治疗的疗效评价，特别是观察经导管动脉化疗栓塞（transcatheter arterial chemoembolization，TACE）后碘油沉积状况及肿瘤存活有一定优势，特别有助决定需否再次TACE治疗。基于术前CT的影像组学技术也可用于预测首次TACE治疗的疗效。同时，借助CT后处理技术可行三维血管重建、肝脏体积和肝瘤体积测量。三维可视化重建技术可进行肝脏分叶分段处理，术前模拟手术，辅助医生制定最优手术方案。

基于肝癌动态增强 CT 和/或 MRI 信息的临床数据挖掘建立融合模型有助改善临床决策（治疗方案选择、疗效评价及预测等）。对术前预测肝癌微血管侵犯（microvascular invasion，MVI），影像学征象特异性高但敏感性较低，人工智能（包括影像组学和深度机器学习模型）是术前预测 MVI 以及预测系统治疗的疗效的可能突破点。

3 数字减影血管造影

数字减影血管造影（digital subtraction angiography，DSA）是肝癌患者血管内介入治疗前必须进行的检查，常用经选择性或超选择性肝动脉插管进行。DSA 检查可清楚显示肝动脉解剖和变异以及肿瘤血管、染色，明确肿瘤数目、大小及其血供丰富程度。DSA 整合锥形线束 CT（cone beam computed tomograph，CBCT）可更清楚显示瘤灶、提高小肝癌检出率，明确肿瘤供血动脉分支的三维关系、指导肿瘤供血动脉分支的超选择性插管。经肠系膜上动脉或脾动脉的间接门静脉造影，可评价门静脉血流和门静脉主干或一级分支癌栓等情况。

4 核医学影像学检查

正电子发射计算机层像（positronemission tomography and computed tomography，PET/CT）：^{18}F-氟代脱氧葡萄糖（^{18}F-flurodeoxyglucose，^{18}F-FDG）PET/CT 全身显像的优势：①对肿瘤进行分期，通过 1 次检查便能全面评价有无淋巴结及远处器官转移；②再分期，因 PET/CT 功能影像不受解剖结构的影响，可准确显示解剖结构发生变化后或解剖结构复杂部位的复发转移灶；③对抑制肿瘤活性的靶向药物的疗效评价更加敏感、准确；④指导放疗生物靶区的勾画、确定穿刺活检部位；⑤评价肿瘤的恶性程度和预后。PET/CT 对肝癌的诊断灵敏度和特异度有限，可作为其他影像学检查的辅助和补充，在肝癌分期、再分期和疗效评价等具优势。采用碳-11 标记的乙酸盐（^{11}C-acetate）或胆碱（^{11}C-choline）等对比剂 PET 显像可提高对高分化肝癌诊断的灵敏度，与 ^{18}F-FDG PET/CT 显像具互补作用。镓-68 或氟-18 标记的成纤维激活蛋白抑制剂-04（^{68}Ga-DOTA-FAPI-04/^{18}F-NOTA-FAPI-04）PET/CT 可有效提高癌原发灶、转移灶的诊断灵敏度，尤其是中高分化肝细胞癌及肝内胆管癌，补充 ^{18}F-FDG PET/CT 显像的不足。

单光子发射计算机断层成像（single photonemission computed tomography and computedtomography，SPECT/CT）：SPECT/CT 已逐渐替代 SPECT 成为核医学单光子显像的主流设备，选择全身平面显像所发现的病灶，再进行局部 SPECT/CT 融合影像检查，可同时获得病灶部位的 SPECT 和诊断 CT 图像，诊断准确性得以显著提高。

正电子发射计算机断层磁共振成像（positronemission tomography and magnetic resonance imaging，PET/MRI）：1 次 PET/MRI 检查便可同时获得解剖结构、动态增强

MRI 信息及 PET 功能代谢信息，提高肝癌诊断的灵敏度。

5 肝癌的穿刺活检

具典型肝癌影像学特征的肝占位性病变，符合肝癌临床诊断标准的患者，常不需要以诊断为目的的肝病灶穿刺活检，特别是对具外科手术指征的肝癌患者。能够手术切除 或准备肝移植的肝癌患者，不建议术前行肝病灶穿刺活检，以减少肝瘤破裂出血增加播散风险。对缺乏典型肝癌影像学特征的肝占位病变，肝病灶穿刺活检可获明确的病理诊断。肝病灶穿刺活检可明确病灶性质及肝癌分子分型，为明确肝病病因、指导治疗、判断预后和进行研究提供有价值的信息，故应根据肝病灶穿刺活检的患者受益、潜在风险及医师操作经验整合评估穿刺活检的必要性。

肝病灶穿刺活检常在超声或 CT 引导下进行，可采用 18G 或 16G 肝穿刺空芯针活检获得病灶组织。主要风险是可能引起出血和肿瘤针道种植转移。因此，术前应检查血小板和出凝血功能，对有严重出血倾向者，应避免肝病灶穿刺活检。穿刺路径应尽可能经过正常肝组织，避免直接穿刺肝脏表面病灶。穿刺部位应选择影像检查显示肿瘤活跃的瘤内和瘤旁，取材后肉眼观察取材的完整性以提高诊断准确性。另外，受病灶大小、部位深浅等多种因素影响，肝病灶穿刺病理学诊断也存在一定的假阴性率，特别是对直径≤2cm 的病灶，假阴性率较高。因此，肝病灶穿刺活检阴性结果并不能完全排除肝癌可能，仍需观察和定期随访。对活检组织取样过少、病理结果不支持但临床上高度怀疑肝癌的患者，可重复进行肝病灶穿刺活检或密切随访。

第六节 肝癌的病理学诊断

1 肝癌病理学诊断术语

原发性肝癌统指起源于肝细胞和肝内胆管上皮细胞的恶性肿瘤，主要包括HCC、肝胆管细胞癌（intrahepatic cholangiocarcinoma，ICC）和肝胆管混合细胞癌（combined hepatocellular-cholangiocarcinoma，cHCC-CCA）。

肝细胞癌（HCC）：是指肝细胞发生的恶性肿瘤。不推荐使用“肝细胞肝癌 ”或“肝细胞性肝癌 ”的病理学诊断名称。

肝胆管细胞癌（ICC）：是指肝内胆管衬覆上皮细胞和胆管旁腺发生的恶性肿瘤，以腺癌最多见。2019版《WHO 消化系统肿瘤分类》已不推荐对ICC使用胆管细胞癌（cholangiocellular carcinoma）的病理学诊断名称，且不推荐对细胆管癌使用细胆管细胞癌（cholangiolocellular carcinoma）的病理学诊断名称。组织学上可分为：①大胆管型ICC：起于肝小叶隔胆管以上至邻近肝门区间较大的胆管，腺管口径大而不规则，周围可见黏液腺体；②小胆管型ICC：起源于小叶间胆管及隔胆管，腺管口径较小，排列较规则；③细胆管癌：起源于肝闰管或细胆管，癌细胞呈小立方形，在透明变性的胶原纤维间质内呈松散的成角小导管或分枝状排列；④胆管板畸形型ICC：肿瘤腺管呈不规则囊状扩张，管腔内含乳头状突起。有研究显示，大胆管型ICC的生物学行为和基因表型特点与其他类型ICC有不同，临床预后更差。

HCC和ICC分子分型的临床和病理学意义多处在研究和论证阶段。新近研究表明，EB病毒相关的ICC具特殊的临床病理、免疫微环境及分子特征，并对免疫检查点抑制剂治疗有较好获益，推荐采用EB病毒编码小核糖核酸（Epstein-Barr virus encoded ribonucleic acid，EBER）原位杂交检测来筛选免疫检查点抑制剂治疗获益人群；而丙糖磷酸异构酶1（triose phosphate isomerase 1，TPI1）在ICC组织中高表达是评估术后复发转移风险的有用指标。

cHCC-CCA：是指在同一个肿瘤结节内同时出现HCC和ICC两种组织成分，不包括碰撞癌。有学者建议以两种肿瘤成分占比分别≥30%作为cHCC-CCA的病理学诊断标准，但目前还未形成国际统一的cHCC-CCA两种组织学成分占比的病理诊断标准。为此，建议在cHCC-CCA病理诊断时对两种肿瘤成分的比例状况加以标注，并注意分别对HCC及ICC成分进行组织学分级及亚型分型、MVI分级、有无淋巴管侵犯，以供临床评估肿瘤生物学特性和制定诊疗方案时参考。对某种肿瘤成分占比极少时慎用cHCC-CCA的诊断。

2　肝癌病理诊断规范

肝癌病理学诊断规范由标本处理、标本取材、病理检查和病理报告等部分组成。

标本处理：①手术医师应在病理检查申请单上明确标注送检标本的部位、种类和数量，是否曾接受转化/新辅助治疗以及方案与周期，对手术切缘和重要病变可用染料或缝线加以标记；②尽可能在离体30min内将肿瘤标本完整送达病理科，由病理医师切开固定。组织库留取标本时应在病理科指导下进行，以保证取材的准确性，并应首先满足病理诊断需要；③10%中性缓冲福尔马林溶液固定12~24h。

标本取材：肝癌周边区域是肿瘤生物学行为的代表性区域。为此，要求采用“7点”基线取材法，在肿瘤的12点、3点、6点和9点时钟位上于癌与癌旁肝组织交界处按1∶1取材；在肿瘤内至少取材1块；对距肿瘤边缘≤1cm（近癌旁）和>1cm（远癌旁）范围内的肝组织分别取材1块。肝脏最近切缘及单独送检的门静脉栓子需分别取材。ICC标本还应对胆管切缘取材。对于单个肿瘤最大直径≤3cm的小肝癌，应全部取材检查。实际取材的部位和数量还须根据肿瘤的直径和数量酌情增加取材。

3 肝癌病理检查

（1）大体标本观察与描述：对送检的所有手术标本全面观察，重点描述肿瘤的大小、数量、颜色、质地、与血管和胆管的关系、包膜状况、周围肝组织病变、肝硬化类型、肿瘤至切缘的距离以及切缘情况等。

（2）显微镜下观察与描述：对所有取材组织全面观察，肝癌的病理诊断可参照2019年《WHO消化系统肿瘤分类》，重点描述以下内容：HCC的分化程度可采用国际上常用的Edmondson-Steiner四级（Ⅰ~Ⅳ）分级法或WHO推荐的高中低分化。HCC的组织学类型：常见有细梁型、粗梁型、假腺管型、团片型等；HCC的特殊组织学类型：如纤维板层型、硬化型、透明细胞型、富脂型、嫌色型、富中性粒细胞型、富淋巴细胞型和未分化型等。双表型HCC在临床、影像学、血清学、癌细胞形态和组织结构上均表现为典型的HCC特征，但免疫组化标记显示同时表达肝细胞性标志物和胆管上皮标志物，这类HCC的侵袭性较强，对瑞戈非尼治疗可能敏感。转化/新辅助治疗后手术切除标本还应观察肿瘤坏死和间质反应的程度和范围；肝癌的生长方式：包括癌周浸润、包膜侵犯或突破、MVI和卫星结节等；慢性肝病评估：肝癌常伴不同程度的慢性病毒性肝炎或肝硬化，推荐采用较为简便的Scheuer评分系统和中国慢性病毒性肝炎组织学分级和分期标准，并注意描述肝细胞脂肪变性所占比例，以及脂肪性肝病的诊断和鉴别诊断。

（3）MVI诊断：MVI是指在显微镜下于内皮细胞衬覆的脉管腔内见到癌细胞巢团，肝癌以门静脉分支侵犯（含包膜内血管）最为多见，在ICC可有淋巴管侵犯。MVI病理分级方法：M0：未发现MVI；M1（低危组）：≤5个MVI，且均发生于近癌旁肝组织（≤1cm）；M2（高危组）：M2a定义为>5个近癌旁MVI，且无远癌旁MVI；M2b定义为MVI发生于远癌旁肝组织（>1cm）。MVI各组患者的术后复发转移风险依次增加，临床预后依次降低。MVI和卫星灶可视为肝癌发生肝内转移过程的不同演进阶段，当癌旁肝组织内的卫星灶与MVI难以区分时，可一并计入MVI病理分级。MVI是评估肝癌复发转移风险和选择治疗方案的重要参考依据，应作为组织病理学常规检查指标。MVI病理分级是建立在“7点”基线取材基础上，当送检标本不能满足“7点”基线取材时，应在MVI分级时加以说明。

4 免疫组化检查

肝癌免疫组化检查的主要目的：①肝细胞良性恶性肿瘤间的鉴别；②HCC与ICC及其他特殊类型肝脏肿瘤间的鉴别；③原发性肝癌与转移性肝癌间的鉴别。由于肝癌组织学类型的高度异质性，现有肝癌标志物在诊断特异度和灵敏度均存在一定程度的不足，常需合理组合、客观评估，有时还需与其他系统肿瘤的标志物整合使用。

（1）HCC常用的免疫组化标志物：以下标志物对肝细胞标记阳性，有助提示肝细胞来源的肿瘤，但不能作为区分肝细胞良性恶性肿瘤的依据。①精氨酸酶-1：肝细胞胞浆/胞核染色。②肝细胞抗原：肝细胞胞浆染色。③肝细胞膜毛细胆管缘特异性染色抗体：如CD10、多克隆性癌胚抗原和胆盐输出泵蛋白等抗体，可在肝细胞膜的毛细胆管面出现特异性染色，有助确认肝细胞性肿瘤。

以下标志物有助肝细胞良性恶性肿瘤的鉴别。①谷氨酰胺合成酶：HCC多呈弥漫性胞浆强阳性；部分肝细胞腺瘤，特别是β-catenin突变激活型肝细胞腺瘤也可表现为弥漫阳性；在高级别异型增生结节为中等强度灶性染色，阳性细胞数<50%；在肝局灶性结节性增生呈特征性不规则地图样染色；在正常肝组织仅中央静脉周围的肝细胞染色，这些特点有助鉴别诊断。②磷脂酰肌醇蛋白-3：HCC胞浆及胞膜染色。③热休克蛋白70：HCC胞浆或胞核染色。④CD34：CD34免疫组化染色虽然不直接标记肿瘤实质细胞，但可显示不同类型肝瘤微血管密度及其分布模式特点，如HCC为弥漫型、ICC为稀疏型、肝细胞腺瘤为斑片型、肝局灶性结节性增生为条索型等，结合肿瘤组织学形态有助鉴别诊断。

（2）ICC常用免疫组化标志物：①ICC通用免疫组化标志物：细胞角蛋白7、细胞角蛋白19、黏蛋白1、上皮细胞黏附分子。②大胆管型ICC：S100钙结合蛋白、黏蛋白5AC等。③小胆管型ICC：C反应蛋白、神经性钙黏蛋白、神经细胞相关黏附分子（CD56）。

（3）cHCC-CCA常用免疫组化标志物：HCC和ICC两种成分分别表达上述各自肿瘤标志物。此外，CD56、CD117和上皮细胞黏附分子（epithelial cell adhesion molecule，EpCAM）等标志物阳性表达则可能提示肿瘤伴有干细胞分化特征，侵袭性更强。

5　分子病理检测

肝癌分子病理检测的主要目的是辅助诊断HCC特殊亚型；ICC常用靶向/免疫治疗药物的筛选。根据分子病理检测在肝癌诊断中的应用，不仅可鉴别出HCC特殊亚型及筛选出ICC靶向/免疫治疗药物，指导临床预后监测及个体化治疗，同时还可加深HCC特殊亚型及ICC的病理认识，临床可依据分子病理改变对患者进行分层管理。

（1）HCC常用的分子病理诊断标志物：①纤维板层型HCC：具有DNAJB1-PRKACA基因融合。②硬化型HCC：具有结节性硬化症1/2基因突变。

（2）ICC常用靶向/免疫治疗标志物：①大胆管型ICC：常见人类表皮生长因子受体2基因扩增、BRAFV600E基因突变、神经营养因子受体络氨酸激酶基因融合、RET基因融合、微卫星高度不稳定性、高肿瘤突变负荷等。②小胆管型ICC：常见成纤维生长因子受体2基因突变（重 排或融合）与异柠檬酸脱氢酶1/2基因突变。

6 转化/新辅助治疗后肝癌切除标本的病理学评估

（1）标本取材：对临床标注有术前行转化/新辅助治疗的肝癌切除标本，可按以下流程处理：在瘤床（肿瘤在治疗前所处的原始位置）最大直径处切开并测量三维尺寸，详细描述坏死及残存肿瘤范围及占比。直径≤3cm的小肝癌应全部取材；直径>3cm的肿瘤应在最大直径处按0.5~1.0cm间隔将肿瘤切开，选择肿瘤残留最具代表性的切面全部取材，其他切面选择性取材。在取材时同时留取肿瘤床及周边肝组织以相互对照，可对大体标本照相用于组织学观察的对照。

（2）镜下评估：主要评估肝癌切除标本肿瘤床的3种成分比例，包括存活肿瘤、坏死区域、肿瘤间质（纤维组织及炎细胞）。肿瘤床这3个面积之和等于100%。在病理报告中应标注取材蜡块数量，在评估每张切片上述3种成分百分比基础上，取均值确定残存肿瘤的总百分比，并在病理报告中注明。

（3）病理学评估：病理完全缓解（pathologic complete response，pCR）、明显病理缓解（major pathologic response，MPR）评估是评价术前治疗疗效和探讨术后合理干预的重要病理指标。①pCR：是指在完整评估瘤床标本的组织学后未发现存活瘤细胞。②MPR：是指存活肿瘤低于可以影响临床预后的阈值。在肺癌研究中常将MPR定义为肿瘤床残留瘤细胞减少到≤10%。但肝癌瘤床残留瘤细胞减少到多少有临床意义，目前尚无定论，一般认为应至少低于50%。

7 肝癌病理诊断报告

主要由大体标本描述、显微镜下描述、免疫组化检查、病理诊断名称和MVI分级等部分组成，必要时还可向临床提出说明和建议。此外，还可酌情开展多结节性复发性肝癌克隆起源检测、药物靶点检测、生物学行为评估及预后判断等相关分子病理学检查，提供临床参考。

第七节 肝癌的临床诊断及路线图

结合肝癌发生的高危因素、影像学特征以及血液学分子标志物，依据路线图的步骤对肝癌进行临床诊断。

（1）肝癌高危人群，至少每隔6个月进行1次超声显像及血清AFP检测，发现肝内直径≤1cm结节，动态增强MRI、动态增强CT、超声造影3种检查中至少1项检查以及Gd-EOB-DTPA增强MRI检查同时显示“快进快出”的肝癌典型特征，则可做出肝癌的临床诊断；若不符合上述要求，可行每2~3个月的影像学检查随访并结合血清AFP、DCP、7个microRNA组合以明确诊断，必要时行肝病灶穿刺活检。

（2）肝癌高危人群，随访发现肝内直径1~2cm结节，若动态增强MRI、动态增强CT、超声造影或Gd-EOB-DTPA增强MRI的4种检查中至少2项检查有典型的肝癌特征，则可做出肝癌的临床诊断；若上述4种影像学检查无或只有1项典型的肝癌特征，可行每2~3个月的影像学检查随访并结合血清AFP、DCP、7个microRNA组合以明确诊断，必要时行肝病灶穿刺活检。

（3）肝癌高危人群，随访发现肝内直径>2cm结节，若动态增强MRI、动态增强CT、超声造影或Gd-EOB-DTPA增强MRI的4项检查中至少1项检查有典型的肝癌特征，则可做出肝癌的临床诊断；若上述4种影像学检查无典型的肝癌特征，可行每2~3个月的影像学检查随访并结合血清AFP、DCP、7个microRNA组合以明确诊断，必要时行肝病灶穿刺活检。

（4）肝癌高危人群，如血清AFP升高，特别是持续升高，应行影像学检查以明确肝癌诊断；若动态增强MRI、动态增强CT、超声造影或Gd-EOB-DTPA增强MRI的4种检查中至少1项检查有典型的肝癌特征，即可临床诊断为肝癌；如上述4种影像学检查未发现肝内结节，在排除妊娠、慢性或活动性肝病、生殖腺胚胎源性肿瘤以及其他消化系统肿瘤的前提下，应每隔2~3个月进行1次影像学复查，同时密切随访血清AFP、DCP、7个microRNA组合变化。

第八节　肝癌的分期

肝癌分期对治疗方案的选择、预后评估至关重要。国外有多种分期方案，如：巴塞罗那肝癌临床分期（Barcelona Clinic Liver Cancer，BCLC）、TNM分期、日本肝病学会（Japanese Society of Hepatology，JSH）分期和亚太肝病研究学会（Asian Pacific Association for the Study of the Liver，APASL）分期等。结合中国的具体国情及实践积累，依据患者体能状态（performance status，PS）、肝瘤及肝功能，建立了中国肝癌的分期方案（China Liver Cancer Staging，CNLC），包括：CNLC Ⅰa期、Ⅰb期、Ⅱa期、Ⅱb期、Ⅲa期、Ⅲb期、Ⅳ期。

CNLC Ⅰa期：PS 0~2分，肝功能Child-Pugh A/B级，单个肿瘤、直径≤5cm，无影像学可见血管癌栓和肝外转移。

CNLC Ⅰb期：PS 0~2分，肝功能Child-Pugh A/B级，单个肿瘤、直径>5cm，或2~3个肿瘤、最大直径≤3cm，无影像学可见血管癌栓和肝外转移。

CNLC Ⅱa期：PS 0~2分，肝功能Child-Pugh A/B级，2~3个肿瘤、最大直径>3cm，无影像学可见血管癌栓和肝外转移。

CNLC Ⅱb期：PS 0~2分，肝功能Child-Pugh A/B级，32/143肿瘤数目≥4个，不论肿瘤直径大小，无影像学可见血管癌栓和肝外转移。CNLC Ⅲa期：PS 0~2分，肝功能 Child-Pugh A/B 级，不论肿瘤直径大小和数目，有影像学可见血管癌栓而无肝外转移。

CNLC Ⅲb 期：PS 0~2 分，肝功能 Child-Pugh A/B 级，不论肿瘤直径大小和数目，不论有无影像学可见血管癌栓，但有肝外转移。

CNLC Ⅳ 期：PS 3~4 分，或肝功能 Child-Pugh C 级，不论肿瘤直径大小和数目，不论有无影像学可见血管癌栓，不论有无肝外转移。

第五章

治——肝癌的治疗

肝癌治疗的特点是多学科整合治疗MDT to HIM模式，常见治疗方法包括肝切除术、肝移植术、消融治疗、血管内介入治疗、放疗、系统控瘤治疗、中医药治疗等多种手段，针对不同分期的肝癌患者选择合理的治疗方法可使疗效最大化。整合治疗方法的选择需有高级别循证医学证据的支持。目前，有序组合的规范化整合疗法是肝癌治疗获得最佳长期疗效的关键，然而，基于不同治疗手段的现行分科诊疗体制与实现规范化整合疗法之间存在一定矛盾。因此，肝癌诊疗须重视多学科整合诊疗团队MDT to HIM的诊疗模式，特别是针对疑难复杂病例的诊治，从而避免单学科治疗的局限性，促进学科交流、提高整体疗效。建议肝癌MDT管理应围绕国家卫生健康委员会肝癌诊疗质控核心指标开展工作，但也需要同时考虑地区经济水平以及各医院医疗能力和条件的差异。

第一节 肝癌的外科治疗

外科治疗是肝癌患者获得长期生存最重要的手段，主要包括肝切除术和肝移植术。

1 肝切除术的基本原则

（1）彻底性：完整切除瘤块，切缘无残留肿瘤细胞；

（2）安全性：保留足够体积且有功能的肝组织（具有良好血供及良好血液和胆汁回流）以保证术后肝功能代偿，减少手术并发症、降低死亡率。

2 患者的全身情况及肝脏储备功能评估

在术前应对患者的全身情况、肝储备功能及肝癌分期和位置进行全面评估，包括全身情况和肝功能；常采用肝功能Child- Pugh评分、吲哚菁绿（indocyanine green，

ICG）清除试验、瞬时弹性成像测定肝脏硬度或终末期肝病模型（model for end-stage liver disease，MELD）评分，评价肝储备功能情况。研究结果提示：经过选择的合并门脉高压症的肝癌患者，仍可接受肝切除手术，其术后长期生存优于接受其他治疗。因此，更为精确地评价门脉高压的程度，如肝静脉压力梯度（hepatic venous pressure gradient，HVPG）测定等，有助筛选适合手术切除的患者。如预期切除范围较大，则推荐测定剩余肝脏体积（future liver remnant，FLR），并计算剩余肝脏体积占标准化肝脏体积的百分比。通常认为，肝功能Child-Pugh A级、ICG 15min滞留率（ICG-R15）<30%；剩余肝脏体积占标准肝体积的40%以上（伴有慢性肝病、肝实质损伤或肝硬化者）或30%以上（无肝纤维化或肝硬化者），是实施手术切除的必要条件。有肝功损害者，则需保留更多的剩余肝体积。

3 肝癌切除的适应证

（1）肝脏储备功能良好的CNLC Ⅰa期、Ⅰb期和Ⅱa期肝癌的首选治疗方式是手术切除。既往研究结果显示，对直径≤3cm肝癌，手术切除的总体生存类似或稍优于消融治疗。同时有研究显示：手术切除后局部复发率显著低于射频消融后。对于复发性肝癌，手术切除的预后优于射频消融。

（2）对CNLC Ⅱb期肝癌患者，多数情况下首选以TACE为主的非手术治疗，而不是手术切除。然而，对肿瘤局限在同一段或同侧半肝者，或可同时行术中消融处理切除范围外的病灶；即使肿瘤数目>3个，手术切除仍有可能获得比其他治疗更好的效果，经过MDT to HIM讨论，手术切除有可能获得比其他治疗更好的效果，也可推荐手术切除。

（3）对CNLC Ⅲa期肝癌，大多数情况下不宜首选手术切除，尤其是合并门静脉主干癌栓者，而以TACE或TACE整合系统控瘤治疗为主的非手术治疗为首选。如符合以下情况，且经过MDT to HIM讨论，也可考虑手术切除：①合并门静脉分支癌栓（程氏分型Ⅰ/Ⅱ型）者，若肿瘤局限于半肝或肝脏同侧，可考虑手术同时整体切除肿瘤及门静脉癌栓，术后再实施TACE治疗、门静脉化疗或其他系统控瘤治疗；对可切除有门脉癌栓的肝癌患者，术前接受三维适形放疗，可改善术后生存。门脉主干癌栓（程氏分型Ⅲ型）者术后短期复发率较高，多数术后生存不理想，因此不是手术切除的绝对适应证。②合并胆管癌栓但肝内病灶亦可同时切除者；③部分肝静脉受侵犯但肝内病灶可切除者。

（4）对伴有肝门部淋巴结转移者（CNLC Ⅲb期），经过MDT to HIM讨论，可考虑切除肿瘤的同时行肝门淋巴结清扫或术后外放疗。周围脏器受侵犯可一并切除者，也可考虑手术切除。

此外，对术中探查发现不适宜手术切除的肝癌，可考虑行术中肝动脉、门脉插管化疗或术中其他的局部治疗措施（如消融治疗），或待手术创伤恢复后接受后续TACE治疗、系统控瘤等非手术治疗。

4 肝癌根治性切除标准

（1）术中判断标准：①肝静脉、门静脉、胆管及下腔静脉未见肉眼癌栓；②无邻近脏器侵犯，无肝门淋巴结或远处转移；③肝脏切缘距肿瘤边界≥1cm；如切缘<1cm，则切除肝断面组织学检查无瘤细胞残留，即切缘阴性。

（2）术后判断标准：①术后1~2个月行超声、CT、MRI检查（必须有其中两项）未发现瘤灶；②如术前血清AFP、DCP和7个microRNA组合等肿瘤标志物升高者，要求术后2~3个月肿瘤标志物定量测定，其水平降至正常范围内。术后肿瘤标志物如AFP下降速度，可早期预测手术切除的彻底性。

5 手术切除技术

常用的肝切除技术主要包括入肝和出肝血流控制术、肝脏离断术以及止血术。术前三维可视化技术行个体化肝体积计算和虚拟肝切除有助在实现肿瘤根治性切除前提下，设计更为精准的切除范围和路径以保护剩余肝脏的管道、保留足够的残肝体积。

近年来，微创手术（包括腔镜肝切除术和机器人辅助肝切除术）飞速发展。腔镜肝切除术具有创伤小和恢复快等优点。早期肝癌患者接受腔镜肝切除术与开腹术的5年OS相当。与开腹肝切除术相比，腔镜肝切除术治疗老年肝癌患者（≥65岁）的手术结局更优，肿瘤学结局相当。腔镜肝切除术的适应证和禁忌证尽管原则上与开腹类似，但仍建议经严格选择后由经验丰富的医师谨慎实施。对合并门脉肉眼癌栓、肿瘤破裂出血的肝癌患者，不建议行腹腔镜肝切除术。应用腹腔镜超声检查结合ICG荧光肿瘤显像，有助发现微小病灶、标记切除范围，从而获得肿瘤阴性切缘。初步研究表明，机器人辅助肝切除术与开腹肝切除术相比，治疗肝癌的有效性和安全性相当。

解剖性切除与非解剖性切除均为常用肝切除术，都需保证有足够切缘才能获得良好疗效。对伴MVI的肝癌病例，解剖性切除相对非解剖性切除，总体生存无区别，但局部复发率更低。有研究发现，宽切缘（≥1cm的切缘）的肝切除效果优于窄切缘的肝切除术，特别是对于术前可预判存在MVI的患者。对巨大肝癌，可采用最后游离肝周韧带的前入路肝切除法。对多发性肝癌，可采用手术切除结合术中消融治疗。对门脉癌栓者，行门脉取栓术时应暂时阻断健侧门脉血流，防止癌栓播散。对肝静脉癌栓或腔静脉癌栓者，可行全肝血流阻断，尽可能整块去除癌栓。对肝癌伴胆管癌栓者，切除肝脏肿瘤同时整合胆管切除，争取获得根治性切除的机会。

对开腹后探查发现肝硬化程度较重、肿瘤位置深在、多结节的肝癌，可考虑仅行术中消融治疗以降低手术风险。

6 以手术为基础的整合治疗策略

当前系统控瘤治疗、局部治疗和综合治疗取得了长足进步，局部治疗和/或系统控瘤治疗可为中晚期肝癌患者（CNLC Ⅱb、Ⅲa、Ⅲb期）提高手术切除率、降低术后复发转移和改善预后提供更多可能，手术适应证的适度扩大成为共识。探索中晚期肝癌以手术为基础的整合治疗新策略已成为近期关注重点。

6.1 潜在可切除肝癌的转化治疗

转化治疗是指不适合手术切除的肝癌患者，经过干预后获得适合手术切除的机会，干预手段主要包括有功能的剩余肝脏体积转化和肿瘤学转化，适用人群主要是CNLC Ⅰb~Ⅲa期，不适合手术切除但具有潜在切除可能的肝癌患者。转化治疗是肝癌患者获得根治性切除和长期生存的途径之一。对潜在可切除肝癌，建议采用多模式、高强度的控瘤治疗策略促其转化，同时必须兼顾治疗的安全性和生活质量。

（1）转化治疗中的肿瘤学转化：系统控瘤治疗和/或整合局部治疗已成为不可切除或中晚期肝癌的重要治疗方式，也是肝癌转化治疗的重要手段。①肝癌的系统控瘤治疗历经了化疗、靶向、ICIs和靶向免疫整合应用历程，肝癌缓解的深度、速度和持续时间以及器官特异性的缓解，是影响后续治疗决策的重要因素。基于药物可及性和强控瘤活性等原因，国内多采纳PD-1单克隆抗体整合酪氨酸激酶抑制剂（tyrosine kinase inhibitors，TKIs）的系统控瘤治疗方案。②局部治疗，包括TACE、肝动脉灌注化疗（hepatic arterial infusion chemotherapy，HAIC）、放疗等局部治疗手段为初始不可切除肝癌患者创造潜在手术切除机会，且能转化为生存获益。系统控瘤治疗整合局部治疗有望获得更高的肿瘤缓解率和更高的转化切除率。

（2）针对残余肝体积不足的转化治疗：FLR不足是肝癌外科学无法手术切除的重要原因。对这类患者，转化治疗的目标就是由FLR不足转变为有功能的FLR足够。目前常用的方式有：①经门静脉栓塞（portal vein embolization，PVE）肿瘤所在的半肝，使剩余肝脏代偿性增生后再切除肿瘤。PVE成功率为60%~80%，并发症发生率为10%~20%。但PVE后剩余肝增生耗时相对较长（常4~6周），约20%以上患者因等待增生期间肿瘤进展或余肝增生不足而最终失去手术机会。②整合肝脏分隔和门脉结扎的二步肝切除术（associating liver partition and portal vein ligation for staged hepatectomy，ALPPS）可在1~2周内诱导产生高达47%~192%的余肝增生率，远远高于PVE。因两期手术间隔短，故能最大限度降低肿瘤进展风险，肿瘤切除率达95%~100%，适合于预期剩余肝脏体积占标准肝脏体积小于30%~40%的患者。近年来已出现多种ALPPS改进术式，主要集中于一期手术肝断面分隔操作（部分分隔和使用

RFA、微波、止血带等方式分隔）以及采用腹腔镜微创入路。ALPPS需谨慎、合理选择手术对象并由经验丰富的外科医生施行。一般限于以下患者：年龄<65岁、肝功正常（Child-Pugh A级，ICG-R15<20%）、FLR不足（正常肝脏者，FLR/SLV<30%；伴有慢性肝病和肝损伤者，FLR/SLV<40%）、一般状态良好、手术耐受力良好、无严重肝硬化、无严重脂肪肝、无严重门脉高压症者。

6.2 术前新辅助治疗

新辅助治疗是指对可行手术切除但具术后高危复发转移风险的肝癌患者（CNLC Ⅰb~Ⅱa期 和部分CNLC Ⅱb、Ⅲa期），在术前先行局部治疗或系统控瘤治疗，以期消灭微小病灶、降低术后复发转移率、延长生存期。术前评估的高危复发转移因素包括：血管侵犯、单发肿瘤直径>5cm、多发肿瘤、邻近脏器受累、术前AFP水平较高、术前血清HBV-DNA高载量等。常见新辅助治疗包括系统控瘤治疗（靶向、免疫、靶免整合治疗等）、局部治疗（TACE、HAIC、放射治疗）或系统与局部治疗整合。

新辅助治疗目前尚缺乏足够的高级别循证医学证据，治疗周期一般推荐为1.5~3个月，达到治疗目标后尽快手术以免因疾病进展而失去手术机会。

6.3 术后辅助治疗

肝癌切除术后5年肿瘤复发转移率高达50%~70%，所有肝癌患者术后均需接受密切随访。针对具高危复发因素的肝癌患者，术后辅助治疗有可能降低肿瘤的复发和（或）转移，延长总生存时间。肝癌术后高危复发转移因素一般包括：肿瘤破裂、瘤径>5cm、多发肿瘤、MVI、大血管侵犯、淋巴结转移、切缘阳性或窄切缘、组织分化Edmondson Ⅲ~Ⅳ级等。

以预防肿瘤复发为目的的辅助治疗尚无国际统一的治疗方案。对HBV感染的肝癌患者，核苷类似物抗病毒治疗有助于降低术后复发转移，应长期服用。对HCV感染的肝癌患者，目前无确凿数据表明抗病毒药物治疗与肝癌术后肿瘤复发转移风险、复发时间或术后生存时间相关。一项前瞻性多中心随机对照Ⅲ期临床研究结果证明，肝切除术后接受槐耳颗粒治疗可减少术后复发转移并延长总生存期。对伴门静脉癌栓患者术后经门脉置管化疗整合TACE，可延长生存期。系统回顾及荟萃分析显示，外科切除后具中高危复发因素患者，术后辅助性TACE可及时发现残留或复发的肝癌病灶，延长无复发生存期，但辅助性TACE治疗的时机选择、TACE次数和方案等尚无统一标准，需进一步研究。近年来，术后系统控瘤治疗（靶向药物和/或免疫治疗）的方案正在积极探索中，IMbrave050研究结果显示，阿替利珠单克隆抗体整合贝伐珠单克隆抗体治疗可减少28%的术后复发转移风险。除此方案外，目前尚无其他高级别循证医学证据支持的推荐方案。对术后窄切缘（切缘≤1cm）或术后组织病理学检查结果示微血管侵犯（MVI）阳性患者，术后放疗有可能延长患者的DFS和OS。

在无指南和高级别循证医学证据情况下，不建议常规采用术后辅助治疗。

第二节　肝移植术

1　肝癌肝移植适应证

肝移植是肝癌根治性治疗手段之一，尤其适于肝功能失代偿、不适合手术切除及消融治疗的小肝癌患者。合适的肝癌肝移植适应证是提高肝癌肝移植疗效、保证宝贵的供肝资源得到公平合理应用、平衡有/无肿瘤患者预后差异的关键。关于肝癌肝移植适应证，国际上主要采用米兰（Milan）标准、美国加州大学旧金山分校（University of California，San Francisco，UCSF）标准、美国器官共享整合网络（United Network for Organ Sharing，UNOS）标准等。国内尚无统一标准，已有多家单位和学者陆续提出了不同的标准，包括上海复旦标准、杭州标准、华西标准和三亚共识等，这些标准对无大血管侵犯、淋巴结转移及肝外转移的要求都是一致的，但对肿瘤大小和数目的要求不尽相同。上述国内标准在未明显降低术后总体生存率的前提下，均不同程度地扩大了肝癌肝移植的适用范围，使更多的肝癌患者因肝移植术获益，但需要多中心协作研究以支持和证明，从而获得高级别循证医学证据。经专家组充分讨论，现阶段本指南推荐采用UCSF标准，即单个肿瘤直径≤6.5cm；肿瘤数目≤3个，其中最大瘤径≤4.5cm，且瘤径总和≤8.0cm；无大血管侵犯。中国人体器官分配与共享基本原则和核心政策对肝癌肝移植有特别说明，规定肝癌受体可申请早期肝特例评分，申请成功可获得MELD评分22分（≥12岁肝脏移植等待者），每3个月进行特例评分续期。

符合肝癌肝移植适应证的肝癌患者在等待供肝期间可接受桥接治疗控制肿瘤进展，以防止患者失去肝移植机会，是否降低肝移植术后复发转移概率目前证据有限。桥接治疗的方式目前主要推荐局部治疗，包括TACE、钇-90放射栓塞、消融治疗、体部立体定向放射治疗（stereotactic body radiation therapy，SBRT）等。移植术前使用免疫检查点抑制是否会增加术后排斥和移植物损失的风险，有待进一步观察。部分肿瘤负荷超出肝移植适应证标准的肝癌患者可通过降期治疗将肿瘤负荷缩小而符合适应证范围。降期治疗成功后的肝癌患者，肝移植术后疗效预后优于非肝移植病例。

外科技术的发展扩大了可用供肝的范围。活体肝移植治疗肝癌的适应证可尝试进一步扩大；活体肝移植预后仍与受体的选择密切相关。

2　肝癌肝移植术后复发转移的预防和治疗

肿瘤复发转移是肝癌肝移植术后面临的主要问题。危险因素包括肿瘤分期、肿瘤血管侵犯、术前血清AFP水平以及免疫抑制剂用药方案等。术后早期撤除或无激素方案、减少肝移植后早期钙调磷酸酶抑制剂的用量可降低肿瘤复发转移率。肝癌肝移植术后采用以哺乳动物雷帕霉素靶蛋白（mTOR）抑制剂（如雷帕霉素、依维莫司）为主的免疫抑制方案可减少肿瘤复发、转移。

肝癌肝移植术后一旦肿瘤复发转移（75%的病例发生在肝移植术后2年内），病情进展迅速，复发转移后患者的中位生存时间大约为1年。在多学科整合诊疗MDT to HIM基础上，采取包括变更免疫抑制方案、再次手术切除、TACE、消融治疗、放疗、系统控瘤治疗等整合治疗手段，可能延长患者生存时间。免疫检查点抑制剂用于肝癌肝移植术后的治疗需慎重。

第三节　局部消融治疗

尽管外科手术被认为是肝癌根治性治疗的首选方式，但一些病人因各种原因不能接受手术治疗。消融治疗创伤小、疗效确切，在一些早期肝癌患者中可获得与手术切除相似的疗效。

肝癌消融治疗是借助医学影像技术的引导，对肿瘤病灶靶向定位，局部采用物理或化学方法直接杀灭肿瘤组织的一类治疗手段。主要包括射频消融（radiofrequency ablation，RFA）、微波消融（microwave ablation，MWA）、无水乙醇注射治疗（percutaneous ethanol injection，PEI）、冷冻消融（cryoablation，CRA）、高强度超声聚焦消融（high intensity focused ultrasound ablation，HIFU、激光消融（laser ablation，LA）、不可逆电穿孔（irreversible electroporation，IRE）等，其中以射频和微波消融最常用。消融治疗常用的引导方式包括超声、CT和MRI，其中最常用的是超声引导。对常规超声显示不清的病灶，使用超声造影引导可提高消融成功率、减少治疗次数。另外，超声与CT或超声与MRI的融合成像，可引导探及常规超声无法显示或显示不清的病变。CT和MRI引导技术还可用于肺、肾上腺、骨等肝癌转移灶的消融治疗。

消融的路径有经皮、腔镜、开腹或经内镜四种方式。大多数小肝癌可经皮穿刺消融。经皮穿刺消融治疗凸出肝包膜外的肝癌，会有损伤周围组织和肿瘤破裂的风险。其他经皮消融困难或高危部位的肝癌（如贴近心脏、膈肌、胃肠道、胆囊、主要胆管等），可充分利用温度控制、水隔离技术、无水乙醇注射，或可考虑经腔镜消融或开腹消融。

消融治疗主要适于CNLC Ⅰa期和部分Ⅰb期肝癌（即单个肿瘤、直径≤5cm；或2~3个肿瘤、最大直径≤3cm）；无血管、胆管和邻近器官侵犯以及远处转移，肝功Child-Pugh A/B级者，可获得根治性疗效。对不适合手术切除直径3~7cm的单发肿瘤或多发肿瘤，可采用消融整合手术切除或TACE治疗，效果优于单纯的消融治疗。对不能实现根治性消融的肝癌，消融治疗可作为整合治疗中的一种局部治疗策略，整合免疫或靶向治疗，降低肿瘤负荷、缓解压迫症状、提高生活质量、延长总生存期。

1 目前常用消融治疗手段

（1）RFA：肝癌消融以射频消融报道最多、应用最成熟，优点是操作方便、住院时间短、疗效确切、消融范围可控性好，特别适于高龄、合并其他疾病、严重肝硬化、肿瘤位于肝脏深部或中央型肝癌患者。对能手术的早期肝癌患者，RFA的总体生存时间类似或略低于手术切除，但并发症发生率低、住院时间较短。对单个直径≤2cm肝癌，有证据显示RFA的疗效与手术切除类似，特别是中央型肝癌。国外的一项多中心研究提示，RFA治疗应该将肿瘤大小控制在3cm以内，由于缺乏高质量随机对照研究，对3~5cm较大肝癌的射频消融治疗疗效尚存争议。

RFA治疗的技术要求是肿瘤整体灭活和具有足够的消融安全边界，并尽量减少正常肝组织损伤，前提是对肿瘤浸润范围的准确评估和卫星灶识别。因此，强调治疗前精确的影像学检查。超声造影技术有助于确认肿瘤的实际大小和形态、界定肿瘤浸润范围、检出微小肝癌和卫星灶，尤其在超声引导消融过程中可为制定消融方案、完全灭活肿瘤提供可靠的参考依据。

（2）MWA：近年MWA应用比较广泛，在局部疗效、并发症发生率及远期生存与RFA相比均无显著差异。其特点是消融效率高、所需消融时间短、能降低RFA所存在的“热沉效应”。多项随机对照研究或回顾性研究显示，对>3cm以上或临近大血管的肝癌，微波消融可获比射频消融更好的局部肿瘤控制率。微波消融频率为2450MHz或915MHz，常用功率50~60W，一般单次能量释放时间5~10分钟。利用温度监控系统有助调控功率等参数，确定有效热场范围，保护热场周边组织避免热损伤，提高MWA消融安全性。至于MWA和RFA这两种消融方式的选择，可据肿瘤大小、位置以及临近的组织结构，选择更适宜的消融方式。

（3）PEI：PEI对直径≤2cm的肝癌消融效果确切，远期疗效与RFA类似。但>2cm的肿瘤，PEI的局部复发率高于RFA。PEI的优点是安全，特别适于癌灶贴近肝门、胆囊及胃肠道组织等高危部位，但需多次、多点穿刺以实现肿瘤的完整覆盖。目前在临床上多用于辅助RFA和MWA治疗临近高危部位的肝癌。

2 基本技术注意事项

操作医师必须经过严格培训和积累足够的实践经验，掌握各种消融技术手段的优缺点与治疗选择适应证。治疗前应全面评估患者的全身状况、肝功状态、凝血功能及肿瘤的大小、位置、数目及与邻近器官的关系，进行空间热场规划，制定合理的进针点和穿刺路径、消融计划及术后护理，多发肿瘤应根据肿瘤部位分布制定合理的消融顺序，在保证安全前提下，达到有效消融范围。麻醉方式的选择需根据患者的一般状况及肿瘤特点，由消融医师和麻醉医师共同决定，以静脉复合麻醉为首选。

根据肿瘤的大小、位置，强调选择适合的影像引导设备（超声或CT等）和消融方法（RFA、MWA或PEI等），有条件的可采用多模态融合影像引导。据病灶大小、位置及与邻近脏器的关系，设定消融时间、功率。所使用的消融参数（温度、功率、时间、循环等）根据不同的设备进行不同选择。邻近肝门部或靠近一、二级胆管的肝癌需谨慎应用消融治疗，避免发生胆管损伤等并发症。采用PEI的方法较为安全，或消融整合PEI方法。如采用热消融方法，肿瘤与一、二级肝管之间要有足够的安全距离（至少超过5mm），并采用安全的消融参数（低功率、短时间、间断辐射）。对有条件的消融设备推荐使用温度监测方法。对直径>5cm的病灶推荐TACE整合消融治疗，效果优于单纯消融治疗。

消融范围应力求覆盖包括至少5mm的癌旁组织，以获得“安全边缘”，彻底杀灭肿瘤。对边界不清晰、形状不规则的癌灶，在邻近肝组织及结构条件许可情况下，建议适当扩大消融范围。

3 对直径3~5cm肝癌的治疗选择

数项前瞻性随机对照临床试验和系统回顾性分析显示，对直径3~5cm的肝癌宜首选手术切除。在临床实践中，应该根据患者的一般状况和肝功能，肿瘤的大小、数目、位置决定，并结合从事消融治疗医师的技术和经验，全面考虑后选择合适的初始治疗手段。通常认为，如果患者能够耐受肝切除术，以及肝癌位置表浅或位于肝脏边缘或不适合消融的高危部位肝癌，应首选手术切除。对2~3个癌灶位于不同区域或位居肝脏深部或中央型的肝癌，可选择消融治疗或手术切除整合消融治疗。

4 肝癌消融治疗后的评估和随访

成功的消融手术要实现消融区完全覆盖肿瘤。局部疗效评估的推荐方案是在消融后1个月左右，复查动态增强CT、多参数MRI扫描或超声造影，建议采用2种增强影像学以更好评价消融效果。另外，还要参考血清学肿瘤标志物动态变化。影像学评判消融效果可以分为：①完全消融（complete ablation），肿瘤消融病灶动脉期未见强化，提示肿瘤完全坏死。完全消融为消融技术有效。②不完全消融（incomplete ablation），肿瘤消融病灶内动脉期局部有强化，提示有肿瘤残留。③肿瘤局部进展（local tumor progression，LTP），消融后1月增强影像评价肿瘤完全灭活，患者进入随访期，在随访过程中如果消融区边缘出现肿瘤样增强，定义为LTP。对消融后有肿瘤残留者，可再次消融治疗；若2次消融后仍有肿瘤残留，应放弃消融疗法，改用其他疗法。完全消融后应定期随访复查，通常，前2年每隔3个月复查，2年后可每隔3~4个月复查，以便及时发现可能的局部复发病灶和肝内新发病灶。如有远处转移风险，可结合肺CT、骨扫描、PET/CT等检查明确。

5 肝癌消融与系统治疗的整合

消融整合系统治疗尚处于探索阶段。相关研究显示，消融治疗提高肿瘤相关抗原和新抗原释放；增强肝癌相关抗原特异性T细胞应答；激活或增强机体控瘤的免疫应答反应。消融治疗整合免疫治疗可以产生协同控瘤作用。消融后免疫微环境的改变可促进免疫检查点抑制剂的作用效果，进而提高患者生存率。消融可提高VEGF在肿瘤局部的表达、诱发肿瘤抗原释放及免疫炎症因子表达，这些证据提示消融整合血管生成抑制剂及免疫检查点抑制剂的系统治疗方案将进一步提高疗效。近期的IMbrave050研究结果显示，在以治愈为目的的手术切除或消融后具有高危复发转移风险的肝癌患者中，阿替利珠单克隆抗体整合贝伐珠单克隆抗体与主动监测相比，提高了无复发生存率。此项研究中，消融后高复发转移风险的标准定义为：单发肿瘤最大瘤径>2cm且≤5cm，或多发肿瘤≤4个且最大肿瘤直径≤5cm。目前还有多项相关临床研究正在开展之中。

第四节 经动脉化疗栓塞术

经动脉化疗栓塞术（Transarterial chemoembolization，TACE）是肝癌常用的非手术疗法。

1 TACE的基本原则

要求在数字减影血管造影机下进行；必须严格掌握治疗适应证和禁忌证；必须强调超选择插管至肿瘤的供养血管内治疗；必须强调保护患者的肝功能；必须强调治疗的规范化和个体化；如经过3~4次TACE治疗后，肿瘤仍继续进展，应考虑更换TACE方案或整合其他治疗方法，如消融治疗、系统控瘤治疗、放疗以及外科手术等。

2 TACE的适应证

有手术切除或消融治疗适应证，但由于高龄、肝功储备不足、肿瘤高危部位等非手术原因，不能或不愿接受上述疗法的CNLC Ⅰa期、Ⅰb期和Ⅱa期肝癌患者；CNLC Ⅱb期、Ⅲa期和部分预计TACE能获益的Ⅲb期肝癌患者，肝功Child-Pugh A/B

级，ECOG PS评分0~2分；门脉主干未完全阻塞，或虽完全阻塞但门脉代偿性侧支血管丰富或通过门静脉支架植入可以恢复门静脉血流的肝癌患者；肝动脉-门脉静分流造成门静脉高压出血的肝癌患者；具有高危复发因素（包括肿瘤较大或多发、合并肉眼或镜下癌栓、姑息性手术、术后AFP等肿瘤标志物未降至正常范围等）肝癌患者手术切除后，可以采用辅助性TACE治疗，降低复发、延长生存；初始不可切除肝癌手术前的TACE治疗，可实现转化，为手术切除、肝脏移植及消融创造机会；肝移植等待期桥接治疗；肝癌自发破裂患者。

3 TACE禁忌证

肝功能严重障碍（肝功能Child-Pugh C级），包括严重黄疸、肝性脑病、难治性腹水或肝肾综合征等；无法纠正的凝血功能障碍；门脉主干完全被癌栓/血栓栓塞，门脉侧支代偿不足；严重感染或合并活动性肝炎且不能有效控制者；肿瘤弥漫或远处广泛转移，估计生存期<3个月者；ECOG PS评分>2分，恶病质或多器官功能衰竭者；肿瘤占全肝体积的比例≥70%（如果肝功能基本正常，可考虑采用少量碘油乳剂和颗粒性栓塞剂分次栓塞）；外周血白细胞和血小板显著减少，白细胞$<3.0\times10^9$/L，血小板$<50\times10^9$/L（非绝对禁忌，如脾功亢进者，排除化疗性骨髓抑制）；肾功障碍：血肌酐>2mg/dl或血肌酐清除率<30ml/min；严重碘对比剂过敏。

4 TACE操作程序要点和分类

规范的动脉造影：常用Seldinger方法，经皮穿刺股动脉（或桡动脉）途径插管，将导管置于腹腔动脉或肝总动脉行DSA造影，造影图像采集应包括动脉期、实质期及静脉期；如发现肝脏部分区域血管稀少/缺乏或肿瘤染色不完全，必须寻找肿瘤侧支动脉供血，需做肠系膜上动脉、胃左动脉、膈下动脉、右肾动脉（右肾上腺动脉）或胸廓内动脉等造影，以发现异位起源的肝动脉或肝外动脉侧支供养血管。仔细分析造影表现，明确肿瘤部位、大小、数目以及供血动脉支。推荐使用DSA整合锥形束CT（cone beam CT，CBCT）以提高肿瘤病灶显示率和供血动脉分支判断的准确性。对严重肝硬化、门脉主干及一级分支癌栓者，推荐经肠系膜上动脉或脾动脉行间接门脉造影，了解门脉血流情况。

经血管介入治疗常分为：①动脉灌注化疗（transarterial infusion，TAI）或HAIC：是指经肿瘤供血动脉灌注化疗，包括留置导管行持续灌注化疗，常用化疗药物有蒽环类、铂类和氟尿嘧啶类等，需根据化疗药物的药代动力学特点设计灌注药物的浓度和时间。②动脉栓塞（transarterial embolization，TAE）：单纯用颗粒型栓塞剂栓塞肿瘤的供血动脉分支。③TACE：是指将带有化疗药物的碘化油乳剂或载药微球、辅以颗粒型栓塞剂[如明胶海绵颗粒、空白微球、聚乙烯醇颗粒（polyvinyl alcohol，

PVA）]等经肿瘤供血动脉支的栓塞治疗。栓塞时应尽可能栓塞肿瘤的所有供养血管，以尽量使肿瘤去血管化。

根据栓塞剂不同，TACE可分为常规TACE（conventional-TACE，cTACE）和药物洗脱微球TACE（drug-eluting beads-TACE，DEB-TACE），又称载药微球TACE。cTACE是指采用以碘化油化疗药物乳剂为主，辅以明胶海绵颗粒、空白微球或PVA的栓塞治疗。通常先灌注一部分化疗药物，一般灌注时间不应<20min。然后将另一部分化疗药物与碘化油混合成乳剂进行栓塞。超液化碘化油与化疗药物需充分混合成乳剂，碘化油用量一般为5~20ml，最多不超过30ml。在透视监视下依据肿瘤区碘化油沉积是否浓密、肿瘤周围是否已出现门静脉小分支显影为碘化油乳剂栓塞的终点。在碘化油乳剂栓塞后加用颗粒性栓塞剂，尽量避免栓塞剂反流栓塞正常肝组织或进入非靶器官。DEB-TACE是指采用加载化疗药物的药物洗脱微球为主的栓塞治疗。载药微球可负载多柔比星、伊立替康等正电荷化疗药物。应根据肿瘤大小、血供情况和治疗目的选择不同粒径的微球，常用为100~300μm、300~500μm。DEB-TACE可栓塞肝癌供血动脉使肿瘤缺血坏死，同时作为化疗药物的载体，具有持续稳定释放药物的优势，可使肿瘤局部达到高血药浓度。DEB-TACE推注速度推荐1ml/min，需注意微球栓塞后再分布，尽可能充分栓塞远端肿瘤滋养动脉，同时注意保留肿瘤近端供血分支，减少微球反流对正常肝组织的损害。

精细TACE治疗：为减少肿瘤的异质性导致TACE疗效的差异，提倡精细TACE治疗。精细TACE包括：①规范的动脉造影；②微导管超选择插管至肿瘤的供血动脉分支进行栓塞；③术中采用CBCT为辅助的靶血管精确插管及监测栓塞后疗效；④栓塞材料的合理整合用，包括碘化油、明胶海绵颗粒、空白微球、药物洗脱微球等；⑤根据患者肿瘤状况、体能状态、肝功能情况和治疗目的采用不同的栓塞终点。治疗前确定个体化TACE治疗目标至关重要。对局限于肝段或直径<5cm的肝癌，应肿瘤完全去血管化和/或周边门静脉小分支显影，达到肝动脉和门脉双重栓塞效果；对巨块型肝癌尽量使肿瘤去血管化；对肿瘤累及全肝且肿瘤负荷较大患者，可采用分次TACE治疗，先处理负荷较大的肿瘤，待2~4周患者肝功能恢复后再处理剩余肿瘤，以减少肝功损伤，提高治疗安全性。

5 TACE术后常见不良反应和并发症

TACE治疗最常见不良反应是栓塞后综合征，表现为发热、疼痛、恶心和呕吐等。此外，还有穿刺部位出血、白细胞下降、一过性肝功异常、肾功损害、骨髓抑制及排尿困难等常见不良反应。不良反应可持续5~7天，经对症治疗大多数可完全恢复。

TACE治疗并发症：急性肝肾功损害；消化道出血；胆囊炎和胆囊穿孔；肝脓肿

和胆汁瘤形成；栓塞剂异位栓塞（包括肺和脑栓塞、消化道穿孔、脊髓损伤、膈肌损伤等）。

6 TACE的疗效评价

最常采用mRECIST和EASL标准评价TACE疗效。分长期疗效评价和短期疗效评价。长期疗效指标为OS，短期疗效指标为ORR和PFS。

7 影响TACE疗效的主要因素

肝硬化程度；肝功能状态；血清AFP水平；肿瘤负荷和临床分期；肿瘤包膜完整性；门脉/肝静脉、下腔静脉有无癌栓；肿瘤血供情况；肿瘤病理分型；ECOG PS评分；伴慢性HBV感染者血清HBV-DNA水平、乙型肝炎e抗原状态；是否整合消融、分子靶向治疗、免疫治疗、放疗、外科手术等整合治疗。

8 随访及TACE间隔期间治疗

一般建议第一次TACE治疗后4~6周时复查动态增强CT和/或动态增强MRI扫描、肿瘤相关标志物、肝肾功和血常规等；若影像学随访显示肝瘤灶内碘油沉积浓密、瘤组织坏死无强化且无新病灶，暂时可不做TACE治疗。后续是否需要TACE治疗及其频次应依随访结果而定，主要包括患者对上一次治疗的反应、肝功和体能状况变化。随访间隔1~3个月或更长时间，依据CT和/或MRI动态增强扫描评价肝瘤的存活情况，以决定是否需要再次TACE治疗。对大肝癌/巨块型肝癌常要3~4次或以上的TACE治疗。

9 TACE治疗注意点

提倡精细TACE治疗：主要为微导管超选择性插管至肿瘤的供血动脉支，精准注入碘化油乳剂和颗粒性栓塞剂，以提高疗效和保护肝功能。

DEB-TACE与cTACE治疗的总体疗效无显著差异，但在肿瘤客观缓解率DEB-TACE具一定优势。

重视局部治疗整合局部治疗、局部治疗整合系统控瘤治疗。①TACE整合消融治疗：为提高TACE疗效，主张在TACE治疗基础上酌情整合消融治疗，包括RFA、MWA以及CRA等治疗。对不能手术切除的CNLC Ⅰb、Ⅱa期直径3~7cm的单发或多发肿瘤，整合治疗效果优于单纯消融治疗。目前临床有两种TACE整整合热消融治疗方式：a.序贯消融，先行TACE治疗，术后1~4周内加用消融治疗；b.同步消融，在TACE治疗同时给予消融治疗，可明显提高临床疗效，减轻肝功损伤。②TACE整合外放疗：常用于伴门脉癌栓或下腔静脉癌栓和局限性大肝癌介入治疗后的治疗。③

TACE整合外科治疗：降期或转化治疗，大肝癌或巨块型肝癌在TACE治疗后转化并获得二期手术机会时，推荐外科手术切除；④TACE整合HAIC治疗：对肝癌伴门脉癌栓（尤其是主干癌栓）、明显或广泛动-静脉瘘TACE不能良好栓塞、巨大肿瘤以及多次TACE治疗产生抵抗的肝癌患者。⑤TACE整合系统控瘤治疗：对中或高肿瘤负荷、TACE治疗抵抗或失败的患者，应尽早整合分子靶向药物治疗。目前，TACE整合分子靶向药物疗效优于单一分子靶向药物。采用TACE整合靶向和免疫治疗能延长中晚期肝癌患者生存期，疗效优于单一TACE治疗。⑥TACE整整合抗病毒治疗：对有HBV、HCV背景的肝癌患者TACE治疗同时应积极行抗病毒治疗。

对肝癌伴门脉癌栓患者，在TACE基础上采用门脉内支架植入术整合碘-125粒子条或碘-125粒子门脉支架植入术，有助于恢复门脉向肝血流、缓解门脉高压、有效处理门脉主干癌栓。采用碘-125粒子条或直接穿刺植入碘-125粒子治疗门脉一级分支癌栓。

外科术后高危复发患者辅助性TACE治疗：对术前肿瘤破裂，多病灶肿瘤、微血管侵犯/脉管癌栓、直径>5cm的患者，切缘阳性、组织分化差、术后肿瘤标志物水平未降至正常水平，推荐术后辅助性TACE治疗。

第五节　肝动脉灌注化疗

肝动脉灌注化疗（Hepatic Arterial Infusion Chemotherapy，HAIC）作为一种经动脉介入治疗方式，目前尚未形成统一治疗标准。我国学者按照EACH研究方案，提出了以奥沙利铂为主的HAIC方案，改进了灌注治疗的方式。初步研究表明，相对于传统的TACE，mFOLFOX为基础的HAIC治疗可获得较高的肿瘤缓解率和转化切除的机会，mFOLFOX-HAIC治疗对多次TACE治疗产生抵抗、肝癌伴门脉癌栓、肝外寡转移的肝癌患者，疗效优于索拉非尼治疗；另外，对肝癌伴门脉癌栓患者（CNLC Ⅲa期）采用HAIC整合索拉非尼治疗疗效优于单纯索拉非尼治疗。

第六节　放射治疗

放疗分为外放疗和内放疗。外放疗是利用放疗设备产生的射线（光子或粒子）从体外进入体内对肿瘤照射。内放疗是利用放射性核素，经机体管道或通过针道植入肿瘤内。

1 外放疗

1.1 外放疗适应证

（1）CNLC Ⅰa、部分Ⅰb期肝癌患者，如无手术切除或消融治疗适应证或不愿接受有创治疗，可考虑采用SBRT作为治疗手段。

（2）CNLC Ⅱa、Ⅱb期肝癌患者，TACE整合外放疗，可改善局部控制率、延长生存时间，较单用TACE、索拉非尼或TACE整合索拉非尼治疗的疗效好，可以适当采用。

（3）CNLC Ⅲa期肝癌患者，可切除的伴门脉癌栓的肝癌行术前新辅助放疗或术后辅助放疗，可延长生存；对不能手术切除，可行姑息性放疗，或放疗与TACE等整合治疗，尤其TACE前放疗，可显著延长患者生存时间。

（4）CNLC Ⅲb期肝癌患者，部分寡转移灶者，可行SBRT，延长生存时间；淋巴结、肺、骨、脑或肾上腺等转移灶，外放疗可减轻转移灶相关疼痛、梗阻或出血等症状，延长生存时间。

（5）放疗可与手术整合，能改善部分肝癌患者生存。外放疗可用于等待肝癌肝移植术前的桥接治疗；与可切除门脉癌栓的肝癌类似，部分中央型肝癌（指紧邻肝门，距离主要的血管结构<1cm的肝癌，通常位于Couinaud Ⅰ、Ⅳ、Ⅴ、Ⅷ段，或者位于中央段的交界处）可行术前新辅助放疗，其疗效较好且患者耐受性佳；放疗可整合介入或免疫检查点抑制剂治疗，使部分无法手术切除的肝癌患者，在肿瘤缩小或降期后转化为手术切除；肝癌术后病理示有MVI者、肝癌手术切缘距肿瘤≤1cm的窄切缘者，术后辅助放疗可减少病灶局部复发或远处转移，延长无瘤生存期。

（6）放疗可与分子靶向类、免疫检查点抑制剂整合。部分CNLC Ⅲ期或伴MVI等不良预后因素的患者，放疗前、后使用索拉非尼等分子靶向药可延长生存时间，但同步使用这类药物须谨慎；免疫检查点抑制剂整合SBRT治疗肝癌，有研究提示可能起到相互协同增效作用。

1.2 外放疗禁忌证

肝癌患者如肝内病灶弥散分布，或CNLC Ⅳ期者，不建议行外放疗。

1.3 外放疗实施原则与要点

肝癌外放疗实施原则需整合考虑肿瘤照射剂量，周围正常组织耐受剂量，以及所采用的放射治疗技术。肝癌外放疗实施要点为：①放疗计划制定时，肝内病灶在增强CT中定义，必要时参考MRI影像等多种影像资料，可利用正常肝组织的增生能力，放疗时保留部分正常肝不受照射，可能会使部分正常肝组织获得增生。②肝癌照射剂量，与患者生存时间和局部控制率密切相关，基本取决于周边正常组织的耐受剂量。肝癌照射剂量：SBRT一般推荐≥42~60Gy/3~10分次（fraction，Fx），当正常组织可耐受时，较高的放疗生物等效剂量（biological effective dose，BED）≥80Gy（α/β比值取10Gy），病灶可获得较好放疗效果；常规分割放疗为50~75Gy；新辅助放疗门脉癌栓的剂量可以为3Gy×6Fx。具有图像引导放疗（image guided radiation therapy，IGRT）技术条件者，部分肝内病灶、癌栓或肝外淋巴结、肺、骨等转移灶可行低分割放疗，以提高单次剂量、缩短放疗时间、疗效也不受影响甚至提高；非SBRT的低分割外放疗，可以利用模型计算BED，有HBV感染者的肝细胞α/β比值取8Gy，瘤细胞α/β比值取10~15Gy，作为剂量换算参考[2]。③正常组织耐受剂量需考虑：放疗分割方式、肝功能Child-Pugh分级、正常肝（肝脏-肿瘤）体积、胃肠道瘀血和凝血功能状况等。④肝癌放疗技术：建议采用三维适形或调强放疗、IGRT或SBRT等技术。IGRT优于非IGRT技术，螺旋断层放疗适合多发病灶的肝癌患者。呼吸运动是导致肝瘤在放疗过程中运动和形变的主要原因，目前可采取多种技术以减少呼吸运动带来的影响，如门控技术、实时追踪技术、呼吸控制技术以及腹部加压结合4D-CT确定内靶区技术等。⑤目前缺乏较高级别的临床证据以支持肝癌患者质子放疗的生存率优于光子放疗。

1.4 外放疗主要并发症

放射性肝病（radiation-induced liver disease，RILD）是肝脏外放疗的剂量限制性并发症，分典型性和非典型性两种，①典型RILD：碱性磷酸酶>2倍正常值上限、无黄疸性腹水、肝肿大；②非典型RILD：碱性磷酸酶>2倍正常值上限、谷丙转氨酶（alanine aminotransferase，ALT）>正常值上限或治疗前水平5倍、肝功能Child-Pugh评分下降≥2分，但无肝肿大和腹腔积液。诊断RILD必须排除肝瘤进展、病毒性或药物性所致临床症状和肝功损害。

2 质子束放疗与内放疗

质子束放疗对术后复发或残留肝癌病灶（大小<3cm，数目≤2个）的疗效与RFA相似。

内放疗是局部治疗肝癌的一种方法，包括钇-90微球疗法、碘-131单克隆抗体、放射性碘化油、碘-125粒子植入等。RFA治疗肝癌后序贯使用碘-131-美妥昔单克隆抗体治疗，可降低RFA治疗后局部复发率，改善患者生存。粒子植入技术包括组织间植入、门脉植入、下腔静脉植入和胆道内植入，分别治疗肝内病灶、门脉癌栓、下腔静脉癌栓和胆管内癌或癌栓。氯化锶（^{89}Sr）发射β射线，可用于靶向治疗肝癌骨转移病灶。

第七节 系统治疗

系统治疗或称为全身性治疗，主要指药物控瘤治疗，包括分子靶向药物治疗、免疫治疗、化学治疗和中医中药治疗等；另外还包括针对肝癌基础疾病的治疗，如抗病毒治疗、保肝利胆和支持对症治疗等。

由于肝癌起病隐匿，首次诊断时只有不到30%的肝癌患者适合接受根治性治疗，系统控瘤治疗在中晚期肝癌的治疗过程中发挥重要作用。系统控瘤治疗可控制疾病进展，延长生存时间。系统控瘤治疗的适应证：①CNLC Ⅲa、Ⅲb期肝癌患者；②不适合手术切除或TACE治疗的CNLC Ⅱb期肝癌患者；③TACE治疗抵抗或TACE治疗失败的肝癌患者。

1 一线系统控瘤治疗

（1）阿替利珠单克隆抗体整合贝伐珠单克隆抗体：阿替利珠单克隆抗体整合贝伐珠单克隆抗体被批准用于既往未接受过全身系统治疗的不可切除肝癌患者。IMbrave150全球多中心Ⅲ期研究显示，整合组的中位生存时间和无进展生存（PFS）时间较索拉非尼组均有明显延长，死亡风险降低34%，疾病进展风险降低35%。对中国亚群人群，整合治疗组患者也有明显的临床获益，与索拉非尼相比死亡风险降低47%，疾病进展风险降低40%。且整合治疗延迟了患者报告的中位生活质量恶化时间。常见的不良反应有高血压、蛋白尿、肝功异常、腹泻、食欲下降等。

（2）信迪利单克隆抗体整合贝伐珠单克隆抗体类似物：该整合治疗方案已在我国被批准用于既往未接受过系统控瘤治疗的不可切除或转移性肝癌的一线治疗。ORIENT-32全国多中心Ⅲ期研究结果显示，整合治疗组疗效显著优于索拉非尼组，与索拉非尼组相比，整合治疗组死亡风险下降43%，疾病进展风险下降44%。整合方案安全性较好，最常见的不良反应为蛋白尿、血小板减少、谷草转氨酶升高和高血压等。

（3）甲磺酸阿帕替尼整合卡瑞利珠单克隆抗体：该整合治疗方案在我国被批准用于不可切除或转移性肝癌患者的一线治疗。CARES-310国际多中心Ⅲ期研究结果显示，整合治疗组与索拉非尼单药组相比，死亡风险降低38%，疾病进展风险下降48%。整合治疗组≥3级不良事件主要是高血压、手足综合征和氨基转氨酶升高。

（4）多纳非尼：多纳非尼在我国已被批准用于既往未接受过系统性控瘤治疗不可切除肝癌患者。与索拉非尼比，多纳非尼能明显延长晚期肝癌的中位生存时间，死亡风险下降17%；两组的中位PFS时间相似，但多纳非尼组具有良好的安全性和耐受性。最常发生的不良反应为手足皮肤反应、AST升高、总胆红素升高、血小板降低和腹泻等。

（5）仑伐替尼：仑伐替尼适于不可切除的肝功能Child-Pugh A级的晚期肝癌患者。临床Ⅲ期对照研究显示，其总体生存期不劣于索拉非尼，研究达到非劣效终点（风险比为0.92，95%置信区间为0.79~1.06）。仑伐替尼组中位PFS时间显著优于索拉非尼组，疾病进展风险下降34%。常见不良反应为高血压、蛋白尿、腹泻、食欲下降、疲劳、手足综合征以及甲状腺功能减退等。

（6）替雷利珠单克隆抗体：该抗体在我国被批准一线治疗不可切除或转移性肝癌患者。RATIONALE-301全球多中心Ⅲ期研究显示，与索拉非尼比，达到了预设的主要研究终点，OS为非劣效性（风险比为0.85，95%置信区间为0.71~1.02），死亡风险降低15%。常见不良反应为AST升高、ALT升高和总胆红素升高。

（7）索拉非尼：索拉非尼是第一个被批准用于肝癌系统控瘤治疗的分子靶向药物。多项临床研究表明，索拉非尼对不同国家地区、不同肝病背景的晚期肝癌患者都具一定生存获益。可用于肝功能Child-Pugh A/B级的患者，但相对于肝功能Child-Pugh B级，A级患者生存获益比较明显。治疗过程中应定期评估疗效和监测毒性。常见不良反应为腹泻、手足综合征、皮疹、高血压、纳差以及乏力等，一般发生在治疗开始后2~6周内。治疗中需密切监测血压，定期检查肝肾功、HBV-DNA、血常规、凝血功能以及尿蛋白等。还需注意心肌缺血风险，特别高龄患者应予必要的监测和相关检查。

（8）系统化疗：FOLFOX4方案在我国被批准用于一线治疗不适合手术切除或局部治疗的局部晚期和转移性肝癌。另外，三氧化二砷对中晚期肝癌具一定姑息治疗作用，在临床应用时应注意监测和防止肝肾毒性。

（9）其他一线系统控瘤治疗进展：双免疫整合治疗在不可切除的中晚期肝癌一线治疗领域也取得成功。全球Ⅲ期临床试验HIMALAYA研究结果显示，与索拉非尼比，程序性死亡受体配体1抑制剂度伐利尤单克隆抗体整合细胞毒性T淋巴细胞相关抗原4抑制剂替西木单克隆抗体治疗降低死亡风险22%。Checkmate 9DW全球Ⅲ期研究结果显示，与索拉非尼或仑伐替尼相比，纳武利尤单抗整合伊匹木单抗使死亡风险降低21%；但在我国前述两项方案目前均未得到批准用于不能切除肝癌的一线治疗。仑伐替尼整合帕博利珠单克隆抗体Ⅲ期临床研究（LEAP002）显示出：整合治疗组具有较好临床疗效，但与仑伐替尼相比，结果不具统计学显著性。

2　二线系统控瘤治疗

（1）瑞戈非尼：已被批准用于既往接受过索拉非尼治疗的肝癌患者。国际多中心Ⅲ期RESORCE研究评估了瑞戈非尼用于索拉非尼治疗后出现进展的肝癌患者的疗效和安全性。与安慰剂比，瑞戈非尼组患者死亡风险显著降低37%，疾病进展风险下降54%。常见不良反应为高血压、手足皮肤反应、乏力及腹泻等。其不良反应与索拉非尼类似，因此，不适于对索拉非尼不能耐受者。

（2）阿帕替尼：甲磺酸阿帕替尼是我国自主研发的小分子靶向新药，已被批准单药用于既往接受过至少一线系统控瘤治疗后失败或不耐受的晚期肝癌患者。阿帕替尼二线治疗中国晚期肝癌的Ⅲ期临床研究结果表明，与安慰剂比，阿帕替尼显著延长二线或以上晚期肝癌患者的中位生存时间，死亡风险降低21.5%，疾病进展风险下降52.9%。常见不良反应是高血压、蛋白尿、白细胞减少症及血小板减少症等。使用过程中，应密切随访患者的不良反应，需根据患者的耐受性给予必要的剂量调整。

（3）雷莫西尤单克隆抗体：已被批准用于既往接受过索拉非尼治疗且AFP≥400ng/ml肝癌患者的治疗。REACH-2研究结果显示，在既往索拉非尼治疗失败，AFP≥400ng/ml的晚期肝癌患者中，与安慰剂相比，雷莫西尤单克隆抗体显著改善患者的OS和PFS，死亡风险降低29.0%，疾病进展风险下降54.8%。REACH-2 China Ⅲ期扩展研究结果提示，与安慰剂相比，雷莫西尤单克隆抗体在既往接受过索拉非尼治疗且AFP≥400ng/ml的中国肝癌患者中，死亡风险降低14.6%，疾病进展风险降低51.2%。常见不良反应为疲劳、外周水肿、高血压和食欲下降。

（4）帕博利珠单克隆抗体：在我国已批准单药用于治疗既往接受过索拉非尼或含奥沙利铂化疗的肝癌患者。KEYNOTE-394研究评估帕博利珠单克隆抗体或安慰剂整合最佳支持治疗对此前接受索拉非尼或奥沙利铂化疗的亚洲晚期肝癌患者的疗效，其中80%的患者来自中国。结果显示，帕博利珠单克隆抗体组与安慰剂相比，死亡风险降低21%，疾病进展风险降低26%。常见不良反应为AST/ALT升高、皮疹、瘙痒和血胆红素增高。

（5）卡瑞利珠单克隆抗体：已被批准用于既往接受过索拉非尼治疗和/或含奥沙利铂系统化疗的晚期肝癌患者的治疗。卡瑞利珠单克隆抗体在既往系统控瘤治疗过的中国肝癌的Ⅱ期临床研究结果显示，ORR为14.7%，6个月生存率为74.4%，12个月生存率为55.9%。常见不良反应是反应性毛细血管增生症、ALT/AST升高、甲功减退和乏力等。多项临床研究表明，卡瑞利珠单克隆抗体和阿帕替尼整合应用，反应性毛细血管增生症发生率明显下降。

（6）替雷利珠单克隆抗体：已被批准用于既往接受过索拉非尼或仑伐替尼或含奥沙利铂全身化疗的晚期肝癌患者的治疗。一项全球、多中心旨在评估替雷利珠单克隆抗体用于治疗既往接受过至少一种全身治疗的不可切除的肝癌的疗效和安全性的Ⅱ期研究（RATIONALE-208）结果显示，中位PFS 2.7个月，中位生存时间13.2个月，其中接受过一线治疗患者和二线及以上治疗患者的中位生存时间分别为13.8个月和12.4个月。总人群的ORR为13.3%，其中接受过一线全身治疗患者的ORR为13.8%，接受过二线及以上治疗患者的ORR为12.6%。安全性好，主要不良反应为

AST升高、ALT升高、乏力、瘙痒和甲状腺功能减退等。

（7）其他二线系统控瘤治疗方案：美国FDA曾附条件批准帕博利珠单克隆抗体和纳武利尤单克隆抗体整合伊匹木单克隆抗体，用于既往索拉非尼治疗后进展或无法耐受索拉非尼的肝癌患者，卡博替尼用于一线系统控瘤治疗后进展的肝癌患者，雷莫芦单克隆抗体用于血清AFP水平≥400μg/L肝癌患者的二线治疗。免疫检查点抑制剂治疗与靶向药物、化疗药物、局部治疗等的整合方案，以及双靶点免疫检查点抑制剂（程序性死亡受体1/细胞毒性T淋巴细胞相关抗原4双抗、程序性死亡受体1/血管内皮生长因子双抗）用于肝癌的二线治疗的研究也在不断地探索之中。

3 系统控瘤治疗的选择

鉴于IMbrave150、ORIENT-32和CARES-310研究结果显示，肝癌一线治疗中阿替利珠单克隆抗体整合贝伐珠单克隆抗体、信迪利单克隆抗体整合贝伐珠单克隆抗体类似物和甲磺酸阿帕替尼整合卡瑞利珠单克隆抗体近期及远期疗效均优于索拉非尼单药治疗，可作为一线治疗的优先选择。2023年更新的AASLD/NCCN/JSH等肝癌指南和共识对系统控瘤治疗一线方案均优先推荐阿替利珠单克隆抗体整合贝伐珠单克隆抗体或度伐利尤单克隆抗体整合替西木单克隆抗体组合（STRIDE方案）。STRIDE方案在欧盟、美国及日本批准用于肝癌的一线治疗，其优势是不增加门脉高压导致的出血风险。但该方案用于不能切除肝癌的一线治疗在我国尚未获批准。

由于贝伐珠单克隆抗体有导致出血风险，建议使用阿替利珠单克隆抗体整合贝伐珠单克隆抗体或信迪利单克隆抗体整合贝伐珠单克隆抗体类似物治疗前接受胃镜检查，评估高危静脉曲张或其他胃肠道出血风险，并依据相关指南进行治疗。对最近6个月内发生胃肠道出血和内镜检查显示高危出血者，贝伐珠单克隆抗体治疗前充分治疗食管胃底静脉曲张，或选用其他治疗方案。系统控瘤治疗对于中重度肝功能不全者（Child-Pugh评分7分以上）的研究数据有限，此类患者需在医师指导下慎用，并严密监测肝功。

目前二线治疗药物的适应证获批是基于针对一线索拉非尼或系统化疗失败后与安慰剂对照的Ⅲ期临床研究。对一线接受免疫整合方案、免疫单药或酪氨酸激酶抑制剂单药治疗者，二线治疗方案国内外目前尚未提供高级别循证医学证据。可根据疾病进展及一线治疗的具体方案，选择批准的二线治疗药物，也可选择未曾使用过的一线治疗药物。

4 系统控瘤治疗的疗效评价

对采用系统控瘤治疗的患者，目前大多采用RECIST 1.1标准进行疗效评价。对接受抗血管分子靶向治疗的患者，可联合应用mRECIST标准。对接受免疫检查点抑制剂治疗者，也可应用iRECIST标准。

第八节　其他治疗

1　中医药学治疗

在病证辨治中西医结合临床医学体系指导下，采取病证结合临床诊疗模式，以肝癌的核心病机“癌毒盛衰”为着眼点，综合运用中国医药学方药、现代中药制剂和中医药特色诊疗技术与现代医学技术互补协作，形成系统规范方案，以期达到协同抗癌、提高治疗耐受性、减少术后并发症、预防复发转移、减轻不良反应及延长生存期的作用。

1.1　中国医药学方药分阶段治疗

（1）早期肝癌（CNLC Ⅰa~Ⅱa期）

治疗目标：预防术后复发转移、减少术后并发症，临床以肝气郁结证和气滞血瘀证为主。

①肝气郁结证：

辨识要点：胁肋胀痛，痛无定处，脘腹胀满，胸闷、善太息，急躁易怒，舌质淡红，苔薄白，脉弦。

临床决策：疏肝解郁，理气和胃。

治疗推荐：《景岳全书》柴胡疏肝散加减。

②气滞血瘀证

辨识要点：症见上腹肿块，质硬，有结节感，疼痛固定拒按，或胸胁掣痛，入夜尤甚，或见肝掌、蜘蛛痣和腹壁青筋暴露，甚则肌肤甲错，舌边瘀暗或暗红，舌苔薄白或薄黄，脉弦细或细涩无力。兼有郁热者多伴烦热口苦，大便干结，小便黄或短赤。

临床决策：活血化瘀，软坚散结。

推荐治疗：《医林改错》膈下逐瘀汤加减。

（2）中晚期肝癌（CNLC Ⅱb~Ⅲb期）

治疗目标：减少或缓解并发症、提高疗效及生活质量。临床以肝郁脾虚证和湿热毒蕴证为主。

① 肝郁脾虚证

辨识要点：胸腹胀满，食后尤甚，肿块触痛，倦怠消瘦，短气乏力，纳少失眠，口干不欲饮，大便溏数，甚则腹水黄疸，下肢浮肿，舌质胖大，苔白，脉濡。

临床决策：疏肝健脾，理气消癥。

推荐治疗：《太平惠民和剂局方》逍遥散加减。

②湿热毒蕴证

辨识要点：右胁胀满，疼痛拒按，发热，口苦或口臭，身黄目黄，小便黄，黄如橘色或烟灰，腹水或胸水，恶心咽吐，大便秘结或黏腻不爽，舌质红，苔黄腻，脉滑数。

临床决策：清热利湿，解毒消癥。

推荐治疗：《伤寒论》茵陈蒿汤合五苓散加减。

（3）终末期肝癌（CNLC Ⅳ期）

治疗目标：减轻症状、提高生活质量、适当延长生存期。临床常见肝肾不足、气阴两亏等证候表现。

辨识要点：疲乏无力、纳呆厌食，常伴腹胀肢肿，腹大，青筋暴露，四肢消瘦，短气喘促，颧红口干，潮热或手足心热，烦躁不眠，便秘，甚则神昏谵语，齿衄鼻衄，或二便下血，舌红少苔，脉细数无力。

临床决策：益气养阴、扶正消癥。

治疗推荐：《柳州医话》一贯煎加减。

1.2 现代中药制剂治疗

阿可拉定（淫羊藿素）软胶囊是一种从天然药用植物暨传统草本中药淫羊藿中提取、分离和纯化获得的单分子创新 药物，具抑瘤生长、调节免疫等多重作用。在我国已经附条件批准用于不适合或拒绝接受标准治疗，且既往未接受过全身系统性治疗、不可切除的肝癌患者，同时患者外周血复合标志物满足以下检测指标至少两项：AFP≥400ng/ml；TNF-α<2.5pg/ml；IFN-γ≥7.0pg/ml。此外，我国国家药品监督管理局已批准了若干种现代中药制剂用于治疗晚期肝癌，如槐耳颗粒、榄香烯注射液、华蟾素、 康莱特注射液、康艾注射液、艾迪注射液、肝复乐胶囊、金龙胶囊、鸦胆子油软胶囊、复方斑蝥 胶囊和慈丹胶囊等。

1.3 中医药特色诊疗技术

（1）针灸治疗：根据病情和临床实际可选择应用体针、头针、电针、耳针、腕踝针、眼针、灸法、穴位埋线、穴位敷贴、耳穴压豆和拔罐等方法。针灸治疗的取穴以肝俞、足三里为主穴，配以阳陵泉、期门、章门、三阴交等；穴位敷贴以章门、期门、肝俞、内关、公孙主穴，疼痛者配外关、足三里、阳陵泉：腹水配气海、三阴交、阴陵泉等。

（2）其他治疗：根据病情酌情使用活血化瘀、清热解毒等中药、中成药进行外敷治疗、中药泡洗、中药熏洗等。

2 抗病毒治疗及其他保肝治疗

合并有HBV感染的肝癌患者，口服核苷（酸）类似物抗病毒治疗应贯穿治疗全过程。若HBsAg阳性，均建议应用强效低耐药的抗病毒药物恩替卡韦、替诺福韦酯、丙酚替诺福韦或艾米替诺福韦。术前如果HBV-DNA水平较高，且ALT水平>2倍正常值上限，可先给予抗病毒及保肝治疗，待肝功能好转后再行手术切除，提高手术安全性；对于HBV-DNA水平较高，但肝功未见明显异常者可尽快手术同时给予有效抗病毒治疗。对HCV相关肝癌，HCV RNA阳性均建议采用DAAs行抗病毒治疗。肝癌患者在自然病程中或治疗过程中可能会伴肝功异常，应及时适当使用具抗炎、抗氧化、解毒、利胆和肝细胞膜修复保护作用的药物，如异甘草酸镁注射液、甘草酸二铵、复方甘草酸苷、双环醇、水飞蓟素、还原型谷胱甘肽、腺苷蛋氨酸、熊去氧胆酸、多烯磷脂酰胆碱以及乌司他丁等。这些药物可改善肝功，提高治疗安全性，减少并发症。

3 对症支持治疗

肝癌患者常合并肝硬化、脾脏肿大，并因控瘤治疗等导致一系或多系血细胞减少，可考虑给予药物治疗或血制品输注。中性粒细胞减少可酌情给予粒细胞集落刺激因子（G-CSF）（包括PEG-rhG-CSF和rhG-CSF）。血红蛋白<80g/L者，可根据贫血病因给予铁剂、叶酸、维生素B_{12}和促红素等治疗。慢性肝病引起血小板减少患者可根据病情需要使用重组人血小板生成素或血小板生成素受体激动剂（如阿伐曲泊帕、芦曲泊帕）等提升血小板计数。

对终末期肝癌患者，应给予最佳支持治疗，包括积极镇痛、纠正低白蛋白血症、加强营养支持，控制合并糖尿病患者的血糖水平，处理腹水、黄疸、肝性脑病、消化道出血及肝肾综合征等并发症。对有症状的骨转移患者，可使用双膦酸盐类药物或地舒单抗。另外，适度康复运动可增强患者免疫功能。同时，要重视患者心理干预，增强战胜疾病信心，把消极心理转化为积极心理，通过舒缓疗护让其享有安全感、舒适感，减少抑郁与焦虑。

第九节 肝癌的护理

1 围术期护理

1.1 术前护理

（1）做好患者的全面评估，包括健康史及其相关因素、身体状况、生命体征，以及神志、精神状态、行动能力等。

（2）做好术前宣教及康复宣教，包括讲解营养支持、肠道准备、血糖控制、抗血栓治疗、禁食水、管路管理等，同时要做好心理护理。

1.2 术后护理

（1）按肝胆外科术后一般护理常规，做好生命体征和病情观察，术后疼痛管理，密切观察伤口有无渗血，引流管护理，体液平衡护理，术后早期活动，深静脉血栓的预防等。

（2）做好术后并发症的护理，腹腔内出血、低蛋白血症、肝功能衰竭、胆瘘、膈下脓肿等。

（3）出院前向患者及家属详细介绍出院后有关事项，并将有关资料交给患者或家属，告知定期复诊。

2 肝移植术后的护理

2.1 术后护理

（1）术后急性期按肝移植术后护理常规进行护理，做好生命体征和病情观察。等患者进入到恢复期应按肝胆外科术后一般护理常规护理，同时做好心理护理等。

（2）做好免疫抑制剂的给药护理，包括剂量正确、应用准时、严格核对、观察不良反应，能进食时应注意饮食禁忌。

（3）保护性隔离和预防感染，术后隔离期内，进入病室的工作人员必须穿戴消毒衣裤，口罩、帽子和鞋套。谢绝家属陪护和探视。

（4）术后活动：根据患者个体化情况制定术后早期运动康复计划，活动应循序渐进，保证活动安全。在发生排异反应、感染、出血、肝动脉狭窄和栓塞、胆道并发症、移植肝功能衰竭等症状时宜暂缓运动。

2.2 并发症的观察与护理

包括肝移植术后出血、排异并发症（急性排异反应、慢性排异、移植物抗宿主病）、胆道并发症、感染并发症等的观察与护理。

3 介入治疗的护理

3.1 术前护理

（1）心理护理，让患者了解介入治疗的原理、意义、注意事项等，增强信心，消除紧张、焦虑的情绪，使其配合治疗。

（2）抗病毒和保肝治疗护理，需注意抗病毒药物本身的不良反应如肾功损害、骨质疏松。

（3）术前药物和资料的准备，询问患者有无化疗药过敏史，遵医嘱使用止吐药、抗过敏药物等预防术后不良反应。做好疼痛教育，对存在慢性疼痛、阿片类药物耐受等患者，给予预防性镇痛。

（4）指导患者清洁皮肤，更换衣物，除去患者穿刺点周围皮肤的毛发。

3.2 术后护理

（1）根据介入手术方式，针对性护理，包括伤口观察，管道护理、药物护理、饮食与运动指导，预防血栓与压疮护理，做好疼痛护理和心理护理等症状管理。

（2）HAIC治疗的患者：应观察穿刺点、敷料及管路固定情况以及穿刺侧肢体动脉搏动情况。给药过程中应密切观察患者意识、生命体征，观察是否出现发热、恶心、呕吐、腹痛、肝区疼痛等药物不良反应，并给予相应护理。

（3）TACE治疗后指导患者严格卧床休息，予穿刺点局部加压包扎，术肢制动。注意观察术侧肢体足背动脉搏动，肤色、温度、感觉、运动功能，卧床时指导患者行踝泵运动，可2h翻身1次，6h后解除加压包扎后可下床。

（4）局部消融患者应观察穿刺处及电极粘贴处皮肤有无发红、水疱等烫伤情况，及时给予湿润烧伤膏涂抹等处理，必要时汇报医师。

（5）相关并发症的观察与护理：做好介入并发症的观察与护理（发热、疼痛等），预防和处理药物引起不良反应（肝脏毒性、肝动脉相关并发症、神经毒性、胃肠道反应、骨髓抑制、过敏反应、肾脏毒性、疲乏等）。

4 肝癌放疗的护理

按照放疗护理常规做好肝癌患者放疗前、放疗期间和放疗后的护理。

5 系统控瘤治疗的护理

5.1 肝癌化学治疗不良反应的护理

药物化疗方案可有效控制病情发展，但存在一定的毒副作用，常伴恶心、呕吐、疲乏、脱发等不良反应，对患者的生理、心理均造成严重创伤，甚至可能导致化疗中断，影响治疗效果。采取一定的护理措施可缓解化疗患者的不良反应症状，提高疗效。

5.2 靶向药物治疗不良反应的护理

靶向药物治疗是晚期或转移性肝癌患者重要的治疗选择。靶向治疗主要针对瘤细胞的特异性靶点，把杀伤效应尽量限定在瘤细胞内，从而提高疗效、减少毒副作用。然而，靶向药物也会引起一系列不良反应，需提供专业的护理管理以有效预防和处理不良反应，确保患者能安全地接受治疗并提高疗效。

5.3 免疫治疗不良反应的护理

免疫治疗作为肝癌治疗的新兴领域，显著改善了一些晚期肝癌患者的生存率和生活质量。然而，免疫治疗伴随一系列特有不良反应，这些反应可能影响疗效及生活质量。因此，护理团队需提供专业的护理管理，以有效预防和处理不良反应，确保患者安全接受治疗并提高疗效。

6 其他治疗的护理

包括中医护理、抗病毒治疗及其他保肝治疗的护理。其中HBV相关HCC的患者，若HBsAg阳性，建议应用恩替卡韦（ETV）、富马酸替诺福韦酯（TDF）或富马酸丙酚替诺福韦（TAFA）进行抗病毒治疗。指导患者严格按医嘱服用抗病毒药物，定期复查、随访。关注药物不良反应，恩替卡韦可能发生耐药；替诺福韦酯对肾脏和骨代谢有一定影响，长期服药应警惕肾功能不全、低磷性血症和骨质疏松，也可能引起酸中毒和（或）肝脂肪变性；丙酚替诺福韦对肾脏和骨代谢的影响小，对血脂存在一定影响，需关注血脂指标。

6.1 肝癌的对症支持护理

（1）疼痛护理：指导并协助患者减轻疼痛。保持排便通畅，减轻腹胀，避免诱发疼痛。疼痛时暂缓进食，待疼痛减轻时再进食。同时按医嘱采取镇痛措施，根据患者需要提供个体化的镇痛药物剂量、增减范围、间隔时间。

（2）血糖管理：HCC合并糖尿病的比例较其他肿瘤高。手术、介入等治疗，也会影响肝功能，HCC治疗的应激状态，还可能引起应激性高血糖，甚至诱发酮症酸中毒，因此手术、介入治疗前常规筛查血糖，关注患者血压、体重。治疗期间动态监测血糖变化，制定个性化血糖控制目标，选择适合患者的控制血糖药物和给药途径，减少血糖异常相关并发症。

6.2 肝癌晚期心理舒缓护理

肝癌晚期伴随着很多症状的出现，如疼痛、腹水、黄疸、出血、肝性脑病等，此时护理应以改善症状、提高生活质量、提升舒适度为主，帮助患者有尊严的度过生命最后一程。

第六章

康——全程康复管理

第一节 随访

肝癌具有易复发转移的生物学特性。据报道，肝癌的根治性治疗术后5年的复发率高达70%。根治性治疗术后的复发以2年为界限可分为早期复发和晚期复发。早期复发（2年以内）占复发肿瘤的70%以上，常被认为是原发肿瘤播散导致的肝内转移。因此，高质量的复查随访和及时的治疗是肝癌病人获得良好预后的关键。

随访内容通常包括临床评估、实验室检查和影像学检查。临床评估包括病史询问和体格检查。在对病人随访时，应进行细致的病史询问和体格检查，以排查任何可能提示复发或并发症的症状。此外，还应对病人的体力状态进行评估，这有助于帮助判断病人对后续治疗的耐受能力。实验室检查项目包括肝功能、AFP、DCP、HBV-DNA等。肝功能指标主要包括血清胆红素、白蛋白、谷丙转氨酶、谷草转氨酶、碱性磷酸酶、凝血酶原时间等。监测这些指标有助评估肝脏的整体功能，还可显示肿瘤引起的肝损伤程度及其随时间的进展。AFP和DCP是当前诊断肝癌和疗效监测常用且重要的指标，监测这些肿瘤标志物有助于治疗后早期发现复发和评估治疗反应。HBV感染是肝癌发展的重要危险因素。监测HBV-DNA水平可评估病毒活性和抗病毒治疗的有效性。降低HBV-DNA水平可降低慢性HBV感染病人肝癌发展和复发的风险。因此，HBV-DNA监测有助于预测疾病进展和指导治疗决策。肝癌影像学随访以腹部为主，主要包括US、CT及MRI。US在肝癌病人影像学随访时最常用，具便捷、无创和无电离辐射等优势，病人更愿接受和配合。建议每次随访都尽量进行US检查，排查可能存在的肝内或腹腔内其他脏器的转移灶。增强CT、增强MRI及US造影是US和AFP筛查明显异常者进一步明确诊断的首选影像学方法。对无明显异常的病人，可选择US和增强CT/MRI交替进行。术后3年内至少每6月行1次增强CT/MRI检查，3年后至少每12月行1次增强CT/MRI检查。肝癌的常见复发转移部位除肝脏外，还包括肺、肾上腺、骨、淋巴结等。因此，除腹部影像外，还应定期（每

6~12个月）复查胸部X线/CT。全身骨扫描不作为常规检查项目，仅在出现骨痛症状的病人或AFP不明原因升高的病人中进行。

肝癌病人治疗后的随访、复查频次和具体项目应遵循个体化原则。整合考虑病人的肿瘤分期、接受治疗的种类和复发风险等情况，提供兼具随访质量和经济效益的复查建议。

对接受根治性治疗的早期肝癌病人，随访目的在于及早发现复发，监测病人的整体健康状况。随访间隔在治疗的近期阶段应安排较为紧密。随时间推移病情逐渐稳定，可适当延长随访间歇。一般情况下，建议在治疗后前2年每2~3个月复查，术后3~5年每4~5个月复查，术后5年可每半年随访一次。此外，对存在可疑病灶的病人也需增加随访频次，随访间隔不应超过2月。

对行局部治疗（TACE、HAIC、放疗等）及系统治疗（免疫、靶向、化疗药物等）的中晚期肝癌病人，随访目的在于及时评估病情进展以调整治疗方案。此类病人的随访多需行增强CT/MRI以准确评估病灶活性。一般建议每2~3个月行增强CT/MRI检查。当发现可能进展病灶时，建议在4~8W内再次行增强CT/MRI确认进展情况。除影像学检查外，还应同时对实验室指标和治疗不良反应进行监测，对异常者做出及时处理并调整治疗方案。若病人发生严重不良事件应及时停止相关治疗。对仅行姑息治疗的极晚期病人，随访重点在于管理不良症状，提供支持对症治疗来维持病人的生活质量。必要时建议病人转肝病专科医院进行护肝、对症支持治疗，以最大限度延长病人生存时间，提高病人的生活质量。

第二节　全程康复管理

1　肝癌病人的维持治疗

1.1　根治性治疗后的维持治疗

肝癌的根治性治疗包括肝移植、肝切除和局部消融。在肝癌病人接受根治性治疗后进行维持治疗的目的在于延长病人的生存期、降低复发率，并提高生活质量。维持治疗的具体方案通常基于病人的肿瘤分期、合并疾病以及肝功能状况等因素。对合并HBV的肝癌病人，抗病毒治疗是公认有效的术后辅助治疗。HBV相关肝癌病人只要HBsAg阳性，无论HBV-DNA能否检出，均建议一线抗病毒治疗。期间每3~6个月监测HBV-DNA、HBsAg及血生化等指标，必要时予以护肝和抗纤维化药物治疗。对具有高危复发因素的肝癌病人，有建议进行辅助性TACE治疗。近来，也有研究报道对这类病人给予靶向治疗、免疫治疗有助减少复发，延长生存。部分中药制剂也被批准用于肝癌的辅助治疗，如槐耳颗粒、艾迪注射液、康莱特注射液、华蟾素等。需要注意的是，大部分辅助性治疗方法尚缺乏大规模、多中心、随机对照试验的高级别证据支持。因此无论是靶向治疗、免疫治疗或是中医治疗等，其对肝癌病人根治性治疗术后的作用有待进一步探讨。

1.2 姑息性治疗后的维持治疗

由于肝癌起病隐匿，大部分肝癌病人在首诊时已不适合接受根治性治疗，姑息性治疗在中晚期肝癌病人的治疗中发挥重要作用。在姑息性治疗期间，维持治疗也至关重要。该阶段的维持治疗目标是缓解症状，维持病人良好的器官功能和全身情况，使病人更好地耐受后续的控瘤治疗。

对姑息性治疗所引发的不良反应，如放、化疗引起的骨髓抑制，靶向、免疫药物引起的高血压、手足皮肤反应、甲减等，需积极处理。治疗相关不良反应直接影响到肝癌病人的后续治疗和远期预后，应予充分重视。

由于肿瘤和肝硬化的进展，中晚期肝癌病人常伴肝功异常，应及时适当使用护肝药物并定期监测肝功。此外，对合并HBs Ag阳性的中晚期肝癌病人，抗病毒治疗仍十分必要。

2 肝癌病人的生活指导

在长期的治疗和随访过程中，对病人及其家属给予适当的生活指导非常重要，应列为肝癌治疗的常规工作内容。可通过视频宣讲、科普讲座、宣传小册及宣传栏等多种形式开展。宣传内容应聚焦于病人和家属关心的问题，常包括以下几个方面。

2.1 肝癌是否会传染

肝癌本身并不具有传染性。肝癌常是由于慢性病毒性肝炎、肝硬化、长期酗酒、非酒精性脂肪性肝病等因素导致的长期肝细胞损伤和炎症发展而来。需要注意的是，某些导致肝癌的基础疾病或因素具有传染性。例如，乙型和丙型病毒性肝炎病毒（HBV和HCV）是肝癌的主要致病因素之一，可以通过血液、性接触以及母婴传播等途径传播。肝炎病毒一般不会通过饮食或日常接触传播，但在亲密接触或口腔存在伤口时，也可发生传播。在肝癌病人的家属中常发现携带肝炎病毒的情况，及时防治肝炎病毒对预防肝癌发生极为重要。得知亲属发生肝癌后，其他家属应立即进行肝炎相关血清学检查，以排除是否感染了病毒性肝炎。对已确诊肝炎病毒携带者，应尽快前往肝病专科医院进行咨询和治疗。未感染者可考虑注射乙肝疫苗以预防感染。

2.2 肝癌是否会遗传

肝癌常不被认为是一种遗传性疾病，它不以遗传方式从一个代际传递给另一个代际。虽然肝癌常不是由遗传基因突变引起，但遗传因素仍可能在个体易感性方面发挥作用。某些遗传突变或家族遗传病史可能会增加患肝癌的风险，如Wilms肿瘤1

基因突变（WT1）会增加肝癌的发病风险。此外，肝炎的家族性聚集和共同的饮食习惯也可能增加病人家属的发病风险。作为肝癌病人的家属不必过分紧张悲观，但必须充分重视。定期进行必要体检，建议每半年行肝脏超声、AFP等检查。

2.3 肝癌病人是否能正常工作

适度地参加工作有益于恢复正常的生活规律和社会关系，有助于提升病人的生活质量。在治疗期间，可能会出现各种不良反应，身体功能也有待恢复，不建议急于恢复工作。在完成必要治疗后，肝癌病人可积极恢复生活和工作。规律饮食、充分睡眠及休息对肝功保护极为重要。应避免过劳，尤其应避免熬夜和重体力劳动。对肝内仍有病灶者，情绪激动、重体力劳动及剧烈活动可能诱发肝癌破裂出血甚至危及生命。肝癌破裂出血是肝癌病人最常见的死亡原因之一，因此应积极主动防范。

2.4 肝癌病人的饮食应注意什么

肝癌病人忌食烟酒。烟草和酒精会损害肝功，影响疗效，甚至增加并发症风险，需严格地禁止。大多数肝癌病人都伴不同程度的肝功能受损，故饮食宜清淡，应选择易消化食物，不宜进食过多高蛋白、高脂肪食品。因过多高蛋白、高脂肪饮食会加重肝脏、肾脏的负担，甚至在部分合并肝硬化病人中可能诱发肝昏迷。肝癌病人应避免进食辛辣刺激、粗硬的食物，具有乙肝背景的肝癌病人常合并肝硬化门脉高压，存在门静脉高压性胃病，甚至食管胃底静脉曲张。不当饮食可能引发病人出现上消化道出血，危及生命。过度辛辣和不洁饮食也会引起肠道感染和菌群紊乱，可能诱发危及生命的严重并发症。此外，腌制食物和油炸食品也应尽量避免。除以上明确不宜的食物外，肝癌病人不宜过度“忌口”和“进补”，应注意均衡饮食和规律饮食，多进食新鲜食材及水果蔬菜，避免营养过于单一和过于丰富。餐食时间间隔得当，避免暴饮暴食。

2.5 肝癌病人及其家属生活中应注意什么

肝癌病人在日常生活中应注意保持一种较为平和的心态，积极配合医生治疗和家属的照顾。中医有云“怒伤肝”，肝癌病人在日常生活中应注意避免情绪过分波动，努力保持情绪稳定，避免忧郁愤怒。

肝癌对病人心理也是巨大的打击，家属应提供情感支持和理解，让病人感受到关爱和支持。倾听病人的情绪表达和心理诉求，鼓励病人积极面对治疗。协助病人进行医疗事务的安排，包括陪同就医、记录病情、管理用药等，帮助病人更好地理解和应对医疗过程。帮助病人保持社交和与亲属的联系，减轻病人孤独感和抑郁情绪，促进身心健康。家属的支持对病人的康复和心理健康至关重要，帮助病人更好面对疾病，提高生活质量。

附录

经动脉介入治疗进展

（1）肝动脉灌注化疗（Hepatic Arterial Infusion Chemotherapy，HAIC）：作为一种动脉内灌注化疗的介入治疗方式，HAIC目前尚未形成统一治疗技术标准，疗效差异较大。日本多中心、随机对照 Ⅱ 期临床试验研究（SCOOP-2试验）对比顺铂HAIC序贯索拉非尼与标准索拉非尼单药治疗晚期HCC患者，结果显示HAIC整合治疗组的中位生存期为10个月，对比索拉非尼单药治疗组的15.2个月，疗效不理想。HAIC整合治疗组中有23%的患者由于一般状况恶化而无法在HAIC后接受任何进一步的治疗。多中心随机Ⅲ期试验（SILIUS试验）除证实了该前瞻性随机Ⅱ期试验的阴性结果外，还测试了不同的HAIC方案（低剂量顺铂-氟尿嘧啶）整合索拉非尼对比索拉非尼单药治疗日本晚期肝癌患者，同样为阴性结果。目前，日本将 HAIC 推荐为TACE 失败/抵抗后肝功能 Child-Pugh A 级，且靶向药物等系统控瘤进展的肝癌患者或肝功能 Child-Pugh B 级晚期肝癌患者的治疗方式。近年来我国学者采用mFOLFOX为基础的灌注方案使晚期肝癌患者HAIC疗效得以提高。有研究表明，HAIC治疗对于多次TACE治疗产生抵抗、肝癌伴门静脉癌栓、外科术后存在高危复发、肝外转移的肝癌病人，疗效优于索拉非尼治疗；对肝癌伴门静脉癌栓患者（CNLC Ⅲa期）采用HAIC整合索拉非尼治疗疗效明显优于单纯索拉非尼治疗；多项仑伐替尼与HAIC整合治疗中晚期不可切除肝癌的临床研究，也验证了仑伐替尼整合局部治疗的临床疗效。此外，目前普遍认为经导管动脉化疗栓塞（transcatheter arterial chemoembolization，TACE）疗效优于 HAIC，但有一项针对不伴血管浸润或肝外转移的不可切除大肝癌患者的随机对照研究显示 mFOLFOX-HAIC 疗效优于 TACE。与TACE类似，mFOLFOX-HAIC对部分肿瘤最大径>7cm，初始不适合外科手术切除的肝癌病人，有助于转化，但一般建议连续完成4次或以上的HAIC治疗才能达到转化治疗的机会。2023 年，我国学者发表了肝癌 mFOLFOX-HAIC 中国专家共识，为 HAIC 治疗提供了规范化指引和推荐。

（2）TACE预后的术前预测模型：①“Six-and-twelve”模型：即肿瘤大小+数量

之和分为≤6，>6且≤12，>12三组。该模型对接受TACE治疗的肝癌病人进行个体化预后评估和危险分层，病人的风险分层不同，其中位生存时间差异显著。因此，使用“Six-and-twelve”模型，能为肝癌病人TACE术前提供术后预期生存的参考值，辅助病人选择不同的治疗方式。② TACE的预后列线图模型：包含门静脉侵犯、肿瘤数目、肿瘤包膜、血清AFP、谷草转氨酶、吲哚氰绿（ICG）15分钟滞留率等因素。该模型经868例肝癌病人验证，其预测生存相关的C-指数达0.755。因此，使用上述两种模型能为肝癌患者TACE术前提供术后预期生存的参考值，辅助患者选择不同的治疗方式。③“TACE-predict”模型：是针对肝癌TACE人群，可在术前应用并在术后再次校准的个体化预后评估和危险分层模型。研究发现，肿瘤数目与直径、AFP、白蛋白、胆红素、血管侵犯、病因是TACE术前患者的预后因素；肿瘤数目与直径、AFP、胆红素、血管侵犯及影像学应答是TACE术后患者的预后因素。据此建立了Pre-TACE-Predict模型和Post-TACE-Predict 模型，该模型可分别在TACE术前和术后计算患者生存概率。Pre-TACE-Predict模型和Post-TACE-Predict 模型的预测能力优于HAP和mHAP Ⅲ评分。Post-TACE-Predict 模型能够在术后对患者进行进一步预后评估和危险分层，并有助于辅助TACE后续的治疗决策，对指导临床实践具有重大意义。

（3）TACE/HAIC整合分子靶向、免疫检查点抑制剂治疗：TACTICS Ⅱ期临床研究表明，TACE 整合索拉非尼较单一 TACE 明显改善不可手术切除 BCLC A/B 期肝癌患者的无进展生存时间（25.2 个月 vs.13.5 个月；P=0.02，风险比 0.59），但总生存时间差异无统计学意义（36.2 个月 vs.30.8 个月；P=0.40）。TACTICS-L Ⅱ期临床研究表明，TACE整合仑伐替尼治疗BCLC A/B期患者，ORR 88.7%，获益显著；mPFS 28个月。STAH 研究表明，对于 BCLC C 期的肝癌患者，TACE 整合索拉非尼较单一索拉非尼无生存获益（12.8 个月 vs.10.8 个月；风险比 0.91）。LAUNCH 研究表明，TACE 整合仑伐替尼较单一仑伐替尼可明显提高晚期肝癌患者的客观缓解率（54.1% vs.25%）、无进展生存时间（10.6 个月 vs.6.4 个月；风险比 0.43）和总生存时间（17.8 个月 vs.11.5 个月；风险比 0.45）。DEB-TACE 整合仑伐替尼较单一仑伐替尼的真实世界、多中心、回顾性研究显示，整合治疗能显著提高不可手术切除肝癌患者的客观缓解率（46.5% vs.13.1%）和总生存时间（15.9 个月 vs.8.6 个月；P=0.002）。在一线标准系统控瘤治疗耐药后，TACE 整合瑞戈非尼二线治疗的单臂、真实世界研究显示可延长中晚期肝癌患者无进展生存时间至 9.1 个月及总生存时间至 14.3 个月，回顾性对照研究也显示 TACE 整合瑞戈非尼较单一瑞戈非尼延长晚期肝癌患者的总生存时间（11.3 个月 vs.8.2 个月；P=0.034）。 CHANCE001 是目前国内 TACE 整合靶向及免疫治疗肝癌样本量最大的多中心真实世界研究，证实整合治疗较单纯 TACE 治疗显著改善中晚期肝癌患者的无进展生存时间（9.5 个月 vs.8.0 个月，风险比 0.70）与总生存时间（19.2 个月 vs.15.7 个月，风险比 0.63）。CHANCE2211 是 TACE 整合卡瑞利珠单克隆抗体和阿帕替尼治疗 BCLC B/C 期肝癌的全国多中心、回顾性队列研究，研究结果显示整合治疗组的中位总生存时间、无进展生存时间和客观缓解率显著优于单纯 TACE 治疗组（中位总生存时间：24.1 个月 vs.15.7 个月，风险比 0.41；中位无进展生存时间：13.5 个月 vs.7.7 个月 风险比 0.52；客观缓解率，59.5% vs.37.4%）。此外，多项 TACE/HAIC 整合系统控瘤治疗的Ⅲ期临床研究正在进行中。

参考文献

[1]Bray F，Laversanne M，Sung H，et al.Global cancer statistics 2022：GLOBOCAN estimates of incidence and mortality worldwide for 36 cancers in 185 countries.CA Cancer J Clin.2024；74（3）：229-263.doi：10.3322/caac.21834

[2]Han B，Zheng R，Zeng H，et al.Cancer incidence and mortality in China，2022.J Natl Cancer Cent.2024；4（1）：47-53.doi：10.1016/j.jncc.2024.01.006

[3]Rumgay H，Ferlay J，De Martel C，et al.Global，regional and national burden of primary liver cancer by subtype.Eur J Cancer.2022；161：108-118.doi：10.1016/j.ejca.2021.11.023

[4]Li Q，Cao M，Lei L，et al.Burden of liver cancer：From epidemiology to prevention.Chin J Cancer Res.2022；34（3）：554-566.doi：10.21147/j.issn.1000-9604.2022.06.02

[5]陈倩倩，李婕.原发性肝癌的流行病学及其危险因素研究进展.中国全科医学.2024；27（06）：637-642.doi：10.12114/j.issn.1007-9572.2023.0479

[6]曹毛毛，杨帆，李倩茹，等.中日韩肝癌流行病学分布对比分析[J].中华肿瘤防治杂志，2024，31（04）：205-209.DOI：10.16073/j.cnki.cjcpt.2024.04.04.

[7]王玉洁，覃后继，易廷庄，等.非酒精性脂肪性肝病与相关肝细胞肝癌研究进展[J].中国医学创新，2024，21（14）：173-178.

[8]芮静安.现代肝癌诊断治疗学[M].清华大学出版社，2021，第二版.

[9]Galle PR，Forner A，Llovet JM，et al.EASL Clinical Practice Guidelines：Management of hepatocellular carcinoma.J Hepatol.2018；69（1）：182-236.doi：10.1016/j.jhep.2018.03.019

[10]De Martel C，Georges D，Bray F，Ferlay J，Clifford GM.Global burden of cancer attributable to infections in 2018：a worldwide incidence analysis.Lancet Glob Health.2020；8（2）：e180-e190.doi：10.1016/S2214-109X（19）30488-7

[11]Huang DQ，Tan DJH，Ng CH，et al.Hepatocellular Carcinoma Incidence in Alcohol-Associated Cirrhosis：Systematic Review and Meta-analysis.Clin Gastroenterol Hepatol.2023；21（5）：1169-1177.doi：10.1016/j.cgh.2022.06.032

[12]He F，Sha Y，Wang B.Relationship between alcohol consumption and the risks of liver cancer，esophageal cancer，and gastric cancer in China：Meta-analysis based on case-control studies.Medicine（Baltimore）.2021；100（33）：e26982.doi：10.1097/MD.0000000000026982

[13]Konyn P，Ahmed A，Kim D.Current epidemiology in hepatocellular carcinoma.Expert Rev Gastroenterol Hepatol.2021；15（11）：1295-1307.doi：10.1080/17474124.2021.1991792

[14]Petrick JL，Florio AA，Znaor A，et al.International trends in hepatocellular carcinoma incidence，1978-2012.Int J Cancer.2020；147（2）：317-330.doi：10.1002/ijc.32723

[15]Han C，Yu T，Qin W，et al.Genome-wide association study of TP53 R249S mutation in hepatocellular carcinoma with aflatoxin B1 exposure and hepatitis B virus infection in Guangxi.Published online August 3，2020.doi：10.1101/2020.08.03.235135

[16]Kim H seok，Xiao X，Byun J，et al.Synergistic Associations of PNPLA3 I148M Variant，Alcohol Intake，and Obesity With Risk of Cirrhosis，Hepatocellular Carcinoma，and Mortality.JAMA Netw Open.2022；5（10）：e2234221.doi：10.1001/jamanetworkopen.2022.34221

[17]Cao M，Fan J，Lu L，et al.Long term outcome of prevention of liver cancer by hepatitis B vaccine：Results from an RCT with 37 years.Cancer Lett.2022；536：215652.doi：10.1016/j.canlet.2022.215652

[18]Li Q，Cao M，Lei L，et al.Burden of liver cancer：From epidemiology to prevention[J].中国癌症研究：英文版，2022，34（6）：554-566.

[19]王艳煜，张建兵，杨欣荣.肝癌的三级预防研究进展[J].中华实验和临床感染病杂志（电子版），2007，1（3）：178-180.DOI：10.3969/j.issn.1674-1358.2007.03.018.

[20]Phoolchund AGS，Khakoo SI. MASLD and the Development of HCC：Pathogenesis and Therapeutic Challenges.Cancers.2024；16（2）：259.doi：10.3390/cancers16020259

[21]Baumeister SE，Schlesinger S，Aleksandrova K，et al. Association between physical activity and risk of hepatobiliary cancers：A multinational cohort study. J Hepatol. 2019；70（5）：885-892. doi：10.1016/j.jhep.2018.12.014

[22]Ramai D，Singh J，Lester J，et al.Systematic review with meta-analysis：bariatric surgery reduces the incidence of hepatocellular carcinoma. Aliment Pharmacol Ther. 2021；53（9）：977-984. doi：10.1111/apt.16335

[23]Arvind A，Memel ZN，Philpotts LL，Zheng H，Corey KE，Simon TG. Thiazolidinediones，alpha-glucosidase inhibitors，meglitinides，sulfonylureas，and hepatocellular carcinoma risk：A meta-analysis.Metabolism.2021；120：154780.doi：10.1016/j.metabol.2021.154780

[24]Yang C，Yao W，Yang C，Peng Z，Ou H，Kuo S.Lower risks of cirrhosis and hepatocellular carcinoma with GLP-1RAs in type 2 diabetes：A nationwide cohort study using target trial emulation framework.J Intern Med.Published online November 22，2023：joim.13751.doi：10.1111/joim.13751

[25]Zhang BH，Yang BH，Tang ZY.Randomized controlled trial of screening for hepatocellular carcinoma.J Cancer Res Clin Oncol.2004；130（7）.doi：10.1007/s00432-004-0552-0

[26]Zeng H，Cao M，Xia C，et al.Performance and effectiveness of hepatocellular carcinoma screening in individuals with HBsAg seropositivity in China：a multicenter prospective study. Nat Cancer. 2023；4（9）：1382-1394.doi：10.1038/s43018-023-00618-8

[27]中华人民共和国国家卫生健康委员会医政司.原发性肝癌诊疗指南（2024年版）[J].协和医学杂志.DOI：10.12290/xhyxzz.2024-0304.

[28]Fan R，Papatheodoridis G，Sun J，et al.aMAP risk score predicts hepatocellular carcinoma development in patients with chronic hepatitis. J Hepatol. 2020；73（6）：1368-1378. doi：10.1016/j.jhep.2020.07.025

[29]Fan R，Chen L，Zhao S，et al.Novel，high accuracy models for hepatocellular carcinoma prediction based on longitudinal data and cell-free DNA signatures. J Hepatol. 2023；79（4）：933-944. doi：10.1016/j.jhep.2023.05.039

[30]Hou JL，Zhao W，Lee C，et al.Outcomes of Long-term Treatment of Chronic HBV Infection With Entecavir or Other Agents From a Randomized Trial in 24 Countries.Clin Gastroenterol Hepatol.2020；18（2）：457-467.e21.doi：10.1016/j.cgh.2019.07.010

[31]郝新，樊蓉，郭亚兵，等.创建医院社区一体化"金字塔"肝癌筛查模式，实现肝癌早筛早诊早治[J].中华肝脏病杂志，2021，29（4）：289-292.DOI：10.3760/cma.j.cn501113-20210408-00174-1.

[32]Han J，Chen C，Wang C，et al.Transcriptome-wide association study for persistent hepatitis B virus infection and related hepatocellular carcinoma. Liver Int. 2020；40（9）：2117-2127. doi：10.1111/liv.14577

[33]Chen L，Zhang C，Xue R，et al. Deep whole-genome analysis of 494 hepatocellular carcinomas. Nature.2024；627（8004）：586-593.doi：10.1038/s41586-024-07054-3

[34]Wong DKH，Cheng SCY，Mak LLY，et al.Among Patients with Undetectable Hepatitis B Surface Antigen and Hepatocellular Carcinoma，a High Proportion Has Integration of HBV DNA into Hepatocyte DNA and No Cirrhosis. Clin Gastroenterol Hepatol. 2020；18（2）：449-456. doi：10.1016/j.cgh.2019.06.029

[35]Ding W，Wang M，Yu J，et al.HBV/Pregenomic RNA Increases the Stemness and Promotes the Development of HBV-Related HCC Through Reciprocal Regulation With Insulin-Like Growth Factor 2 mRNA-Binding Protein 3.Hepatology.2021；74（3）：1480-1495.doi：10.1002/hep.31850

[36]Dong Y，Wang W，Mao F，Ji Z，Huang B. Application of imaging fusion combining contrast-en-

hanced ultrasound and magnetic resonance imaging in detection of hepatic cellular carcinomas undetectable by conventional ultrasound. J Gastroenterol Hepatol. 2016；31（4）：822-828. doi：10.1111/jgh.13202

[37]Dong Y，Wang WP，Xu Y，Cao J，Mao F，Dietrich CF.Point shear wave speed measurement in differentiating benign and malignant focal liver lesions.Med Ultrason.2017；19（3）：259.doi：10.11152/mu-1142

[38]Zeng MS，Ye HY，Guo L，et al.Gd-EOB-DTPA-enhanced magnetic resonance imaging for focal liver lesions in Chinese patients：a multicenter，open-label，phase Ⅲ study. Hepatobiliary Pancreat Dis Int.2013；12（6）：607-616.doi：10.1016/S1499-3872（13）60096-X

[39]Rao SX，Wang J，Wang J，et al.Chinese consensus on the clinical application of hepatobiliary magnetic resonance imaging contrast agent：Gadoxetic acid disodium.J Dig Dis.2019；20（2）：54-61.doi：10.1111/1751-2980.12707

[40]Vogel A，Cervantes A，Chau I，et al.Hepatocellular carcinoma：ESMO Clinical Practice Guidelines for diagnosis，treatment and follow-up. Ann Oncol. 2018；29：iv238-iv255. doi：10.1093/annonc/mdy308

[41]Omata M，Cheng AL，Kokudo N，et al.Asia-Pacific clinical practice guidelines on the management of hepatocellular carcinoma：a 2017 update. Hepatol Int. 2017；11（4）：317-370. doi：10.1007/s12072-017-9799-9

[42]丁莺，陈财忠，饶圣祥，et al.Gd+-EOB-DTPA 与 Gd+-DTPA 增强磁共振检查肝细胞癌的对照研究[J]. 中华普通外科杂志，2013，28（9）：4.DOI：10.3760/cma.j.issn.1007-631X.2013.09.010.

[43]Xu B，Dong SY，Bai XL，et al.Tumor Radiomic Features on Pretreatment MRI to Predict Response to Lenvatinib plus an Anti-PD-1 Antibody in Advanced Hepatocellular Carcinoma：A Multicenter Study. Liver Cancer.2023；12（3）：262-276.doi：10.1159/000528034

[44]Chalian H，Töre HG，Horowitz JM，Salem R，Miller FH，Yaghmai V.Radiologic Assessment of Response to Therapy：Comparison of RECIST Versions 1.1 and 1.0. RadioGraphics. 2011；31（7）：2093-2105.doi：10.1148/rg.317115050

[45]Hectors SJ，Wagner M，Besa C，Huang W，Taouli B.Multiparametric FDG-PET/MRI of Hepatocellular Carcinoma：Initial Experience. Contrast Media Mol Imaging. 2018；2018：1-10. doi：10.1155/2018/5638283

[46]Roberts LR，Sirlin CB，Zaiem F，et al.Imaging for the diagnosis of hepatocellular carcinoma：A systematic review and meta-analysis.Hepatology.2018；67（1）：401-421.doi：10.1002/hep.29487

[47]Chen X，Zhai J，Cai X，et al.Severity of portal hypertension and prediction of postoperative liver failure after liver resection in patients with Child-Pugh grade A cirrhosis. Br J Surg. 2012；99（12）：1701-1710.doi：10.1002/bjs.8951

[48]Chen MS，Li JQ，Zheng Y，et al.A Prospective Randomized Trial Comparing Percutaneous Local Ablative Therapy and Partial Hepatectomy for Small Hepatocellular Carcinoma：Ann Surg. 2006；243（3）：321-328.doi：10.1097/01.sla.0000201480.65519.b8

[49]Chinese Societies of Liver Cancer Ca-CA，Liver Cancer Study Group CSOH，Chinese Medical Association，Chinese Societies of Pathology Ca-CA，et al.[Evidence-based practice guidelines for the standardized pathological diagnosis of primary liver cancer（2015 edition）][J].Chinese Journal of Hepatobiliary Surgery，2015，21（3）：145-51.

[50]Best J，Bechmann LP，Sowa JP，et al.GALAD Score Detects Early Hepatocellular Carcinoma in an International Cohort of Patients With Nonalcoholic Steatohepatitis. Clin Gastroenterol Hepatol. 2020；18（3）：728-735.e4.doi：10.1016/j.cgh.2019.11.012

[51]World Health Organization.Guidelines for the Prevention，Care and Treatment of Persons with Chronic Hepatitis B Infection.World Health Organization；2015.Accessed June 1，2024.https：//iris.who.int/

handle/10665/154590

[52]1Shen Y，Zhou C，Zhu G，et al.Liver Stiffness Assessed by Shear Wave Elastography Predicts Postoperative Liver Failure in Patients with Hepatocellular Carcinoma.J Gastrointest Surg.2017；21（9）：1471–1479.doi：10.1007/s11605–017–3443–9

[53]Rajakannu M，Cherqui D，Ciacio O，et al.Liver stiffness measurement by transient elastography predicts late posthepatectomy outcomes in patients undergoing resection for hepatocellular carcinoma.Surgery.2017；162（4）：766–774.doi：10.1016/j.surg.2017.06.006

[54]Zhong J hong，Ke Y，Gong W feng，et al.Hepatic Resection Associated With Good Survival for Selected Patients With Intermediate and Advanced–Stage Hepatocellular Carcinoma.Ann Surg.2014；260（2）：329–340.doi：10.1097/SLA.0000000000000236

[55]Xiao H，Zhang B，Mei B，et al.Hepatic Resection for Hepatocellular Carcinoma in Patients With Portal Hypertension：A Long–Term Benefit Compared With Transarterial Chemoembolization and Thermal Ablation.Medicine（Baltimore）.2015；94（7）：e495.doi：10.1097/MD.0000000000000495

[56]Kudo M，Hasegawa K，Kawaguchi Y，et al.A multicenter randomized controlled trial to evaluate the efficacy of surgery versus radiofrequency ablation for small hepatocellular carcinoma（SURF trial）：Analysis of overall survival[J].J Clin Oncol，2021，39（15_suppl）：4093.

[57]Yamashita T，Kawaguchi Y，Kaneko S，et al.A multicenter，non–randomized，controlled trial to evaluate the efficacy of surgery versus radiofrequency ablation for small hepatocellular carcinoma（SURF trial）：Analysis of overall survival[J].J Clin Oncol，2022，40（16_suppl）：4095.

[58]Mohkam K，Dumont PN，Manichon AF，et al.No–touch multibipolar radiofrequency ablation vs.surgical resection for solitary hepatocellular carcinoma ranging from 2 to 5cm.J Hepatol.2018；68（6）：1172–1180.doi：10.1016/j.jhep.2018.01.014

[59]Xu XL，Liu XD，Liang M，Luo BM.Radiofrequency Ablation versus Hepatic Resection for Small Hepatocellular Carcinoma：Systematic Review of Randomized Controlled Trials with Meta–Analysis and Trial Sequential Analysis.Radiology.2018；287（2）：461–472.doi：10.1148/radiol.2017162756

[60]Liu PH，Hsu CY，Hsia CY，et al.Surgical Resection Versus Radiofrequency Ablation for Single Hepatocellular Carcinoma ≤ 2cm in a Propensity Score Model.Ann Surg.2016；263（3）：538–545.doi：10.1097/SLA.0000000000001178

[61]Feng K，Yan J，Li X，et al.A randomized controlled trial of radiofrequency ablation and surgical resection in the treatment of small hepatocellular carcinoma.J Hepatol.2012；57（4）：794–802.doi：10.1016/j.jhep.2012.05.007

[62]Xu Q，Kobayashi S，Ye X，Meng X.Comparison of Hepatic Resection and Radiofrequency Ablation for Small Hepatocellular Carcinoma：A Meta–Analysis of 16，103 Patients.Sci Rep.2014；4（1）：7252.doi：10.1038/srep07252

[63]Xia Y，Li J，Liu G，et al.Long–term Effects of Repeat Hepatectomy vs Percutaneous Radiofrequency Ablation Among Patients With Recurrent Hepatocellular Carcinoma：A Randomized Clinical Trial.JAMA Oncol.2020；6（2）：255.doi：10.1001/jamaoncol.2019.4477

[64]Yin L，Li H，Li AJ，et al.Partial hepatectomy vs.transcatheter arterial chemoembolization for resectable multiple hepatocellular carcinoma beyond Milan criteria：A RCT.J Hepatol.2014；61（1）：82–88.doi：10.1016/j.jhep.2014.03.012

[65]Hyun MH，Lee Y，Kim JH，et al.Hepatic resection compared to chemoembolization in intermediate-to advanced-stage hepatocellular carcinoma：A meta-analysis of high-quality studies.Hepatology.2018；68（3）：977–993.doi：10.1002/hep.29883

[66]Tsilimigras DI，Mehta R，Paredes AZ，et al.Overall Tumor Burden Dictates Outcomes for Patients Undergoing Resection of Multinodular Hepatocellular Carcinoma Beyond the Milan Criteria. Ann Surg.2020；272（4）：574–581.doi：10.1097/SLA.0000000000004346

[67]Lu J, Zhang XP, Zhong BY, et al.Management of patients with hepatocellular carcinoma and portal vein tumour thrombosis: comparing east and west.Lancet Gastroenterol Hepatol.2019; 4 (9): 721-730.doi: 10.1016/S2468-1253 (19) 30178-5

[68]Fan J.Efficacy of different treatment strategies for hepatocellular carcinoma with portal vein tumor thrombosis.World J Gastroenterol.2005; 11 (8): 1215.doi: 10.3748/wjg.v11.i8.1215

[69]Wang K, Guo WX, Chen MS, et al.Multimodality Treatment for Hepatocellular Carcinoma With Portal Vein Tumor Thrombus: A Large-Scale, Multicenter, Propensity Mathching Score Analysis.Medicine (Baltimore) .2016; 95 (11): e3015.doi: 10.1097/MD.0000000000003015

[70]Li XL, Zhu XD, Cai H, et al.Postoperative α-fetoprotein response predicts tumor recurrence and survival after hepatectomy for hepatocellular carcinoma: A propensity score matching analysis. Surgery.2019; 165 (6): 1161-1167.doi: 10.1016/j.surg.2019.01.009

[71]Yang J, Tao H, Cai W, et al.Accuracy of actual resected liver volume in anatomical liver resections guided by 3-dimensional parenchymal staining using fusion indocyanine green fluorescence imaging.J Surg Oncol.2018; 118 (7): 1081-1087.doi: 10.1002/jso.25258

[72]Mise Y, Hasegawa K, Satou S, et al.How Has Virtual Hepatectomy Changed the Practice of Liver Surgery?: Experience of 1194 Virtual Hepatectomy Before Liver Resection and Living Donor Liver Transplantation.Ann Surg.2018; 268 (1): 127-133.doi: 10.1097/SLA.0000000000002213

[73]中华医学会数字医学分会，中国研究型医院学会数字智能化外科专业委员会，中国医师 协会肝癌专业委员会，等.计算机辅助整合吲哚菁绿分子荧光影像技术在肝脏肿瘤诊断 和手术导航中应用指南（2019 版）[J].中国实用外科杂志，2019，39（7）：641-650，654.DOI：10.19538/j.cjps.issn1005-2208.2019.07.01.

[74]Jiang H tao, Cao J yu.Impact of Laparoscopic Versus Open Hepatectomy on Perioperative Clinical Outcomes of Patients with Primary Hepatic Carcinoma. Chin Med Sci J. 2015; 30 (2): 80-83. doi: 10.1016/S1001-9294 (15) 30016-X

[75]中国研究型医院学会肝胆胰外科专业委员会.腹腔镜肝切除术治疗肝细胞癌中国专家共 识（2020 版）[J].中华消化外科杂志，2020，19（11）：1119-1134.DOI：10.3760/cma.j.cn115610-20201029-00682.

[76]Zhu P, Liao W, Zhang WG, et al.A Prospective Study Using Propensity Score Matching to Compare Long-term Survival Outcomes After Robotic-assisted, Laparoscopic, or Open Liver Resection for Patients With BCLC Stage 0-A Hepatocellular Carcinoma.Ann Surg.2023; 277 (1): e103-e111.doi: 10.1097/SLA.0000000000005380

[77]Wang Q, Li H jian, Dai X ming, Xiang Z qiang, Zhu Z.Laparoscopic versus open liver resection for hepatocellular carcinoma in elderly patients: Systematic review and meta-analysis of propensity-score matched studies.Int J Surg.2022; 105: 106821.doi: 10.1016/j.ijsu.2022.106821

[78]Wang X, Teh CSC, Ishizawa T, et al.Consensus Guidelines for the Use of Fluorescence Imaging in Hepatobiliary Surgery.Ann Surg.2021; 274 (1): 97-106.doi: 10.1097/SLA.0000000000004718

[79]Di Benedetto F, Magistri P, Di Sandro S, et al.Safety and Efficacy of Robotic vs Open Liver Resection for Hepatocellular Carcinoma.JAMA Surg.2023; 158 (1): 46.doi: 10.1001/jamasurg.2022.5697

[80]Hidaka M, Eguchi S, Okuda K, et al.Impact of Anatomical Resection for Hepatocellular Carcinoma With Microportal Invasion (vp1): A Multi-institutional Study by the Kyushu Study Group of Liver Surgery.Ann Surg.2020; 271 (2): 339-346.doi: 10.1097/SLA.0000000000002981

[81]夏永祥，张峰，李相成，等.原发性肝癌 10966 例外科治疗分析[J].中华外科杂志，2021，59（1）：6-17.DOI：10.3760/cma.j.cn112139-20201110-00791.

[82]Shi M, Guo RP, Lin XJ, et al.Partial Hepatectomy With Wide Versus Narrow Resection Margin for Solitary Hepatocellular Carcinoma: A Prospective Randomized Trial.Ann Surg.2007; 245 (1): 36-43.doi: 10.1097/01.sla.0000231758.07868.71

[83]Yang P，Si A，Yang J，et al.A wide-margin liver resection improves long-term outcomes for patients with HBV-related hepatocellular carcinoma with microvascular invasion. Surgery. 2019；165（4）：721-730.doi：10.1016/j.surg.2018.09.016

[84]Liu CL，Fan ST，Lo CM，Tung-Ping Poon R，Wong J.Anterior Approach for Major Right Hepatic Resection for Large Hepatocellular Carcinoma：Ann Surg. 2000；232（1）：25-31. doi：10.1097/00000658-200007000-00004

[85]Zhou C，Peng Y，Zhou K，et al.Surgical resection plus radiofrequency ablation for the treatment of multifocal hepatocellular carcinoma.HepatoBiliary Surg Nutr.2019；8（1）：19-28.doi：10.21037/hbsn.2018.11.19

[86]Zhang Z ming，Lai ECH，Zhang C，et al.The strategies for treating primary hepatocellular carcinoma with portal vein tumor thrombus.Int J Surg.2015；20：8-16.doi：10.1016/j.ijsu.2015.05.009

[87]Fu SY，Lau WY，Li AJ，et al.Liver resection under total vascular exclusion with or without preceding Pringle manoeuvre.Br J Surg.2009；97（1）：50-55.doi：10.1002/bjs.6841

[88]Kim DS，Kim BW，Hatano E，et al.Surgical Outcomes of Hepatocellular Carcinoma With Bile Duct Tumor Thrombus：A Korea-Japan Multicenter Study. Ann Surg. 2020；271（5）：913-921. doi：10.1097/SLA.0000000000003014

[89]Zhu XD，Huang C，Shen YH，et al.Downstaging and Resection of Initially Unresectable Hepatocellular Carcinoma with Tyrosine Kinase Inhibitor and Anti-PD-1 Antibody Combinations. Liver Cancer.2021；10（4）：320-329.doi：10.1159/000514313

[90]Zhang Y，Huang G，Wang Y，et al.Is Salvage Liver Resection Necessary for Initially Unresectable Hepatocellular Carcinoma Patients Downstaged by Transarterial Chemoembolization? Ten Years of Experience.The Oncologist.2016；21（12）：1442-1449.doi：10.1634/theoncologist.2016-0094

[91]Lyu N，Kong Y，Mu L，et al.Hepatic arterial infusion of oxaliplatin plus fluorouracil/leucovorin vs. sorafenib for advanced hepatocellular carcinoma.J Hepatol.2018；69（1）：60-69.doi：10.1016/j.jhep.2018.02.008

[92]中国研究型医院学会肝胆胰外科专业委员会.精准肝切除术专家共识[J].中华消化外科 杂志，2017，16（9）：883-893.DOI：10.3760/cma.j.issn.1673-9752.2017.09.001.

[93]Aloia TA.Associating Liver Partition and Portal Vein Ligation for Staged Hepatectomy：Portal Vein Embolization Should Remain the Gold Standard.JAMA Surg.2015；150（10）：927.doi：10.1001/jamasurg.2015.1646

[94]Wang Z，Peng Y，Hu J，et al.Associating Liver Partition and Portal Vein Ligation for Staged Hepatectomy for Unresectable Hepatitis B Virus-related Hepatocellular Carcinoma：A Single Center Study of 45 Patients.Ann Surg.2020；271（3）：534-541.doi：10.1097/SLA.0000000000002942

[95]Pinna AD，Yang T，Mazzaferro V，et al.Liver Transplantation and Hepatic Resection can Achieve Cure for Hepatocellular Carcinoma. Ann Surg. 2018；268（5）：868-875. doi：10.1097/SLA.0000000000002889

[96]Tabrizian P，Jibara G，Shrager B，Schwartz M，Roayaie S.Recurrence of Hepatocellular Cancer After Resection：Patterns，Treatments，and Prognosis.Ann Surg.2015；261（5）：947-955.doi：10.1097/SLA.0000000000000710

[97]Chan AWH，Zhong J，Berhane S，et al.Development of pre and post-operative models to predict early recurrence of hepatocellular carcinoma after surgical resection.J Hepatol.2018；69（6）：1284-1293.doi：10.1016/j.jhep.2018.08.027

[98]Wu JC，Huang YH，Chau GY，et al.Risk factors for early and late recurrence in hepatitis B-related hepatocellular carcinoma.J Hepatol.2009；51（5）：890-897.doi：10.1016/j.jhep.2009.07.009

[99]Huang G，Li P peng，Lau WY，et al. Antiviral Therapy Reduces Hepatocellular Carcinoma Recurrence in Patients With Low HBV-DNA Levels：A Randomized Controlled Trial.Ann Surg.2018；268

（6）：943-954.doi：10.1097/SLA.0000000000002727

[100]Singal AG，Lim JK，Kanwal F.AGA Clinical Practice Update on Interaction Between Oral Direct-Acting Antivirals for Chronic Hepatitis C Infection and Hepatocellular Carcinoma：Expert Review.Gastroenterology.2019；156（8）：2149-2157.doi：10.1053/j.gastro.2019.02.046

[101]Cabibbo G，Celsa C，Calvaruso V，et al.Direct-acting antivirals after successful treatment of early hepatocellular carcinoma improve survival in HCV-cirrhotic patients.J Hepatol.2019；71（2）：265-273.doi：10.1016/j.jhep.2019.03.027

[102]Chen Q，Shu C，Laurence AD，et al.Effect of Huaier granule on recurrence after curative resection of HCC：a multicentre，randomised clinical trial.Gut.2018；67（11）：2006-2016.doi：10.1136/gutjnl-2018-315983

[103]Esagian SM，Kakos CD，Giorgakis E，Burdine L，Barreto JC，Mavros MN.Adjuvant Transarterial Chemoembolization Following Curative-Intent Hepatectomy Versus Hepatectomy Alone for Hepatocellular Carcinoma：A Systematic Review and Meta-Analysis of Randomized Controlled Trials.Cancers.2021；13（12）：2984.doi：10.3390/cancers13122984

[104]Chen W，Ma T，Zhang J，et al.A systematic review and meta-analysis of adjuvant transarterial chemoembolization after curative resection for patients with hepatocellular carcinoma.HPB.2020；22（6）：795-808.doi：10.1016/j.hpb.2019.12.013

[105]Qin S，Chen M，Cheng AL，et al.Atezolizumab plus bevacizumab versus active surveillance in patients with resected or ablated high-risk hepatocellular carcinoma（IMbrave050）：a randomised，open-label，multicentre，phase 3 trial.The Lancet.2023；402（10415）：1835-1847.doi：10.1016/S0140-6736（23）01796-8

[106]Sapisochin G，Bruix J.Liver transplantation for hepatocellular carcinoma：outcomes and novel surgical approaches.Nat Rev Gastroenterol Hepatol.2017；14（4）：203-217.doi：10.1038/nrgastro.2016.193

[107]Fan J，Yang GS，Fu ZR，et al.Liver transplantation outcomes in 1，078 hepatocellular carcinoma patients：a multi-center experience in Shanghai，China.J Cancer Res Clin Oncol.2009；135（10）：1403-1412.doi：10.1007/s00432-009-0584-6

[108]Zheng SS，Xu X，Wu J，et al.Liver Transplantation for Hepatocellular Carcinoma：Hangzhou Experiences.Transplantation.2008；85（12）：1726-1732.doi：10.1097/TP.0b013e31816b67e4

[109]Kulik L，Heimbach JK，Zaiem F，et al.Therapies for patients with hepatocellular carcinoma awaiting liver transplantation：A systematic review and meta-analysis.Hepatology.2018；67（1）：381-400.doi：10.1002/hep.29485

[110]Lee S，Kim KW，Song GW，et al.The Real Impact of Bridging or Downstaging on Survival Outcomes after Liver Transplantation for Hepatocellular Carcinoma.Liver Cancer.2020；9（6）：721-733.doi：10.1159/000507887

[111]Nordness MF，Hamel S，Godfrey CM，et al.Fatal hepatic necrosis after nivolumab as a bridge to liver transplant for HCC：Are checkpoint inhibitors safe for the pretransplant patient? Am J Transplant.2020；20（3）：879-883.doi：10.1111/ajt.15617

[112]Mazzaferro V，Citterio D，Bhoori S，et al.Liver transplantation in hepatocellular carcinoma after tumour downstaging（XXL）：a randomised，controlled，phase 2b/3 trial.Lancet Oncol.2020；21（7）：947-956.doi：10.1016/S1470-2045（20）30224-2

[113]Mehta N，Guy J，Frenette CT，et al.Excellent Outcomes of Liver Transplantation Following Down-Staging of Hepatocellular Carcinoma to Within Milan Criteria：A Multicenter Study.Clin Gastroenterol Hepatol.2018；16（6）：955-964.doi：10.1016/j.cgh.2017.11.037

[114]Llovet JM，Pavel M，Rimola J，et al.Pilot study of living donor liver transplantation for patients with hepatocellular carcinoma exceeding Milan Criteria（Barcelona Clinic Liver Cancer extended criteria）.

Liver Transpl.2018；24（3）：369–379.doi：10.1002/lt.24977

[115]Pinheiro RS，Waisberg DR，Nacif LS，et al.Living donor liver transplantation for hepatocellular cancer：an（almost）exclusive Eastern procedure? Transl Gastroenterol Hepatol.2017；2（8）：68–68. doi：10.21037/tgh.2017.08.02

[116]Wong TCL，Ng KKC，Fung JYY，et al.Long–Term Survival Outcome Between Living Donor and Deceased Donor Liver Transplant for Hepatocellular Carcinoma：Intention–to–Treat and Propensity Score Matching Analyses.Ann Surg Oncol.2019；26（5）：1454–1462.doi：10.1245/s10434–019–07206–0

[117]Goldaracena N，Gorgen A，Doyle A，et al.Live donor liver transplantation for patients with hepatocellular carcinoma offers increased survival vs.deceased donation.J Hepatol.2019；70（4）：666–673. doi：10.1016/j.jhep.2018.12.029

[118]Sposito C，Cucchetti A，Mazzaferro V.Assessing Competing Risks for Death Following Liver Transplantation for Hepatocellular Carcinoma.Dig Dis Sci.2019；64（4）：1001–1007.doi：10.1007/s10620–019–05538–1

[119]Zhou J，Wang Z，Wu ZQ，et al.Sirolimus–Based Immunosuppression Therapy in Liver Transplantation for Patients With Hepatocellular Carcinoma Exceeding the Milan Criteria.Transplant Proc.2008；40（10）：3548–3553.doi：10.1016/j.transproceed.2008.03.165

[120]Thorat A，Jeng LB，Yang HR，et al.Assessing the role of everolimus in reducing hepatocellular carcinoma recurrence after living donor liver transplantation for patients within the UCSF criteria：re–inventing the role of mammalian target of rapamycin inhibitors.Ann Hepato–Biliary–Pancreat Surg.2017；21（4）：205.doi：10.14701/ahbps.2017.21.4.205

[121]Schnitzbauer AA，Filmann N，Adam R，et al.mTOR Inhibition Is Most Beneficial After Liver Transplantation for Hepatocellular Carcinoma in Patients With Active Tumors.Ann Surg.2020；272（5）：855–862.doi：10.1097/SLA.0000000000004280

[122]Filgueira NA.Hepatocellular carcinoma recurrence after liver transplantation：Risk factors，screening and clinical presentation.World J Hepatol.2019；11（3）：261–272.doi：10.4254/wjh.v11.i3.261

[123]Au KP，Chok KSH.Multidisciplinary approach for post–liver transplant recurrence of hepatocellular carcinoma：A proposed management algorithm.World J Gastroenterol.2018；24（45）：5081–5094. doi：10.3748/wjg.v24.i45.5081

[124]Iavarone M，Invernizzi F，Czauderna C，et al.Preliminary experience on safety of regorafenib after sorafenib failure in recurrent hepatocellular carcinoma after liver transplantation. Am J Transplant.2019；19（11）：3176–3184.doi：10.1111/ajt.15551

[125]Shi G，Wang J，Huang X，et al.Graft Programmed Death Ligand 1 Expression as a Marker for Transplant Rejection Following Anti–Programmed Death 1 Immunotherapy for Recurrent Liver Tumors.Liver Transpl.2021；27（3）：444–449.doi：10.1002/lt.25887

[126]Zhong JH，Xing BC，Zhang WG，et al.Repeat hepatic resection versus radiofrequency ablation for recurrent hepatocellular carcinoma：retrospective multicentre study.Br J Surg.2021；109（1）：71–78. doi：10.1093/bjs/znab340

[127]Wang Z，Liu M，Zhang D，et al.Microwave ablation versus laparoscopic resection as first-line therapy for solitary 3–5-cm HCC.Hepatology.2022；76（1）：66–77.doi：10.1002/hep.32323

[128]Li L，Zhang J，Liu X，Li X，Jiao B，Kang T.Clinical outcomes of radiofrequency ablation and surgical resection for small hepatocellular carcinoma：A meta-analysis.J Gastroenterol Hepatol.2012；27（1）：51–58.doi：10.1111/j.1440–1746.2011.06947.x

[129]Huang J，Yan L，Cheng Z，et al.A Randomized Trial Comparing Radiofrequency Ablation and Surgical Resection for HCC Conforming to the Milan Criteria.Ann Surg.2010；252（6）：903–912.doi：10.1097/SLA.0b013e3181efc656

[130]Feng Q，Chi Y，Liu Y，Zhang L，Liu Q.Efficacy and safety of percutaneous radiofrequency ablation versus surgical resection for small hepatocellular carcinoma：a meta-analysis of 23 studies.J Cancer Res Clin Oncol.2015；141（1）：1-9.doi：10.1007/s00432-014-1708-1

[131]Chen QW，Ying HF，Gao S，et al.Radiofrequency ablation plus chemoembolization versus radiofrequency ablation alone for hepatocellular carcinoma：A systematic review and meta-analysis.Clin Res Hepatol Gastroenterol.2016；40（3）：309-314.doi：10.1016/j.clinre.2015.07.008

[132]Zhang YJ，Chen MS，Chen Y，Lau WY，Peng Z.Long-term Outcomes of Transcatheter Arterial Chemoembolization Combined With Radiofrequency Ablation as an Initial Treatment for Early-Stage Hepatocellular Carcinoma. JAMA Netw Open. 2021；4（9）：e2126992. doi：10.1001 / jamanetworkopen.2021.26992

[133]Peng ZW，Zhang YJ，Chen MS，et al.Radiofrequency Ablation With or Without Transcatheter Arterial Chemoembolization in the Treatment of Hepatocellular Carcinoma：A Prospective Randomized Trial. J Clin Oncol.2013；31（4）：426-432.doi：10.1200/JCO.2012.42.9936

[134]Wang L，Ke Q，Lin N，Huang Q，Zeng Y，Liu J.The efficacy of transarterial chemoembolization combined with microwave ablation for unresectable hepatocellular carcinoma：a systematic review and meta-analysis. Int J Hyperthermia. 2019；36（1）：1287-1295. doi：10.1080 / 02656736.2019.1692148

[135]Zhou C，Zhang X，Peng Y，et al.Surgical Resection plus Radiofrequency Ablation versus Radical Surgery for Hepatocellular Carcinoma：A Propensity Score Matching Analysis.J Cancer.2019；10（17）：3933-3940.doi：10.7150/jca.29501

[136]Zhuang B wen，Li W，Wang W，et al.Treatment effect of radiofrequency ablation versus liver transplantation and surgical resection for hepatocellular carcinoma within Milan criteria：a population-based study.Eur Radiol.2021；31（7）：5379-5389.doi：10.1007/s00330-020-07551-9

[137]Vietti Violi N，Duran R，Guiu B，et al.Efficacy of microwave ablation versus radiofrequency ablation for the treatment of hepatocellular carcinoma in patients with chronic liver disease：a randomised controlled phase 2 trial.Lancet Gastroenterol Hepatol.2018；3（5）：317-325.doi：10.1016/S2468-1253（18）30029-3

[138]An C，Li WZ，Huang ZM，et al.Small single perivascular hepatocellular carcinoma：comparisons of radiofrequency ablation and microwave ablation by using propensity score analysis.Eur Radiol.2021；31（7）：4764-4773.doi：10.1007/s00330-020-07571-5

[139]Yu J，Yu X ling，Han Z yu，et al.Percutaneous cooled-probe microwave versus radiofrequency ablation in early-stage hepatocellular carcinoma：a phase Ⅲ randomised controlled trial.Gut.2017；66（6）：1172-1173.doi：10.1136/gutjnl-2016-312629

[140]Tan W，Deng Q，Lin S，Wang Y，Xu G.Comparison of microwave ablation and radiofrequency ablation for hepatocellular carcinoma：a systematic review and meta-analysis.Int J Hyperthermia.2019；36（1）：263-271.doi：10.1080/02656736.2018.1562571

[141]Yu J，Cheng ZG，Han ZY，et al.Period-Dependent Survival Benefit of Percutaneous Microwave Ablation for Hepatocellular Carcinoma：A 12-Year Real-World，Multicentric Experience.Liver Cancer.2022；11（4）：341-353.doi：10.1159/000522134

[142]Duan X，Wang M，Han X，et al.Combined use of microwave ablation and cell immunotherapy induces nonspecific immunity of hepatocellular carcinoma model mice.Cell Cycle.2020；19（24）：3595-3607.doi：10.1080/15384101.2020.1853942

[143]Rozeman EA，Prevoo W，Meier MAJ，et al.Phase Ib/Ⅱ trial testing combined radiofrequency ablation and ipilimumab in uveal melanoma（SECIRA-UM）.Melanoma Res.2020；30（3）：252-260. doi：10.1097/CMR.0000000000000653

[144]中华医学会放射学分会介入学组协作组.原发性肝细胞癌经导管肝动脉化疗性栓塞治疗 技 术

操作规范专家共识[J].中华放射学杂志，2011，45（10）：908-912.DOI：10.3760/cma.j.issn.1005-1201.2011.10.003.

[145]中国医师协会介入医师分会临床诊疗指南专委会.中国肝细胞癌经动脉化疗栓塞（TACE）治疗临床实践指南（2021年版）[J].中华内科杂志，2021，60（7）：599-614.DOI：10.3760/cma.j.cn112137-20210425-00991.

[146]中国抗癌协会肿瘤介入专家委员会.经导管动脉灌注化疗药物应用原则——中国肿瘤介入专家共识[J].介入放射学杂志，2017，26（11）：963-970.DOI：10.3969/j.issn.1008-794X.2017.11.001.

[147]郭志，滕皋军，邹英华，等.载药微球治疗原发性和转移性肝癌的技术操作推荐[J].中华放射学杂志，2019，53（5）：336-340.DOI：10.3760/cma.j.issn.1005-1201.2019.05.002.

[148]Shao G，Zou Y，et al.Chinese expert consensus on technical recommendations for the standard operation of drug-eluting beads for transvascular embolization. Ann Transl Med.2021；9（8）：714-714. doi：10.21037/atm-21-1678

[149]De Baere T，Ronot M，Chung JW，et al.Initiative on Superselective Conventional Transarterial Chemoembolization Results（INSPIRE）.Cardiovasc Intervent Radiol.2022；45（10）：1430-1440.doi：10.1007/s00270-022-03233-9

[150]Si ZM，Wang GZ，Qian S，et al.Combination Therapies in the Management of Large（≥5cm）Hepatocellular Carcinoma：Microwave Ablation Immediately Followed by Transarterial Chemoembolization. J Vasc Interv Radiol.2016；27（10）：1577-1583.doi：10.1016/j.jvir.2016.02.014

[151]Lewis AR，Padula CA，McKinney JM，Toskich BB.Ablation plus Transarterial Embolic Therapy for Hepatocellular Carcinoma Larger than 3cm：Science，Evidence，and Future Directions.Semin Interv Radiol.2019；36（04）：303-309.doi：10.1055/s-0039-1697641

[152]中华医学会放射肿瘤学分会，中国生物医学工程学会精确放疗分会肝癌学组与消化系统肿瘤专家委员会，中国研究型医院学会放射肿瘤学分会肝癌学组.2016年原发性肝癌放疗共识[J].中华放射肿瘤学杂志，2016，25（11）：1141-1150.DOI：10.3760/cma.j.issn.1004-4221.2016.11.001.

[153]Liu BJ，Gao S，Zhu X，et al.Combination Therapy of Chemoembolization and Hepatic Arterial Infusion Chemotherapy in Hepatocellular Carcinoma with Portal Vein Tumor Thrombosis Compared with Chemoembolization Alone：A Propensity Score-Matched Analysis. Liu R，ed.BioMed Res Int.2021；2021：1-13.doi：10.1155/2021/6670367

[154]Huang J，Huang W，Zhan M，et al.Drug-Eluting Bead Transarterial Chemoembolization Combined with FOLFOX-Based Hepatic Arterial Infusion Chemotherapy for Large or Huge Hepatocellular Carcinoma.J Hepatocell Carcinoma.2021；Volume 8：1445-1458.doi：10.2147/JHC.S339379

[155]Wang Q，Xia D，Bai W，et al.Development of a prognostic score for recommended TACE candidates with hepatocellular carcinoma：A multicentre observational study. J Hepatol.2019；70（5）：893-903.doi：10.1016/j.jhep.2019.01.013

[156]Wang Z，Wang E，Bai W，et al.Exploratory Analysis to Identify Candidates Benefitting from Combination Therapy of Transarterial Chemoembolization and Sorafenib for First-Line Treatment of Unresectable Hepatocellular Carcinoma：A Multicenter Retrospective Observational Study.Liver Cancer.2020；9（3）：308-325.doi：10.1159/000505692

[157]Peng Z，Fan W，Zhu B，et al.Lenvatinib Combined With Transarterial Chemoembolization as First-Line Treatment for Advanced Hepatocellular Carcinoma：A Phase Ⅲ，Randomized Clinical Trial（LAUNCH）.J Clin Oncol.2023；41（1）：117-127.doi：10.1200/JCO.22.00392

[158]Xia D，Bai W，Wang E，et al.Lenvatinib with or without Concurrent Drug-Eluting Beads Transarterial Chemoembolization in Patients with Unresectable，Advanced Hepatocellular Carcinoma：A Real-World，Multicenter，Retrospective Study. Liver Cancer.2022；11（4）：368-382.doi：10.1159/

000523849
[159]Zhu HD, Li HL, Huang MS, et al.Transarterial chemoembolization with PD-（L）1 inhibitors plus molecular targeted therapies for hepatocellular carcinoma（CHANCE001）.Signal Transduct Target Ther.2023; 8（1）: 58.doi: 10.1038/s41392-022-01235-0
[160]Jin ZC, Zhong BY, Chen JJ, et al.Real-world efficacy and safety of TACE plus camrelizumab and apatinib in patients with HCC（CHANCE2211）: a propensity score matching study.Eur Radiol.2023; 33（12）: 8669-8681.doi: 10.1007/s00330-023-09754-2
[161]Li S, Wu J, Wu J, et al.Prediction of early treatment response to the combination therapy of TACE plus lenvatinib and anti-PD-1 antibody immunotherapy for unresectable hepatocellular carcinoma: Multicenter retrospective study. Front Immunol. 2023; 14: 1109771. doi: 10.3389 / fimmu.2023.1109771
[162]中华医学会感染病学分会，中华医学会肝病学分会.慢性乙型肝炎防治指南（2019年版）[J].临床肝胆病杂志，2019，35（12）：2648-2669.DOI：10.3969/j.issn.1001-5256.2019.12.007.
[163]Lu J, Guo JH, Ji JS, et al.Irradiation stent with 125I plus TACE versus sorafenib plus TACE for hepatocellular carcinoma with major portal vein tumor thrombosis: a multicenter randomized trial.Int J Surg.2023; 109（5）: 1188-1198.doi: 10.1097/JS9.0000000000000295
[164]Luo JJ, Zhang ZH, Liu QX, Zhang W, Wang JH, Yan ZP.Endovascular brachytherapy combined with stent placement and TACE for treatment of HCC with main portal vein tumor thrombus.Hepatol Int.2016; 10（1）: 185-195.doi: 10.1007/s12072-015-9663-8
[165]Lu J, Guo JH, Zhu HD, Zhu GY, Chen L, Teng GJ.Safety and Efficacy of Irradiation Stent Placement for Malignant Portal Vein Thrombus Combined with Transarterial Chemoembolization for Hepatocellular Carcinoma: A Single-Center Experience.J Vasc Interv Radiol.2017; 28（6）: 786-794.e3. doi: 10.1016/j.jvir.2017.02.014
[166]Zhang ZH, Zhang W, Gu JY, et al.Treatment of Hepatocellular Carcinoma with Tumor Thrombus with the Use of Iodine-125 Seed Strand Implantation and Transarterial Chemoembolization: A Propensity-Score Analysis.J Vasc Interv Radiol.2018; 29（8）: 1085-1093.doi: 10.1016/j.jvir.2018.02.013
[167]Yang SB, Zhang JH, Fu YF, Wang R.TACE with portal vein radioactive seeds for HCC with portal vein tumor thrombus: a meta-analysis.Minim Invasive Ther Allied Technol.2022; 31（6）: 856-864.doi: 10.1080/13645706.2022.2045326
[168]Wang Z, Ren Z, Chen Y, et al.Adjuvant Transarterial Chemoembolization for HBV-Related Hepatocellular Carcinoma After Resection: A Randomized Controlled Study.Clin Cancer Res.2018; 24（9）: 2074-2081.doi: 10.1158/1078-0432.CCR-17-2899
[169]Wei W, Jian P, Li S, et al.Adjuvant transcatheter arterial chemoembolization after curative resection for hepatocellular carcinoma patients with solitary tumor and microvascular invasion: a randomized clinical trial of efficacy and safety.Cancer Commun.2018; 38（1）: 1-12.doi: 10.1186/s40880-018-0331-y
[170]Li L, Li B, Zhang M.Postoperative adjuvant transarterial chemoembolization improves the prognosis of hepatocellular carcinoma patients with microvascular invasion: a systematic review and meta-analysis.Acta Radiol.2020; 61（6）: 723-731.doi: 10.1177/0284185119878357
[171]He M, Li Q, Zou R, et al.Sorafenib Plus Hepatic Arterial Infusion of Oxaliplatin, Fluorouracil, and Leucovorin vs Sorafenib Alone for Hepatocellular Carcinoma With Portal Vein Invasion: A Randomized Clinical Trial.JAMA Oncol.2019; 5（7）: 953.doi: 10.1001/jamaoncol.2019.0250
[172]Lyu N, Lin Y, Kong Y, et al.FOXAI: a phase Ⅱ trial evaluating the efficacy and safety of hepatic arterial infusion of oxaliplatin plus fluorouracil / leucovorin for advanced hepatocellular carcinoma. Gut.2018; 67（2）: 395.1-396.doi: 10.1136/gutjnl-2017-314138
[173]Long Y, Liang Y, Li S, et al.Therapeutic outcome and related predictors of stereotactic body radio-

therapy for small liver-confined HCC: a systematic review and meta-analysis of observational studies. Radiat Oncol.2021; 16 (1): 68.doi: 10.1186/s13014-021-01761-1

[174]Chen YX, Zhuang Y, Yang P, et al.Helical IMRT-Based Stereotactic Body Radiation Therapy Using an Abdominal Compression Technique and Modified Fractionation Regimen for Small Hepatocellular Carcinoma. Technol Cancer Res Treat. 2020; 19: 153303382093700. doi: 10.1177 / 1533033820937002

[175]Hara K, Takeda A, Tsurugai Y, et al.Radiotherapy for Hepatocellular Carcinoma Results in Comparable Survival to Radiofrequency Ablation: A Propensity Score Analysis.Hepatology.2019; 69 (6): 2533-2545.doi: 10.1002/hep.30591

[176]Jang WI, Bae SH, Kim M, et al.A phase 2 multicenter study of stereotactic body radiotherapy for hepatocellular carcinoma: Safety and efficacy. Cancer. 2020; 126 (2): 363-372. doi: 10.1002 / cncr.32502

[177]Kim N, Cheng J, Jung I, et al. Stereotactic body radiation therapy vs. radiofrequency ablation in Asian patients with hepatocellular carcinoma. J Hepatol. 2020; 73 (1): 121-129. doi: 10.1016/j. jhep.2020.03.005

[178]Su TS, Liang P, Liang J, et al. Long-Term Survival Analysis of Stereotactic Ablative Radiotherapy Versus Liver Resection for Small Hepatocellular Carcinoma.Int J Radiat Oncol.2017; 98 (3): 639-646.doi: 10.1016/j.ijrobp.2017.02.095

[179]Su TS, Liang P, Zhou Y, et al.Stereotactic Body Radiation Therapy vs.Transarterial Chemoembolization in Inoperable Barcelona Clinic Liver Cancer Stage a Hepatocellular Carcinoma: A Retrospective, Propensity-Matched Analysis.Front Oncol.2020; 10: 347.doi: 10.3389/fonc.2020.00347

[180]Bae SH, Chun SJ, Chung JH, et al.Stereotactic Body Radiation Therapy for Hepatocellular Carcinoma: Meta-Analysis and International Stereotactic Radiosurgery Society Practice Guidelines.Int J Radiat Oncol.2024; 118 (2): 337-351.doi: 10.1016/j.ijrobp.2023.08.015

[181]Comito T, Loi M, Franzese C, et al. Stereotactic Radiotherapy after Incomplete Transarterial (Chemo-) Embolization (TAE\TACE) versus Exclusive TAE or TACE for Treatment of Inoperable HCC: A Phase Ⅲ Trial (NCT02323360) .Curr Oncol.2022; 29 (11): 8802-8813.doi: 10.3390/ curroncol29110692

[182]Yoon SM, Kim SY, Lim YS, et al.Stereotactic body radiation therapy for small (≤5cm) hepatocellular carcinoma not amenable to curative treatment: Results of a single-arm, phase Ⅱ clinical trial. Clin Mol Hepatol.2020; 26 (4): 506-515.doi: 10.3350/cmh.2020.0038

[183]Meng MB, Cui YL, Lu Y, et al.Transcatheter arterial chemoembolization in combination with radiotherapy for unresectable hepatocellular carcinoma: A systematic review and meta-analysis. Radiother Oncol.2009; 92 (2): 184-194.doi: 10.1016/j.radonc.2008.11.002

[184]Zeng ZC, Fan J, Tang ZY, et al.A comparison of treatment combinations with and without radiotherapy for hepatocellular carcinoma with portal vein and/or inferior vena cava tumor thrombus.Int J Radiat Oncol.2005; 61 (2): 432-443.doi: 10.1016/j.ijrobp.2004.05.025

[185]Shen L, Xi M, Zhao L, et al. Combination Therapy after TACE for Hepatocellular Carcinoma with Macroscopic Vascular Invasion: Stereotactic Body Radiotherapy versus Sorafenib. Cancers. 2018; 10 (12): 516.doi: 10.3390/cancers10120516

[186]Wei Z, Zhao J, Bi X, et al. Neoadjuvant radiotherapy for resectable hepatocellular carcinoma with portal vein tumor thrombus: a systematic review. Hepatobiliary Surg Nutr. 2022; 11 (5): 709-717. doi: 10.21037/hbsn-20-854

[187]Wei X, Jiang Y, Zhang X, et al. Neoadjuvant Three-Dimensional Conformal Radiotherapy for Resectable Hepatocellular Carcinoma With Portal Vein Tumor Thrombus: A Randomized, Open-Label, Multicenter Controlled Study.J Clin Oncol.2019; 37 (24): 2141-2151.doi: 10.1200/JCO.18.02184

[188]Su K，Gu T，Xu K，et al.Gamma knife radiosurgery versus transcatheter arterial chemoembolization for hepatocellular carcinoma with portal vein tumor thrombus：a propensity score matching study.Hepatol Int.2022；16（4）：858-867.doi：10.1007/s12072-022-10339-2

[189]Guo L，Wei X，Feng S，et al.Radiotherapy prior to or after transcatheter arterial chemoembolization for the treatment of hepatocellular carcinoma with portal vein tumor thrombus：a randomized controlled trial.Hepatol Int.2022；16（6）：1368-1378.doi：10.1007/s12072-022-10423-7

[190]Su TS，Li LQ，Meng WW，et al.Long-Term Survival Analysis of Transarterial Chemoembolization Plus Radiotherapy vs.Radiotherapy for Hepatocellular Carcinoma With Macroscopic Vascular Invasion. Front Oncol.2020；10：1205.doi：10.3389/fonc.2020.01205

[191]Rim CH，Park S，Yoon WS，Shin IS，Park HC.Radiotherapy for bone metastases of hepatocellular carcinoma：a hybrid systematic review with meta-analyses.Int J Radiat Biol.2023；99（3）：419-430.doi：10.1080/09553002.2022.2094020

[192]Wong TC，Lee VH，Law AL，et al.Prospective Study of Stereotactic Body Radiation Therapy for Hepatocellular Carcinoma on Waitlist for Liver Transplant.Hepatology.2021；74（5）：2580-2594.doi：10.1002/hep.31992

[193]Wu F，Chen B，Dong D，et al.Phase 2 Evaluation of Neoadjuvant Intensity-Modulated Radiotherapy in Centrally Located Hepatocellular Carcinoma：A Nonrandomized Controlled Trial.JAMA Surg.2022；157（12）：1089.doi：10.1001/jamasurg.2022.4702

[194]Chiang CL，Chiu KWH，Chan KSK，et al.Sequential transarterial chemoembolisation and stereotactic body radiotherapy followed by immunotherapy as conversion therapy for patients with locally advanced，unresectable hepatocellular carcinoma（START-FIT）：a single-arm，phase 2 trial.Lancet Gastroenterol Hepatol.2023；8（2）：169-178.doi：10.1016/S2468-1253（22）00339-9

[195]Chen B，Wu J，Cheng S，et al.Phase 2 Study of Adjuvant Radiotherapy Following Narrow-Margin Hepatectomy in Patients With HCC.Hepatology.2021；74（5）：2595-2604.doi：10.1002/hep.31993

[196]Shi C，Li Y，Geng L，et al.Adjuvant stereotactic body radiotherapy after marginal resection for hepatocellular carcinoma with microvascular invasion：A randomised controlled trial.Eur J Cancer.2022；166：176-184.doi：10.1016/j.ejca.2022.02.012

[197]Wang W，Wang Z，Wu J，et al.Survival benefit with IMRT following narrow-margin hepatectomy in patients with hepatocellular carcinoma close to major vessels.Liver Int.2015；35（12）：2603-2610. doi：10.1111/liv.12857

[198]Wang L，Wang W，Rong W，et al.Postoperative adjuvant treatment strategy for hepatocellular carcinoma with microvascular invasion：a non-randomized interventional clinical study.BMC Cancer.2020；20（1）：614.doi：10.1186/s12885-020-07087-7

[199]Chen J，He K，Han Y，Guo L，Su K，Wu Z.Clinical efficacy and safety of external radiotherapy combined with sorafenib in the treatment of hepatocellular carcinoma：a systematic review and meta-analysis.Ann Hepatol.2022；27（4）：100710.doi：10.1016/j.aohep.2022.100710

[200]Munoz-Schuffenegger P，Barry A，Atenafu EG，et al.Stereotactic body radiation therapy for hepatocellular carcinoma with Macrovascular invasion.Radiother Oncol.2021；156：120-126.doi：10.1016/j.radonc.2020.11.033

[201]Chang WI，Kim BH，Kim YJ，Yoon J，Jung YJ，Chie EK.Role of radiotherapy in Barcelona Clinic Liver Cancer stage C hepatocellular carcinoma treated with sorafenib.J Gastroenterol Hepatol.2022；37（2）：387-394.doi：10.1111/jgh.15722

[202]Li H，Wu Z，Chen J，et al.External radiotherapy combined with sorafenib has better efficacy in unresectable hepatocellular carcinoma：a systematic review and meta-analysis.Clin Exp Med.2022；23（5）：1537-1549.doi：10.1007/s10238-022-00972-4

[203]Wang H，Zhu X，Zhao Y，et al.Phase 1 trial of apatinib combined with intensity-modulated radio-

therapy in unresectable hepatocellular carcinoma.BMC Cancer.2022；22（1）：771.doi：10.1186/s12885-022-09819-3

[204]Li J，Xuan S，Dong P，et al.Immunotherapy of hepatocellular carcinoma：recent progress and new strategy.Front Immunol.2023；14：1192506.doi：10.3389/fimmu.2023.1192506

[205]Kimura T，Fujiwara T，Kameoka T，Adachi Y，Kariya S.The Current Role of Stereotactic Body Radiation Therapy（SBRT）in Hepatocellular Carcinoma（HCC）.Cancers.2022；14（18）：4383.doi：10.3390/cancers14184383

[206]Zhong L，Wu D，Peng W，et al.Safety of PD-1/PD-L1 Inhibitors Combined With Palliative Radiotherapy and Anti-Angiogenic Therapy in Advanced Hepatocellular Carcinoma.Front Oncol.2021；11：686621.doi：10.3389/fonc.2021.686621

[207]Chen YX，Yang P，Du SS，et al.Stereotactic body radiotherapy combined with sintilimab in patients with recurrent or oligometastatic hepatocellular carcinoma：A phase Ⅱ clinical trial.World J Gastroenterol.2023；29（24）：3871-3882.doi：10.3748/wjg.v29.i24.3871

[208]Li JX，Su TS，Gong WF，et al.Combining stereotactic body radiotherapy with camrelizumab for unresectable hepatocellular carcinoma：a single-arm trial.Hepatol Int.2022；16（5）：1179-1187.doi：10.1007/s12072-022-10396-7

[209]Su TS，Li LQ，Liang SX，et al.A Prospective Study of Liver Regeneration After Radiotherapy Based on a New（Su' S）Target Area Delineation. Front Oncol. 2021；11：680303. doi：10.3389 /fonc.2021.680303

[210]曾昭冲.肝细胞癌的立体定向放射治疗[J].中华肿瘤杂志，2015，37（9）：650-652.DOI：10.3760/cma.j.issn.0253-3766.2015.09.004.

[211]Su TS，Liu QH，Zhu XF，et al.Optimal stereotactic body radiotherapy dosage for hepatocellular carcinoma：a multicenter study.Radiat Oncol.2021；16（1）：79.doi：10.1186/s13014-021-01778-6

[212]He J，Shi S，Ye L，et al.A randomized trial of conventional fraction versus hypofraction radiotherapy for bone metastases from hepatocellular carcinoma. J Cancer. 2019；10（17）：4031-4037. doi：10.7150/jca.28674

[213]Zhang H，Chen Y，Hu Y，et al.Image-guided intensity-modulated radiotherapy improves short-term survival for abdominal lymph node metastases from hepatocellular carcinoma.Ann Palliat Med.2019；8（5）：717-727.doi：10.21037/apm.2019.11.17

[214]Byun HK，Kim HJ，Im YR，Kim DY，Han KH，Seong J.Dose escalation in radiotherapy for incomplete transarterial chemoembolization of hepatocellular carcinoma.Strahlenther Onkol.2020；196（2）：132-141.doi：10.1007/s00066-019-01488-9

[215]Su TS，Luo R，Liang P，Cheng T，Zhou Y，Huang Y.A prospective cohort study of hepatic toxicity after stereotactic body radiation therapy for hepatocellular carcinoma. Radiother Oncol. 2018；129（1）：136-142.doi：10.1016/j.radonc.2018.02.031

[216]D' Avola D，Granito A，Torre-Alάez MDL，Piscaglia F.The importance of liver functional reserve in the non-surgical treatment of hepatocellular carcinoma.J Hepatol.2022；76（5）：1185-1198.doi：10.1016/j.jhep.2021.11.013

[217]Hu Y，Zhou Y，Chen Y，Shi S，Zeng Z.4D-CT scans reveal reduced magnitude of respiratory liver motion achieved by different abdominal compression plate positions in patients with intrahepatic tumors undergoing helical tomotherapy.Med Phys.2016；43（7）：4335-4341.doi：10.1118/1.4953190

[218]Kim TH，Koh YH，Kim BH，et al.Proton beam radiotherapy vs.radiofrequency ablation for recurrent hepatocellular carcinoma：A randomized phase Ⅲ trial.J Hepatol.2021；74（3）：603-612.doi：10.1016/j.jhep.2020.09.026

[219]Finn RS，Qin S，Ikeda M，et al.Atezolizumab plus Bevacizumab in Unresectable Hepatocellular Carcinoma.N Engl J Med.2020；382（20）：1894-1905.doi：10.1056/NEJMoa1915745

[220]Cheng AL, Qin S, Ikeda M, et al.Updated efficacy and safety data from IMbrave150: Atezolizumab plus bevacizumab vs.sorafenib for unresectable hepatocellular carcinoma.J Hepatol.2022; 76(4): 862-873.doi: 10.1016/j.jhep.2021.11.030

[221]Ren Z, Xu J, Bai Y, et al.Sintilimab plus a bevacizumab biosimilar (IBI305) versus sorafenib in unresectable hepatocellular carcinoma (ORIENT-32): a randomised, open-label, phase 2-3 study.Lancet Oncol.2021; 22(7): 977-990.doi: 10.1016/S1470-2045(21)00252-7

[222]Qin S, Chan SL, Gu S, et al.Camrelizumab plus rivoceranib versus sorafenib as first-line therapy for unresectable hepatocellular carcinoma (CARES-310): a randomised, open-label, international phase 3 study. The Lancet. 2023; 402 (10408): 1133-1146. doi: 10.1016/S0140-6736 (23) 00961-3

[223]Qin S, Bi F, Gu S, et al.Donafenib Versus Sorafenib in First-Line Treatment of Unresectable or Metastatic Hepatocellular Carcinoma: A Randomized, Open-Label, Parallel-Controlled Phase Ⅱ-Ⅲ Trial.J Clin Oncol.2021; 39(27): 3002-3011.doi: 10.1200/JCO.21.00163

[224]Kudo M, Finn RS, Qin S, et al.Lenvatinib versus sorafenib in first-line treatment of patients with unresectable hepatocellular carcinoma: a randomised phase 3 non-inferiority trial. The Lancet. 2018; 391(10126): 1163-1173.doi: 10.1016/S0140-6736(18)30207-1

[225]Qin S, Kudo M, Meyer T, et al.Tislelizumab vs Sorafenib as First-Line Treatment for Unresectable Hepatocellular Carcinoma: A Phase 3 Randomized Clinical Trial.JAMA Oncol.2023; 9(12): 1651. doi: 10.1001/jamaoncol.2023.4003

[226]Llovet JM, Ricci S, Mazzaferro V, et al.Sorafenib in Advanced Hepatocellular Carcinoma.N Engl J Med.2008; 359(4): 378-390.doi: 10.1056/NEJMoa0708857

[227]Cheng AL, Kang YK, Chen Z, et al.Efficacy and safety of sorafenib in patients in the Asia-Pacific region with advanced hepatocellular carcinoma: a phase Ⅲ randomised, double-blind, placebo-controlled trial.Lancet Oncol.2009; 10(1): 25-34.doi: 10.1016/S1470-2045(08)70285-7

[228]Qin S, Bai Y, Lim HY, et al.Randomized, Multicenter, Open-Label Study of Oxaliplatin Plus Fluorouracil/Leucovorin Versus Doxorubicin As Palliative Chemotherapy in Patients With Advanced Hepatocellular Carcinoma From Asia. J Clin Oncol. 2013; 31 (28): 3501-3508. doi: 10.1200/JCO.2012.44.5643

[229]Qin S, Cheng Y, Liang J, et al.Efficacy and Safety of the FOLFOX4 Regimen Versus Doxorubicin in Chinese Patients With Advanced Hepatocellular Carcinoma: A Subgroup Analysis of the EACH Study. The Oncologist.2014; 19(11): 1169-1178.doi: 10.1634/theoncologist.2014-0190

[230]屈凤莲，郝学志，秦叔逵，等.亚砷酸注射液治疗原发性肝癌的Ⅱ期多中心临床研究[J].中华肿瘤杂志，2011，33(9): 697-701.DOI: 10.3760/cma.j.issn.0253-3766.2011.09.013.

[231]Abou-Alfa GK, Lau G, Kudo M, et al.Plain language summary of the HIMALAYA study: tremelimumab and durvalumab for unresectable hepatocellular carcinoma (liver cancer).Future Oncol.2023; 19(38): 2505-2516.doi: 10.2217/fon-2023-0486

[232]Galle PR, Decaens T, Kudo M, et al. Nivolumab (NⅣO) plus ipilimumab (IPI) vs lenvatinib (LEN) or sorafenib (SOR) as first-line treatment for unresectable hepatocellular carcinoma (uHCC): First results from CheckMate 9DW. J Clin Oncol. 2024; 42 (17_suppl): LBA4008-LBA4008.doi: 10.1200/JCO.2024.42.17_suppl.LBA4008

[233]Bruix J, Qin S, Merle P, et al.Regorafenib for patients with hepatocellular carcinoma who progressed on sorafenib treatment (RESORCE): a randomised, double-blind, placebo-controlled, phase 3 trial.The Lancet.2017; 389(10064): 56-66.doi: 10.1016/S0140-6736(16)32453-9

[234]Qin S, Li Q, Gu S, et al.Apatinib as second-line or later therapy in patients with advanced hepatocellular carcinoma (AHELP): a multicentre, double-blind, randomised, placebo-controlled, phase 3 trial.Lancet Gastroenterol Hepatol.2021; 6(7): 559-568.doi: 10.1016/S2468-1253(21)

00109-6

[235]Zhu AX, Kang YK, Yen CJ, et al.Ramucirumab after sorafenib in patients with advanced hepatocellular carcinoma and increased α-fetoprotein concentrations (REACH-2): a randomised, double-blind, placebo-controlled, phase 3 trial.Lancet Oncol.2019; 20 (2): 282-296.doi: 10.1016/S1470-2045 (18) 30937-9

[236]Shao G, Bai Y, Yuan X, et al.Ramucirumab as second-line treatment in Chinese patients with advanced hepatocellular carcinoma and elevated alpha-fetoprotein after sorafenib (REACH-2 China): A randomised, multicentre, double-blind study. eClinicalMedicine. 2022; 54: 101679. doi: 10.1016/j.eclinm.2022.101679

[237]Qin S, Chen Z, Fang W, et al.Pembrolizumab Versus Placebo as Second-Line Therapy in Patients From Asia With Advanced Hepatocellular Carcinoma: A Randomized, Double-Blind, Phase Ⅲ Trial.J Clin Oncol.2023; 41 (7): 1434-1443.doi: 10.1200/JCO.22.00620

[238]Qin S, Ren Z, Meng Z, et al.Camrelizumab in patients with previously treated advanced hepatocellular carcinoma: a multicentre, open-label, parallel-group, randomised, phase 2 trial.Lancet Oncol.2020; 21 (4): 571-580.doi: 10.1016/S1470-2045 (20) 30011-5

[239]Xu J, Shen J, Gu S, et al.Camrelizumab in Combination with Apatinib in Patients with Advanced Hepatocellular Carcinoma (RESCUE): A Nonrandomized, Open-label, Phase Ⅱ Trial.Clin Cancer Res.2021; 27 (4): 1003-1011.doi: 10.1158/1078-0432.CCR-20-2571

[240]Xu J, Zhang Y, Jia R, et al.Anti-PD-1 Antibody SHR-1210 Combined with Apatinib for Advanced Hepatocellular Carcinoma, Gastric, or Esophagogastric Junction Cancer: An Open-label, Dose Escalation and Expansion Study.Clin Cancer Res.2019; 25 (2): 515-523.doi: 10.1158/1078-0432.CCR-18-2484

[241]Ren Z, Ducreux M, Abou-Alfa GK, et al.Tislelizumab in Patients with Previously Treated Advanced Hepatocellular Carcinoma (RATIONALE-208): A Multicenter, Non-Randomized, Open-Label, Phase 2 Trial.Liver Cancer.2023; 12 (1): 72-84.doi: 10.1159/000527175

[242]Yau T, Kang YK, Kim TY, et al.Efficacy and Safety of Nivolumab Plus Ipilimumab in Patients With Advanced Hepatocellular Carcinoma Previously Treated With Sorafenib: The CheckMate 040 Randomized Clinical Trial.JAMA Oncol.2020; 6 (11): e204564.doi: 10.1001/jamaoncol.2020.4564

[243]Abou-Alfa GK, Meyer T, Cheng AL, et al.Cabozantinib in Patients with Advanced and Progressing Hepatocellular Carcinoma.N Engl J Med.2018; 379 (1): 54-63.doi: 10.1056/NEJMoa1717002

[244]NCCN Clinical Practice Guidelines in Oncology (NCCN Guidelines) .Hepatocellular Carcinoma.Version 1.2024.

[245]Hasegawa K, Takemura N, Yamashita T, et al.The Japan Society of Hepatology 2021 version (5th JSH-HCC Guidelines) [J].Hepatol Res, 2023, 53 (5): 383-390.DOI: 10.1111/hepr.13892.

[246]Singal AG, Llovet JM, Yarchoan M, et al. AASLD Practice Guidance on prevention, diagnosis, and treatment of hepatocellular carcinoma.Hepatology.2023; 78 (6): 1922-1965.doi: 10.1097/HEP.0000000000000466

[247]Seymour L, Bogaerts J, Perrone A, et al.iRECIST: guidelines for response criteria for use in trials testing immunotherapeutics.Lancet Oncol.2017; 18 (3): e143-e152.doi: 10.1016/S1470-2045 (17) 30074-8

[248]Sun Y, Qin S, Li W, et al.A randomized, double-blinded, phase Ⅲ study of icaritin versus huachashu as the first-line therapy in biomarker-enriched HBV-related advanced hepatocellular carcinoma with poor conditions: Interim analysis result.J Clin Oncol.2021; 39 (15_suppl): 4077-4077.doi: 10.1200/JCO.2021.39.15_suppl.4077

[249]Qin S, Li Q, Ming Xu J, et al.Icaritin-induced immunomodulatory efficacy in advanced hepatitis B virus - related hepatocellular carcinoma: Immunodynamic biomarkers and overall survival. Cancer

Sci.2020；111（11）：4218-4231.doi：10.1111/cas.14641

[250]360. Yu Z，Guo J，Hu M，Gao Y，Huang L.Icaritin Exacerbates Mitophagy and Synergizes with Doxorubicin to Induce Immunogenic Cell Death in Hepatocellular Carcinoma. ACS Nano. 2020；14（4）：4816-4828.doi：10.1021/acsnano.0c00708

[251]成远，华海清.榄香烯治疗原发性肝癌的研究进展[J].临床肿瘤学杂志，2017，22（10）：950-953.DOI：10.3969/j.issn.1009-0460.2017.10.018.

[252]Zheng D hai，Yang J mei，Wu J xiong，et al.Cidan Capsule in Combination with Adjuvant Transarterial Chemoembolization Reduces Recurrence Rate after Curative Resection of Hepatocellular Carcinoma：A Multicenter，Randomized Controlled Trial. Chin J Integr Med. 2023；29（1）：3-9. doi：10.1007/s11655-022-3537-4

[253]中华医学会肝病学分会肝癌学组.HBV/HCV 相关肝细胞癌抗病毒治疗专家共识（2021 年更新版）[J].中华肝脏病杂志，2021，29（10）：948-966. DOI：10.3760/cma.j.cn501113-20210907-00456.

[254]中华医学会肝病学分会，中华医学会感染病学分会.丙型肝炎防治指南（2022 年版）[J].中华传染病杂志，2023，41（1）：29-46.DOI：10.3760/cma.j.cn311365-20230217-00045.

[255]秦叔逵，马军.中国临床肿瘤学会（CSCO）肿瘤放化疗相关中性粒细胞减少症规范化管理指南（2021）[J].临床肿瘤学杂志，2021，26（7）：638-648.DOI：10.3969/j.issn.1009-0460.2021.07.011.

[256]肖书萍，肖芳，郑传胜，et al.全周期分阶段护理在载药微球治疗肝癌患者中的应用.介入放射学杂志.2020；29（12）：1262-1267.

[257]中国医师协会介入医师分会临床诊疗指南专委会.中国肝细胞癌经动脉化疗栓塞

[258]Zhou J，Huang A，Yang XR.Liquid Biopsy and its Potential for Management of Hepatocellular Carcinoma.J Gastrointest Cancer.2016；47（2）：157-167.doi：10.1007/s12029-016-9801-0

[259]Zhou J，Yu L，Gao X，et al.Plasma MicroRNA Panel to Diagnose Hepatitis B Virus-Related Hepatocellular Carcinoma.J Clin Oncol.2011；29（36）：4781-4788.doi：10.1200/JCO.2011.38.2697

[260]Zhou Y，Wang B，Wu J，et al.Association of preoperative EpCAM Circulating Tumor Cells and peripheral Treg cell levels with early recurrence of hepatocellular carcinoma following radical hepatic resection.BMC Cancer.2016；16（1）：506.doi：10.1186/s12885-016-2526-4

[261]Guo W，Sun YF，Shen MN，et al.Circulating Tumor Cells with Stem-Like Phenotypes for Diagnosis，Prognosis，and Therapeutic Response Evaluation in Hepatocellular Carcinoma.Clin Cancer Res.2018；24（9）：2203-2213.doi：10.1158/1078-0432.CCR-17-1753

[262]Sun YF，Xu Y，Yang XR，et al.Circulating stem cell-like epithelial cell adhesion molecule-positive tumor cells indicate poor prognosis of hepatocellular carcinoma after curative resection. Hepatology.2013；57（4）：1458-1468.doi：10.1002/hep.26151

[263]Guo W，Yang XR，Sun YF，et al.Clinical Significance of EpCAM mRNA-Positive Circulating Tumor Cells in Hepatocellular Carcinoma by an Optimized Negative Enrichment and qRT-PCR-Based Platform.Clin Cancer Res.2014；20（18）：4794-4805.doi：10.1158/1078-0432.CCR-14-0251

[264]Sun YF，Guo W，Xu Y，et al.Circulating Tumor Cells from Different Vascular Sites Exhibit Spatial Heterogeneity in Epithelial and Mesenchymal Composition and Distinct Clinical Significance in Hepatocellular Carcinoma.Clin Cancer Res.2018；24（3）：547-559.doi：10.1158/1078-0432.CCR-17-1063

[265]Qu C，Wang Y，Wang P，et al.Detection of early-stage hepatocellular carcinoma in asymptomatic HBsAg-seropositive individuals by liquid biopsy.Proc Natl Acad Sci.2019；116（13）：6308-6312. doi：10.1073/pnas.1819799116

[266]Huang A，Zhang X，Zhou SL，et al.Plasma Circulating Cell-free DNA Integrity as a Promising Biomarker for Diagnosis and Surveillance in Patients with Hepatocellular Carcinoma.J Cancer.2016；7

（13）：1798-1803.doi：10.7150/jca.15618

[267]Huang A，Zhang X，Zhou SL，et al.Detecting Circulating Tumor DNA in Hepatocellular Carcinoma Patients Using Droplet Digital PCR Is Feasible and Reflects Intratumoral Heterogeneity.J Cancer.2016；7（13）：1907-1914.doi：10.7150/jca.15823

[268]Huang A，Zhao X，Yang XR，et al.Circumventing intratumoral heterogeneity to identify potential therapeutic targets in hepatocellular carcinoma.J Hepatol.2017；67（2）：293-301.doi：10.1016/j.jhep.2017.03.005

[269]Xia Y，Tang W，Qian X，et al.Efficacy and safety of camrelizumab plus apatinib during the perioperative period in resectable hepatocellular carcinoma：a single-arm，open label，phase Ⅱ clinical trial.J Immunother Cancer.2022；10（4）：e004656.doi：10.1136/jitc-2022-004656

[270]Fujii Y，Ono A，Hayes CN，et al.Identification and monitoring of mutations in circulating cell-free tumor DNA in hepatocellular carcinoma treated with lenvatinib.J Exp Clin Cancer Res.2021；40（1）：215.doi：10.1186/s13046-021-02016-3

[271]Gao Q，Zeng Q，Wang Z，et al.Circulating cell-free DNA for cancer early detection.The Innovation.2022；3（4）：100259.doi：10.1016/j.xinn.2022.100259

[272]Li W，Zhang X，Lu X，et al.5-Hydroxymethylcytosine signatures in circulating cell-free DNA as diagnostic biomarkers for human cancers. Cell Res. 2017；27（10）：1243-1257. doi：10.1038/cr.2017.121

[273]Cai J，Chen L，Zhang Z，et al.Genome-wide mapping of 5-hydroxymethylcytosines in circulating cell-free DNA as a non-invasive approach for early detection of hepatocellular carcinoma.Gut.2019；68（12）：2195-2205.doi：10.1136/gutjnl-2019-318882

[274]Gao Q，Lin YP，Li BS，et al.Unintrusive multi-cancer detection by circulating cell-free DNA methylation sequencing（THUNDER）：development and independent validation studies.Ann Oncol.2023；34（5）：486-495.doi：10.1016/j.annonc.2023.02.010

[275]Wang P，Song Q，Ren J，et al.Simultaneous analysis of mutations and methylations in circulating cell-free DNA for hepatocellular carcinoma detection.Sci Transl Med.2022；14（672）：eabp8704.doi：10.1126/scitranslmed.abp8704

[276]Zhang S，Liu Y，Chen J，et al.Autoantibody signature in hepatocellular carcinoma using seromics.J Hematol OncolJ Hematol Oncol.2020；13（1）：85.doi：10.1186/s13045-020-00918-x

[277]Hang D，Yang X，Lu J，et al.Untargeted plasma metabolomics for risk prediction of hepatocellular carcinoma：A prospective study in two Chinese cohorts.Int J Cancer.2022；151（12）：2144-2154.doi：10.1002/ijc.34229

[278]Waqar W，Asghar S，Manzoor S.Platelets' RNA as biomarker trove for differentiation of early-stage hepatocellular carcinoma from underlying cirrhotic nodules. Alpini GD，ed. PLOS ONE. 2021；16（9）：e0256739.doi：10.1371/journal.pone.0256739

[279]Wang Z，Zhong Y，Zhang Z，et al.Characteristics and Clinical Significance of T-Cell Receptor Repertoire in Hepatocellular Carcinoma. Front Immunol. 2022；13：847263. doi：10.3389/fimmu.2022.847263

[280]Zhang Q，Ye M，Lin C，et al.Mass cytometry-based peripheral blood analysis as a novel tool for early detection of solid tumours：a multicentre study. Gut. 2023；72（5）：996-1006. doi：10.1136/gutjnl-2022-327496

[281]Llovet JM，Montal R，Sia D，Finn RS.Molecular therapies and precision medicine for hepatocellular carcinoma.Nat Rev Clin Oncol.2018；15（10）：599-616.doi：10.1038/s41571-018-0073-4

[282]Gao Q，Zhu H，Dong L，et al.Integrated Proteogenomic Characterization of HBV-Related Hepatocellular Carcinoma.Cell.2019；179（2）：561-577.e22.doi：10.1016/j.cell.2019.08.052

[283]Chinese Human Proteome Project（CNHPP）Consortium，Jiang Y，Sun A，et al.Proteomics identi-

fies new therapeutic targets of early-stage hepatocellular carcinoma.Nature.2019；567（7747）：257-261.doi：10.1038/s41586-019-0987-8

[284]Ye J，Gao X，Huang X，et al.Integrating Single-Cell and Spatial Transcriptomics to Uncover and Elucidate GP73 - Mediated Pro-Angiogenic Regulatory Networks in Hepatocellular Carcinoma. Research.2024；7：0387.doi：10.34133/research.0387

[285]Kondo M，Morimoto M，Kobayashi S，et al.Randomized，phase Ⅱ trial of sequential hepatic arterial infusion chemotherapy and sorafenib versus sorafenib alone as initial therapy for advanced hepatocellular carcinoma：SCOOP-2 trial. BMC Cancer. 2019；19（1）：954. doi：10.1186/s12885-019-6198-8

[286]Kudo M，Ueshima K，Yokosuka O，et al.Sorafenib plus low-dose cisplatin and fluorouracil hepatic arterial infusion chemotherapy versus sorafenib alone in patients with advanced hepatocellular carcinoma（SILIUS）：a randomised，open label，phase 3 trial.Lancet Gastroenterol Hepatol.2018；3（6）：424-432.doi：10.1016/S2468-1253（18）30078-5

[287]Kudo M，Kawamura Y，Hasegawa K，et al.Management of Hepatocellular Carcinoma in Japan：JSH Consensus Statements and Recommendations 2021 Update. Liver Cancer. 2021；10（3）：181-223. doi：10.1159/000514174

[288]He MK，Liang RB，Zhao Y，et al. Lenvatinib，toripalimab，plus hepatic arterial infusion chemotherapy versus lenvatinib alone for advanced hepatocellular carcinoma.Ther Adv Med Oncol.2021；13：175883592110027.doi：10.1177/17588359211002720

[289]Zhang T，Zhang J，Zhang X，Mu H，Yu G，Xing W.Triple combination therapy comprising angiogenesis inhibitors，anti-PD-1 antibodies，and hepatic arterial infusion chemotherapy in patients with advanced hepatocellular carcinoma. J Clin Oncol. 2021；39（15_suppl）：e16124-e16124. doi：10.1200/JCO.2021.39.15_suppl.e16124

[290]Song T，Lang M，Lu W，et al.Conversion of initially unresectable hepatocellular carcinoma（HCC）with triple-combination therapy（lenvatinib，anti-PD-1 antibodies，and transarterial therapy）：A retrospective analysis. J Clin Oncol. 2022；40（4_suppl）：413-413. doi：10.1200/JCO.2022.40.4_suppl.413

[291]Li QJ，He MK，Chen HW，et al.Hepatic Arterial Infusion of Oxaliplatin，Fluorouracil，and Leucovorin Versus Transarterial Chemoembolization for Large Hepatocellular Carcinoma：A Randomized Phase Ⅲ Trial.J Clin Oncol.2022；40（2）：150-160.doi：10.1200/JCO.21.00608

[292]Zhao M，Guo Z，Zou YH，et al.Arterial chemotherapy for hepatocellular carcinoma in China：consensus recommendations.Hepatol Int.2024；18（1）：4-31.doi：10.1007/s12072-023-10599-6

[293]Wang Q，Xia D，Bai W，et al.Development of a prognostic score for recommended TACE candidates with hepatocellular carcinoma：A multicentre observational study. J Hepatol. 2019；70（5）：893-903.doi：10.1016/j.jhep.2019.01.013

[294]Kudo M，Ueshima K，Ikeda M，et al.Final Results of TACTICS：A Randomized，Prospective Trial Comparing Transarterial Chemoembolization Plus Sorafenib to Transarterial Chemoembolization Alone in Patients with Unresectable Hepatocellular Carcinoma.Liver Cancer.2022；11（4）：354-367.doi：10.1159/000522547

[295]Inaba Y，Ueshima K，Ishikawa T，et al.95P Additional survival follow-up of TACTICS-L：Transcatheter arterial chemoembolization therapy（TACE）in combination strategy with lenvatinib in（LEN）patients with unresectable hepatocellular carcinoma in Japan. Ann Oncol. 2022；33：S1472. doi：10.1016/j.annonc.2022.10.131

[296]Park JW，Kim YJ，Kim DY，et al.Sorafenib with or without concurrent transarterial chemoembolization in patients with advanced hepatocellular carcinoma：The phase Ⅲ STAH trial.J Hepatol.2019；70（4）：684-691.doi：10.1016/j.jhep.2018.11.029

[297]Han Y, Cao G, Sun B, et al.Regorafenib combined with transarterial chemoembolization for unresectable hepatocellular carcinoma: a real-world study.BMC Gastroenterol.2021; 21 (1): 393.doi: 10.1186/s12876-021-01967-3

[298]Xu B, Lu D, Liu K, et al.Efficacy and Prognostic Factors of Regorafenib in the Treatment of BCLC Stage C Hepatocellular Carcinoma After Failure of the First-Line Therapy.Drug Des Devel Ther.2023; Volume 17: 507-518.doi: 10.2147/DDDT.S400533

胃癌

名誉主编

樊代明

主　编

梁　寒　徐惠绵

副主编

陈　凛　程向东　李子禹　孙益红　王振宁　张艳桥　张小田

编　委（按姓氏拼音排序）

巴　一　蔡建春　蔡世荣　曹　晖　陈路川　陈小兵　邓靖宇　房学东

高丽华　郜永顺　龚建平　胡建昆　胡　祥　花亚伟　黄昌明　黄　华

韩方海　何裕隆　季加孚　季　刚　江志伟　金　晶　金　鹏　揭志刚

李国立　李国新　李　进　李　凯　李乐平　李　琛　梁　军　刘炳亚

刘凤林　刘天舒　刘　屹　刘云鹏　卢瑷瑷　聂勇战　潘凯枫　曲晶磊

曲秀娟　石汉平　沈　贤　宋丽华　孙明军　孙　燕　所　剑　汤艳清

唐　磊　陶凯雄　田艳涛　田慧子　王　新　王亚农　王　盈　王会英

王丽娜　吴　齐　辛　彦　熊　斌　徐建明　徐惠绵　徐瑞华　徐泽宽

薛英威　燕　敏　应杰儿　于健春　于　睿　于颖彦　余佩武　袁　媛

张　俊　张光霁　张忠涛　张常华　章　真　赵　群　赵永亮　周爱萍

周岩冰　周志伟　朱甲明　朱正纲　朱　志　郑志超

审校组

金　鹏　朱　志

第一章

胃癌的预防与筛查

第一节 流行病学

据全球最新数据（Globocan 2022），胃癌（Gastric Cancer，GC）发病率居恶性肿瘤第5位，新增96.9万例，年龄标化发病率男性12.8/10万、女性6.0/10万。近5年全球GC患病162.6万例，其中亚洲123.0万例（75.7%），中国52.4万例（32.2%）。我国2022年GC新发35.9万例，居恶性肿瘤第5位，年龄标化发病率男性19.5/10万、女性8.3/10万；死亡26.0万例，居恶性肿瘤第3位，年龄标化死亡率男性13.8/10万、女性5.3/10万。

GC发病率存在性别、年龄及地区差异。我国发病和死亡多在60~74岁，同年龄段男性均高于女性。东北、华北、西北和东部沿海地区发病率明显高于南方地区，山区高于农村，农村高于城市。

随医疗技术提高及筛查实施，早癌检出率呈上升趋势，死亡率下降。日本和韩国长期实施人群内镜筛查，早癌（T1bN0M0和T2N0M0）检出率逐年上升，早诊率超70%。我国早癌检出率为20%左右，GC年龄标化5年生存率逐年上升，2003-2005、2006-2008、2009-2011、2012-2015年统计数据分别为27.4%、30.5%、 31.8%和35.1%，且城市高于农村。

第二节 病因学

1 生活方式

饮食因素与GC发生风险相关。大量食用烤制和炭化动物肉、高盐摄入、盐腌食品和熏制食品会促进GC发展。吸烟和饮酒也是GC风险因素。肥胖与GC特别是贲门癌的发生相关。

2 感染因素

世界卫生组织（WHO）将幽门螺杆菌（Helicobacter pylori，Hp）列为人类GC的Ⅰ类致癌原。在我国，EB病毒（EBV）相关GC占5.7%~8.1%，EBV感染状态可能是GC治疗的生物标志物。胃肠微生物群和某些特定细菌感染与GC或癌前病变有关，部分胃内微生物群与Hp可产生协同作用。

3 环境因素

职业暴露会致GC发生。长期暴露于橡胶粉尘、橡胶烟雾、硝胺、石棉、水泥以及六价铬等金属颗粒的从业者，GC风险显著增加。其他理化因素如：放射线、电离辐射、氯乙烯、苯、多环芳烃、双氯甲醚等，同样具有致GC风险。

4 遗传因素

遗传因素在GC病因学中起重要作用。GC遗传可分为两种形式，即家族性遗传模式（聚集性，强遗传易感性）和人群遗传模式（散发性，弱遗传易感性）。

5 癌前疾病与癌前病变

慢性萎缩性胃炎、残胃、腺瘤型息肉、经久不愈的慢性胃溃疡等是具有GC发生风险的癌前疾病。胃黏膜上皮异型增生、上皮内瘤变以及不完全性大肠型肠上皮化生等病理组织学改变，是临界的癌前病变。GC前疾病的患者，特别是伴有癌前病变的GC前疾病患者，发生GC的风险显著升高。

6 种族因素

种族对GC发生风险的影响各不相同。西班牙裔和某些亚洲种族（韩国，中国，越南和日本）患者肠上皮化生患病率更高，为12.7%~39.9%。Globocan 2022显示，近5年全球GC患病162.6万例，75.7%来自亚洲。

第三节 高风险人群

GC高风险人群定义为年龄≥40岁且符合下列任意1条者：①GC高发地区人群。②Hp感染者。③既往患有癌前疾病。④GC病人一级亲属。⑤存在GC其他环境风险因素 。

另外，符合下列情况之一，可视为遗传性弥漫性GC的高风险人群：①家族中至少3例诊断为GC，其中至少1例确诊为弥漫型GC或印戒细胞癌。②家族中至少2例诊断为GC，其中至少1例在50岁之前诊断为弥漫型或印戒细胞癌。③家族中有35岁前诊断为弥漫型GC或印戒细胞癌的个体。④家族中有同时诊断为弥漫型或印戒细胞癌和小叶性乳腺癌的个体。⑤家族中有1例诊断为弥漫型GC或印戒细胞癌，另1例诊断为小叶性乳腺癌或结肠癌（印戒细胞癌）。

第四节　人群筛查

筛查是早期发现GC的重要手段。韩国和日本分别在年龄>40岁或>50岁的全人群中开展GC普查。基于我国国情，推荐在GC高发区进行人群筛查，医疗实践中推荐对高危人群行机会性筛查。

1　筛查方法

1.1　血清学筛查

血清胃蛋白酶原（pepsinogen，PG）作为慢性萎缩性胃炎的标志物已纳入GC筛查计划。我国筛查采用PG Ⅰ浓度≤70μg/L且PGI/PGⅡ ≤3.0作为GC高危人群标准。据血清学检测结果对风险进行分层，并决定检测策略。

1.2　Hp检测

临床应用的非侵入性Hp检测试验中，尿素呼气试验是优先推荐的方法，单克隆粪便抗原试验可为备选；血清学Hp检测试验可用于高危人群筛选。

1.3　内镜筛查

内镜检查是GC精查手段，其中高清染色内镜辅助活检是检测胃黏膜癌前状态或癌前病变的最佳方法。对边界不清的低级别上皮内瘤变建议每年复查1次；对边界清晰、未行内镜治疗的高级别上皮内瘤变建议每6个月复查。

2　筛查策略

推荐采用血清PG结合Hp检测并联合胃镜精查作为GC筛查方案，即首先采用非侵入性方法筛出高风险人群，继而进行针对性内镜下精查。

3　筛查评分系统及流程

我国基于近15000例GC风险人群的研究结果，建立了新型筛查评分系统。该系统含5个变量，总分为0~23分，根据分值将筛查目标人群分为3个等级：高危（17~23分）、中危（12~16分）和低危（0~11分）。

参考国内外既往筛查方法，结合国内最新临床证据，推荐筛查流程见图21-1-1。

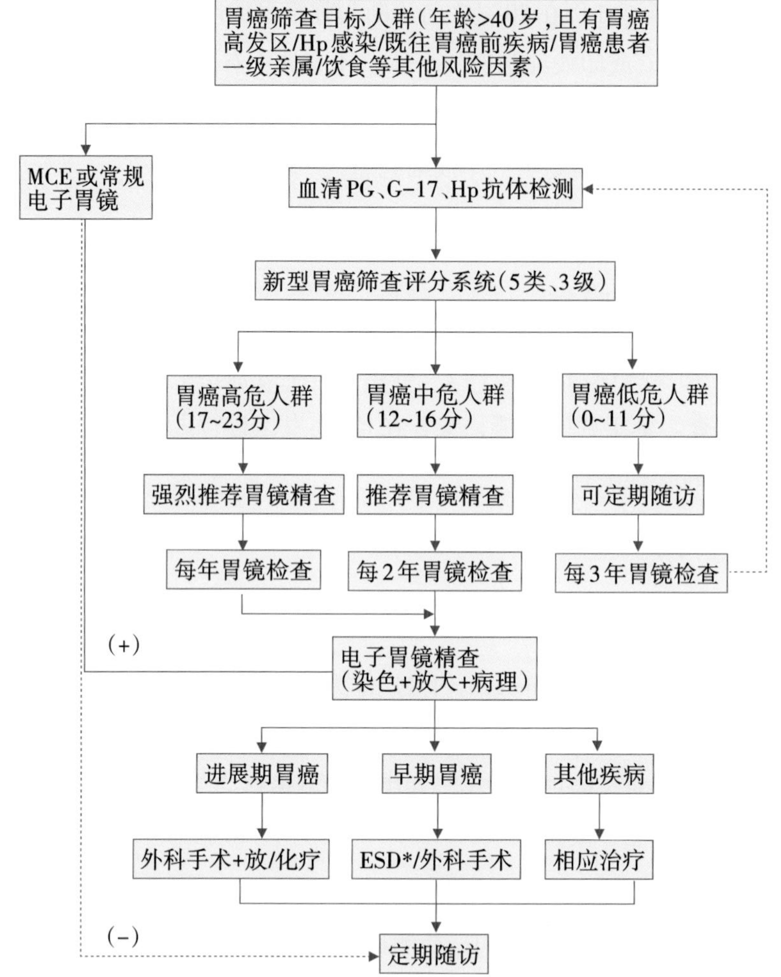

*ESD指内镜黏膜下剥离术（endoscopic submucosal dissection）

图21-1-1　GC筛查流程图

第五节　胃癌的三级预防

一级预防即病因学预防及不良生活方式干预以降低发病率。对各类危险因素和重点人群，开展健康宣讲、改进不良饮食习惯和烹调方式，对GC前疾病与病变进行干预，根除Hp是降低GC发病率最有效的一级预防策略。

二级预防即通过有效筛查、早期发现以降低病死率。目前认为，采用血清PG、胃泌素-17、Hp-IgG等初筛及新型筛查评分系统，继而针对性内镜下精查是较为可行的筛查策略。重点筛查罹患癌前疾病与癌前病变的高危人群。

三级预防即规范化治疗与康复管理以降低复发率，提高生活质量及生存率。对中、晚期GC加强整合治疗，晚期病人要减轻痛苦，提高生活质量。治疗后应定期随访观察，监测转移复发，采取各种措施促进康复，提高生存率。

第二章

胃癌的诊断

第一节 临床表现

1 症状

早期GC常无明显症状，随病情进展，可出现类似胃炎、胃溃疡的症状，主要有：①上腹饱胀不适或隐痛，以饭后为重；②食欲减退、嗳气、返酸、恶心、呕吐、黑便等。进展期胃癌除上述症状外，常出现：③体重减轻、贫血、乏力。④胃部疼痛，如疼痛持续加重且向腰背部放射，则提示可能存在胰腺和腹腔神经丛受侵。GC一旦穿孔，可出现剧烈腹痛症状。⑤恶心、呕吐，常为肿瘤引起梗阻或胃功能紊乱所致。临床上有极少脑转移患者会以头痛，颅内压增高症状就诊。贲门胃底癌可有胸骨后疼痛和进食梗阻感，胃窦癌引起幽门梗阻时可出现呕吐宿食和胃液。⑥血便和黑便，肿瘤侵犯血管，可引起消化道出血。小量出血仅有大便潜血阳性，出血量较大可表现为呕血及黑便。⑦其他症状如腹泻（患者因胃酸缺乏、胃排空加快）、转移灶的症状如女性患者月经异常，发现卵巢转移肿瘤（Krukenberg氏瘤）而就诊，极少数患者以脑转移肿瘤引起的首发症状就诊而发现GC。

2 体征

早期多无明显体征，上腹深压痛可能是唯一体征。进展期至晚期可出现下列体征：①上腹肿块：在幽门窦或胃体，有时可扪及上腹肿块；女性于下腹部扪及可推动肿块，应考虑Krukenberg氏瘤可能。②胃肠梗阻：幽门梗阻可有胃型及震水音，小肠或系膜转移使肠腔狭窄可致部分或完全性肠梗阻；③腹水征：有腹膜转移时可出现腹水；④左锁骨上淋巴结肿大；⑤直肠前窝肿物；⑥脐部肿块（Sister Mary Joseph氏征）等。其中，左锁骨上淋巴结肿大、腹水征、下腹包块、脐部肿物、直肠前窝种植结节、肠梗阻表现，消瘦、贫血、腹水、水肿、发热、黄疸、营养不良甚至恶病质是GC晚期的重要体征。

第二节　血清学检查

GC早期症状及体征多不明显，推荐血清学检查。常用检测指标包括PG，以及CEA、CA199、AFP、CA724、CA125等肿瘤标志物。肿瘤标志物在评估GC分期、判断预后及监测疗效等发挥一定作用，整合检测可提高诊断灵敏度和特异度。对影像学无明确新发或进展病灶而肿瘤标志物持续升高者，应警惕疾病复发或进展可能，密切随访，寻找原因。

第三节　内镜诊断

1　早期胃癌（Early gastric cancer，EGC）

1.1　存在诊断

EGC常表现为轻微的息肉样隆起、浅表斑块、胃黏膜色泽改变、凹陷或溃疡等，普通内镜检查应捕捉病变黏膜的上述特征，明确病变部位及范围，并判定Hp感染状态；色素内镜可突出病变特征，有助病变发现及范围辨认，并提高活检准确性，对胃癌高风险人群，推荐普通白光胃镜联合窄带成像放大胃镜进行EGC筛查。

1.2　性质诊断

发现可疑病变须作定性诊断，建议放大内镜结合染色观察，以鉴别病变的良恶性。推荐基于VS（vessels plus surface）理论的放大内镜简易诊断流程（MESDA-G）。VS理论包括表面微血管（V）与表面微结构（S）。两者均包括规整、不规整和消失3种形态。放大内镜下EGC的特征：癌与非癌存在边界且病变内存在异常的表面微血管和/或异常的表面微结构。表现为微血管/微结构呈闭环、开环、曲折、分枝，形态各异，分布不对称等。

EGC的内镜下分型可据2005年更新的巴黎分型标准，分为隆起型（0-Ⅰ）、平坦型（0-Ⅱ）和凹陷型（0-Ⅲ）。0-Ⅰ型又分为有蒂型（0-Ⅰp）和无蒂型（0-Ⅰs）。0-Ⅱ型又分为0-Ⅱa（平坦隆起）、0-Ⅱb（平坦）和0-Ⅱc（平坦凹陷）三个亚型。区分0-Ⅰ型与0-Ⅱa型的界限为隆起是否达2.5 mm，区分0-Ⅲ型与0-Ⅱc型的界限为凹陷是否达1.2 mm。对平坦隆起和平坦凹陷病灶，根据隆起/凹陷比例分为0-Ⅱc+Ⅱa和0-Ⅱa+Ⅱc型。凹陷和轻微凹陷共存的病灶，则根据二者比例分为0-Ⅲ+Ⅱc和0-Ⅱc+Ⅲ型。

1.3 术前评估

根据内镜治疗适应证，术前需对EGC进行详细评估，以制定恰当治疗方案。病变大小：通过比较病变和内窥镜或活检钳的直径，或使用测量盘或测量钳测量病变大小，但不精确。目前常以切除后病变组织的测量结果为准。

表21-2-1

评估项目	具体内容
病变大小	通过比较病变和内窥镜或活检钳的直径，或使用测量盘或测量钳测量病变的大小
组织学类型	结合内镜检查结果和活检标本的组织病理学诊断结果进行综合判断，分为两类：形成腺管的分化型腺癌和缺乏或无腺管形成的未分化型癌[a]
病变浸润深度	术前内镜诊断为黏膜内癌的病变包含pT1b1（SM1，黏膜肌层下垂直浸润深度<500μm）病变。普通白光观察时应将pT1b2（SM2，黏膜肌层下缘起超过500μm）所见作为重要观察指标，目前常将病变边缘是否出现台状上举来判断病变的浸润深度。必要时应结合超声内镜进一步对病变的浸润深度进行评估
有无溃疡	常规的白光内镜检查应确定早期胃癌有无活动性溃疡或溃疡瘢痕

注：a. 分化型与未分化型腺癌在内镜下呈现不同的大体形态与特性：①大体形态：分化型腺癌呈挤压性增殖、膨胀性生长，早期多呈隆起型（0-Ⅱa和0-Ⅰ型）。而未分化型腺癌呈破坏性增殖、弥漫性浸润，造成黏膜结构破坏而形成凹陷（0-Ⅱc）。②色泽：分化型腺癌多发红，未分化型腺癌多呈褪色改变。③病变边缘：分化型腺癌的凹陷边缘多呈棘状、缓坡状、边缘隆起，而未分化型腺癌的边缘多呈直线型、锯齿状、断崖状。

1.4 超声内镜检查

超声内镜（Endoscopic ultrasonography，EUS）在直接观察病变同时，可反映胃壁解剖层次的破坏，因此作为第8版AJCC/UICC中cT分期的首选手段。对胃周肿大淋巴结，EUS可辅助评估N分期。推荐自十二指肠球部回撤，评估No.5、No.6及部分第二站淋巴结（No.8、No.12）；胃内扫查评估No.1–No.4；通过识别腹腔干、脾血管等重要解剖标志可评估No.9–No.11。应用EUS辅助技术，如组织弹性成像等，可进一步鉴别良恶性淋巴结，必要时予EUS引导下细针穿刺。此外，EUS可发现部分转移灶，并可探及微量腹水，从而辅助评估M分期。如非区域淋巴结发现可疑，亦纳入M分期考虑。

1.5 活检病理检查

发现可疑早癌病灶，应取活检，活检数视病灶大小而定。可按以下标准进行：病变>1cm，活检数≥2块；病变>2cm，活检数≥3块；病变>3cm，活检数≥4块。标本应足够大，深度应达黏膜肌层。

2 进展期胃癌

2.1 内镜下分型

常用Borrmann分型，根据肿瘤在黏膜面的形态和胃壁内浸润方式和范围进行分型，详见第二章第六节病理诊断。

2.2 活检病理检查

为提高活检阳性率，建议取标本6-8块，根据不同类型病变选取不同部位：带蒂病变应于病变头部；隆起型应于病变顶部；溃疡型应于溃疡堤内侧。

第四节 影像学检查与诊断

1 检查手段选择

GC影像学检查分为常规手段（CT）与备选手段（MRI，PET/CT，上消化道造影）。腹盆增强CT是GC首选的影像学检查方法，是检出和判断淋巴结转移及腹膜转移的优选手段。推荐进展期GC常规行胸部CT，排除肺转移。当食管胃结合部癌需判断病变范围及纵隔淋巴结转移时，应行胸部CT增强扫描。MRI作为CT增强扫描禁忌或怀疑肝转移时进一步检查手段，有助于早期肝转移的检出和进展期癌侵犯范围的判断，提高T分期诊断水平。PET/CT可辅助远处转移灶的评价，适用于影响治疗决策而传统影像学无法准确判断的病例，如较小的腹膜转移灶，疑诊转移的锁骨上、纵隔及No.16淋巴结。X线造影多推荐在食管胃结合部癌应用，辅助判断食管受侵长度，并进行Siewert分型。此外，小样本研究显示，MRI扩散加权成像、双能CT成像以及PET/CT成像等功能影像学手段可辅助疗效评价。影像组学可有效增进影像工作流程的潜力，提高病变检出，降低错误概率。目前影像组学主要基于CT纹理，在分析预测GC病理学特征、明确淋巴结转移及病理分期、疗效及预后评估等，均有较高效能。

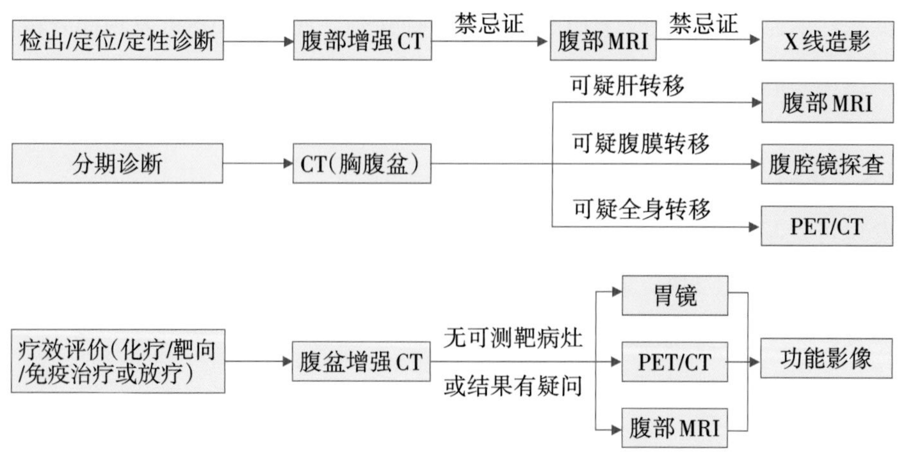

图21-2-1 影像诊断技术的适用范围

2 检查流程规范

CT与MRI需规范的前处置以保证图像质量，包括低张、气/水充盈和呼吸训练三项。CT、MRI扫描范围自膈顶至盆底。胃走行迂曲，为清晰显示癌肿的厚度、形态、范围及与邻近脏器和组织的关系，应常规整合轴、冠、矢状位三个平面进行观察。

腹盆CT需增强，建议三期增强（动脉期、静脉期及延迟期），如有含碘造影剂禁忌者建议备选MRI检查。GC的MRI检查序列至少包括四种，其中磁共振扩散加权成像（DWI）在胃病变检出、诊断和鉴别诊断、分期及疗效评价等均有重要价值，并可辅助GC的量化评价与动态比较。影像科应建立GC影像检查前处置及扫描的质量控制及SOP流程，护士应注意通过询问和观察评估低张起效情况，技师扫描定位像时应注意对胃腔充盈情况的判断，MRI检查时应注意对患者呼吸的控制和管理。应建立图像质量定期分析评价机制。

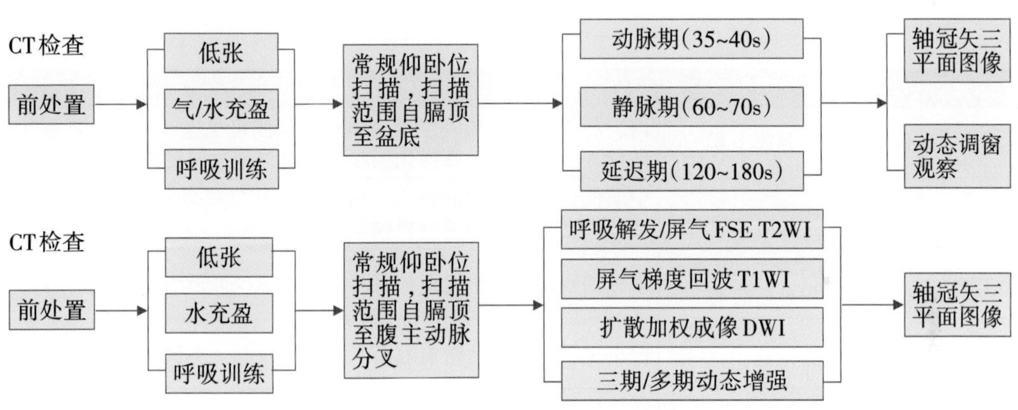

图21-2-2 影像学检查SOP流程

3 影像报告规范

影像学报告应密切围绕检出、诊断、cTNM分期及治疗评效等与临床诊治相关的全面信息，发挥多学科整合诊疗（MDT to HIM）在影像图像判读作用。推荐结构式报告，主要内容为：

3.1 原发灶

描述内容包括部位、远近端边界（食管胃结合部癌报告Siewert分型）、形态（Borrmann分型）、厚度、强化特征，以及侵犯深度、黏膜及浆膜面情况、与邻近脏器关系。诊断部分要给出cT分期。

3.2 淋巴结

参照日本胃癌学会的报告形式，包括有明确转移征象的淋巴结数目（或参照N分期的数目范围），最大淋巴结长短径，形态、边界、强化。涉及临床决策的关键分组淋巴结转移判断，应通过MDT to HIM讨论决定。诊断部分要给出cN分期。

3.3 远处转移

报告应包括转移灶位置、分布、形态、大小、密度及强化特征，腹膜形态及腹水情况。腹膜转移报告要区分大网膜、肝周被膜、横结肠系膜、小肠系膜、壁腹膜等不同区域。对CT或MRI检出少量腹水、网膜污迹征或腹膜微小结节，尽管无法确诊，但应结合原发灶大体形态特征及分期，提示临床可能存在隐匿性腹膜转移风险，为进一步腹腔镜探查和腹腔灌洗决策提供依据。目前，PET/CT尤其是FAPI检测的出现增加了腹膜转移诊断的成功率。存在争议时提交MDT to HIM讨论。

3.4 疗效评价

根据RECIST 1.1规定，在治疗前后单中心CT检查胃腔充盈程度一致前提下，胃癌原发灶可作为新辅助治疗评效的可测量病灶。影像学面积/容积测量及功能成像参数如磁共振扩散加权成像ADC值、能谱CT碘浓度值等可辅助胃癌疗效评价，作为不典型病例疗效评价时的参考指标。CT深度学习技术有望辅助胃癌新辅助治疗疗效评价。

表21-2-2

cT分期	病理学定义	分期参考征象
cT1	侵犯黏膜或黏膜下层	内层高强化癌肿与外层稍高强化肌层间可见连续完整的低强化条带（辅助征象：高强化癌肿不超过胃壁总厚度的50%）
cT2	侵犯固有肌层	中层低强化条带中断消失，外层残余部分稍高强化肌层（辅助征象：高强化癌肿超过胃壁总厚度50%）
cT3	肿瘤穿透浆膜下结缔组织，未侵犯脏层腹膜	侵犯到浆膜下脂肪组织，浆膜面光滑或少许短细索条
cT4a	侵犯浆膜（脏层腹膜）但未侵犯邻近结构/器官	侵出浆膜，浆膜面密集毛刺、条带状浸润、不规则结节
cT4b	侵犯邻近结构/器官	侵出浆膜，与邻近脏器组织间脂肪消失、肿瘤嵌插入邻近脏器组织

第五节 腹腔镜诊断与分期

腹膜转移是GC最常见的远处转移，包括腹膜种植（peritoneal dissemination，P1）和腹腔游离癌细胞（intraperitoneal free cancer cells，CY1）。GC的腹膜转移缺乏准确的无创诊断手段，导致10%~30%术前诊断为局部进展期的患者术中发现腹膜转移，称为隐匿性腹膜转移。

作为评价腹膜转移的金标准，腹腔镜探查相较开腹探查可有效减小创伤。探查术中可行腹腔灌洗细胞学检测，协助制定治疗策略。由于其对腹膜转移诊断的重要性，多国指南均推荐腹腔镜探查评估腹膜转移状态，但结论尚未统一。

1 腹腔镜分期的适应证

现行指南对腹腔镜探查的适应证尚存争议。目前中国仍以进展期GC为主，不应贸然缩小探查适应证范围，以尽量避免意外的开关腹手术或遗漏腹膜转移状况。对CT怀疑腹膜转移或具有腹膜转移高危因素（如cT4、BOR-Ⅳ型等）的患者，尤其拟行术前治疗者，推荐腹腔镜探查。正在探索的人工智能手段有望通过CT征象筛选腹膜转移高危患者。

2 腹腔镜分期的禁忌证

既往腹盆腔手术史，明确、可疑严重腹腔粘连等无法接受腹腔镜手术或心肺功能等不能耐受麻醉及CO_2气腹的患者。

3 腹水或腹腔灌洗液检查

腹水或腹腔灌洗液细胞学检查是目前诊断腹腔内游离癌细胞的金标准。腹腔游离癌细胞检查操作规范如下：①腹水收集：如有足够量（>200ml）腹水则直接取腹水行细胞学检查，如无腹水或腹水量<200ml者，则用>250ml温生理盐水依次冲洗双侧膈顶、肝下区、大网膜、双侧结肠旁沟和道格拉斯窝，避免直接冲洗原发病灶；于双侧膈下区、肝下区和道格拉斯窝收集>100ml灌洗液，行细胞学检查。②标本制作：腹水或腹腔冲洗液离心后，取细胞沉淀直接涂片，固定、苏木精-伊红或巴氏染色法染色。

4 腹膜转移结果的记录

腹膜转移应记录如下：①腹膜种植（P）应记录为：PX：腹膜种植状况不明；P0：无腹膜种植；P1：有腹膜种植。腹膜种植程度可参照第15版日本《胃癌处理规约》标准或Sugarbaker腹膜癌症指数（Peritoneal cancer index，PCI），但难度较大。②腹腔游离细胞（CY）检测结果记录为：CYx：未行腹腔灌洗细胞学检测；CY0：腹腔游离癌细胞检测阴性；CY1：腹腔游离癌细胞检测阳性；可疑阳性应记录为CY0。

第六节 病理诊断

1 病理概念

（1）上皮内瘤变/异型增生：指胃黏膜上皮不同程度的细胞和结构异型性为特征的病变，是GC前病变。上皮内瘤变分为低级别和高级别，低级别相当于过去的轻至中度不典型增生，高级别相当于重度不典型增生或异型增生或原位癌。

（2）早期GC（early gastric cancer，EGC）：局限于胃黏膜或黏膜下层的侵袭性癌，可有/无淋巴结转移。

（3）进展期GC（advanced gastric cancer，AGC）：癌组织侵达胃固有肌层或更深者，不论是否有淋巴结转移。

（4）食管胃结合部腺癌（adenocarcinoma of esophageal-gastric junction，AEG）：肿瘤中心处于食管-胃解剖交界线上下5cm区间以内的腺癌，并跨越或接触食管胃结合部。

（5）癌结节（tumor deposit）：在胃周淋巴结引流区域内，与胃周脂肪组织相邻，独立存在的肿瘤结节，其内无可辨认的淋巴结、血管、神经结构，又称淋巴结外软组织转移。GC TNM分期从第7版开始，癌结节均按淋巴结转移计数，是影响预后的独立因素。

2　标本类型与固定、取材

2.1　标本类型

常见标本类型包括：内镜活检标本，内镜下黏膜切除术（Endoscopic Mucosal Resection，EMR）/内镜下黏膜剥离术（Endoscopic Submucosal Dissection，ESD）标本，根治性手术切除标本。

2.2　组织标本固定

应及时固定GC新鲜组织：展平组织标本，固定于泡沫板，黏膜面向上；标记口侧及肛侧方向，将黏膜面倒扣，离体30分钟内完全浸入10倍体积的10%中性缓冲福尔马林（固定液）中。固定时间6~72小时，温度为室温。

为有效提高HER2阳性检出率，国内专家提出“剪取法”：即在组织离体10分钟内，沿肿物长轴剪取一条包含肿物全层的组织，放入含固定液的50ml冻存瓶中，与其他组织一同送检。研究表明，该方法可最大限度保持组织中蛋白活性，可使HER2总阳性率由8.8%提高到18.9%。

2.3　取材及大体描述规范

（1）活检标本：送检黏膜全部取材，描述组织的大小及数目；展平黏膜进行立式包埋及切片。建议每张玻片捞取6~8个连续组织片，便于连续观察。

（2）EMR/ESD标本

记录黏膜颜色，病变轮廓、隆起或凹陷、糜烂或溃疡等；记录病变大小、大体分型，以及病变距各切缘的距离；标本应垂直于最近侧切缘全部取材，并标记口侧与肛侧。每间隔2~3mm平行切开，全部取材。若标本太大，可将1条分为多条，分别标记a、b等。

（3）根治术标本

记录肿瘤部位、大小、数目、大体分型、浸润深度、浸润范围及切缘距离等；观察瘤外胃壁黏膜、浆膜面是否有其他改变。取材时，在癌灶中心从口侧至肛侧切缘取一条包含肿物全层的组织分块包埋，包括肿瘤、肿瘤旁黏膜及两端切缘。单独送检的闭合器切缘应剔除闭合器后全部取材观察。对肿瘤侵犯最深处及可疑环周切缘受累处应重点取材。对早期癌或新辅助治疗后病变不明显的根治术标本，建议将可疑病变区和瘤床全部取材。近端GC建议报告与食管胃交界部的关系；累及食管胃交界部者，记录肿瘤中心距食管胃交界部的距离；远端GC建议报告与十二指肠的关系。

（4）淋巴结捡取及取材

取材时应描述淋巴结的数目及大小（例如≤2.0cm×1.5cm×0.3cm）、融合及粘连情况。第8版GC TNM分期推荐至少检出16枚淋巴结。我国多中心回顾性数据分析显示：送检淋巴结数目不低于16枚，方可保证pN0期患者的淋巴结分期的准确性，而对pN1-3b的患者，要求送检淋巴结最低数目不低于30枚。建议由外科医师应根据局部解剖，分别送检淋巴结，病理医师分组报告送检淋巴结情况，以便反映D2根治手术的质量和反映淋巴结清扫的规范性。

3　大体分型

3.1　早期胃癌（EGC）的大体分型

（1）普通型EGC的大体分型

EGC（0型）可分成Ⅰ（隆起型，隆起程度超过3mm）、Ⅱ（浅表型）、Ⅲ（凹陷性）三型，其中浅表型又分成Ⅱa（浅表隆起型，隆起程度不超过3mm）、Ⅱb（浅表平坦型）、Ⅱc（浅表凹陷型）三个亚型。此外，若有2种或2种以上类型同时存在则为混合型EGC。

（2）特殊类型EGC大体分型

主要包括：浅表扩散性早期GC、微小EGC（直径≤0.5cm）和小EGC（0.5~1.0cm）。

3.2　进展期胃癌（AGC）的大体分型

AGC大体分型建议采用Borrmann分型，该分型是基于黏膜表面肉眼所见的肿瘤形态特征和在胃壁内的浸润生长方式进行分类，将AGC分为四型：1型（结节隆起型）、2型（局限溃疡型）、3型（浸润溃疡型）、4型（弥漫浸润型，革囊胃）。AGC的Borrmann分型可反映GC的浸润生长能力和主要浸润生长方向。

4　组织学分型与分级

4.1　组织学分型：

建议使用WHO（消化系统肿瘤）和Laurén分型对AGC进行组织学分类。Laurén分型根据GC组织学生长方式将胃腺癌分为肠型、弥漫型、混合型或不确定型。

4.2 组织学分级

依据AGC组织细胞的分化程度分为高分化（G1）、中分化（G2）和低分化/未分化（G3）。

4.3 浆膜分型

AGC浆膜分型与其大体类型、生长方式之间有密切的关系，可分为正常型、反应型、突出结节型、扁平结节型、腱状型和多彩弥漫型。

5 临床病理学分期

AGC的临床病理分期推荐采用美国AJCC和国际UICC联合制定的第8版GC分期。新版分期包括临床分期（cTNM）、病理分期（pTNM）及新辅助治疗后病理分期（ypTNM）。

新辅助治疗后手术切除标本的病理学评估，建议根据瘤细胞残留及纤维增生程度（Ryan分级法）将肿瘤退缩程度分为0–3级。0级（肿瘤完全退缩，无癌细胞残留）、1级（肿瘤部分退缩，见单个或小灶癌细胞残留）、2级（疗效小，残留癌灶伴纤维增生）、3级（疗效差/疗效微小或无疗效，肿瘤无明显退缩）。但放化疗后可能出现大的无细胞黏液湖，不能将其认为肿瘤残余。

AEG的分型包括Siewert分型及日本Nishi分型。我国推荐采用Siewert分型，包括Ⅰ型：肿瘤中心位于食管胃结合部（esophagogastricjunction，EGJ）以上1~5cm并向下生长累及EGJ；Ⅱ型：肿瘤中心位于EGJ以上1cm到EGJ以下2cm，并累及EGJ；Ⅲ型：肿瘤中心位于EGJ以下2~5cm并向上生长累及EGJ。第8版AJCC/UICC分期将肿瘤侵犯EGJ且中心位于EGJ下方2cm内的肿瘤按照食管癌进行分期；对肿瘤中心位于食管胃结合部下方2 cm以内但未侵犯食管胃结合部，或肿瘤中心位于食管胃结合部下方2 cm以外的肿瘤，遵循GC分期标准。本指南建议目前采用8版pTNM分期标准进行AEG分期，同时准确记录肿瘤中心距EGJ的距离。

6 分子病理检测

GC的规范化和个体化治疗须基于病理学的精准诊断和分型。除传统的组织病理学诊断外，还可借助免疫组化（IHC）、原位杂交（ISH）和基因突变检测等技术提供靶基因信息。以下列出临床病理实践中常用的免疫组化相关标志物。

6.1 诊断和鉴别诊断相关标志物

（1）肿瘤伴淋巴样间质浸润型占GC的1%~7%，该类肿瘤的共同特征是癌组织内或其周围可见$CD8^{+}$淋巴细胞为主的浸润或聚集，提示预后相对较好。此型根据致病原因不同又分成两类，其中80%以上与EBV感染有关，约20%与微卫星不稳定/错配修复蛋白表达缺失（dMMR）有关，可通过PCR方法检测微卫星高度不稳定（MSI-

H）或IHC方法检测dMMR表达缺失状态。

（2）肝样腺癌和伴肠母细胞分化的胃腺癌，很可能是同一分化谱系但分化程度不同的两个阶段（低分化和高中分化阶段）所致。瘤细胞产生甲胎蛋白是其主要特征。可检测一组免疫标志物如HepPar.1、AFP、GPC3、SALL4、Claudin.6、CK19和CDX2等有助于鉴别诊断。

（3）胃大细胞神经内分泌癌或小细胞癌，需行突触素（Syn）、嗜铬粒素A（CgA）、CD56和Ki-67等的IHC检测。神经内分泌癌分为高分化（NET）与低分化（NEC），NEC常表现为RB基因表达丢失和p53表达异常，而NET则常无该特征，有助进行鉴别诊断。

（4）遗传性弥漫性GC在形态学上多表现为印戒细胞癌，需行E-cadherin的IHC检测和CDH1等基因胚系突变检测，以便筛选或确诊。亚洲人群GC中E-cadherin异常表达比例约为44.5%。

（5）疑有脉管浸润/瘤栓时，可采用D2-40、CD34、CK免疫组化检测确认，若怀疑癌组织侵犯神经时，可标记NF或S-100等加以验证。

6.2 分子靶向治疗相关标志物

（1）HER2检测：HER2整体阳性率为14%，中国GC人群为12%，是GC靶向治疗的经典靶点。ToGA试验显示，化疗联合曲妥珠单抗治疗可显著延长HER2阳性AGC生存期，基于此，曲妥珠单抗已被批准用于HER2阳性的GC及AEG治疗。HER2表达尽可能用IHC、ISH等方法，其中IHC为首选方法。HER2阳性判断为IHC2+或IHC3+并不需要完全的细胞膜染色，其中细胞膜U形染色（即部分细胞膜呈中、高度染色）即可判断为阳性。IHC0和IHC1+直接判定为HER2阴性；IHC3+的病例直接判定为HER2阳性；IHC 2+的病例为“不确定”病例，需进一步行ISH检测明确HER2基因扩增情况，如有扩增判定为HER2阳性，如无扩增则判定为HER2阴性。

通过ctDNA的靶向测序所获得的HER2基因体细胞拷贝数结果与传统的FISH及IHC数据展现出较高的相关性。对于无法获得活检组织的患者，ctDNA检测HER2扩增情况是一种潜在可行的有效补充手段。HERALD/EPOC1806研究结果显示，ctDNA检测HER2扩增的晚期泛实体瘤患者可以从德曲妥珠单抗治疗中获益。

（2）VEGFR2、EGFR和MET等标志物的IHC和/或ISH检测也具有潜在的临床应用价值，但需进一步研究和临床试验的验证。

（3）Claudin18.2检测：拟针对Claudin18.2开展靶向治疗前，建议IHC方法检测Claudin18.2的表达情况。目前阳性判读标准仅来自临床试验，Claudin18.2阳性由瘤细胞膜染色的强度以及阳性细胞所占百分比两个方面决定。不同的临床中心判定阳性标准略有差异，一般将中、强阳性占比在40%~75%作为入组标准。我国肿瘤学者牵头的临床试验将IHC2+阳性细胞≥40%作为入组标准。

6.3 胃癌免疫治疗相关标志物

研究发现EBV阳性、MSI-H/高基因突变负荷的AGC患者是免疫检查点抑制剂治疗的适用人群，必要时可联合检测。

（1）PD-L1：针对PD-L1免疫组化结果推荐采用联合阳性评分（combined positive score，CPS）方法评估。对PD-L1检查阳性者，尤其CPS≥10，可选用PD-1/PD-L1抑制剂（比如帕博利珠单抗）单药用于AGC的三线及以上治疗。

（2）EBER：EBER原位杂交为诊断EBV相关胃癌（EBVaGC）金标准。EBVaGC对免疫治疗高敏感，客观缓解率（ORR）达100%，通过免疫检查点抑制剂治疗获益。

（3）MSI-H/dMMR：MSI是肿瘤免疫检查点抑制剂治疗的适用人群。MSI检测包括MLH1、MSH2和PMS2、MSH6的表达水平检测。

（4）肿瘤突变负荷（tumor mutation burden，TMB）：高TMB常示有高频率新抗原产生，与免疫检查点抑制剂治疗的ORR存在显著相关性。TMB检测主要通过全外显子组基因测序或基于一组较大的突变基因组（Panel）检测计算突变率。

6.4 化疗相关标志物

对胃腺癌组织建议常规Ki-67检测以评估癌细胞增殖状态，并为术后化疗提供参考。Ki-67阳性指数可能与神经内分泌癌治疗密切相关，需准确评估。MSI-H GC预后相对较好，但新辅助/辅助化疗疗效不佳，可作为术后化疗疗效参考指标。

6.5 二代测序（NGS）

NGS可评估GC遗传和表观遗传变化，指导治疗。在AGC中使用NGS被NCCN列为重要推荐，用以确定治疗方案和/或临床试验入组，特别对药物治疗无效或病理取材有限者可行NGS测序指导治疗。当前，NGS和液体活检等在胃癌的应用处在探索和数据积累阶段。

第三章

胃癌的治疗

第一节 内镜治疗

1 适应证与禁忌证

GC的内镜治疗主要用于EGC，且原则上适于淋巴结转移可能性极低者，内镜下切除术主要包括EMR和ESD。

第六版日本胃癌治疗指南中，内镜黏膜下剥离术（ESD）的适应证进一步扩大。JCOG1009/1010研究针对小于2cm的UL（-）、未分化型、cT1a胃癌进行研究，随访于2018年完成，其5年生存率为99.3%。分化型与未分化型胃癌的ESD手术疗效一样好。基于此结果，第六版胃癌治疗指南将ESD的绝对适应证扩大为：①直径>2cm的黏膜内癌（cT1a），分化型癌，UL0；②直径≤3cm的大体可见的黏膜内癌（cT1a），分化型癌，UL1；③直径≤2cm的大体可见的黏膜内癌（cT1a），未分化型癌，UL0。扩大适应证为：对绝对适应证，初次治疗实施ESD或EMR，组织学类型为分化型癌，根治度（eCura）为C-1，其后是大体可见的黏膜内癌（cT1a），局部复发病变。

对不符合上述适应证而应接受手术治疗，在手术风险较大及合并严重并发症时，可将内镜切除作为相对适应证，同时充分交代肿瘤残留及淋巴结转移风险。

日本的一项单中心研究为阐明≥75岁老年EGC患者内镜下切除术（ER）在预期寿命方面的适应证，连续招募了400名年龄≥75岁的接受ER的EGC患者，平均年龄为79岁（75~93岁），5年随访率为89.0%（中位随访期5.6年），研究结果显示对75岁及以上的晚期老年EGC患者，接受内镜切除术后的5年总体生存率是80.8%。因此，对高龄（≥75岁）患者进行EGC的ER可能会提高预期寿命。推荐ER用于东部肿瘤协作组表现状态（ECOG-PS）和预后营养指数（PNI）良好且预期ER为非eCura C-2的患者。

对绝对适应证下接受内镜切除后局部复发者行内镜二次切除尚存争议，有待研究证实。

EGC内镜治疗禁忌证：①存在淋巴结转移；②肿瘤侵犯固有肌层；③存在凝血障碍等不能耐受内镜下切除。

ESD分类为高出血风险的手术，建议在进行ESD时，对服用抗血小板药物（单抗、双抗）患者采用以下治疗方案：阿司匹林中断治疗3至5天，噻吩并吡啶中断治疗5至7天，其他药物中断1天安排。

2　根治度评估

内镜下切除的根治度不同于外科手术切除，外科R0切除意味着切缘阴性，但内镜下切缘阴性并不意味治愈性切除。内镜下切除的根治度由局部切除程度和淋巴结转移可能性两个要素决定，采用eCura系统进行评价。

表21-3-1　GC内镜下切除eCura评价系统

分期	溃疡/深度	分化型		未分化型	
pT1a（M）	UL（-）	≤2cm	>2cm	≤2cm	>2cm
	UL（+）	≤3cm	>3cm		
pT1b（SM）	SM1	≤3cm	>3cm		
	SM2				

eCura A*　　eCura B*　　eCura C-2

*需满足enbloc整块切除，HM0，VM0，ly（-），v（-）。

*分化型癌中，满足eCuraA或B的其他条件，但未实现enbloc切除或HM0的局部未能完整切除的病例，即eCuraC1。

对根治度A（eCuraA）及根治度B（eCuraB）定期随访即可。内镜根治度C-1（eCuraC-1），发生淋巴结转移的风险低。在与患者充分交流、沟通后，选择再行ESD或追加外科切除。在黏膜下浸润部分或断端阳性时，因病理学诊断不确切，应追加外科切除。内镜根治度C-2（eCuraC-2）时，原则上应追加外科切除。因年龄、并存疾病等不能行外科手术时，应向患者充分说明淋巴结转移风险和局部复发、远处转移风险，对复发时根治困难及预后不良等。

第二节　外科手术治疗

1　治疗原则

EGC中，除符合内镜治疗适应证者，其余主要治疗手段是根治性手术；对局部AGC，应采取根治性手术为主的整合治疗策略。根治性手术包括完整切除原发灶和彻底清扫区域淋巴结。非根治性手术主要包括姑息手术和减量手术。

根治性手术：标准手术是以根治为目的，完整切除原发病灶，行D2淋巴结清扫；缩小手术定义为胃切除范围小于2/3和/或淋巴结清扫范围小于D2（D1、D1+或其他）；扩大手术包括联合脏器切除或（和）D2以上淋巴结清扫。

非根治性手术：①姑息手术主要针对有远处转移或肿瘤侵犯重要脏器无法切除同时合并出血、穿孔、梗阻等并发症者。术式包括胃姑息性切除、胃空肠吻合短路术及空肠营养管置入术等。姑息手术目的是解除症状、提高生活质量。②减量手术主要针对存在不可治愈因素，在未出现肿瘤并发症时进行的胃切除术。

近年来腹腔镜和机器人手术快速发展。对早期胃癌，日本JCOG0912和韩国KLASS01研究：腹腔镜与开腹手术安全性相当，长期预后无差异，可作为常规治疗。中国CLASS02、韩国KLASS-03和日本JCOG1401研究：初步证实腹腔镜辅助全胃/近端胃切除安全性，但远期疗效待报。对进展期胃癌，CLASS01、KLASS-02、JLSSG0901研究：腹腔镜下远端胃大部分切除联合D2淋巴结清扫安全，可降低出血量，加速恢复，缩短住院时间，长期生存无差异。对新辅助治疗后的进展期胃癌是否可行腹腔镜胃癌切除术缺乏大样本前瞻性研究证据。机器人胃癌手术近年来备受关注，机器人胃癌微创手术安全性已初步证明可接受，且机器人手术在手术出血量方面优于腹腔镜手术。中国7家大中心回顾性分析：机器人手术并发症更低，出血更少，淋巴结清扫更多，长期生存相当。中国学者开展随机对照研究：机器人远端胃切除术后并发症较低，可清扫更多胃周淋巴结。因此目前认为，机器人胃癌手术的优势与价值需更多临床研究证据证实。

2 手术切除范围

手术切除范围主要依据肿瘤部位、分期、大小及周围淋巴结转移来整合决定。

EGC手术切除时，在确定切除线前应保证足够切缘，一般在肿瘤边缘2cm以上。当肿瘤边界不清，难以确定切除线时，术前内镜下对肿瘤边界行金属钛夹定位会有帮助，必要时行术中冰冻病理检查以确保切缘阴性。

AEG呈局限性生长者，切缘距病灶至少3cm；对浸润生长者，应超过5cm；若肿瘤侵犯食管或幽门，5cm切缘非必需，建议冰冻切片检查切缘保证R0切除。

EGC切除范围，除远端胃切除和全胃切除外，对临床分期为cT1N0M0者，根据肿瘤不同部位选择不同缩小或功能保留胃切除术式。主要包括：保留幽门的胃切除，近端胃切除及其他术式（局部切除和节段切除等）。

进展期胃下部癌常行远侧胃切除术，胃体部癌常行全胃切除术，EGJ癌常行全胃切除术或近侧胃切除术。如肿瘤直接侵犯周围器官，在保证R0切除前提下可行根治性联合脏器切除。除肿瘤直接侵犯脾脏，不推荐以淋巴结清扫为目的的预防性脾切除术。

AGC（>T3）标准根治术中，常规可完整切除大网膜，而对T1/T2肿瘤，大网膜切除并不必须，在网膜血管弓3cm距离切断胃结肠韧带即可。对侵犯胃后壁浆膜层的肿瘤，既往有学者提出切除网膜囊可降低腹膜复发转移风险，提高生存，但近期临床试验证实，网膜囊切除未能提高T3/T4a预后。因此不推荐对AGC常规行网膜囊切除，国内TOP-GC研究（NCT04843215）将于2025年发布3年随访结果。

3 根治性淋巴结清扫

淋巴结转移是GC最常见的转移方式，EGC淋巴结转移据清扫范围分为D1、D1+、D2等，并由不同的胃切除方式确定清扫淋巴结组别。

EGC淋巴结清扫的适应证：①D1淋巴结清扫：适用于cT1aN0期，但不符合EMR/ESD适应证，或cT1bN0期分化型且癌灶直径≤1.5cm的EGC。②D1+淋巴结清扫：适用于不符合D1淋巴结清扫适应证的cT1N0 EGC。③D2淋巴结清扫：适用于术前诊断或术中探查怀疑有淋巴结转移的cT1 EGC。

对局部AGC行D2淋巴结清扫已成为东西方共识。淋巴结清扫的范围主要依据胃切除范围来确定，淋巴结清扫范围下表，同时应至少送检16枚以上的淋巴结才能保证准确的分期和预后判断。对明确有淋巴结转移的病例，推荐送检30枚以上淋巴结。

表21-3-2 GC根治术淋巴结清扫范围

手术方式	D0	D1	D1+	D2
远端胃切除	<D1	No.1，3，4sb，4d，5，6，7	D1+ No.8a，9	D1 + No.8a，9，11p，12a.
近端胃切除	<D1	No.1，2，3a，4sa，4sb，7	D1 +No. 8a，9，11p . *No.110	–
全胃切除	<D1	No.1–7	D1+ No.8a，9，11p*No.110	D1 + No.8a，9，11p，11d，12a *No.19，20，110，111

*肿瘤侵及食管

对D2淋巴结清扫范围以外转移风险较高的淋巴结，可考虑选择性进行扩大的淋巴结清扫（D2＋、D3）。

D2+手术共识意见：①对肿瘤位于胃小弯侧且直径<4cm的AGC，可不行No.10淋巴结清扫；但对肿瘤位于大弯侧或直径>6cm、术前分期为T3或T4的中上部GC，推荐行No.10淋巴结清扫。②GC侵犯十二指肠时No.13淋巴结被视为区域淋巴结，十二指肠受侵的AGC可考虑行D2+No.13清扫，但此类患者R0切除率较低，建议新辅助治疗后行D2+No.13清扫。③No.14v淋巴结虽未纳入远端GC D2手术范畴，但对有No.6淋巴结转移的远端AGC或术中探查有No.14v淋巴结肿大者，D2+No.14v清扫可改善患者预后。④已有研究证实，预防性No.16淋巴结清扫不能提高远期生存，如行新辅助化疗后行D2+PAND，可提高部分患者预后。⑤EGJ癌淋巴结清扫范围未达成共识。

一项日本多中心研究显示，纵隔淋巴结转移与肿瘤侵犯食管长度相关，推荐肿瘤侵犯食管<2cm可不清扫纵隔淋巴结；侵犯食管2~4cm需清扫第No.19、No.20、No.110、No.111淋巴结；食管侵犯≥4cm推荐经右胸入路并清扫中、下纵隔淋巴结。

4 消化道重建

不同胃切除方式，消化道重建方式不同。在不影响手术根治性前提下，需考虑消化道重建的安全性及对消化道生理功能的影响。对恶性程度较低、病期偏早的AGC，在保证消化道连续性同时，兼顾其生理功能；对恶性程度较高、病期偏晚或复发概率较大者，重建方式宜简不宜繁。目前GC常见的重建方式见下表。

表21-3-3 AGC术后消化道重建方式

手术方式	分类
远端胃切除	Billroth Ⅰ式
	Billroth Ⅱ式
	Billroth Ⅱ式+Braun吻合
	残胃空肠Roux-en-Y吻合
	残胃空肠Uncut Roux-en-Y吻合
近端胃切除	食管残胃吻合
	双通路吻合
	空肠间置法
全胃切除	Roux-en-Y吻合
	空肠间置代胃术

远端胃切除重建方式：Billroth Ⅰ式操作简便，符合生理途径；Billroth Ⅱ式吻合更为常见，尤其适用于肿瘤已侵犯幽门及十二指肠者，由于其改变了正常解剖生理状态，反流性胃炎、倾倒综合征等合并症发生率高，可加行Braun吻合以减少胆汁、胰液反流。Roux-en-Y吻合具备Billroth Ⅱ式吻合的优点，可有效减轻反流，但需离断空肠，有发生Roux滞留综合征的可能。Uncut Roux-en-Y吻合无需离断空肠，保留了输入袢蠕动的连续性，可减少滞留综合征、胆汁返流等不适，目前受到越来越多关注，需注意术后阻断肠管有再通的可能。

全胃切除术后重建方式：Roux-en-Y法是首选吻合方法，手术操作简便，反流性食管炎发生率低。由于食物不经过十二指肠，不能直接刺激消化液的分泌，对食物的消化吸收有影响。空肠间置代胃术弥补了Roux-en-Y吻合的不足，但操作复杂，手术风险高，且对生活质量的改善存在争议，需更多临床研究提供证据支持，建议在有经验的医院开展。

近端胃切除术后重建方式：食管残胃吻合是最常用的吻合方式，操作简便，吻合口少，术后短期并发症发生率低，但食管反流常见。改良管状胃-食管吻合，食管反流的概率明显下降，是较为理想的食管残胃吻合方式。食管胃吻合双肌瓣成形术

（Kamikawa法），形成食管与残胃之间的高压区起到单向阀作用，具有良好的抗反流效果，但操作复杂，有吻合口狭窄发生的可能，仍需更多临床研究验证。空肠间置术具有较好抗反流机制，但手术操作复杂，术后吻合口瘘、出血、梗阻等风险增加。双通路吻合是在食管空肠Roux-en-Y吻合后将残胃与空肠行侧侧吻合，由于保留了幽门及大部分远端胃，可增加术后进食量，减少远期营养不良和贫血发生。该术式可在腹腔镜辅助或全腹腔镜下完成。但操作复杂，会增加吻合口相关并发症，建议在有经验的医院开展。

5 腹腔镜及机器人手术

5.1 腹腔镜手术

近年来腹腔镜辅助胃切除术发展迅速，日、韩已将腹腔镜远端GC根治术作为Ⅰ期GC的常规术式。对AGC，腹腔镜技术仍存一定争议。我国多中心临床研究CLASS01提示AGC行腹腔镜下远端胃大部切除联合D2淋巴结清扫具有并发症率低、术后恢复快、疼痛减轻等优点，远期疗效不劣于传统开腹手术。因此，对适合远端胃大部切除的AGC，腹腔镜手术可选择在有经验的大型医院开展；而对腹腔镜近端胃切除、腹腔镜全胃切除，以及新辅助化疗后的腹腔镜手术目前缺乏高级别证据，应进行探索性临床研究。

腹腔镜GC根治术应遵循传统开腹手术相同的肿瘤根治原则：肿瘤及周围组织的整块切除；肿瘤操作的非接触原则；足够的切缘；彻底的淋巴结清扫。结合我国国情，对AGC的腹腔镜手术适应证和禁忌证如下：

手术适应证：①GC探查及分期；②GC术前分期为Ⅰ、Ⅱ期；③晚期GC短路手术。可作为临床探索性手术适应证：①术前评估ⅢA期以上或T4a并可达到D2根治术；②晚期GC姑息切除术。

手术禁忌证：①肿瘤广泛浸润周围组织；②GC急诊手术（如上消化道大出血）；③有严重心、肺、肝、肾疾病；④凝血功能障碍；⑤妊娠期；⑥不能耐受CO_2气腹。

5.2 机器人手术

机器人手术仍处于起步阶段，操作流程尚未规范统一，远期疗效未经大样本前瞻性随机对照研究证实。中国一项单中心随机对照研究提示机器人远端胃癌根治术后总并发症发生率更低，炎症反应更轻，胃外淋巴结清扫数目更多，术后恢复更快。另一项前瞻性队列研究比较了机器人和腹腔镜根治性全胃切除术的近期疗效，提示机器人全胃切除术具有术中出血少、创伤小、恢复快等优点，并且不增加术后并发症和手术时间。但目前尚缺乏关于机器人胃癌手术远期疗效的高级别证据。因此对机器人GC手术应持谨慎态度，推荐在有经验的大型医院规范化开展。机器人手术的适应证：①Ⅰ、Ⅱ期GC；②机器人手术经验丰富的大型医院，可探索开展ⅢA期患者。禁忌证同腹腔镜手术。

5.3 示踪导向

吲哚菁绿（ICG）近红外光成像技术可实现淋巴引流导航。我国一项前瞻性3期随机临床试验结果显示，与传统淋巴结切除术相比，ICG引导下腹腔镜淋巴结切除术安全有效，可提高淋巴结清扫的数量并延长可切除胃癌患者的生存期。由于ICG引导下腔镜胃癌根治术是在成熟、规范的腔镜胃癌术基础上进行，因此其适应证及其他禁忌证与传统腔镜胃癌根治术相当。值得注意的是，建议在进行ICG荧光成像时，应针对不同手术方案和患者病期制定不同的术中显影目的。对早期胃癌患者，特别是行全腔镜胃癌根治术者，建议用ICG成像进行术中快速肿瘤定位；早期胃癌行前哨淋巴结活检患者，推荐通过ICG荧光成像行前哨淋巴结活检；对须行规范淋巴结清扫，特别是进展期患者，或拟行保留功能胃癌根治术如保留幽门胃癌根治术，建议通过ICG荧光成像行淋巴结引流范围显影并可用于鉴别不同组织；术中静注ICG适于术中评估胃壁、肠壁、吻合口血供及食管下端、十二指肠残端、器官如脾脏、肝脏血供。同时，推荐常规用荧光模式进行淋巴结清扫，遇到出血等情况，可转换成普通白光模式清扫，以减少荧光干扰。

6 功能保留手术

EGC功能保留手术，首先考虑肿瘤根治性，兼顾术后胃功能和生活质量。功能保留胃切除术需满足3个要求：①减少胃切除范围；②保留幽门；③保留迷走神经。术式包括：保留幽门胃切除术、近端胃切除术及胃节段切除或局部切除。

6.1 保留幽门胃切除术

保留幽门的胃切除术（pylorus-preserving gastrectomy，PPG）是保留胃贲门和幽门、切除中段胃的术式，尽可能保留胃功能，改善生活质量。PPG适于胃中部1/3且肿瘤远端距幽门管>4cm的EGC（cT1N0）或胃良性疾病，应遵循EGC病灶的切缘要求及淋巴结清扫范围。基于对淋巴结转移的精准评估，No.6淋巴结亚分类为No. 6a、No. 6i及No. 6v。研究表明，对于胃中部EGC行PPG时不需清扫No. 6i淋巴结，从而缩小手术范围。中段EGC的腹腔镜下PPG（LPPG），其安全性和长期疗效非劣于腹腔镜胃远端切除术，但尚缺乏大规模前瞻性研究。推荐LPPG应在经验丰富的医院开展。

6.2 其他功能保留性胃切除手术

节段胃切除、局部切除等胃功能保留手术多见于个案报道，其手术安全性、长期疗效仍待进一步探究，本指南不作推荐。

7 非根治手术治疗

7.1 姑息手术

姑息手术指因疾病导致梗阻、出血和穿孔等严重并发症进行的非根治性手术，旨在缓解症状和改善生活质量。无法行根治术者可行姑息性胃切除术或胃肠吻合等短路手术以缓解症状；无法耐受手术者，可行内镜下支架置入、经空肠造口或经鼻留置空肠营养管。

7.2 减量手术

减量手术指有非治愈因素（如不能切除的肝转移和腹膜转移等），但无严重合并症所行的非根治性胃切除术，以减少肿瘤负荷、延迟症状出现和延长生存时间。减量手术改善预后的临床证据并不充分，药物治疗仍是目前Ⅳ期GC的标准疗法；对存在单一非治愈因素的GC，可考虑R0或R1手术。

8 Ⅳ期GC转化治疗与外科干预

既往对于晚期GC的治疗大多为姑息化疗或姑息手术。随着转化治疗（Conversion Therapy）获益增加，治疗策略已发生根本改变，转化治疗旨在对难以实行R0手术的晚期病例，通过积极有效的化疗、放疗、分子靶向或免疫治疗等整合疗法，在原发灶降期且转移灶受控，再施行R0手术，以提高生存率。转化治疗包括筛选获益人群、制定转化治疗方案、疗效评价和确定转化手术时机等。鉴于转化治疗的复杂性及疗效不确定性，多学科整合诊疗（MDT to HIM）应贯穿全程，根据疗效不断调整方案，有助实现Ⅳ期GC转化治疗的个体化和获益最大化。

8.1 Ⅳ期GC术前分型

Yoshida分型根据晚期GC是否可行转化治疗进行临床分型。

Ⅰ型（潜在可切除，适合转化）：存在单发肝转移灶、局限性腹主动脉旁淋巴结（16a2、16b1）转移或腹腔内游离癌细胞阳性（CY1）。对此类病例，应先予新辅助或转化治疗，争取行胃原发灶与转移灶的R0切除术。

Ⅱ型（临界可切除，转化率较高）：存在两个或更多肝转移灶或转移灶直径>5cm、或伴远处转移。应视为转化治疗的重要对象，待肿瘤达到CR或PR后，行胃原发灶与转移灶的R0切除术。

Ⅲ型（潜在不可切除，可尝试转化）：有局限性腹膜种植，但无其他脏器转移者。治疗包括全身化疗、分子靶向治疗或可联合腹腔内化疗，达到CR、PR或腹腔内游离癌细胞转阴者，则仍能施行R0手术、肿瘤细胞减灭术或减量手术。

Ⅳ型（不可治愈，转化率低）：弥漫性腹膜转移并有其他脏器转移，仅极少数对转化治疗敏感，大部分难R0切除，可视具体情况给予姑息性化疗或最佳支持治疗。

8.2　腹膜转移的转化治疗

Ⅳ期GC腹膜转移预后极差，中位生存期约6个月。转化治疗通过化疗和区域性治疗等，使原发灶降期、腹膜转移灶获控，争取施行R0手术，提高生存率。

（1）转化治疗策略

P0CY1患者，采用腹腔内与全身性整合新辅助化疗（Neoadjuvant Intraperitoneal-systemic Chemotherapy，NIPS）或腹腔热灌注化疗（Hyperthermic Intraperitoneal Chemotherapy，HIPEC）方案进行治疗，在CY1转阴后行R0手术，转化治疗效果最好，可明显延长生存期，中位生存期达47.5个月。

P1CY0/1患者，积极采用NIPS方案治疗。治疗后PCI<6者，切除原发灶并行瘤细胞减灭术（Cytoreductive Surgery，CRS）联合HIPEC，可有效延长腹膜转移GC中位生存期至18.8个月；可延长无进展生存期（Progression-free Survival，PFS）3.6个月；对成功转化手术者中位生存期达27.0个月，未转化手术患者的中位生存期为11.8个月，其中行R0切除的患者中位生存期为31.3个月，而行姑息性切除的患者中位生存期为15.0个月。因此，对转化手术推荐行R0避免行姑息性手术，仅对原发灶出血、穿孔、梗阻时，考虑姑息手术。

（2）治疗方案

紫杉醇为主的三药化疗是Ⅳ期GC转化治疗的基础。紫杉醇腹腔灌注和静脉化疗联合S-1口服，可有效延长腹膜转移GC中位生存期至17.7~19.3个月，对合并腹水者效果尤著，亦可选择其他以紫杉醇为主的三药静脉化疗。

众多研究报道，静脉化疗整合腹腔灌注（IP）或HIPEC等局部治疗，在肿瘤充分受控下再行辅助手术治疗，生存明显获益。

8.3　腹膜转移高危病例的预防性治疗

超过50%的T3、T4期GC在根治术后发生腹膜转移。T3-T4期、N+、淋巴结外浸润、Borrmarnn 3/4型、Lauren分型弥漫型、印戒细胞癌等是腹膜转移的高危因素。预防腹膜转移复发，除围术期治疗外，区域性化疗是较为有效的措施。对高危者，特别是CY1，D2术中或/和术后早期进行预防性区域治疗，可降低腹膜转移复发率。主要是IP和HIPEC，用药需兼顾敏感性及本身特性，如大分子量药物、缓释药物、生物制剂等；剂量可据年龄、身体状况、药物耐受性和骨髓增生能力适当调整。常用药物有紫杉类、铂类、氟尿嘧啶类和蒽环类（表柔比星）等，可合用红色诺卡氏菌细胞壁骨架、铜绿假单胞菌等生物制剂，重组改构人肿瘤坏死因子（rmhTNF）等生物制剂，也可以腹腔灌注并同步皮下注射。国内多中心临床研究结果显示，Ⅲ期患者根治术后使用氟尿嘧啶植入剂进行腹腔缓释化疗，可显著降低腹膜复发风险，延长PFS。预防性HIPEC应于术中或术后48小时内进行，于1周内完成，不超过2次，每次4000~6000ml 43℃生理盐水或5%葡萄糖加化疗药物，持续灌注90分钟。但预防性HIPEC疗效仍有待HIPEC-01临床研究（NCT02356276）的随访结果验证。

8.4 肝转移的治疗策略

GC肝转移（Liver metastasis from gastric cancer，LMGC），多同时累及肝左、右叶，呈多灶性分布，常伴腹膜和淋巴结转移或毗邻脏器浸润；多数LMGC应视为全身性疾病，有条件建议PET/CT检查，明确全身转移情况，诊断性腹腔镜探查联合腹腔灌洗液细胞学检查，有助发现隐匿性腹膜转移和部分肝转移。中国一项全国多中心回顾性研究（RECORD研究）证明胃癌肝转移不同分型：可切除型、潜在可切除型、不可切除型3年总生存有显著性差异。可切除型（Ⅰ型）胃癌肝转移病人的积极外科整合治疗可提高病人生存预后。

（1）治疗策略

肝转移灶切除后肝内复发率高，建议术前给予系统化疗，使胃原发灶降期或肝转移灶受控。选用紫杉醇为主的三药静脉化疗方案，亦可经肝动脉灌注化疗、射频消融或肝动脉栓塞等多途径整合治疗，提高原发灶和转移灶R0切除率。R0切除是延长LMGC生存的最佳方法，术后应继续予以全身性治疗。

（2）手术适应证

选择性积极的外科整合治疗可提高部分胃癌肝转移病人的生存预后。只有具备R0切除条件时才推荐手术治疗：①GC同时性肝转移，无腹膜或其他远处转移等非治愈因素；②GC异时性肝转移，无其他部位转移复发；③肝转移灶切除后可保留足够肝功能；④肝内转移灶≤3处，最大病灶≤4cm，局限于一侧肝叶且未累及大血管。

8.5 腹主动脉旁淋巴结转移

腹主动脉旁淋巴结（Para-aortic lymph node，PALN）转移包括No.16a2/b1，转移发生率为18%~40%，不推荐预防性腹主动脉旁淋巴结清扫（Para-aortic lymph node dissection，PAND）。术前评估No.16a2/b1转移的患者，不推荐直接行PAND，需先行全身化疗再手术，方能显著增加R0切除率和疗效。

（1）治疗策略

当PALN转移不伴其他非治愈性因素时，采取术前化疗序贯手术的转化治疗模式，并需全程MDT to HIM讨论。

（2）治疗方案

可据病情采取术前两药SOX（S-1+奥沙利铂）或三药DCS（多西他赛+顺铂+S-1）方案或DOS（多西紫杉醇+奥沙利铂+S-1）。如治疗有效，对仅局限于No.16a2/b1的PALN转移、不伴腹膜或肝脏等远处转移病例，行根治性D2+PAND可使生存获益，但要求术者具有丰富的D2扩大淋巴结清扫经验。

9 残胃癌外科治疗

9.1 残胃癌的定义

残胃癌（gastric stump cancer，GSC）指胃术后残胃发生的新发癌。较公认的定义：胃良性病变术后5年以上和胃恶性病变术后10年以上，在残胃发生的癌。GSC发生率，远端胃切除术后为1.0%~5.0%，近端胃切除术后为6.3%，保留幽门胃切除术后为2.7%。其中男性占多数。根治术后5年存活率为22.0%~54.0%，早期GSC为82.5%~100.0%，进展期GSC为26.0%~34.1%。影响预后的主要因素包括：肿瘤组织学类型、浸润深度、胃周淋巴结转移、是否根治性切除等。

9.2 残胃的淋巴引流及淋巴结转移规律

术后形成的侧支淋巴循环路径，改变了胃原有的淋巴引流途径。残胃淋巴流向以胃左动脉、脾动脉、左膈下动脉为主。BillrothⅠ式经十二指肠壁内引流至周围淋巴结，BillrothⅡ式经空肠引流至空肠系膜根部淋巴结。因此，GSC淋巴结转移特点如下：①脾动脉、脾门淋巴结转移；②No.16淋巴结转移；③肠系膜根部淋巴结转移；④纵隔内淋巴结转移。初次良性疾病的GSC，第1站淋巴结No.1-4转移率较高；初次恶性疾病的GSC，通常是第2站以上的淋巴结转移率高于第1站，如No.10、11 、肠系膜根部淋巴结及No.16a2、b1。

9.3 残胃癌的外科治疗及要点

早期GSC不伴淋巴结转移可行ESD，其标准参照原发EGC。进展期GSC应行残胃全切除、联合切除受侵脏器，同时清扫首次手术未予清扫的区域淋巴结。BillrothⅡ式吻合口附近的空肠系膜根部淋巴结转移率较高，应予重点清扫。对进展期GSC不能R0切除者，先行新辅助放化疗，再行手术，标准同原发AGC。对不可切除AGC但有症状者，可行姑息性切除、短路手术，或支架置入、空肠营养管置入等。对不可切除AGC的无症状者，可经MDT to HIM讨论，行全身药物治疗为主的整合治疗。

由于组织愈合、纤维瘢痕修复缘故，残胃与周围组织如肝脏、胰腺、结肠及膈肌等粘连是GSC手术的难点，D2淋巴结清扫后解剖学层次消失，使GSC系统性淋巴结清扫更为困难。此外，远端胃切除BillrothⅠ式重建时十二指肠断端长度及与胰腺粘连、近端胃切除后食管-胃吻合部位的粘连极大增加了手术风险。由于粘连与癌浸润区别困难，为保证R0切除率，术前应更精细地检查、研判，制定合理预案。术中冰冻病理学检查有助诊断。

10 食管胃结合部癌外科治疗

10.1 AEG定义及分型

食管胃结合部腺癌（adenocarcinoma of esophagogastric junction，AEG）指不论肿

瘤中心（或主体）处于何种解剖位置，食管-胃解剖交界上下各5cm区间以内的腺癌，并跨越EGJ。解剖学上EGJ是指管状食管与囊状胃之间结合的虚拟解剖交界线，即食管末端和胃的起始，相当于希氏角或食管括约肌下缘，与组织学上的鳞柱交界不一定一致。AEG分型多采用Siewert分型，其具体分期在第8版AJCC/UICC的TNM分期中作出了统一规定，详见本指南分期章节。

10.2 AEG外科治疗

根据不同Siewert分型（下称Ⅰ、Ⅱ、Ⅲ型），AEG外科治疗相关难点包括：手术路径、切除范围、消化道重建方式、切缘安全距离和淋巴结清扫范围等。

手术可选择的路径根据不同Siewert分型而定。Ⅰ型：因其纵隔淋巴结转移率相对较高，经胸路径在纵隔淋巴结清扫方面具一定优势，建议优先选择右胸路径，研究显示经右胸入路相较左胸入路手术可清扫更多的淋巴结，并显著提高食管癌患者术后总生存期；Ⅱ型：手术路径目前尚存争议，建议食管受累距离≤2cm者考虑经腹食管膈肌裂孔路径；>2cm者可考虑经胸路径；Ⅲ型：优先选择经腹或经腹食管膈肌裂孔路径。

根治性切除范围及消化道重建方式选择应结合肿瘤大小、部位等整合判断：全胃切除适于进展期Ⅱ型（食管受累长度≤2 cm）和Ⅲ型；近端胃切除适于食管受累长度≤2cm、远切缘满足安全距离、预计残胃大小≥1/2的Ⅱ型和分期为cT1N0、组织分化程度高且直径≤4cm的Ⅲ型；食管切除+近端胃切除是Ⅰ型首选外科治疗方式，也适于部分Ⅱ型。如肿瘤直接侵犯周围器官，可行根治性联合脏器切除。消化道重建方式与切除范围相关，全胃切除术后，建议Roux-en-Y吻合；近端胃切除术后，消化道重建方式推荐顺序：食管管状胃吻合>双通道吻合>SOFY（Side - Overlap）吻合>双肌瓣成形术（Kamikawa吻合）>空肠间置吻合。食管切缘与食管胃结合部肿瘤上缘的距离，目前无确定性界定。对分期为cT1的Ⅱ、Ⅲ型，在体食管切缘距离建议≥1.5cm，若瘤径≥4cm者，食管切缘距离建议≥2cm；分期cT2及以上的Ⅱ、Ⅲ型，在体食管切缘距离推荐≥3cm，并建议术中快速冰冻切片检查；Ⅰ型食管切缘距离建议≥5cm；术中冰冻病理检查对保证食管切缘和胃切缘的肿瘤学安全性有重要价值，特别是局部病期偏晚者。

依据不同Siewert分型，淋巴结清扫规范为：Ⅰ型参照食管癌；Ⅲ型参照GC；Ⅱ型尚存争议。胸部淋巴结清扫规范：Ⅰ型参照中下段食管癌，行规范彻底的纵隔淋巴结清扫，包括上纵隔左右喉返神经旁淋巴结（2R、2L）；Ⅱ型若食管受累长度<2cm，无需行下纵隔淋巴结清扫；若食管受累长度为2-4cm，则行下纵隔淋巴结清扫（胃癌淋巴结分组：No.110、No.111和No.112），至少完成No.110的清扫；食管受累长度>4cm，按照Ⅰ型的处理原则，行规范的纵隔淋巴结清扫；Ⅲ型应参照胃癌淋巴结清扫规范进行，并根据肿瘤侵犯食管与否，决定是否进行下纵隔淋巴结清扫。腹部淋巴结清扫规范：Ⅰ型常规行腹区淋巴结清扫（食管癌分组：No.16–No.20）；Ⅱ、Ⅲ型若分期为cT1N0者，按照胃癌D1和D1+淋巴结清扫原则进行，若为进展期，则需按照胃癌D2淋巴结清扫原则进行。

胸腹腔镜联合根治术可在Ⅰ型和部分Ⅱ型中选择性开展。Ⅱ和Ⅲ型的腹腔镜手术指征：术前分期为Ⅰ期（cT1–2N0M0）者可考虑行腹腔镜手术；术前分期为Ⅱ–Ⅲ期者，腹腔镜手术可考虑在有丰富腹腔镜手术经验的医学中心探索性地开展。腹腔镜探查在Ⅱ、Ⅲ型、分期为cT3–4期的病例中应用，可评估有无腹膜种植，以进一步准确分期、制定合理治疗策略。

11 外科治疗并发症

11.1 吻合口相关并发症

吻合口相关并发症严重影响术后康复和疗效，甚至非计划再次手术或病人死亡。临床上发生率为1.2%~14.6%，主要有吻合口出血、吻合口狭窄和吻合口漏等。

（1）吻合口出血

吻合口出血发生率为0.2%~2.0%，多发生在术后12~24 h内，预防措施应选择肠管对系膜处吻合，适当裸化周围组织，避免网膜或脂肪组织嵌入吻合口，同时合理选择吻合器及钉仓，必要时对吻合口缝合加固，加强止血效果；术中若怀疑吻合口出血，可行术中胃镜检查明确出血。

治疗措施包括内科保守治疗，积极扩容、抗休克，口服或经胃管灌注含去甲肾上腺素的冰盐水，注射生长抑素及凝血酶等；同时积极行急诊胃镜检查明确诊断及内镜下止血。出血量大、内科治疗效果不理想时，应果断再次手术探查止血。对一般情况差，预估二次手术风险较大的病人，可选择介入治疗。

（2）吻合口漏

发生率为0.5%~14.6%，腹腔镜下胃癌根治术术后吻合口漏的发生率为1.7%~5.7%。以高位食管空肠吻合口漏居多，多发生在术后7~10天之内。引流管流出肠内容物或唾液、口服美蓝从引流管流出、上消化道泛影葡胺造影见造影剂外漏时，可确诊，另外CT平扫可发现吻合口周围区域有液性暗区。预防措施包括：术前积极纠正贫血、低蛋白血症、控制血糖、停用糖皮质激素等；改善局部组织条件，新辅助治疗后选择合适手术时机（间隔3~6周为宜），幽门梗阻患者可在术前留置胃管减压，并用浓盐水洗胃减轻水肿；避免过度游离或裸化肠管，免致吻合口缺血；吻合时保证吻合口呈无张力状态，必要时可缝合加固吻合口并放置引流管。治疗原则包括充分引流、抗感染、营养支持，以控制感染、促进漏口愈合，必要时行手术干预。

（3）吻合口狭窄

吻合口狭窄常见于食管空肠吻合和Billroth Ⅰ式吻合，可行造影或胃镜检查确诊并评估狭窄部位和程度。食管空肠吻合口狭窄的发生率0.6%~8.0%，吻合口狭窄分为三度：①轻度狭窄：吻合口直径0.5~1cm；②中度狭窄：吻合口直径0.2~0.5cm；③重度狭窄：吻合口直径小于0.2cm或者闭合。预防性措施包括：术前改善食管或肠道组织条件，据肠管大小选择合适吻合器，吻合时避免过度挤压组织或黏膜对合不齐，术中保证吻合口无张力、无血运障碍，吻合后检查吻合口是否通畅。术后4周进固体饮食，通过食物的机械性作用扩张吻合口。治疗措施包括：根据吻合口狭窄的病因及程度予以治疗，炎性水肿性狭窄予以禁食，加强营养支持等措施减轻水肿；瘢痕性狭窄可行内镜下球囊扩张术或狭窄瘢痕内镜下切开术或支架植入术，必要时手术治疗。

11.2　十二指肠残端瘘

发生率为0.37%~4%，病死率达10%~20%，常致严重腹腔内感染、休克等致命性并发症。一般于术后2~7天出现，腹腔引流管内、右上腹部腹腔穿刺或切口处有胆汁样或浑浊脓性引流液引出，腹部超声或腹部CT发现右上腹部腹腔积液，上消化道造影检查可见造影剂从十二指肠残端漏出。预防应重视术前准备，纠正营养不良，消除局部炎性水肿等不利于组织愈合的因素，选择质量可靠、稳定的器械并严格操作规范，尽量荷包缝合包埋加固残端，Billroth Ⅱ式可联合Braun吻合，降低输入襻压力。

11.3　胰瘘

胃癌术后胰瘘发生率为0.2%~4.0%，GC根治术中，处理十二指肠断端、分离胰腺被膜、胃后壁与胰腺的粘连及清扫胰腺附近淋巴结时，可能损伤胰腺实质甚至胰管，导致术后胰瘘发生。近年，GC根治术后胰瘘发生率为20.7%，联合脾、胰切除者发生率更高。术后3天或以后，腹腔引流液中淀粉酶浓度超过血清淀粉酶正常上限3倍者，可诊断为胰瘘，并分为无胰瘘、BL级、B级和C级。术后连续监测引流液胰酶浓度是早期发现胰瘘简捷有效方法。BL级胰瘘应维持常规术后治疗，保持引流管通畅，多数在术后5天左右腹腔引流液淀粉酶可降至血清浓度的3倍以下，一般不影响术后恢复。B和C级胰瘘应首先确保腹腔引流通畅，同时禁食和胃肠减压，并用抑制胰腺分泌药物、抗生素、营养支持治疗，维持水电解质和酸碱平衡；对引流不佳、胰周积液明显者，应采取介入经皮引流，甚至再次手术。

11.4　胃排空延迟（胃瘫）

胃瘫是指胃大部切除术后所继发的由非机械性梗阻所导致的胃排空延迟。胃癌术后胃瘫发生率为0.3%~6.9%，术后胃排空延迟是一种胃动力紊乱综合征，可能与胃的去神经支配有关。诊断标准：无流出道机械性梗阻，胃引流量超过800ml/d且持续超过10天，无明显水电解质平衡紊乱，无引起胃瘫的基础疾病（糖尿病、甲状腺功能减退、结缔组织疾病等），未应用影响平滑肌收缩的药物。胃镜及影像学检查（造影）等可辅助诊断。治疗包括禁食、胃肠减压等，同时给予营养支持、维持水电解质酸碱平衡，如伴有其他疾患，如糖尿病、甲状腺功能减退等，应同时予以治疗，药物治疗主要采用促胃肠动力药物，可用胃镜刺激并置入空肠营养管及针灸等手段促进胃肠动力；绝大部分经保守治疗可痊愈。极少数患者需手术。

11.5 术后肠梗阻

发生率可达11.7%~38.5%。常因腹腔胃肠道粘连，以及手术操作及重建方式造成输入袢过长、肠扭转、内疝、肠套叠形成，此外电解质紊乱、腹膜炎性反应也可致麻痹性肠梗阻。预防措施：手术创面彻底止血、关闭肠系膜裂孔、避免肠扭转及引流管压迫肠管；术后鼓励患者早期下床活动促进胃肠功能恢复；腹腔镜手术、保留网膜、合理选择消化道重建方式可降低肠粘连梗阻发生率。术后肠梗阻大多可经保守治疗好转，对反复发作的粘连性肠梗阻、存在或有肠绞窄趋势者应积极手术。因内疝形成易致闭襻性肠梗阻，诊断确立应立即手术。

11.6 术后胆囊并发症

根治性胃切除术后易发生胆囊结石、胆汁淤积和胆囊炎。对术前合并胆囊结石、胆泥，或既往有胆囊相关症状的GC患者，建议预防性胆囊切除。

胆囊并发症可出现发热、右上腹痛、白细胞升高，甚至腹膜刺激征等。超声、CT等影像学检查可排除吻合口漏等其他并发症，若高度怀疑术后急性胆囊炎，应及早行外科干预或胆囊穿刺造瘘术，但不强求胆囊切除术。

11.7 淋巴漏（乳糜漏）

胃癌术后可发生淋巴漏，又被称为乳糜漏或乳糜腹，其发生率为2%~7%。术中损伤淋巴管可致淋巴漏，D2根治术后发生率为0.3%~0.4%，D2+术式发生率可达3.9%。多表现为术后出现与饮食相关的腹腔引流量增多，引流液呈碱性，总蛋白>32g/L、总脂>33g/L，或腹腔引流液涂片苏丹Ⅲ染色发现大量脂肪微球即可确诊。预防措施：术前纠正贫血和低蛋白血症、合理选择术式、清扫淋巴结时应仔细封闭、结扎淋巴管，尤其是乳糜池及其周围的淋巴管网。对术后可能发生淋巴漏的高危病例，不宜早期进行肠内营养，以避免淋巴漏。此外，术中清除No.7、No.8a、No.12a时更易发生淋巴漏，在清除淋巴结后应仔细观察有无白色液渗出，如有则建议及时缝扎。治疗措施：以保守治疗为主，合理营养支持是治疗关键，给予禁食或低脂饮食，应用生长抑素，存在感染应早用抗生素，少数顽固性淋巴漏需手术探查处理。

第三节 胃癌的药物治疗

GC的药物治疗分为辅助、新辅助、转化和晚期治疗，包括化疗、分子靶向治疗、免疫治疗等。

1 辅助治疗

辅助化疗适于D2根治术后病理分期为Ⅱ期及Ⅲ期者。方案推荐氟尿嘧啶类药物联合铂类的两药联合方案。对体力状况差、高龄、不耐受联合方案者，采用口服氟尿嘧啶类单药化疗。联合化疗在6个月内完成，单药化疗不宜超过1年。对手术未能达到D2淋巴结清扫或R0切除者（非远处转移因素），推荐术后放化疗或多学科整合诊疗（MDT to HIM）讨论决定治疗方案。

表21-3-4 术后辅助化疗适应证及推荐方案

分层	优先推荐	一般推荐
Ⅱ期： pT1N2-3aM0 pT2N1 -2M0 pT3N0-1M0 pT4aN0M0 D2、R0切除	XELOX S-1单药	XP SOX FLOFOX
Ⅲ期： pT1N3bM0 pT2N3M0 pT3N2-3M0 pT4aN1-3M0 pT4bN0-3M0 D2、R0切除	XELOX SOX	DS序贯S-1 FOLFOX
pT2-4NanyM0，R0切除；未达到D2	术后放化疗：DT45~50.4Gy（同期氟尿嘧啶类）	MDT讨论后续治疗方案
pT2-4NanyM0 R1、R2切除	术后放化疗：DT45~ 50.4Gy（同期氟尿嘧啶类）	MDT讨论后续治疗方案

注：辅助化疗始于术后体力状况基本恢复，一般在术后4周。特别注意术后进食需恢复，围术期并发症需缓解。辅助化疗期间需规范合理进行剂量调整，密切观察营养及体力状况，务必保持体重稳定，维持机体免疫功能。联合化疗不耐受时可减量或调整为单药，尽量完成治疗周期。

Ia期GC术后不推荐辅助化疗，对Ib期术后是否需辅助化疗，尚无充分证据，但淋巴结阳性（pTIN1M0）者可考虑辅助化疗。对pT2N0M0，年轻（<40岁）、组织学为低分化、有神经束或血管、淋巴管浸润因素者，可考虑辅助化疗或参加相关临床研究。

Ⅱ期GC，推荐为S-1单药（口服至术后1年），或卡培他滨联合奥沙利铂，其他氟尿嘧啶类药物与铂类的两药整合方案也可考虑。RESOLVE研究显示，对cT4a/N+M0或cT4b/N×M0局部AGC，D2根治术后8周期的SOX辅助化疗方案非劣于XELOX方案。JACCORGC-07显示，术后6周期多西他赛联合S-1后继续口服S-1单药方案（DS序贯S-1）较S-1单药进一步改善Ⅲ期AGC生存。观察性研究提示Ⅱ期患者接受单药与联合化疗生存受益相仿，但Ⅲ期患者从整合治疗中获益更明显。同时需结合身体状况、年龄、基础疾病、病理类型整合考虑，选择单药口服或联合化疗。

对D2术后淋巴结阳性GC，术后化疗联合放疗未进一步明确改善生存，故不常规推荐辅助放化疗。但对术后分期较晚、局部复发风险高的患者，可考虑在充分的全身治疗后考虑辅助放化疗。对手术未能达到D2或R0切除者（非远处转移因素），推荐术后放化疗或MDT to HIM。

其他辅助用药，胸腺法新可诱导T细胞成熟分化，刺激外周血多种细胞因子产生，增强机体免疫，对放化疗有一定增敏作用。也有研究推荐使用某些生物制剂如红色诺卡氏菌细胞壁骨架皮下注射，促进机体免疫，配合系统用药。

2 新辅助治疗

对明确无远处转移的局部进展期胃癌（cT3-4a、N+），推荐新辅助化疗。方案包括氟尿嘧啶类与铂类或多西他赛的两药整合方案，多西他赛、奥沙利铂、氟尿嘧啶三药整合方案（FLOT方案）。对AEG，推荐新辅助放化疗。对cT4bNanyM0，Ⅳa期，建议多学科整合诊治（MDT to HIM）讨论个体化治疗方案。

表21-3-5 新辅助治疗适应证及推荐方案

分层	优先推荐	一般推荐
非食管胃结合部癌[a]：cT3-4aN+M0，cⅢ期	SOX	DOS FLOT4 XELOX FOLFOX NabP- Fox
食管胃结合部癌[b]：cT3-4aN+M0，cⅢ期	新辅助放化疗：DT 45~50.4Gy（同期氟尿嘧啶类、铂类或紫杉类）	XELOX FOLFOX SOX FLOT4 DOS 新辅助放疗(不能耐受化疗者)
cT4bNanyM0，cⅣA期（无不可切除因素）	MDT讨论个体化治疗方案	新辅助放化疗 SOX DOS 参加临床试验

注：GC新辅助化疗周期数尚无定论，时限一般不超过3个月。对无远处转移的局部AGC，T3N1一般需要6-8周术前辅助化疗，最好不超过2个月；对T3N2或T4，时限应适当延长。新辅助化疗后应及时评估疗效，可采用内镜、EUS、CT，必要时可用PET/CT等检查，并关注不良反应，避免增加手术并发症。

a. 基于RESOLVE研究，2023年公布的5年随访结果显示，对cT4a/N+M0或cT4b/NxM0局部进展期胃癌患者，术前给予3个周期SOX新辅助化疗，以及术后5个周期SOX方案整合3个周期S-1单药，较术后XELOX辅助化疗组可显著提高5年DFS及OS，并提高R0切除率，因此将3周期SOX新辅助化疗，术后5周期SOX联合3周期S-1单药方案推荐为GC的围术期治疗方案。RESONANCE Ⅲ期研究评估了SOX围术期治疗对比SOX辅助治疗用于Ⅱ-Ⅲ期胃癌患者的临床疗效，结果显示SOX方案围术期治疗具有更高的3年DFS率（61.7% vs 53.8%）且安全性良好，进一步为局部进展期胃癌围术期SOX方案治疗提供了理论依据。韩国开展的PRODIGY研究结果显示，DOS方案也可作为GC术前化疗的推荐方案。欧洲Ⅲ期FLOT4-AIO结果显示，对比ECF/ECX方案，FLOT方案进一步改善3年的OS和DFS，有更好的病理缓解率和R0切除率。此外，GC术前化疗推荐方案还包括：奥沙利铂与卡培他滨（XELOX），奥沙利铂与氟尿嘧啶（FOLFOX），白蛋白紫杉醇+奥沙利铂+氟尿嘧啶，顺铂与S-1（SP），奥沙利铂与S-1（SOX）等整合方案。

b. Ⅲ期AEG推荐术前放化疗与D2手术的整合治疗模式。对局部进展期，推荐术前放化疗的临床研究。国际多中心TOPGEAR研究 、荷兰CRITICS-Ⅱ研究 和中山大学5010多中心研究，目前均在对GC术前放化疗展开探索。

靶向及免疫治疗在新辅助治疗中的应用均处于临床研究阶段，尚乏高级别临床研究证据支持，目前均不推荐作为围术期治疗选择。HER2阳性GC预后较差，但HER2阳性围术期治疗有效率更高。局部AGC接受化疗联合曲妥珠单抗治疗，可获较好pCR。围术期FLOT联合HER2双靶药物曲妥珠单抗和帕妥珠单抗，对比FLOT可显著提高HER2阳性的可切除AEG的pCR率，增加淋巴结阴性（ypN0）比例。有望提高DFS和OS。

dMMR胃癌，围术期免疫治疗是未来发展趋势，GERCOR NEONIPIGA研究及IN-FINITY研究结果显示，PD-1/PD-L1抗体整合CTLA-4抗体术前新辅助治疗pCR率分别为59%及60%。IMHOTEP研究的胃癌队列[16例适合根治性手术的局限性可切除dMMR/MSI肿瘤（或EB病毒+胃癌）患者]，帕博利珠单抗围术期治疗的pCR为25%。DANTE研究证实FLOT+阿替利珠单抗相比FLOT可改善肿瘤降期，pCR率分别为24%及15%，MSI-H患者pCR率为63%，这部分患者的围术期免疫治疗非常值得探索。

pMMR型胃癌围术期免疫联合化疗，2023年有3项Ⅲ期随机对照研究公布了近期疗效及安全性数据。MATTERHORN研究、KEYNOTE-585研究、DRAGON Ⅳ/CAP 05研究以及全部纳入患者为中国人群的Ⅱ期NEOSUMMIT研究，结果均显示pMMR型胃癌围术期免疫联合化疗的pCR改善一致，但缺乏长期生存数据，目前尚不能作为常规临床推荐。因此，对上述患者优先推荐参加临床研究。

3 晚期胃癌的治疗

3.1 晚期胃癌的一线治疗

一线治疗适于不可切除或合并远处转移，未接受系统性治疗的GC。推荐HER-2阳性且PD-L1综合阳性评分（CPS）≥1分患者，使用帕博利珠单抗联合曲妥珠单抗+化疗；推荐根据PD-L1 CPS评分选择化疗联合或不联合PD-1/PD-L1抑制剂或卡度尼利单抗；无上述分子标志物的患者，推荐积极参加临床研究，其中产AFP胃癌具有独特临床病理特征，初步研究提示可使用抗血管生成、PD-1单抗与化疗，优化方案仍需在进一步临床研究中探索。胃癌异质性强，推荐患者积极参加临床研究。

表 21-3-6 晚期胃癌一线治疗适应证及推荐方案

分层	优先推荐	一般推荐
HER-2阳性[a]	PD-LI CPS>l 分：帕博利珠单抗+曲妥珠单抗+XEI OX/FP； PD-L1 CPS<1分：曲妥珠单抗+XELOX/FP	曲妥珠单抗+SOX/SP 参加临床试验
HER-2阴性[b]	PD-L1 CPS>5分，舒格利单抗+XELOX PD-L1 CPS25分，纳武利尤单抗+FOI FOX/XELOX 信迪利单抗+XELOX PD-L1 TAP≥5%，替雷利珠单抗+XEL OX/FP PD-L1 CPS≥10分，帕博利珠单抗+XELOX/FP 无论PD-L1表达状态，卡度尼利单抗+XE-LOX	PD-L1 CPS<5 分或检测不可及，纳武利尤单抗 +FOI ,FOX/XEI LOX； 信迪利单抗+XELOX； PD-L1 TAP<5%或检测不可及，替雷利珠单抗+XELOX/FP； PD-L1 CPS<10分或检测不可及，帕博利珠单抗+XELOXFP；
dMMR/MSI-H[c]		纳武利尤单抗+伊匹木单抗； 帕博利珠单抗； 纳武利尤单抗+FOLFOX/XELOX； 帕博利珠单抗+FP； 其他免疫检查点抑制剂； 单纯化疗
产AFP胃癌[d]	卡瑞利珠+阿帕替尼+sOx	
无上述分子标志物[e]	参加临床试验 奥沙利铂/顺铂+氟尿嘧啶类* 氟尿嘧啶类+紫杉类*	三药联合方案DCF及mDCF,适用于体力状况好且肿瘤负荷较大的患者； 单药氟尿嘧啶类或紫杉类，适用于体力状况弱等临床情况的患者

注：*氟尿嘧啶类包括5-FU、卡培他滨和替吉奥；紫杉类包括紫杉醇、多西紫杉醇和白蛋白紫杉醇。

注：在控瘤治疗基础上，早期MDT to HIM联合干预，加强营养、心理支持有助延长生存时间，降低死亡风险。晚期GC标准治疗持续时间4~6个月，取得疾病控制后定期复查，对接受化疗后长时间控制稳定者可暂停化疗或行维持治疗，并在MDT to HIM指导下行局部治疗，如手术、介入、放疗等。

a. 针对晚期HER-2阳性GC，ToGA研究证实，在晚期HER-2阳性者化疗联合曲妥珠单抗治疗延长生存期，成为标准治疗方案。基于KEYNOTE-811研究结果，PD-L1 CPS≥1者，帕博利珠单抗+曲妥珠单抗+XELOX/FP较曲妥珠单抗+XELOX/FP实现生存期改善，mPFS（10.9 vs 7.3个月）和OS均达统计学终点。

b. 免疫检查点抑制剂联合化疗已成为晚期胃癌一线标准整合治疗方案，多项Ⅲ期研究结果为此提供基于PD-L1表达的循证医学证据，采用的判读方法包括CPS与PD-L1肿瘤区域阳性评分（TAP）。GEMSTONE-303研究结果显示，与安慰剂联合XELOX相比，舒格利单抗整合XELOX组在PD-L1 CPS≥5分人群中显著改善了PFS（7.62个月 vs 6.08个月）和OS（15.64个月 vs 12.65个月），且ORR提高了15.9%（68.6% vs 52.7%）；在PD-L1 CPS≥10分人群中获益更明显。CheckMate-649研究更新4年随访数据显示纳武利尤单抗整合化疗对比单纯化疗可显著延长PFS和OS，中国亚组受益更加明显，推荐PD-L1 CPS评分≥5分者使用化疗联合PD-1抑制剂的整合治疗。Orient-16研究更新长期随访数据显示信迪利单抗联合XELOX对比单纯化疗可以延长PFS和OS，在PD-L1 CPS≥5分人群中获益更明显。RATIONALE-305研究显示替雷利珠单抗整合化疗能显著延长PD-L1 TAP≥5%患者的OS和PFS，并可提高患者ORR和中位DOR。KEYNOTE-859研究显示化疗整合帕博利珠单抗在总人群和CPS≥10的人群中OS延长近4个月。

COMPASSION-15研究结果显示卡度尼利单抗（PD-1/CTLA-4双特异性抗体）整合化疗对比安慰剂+化疗，mOS（15.0个月 vs 10.8个月，HR 0.62）和mPFS（7.0个月 vs 5.3个月，HR 0.53）均可观察到显著获益，尤其是在PD-L1 CPS<5患者中仍显示出

生存获益（OS：14.8个月 vs 11.1个月，HR 0.7；PFS：6.9个月 vs 4.6个月，HR 0.6）；两组ORR分别为65.2%和48.9%，mDoR分别为8.8个月和4.4个月。安全性方面卡度尼利单抗组中71.8%的患者发生了≥3级治疗相关不良事件，安慰剂组中为60.5%，未观察到新的安全信号。

幽门螺旋杆菌是胃癌的一类致癌物，在一项基于临床队列的转化研究中，显示HP阳性患者接受抗PD-1/PD-L1治疗的免疫相关无进展生存期（irPFS），显著长于Hp阴性患者（6.97个月vs. 5.03个月，P<0.001；风险比0.76），免疫相关生存期（irOS）亦有延长趋势（18.3个月对比14.2个月，P=0.105），HP阳性组患者具有较高的增殖相关基因评分以及较低的基质相关基因评分，HP感染在晚期胃癌的免疫治疗中值得关注。

c. 错配修复蛋白缺失（dMMR）/微卫星高度不稳定（MSI-H）胃癌约占晚期胃癌的6%，主要特点为预后好、化疗不敏感以及免疫治疗获益明显。由于发病率低，缺乏大样本高级别循证医学证据。KEYNOTE-061、KEYNOTE-062研究结果初步提示了免疫治疗在MSI-H胃癌中的高应答率和生存延长。Ⅱ期前瞻性单臂NO LIMIT研究初步结果显示，纳武利尤整合伊匹木单抗用于一线治疗进展期MSI-H型GC/GEJC患者的ORR为62.1%，其中3例患者（10%）达CR，DCR为79.3%，中位PFS时间为13.8个月；与已知的双免治疗安全谱一致。

d. 胃癌是高度异质性恶性肿瘤，其中产甲胎蛋白（AFP）胃癌约占3%，作为罕见亚型，具有易发生肝转移、淋巴结转移，伴AFP升高等特征，预后差；在前瞻性Ⅱ期研究中纳入36例不可切除/复发或转移的GC/GEJC伴AFP>2×ULN或AFP阳性的患者，一线接受SOX与卡瑞利珠单抗+阿帕替尼整合治疗，血清AFP水平中位数为739.8ng/ml，主要研究终点为ORR。在可评估疗效的35例患者中，CR为2例，PR为22例，确认的ORR为55.6%（20/36），疾病控制率（DCR）为86.1%（31/36），12个月PFS率和OS率分别为42.1%、63.7%。

e. 无上述分子标志物的GC使用氟尿嘧啶类药物（5-Fu，卡培他滨，S-1）与铂类（顺铂、奥沙利铂）或紫杉类（紫杉醇或多西他赛）整合治疗可有效延长生存时间。S-1联合奥沙利铂和卡培他滨联合奥沙利铂治疗转移性GC ORR相似，奥沙利铂较顺铂在Lauren分型为弥漫型或混合型的GC中生存获益更明显。合并腹膜转移者，仍以标准系统性化疗为主，如：SOX、S-1联合紫杉醇，并据腹水是否产生等进行腹腔灌注化疗。

Claudins蛋白是一种紧密连接蛋白，表达于正常胃黏膜组织和胃癌组织中，基于SPOTLIGHT研究和GLOW研究，Claudin18.2单抗Zolbetuximab与化疗一线整合治疗Claudin18.2阳性（≥75%肿瘤细胞CLDN18.2膜染色IHC≥2+）且HER2阴性晚期胃癌的前瞻性Ⅲ期研究数据显示可以带来生存获益，其他靶向Claudin18.2的新型药物

（如ADC、双抗、CART等）也在胃癌后线治疗的Ⅰ~Ⅱ期研究中显示较好的疗效，确证性研究正在进行，鼓励患者参加临床研究。

体力状况好，肿瘤负荷大，或远处寡转移的Ⅳ期GC，当存在根治性切除可能时，可进行三药整合方案化疗，可有效提高ORR，延长DFS和OS，并已在国人中得到验证，但不良反应发生率也相应增加。对老年、体弱者可减少化疗药剂量至原剂量60%并不影响OS，减量后的两药治疗方案仍优于单药治疗。

3.2 晚期胃癌的二线及后线治疗

晚期二线及后线治疗适于初始治疗后出现疾病进展者。对HER-2阳性者不推荐继续曲妥珠单抗治疗，建议根据再活检明确HER2状态，决定后续靶向治疗方案；微卫星不稳定者可用PD-1抑制剂或参加临床研究；无上述分子标志物者可行二线化疗整合抗血管生成药物；三线及以上人群，HER-2阳性或IHC 2+但FISH阴性患者可使用抗HER2 ADC药物；HER-2阴性患者，尽管阿帕替尼及纳武利尤单抗均获批适应证，但在免疫检查点抑制剂和抗血管生成已纳入一线及二线治疗方案后，推荐患者首先考虑临床研究，或根据既往用药情况合理选择药物治疗。胃癌异质性强，推荐患者积极参加临床研究。

表21-3-7 晚期二线及后线治疗治疗适应证及推荐方案

治疗方式	分层	优先推荐	一般推荐
晚期二线治疗	HER-2阳性[a,c]	雷莫西尤单抗+紫杉醇（如既往使用过曲妥珠单抗） 呋喹替尼+紫杉醇（如既往使用过 曲妥珠单抗） 参加临床试验	曲妥珠单抗联合单药紫杉类（如既往未应用曲妥珠单抗） 单药化疗（紫杉类/伊立替康）
	dMMR/MSI-H[b]	恩沃利单抗[#] 替雷利珠单抗[#] 斯鲁利单抗[#] 帕博利珠单抗[#]	如既往用过PD1/PD-L1单抗，根据HER2状态选择二线治疗
	无上述分子标志物[c]	雷莫西尤单抗+紫杉醇 呋喹替尼+紫杉醇 单药化疗（紫杉类/伊立替康）	根据既往用药情况推荐两药化疗 如既往未经铂类治疗失败，顺铂或奥沙利铂为基础的化疗
三线及后线治疗[d]	HER-2过表达	维迪西妥单抗 德曲妥珠单抗	伊立替康 阿帕替尼 纳武利尤单抗[#]
	HER-2阴性	参加临床试验	伊立替康 阿帕替尼 纳武利尤单抗[#]

注：[#]既往未用过PD-1/PD-L1单抗。
a. 既往接受抗HER2治疗的HER2阳性GC，在后线治疗中应根据HER2再检测状态决定治疗策略。抗体偶联药物（antibody-drug conjugate，ADC）有望提高后线治疗有效率并延长生存时间，IHC为HER2（2+）者亦可能从该类抗HER2 ADC类药物中获益。

中国多中心Ⅰ期研究C013显示在30例至少一线治疗后进展的HER2阳性或低表

达GC/GEJC患者中，维迪西妥单抗联合特瑞普利单抗的ORR达43%，mPFS达6.2个月，mOS达16.8个月；在推荐的Ⅱ期研究剂量下，HER2阳性和低表达患者也均观察到临床获益，ORR分别为56%和46%，mPFS分别为7.8个月和5.1个月，与RC48单药应用的历史数据相比，均有明显提升。此外二线治疗的DoR明显优于三线及以上治疗的患者，分别为15.6个月和3.6个月，提示该联合治疗方案向前推进可带来更多获益。研究并未观察到剂量限制毒性。

德曲妥珠单抗同样作为抗HER2 ADC类药物在GC二线HER2表达阳性者显示较高有效率和生存优势。DESTINY-Gastric02 Ⅱ期研究纳入HER2阳性（IHC3 + 或IHC2 +/ISH +，基于曲妥珠单抗治疗进展后活检）且经一线含曲妥珠单抗方案治疗失败的胃癌患者，予以德曲妥珠单抗治疗，ORR为41.8%，PFS 5.6个月，mOS12.1个月，该研究未纳入亚洲人群。

b. dMMR/MSI-H者可用PD-1抑制剂治疗。多项前瞻性Ⅱ期研究结果显示恩沃利单抗、替雷利珠单抗、斯鲁利单抗及帕博利珠单抗在dMMR/MSI-H晚期胃癌二线治疗中存在疗效获益。对肿瘤突变负荷（TMB）较大、存在转化治疗机会或单药免疫治疗效果欠佳者可用整合免疫治疗，推荐参加临床研究，如整合CTLA-4单抗、抗血管生成类药物等。部分MSI-H但TMB不高者对免疫治疗效果应答不理想，需谨慎使用免疫治疗；部分患者存在微卫星稳定但TMB-H现象，对免疫治疗效果较为敏感，应重视相关分子检测结果，肿瘤进展后尽可能重新核实PD-L1状态。

c. GC二线治疗中，雷莫芦单抗单药对比安慰剂可显著延长OS。雷莫芦单抗整合紫杉醇对比紫杉醇也显示显著生存获益，并在国人中获得验证。呋喹替尼整合紫杉醇对比紫杉醇显示出PFS的获益和ORR的改善，但两组OS无统计学差异，可能与后续用药情况不均衡相关。一线联合PD-1/PD-L1抑制剂治疗失败后的二线治疗尚无标准治疗方案，AK109-201研究显示，卡度尼利单抗整合VEGFR2单抗及紫杉醇较VEGFR2单抗及紫杉醇，ORR（48.0%对比39.3%）、DOR（5.5个月对比4.2个月）、PFS（6.8个月对比5.5个月）及OS（12.9个月对比8.9个月）均获得改善，Ⅲ期确证性研究正在进行中。其他抗血管生成类药物，如贝伐珠单抗、舒尼替尼、索拉非尼，均未在GC后线治疗中显示确切获益，故临床实践中不推荐使用。一线含铂类方案失败的后续治疗可用伊立替康或紫杉醇、白蛋白紫杉醇、多西他赛单药治疗，白蛋白紫杉醇有效性不劣于紫杉醇，且超敏反应的发生率更低；相比紫杉醇，伊立替康发生3-4级不良反应的风险更高，且存在迟发性腹泻风险，建议在接受伊立替康治疗前完善UGT1A1筛查，对部分患者适当减量。

d. 在胃癌末线治疗中可尝试阿帕替尼、免疫检查点抑制剂治疗。其中HER2阳性胃癌推荐维迪西妥单抗和德曲妥珠单抗治疗。中国多中心Ⅱ期研究C008显示维迪西妥单抗用于既往已接受过≥2线治疗的HER2过表达（IHC 2+或3+）的局部晚期或晚期胃癌ORR达到24.4%，中位OS达7.6个月。中国注册桥接研究DESTINY-Gastric06评估德曲妥珠单抗在既往接受≥2种抗方案失败的HER2阳性（IHC 3+或IHC 2+/ISH+）胃癌患者中的疗效和安全性，结果显示ORR 28.8%，mPFS为5.7个月和mOS为11.1个月，安全性结果与既往研究一致。2024年8月NMPA批准德曲妥珠单抗用于治疗既往接受过两种或两种以上治疗方案的局部晚期或转移性HER2阳性成人胃或胃食管结合部腺癌患者。

4 药物治疗并发症

4.1 血液系统并发症

骨髓抑制是化疗最常见的限制性毒副反应，不同化疗药程度不同。最先表现粒细胞下降，出现血小板降低较晚，红细胞下降不明显。通常白细胞<3.5×10^9/L，血小板<80.0×10^9/L不宜使用骨髓抑制的化疗药物。白细胞<2.0×10^9/L或粒细胞<1.0×10^9/L，可予G-CSF或GM-CSF治疗，预防性使用可降低非髓性恶性患者中性粒细胞减少症发生，保证化疗相对剂量强度。当白细胞减少<1.0×10^9/L特别是粒细胞<0.5×10^9/L持续5天以上，发生严重细菌、霉菌或病毒感染明显增加，可适当用抗菌药物预防感染；一旦出现发热应立即做血培养和药敏，并给予广谱抗生素治疗。血小板<50.0×10^9/L，特别是<20.0×10^9/L存在出血风险，应给予重组人白介素-11衍生物或重组人血小板生成素治疗，必要时输注血小板。胃癌患者营养状态一般较差，贫血发生率高，术后患者、老年人、女性、进展期等，应常规检测患者血清铁、铁蛋白、叶酸、维生素B12等，如缺少某些成分，应给予相应补充，对化疗导致的贫血可用EPO治疗，对严重贫血者必要时输血治疗。

4.2 消化道并发症

（1）恶心与呕吐

恶心与呕吐是最常见的早期毒性反应，严重呕吐可致脱水、电解质紊乱和体重下降，并增加患者对化疗的恐惧感。呕吐处理是预防发生，止吐药应在化疗前给予。应根据药物致吐性强弱同时结合患者特点制定止吐方案，对中高致吐性药物引起的呕吐，5-HT3受体拮抗剂是最主要的止吐药物，可联用皮质类固醇。对应用高致吐化疗药物的患者，可联用NK-1RA（如阿瑞匹坦等）和精神类药物（如奥氮平等）。疗效不好时，要考虑有无其他引起恶心/呕吐的因素，如肠梗阻，脑转移等。要重视止吐药副作用，如便秘，尤其连续多天给予止吐药，必要时应予通便药物。

（2）消化道黏膜炎

化疗药可损伤增殖活跃的黏膜上皮组织，引起消化道黏膜炎，造成疼痛和进食减少，甚至吞咽困难，消化道出血等。氟尿嘧啶常引起黏膜炎。应保持口腔卫生，用多贝尔氏液或5%碳酸氢钠液漱口；溃疡处可喷撒中药双料喉风散或西瓜霜喷剂，亦可贴溃疡膜。真菌感染可用1：1000制霉菌素液涂抹患处或漱口。

（3）腹泻

化疗药物也易引起腹泻，以5-FU最为常见，大剂量或连续给药可能引起血性腹泻。治疗可使用蒙脱石散（思密达）或口服洛哌丁胺（易蒙停）；同时应补充电解质，尤其注意补钾。伊立替康引起的腹泻多在用药24h后出现，中位发生于用药后第5天，平均持续4天，但整个化疗间歇期都可发生。若延迟性腹泻，立即给予洛哌丁胺并补充大量液体，如持续超过48h，则应预防性口服广谱抗生素，给予肠外支持治疗，并用其他抗腹泻治疗，如奥曲肽。

4.3 皮肤并发症

药物引起的皮肤不良反应有皮疹、手足皮肤反应、干燥、瘙痒、脱发、色素沉着/减退、毛发脱落和甲沟炎/指甲改变等，其中手足皮肤反应最受临床关注：以手掌和足底红斑及感觉异常为主要表现，又称掌跖红斑综合征。预防措施：穿戴宽松鞋袜和手套，鞋子加用软垫以减少摩擦。避免暴露于过热和压力高的环境中。局部经常涂抹保湿润滑乳液，可减少手足反应的发生并延迟首次发生时间。1级手足反应可考虑予润肤剂局部治疗，含有神经酰胺的水胶体辅料可预防恶化，常不需调整控瘤药物剂量。当恶化至2级或3级时，需减少药物剂量甚至停药，辅助以局部清创、外用糖皮质激素或系统治疗等改善症状，系统治疗包括环氧合酶2抑制剂（如塞来昔布）、维生素E、维生素B_6、口服糖皮质激素和止痛药。

4.4 肝脏并发症

化疗肝毒性主要有三种：①肝细胞功能不全和化学型肝炎；②静脉闭塞性疾病；③慢性肝纤维化。肝功检查除转氨酶增高外，直接和间接胆红素可增高，表现为肝细胞性黄疸或同时伴有肝内梗阻性黄疸，个别严重时表现为中毒性重症肝炎。引起肝毒性的控瘤药主要有奥沙利铂、伊立替康、紫杉醇和多西紫杉醇等。奥沙利铂主要引起以血管损伤为主的肝脏损伤，发生肝窦阻塞综合征（SOS），伊立替康最常引起的是脂肪性肝炎。

根据临床用药习惯和护肝药物的作用机制，常用护肝药分5类：抗炎药物、解毒抗氧化药物、肝细胞膜保护剂、利胆药物、降酶药物。对间歇性静脉用化疗药物导致的肝损伤，急性期建议使用1~2种解毒护肝药+抗炎护肝药，待血清生化指标好转，可改为抗炎护肝药+必须磷脂类药物等治疗。对合并基础肝病、既往控瘤治疗后曾出现肝损伤、使用肝毒性明显的控瘤药物或用药剂量较大者，建议在控瘤治疗同时，酌情使用护肝药物预防药物性肝损伤。

4.5 心脏并发症

引起心脏毒性的控瘤药主要是蒽环类控瘤药，此外，紫杉醇、多烯紫杉醇、5-氟尿嘧啶和曲妥珠单抗亦可引起心肌损害。近期急性心脏毒性反应主要表现窦性心动过速、心律失常、传导阻滞、心电图ST段下降、T波低平，迟发的心毒性反应主要表现为充血性心衰（CHF）。约80%停药或抗心衰治疗后心功能好转。用以拮抗化疗药心毒性的药物有辅酶Q10、1、6-二磷酸果糖、磷酸肌酸钠、阿米福汀等。急性毒性反应停药及对症处理后常是可逆的，CHF应用洋地黄、利尿剂等可减轻病情，但常不可逆。

4.6 神经系统并发症

引起神经毒性的控瘤药物有奥沙利铂、顺铂、紫杉醇、多烯紫杉醇、5-氟尿嘧啶等。奥沙利铂引起的外周感觉神经异常，包括急性和累积性。急性表现为肢端和（或）口周感觉异常，偶见可逆性急性咽喉感觉障碍，可因寒冷或接触冷物体而激发或加剧。化疗中，勿进冷食、冷饮，勿接触冷水或其他冷物品。在以后疗程中，将静脉输注时间由2h延长至6h可减轻症状。奥沙利铂的剂量限制毒性为剂量相关性、蓄积性、可逆转的外周神经毒性，主要表现为感觉迟钝和（或）感觉异常，遇冷可诱发或加重，在累积剂量达800 mg/m^{2}以上时尤为明显，停止治疗数月后可恢复。

顺铂的神经毒性与用药总量有关。表现耳鸣、耳聋和高频听力减退等。治疗需停止用药，服用阿米福汀。

4.7 化疗药物外渗

外渗是指化疗药物从血管溢入周围组织，或不慎将药物注射到组织中。组织损伤程度取决于药物的类型、浓度及注射量。

预防外渗需考虑以下因素：①对发疱性药物，在化疗开始前留置PICC导管。②避免使用细小易脆静脉。③避免将导管插入淋巴水肿或神经性无力的肢体中。避免使用靠近肌腱、神经或动脉和静脉，勿用静脉压较高区域的静脉。④给细胞毒药物前，用0.9%氯化钠或5%葡萄糖溶液以自由流速冲洗导管5分钟，给药结束后重复相同步骤。⑤嘱病人有疼痛或不适，立即通知护士，停药处理。一旦发生外渗，评估患者药物外渗的部位、面积、外渗药物量，皮肤颜色、温度，疼痛的性质后，立即行局部封闭，可用硫酸镁局部湿敷，6h一次，直至症状消失，针对不同的化疗药予相应的针对性处理。

4.8 免疫治疗并发症

应用PD-1抑制剂，可能导致机体某些正常细胞也受到免疫系统攻击产生免疫相关不良反应（irAEs）。irAEs可累及全身所有器官和组织。其中皮肤、结肠、内分泌器官、肝脏和肺毒性更常见，神经系统和心血管系统毒性较罕见。irAE常在治疗开始后最初几周到几个月内发生，也可随时发生（包括ICI治疗停止后），且可随时间的推移而变化。当出现副反应时，常需根据严重程度决定停否免疫治疗并行副反应治疗。一般3~4级副反应需停免疫治疗，并给予免疫抑制剂或免疫调节剂。常用糖皮质激素治疗，如无效可考虑其他免疫抑制剂，如TNF-α抑制剂英夫利西单抗等。超进展是一种由免疫治疗导致的进展模式，表现为治疗后短期内肿瘤爆发式生长，预后差。其预测标志物和潜在机制尚在研究中。

4.9 靶向Claudin18.2药物的并发症

Claudin蛋白是细胞间紧密连接的重要结构蛋白，其亚型Claudin18.2特异性表达于分化的胃上皮细胞，近年来靶向Claudin 18.2的药物在胃癌中取得了突破性进展，其最常见的不良反应为恶心、呕吐、低蛋白血症、贫血等，建议在给药预防性给予止吐治疗，治疗过程中要密切监测不良事件。

第四节 放疗

作为MDT to HIM手段之一，放疗发挥重要作用。术后放疗在<D2手术清扫范围的局部晚期GC中的价值已明确，但随D2手术推广及ARTIST-Ⅱ研究结论公开，GC D2术后放疗的价值逐渐被质疑。对局部晚期GC或AEG患者，国内外多项Ⅱ/Ⅲ期研究已证实新辅助放化疗可显著提高肿瘤降期率、R0切除率并改善OS，且不显著增加手术并发症。近年，新辅助放化疗整合新辅助化疗及手术的全新整合辅助治疗模式在局部晚期胃癌中也取得了良好疗效。此外，鉴于放疗与免疫治疗的协同作用，近期多数研究也探索了放疗整合免疫治疗在胃癌中的应用价值。例如，Neo-PLANET研究和SHAED研究相继证实了PD-1抑制剂整合新辅助同步放化疗在局部晚期胃癌患者中的安全性及疗效；Checkmate577研究证实了接受新辅助放化疗后的AEG患者巩固免疫治疗的显著生存获益。因此，放疗在胃癌整合治疗中发挥着不可或缺的作用。

1 放疗指征

1.1 术前放疗

（1）可手术切除或潜在可切除的局部晚期GC；

（2）临床诊断：T3、T4和（或）局部区域淋巴结转移，无远处转移。

1.2 术后放疗

（1）根治术后适应证：无远处转移；<D2手术且术后病理为T3、T4和/或淋巴结转移；

（2）R1或R2手术切除术后。

1.3 姑息减症放疗

对远处转移的GC，通过放疗缓解梗阻、压迫、出血或疼痛。

1.4 局部区域复发

复发部位不能手术且既往未接受过放疗者，可行化放疗后6至8周评价疗效，争取再次手术。

2 放疗技术及靶区

2.1 放疗技术

调强放疗含容积旋转调强放疗（VMAT）及螺旋断层调强放疗（TOMO）等，比三维适形放疗（3D-CRT）拥有更好的剂量分布适形性和均匀性，也可行同步加量（SIB）放疗剂量模式，即不增加正常组织受照剂量，提高GC照射剂量。

2.2 疗前定位

取仰卧位，双手抱肘上抬，置于额头；热塑体膜或真空垫/发泡胶固定，定位前4小时应空腹，定位前30分钟饮水400mL（含造影剂碘化醇10mL）显影小肠。对于胃癌术后放疗无需充盈残胃，对于胃癌术前放疗建议定位前以及每次放疗前5分钟，服用300mL半流食充盈胃。定位可选择4D-CT定位，注重呼吸运动管理，避免胃充盈和呼吸运动变化的不确定性。定位扫描范围：膈上10cm至腰5下缘水平，若为近端胃癌，扫描上界需包括全肺。

2.3 放疗靶区

（1）术前放疗

原发病灶（GTV）：结合胃镜、超声、CT及MR确定的GC初始肿瘤原发病灶，阳性淋巴结（GTVnd）：根据CT，有条件者加PET/CT明确的阳性淋巴结，临床靶区（CTV）的范围取决于原发肿瘤部位及其侵犯程度、淋巴结转移情况等，CTV包括GTV、GTVnd及高危淋巴结引流区。

表21-3-8 根据肿瘤不同原发部位对应的淋巴结引流区照射范围

肿瘤位置	淋巴结引流区照射范围
Siewert Ⅰ型GEJ	7、9、11p、19、20、110-112
Siewert Ⅲ型GEJ	7、9、10、11p、11b、19、20、110、111
近1/3段胃癌	7、9、10、11p、11b、19
中1/3段胃癌	7、8a、8p、9、10、11p、11b、18、19
远1/3段胃癌	7、8a、8p、9、10、11p、12、13、17、18

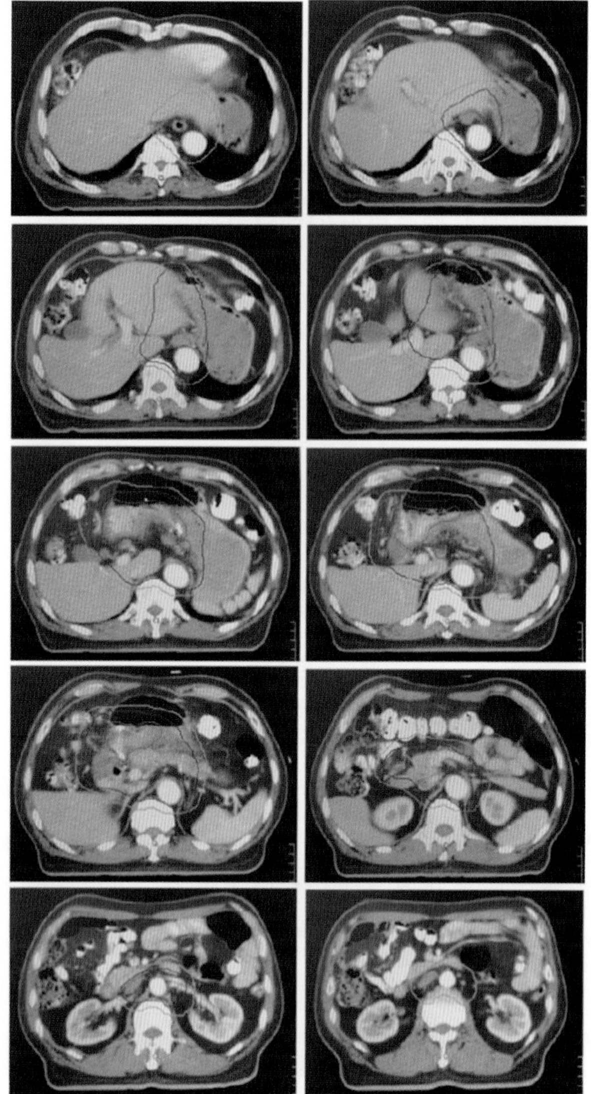

备注：红色：GTV、粉色：GTVnd、蓝色：CTV、绿色：PTV

图21-3-1 胃癌术前放疗靶区勾画示意图

（2）术后放疗

CTV GC术后放疗靶区应结合原发病灶部位、手术切除清扫范围、消化道重建方式以及术后病理情况考虑包括瘤床、吻合口及淋巴引流区，残胃不再建议作为靶区勾画。

表21-3-9 不同病期下术后放疗照射范围

分期	吻合口	瘤床及器官受累区	淋巴引流区
T4bN any	切缘≤3cm或切缘阳性则须包括	是	是
T1-4aN+		否	是
T4aN0		否	是
T3N0		否	是

淋巴引流区范围应根据日本胃癌协会对淋巴结分区的定义，按照原发病灶的不同位置选择照射相应区域。R2手术切除后如有淋巴结残留，则须在前述区域基础上，包括相应淋巴引流区。PTV的范围应参考呼吸运动幅度、充盈状态确定ITV外放范围，再结合摆位误差、系统误差及是否应用图像引导放疗确定PTV外放范围。

表21-3-10 原发病灶发生的不同位置选择术后放疗照射相应区域

原发灶部位	需照射淋巴引流区
近端1/3	7，8，9，11p，16a2，16b1*
中段1/3	7，8，9，11p，12a，13，14#，16a2，16b1*
远端1/3	7，8，9，11p，12a，13，14#，16a2，16b1*

#：如6区淋巴结转移，则须包括14区；
*：如7~12区淋巴结转移或者N2/3病变，则须包括至16b1。

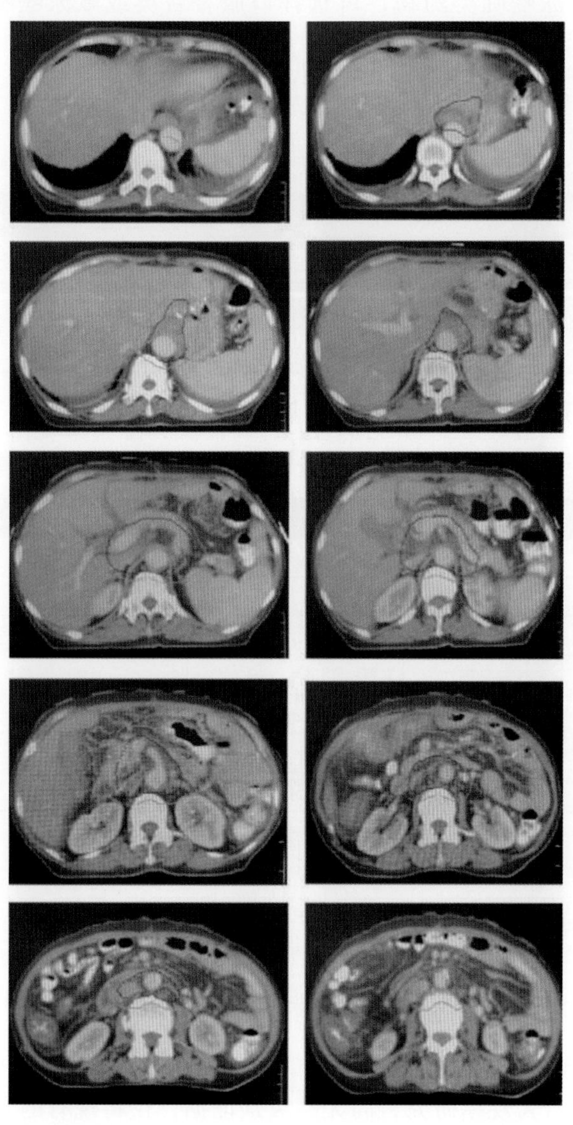

备注：蓝色：CTV、绿色：PTV

图21-3-2 胃癌术后放疗靶区勾画示例图

（3）姑息治疗的病例可仅照射原发灶及引起症状的转移病灶。

3 放疗剂量及方案

3.1 放疗剂量

（1）术前放疗剂量：推荐DT41.4~45Gy，每次 1.8 Gy，共23~25次

（2）术后放疗剂量：推荐DT45~50.4Gy，每次 1.8 Gy，共25~28次；有肿瘤和（或）残留者，大野照射后局部缩野加量照射 DT 5~10 Gy

（3）根治性放疗剂量：推荐DT54~60Gy，每次 2 Gy，共27~30次。

（4）转移、脑转移放疗剂量：30Gy/10f或 40Gy/20f 或者SRS

3.2 同步化疗

同步化疗为氟尿嘧啶类药物，可选择口服替吉奥或氟尿嘧啶，也可选择静脉给药。

（1）替吉奥剂量：

表 21-3-11

体表面积	剂量（以替加氟计）
<$1.25m^2$	40mg/次
1.25-<$1.5m^2$	50mg/次
≥$1.5m^2$	60mg/次

（2）卡培他滨剂量：800mg/m^2放疗日口服 bid

表 21-3-12 正常组织限量（可根据临床实际情况适当修改）

器官	限量
肺	V20<25%
心脏	V30<30%
脊髓	Dmax≤45Gy
肾脏	V20<25%
小肠	V45< 195cm^3
肝脏	V30<30%
	Dmean<25Gy

第五节 特殊类型胃癌的治疗

GC除了常见组织学类型外，还有特殊组织学类型和临床病理特征的GC，如神经内分泌癌、肝样腺癌、淋巴上皮瘤样癌、遗传性弥漫性胃癌、Borrmann 4型GC等，但发病率较低，难行大规模研究，尚无高级别证据，仅将现有的专家共识做以推荐。特殊类型GC的诊断详见第二章第六节病理诊断。

1 胃低分化神经内分泌癌

胃低分化神经内分泌癌（Gastric- neuroendocrine carcinoma，NEC）的确诊主要靠病理形态学和IHC检查，可分为大细胞和小细胞两种类型，在确诊时多处于中晚期，易发生肝转移，总体生存时间短，预后极差。单发微小肿瘤（<1cm）预后相对较好；肿瘤>2cm者，预后较差。

对局限性胃NEC，首选是根治性切除，化疗是术后或无法手术者治疗的重要方法，但目前尚乏针对胃NEC的统一化疗方案。足叶乙甙整合顺铂（EP方案）在临床上较多应用，也有报道伊立替康整合顺铂治疗NEC取得了较好效果，还有顺铂整合S-1化疗延长生存期的报道。

2 胃肝样腺癌

胃肝样腺癌（Hepatoid adenocarcinoma of stomach，HAS）是一种具有肝细胞癌样分化特征的特殊类型GC，占中国GC的6.63%，表现为瘤体大、分化差、浸润深、易发生淋巴结和肝转移、易复发和生存期短等特征。70%~80%HAS者血清AFP增高，可达正常范围的上千倍，主要依靠IHC确诊，即使早期诊断，也预后不良。HAS治疗原则是以手术为主的整合治疗，即使伴有肝转移，R0切除仍是延长生存时间的最佳手段。但由于多数患者发现时已属中晚期，失去根治手术可能，治疗多以化疗为主。化疗方案的选择，HAS病理上存在双重性，需兼顾GC和肝癌双重特点，故一般采用全身化疗整合局部介入化疗，可尝试PD-1抑制剂等免疫治疗。

3 胃淋巴上皮瘤样癌

胃淋巴上皮瘤样癌（Lymphoepithelioma—like gastric carcinoma，LELGC）又称为淋巴样间质GC或胃髓样癌，是伴明显淋巴细胞浸润的胃恶性肿瘤，占所有GC总数的3.8%。80%以上病例与EBV感染有关，有的与MSI有关，预后均明显好于普通胃腺癌患者。

LELGC的诊断主要依靠组织病理学整合IHC检测。因LELGC界限清楚、临床分期较早，手术切除辅以化疗为主要治疗方法，化疗方案参考GC。早期LELGC预后与普通型EGC相似，中晚期LELGC预后明显好于普通型GC，即使病灶已浸润胃壁全层，5年生存率仍达79.8%。

4 遗传性弥漫性胃癌

遗传性弥漫性胃癌（Hereditary diffuse gastric cancer，HDGC）占GC群体的1%~3%，我国多见个案报道，HDGC是一种常染色体显性遗传癌易感综合征，主要与

CDH1基因胚系突变有关。手术与化疗的整合治疗可提高生存率，HDGC分化程度低，呈多灶性分布，可累及胃的任何部位，局部切除后易残留复发，故推荐行全胃切除辅以术后化疗。

5 Borrmann 4型胃癌

弥漫浸润型胃癌又称Borrmann 4型胃癌。不同于其他类型GC的临床病理特点和生物学行为，Borrmann 4型胃癌在胃壁内呈广泛浸润性生长，常先累及黏膜下层，并沿胃壁向全胃腔扩散，其独特的生长方式和病理特点使其内镜观察缺乏典型黏膜征象改变，组织活检时假阴性率较高，诊断困难，诊断敏感性徘徊于33%~73%，与其他类型相比，更易发生淋巴结和腹膜转移，五年生存率仅为9.6%。就诊时大多病期较晚，新辅助化疗并不能改善Borrmann 4型GC\生存，根治度是最重要预后因素，因此D2手术仍是提高Borrmann 4生存的主要手段。目前尚无高质量研究探讨辅助治疗对其预后影响，普遍认为术后化疗有一定疗效。

第六节　多学科诊疗

“MDT to HIM”是指运用整体观念和整合思维来提升多学科诊疗团队（Multidisciplinary team，MDT）的质量与成效，从MDT向整合医学（Holistic integrative medicine，HIM）转变，建立多学科整合诊疗模式，制定个性化整合诊疗方案，最终实现效益最优化的整合医学效果。

胃癌治疗模式仍是以手术为主、系统治疗为辅的整合治疗。基于“MDT to HIM”理念，将肿瘤外科、肿瘤内科、放疗科、放射科、病理科及中医科、康复科、心理科等其他相关专业医生组成团队，在肿瘤不同阶段对患者分期、发展及预后做出全面评估，并制订最优整合诊治方案。

第四章

胃癌的康复

GC是以局部组织异常生长为特征的全身性疾病，是机体-器官-组织系统性调控失常的病变，具有“全身性”和“系统性”特征，因此整合医学的理念将是GC诊治取得突破的根本保证。GC的整合诊治是以病人为中心，以GC的生物学行为为基础，依托大数据分析、多中心临床实验及临床经验等医学证据，防治并重，吸纳营养、社会、心理等诸学科优势，重视中西医整合，以交联式整合模式，推动GC诊治的规范化、科学化、整体化。

第一节 随访

1 随访策略

随访需要医患双方配合。出院前需向患方交代，明确随访意义、频次、大致内容，并记录在出院证明或出院指导上。具体内容如下：

复查时间：() 3-6个月1次；() 6-12个月1次；() 1年1次。

复查内容（供选择）：采血化验、大便化验、腹水化验、彩超检查、透视检查、CT检查、核磁（MRI）检查、PET/CT检查、骨扫描（ECT）检查、幽门螺旋杆菌检测等。

2 随访频率

根据病期：ⅠA、ⅠB：1年1次；ⅡA、ⅡB：6-12个月1次，3年后每年1次；ⅢA、ⅢB、ⅢC：3-6个月1次，3年后每6-12个月1次至5年，5年后每年随访1次。Ⅳ期、不可切除姑息性治疗、复发、症状恶化者应密切观察或3个月随访1次。定期随访发现尚可潜在根治的转移复发GC或第二原发GC，及时干预处理，以提高GC总生存率，改善生活质量。

3 随访内容

常规进行生活质量评分（GSRS或Visick）、其他治疗情况及效果评估和体检、功能状态评分（PS）、体重和营养状态评分（NRS-2002）。常规检查项目包括：血常规、生化系列、CEA、CA199、CA724、CA125、CA424、CA50、维生素B12、铁离子；Hp检测；早期胃癌行彩超（颈部、腹部、盆腔）、胸部平扫CT检查；进展期胃癌行彩超（颈部）、胸腹部盆腔平扫CT检查；推荐术后每年行胃镜检查，必要时行病理活检。出现不良主诉或临床指征应随时选择以下检查：①胸腹部盆腔增强CT；②PET/CT、MRI仅推荐于临床怀疑复发，常规影像学检查为阴性时：如CEA持续升高，但腹部CT等检查均为阴性。不推荐将PET/CT列为常规随访监测手段。

无不良主诉、感觉良好、无症状体征时，行上述常规检查项目。

出现以下症状除上述常规检查外还应考虑相应的检查和处理：

①哽咽、腹痛、腹胀、泛酸、嗳气、呕吐、消瘦、乏力、厌食、贫血、黑便、黄疸、上腹部可及肿块，考虑：残胃、吻合口、胃周浸润、肝转移、肾上腺转移、卵巢转移、淋巴结转移复发。检查：便潜血；彩超（颈部）、增强CT（胸部、腹部、盆腔）或核磁（腹部、盆腔）或PET/CT、胃镜、定位穿刺、病理。

②腹胀、腹痛、呕吐、消瘦、乏力、厌食、贫血、腹部膨隆、渐进性不全肠梗阻，考虑腹腔种植复发。检查：便潜血；彩超（颈部）、腹平片、增强CT（胸部、腹部、盆腔）或核磁（腹部、盆腔）或PET/CT、胃镜、腹腔探查、腹水病理。

③疼痛、骨折、消瘦、乏力、厌食，考虑骨、骨髓转移，检查：碱性磷酸酶；咳嗽、气促、疼痛、消瘦、乏力，考虑肺、胸膜转移，检查：增强CT、PET/CT、定位穿刺病理；

④疼痛、肢体障碍、消瘦、乏力，考虑脑、脊膜转移，检查：增强CT、核磁；皮肤节结，考虑皮肤转移，检查：穿刺病理。

第二节 营养评估与治疗

GC营养不良发病率为87%，恶液质达65%~85%，发病率均占所有肿瘤的第一位，其PG-SGA≥2分的比例为92.7%。对大多数GC，营养治疗的时间应该延长，推荐术前免疫营养治疗5~7天，术后至少继续7天（肠内营养和/或肠外营养），甚至终身口服营养补充（Oral nutritional supplements，ONS）。

1 营养评估

营养状况是基本生命体征，入院时应常规评估，并常规记录二元诊断，即原发病诊断及营养状况诊断，后者应包括营养摄入、体重变化、体质指数（body mass index，BMI）、营养相关症状、体能及系统炎症等。推荐实施三级诊断，即营养筛查、营养评估及综合评价。营养诊断可选择任何已经验证的工具与方法，优先推荐PG-SGA营养评估量表。

2 营养治疗

实施营养治疗应遵循五阶梯原则。首选营养教育，次选肠内、肠外营养；首选肠内，后选肠外营养；首选口服，后选管饲。当目前阶梯不能满足60%目标能量需求3~5天时，应选上一阶梯。手术患者，预计围手术期将有7天以上不能摄食时，即使没有明显营养不足，也应予肠内营养（enteral nutrition，EN）；实际摄入量不足推荐摄入量60%且超过10天，亦应使用EN。应推迟手术而行术前EN：①6月内体重丢失>10%，②BMI<18.5，③PG-SGA 评估C级，④无肝肾功能障碍但白蛋白<30g/L。

2.1 术前营养治疗

适应证：①存在营养不良及营养风险；②预计围术期超过5天无法经口进食，或经口进食低于50%推荐摄入量超过7天。首选EN，包括ONS和管饲。经口和经管无法满足能量营养需求（<50%热卡需求）超过7天，推荐联合使用肠外营养（parenteralnutrition，PN）；存在EN禁忌（如肠梗阻）时，尽早开展PN，7-14天较为合适，大部分患者不需从术前当晚开始禁食禁饮，无误吸风险者可在麻醉前2小时饮用清流质，前6小时进固体食物。手术前夜及术前2小时口服碳水化合物有助减少焦虑，改善术后胰岛素抵抗，甚至缩短住院时间。

2.2 术后营养治疗

多数在术后数小时内即可恢复流质等经口摄入，术后24小时内开展EN。对需EN的上消化道及胰腺大手术的营养不良患者，应放置鼻肠管或空肠穿刺管行营养治疗。标准整蛋白配方适用于大部分患者，不推荐使用家庭自制食物。

2.3 晚期胃癌保守治疗

终末期GC患者常合并消化道梗阻，如贲门、幽门等梗阻部位无法手术治疗或支架，推荐常规实施穿刺导管空肠造瘘（needle catheter jejunostomy，NCJ），对实施术后早期肠内营养、防治术后并发症、节省医疗费用、缩短住院时间至关重要；对后期放化疗也大有裨益，可增加营养供给，提高放化疗耐受力，减少不良反应。直至术后辅助放化疗结束，拔除NCJ。

2.4 居家康复期营养治疗

增加食物多样性，增加优质蛋白质、蔬菜、水果、全谷物摄入量，减少饱和脂肪酸、红肉及饮酒；少量多餐、细嚼慢咽；每2周称重并记录，维持BMI在18.5~23.9kg/m^2；要特别重视门诊营养咨询，至少每3个月1次；养成ONS习惯。

3 能量需求

围术期每日总能量消耗为30kcal/kg·d。能量中50%~70%来源于糖类，30%~50%由脂类提供；蛋白质需要量从术前1.0~1.2g/kg·d（0.15~0.2g氮）增加到术后1.2~1.8g/kg·d（0.2~0.3g氮）；糖类通常需要通过摄入3~4g/kg·d来满足需求，不低于2g/kg·d，总量不少于100g为宜；脂类为1.5~2g/kg·d，但不超过2g/kg·d；确保每日摄入适量矿物质、维生素。采用全静脉营养，应下调能量供给为25kcal/kg·d。

4 免疫营养制剂与配方

GC手术创伤较大，导致免疫力下降，术后病死率及感染率风险增加。增强免疫功能可降低并发症发生，因此免疫营养优先选择。GC患者营养治疗的制剂与配方总体上与其他肿瘤无区别。在围术期，免疫营养比标准饮食更有效果。常用免疫营养物包含精氨酸、谷氨酰胺、ω-3PUFA、核酸和抗氧化微量营养素（维生素E、维生素C、β-胡萝卜素、锌和硒）。强调整合应用，推荐前四种整合；单种、两种甚至三种的整合使用，结果有待验证。

5 营养治疗疗效评价

疗效评价要求动态监测营养治疗前、后及过程中的各营养相关参数变化。营养治疗的临床疗效出现较慢，建议4周为一疗程。治疗后不同参数对治疗发生反应的时间不一致，因此评价间隔时间也应不同。反应参数可分为3类：

（1）快速反应参数：如实验室检查、摄食量、体能等，每1~2周检测1次。

（2）中速反应参数：如人体学测量（体重、小腿围）、人体成分分析、影像学检查、瘤灶体积、和代谢活性、生活质量及心理变化，每4~12周复查1次。

（3）慢速反应参数：生存时间，每年评估1次。

严重营养不良者出院后均应定期到门诊或接受电话随访，至少每3个月1次。

第三节 快速康复

1 围术期ERAS全程管理

加速康复外科（enhanced recovery after surgery，ERAS）涉及诊断与治疗各环节，旨在建立外科、麻醉、护理、营养、康复理疗、心理等专家的MDT to HIM管理团队，共同制订个性化ERAS方案，快速安全促进术后康复。ERAS强调多学科合作，主要是优化围术期处理，最重要的措施包括：①术前宣教；②术前预康复；③多模式止痛方案，避免或减少阿片类药物使用；④避免或减少鼻胃管使用，及早拔出腹腔引流管、导尿管；⑤术前详细评估，手术计划及手术模拟，腹腔镜、机器人精准手术；⑥术后主动、被动活动，早期下床活动，避免血栓栓塞症；⑦术后早期饮水、清流质，及早恢复经口进食；⑧避免过多或过少静脉输液等。

2 术前准备

2.1 术前宣传教育

多数患者对手术会有不同程度的恐慌和焦虑。应在术前通过口头或书面形式向患者及家属详细介绍麻醉和手术过程，告知ERAS围手术期管理的目的和主要项目，缓解紧张焦虑情绪，争取理解配合，促进术后快速康复。

2.2 术前预康复处理

预康复是针对术前患者有计划进行的系列评估、干预措施，以减少并发症，加强和加速康复，提高生活质量，降低成本。采取多维度和多学科团队合作的方式，提高患者功能能力，可以有效改善患者临床结局。更多关注老年和虚弱患者，应视为从术前、术中、术后及远期全程管理中的关键环节。包括体能锻炼、营养支持治疗和精神心理干预及认知障碍防范等。体能锻炼可以提高患者对手术应激更好耐受力，减轻手术后早期疼痛，改善功能状态，可采取有氧、抗阻以及规定范围运动等。营养支持治疗，针对营养不良相关问题，以减少手术并发症，改善氮平衡，蛋白质目标摄入1.2~1.5g/kg/天。精神心理干预能够减少手术和疾病相关抑郁及焦虑，增加积极参与治疗的信心和动力，可采取专业咨询、深呼吸、冥思、音乐疗法等非药物干预措施

2.3 术前营养支持治疗

营养风险及营养不良是发生术后并发症的独立预后因素，与患者后续辅助治疗耐受性、疗效及预后相关。应采取营养筛查、营养评估及营养严重程度分级综合评价。术前必要的营养支持治疗是ERAS的重要内容。术前营养评估发现下列任一种情况就需考虑≥1周术前营养支持：①血浆Alb<30.0g/L；②过去6个月内，体质量下降>10%；③BMI<18.5kg/m^2；④主观全面评价（Subjective Global Assessment，SGA）为C级。首选EN支持治疗。积极纠正贫血，Hb<7.0g/L时，是输血治疗的指征。

2.4 术前肠道准备

术前机械性肠道准备是一种应激刺激，在破坏肠道内环境同时，也可导致脱水和水电解质平衡紊乱，对老年患者更加明显。目前暂无研究证明能使患者获益。但对合并幽门梗阻者，建议插鼻胃管行温盐水洗胃以减轻胃壁组织水肿及胃潴留；对怀疑侵犯横结肠拟行联合脏器切除者建议术前行清洁肠道准备，避免使用泄剂；对有慢性便秘的者，建议术前予生理盐水灌肠，以免术后排便困难。

2.5 术前禁食禁饮

术前12小时禁食、6小时禁饮是胃手术前传统常规措施。但并不能降低术后并发症发生率，反而引起胰岛素抵抗和术后不适。因此，对无胃肠动力障碍或肠梗阻者，麻醉前6小时可进固态食物，麻醉前2小时可饮水。术前未合并糖尿病，麻醉前2小时口服12.5%碳水化合物饮品400ml；术前10小时口服800ml，可减轻术前饥饿、口渴、焦虑，缩短住院时间并减少术后胰岛素抵抗。

2.6 预防性应用抗菌药物

术前0.5~1.0小时给予抗菌素。手术时间>3小时或超过抗菌药物半衰期2倍，或术中出血量>1500ml，应追加单次剂量。

3 术中管理

3.1 术式选择

术式分为开腹、腹腔镜和机器人手术，推荐肿瘤浸润深度T1-T3期并可达R0根治术的GC可施行腹腔镜或机器人微创手术。

3.2 麻醉方案及液体治疗

麻醉可选择全麻或全身联合硬膜外阻滞等方案，维持麻醉推荐在脑电双频谱监测下进行，术中使用低潮气量通气。密切监测患者血液动力学指标，在保证组织灌注及血容量稳定前提下，进行控制性液体输注，适当使用血管活性药物；避免静脉液体输注过多致组织水肿，过少致血容量不足。

3.3 放置鼻胃管

胃肠减压与手术并发症无关。术中不常规置鼻胃管，可明显减少患者不适感，减少肺部并发症，缩短肛门排气时间，加快恢复经口进食，缩短住院时间。术后强调恶心、呕吐及腹胀的预防与治疗；对术前已有幽门梗阻、术中胃壁水肿或吻合口存在漏及出血风险者，以及术后发生胃潴留、腹胀或严重恶心、呕吐者，可考虑鼻胃管减压。手术后无管饲需求，则早期拔除。

3.4 放置腹腔引流管

由于GC手术淋巴结清扫范围较大，创面渗出较多，临床多预防性使用腹腔引流管，以引流腹腔积液防止腹腔感染，早期发现吻合口漏及监测术后出血等，也可以检测引流液淀粉酶，判断有无胰漏发生。研究表明，GC术后是否使用腹腔引流管对胃胀气、住院时间、术后30天并发症发生率并无影响。因此，建议根据术中情况酌情选择腹腔引流管，若无腹腔感染、吻合口漏、胰漏、淋巴漏等，引流量每天不超过100mL，可以早期拔除。

3.5 避免术中低体温

避免术中低体温可减少对神经内分泌代谢、凝血机制的影响。推荐术中常规监测体温并采用必要保温措施，如热风机，保温毯。术中腹腔冲洗液体加温至37℃。

3.6 术中血栓防范，患者穿梯度抗血栓袜，使用抗血栓蠕动泵。

4 术后管理

4.1 术后镇痛

腹上区术后术区疼痛对呼吸、早期活动影响较大。有效镇痛可缓解紧张和焦虑，提高早期进食、早期活动等依从性。推荐多模式镇痛方案，非甾体类抗炎药为术后镇痛基础用药，还可选择口服对乙酰氨基酚、切口局部浸润注射罗哌卡因或联合中胸段硬膜外止痛等。阿片类药物不良反应较大，影响肠功能恢复、呼吸抑制、头晕、恶心、呕吐等，应尽量避免或减少应用。另外，腹横肌平面阻滞（TAP）可以很好用于术后镇痛，大大减少阿片类药物的用量，继而减少阿片类药物相关副反应，取得安全、满意的镇痛效果，也可以明确减少术后认知功能障碍（POCD）的发生。

4.2 围术期液体治疗

液体平衡能改善胃切除术的预后，既应避免血容量低导致组织灌注不足和器官功能损害，也应注意容量负荷过多所致组织水肿和心脏负荷增加。术中以目标导向为基础，维持合适循环容量和组织氧供，达到ERAS目的。

4.3 引流管的管理

尽量减少和尽早拔除各类导管，有助于减少感染等并发症，减少对术后活动的影响。术后不推荐常规使用鼻胃管，仅在发生胃排空障碍时选择性使用。如无特殊情况推荐术后1-2天拔除导尿管。留置引流管建议术后早期拔除，在手术创面存在感染以及吻合口漏高风险因素等情况下，可延长引流管留置时间。

4.4 术后尽快恢复经口进食

GC术后尽早恢复经口进食及饮水，术后早期EN可促进肠道功能早日恢复，维护肠黏膜功能，防止菌群失调和移位，降低术后感染发生率及缩短住院时间。术后清醒即可少量饮水，术后首日开始服液体或少量清流质食物500~1000ml，逐日增量，达到2000~2500ml/天的生理需要量时，考虑停止静脉输液。由于绝大多数患者术后短期难以容量和热卡达标，建议适当补充肠外营养（SPN）。恢复通气后可由流质转为半流饮食。食量根据胃肠耐受量逐渐增加。对术前营养不良者进行肠内或肠外营养支持治疗，直至口服营养量能满足60%能量需要。

4.5 术后促进胃肠功能恢复

术后胃肠功能恢复时间是决定术后住院时间的主要因素之一。预防术后肠麻痹的措施包括：多模式镇痛、减少阿片类药物用量、控制液体入量、微创手术、尽量减少留置鼻胃管和腹腔引流管、早期饮水进食和下床活动等。目前尚缺乏高级别循证医学证据支持使用某种特定药物可促进胃切除术后肠功能恢复。

4.6 术后早期运动及下床活动

早期下床活动可促进多系统功能，包括胃肠功能恢复，预防肺部感染、褥疮和深静脉血栓形成。早期下床活动应加强术前宣传教育、施行多模式镇痛以及早期拔除各种导管。术后清醒即可半卧位或适量床上活动，无需去枕平卧6小时；术后第1天开始下床活动，建立每日活动目标，逐日增加活动量，逐步适应，避免跌倒和直立不耐受。

4.7 出院标准及随访

基本标准：无需液体治疗，恢复半流质饮食，口服镇痛药效果满意，伤口愈合好，无感染证据，器官功能良好，自由活动。ERAS患者加强随访和监测，经电话或门诊指导患者对切口的护理。出院后48小时电话随访；1周进行门诊随访，并指导辅助治疗。

5 ERAS的优点

5.1 减少围手术期患者应激反应

通过缩短术前禁饮时间，补充碳环化合物，避免机械性灌肠，精准微创手术，优化镇痛方案，目标导向性输液，胃肠道功能早期恢复等可以减少围手术期应激或及早逆转应激反应。糖皮质激素、非甾体类药物抗炎药物、术中保温、早期口服肠内营养制剂、外周阿片受体阻滞剂等可以降低患者的应激反应程度，维持重要脏器灌注防止脏器缺血缺氧发生，维护围手术期肠道功能以及采用低阿片/去阿片多模式镇痛等措施，防范外科操作、麻醉等伤害性刺激对重要脏器功能的伤害。预防术后恶心呕吐、头晕、站立不耐受、肠梗阻。减少各种管路对患者的影响，鼓励患者术后早期下地活动。

5.2 改善患者近期临床结局，对远期生存带来潜在的获益

缩短住院时间，降低或不增加并发症，尤其是呼吸道、血栓栓塞并发症，不增加再入院率。减少花费，降低医疗成本。缩短术后辅助化疗时间。减少肺部感染、肠梗阻等并发症的发生率；降低老年虚弱患者手术后认知障碍及谵妄发生率，减少再次入住ICU机会。促进胃肠道功能恢复，如早期饮水、进食、口服肠内营养等，从而加快整体康复进程。改善生活质量，促进免疫功能恢复，降低应激反应，减少并发症发生，及早接受手术后辅助资料可能对胃癌患者远期预后带来潜在的获益。尤其是腹腔镜、机器人精准手术联合ERAS围手术期管理能给胃癌患者带来更多益处。

6 ERAS的缺点

（1）医护人员培训需求，以确保医护团队对ERAS理念和具体措施有深入理解和

熟练掌握，且需要无缝隙对接，涵盖整个围手术期。

（2）患者及家属依从性、配合度要求高，部分患者可能因观念或身体原因较难完全配合ERAS的条款及流程，建议进一步凝练ERAS围手术期管理的核心条款。

（3）管理难度大，条款执行率亟待提高。ERAS增加了医护工作量，需要更精细的医政部门管理和协调，以确保各项措施及条款的有效实施，提高ERAS条款的执行率。

（4）当前所使用的ERAS条款需要在临床及基础研究的前提下获得高质量循证医学证据，进一步优化路径及条款，如术前预康复方案，合理的预康复时间等。

（5）住院时间缩短，院后管理力度加大，如果无相应措施干预，有增加胃癌手术后再入院率风险。期待符合胃癌围手术期病理生理学改变的患者全程管理的理念及实际问世。

基于围手术期ERAS路径管理，可以最大程度发挥ERAS理念在胃癌手术中的优势，实现患者更好、更快、高质量康复。同时，需要医疗团队紧密协作，鼓励患者及家属配合及积极参加，不断评估和优化管理流程，以适应不同患者的快速康复需求。

第四节　术后护理

1　院内护理

1.1　病情观察

术后首日心电监护测量血压、脉搏、呼吸，直至血压平稳，同时观察神志、体温、尿量、切口渗血、渗液和引流液情况等。

1.2　采取有效措施，促进舒适感

（1）体位：术后病人清醒后取半卧位，床头抬高30°~45°角，防止误吸，同时减轻腹部切口张力，减轻疼痛，并有利于呼吸和引流。

（2）镇痛：见前文“术后镇痛”。

（3）休息：为病人创造良好休息环境，保证病人休息和睡眠。

1.3　鼓励早期活动

见前文“术后早期运动及下床活动”。

1.4　术后进食护理

肠蠕动恢复后可拔除胃管，当日可少量温开水或米汤；次日进半量流质饮食，30~50ml/次；第三日进全量流质饮食，50~100ml/次，以蛋汤、菜汤、藕粉为宜；若进食后无腹痛、腹胀等不适，第4日可进半流质饮食，如稀饭或面条汤等；第10~14

日可进软食。少食产气食物，忌生、冷、硬和刺激性食物。注意少食多餐，细嚼慢咽，开始时每日5~6餐，每餐7分饱，以后逐渐减少进餐次数并增加每次进餐量，逐步恢复到正常饮食。全胃切除后，肠管代胃容量较小，开始全流质饮食宜少量、清淡；每次饮食后需观察病人有无腹部不适。

1.5 早期肠内营养护理

（1）鼻饲管的护理：妥善固定鼻饲管，保持鼻饲管通畅，为防止导管堵塞，每次输注营养液前后用生理盐水或温开水20~30ml脉冲式冲管，每4小时冲管1次。

（2）控制输入营养液的温度、浓度和速度：营养液温度以接近体温为宜，营养液浓度过高易诱发倾倒综合征。

（3）观察有无恶心、呕吐、腹痛、腹胀、腹泻和有无电解质紊乱等并发症。

1.6 引流管护理

（1）妥善固定并准确标记各引流管。

（2）保持引流管通畅，避免受压、扭曲和打折。

（3）观察和记录引流液量、颜色、性质。

1.7 静脉血栓栓塞症的预防

静脉血栓栓塞症包括深静脉血栓形成和肺血栓栓塞症，是外科手术的高危并发症，要做好预防。术后预防措施如下：

（1）对肿瘤患者使用Caprini风险评估模型，能准确预测肿瘤患者中的静脉血栓栓塞症高危人群，可将静脉血栓栓塞症分为低危、中危、高危和极高危4个风险等级，并根据不同的风险等级采取不同的静脉血栓栓塞症预防措施。

（2）抬高下肢20°~30°，可温水泡脚。

（3）鼓励患者在床上多翻身，尽早行踝泵运动，并多做深呼吸及咳嗽，以增加横膈肌运动，减少胸腔压力。

（4）尽早离床活动，逐渐增加肢体各关节的活动范围及肌力。

（5）观察静脉血栓形成的指征，例如大腿肿胀、肤色变暗，小腿压痛及肿胀等。

（6）机械预防措施：必要时用逐级加压弹力袜和间歇充气加压装置等机械方法，降低下肢深静脉血栓的发生率。

（7）药物预防措施：遵医嘱正确使用抗凝药。服药期间监测凝血时间、血常规等，观察有无牙龈、鼻、手术切口、泌尿系统和消化道及注射部位出血等。

2 居家护理

为满足患者需求，护理人员应参考马斯洛需要层次理论，综合病情、文化水平性格特点等指导患者家庭康复护理，以便提供不同层次、多样化、延续性护理。针对出院后生理和心理需求做好出院指导，并通过电话、家访等方式，提高其对疾病预后相关知识掌握程度。

2.1 饮食调节

（1）细嚼慢咽：食物同唾液充分碾磨和搅拌，完成初级消化，不加重残胃或空肠负担，避免消化吸收障碍。

（2）少量多餐：过饱易出现上腹饱胀不适、恶心、嗳气、腹痛、腹胀等。每日5~6餐，利于消化吸收，还可增加总热量的摄入，预防体重减轻。

（3）吃易消化、能量足够的食物：食物要保证有足够的营养、高蛋白、高维生素。忌食生、冷、硬、油煎、酸辣、浓茶等刺激性及易产气的食物。

（4）干稀分食：进餐时避免同时饮用汤水和饮料，饮料类食物可在进餐前后30分钟饮用，避免饮用过快或一次性喝下大量的含糖食物。

2.2 心理调节护理

患者对肿瘤及预后常有消极悲观情绪，鼓励患者表达自身感受，提高心理素质，善于自我调节，家属和朋友应给予关心和支持。

第五节 中医中药治疗

1 治疗原则

胃癌虽病位在胃，但究其根本，与五脏六腑皆有联系，其发病多与正虚、气滞、血瘀、痰凝、湿聚、毒邪等因素密切相关。治疗的根本原则为扶正祛邪。GC辨证论治应在辨病与辨证结合基础上，应根据胃癌患者所处不同阶段的临床特点进行辨证论治。初期病人中医治疗可辅助手术、放化疗等，培本扶正、预防复发；中晚期带瘤生存者，中医治疗在重建扶正基础上，兼顾祛邪，同时随症加减。治疗手段有药物治疗、针灸、推拿、气功等。

2 辨证论治

2.1 胃癌术后辨证施治

术后常表现气血不足、脾胃虚弱，具体由面色淡白、萎黄，唇甲色白，疲倦乏力，少气懒言，饮食积滞，自汗，肢体麻木，舌苔少，脉细弱。常予补气养血、经口进食后可予健脾和胃中药，促进早日康复，利于接受其他治疗。术后辅助中药治疗，可减少复发，预防转移。对气血亏虚者推荐八珍汤、当归补血汤加减；脾胃虚弱推荐参苓白术散、补中益气汤加减；饮食积滞推荐大承气汤、保和丸加减；气滞血瘀推荐血府逐瘀汤加减。

2.2 胃癌放化疗后辨证施治

放化疗对人体气血津液精产生一定影响，导致五脏六腑功能失调，具体表现为胃部胀满不适，食少纳呆，恶心呕吐，大便不调，神疲乏力，大便稀溏，食后腹胀，面色萎黄等。应用健脾和胃、补气养血、滋补肝肾类中药可减轻和改善临床症状，如骨髓抑制、胃肠道反应等，并提高化疗效果。

（1）手足皮肤反应

本病以血分热毒为主要病机，治疗上以清热为本，给予解毒、燥湿之品。热蕴肌肤推荐黄连解毒汤加减；湿热蕴脾推荐四妙丸加减；血热内燥推荐养血润肤饮、当归饮子加减。

（2）心脏毒性

心脏毒性产生的病机主要为气血双亏（乏力、胸闷、心悸、四肢不温、舌胖淡，苔白润，脉促代结）、心阳不足（心悸，胸闷气短，面色苍白，肢冷恶寒，舌淡苔白，脉沉细结代），治疗上以气血双补、益气温阳为原则。气血双亏推荐炙甘草汤加减；心阳不足推荐桂枝甘草汤加减。

（3）腹泻

湿邪为腹泻主要病因，脾虚湿盛是其病机，常见病因有：外感寒热湿邪、内伤饮食及情志、脏腑功能失调。治疗上以健脾燥湿为主。饮食积滞推荐保和丸加减；湿热中伤推荐葛根芩连汤加减；肝气乘脾推荐痛泻要方加减；肾阳虚衰推荐四神丸加减。

（4）骨髓抑制

骨髓抑制主要病机为气血津液、肝脾肾等损伤。治疗以扶正补益为主。气血亏虚，推进八珍汤加减；脾肾亏虚推进六味地黄丸、左归饮加减。

2.3 中晚期胃癌辨证施治

胃癌中晚期应当重视扶助正气和顾护胃气，适时祛邪，三因制宜，以促进患者的康复。

肝气犯胃（胃脘胀满疼痛，疼痛常随情绪变化而增减，呃逆嗳气，或见嘈杂吞酸；舌苔薄白或薄黄，脉弦或弦数）推荐柴胡疏肝散加减；寒热错杂（心下痞满，纳呆呕恶，肠鸣下利；舌淡苔腻，脉濡或滑）推荐半夏泻心汤加减；痰湿凝滞（胃脘满闷，面黄虚胖，呕吐痰涎，腹胀便溏，痰核累累；舌淡滑，苔滑腻）推荐二陈平胃散加减；瘀毒互结（胃脘刺痛，痛有定处，按之痛甚，入夜尤甚，或见吐血、黑便；舌质紫暗或有瘀斑，脉涩）丹参饮和四妙勇安汤加减；胃阴亏虚（胃脘部灼热，口干欲饮，胃脘嘈杂，五心烦热，大便干燥，形体消瘦；舌红少苔，脉细数）推荐麦门冬汤加减；脾胃虚弱（脘痞腹胀，神疲乏力，纳呆便溏，口淡乏味；舌质淡边有齿痕，苔薄白，脉细弱）推荐四君子汤加减；脾胃虚寒（胃脘隐痛，喜温喜按，泛吐清涎，面色㿠白，肢冷神疲，便溏，大便可呈柏油样；舌淡而胖，苔白滑润，脉沉缓）推荐理中汤加减；气血两亏（胃脘疼痛绵绵，全身乏力，心悸气短，头晕目眩，面色无华，自汗盗汗，面浮肢肿，或见便血，纳差；舌淡苔白，脉沉细无力）推荐十全大补汤加减。

3 扶正与康复

中医药扶正与康复，药物治疗参照前述辨证用药。同时，针灸、推拿等非药物疗法在胃癌各阶段的治疗和康复中同样有着举足轻重的地位。

3.1 针灸

GC患者进行针灸可促进机体康复。禁忌证有：患者过于紧张或饥饿状态下；孕妇不推荐行腰部或腹部针灸；有出血性疾病或有出血倾向；有皮肤感染或者肿瘤局部不建议针灸；腹部不宜针刺过深，防止损伤内脏。

（1）术后腹胀、胃瘫、便秘，选足三里、上巨虚、天枢、中脘、气海、合谷、太冲。

（2）化疗后腹泻、呕吐，选足三里、内关（可联合常规止吐治疗）。

（3）化疗后周围神经病变，选三阴交、太冲、足三里、八邪、八风、合谷、昆仑等穴位（可联合西医营养神经、补充B族维生素等治疗）。

（4）化疗后骨髓抑制，主穴取双侧足三里、三阴交，配穴为大椎、脾俞、膈俞、内关、阴陵泉、关元、气海、血海穴。采用补法，进针后将针头慢捻转、轻提插，以患者出现酸胀感为宜，必要时可采取温针灸治疗。

3.2 推拿

GC患者进行推拿可以起到调整脏腑、活血通络、补气养血、散结止痛、温阳补虚、平衡阴阳的效果。

（1）术后出现胃脘胀满、食欲减退、恶心呕吐、腹泻等消化道反应，推荐取仰卧位，摩腹，在腹部沿顺时针方向移动，重点在中脘及天枢。呕吐较重者，加按揉风府到大椎，或按揉脾俞、肝俞、三焦俞、胃俞，以酸胀为度。

（2）化疗导致骨髓抑制，白细胞和血小板减少，伴头晕、乏力、四肢酸软、食欲减退、低热等症。推荐取坐位，操作者以双手大拇指交替点按心俞、肝俞、肾俞、脾俞穴；医者一手握患者手腕，另一手点按神门，而后仰卧位，点按足三里、复溜、三阴交、丰隆数分钟。

（3）改善胃术后疲劳状态，促进胃肠功能恢复，推荐取端坐位，由经过专业培训的护理人员采用点、按、压、揉等方式在脊柱两侧自上而下按摩，力度要由轻到重，以出现酸、胀、麻感为佳，穴位涵盖肺俞、心俞、肝俞、脾俞、胃俞、肾俞、命门、腰阳关等。此外，重点加强腹部按摩，于进食前指导患者取仰卧位，按摩过程中护理人员两手重叠于脐右侧三横指处至脐下三横指处，先按摩升结肠，再到横结肠、降结肠，最后按摩乙状结肠。

3.3 导引功法

胃癌患者通过气功的锻炼可以调和气血和脏腑功能，平衡阴阳，促进疾病的康复。很多患者在练功过程中体会到了增强体质、巩固疗效和养生延年的效果。

（1）在子午流注理论指导下，7：00-9：00指导患者行八段锦锻炼，每次30分钟，每日1次。可减轻癌因性疲乏程度，提高生活质量。

（2）郭林新气功锻炼对癌症患者生存期和生存质量有一定的正效应。

（3）指导培训二十四式简化太极拳每周3次，共12周，能改善胃癌术后患者癌因性疲乏及睡眠质量。

3.4 情志疗法

中医向来注重情志疗法的应用。《内经》提出了精神疏导法："告之以其败，语之以其善，导之以其所便，开之以其所苦。"通过说理分析，开导安慰等有助于患者更好地康复。

（1）医者应帮助患者正确认识疾病，树立战胜疾病的信心，鼓励患者表达情绪和情感，同时创造舒适温馨的环境。

（2）采用移情易性、释疑解惑、以情胜情法，干预60天，可有效缓解患者疲劳程度，改善睡眠质量和生活质量。

第六节 心理康复

1 药物治疗

GC伴精神问题特别是抑郁焦虑等情绪十分普遍，且可降低治疗效果与生活质量，并增加治疗花费。

首先应纠正引起精神心理问题的原发生物学病因，包括癌症疾病本身或手术及抗癌药治疗后造成的生理指标异常，如维生素B_{12}缺乏、甲状腺功能减低、抗利尿激素分泌异常综合征（SIADH）、高钙血症等，另外抗癌药物或治疗导致的某些持续副反应（如疼痛，恶心呕吐等）也是重要病因，优先考虑解决可逆原因（例如，对症支持治疗，下调剂量强度，或改用另一种系统性抗癌治疗等），症状可能得到解决。

其次，如果当前抗癌治疗效果较好不宜停用，则考虑专门治疗心境或精神症状，原则应同其他精神科患者，可请精神科联合会诊，启动药物治疗前，首先考虑认知行为治疗等心理干预手段。

精神科药物选择应视具体临床状况而定，尤其要考虑与化疗药的相互作用，当前存在及未来可能出现的骨髓抑制等风险，确定哪些药物应选用、慎用或禁用。

2 心理治疗

推荐全病程提供支持性心理干预，如关心病情变化，耐心倾听诉求，了解内心感受，给予疾病相关知识的解释，降低其不确定感，特别是患者伴发严重躯体症状时，及时给予支持性心理干预和心理教育性干预非常重要。

支持性心理干预是一种间断或持续性治疗干预，有帮助患者处理痛苦情绪，强化自身优势，促进适应性应对疾病。心理教育性干预是指通过健康教育的方式进行心理干预，包括：治疗相关信息、应对策略、行为训练、沟通技巧以及可利用资源等，推荐医护人员通过咨询关怀、发放疾病资料等给予教育性干预。另外，还有认知行为治疗，正念疗法，补充和替代疗法等。最好将支持性干预与教育性干预及其他心理干预方法相整合，以获更好疗效。

参考文献

[1]International Agency for Research on Cancer WHO. Gastric Source：Globocan 2022.

[2]Yang L，Zheng R，Wang N，et al. Incidence and mortality of stomach cancer in China，2014 [J]. Chinese journal of cancer research 2018，30（3）：291-8.

[3]Zheng R S，Chen R，Han B F，et al. [Cancer incidence and mortality in China，2022] [J]. Zhonghua zhong liu za zhi [Chinese journal of oncology]，2024，46（3）：221-31.

[4]Malfertheiner P，Camargo M C，El-Omar E，et al. Helicobacter pylori infection [J]. Nature reviews Disease primers，2023，9（1）：19.

[5]Hirabayashi M，Georges D，Clifford G M，et al. Estimating the Global Burden of Epstein-Barr Virus-Associated Gastric Cancer：A Systematic Review and Meta-Analysis [J]. Clinical gastroenterology and hepatology：the official clinical practice journal of the American Gastroenterological Association，2023，21（4）：922-30.e21.

[6]Ferreira RM，Pereira-Marques J，Pinto-Ribeiro I，et al. Gastric microbial community profiling reveals a dysbiotic cancer-associated microbiota. Gut 2018，67（2）：226-236.

[7]Guo Y，Zhang Y，Gerhard M，et al. Effect of Helicobacter pylori on gastrointestinal microbiota：a population-based study in Linqu，a high-risk area of gastric cancer [J]. Gut，2020，69（9）：1598-607.

[8]Hidajat M，McElvenny DM，Ritchie P，et al. Lifetime exposure to rubber dusts，fumes and N-nitrosamines and cancer mortality in a cohort of British rubber workers with 49 years follow-up. Occupational and environmental medicine 2019，76（4）：250-258.

[9]Fortunato L，Rushton L. Stomach cancer and occupational exposure to asbestos：a meta-analysis of occupational cohort studies. British journal of cancer 2015，112（11）：1805-1815.

[10]Suh M，Wikoff D，Lipworth L，et al. Hexavalent chromium and stomach cancer：a systematic review and meta-analysis. Critical reviews in toxicology 2019，49（2）：140-159.

[11]Purchase IF，Stafford J，Paddle GM. Vinyl chloride：an assessment of the risk of occupational exposure. Food and chemical toxicology：an international journal published for the British Industrial Biological Research Association 1987，25（2）：187-202.

[12]胃癌诊治难点中国专家共识（2020版）. 中国实用外科杂志，2020，40：869-904.

[13]曹毛毛，陈万青. 中国恶性肿瘤流行情况及防控现状. 中国肿瘤临床，2019，46：145-149.

[14]Baur X. Asbestos-Related Disorders in Germany：Background，Politics，Incidence，Diagnostics and Compensation. International journal of environmental research and public health 2018，15（1）.

[15]赫捷，陈万青，李兆申，等. 中国胃癌筛查与早诊早治指南（2022，北京）[J]. 中国肿瘤，2022，31（07）：488-527.

[16]中华人民共和国国家卫生健康委员会医政医管局. 胃癌诊疗指南（2022年版）[J]. 中华消化外科杂志，2022，21（9）：1137-1164.

[17]中国临床肿瘤学会指南工作委员会. 中国临床肿瘤学会（CSCO）胃癌诊疗指南 2023[M]. 北京：人民卫生出版社，2023.

[18]Elbehiry A，Marzouk E，Aldubaib M，et al. Helicobacter pylori Infection：Current Status and Future Prospects on Diagnostic，Therapeutic and Control Challenges. Antibiotics（Basel）. 2023；12（2）：191.

[19]Chen R，Liu Y，Song G，et al Effectiveness of one-time endoscopic screening programme in prevention of upper gastrointestinal cancer in China：a multicentre population-based cohort study. Gut. 2021；70：251 - 60.

[20]Li WQ，Qin XX，Li ZX，et al. Beneficial effects of endoscopic screening on gastric cancer and optimal screening interval：a population-based study. Endoscopy. 2022；54（9）：848-858.

[21]中华医学会肿瘤学分会早诊早治学组.胃癌早诊早治中国专家共识（2023版）.中华消化外科杂志，2024，23（1）：23-36

[22]Muto M，Yao K，Kaise M，Kato M，Uedo N，Yagi K，et al. Magnifying endoscopy simple diagnostic algorithm for early gastric cancer（MESDA-G）. Digestive endoscopy：official journal of the Japan Gastroenterological Endoscopy Society 2016，28（4）：379-393.

[23]The Paris endoscopic classification of superficial neoplastic lesions：esophagus，stomach，and colon：November 30 to December 1，2002. Gastrointestinal endoscopy 2003，58（6 Suppl）：S3-43.

[24]Update on the paris classification of superficial neoplastic lesions in the digestive tract. Endoscopy 2005，37（6）：570-578.

[25]北京市科委重大项目《早期胃癌治疗规范研究》专家组.早期胃癌内镜下规范化切除的专家共识意见（2018，北京）.中华消化内镜杂志，2019，6：381-392.

[26]中国抗癌协会胃癌专业委员会影像协作组，中华放射学会腹部学组.胃癌影像学检查与诊断规范化流程专家共识（2022版）.中华胃肠外科杂志，2022，25（10）：859-868.

[27]Gertsen EC，Brenkman HJF，van Hillegersberg R，et al. 18F-Fludeoxyglucose-Positron Emission Tomography/Computed Tomography and Laparoscopy for Staging of Locally Advanced Gastric Cancer：A Multicenter Prospective Dutch Cohort Study（PLASTIC）. JAMA Surg. 2021；156（12）：e215340.

[28]DONG D，TANG L，LI ZY，et al. Development and validation of an individualized nomogram to identify occult peritoneal metastasis in patients with advanced gastric cancer. Ann Oncol，2019，30（3）：431-438.

[29]Mocellin S，Marchet A，Nitti D. EUS for the staging of gastric cancer：a meta-analysis. Gastrointestinal endoscopy 2011，73（6）：1122-1134.

[30]Sharma M，Rai P，Rameshbabu CS. Techniques of imaging of nodal stations of gastric cancer by endoscopic ultrasound. Endoscopic ultrasound 2014，3（3）：179-190.

[31]Qi C，et al. Claudin18.2-specific CAR T cells in gastrointestinal cancers：phase 1 trial interim results. Nat Med，2022，28：1189

[32]中国抗癌协会胃癌专业委员会.胃癌腹膜转移防治中国专家共识.中华胃肠外科杂志，2017，20（5）：481-490.

[33]日本胃癌学会.胃癌取扱い規約（第15版）.東京：金原出版株式会社，2017：21-23.

[34]中国医师协会内镜医师分会腹腔镜外科专业组 国际食管疾病学会中国分会，中国食管胃结合部腺癌研究协作组，中国抗癌协会胃癌专委会，中华医学会肿瘤分会胃肠肿瘤学组.食管胃结合部腺癌外科治疗中国专家共识（2024年版）.中华胃肠外科杂志，2024；27（2）：109-126.

[35]中国抗癌协会肿瘤病理专业委员会.肿瘤病理规范化诊断标准第4部分：胃癌病理诊断标准.

[36]中华医学会消化内镜学分会病理学协作组，首都医科大学附属北京朝阳医院病理科，上海长海医院消化内科.中国消化内镜活组织检查与病理学检查规范专家共识（草案）.中华消化杂志，2014，34（9）：577-581.

[37]内镜黏膜下剥离术专家协作组.消化道黏膜病变内镜黏膜下剥离术治疗专家共识.中华胃肠外科杂志，2012，10：1083-1086.

[38]Deng J，Liu J，Wang W，Sun Z，Wang Z，Zhou Z，et al. Validation of clinical significance of examined lymph node count for accurate prognostic evaluation of gastric cancer for the eighth edition of the American Joint Committee on Cancer（AJCC）TNM staging system. Chinese journal of cancer research = Chung-kuo yen cheng yen chiu 2018，30（5）：477-491.

[39]Lu J，Zheng CH，Xu BB，et al. Assessment of Robotic Versus Laparoscopic Distal Gastrectomy for Gastric Cancer：A Randomized Controlled Trial. Ann Surg. 2021；273（5）：858-867.

[40]Li Z，Qian F，Zhao Y，et al. A comparative study on perioperative outcomes between robotic versus laparoscopic D2 total gastrectomy. Int J Surg. 2022；102：106636.

[41]Chen QY，Xie JW，Zhong Q，et al. Safety and Efficacy of Indocyanine Green Tracer-Guided Lymph

Node Dissection During Laparoscopic Radical Gastrectomy in Patients With Gastric Cancer: A Randomized Clinical Trial. JAMA Surg. 2020; 155 (4): 300-311.

[42]Chen QY, Zhong Q, Liu ZY, et al. Indocyanine green fluorescence imaging-guided versus conventional laparoscopic lymphadenectomy for gastric cancer: long-term outcomes of a phase 3 randomised clinical trial. Nat Commun. 2023; 14 (1): 7413. Published 2023 Nov 16. Kim WH, Gomez-Izquierdo L, Vilardell F, Chu KM, Soucy G, Dos Santos LV, et al. HER2 Status in Gastric and Gastroesophageal Junction Cancer: Results of the Large, Multinational HER-EAGLE Study. Applied immunohistochemistry & molecular morphology: AIMM 2018, 26 (4): 239-245.

[43]Mishima S, Kawazoe A, Nakamura Y, Sasaki A, Kotani D, Kuboki Y, et al. Clinicopathological and molecular features of responders to nivolumab for patients with advanced gastric cancer. J Immunother Cancer 2019, 7 (1): 24.

[44]Fuchs CS, Doi T, Jang RW, Muro K, Satoh T, Machado M, et al. Safety and Efficacy of Pembrolizumab Monotherapy in Patients With Previously Treated Advanced Gastric and Gastroesophageal Junction Cancer: Phase 2 Clinical KEYNOTE-059 Trial. JAMA oncology 2018, 4 (5): e180013.

[45]Kim ST, Cristescu R, Bass AJ, Kim KM, Odegaard JI, Kim K, et al. Comprehensive molecular characterization of clinical responses to PD-1 inhibition in metastatic gastric cancer. Nat Med 2018, 24 (9): 1449-1458.

[46]Yarchoan M, Hopkins A, Jaffee EM. Tumor Mutational Burden and Response Rate to PD-1 Inhibition. The New England journal of medicine 2017, 377 (25): 2500-2501.

[47]薛卫成，樊祥山，孟刚.胃癌相关标志物免疫组化指标选择专家共识（2014）.临床与实验病理学杂志，2014，30（9）：951-953.

[48]Gotoda T. Endoscopic resection of early gastric cancer. Gastric cancer: official journal of the International Gastric Cancer Association and the Japanese Gastric Cancer Association 2007, 10 (1): 1-11.

[49]Japanese gastric cancer treatment guidelines 2018 (5th edition). Gastric cancer: official journal of the International Gastric Cancer Association and the Japanese Gastric Cancer Association 2021, 24 (1): 1-21.

[50]Sano T, Sasako M, Mizusawa J, et al. Randomized Controlled Trial to Evaluate Splenectomy in Total Gastrectomy for Proximal Gastric Carcinoma. Annals of surgery 2017, 265 (2): 277-283.

[51]Kurokawa Y, Doki Y, Mizusawa J, et al. Bursectomy versus omentectomy alone for resectable gastric cancer (JCOG1001): a phase 3, open-label, randomised controlled trial. The lancet Gastroenterology & hepatology 2018, 3 (7): 460-468.

[52]Zhao, J., Li, H., Fang, Y. et al. Improving the quality of gastric cancer surgery: factors associated with positive resection margins for gastrectomy. Holist Integ Oncol 1, 5 (2022). https://doi.org/10.1007/s44178-022-00001-0

[53]Wang FH. The Chinese Society of Clinical Oncology (CSCO): clinical guidelines for the diagnosis and treatment of gastric cancer. Cancer Communications 2019; 39 (10): doi: org/10.1186/s 40880-019-0349-9

[54]Amin MB, Edge S, Greene F, et al. AJCC Cancer Staging Manual. 8th ed. New York: Springer; 2016.

[55]Sasada S, Ninomiya M, Nishizaki M, et al. Frequency of lymph node metastasis to the splenic hilus and effect of splenectomy in proximal gastric cancer. Anticancer research 2009, 29 (8): 3347-3351.

[56]Kumagai K, Sano T, Hiki N, et al. Survival benefit of "D2-plus" gastrectomy in gastric cancer patients with duodenal invasion. Gastric cancer: official journal of the International Gastric Cancer Association and the Japanese Gastric Cancer Association 2018, 21 (2): 296-302.

[57]Wu L, Zhang C, Liang Y, et al. Risk factors for metastasis to No.14v lymph node and prognostic value of 14v status for gastric cancer patients after surgery. Japanese journal of clinical oncology 2018, 48

(4): 335-342.

[58]Sasako M, Sano T, Yamamoto S, et al. D2 lymphadenectomy alone or with para-aortic nodal dissection for gastric cancer. The New England journal of medicine 2008, 359 (5): 453-462.

[59]Tsuburaya A, Mizusawa J, Tanaka Y, et al. Neoadjuvant chemotherapy with S-1 and cisplatin followed by D2 gastrectomy with para-aortic lymph node dissection for gastric cancer with extensive lymph node metastasis. The British journal of surgery 2014, 101 (6): 653-660.

[60]Takahari D, Ito S, Mizusawa J, et al. Long-term outcomes of preoperative docetaxel with cisplatin plus S-1 therapy for gastric cancer with extensive nodal metastasis (JCOG1002). Gastric cancer: official journal of the International Gastric Cancer Association and the Japanese Gastric Cancer Association 2020, 23 (2): 293-299.

[61]Kurokawa Y, Takeuchi H, Doki Y, et al. Mapping of Lymph Node Metastasis From Esophagogastric Junction Tumors: A Prospective Nationwide Multicenter Study. Annals of surgery 2021, 274 (1): 120-127.

[62]Ronellenfitsch U, Najmeh S, Andalib A, et al. Functional outcomes and quality of life after proximal gastrectomy with esophagogastrostomy using a narrow gastric conduit. Annals of surgical oncology 2015, 22 (3): 772-779.

[63]Katai H, Morita S, Saka M, et al. Long-term outcome after proximal gastrectomy with jejunal interposition for suspected early cancer in the upper third of the stomach. The British journal of surgery 2010, 97 (4): 558-562.

[64]Hu Y, Huang C, Sun Y, et al. Morbidity and Mortality of Laparoscopic Versus Open D2 Distal Gastrectomy for Advanced Gastric Cancer: A Randomized Controlled Trial. Journal of clinical oncology: official journal of the American Society of Clinical Oncology 2016, 34 (12): 1350-1357.

[65]Yu J, Huang C, Sun Y, et al. Effect of Laparoscopic vs Open Distal Gastrectomy on 3-Year Disease-Free Survival in Patients With Locally Advanced Gastric Cancer: The CLASS-01 Randomized Clinical Trial. Jama 2019, 321 (20): 1983-1992.

[66]Yoshida K, Yamaguchi K, Okumura N, et al. Is conversion therapy possible in stage Ⅳ gastric cancer: the proposal of new biological categories of classification. Gastric cancer: official journal of the International Gastric Cancer Association and the Japanese Gastric Cancer Association 2016, 19 (2): 329-338.

[67]梁寒. 胃癌根治手术写真. 天津: 天津科技翻译出版有限公司, 2013.

[68]季加孚, 步召德. 胃癌规范化手术. 北京: 北京大学医学出版社, 2022.

[69]H.Sugarbaker P, 杨智冉, 李雁. 国际腹膜癌治疗指南: 肿瘤细胞减灭术加腹腔化疗临床路径. 中国肿瘤临床, 2020, 47 (11): 541-551.

[70]李沈, 薛侃, 戴红梅, 等. 腹腔镜热灌注化疗联合腹腔及系统化疗治疗胃癌腹膜转移的疗效[J]. 中华胃肠外科杂志, 2023; 26 (5): 442-447

[71]Yang Z, Yuan F, Lu S, et al. Efficacy and Safety of Conversion Therapy by Intraperitoneal and Intravenous Paclitaxel Plus Oral S-1 in Gastric Cancer Patients With Peritoneal Metastasis: A Prospective Phase Ⅱ Study, Frontiers in Oncology 2022, 12: 905922.

[72]Desiderio J, Chao J, Melstrom L, et al. The 30-year experience-A meta-analysis of randomised and high-quality non-randomised studies of hyperthermic intraperitoneal chemotherapy in the treatment of gastric cancer. European journal of cancer (Oxford, England: 1990) 2017, 79: 1-14.

[73]Ishigami H, Fujiwara Y, Fukushima R, et al. Phase Ⅲ Trial Comparing Intraperitoneal and Intravenous Paclitaxel Plus S-1 Versus Cisplatin Plus S-1 in Patients With Gastric Cancer With Peritoneal Metastasis: PHOENIX-GC Trial. Journal of clinical oncology: official journal of the American Society of Clinical Oncology 2018, 36 (19): 1922-1929.

[74]Liu L, Sun L, Zhang N, et al. A novel method of bedside hyperthermic intraperitoneal chemotherapy

as adjuvant therapy for stage-Ⅲ gastric cancer. International J Hyperthermia 2022，39（1）：239-245.

[75]Lee TY，Hsu CH，Fan HL，et al. Prophylactic hyperthermic intraperitoneal chemotherapy for patients with clinical T4 gastric cancer. EJSO 2022，48：1972-1979.

[76]Bonnot PE，Piessen G，Kepenekian V，et al：Cytoreductive surgery with or without hyperthermic intraperitoneal chemotherapy for gastric cancer with peritoneal metastases（CYTO-CHIP study）：A propensity score analysis. J Clin Oncol 37：2028-2040，2019.

[77]Rau B，Lang H，Koenigsrainer A，et al. Effect of Hyperthermic Intraperitoneal Chemotherapy on Cytoreductive Surgery in Gastric Cancer With Synchronous Peritoneal Metastases：The Phase Ⅲ GASTRIPEC-I Trial. J Clin Oncol. 2024 Jan 10；42（2）：146-156.

[78]Yang Z，Lu S，Shi M，et al. Oncological outcomes of conversion therapy in gastric cancer patients with peritoneal metastasis：a large-scale retrospective cohort study. Gastric Cancer. 2024 Mar；27（2）：387-399.

[79]Lei Z，Wang J，Li Z，et al. Hyperthermic intraperitoneal chemotherapy for gastric cancer with peritoneal metastasis：A multicenter propensity score-matched cohort study. Chin J Cancer Res，2020，32（6）：794-803.

[80]樊代明，崔书中，等.中国肿瘤整合诊治指南（CACA）·腹膜肿瘤（2022）[M].天津：天津科学技术出版社，2022.

[81]Beeharry MK，Zhu ZL，Zhu ZG，et al. Prophylactic HIPEC with radical D2 gastrectomy improves survival and peritoneal recurrence rates for locally advanced gastric cancer：personal experience from a randomized case control study. BMC Cancer，2019，19：932.

[82]Yu P，Huang X，Huang L，et al. Hyperthermic intraperitoneal chemotherapy（HIPEC）plus systemic chemotherapy versus systemic chemotherapy alone in locally advanced gastric cancer after D2 radical resection：a randomized-controlled study. J Cancer Res Clin Oncol. 2023；149（13）：11491-11498.

[83]Yan，Xu，Rupeng，Zhang，Chunfeng，Li et al. Intraperitoneal Chemotherapy Using Fluorouracil Implants Combined With Radical Resection and Postoperative Adjuvant Chemotherapy for Stage Ⅲ Gastric Cancer：A Multi-Center，Randomized，Open-Label，Controlled Clinical Study.[J] .Front Oncol，2021，11：0.

[84]黄奔，范维，王萍，等.肿瘤坏死因子α在恶性肿瘤诊疗中的研究进展[J].分子诊断与治疗杂志，2021，13（09）：1377-1380.

[85]高世勇，李丹.肿瘤坏死因子与癌症相关研究进展[J].中国药理学通报，2020，36（09）：1209-1213.

[86]王郑林，汤杰，陈佳伟，等.肿瘤坏死因子-α在恶性肿瘤中的作用及意义[J].实用临床医药杂志，2023，27（04）：138-143.

[87]秦叔逵，马军，李进，等.重组改构人肿瘤坏死因子治疗恶性胸、腹腔积液的临床应用专家共识[J].临床肿瘤学杂志，2018，23（01）：67-72.

[88]王红，汪海岩，李勇威，等.腹腔灌注联合静脉、口服三途径化学治疗胃癌腹膜转移的效果分析[J].中国综合临床，2020，36（05）：449-454.

[89]樊代明，崔书中，等.中国肿瘤整合诊治技术指南（CACA）·C-HIPEC技术（2023）[M].天津：天津科学技术出版社，2023.

[90]Kataoka K，Kinoshita T，Moehler M，et al. Current management of liver metastases from gastric cancer：what is common practice? New challenge of EORTC and JCOG. Gastric cancer：official journal of the International Gastric Cancer Association and the Japanese Gastric Cancer Association 2017，20（5）：904-912.

[91]Oki E，Tokunaga S，Emi Y，et al. Surgical treatment of liver metastasis of gastric cancer：a retrospective multicenter cohort study（KSCC1302）. Gastric cancer：official journal of the International Gas-

tric Cancer Association and the Japanese Gastric Cancer Association 2016，19（3）：968-976.

[92]中国抗癌协会胃癌专业委员会等.胃癌肝转移诊断与综合治疗中国专家共识（2024版）.2024，44（5）：481-489

[93]Gao YH，Xi HQ，Shang L，et al，Clinical landscape and prognosis of patients with gastric cancer liver metastases：A nation-wide multicenter cohort study in China（RECORD study），Science Bulletin 2024，69：303-307.

[94]李力，高云鹤，商量，等.初始可切除型胃癌肝转移不同治疗方式预后情况及影响因素分析的全国多中心临床研究.中华消化外科杂志，2024，23（1）：114-124.

[95]Wang XX，Lu CR，Wei B，et al，Perioperative versus adjuvant S-1 plus oxaliplatin chemotherapy for stage Ⅱ/Ⅲ resectable gastric cancer（RESONANCE）：a randomized，open-label，phase 3 trial，J Hematology.2024 Apr 8；17（1）：17.

[96]Wang Y，Yu YY，Li W，et al. A phase Ⅱ trial of Xeloda and oxaliplatin（XELOX）neo-adjuvant chemotherapy followed by surgery for advanced gastric cancer patients with para-aortic lymph node metastasis. Cancer chemotherapy and pharmacology 2014，73（6）：1155-1161.

[97]Dong YP，Deng JY. Advances in para-aortic nodal dissection in gastric cancer surgery：A review of research progress over the last decade. World J Clin Cases. 2020 Jul 6；8（13）：2703-2716.

[98]Sano T，Sasako M，Yamamoto S，et al. Gastric cancer surgery：morbidity and mortality results from a prospective randomized controlled trial comparing D2 and extended para-aortic lymphadenectomy--Japan Clinical Oncology Group study 9501. J Clin Oncol. 2004；22（14）：2767-2773.

[99]Tsuburaya A，Mizusawa J，Tanaka Y，et al. Neoadjuvant chemotherapy with S-1 and cisplatin followed by D2 gastrectomy with para-aortic lymph node dissection for gastric cancer with extensive lymph node metastasis. Br J Surg. 2014；101（6）：653-660.

[100]Ito S，Sano T，Mizusawa J，et al. A phase Ⅱ study of preoperative chemotherapy with docetaxel，cisplatin，and S-1 followed by gastrectomy with D2 plus para-aortic lymph node dissection for gastric cancer with extensive lymph node metastasis：JCOG1002. Gastric Cancer. 2017；20（2）：322-331.

[101]Kurokawa Y，Doki Y，Kitabayashi R，et al. Short-term outcomes of preoperative chemotherapy with docetaxel，oxaliplatin，and S-1 for gastric cancer with extensive lymph node metastasis（JCOG1704）. Gastric Cancer. 2024；27（2）：366-374.

[102]Zhang X，Li Z，Liang H et al. LBA78 Overall survival of perioperative or postoperative adjuvant oxaliplatin with S-1 versus adjuvant oxaliplatin with capecitabine in locally advanced gastric or gastro-oesophageal junction adenocarcinoma undergoing D2 gastrectomy：An updated analysis of RESOLVE trial. Annals of Oncology 2023；34：S1318-S1319.

[103]André TA-O，Tougeron DA-O，Piessen GA-O et al. Neoadjuvant Nivolumab Plus Ipilimumab and Adjuvant Nivolumab in Localized Deficient Mismatch Repair/Microsatellite Instability-High Gastric or Esophagogastric Junction Adenocarcinoma：The GERCOR NEONIPIGA Phase Ⅱ Study.

[104]Pietrantonio F，Raimondi A，Lonardi S et al. INFINITY：A multicentre，single-arm，multi-cohort，phase Ⅱ trial of tremelimumab and durvalumab as neoadjuvant treatment of patients with microsatellite instability-high（MSI）resectable gastric or gastroesophageal junction adenocarcinoma（GAC/GEJAC）. Journal of Clinical Oncology 2023；41：358-358.

[105]De La Fouchardiere C，Zaanan A，Cohen R et al. Immunotherapy for localized dMMR/MSI tumors：First interim analysis of the IMHOTEP trial. Journal of Clinical Oncology 2023；41：2591-2591.

[106]Lorenzen S，Götze TO，Thuss-Patience P et al. Perioperative Atezolizumab Plus Fluorouracil，Leucovorin，Oxaliplatin，and Docetaxel for Resectable Esophagogastric Cancer：Interim Results From the Randomized，Multicenter，Phase Ⅱ/Ⅲ DANTE/IKF-s633 Trial. 2024；42：410-420.

[107]Janjigian YY，Al-Batran SE，Wainberg ZA et al. LBA73 Pathological complete response（pCR）to durvalumab plus 5-fluorouracil，leucovorin，oxaliplatin and docetaxel（FLOT）in resectable gastric

and gastroesophageal junction cancer（GC/GEJC）：Interim results of the global，phase Ⅲ MATTERHORN study. Annals of Oncology 2023；34：S1315-S1316.

[108]Shitara K，Rha SY，Wyrwicz LS et al. LBA74 Pembrolizumab plus chemotherapy vs chemotherapy as neoadjuvant and adjuvant therapy in locally-advanced gastric and gastroesophageal junction cancer：The phase Ⅲ KEYNOTE-585 study. Annals of Oncology 2023；34：S1316.

[109]Li C，Zheng Y，Shi Z et al. 1512MO Perioperative camrelizumab（C）combined with rivoceranib（R）and chemotherapy（chemo）versus chemo for locally advanced resectable gastric or gastroesophageal junction（G/GEJ）adenocarcinoma：The first interim analysis of a randomized，phase Ⅲ trial（DRAGON Ⅳ）. Annals of Oncology 2023；34：S852.

[110]Yuan SQ，Nie RC，Jin Y et al. Perioperative toripalimab and chemotherapy in locally advanced gastric or gastro-esophageal junction cancer：a randomized phase 2 trial. Nat Med 2024；30：552-559.

[111]胡祥，田大宇，曹亮.残胃癌的淋巴结转移特点及外科治疗.中华消化外科杂志，2010（03）：203-206.

[112]胡祥.残胃癌的淋巴结转移规律.中国实用外科杂志，2009，29（10）：820-823.

[113]Ohira M，Toyokawa T，Sakurai K，et al. Current status in remnant gastric cancer after distal gastrectomy. World journal of gastroenterology 2016，22（8）：2424-2433.

[114]Yoo HM，Lee HH，Shim JH，et al. Negative impact of leakage on survival of patients undergoing curative resection for advanced gastric cancer. Journal of surgical oncology 2011，104（7）：734-740.

[115]Deguchi Y，Fukagawa T，Morita S，et al. Identification of risk factors for esophagojejunal anastomotic leakage after gastric surgery. World journal of surgery 2012，36（7）：1617-1622.

[116]Cunningham D，Allum WH，Stenning SP，et al. Perioperative chemotherapy versus surgery alone for resectable gastroesophageal cancer. The New England journal of medicine 2006，355（1）：11-20.

[117]王权，夏明杰.腹腔镜胃癌根治术后吻合口漏防治研究进展[J].中国实用外科杂志，2023，43（09）：1066-1069.

[118]中华医学会外科学分会胃肠外科学组，中国医师协会外科医师分会肿瘤外科医师委员会.胃癌全胃切除术后食管空肠吻合口并发症防治中国专家共识（2020版）[J].中国实用外科杂志，2021，41（02）：121-124.

[119]刘宏达，王林俊，徐泽宽.胃癌根治术后少见并发症的防治[J].中华胃肠外科杂志，2023，26（2）：138-143.

[120]许威，于建平，韩晓鹏，等.胃癌根治术后十二指肠残端瘘的诊治体会.中国普外基础与临床杂志.2017，24（07）：866-869.

[121]唐兆庆，赵刚，臧潞，等.胃癌根治术后胰瘘发生率及其影响因素分析的多中心前瞻性研究（附2 089例报告）.中华消化外科杂志，2020（01）：63-64-65-66-67-68-69-70-71.

[122]王君辅，谢勇，胡林，等.腹腔镜与开腹胃癌根治术后肠梗阻发生率比较Meta分析.中国实用外科杂志，2015，35（07）：766-769.

[123]Kalliafas S，Ziegler DW，Flancbaum L，et al. Acute acalculous cholecystitis：incidence，risk factors，diagnosis，and outcome. The American surgeon 1998，64（5）：471-475.

[124]Yol S，Bostanci EB，Ozogul Y，et al. A rare complication of D3 dissection for gastric carcinoma：chyloperitoneum. Gastric cancer：official journal of the International Gastric Cancer Association and the Japanese Gastric Cancer Association 2005，8（1）：35-38.

[125]Cárdenas A，Chopra S. Chylous ascites. The American journal of gastroenterology 2002，97（8）：1896-1900.

[126]吴琳石，曹晖，徐佳，等.胃癌根治术后腹腔淋巴漏的临床诊治经验.外科理论与实践，2010，15（03）：253-256.Nagata T，Adachi Y，Taniguchi A，et al. Prognostic impacts of categorized postoperative complications in surgery for gastric cancer. Asian J Surg . 2023 Jan；46（1）：451-457.

[127]Lee J，Lim DH，Kim S，et al. Phase Ⅲ trial comparing capecitabine plus cisplatin versus capecitabi-

ne plus cisplatin with concurrent capecitabine radiotherapy in completely resected gastric cancer with D2 lymph node dissection: the ARTIST trial. Journal of clinical oncology: official journal of the American Society of Clinical Oncology 2012, 30 (3): 268–273.

[128]Bang YJ, Kim YW, Yang HK, et al. Adjuvant capecitabine and oxaliplatin for gastric cancer after D2 gastrectomy (CLASSIC): a phase 3 open–label, randomised controlled trial. Lancet (London, England) 2012, 379 (9813): 315–321.

[129]Cheng X, Wu D, Xu N, et al. Adjuvant albumin–bound paclitaxel combined with S–1 vs. oxaliplatin combined with capecitabine after D2 gastrectomy in patients with stage Ⅲ gastric adenocarcinoma: a phase Ⅲ multicenter, open–label, randomized controlled clinical trial protocol. BMC cancer 2021, 21 (1): 56.

[130]Yoshida K, Kodera Y, Kochi M, et al. Addition of Docetaxel to Oral Fluoropyrimidine Improves Efficacy in Patients With Stage Ⅲ Gastric Cancer: Interim Analysis of JACCRO GC–07, a Randomized Controlled Trial. Journal of clinical oncology: official journal of the American Society of Clinical Oncology 2019, 37 (15): 1296–1304.

[131]SH P, DY Z, B H, et al. ARTIST 2: Interior results of a phase Ⅲ trial involving adjuvant chemotherapy and/or chemoradiotherapy after D2–gastrectomy in stage Ⅱ/Ⅲ gastric cancer (GC). Journal of clinical oncology: official journal of the American Society of Clinical Oncology 2019, 37 (15suppl): 4001.

[132]Stiekema J, Trip AK, Jansen EP, et al. The prognostic significance of an R1 resection in gastric cancer patients treated with adjuvant chemoradiotherapy. Annals of surgical oncology 2014, 21 (4): 1107–1114.

[133]Koyama S, Ozaki A, Iwasaki Y, et al. Randomized controlled study of postoperative adjuvant immunochemotherapy with Nocardia rubra cell wall skeleton (N–CWS) and Tegafur for gastric carcinoma. Cancer immunology, immunotherapy: CⅡ 1986, 22 (2): 148–154.

[134]Ochiai T, Sato H, Sato H, et al. Randomly controlled study of chemotherapy versus chemoimmunotherapy in postoperative gastric cancer patients. Cancer research 1983, 43 (6): 3001–3007.

[135]KY K, JH Y, YK P, et al. Phase Ⅲ randomized study of neoadjuvant chemo–d1ernpy (CT) with docetaxel (D), oxaliplatin (0) and S–1 (S) (DOS) followed by surgery and adjuvant S–1, vs surge and adjuvant S–1, for resectable advanced gastric cancer (GC) (PRODIGY). Annals of oncology: official journal of the European Society for Medical Oncology 2019, 30 (5): v876–v877.

[136]Salah–Eddin, Al–Batran. Perioperative chemotherapy with docetaxel, oxaliplatin, and fluo¬rouracil/leucovorin (FLOT) versus epirubicin, cisplatin, and fluorouracil or capecitabine (ECF/ECX) for resectable gastr · ic and EGJ cancer. ASCO 2017 2017, Abstract 4004.

[137]Sumpter K, Harper–Wynne C, Cunningham D, et al. Report of two protocol planned interim analyses in a randomised multicentre phase Ⅲ study comparing capecitabine with fluorouracil and oxaliplatin with cisplatin in patients with advanced oesophagogastric cancer receiving ECF. British journal of cancer 2005, 92 (11): 1976–1983.

[138]Li ZY, Koh CE, Bu ZD, et al. Neoadjuvant chemotherapy with FOLFOX: improved outcomes in Chinese patients with locally advanced gastric cancer. Journal of surgical oncology 2012, 105 (8): 793–799.

[139]Kochi M, Fujii M, Kanamori N, et al. Phase Ⅱ Study of Neoadjuvant Chemotherapy With S–1 and CDDP in Patients With Lymph Node Metastatic Stage Ⅱ or Ⅲ Gastric Cancer. American journal of clinical oncology 2017, 40 (1): 17–21.

[140]Li T, Chen L. [Efficacy and safety of SOX regimen as neoadjuvant chemotherapy for advanced gastric cancer]. Zhonghua wei chang wai ke za zhi = Chinese journal of gastrointestinal surgery 2011, 14 (2): 104–106.

[141]Pietrantonio F, Miceli R, Raimondi A, et al. Individual Patient Data Meta-Analysis of the Value of Microsatellite Instability As a Biomarker in Gastric Cancer. Journal of clinical oncology: official journal of the American Society of Clinical Oncology 2019, 37 (35): 3392-3400.

[142]Stahl M, Walz MK, Stuschke M, et al. Phase Ⅲ comparison of preoperative chemotherapy compared with chemoradiotherapy in patients with locally advanced adenocarcinoma of the esophagogastric junction. Journal of clinical oncology: official journal of the American Society of Clinical Oncology 2009, 27 (6): 851-856.

[143]Ajani JA, Winter K, Okawara GS, et al. Phase Ⅱ trial of preoperative chemoradiation in patients with localized gastric adenocarcinoma (RTOG 9904): quality of combined modality therapy and pathologic response. Journal of clinical oncology: official journal of the American Society of Clinical Oncology 2006, 24 (24): 3953-3958.

[144]Leong T, Smithers BM, Michael M, et al. TOPGEAR: a randomised phase Ⅲ trial of perioperative ECF chemotherapy versus preoperative chemoradiation plus perioperative ECF chemotherapy for resectable gastric cancer (an international, intergroup trial of the AGITG/TROG/EORTC/NCIC CTG). BMC cancer 2015, 15: 532.

[145]Slagter AE, Jansen EPM, van Laarhoven HWM, et al. CRITICS-Ⅱ: a multicentre randomised phase Ⅱ trial of neo-adjuvant chemotherapy followed by surgery versus neo-adjuvant chemotherapy and subsequent chemoradiotherapy followed by surgery versus neo-adjuvant chemoradiotherapy followed by surgery in resectable gastric cancer. BMC cancer 2018, 18 (1): 877.

[146]Qu J, Qu X. The predictors of response to neoadjuvant chemotherapy in patients with locally advanced gastric cancer. Cancer biomarkers: section A of Disease markers 2016, 17 (1): 49-54.

[147]Hofheiaz RD, al e. Perioperative trastuzumab and pertuzumab in combination with FLOT versus FLOT alone for HER2-positive resectable esophagogastric adenocarcinoma: Final results of PETRATCA multicenter randomized phase Ⅱ trial of the AIO. ASCO 2020 2020.

[148]Zhang Z, Cheng S, Gong J, et al. Efficacy and safety of neoadjuvant immunotherapy in patients with microsatellite instability-high gastrointestinal malignancies: A case series. Eur J Surg Oncol 2020, 46 (10 Pt B): e33-e39.

[149]Lu Z, Zhang X, Liu W, et al. A multicenter, randomized trial comparing efficacy and safety of paclitaxel/capecitabine and cisplatin/capecitabine in advanced gastric cancer. Gastric Cancer 2018, 21 (5): 782-791.

[150]Bang YJ, Van Cutsem E, Feyereislova A, et al. Trastuzumab in combination with chemotherapy versus chemotherapy alone for treatment of HER2-positive advanced gastric or gastro-oesophageal junction cancer (ToGA): a phase 3, open-label, randomised controlled trial. Lancet 2010, 376 (9742): 687-697.

[151]Janjigian YY, Maron SB, Chatila WK, et al. First-line pembrolizumab and trastuzumab in HER2-positive oesophageal, gastric, or gastro-oesophageal junction cancer: an open-label, single-arm, phase 2 trial. Lancet Oncol 2020, 21 (6): 821-831.

[152]Janjigian YY, Kawazoe A, Bai Y et al. Pembrolizumab plus trastuzumab and chemotherapy for HER2-positive gastric or gastro-oesophageal junction adenocarcinoma: interim analyses from the phase 3 KEYNOTE-811 randomised placebo-controlled trial. Lancet. 2023 Dec 9; 402 (10418): 2197-2208.

[153]Zhang X, Wang J, Wang G et al. LBA79 GEMSTONE-303: Prespecified progression-free survival (PFS) and overall survival (OS) final analyses of a phase Ⅲ study of sugemalimab plus chemotherapy vs placebo plus chemotherapy in treatment-naïve advanced gastric or gastroesophageal junction (G/GEJ) adenocarcinoma. Annals of Oncology 2023; 34.

[154]Shen L, Bai Y, Lin X et al. First-line (1L) nivolumab (NⅣO) plus chemotherapy (chemo) vs

chemo in patients (pts) with advanced gastric cancer, gastroesophageal junction cancer, and esophageal adenocarcinoma (GC/GEJC/EAC): CheckMate 649 Chinese subgroup analysis with 3-year follow-up. 2023; 41: 353-353.

[155]Xu J, Jiang H, Pan Y et al. Sintilimab Plus Chemotherapy for Unresectable Gastric or Gastroesophageal Junction Cancer: The ORIENT-16 Randomized Clinical Trial. JAMA 2023; 330: 2064-2074.

[156]Rha SY, Oh DY, Yañez P et al. Pembrolizumab plus chemotherapy versus placebo plus chemotherapy for HER2-negative advanced gastric cancer (KEYNOTE-859): a multicentre, randomised, double-blind, phase 3 trial.

[157]Louvet C, André T, Tigaud JM, et al. Phase Ⅱ study of oxaliplatin, fluorouracil, and folinic acid in locally advanced or metastatic gastric cancer patients. J Clin Oncol 2002, 20 (23): 4543-4548.

[158]Kang YK, Kang WK, Shin DB, et al. Capecitabine/cisplatin versus 5-fluorouracil/cisplatin as first-line therapy in patients with advanced gastric cancer: a randomised phase Ⅲ noninferiority trial. Annals of oncology: official journal of the European Society for Medical Oncology / ESMO 2009, 20 (4): 666-673.

[159]Ajani JA, Rodriguez W, Bodoky G, et al. Multicenter phase Ⅲ comparison of cisplatin/S-1 with cisplatin / infusional fluorouracil in advanced gastric or gastroesophageal adenocarcinoma study: the FLAGS trial. J Clin Oncol 2010, 28 (9): 1547-1553.

[160]Koizumi W, Narahara H, Hara T, et al. S-1 plus cisplatin versus S-1 alone for first-line treatment of advanced gastric cancer (SPIRITS trial): a phase Ⅲ trial. Lancet Oncol 2008, 9 (3): 215-221.

[161]Cunningham D, Starling N, Rao S, et al. Capecitabine and oxaliplatin for advanced esophagogastric cancer. The New England journal of medicine 2008, 358 (1): 36-46.

[162]Al-Batran SE, Hartmann JT, Probst S, et al. Phase Ⅲ trial in metastatic gastroesophageal adenocarcinoma with fluorouracil, leucovorin plus either oxaliplatin or cisplatin: a study of the Arbeitsgemeinschaft Internistische Onkologie. J Clin Oncol 2008, 26 (9): 1435-1442.

[163]Kim GM, Jeung HC, Rha SY, et al. A randomized phase Ⅱ trial of S-1-oxaliplatin versus capecitabine-oxaliplatin in advanced gastric cancer. European journal of cancer (Oxford, England: 1990) 2012, 48 (4): 518-526.

[164]Van Cutsem E, Moiseyenko VM, Tjulandin S, et al. Phase Ⅲ study of docetaxel and cisplatin plus fluorouracil compared with cisplatin and fluorouracil as first-line therapy for advanced gastric cancer: a report of the V325 Study Group. J Clin Oncol 2006, 24 (31): 4991-4997.

[165]Wang J, Xu R, Li J, et al. Randomized multicenter phase Ⅲ study of a modified docetaxel and cisplatin plus fluorouracil regimen compared with cisplatin and fluorouracil as first-line therapy for advanced or locally recurrent gastric cancer. Gastric cancer: official journal of the International Gastric Cancer Association and the Japanese Gastric Cancer Association 2016, 19 (1): 234-244.

[166]Peter S Hall DS, Justin S. Waters, et al. Optimizing chemotherapy for frail and elderly patients (pts) with advanced gastroesophageal cancer (aGOAC): The GO2 phase Ⅲ trial. J Clin Oncol, 2019, 37 (Suppl 15): 4006.

[167]Hall PS, Lord SR, Collinson M, et al. A randomised phase Ⅱ trial and feasibility study of palliative chemotherapy in frail or elderly patients with advanced gastroesophageal cancer (321GO). Br J Cancer 2017, 116 (4): 472-478.

[168]Hwang IG, Ji JH, Kang JH, et al. A multi-center, open-label, randomized phase Ⅲ trial of first-line chemotherapy with capecitabine monotherapy versus capecitabine plus oxaliplatin in elderly patients with advanced gastric cancer. J Geriatr Oncol 2017, 8 (3): 170-175.

[169]Zhi Peng TL, Jia Wei, et al. A phase Ⅱ study of efficacy and safety of RC48-ADC in patients with locally advanced or metastatic HER2-overexpressing gastric or gastroesophageal junction cancers. J Clin Oncol 38: 2020 (suppl; abstr 4560).

[170]Shitara K, Bang YJ, Iwasa S, et al. Trastuzumab Deruxtecan in Previously Treated HER2-Positive Gastric Cancer. N Engl J Med 2020, 382 (25): 2419-2430.

[171]Le DT, Uram JN, Wang H, et al. PD-1 Blockade in Tumors with Mismatch-Repair Deficiency. The New England journal of medicine 2015, 372 (26): 2509-2520.

[172]Le DT, Durham JN, Smith KN, et al. Mismatch repair deficiency predicts response of solid tumors to PD-1 blockade. Science (New York, NY) 2017, 357 (6349): 409-413.

[173]Marabelle A, Le DT, Ascierto PA, et al. Efficacy of Pembrolizumab in Patients With Noncolorectal High Microsatellite Instability/Mismatch Repair-Deficient Cancer: Results From the Phase Ⅱ KEYNOTE-158 Study. Journal of clinical oncology: official journal of the American Society of Clinical Oncology 2020, 38 (1): 1-10.

[174]Wang Y, Wang C, Chen X et al. Camrelizumab plus apatinib and SOX as first-line treatment in patients with alpha-fetoprotein - producing gastric or gastroesophageal junction adenocarcinoma: A single-arm, multi-center, phase 2 trial. Journal of Clinical Oncology 2024; 42: 351-351.

[175]Fuchs CS, Özgüroğlu M, Bang Y-J et al. Pembrolizumab versus paclitaxel for previously treated PD-L1-positive advanced gastric or gastroesophageal junction cancer: 2-year update of the randomized phase 3 KEYNOTE-061 trial. Gastric Cancer 2021; 25: 197-206.

[176]Shitara K, Van Cutsem E, Bang YJ et al. Efficacy and Safety of Pembrolizumab or Pembrolizumab Plus Chemotherapy vs Chemotherapy Alone for Patients With First-line, Advanced Gastric Cancer: The KEYNOTE-062 Phase 3 Randomized Clinical Trial. JAMA Oncol 2020; 6: 1571-1580.

[177]Wu X, Mao Y, Xu N et al. 601P Pembrolizumab in patients of Chinese descent with microsatellite instability-high/mismatch repair deficient advanced solid tumors: KEYNOTE-158. Annals of Oncology 2023; 34: S1707.

[178]Muro K, Kawakami H, Kadowaki S et al. 1513MO A phase Ⅱ study of nivolumab plus low dose ipilimumab as first -line therapy in patients with advanced gastric or esophago-gastric junction MSI-H tumor: First results of the NO LIMIT study (WJOG13320G/CA209-7W7). Annals of Oncology 2023; 34: S852-S853.

[179]Van Cutsem E, di Bartolomeo M, Smyth E et al. Trastuzumab deruxtecan in patients in the USA and Europe with HER2-positive advanced gastric or gastroesophageal junction cancer with disease progression on or after a trastuzumab-containing regimen (DESTINY-Gastric02): primary and updated analyses from a single-arm, phase 2 study. Lancet Oncol 2023; 24: 744-756.

[180]Maio M, Ascierto PA, Manzyuk L, Motola-Kuba D, Penel N, Cassier PA, Bariani GM, De Jesus Acosta A, Doi T, Longo F, Miller WH, Oh DY, Gottfried M, Xu L, Jin F, Norwood K, Marabelle A. Pembrolizumab in microsatellite instability high or mismatch repair deficient cancers: updated analysis from the phase Ⅱ KEYNOTE-158 study. Ann Oncol. 2022 Sep; 33 (9): 929-938.

[181]Li J, Deng Y, Zhang W et al. Subcutaneous envafolimab monotherapy in patients with advanced defective mismatch repair/microsatellite instability high solid tumors. J Hematol Oncol 2021; 14: 95.

[182]Li J, Xu Y, Zang A et al. A phase 2 study of tislelizumab monotherapy in patients with previously treated, locally advanced unresectable ormetastatic microsatellite instability-high/mismatch repair deficient solid tumors. Journal of Clinical Oncology 2021; 39: 2569-2569.

[183]Qin S, Li J, Zhong H et al. Efficacy and safety of HLX10, a novel anti-PD-1 antibody, in patients with previously treated unresectable or metastatic microsatellite instability-high or mismatch repair-deficient solid tumors: A single-arm, multicenter, phase 2 study. Journal of Clinical Oncology 2021; 39: 2566-2566.

[184]Xu R-H, Wang F, Shen L et al. Fruquintinib plus paclitaxel versus paclitaxel as second-line therapy for patients with advanced gastric or gastroesophageal junction adenocarcinoma (FRUTIGA): A randomized, multicenter, double-blind, placebo-controlled, phase 3 study. Journal of Clinical Oncol-

ogy 2024; 42: 438780-438780.

[185]Peng Z, Liu T, Wei J et al. Efficacy and safety of a novel anti-HER2 therapeutic antibody RC48 in patients with HER2-overexpressing, locally advanced or metastatic gastric or gastroesophageal junction cancer: a single-arm phase Ⅱ study. Cancer Communications 2021; 41: 1173-1182.

[186]Shen L, Chen P, Lu J, et al. Trastuzumab deruxtecan (T-DXd) in Chinese patients (pts) with previously treated HER2-positive locally advanced/metastatic gastric cancer (GC) or gastroesophageal junction adenocarcinoma (GEJA): primary efficacy and safety from the phase Ⅱ single-arm DESTINY-Gastric06 (DG06) trial. 2023 ESMO Asia.172P.

[187]Shitara K, Lordick F, Bang YJ et al. Zolbetuximab plus mFOLFOX6 in patients with CLDN18.2-positive, HER2-negative, untreated, locally advanced unresectable or metastatic gastric or gastro-oesophageal junction adenocarcinoma (SPOTLIGHT): a multicentre, randomised, double-blind, phase 3 trial.

[188]Shah MA-O, Shitara KA-O, Ajani JA-O et al. Zolbetuximab plus CAPOX in CLDN18.2-positive gastric or gastroesophageal junction adenocarcinoma: the randomized, phase 3 GLOW trial.

[189]Kim ST, Cristescu R, Bass AJ, et al. Comprehensive molecular characterization of clinical responses to PD-1 inhibition in metastatic gastric cancer. Nat Med 2018, 24 (9): 1449-1458.

[190]Wang F, Wei XL, Wang FH, et al. Safety, efficacy and tumor mutational burden as a biomarker of overall survival benefit in chemo-refractory gastric cancer treated with toripalimab, a PD-1 antibody in phase Ib/Ⅱ clinical trial NCT02915432. Annals of oncology: official journal of the European Society for Medical Oncology 2019, 30 (9): 1479-1486.

[191]Fuchs CS, Tomasek J, Yong CJ, et al. Ramucirumab monotherapy for previously treated advanced gastric or gastro-oesophageal junction adenocarcinoma (REGARD): an international, randomised, multicentre, placebo-controlled, phase 3 trial. Lancet (London, England) 2014, 383 (9911): 31-39.

[192]Wilke H, Muro K, Van Cutsem E, et al. Ramucirumab plus paclitaxel versus placebo plus paclitaxel in patients with previously treated advanced gastric or gastro-oesophageal junction adenocarcinoma (RAINBOW): a double-blind, randomised phase 3 trial. Lancet Oncol 2014, 15 (11): 1224-1235.

[193]Chun JH, Kim HK, Lee JS, et al. Weekly irinotecan in patients with metastatic gastric cancer failing cisplatin-based chemotherapy. Jpn J Clin Oncol 2004, 34 (1): 8-13.

[194]Kanat O, Evrensel T, Manavoglu O, et al. Single-agent irinotecan as second-line treatment for advanced gastric cancer. Tumori 2003, 89 (4): 405-407.

[195]Graziano F, Catalano V, Baldelli AM, et al. A phase Ⅱ study of weekly docetaxel as salvage chemotherapy for advanced gastric cancer. Annals of oncology: official journal of the European Society for Medical Oncology 2000, 11 (10): 1263-1266.

[196]Hironaka S, Ueda S, Yasui H, et al. Randomized, open-label, phase Ⅲ study comparing irinotecan with paclitaxel in patients with advanced gastric cancer without severe peritoneal metastasis after failure of prior combination chemotherapy using fluoropyrimidine plus platinum: WJOG 4007 trial. Journal of clinical oncology: official journal of the American Society of Clinical Oncology 2013, 31 (35): 4438-4444.

[197]Shitara K, Takashima A, Fujitani K, et al. Nab-paclitaxel versus solvent-based paclitaxel in patients with previously treated advanced gastric cancer (ABSOLUTE): an open-label, randomised, non-inferiority, phase 3 trial. Lancet Gastroenterol Hepatol 2017, 2 (4): 277-287.

[198]Takashima A, Shitara K, Fujitani K, et al. Peritoneal metastasis as a predictive factor for nab-paclitaxel in patients with pretreated advanced gastric cancer: an exploratory analysis of the phase Ⅲ ABSOLUTE trial. Gastric Cancer 2019, 22 (1): 155-163.

[199]Zhu J, Liu A, Sun X, et al. Multicenter, Randomized, Phase Ⅲ Trial of Neoadjuvant Chemoradiation With Capecitabine and Irinotecan Guided by UGT1A1 Status in Patients With Locally Advanced Rectal Cancer. J Clin Oncol 2020, 38 (36): 4231-4239.

[200]Shitara K, Doi T, Dvorkin M, et al. Trifluridine/tipiracil versus placebo in patients with heavily pretreated metastatic gastric cancer (TAGS): a randomised, double-blind, placebo-controlled, phase 3 trial. Lancet Oncol 2018, 19 (11): 1437-1448.

[201]Smyth EC, Verheij M, Allum W, et al. Gastric cancer: ESMO Clinical Practice Guidelines for diagnosis, treatment and follow-up. Annals of oncology: official journal of the European Society for Medical Oncology / ESMO 2016, 27 (suppl 5): v38-v49.

[202]Japanese Gastric Canc A. Japanese gastric cancer treatment guidelines 2014 (ver. 4). Gastric Cancer 2017, 20 (1): 1-19.

[203]Muscaritoli M, Arends J, Bachmann P, et al. ESPEN practical guideline: Clinical Nutrition in cancer. Clinical nutrition (Edinburgh, Scotland) 2021, 40 (5): 2898-2913.

[204]石汉平. 营养治疗的疗效评价. 肿瘤代谢与营养电子杂志 2017, 4 (04): 364-370.

[205]Fong DYT, Ho JWC, Hui BPH, et al. Physical activity for cancer survivors: meta-analysis of randomised controlled trials. BMJ 2012, 344: e70.

[206]Bozzetti F, Mariani L. Perioperative nutritional support of patients undergoing pancreatic surgery in the age of ERAS. Nutrition (Burbank, Los Angeles County, Calif) 2014, 30 (11-12): 1267-1271.

[207]Helminen H, Viitanen H, Sajanti J. Effect of preoperative intravenous carbohydrate loading on preoperative discomfort in elective surgery patients. Eur J Anaesthesiol 2009, 26 (2): 123-127.

[208]de Groot JJA, van Es LEJM, Maessen JMC, et al. Diffusion of Enhanced Recovery principles in gynecologic oncology surgery: is active implementation still necessary? Gynecol Oncol 2014, 134 (3): 570-575.

[209]Wang F, Chen X-Z, Liu J, et al. Short-term versus long-term administration of single prophylactic antibiotic in elective gastric tumor surgery. Hepato-gastroenterology 2012, 59 (118): 1784-1788.

[210]Oderda G. Challenges in the management of acute postsurgical pain. Pharmacotherapy 2012, 32 (9 Suppl).

[211]Wang Z, Chen J, Su K, et al. Abdominal drainage versus no drainage post-gastrectomy for gastric cancer. Cochrane Database Syst Rev 2015 (5): CD008788.

[212]Liu HP, Zhang YC, Zhang YL, et al. Drain versus no-drain after gastrectomy for patients with advanced gastric cancer: systematic review and meta-analysis. Digestive surgery 2011, 28 (3): 178-189.

[213]Smith I, Kranke P, Murat I, et al. Perioperative fasting in adults and children: guidelines from the European Society of Anaesthesiology. Eur J Anaesthesiol 2011, 28 (8): 556-569.

[214]Malviya A, Martin K, Harper I, et al. Enhanced recovery program for hip and knee replacement reduces death rate. Acta Orthop 2011, 82 (5): 577-581.

[215]Varadhan KK, Neal KR, Dejong CHC, et al. The enhanced recovery after surgery (ERAS) pathway for patients undergoing major elective open colorectal surgery: a meta-analysis of randomized controlled trials. Clinical nutrition (Edinburgh, Scotland) 2010, 29 (4): 434-440.

[216]Liu X-X, Jiang Z-W, Wang Z-M, et al. Multimodal optimization of surgical care shows beneficial outcome in gastrectomy surgery. JPEN J Parenter Enteral Nutr 2010, 34 (3): 313-321.

[217]McArdle GT, McAuley DF, McKinley A, et al. Preliminary results of a prospective randomized trial of restrictive versus standard fluid regime in elective open abdominal aortic aneurysm repair. Annals of surgery 2009, 250 (1): 28-34.

[218]Hur H, Si Y, Kang WK, et al. Effects of early oral feeding on surgical outcomes and recovery after

curative surgery for gastric cancer: pilot study results. World journal of surgery 2009, 33 (7): 1454-1458.

[219]Braga M, Ljungqvist O, Soeters P, et al. ESPEN Guidelines on Parenteral Nutrition: surgery. Clinical nutrition (Edinburgh, Scotland) 2009, 28 (4): 378-386.

[220]Nelson R, Edwards S, Tse B. Prophylactic nasogastric decompression after abdominal surgery. Cochrane Database Syst Rev 2007 (3): CD004929.

[221]Bratzler DW, Houck PM. Antimicrobial prophylaxis for surgery: an advisory statement from the National Surgical Infection Prevention Project. Clin Infect Dis 2004, 38 (12): 1706-1715.

[222]Holte K, Nielsen KG, Madsen JL, et al. Physiologic effects of bowel preparation. Dis Colon Rectum 2004, 47 (8): 1397-1402.

[223]Tambyraja AL, Sengupta F, MacGregor AB, et al. Patterns and clinical outcomes associated with routine intravenous sodium and fluid administration after colorectal resection. World journal of surgery 2004, 28 (10) .

[224]Kehlet H, Wilmore DW. Multimodal strategies to improve surgical outcome. Am J Surg 2002, 183 (6): 630-641.

[225]Ljungqvist O, Nygren J, Thorell A. Modulation of post-operative insulin resistance by pre-operative carbohydrate loading. Proc Nutr Soc 2002, 61 (3): 329-336.

[226]Hausel J, Nygren J, Lagerkranser M, et al. A carbohydrate-rich drink reduces preoperative discomfort in elective surgery patients. Anesth Analg 2001, 93 (5): 1344-1350.

[227]Gouma DJ, van Geenen RC, van Gulik TM, et al. Rates of complications and death after pancreaticoduodenectomy: risk factors and the impact of hospital volume. Annals of surgery 2000, 232 (6): 786-795.

[228]Kehlet H. Multimodal approach to control postoperative pathophysiology and rehabilitation. Br J Anaesth 1997, 78 (5): 606-617.

[229]樊代明主编.《整合肿瘤学》.科学出版社和世界图书出版社. 2021年.

[230]Tian Y, Cao S, Liu X, et al. Randomized Controlled Trial Comparing the Short-term Outcomes of Enhanced Recovery After Surgery and Conventional Care in Laparoscopic Distal Gastrectomy (GISSG1901) . Ann Surg. 2022; 275 (1): e15-e21.

[231]周岩冰. 胃肠肿瘤患者的术前预康复.中华胃肠外科杂志, 2021; 24 (2): 122-127.

[232]Gritsenko K, Helander E, Webb MPK, et al. Preoperative frailty assessment combined with prehabilitation and nutrition strategies: Emerging concepts and clinical outcomes. Best Pract Res Clin Anaesthesiol. 2020; 34 (2): 199-212.

[233]Yoon S, Song GY, Lee J, et al. Ultrasound-guided bilateral subcostal transversus abdominis plane block in gastric cancer patients undergoing laparoscopic gastrectomy: a randomised-controlled double-blinded study. Surg Endosc. 2022; 36 (2): 1044-1052.

[234]王婧, 桑丽云, 商临萍. 床头抬高30°~45°对多种临床指标的影响[J]. 护理研究, 2020, 34 (04): 704-707.

[235]张丽娟, 周谊霞, 张云, 等. 思维导图结合参与式饮食干预模式对胃癌化疗患者营养及生命质量的影响[J]. 护士进修杂志, 2022, 37 (12): 1130-1135.

[236]姬倞. 胃癌术后患者居家营养管理方案的构建[D]. 湖州师范学院, 2022.

[237]邓子银, 刘加婷, 赵丽蓉, 等. 成人患者经鼻胃管喂养临床实践指南 (2023年更新版) [J]. 护士进修杂志, 2024, 39 (07): 673-679.

[238]陈伟, 赵国海. 胃切除术后倾倒综合征发病机制和治疗的探索[J]. 中外医学研究, 2016, 14 (28): 159-160.

[239]李硕, 靳帅, 路潜, 等. 肿瘤患者深静脉血栓风险评估工具的研究进展[J]. 解放军护理杂志, 2019, 36 (03): 59-63.

[240]于欢，张岚.癌症手术患者静脉血栓栓塞症预防相关指南质量评价和内容分析[J]. 护士进修杂志，2023，38（22）：2041-2044+2055.

[241]于红刚，王洛伟.上消化道内镜人工智能系统临床应用专家共识意见（2023，武汉）[J].中华消化内镜杂志.

[242]Japanese Gastric Cancer Association jgca@ koto. kpu-m. ac. jp. Japanese gastric cancer treatment guidelines 2021[J]. Gastric Cancer，2023，26（1）：1-25.

[243]Waki K，Shichijo S，Uedo N，et al. Long-term outcomes after endoscopic resection for late-elderly patients with early gastric cancer[J]. Gastrointestinal Endoscopy，2022，95（5）：873-883.

[244]Miura Y，Tsuji Y，Yoshio T，et al. Association between perioperative management of antiplatelet agents and risk of post - endoscopic submucosal dissection bleeding in early gastric cancer：analysis of a nationwide multicenter study[J]. Gastrointestinal Endoscopy，2023，97（5）：889-897.

[245] DE JONGH C，CIANCHI F，KINOSHITA T，et al. Surgical techniques and related perioperative outcomes after robot-assisted minimally invasive gastrectomy（RAMIG）：results from the Prospective Multicenter International Ugira Gastric Registry. Ann Surg. Published online November 3，2023.

[246]SHIN HJ，SON SY，WANG B，et al. Long-term comparison of robotic and laparoscopic gastrectomy for gastric cancer：a propensity score-weighted analysis of 2084 consecutive patients. Ann Surg，2021，274（1）：128-137.

[247]LI ZY，ZHOU YB，LI TY，et al. Robotic，Laparoscopic Surgery Committee of Chinese Research Hospital Association. Robotic gastrectomy versus laparoscopic gastrectomy for gastric cancer：a multicenter cohort study of 5402 patients in China. Ann Surg，2023，277（1）：e87-e95.

[248]LU J，ZHENG C H，XU BB，et al. Assessment of robotic versus laparoscopic distal gastrectomy for gastric cancer：a randomized controlled trial. Ann Surg，2021，273（5）：p858-p867.

[249]LI ZS，QIAN F，ZHAO YL，et al. A comparative study on perioperative outcomes between robotic versus laparoscopic D2 total gastrectomy. Int J Surg. 2022，102：106636.

[250]KATAI H，MIZUSAWA J，KATAYAMA H，et al. Survival outcomes after laparoscopy-assisted distal gastrectomy versus open distal gastrectomy with nodal dissection for clinical stage ⅠA or ⅠB gastric cancer（JCOG0912）：a multicentre，non-inferiority，phase 3 randomised controlled trial. Lancet Gastroenterol Hepatol，2020，5（2）：142-151.

[251]KIM HH，HAN SU，KIM MC，et al. Effect of laparoscopic distal gastrectomy vs open distal gastrectomy on long-term survival among patients with stage Ⅰ gastric cancer：the KLASS-01 randomized clinical trial. JAMA Oncol，2019，5（4）：506-513.

[252]HYUNG WJ，YANG HK，HAN SU，et al. A feasibility study of laparoscopic total gastrectomy for clinical stage Ⅰ gastric cancer：a prospective multi-center phase Ⅱ clinical trial，KLASS 03. Gastric Cancer，2019，22（1）：214-222.

[253]KATAI H，MIZUSAWA J，KATAYAMA H，et al. Single-arm confirmatory trial of laparoscopy-assisted total or proximal gastrectomy with nodal dissection for clinical stage Ⅰ gastric cancer：Japan Clinical Oncology Group study JCOG1401. Gastric Cancer，2019，22（5）：999-1008.

[254]LIU F，HUANG C，XU Z，et al. Morbidity and mortality of laparoscopic vs open total gastrectomy for clinical stage Ⅰ gastric cancer：the CLASS02 multicenter randomized clinical trial. JAMA Oncol，2020，6（10）：1590-1597.

[255]YU J，HUANG C，SUN Y，et al. Effect of laparoscopic vs open distal gastrectomy on 3-year disease-free survival in patients with locally advanced gastric cancer：the CLASS-01 randomized clinical trial. JAMA，2019，321（20）：1983-1992.

[256]HYUNG WJ，YANG HK，PARK YK，et al. Long-term outcomes of laparoscopic distal gastrectomy for locally advanced gastric cancer：the KLASS-02-RCT randomized clinical trial. J Clin Oncol，2020，38（28）：3304-3313.

[257]林洪生.恶性肿瘤中医诊疗指南[M].北京：人民卫生出版社，2014：156.
[258]《胃癌中西医结合诊疗指南》标准化项目组.胃癌中西医结合诊疗指南（2023年）[J].中国中西医结合杂志，2024，44（03）：3-13.
[259]周仲瑛.中医内科学[M].北京：中国中医药出版社，2003：460-465.
[260]张光霁，朱爱松.胃癌中医临证指要[M].北京：科学出版社，2024：25-29.
[261]中国抗癌协会胃癌专业委员会影像协作组，中华放射学会腹部学组.胃癌影像学检查与诊断规范化流程专家共识（2022版）.中华胃肠外科杂志，2022，25（10）：859-868.
[262]Lordick F，Carneiro F，Cascinu S，et al. Gastric cancer：ESMO Clinical Practice Guideline for diagnosis，treatment and follow-up. Ann Oncol. 2022 Oct；33（10）：1005-1020.
[263]Zhang X，Liang H，Li Z，et al. Perioperative or postoperative adjuvant oxaliplatin with S-1 versus adjuvant oxaliplatin with capecitabine in patients with locally advanced gastric or gastro-oesophageal junction adenocarcinoma undergoing D2 gastrectomy（RESOLVE）：an open-label，superiority and non-inferiority，phase 3 randomised controlled trial. Lancet Oncol. 2021 Aug；22（8）：1081-1092.
[264]Kang YK，Yook JH，Park YK，et al. PRODIGY：A Phase Ⅲ Study of Neoadjuvant Docetaxel，Oxaliplatin，and S-1 Plus Surgery and Adjuvant S-1 Versus Surgery and Adjuvant S-1 for Resectable Advanced Gastric Cancer. J Clin Oncol. 2021 Sep 10；39（26）：2903-2913.
[265]Janjigian YY，Van Cutsem E，Muro K，et al. MATTERHORN：phase Ⅲ study of durvalumab plus FLOT chemotherapy in resectable gastric/gastroesophageal junction cancer. Future Oncol. 2022 Jun；18（20）：2465-2473.
[266]Bang YJ，Van Cutsem E，Fuchs CS，et al. KEYNOTE-585：Phase Ⅲ study of perioperative chemotherapy with or without pembrolizumab for gastric cancer. Future Oncol. 2019 Mar；15（9）：943-952.
[267]Mao ZF，Chen HY，Wang ZN，et al. Progress and remaining challenges in comprehensive gastric cancer treatment. Holist Integ Oncol 1，4（2022）. Doi.org/10.1007/s44178 -022- 00002-z
[268]Society of Gastric Cancer of China anticancer Association. CACA guidelines for holistic integrative management of gastric cancer. Holist Integ Oncol 1.3（2022）. doi.org/10.1007/s44178-022-00004-x

胰腺癌

名誉主编

樊代明

主　编

虞先濬

副主编

刘续宝　傅德良　郝继辉　秦仁义　邵成浩　陈汝福　徐　近

编　委（按姓氏拼音排序）

陈　颢　陈　洁　陈联誉　陈小兵　龚　姝　黄　强　李泉旺　李升平
李宜雄　梁廷波　廖　泉　刘　亮　刘大伟　刘颖斌　罗　莉　麦　刚
牟一平　聂勇战　潘阳林　沈柏用　孙　备　谭　广　田伯乐　王　巍
王成锋　王理伟　吴河水　徐晓武　杨尹默　余　枭　曾普华　张筱茵
赵　刚　郑　智

第一章

流行病学

目前，全球胰腺癌（Pancreatic Cancer，PC）的发病率呈上升趋势，死亡率和发病率接近，病死率极高。中国国家癌症中心2022年统计数据显示，PC位列我国男性恶性肿瘤发病率的第9位，女性第12位，占恶性肿瘤死亡率第6位。

PC早期诊断困难，手术切除率低，加之高度恶性的生物学行为，预后极差。近年来，在“整合医学”理念的推动下，多学科整合诊疗模式（MDT to HIM）深入人心，PC的预后也有缓慢改善的趋势。美国癌症协会发布数据显示，PC的5年生存率已由20年前4%提高到目前的13%，但仍是所有恶性肿瘤中最低的。

第二章

预防及筛查

第一节　危险因素

PC发病的原因和确切机制尚不完全清楚，流行病学调查显示PC发病与多种危险因素有关，具体分为个体因素、生活方式、损伤感染、良性疾病、癌前病变等。

1　个体因素

（1）年龄：大部分恶性肿瘤与年龄呈正相关，PC也不例外。40岁以上，尤其是50岁以上，PC发病率呈升高趋势。

（2）遗传易感性：5%~10%的PC具有已知的易感基因突变（BRCA1、BRCA2、PALB2、ATM、MLH1、MSH2、MSH6、PMS2、CDKN2A、TP53等）。

（3）PC的发生还可能与一些遗传综合征相关，常见遗传综合征如下：

1）Peutz-Jeghers综合征：相关基因为STK11/LKB1；PC患病风险是普通人群的132倍。

2）遗传性胰腺炎：相关基因为PRSS1、SPINK1、CFTR；PC患病风险是普通人群的26~87倍。

3）FAMMM综合征（familial atypical multiple mole melanoma，家族性恶性黑色素瘤综合征）：相关基因为CDKN2A；PC患病风险是普通人群的20~47倍。

4）林奇综合征（Lynch syndrome）：相关基因为MLH1、MSH2、MSH6、PMS2；PC患病风险是普通人群的9~11倍。

5）遗传性乳腺癌和卵巢癌综合征：相关基因为BRCA2、BRCA1、PALB2；PC患病风险是普通人群的2.4~6倍。

6）家族性腺瘤性息肉病（FAP）：相关基因为APC；PC患病风险是普通人群的4.5倍。

7）共济失调毛细血管扩张综合征：相关基因为ATM；PC患病风险是普通人群的

2.7倍。

（4）家族性PC：约10%的胰腺癌患者具有胰腺癌家族史，但超过70%有胰腺癌家族史的患者并没有发现已知的易感基因突变，可能与家族相似的生活环境、生活习惯、饮食结构等相关。研究发现，1名一级亲属患有胰腺癌，罹患胰腺癌的风险是普通人群的4.6倍，2名一级亲属患有胰腺癌，罹患胰腺癌的风险是普通人群的6.4倍。

2 生活方式

（1）吸烟：吸烟是生活方式中与PC发病相关性最强的危险因素。

（2）饮酒：酒精摄入与PC发病也有适度关联。高酒精摄入量，尤其是酗酒显著增加PC风险；低酒精摄入和PC发病风险相关性不大。

（3）肥胖：肥胖会增加PC发病率和死亡率。BMI >30增加PC发病风险，BMI每增加5个单位，PC发病风险增加10%。胰腺脂肪浸润与胰腺上皮内瘤变的发生有关，后者又是胰腺导管腺癌的癌前病变。

3 损伤感染

（1）职业暴露：暴露于化学品和重金属，如杀虫剂、石棉、苯和氯化烃等环境中的从业者罹患PC的危险性增高。

（2）微生物：消化道链球菌数量减少和牙龈卟啉单胞菌数量增多会提高PC发病风险。另外，肝炎病毒感染也是PC的危险因素。

4 良性疾病

（1）糖尿病和（或）新发空腹血糖升高：长期慢性糖尿病病史增加PC发病风险，PC患者平均在诊断前30~36个月会出现新发空腹血糖升高。50岁以上新发糖尿病患者，约有1%会在后续3年内确诊胰腺癌；空腹血糖每升高0.56mmol/L，胰腺癌发病率就会增加14%。

（2）慢性胰腺炎：慢性胰腺炎PC发病风险比正常人群高13倍，其中约5%最终发生PC。我国人群慢性胰腺炎患者3年、5年、10年罹患胰腺癌的风险分别为0.6%、1.0%和1.3%。

5 癌前病变

（1）胰腺上皮内瘤变、胰腺导管内乳头状黏液瘤（IPMN）、黏液性囊腺瘤等有一定癌变概率。

（2）CA19-9升高：CA19-9临界值为37.0U/mL，可在PC确诊前2年就开始升高，

PC确诊前半年CA19-9升高的敏感性达60%，可作为PC预警标志物。

第二节 预防

PC预防是尽可能通过干预PC发病危险因素，降低PC发生概率。具体措施如下：

（1）积极戒烟，避免二手烟。

（2）避免酗酒。

（3）饮食

1）高糖饮料、饱和脂肪酸饮食与肥胖、糖尿病及PC发病的年轻趋势化有关，尽量避免这类饮食。

2）食用红肉（特别是在高温下烹饪）、加工肉类、油炸食品和其他含有亚硝胺的食物可能会增加PC风险，可能与肉类和亚硝酸盐中的致癌物质或用于保存加工肉类的N-亚硝基化合物有关，尽量减少红肉和加工肉摄入。

3）叶酸摄入能降低PC发病风险，应增加饮食中维生素丰富的新鲜水果摄入。

4）提倡食用十字花科蔬菜，如青菜、白菜、萝卜及西兰花等。

5）控制饮食，均衡摄入营养，避免暴饮暴食和油腻高脂饮食。

（4）加强锻炼，合理释放压力，提倡户外有氧活动。

（5）生活有规律，少熬夜，规律作息，每天确保睡眠充足。

（6）PC发生和肥胖有一定关系，体重一旦超标，要积极减肥，管住嘴、迈开腿，尽可能控制体重在合理范围。

（7）增强对化工行业暴露人员的保护，尽量不接触杀虫剂及除草剂，必要时采取防护措施。

（8）积极控制糖尿病。

（9）防止良性病恶化，有胰管结石、IPMN、黏液囊腺瘤或其他胰腺良性病应及时就医，定期检查。

（10）注重定期体检。

第三节 筛查

2019年美国预防医学工作组提出：对无症状成年人行PC筛查的潜在获益未超过潜在风险，不推荐对无症状成年人行PC筛查，而推荐对具有PC发病高度危险因素，一般是终生罹患PC风险高于5%的个体进行有针对性筛查。

1 筛查人群

（1）携带STK11/LKB1致病或可能致病胚系突变的所有个体。

（2）携带CDKN2A致病或可能致病胚系突变的所有个体。

（3）存在已知PC易感基因，如BRCA2、BRCA1、PALB2、ATM、MLH1、MSH2、MSH6等致病和（或）可能致病胚系突变，且同时至少有一个一级亲属被诊断为PC。

（4）家族内有两名及以上一级亲属PC个体（即使无已知致病/可能致病的胚系突变）。

（5）家族内有三名及以上一级和（或）二级亲属PC个体（即使无已知致病或可能致病胚系突变）。

2 筛查起始年龄

取决于基因变异情况和家族史。

（1）对携带STK11/LKB1或CDKN2A致病或可能致病胚系突变个体，筛查起始年龄为40岁；若同时有明确家族史，将家族中最早诊断PC年龄提前10年，两者中选取更年轻时间开始PC筛查。

（2）对携带其他PC易感基因致病或可能致病胚系变异个体，筛查起始年龄为45~50岁；若同时有明确家族史，将家族中最早诊断PC年龄提前10年，两者中选取更年轻时间开始PC筛查。

（3）对有PC家族史个体，即使无已知致病/可能致病的胚系突变，筛查起始年龄为50~55岁；若同时有明确家族史，将家族中最早诊断PC年龄提前10年，两者中选取更年轻时间开始PC筛查。

第三章

诊断

第一节 临床表现

多数PC起病隐匿，早期症状和体征不典型，易与其他消化系统疾病相混淆。根据肿瘤位置和分期，可表现为上腹部饱胀不适、上腹疼痛、腰背部疼痛、恶心、食欲减退、大便性状改变、黄疸、新发糖尿病，偶有胰腺炎、体重减轻、乏力等。亦有部分患者无任何临床表现，通过体检偶然发现。

第二节 实验室检查

1 生化检查

早期无特异性血生化指标改变；胆管压迫或梗阻时可出现血胆红素升高，伴酶学改变；胰管压迫或梗阻时可能会有血淀粉酶一过性升高；血糖变化可能与PC发病或进展相关。

2 血清肿瘤标志物检查

（1）临床上用于PC诊断的有CA19-9、CEA、CA125、CA242等，其中CA19-9最为常用，诊断价值最高，其诊断灵敏度和特异度分别达78.2%和82.8%。

（2）CA19-9不仅在PC中会升高，在其他恶性肿瘤如结直肠癌、胃癌、肺癌、乳腺癌、肝癌、胰腺神经内分泌瘤以及胆管梗阻、胆管炎、慢性胰腺炎、肝硬化也会升高，影响其诊断的特异度。

（3）5%~10%的PC呈Lewis抗原阴性，CA19-9不分泌或极少分泌，此类患者检测不到CA19-9水平升高，被称为“假阴性”，需要结合CEA、CA125等其他肿瘤标志物。对不能分泌CA19-9的个体来说，测量相关的聚糖DUPAN-2可能是有用的。

（4）CEA诊断PC灵敏度和特异度分别为43%和82%，CA125分别为59%和78%，联合检测上述多个肿瘤标志物有助于提高PC诊断的灵敏度和特异度。

3　液态活检标志物

近年来，液态活检技术在PC诊断中越来越显示良好应用价值和前景，主要包括循环肿瘤细胞（CTCs）、循环肿瘤DNA（ctDNA）、外泌体、MicroRNAs等，与CA19-9整合应用可提高PC诊断的准确性，越来越成为临床应用的潜在新工具。

第三节　影像学检查

常用影像学检查有B超、CT、MRI、PET等，特点各不相同。

1　B超

简便、无创、无辐射、可多轴面观察；缺点是易被胰腺前方胃肠道内的气体干扰，尤其胰尾部显示不清晰，且受操作者主观影响较大。一般用于PC的初诊和随访。

2　CT

截面厚度1mm的薄层增强CT，能清晰显示肿瘤外观、大小、位置、胰管、胆管及肿瘤与周围血管、邻近器官的关系，是目前诊断PC最常用的影像学检查。

3　MRI/MRCP

增强MRI具有多参数、多轴面成像、无辐射特点，PC鉴别诊断困难时，可作为增强CT的重要补充，特别是对那些因肾功能损伤、碘造影剂过敏无法行增强CT，以及增强CT显示为等密度肿块患者。另外，增强MRI对肝微小转移灶的诊断较增强CT更具优势。MRCP可清晰显示胰胆管全貌，帮助判断病变部位，与ERCP相比具无创优势，与增强MRI联用诊断价值更高。

4　PC放射学报告

表22-3-1　PC放射学报告模板

形态学评估			
外观（胰腺实质延迟期）	低密度	等密度	高密度
大小（最大径）	可测量： ___cm×___cm×___cm	不可测量 （等密度肿瘤）	
位置	胰头/钩突	胰体/胰尾	
胰管狭窄中断伴或不伴远端胰管扩张	有	无	

续表

形态学评估			
胆管狭窄中断伴或不伴上游胆管扩张	有	无	
动脉评估			
肠系膜上动脉侵犯	有	无	
侵犯肠系膜上动脉程度	≤180°	>180°	
局部动脉狭窄或不规则	有	无	
腹腔干侵犯	有	无	
侵犯腹腔干程度	≤180°	>180°	
局部动脉狭窄或不规则	有	无	
肝总动脉侵犯	有	无	
侵犯肝总动脉程度	≤180°	>180°	
局部动脉狭窄或不规则	有	无	
动脉变异	有（副右肝动脉/替代右肝动脉/替代肝总动脉/其他_____）	无	
静脉评估			
门静脉侵犯	有	无	完全闭塞
侵犯门静脉程度	≤180°	>180°	
局部静脉狭窄或不规则	有	无	
肠系膜上静脉侵犯	有	无	完全闭塞
侵犯门肠系膜上静脉程度	≤180°	>180°	
局部静脉狭窄或不规则	有	无	
静脉血栓	有（门静脉/肠系膜上静脉/脾静脉）	无	
静脉侧支循环	有（胰头区/肝门/肠系膜根部/左上腹）	无	
胰外评估			
肝脏病灶	有（转移可能大/不确定/良性可能大）	无	
腹膜或网膜结节	有	无	
腹水	有	无	
可疑淋巴结（肝门/腹腔干/脾门/腹主动脉旁/腹主动脉下腔静脉间）	有；具体为：_______	无	
其他胰外侵犯（下腔静脉/腹主动脉/肾上腺/肾脏/脾脏/胃/结肠/结肠系膜/小肠等）	有；具体为：_______	无	

5 PET/CT/PET-MRI

属功能影像学检查，通过病灶对显像剂的摄取反映肿瘤的代谢活性和代谢负荷。PET是全身检查，在寻找原发灶、发现胰外转移灶、判断分期、评估全身肿瘤负荷、疗效评估、复发监测等有一定优势。但PET也存在假阳性和假阴性，且局部解剖学显示清晰度不如增强CT和增强MRI，加上费用昂贵，仅作为常规影像学检查的补充。

经典的PET是[18F]FDG PET，近年来[68Ga]Ga-DOTA-FAPI-04 PET显示出更高的诊断敏感性和准确性。

第四节　内镜检查

1　超声内镜（EUS）

（1）EUS由于探头距离胰腺近，避免胃肠道气体干扰，对早期小PC诊断价值极高，尤其临床上高度怀疑PC、胰管存在异常但影像学检查未发现肿瘤者。

（2）对增强CT或MRI不能确定胰腺肿块性质患者，EUS亦有辅助诊断价值，并可评估肿瘤局部和周围情况。

（3）EUS最重要的诊断价值是可同时做细针抽吸/活检（FNAB）行病理学检测，也是准备接受新辅助治疗或晚期PC获取胰腺原发病灶病理的首选方法，且取样大概率能做基因检测，为治疗方案的选择提供更多依据。

（4）EUS还有一些新技术、新发现，如肿瘤弹性应变率检测可用于指导化疗药物选择，提高胰腺癌化疗有效率。

（5）但EUS是有创检查，且其准确性受操作者主观影响较大，对临床诊断明确或无病理需求的PC不推荐。

2　ERCP

不能直接显示肿瘤病变，主要依靠胰管和胆管的形态对PC做出诊断，对胆总管下端、胰管阻塞或有异常改变者有较大价值。另外，ERCP可插管至胰胆管内收集胆汁、胰液，行胰胆管内细胞刷检，然后行胰液及胆汁相关脱落细胞学检查。尤其对无法手术的梗阻性黄疸，可一次性完成减黄操作及病理与细胞学检测，应作为无手术指征伴梗阻性黄疸者的首选诊疗手段。但ERCP细胞学刷检的敏感度与特异度并不令人满意，效果尚待提高。

第五节　腹腔镜探查

（1）对肿瘤分期具潜在诊断价值，能发现腹膜种植转移和影像学漏诊的肝微小转移灶。

（2）不建议对所有潜在可切除PC行常规腹腔镜探查，但推荐对合并高危因素（如影像学检查可疑，或CA19-9明显升高，或CA125异常，或CEA异常）拟行根治性切除PC进行全面、仔细腹腔镜探查，以发现术前未检出的微小转移灶。

（3）腹腔镜活检：是获取组织病理学诊断的备选方法。

第六节　病理学诊断

1　胰腺恶性肿瘤病理学分类

（1）根据WHO分类，胰腺恶性肿瘤按组织起源分为上皮来源和非上皮来源，前者主要包括来自导管上皮、腺泡细胞和神经内分泌细胞的导管腺癌、腺泡细胞癌、神经内分泌瘤及各种混合性肿瘤等。

（2）本指南主要针对导管腺癌（包括腺鳞癌、胶样癌、肝样腺癌、髓样癌、印戒细胞癌、未分化癌、伴破骨样细胞的未分化癌等特殊亚型）和腺泡细胞癌患者的诊治，约占整个胰腺恶性肿瘤90%。

2　组织病理学和（或）细胞学检查是诊断PC的“金标准”

除拟行手术切除的患者外，其余在制订治疗方案前均应尽量明确病理学诊断。组织病理学或细胞学标本获取方法如下：

（1）腹腔镜或开腹手术活检：是获取组织病理学诊断的可靠方法。

（2）穿刺活检术：无法手术者若无远处转移，推荐在超声内镜引导下细针穿刺，也可在B超或CT引导下穿刺；对转移性PC，推荐对转移灶穿刺活检。

（3）脱落细胞学检查：可通过胰管细胞刷检、胰液收集检查、腹水脱落细胞检查等方法。

第七节　临床诊断标准

鉴于胰腺特殊解剖位置和PC特殊生物学行为，部分高度怀疑PC却未能得到细胞学或组织学诊断者，经 MDT to HIM 讨论后，可慎重做出临床决策，开展合理治疗。推荐做到以下几点：

（1）具完善临床资料，包括全面、多次血清学和各项高质量影像学检查，尤其是CA19-9为主的肿瘤标志物检查，必要时加做PET/CT/PET-MRI。

（2）介入科或内镜科专业医师反复穿刺活检，并由经验丰富多名病理医师集中会诊。

（3）与患者及家属多次沟通治疗风险，签署知情同意书。

（4）由MDT to HIM专家共同制订最终决策，治疗过程中严密监测。

第四章

治疗

第一节 分期和整合评估

1 分期

胰腺癌第8版AJCC-TNM分期是目前临床上应用最广泛的分期系统，能指导治疗并判断预后，准确性和实用性均较满意。但在如何更好平衡肿瘤大小与淋巴结转移的相关性，以及如何就肿瘤生物学因素进行优化等方面，结合国内外患者数据改良优化形成的“上海复旦版”胰腺癌分期，得到业内重视，进一步提高了对胰腺癌恶性行为的预判与认识。

表22-4-1 胰腺癌第8版AJCC-TNM分期

原发肿瘤（T）	Tx 原发肿瘤无法评估
	T0 无原发肿瘤证据
	Tis 原位癌
	T1 肿瘤最大径≤2cm
	T1a 肿瘤最大径≤0.5cm
	T1b 肿瘤最大径>0.5cm且<1cm
	T1c 肿瘤最大径≥1cm且≤2cm
	T2 肿瘤最大径>2cm且≤4cm
	T3 肿瘤最大径>4cm
	T4 肿瘤不论大小，累及腹腔干、肠系膜上动脉，和（或）肝总动脉
区域淋巴结（N）	Nx 区域淋巴结无法评估
	N0 无区域淋巴结转移
	N1 1-3枚区域淋巴结转移
	N2 4枚及以上区域淋巴结转移
远处转移（M）	M0 无远处转移
	M1 有远处转移

续表

分期			
0	Tis	N0	M0
ⅠA	T1	N0	M0
ⅠB	T2	N0	M0
ⅡA	T3	N0	M0
ⅡB	T1-3	N1	M0
Ⅲ	T1-3	N2	M0
	T4	任何N	M0
Ⅳ	任何T	任何N	M1

2　PC可切除性的解剖学评估

根治性（R0）切除是目前治疗PC最有效方法。PC在治疗前应进行MDT to HIM讨论，根据肿瘤与其周围重要血管的关系及远处转移情况，整合评估肿瘤的解剖学可切除性，并将其分为可切除、交界可切除、局部进展期和合并远处转移PC四类，此评估分类是PC治疗策略制订的基石。对怀疑有远处转移而高质量的CT/MRI仍无法确诊者，应行PET检查，必要时行腹腔镜探查。

表22-4-2　PC可切除性的解剖学评估

可切除状态	动脉	静脉
可切除	肿瘤未触及腹腔干、肠系膜上动脉或肝总动脉	肿瘤未触及肠系膜上静脉和门静脉，或侵犯但未超过180°，且静脉轮廓规则
交界可切除	胰头和胰颈部肿瘤：肿瘤触及肝总动脉，但未累及腹腔干或左右肝动脉起始部，可以被完全切除并重建；肿瘤触及肠系膜上动脉，但未超过180°；若存在变异的动脉解剖（如副肝右动脉、替代肝右动脉、替代肝总动脉，以及替代或副动脉的起源动脉），应明确是否肿瘤侵犯及侵犯程度，可能影响手术决策	胰头和胰颈部肿瘤：肿瘤触及肠系膜上静脉或门静脉超过180°，或触及虽未超过180°，但存在静脉轮廓不规则；或存在静脉血栓，切除后可进行安全的静脉重建；肿瘤触及下腔静脉
	胰体尾部肿瘤：肿瘤触及腹腔干未超过180°；肿瘤触及腹腔干超过180°，但未触及腹主动脉，且胃十二指肠动脉完整不受侵犯	胰体尾部肿瘤：肿瘤触及脾静脉门静脉汇入处，或触及门静脉左侧未超过180°，但存在静脉轮廓不规则；且有合适的近端或远端血管可用来进行安全的和完整的切除和静脉重建；肿瘤触及下腔静脉
局部进展期	胰头和胰颈部肿瘤：肿瘤触及肠系膜上动脉超过180°；肿瘤侵犯腹腔干超过180°；肿瘤触及肠系膜上动脉第一空肠支	胰头和胰颈部肿瘤：肿瘤触及或因栓塞（瘤栓或血栓）导致肠系膜上静脉或门静脉不可切除重建；肿瘤侵犯大部分肠系膜上静脉的近侧端空肠引流支
	胰体尾部肿瘤：肿瘤侵犯肠系膜上动脉或腹腔干超过180°；肿瘤侵犯腹腔干和腹主动脉	胰体尾部肿瘤：肿瘤侵犯或因栓塞（可能是瘤栓或血栓）导致肠系膜上静脉或门静脉不可切除重建
合并远处转移	远处转移（包括非区域淋巴结转移）	远处转移（包括非区域淋巴结转移）

PC可切除性评估，一则取决于肿瘤与血管间的解剖学关系，另则取决于术者和单位的主观判断、经验及技术水平。因此，不同中心在评估可切除性方面可能会存在差异。此外，鼓励临床医生在影像学资料评估基础上结合肿瘤生物学特性来判断PC可切除性。

3 体能状态评估

（1）PC体能状态评估尤为重要，可作为制订治疗策略的重要参考，并可能影响预后。

（2）体能状态评估一般用ECOG评分

1）体能状态良好：ECOG评分0~1分。

2）体能状态较好：ECOG评分0~2分。

3）体能状态较差：ECOG评分>2分。

4 新辅助/转化治疗后的可切除性评估

（1）影像学评估：基于影像学检查结果的传统评价标准即实体瘤反应评估标准（RECIST），根据治疗前后CT或MRI所示靶病灶大小的变化评估疗效，具有直观、标准化及可操作性强等优势，但难以体现肿瘤异质性、细胞活性、血供、免疫细胞浸润等生物学属性。由于胰腺癌富含间质，新辅助治疗后肿瘤周围组织也会产生炎性反应及纤维化，即使新辅助治疗有效，肿瘤大小及重要血管的受累范围亦常无显著变化，RECIST常难对PC新辅助治疗的效果及肿瘤可切除性行准确评估。

（2）CA19-9是新辅助治疗后患者预后的独立预测因素，治疗后CA19-9水平下降>50%预后好，如能恢复至正常水平，则术后生存获益更显著。

（3）新辅助治疗后可切除性的评估和决策，应通过MDT to HIM讨论。

（4）对疾病初始表现为可切除或交界可切除者，新辅助治疗后如CA19-9稳定或已降低且影像学检查未显示明显进展，则应行手术探查。对交界可切除患者，如肠系膜上静脉/门静脉累及或有血栓，只要能行血管重建，就可行手术探查。对累及动脉、周围软组织轻度增加的交界可切除患者，如临床其他表现改善（如体能状态、疼痛、营养状况），则不应视为手术探查的禁忌证。

（5）对局部进展期患者，如CA19-9下降水平大于50%且临床症状改善，提示治疗有效，则应考虑行手术探查。但也有文献指出，术前CA19-9水平下降至100U/mL以内，术后才不会早期复发（6个月内复发）。

5 新辅助治疗后手术切除标本的病理学评估

（1）对PC新辅助治疗后切除标本的病理学结果可评估疗效及预后，指导后续治疗。

（2）有研究表明，病理学评估为完全反应或接近完全反应者的预后好于肿瘤广泛残存者。

（3）国际胰腺病理学家研究小组认为美国病理学会（CAP）改良的Ryan四级评分是迄今为止最合理的评分系统，因为它基于残留癌细胞的存在和数量，而不是完全依据肿瘤退缩。

表22-4-3　改良Ryan评分方案

描述	评分
无癌细胞残留（完全反应）	0
单个或小簇状癌细胞残留（接近完全反应）	1
残余癌细胞伴显著肿瘤退缩，但多于单个或小簇状癌细胞（部分反应）	2
广泛癌细胞残存，肿瘤无明显退缩（反应差或无反应）	3

第二节　外科治疗

1　外科治疗的原则

（1）手术切除是PC获得治愈机会和长期生存的唯一有效方法，根治性手术范围包括原发肿瘤和区域淋巴结清扫，肿瘤位置、大小及其与周围重要血管的关系决定手术方式。对胰头和钩突部癌，需行胰十二指肠切除术（Whipple术）；对胰体和胰尾部癌，需行胰体尾联合脾脏切除术；部分胰颈部癌或肿瘤累及范围大、胰腺内多发病灶者，可考虑全胰腺切除术。

（2）肿瘤的最佳切除入路和程序无统一标准，建议尽可能遵循无瘤原则和No-touch操作。Tamara等比较两种开放胰十二指肠切除手术（传统手术和No-touch手术）对门静脉血CTCs的影响，结果发现传统手术组在肿瘤切除后有83%患者门静脉血中CTCs增多，而No-touch手术组无患者发现CTCs增多。

2　术前减黄

（1）PC根治术前是否需减黄治疗

1）术前减黄治疗的必要性目前有争论，无明确术前减黄指标，多以血清总胆红素≥250μmol/L作为界限，但临床需根据实际情况，推荐经MDT to HIM讨论后综合判断。

2）高龄或体能状态较差者，若梗阻性黄疸时间较长，合并肝功能明显异常，或伴发热及胆管炎等感染表现，术前推荐先行减黄治疗。

3）术前拟行新辅助治疗的梗阻性黄疸患者，推荐先行减黄治疗。

（2）如何选择合理有效减黄方式

1）拟行减黄的患者推荐经ERCP下置入鼻胆管或支架，或行PTCD外引流。提倡尽量内引流减黄，有助于改善术前的消化及营养状态。

2）合并上消化道狭窄、梗阻等不能开展ERCP下支架置入的梗阻性黄疸患者，或ERCP下支架减黄失败、反复胆道感染的患者，推荐经PTCD减黄，其对术区影响小，引流效果确切，但胆汁流失不利于患者术前消化及营养状态改善。

3 PC根治术的淋巴结清扫范围

（1）胰十二指肠切除术和胰体尾联合脾脏切除术的淋巴结清扫范围分为标准清扫和扩大清扫。

表22-4-4 PC根治术的淋巴结清扫范围

手术方式	清扫范围	清扫淋巴结
胰十二指肠切除术	标准清扫	5、6、8a、12b、12c、13a、13b、14a、14b、17a、17b
	扩大清扫	上述范围+8p、9、12a、12p、14c、14d、16a2、16b1
胰体尾联合脾脏切除术	标准清扫	10、11p、11d、18
	扩大清扫	上述范围+8a、8p、9、14a、14b、14c、14d、16a2、16b1

（2）Kotb A等的Meta分析纳入既往关于淋巴结清扫范围的5项随机对照临床试验共724例胰头癌行胰十二指肠切除术的临床资料，结果显示，与标准淋巴结清扫组相比，扩大淋巴结清扫组患者生存期无明显延长。扩大淋巴结清扫对PC患者预后的改善尚存争论，除临床研究外，目前仍建议行标准淋巴结清扫。

（3）淋巴结清扫数目、阳性淋巴结和总淋巴结数比值与预后的相关性存在争议，但送检标本内一定数量的淋巴结有助于进行准确的N分期，并指导后续辅助治疗，建议清扫15枚以上淋巴结。

4 根治性顺行模块化胰脾切除术（Radical Antegrade Modular Pancreatosplenectomy，RAMPS）在胰体尾癌中的应用

（1）RAMPS手术根据是否联合左肾上腺切除分为前RAMPS和后RAMPS。

（2）Zhou Q等的Meta分析纳入了既往关于RAMPS与标准胰体尾癌根治术比较的5项回顾性临床共285例患者的资料，结果显示，两组术后并发症无明显区别，RAMPS组在R0切除率、淋巴结清扫及1年生存率方面具有优势，但两组术后复发无明显差别。

（3）RAMPS手术对胰体尾癌患者长期生存的影响仍有待临床研究证实，但因其理论上的合理性、操作上的可行性及围手术期的安全性，近年来应用日益广泛。

5 联合血管切除

（1）对仅肠系膜上静脉-门静脉累及且可切除重建的PC，如能达到R0切除，行联合肠系膜上静脉和（或）门静脉切除的胰十二指肠切除术，患者预后与无侵犯静脉行标准手术组无显著差异，明显优于仅行姑息手术的患者。

（2）静脉侵犯深度目前认为不影响静脉切除重建患者预后，但需进一步临床研究论证。

（3）目前，尚无高级别证据支持PC根治术中联合动脉切除重建。

（4）如胰体尾癌根治术中可行安全的腹腔干切除，且有望获得R0切除，经MDT to HIM讨论评估后，可选手术切除。

（5）由于联合动脉切除的PC手术并发症及围术期死亡率均高于未联合动脉切除组，且根治性有限，手术指征选择应较联合静脉切除持更为审慎态度，不建议联合肠系膜上动脉切除重建。

6 腹腔镜和机器人手术

（1）腹腔镜胰十二指肠切除术（LPD）的安全性不断提高，但作为一种复杂、高风险手术，需要强调较长时间的学习曲线和专业训练。我国学者进行的前瞻性多中心随机对照临床研究评价LPD的安全性，结果显示，对完成学习曲线、技术成熟的术者，LPD组住院时间显著短于开放手术组，两组围术期严重并发症发生率、术后90d内死亡率等差异无统计学意义。进一步的随访数据显示，由经验丰富的外科医生进行的LPD与OPD相比，3年OS相似。

（2）与开放手术相比，LPD“微创”优势已获证实，但“肿瘤学”获益效果仍需进一步验证。推荐开展临床研究或在大型专业中心由有经验胰腺外科医师实施此类手术。

（3）腹腔镜胰体尾切除术（LDP）的微创优势明显，在国内外广泛应用，但其“肿瘤学”获益仍需高级别证据证实。

（4）机器人手术与腹腔镜手术相比较，似在中转率有一定优势，在其余方面无明显差异。

（5）对存在明显胰外侵犯的PC开展腹腔镜和机器人手术尚有争议，需进一步总结。

7　PC手术标本的标准化检测和切缘状态评估

（1）在保障标本完整性前提下，提倡由外科和病理科医师合作完成胰十二指肠切除标本的标准化检测，对标本各个切缘分别进行标记及描述，以客观准确反映切缘状态。如联合肠系膜上静脉和（或）门静脉切除，应对静脉受累状况分别取材报告。

表22-4-5　PC手术切缘描述和静脉浸润深度的鉴定

切缘描述	浸润深度
胰腺前侧（腹侧）切缘	静脉壁外膜受累
胰腺后侧（背侧）切缘	
胰腺肠系膜上静脉沟槽切缘	
胰腺肠系膜上动脉切缘	累及静脉壁，但内膜未受累
胰腺断端	
胃切缘近端	
空肠切缘远端	
胆管切缘	累及静脉壁全层

（2）既往文献将切缘表面有无肿瘤细胞作为判断R0或R1切除的标准，以此标准，R0与R1切除患者预后差异无统计学意义。

（3）目前多采用以距切缘1mm内有无肿瘤浸润作为判断R0或R1切除的标准，即：距切缘1mm组织内如有肿瘤细胞浸润，为R1切除；如无肿瘤细胞浸润，为R0切除。以“1mm”为判断原则，R0与R1切除患者预后差异存在统计学意义。

（4）外科手术目的是达到R0切除，但由于胰腺的解剖特点及肿瘤的生物学行为，难以避免以R1切除为手术结果，但仍可改善患者预后。

（5）姑息性切除特指R2切除，对改善预后作用尚待评估。文献报道，与仅行姑息性短路手术比较，R2切除并未改善预后和生活质量，应予避免。

第三节　化疗

1　化疗原则

（1）化疗属于全身系统性治疗，可用于所有分期PC，包括术后辅助化疗，可切除和交界可切除PC的新辅助化疗，局部进展期、合并远处转移及复发PC的一线、后续化疗等。

（2）化疗前应进行MDT to HIM讨论，包括患者体能状态、肿瘤分期等，制订合理治疗目标。

（3）在化疗开始前应与患者讨论治疗目标，鼓励参与临床试验。

（4）对接受化疗患者需行密切随访。

2 常用化疗药物与化疗方案

PC常用化疗药物包括：氟尿嘧啶类（5-FU、卡培他滨、替吉奥），吉西他滨，铂类（顺铂、奥沙利铂），伊立替康类（伊立替康、脂质体伊立替康），白蛋白结合紫杉醇等。

PC常用化疗方案主要分四大类，具体如下：

（1）以吉西他滨为基础的化疗方案：

1）吉西他滨

2）吉西他滨+白蛋白结合紫杉醇

3）吉西他滨+顺铂

（2）以氟尿嘧啶类为基础的化疗方案：

1）5-FU+亚叶酸

2）卡培他滨

3）替吉奥

4）5-FU+亚叶酸+奥沙利铂（OFF）

5）FOLFOX

6）卡培他滨+奥沙利铂（CapeOx）

7）5-FU+亚叶酸+伊立替康（FOLFIRI）

8）5-FU+亚叶酸+脂质体伊立替康

9）FOLFIRINOX和改良FOLFIRINOX（mFOLFIRINOX）

10）NALIRIFOX

（3）吉西他滨联合氟尿嘧啶类的化疗方案：

1）吉西他滨+卡培他滨

2）吉西他滨+替吉奥

（4）其他化疗方案：

1）GTX（吉西他滨+多西他赛+卡培他滨）

2）序贯化疗

3 化疗的应用

（1）辅助化疗：辅助化疗对PC术后具明确疗效，能防止或延缓肿瘤复发转移，提高术后生存率，应积极推荐术后辅助化疗。对未行新辅助化疗且术后身体恢复良好者，辅助化疗尽量在8周内进行。最新研究表明，适当延缓术后辅助化疗到12周并不影响预后。对那些接受过新辅助化疗者，辅助治疗方案应根据其对新辅助治疗的反应和其他临床考虑选择。

（2）可切除和交界可切除PC新辅助化疗：对新辅助治疗价值的理解正在逐渐发展，医疗技术正在向扩大切除范围方向发展，但新辅助治疗可否提高治愈率，尚需临床研究结果证实。新辅助化疗目的是筛选出根治性手术能获益者、提高R0切除率，降低淋巴结转移率，最终提高患者生存，有时也可与放疗联合使用。一般根据体能状态，优先选择ORR高的化疗方案，如FOLFIRINOX/mFOLFIRINOX（ECOG评分0~1分）或吉西他滨+白蛋白结合紫杉醇方案（ECOG评分0~2分）。

（3）局部进展期、合并远处转移及复发PC的一线、后线化疗：主要目的是延长生存，提高生活质量。部分患者经系统化疗，联合或不联合放疗后，也可达到手术切除标准。

第四节　放疗

1　放疗原则

（1）PC对X线的放射抵抗性较高，其毗邻空腔脏器不能耐受高剂量照射，因此，对PC是否进行放疗需由MDT to HIM整合评估后决定。

（2）放疗最好与化疗联合使用：

1）放疗期间常用吉西他滨或氟尿嘧啶类药物作为增敏剂，又称为同步化放疗。

2）放疗前强烈建议2~4个疗程的诱导化疗，以抑制潜在转移灶；并作为筛选患者手段，排除恶性程度高且已发生远处转移患者，避免不必要放疗。

（3）PC的放疗常用于6种临床情况：

1）辅助放疗

2）可切除和交界可切除PC的新辅助放疗

3）局部进展期

4）局部复发PC

5）姑息性放疗

6）术中放疗（Intraoperative Radiotherapy，IORT）

2　常用放疗方案

（1）放疗（RT）

（2）化放疗（chemoradiation，CRT）

（3）三维适形放疗（3-D Conformal Radiation Therapy，3D-CRT）

（4）调强适形放疗（Intensity-Modulated Radiation Therapy，IMRT）

（5）立体定向放疗（Stereotactic Body Radiation Therapy，SBRT）

（6）质子重离子

3 放疗应用

（1）辅助放疗：目前对术后辅助放疗的应用仍有争议。虽然尚无高级别证据支持，但多项回顾性大样本病例对照研究结果显示，对存在高危因素（如R1切除、淋巴结阳性或淋巴血管侵犯之一）患者，术后放疗有生存获益。2019年ASTRO指南建议：手术切除后的PC，对部分高危患者（高危临床特征包括淋巴结和切缘阳性，不管肿瘤在胰腺内定位如何），有条件地推荐采用常规分割放疗联合化疗。美国肿瘤放疗协会（RTOG）建议照射范围包括肿瘤床、胰肠吻合口及邻近淋巴结引流区（腹腔干、肠系膜上动脉、门静脉和腹主动脉周围）。但近年来多项基于术后局部复发部位的研究建议缩小照射靶区，仅需照射腹腔干和肠系膜上动脉起始段周围的高危复发区域，并避免照射胆肠吻合口和胰肠吻合口。放疗总剂量为45~46Gy，分割剂量1.8~2.0Gy/次，高危复发部位可加量。对切除术后接受辅助治疗的PC患者，建议全身化疗4~6个月后进行化放疗。

（2）可切除和交界可切除PC新辅助化放疗：目的是提高R0切除率，并使生存获益，推荐在诱导化疗后给予新辅助放疗。Ⅲ期PREOPANC研究，纳入246例可切除或交界可切除PC，其中119例术前接受过联合吉西他滨的新辅助化放疗，127例患者直接接受手术治疗，所有患者术后均给予吉西他滨辅助治疗。与直接手术相比，新辅助化放疗患者R0切除率明显提高（71.0% vs 40.0%，$P<0.01$）；可切除亚组分析结果显示，新辅助化放疗+手术较直接手术并未延长中位OS（14.6个月 vs 15.6个月，$P=0.830$）；但新辅助化放疗延长了交界可切除亚组的中位OS（17.6个月 vs 13.2个月，$P=0.029$）。新辅助化放疗中的放疗尚无标准方案，常用总剂量为45~54Gy，1.8~2.0Gy/次，每周照射5次。亦可采用总剂量36Gy，2.4Gy/次，每周5次照射。Ⅲ期PREOPANC-2研究也提示交界可切除PC可从新辅助放疗方案获益。

（3）局部进展期PC同步化放疗：强烈建议在3~6个月诱导化疗后进行，一般建议仅照射临床可见肿瘤，采用SBRT技术时，可依据影像学中可见肿瘤范围进行非均匀外扩，形成计划靶区，可能获得更好的局控效果。放疗剂量：常规分割放疗，总剂量为45~54Gy，1.8~2.0Gy/次，每周5次。如肿瘤远离消化道，在不超过消化道耐受剂量前提下，放疗总剂量可相应提高。如肿瘤未侵犯消化道，或距消化道大于1cm，可用SBRT技术，推荐分割剂量为30~45Gy/3次，或25~45Gy/5次。

（4）手术后局部肿瘤和（或）区域淋巴结复发的化放疗：对未接受过放疗患者，建议化疗后行同步化放疗。放疗靶区和剂量同“局部进展期PC的同步化放疗”。

（5）姑息性放疗：对选择性部分转移性PC，推荐对原发或选定的转移病灶采取姑息性放疗，控制症状。①腹背疼痛：对原发病灶行放疗，放疗剂量为25~36Gy，分割剂量为2.4~5.0Gy/次。②对转移性病变（如骨转移）行放疗，总剂量为30Gy/10次照射，或SBRT单次8.0Gy照射，或分次SBRT治疗。

（6）术中放疗：指在手术中切除肿瘤后对瘤床、淋巴引流区，或残存肿瘤，或不能切除的肿瘤，在术中直视下，给予一次性大剂量照射。由于是在直视下视野，能使肿瘤受到大剂量照射的同时保护周围正常组织，从而提高肿瘤局部控制率。但术中放疗目前尚未被大规模临床研究证实能提高PC生存率，该方面研究应在有条件的医院进行临床试验。

第五节　靶向和免疫治疗

1　靶向治疗

（1）厄洛替尼：是EGFR酪氨酸激酶抑制剂。早在2007年，厄洛替尼作为PC的第一个靶向治疗药物，与吉西他滨联用已被推荐作为局部进展期与合并远处转移PC的一线治疗，后续有研究提示KRAS野生型患者用厄洛替尼效果可能较好。但由于厄洛替尼的总体疗效不高，且后续辅助治疗临床研究为阴性结果，使厄洛替尼在PC的临床应用上并不广泛。

（2）PARP抑制剂：2019年POLO研究，针对携带BRCA1/2基因突变合并远处转移PC，将PARP抑制剂奥拉帕利用于一线铂类化疗无进展后的维持治疗，PFS从3.8个月延长至7.4个月，真正开启了PC靶向治疗新时代。接着，同为PARP抑制剂的鲁卡帕尼也被用作维持治疗。

（3）一些罕见靶点：包括恩曲替尼、拉罗替尼、赛尔帕替尼、达拉非尼+曲美替尼、德曲妥珠单抗，但这些药物都是在泛瘤种的研究中证实对胰腺癌有效。

（4）作为胰腺癌中最常见的突变，KRAS是很有前途的治疗靶点，但可惜的是，几十年来，KRAS蛋白一直被认为是“无药可治的”，直到2013年Ostrem JM等设计出直接针对KRAS G12C的抑制剂。在后续临床试验中，Strickler JH等将索托拉西布用于KRAS G12C突变的转移性胰腺癌二线及以上治疗，共有38名患者，客观缓解率为21%，中位无进展生存期为4.0个月，中位总生存期为6.9个月。Bekaii-Saab TS等将阿达格拉西布用于KRAS G12C突变的晚期实体瘤患者，其中胰腺癌21例，ORR为33.3%。但遗憾的是，KRAS G12C突变仅发生在1%~2%的胰腺癌中。

（5）在KRAS野生型胰腺癌中，吉西他滨联合尼妥珠单抗显示出比单药吉西他滨更好的生存。尼妥珠单抗，是大分子抗EGFR单抗，2023年获批胰腺癌适应证，适用于吉西他滨联合治疗KRAS野生型局部进展或转移性胰腺癌，NOTABLE研究（Ⅲ期临床）结果显示：尼妥珠单抗联合GEM一线治疗KRAS野生型胰腺癌患者，总生存期从8.5个月延长至10.9个月，PCS07研究（Ⅱ期）提示全人群及EGFR高表达胰腺癌患者依然可从尼妥珠单抗联合治疗中获益，安全性良好。

（6）抗血管生成治疗：尽管目前尚未有Ⅲ期临床研究证实化疗联合抗血管生成治疗优于单纯化疗，但许多Ⅱ期研究已经发现小分子TKI类抗血管生成治疗药物如安罗替尼、索凡替尼等与化疗联用可以延长生存，提高ORR率，且可以增加免疫检查点抑制剂的效果。

（7）鼓励参加靶向治疗药物的临床研究。

2 免疫治疗

（1）具有高度微卫星不稳定性（MSI-H）、错配修复缺陷（dMMR）或高突变负荷（TMB）分子特征的局部进展或合并远处转移的PC可选择PD-1单抗免疫治疗。

（2）目前，尚无证据表明使用免疫检查点抑制剂CTLA-4/PD-1/PD-L1抗体可使无上述分子特征的PC获益。

（3）PC总体来说还是免疫冷肿瘤，肿瘤的微环境处于免疫抑制状态。如何把免疫冷肿瘤变成热肿瘤，是近年来PC免疫治疗研究的热点。通过化疗、靶向治疗、放疗、纳米刀等治疗提高免疫治疗疗效的临床研究正在进行中。

（4）目前也有许多双抗免疫治疗和靶免治疗的临床研究，鼓励患者参加。

3 基因检测

（1）PC有4个主要驱动突变基因，主要是KRAS，其次是TP53、SMAD4和CD-KN2A，除此以外，还有一些突变频率不高的基因变异，但与PC发生及治疗疗效相关。随着PARP抑制剂应用成功，同源重组缺陷相关基因变异越来越引起临床重视。

（2）对任何确诊的PC，推荐使用全面的遗传性肿瘤基因谱行胚系突变检测。

（3）对致病性突变检测阳性或具有明确家族史的患者，推荐开展深入遗传分析评估（如详细调查疾病家族史等）。

（4）对接受治疗的局部进展期或合并远处转移的PC患者，推荐开展基于肿瘤组织样本的体细胞基因谱分析；对无法获得组织样本的病例，可行外周血ctDNA检测。

（5）局部进展期或合并远处转移的PC患者均应进行MSI/MMR/TMB检测。

（6）国际癌症研究机构/美国医学遗传学与基因组学学会和胚系突变等位基因解读实证联盟将基因变异按照风险程度由高至低分为5级：致病性（5级，致病可能性>0.99）；可能致病性（4级，致病可能性为0.95~0.99）；意义未明（3级，致病可能性为0.05~0.949）；可能良性（2级，致病可能性为0.001~0.049）；良性（1级，致病可能性<0.001）。

第六节 其他治疗

1 支持治疗

（1）PC可通过多种不同因素导致营养不良甚至恶病质发生，包括：①肿瘤相关全身因素，如脂肪组织生理学中的变化、全身炎症等；②胰腺功能改变的相关因素，如胰腺外分泌功能不全、胰腺内分泌功能改变等；③胰腺与其他消化器官密切相互作用的相关因素，如消化道梗阻、菌群紊乱等。

（2）营养支持治疗应贯穿PC治疗的始终，尤以终末期患者为主，其目的是减轻临床症状和提高患者生活质量。

（3）对体能状态较差的患者，优先推荐营养支持治疗。

（4）围术期及PC系统治疗期间也需选择合适的营养支持治疗。

（5）胰腺癌患者常伴有免疫功能低下，条件允许可考虑使用免疫调节剂，如胸腺法新等。

2 疼痛治疗

（1）疼痛是绝大多数PC就诊时的主要症状。PC所致疼痛主要原因包括PC对周围神经的直接浸润、胰腺周围神经炎症、PC所致包膜张力增加以及胰头肿瘤致胰管压力增高。

（2）疼痛治疗以镇痛药物治疗为基础，常需手术、介入、神经阻滞、化疗、放疗、心理治疗等多学科合作和多方式联合。选择最佳镇痛治疗方法，首先需要明确疼痛原因。

（3）镇痛药物管理在PC疼痛治疗中尤为重要，需MDT to HIM讨论后按癌痛治疗三阶梯方法开展。

（4）阿片类制剂是PC疼痛治疗的基石，若阿片类药物不能控制疼痛或导致不能耐受的不良反应，推荐使用神经丛切断、EUS引导或CT引导下的神经丛消融术或无水酒精注射等。

（5）疼痛管理应达到的目标：充分镇痛、最优生存、最小不良反应、避免异常用药。

3 姑息治疗

（1）PC姑息治疗目的主要是缓解胆管和消化道梗阻，为其他治疗创造机会，改善生活质量，延长生存时间。

(2) 对合并梗阻性黄疸的不可切除的PC，首选内镜胆道支架置入术。对支架留置失败或因其他原因无法行内镜治疗，可选择PTCD。

(3) 姑息性胆肠吻合术仅适于因技术困难或存在禁忌无法通过内镜或PTCD减黄者。

(4) 胰头癌合并消化道梗阻的治疗方式并未达成共识，开放或腹腔镜下胃空肠吻合术以及内镜下消化道支架置入等均为可行之选。对合并消化道梗阻的晚期PC，预计病人生存期较长且一般情况良好时，建议行胃空肠吻合术；预计生存期较短或一般情况较差无法耐受手术者，可行内镜下支架置入。

(5) 对尚无消化道梗阻，但在外科手术探查中发现肿瘤无法根治性切除的PC患者，目前并无证据表明预防性胃空肠吻合术使患者获益，且可能增加围术期并发症而推迟全身系统治疗时间，故不建议行预防性胃空肠吻合术。

(6) 对在外科探查术中发现肿瘤无法根治性切除或因消化道梗阻行胃空肠吻合术的患者，若同时合并胆道梗阻，可行姑息性胆肠吻合术或双旁路手术（胆肠吻合+胃空肠吻合术）。

4　纳米刀

(1) 又称不可逆性电穿孔，该技术2011年被美国FDA批准用于临床，主要针对局部进展期PC。

(2) 纳米刀的优势：消融时间短，治疗区域内神经、血管等重要组织得以保留，不受热岛效应影响，治疗彻底、治疗边界清晰，并有与免疫治疗协同的效果。

(3) 2015年被中国FDA批准用于PC和肝癌的治疗，2021年国内亦发布纳米刀用于PC的专家共识。

5　介入治疗

(1) 动脉内灌注化疗栓塞术：采用动脉内灌注化疗治疗PC的效果存在争议，临床操作中建议：①若见肿瘤供血动脉，超选后行灌注化疗。②若未见肿瘤供血动脉，建议胰头、胰颈部肿瘤经胃十二指肠动脉灌注化疗；而胰体尾部肿瘤则根据肿瘤范围、血管造影情况，经腹腔动脉、肠系膜上动脉或脾动脉灌注化疗。③对伴有肝转移者经肝固有动脉灌注化疗，若造影见肝内转移灶血供丰富，可联合栓塞治疗。

(2) 晚期PC的其他相关介入治疗：可参考《晚期PC介入治疗临床操作指南（试行）》(第五版)。

6 针对间质的治疗

PC与其他恶性肿瘤有一个很大区别，就是间质丰富。因此，去间质治疗一直是PC研究热点，包括透明质酸酶抑制剂、Hedgehog信号阻断剂、基质金属蛋白酶抑制剂及肿瘤相关成纤维细胞去除剂等。

近年来最受关注的Ⅲ期临床研究就是聚乙二醇透明质酸酶α，但可惜的是，即使透明质酸高表达，聚乙二醇透明质酸酶α联合吉西他滨+白蛋白结合紫杉醇在合并远处转移PC中的疗效并不优于单纯化疗。

目前更多研究认为，PC间质是复杂且动态的结构，可能存在多个亚型，不同亚型对治疗的敏感性及预后可能不同，肿瘤相关成纤维细胞在其中发挥重要作用，多项针对肿瘤相关成纤维细胞治疗的临床研究正在开展中。

7 中医药治疗

（1）中医药治疗是PC整合治疗的组成之一，与西医治疗相比，中医药并非着眼于直接杀灭癌细胞，而是注重于“扶正”调理。

（2）中医药可用于早期PC根治术后的巩固阶段，有助于促进机体功能恢复；用于中晚期PC姑息术后或放化疗后的联合或巩固或维持阶段，有助于增强机体抗癌能力，降低放化疗或靶向药物治疗毒性，改善症状，提高生活质量。

（3）在治疗思路上，西医更强调精准治疗，尽管会取得疗效，但相应副作用不容忽视。中医更强调宏观和整体观念，更注重“人”这个整体，相对西医靶向性比较模糊。

（4）中医可对PC在各个阶段进行辨证求因，审因论治，给出相应理法方药，且因人而异。将中医与西医治疗思路整合起来，不仅可弥补中医对PC本身微观认识的不足，更重要的是可以发挥它的长处，真正达到治病与救人的目的。

（5）中医病因病机。本病病位在胰腺，常因外感湿热之邪、忧思恼怒、嗜食肥甘厚腻等因素导致肝失疏泄、运化失司、气血失和、湿热蕴结、瘀毒内生，积而成瘤。

病术符合“六腑传化物而不藏”的特征，中医病理不“腑病多实”一致，表现为疏泄失常，湿热蕴结。

（6）中西医结合治疗原则。总则：以清热化湿中药为基础的中西医结合治疗。

7.1 中医药治疗

治则：清热化湿、理气通腑。

主方：三仁汤（清·吴瑭·温病条辨）或清胰化积方。

主药：薏苡仁、白豆蔻、半枝莲、蛇六谷、白花蛇舌草、绞股蓝等。

随证（或症）加减

热毒：加用大柴胡汤（汉·张仲景·伤寒论）。用药：柴胡、黄芩、半夏、大黄、枳实、白芍、生姜、大枣。

湿热：加用茵陈蒿汤（汉·张仲景·伤寒论）。用药：茵陈、大黄、栀子。

湿阻：加用二陈汤或平胃散（宋·太平惠民和剂局方）。用药：半夏、陈皮、茯苓、甘草、苍术、厚朴。

气滞：加用逍遥散（宋·太平惠民和剂局方）。用药：柴胡、当归、白术、白芍、茯苓、八月札、枸橘子。

阴虚：一贯煎（清·魏之琇·柳州医话）、二至丸（明·王三才·医便）或杞菊地黄丸（清·董西园·医级宝鉴）。用药：沙参、麦冬、生地，芦根。

瘀血：膈下逐瘀汤（清·王清任·医林改错）、失笑散（宋·太平惠民和剂局方）。用药：桃仁、红花、莪术、三棱、延胡索、地鳖虫、三七。

黄疸：加茵陈、青蒿、栀子、郁金、姜黄。

腹痛：加延胡索、木香、香附、枸橘子。

痞块：加天龙、干蟾皮、山慈菇、浙贝母、藤梨根、红豆杉、猫爪草。

出血：加三七、花蕊石、茜草、蒲黄、白茅根、大蓟、小蓟。

便秘：加大黄、虎杖、蒲公英。

腹泻：加防风、土茯苓，葛根。

厌食：加六轴、山楂、鸡内金、莱菔子。

腹水：加车前子、大腹皮、泽泻、猪苓、槟榔。

肾虚：淫羊藿、山药、山茱萸，生地、熟地。

恶心：干姜、半夏、竹茹。

腹胀：枳实、大腹皮。

肠粘连：皂角刺、红藤、白蒺藜。

7.2 中成药治疗

口服制剂

西黄丸：每次 3g，每日 2 次。用于胰腺癌正气未虚者。

平消胶囊：每次 4~8 粒，每日 3 次。用于胰腺癌毒瘀内结者。

华蟾素片：每次 2~3 片，每日 2~3 次。用于胰腺癌毒瘀内结者。

八宝丹胶囊：口服，每次 1~2 粒，每日 2~3 次。用于胰腺癌正气未虚者。

槐耳颗粒：每次 1 包，每日 2 次。用于胰腺癌毒瘀内结者。

消癌平片：每次 6~8 粒，每日 2 次。用于胰腺癌毒瘀内结者。

金龙胶囊：每次 2~3 粒，每日 2 次。用于胰腺癌毒瘀内结者。

注射剂

华蟾素注射液：每次 10~20ml，用 5% 葡萄糖注射液 500ml 稀释后缓慢静脉滴注。每日或隔日 1 次。14 次为 1 疗程。

复方苦参注射液：每次 10~20ml，用 5% 葡萄糖注射液 500ml 稀释后缓慢静脉滴注。每日或隔日 1 次。14 次为 1 疗程。

消癌平注射液：每次 20~100ml，用 5% 葡萄糖注射液 500ml 稀释后缓慢静脉滴注。每日或隔日 1 次。14 次为 1 疗程。

7.3 中药外治

胰腺癌腹水者，用单层纱布包皮硝，敷于脐部，融化后可换之。

胰腺癌腹部可扪及肿块者，用大黄、朴硝研细末，大蒜捣烂和匀，外敷患处。胰腺癌腹水者，用甘遂、大戟、芫花等研细末，取大蒜头捣烂，水调成糊，外敷脐上。

第七节 合并远处转移PC治疗的整合决策

1 治疗原则

（1）合并远处转移PC属于全身晚期肿瘤，不可切除，治疗以全身性系统治疗为主，如化疗。

（2）治疗前需行体能状态评估：分为体能状态良好（ECOG评分0~1分）、体能状态较好（ECOG评分0~2分）和体能状态较差（ECOG评分> 2分）。

（3）治疗前需获得病理学确诊：优先推荐对转移灶行穿刺活检，如转移灶无法获得，则建议行超声内镜穿刺原发灶。

（4）合并远处转移PC的总体疗效不佳，建议积极参与临床研究。

（5）合并远处转移PC建议开展基因检测和MSI/MMR/TMB检测，有助于指导最佳药物治疗方案并参与相关临床研究。

2 体能状态较好患者常用一线治疗方案

体能状态较好患者常用一线治疗方案：多选择联合用药方案。

（1）FOLFIRINOX/mFOLFIRINOX（体能状态良好）。

（2）NALIRIFOX（体能状态良好）。

（2）吉西他滨+白蛋白结合紫杉醇（体能状态较好）。

（3）对存在BRCA1/2或PALB2基因突变者，推荐采用含铂类的化疗方案，如FOLFIRINOX/mFOLFIRINOX或者吉西他滨+顺铂。

（4）吉西他滨+替吉奥。

（5）吉西他滨+卡培他滨。

（6）吉西他滨+厄洛替尼。

（7）5-FU+亚叶酸+奥沙利铂（OFF）。

（8）卡培他滨+奥沙利铂（CapeOx）。

3　体能状态较差者常用一线治疗方案

体能状态较差者常用一线治疗方案：多选择单药方案。

（1）营养支持治疗。

（2）吉西他滨单药。

（3）替吉奥。

（4）卡培他滨。

（5）如基因检测有NTRK融合，可选拉罗替尼或恩曲替尼治疗；如RET基因融合阳性，可选赛尔帕替尼；如BRAF V600E突变阳性，可选达拉非尼+曲美替尼；如具有高度微卫星不稳定性（MSI-H）、错配修复缺陷（dMMR）或高突变负荷（TMB）分子特征，可选PD-1单抗免疫治疗。

（6）姑息性放疗：合并远处转移PC一般不建议放疗，除非需行姑息性放疗止痛或原发病灶是唯一的病情进展部位。

4　维持治疗

（1）一线化疗4~6个月无进展，若体能状态较好，可考虑维持治疗。

（2）目前推荐的维持治疗方案，针对存在胚系BRCA1/2基因突变者，经含铂方案化疗≥16周后肿瘤无进展，建议奥拉帕利维持治疗；针对存在胚系或体系BRCA1/2、PALB2基因突变者，可选用鲁卡帕尼维持治疗。

（3）另外，临床上尝试的其他维持方案有：①FOLFIRINOX方案后用FOLFIRI、FOLFOX或卡培他滨维持治疗。②吉西他滨联合白蛋白结合紫杉醇后，改变原方案用药间隔或单药吉西他滨维持治疗。③替吉奥联合白蛋白结合紫杉醇后用替吉奥维持治疗。④ 维持治疗的时间定义为持续至疾病进展或不良反应难以耐受。

5　二线治疗及多线治疗

（1）一线治疗后进展者，依据一线化疗方案、体能状态、并发症及不良反应等选择二线治疗方案。

（2）一般一线使用以吉西他滨为基础的化疗，则二线选择以氟尿嘧啶类为基础的化疗方案；而一线使用以氟尿嘧啶类为基础的化疗，则二线选择以吉西他滨为基础的化疗方案。

（3）如体能状态较好，二线化疗比单纯的支持治疗更有效。

（4）若存在KRAS G12C突变，可选用索托拉西布或阿达格拉西布。

（5）若HER2阳性（免疫组化3+），可选用德曲妥珠单抗。

（6）二线治疗后，是否继续开展后线治疗存在争议，尚无明确方案，建议参加临床研究。

6 外科治疗

（1）不推荐对合并远处转移PC行减瘤手术。

（2）部分合并远处寡转移灶（单个器官转移、转移灶数量≤3个）的PC，经一段时间系统化疗后，若肿瘤明显退缩且预计手术能达到R0切除，推荐参加手术切除的临床研究。

（3）对合并胆道或消化道梗阻的远处转移PC，优先考虑经内引流支架置入解除梗阻。若支架置入失败且患者体能状态尚可时，可考虑行姑息性旁路手术。

第八节 局部进展期PC治疗的整合决策

1 治疗原则

（1）局部进展期PC属于局部晚期肿瘤，不可切除，初始治疗不推荐手术切除，而以非手术治疗作为一线治疗。

（2）治疗前需行体能状态评估：体能状态良好（ECOG评分0~1分）、体能状态较好（ECOG评分0~2分）、体能状态较差（ECOG评分> 2分）。

（3）治疗前需获得病理学确诊：推荐超声内镜穿刺活检。

（4）局部进展期PC的总体疗效不佳，建议积极参与临床研究。

（5）局部进展期PC建议开展基因检测和MSI/MMR/TMB检测，有助于指导治疗方案并参与临床研究筛选。

2 体能状态较好者常用一线治疗方案

体能状态较好者常用一线治疗方案：基本同合并远处转移PC。

3 体能状态较差者常用一线治疗方案

体能状态较差者常用一线治疗方案：基本同合并远处转移PC。

4 二线治疗及多线治疗

（1）经系统性化疗3~6个月后疾病稳定，可考虑加用放疗。

（2）一线治疗后进展，依据一线化疗方案、体能状态、并发症及不良反应等选择二线治疗方案。

（3）一线使用以吉西他滨为基础的化疗，则二线选择以氟尿嘧啶类为基础的化疗；一线使用以氟尿嘧啶类为基础的化疗，则二线选择以吉西他滨为基础的化疗。

（4）如果体能状态较好，二线化疗比单纯的支持治疗更有效。

（5）若存在KRAS G12C突变，可选用索托拉西布或阿达格拉西布。

（6）若HER2阳性（免疫组化3+），可选用德曲妥珠单抗。

（7）二线治疗后，是否继续开展后线治疗存在争议，尚无明确方案，建议参加临床研究。

5 外科治疗

（1）近年来研究发现，有超过20%的局部进展期PC患者在一线治疗后通过转化能获得手术切除机会，且预后明显好于单纯化疗或化放疗。

（2）尽管目前对局部进展期PC手术切除还缺少随机对照研究，但仍推荐全身状况较好的局部进展期患者尝试转化治疗。

（3）局部进展期PC目前尚无最佳转化治疗方案，一般选择ORR较高的FOLFIRINOX/mFOLFIRINOX或者吉西他滨+白蛋白结合紫杉醇方案，结合放疗有可能提高R0切除率、提高病理反应率，但对生存影响还有争议，且放疗有可能会增加手术难度。另外，在化疗基础上联合应用抗血管生成治疗或联合应用免疫检查点抑制剂治疗可能提高ORR率。一项单臂、开放性、Ⅱ期临床研究，使用索凡替尼联合吉西他滨和白蛋白结合紫杉醇方案转化治疗局部进展期PC，结果显示ORR 40%，DCR 80%，50%患者接受了R0切除。建议可参加此类临床研究。

（4）转化治疗后出现以下情况：①CA19-9水平下降50%；②临床改善（即体能状态、疼痛、体重/营养状态改善）；③影像学评估PR或SD；④PET/CT代谢值下降30%以上，经MDT to HIM讨论可考虑手术切除，以腹腔镜探查为首选。

第九节　可切除PC治疗的整合决策

1　根治性切除手术

（1）术前评估：包括高危因素、体能状态、营养评估、黄疸等。

（2）无高危因素、无手术禁忌证患者推荐行根治性切除手术。

2　新辅助治疗在可切除PC中的应用

（1）新辅助治疗可提高可切除PC的R0切除率，降低淋巴结阳性率，但对提高总体生存的效应还未达成共识。加上目前PC对用新辅助治疗手段的总体有效率不高，部分患者可能会因新辅助治疗失败而错失根治性切除机会；而且新辅助治疗前的穿刺明确病理学诊断及减黄均为有创性操作，因此目前对所有可切除PC常规开展新辅助治疗还持谨慎态度。

（2）对合并以下高危因素的可切除PC，推荐开展新辅助治疗：①非常高的血清CA19-9水平；②肿瘤较大；③区域淋巴结较大；④体重明显减轻；⑤极度疼痛。

（3）但目前针对上述高危因素，尚缺乏统一的量化标准。

（4）2016年中国抗癌协会胰腺癌专业委员会多学科临床研究协作学组（Chinese Study Group For Pancreatic Cancer，CSPAC）专家共识推荐术前“CEA+、CA125+、CA19-9 ≥1000 U/ml”的可切除PC开展新辅助治疗。

（5）液态活检标志物和能反映肿瘤代谢负荷的PET在评估高危因素方面显示潜在的临床应用前景。

3　新辅助治疗常用方案

（1）FOLFIRINOX/mFOLFIRINOX（体能状态良好者），或者吉西他滨+白蛋白结合紫杉醇（体能状态较好者）。

（2）对BRCA1/2或PALB2突变的患者，推荐采用含铂类化疗方案，如FOLFIRINOX/mFOLFIRINOX或吉西他滨+顺铂。

（3）吉西他滨+替吉奥。

（4）吉西他滨单药。

（5）新辅助放疗：放疗在可切除PC新辅助治疗中的价值尚缺乏高质量临床研究，如准备开展新辅助放疗，通常建议在放疗前先接受诱导化疗。

4　新辅助治疗后的评估

（1）可切除PC的新辅助治疗一般为2~4个周期，在最后一次新辅助治疗后的4~8周内进行手术探查。

（2）新辅助治疗期间应密切监测血清肿瘤标志物变化和影像学检查，对新辅助治疗效果不佳患者可考虑及时进行手术干预。若疾病进展无法手术切除，应遵循不可切除PC的治疗原则。

5 辅助治疗在可切除PC中的应用

（1）根治性切除手术后的PC如无禁忌证，均推荐行辅助治疗。

（2）但也有文献报道，如果肿瘤小于1cm，即T1a和T1b的患者，辅助治疗似乎不能带来生存获益。

（3）术后体能状态恢复较好患者，辅助治疗起始时间尽可能控制在术后8周内；体能状态恢复较差的患者，辅助治疗时间可以延至术后12周，但需尽可能完成足够疗程（6~8个疗程）。

（4）液态活检标志物如CTCs能提示术后辅助治疗延期或不做对预后的影响。

6 辅助治疗常用方案

（1）mFOLFIRINOX（体能状态良好者）。

（2）吉西他滨+卡培他滨。

（3）吉西他滨。

（4）替吉奥。

（5）5-FU+亚叶酸。

（6）APACT研究（国际性多中心Ⅲ期随机对照临床试验）结果显示，吉西他滨+白蛋白结合紫杉醇方案可延长PC根治术后病人OS，亚组分析结果显示，T3期合并淋巴结转移者更明显，可将其作为辅助化疗的备选方案。

（7）新辅助化疗后接受序贯根治手术且术后无复发或转移证据的可切除PC，建议经MDT to HIM评估后决定是否继续开展辅助化疗，参考前期新辅助化疗效果或临床研究结论制订化疗方案。

（8）辅助放疗：目前对于术后辅助放疗的应用仍有争议。对术后有肿瘤残留或有淋巴结转移者，建议术后行辅助放疗。虽无高级别证据支持，但多项回顾性大样本病例对照研究结果显示，对于存在高危因素（如R1切除、淋巴结阳性或淋巴血管侵犯之一）的患者，术后放疗可获得生存获益。

第十节 交界可切除PC治疗的整合决策

1 外科治疗

（1）交界可切除PC患者直接手术可能导致切缘阳性（R1/2），影响预后。研究结果证实，新辅助治疗能提高肿瘤的R0切除率、降低淋巴结转移率、减少神经和血管浸润、延长患者无瘤生存时间；此外，新辅助治疗有助于评估肿瘤的生物学行为，若在新辅助治疗期间病情进展，则预示肿瘤的生物学行为较差，难以从手术中获益。因此，针对体能状态较好的交界可切除PC患者，推荐先给予新辅助治疗。

（2）对于新辅助治疗后序贯手术切除的患者，联合静脉切除如能达到R0根治，则患者的生存获益与可切除患者相当。联合动脉切除对患者预后的改善存在争论，尚需前瞻性大样本的数据评价。

（3）不推荐对这部分患者行姑息性R2切除，特殊情况如止血等挽救生命时除外。

（4）关于交界可切除PC的治疗策略，目前缺乏大型临床研究数据支持，鼓励参与临床研究。

2 新辅助治疗常用方案

新辅助治疗常用的方案：化疗方案基本同可切除胰腺癌。

（1）FOLFIRINOX/mFOLFIRINOX（体能状态良好者）。

（2）吉西他滨+白蛋白结合紫杉醇（体能状态较好者）。

（3）对BRCA1/2或PALB2突变的患者，推荐采用含铂类的化疗方案，如FOL-FIRINOX/mFOLFIRINOX或者吉西他滨+顺铂。

（4）吉西他滨+替吉奥。

（5）新辅助放疗：放疗在交界可切除胰腺癌患者新辅助治疗中的价值尚缺乏高质量临床研究佐证，如果准备开展新辅助放疗，常建议在放疗前先接受诱导化疗。

3 新辅助治疗后的评估

（1）目前，对新辅助治疗的周期也无明确标准，一般推荐2~4个周期的新辅助治疗，根据治疗前后肿瘤大小、肿瘤标记物、临床表现及体能状态的变化等，由MDT to HIM进行疗效评估。新辅助治疗后病情无进展者，即使影像学检查未发现肿瘤降期，也应行手术探查。首选腹腔镜探查，在排除远处转移后应争取根治性切除。

（2）经新辅助治疗后疾病进展或仍无法根治性切除的患者，按不可切除PC的化疗原则继续化疗。

4 辅助治疗

（1）交界可切除PC术前都经过新辅助治疗，术后经MDT to HIM评估后再决定是否追加辅助化疗。

（2）辅助化疗方案参考对新辅助化疗的效果或临床研究结论制订，依据患者体能状态选择新辅助化疗常用方案。

第五章

康复

第一节 术后康复

PC根治性切除术后需要在饮食、休息、活动等多方面加以注意，才能获得良好的术后康复效果。PC术后，特别是胰十二指肠切除或全胰腺切除术后，饮食需要从流质、半流质向软食、正常饮食逐步过渡，可根据消化吸收情况辅助服用一段时间的胰酶胶囊，以帮助食物特别是脂肪类食物的消化；同时还需注意密切监测血糖，控制血糖的稳定。

在日常生活中，PC患者应放松心情，保持良好心态，养成规律作息习惯，避免熬夜和过度疲劳，同时还应进行适当的锻炼，增强自身抵抗力。

术后良好康复能帮助患者更好地耐受术后辅助治疗，同时提高免疫力，减少术后复发机会。

第二节 术后随访

术后随访是通过定期应用血清肿瘤标志物和影像学检查等方法尽可能早地发现局部复发或远处转移，并及时予以治疗。

术后第1年，建议每3个月随访1次；第2~3年，每3~6个月随访1次；之后每6个月随访1次，随访时间至少5年。PC根治切除术后的复发率接近80%，即使生存时间超过5年的患者也会出现复发。

随访项目除病史和体征外，包括血常规、血生化、血清肿瘤标志物、胸部CT、全腹部（包括盆腔）增强CT等检查。怀疑肝转移或骨转移者，加行肝脏增强MRI和骨扫描，必要时行PET进一步检查。近年来，液态活检标志物在根治性切除术后随访中能更早发现复发转移的价值开始得到重视。

随访期间除监测肿瘤复发外，还应特别关注其他手术相关远期并发症如胰腺内外分泌功能、营养状态等，最大限度改善患者生活质量。

第三节 术后复发的治疗

PC根治性切除术后接近80%的患者会出现复发，大多数复发发生在手术后2年内。复发包括：局部复发和远处转移。局部复发定义为残余胰腺或手术床的复发，如沿腹腔干、肠系膜上动脉、主动脉或胰空肠吻合部位周围的软组织。远处转移分为三个类型：单纯肝转移、单纯肺转移和其他类型转移。

Tanaka等荟萃分析了89个研究共17313例PC根治性切除患者，发现20.8%的患者初次复发为局部复发，平均OS为19.8个月；26.5%的患者初次复发为单纯肝转移，平均OS为15.0个月；11.4%的患者初次复发为单纯肺转移，平均OS为30.4个月；13.5%的患者初次复发为腹膜播散，平均OS为14.1个月。

PC根治性切除术后出现复发，常预后不佳，但仍有相当多患者保持较好的体能状态，可以接受进一步治疗。复发治疗应经MDT to HIM讨论，以制订个体化的整合治疗方案，可参考“中华医学会肿瘤学分会PC早诊早治专家共识”。

1 局部复发（不伴远处转移）

（1）治疗可参考“局部进展期胰腺癌”。

（2）推荐化疗或化疗联合放疗。

（3）孤立局部复发病灶，技术上预计可行R0切除的患者，可考虑手术。

（4）需鉴别新发的PC，若肿物可切除，且体力状况可耐受手术，可按初次手术处理。

2 远处转移（伴或不伴局部复发）

（1）治疗可参考“合并远处转移的PC”。

（2）术后早期出现的转移（一般指2年内）。

1）应以全身治疗为主，如化疗。

2）全身治疗方案依据：患者体能状态、疾病进展及相关症状、前次化疗累积毒性、初始化疗效果、前次化疗间隔时间。

（3）术后晚期出现的转移（一般指2年后）。

1）多发转移：应以全身治疗为主，如化疗。全身治疗效果好再考虑辅以局部治疗。

2）孤立转移：如患者全身状况允许，可考虑局部治疗，如手术、放疗、消融治疗等，局部治疗前或后辅以全身治疗。既往未接受过放疗且可以接受系统化疗，可考虑复发区域同步放化疗。通常PC单纯肺转移的预后较其他部位转移预后好，对孤立或局限的肺部寡转移、化疗反应较好、有望获R0切除的肿瘤复发者，可以考虑手术切除或局部治疗。

参考文献

[1]KHALAF N，EL-SERAG H B，ABRAMS H R，et al. Burden of Pancreatic Cancer：From Epidemiology to Practice [J]. Clinical gastroenterology and hepatology：the official clinical practice journal of the American Gastroenterological Association，2021，19（5）：876-84.

[2]The global，regional，and national burden of pancreatic cancer and its attributable risk factors in 195 countries and territories，1990-2017：a systematic analysis for the Global Burden of Disease Study 2017 [J]. The lancet Gastroenterology & hepatology，2019，4（12）：934-47.

[3]Zheng RS，Chen R，Han BF，et al. [Cancer incidence and mortality in China，2022][J]. Zhonghua Zhong Liu Za Zhi，2024，46（3）：221-231.

[4]Jemal A，Tiwari RC，Murray T，et al. Cancer statistics，2004 [J]. CA Cancer J Clin，2004，54（1）：8-29.

[5]Siegel RL，Giaquinto AN，Jemal A. Cancer statistics，2024. CA Cancer J Clin，2024，74（1）：12-49.

[6]SHINDO K，YU J，SUENAGA M，et al. Deleterious Germline Mutations in Patients With Apparently Sporadic Pancreatic Adenocarcinoma [J]. Journal of clinical oncology：official journal of the American Society of Clinical Oncology，2017，35（30）：3382-90.

[7]HU C，HART S N，POLLEY E C，et al. Association Between Inherited Germline Mutations in Cancer Predisposition Genes and Risk of Pancreatic Cancer [J]. Jama，2018，319（23）：2401-9.

[8]LLACH J，CARBALLAL S，MOREIRA L. Familial Pancreatic Cancer：Current Perspectives [J]. Cancer management and research，2020，12：743-58.

[9]Paranal RM，Wood LD，Klein AP，et al. Understanding familial risk of pancreatic ductal adenocarcinoma. Fam Cancer. 2024 Apr 12.

[10]MOLINA-MONTES E，VAN HOOGSTRATEN L，GOMEZ-RUBIO P，et al. Pancreatic Cancer Risk in Relation to Lifetime Smoking Patterns，Tobacco Type，and Dose-Response Relationships [J]. Cancer epidemiology，biomarkers & prevention：a publication of the American Association for Cancer Research，cosponsored by the American Society of Preventive Oncology，2020，29（5）：1009-18.

[11]WANG Y T，GOU Y W，JIN W W，et al. Association between alcohol intake and the risk of pancreatic cancer：a dose-response meta-analysis of cohort studies [J]. BMC cancer，2016，16：212.

[12]PANG Y，HOLMES M V，GUO Y，et al. Smoking，alcohol，and diet in relation to risk of pancreatic cancer in China：a prospective study of 0.5 million people [J]. Cancer medicine，2018，7（1）：229-39.

[13]KRUPA-KOTARA K，DAKOWSKA D. Impact of obesity on risk of cancer [J]. Central European journal of public health，29（1）：38-44.

[14]REBOURS V，GAUJOUX S，D'ASSIGNIES G，et al. Obesity and Fatty Pancreatic Infiltration Are Risk Factors for Pancreatic Precancerous Lesions（PanIN）[J]. Clinical cancer research：an official journal of the American Association for Cancer Research，2015，21（15）：3522-8.

[15]ANTWI S O，ECKERT E C，SABAQUE C V，et al. Exposure to environmental chemicals and heavy metals，and risk of pancreatic cancer [J]. Cancer causes & control：CCC，2015，26（11）：1583-91.

[16]LIU X，ZHANG Z H，JIANG F. Hepatitis B virus infection increases the risk of pancreatic cancer：a meta-analysis [J]. Scandinavian journal of gastroenterology，2021，56（3）：252-8.

[17]ARAFA A，ESHAK E S，ABDEL RAHMAN T A，et al. Hepatitis C virus infection and risk of pancreatic cancer：A meta-analysis [J]. Cancer epidemiology，2020，65：101691.

[18]SHARMA A，SMYRK T C，LEVY M J，et al. Fasting Blood Glucose Levels Provide Estimate of Dura-

tion and Progression of Pancreatic Cancer Before Diagnosis [J]. Gastroenterology, 2018, 155 (2): 490-500.e2.

[19]KIRKEGåRD J, MORTENSEN F V, CRONIN-FENTON D. Chronic Pancreatitis and Pancreatic Cancer Risk: A Systematic Review and Meta-analysis [J]. The American journal of gastroenterology, 2017, 112 (9): 1366-72.

[20]OYAMA H, TADA M, TAKAGI K, et al. Long-term Risk of Malignancy in Branch-Duct Intraductal Papillary Mucinous Neoplasms [J]. Gastroenterology, 2020, 158 (1): 226-37.e5.

[21]FAHRMANN J F, SCHMIDT C M, MAO X, et al. Lead-Time Trajectory of CA19-9 as an Anchor Marker for Pancreatic Cancer Early Detection [J]. Gastroenterology, 2021, 160 (4): 1373-83.e6.

[22]SUNG H, SIEGEL R L, ROSENBERG P S, et al. Emerging cancer trends among young adults in the USA: analysis of a population-based cancer registry [J]. The Lancet Public health, 2019, 4 (3): e137-e47.

[23]ZHAO Z, YIN Z, PU Z, et al. Association Between Consumption of Red and Processed Meat and Pancreatic Cancer Risk: A Systematic Review and Meta-analysis [J]. Clinical gastroenterology and hepatol - ogy: the official clinical practice journal of the American Gastroenterological Association, 2017, 15 (4): 486-93.e10.

[24]FU H, ZENG J, LIU C, et al. Folate Intake and Risk of Pancreatic Cancer: A Systematic Review and Updated Meta-Analysis of Epidemiological Studies [J]. Digestive diseases and sciences, 2021, 66 (7): 2368-79.

[25]MORRISON M E W, HOBIKA E G, JOSEPH J M, et al. Cruciferous vegetable consumption and pancreatic cancer: A case-control study [J]. Cancer epidemiology, 2021, 72: 101924.

[26]GARCIA D I, HURST K E, BRADSHAW A, et al. High-Fat Diet Drives an Aggressive Pancreatic Cancer Phenotype [J]. The Journal of surgical research, 2021, 264: 163-72.

[27]BEHRENS G, JOCHEM C, SCHMID D, et al. Physical activity and risk of pancreatic cancer: a systematic review and meta-analysis [J]. European journal of epidemiology, 2015, 30 (4): 279-98.

[28]XIAO Q, JONES R R, JAMES P, et al. Light at Night and Risk of Pancreatic Cancer in the NIHAARP Diet and Health Study [J]. Cancer research, 2021, 81 (6): 1616-22.

[29]VEGE S S, ZIRING B, JAIN R, et al. American gastroenterological association institute guideline on the diagnosis and management of asymptomatic neoplastic pancreatic cysts [J]. Gastroenterology, 2015, 148 (4): 819-22; quize12-3.

[30]KOGEKAR N, DIAZ K E, WEINBERG A D, et al. Surveillance of high-risk individuals for pancreatic cancer with EUS and MRI: A meta-analysis [J]. Pancreatology: official journal of the International Association of Pancreatology (IAP) [et al], 2020, 20 (8): 1739-46.

[31]OWENS D K, DAVIDSON K W, KRIST A H, et al. Screening for Pancreatic Cancer: US Preventive Services Task Force Reaffirmation Recommendation Statement [J]. Jama, 2019, 322 (5): 438-44.

[32]GOGGINS M, OVERBEEK K A, BRAND R, et al. Management of patients with increased risk for familial pancreatic cancer: updated recommendations from the International Cancer of the Pancreas Screening (CAPS) Consortium [J]. Gut, 2020, 69 (1): 7-17.

[33]Blackford AL, Canto MI, Dbouk M, et al. Pancreatic Cancer Surveillance and Survival of High-Risk Individuals. JAMA Oncol. 2024 Jul 3: e241930.

[34]LUO G, JIN K, DENG S, et al. Roles of CA19-9 in pancreatic cancer: Biomarker, predictor and promoter [J]. Biochimica et biophysica acta Reviews on cancer, 2021, 1875 (2): 188409.

[35]LUO G, GUO M, JIN K, et al. Optimize CA19-9 in detecting pancreatic cancer by Lewis and Secretor genotyping [J]. Pancreatology: official journal of the International Association of Pancreatology (IAP) [et al], 2016, 16 (6): 1057-62.

[36]Ando Y, Dbouk M, Yoshida T, et al. Using Tumor Marker Gene Variants to Improve the Diagnostic

Accuracy of DUPAN-2 and Carbohydrate Antigen 19-9 for Pancreatic Cancer. J Clin Oncol. 2024 Jun 20; 42（18）: 2196-2206.

[37]Sumiyoshi T, Uemura K, Shintakuya R, et al. Clinical Utility of the Combined Use of CA19-9 and DUPAN-2 in Pancreatic Adenocarcinoma. Ann Surg Oncol. 2024 Jul; 31（7）: 4665-4672.

[38]MENG Q, SHI S, LIANG C, et al. Diagnostic and prognostic value of carcinoembryonic antigen in pancreatic cancer: a systematic review and meta-analysis [J]. OncoTargets and therapy, 2017, 10: 4591-8.

[39]MENG Q, SHI S, LIANG C, et al. Diagnostic Accuracy of a CA125-Based Biomarker Panel in Patients with Pancreatic Cancer: A Systematic Review and Meta-Analysis [J]. Journal of Cancer, 2017, 8（17）: 3615-22.

[40]GU Y L, LAN C, PEI H, et al. Applicative Value of Serum CA19-9, CEA, CA125 and CA242 in Diagnosis and Prognosis for Patients with Pancreatic Cancer Treated by Concurrent Chemoradiotherapy [J]. Asian Pacific journal of cancer prevention: APJCP, 2015, 16（15）: 6569-73.

[41]Xu C, Jun E, Okugawa Y, et al. A Circulating Panel of circRNA Biomarkers for the Noninvasive and Early Detection of Pancreatic Ductal Adenocarcinoma. Gastroenterology. 2024 Jan; 166（1）: 178-190.e16.

[42]Bardol T, Dujon AM, Taly V, et al. Early detection of pancreatic cancer by liquid biopsy "PANLIPSY": a french nation-wide study project. BMC Cancer. 2024 Jun 10; 24（1）: 709.

[43]Huang J, Gao G, Ge Y, et al. Development of a Serum-Based MicroRNA Signature for Early Detection of Pancreatic Cancer: A Multicenter Cohort Study. Dig Dis Sci. 2024 Apr; 69（4）: 1263-1273.

[44]HOU J, LI X, XIE K P. Coupled liquid biopsy and bioinformatics for pancreatic cancer early detection and precision prognostication [J]. Molecular cancer, 2021, 20（1）: 34.

[45]HARRINGTON K A, SHUKLA-DAVE A, PAUDYAL R, et al. MRI of the Pancreas [J]. Journal of magnetic resonance imaging: JMRI, 2021, 53（2）: 347-59.

[46]ALABOUSI M, MCINNES M D, SALAMEH J P, et al. MRI vs. CT for the Detection of Liver Metastases in Patients With Pancreatic Carcinoma: A Comparative Diagnostic Test Accuracy Systematic Review and Meta-Analysis [J]. Journal of magnetic resonance imaging: JMRI, 2021, 53（1）: 38-48.

[47]HONG S B, CHOI S H, KIM K W, et al. Meta-analysis of MRI for the diagnosis of liver metastasis in patients with pancreatic adenocarcinoma [J]. Journal of magnetic resonance imaging: JMRI, 2020, 51（6）: 1737-44.

[48]BORASCHI P, DONATI F, CERVELLI R, et al. Secretin-stimulated MR cholangiopancreatography: spectrum of findings in pancreatic diseases [J]. Insights into imaging, 2016, 7（6）: 819-29.

[49]AL-HAWARY M M, FRANCIS I R, CHARI S T, et al. Pancreatic ductal adenocarcinoma radiology reporting template: consensus statement of the Society of Abdominal Radiology and the American Pancreatic Association [J]. Radiology, 2014, 270（1）: 248-60.

[50]QUE R, CHEN Y, TAO Z, et al. Diffusion-weighted MRI versus FDG-PET/CT for diagnosing pancreatic cancer: an indirect comparison meta-analysis [J]. Acta radiologica（Stockholm, Sweden: 1987）, 2020, 61（11）: 1473-83.

[51]Liu Q, Shi S, Liu S, et al. The added value of [（68）Ga]Ga-DOTA-FAPI-04 PET/CT in pancreatic cancer: a comparison to [（18）F]F-FDG. Eur Radiol. 2023 Jul; 33（7）: 5007-5016.

[52]PSAR R, URBAN O, CERNA M, et al. Improvement of the Diagnosis of Isoattenuating Pancreatic Carcinomas by Defining their Characteristics on Contrast Enhanced Computed Tomography and Endosonography with Fine-Needle Aspiration（EUS-FNA）[J]. Diagnostics（Basel, Switzerland）, 2021, 11（5）: 776.

[53]Farnes I, Paulsen V, Verbeke CS, et al. Performance and safety of diagnostic EUS FNA/FNB and therapeutic ERCP in patients with borderline resectable and locally advanced pancreatic cancer - re-

sults from a population-based, prospective cohort study. Scand J Gastroenterol. 2024 Apr; 59 (4): 496-502.

[54]Wiessner JR, Orben F, Schäfer A, et al. Comparison of endoscopic ultrasound-guided fine-needle aspiration and fine-needle biopsy to generate pancreatic cancer organoids: Randomized trial. Endosc Int Open. 2024 Mar 7; 12 (3): E361-E366.

[55]SHI S, LIANG C, XU J, et al. The Strain Ratio as Obtained by Endoscopic Ultrasonography Elastography Correlates With the Stroma Proportion and the Prognosis of Local Pancreatic Cancer [J]. Annals of surgery, 2020, 271 (3): 559-65.

[56]ISHII Y, SERIKAWA M, TSUBOI T, et al. Role of Endoscopic Ultrasonography and Endoscopic Retrograde Cholangiopancreatography in the Diagnosis of Pancreatic Cancer [J]. Diagnostics (Basel, Switzerland), 2021, 11 (2): 238.

[57]YOUSAF M N, EHSAN H, WAHAB A, et al. Endoscopic retrograde cholangiopancreatography guided interventions in the management of pancreatic cancer [J]. World journal of gastrointestinal endoscopy, 2020, 12 (10): 323-40.

[58]TAKADATE T, MORIKAWA T, ISHIDA M, et al. Staging laparoscopy is mandatory for the treatment of pancreatic cancer to avoid missing radiologically negative metastases [J]. Surgery today, 2021, 51 (5): 686-94.

[59]ALLEN P J, KUK D, CASTILLO C F, et al. Multi-institutional Validation Study of the American Joint Commission on Cancer (8th Edition) Changes for T and N Staging in Patients With Pancreatic Adenocarcinoma [J]. Annals of surgery, 2017, 265 (1): 185-91.

[60]VAN ROESSEL S, KASUMOVA G G, VERHEIJ J, et al. International Validation of the Eighth Edition of the American Joint Committee on Cancer (AJCC) TNM Staging System in Patients With Resected Pancreatic Cancer [J]. JAMA surgery, 2018, 153 (12): e183617.

[61]SHI S, HUA J, LIANG C, et al. Proposed Modification of the 8th Edition of the AJCC Staging System for Pancreatic Ductal Adenocarcinoma [J]. Annals of surgery, 2019, 269 (5): 944-50.

[62]HU H, QU C, TANG B, et al. Validation and modification of the AJCC 8th TNM staging system for pancreatic ductal adenocarcinoma in a Chinese cohort: A nationwide pancreas data center analysis [J]. Chinese journal of cancer research = Chung-kuo yen cheng yen chiu, 2021, 33 (4): 457-69.

[63]樊代明.整合肿瘤学·临床卷·腹部盆腔肿瘤分册[M].北京：科学出版社，2021.

[64]WAINBERG Z A, FEENEY K, LEE M A, et al. Meta-analysis examining overall survival in patients with pancreatic cancer treated with second-line 5-fluorouracil and oxaliplatin-based therapy after fail ing first-line gemcitabine-containing therapy: effect of performance status and comparison with other regimens [J]. BMC cancer, 2020, 20 (1): 633.

[65]COLLOCA G. Performance status as prognostic factor in phase Ⅲ trials of first-line chemotherapy of unresectable or metastatic pancreatic cancer: A trial-level meta-analysis [J]. Asia-Pacific journal of clin ical oncology, 2021.

[66]YANG H K, PARK M S, CHOI M, et al. Systematic review and meta-analysis of diagnostic performance of CT imaging for assessing resectability of pancreatic ductal adenocarcinoma after neoadjuvant therapy: importance of CT criteria [J]. Abdominal radiology (New York), 2021, 46 (11): 5201-17.

[67]ZINS M, MATOS C, CASSINOTTO C. Pancreatic Adenocarcinoma Staging in the Era of Preoperative Chemotherapy and Radiation Therapy [J]. Radiology, 2018, 287 (2): 374-90.

[68]TSAI S, GEORGE B, WITTMANN D, et al. Importance of Normalization of CA19-9 Levels Following Neoadjuvant Therapy in Patients With Localized Pancreatic Cancer [J]. Annals of surgery, 2020, 271 (4): 740-7.

[69]Seelen LWF, Floortje van Oosten A, Brada LJH, et al. Early Recurrence After Resection of Locally

Advanced Pancreatic Cancer Following Induction Therapy: An International Multicenter Study. Ann Surg. 2023 Jul 1; 278 (1): 118-126.

[70]JANSSEN B V, TUTUCU F, VAN ROESSEL S, et al. Amsterdam International Consensus Meeting: tumor response scoring in the pathology assessment of resected pancreatic cancer after neoadjuvant therapy [J]. Modern pathology: an official journal of the United States and Canadian Academy of Pathology, Inc, 2021, 34 (1): 4-12.

[71]HARTWIG W, GLUTH A, HINZ U, et al. Total pancreatectomy for primary pancreatic neoplasms: renaissance of an unpopular operation [J]. Annals of surgery, 2015, 261 (3): 537-46.

[72]GALL T M, JACOB J, FRAMPTON A E, et al. Reduced dissemination of circulating tumor cells with no-touch isolation surgical technique in patients with pancreatic cancer [J]. JAMA surgery, 2014, 149 (5): 482-5.

[73]KOTB A, HAJIBANDEH S, HAJIBANDEH S, et al. Meta-analysis and trial sequential analysis of randomised controlled trials comparing standard versus extended lymphadenectomy in pancreatoduodenectomy for adenocarcinoma of the head of pancreas [J]. Langenbeck's archives of surgery, 2021, 406 (3): 547-61.

[74]ZHOU Q, FENGWEI G, GONG J, et al. Assessement of postoperative long-term survival quality and complications associated with radical antegrade modular pancreatosplenectomy and distal pancreatectomy: a meta-analysis and systematic review [J]. BMC surgery, 2019, 19 (1): 12.

[75]RAMACCIATO G, NIGRI G, PETRUCCIANI N, et al. Pancreatectomy with Mesenteric and Portal Vein Resection for Borderline Resectable Pancreatic Cancer: Multicenter Study of 406 Patients [J]. Annals of surgical oncology, 2016, 23 (6): 2028-37.

[76]KASUMOVA G G, CONWAY W C, TSENG J F. The Role of Venous and Arterial Resection in Pancreatic Cancer Surgery [J]. Annals of surgical oncology, 2018, 25 (1): 51-8.

[77]RATNAYAKE C B B, SHAH N, LOVEDAY B, et al. The Impact of the Depth of Venous Invasion on Survival Following Pancreatoduodenectomy for Pancreatic Cancer: a Meta-analysis of Available Evidence [J]. Journal of gastrointestinal cancer, 2020, 51 (2): 379-86.

[78]LU L, TIANXIANG L, WANXIA H, et al. Distal pancreatectomy with En-bloc celiac axis resection for locally advanced pancreatic body / tail cancer: A systematic review and meta-analysis [J]. Asian journal of surgery, 2021, 45 (1): S1015-9584 (21) 00325-0.

[79]NIGRI G, PETRUCCIANI N, BELLONI E, et al. Distal Pancreatectomy with Celiac Axis Resection: Systematic Review and Meta-Analysis [J]. Cancers, 2021, 13 (8): 1967.

[80]MAŁCZAK P, SIERŻĘGA M, STEFURA T, et al. Arterial resections in pancreatic cancer - Systematic review and meta-analysis [J]. HPB: the official journal of the International Hepato Pancreato Biliary Association, 2020, 22 (7): 961-8.

[81]REBELO A, BüDEYRI I, HECKLER M, et al. Systematic review and meta-analysis of contemporary pancreas surgery with arterial resection [J]. Langenbeck's archives of surgery, 2020, 405 (7): 903-19.

[82]WANG M, LI D, CHEN R, et al. Laparoscopic versus open pancreatoduodenectomy for pancreatic or periampullary tumours: a multicentre, open-label, randomised controlled trial [J]. The lancet Gastroenterology & hepatology, 2021, 6 (6): 438-47.

[83]Effect of Laparoscopic and Open Pancreaticoduodenectomy for Pancreatic or Periampullary Tumors: Three-year Follow-up of a Randomized Clinical Trial. Ann Surg. 2024 Apr 1; 279 (4): 605-612.

[84]KAMARAJAH S K, BUNDRED J, MARC O S, et al. Robotic versus conventional laparoscopic pancreaticoduodenectomy a systematic review and meta-analysis [J]. European journal of surgical oncology: the journal of the European Society of Surgical Oncology and the British Association of Surgical Oncology, 2020, 46 (1): 6-14.

[85]KURLINKUS B, AHOLA R, ZWART E, et al. In the Era of the Leeds Protocol: A Systematic Review and A Meta-Analysis on the Effect of Resection Margins on Survival Among Pancreatic Ductal Adenocarcinoma Patients [J]. Scandinavian journal of surgery: SJS: official organ for the Finnish Surgical Society and the Scandinavian Surgical Society, 2020, 109 (1): 11-7.

[86]KUNZMANN V, SIVEKE J T, ALGüL H, et al. Nab-paclitaxel plus gemcitabine versus nab-paclitaxel plus gemcitabine followed by FOLFIRINOX induction chemotherapy in locally advanced pancreat- ic cancer (NEOLAP-AIO-PAK-0113): a multicentre, randomised, phase 2 trial [J]. The lancet Gastroenterology & hepatology, 2021, 6 (2): 128-38.

[87]MIRKIN K A, GREENLEAF E K, HOLLENBEAK C S, et al. Time to the initiation of adjuvant chemotherapy does not impact survival in patients with resected pancreatic cancer [J]. Cancer, 2016, 122 (19): 2979-87.

[88]Wainberg ZA, Melisi D, Macarulla T, et al. NALIRIFOX versus nab-paclitaxel and gemcitabine in treatment-naive patients with metastatic pancreatic ductal adenocarcinoma (NAPOLI 3): a randomised, open-label, phase 3 trial. Lancet. 2023 Oct 7; 402 (10409): 1272-1281.

[89]PALTA M, GODFREY D, GOODMAN K A, et al. Radiation Therapy for Pancreatic Cancer: Executive Summary of an ASTRO Clinical Practice Guideline [J]. Practical radiation oncology, 2019, 9 (5): 322-32.

[90]JANSSEN Q P, VAN DAM J L, KIVITS I G, et al. Added Value of Radiotherapy Following Neoadjuvant FOLFIRINOX for Resectable and Borderline Resectable Pancreatic Cancer: A Systematic Review and Meta-Analysis [J]. Annals of surgical oncology, 2021, 28 (13): 8297-308.

[91]VERSTEIJNE E, SUKER M, GROOTHUIS K, et al. Preoperative Chemoradiotherapy Versus Immediate Surgery for Resectable and Borderline Resectable Pancreatic Cancer: Results of the Dutch Randomized Phase Ⅲ PREOPANC Trial [J]. Journal of clinical oncology: official journal of the American Society of Clinical Oncology, 2020, 38 (16): 1763-73.

[92]TCHELEBI L T, LEHRER E J, TRIFILETTI D M, et al. Conventionally fractionated radiation therapy versus stereotactic body radiation therapy for locally advanced pancreatic cancer (CRiSP): An international systematic review and meta-analysis [J]. Cancer, 2020, 126 (10): 2120-31.

[93]JIN L, SHI N, RUAN S, et al. The role of intraoperative radiation therapy in resectable pancreatic cancer: a systematic review and meta-analysis [J]. Radiation oncology (London, England), 2020, 15 (1): 76.

[94]MOORE M J, GOLDSTEIN D, HAMM J, et al. Erlotinib plus gemcitabine compared with gemcitabine alone in patients with advanced pancreatic cancer: a phase Ⅲ trial of the National Cancer Institute of Canada Clinical Trials Group [J]. Journal of clinical oncology: official journal of the American Society of Clinical Oncology, 2007, 25 (15): 1960-6.

[95]BOECK S, JUNG A, LAUBENDER R P, et al. EGFR pathway biomarkers in erlotinib-treated patients with advanced pancreatic cancer: translational results from the randomised, crossover phase 3 trial AIO-PK0104 [J]. British journal of cancer, 2013, 108 (2): 469-76.

[96]SINN M, BAHRA M, LIERSCH T, et al. CONKO-005: Adjuvant Chemotherapy With Gemcitabine Plus Erlotinib Versus Gemcitabine Alone in Patients After R0 Resection of Pancreatic Cancer: A Multicenter Randomized Phase Ⅲ Trial [J]. Journal of clinical oncology: official journal of the American Society of Clinical Oncology, 2017, 35 (29): 3330-7.

[97]GOLAN T, HAMMEL P, RENI M, et al. Maintenance Olaparib for Germline BRCA-Mutated Metastatic Pancreatic Cancer [J]. The New England journal of medicine, 2019, 381 (4): 317-27.

[98]Reiss KA, Mick R, O'Hara MH, et al. Phase II study of maintenance rucaparib in patients with platinum-sensitive advanced pancreatic cancer and a pathogenic germline or somatic variant in BRCA1, BRCA2, or PALB2 [J]. J Clin Oncol, 2021, 39: 2497-2505.

[99]Strickler JH, Satake H, George TJ, et al. Sotorasib in KRAS p.G12C-Mutated Advanced Pancreatic Cancer [J]. N Engl J Med, 2023, 388 (1): 33-43.

[100]Bekaii-Saab TS, Yaeger R, Spira AI, et al. Adagrasib in Advanced Solid Tumors Harboring a KRAS (G12C) Mutation [J]. J Clin Oncol, 2023, 41 (25): 4097-4106.

[101]CASOLINO R, PAIELLA S, AZZOLINA D, et al. Homologous Recombination Deficiency in Pancreatic Cancer: A Systematic Review and Prevalence Meta-Analysis [J]. Journal of clinical oncology: official journal of the American Society of Clinical Oncology, 2021, 39 (23): 2617-31.

[102]KORDES M, LARSSON L, ENGSTRAND L, et al. Pancreatic cancer cachexia: three dimensions of a complex syndrome [J]. British journal of cancer, 2021, 124 (10): 1623-36.

[103]PHILLIPS M E, ROBERTSON M D, HART K, et al. Long-term changes in nutritional status and body composition in patients with malignant pancreatic disease - A systematic review [J]. Clinical nutrition ESPEN, 2021, 44: 85-95.

[104]IGLESIA D, AVCI B, KIRIUKOVA M, et al. Pancreatic exocrine insufficiency and pancreatic enzyme replacement therapy in patients with advanced pancreatic cancer: A systematic review and meta-analysis [J]. United European gastroenterology journal, 2020, 8 (9): 1115-25.

[105]MOFFAT G T, EPSTEIN A S, O'REILLY E M. Pancreatic cancer-A disease in need: Optimizing and integrating supportive care [J]. Cancer, 2019, 125 (22): 3927-35.

[106]CLOYD J M, HYMAN S, HUWIG T, et al. Patient experience and quality of life during neoadjuvant therapy for pancreatic cancer: a systematic review and study protocol [J]. Supportive care in can- cer: official journal of the Multinational Association of Supportive Care in Cancer, 2021, 29 (6): 3009-16.

[107]KOULOURIS A I, ALEXANDRE L, HART A R, et al. Endoscopic ultrasound-guided celiac plexus neurolysis (EUS-CPN) technique and analgesic efficacy in patients with pancreatic cancer: A systematic review and meta-analysis [J]. Pancreatology: official journal of the International Associa- tion of Pancreatology (IAP) [et al], 2021, 21 (2): 434-42.

[108]ASIF A A, WALAYAT S K, BECHTOLD M L, et al. EUS-guided celiac plexus neurolysis for pain in pancreatic cancer patients - a meta-analysis and systematic review [J]. Journal of community hospital internal medicine perspectives, 2021, 11 (4): 536-42.

[109]RIZZO A, RICCI A D, FREGA G, et al. How to Choose Between Percutaneous Transhepatic and Endoscopic Biliary Drainage in Malignant Obstructive Jaundice: An Updated Systematic Review and Meta-analysis [J]. In vivo (Athens, Greece), 2020, 34 (4): 1701-14.

[110]MARTIN R C, 2ND, KWON D, CHALIKONDA S, et al. Treatment of 200 locally advanced (stage Ⅲ) pancreatic adenocarcinoma patients with irreversible electroporation: safety and efficacy [J]. Annals of surgery, 2015, 262 (3): 486-94; discussion 92-4.

[111]RAI Z L, FEAKINS R, PALLETT L J, et al. Irreversible Electroporation (IRE) in Locally Advanced Pancreatic Cancer: A Review of Current Clinical Outcomes, Mechanism of Action and Opportunities for Synergistic Therapy [J]. Journal of clinical medicine, 2021, 10 (8): 1609.

[112]WEI Y, XIAO Y, WANG Z, et al. Chinese expert consensus of image-guided irreversible electroporation for pancreatic cancer [J]. Journal of cancer research and therapeutics, 2021, 17 (3): 613-8.

[113]GAO Y, CHEN S, SUN J, et al. Traditional Chinese medicine may be further explored as candidate drugs for pancreatic cancer: A review [J]. Phytotherapy research: PTR, 2021, 35 (2): 603-28.

[114]中国癌症研究基金会介入医学委员会，中国介入医师分会介入医学与生物工程委员会，国家放射与治疗临床医学研究中心. 晚期胰腺癌介入治疗临床操作指南（试行）（第五版）[J]. 临床放射学杂志，2021，40（5）：832-43.

[115]VAN CUTSEM E, TEMPERO M A, SIGAL D, et al. Randomized Phase Ⅲ Trial of Pegvorhyaluroni-

dase Alfa With Nab-Paclitaxel Plus Gemcitabine for Patients With Hyaluronan-High Metastatic Pancreatic Adenocarcinoma [J]. Journal of clinical oncology: official journal of the American Society of Clinical Oncology, 2020, 38 (27): 3185-94.

[116]OGAWA Y, MASUGI Y, ABE T, et al. Three Distinct Stroma Types in Human Pancreatic Cancer Identified by Image Analysis of Fibroblast Subpopulations and Collagen [J]. Clinical cancer research: an official journal of the American Association for Cancer Research, 2021, 27 (1): 107-19.

[117]CONROY T, DESSEIGNE F, YCHOU M, et al. FOLFIRINOX versus gemcitabine for metastatic pancreatic cancer [J]. The New England journal of medicine, 2011, 364 (19): 1817-25.

[118]VON HOFF D D, ERVIN T, ARENA F P, et al. Increased survival in pancreatic cancer with nabpaclitaxel plus gemcitabine [J]. The New England journal of medicine, 2013, 369 (18): 1691-703.

[119]COLUCCI G, LABIANCA R, DI COSTANZO F, et al. Randomized phase Ⅲ trial of gemcitabine plus cisplatin compared with single-agent gemcitabine as first-line treatment of patients with advanced pancreatic cancer: the GIP-1 study [J]. Journal of clinical oncology: official journal of the American Society of Clinical Oncology, 2010, 28 (10): 1645-51.

[120]UENO H, IOKA T, IKEDA M, et al. Randomized phase Ⅲ study of gemcitabine plus S-1, S-1 alone, or gemcitabine alone in patients with locally advanced and metastatic pancreatic cancer in Japan and Taiwan: GEST study [J]. Journal of clinical oncology: official journal of the American Society of Clinical Oncology, 2013, 31 (13): 1640-8.

[121]CUNNINGHAM D, CHAU I, STOCKEN D D, et al. Phase Ⅲ randomized comparison of gemcitabine versus gemcitabine plus capecitabine in patients with advanced pancreatic cancer [J]. Journal of clinical oncology: official journal of the American Society of Clinical Oncology, 2009, 27 (33): 5513-8.

[122]OETTLE H, RIESS H, STIELER J M, et al. Second-line oxaliplatin, folinic acid, and fluorouracil versus folinic acid and fluorouracil alone for gemcitabine-refractory pancreatic cancer: outcomes from the CONKO-003 trial [J]. Journal of clinical oncology: official journal of the American Society of Clinical Oncology, 2014, 32 (23): 2423-9.

[123]XIONG H Q, VARADHACHARY G R, BLAIS J C, et al. Phase 2 trial of oxaliplatin plus capecitabine (XELOX) as second-line therapy for patients with advanced pancreatic cancer [J]. Can- cer, 2008, 113 (8): 2046-52.

[124]BURRIS H A, 3RD, MOORE M J, ANDERSEN J, et al. Improvements in survival and clinical benefit with gemcitabine as first-line therapy for patients with advanced pancreas cancer: a random- ized trial [J]. Journal of clinical oncology: official journal of the American Society of Clinical Oncolo- gy, 1997, 15 (6): 2403-13.

[125]WANG-GILLAM A, LI C P, BODOKY G, et al. Nanoliposomal irinotecan with fluorouracil and folinic acid in metastatic pancreatic cancer after previous gemcitabine-based therapy (NAPOLI-1): a global, randomised, open-label, phase 3 trial [J]. Lancet (London, England), 2016, 387 (10018): 545-57.

[126]GILL S, KO Y J, CRIPPS C, et al. PANCREOX: A Randomized Phase Ⅲ Study of Fluorouracil/Leucovorin With or Without Oxaliplatin for Second-Line Advanced Pancreatic Cancer in Patients Who Have Received Gemcitabine-Based Chemotherapy [J]. Journal of clinical oncology: official journal of the American Society of Clinical Oncology, 2016, 34 (32): 3914-20.

[127]DE JESUS V H F, CAMANDAROBA M P G, CALSAVARA V F, et al. Systematic review and meta-analysis of gemcitabine-based chemotherapy after FOLFIRINOX in advanced pancreatic cancer[J]. Therapeutic advances in medical oncology, 2020, 12: 1758835920905408.

[128]PELZER U, SCHWANER I, STIELER J, et al. Best supportive care (BSC) versus oxaliplatin, folinic acid and 5-fluorouracil (OFF) plus BSC in patients for second-line advanced pancreatic can-

cer: a phase Ⅲ-study from the German CONKO-study group [J]. European journal of cancer (Oxford, England: 1990), 2011, 47 (11): 1676-81.

[129]WEI M, SHI S, HUA J, et al. Simultaneous resection of the primary tumour and liver metastases after conversion chemotherapy versus standard therapy in pancreatic cancer with liver oligometastasis: protocol of a multicentre, prospective, randomised phase Ⅲ control trial (CSPAC-1) [J]. BMJ open, 2019, 9 (12): e033452.

[130]DE SIMONI O, SCARPA M, TONELLO M, et al. Oligometastatic Pancreatic Cancer to the Liver in the Era of Neoadjuvant Chemotherapy: Which Role for Conversion Surgery? A Systematic Review and Meta-Analysis [J]. Cancers, 2020, 12 (11): 3402.

[131]HAMMEL P, HUGUET F, VAN LAETHEM J L, et al. Effect of Chemoradiotherapy vs Chemotherapy on Survival in Patients With Locally Advanced Pancreatic Cancer Controlled After 4 Months of Gemcitabine With or Without Erlotinib: The LAP07 Randomized Clinical Trial [J]. Jama, 2016, 315 (17): 1844-53.

[132]GEMENETZIS G, GROOT V P, BLAIR A B, et al. Survival in Locally Advanced Pancreatic Cancer After Neoadjuvant Therapy and Surgical Resection [J]. Annals of surgery, 2019, 270 (2): 340-7.

[133]VIDRI R J, VOGT A O, MACGILLⅣRAY D C, et al. Better Defining the Role of Total Neoadjuvant Radiation: Changing Paradigms in Locally Advanced Pancreatic Cancer [J]. Annals of surgical oncology, 2019, 26 (11): 3701-8.

[134]FIETKAU R, GRüTZMANN R, WITTEL U A, et al. R0 resection following chemo (radio) therapy improves survival of primary inoperable pancreatic cancer patients. Interim results of the German randomized CONKO-007± trial [J]. Strahlentherapie und Onkologie: Organ der Deutschen Rontgeng- esellschaft [et al], 2021, 197 (1): 8-18.

[135]YE M, ZHANG Q, CHEN Y, et al. Neoadjuvant chemotherapy for primary resectable pancreatic cancer: a systematic review and meta-analysis [J]. HPB: the official journal of the International Hep- ato Pancreato Biliary Association, 2020, 22 (6): 821-32.

[136]BIRRER D L, GOLCHER H, CASADEI R, et al. Neoadjuvant Therapy for Resectable Pancreatic Cancer: A New Standard of Care. Pooled Data From 3 Randomized Controlled Trials [J]. Annals of surgery, 2021, 274 (5): 713-20.

[137]IMAMURA M, NAGAYAMA M, KYUNO D, et al. Perioperative Predictors of Early Recurrence for Resectable and Borderline-Resectable Pancreatic Cancer [J]. Cancers, 2021, 13 (10): 2285.

[138]USHIDA Y, INOUE Y, ITO H, et al. High CA19-9 level in resectable pancreatic cancer is a potential indication of neoadjuvant treatment [J]. Pancreatology: official journal of the International Association of Pancreatology (IAP) [et al], 2021, 21 (1): 130-7.

[139]LIU L, XU H, WANG W, et al. A preoperative serum signature of CEA+/CA125+/CA19-9 ≥ 1000 U/mL indicates poor outcome to pancreatectomy for pancreatic cancer [J]. International journal of cancer, 2015, 136 (9): 2216-27.

[140]LIU L, XIANG J, CHEN R, et al. The clinical utility of CA125/MUC16 in pancreatic cancer: A consensus of diagnostic, prognostic and predictive updates by the Chinese Study Group for Pancreatic Cancer (CSPAC) [J]. International journal of oncology, 2016, 48 (3): 900-7.

[141]HUGENSCHMIDT H, LABORI K J, BORGEN E, et al. Preoperative CTC-Detection by CellSearch (®) Is Associated with Early Distant Metastasis and Impaired Survival in Resected Pancreatic Cancer [J]. Cancers, 2021, 13 (3): 485.

[142]LI S, ZHANG G, LI X, et al. Role of the preoperative circulating tumor DNA KRAS mutation in patients with resectable pancreatic cancer [J]. Pharmacogenomics, 2021, 22 (11): 657-67.

[143]XU H X, CHEN T, WANG W Q, et al. Metabolic tumour burden assessed by ^{18}F-FDG PET/CT associated with serum CA19-9 predicts pancreatic cancer outcome after resection [J]. European journal

of nuclear medicine and molecular imaging，2014，41（6）：1093-102.

[144]AHMAD S A，DUONG M，SOHAL D P S，et al. Surgical Outcome Results From SWOG S1505：A Randomized Clinical Trial of mFOLFIRINOX Versus Gemcitabine / Nab-paclitaxel for Perioperative Treatment of Resectable Pancreatic Ductal Adenocarcinoma [J]. Annals of surgery，2020，272（3）：481-6.

[145]SOHAL D P S，DUONG M，AHMAD S A，et al. Efficacy of Perioperative Chemotherapy for Resectable Pancreatic Adenocarcinoma：A Phase 2 Randomized Clinical Trial [J]. JAMA oncology，2021，7（3）：421-7.

[146]MOTOI F，KOSUGE T，UENO H，et al. Randomized phase II/Ⅲ trial of neoadjuvant chemotherapy with gemcitabine and S-1 versus upfront surgery for resectable pancreatic cancer（Prep-02/JSAP05）[J]. Japanese journal of clinical oncology，2019，49（2）：190-4.

[147]RENI M，BALZANO G，ZANON S，et al. Safety and efficacy of preoperative or postoperative chemotherapy for resectable pancreatic adenocarcinoma（PACT-15）：a randomised，open-label，phase 2-3 trial [J]. The lancet Gastroenterology & hepatology，2018，3（6）：413-23.

[148]PALMER D H，STOCKEN D D，HEWITT H，et al. A randomized phase 2 trial of neoadjuvant chemotherapy in resectable pancreatic cancer：gemcitabine alone versus gemcitabine combined with cisplatin [J]. Annals of surgical oncology，2007，14（7）：2088-96.

[149]TURPIN A，EL AMRANI M，BACHET J B，et al. Adjuvant Pancreatic Cancer Management：To wards New Perspectives in 2021 [J]. Cancers，2020，12（12）：3866.

[150]SHAIB W L，NARAYAN A S，SWITCHENKO J M，et al. Role of adjuvant therapy in resected stage IA subcentimeter（T1a/T1b）pancreatic cancer [J]. Cancer，2019，125（1）：57-67.

[151]VALLE J W，PALMER D，JACKSON R，et al. Optimal duration and timing of adjuvant chemotherapy after definitive surgery for ductal adenocarcinoma of the pancreas：ongoing lessons from the ESPAC-3 study [J]. Journal of clinical oncology：official journal of the American Society of Clinical Oncology，2014，32（6）：504-12.

[152]CONROY T，HAMMEL P，HEBBAR M，et al. FOLFIRINOX or Gemcitabine as Adjuvant Therapy for Pancreatic Cancer [J]. The New England journal of medicine，2018，379（25）：2395-406.

[153]NEOPTOLEMOS J P，PALMER D H，GHANEH P，et al. Comparison of adjuvant gemcitabine and capecitabine with gemcitabine monotherapy in patients with resected pancreatic cancer（ESPAC-4）：a multicentre，open-label，randomised，phase 3 trial [J]. Lancet（London，England），2017，389（10073）：1011-24.

[154]Javed AA，Floortje van Oosten A，Habib JR，et al. A Delay in Adjuvant Therapy Is Associated With Worse Prognosis Only in Patients With Transitional Circulating Tumor Cells After Resection of Pancreatic Ductal Adenocarcinoma. Ann Surg. 2023 Jun 1；277（6）：866-872.

[155]OETTLE H，NEUHAUS P，HOCHHAUS A，et al. Adjuvant chemotherapy with gemcitabine and long-term outcomes among patients with resected pancreatic cancer：the CONKO-001 randomized trial [J]. Jama，2013，310（14）：1473-81.

[156]UESAKA K，BOKU N，FUKUTOMI A，et al. Adjuvant chemotherapy of S-1 versus gemcitabine for resected pancreatic cancer：a phase 3，open-label，randomised，non-inferiority trial（JASPAC 01）[J]. Lancet（London，England），2016，388（10041）：248-57.

[157]NEOPTOLEMOS J P，STOCKEN D D，BASSI C，et al. Adjuvant chemotherapy with fluorouracil plus folinic acid vs gemcitabine following pancreatic cancer resection：a randomized controlled trial [J]. Jama，2010，304（10）：1073-81.

[158]A. T M，MICHELE R，HANNO R，et al. APACT：phase Ⅲ，multicenter，international，openlabel，randomized trial of adjuvant nab-paclitaxel plus gemcitabine（nab-P/G）vs gemcitabine（G）for surgically resected pancreatic adenocarcinoma [J]. Journal of Clinical Oncology，2019，37

（15_suppl）：4000.

[159]KAMARAJAH S K，SONNENDAY C J，CHO C S，et al. Association of Adjuvant Radiotherapy With Survival After Margin-negative Resection of Pancreatic Ductal Adenocarcinoma：A Propensity-matched National Cancer Database（NCDB）Analysis [J]. Annals of surgery，2021，273（3）：587-94.

[160]JANG J Y，HAN Y，LEE H，et al. Oncological Benefits of Neoadjuvant Chemoradiation With Gemcitabine Versus Upfront Surgery in Patients With Borderline Resectable Pancreatic Cancer：A Prospective，Randomized，Open-label，Multicenter Phase 2/3 Trial [J]. Annals of surgery，2018，268（2）：215-22.

[161]CHAWLA A，MOLINA G，PAK L M，et al. Neoadjuvant Therapy is Associated with Improved Survival in Borderline-Resectable Pancreatic Cancer [J]. Annals of surgical oncology，2020，27（4）：1191-200.

[162]GHANEH P，PALMER D H，CICCONI S，et al. ESPAC-5F：Four-arm，prospective，multi- center，international randomized phase II trial of immediate surgery compared with neoadjuvant gem- citabine plus capecitabine（GEMCAP）or FOLFIRINOX or chemoradiotherapy（CRT）in patients with borderline resectable pancreatic cancer [J]. Journal of Clinical Oncology，2020，38（15_sup- pl）：4505.

[163]JANSSEN Q P，BUETTNER S，SUKER M，et al. Neoadjuvant FOLFIRINOX in Patients With Borderline Resectable Pancreatic Cancer：A Systematic Review and Patient-Level Meta-Analysis [J]. Journal of the National Cancer Institute，2019，111（8）：782-94.

[164]DAMM M，EFREMOV L，BIRNBACH B，et al. Efficacy and Safety of Neoadjuvant Gemcitabine Plus Nab-Paclitaxel in Borderline Resectable and Locally Advanced Pancreatic Cancer-A Systematic Review and Meta-Analysis [J]. Cancers，2021，13（17）：4326.

[165]MOTOI F，SATOI S，HONDA G，et al. A single-arm，phase II trial of neoadjuvant gemcitabine and S1 in patients with resectable and borderline resectable pancreatic adenocarcinoma：PREP-01 study [J]. Journal of gastroenterology，2019，54（2）：194-203.

[166]MURAKAMI Y，UEMURA K，SUDO T，et al. Survival impact of neoadjuvant gemcitabine plus S-1 chemotherapy for patients with borderline resectable pancreatic carcinoma with arterial contact [J]. Cancer chemotherapy and pharmacology，2017，79（1）：37-47.

[167]KATZ M H G，OU F S，HERMAN J M，et al. Alliance for clinical trials in oncology（ALLIANCE）trial A021501：preoperative extended chemotherapy vs. chemotherapy plus hypofractionated radiation therapy for borderline resectable adenocarcinoma of the head of the pancreas [J]. BMC cancer，2017，17（1）：505.

[168]MURPHY J E，WO J Y，RYAN D P，et al. Total Neoadjuvant Therapy With FOLFIRINOX Followed by Individualized Chemoradiotherapy for Borderline Resectable Pancreatic Adenocarcinoma：A Phase 2 Clinical Trial [J]. JAMA oncology，2018，4（7）：963-9.

[169]AMMAR K，LEEDS J S，RATNAYAKE C B，et al. Impact of pancreatic enzyme replacement therapy on short- and long-term outcomes in advanced pancreatic cancer：meta-analysis of randomized controlled trials [J]. Expert review of gastroenterology & hepatology，2021，15（8）：941-8.

[170]DAAMEN L A，GROOT V P，INTVEN M P W，et al. Postoperative surveillance of pancreatic cancer patients [J]. European journal of surgical oncology：the journal of the European Society of Surgical Oncology and the British Association of Surgical Oncology，2019，45（10）：1770-7.

[171]HALLE-SMITH J M，HALL L，DAAMEN L A，et al. Clinical benefit of surveillance after resection- of pancreatic ductal adenocarcinoma：A systematic review and meta-analysis [J]. European journal of surgical oncology：the journal of the European Society of Surgical Oncology and the British Association of Surgical Oncology，2021，47（9）：2248-55.

[172]LUU A M，BELYAEV O，HöHN P，et al. Late recurrences of pancreatic cancer in patients with long-term survival after pancreaticoduodenectomy [J]. Journal of gastrointestinal oncology，2021，12（2）：474-83.

[173]FANG Z，MENG Q，ZHANG B，et al. Prognostic value of circulating tumor DNA in pancreatic cancer：a systematic review and meta-analysis [J]. Aging，2020，13（2）：2031-48.

[174]WANG Y，YU X，HARTMANN D，et al. Circulating tumor cells in peripheral blood of pancreatic cancer patients and their prognostic role：a systematic review and meta-analysis [J]. HPB：the official journal of the International Hepato Pancreato Biliary Association，2020，22（5）：660-9.

[175]GROOT V P，REZAEE N，WU W，et al. Patterns，Timing，and Predictors of Recurrence Following Pancreatectomy for Pancreatic Ductal Adenocarcinoma [J]. Annals of surgery，2018，267（5）：936-45.

[176]TANAKA M，MIHALJEVIC A L，PROBST P，et al. Meta-analysis of recurrence pattern after resection for pancreatic cancer [J]. The British journal of surgery，2019，106（12）：1590-601.

[177]中华医学会肿瘤学分会早诊早治学组.中华医学会肿瘤学分会胰腺癌早诊早治专家共识 [J]. 中华肿瘤杂志，2020，42（09）：706-12.

[178]SERAFINI S，SPERTI C，FRIZIERO A，et al. Systematic Review and Meta-Analysis of Surgical Treatment for Isolated Local Recurrence of Pancreatic Cancer [J]. Cancers，2021，13（6）：1277.

[179]HASHIMOTO D，CHIKAMOTO A，MASUDA T，et al. Pancreatic Cancer Arising From the Remnant Pancreas：Is It a Local Recurrence or New Primary Lesion? [J]. Pancreas，2017，46（9）：1083-90.

[180]GUERRA F，BARUCCA V，COLETTA D. Metastases or primary recurrence to the lung is related to improved survival of pancreatic cancer as compared to other sites of dissemination. Results of a systematic review with meta-analysis [J]. European journal of surgical oncology：the journal of the European Society of Surgical Oncology and the British Association of Surgical Oncology，2020，46（10 Pt A）：1789-94.

[181]ILMER M，SCHIERGENS T S，RENZ B W，et al. Oligometastatic pulmonary metastasis in pancreatic cancer patients：Safety and outcome of resection [J]. Surgical oncology，2019，31：16-21.

[182]樊代明.整合肿瘤学·基础卷[M]. 西安：世界图书出版西安有限公司，2021.

胆囊癌

名誉主编

樊代明

主　编

姜小清　李　强　李　斌

副主编

刘颖斌　刘　超　王剑明　刘厚宝　戴朝六　韩　风　胡　冰　罗　明

编　委（按姓氏拼音排序）

曹　宏　崔云甫　戴朝六　邓侠兴　高　鹏　韩　风　洪德飞　胡　冰

黄建钊　姜小清　李　斌　李　强　李庆东　李升平　刘　超　刘厚宝

刘景丰　刘颖斌　罗　明　罗祥基　马　良　彭承宏　孙玉岭　王　鲁

王剑明　吴　泓　吴孝雄　叶　松　易　滨　殷晓煜　曾　勇　张　倜

赵青川　仲冬梅　周家华　左朝晖

前言

胆囊癌（Gallbladder Cancer，GBC）可起源于胆囊底部、体部、颈部或胆囊管等多个部位，是严重威胁人类健康的恶性肿瘤。AJCC/UICC对美国1989-1996年10705例GBC随访研究发现，随肿瘤进展患者OS呈显著下降趋势，5年生存率由AJCC/UICC TNM分期（第7版）的Ⅰ期50%，下降至Ⅳa期的4%、Ⅳb期的2%。对中国10省市、15家医院2010年1月至2017年12月3528例GBC治疗结果汇总分析，总体5年生存率仅23.0%，可切除肿瘤为39.6%，晚期未手术5.4%，姑息性手术仅为4.7%。随着整合医学理念的深化，对GBC诊治提出了更高要求，不仅要从临床研究进展的角度进一步强调GBC诊治的规范性，更要从整合肿瘤学的视角强调预防GBC的重要性和迫切性，以及审视各种临床治疗措施对患者身心健康潜在的系统性影响。

第一章

流行病学

GBC占胆道肿瘤的80%~95%，是最常见的胆道恶性肿瘤。发病率存在显著的地域、人种、民族等差异性，全球范围内女性普遍高于男性。

胆囊结石、胆囊腺瘤性息肉、胆管囊肿、胆管--胰管异常汇合、黄色肉芽肿性胆囊炎、瓷化胆囊、胆囊萎缩等胆囊慢性炎症，是GBC已明确的危险因素。可能的危险因素还包括胆囊腺肌症、吸烟、代谢紊乱综合征，如糖尿病、高血脂、肥胖等。

中医学对GBC病因及发病机制的认识尚无统一、完整的理论体系。癌邪理论认为恶性肿瘤存在特异性独立致病因子的观点，为恶性肿瘤中医病因病机提供了新视角，也为中医药治疗GBC提供了理论依据。

GBC大体病理可见胆囊壁局部或全层增厚、硬化，局部腺瘤样占位病灶，或胆囊腔内实性占位病变。肿瘤可起源于胆囊底部、体部、颈部或胆囊管等不同部位，且不同起源部位、不同生长区域显示差异化生物学特性。肿瘤侵犯胆囊床肝组织，表现为肝组织内实性肿瘤灶。胆囊腺瘤性息肉及炎性疾病等良性疾病发生恶变时，胆囊良性及恶性病灶可共存于同一组织标本，应尽可能多部位取材以免漏诊。显微镜下，GBC病灶主要起源于胆囊黏膜基底层，腺癌为其主要组织学类型，包括非特指型腺癌、肠型腺癌、非特指型透明细胞腺癌、黏液腺癌。其他组织学类型少见，包括腺鳞癌、非特指型鳞状细胞癌、非特指型未分化癌、非特指型神经内分泌癌（大细胞性、小细胞性）、黏合性癌、黏液囊性肿瘤伴侵袭性癌、囊内乳头状瘤伴侵袭性癌。细胞分化程度、侵犯层次、周围组织及或淋巴侵犯及转移是影响GBC预后的主要显微镜下因素。研究发现，当肿瘤侵及肌层周围结缔组织、尚未浸透浆膜或进入肝脏时，肿瘤位于胆囊肝侧或腹膜侧在血管侵犯、神经侵犯、淋巴结转移等方面存在显著差异；发自胆囊颈、管的肿瘤与胆囊底、体的肿瘤侵犯深度、淋巴结转移也存有差异。

随着GBC基因组学研究，HER2等基因有望成为分子分型及精准治疗的靶分子，但由于GBC具有显著的异质性，分子分型尚难确立，仍需从染色体、基因组、转录组、蛋白表达及表观遗传学等多个层面、多个维度探索其发生发展机制和内在特性，从而区分不同亚型特征并建立和完善GBC分子分型体系。近年发展的肿瘤单细胞测序技术、蛋白质基因组学有望在揭示GBC细胞异质性、肿瘤微环境及基因型和表型间差异机制等方面提供更多技术力量。

汇总中国人群GBC潜在治疗获益的分子靶点研究进展，FGFR2融合/重排发生率为0~1.7%，IDH 1突变发生率为0.5%~1.7%，BRAF突变发生率约为5.9%，ERBB2（HER2）突变/过表达发生率为13.3%~14.8%，NTRK1–3融合/重排发生率约为1.7%。

第二章

预防及筛查

各种原因导致胆囊的慢性炎症状态，是GBC发生的明确原因和首要风险因素。因此，避免、防范或根除胆囊慢性炎症，是有效阻断胆囊炎-癌转化、预防GBC发生最有效的措施。根据GBC发病机制和相关流行病风险因素研究的进展，应对以下人群开展GBC的影像学筛查及积极的干预治疗。

第一节　胆囊结石

B超是胆囊结石最有效、最经济的影像学筛查手段。有研究显示，中国城市20岁以上人群胆囊结石筛查阳性率为4.6%，南方地区明显高于北方地区（6.1% vs 3.8%）。男女之比为4.8%和4.4%。

对有症状的胆囊结石，不论单发或多发，建议行胆囊切除术。需要明确，部分胆囊结石或慢性胆囊炎，临床症状并非典型的“右上腹痛及/或合并肩背部放射痛”，往往主诉为“消化不良、定位不明的上腹不适”等。在排除可致此类症状的其他消化病后，胆囊切除术具有适应证。

对无症状的胆囊结石，有以下情况之一者，建议胆囊切除：①单发结石、直径超过3cm；直径小于3cm的单发结石，影像学检查虽无胆囊壁显著增厚（<3mm），但有胆囊结石家族史、年龄超过50岁、合并多年糖尿病，亦建议胆囊切除。②多发结石，具有结石脱落入胆总管下段引发胆源性胰腺炎的风险。③合并瓷化胆囊。④合并糖尿病。⑤影像学检查提示胆囊壁显著增厚，需病理检查排除胆囊癌变，但基于肿瘤外科原则及穿刺活检局限性，不宜术前胆囊穿刺活检、需手术切除并行术中快速病检排除胆囊癌变。⑥影像学提示合并黄色肉芽肿性胆囊炎，虽无症状但应立即手术切除及病检以排除胆囊癌变。

基于以下原因，本指南不建议开展“保胆取石”术式：①胆囊结石发病机制目前仍未明晰。临床实践及荟萃分析表明“保胆取石”术后结石复发率较高，药物治疗亦无法避免复发，目前不建议开展。②结石复发、反复“保胆取石”，增加痛苦及医疗费用。③在胆囊结石的病因及疾病发展结局中，胆囊慢性炎症始终贯穿疾病全程，目前无证据表明“保胆取石”能逆转术后结石复发及胆囊慢性炎症病程。但“炎--癌转化”已明确视为GBC在内多种肿瘤发生的重要机制。④胆囊结石是GBC的首要危险因素。鉴于GBC恶性程度极高、早期诊断困难、疾病进展迅速、辅助治疗手段匮乏、预后极差的现实，微创切除患有结石的胆囊、避免癌变，具有切实可行的意义及临床价值。

第二节　胆囊息肉样病变

B超也是胆囊息肉样病变的有效筛查手段，对部分B超难以明确息肉性质的人群，薄层增强CT或MRI，能作出更准确诊断。

对有进食后右上腹饱胀不适、隐痛等临床症状的胆囊息肉样病变，通过有效影像学检查排除息肉样病变为胆囊胆固醇结晶，或经利胆治疗症状无明显缓解，不论息肉样病变大小，建议行胆囊切除。

对尚无症状的胆囊息肉样病变，具有以下情况者，建议胆囊切除：①合并胆囊结石。②最大径超过10mm（CT、MRI、超声内镜或超声造影）。③基底部宽大。④呈细蒂状囊内生长，血供较好，增强CT见息肉明显强化。⑤息肉样病变位于胆囊颈部或邻近于胆囊管开口。

此外，对尚不具备手术指征的无症状胆囊息肉样病变人群，应定期随访、复查。当存在以下情况者，建议胆囊切除：①年龄超过50岁。②最大径小于8mm，但对比1年内影像学（CT或MRI）复查结果，病变有明显生长。③直径达到6mm，且增强CT见明显强化、提示血供较好者。

第三节　黄色肉芽肿性胆囊炎

本质上是一种特殊病理表现的胆囊慢性炎症。CT可见胆囊壁内低密度结节影，多合并胆囊床周围肝组织炎症，但常与侵犯肝脏的GBC难以鉴别。病变位于胆囊壁内、未破坏胆囊黏膜是其区别于GBC相对特征性的影像学表现。当合并有高脂血症或糖尿病、影像学符合上述表现者，即便CA19-9升高，仍不能排除黄色肉芽肿性胆囊炎之可能。体检怀疑黄色肉芽肿性胆囊炎，应尽快实施胆囊切除，并根据术中快速病检排除胆囊癌变。由于同一胆囊不同部位可能分别存在癌变组织和炎性组织，术中需多部位取材以避免漏诊。

第四节 瓷化胆囊

B超或CT等发现瓷化胆囊，即使尚无明确临床症状，仍建议尽快行胆囊切除，并据术中快速病检排除胆囊癌变。

第五节 萎缩胆囊

经超声、核素、MR等明确胆囊已无功能，且非急性炎症状态下胆囊壁增厚>1.0cm，建议胆囊切除，并据术中快速病检排除胆囊癌变。

胆胰管汇流异常及/或先天性肝外胆管囊肿：若未合并先天性胆管囊状扩张症，B超筛查常难发现或确诊胆胰管汇流异常，需经MRCP或ERCP等特殊检查方可确诊。对确诊患者应实施手术治疗，特别是对合并胆囊腺瘤样息肉、胆囊结石、厚壁样慢性胆囊炎、瓷化胆囊等，应尽快实施胆囊切除，并通过胆肠端-侧吻合实现胆胰分流。如无上述胆囊病变证据，可据患者年龄、身体状况，酌情实施手术治疗。

经影像学确诊的先天性肝外胆管囊肿，建议及早实施胆管囊肿切除、胆肠吻合，以杜绝发生胆囊或囊状扩张胆管癌变的风险。

第三章

诊断

第一节 临床症状

早期多无明显症状，合并胆囊结石、胆囊息肉可有反复右上腹饱胀不适等慢性胆囊炎表现。中、晚期右上腹痛逐渐加剧。肿瘤转移至骨骼等，可出现相应转移部位疼痛不适症状，如侵犯肝门部胆管，可出现梗阻性黄疸。

第二节 实验室诊断

推荐CA19-9、CEA、CA125和CA242等多项肿瘤标志物整合应用以提高诊断特异性。合并梗阻性黄疸，可出现肝功能异常。

第三节 影像学诊断

包括超声、CT、MRI、内镜、PET/CT及腹腔镜探查等，是目前GBC最有价值的临床诊断手段。

超声作为体检筛查手段，能尽早发现胆囊壁增厚、胆囊腔内软组织占位病灶及结石等。合并胆管侵犯，可显示胆道梗阻的水平。与肝门部胆管癌的胆囊空虚不同，GBC侵犯肝外胆管时胆囊多充盈，胆总管远端无扩张。可评价肿瘤侵犯邻近肝脏及肝脏转移情况，对明确肿瘤是否合并胆道结石、胆管囊状扩张等具有诊断价值。借助超声造影、超声内镜等能有效提高良恶性胆囊疾病鉴别诊断效能，对区域性淋巴结转移也具一定的诊断价值。

增强CT可提供肿瘤位置与大小，是否合并肝脏侵犯、侵犯层次、转移及血管侵犯、区域淋巴结及远处器官转移等信息，对鉴别胆囊腺瘤性息肉和GBC具有一定价值。合并胆道梗阻，CT可示胆管梗阻水平与范围。评价肝动脉、门静脉侵犯时增强

CT的敏感性、特异性较高，对判断是否合并淋巴结转移有重要价值。利用薄层CT图像行三维可视化构建，对了解肿瘤与血管和胆管的毗邻、侵犯等解剖关系有重要价值。

相较CT，MRI对软组织分辨率更高，并能通过特殊序列提供功能、代谢等影像信息，对明确评估GBC侵犯肝实质、转移、血管侵犯等，其等同于CT。当GBC合并肝内或肝外胆管侵犯时，MRCP对了解胆道系统具有独特价值，在胆道成像上几乎可以替代PTC或ERCP，对判断GBC侵犯胆管系统的部位进而设计手术方案有重要价值。

经皮肝胆道穿刺（PTC）造影或经十二指肠乳头胆管造影（ERCP）检查，适用于胆囊肿瘤侵犯肝门部或肝外胆管、合并有梗阻性黄疸症状或胆管炎时酌情实施，不建议单纯作为诊断手段。对合并梗阻性黄疸患者，可作为术前引流减黄的措施。因PTC导致胆道感染的概率低于ERCP，对术前评估具有R0切除机会者，建议优先选择PTC，可实现胆汁外引流和/或内引流，并可进行胆道造影。对合并有胆管囊肿或胆胰管汇合异常危险因素者，ERCP有助确诊。

氟脱氧葡萄糖（FDG）PET/CT对GBC与胆囊腺瘤性息肉等良性疾病的鉴别诊断，以及早期GBC的确诊等，具有重要价值。黄色肉芽肿性胆囊炎等炎性疾病与GBC的鉴别，应警惕FDG PET/CT可能会出现假阳性。由于GBC极易发生淋巴结转移，正常大小淋巴结可能已有转移，而增大的淋巴结可能是炎性增生，FDG PET/CT对诊断肿瘤淋巴结或远隔器官转移具有价值。

腹腔镜探查对术前无法判断是否存在GBC腹腔内广泛转移、因而无法确定根治性切除方案者，可考虑用于腹腔探查以明确相关情况。

第四节　术中病理诊断

对鉴别胆囊腺瘤性息肉、黄色肉芽肿性胆囊炎等胆囊良性疾病与GBC，具有重要价值，能在术中明确有无超出区域淋巴结的转移或腹腔远隔部位转移。胆囊颈部癌或胆囊管癌侵犯肝外胆管时，行肿瘤R0切除联合肝外胆管切除时，需通过术中病理诊断排除胆管切缘阳性。

第五节　肿瘤分期

目前临床常用AJCC/UICC TNM分期，基于病理组织学标准，术后评价局部和远处转移情况。进行肿瘤TNM分期对预后具有指导意义。

1 原发肿瘤分期

根据肿瘤数目、血管侵犯及肿瘤肝外直接侵犯等三个主要因素进行肿瘤T分期。TX，原发肿瘤无法评估；T0，无原发肿瘤证据；Tis，原位癌；T1，肿瘤侵及胆囊固有层或肌层；T1a，肿瘤侵及固有层；T1b，肿瘤侵及肌层；T2，肿瘤侵及肌肉周围结缔组织，尚未浸透浆膜或进入肝脏；T2a，肿瘤侵入胆囊脏腹膜侧肌周结缔组织，尚未浸透浆膜；T2b，肿瘤侵入胆囊肝侧肌周结缔组织，尚未侵及肝脏；T3，肿瘤浸透浆膜（胆囊脏腹膜侧）和/或直接侵及肝脏和/或一个其他邻近器官，如胃、十二指肠、结肠、胰腺、网膜、肝外胆管；T4，肿瘤侵犯门静脉或肝动脉；或侵犯二个或更多肝外器官或组织。

2 淋巴分期

根据有无区域淋巴结转移进行肿瘤N分期。区域淋巴结包括：肝门部淋巴结（包括沿胆囊管、胆总管、门静脉和肝动脉的淋巴结），腹腔干旁淋巴结，肠系膜上动脉旁淋巴结。NX，区域淋巴结无法评估；N0，区域淋巴结转移阴性；N1，1-3枚区域淋巴结转移；N2，4枚及以上的区域淋巴结转移

3 肿瘤远隔部位转移分期

根据肿瘤是否发生除肝脏、十二指肠等邻近器官的远隔部位，对肿瘤进行M分期：M0，无远隔器官转移；M1，存在远隔其他器官转移。

4 肿瘤TNM分期

结合T、N和M分期，形成GBC的TNM分期结果（第8版）。

表23-3-1 胆囊癌AJCC/UICC TNM分期（第8版）

TNM分期	肿瘤	淋巴结	远处转移
0期	Tis	N0	M0
ⅠA期	T1a	N0	M0
ⅠB期	T1b	N0	M0
ⅡA期	T2a	N0	M0
ⅡB期	T2b	N0	M0
ⅢA期	T3	N0	M0
ⅢB期	T1-3	N1	M0
ⅣA期	T4	N0-1	M0
ⅣB期	T1-4	N2	M0
	T1-4	N0-2	M1

5 pTNM病理学分期

pT分期与T分期对应；pN分期与N分期对应：pN0，区域淋巴结阴性（切除组织淋巴结检查至少需达到6个以上淋巴结）；如果区域淋巴结检查阴性，但检查的淋巴结数目没有达到要求，仍可归类为pN0分期；pN1，区域淋巴结切除标本阳性；pM分期：pM1，镜下证实有远处转移。

第四章

治疗

第一节 外科治疗

1 术前特殊准备

1.1 胆道引流

当GBC侵犯肝门部或肝外胆管、合并有梗阻性黄疸时，可行经PTBD或ERCP胆道引流，引流策略和方式应当根据所在中心条件选择并进行多学科整合诊治（MDT to HIM）讨论，按胆道引流原则共同制定方案。

鉴于GBC恶性程度高、易发生邻近及远隔器官转移，术前评估无需联合大部肝切除者，不建议常规实施术前胆道引流。在评估身体状况、营养状况及肝、肾功能等情况下，酌情尽快实施肿瘤规范化切除；如上述状况不良，可在胆道引流相关状况改善后尽快实施肿瘤规范化切除。

阻黄患者如手术方案拟行GBC根治性切除联合大范围肝切除（≥4~5个肝段）、术前总胆红素超过128.3~171μmol/L（7.5~10mg/dL），或有胆道感染且药物治疗无效者，建议术前胆道引流。根据总胆红素下降速率、肝功能恢复状况（各肝脏代谢酶类、血清总蛋白、血清白蛋白、血清前白蛋白），及患者是否合并肝炎肝硬化等情况，进行肝储备功能等整合评估，并建议常规行肝脏体积测定、了解拟切除肝段及残余肝体积，个体化制订、实施肝切除术时机和方案。当总胆红素如未降至85μmol/L（5mg/dL）以下，暂不建议实施手术。

采用PTBD胆道引流方案，如GBC侵犯肝总管或胆总管，行肝左叶或肝右叶胆管穿刺置管引流均可，首选肝左叶胆管置管引流。如胆囊癌侵犯右肝管、需联合右半肝切除，术前评估黄疸较深、右肝体积较大，直接行右半肝切除术后肝功能衰竭风险较大，而术前仅选择性肝左叶胆管单侧胆道引流可能肝功能恢复缓慢，应尽可能实施多根胆道穿刺引流以缩短减黄进程，尽快实施肿瘤根治性手术、防范肿瘤转移。

存在肝内多肝叶胆管炎时，尽快实施多根胆道穿刺引流改善炎症，以期尽快实施肿瘤根治性手术、防范肿瘤转移。

采用ERCP行胆道内引流时，尽管在舒适性、恢复胆汁肠肝循环上具有优势，但GBC侵犯肝门部胆管导致高位胆管梗阻时，行ERCP发生肝内胆道逆行感染的风险较高，且胆道内置管后难以评价受侵胆管段范围，同时也因更易发生肝十二指肠韧带炎症从而不利于术中区域淋巴结清扫，应根据所在中心的技术力量审慎决策。经内镜下肝内二级以上胆管分支的多根鼻胆管外引流，能降低高位胆管梗阻时ERCP胆道逆行感染发生概率，但由于对操作者的技术水平要求较高，建议根据所在单位技术能力酌情实施。

1.2 营养支持治疗

当GBC经营养评估存在明显中重度营养不良，或基础疾病和营养状况对重要器官功能、免疫力、伤口愈合及生存存在显著影响，应给予营养支持治疗。

营养支持治疗应以维持机体营养需求的最低量（预计热卡和蛋白量的75%）为治疗目标，并根据营养评估状态、是否合并黄疸、是否处于应激状态等，动态进行代谢状态及营养状况监测评估，个体化制订营养治疗方案。

1.3 术前新辅助治疗和转化治疗

术前放疗、化疗对进展期GBC并未发现显著生存获益。因此需要多中心临床研究以明确GBC术前新辅助和转化治疗方案的有效性和临床价值。

2 外科手术治疗

是目前治疗GBC最积极、最有效的手段，彻底清除癌组织能为患者提供唯一治愈和长期生存的机会。强调尽可能实施切缘阴性的GBC根治术。

2.1 根治性切除的原则

基于胆囊解剖、临床相关研究及临床实践结果，建议T1b期以上期GBC根治性切除应包括胆囊、邻近胆囊床肝组织（肝切缘距胆囊2–3cm以上）和区域淋巴结。对胆囊床肝侧生长的T2b期以上的GBC，建议行肝脏Ⅳb段及Ⅴ段切除。如肿瘤侵犯至胆囊周围肝外胆管、横结肠、大网膜等一个邻近器官，可扩大切除范围并力求使各器官组织切缘均为阴性。如肿瘤侵犯至胃、十二指肠、胰腺等1~2个胆囊邻近器官，或13a组、8组等转移淋巴结已深度侵犯胰腺段胆总管甚或胰头部，虽然胰十二指肠等扩大切除范围的手术方案可能达到肿瘤R0切除，但鉴于GBC高度恶性、辅助治疗效果不良、愈后极差的临床特点，扩大切除范围意味着需承受更高的手术风险及术后并发症风险而未能显著改善预后，故不建议常规实施。血管侵犯不是手术的绝对禁忌证，可联合受侵的门静脉/肝动脉血管切除、重建。双侧门静脉支均被肿瘤侵犯，或门静脉主干广泛的包绕或梗阻是R0切除的禁忌征。联合受肿瘤侵犯的肝固有动脉主干或双侧肝动脉切除，并不是肿瘤切除的绝对禁忌证，但未重建肝动脉血流术后发生胆汁瘤、感染风险较高，且无明确证据能使远期预后获益，建议慎重抉择。组织学证实的远处转移（腹腔、肺、肝内多发转移等）和超出区域淋巴结（腹腔动脉、腹主动脉旁、胰头后下淋巴结）的淋巴结转移，应视为R0切除的绝对禁忌证。

2.2 腹腔区域淋巴结清扫

包括肝十二指肠韧带淋巴结（12组），根据周围的关系分为胆囊管旁（12 c组），胆总管旁（12b组）、门静脉后（12p组），肝固有动脉旁（12a组）；沿肝总动脉旁淋巴结（8组）和胰腺后上（13a组）。非区域淋巴结包括：腹主动脉（16组），腹腔干（9组），肠系膜（14组）或胰前（17组）和胰腺后下（13b组）淋巴结。R0切除须同时进行彻底的区域淋巴结清扫，有助于提供准确的肿瘤TNM分期信息以指导后续治疗方案的制定及预后判断。

当已确认非区域淋巴结转移，虽进一步扩大淋巴清扫范围对改善预后意义尚存争议，但更大范围淋巴结清扫可提供更准确的分期信息。当实现区域淋巴结彻底清扫后，即肝十二指肠韧带、肝总管旁骨骼化清扫及胰腺后上淋巴结（13a组）的切除，对淋巴结清扫数目不作强制要求。

进展期GBC易侵犯毗邻脉管和神经并发生转移，在进行脉管骨骼化区域淋巴结清扫时，联合切除动脉外鞘有助于减少瘤细胞残留，但需避免损伤动脉外膜，以防增加部分高龄、糖尿病等患者术后假性动脉瘤和迟发性出血风险。

2.3 经腹腔镜、机器人等腔镜外科GBC切除术

由于存在腹膜转移风险、窦道转移、区域淋巴结清扫彻底性不及开放手术，以及缺乏前瞻性对照研究和大样本回顾性队列研究等高级别证据，早期阶段对经腹腔镜、机器人等腔镜外科手术在GBC治疗中的临床价值、适应证等存在较大争议。随着腔镜外科技术的发展，经腹腔镜胆囊癌切除术、经机器人胆囊癌切除的安全性陆续得到证实，并在手术时间、术中出血量、术后住院时间等方面体现优势。此外，有单中心小样本研究报道，经腹腔镜胆囊癌手术预后不劣于开放手术。2019韩国专家共识建议可对T1b~T3期GBC（AJCC/UICC TNM分期系统第8版）实施切除应行包括邻近肝实质整体切除的经腹腔镜根治性手术。

近期来自中国、韩国、日本的小样本研究报道显示，对T2/T3期GBC采取经直接切开肝脏入路、避免暴露胆囊肿瘤和保持胆囊无破溃及胆汁外溢等策略，腹腔镜研究队列的总体预后并未劣于开放性手术队列。

限于GBC腔镜手术存在胆汁外溢、癌细胞扩散等导致预后恶化的潜在风险，以及目前尚缺乏随机对照试验等高级别研究证据，美国国家综合癌症网络指南（NCCN Guidelines®）-肝胆肿瘤指南2022.V4版以及日本肝胆胰外科学会指南第2版将腔镜GBC切除术视为手术禁忌证。NCCN -肝胆肿瘤指南2024.v3版仍然认为，腔镜外科在

GBC治疗中的作用“仅限于肿瘤切除前进行腹腔探查和分期，以识别术前放射学检查难以发现的隐匿性腹腔内弥漫转移GBC，及避免对晚期不可切除患者实施开放手术”。

虽然近年腔镜外科技术已取得显著进步，但基于进展期GBC极高的恶性生物学行为以及GBC腔镜外科相关高级别证据尚不充分的现实下，本指南建议经腔镜外科治疗胆囊癌应限于下述条件：治疗机构和团队具备较为丰富的经腔镜肝肿瘤、胰腺肿瘤切除的临床经验；肿瘤根治性原则应等同开放手术遵循的原则；病例选择应避免肿瘤分期过晚者，对肿瘤已侵犯肝门区域高位胆管的病例尤需审慎；肿瘤位于胆囊颈/管部位者，术中需对胆囊管切缘进行快速病理检查；强调肿瘤整体切除及手术标本自腹腔完整取出原则，以避免术中气腹状态下因胆囊囊腔或瘤体破裂导致的瘤细胞播散和转移。

2.4　意外GBC治疗策略

首先需明确，诊断意外GBC仅限于胆囊切除术前已经影像学、实验室检查且并未获得GBC诊断依据，但术中或术后病理证实为GBC者，因术前肿瘤漏诊、误诊不能作出意外GBC的诊断。在术前诊断胆囊良性病变而行胆囊切除术相关报道中，术后意外GBC确诊率为0.14%~1.6%。本指南强调，意外GBC定义应仅限于Tis、T1、T2期等术前影像学检查难以确诊、并且实验室检查肿瘤标志物亦无异常者。对术后病理诊断为T3期、而临床诊断描述为“意外GBC”者，应定义为疾病误诊。本指南建议对术前影像学检查提示胆囊腺瘤血供丰富且基底部生长范围已至肌层、无法排除T2期GBC者，手术方案即应按照肿瘤外科学原则执行，术中采取肝楔形切除入路以保持胆囊完整性、避免暴露潜在肿瘤，切除标本需行术中快速冰冻病理检查。对影像学提示病灶区域较大、血供丰富的胆囊腺肌症，手术时也应参照上述原则实施，以最大程度避免GBC漏诊。

意外胆囊底部或体部癌，病理检查肿瘤为Tis或T1a期，如术中未发生胆囊破裂胆汁外溢，可定期复查随访；病理检查肿瘤已侵犯至胆囊肌层（T1b期）或以上，应再行肿瘤根治性切除术（邻近胆囊床肝组织切除、区域淋巴结清扫术）。意外胆囊管癌，由于切缘往往阳性，即便病理检查肿瘤为T1a，仍有再次手术指征。术中应联合肝外胆管切除、胆肠再吻合术。如肝外胆管受肿瘤侵犯范围有限，也可行受侵段肝外胆管切除、胆管对端吻合术。上述两种方案均必须行术中快速病检以保证胆管切缘阴性。

腹腔镜切除意外GBC，虽有报道再次根治性术联合Trocar窦道切除有助于延长DFS，但更多回顾性证据表明，与未联合窦道部位切除术人群相，联合Trocar窦道切除人群未见总体或无复发生存优势。因此，本指南认为，当基于以下情况时，可不常规进行Trocar窦道切除术：符合意外GBC严格定义（病理分期为Tis、T1、T2期）；

术中未发生胆囊破溃、胆汁外溢；使用标本袋自腹腔内取出胆囊标本。

意外GBC行再次肿瘤根治术的手术时机尚存争议。本指南建议在病理确诊后尽快实施，以初次术后1~4周内实施为宜。术前应尽量获得前次术中具体信息（胆囊切除术中有无胆囊破损；是否保持完整并置入标本袋取出腹腔；肿瘤位于胆囊的位置、是否已侵及浆膜等）。

第二节　GBC系统治疗方案

1　化疗

1.1　肿瘤R0及R1切除术后辅助性化疗

必要性和临床意义可参考BILCAP、日本胆道外科学会等相关研究结果。

（1）卡培他滨单药方案

BILCAP胆管癌研究中对肿瘤侵犯深度已达黏膜肌层及以上范围（AJCC/UICC分期系统-T1b及以上）的R0和R1切除GBC，术后给予卡培他滨（1250mg/m^2.体表面积，口服），2次/日，每2周连续用药（第1~14日）、停用7日；维持治疗共八个疗程。研究表明，化疗组预后明显优于术后观察组。

（2）S-1单药方案

JCOG1202胆管癌研究中对R0和R1切除GBC，术后给予S-1（根据体表面积分别给予40 mg、50 mg或60 mg，口服），2次/日，每4周连续用药、停用14日；维持治疗共四个疗程。研究表明，化疗组预后明显优于术后观察组。

（3）丝裂霉素C（MMC）联合5-氟尿嘧啶（5-FU）化疗方案

日本胆道外科学会（JSBS）Ⅲ期胆管癌临床研究中，纳入胆囊癌Ⅱ~Ⅳ期、即除T1（肿瘤侵犯深度未突破黏膜肌层）N0M0之外所有分期病患（JSBS胆管癌病理通则系统，第4版）。手术当日MMC（6mg/m^2.体表面积，静脉输注）和5-FU（310mg/m^2.体表面积，静脉输注），连续用药5日；术后第3周重复上述治疗一次。术后第5周始，每日5-FU（100mg/m^2.体表面积，口服），维持治疗至肿瘤复发。结果显示该方案可使实现R0和R1切除的GBC预后显著获益。

1.2　晚期不可切除肿瘤或复发性肿瘤治疗性化疗方案

可参考ABC-02 Ⅲ期、JCOG1113、SWOG1815、KHBO1401-MITSUBA等研究结果。

（1）吉西他滨联合顺铂（GC方案）

基于ABC-02 Ⅲ期结果，吉西他滨（1000mg/m^2.体表面积，静脉输注），顺铂（25mg/m^2.体表面积，静脉输注）；每周1次、间隔7日用药，每3周为一疗程，治疗周期最长为八个疗程；

（2）吉西他滨联合S1（GS方案）

基于JCOG1113结果。吉西他滨（1000mg/m².体表面积，静脉输注），疗程第1日和第8日用药；S-1，2次/日，口服，服用剂量根据体表面积计算（<1.25m²，60mg/日；1.25~1.49m²，80mg/日；≥1.50m²，100mg/日）。每3周为一疗程，根据疾病进展、程度或药物毒性以及患者意愿决定治疗周期。

（3）吉西他滨联合顺铂及白蛋白-紫杉醇方案（GC+白蛋白-紫杉醇方案）

吉西他滨（800~1000mg/m².体表面积，静脉输注），顺铂（25mg/m².体表面积，静脉输注），白蛋白-紫杉醇（100~125mg/m².体表面积，静脉输注）；疗程第1日和第8日用药，疗程间期为21日；疗程持续至疾病进展。

（4）伊立替康联合奥沙利铂、亚叶酸、5-FU方案（mFOLFIRINOX方案）

首日伊立替康（180~150 mg/m².体表面积，静脉输注）、奥沙利铂（85~65mg/m².体表面积，静脉输注）、亚叶酸（400 mg/m².体表面积，静脉输注）和5-FU（400mg/m².体表面积，静脉输注）；首日开始连续静脉输注5-FU，总剂量2400mg/m².体表面积，并持续46小时完成输液；疗程间期为14日。

（5）吉西他滨联合顺铂及S-1方案（GCS方案）

吉西他滨（1000mg/m².体表面积，静脉输注），顺铂（25mg/m².体表面积，静脉输注），S-1（80~120mg/m².体表面积，口服）；吉西他滨和顺铂静脉输注，疗程第1日和第8日用药，疗程间期为21日；S－1口服，2次/日，连续用药7天，疗程间期为14日。上述治疗总持续时间24周。

1.3 进展期GBC患者接受GC或GS方案治疗失败后化疗方案

可参考ABC-06研究结果，即5-FU联合亚叶酸钙及奥沙利铂方案（FOLFOX方案）：首日奥沙利铂（85mg/m².体表面积，静脉输注），L-亚叶酸（175mg，静脉输注）或亚叶酸（350mg，静脉输注），5-FU（400mg/m².体表面积，静脉输注）；首日开始连续静脉输注5-FU，总剂量2400mg/m².体表面积，并在第2日内完成输液；疗程间期为2周。

2 靶向治疗

近期GBC表观遗传学研究取得较大进展，已陆续发现多个可能与GBC靶向治疗、免疫治疗相关的靶基因及信号通路。

2.1 携带*HER*2基因扩增或过表达（肿瘤组织免疫组化评分3+）、局部晚期/不可切除或转移性GBC

基于HERB试验结果，德曲妥珠单抗，5.4mg/kg.体重/次，静脉输注，每3周1次，直至出现肿瘤进展或不可耐受药物毒性反应。

2.2 局部晚期/不可切除或转移性神经内分泌型GBC

基于SANET-ep Ⅲ期试验结果，索凡替尼，300mg/次，1次/日，口服，饭后1小时服用，直至出现肿瘤进展或不可耐受药物毒性反应。

3 免疫治疗

3.1 局部晚期/不可切除或转移性GBC

（1）基于TOPAZ-1试验结果，度伐利尤单抗联合GC化疗执行方案如下：度伐利尤单抗，1500ng/次，静脉输注（60分钟以上），每2周给药1次；同时每3周静脉输注一次GC化疗方案，GC化疗维持8个周期；GC化疗停止后，每4周给予度伐利尤单抗单药治疗一次，直到疾病进展或其他停药标准。

GC用药方案为吉西他滨（1000mg/m².体表面积，静脉输注），顺铂（25mg/m².体表面积，静脉输注），每周1次、间隔7日用药，每3周为一疗程。

（2）基于KEYNOTE-966试验结果，帕博利珠单抗联合GC化疗，帕博利珠单抗联合GC化疗执行方案如下：帕博利珠单抗，200mg/次，静脉输注（30分钟以上），每3周给药1次；同时每3周静脉输注1次GC化疗方案，顺铂化疗维持治疗8个周期；顺铂化疗停止后，继续每3周给予帕博利珠单抗和吉西他滨治疗1次，直到疾病进展或其他停药标准，帕博利珠单抗总治疗时间最长不超过35个治疗周期。

GC用药方案为吉西他滨（1000mg/m².体表面积，静脉输注），顺铂（25mg/m².体表面积，静脉输注），每周1次、间隔7日用药，每3周为一疗程。

4 放疗

由于缺乏高级别证据，针对GBC、特别是晚期GBC仅行放疗的价值未获广泛共识，但对放疗联合卡培他滨或吉西他滨化疗在GBC和肝外胆管癌Ⅱ期临床研究的价值已有积极结果。对肿瘤非区域淋巴结、骨、腹壁及肝转移者，可实施个体化姑息性辅助放疗。

4.1 局部进展期GBC行R0切除术后

基于SWOG S0809研究结果以及大型肿瘤数据库回顾调查结果，局部进展期GBC行R0切除术后可行辅助性肝脏术区放疗+GC化疗，GC化疗维持时间建议不超过8个治疗周期。

5 姑息性介入治疗

晚期GBC侵犯肝门部或肝外胆管或肿瘤切除术后复发伴胆道梗阻者，经ERCP或PTC行胆道支架内引流能有效解除黄疸、改善生活质量。多建议于肝外胆管内放置单根或多根金属覆膜支架以防肿瘤过快生长、堵塞支架。但有研究证实，GBC因有浸润性强、发展快的特点，用金属支架置入的疗效并不优于塑料支架。腹腔转移灶热灌注化疗，对控制肿瘤广泛转移及恶性腹水有治疗效果。

6 中医药治疗

GBC的中医药治疗总体原则为改善临床症状，提高机体抵抗力，减轻放化疗不良反应，提高生活质量。虽有观点支持中医药可抗癌，延长生存期，但中医药对GBC的抗癌作用仅限于个案及经验报道，尚无高级别证据支持。

GBC中医证型复杂、多变，个体差异大。不同体质、阶段、并发症及西医治疗方式，均是影响证型及其变化的重要因素。在经验总结中，实证以肝郁气滞、湿热蕴结为主；虚证以脾虚居多。

目前尚无代表性方药。组方时遵循中药方剂“君、臣、佐、使”原则，结合癌邪理论的组方思路，包括扶正组份、一般祛邪组份（常规行气、活血、祛痰、化湿、清热等药物）和祛癌组份。祛癌药物根据不同证型，可选择白花蛇舌草、半枝莲居等清热解毒、活血化瘀、消痰、软坚、散结等药物。针灸治疗、中医药外治、中药注射液辩证治疗，可配合中药口服方剂补充或强化治疗。合并有黄疸、肝功能不良时，应谨慎使用毒性较为明显的中药方剂。

GBC患者接受外科、介入或内镜等手术治疗后，存在与治疗方案对应的围术期并发症风险，手术医生应在患者出院前进行相关康复知识宣教，对已出院者进行密切随访跟踪，对住院期间已出现或院外发生的并发症，及时给予专业性指导意见和治疗方案。

对GBC侵犯肝门部胆管等实施胆道外引流者，应采用胆汁口服回输或更改为胆道内引流的，以防在院外因胆道外引流管护理不良导致电解质丢失过多、体液紊乱及肝肾功能障碍。对肿瘤根治性切除或姑息性切除术后携带有胆道引流管的患者，出院前加强引流管保护的宣教，以免出院后引流管位置偏移、过早脱落造成胆瘘、胆道梗阻等发生，也应嘱患者每天观察与记录引流管流出胆汁颜色、胆汁引流量，以及尿量、大便色泽等情况，避免胆道梗阻导致胆道感染，甚至感染性休克或因胆汁引流量过多导致水电解质紊乱、肾功能不全等并发症发生。

骨髓抑制、贫血是与几乎所有化疗和免疫抑制剂相关的常见副作用，康复干预对其有重大影响。化疗会导致血细胞减少，增加感染的风险及损害代谢功能，还会导致因疲乏不适等而放弃规范性治疗。医师应主动对接受化疗的GBC进行用药指导和风险评判，并据随访结果及时给予专业性指导。

GBC接受根治性切除手术治疗后，根据中医“治未病”思想，以预防复发为治疗目标。放、化疗期间，同时使用中医药配合治疗，减轻放、化疗副作用，进一步延长生命。靶向和（或）免疫治疗期间，结合中医药治疗，减毒增效。引流退黄期间，中医药治疗可促进黄疸消退。终末期对症支持治疗期间，中医药能够提高生活质量。

出现癌症相关性疲乏症状，是影响GBC患者接受系统治疗以及生活质量的重要不利因素。对多项研究进行荟萃统分析后发现，运动、认知行为疗法和正念疗法可在患者接受治疗期间和治疗结束后改善癌症相关疲乏症状，低强度运动还有益于促进血细胞计数的改善；太极拳、气功和西洋参在病患治疗期间显示出对缓解癌症相关疲乏症状具有较大帮助；瑜伽、穴位按摩和艾灸有助于在病患系统治疗结束后控制、缓解癌症相关疲乏症状。此外，太极、瑜伽等相对舒缓的运动更有助于缓解癌症患者的焦虑和抑郁心态，因此应根据身体状况鼓励其尽快进行康复运动锻炼。目前无充足证据支持采用其他社会心理干预及综合治疗措施对改善癌症相关疲乏症状具有积极意义，也不应推荐患者应用左旋肉碱、抗抑郁药、清醒剂或精神兴奋剂等药物干预措施。由中国29家医院发起的大样本、前瞻性、多中心、双盲、安慰剂对照试验结果表明，复方阿胶浆具有减轻癌症相关性疲乏症状的严重程度、改善生活质量的治疗效果。

对于接受姑息性治疗或病程进展至晚期的GBC患者，采取营养支持加每周两次60分钟运动的多模式干预治疗，虽然不能显著改善总体生活质量，但能减少恶心呕吐症状，增加更多蛋白质摄入，从而改善身心健康状态。

参考文献

[1] Edge S B，Byrd D R，Compton C C，et al. AJCC Cancer Staging Manual[M]. 7th Edition. New York：Springer.2009：211-217.

[2]任泰，李永盛，耿亚军，等. 中国2010-2017年胆囊癌治疗模式及预后分析[J]. 中华外科杂志，2020，58（9）：697-706.

[3]中国抗癌协会胆囊癌规范化诊治专家共识（2016）[J]. 中华肝胆外科杂志，2016，22（11）：721-728.

[4]Lazcano-Ponce E C，Miquel J F，Muñoz N，et al. Epidemiology and molecular pathology of gallbladder cancer[J]. CA Cancer J Clin，2001，51（6）：349-364.

[5]Sharma A，Sharma K L，Gupta A，et al. Gallbladder cancer epidemiology，pathogenesis and molecular genetics：Recent update[J].World J Gastroenterol，2017，23（22）：3978-3998.

[6]Myers R P，Shaffer E A，Beck P L. Gallbladder polyps：epidemiology，natural history and management [J]. Can J Gastroenterol，2002，16（3）：187-194.

[7]Ferlay J，Shin H R，Bray F，et al. Estimates of worldwide burden of cancer in 2008：GLOBOCAN 2008 [J].Int J Cancer，2010，127（12）：2893-2917.

[8]Cunningham S C，Alexander H R. Porcelain gallbladder and cancer：ethnicity explains a discrepant literature?[J]. Am J Med，2007，120（4）：e17-18.

[9]Stinton L M，Shaffer E A. Epidemiology of gallbladder disease：cholelithiasis and cancer [J].Gut Liver，2012，6（2）：1721-1787.

[10]Hundal R，Shaffer E A. Gallbladder cancer：epidemiology and outcome [J]. Clin Epidemiol，2014，6：99-109.

[11]慎浩鑫，李昭宇，耿智敏，等. 西北五省17家医院2379例胆囊癌临床分析[J]. 中华外科杂志，2015，53（10）：747-751.

[12]Aune D，Norat T，Vatten L J. Body mass index，abdominal fatness and the risk of gallbladder disease [J].Eur J Epidemiol，2015，30（9）：1009-1019.

[13]Campbell P T，Newton C C，Kitahara C M，et al. Body size indicators and risk of gallbladder cancer：Pooled analysis of individual-level data from 19 prospective cohort studies[J]. Cancer Epidemiol Biomarkers Prev，2017，26（4）：597-606.

[14]Aune D，Vatten L J，Boffetta P. Tobacco smoking and the risk of gallbladder disease [J]. Eur J Epidemiol，2016，31（7）：643-653.

[15]吴孝雄，朱世杰. 从癌邪理论探讨恶性肿瘤病因病机[J]. 中华中医药杂志，2017，32（6）：2430-2432.

[16]WHO Classification of Tumours Editorial Board. Carcinoma of the Gallbladder//Roa J C，Adsay N V，Arola J，Tsui W M，Zen Y. WHO Classification of Tumours- Digestive System Tumours[M]. 5th ed.Lyon：International Agency for Research on Cancer，2018：283-288.

[17]孙旭恒，任泰，耿亚军，等. 中国胆囊癌外科治疗现状与病理学特征多中心回顾性研究[J]. 中国实用外科杂志，2021，41（1）：99-106.

[18]Pradeep R，Kaushik S P，Sikora S S，et al. Predictors of survival in patients with carcinoma of the gallbladder [J]. Cancer，1995，76（7）：1145-1149.

[19]Shiba H，Misawa T，Fujiwara Y，et al. Glasgow prognostic score predicts outcome after surgical resection of gallbladder cancer [J].World J Surg，2015，39（3）：753-738.

[20]董娜娜，张倜，李强，等. 原发性胆囊癌的治疗策略和预后分析[J]. 中华消化外科杂志，2012，11（3）：267-270.

[21]邱应和，刘辰，姜小清，等. 181例进展期胆囊癌外科治疗的预后分析 [J]. 中华肝胆外科杂志，

2010，16（9）：655-658.

[22]Shindoh J，de Aretxabala X，Aloia T A，et al. Tumor location is a strong predictor of tumor progression and survival in T2 gallbladder cancer：An international multicenter study[J]. Ann Surg，2015，261（4）：733-739.

[23]冯飞灵，程庆保，姜小清，等. 左半部分胆囊癌与右半部分胆囊癌的外科治疗[J]. 中国普外基础与临床杂志，2019，26（3）：276-281.

[24]Nakamura H，Arai Y，Totoki Y，et al. Genomic spectra of biliary tract cancer[J].Nat Genet，2015，47（9）：1003-1010.

[25]Valle J W，Lamarca A，Goyal L，et al. New horizons for precision medicine in biliary tract cancers[J]. Cancer Discov，2017，7（9）：943-962.

[26]Fakhri B，Lim K H. Molecular landscape and sub-classification of gastrointestinal cancers：A review of literature[J]. J Gastrointest Oncol，2017，8（3）：379-386.

[27]Wardell C P，Fujita M，Yamada T，et al. Genomic characterization of biliary tract cancers identifies driver genes and predisposing mutations[J]. J Hepatol，2018，68（5）：959-969.

[28]Schmidt M A，Marcano-Bonilla L，Roberts L R. Gallbladder cancer：Epidemiology and genetic risk associations[J]. Chin Clin Oncol，2019，8（4）：31.

[29]Javle M，Zhao H，Abou-Alfa G K. Systemic therapy for gallbladder cancer[J].Chin Clin Oncol，2019，8（4）：44.

[30]Nepal C，Zhu B，CGR Exome Studies Group，et al. Integrative molecular characterisation of gallbladder cancer reveals micro-environment-associated subtypes[J]. J Hepatol，2021，74（5）：1132-1144.

[31]Javle M，Churi C，Kang H C，et al. HER2/neu-directed therapy for biliary tract cancer[J]. J Hematol Oncol，2015，8：58.

[32]Mishra S K，Kumari N，Krishnani N. Molecular pathogenesis of gallbladder cancer：An update[J].Mutat Res，2019，816-818：111674.

[33]Mehrotra R，Tulsyan S，Hussain S，et al. Genetic landscape of gallbladder cancer：Global overview [J]. Mutat Res Rev Mutat Res，2018，778：61-71.

[34]Bagger F O，Probst V. Single cell sequencing in cancer diagnostics[J]. Adv Exp Med Biol，2020，1255：175-193.

[35]Rodriguez H，Zenklusen J C，Staudt L M，et al. The next horizon in precision oncology：Proteogenomics to inform cancer diagnosis and treatment[J].Cell，2021，184（7）：1661-1670.

[36]Zhang Y，Zuo C，Liu L，et al. Single-cell RNA-sequencing atlas reveals an MDK-dependent immunosuppressive environment in ErbB pathway-mutated gallbladder cancer[J]. J Hepatol，2021，75（5）：1128-1141.

[37]Chen P，Wang Y，Li J，et al. Diversity and intratumoral heterogeneity in human gallbladder cancer progression revealed by single-cell RNA sequencing[J]. Clin Transl Med，2021，11（6）：e462.

[38]姜小清，李强. 中国抗癌协会胆道恶性肿瘤靶向及免疫治疗指南（2022）[M]. 北京：人民卫生出版社，2023年2月.

[39]Zeng Q，He Y，Qiang D C，et al.Prevalence and epidemiological pattern of gallstones in urban residents in China[J].Eur J Gastroenterol Hepatol，2012，24（12）：1459-1460.

[40]Donald J J，Cheslyn-Curtis S，Gillams A R，et al. Percutaneous cholecystolithotomy：Is gall stone recurrence inevitable?[J]. Gut，1994，35（5）：692-695.

[41]刘京山，李晋忠，张宝善，等. 纤维胆道镜下胆囊切开取石保胆治疗胆囊结石612例随访结果分析[J]. 中华外科杂志，2009，47（4）：279-281.

[42]邹玉锋，冯志强，张洪义. 保胆取石术后结石复发危险因素的Meta分析[J]. 东南国防医药，2016，18（3）：230-239.

[43]Li W，Huang P，Lei P，et al. Risk factors for the recurrence of stones after endoscopic minimally invasive cholecystolithotomy in China：A meta-analysis[J]. Surg Endosc，2019，33（6）：1802-1810.

[44]Trevino F，Carter O. Gallstone size and the risk of gallbladder cancer[J]. JAMA，1984，250（23）：3080-3081.

[45]Lowenfels A B，Walker A M，Althaus D P，et al. Gallstone growth，size，and risk of gallbladder cancer：An interracial study[J]. Int J Epidemiol，1989，18（1）：50-54.

[46]Misra S，Chaturvedi A，Misra N C，et al. Carcinoma of the gallbladder [J]. Lancet Oncol，2003，4：167-176.

[47]Tewari M. Contribution of silent gallstones in gallbladder cancer [J]. J Surg Oncol，2006，93（8）：629-632.

[48]Hsing A W，Gao Y T，Han T Q，et al. Gallstones and the risk of biliary tract cancer：A population-based study in China[J].Br J Cancer，2007，97（11）：1577-1582.

[49]Housset C，Chrétien Y，Debray D，et al. Functions of the Gallbladder [J].Compr Physiol，2016，6（3）：1549-1577.

[50]McCain R S，Diamond A，Jones C，et al. Current practices and future prospects for the management of gallbladder polyps：A topical review. World J Gastroenterol，2018，24（26）：2844-2852.

[51]Lee E S，Kim J H，Joo I，et al. Xanthogranulomatous cholecystitis：Diagnostic performance of US，CT，and MRI for differentiation from gallbladder carcinoma[J]. Abdom Imaging，2015，40（7）：2281-2292.

[52]Goshima S，Chang S，Wang J H，et al. Xanthogranulomatous cholecystitis：Diagnostic performance of CT to differentiate from gallbladder cancer[J]. Eur J Radiol，2010，74（3）：e79-83.

[53]邱智泉，姜小清，李斌，等. 胆囊癌与黄色肉芽肿性胆囊炎的鉴别诊断及手术治疗策略[J]. 中华肝胆外科杂志，2017，23（5）：336-338.

[54]姜小清，李斌. 胆道肿瘤临床诊疗聚焦[M]. 北京：人民卫生出版社，2021：53-56.

[55]胡冰，周岱云，吴萍，等. 先天性胆胰管合流异常与胆囊癌的关联[J]. 中华消化内镜杂志，2004，21（4）：225-228.

[56]李斌，邱智泉，姜小清. 268例先天性胆管囊肿非合理治疗继发不良治疗后果的回顾性研究. 中华肝胆外科杂志，2020，26（12）：916-920.

[57]李斌，邱智泉，姜小清，等. 先天性胆管囊肿规范化外科治疗的要点及“三类五型”分型系统的临床意义. 中华肝胆外科杂志，2021，27（2）：86-90.

[58]Strom B L，Soloway R D，Rios-Dalenz J，et al. Biochemical epidemiology of gallbladder cancer[J]. Hepatology，1996，23（6）：1402-1411.

[59]Chaube A，Tewari M，Singh U，et al. CA 125：A potential tumor marker for gallbladder cancer [J].J Surg Oncol，2006，93（8）：665-669.

[60]Wang Y F，Feng F L，Zhao X H，et al. Combined detection tumor markers for diagnosis and prognosis of gallbladder cancer [J].World J Gastroenterol，2014，20（14）：4085-4092.

[61]Pilgrim C H，Groeschl R T，Pappas S G，et al. An often overlooked diagnosis：Imaging features of gallbladder cancer [J]. J Am Coll Surg，2013，216（2）：333-339.

[62]Sandrasegaran K，Menias C O. Imaging and Screening of Cancer of the Gallbladder and Bile Ducts. Radiol Clin North Am，2017，55（6）：1211-1222.

[63]Zevallos Maldonado C，Ruiz Lopez M J，Gonzalez Valverde F M，et al. Ultrasound findings associated to gallbladder carcinoma[J].Cir Esp，2014，92（5）：348-355.

[64]Bo X，Chen E，Wang J，et al. Diagnostic accuracy of imaging modalities in differentiating xanthogranulomatous cholecystitis from gallbladder cancer. Ann Transl Med，2019，7（22）：627.

[65]Tanaka K，Katanuma A，Hayashi T，et al. Role of endoscopic ultrasound for gallbladder disease. J Med Ultrason（2001），2021，48（2）：187-198.

[66]Song E R，Chung W S，Jang H Y，et al. CT differentiation of 1-2-cm gallbladder polyps：Benign vs malignant [J]. Abdom Imaging，2014，39（2）：334-341.

[67]Tan C H，Lim K S. MRI of gallbladder cancer [J].Diagn Interv Radiol，2013，19（4）：312-319.

[68]Hu B，Gong B，Zhou D Y. Association of anomalous pancreaticobiliary ductal junction with gallbladder carcinoma in Chinese patients：An ERCP study. Gastrointest Endosc，2003，57（4）：541-545.

[69]Ramos-Font C，Gómez-Rio M，Rodríguez-Fernández A，et al. Ability of FDG-PET/CT in the detection of gallbladder cancer[J]. J Surg Oncol，2014，109（3）：218-224.

[70]Kalra N，Gupta P，Singhal Mpta R，G u，et al. Cross-sectional imaging of gallbladder carcinoma：An Update[J]. J Clin Exp Hepatol，2019，9（3）：334-344.

[71]Manohar K，Mittal B R，Bhattacharya A，et al. Intense FDG activity in a case of xanthogranulomatous cholecystitis without elevated fluorothymidine activity [J].Clin Nucl Med，2013，38（4）：e205-206.

[72]欧阳杰，汤地，梁力建，等.意外胆囊癌的临床病理特点与预后分析[J].中华临床医师杂志（电子版），2011，5（12）：3441-3444.

[73]姜小清，邱应和.意外胆囊癌的诊断与治疗[J].中华消化外科杂志，2011，10（2）：91-92.

[74]James D B，Mary K，Gospodarowicz，et al. UNION FOR INTERNATIONAL CANCER CONTROL（UICC）.TNM classification of malignant tumours[M].8th ed.New York：John Wiley & Sons，Ltd，2017：85-86.

[75]张瑞，彭承宏，李宏为，等.107例原发性胆囊癌的外科治疗分析[J].中国肿瘤临床，2009，36（4）：195-198.

[76]Feng F L，Liu C，Jiang X Q，et al. Role of radical resection in patients with gallbladder carcinoma and jaundice [J].Chin Med J，2012，125（5）：752-756.

[77]Xia M X，Cai X B，Hu B，et al. Optimal stent placement strategy for malignant hilar biliary obstruction：A large multicenter parallel study. Gastrointest Endosc，2020，91（5）：1117-1128.e9.

[78]Ottery F D. Definition of standardized nutritional assessment and interventional pathways in oncology [J]. Nutrition，1996，12（1 Suppl）：S15-S19.

[79]姜小清，李斌.胆道肿瘤临床诊疗聚焦[M].北京：人民卫生出版社，2021：35-38.

[80]Ren T，Li Y S，Liu Y B，et al. Prognostic significance of regional lymphadenectomy in T1b gallbladder cancer：Results from 24 hospitals in China[J]. World J Gastrointest Surg，2021，13（2）：176-186.

[81]李斌，姜小清.胆囊癌的规范化手术治疗[J].中国普外基础与临床杂志，2019，26（3）：265-269.

[82]Yoshimitsu K，Honda H，Kaneko K，et al. Anatomy and clinical importance of cholecystic venous drainage：Helical CT observations during injection of contrast medium into the cholecystic artery [J]. AJR Am J Roentgenol，1997，169（2）：505-510.

[83]Yoshikawa T，Araida T，Azuma T，et al. Bisubsegmental liver resection for gallbladder cancer [J]. Hepatogastroenterology，1998，45（19）：14-19.

[84]周建新，孙喜太，仇毓东，等.肝切除在胆囊癌治疗中的应用[J].肝胆外科杂志，2006，14（1）：13-15.

[85]彭淑牖，洪德飞.胆囊癌手术方式的合理选择[J].中华消化外科杂志，2011，10（2）：87-90.

[86]洪德飞，彭淑牖.胆囊癌合理根治术的决策依据和疗效评价[J].外科理论与实践，2011，16（4）：336-339.

[87]别平，何宇.规范的胆囊癌根治术[J].中国实用外科杂志，2011，31（3）：255-257.

[88]Shindoh J，de Aretxabala X，Aloia T A，et al. Tumor location is a strong predictor of tumor progression and survival in T2 gallbladder cancer：An international multicenter study [J].Ann Surg，2015，261（4）：733-739.

[89]Lee H，Choi D W，Park J Y，et al. Surgical strategy for T2 gallbladder cancer according to tumor location [J].Ann Surg Oncol，2015，22（8）：2779-2786.

[90]Lee S E，Choi Y S，Kim Y H，et al. Prognostic significance of tumor location in T2 gallbladder cancer：A Korea tumor registry system biliary pancreas（KOTUS-BP）database analysis[J]. J Clin Med，2020，9（10）：3268.

[91]Kwon W，Kim H，Han Y，et al. Role of tumour location and surgical extent on prognosis in T2 gallbladder cancer：An international multicentre study[J]. Br J Surg，2020，107（10）：1334-1343.

[92]刘颖斌，刘付宝，彭淑牖. 胆囊癌扩大根治术范围、术式选择及评价[J]. 实用肿瘤杂志，2005，20（1）：14-16.

[93]李绍强，梁力建. 胆囊癌扩大根治术及其并发症的预防[J]. 实用肿瘤杂志，2005，20（1）：12-13.

[94]柯能文，曾勇. 胆囊癌不同手术方式的疗效分析[J]. 中华消化外科杂志，2011，10（2）：96-99.

[95]Miyazaki M，Ohtsuka M，Miyakawa S，et al. Classification of biliary tract cancers established by the Japanese Society of Hepato-Biliary-Pancreatic Surgery：3（rd）English edition [J].J Hepatobiliary Pancreat Sci，2015，22（3）：181-196.

[96]Kishi Y，Nara S，Esaki M，et al. Extent of lymph node dissection in patients with gallbladder cancer [J]. Br J Surg，2018，105（12）：1658-1664.

[97]Chaudhary R K，Higuchi R，Yazawa T，et al. Surgery in node-positive gallbladder cancer：The implication of an involved superior retro-pancreatic lymph node[J]. Surgery，2019，165（3）：541-547.

[98]Ito M，Mishima Y，Sato T. An anatomical study of the lymphatic drainage of the gallbladder [J].Surg Radiol Anat，1991，13（2）：89-104.

[99]孟兴凯，彭淑牖，彭承宏，等. 胆囊癌淋巴结转移的临床病理学分析[J]. 中华普通外科杂志，2001，16（10）：605-606.

[100]Birnbaum D J，Viganò L，Russolillo N，et al. Lymph node metastases in patients undergoing surgery for a gallbladder cancer. Extension of the lymph node dissection and prognostic value of the lymph node ratio [J]. Ann Surg Oncol，2015，22（3）：811-818.

[101]Amini N，Kim Y，Wilson A，Margonis G A，et al. Prognostic implications of lymph node status for patients with gallbladder cancer：A multi-Institutional study [J].Ann Surg Oncol，2016，23（9）：3016-3023.

[102]Piccolo G，Di Vita M，Cavallaro A，et al. Lymph node evaluation in gallbladder cancer：Which role in the prognostic and therapeutic aspects. Update of the literature[J]. Eur Rev Med Pharmacol Sci，2014，18（2 Suppl）：47-53.

[103]Reddy Y P，Sheridan W G. Port-site metastasis following laparoscopic cholecystectomy：A review of the literature and a case report[J]. Eur J Surg Oncol，2000，26：95-98.

[104]Paolucci V. Port site recurrences after laparoscopic cholecystectomy[J]. J Hepatobiliary Pancreat Surg，2001，8：535-543.

[105]Agarwal A K，Kalayarasan R，Javed A，et al. The role of staging laparoscopy in primary gallbladder cancer-an analysis of 409 patients[J]. Ann Surg，2013，258（2）：318-323.

[106]Berger-Richardson D，Chesney T R，Englesakis M，et al. Trends in port-site metastasis after laparoscopic resection of incidental gallbladder cancer：A systematic review[J]. J Surg，2017，161（3）：618-627.

[107]Søreide K，Guest R V，Harrison E M，et al. Systematic review of management of incidental gallbladder cancer after cholecystectomy[J]. Br J Surg，2018，106（1）：32-45.

[108]Ong C T，Leung K，Nussbaum D P，et al. Open versus laparoscopic portal lymphadenectomy in gallbladder cancer：is there a difference in lymph node yield?[J]. J Hepatobiliary Pancreat Surg，2018，20（6）：505-513.

[109]Goussous N, Hosseini M, Sill A, et al. Minimally invasive and open gallbladder cancer resections: 30- vs 90-day mortality[J]. Hepatobiliary Pancreat Dis Int, 2017, 16 (4): 405–411.

[110]AlMasri S, Nassour I, Tohme S, et al. Long–term survival following minimally invasive extended cholecystectomy for gallbladder cancer: A 7–year experience from the National Cancer Database[J].J Surg Oncol, 2020 Jun 12. Online ahead of print.

[111]Goel M, Khobragade K, Patkar S, et al. Robotic surgery for gallbladder cancer: Operative technique and early outcomes[J]. J Surg Onc, 2019, 119 (7): 958–963.

[112]Vega E A, Sanhueza M, Viñuela E. Minimally Invasive Surgery for Gallbladder Cancer[J]. Surg Oncol Clin N Am, 2019, 28 (2): 243–253.

[113]Nag H H, Sachan A, Nekarakanti P K. Laparoscopic versus open extended cholecystectomy with bi–segmentectomy (s4b and s5) in patients with gallbladder cancer[J]. J Minim Access Surg, 2021, 17 (1): 21–27.

[114]Zhao X, Li X Y, Ji W. Laparoscopic versus open treatment of gallbladder cancer: A systematic review and meta–analysis[J]. J Minim Access Surg, 2018, 14: 185–191.

[115]Han H S, Yoon Y S, Agarwal A K, et al. Laparoscopic surgery for gallbladder cancer: An expert consensus statement[J]. Dig Surg, 2019, 36 (1): 1–6.

[116]Huang L, Zhang C, Tian Y, et al. Laparoscopic segment 4b+5 liver resection for stage T3 gallbladder cancer[J]. Surg Endosc, 2022, 36 (12): 8893–8907. 】

[117]D'Silva M, Han H S, Yoon Y S, et al. Comparative study of laparoscopic versus open liver resection in gallbladder cancer[J].J Laparoendosc Adv Surg Tech A, 2022, 32 (8): 854–859.

[118]Minagawa T, Itano O, Hasegawa S, et al. Short– and long–term outcomes of laparoscopic radical gallbladder resection for gallbladder carcinoma: A multi–institutional retrospective study in Japan[J]. J Hepatobiliary Pancreat Sci, 2023, 30 (8): 1046–1054.

[119]National Comprehensive Cancer Network. Hepatobiliary Cancers (version 4. 2022) [EB/OL]. https: //www.nccn.org/professionals/physician_gls/pdf/hepatobiliary.pdf

[120]Miyazaki M, Yoshitomi H, Miyakawa S, et al. Clinical practice guidelines for the management of biliary tract cancers 2015: The 2nd English edition. J Hepatobiliary Pancreat Sci, 2015, 22: 249–273.

[121]National Comprehensive Cancer Network. Hepatobiliary Cancers (version 2. 2024) [EB/OL]. https: //www.nccn.org/professionals/physician_gls/pdf/hepatobiliary.pdf

[122]Feo C F, Ginesu G C, Fancellu A, et al. Current management of incidental gallbladder cancer: A review[J]. Int J Surg, 2022, 98: 106234.

[123]Švajdler P, Daum O, Dubová M, et al. Frozen section examination of pancreas, gallbladder, extrahepatic biliary tree, liver, and gastrointestinal tract[J]. Cesk Patol, 2018, 54 (2): 63–71.

[124]Suzuki K, Kimura T, Ogawa H. Long–term prognosis of gallbladder cancer diagnosed after laparoscopic cholecystectomy[J]. Surg Endosc, 2000, 14 (8): 712–716.

[125]Fuks D, Regimbeau J M, Pessaux P, et al. Is port–site resection necessary in the surgical management of gallbladder cancer?[J]. J Visc Surg, 2013, 150 (4): 277–284.

[126]Ethun C G, Postlewait L M, Le N, et al. Routine port–site excision in incidentally discovered gallbladder cancer is not associated with improved survival: A multi–institution analysis from the US Extrahepatic Biliary Malignancy Consortium[J]. J Surg Oncol, 2017, 115 (7): 805–811.

[127]Primrose J N, Fox R P, BILCAP study group, et al. Capecitabine compared with observation in resected biliary tract cancer (BILCAP): A randomised, controlled, multicentre, phase 3 study[J]. Lancet Oncol, 2019, 20 (5): 663–673.

[128]Nakachi K, Ikeda M, Konishi M, et al. Adjuvant S–1 compared with observation in resected biliary tract cancer (JCOG1202, ASCOT): A multicentre, open–label, randomised, controlled, phase

3 trial[J]. Lancet，2023，401（10372）：195-203.
[129]Japanese Society of Biliary Surgery. General rules for surgical and pathological study on cancer of the biliary tract，4th ed[M]. Tokyo：Kanehara，1997.
[130]Takada T，Amano H，Yasuda H，et al；Study Group of Surgical Adjuvant Therapy for Carcinomas of the Pancreas and Biliary Tract. Is postoperative adjuvant chemotherapy useful for gallbladder carcinoma? A phase Ⅲ multicenter prospective randomized controlled trial in patients with resected pancreaticobiliary carcinoma[J]. Cancer，2002，95（8）：1685-1695.
[131]Valle J，Wasan H，Cunningham D，et al；ABC-02 Trial Investigators. Cisplatin plus gemcitabine versus gemcitabine for biliary tract cancer[J]. N Engl J Med，2010，362（14）：1273-1281.
[132]Mizusawa J，Morizane C，Okusaka T，et al；Hepatobiliary and Pancreatic Oncology Group of the Japan Clinical Oncology Group. Randomized Phase Ⅲ study of gemcitabine plus S-1 versus gemcitabine plus cisplatin in advanced biliary tract cancer：Japan Clinical Oncology Group Study（JCOG1113，FUGA-BT）[J]. Jpn J Clin Oncol，2016，46（4）：385-388.
[133]Morizane C，Okusaka T，Mizusawa J，et al；members of the Hepatobiliary and Pancreatic Oncology Group of the Japan Clinical Oncology Group（JCOG-HBPOG）. Combination gemcitabine plus S-1 versus gemcitabine plus cisplatin for advanced / recurrent biliary tract cancer：The FUGA-BT（JCOG1113）randomized phase Ⅲ clinical trial[J]. Ann Oncol，2019，30（12）：1950-1958.
[134]Shroff R T，Guthrie K A，Scott A J，et al. A phase Ⅲ randomized trial of gemcitabine，cisplatin，and nab-paclitaxel versus gemcitabine and cisplatin in newly diagnosed，advanced biliary tract cancers[J]. J Clin Oncol，2024，41（4_suppl）：LBA490.
[135]Cui X Y，Li X C，Cui J J，et al. Modified FOLFIRINOX for unresectable locally advanced or metastatic gallbladder cancer，a comparison with GEMOX regimen[J]. Hepato Biliay Surg Nutr，2021，10（4）：498-506.
[136]Ioka T，Kanai M I，Kobayashi S，et al.Randomized phase Ⅲ study of gemcitabine，cisplatin plus S-1 versus gemcitabine，cisplatin for advanced biliary tract cancer（KHBO1401- MITSUBA）[J]. J Hepatobiliary Pancreat Sci. 2023，30（1）：102-110.
[137]Lamarca A，Palmer D H，Wasan H S，et al；Advanced Biliary Cancer Working Group. Second-line FOLFOX chemotherapy versus active symptom control for advanced biliary tract cancer（ABC-06）：A phase 3，open-label，randomised，controlled trial[J].Lancet Oncol，2021，22（5）：690-701.
[138]Li M，Zhang Z，Li X，et al. Whole-exome and targeted gene sequencing of gallbladder carcinoma identifies recurrent mutations in the ErbB pathway[J]. Nat Genet，2014，46（8）：872-876.
[139]Sicklick J K，Fanta P T，Shimabukuro K，et al. Genomics of gallbladder cancer：The case for biomarker-driven clinical trial design[J]. Cancer Metastasis Rev，2016，35（2）：263-275.
[140]Li M，Liu F，Zhang F，et al. Genomic ERBB2/ERBB3 mutations promote PD-L1-mediated immune escape in gallbladder cancer：A whole-exome sequencing analysis[J]. Gut，2019，68（6）：1024-1033.
[141]Ohba A，Morizane C，Kawamoto Y，et al. Trastuzumab deruxtecan（T-DXd；DS-8201）in patients（pts）with HER2-expressing unresectable or recurrent biliary tract cancer（BTC）：An investigator-initiated multicenter phase 2 study（HERB trial）[J]. J Clin Oncol，2022，40（16_suppl）：4006.
[142]Meric-Bernstam F，Makker V，Oaknin A，et al. Efficacy and safety of Trastuzumab deruxtecan in patients with HER2-expressing solid tumors：Primary results from the DESTINY-PanTumor02 phase Ⅱ Trial[J]. J Clin Oncol，2024，42（1）：47-58.
[143]Xu J，Shen L，Zhou Z，et al. Surufatinib in advanced extrapancreatic neuroendocrine tumours（SANET-ep）：A randomised，double-blind，placebo-controlled，phase 3 study[J]. Lancet Oncol，2020，21（11）：1500-1512.
[144]OH D Y，HE A R，Qin S，et al. A phase 3 randomized，double-blind，placebo-controlled study of

durvalumab in combination with gemcitabine plus cisplatin (GemCis) in patients (pts) with advanced biliary tract cancer (BTC): TOPAZ-1[J]. J Clin Oncol, 2022, 40 (4_suppl): 378.

[145]Kelley R K, Ueno M, Yoo C, et al. Pembrolizumab in combination with gemcitabine and cisplatin compared with gemcitabine and cisplatin alone for patients with advanced biliary tract cancer (KEYNOTE-966): A randomised, double-blind, placebo-controlled, phase 3 trial[J]. Lancet, 2023, 401 (10391): 1853-1865.

[146]Ben-Josef E, Guthrie K A, El-Khoueiry A B, et al. SWOG S0809: A phase Ⅱ intergroup trial of adjuvant capecitabine and gemcitabine followed by radiotherapy and concurrent capecitabine in extrahepatic cholangiocarcinoma and gallbladder carcinoma[J]. J Clin Oncol, 2015, 33 (24): 2617-2622.

[147]Dominguez D A, Wong P, Chen Y J, et al. Adjuvant chemoradiation in resected biliary adenocarcinoma: Evaluation of SWOG S0809 with a large national database[J]. Ann Surg Oncol, 2024 Mar 5. Online ahead of print.

[148]胡冰.内镜姑息性治疗中晚期胆胰肿瘤的现状与展望[J].中国微创外科杂志，2007，7（8）：714-716.

[149]Gao D J, Hu B, Ye X, et al. Metal versus plastic stents for unresectable gallbladder cancer with hilar duct obstruction. Dig Endosc, 2017, 29 (1): 97-103.

[150]Randle R W, Levine E A, Clark C J, et al. Cytoreductive surgery with hyperthermic intraperitoneal chemotherapy for gallbladder cancer: A retrospective review[J].Am Surg, 2014, 80 (7): 710-713.

[151]Amblard I, Mercier F, PSOGI and BIG RENAPE working groups, et al. Cytoreductive surgery and HIPEC improve survival compared to palliative chemotherapy for biliary carcinoma with peritoneal metastasis: A multi-institutional cohort from PSOGI and BIG RENAPE groups[J]. Eur J Surg Oncol, 2018, 44 (9): 1378-1383.

[152]高庆祥，冯飞灵，姜小清，等.腹腔热灌注化疗联合细胞减灭术对胆囊癌腹膜转移的临床疗效研究[J].中国肿瘤临床，2020，47（3）：140-144.

[153]中国抗癌协会癌症康复与姑息治疗专业委员会，中国临床肿瘤学会肿瘤支持与康复治疗专家委员会.癌症相关性疲乏诊断与治疗中国专家共识[J].中华医学杂志，2022，102（3）：180-189.

[154]Bower J E, Lacchetti C, Alici Y, et al. Management of fatigue in adult survivors of cancer: ASCO-Society for integrative oncology guideline update[J]. J Clin Oncol. 2024 May 16: JCO2400541.

[155]Hunter E G, Gibson R W, Arbesman M, et al. Systematic review of occupational therapy and adult cancer rehabilitation: Part 1. Impact of physical activity and symptom management interventions[J]. Am J Occup Ther, 2017, 71 (2): 7102100030p1-7102100030p11.

[156]Gu S S, Xu Y, Mao J J, et al. Efficacy of treatment with traditional Chinese patent medicine (Fufang E′jiao Syrup) for cancer-related fatigue in patients with advanced cancer: A randomized, double-blinded, placebo-controlled, multicenter trial[J]. J Clin Oncol. 2024, 42 (16_suppl): 2024 ASCO annual meeting I, poster session-12503.

[157]Uster A, Ruehlin M, Mey S, et al. Effects of nutrition and physical exercise intervention in palliative cancer patients: A randomized controlled trial[J]. Clin Nutr, 2018, 37 (4): 1202-1209.

[158]樊代明.整合肿瘤学-临床卷-腹部盆腔肿瘤分册.第7章肝胆胰肿瘤[M].北京：科学出版社，世界图书出版社，2021，4.

胃肠间质瘤

名誉主编

樊代明

主　编

何裕隆

副主编

曹　晖　李　健　李　勇（河北）　梁　寒　秦叔逵　沈　琳　叶颖江

编　委（按姓氏拼音排序）

毕小刚　蔡建强　曹　晖　陈　凛　陈路川　陈仕林　陈小兵　丁克峰

高志冬　郭洪波　何裕隆　侯英勇　黄宝俊　揭志刚　李　健　李乐平

李　勇（河北）　李　勇（广东）　梁　寒　廖国庆　刘　明　刘　彤

刘秀峰　潘志忠　钱浩然　秦叔逵　曲宏岩　沈坤堂　沈　琳　史一楠

宋　纯　所　剑　唐　磊　陶凯雄　汪　明　王　坚　王　屹　吴明利

吴　欣　徐　皓　徐文通　徐泽宽　薛　玲　杨建军　叶　庆　叶颖江

于吉人　翟　刚　张　波　张洪伟　张　李　张　鹏　张谢夫　张信华

赵　群　赵雪峰　赵　岩　郑志超　周岩冰　周　烨　周永建　周志伟

邹小明

第一章

概述

胃肠间质瘤（gastrointestinal stromal tumor，GIST）是胃肠道最常见的间叶源性肿瘤，也是迄今为止靶向药物治疗最成功的实体瘤，多数继发于KIT/PDGFRA突变。GIST可发生于胃肠道的任何部位，胃和小肠最常见，偶发于胃肠外。GIST无特异性症状，可表现为腹部疼痛或肿块、腹腔或消化道出血等，有时会继发肿瘤破裂或梗阻而需急症处理。转移/复发是GIST治疗中的常见事件，腹膜和肝脏是常见的转移部位，淋巴结和其他部位转移少见。根据是否初治和有无合并转移，可把GIST区分为“原发局限性”及“复发和（或）转移性”两种临床类型。

近年来，随着基础研究进展，分子病理学、影像学、微创技术等诊疗技术进步，以及药物研发，对GIST生物学行为认识不断深入，疗效有了长足进步，靶向药物与外科手术的整合成为GIST治疗的基石。但除部分局限性患者外，距离治愈还有很长距离。

C-KIT基因及PDGFRA基因突变引起的KIT蛋白/PDGFR蛋白功能的改变在多数GIST发病中起重要作用，免疫组化有助疾病诊断，基因检测可明确详细的突变情况，对指导用药和判断预后具重要价值。但仍有不同突变类型/突变亚型的临床表现，继发突变发生原因，野生型GIST发病机制等问题待解决。

手术在GIST的治疗地位并未随药物研发进展而减弱，R0切除是手术追求的目标和长期生存的前提，但是最合适的术式待探讨。在药物治疗方面，众多临床研究支持伊马替尼在术后辅助治疗及转移复发治疗中的一线地位，后续的激酶抑制剂也有各自的适用人群，遵循复发风险分级及基因分型指导的药物治疗可能是最好的选择。但用药后耐药进展的治疗是严峻挑战。

GIST治疗周期较长，在治疗过程中会遇到疾病或药物相关问题，规律随访、适时心理和营养指导，以及适时多学科整合诊治（MDT与HIM）的介入，有助于提高疗效。

第二章

流行病学

GIST是胃肠道最常见的间叶组织源性肿瘤，占胃肠道恶性肿瘤的0.1%~3%。胃和小肠是GIST最常见的原发部位，结直肠、食管及胃肠道外少见。GIST作为一种小瘤种，建立GIST专病登记数据库的国家和地区很少，多是合并在某些其他肿瘤登记库收集的GIST数据，早年不少GIST是在转移后或表现出恶性生物学行为后才被登记，导致真实发病率被低估，现有的发病率可能更多的是发现率。现有资料显示全球平均年发病率为10~15例/百万人，GIST的发病率存在地区差异。2021年我国一项最新的研究推断2016年中国城镇人口的发病率约为4例/百万人/年，其中华东地区发病率最高，在中国大陆GIST的发病率低于欧洲、北美和韩国。捷克、美国较低，为4.3~7例/百万人；瑞典西部为14.5例/百万人；英国在13.2－15/百万人，相当于每年新增病例800~900人。意大利普利亚区2006至2015年年龄标化后的年发病率为1.8例/10万。近年来，GIST发病率呈升高趋势，一项来自法国癌症登记显示，2000-2005年法国GIST发病率显著升高。GIST发病率升高可能与GIST诊断标准升级、胃肠镜普及和相关人群越发重视体检与筛查有关，尤其是在常规胃肠镜和胶囊内镜检查中会偶然发现一些小GIST。GIST在所有年龄均可患病，平均发病年龄60~65岁，小于40岁占比不足10%，男性发病率略高于女性或两者基本接近。我国一项多中心大规模的回顾性病例分析显示，患者的中位年龄为58岁（18~95岁），男女比例为1.15：1；另一项研究显示患者平均年龄为（55.20±14.26）岁，50岁及以上人群的发病率为50岁以下人群的2.63倍，男性高于女性（1.22：1），与国际报道一致。但某些特殊亚型GIST如琥珀酸脱氢酶（succinate dehydrogenase，SDH）缺陷型GIST发病年龄较低，女性多见。

第三章

胃肠间质瘤的诊断与鉴别诊断

第一节 胃肠间质瘤的临床表现

早期GIST（直径<2cm）可无明显症状，常在肿瘤普查或常规体检、内镜、影像学，或因其他疾病手术时被发现。随着疾病进展、病灶增大，对机体局部和全身性影响逐渐加重，从而产生一系列症状。临床表现与肿瘤大小、发生部位、肿瘤与肠壁关系、是否破溃、穿孔等因素有关，可出现下列症状：乏力、消瘦、发热等一般症状；哽咽感、吞咽困难；腹部不适、腹胀以及腹痛；腹部肿块、胆道梗阻等；肠梗阻相关症状；贫血、黑便、呕血、便血等消化道出血表现；急腹症的临床表现等。

第二节 胃肠间质瘤的影像学表现

GIST的影像学检查分为常规技术（CT）与备选技术（MRI、PET/CT、上消化道造影）。CT兼顾循证证据与可及性、普适性，作为定性定位、诊断与鉴别诊断、可切除性评价、生物学行为评估和靶向治疗疗效评价的基本手段；MRI、上消化道造影及PET/CT尽管有循证证据，但目前可及性及普适性不高，作为CT增强扫描禁忌或CT诊断存疑时的备选。

1 原发胃肠间质瘤的影像学表现

CT：CT增强扫描在GIST病变定性定位、诊断、范围测量、成分评估、周围脏器侵犯、播散转移等方面的评价具有重要价值，作为GIST疗前评估和疗效评价的常规方法。扫描范围包括全腹盆（膈顶到盆底）。

MRI：MRI目前作为GIST的候补影像检查手段。推荐对CT造影剂过敏者或CT疑诊肝转移者应用。肝细胞特异性造影剂有助于提高MRI对肝转移癌的检出和数目判断。MRI扩散成像（DWI）有助于小病灶检出，及靶向治疗疗效的预测和评价。

PET/CT：可反映组织内部代谢改变而成为影像学形态成像的补充。目前可用于CT疑诊远处转移的进一步诊断。还可为GIST靶向治疗疗效的评价提供敏感指标。目前不做常规推荐，可结合临床具体情况应用。

GIST的生长方式以结节、肿块状占绝大多数。按照肿瘤与消化道壁的关系，一般将其大体形态分为四型：Ⅰ型（壁内型），此类肿瘤多数较小，起源于肌中层，同时向两侧突起而呈梭形的大体形态；Ⅱ型（腔内型），肿块向腔内突出生长，造成胃肠腔的局限性狭窄，并由于食物研磨的动力作用，局部磨损重而易致溃疡出现；Ⅲ型（腔外型），肿瘤突向腔外生长，对胃肠道腔影响不大，相当部分病例由于向腔外生长明显，相邻消化道壁仍显完整；Ⅳ型（双向型），多数瘤体较大，同时突向消化道管腔内外，中间残存部分肌组织插入而致哑铃状形态。

GIST病灶境界多数较清晰，并常伴分叶。增强扫描显示病变多数血供丰富，中高度强化，伴瘤周多发迂曲血管。大部分病例增强CT及MRI扫描表现为周边强化模式，中央低强化区域对应出血、坏死、囊变或黏液变等，仅8%~10%表现均匀强化。GIST常伴溃疡，CT或MRI可清晰显示溃疡形态，多呈潜掘状、裂隙状或口小底大的烧瓶状。

MRI上肿瘤实性部分表现为T1WI低信号，T2WI高信号，增强扫描明显强化。肿瘤内出血区域依据出血时间长短在T1WI和T2WI图像中由高信号向低信号变化。T1WI反相位成像时，组织邻近脂肪间隙的一侧会出现线样无信号区，借助这一特征可辅助判断肿瘤来源于胃肠道或邻近其他实性脏器。

2 胃肠间质瘤转移灶的影像学表现

肝脏是GIST最常见的转移部位。CT扫描肝门静脉期，肝转移表现为低于周围正常肝组织的低密度结节，呈环周强化，中央低密度提示坏死，周边强化部分代表肿瘤活性部分，典型者呈“牛眼征”表现。MRI检出肝脏转移瘤较CT敏感，并可更清晰描述肝转移瘤的组织结构和构成特征，有时与原发肿瘤类似，表现为囊实性区嵌插分布、边界清晰的特征。

腹膜转移在复发病例中常见。肠道较大的GIST出现腹膜转移的概率高于胃GIST。即使原发灶为多血供的间质瘤，其腹膜转移瘤中央也常可见到低密度区，腹膜转移瘤被遗漏的原因主要是病灶较小或远离原发灶；较大腹膜转移瘤可包绕肠系膜血管生长而不形成血管远侧的静脉血栓。

第三节　胃肠道间质瘤的内镜诊断

1　内镜与超声内镜的诊断意义

消化内镜是目前发现小GIST最常用和最敏感的手段。张云等回顾性研究显示53.5%患者首诊手段是内镜。胃镜、结肠镜、小肠镜及胶囊内镜检查可直观发现5mm以上消化道黏膜下肿瘤，但对胃肠黏膜下病灶的性质无法鉴别，甚至无法与壁外压迫区分。有研究显示，内镜检查发现包块的灵敏度为87%，但特异度仅29%。随着人群健康意识提高，消化道癌人群胃肠镜筛查越来越普及，检查中应重视黏膜下小肿瘤的发现，这对了解小GIST的确切发病率、自然发展史具重要意义，也符合肿瘤早诊早治原则。

超声内镜是诊断和鉴别诊断GIST最有价值的手段。对普通内镜或CT偶然发现的黏膜下肿瘤，尤其是较小病灶，确诊对于后续管理意义重大。对疑诊的黏膜下肿瘤应纳入超声内镜（EUS）的适应证。GIST在EUS下多表现为边界清晰的低回声团块，呈圆形、椭圆形或梭形，向腔内或腔内外突出，内部回声不均匀或均匀，可见不均匀钙化或无回声囊变区，多起源于固有肌层，部分起源于黏膜肌层。研究显示：通过高频超声扫描显示黏膜下肿物的来源层次、回声特征、边界、更准确的大小等，可与易位胰腺、脂肪瘤、囊肿等相区别，结合声学增强造影（contrast-Enhanced endoscopic ultrasonography，CH-EUS），甚至可与平滑肌瘤相鉴别，进一步提高GIST的临床诊断。根据临床需要，对大于1cm的疑诊GIST，行EUS引导下穿刺活检（EUS-FNA、EUS-FNB），可获准确的病理诊断，甚或分子诊断。超声内镜也是术前评估GIST，尤其是较小GIST最常用的手段。无论大小，GIST均有恶性潜能，但其生物学行为表现差异巨大，对其良恶性评估在GIST管理中具有重要价值。目前，多通过EUS和影像学评估GIST的恶性潜能。研究显示EUS中病灶超声回声不均匀、边界不规则、囊性变或存在强回声灶等与恶性生物学行为有关，但其评估的准确性不高。具体内容详见小GIST章节。

2　胃肠间质瘤内镜与超声内镜下的表现

胃镜下GIST的特征有：突入胃腔呈丘状、半球形或球状隆起，有时仅有细蒂与胃壁相连，常单发，大小不一，无症状者GIST多在0.5~2cm。用活检钳触之多数可在黏膜下滑动。基底宽大时，边界不明确，质地较软或韧。表面黏膜紧张光滑，色泽与周围黏膜相同，顶部有时可有缺血坏死溃疡形成，表面较污秽，溃疡大小、深浅不等。可见桥状皱襞。桥状皱襞是内镜下诊断黏膜下肿瘤的重要证据之一，它是正常黏膜皱襞被肿瘤顶起而形成的自肿块向周围正常黏膜延伸的形态似桥的皱襞。

超声内镜下GIST一般内部呈不均匀低回声，所在的包膜壁呈“断壁征”，较大病灶可出现肿瘤中心液化或坏死。部分GIST有边缘空晕（牛眼征），是由于肿瘤对周围正常平滑肌的压迫形成的假包膜。

第四节 胃肠间质瘤的病理诊断

组织病理学是GIST确诊和治疗的依据。病理学检查包括组织形态学、免疫组化与分子检测三部分。病理学检查不仅用于GIST的诊断，同时亦用于评估分子靶向药物治疗的疗效与肿瘤生物学行为的评估，在GIST诊断与治疗过程中具有重要临床意义。

1 胃肠间质瘤的组织细胞学形态

大多数肿瘤呈梭形细胞形态，20%~25%的病例为上皮样型，约10%为梭形细胞-上皮样细胞混合型。大多数肿瘤的瘤细胞形态相对较为一致，多形性不明显，但瘤细胞密度、异型性和核分裂象因病例而异。少部分GIST可呈特殊形态，如部分胃GIST有时于瘤细胞核端可见空泡，少数病例可呈印戒细胞样形态；小肠低危GIST内常可见嗜伊红色的丝团样纤维小结（Skeinoid fiber），体积较小GIST的间质可呈胶原化，并可伴有钙化等。经靶向治疗后，肿瘤可发生坏死、囊性变和间质广泛胶原化，可伴多少不等的炎症细胞浸润、组织细胞反应和含铁血黄素沉着等。

GIST生物学行为包括从良性到高度恶性广谱的生物学范围，进行GIST形态学观察，除重视与其他肿瘤鉴别的形态学特征，另有约十项形态学变化在判断GIST良恶性上有重要参考价值。这十项指标包括淋巴结转移、血管、脂肪、神经和黏膜浸润；核分裂≥10/50 HPFs、肌层浸润、肿瘤性坏死、围绕血管呈簇状排列（古钱币样结构）和明显异型。这些形态学变化不是GIST独有的特征性改变，在其他肿瘤中也可出现，部分也用在其他肿瘤的良恶性和分级中。对完整切除的原发肿瘤，可不出现或出现上述任一形态学指标，随着指标个数0-6个逐渐增多，复发和转移率提高，在伊马替尼前时代，各组中，5年DFS分别为99%、78%、60%、44%、22%、8%和0；5年OS分别为100%、90%、79%、65%、51%、20%和0。GIST发现时有腹膜播散和肝转移，则5年无瘤生存为0，总生存为8%。因此，非恶性GIST可通过单纯手术而治愈，术后分流到随访观察中。其余各组根据生物学行为协助临床下一步决策，5~6个恶性指标者，恶性度高，术后的生存接近腹膜播散和肝转移的患者，1~2个恶性指标者，恶性度低，中度恶性者介于两者之间。

2　胃肠间质瘤免疫组化与鉴别诊断

不同形态的GIST鉴别谱系有差异。典型梭形细胞型GIST诊断相对简单，且有一组免疫组化标记物进一步辅助诊断。但对一些形态学变型，尤其小的活检（例如上皮样、细胞多形或KIT阴性）的病例，诊断有一定困难。

需与梭形细胞型GIST相鉴别的肿瘤包括：平滑肌瘤、平滑肌肉瘤、神经鞘瘤、纤维瘤病、肌纤维瘤、炎性肌纤维母细胞肿瘤及炎性纤维性息肉。平滑肌瘤常见于食道和直肠，可来源于固有肌层和黏膜层，GIST主要发生于胃和小肠，食管和直肠仅5%~10%。平滑肌瘤由梭形细胞组成，细胞稀疏，胞质丰富嗜酸性，细胞密度远低于GIST；免疫组化KIT和DOG1阴性，但α-SMA、MSA和desmin呈弥漫强阳性，KIT阳性细胞常为间质的肥大细胞成分。消化道各部位均可发生平滑肌肉瘤，但非常罕见，细胞密度增加，异型性，可以出现核分裂、浸润性生长方式以及肿瘤性坏死，胞质嗜酸性或透明。GIST和平滑肌肉瘤均以梭形细胞多见，均可不同程度的表达α-SMA、MSA和desmin，但平滑肌肉瘤往往弥漫强表达这些指标，而不表达KIT和DOG1。胃肠道神经鞘瘤通常发生于胃，女性多见，切面淡黄色，伴有纤维条索，细胞与基质界限欠清，较多基质胶原将细胞分割呈束状，肿瘤周围往往出现连续的淋巴细胞套。神经鞘瘤细胞S-100蛋白弥漫阳性，KIT和DOG1阴性。纤维瘤病切面呈灰白质硬状，有不同程度的弹性感，致密的胶原基质背景下，梭形或星芒状细胞呈束状排列，染色质细，可见核仁。瘤细胞α-SMA灶性阳性，80%病例β-catenin核阳性，但KIT和DOG1阴性。肌纤维瘤罕见，年轻女性多见，梭形细胞交叉束状排列，周围可与肌层穿插生长，α-SMA灶性阳性，KIT和DOG1阴性。手术切除预后好。炎性肌纤维母细胞瘤，往往存在丰富的混合性炎症细胞背景，肌纤维母细胞束穿插其间，细胞梭形或胖梭形，核梭形，可见小核仁，胞质淡染、界欠清；间质黏液样。瘤细胞KIT和DOG1蛋白阴性，约50%病例表达ALK蛋白。炎性纤维性息肉为梭形细胞、往往围绕血管呈同心圆状排列，间质血管和嗜酸性粒细胞是其特点之一。免疫组化表达CD34，但勾勒出的阳性细胞有突起，且围绕血管呈同心圆状分布，KIT和DOG1阴性。

需与上皮样GIST的鉴别诊断包括：低分化癌、神经内分泌瘤、血管球瘤、上皮样炎症肌纤维母细胞瘤等。上皮样GIST呈浸润性生长，尤其在活检组织中，浸润至黏膜固有层时，初诊往往误判为低分化癌，且不易想到采用DOG1和CD117等免疫组化指标，而是待上皮性指标阴性后，才扩展检测范围。神经内分泌瘤，包括上皮性和非上皮性，瘤细胞呈小梁状、也可呈巢状排列，细胞质少，间质可有丰富的血管；免疫组化染色（CD56）、突触素（Syn）和嗜铬素（CgA）阳性，KIT蛋白阴性。血管球瘤罕见，最常见于胃部，多见于肌壁间，由单一的上皮样细胞呈片状或结节状排列而成，细胞质边界清楚；瘤细胞通常围绕血管呈同心圆生长；α-SMA和caldesmon阳性，KIT蛋白阴性。有时上皮样GIST还需与上皮样炎性肌纤维母细胞瘤鉴别，常可通过免疫组化结果加以区分（后者ALK阳性、KIT和DOG1阴性）。

3 CD117阴性胃肠间质瘤的诊断

CD117呈阴性而形态学呈上皮样表型，如果DOG1（+），则需要加做分子检测，以确定是否存在PDGFR-α基因突变（特别是D842V突变）；如果CD117和DOG1均为阴性，此类病例大多为非GIST，在排除其他类型肿瘤（如平滑肌肿瘤、腹腔/肠系膜纤维瘤病和胃肠型神经鞘瘤等）后仍要考虑是GIST时，需加做分子检测。

4 胃肠间质瘤的诊断与鉴别诊断流程

从事GIST诊断的病理医生不仅要熟悉GIST的各种形态学表现，也要了解各种易被误诊为GIST的肿瘤。免疫组化检测强调整合使用CD117和DOG1标记：①对组织学形态上符合GIST且CD117和DOG1弥漫（+）的病例，可做出GIST的诊断；②形态上呈上皮样但CD117（-）、DOG1（+）或CD117弱（+）、DOG1（+）的病例，需要加做分子检测，以确定是否存在PDGFR-α基因突变（特别是D842V突变）；③CD117（+）、DOG1（-）的病例首先需排除其他CD117（+）的肿瘤，必要时加做分子检测帮助鉴别诊断；④组织学形态和免疫组化标记均符合GIST但分子检测显示无C-kit/PDGFR-α基因突变的病例，需考虑是否有野生型GIST的可能性，应加做SDHB标记，表达缺失者要考虑SDHB缺陷型GIST，表达无缺失者要考虑其他野生型GIST的可能，有条件者加做相应分子检测；⑤CD117（-）、DOG1（-）的病例大多为非GIST，在排除其他类型肿瘤后仍要考虑是GIST时，需加做分子检测。GIST的病理诊断思路见图24-3-1。

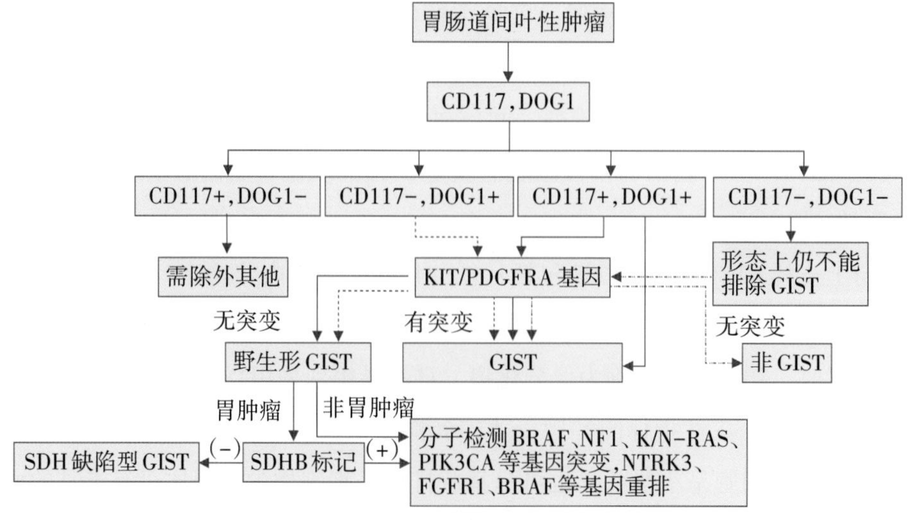

图24-3-1 胃肠间质瘤病理诊断思路

5 胃肠道间质瘤的危险度分级

5.1 胃肠道间质瘤良恶性的判定

目前有关GIST的病理报告没有明确良恶性，临床医师难以准确判定并做出治疗选择。近年来研究对GIST良恶性判断进行了病理和临床归类，以便指导治疗（如下述）。国内学者认为下列征象常预示恶性潜能：①扪及腹部肿块，增长速度较快；②肿瘤与邻近脏器粘连；③瘤径>5cm；④发生在小肠部位；⑤核分裂象>10个/50HPF；⑥出现肿瘤坏死。但近来有报道体积小且核分裂象低的GIST也会转移，因此，良性GIST这个概念有学者认为应该摒弃，仅按照恶性潜能对GIST进行危险度分级。

5.2 常用危险度分级及其比较

原发可切除GIST术后复发风险评估系统推荐使用中国GIST专家共识2017版在NIH（2008版）基础上进行优化的改良版（表24-3-1），其他评估系统尚包括WHO（新版骨和软组织肿瘤及2018版消化道肿瘤）、AFIP、NCCN指南，以及热像图和列线图可作为参考（表24-3-2，表24-3-3，表24-3-4，表24-3-5，图24-3-2，图24-3-3）。没有一种评估系统是完美无缺的，各单位可结合本单位具体情况。核分裂象专家们建议采用5mm^2，如果对应多数单位现在使用的显微镜（目镜22mm），实际计数21个HPF（10mm^{2}为42个HPF）。此外，对GIST的危险度评估临床和病理可有不一致情形，从事GIST靶向治疗的临床医生应整合临床、影像和病理等各方面的资料进行分析和研判。关于核分裂象计数，现有评估系统均采用50HPF，但各单位使用的显微镜目镜有所不同。

表24-3-1 原发GIST切除术后危险度分级（NIH 2008改良版）

危险度分级	肿瘤大小（cm）	核分裂象（/50HPF）	肿瘤原发部位
极低	≤2	≤5	任何
低	2.1-5.0	≤5	任何
中等	2.1-5.0	6-10	胃
	<2	6-10	任何
	5.1-10.0	≤5	胃
高	任何	任何	肿瘤破裂
	>10	任何	任何
	任何	>10	任何
	>5	>5	任何
	>2≤5	>5	非胃原发
	>5≤10	≤5	非胃原发

表 24-3-2　GIST 患者的预后（基于长期随访资料）（2013 年版 WHO）

肿瘤参数			疾病进展（患者百分数）[a]	
预后分组	肿瘤大小（cm）	核分裂象（50HPF）	胃 GIST	小肠 GIST
1	≤2	≤5	0	0
2	>2≤5	≤5	1.9	4.3
3a	>5≤10	≤5	3.6	24
3b	>10	≤5	12	52
4	≤2	>5	0[b]	50[b]
5	>2≤5	>5	16	73
6a	>5≤10	>5	55	85
6b	>10	>5	86	90

[a]基于 AFIP1784 名患者的研究
[b]病例数较少

表 24-3-3　原发胃肠间质瘤疾病进展风险评价表（AFIP 分类）*

核分裂/50HPF	大小（cm）	胃	十二指肠	空/回肠	直肠
≤5	≤2	无（0%）	无（0%）	无（0%）	无（0%）
	2~5	极低度（1.9%）	低度（4.3%）	低度（8.3%）	低度（8.5%）
	5~10	低度（3.6%）	中度（24%）	**	**
	>10	中度（10%）	高度（52%）	高度（34%）	高度（57%）
>5	≤2	**	**	**	高度（57%）
	2~5	中度（16%）	高度（73%）	高度（50%）	高度（52%）
	5~10	高度（55%）	高度（85%）	**	**
	>10	高度（86%）	高度（90%）	高度（86%）	高度（71%）

注：* 基于肿瘤相关死亡和肿瘤转移而定义。数据来自 1055 例胃 GIST，629 例小肠 GIST，144 十二指肠 GIST 和 111 例直肠 GIST。** 这些组以及食道和胃肠道外 GIST 的病例数少，不足以预测恶性潜能。

表 24-3-4　2016 年第 2 版 NCCN 指南中胃 GIST 的生物学行为预测

肿瘤大小（cm）	核分裂象计数（50HPF）	预测的生物学行为
≤2	≤5	转移或肿瘤相关病死率 0
≤2	>5	转移或肿瘤相关病死率<4%
>2，≤5	>5	转移或肿瘤相关病死率 16%
>2，≤10	≤5	转移或肿瘤相关病死率<4%
>5，≤10	>5	转移或肿瘤相关病死率 55%
>10	≤5	转移或肿瘤相关病死率 12%
>10	>5	转移或肿瘤相关病死率 86%

表 24-3-5　2016 年第 2 版 NCCN 指南中小肠 GIST 的生物学行为预测

肿瘤大小（cm）	核分裂象计数（50HPF）	预测的生物学行为
≤2	≤5	转移或肿瘤相关病死率 0
>2，≤5	<5	转移或肿瘤相关病死率 2%
>2，≤5	>5	转移或肿瘤相关病死率 73%
>5，≤10	≤5	转移或肿瘤相关病死率 25%
>5，≤10	>5	转移或肿瘤相关病死率 85%
>10	>5	转移或肿瘤相关病死率 50%~90%

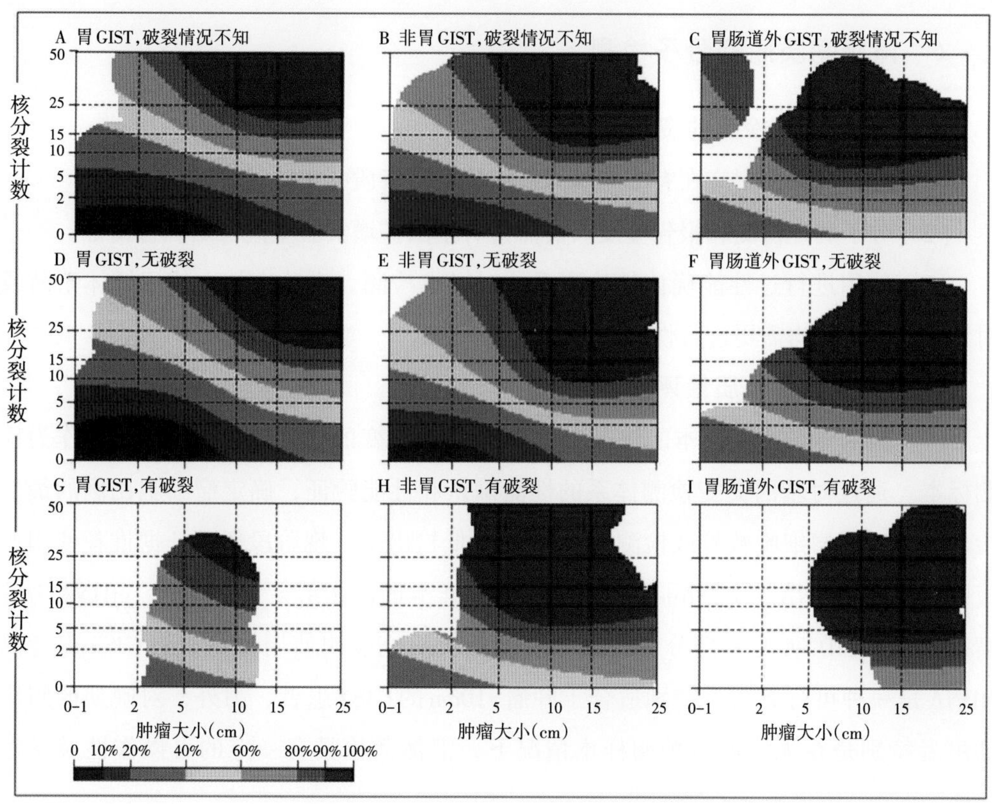

图24-3-2 GIST危险度评估热点图

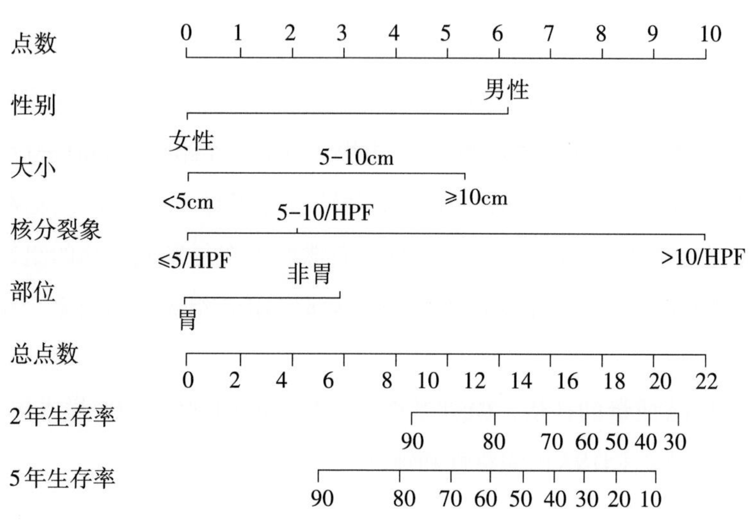

图24-3-3 GIST危险度评估列线图

6 胃肠间质瘤的分子检测

6.1 分子病理检测的资质与质量管理

（1）分子病理检测应在有临床基因扩增实验室资质的实验室开展。

（2）分子病理检测和报告签发人员需持有基因扩增实验室岗位培训合格证。

（3）使用进行过性能确认的检测系统对样本检测。实验室初次使用该体系前或对体系进行更改均需要进行性能验证。

6.2 样本选择及质量评估

（1）检测体系突变样本的选择：对GIST体系突变的检测，应用肿瘤组织作为检测标本。通过对基因突变检测体系的性能确认和性能验证，确定瘤细胞比例的最低检出线，以及瘤细胞数量或检测DNA量的最低检出限。现阶段暂无证据推荐使用血液中血浆游离DNA（cell-free DNA，cfDNA）样本进行体系突变的检测。ctDNA为肿瘤病人整体cfDNA的一部分，我国学者的相关研究表明使用NGS检测GIST患者的ctDNA是一种可行方式，特别适合于肿瘤>10cm的GIST患者，另外，对晚期的间质瘤患者特别是在无法取得肿瘤样本情况下，液体活检具有一定的可操作性及参考价值。

（2）检测胚系突变样本的选择：对GIST胚系突变的检测，可使用血液中有核细胞或口腔脱离细胞等体细胞作为检测样本。

（3）初诊或未使用酪氨酸激酶抑制剂治疗的患者样本的选择：初诊进行KIT和PDGFRA等基因的检测时，可选取初次手术切除或活检的肿瘤样本。考虑到体细胞突变的异质性，对体积较大或多结节的GIST组织，可对多个组织块同时进行检测。

（4）使用酪氨酸激酶抑制剂治疗后复发转移患者样本的选择：复发或转移的GIST进行KIT和PDGFRA等基因的检测时，需选取本次复发或转移的组织样本。考虑到体细胞突变的异质性，对多个复发和转移部位GIST组织，可对多个组织块同时进行检测。

（5）受检DNA质量的评估：GIST基因突变检测时用到的FFPE样本提取的DNA，质量评价时需特别关注DNA的完整性和纯度。

6.3 分子检测方法

测序法可包括Sanger测序法和高通量测序，高通量测序当今较为成熟的技术平台包括可逆末端终止测序法、半导体测序法和联合探针锚定聚合测序法，均可用于对KIT和PDGFRA突变的检测。

如果仅检测KIT和PDGFRA与GIST诊治相关的外显子，Sanger测序是较为合适的技术平台。但该平台对大约20%丰度的突变才能检出，对低浓度的突变有可能无法检出，对瘤细胞比例高（如>40%，具体比例可通过检测系统的性能确认来确定）、异质性较低的原发灶样本，宜使用Sanger测序法检测。对瘤细胞比例低，异质性大的病灶（如复发灶、转移灶），宜用较为成熟的高通量测序平台进行突变检测。

6.4 分子检测的应用

经病理诊断明确的病例均可行分子检测。推荐存在以下情况时，应行分子检测：术前拟用靶向治疗者；原发可切除肿瘤术后，经评估具中-高度复发风险，拟行靶向治疗；所有初次诊断的复发和转移性肿瘤，拟行靶向治疗；继发性耐药需要重新检测；鉴别同时性和异时性多原发肿瘤；鉴别野生型；疑难病例明确是否为胃肠道间质瘤；其他特定情形。

6.5 分子检测项目

KIT/PDGFRA基因检测突变的位点至少应包括KIT基因的第9、11、13和17号外显子以及PDGFRA基因的第12和18号外显子。对继发耐药患者，应增加检测KIT基因的第14和第18外显子。

原发KIT基因外显子11突变可表现为多种突变类型，其中缺失突变的生物学行为较非缺失突变自然预后差、伊马替尼治疗有效时间相对较短，其对伊马替尼耐药的后续TKI治疗选择具有一定价值。分子检测报告应阐明基因突变的具体类型。

野生型GIST的分子检测，有条件的单位可开展SDHx、BRAF、NF1、KRAS和PIK3CA等基因突变检测，以及ETV-NTRK3、FGFR1-HOOK3和FGFR1-TACC1等融合基因的检测。

第四章

小胃肠间质瘤

第一节　小胃肠间质瘤的定义和流行病学

小GIST目前特指直径≤2cm的GIST，具有特殊生物学行为。直径<1cm的GIST被称为微小GIST。

通过尸体及标本解剖等研究发现，1/3的老年人可能携带小GIST。远远高于临床发现的GIST发病率。

在GIST概念被提出之前，小GIST已经逐渐被认识。Yamada等对286例全胃切除的标本进行连续切片检查，发现在47例标本中检出了72个“微小平滑肌瘤”。其后，Mikami等根据细胞活性，将“微小平滑肌瘤”分组，而细胞活性高的“微小平滑肌瘤”免疫组化则表达CD34阳性和desmin阴性，这些“微小平滑肌瘤”也就是微小GIST。2005年，Kawanowa等对100例因胃癌进行全胃切除的标本进行连续切片，在35个标本上检出了50个平均直径1.5mm（0.2~4.0mm）的微小GIST，50%未检测到基因突变。对此类微小GIST的命名开始较为混乱，部分学者参照家族性GIST或GIST综合征，将其命名为卡哈尔间质细胞（interstitial cell of Cajal，ICC）增生或GIST微小瘤。2010年，Rossi等从35家医疗中心929例GIST患者中，筛选出了170例直径<2cm的GIST，并且将直径≤1cm的称为micro GIST，直径1~2cm的为milli GIST，两者的生物学行为有差异。鉴于此，美国NCCN指南于2010年起，将直径<2cm的GIST称为very small GIST；我国GIST诊断与治疗专家共识（2013版）将直径≤1cm的GIST称为微小GIST。由于其特殊的生物学行为，NCCN、ESMO和我国CACA目前的指南均对小GIST有特殊的处理建议。通过先前所述解剖学研究，目前认为，30%的老年人可能携带微小GIST。不同部位小GIST发病率差异较大。绝大多数小GIST原发于胃，发生于小肠和结直肠的比例不足0.2%。

第二节 小胃肠间质瘤的诊断

绝大多数小GIST无明显临床症状。主要通过超声内镜（EUS）、内镜检查、CT、MRI等检查或者术中探查发现。

1 超声内镜（EUS）

EUS是目前诊断小GIST最常用及最有效的手段。最大优势是，发现黏膜下低回声肿物来源层次，并通过超声形态进一步确诊。EUS下小GIST常起源于固有肌层，少数起源于黏膜肌层，常呈均一的低回声结果，边界清晰。值得注意的是，相比于普通内镜，EUS对GIST的检出率有较大提升，但对其他常见黏膜下肿物如脂肪瘤、异位胰腺、平滑肌瘤和施万细胞瘤等的鉴别诊断仍有一定困难。一项最近的Meta分析纳入了4篇研究共187例行EUS造影检查的黏膜下肿物患者，结果发现，EUS造影对GIST诊断的敏感度、特异度和准确度分别为89%、82%和89%。增加造影剂对比的方法虽然提高了EUS的诊断准确率，但仍有10%患者无法确诊。由于设备因素的制约，小肠部位的小GIST较少应用EUS检查。

2 普通内镜检查

可以直观地找到消化道内黏膜下肿瘤，但对区分黏膜下肿瘤与壁外压迫的能力有限。有研究结果显示：普通内镜对诊断黏膜下肿物的敏感度为87%，但特异度仅有29%。

3 CT检查

近年来，胃肠道充盈良好情况下，薄层增强CT有助发现小GIST。有研究显示对直径超过1cm以上的GIST其准确率、敏感度和特异度不亚于EUS检查，并且CT影像资料有助于三维重建和监测随访的对比观察。大部分小GIST细胞分裂不活跃，PET/CT也不作为主要检查手段。

第三节 小胃肠间质瘤的治疗

小GIST的治疗主要包括：开放手术、腹腔镜手术、内镜治疗和术后辅助药物治疗。

1 食管小GIST的治疗

内镜下切除具有创伤小、恢复快的优点。一项系统综述回顾了28篇研究包含108

例食管GIST发现，对直径<2cm的食管GIST，实施内镜下切除术是安全的，并且远期预后不劣于食管切除术。

2 胃小GIST的治疗

胃是小GIST最好发的部位。大部分胃小GIST生物学行为惰性，恶性潜能低。对无EUS高危因素的患者，可选择密切随访观察；一旦EUS检查结果提示瘤径增加，回声特点提示恶性或出现临床症状，均应果断进行手术干预。完整切除是外科治疗小GIST的基础。一些观点认为，胃小GIST偏向良性，更加适合用微创手段治疗。很多研究同样显示，对胃小GIST，微创手术无论是在患者的平均住院时间、术后疼痛和术后肠功能恢复等方面，均较开放手术有相对优势，且在长期疗效上与开放手术一致。然而，肿瘤破裂是GIST复发与转移的绝对危险因素。因此，仅建议在有经验的单位对适宜部位的胃小GIST进行微创手术。内镜下切除不失为治疗胃小GIST的另一种选择。最近的一篇荟萃分析，纳入12篇文献共计1292例胃小GIST患者，研究发现，内镜下切除者手术时间与术后进食时间较腹腔镜切除者短，两者在术中出血、术后住院时间、术后排气时间及术后并发症发生率上无差异；值得注意的是，研究同样发现，内镜下切除切缘阳性率较腹腔镜下切除者高，但两组患者在5年DFS上差异无统计学意义。出血和穿孔是内镜下切除胃小GIST最常见且棘手的并发症，浆膜面、甚至腹腔内出血，内镜处理可能较棘手；其次，为了达到完整切除病变，内镜切除可能会造成穿孔，即使现在内镜技术对创面全层缺损后的封口一般难度不大，但可能带来肿瘤种植等风险。因此，应用内镜下切除尚需更多证据。

3 十二指肠小GIST的治疗

由于其特殊的解剖结构及与周围脏器的毗邻关系，外科治疗对不同部位的十二指肠小GIST区别较大。一项研究回顾了48例分别行局部切除和胰十二指肠切除治疗十二指肠GIST的患者，结果发现，在完整切除条件下，局部切除与胰十二指肠切除3年DFS相当，但胰十二指肠切除手术时间及住院时间明显延长。另一项研究回顾了20例十二指肠GIST与27例空肠起始段GIST临床资料，结果发现，相比于十二指肠其他部位，水平部GIST直径最大，且术后并发症最多，联合脏器切除及消化道重建者严重并发症发生率较高。因此笔者建议，十二指肠GIST在完整切除的基础上，应尽量保留器官功能，减少行联合脏器切除及消化道重建。

4 小肠小GIST的治疗

生长比较隐匿，无法经一般的胃镜、肠镜检查发现，其恶性程度较高，相当一部分病例确诊时已有转移。一项Meta分析纳入6项比较微创手术与开放手术治疗小肠

GIST的研究，其中微创手术170例，开放手术221例，结果发现，相对于开放手术，微创手术手术时间更短、术中出血量更少和术后并发症更少，并且在长期预后方面，微创手术与开放手术差异无统计学意义。虽然该Meta分析结果似乎更支持微创手术，但其所纳入研究的最大样本量为95例，最小样本量为20例，且均为单中心回顾性研究。考虑到小肠GIST恶性程度较高，故笔者认为，对小肠小GIST患者，不建议常规行腹腔镜下切除治疗，但可借助腹腔镜技术暴露及定位肿瘤。

5 结直肠小GIST的治疗

绝大多数无临床症状，相当一部分为行腹腔手术时偶然发现。对直肠小GIST，不同部位的外科治疗方式千差万别，如经肛或经腹局部切除、前切除、腹会阴联合切除等均有报道。但此类研究多为病例报道，尚缺乏大样本的数据。需注意的是，直肠毗邻泌尿生殖系统，对直肠GIST的治疗应在完整切除基础上尽量保留功能。

6 小GIST的药物治疗

目前关于小GIST危险度分级数据较少。既往文献认为，胃小GIST，不论核分裂象多少，复发转移风险为0；非胃小GIST，核分裂象≤5/5mm^{2}者，复发转移风险为0；非胃小GIST，核分裂象>5/5mm^{2}者，复发转移风险为50%~54%。按照目前的原发GIST切除术后危险度分级（NIH 2008改良版），核分裂象>5 /5mm^{2}者术后均应接受伊马替尼靶向治疗，推荐进行基因检测以便于预测疗效。对一些有镜下浸润生长的微观形态学特征的小GIST，可能也有一定的复发转移风险。

第四节 小GIST的监测和随访

1 监测

非胃来源小GIST不建议观察。胃小GIST可在患者充分知情同意下选择观察。胃小GIST在随访中出现EUS或增强CT高风险表现时应积极手术治疗。直径>1cm的胃小GIST在观察中应更加积极，建议每6~12个月复查1次。

EUS是观察过程中最有效的评价手段，一旦EUS提示瘤径增加，回声特点提示恶性或出现临床症状均应果断进行手术治疗。由于部分GIST呈外生性生长，故其内镜下表现为瘤径较小，但实际上外生部分瘤径较大，故不能单纯应用内镜检查代替EUS监测。薄层增强CT可检测到直径超过1cm的小GIST，在后续监测中可起到代替EUS的作用。因此，在诊断伊始直至随访阶段均应采取EUS和/或增强CT检查的方案。

2 随访

建议微小GIST患者至少每2年复查1次。对接受观察的患者，需充分告知其相关风险，在随访中如出现EUS或CT高风险特征，应立即接受手术治疗。此外，近年来关于微小GIST自然病程发展的研究结果显示，对瘤径超过一定界限点时，应考虑让患者接受更加积极的随访策略或直接手术治疗。Lachter等回顾性分析了EUS监测的70例GIST患者的临床资料（平均径为20.5mm），中位随访时间为23.2个月，结果发现，对瘤径>17mm的患者GIST更易生长（*P*<0.05）。Fang等对50例胃GIST（瘤径<30mm）患者，通过EUS进行中位时间为24.0个月的随访，结果发现，直径>14mm的小GIST更易出现肿瘤增大并伴临床症状。Gao等对69例胃小GIST进行回顾性分析，发现对直径<9.5mm的肿瘤，可每2~3年复查1次；然而对直径≥9.5mm的肿瘤，则需每6~12个月复查1次。因此，对直径>1cm的小GIST在随访中应当更加积极，随访频率可适当增加。

第五章

手术治疗

第一节 活检原则

原发局限的可疑GIST，评估手术能够完整切除且不会明显影响相关脏器功能者，可直接进行手术切除，术前无须常规活检。如需进行术前药物治疗，应行活检。部分GIST表现为囊实性，不适当的活检可能引起肿瘤破溃或出血，应慎重。

1 活检适应证

①拟行术前新辅助治疗的原发局限期可疑GIST；②需要和其他疾病鉴别的可疑GIST，如肿块型胃癌，淋巴瘤等；③疑似复发和/或转移性GIST，药物治疗前需明确性质者。

2 活检方式

（1）超声内镜下细针穿刺活检（endoscopic ultrasonography--fine needle aspiration，EUS-FNA）：适用于原发局限期GIST。胃肠腔内穿刺常能避免肿瘤向腹腔破溃种植的风险，但仅限于超声内镜可达的范围。活检依赖于操作者经验和设备，其获得组织较少，诊断难度常较大，且取得的标本可能不足够送检基因检测。

（2）空芯针穿刺活检（core needle biopsy，CNB）：可在超声或CT引导下经皮穿刺进行，与手术标本的免疫组化染色表达一致性可达90%以上，诊断准确性也达90%以上。优先选择紧贴腹壁的病灶实性成分穿刺，否则可能存在肿瘤破裂腹腔种植或出血的风险。

（3）内镜钳取活检：适用于黏膜受累的病例，活检阳性率较高，且组织足够进行病理诊断及基因检测。钳取活检偶可导致肿瘤出血。

（4）经直肠或阴道超声引导下穿刺活检：适用于直肠、直肠阴道隔或盆腔部位肿瘤。

（5）术中冰冻活检：不常规推荐，除非术中怀疑有淋巴结转移或不能排除其他恶性肿瘤。需要注意，非完整切除的术中局部切取活检，视为肿瘤破溃，明显增加术后复发风险。

第二节　手术适应证

（1）局限性GIST原则上可直接进行手术切除；不能切除的局限性GIST，或可以完整切除但风险较大或可能严重影响脏器功能者，宜先行术前靶向药物治疗，待肿瘤缩小后再行手术。①位于胃的最大径≤2cm的无症状拟诊GIST，参见本指南小GIST章节。②胃的2cm以上局限性GIST，或其他部位的任意大小GIST，一经发现均应考虑手术切除。

（2）复发或转移性GIST，手术限于靶向治疗有效或稳定，以及局部进展的患者。靶向治疗广泛性进展手术治疗不能获益，原则上不考虑手术治疗。①靶向药物治疗有效的复发或转移性GIST：评估所有复发转移病灶均可切除的情况下，可考虑手术切除全部病灶。②局部进展的复发转移性GIST：系统治疗总体有效，仅有单个或少数病灶进展且可切除。谨慎选择全身情况好、具备积极治疗意愿的患者行手术切除。术中将进展病灶切除，并尽可能切除更多的转移灶，完成较满意的减瘤手术。

（3）急诊手术适应证：在GIST引起完全性肠梗阻、消化道穿孔、保守治疗无效的消化道大出血及肿瘤自发破裂引起腹腔大出血时，须行急诊手术。

第三节　手术原则

对局限性GIST和潜在可切除GIST，手术能完整切除且不明显影响相关脏器功能，可直接手术切除。手术目标是R0切除。如初次手术为R1切除，术后切缘阳性，目前国内外学者均主张术后进行分子靶向药物治疗，而不主张再次补充手术。如再次切除手术简易且不影响器官主要功能，也可考虑再次切除。GIST很少发生淋巴结转移，一般情况下不必行常规清扫。SDH缺陷型GIST可发生淋巴结转移，如术中发现淋巴结病理性肿大的情况，须考虑有SDH缺陷型GIST的可能，应切除病变淋巴结。

术中探查需注意细心轻柔，尤其对体积较大的GIST，注意识别肿瘤附近的小种植病灶，避免遗漏导致分期移动。同时注意保护肿瘤假包膜的完整，避免肿瘤破溃，否则可显著影响患者预后。肿瘤破溃的原因包括术前发生的自发性肿瘤破溃以及术中操作不当造成的医源性破溃。肿瘤向游离腹腔破溃可能导致腹腔内不可避免种植转移。

术前评估预期肿瘤难以达到R0切除、需联合脏器切除、可完整切除但手术风险较大者，可考虑药物新辅助治疗。新辅助治疗可提高局限进展期GIST患者的手术切除率，保存器官功能。新辅助治疗开始前，须行病理活检明确诊断，并推荐行基因检测。根据基因检测结果，选择敏感的靶向药物治疗。新辅助治疗期间，应定期行影像学复查，密切监测疗效。

对复发转移性GIST，首选靶向药物治疗。手术治疗属于辅助的局部治疗手段，应行多学科整合诊治（MDT to HIM）讨论谨慎评估并筛选合适的患者人群。复发转移GIST的手术治疗需权衡肿瘤切除与器官功能保护的关系，除非可以达到病症的完整切除，否则对联合脏器切除应非常谨慎。此外，应兼顾患者年龄、体力状态、其他合并症和患者意愿，在充分告知手术的可能获益和风险、替代治疗方案的情况下施行手术。目前有限的证据提示在肿瘤对靶向药物治疗有应答期间进行手术干预可能改善患者的预后。手术的总体原则为控制风险，尽可能完成较满意的减瘤手术，尤其是完整切除耐药病灶，并在不增加风险的前提下尽可能多地切除对靶向药物治疗有反应的病灶；肠系膜和腹膜种植GIST应尽量选择单纯肿瘤切除，避免切除过多的肠管和壁层腹膜；除非所有肿瘤能够完全切除，否则应尽可能避免联合脏器切除。手术范围不宜太大或并发症风险过高，否则一旦出现严重的术后并发症（例如瘘），病人将无法在术后短期恢复靶向治疗，从而导致肿瘤快速进展。

第四节　手术方式

针对不同部位、大小、生长方式的GIST，可通过包括开腹手术切除、腹腔镜手术切除、机器人手术切除、内镜下切除，及其他特殊径路（包括经直肠、经阴道、经会阴或经骶等）在内的多种径路开展手术治疗。间质瘤微创切除应整合考虑肿瘤大小、部位、保留器官功能等因素，在保证手术原则的情况下进行。具有丰富微创经验的外科医生可根据肿瘤部位考虑是否适合行微创手术。国内回顾性多中心研究显示：在经验丰富的医疗中心，腹腔镜手术也可取得较好的疗效。

1　不同部位GIST的手术方式

1.1　食管GIST

食管GIST发病率低，多发生于食管远端，术前与平滑肌瘤鉴别较难。食管GIST的术式仍存争议，目前主要包括：内镜下切除包括内镜黏膜下剥离术（ESD）和内镜黏膜下隧道肿瘤切除术（STER）、肿瘤摘除术（包括传统开胸术、胸腔镜手术和胸腔镜辅助小切口手术）和食管部分切除术。但手术适应证的选择尚未达成共识和规范，应在有经验的单位根据瘤径、位置和性质选择合理术式。

1.2 胃GIST

胃GIST以胃中上部最多见，应根据肿瘤的具体解剖部位、肿瘤大小、肿瘤与胃壁解剖类型（腔内型、腔外型、壁间型）以及术后可能对胃功能造成的影响，整合分析决定具体术式。局部或楔形切除可实现多数胃GIST的R0切除，全胃切除甚至多脏器联合切除手术应尽可能避免，如预计难以实现保留器官功能的局部切除，推荐进行MDT to HIM是否进行术前靶向药物治疗。对胃小弯或后壁的内生型肿瘤，常规胃楔形切除较难完成。对黏膜面完好者，可先切开肿瘤边缘的胃壁，将肿瘤从胃壁切口处翻出后切除，以最大限度地保留胃，但操作过程中需要尽可能避免腹腔污染。肿瘤侵犯黏膜，形成溃疡甚至内瘘者，应避免采取该术式。在胃小弯操作时，应避免损伤迷走神经，减少术后发生胃瘫的可能。位于食管胃结合部或邻近幽门的GIST，要考虑尽可能保留贲门和幽门的功能，对肿瘤较大者必要时应考虑术前靶向药物治疗。对不可避免行近端胃切除的病例，应采取抗反流消化道重建方法，以减少或避免反流性食管炎等并发症的发生。腹腔镜手术具有微创优势，其适应证近年在不断扩大，推荐位于胃大弯侧及胃前壁等部位适合腹腔镜手术的直径≤5cm的GIST可优先考虑腹腔镜下切除，非上述部位的GIST或较大的GIST应在有经验的中心谨慎考虑腹腔镜下切除。胃GIST的腹腔镜下术式选择包括腹腔镜下胃楔形切除（laparoscopic wedge resection，LWR）、腹腔镜下经胃壁切除（laparoscopic trans-gastric surgery，LTGS）、腹腔镜下经胃腔内切除（laparoscopic intragastric surgery，LIGS）、腹腔镜下胃大部切除（laparoscopic subtotal gastrectomy）以及与内镜相配合完成的双镜联合技术（laparoscopic endoscopic combined surgery，LECS）等。双镜联合技术整合了腹腔镜技术和内镜技术的优势，既包括了辅助为主的双镜配合，如内镜完成切除腹腔镜辅助监视补救，或腹腔镜完成切除重建内镜负责定位或确认管腔完整性；也包括了需要两者主动密切配合的双镜配合，如非暴露内镜胃壁翻转术（non-exposed endoscopic wall-inversion surgery，NEWS）、清洁非暴露技术（clean non-exposed technology，CLEAN-NET）等。

1.3 十二指肠GIST

除较小的十二指肠内生型GIST可考虑采用内镜下切除，较小的外生型GIST可尝试腹腔镜下切除外，开放手术是治疗十二指肠GIST主要的治疗手段。十二指肠是腹部脏器毗邻解剖关系最为复杂的空腔脏器，应尽量保护Vater壶腹和胰腺功能并进行符合生理的消化道重建。从保护器官功能的角度，争取行局部手术切除肿瘤，在保证肿瘤完整切除基础上，尽量减少实施胰十二指肠切除术等扩大手术。常用术式包括十二指肠楔形切除术、十二指肠节段切除术、远端胃部分切除术、保留胰腺的十二指肠切除术和胰十二指肠切除术等。对包膜完整，肿瘤无周围脏器浸润者首选局部R0切除；靠近幽门的十二指肠球部GIST可行远端胃部分切除术；位于非乳头区的较大GIST可选择节段性十二指肠切除术，根据GIST所在位置切除十二指肠第一段至第二段近端（乳头上区节段切除）和切除十二指肠第二、三段交界至第四段（乳头下区节段切除）；位于乳头区的较大GIST，肿瘤未侵犯胰腺，可采用保留胰腺的十二指肠全切除术；位于乳头区的GIST如侵犯胰腺应行胰十二指肠切除术或保留幽门的胰十二指肠切除术；较大的十二指肠系膜侧GIST，特别是肿瘤与胰腺边界不清或出现胰腺受侵、无法分离，应选择胰十二指肠切除术。

1.4 空回肠GIST

空回肠 GIST 生长比较隐匿，无症状的小GIST常为偶然发现。由于空回肠GIST有较高的恶性潜能，因此，一旦发现均应积极予以手术切除。对直径≤5cm的GIST，且瘤体比较游离，可行腹腔镜手术切除。孤立且游离的 GIST 可采用节段小肠切除术完成肿瘤的完整切除，累及其他脏器者应行联合脏器切除，或开展MDT to HIM讨论以做出判断。涉及肠系膜根部的较大GIST，应仔细分离避免损失主干血管。

1.5 结直肠GIST

结直肠来源的GIST一旦确诊，应尽早实施R0手术切除。手术应追求保留正常的脏器功能，避免功能毁损性手术或多脏器联合切除。尤其中低位直肠位于周围脏器、神经、血管毗邻关系复杂的盆腔，应尽量保护盆腔神经，避免影响患者术后排便、排尿及性功能。结肠GIST一般可行结肠局部切除或节段切除；位于直肠上段的GIST可采取经腹入路的（开放或腹腔镜）直肠局部切除或直肠前切除；对位于低位直肠或直肠阴道隔的病灶，可考虑截石位或折刀位下经直肠、经阴道、经会阴或经骶入路实现局部完整切除。有条件的中心可结合术者经验和肿瘤大小、生长部位，谨慎开展经肛门内镜显微外科手术（transanal endoscopic microsurgery，TEM）、经肛微创外科手术（transanal minimally invasive surgery，TAMIS）或经肛全直肠系膜切除术（transanal total mesorectal excision，TATME）等经肛入路的微创外科手术。对中低位直肠较大的GIST可考虑经肛穿刺活检取得病理学证据后使用术前靶向药物治疗，待肿瘤取得明显退缩后争取局部切除。

1.6 胃肠外GIST

胃肠外GIST（extra-gastrointestinal stromal tumor，EGIST）罕见。由于不累及胃肠道，常无消化道出血、梗阻等临床表现，多数表现为腹部肿块，往往瘤体巨大，并与邻近脏器粘连或浸润。且由于瘤体质地较脆，缺乏消化道壁的覆盖，部分还可合并瘤体内出血及坏死，极易于术中破裂导致医源性腹腔播散。因此，在手术过程中应尽量避免过多接触翻动瘤体，防止肿瘤破裂。对腹膜后EGIST，术前尤其需要完善必要的检查及准备以评估可切除性和提高手术安全性，如行增强CT血管重建评估肿瘤与腹腔内重要血管毗邻关系，行静脉肾盂造影、肾图以了解肾脏功能，行术前输尿管插管预防输尿管损伤等。部分估计无法根治性切除或切除存在较大风险的

EGIST，如条件允许可行超声或CT引导下的穿刺活检，取得病理学证据后使用靶向药物治疗。

1.7 内镜下切除

由于多数GIST起源于固有肌层，内镜下完整切除难度高于上皮来源病变，且操作并发症（主要为出血、穿孔、瘤细胞种植等）的发生率高，故目前GIST的内镜下切除仍存在争议。在选择内镜切除时应严格掌握适应证且需规范操作，对预估为极低风险及低风险的来源于胃的小GIST可考虑在内镜治疗技术成熟的单位由具丰富经验的内镜医师开展。内镜下切除GIST方式多种，应根据术前内镜超声及影像学检查及肿瘤位置、肿瘤大小及其生长方式决定。主要有内镜黏膜下剥离术（endoscopic submucosal dissection，ESD）、内镜全层切除术（endoscopic full-thickness resection，EFTR）和经黏膜下隧道内镜切除术（submucosal tunneling endoscopic resection，STER）等。

第五节 GIST并发症及手术并发症的处理

1 GIST的并发症和部分术后并发症的处理

（1）肿瘤破裂

对肿瘤破裂或肿瘤造成的胃肠道穿孔患者，术中应尽量去除破溃肿瘤。关腹前，应用大量温热蒸馏水或温热生理盐水冲洗腹腔。腹腔热灌注可能有作用。

（2）肿瘤出血

GIST造成消化道大出血或肿瘤破裂引起腹腔大出血时，应急诊手术治疗。术前可考虑采用介入治疗进行血管栓塞控制出血速度。对无法纠正低血容量休克，应抗休克的同时，果断剖腹探查。

（3）胃排空障碍

对胃小弯侧GIST（尤其是胃食管结合部GIST），在保证切缘阴性前提下，尽量保留迷走神经完整性，并注意避免胃体部变形和胃腔狭窄。空肠起始段的GIST切除后发生胃肠排空障碍的发生率较高，在保证阴性切缘前提下可适当减少切缘距离，尽量避免过于靠近根部切断小肠系膜，进而保护腹膜后自主神经及其功能。

（4）手术后狭窄

对贲门和幽门的GIST，行胃局部切除时可能会造成狭窄。建议术中应用内镜，可以保证阴性切缘、避免过多切除正常胃组织，同时还可在肿瘤切除后检查有无狭窄、吻合口出血和吻合口漏。

2 围术期靶向治疗相关副反应对手术的影响

术前接受靶向治疗的患者，应根据药物种类、副反应情况，确定合适的停药时间并处理药物副反应。过度延长停药时间，肿瘤可能快速进展。伊马替尼至少停药24小时，舒尼替尼和瑞戈非尼有血管内皮生长因子受体抑制作用，应至少停药1周。是否应增加瑞派替尼、阿伐替尼等相关药物术前术后停药时间？对骨髓抑制的患者适当延长停药时间以利白细胞、中性粒细胞和血小板计数恢复；舒尼替尼和瑞戈非尼可能导致甲状腺功能减低，术前应常规检查，如果初次发现，应在靶向治疗维持并补充甲状腺素至少2周后再考虑手术。术后病人能够恢复半流饮食就可恢复靶向治疗。

第六节 酪氨酸激酶抑制剂新辅助治疗

酪氨酸激酶抑制剂（TKI）的术前治疗主要聚焦于伊马替尼治疗进展期GIST，主要目的在于：有效减小肿瘤体积，降低临床分期，缩小手术范围，最大程度避免不必要的联合器官切除、保留重要器官的结构和功能，降低手术风险，提高术后生存质量。对瘤体巨大、术中破裂出血风险较大的病人，可以减少医源性播散的可能性。作为体内药物敏感性的依据，指导术后治疗，减少或推迟术后复发转移的可能。

伊马替尼新辅助治疗的推荐剂量为400 mg/d。KIT外显子9突变的病人，推荐剂量为600~800 mg/d，应通过MDT to HIM讨论来判断手术时机，达到最大治疗反应后（通常6~12个月）可进行手术。对局限性疾病进展（PD）的肿瘤，如可行R0切除，应尽快手术，否则应考虑二线治疗；如伊马替尼新辅助治疗中PD但换用二线治疗后疾病部分缓解（PR）可行R0切除的肿瘤，仍可考虑手术切除。而对广泛进展的肿瘤，不建议手术，应按晚期肿瘤处理。

伊马替尼可在术前即刻停止，并在患者能够耐受口服药物后立即重新开始。如使用其他TKI，例如舒尼替尼或瑞戈非尼，则应在术前至少一周停止治疗，并可根据临床判断或手术恢复后重新开始。

阿伐替尼对PDGFRA外显子18突变GIST取得了优异的疗效，特别是对既往TKI原发耐药的PDGFRA D842V突变GIST，推荐阿伐替尼可作为新辅助治疗药物。

第六章

术后辅助治疗

辅助治疗应根据肿瘤部位、危险度分级（胃肠间质瘤病理诊断临床实践指南2022版）、有无肿瘤破裂、基因分型（PDGFRA外显子18 D842V突变的GIST，不推荐给予伊马替尼辅助治疗）及术后恢复状况来决定。推荐术后4~8周内开始辅助治疗，在治疗期间可根据患者的不良反应酌情调整药物剂量。

原则上，低危或极低危患者不推荐辅助治疗，中危与高危患者推荐辅助治疗。

辅助治疗唯一推荐药物为伊马替尼。

伊马替尼辅助治疗的最终时限尚无统一结论，依据现有的数据与共识，推荐

胃来源的中危GIST，建议伊马替尼400 mg/d，辅助治疗1年；非胃（主要为十二指肠，小肠、结直肠）来源的中危GIST，建议伊马替尼400 mg/d，辅助治疗3年。高危患者（无论原发肿瘤部位），建议伊马替尼400mg/d，辅助治疗3年或以上。肿瘤破裂患者，建议伊马替尼400mg/d，辅助治疗不少于3年。

第七章

复发转移性胃肠间质瘤药物治疗

第一节 一线治疗

伊马替尼是转移复发/不可切除GIST的一线治疗药物，主要作用于c-KIT基因与PDGFRA基因，一般主张初始推荐剂量为400mg/天；而c-KIT外显子9突变患者，初始治疗可给予600mg/天，对体力评分较好可耐受高强度治疗的也可直接给予伊马替尼800mg/天。对晚期一线治疗的患者，建议药物浓度达稳态后行伊马替尼药物浓度检测来保证达到有效药物浓度的同时，减轻患者的不良反应。

阿伐替尼是目前唯一的Ⅰ型TKI，主要作用于c-KIT与PDGFRA活化环，特别是对其他TKI无效的PDGFRA D842V突变具有非常良好的抑制作用，在一项I期研究中，阿伐替尼治疗PDGFRA D842V突变的转移性GIST中，获得了84%的ORR与超过90%的肿瘤控制率，因此，PDGFRA外显子18 D842V突变患者，阿伐替尼被推荐为目前唯一的药物治疗选择。

携带NTRK基因融合的GIST，NTRK抑制剂拉罗替尼与恩曲替尼具有良好的疗效与安全性，被推荐用于NTRK融合GIST的一线药物治疗。

如伊马替尼或阿伐替尼治疗有效，应持续用药，直至疾病进展或出现不能耐受的毒性。伊马替尼治疗失败后的患者，建议遵循后续推荐意见选择其他药物治疗，D842V突变接受阿伐替尼治疗失败后，由于缺乏有效药物，建议参加新药临床试验。

第二节 伊马替尼标准剂量失败后的治疗选择

如在伊马替尼治疗期间发生肿瘤进展，首先确认患者是否严格遵从了医嘱，即在正确的剂量下坚持服药；在除外患者依从性因素后，应按以下原则处理。

局限性进展：表现为伊马替尼治疗期间，部分病灶出现进展，而其他病灶仍然稳定甚至部分缓解。局限性进展的GIST，在手术可以完整切除局灶进展病灶情况下，建议实施手术治疗，术后可依据病情评估与需要，选择继续原剂量伊马替尼、换用舒尼替尼治疗或伊马替尼增加剂量治疗；不宜接受局部治疗的局灶性进展患者，或未能获得完整切除时，后续治疗应遵从GIST广泛性进展的原则进行处理。

对标准剂量的伊马替尼治疗后出现广泛进展者，建议换用舒尼替尼、瑞派替尼或选择伊马替尼增加剂量治疗。

舒尼替尼治疗：37.5mg/天连续服用与50mg/天（4/2）方案均可作为选择。尽管缺乏随机对照研究，但是舒尼替尼37.5mg/天可能获得更好的疗效与耐受性。

在瑞派替尼对比舒尼替尼二线治疗转移性GIST的Ⅱ期随机对照研究中显示，在c-kit外显子11突变患者中，瑞派替尼对比舒尼替尼显示更好的客观缓解率与无进展生存期，因此，对原发c-kit外显子11突变GIST，优先推荐瑞派替尼二线治疗；此外，瑞派替尼治疗具有更高的ORR，可能为GIST二线治疗提供肿瘤缩小后再次手术的机会。

伊马替尼增加剂量：考虑耐受性问题，推荐优先增量为600 mg/天。

第三节　三线治疗

瑞戈非尼被推荐用于治疗伊马替尼与舒尼替尼失败的转移/不可切除GIST的三线治疗，目前尚未得出中国患者瑞戈非尼治疗的最佳给药方式，原则上推荐剂量为160mg/天，服药3周停药1周，有限的数据显示中国患者对瑞戈非尼起始剂量160mg/天给药方式耐受性不佳，因此，可考虑依据患者体力状况与耐受性个体化决定瑞戈非尼起始治疗剂量。

达沙替尼与伊马替尼再挑战在三线治疗中也显示出有限的疗效，在缺乏有效治疗手段时可考虑使用。

第四节　四线治疗

瑞派替尼是作为转移性GIST的四线治疗首选推荐。一项随机对照研究显示瑞派替尼对比安慰剂四线治疗复发转移性GIST，获得了更好的PFS，同时获得了超过24个月的OS，在亚组分析中显示，瑞派替尼对不同基因突变类型GIST均显示治疗获益。

第五节　影像学疗效评估

RECIST 1.1是GIST靶向治疗疗效评价的基本标准，能满足大多数GIST靶向治疗评效的要求。GIST伊马替尼治疗后，坏死囊变明显但体积变化不明显甚至增大者，可结合Choi标准客观评估。遇有疗后肿瘤出血、钙化等特殊情况影响CT值主观测量时，可结合双能CT或MRI功能成像进一步观察。Choi标准可能同时提高PR和PD判断的敏感性，既往数项研究认为Choi标准对舒尼替尼、瑞戈非尼等二/三线药物疗效评价效能较差，应用时应结合多种征象及临床情况判断。PET可在疗后早期（数天至1-2周）反映GIST疗效。如受限经济因素等也可尝试MR功能成像如扩散加权成像（DWI）替代。但目前PET与MRI均无高证据级别的阈值标准。

影像学评效时的注意事项：CT扫描范围应包括全腹盆，增强扫描需包括50~70秒静脉期图像。保持基线和各随访时间点影像扫描参数一致。靶病灶选取参照RECIST1.1标准规定，每部位最多2个靶病灶，每例患者最多5个靶病灶。轴位图像测量肿瘤最大长径。静脉期于肿瘤最大层面采用曲线边缘描记法获得肿瘤整体CT值（HU）。基线检查病灶内即有明显囊变区域者，勾画ROI时应避开。二线以上治疗采用长径增大10%判断PD的标准应慎重使用，需考虑测量误差、肿瘤位置变化及长轴翻转等因素。GIST少见淋巴结转移，应谨慎应用肿大淋巴结作为靶病灶或非靶病灶。靶向治疗可能导致腹水产生，注意不要过早判断为PD，可增加访视点进一步确认。注意结合CT及MRI征象除外假进展。

表24-7-1　RECIST及Choi标准

疗效	RECIST标准	Choi标准
CR	全部病灶消失，无新发病灶	全部病灶消失，无新发病灶
PR	肿瘤长径缩小≥30%	肿瘤长径缩小≥10%和/或肿瘤密度（HU）减小≥15%，无新发病灶，非靶病灶无明显进展
SD	不符合CR、PR或PD标准	不符合CR、PR或PD标准 无肿瘤进展引起的症状恶化
PD	肿瘤长径增大≥20%且绝对值增大≥5mm，或出现新发病灶	肿瘤长径增大≥10%，且密度变化不符合PR标准；出现新发病灶；新的瘤内结节或已有瘤内结节体积增大

第八章

胃肠间质瘤患者的营养治疗

第一节 概述

肿瘤患者是营养不良高发人群，40%~80%存在营养不良，消化道肿瘤营养不良发生率高于非消化道肿瘤，对GIST患者，初诊中有10.09%存在营养不良，对接受围术期治疗和晚期及复发转移性患者同样会发生营养不良。有研究发现GIST住院患者中营养不良风险发生率超过40%。GIST目前已经进入了“慢性病”范畴，接受规范化治疗的GIST生存期显著延长。关注GIST的营养不良，改善生活质量显得尤为重要。

GIST发生营养不良的原因是多方面的，包括瘤体对消化道的压迫、宿主对间质瘤的反应以及靶向药物治疗的干扰。手术切除、消化道重建也可在一定程度上影响消化道功能，加重营养不良。再有，GIST对营养的认知误区也是原因之一，比如极端的“饥饿疗法”以及滥用保健食品等。

营养不良对GIST的治疗和预后具负面影响，会导致对药物治疗反应的敏感性降低，术后并发症增多，住院时间延长，影响疗效，进而影响近期和远期预后。

第二节 医学证据

1 营养筛查

筛查方法强调简便、易操作、高灵敏度，目前常用的营养筛查工具包括：营养风险筛查2002（NRS 2002）、微型营养评定量简表（MNA-SF）及营养不良通用筛查工具（MUST）。NRS 2002，是欧洲肠外肠内营养学会（ESPEN）在2002年推荐的一种简便易行的较客观营养风险筛查工具，适用于住院患者营养风险筛查。主要包括三方面内容：①营养状况受损评分（0–3分）；②疾病的严重程度评分（0–3分）；③年龄评分，在以上评分基础上≥70岁者加1分；总分为0–7分。NRS 2002不足之处在于当患者卧床无法测量体重，或有腹水等影响体重测量，以及意识不清无法回答评估者的问题时，该工具的使用将受到明显限制。尽管如此，NRS 2002仍是目前循证医学依据最充分的营养风险筛查工具。

MNA-SF具有快速、简单和易操作等特点，其内容包括营养筛查和营养评估两部分，既可用于有营养风险的患者，也可用于已经发生营养不足的住院患者，适用于65岁以上老年患者及社区人群。MUST是由英国肠外与肠内营养协会多学科营养不良咨询小组开发的营养筛查工具，主要用于蛋白质-能量营养不良及其发生风险的筛查，适用于不同医疗机构的营养风险筛查，尤其是社区。NRS2002可能更适合作为GLIM方案中GIST非外科住院患者的首选筛查工具，而MUST在GIST外科和非外科住院患者中均表现出良好的诊断一致性

2　营养状况评估

营养不良评估主要有主观整体评估（SGA）、患者主观整体评估（PG-SGA）。

SGA是ASPEN推荐的临床营养评估工具。内容包括详细的病史与身体评估参数，能较好预测并发症的发生率，但作为营养风险筛查工具有一定局限性，如不能区分轻度营养不足，不能很好体现急性营养状况的变化，缺乏筛查结果与临床结局相关性的证据支持，因此，该工具不能作为大医院常规营养筛查工具。

PG-SGA则是根据SGA修改而成的一种使用较广泛的粗筛量表，是美国营养师协会所推荐的应用于肿瘤患者营养筛选的首选方法。专门为肿瘤患者设计的肿瘤特异性营养评估工具，由患者自我评估和医务人员评估两部分组成，具体内容包括体重、进食情况、症状、活动和身体功能、疾病与营养需求的关系、代谢需求、体格检查等7个方面，评估结果包括定性评估及定量评估两种。PG-SGA是美国营养师协会（ADA）和中国抗癌协会肿瘤营养专业委员会推荐用于肿瘤患者营养状况评估的首选方法。

3　整合评估

经过筛查，在营养状况评估基础之上，对有营养风险的患者需进行整合评估。整合评估的内容包括应激程度、炎症反应、能耗水平、代谢状况、器官功能等方面。整合测定的具体方法有病史采集（营养相关病史，膳食调查，KPS评分，生活质量评估，心理调查）、体格检查（观察脂肪组织、肌肉组织消耗程度、水肿和腹水等），体能检查（人体学测量和体能测定）、实验室检查（血浆蛋白、血尿素、肌酐、CRP

及免疫功能）、器械检查（代谢车，人体成分分析）。经整合测定，把营养底物失衡，造成人体形态（体型、体格大小和人体组成），机体功能和临床结局产生可观察不良影响的一种状态定义为营养不良。营养预后指数（PNI）对GIST新辅助治疗效果及预后、Controlling Nutritional Status（CONUT）评分及患者营养状态对于手术并发症及远期预后均有一定的预示意义。

营养不良诊断是临床营养治疗的基础，但随着营养不良定义的更新，其诊断标准也一直在修正、补充和调整。为统一目前成人住院患者营养不良评定（诊断）标准，2018年9月，由全球（营养）领导人发起并形成“营养不良诊断的（Global Leadership Initiative on Malnutrition，GLIM）标准：来自全球临床营养学团体的共识报告”，分别于ASPEN杂志Journal of Parenteral and Enteral Nutrition以及ESPEN杂志Clinical Nutrition在线发表，在营养筛查基础上，营养不良评定（诊断）标准内容有5项，包括3项表现型指标（非自主性体质量丢失、低BMI、肌肉量降低）和2项病因型指标（降低的食物摄入或吸收、疾病负担或炎症）。GLIM标准评定（诊断）营养不良至少需要符合1项表现型指标和1项病因型指标。另外需要进一步根据3项表现型指标对营养不良的严重程度进行等级划分。GLIM标准的建立使国际对营养不良评定（诊断）逐步达成共识。这有利于全世界不同国家、地区统一营养不良的定义和诊断标准。GLIM标准的有效性及与临床结局的关联性在研究中逐渐得到验证。在老年住院患者中，GLIM标准诊断的营养不良患者并发症发生率、住院病死率、住院时间和总住院费用都更差；在肿瘤患者中，GLIM诊断的中-重度营养不良患者生存期明显缩短；在外科患者中，GLIM诊断的营养不良可评估术前营养状况、功能状态、癌症相关症状和生活质量，可以预测术后感染相关并发症的发生和伤口愈合情况。对住院后的GIST患者，首先进行NRS2002进行风险筛查，有风险者用PG-SGA量表进行营养评估，可以发现营养不良的患者，从而早期进行营养干预。由于医院的条件不同，患者的情况各异，对患者进行整合测定时，应选择合适的个体化的整合测定方案。

4 营养治疗的适应证

营养治疗应贯穿GIST诊疗的全周期，建议有营养师全程参与。对所有初诊GIST者，均应行营养风险筛查，并对其中存在营养不良风险者进行精准化、个体化的营养支持治疗。NRS2002评分≥3分者考虑存在营养风险，需要营养支持，结合临床，制定营养治疗计划。依据NRS2002评分和PG-SGA评分采用针对性营养支持方案，对存在严重营养不良风险者建议先行营养支持后再行控瘤治疗。

5 营养治疗策略

遵循营养五阶梯治疗原则，针对不同营养状态的GIST采用不同营养支持策略：

以营养教育为最低程度营养支持方案，依次选择口服营养补充（ONS）、全肠内营养（TEN）、部分肠外营养（PPN）、全肠外营养（TPN）的营养支持方案，当较低一级营养支持方案不能满足患者60%营养需求3-5天时，升级营养支持方案（图24-8-1）。

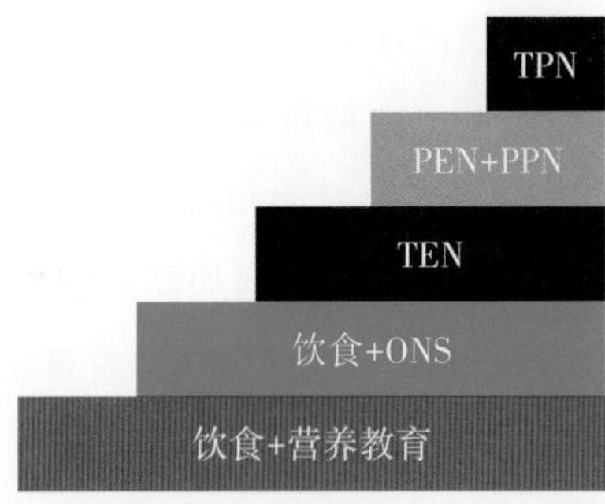

图24-8-1 营养不良患者营养干预五阶梯模式

对合并消化道梗阻或消化道出血GIST的营养治疗应以PN为主，同时纠正贫血及水电解质平衡紊乱，若梗阻及出血症状得以改善，在安全前提下可谨慎尝试向EN过渡。对接受靶向治疗的复发转移性GIST，建议定期进行营养风险筛查及营养评估，制定营养治疗计划，根据需要进行合理的营养治疗。对吞咽及胃肠道功能正常者建议选择ONS，进食障碍但胃肠功能正常或可耐受者可选择管饲，肠功能障碍、EN无法施行或无法满足能量与蛋白质目标需要量时应选择PPN或TPN。

6 能量需求

能量需求的准确预测是临床营养支持的前提。能量需求的预测方法有测定法和估算法。测定法采用间接测热法相对精准，但操作复杂，估算法操作方便，应用范围更广。Harris-Bendeict及其改良公式至今一直作为临床上计算机体静息能量消耗（restenergyexpenditure，REE）的经典公式。目前尚无GIST每日能量需求量的确切数据。通常对非卧床患者，KPS至少60分以上，一般推荐能量供给量为25~30kcal/（kg·d）。

7 免疫营养支持

营养支持中添加特异免疫营养素，能纠正营养不良，还可刺激免疫细胞，增强免疫应答，调控细胞因子产生与释放。谷氨酰胺作为肠黏膜细胞的能量来源，具有促进氮平衡、维持肠道上皮完整性、调节免疫细胞功能等多重作用。多不饱和脂肪酸可提供能量、下调炎症因子及降脂抗凝等作用，其ω-3不饱和脂肪酸具有控瘤活性，可抑制多种肿瘤细胞株生长。

8 营养与运动

肥胖可增加肿瘤的复发风险，降低PFS和OS的可能性，在GIST患者中倒是没有太多的数据，但是可能影响药物治疗患者的血药浓度。对肥胖的GIST建议通过限制热量摄入，尤其是高血糖指数和高血糖负荷的食物摄入，和增加运动来达到减轻体重的目的。另外，很多GIST患者在治疗期间或随疾病进展，往往呈现体重下降和营养不良，甚至出现恶病质状态，建议患者增加高蛋白食物的摄入量和适量运动，达到增重目的。任何通过健康饮食和运动所致的体重合理化改变都会给患者带来益处。

另外，运动可以减少癌症复发率和死亡率，同样可给GIST患者带来很多益处，在GIST治疗过程中，患者常出现疲乏、焦虑、抑郁等心理问题，而规律运动可缓解疲乏感，减轻心理困扰、抑郁程度，提高身体机能和生活质量。

第三节 推荐意见

推荐采用NRS2002对 GIST 患者进行营养风险筛查，对具有营养风险即NRS2002评分≥3分的病人，应进一步评估营养状况。营养评估常用指标有BMI，去脂肪体重指数，体重丢失量，血浆白蛋白，常用评估方法为PG-SGA量表。

营养治疗应贯穿GIST诊疗的全周期，并建议有营养师全程参与。营养治疗首选肠内营养，可经口进食且消化道功能良好的GIST者首选口服。因解剖或疾病因素等不能经口补充者，可选择管饲肠内营养。推荐短期管饲肠内营养选择鼻胃管，长期管饲肠内营养推荐空肠造瘘术。患者实施肠内营养困难或难以达到需要量，可在肠内营养的基础上增加补充性肠外营养。而全胃肠外营养仅适用于消化道功能完全丧失、完全肠梗阻、腹膜炎、严重的腹泻等情况。

免疫营养素的种类多样，药理特点不同，作用机制复杂，对GIST患者，免疫营养能否使其获益，如何选择免疫营养素和把握适应证，需更多高级别证据。根据GIST患者的病情、体型设立个性化运动方案，给予患者运动方式指导，建议患者在病情允许的情况下积极开展体育锻炼。

第九章

胃肠间质瘤患者的心理护理

第一节 概述

针对间质瘤患者，应将其作为一个整体的“人”来对待，整合考量患者的身体心理社会属性。每个患者的心理状况、社会状况、疾病情况及治疗情况不尽相同，其心理护理的内容也有巨大不同，应体现个体化。心理护理贯彻治疗的始终。接受规范治疗的间质瘤患者生存期显著延长，其心理护理不同于普通的慢性病患者，亦有别于其他肿瘤患者，有其特殊性。

第二节 实施细则

1 不同类型、不同阶段的间质瘤常面临不同心理问题

微小间质瘤患者，对切除及随访观察，存在治疗决策困难，带瘤状态怕肿瘤增大，切除又怕过度治疗；围术期间质瘤患者，常害怕疼痛，担心预后；进展、复发、难治性间质瘤患者怕无药可治，威胁生命；病急乱投医；自觉毫无希望，产生轻生念头；持续服用靶向药物的间质瘤患者，常出现药物副作用大，服药依从性差，担心药物增加家庭经济负担，自身形象改变引起自闭、不愿出门，不愿同他人交流。

引起不良心理状态的原因包括疾病本身造成的机体不适如疼痛、梗阻等，对疾病认识不足，肿瘤带来生活、工作等状况的改变，手术并发症、药物副作用等引发身体不适、经济负担加重，对肿瘤进展、复发等的恐惧。

2 一般患者的心理干预

心理评估时机：每次随访都要实施心理评估，特殊及有异常心理状态时，可增加频次。

心理评估方法：随访可采用观察法、会谈法、调查法，必要时可采用焦虑、抑郁等专用心理测评量表进行评估。

评估内容：对疾病认知，治疗依从性，生活质量，焦虑、抑郁等不良心理状态，对肿瘤复发进展的恐惧，家庭经济负担；自我感受，社会功能。

干预方法：专病门诊、专人全程干预，延续性管理，健康教育，改善认知，积极对症处理，改善患者不适；通过家属关怀、病友群及某些社交平台等获取帮助；心理咨询辅导：交谈、倾诉等。

3 特殊患者的心理护理

特殊患者包括：复发或转移、病情复杂、瘤体巨大或位置特殊等难治性间质瘤患者；特殊心理特质患者。干预方法：寻求 MDT to HIM 多学科团队协作，改善患者预后；调节自身情绪，积极应对；接受专业心理指导。

第十章

GIST的多学科整合诊疗

目前，GIST的诊疗模式已告别单一学科或单一手段，代之包括胃肠外科、肿瘤内科、病理科、消化内镜和影像科等在内的多学科整合诊疗（MDT to HIM）策略。2024年NCCN胃肠间质瘤临床实践指南提出，所有疑似GIST均需接受具GIST/肉瘤专业知识和诊疗经验的MDT to HIM专家团队整合评估和管理。原则上，GIST患者诊治的各个阶段均应开展MDT to HIM讨论，共同制定诊治方案并贯穿初始评估、入院管理、出院随访等各个环节。

第一节　MDT to HIM 学科组成

GIST MDT to HIM 应至少包括胃肠外科、肿瘤内科、病理科和放射影像科。以上述4个专科为基础的MDT to HIM团队能够满足大部分首诊GIST患者的诊疗计划制定。在此基础上可再根据所诊治患者的具体情况作出调整，特别是复发或治疗后进展的患者，应及时邀请更多相关学科参与讨论，制定相应的整合治疗措施。如合并营养状态不佳的患者，增加营养科；合并焦虑、抑郁等心理疾病的患者增加心理科或者精神科。MDT to HIM 按照定期、定时、定点、定人的原则组织讨论，需重点讨论的病例包括复发或转移、病情复杂、瘤体巨大或位置特殊的GIST。

第二节　协作目的及临床获益

MDT会议病例讨论的目的在于获得相对明确的术前诊断，制定手术方案，评估并发症及手术风险，对部分进展期病例评估有无新辅助治疗的适应证，术后评估GIST的复发风险，掌握合适的辅助治疗指征以及进行规范的术后随访评估等。通过MDT to HIM 沟通交流和疾病管理，可减少 GIST 疾病复发，优化手术时机，保留器官解剖结构及功能，延长患者生存期，增强对靶向治疗的反应，以确保GIST患者得到最佳诊疗管理。来自重庆医科大学附属第一医院的一项回顾性研究，分析了2020年到2022年该中心339例胃肠道间质瘤患者，分为MDT组和非MDT组，结果提示MDT组五年生存率为42.62%，非MDT组28.21%，有统计学差异，MDT是患者五年生存率提高的独立危险因素，这项回顾性研究说明MDT to HIM在胃肠道间质瘤诊治中发挥重要作用。

需要进行MDT to HIM的患者大致可分为以下方面：从疾病因素可分为：肿瘤原因不可切除应进行MDT to HIM讨论；病理学诊断与临床和影像学表现不符时应进行MDT to HIM讨论；位于特殊部位的胃肠间质瘤应进行MDT to HIM讨论；有活检特殊基因型患者应进行MDT to HIM讨论；因存在手术禁忌证不可切除或拒绝手术者，应进行MDT to HIM讨论。从治疗层面又可分为：所有GIST患者术后有病理和基因分型的应进行MDT to HIM讨论；初始可切除（但肿瘤巨大有联合脏器切除的手术风险）或初始不可切除的GIST患者靶向治疗后，患者应定期进行药物治疗安全性和影像学有效性评估并进行MDT to HIM讨论；复发转移性GIST患者靶向治疗后应进行MDT to HIM讨论；术前或术后进行靶向治疗，出现严重不良反应或疾病进展时应进行MDT to HIM讨论；更换靶向药物（换线、跨线）治疗前应进行MDT to HIM讨论。

第三节　各学科在MDT to HIM诊疗中的作用

MDT to HIM团队各学科相互协作，在GIST诊疗的不同环节各自发挥重要作用

表24-10-1

	临床表现	诊断	手术切除	风险评估	疗效评估	药物治疗
胃肠内外科	√	√				√
放射科		√		√	√	
肿瘤内科		√		√	√	
病理科		√	√	√	√	
消化内镜科		√	√	√	√	√
肝胆外科	√	√	√	√	√	
介入科	√				√	
营养科	√			√	√	√
精神科	√			√		√

1　胃肠内外科

胃肠科医师通常是GIST首诊医生，负责疾病的早期发现和诊断，以及早期干预策略的制定。结合影像、病理等检查结果做出明确诊断，整合病变位置大小以及超声内镜结果共同讨论最佳手术方案。尽管胃或小肠GIST常无临床症状，但只要内镜下发现黏膜下病变，就应考虑GIST的诊断。胃肠内外科医师往往参与了GIST疾病发

现、手术、复查、复发等阶段，需要详细记录GIST的生物演化过程。胃肠外科医师需要综合考虑病理、放射、肿瘤内科等临床信息，确定GIST是否适合切除，制定科学的手术方案，并行完整手术切除，尽可能减少手术并发症。R0切除是局限性或可切除肿瘤的手术目标。对合适部位合适大小的肿瘤可通过腔镜术完成，即使是大于5cm的肿瘤。NCCN指南亦支持对胃前壁、空肠和回肠等解剖部位的GIST行腔镜下切除。微创手术可以缩短住院时间，降低手术并发症。彻底探查肝脏和腹膜对明确疾病是否转移很重要。肿瘤破裂者有很高复发风险，应将其转诊到肿瘤内科和/或MDT to HIM团队行伊马替尼辅助治疗评估。瘤细胞减灭术对病情稳定或对TKI治疗有反应的复发或转移性GIST可能有价值。外科急症患者，如穿孔或脓肿，或有穿孔风险者也可考虑瘤细胞减灭术。

2 放射影像科及内镜科

所有疑似GIST者在接受外科治疗前都应接受严格而全面的影像学检查，包括内镜、超声内镜、CT和MRI等，确定肿瘤的大小和病变范围以协助诊断。检查方法的合理选择有助于疾病的正确评估。腹部超声检查可连贯动态地观察腹腔脏器的生理情况、追踪病变，显示立体变化，而不受其成像分层限制。对空腔脏器及实质性脏器具有高辨识度，对判断血供及血流方向有特殊作用。在GIST诊断及治疗中都有极其重要的作用。超声可发现微小间质瘤，对判断GIST良恶性及腹腔远处转移及腹腔种植都有良好诊断价值。内镜检查在GIST诊治全程都起至关重要作用。内镜下微小及小间质瘤的切除，具有创伤小恢复快的优势。对晚期复发及梗阻患者，胃镜又能提供相关诊断和治疗作用。但内镜检查也有其局限性，由于GIST是位于黏膜下的肿瘤，表面有正常黏膜覆盖，普通活检常不能取到肿瘤组织，因此，进一步的诊断常需借助超声内镜（EUS）检查。作为目前最准确的黏膜下病变的成像技术，EUS能可靠地确定黏膜下病变发生的壁层及腔外邻近组织的图像，区别病变是壁内或系外来压迫，帮助判断壁内病变的囊实性。此外，EUS引导下细针穿刺（EUS-FNA）可获得足够样本用于细胞学和免疫组化分析，以明确诊断。腹部增强CT或MRI可清晰显示病灶部位及与邻近脏器的关系，并可排除远处脏器的转移性病灶，对判断肿瘤的可切除性相当重要。当CT结果不确定或与临床结果不一致时，FDG-PET可能有助于进一步确诊，而且还可能发现未知的原发部位病变。在新辅助治疗和辅助治疗过程中，参与酪氨酸激酶抑制剂（TKI）治疗反应的评估，协助肿瘤内科医师对病情（肿瘤复发和/或转移）进行监测随访。FDG-PET可检测到肿瘤对TKI的早期反应，包括治疗有反应或原发性耐药（PET的作用在于早期判断TKI的疗效，判断继发性耐药不经济）。研究显示，肿瘤缩减并非疾病稳定或缓解的唯一标志。肿瘤密度、肿瘤内结节的发生、PET/CT早期代谢改变、功能性MRI和动态超声造影的血管化改变能在肿瘤大小明显改变之前准确预测治疗反应。因此，放射科医师在GIST整合管理中的作用必将更加重要。

3 病理科

术前活检标本的判读，术后阅片和突变检测分析，帮助临床确诊，据肿瘤形态学表现，整合核分裂象和突变状态行恶性危险度评价，预测或评估靶向治疗疗效。对可切除病变，如临床和放射学检查高度怀疑GIST，且病变可完全切除，一般不建议术前活检。对考虑术前靶向治疗使肿瘤降期的局限性GIST者、首诊合并转移的疑诊者或手术并发症发病率高以及诊断不明确者，均应活检。NCCN指南推荐对局限性GIST首选EUS-FNA活检。经皮粗针穿刺适用于首诊即合并转移的进展期GIST。活检中GIST确诊还应包括KIT和DOG1表达的免疫组化染色分析，KIT阳性是GIST最特异的免疫组化标记。DOG1常与KIT共表达，可能对诊断KIT阴性GIST尤其有用。当组织病理学结果不确定时，对KIT或PDGFRA基因进行突变分析可以确诊，对某些患者还具有预后预测价值。病理学诊断与临床和影像学表现不符时应行MDT to HIM讨论。特别是影像学或组织学表现不典型，免疫组化CD117或DOG1阴性表达的病例，以及KIT和PDG-FRA突变阴性病例。

4 介入科

介入放射科医师在GIST的治疗中也发挥一定作用。GIST常表现为胃肠道出血，可尝试经导管动脉栓塞来控制胃肠道出血，从而避免急诊手术，使诊断更加准确，进而制定最佳手术方案。对不能切除的肝转移瘤，可行局部介入治疗，如经动脉栓塞或射频消融。但需进一步研究评估其作为辅助治疗或与TKI联合治疗的有效性。

5 肿瘤内科

评估诊断的准确性，决定管理的最佳方案；制定治疗目标，无论是根治性或姑息性，协助确定GIST的恶性潜能；评估切除术后复发风险，优化TKI辅助或新辅助治疗。即便肿瘤完全切除，无肿瘤破裂且切缘阴性，GIST仍有可能复发或转移。建议原发性高危GIST行R0切除后接受伊马替尼辅助治疗。术前伊马替尼新辅助治疗可缩小瘤体，促进局部晚期原发性、复发性或转移性GIST的完全切除，降低手术并发症。位于复杂解剖部位的肿瘤，如食管、十二指肠或直肠，可在新辅助治疗中获益，如减少器官结构和功能的破坏等。对GIST进行长期管理，监测疾病复发和进展。当疾病进展时，进行最佳二线疗法选择，并评估进入临床试验的适宜性。

6 支持治疗

GIST的支持治疗应贯穿治疗始终，尤其晚期复发、转移患者，出现的出血、梗阻、疼痛等并发症、肿瘤相关营养不良和出现的心理疾病。支持治疗总体目标是尽早预防或缓解相关症状或治疗相关副作用，从而改善患者及其家人和护理人员的生活质量。支持治疗包括从诊断、治疗、幸存到生命终末期的整个历程。早期MDT to HIM支持治疗不仅可改善晚期GIST患者的营养和心理状况，更重要的是可显著延长生存时间。

第四节 原发局限性及复发和（或）转移性GIST的MDT to HIM策略

1 原发局限性GIST

直径<2cm的胃GIST均应行EUS检查，如存在黏膜溃疡、边缘不规则、回声不均匀或局部强回声等不良因素，则建议手术切除，否则，可定期随访观察。对存在EUS不良因素的胃小GIST，外科医生应与内镜医生共同讨论手术适应证和手术方式，是否有必要联合内镜和腹腔镜双镜手术。直径≥2cm的原发性GIST均推荐手术切除。对特殊部位和切除困难的局限性GIST，胃肠外科和肿瘤内科应共同商讨术前辅助治疗的必要性。接受术前新辅助治疗的GIST应定期进行药物治疗安全性和影像学有效性评估，通过MDT to HIM讨论决定手术时机。所有GIST在术后经病理确诊和基因检测分型后，都需要经过MDT to HIM专家组讨论以决定进一步治疗，如存在较高复发风险的中高危GIST术后接受伊马替尼辅助治疗等。

2 初治的复发和（或）转移性GIST

2016年亚洲GIST指南强烈建议对转移性GIST，应行瘤细胞减灭术前的TKI术前辅助治疗，即便是在肿瘤可以完全切除情况下。靶向治疗期间，应至少每个月进行药物安全性检查，并且每相隔2~3个月进行一次影像学评估。如出现严重或特殊的治疗相关不良事件，或疾病出现进展时，应及时进行MDT to HIM会诊或讨论，制定下一步整合治疗策略。

3 靶向治疗获益的进展期GIST

此种情况患者应持续服药，直到出现不能耐受的不良反应或肿瘤进展。治疗后影像学评估，若全部复发转移灶均有可能切除时，应进行MDT to HIM讨论手术治疗适应证和术式。研究显示，这些患者可能从手术治疗获益。

4 靶向治疗期间局限性或广泛进展的GIST

可考虑局部治疗，如局部转移灶切除术、射频消融术及化疗栓塞术以控制局部进展性病变。冷冻、放射性粒子介入对特殊部位的复发性GIST有时也可获得较好的局部控制。应在充分影像学评估基础上，结合患者体力状态，充分讨论手术干预的风险和收益。应继续伊马替尼系统治疗，以控制任何隐匿的微转移病灶。如局部进展性病变能完全清除，可维持伊马替尼标准治疗剂量不变。如病变未完全清除，应考虑增加伊马替尼剂量或改为舒尼替尼。原发病灶的基因突变类型和耐药病灶继发突变类型，均有助于预测TKI的疗效。对广泛进展，如不可切除，TKI使用可延长PFS和OS。对局限于肝脏但不可切除或不能耐受手术者，射频消融、介入治疗、TKI、肝移植或前述任何治疗方式的整合都值得考虑。有症状的骨转移病人，可考虑外照射治疗。2019年，Katayanagi S 等首次报道基于突变分析的TKI治疗、放疗联合手术治疗的MDT to HIM 诊疗成功使一例GIST切除术后骨转移患者获得长期生存。

5 特殊部位的GIST

在大肿瘤或复杂部位（如直肠、胃食管交界处）的特殊情况下，应行MDT to-HIM 讨论最佳治疗方案，避免多脏器切除或功能损害，新辅助治疗是一个很好的方案。高危壶腹周围GIST在决定胰十二指肠切除术之前，应使用EUS确认诊断并考虑局部切除。

6 特殊类型的GIST

D842V突变，NTRK融合，琥珀酸脱氢酶缺陷，BRAF突变及其他罕见突变，这类间质瘤如不能实现R0切除，需要根据基因检测结果选择合适的靶向药物，D842V突变使用阿伐替尼，琥珀酸脱氢酶缺陷使用舒尼替尼，NTRK融合及BRAF突变推荐参加临床试验，根据靶向药物对间质瘤的反应决定下一步治疗，对有反应的患者，达到最大反应时选择手术治疗，对于进展患者，选择二代靶向药物或其他TKI药物。

综上所述，GIST的诊疗并非由某个专科独立完成，应该是MDT to HIM 共同参与的整合诊疗过程（图24-10-1）。MDT to HIM不仅有助于判断GIST手术指征及制定安全可行的手术方案，也将提升术后康复、制定靶向药物治疗方案及术后随访等环节的合理性与有效性，才能真正做到合理、规范、高度个体化的GIST治疗，使患者最大程度获益。尤其在GIST病例较多的诊疗中心应积极推行MDT to HIM制度，以实现对疑难GIST患者的规范化和个体化治疗。

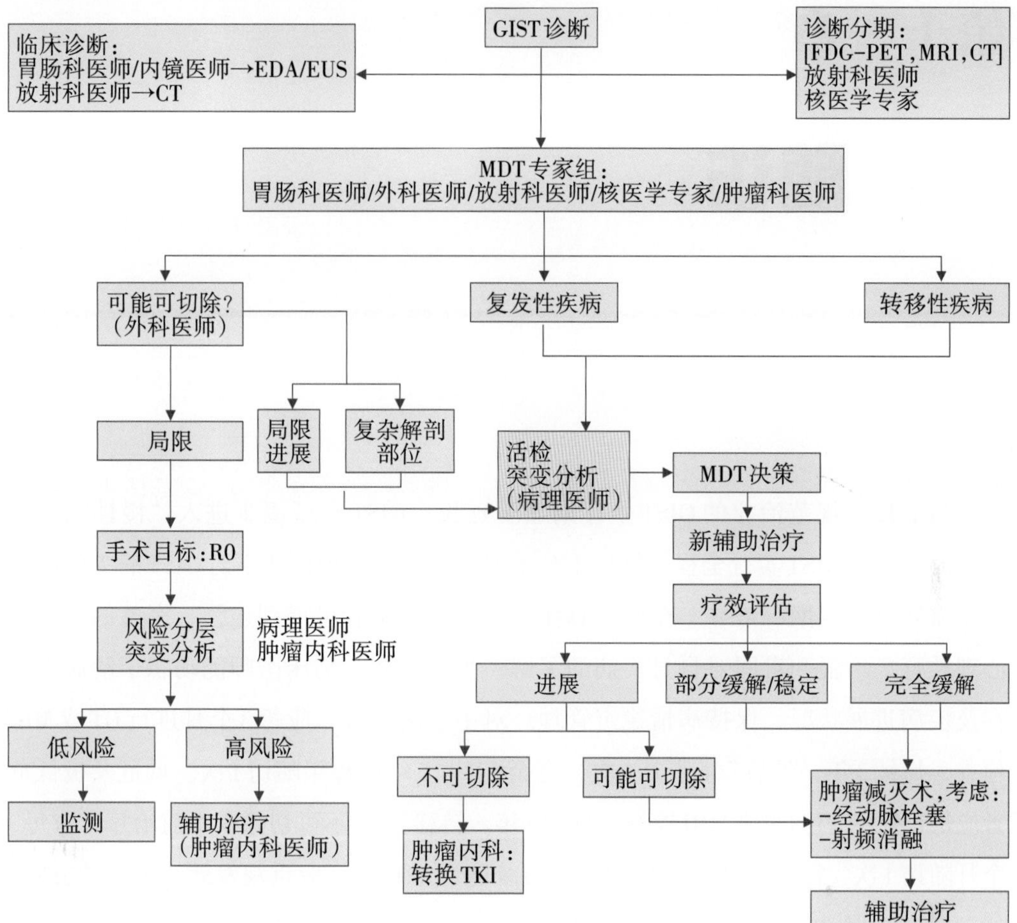

图24-10-1 GIST MDT to HIM 整合诊疗模式

第十一章

随访

当下接受规范治疗的GIST生存期显著延长，GIST有望逐步进入“慢性病”范畴。因而，对GIST实行全程化管理十分重要。全程化管理模式下对GIST病人的随访工作需要做到定期、可靠、全面、具体。一方面，患者可得到连续、完整的生理和心理教育，增强和巩固对自身疾病的了解；另一方面，临床医师能动态了解病人生存及疾病进展状况，保持病情稳定管理。对中、高危者，应每3个月进行CT或MRI检查，持续3年，然后每6个月1次，直至5年；5年后每年随访1次。低危及极低危者应每6个月进行CT或MRI检查，持续5年。转移复发/不可切除或术前治疗者应每3个月随访1次。随访方式应多样化，在传统随访基础上，应重视发展线上随访方式，如专业咨询网站、微信等，不但能跨越时间、地点和人群的局限，还可节省成本，让更多患者受益。但对病情复杂者，建议至GIST专病门诊就诊，确保治疗的专业性、准确性。

GIST诊疗中心应建立完整的GIST病例档案，收集信息应至少包括家庭住址、联系方式、身份证号、影像学检查、手术信息、病理学诊断、基因检测及后续治疗等资料。同时，临床应根据随访结果定期更新相关信息。推荐各GIST诊疗中心使用统一规范化随访模板，以利后续全国多中心研究的开展。GIST随访数据对评价疾病治疗效果、协助科研、指导后续治疗具有重要意义；全程化管理模式下的GIST随访工作举足轻重，其目的是更好地为GIST患者服务，更好地改善患者预后。

参考文献

[1]Hirota S，Isozaki K，Moriyama Y，et al.Gain-of-function mutations of c-kit in human gastrointestinal stromal tumors.Science，1998，279（5350）：577-80.

[2]Gao J，Tian Y，Li J，et al.Secondary mutations of c-KIT contribute to acquired resistance to imatinib and decrease efficacy of sunitinib in Chinese patients with gastrointestinal stromal tumors. Med Oncol.2013 Jun；30（2）：522.

[3]Blanke CD，Demetri GD，von Mehren M，et al.Long-term results from a randomized phase Ⅱ trial of standard- versus higher-dose imatinib mesylate for patients with unresectable or metastatic gastrointestinal stromal tumors expressing KIT.J Clin Oncol，2008，26（4）：620-5.

[4]Dong Z，Gao J，Gong J，et al.Clinical benefit of sunitinib in gastrointestinal stromal tumors with different exon 11 mutation genotypes.Future Oncol.2017 Oct；13（23）：2035-2043.

[5]Demetri GD，Reichardt P，Kang YK，et al.Efficacy and safety of regorafenib for advanced gastrointestinal stromal tumours after failure of imatinib and sunitinib（GRID）：an international，multicentre，randomised，placebo-controlled，phase 3 trial.Lancet，2013，381（9863）：295-302.

[6]陶凯雄，张鹏，李健，等.胃肠间质瘤全程化管理中国专家共识（2020版）.中国实用外科杂志，2020，40（10）：1109-1119.

[7]中国临床肿瘤学会指南工作委员会组织编写.中国临床肿瘤学会（CSCO）胃肠间质瘤诊疗指南2020，2020.

[8]曹晖，高志冬，何裕隆，等.胃肠间质瘤规范化外科治疗中国专家共识（2018版）.中国实用外科杂志，2018，38（09）：965-973.

[9]Lu Xu，Yanpeng Ma，Shengfeng Wang，et al.Incidence of gastrointestinal stromal tumor in Chinese urban population：A national population-based study.Cancer Med .2021 Jan；10（2）：737-744.

[10]El-Menyar A，Mekkodathil A，Al-Thani H.Diagnosis and management of gastrointestinal stromal tumors：An up-to-date literature review.J Cancer Res Ther，2017，13（6）：889-900.

[11]S reide K，Sandvik OM，S reide JA，et al.Global epidemiology of gastrointestinal stromal tumours（GIST）：A systematic review of population-based cohort studies.Cancer Epidemiol，2016，40：39-46.

[12]王振华，梁小波，王 毅，等. 2011年山西省胃肠道间质瘤流行病学调查. 中华医学杂志，2013，93（32）：2541-2544.

[13]Alvarez CS，Piazuelo MB，Fleitas-Kanonnikoff T，et al.Incidence and Survival Outcomes of Gastrointestinal Stromal Tumors.JAMA Netw Open.2024 Aug 1；7（8）：e2428828.

[14]Patel N，Benipal B.Incidence of gastrointestinal stromal tumors in the United States from 2001-2015：A United States Cancer Statistics Analysis of 50 States.Cureus，2019，11（2）：4120.

[15]Nilsson B.，Bumming P.，Meis-Kindblom J.M.，et al.Gastrointestinal stromal tumors：The incidence，prevalence，clinical course，and prognostication in the preimatinib mesylate era – A population-based study in western Sweden.Cancer.2005；103：821 – 829.

[16]Justyna M Starczewska Amelio，Javier Cid Ruzafa，Kamal Desai，et al.Prevalence of gastrointestinal stromal tumour（GIST）in the United Kingdom at different therapeutic lines：an epidemiologic model. BMC Cancer.2014；14：364.

[17]Cuccaro Francesco，Burgio Lo Monaco Maria Giovanna，Rashid Ivan，et al.Population-based incidence of gastrointestinal stromal tumors in Puglia.Tumori，2021，107（1）：39-45.

[18]Brice Amadeo，Nicolas Penel，Jean-Michel Coindre，et al.Incidence and time trends of sarcoma（2000 – 2013）：results from the French network of cancer registries（FRANCIM）.BMC Cancer 2020，20（1）：14-21.

[19]Waidhauser J，Bornemann A，Trepel M，et al.Frequency，localization，and types of gastrointestinal stromal tumor-associated neoplasia. World J Gastroenterol，2019，25（30）：4261-4277.

[20]中国临床肿瘤学会胃肠间质瘤专家委员会，中国抗癌协会胃肠间质瘤专业委员会，中国医师协会外科医师分会胃肠道间质瘤诊疗专业委员会.小胃肠间质瘤诊疗中国专家共识（2020年版），临床肿瘤学杂志，2020，25（4）：349-355.

[21]Nikki S.IJzerman，Cas Drabbe，Dide den Hollander，et al.Gastrointestinal Stromal Tumours（GIST）in Young Adult（18 - 40 Years）Patients：A Report from the Dutch GIST Registry.Cancers（Basel）2020 Mar；12（3）：730.

[22]Liu XC，Qiu HB，Zhang P，et al. Prognostic factors of primary gastrointestinal stromal tumors：a cohort study based on high-volume centers.Chin J Cancer Res，2018，30（1）：61-71.

[23]师英强，梁小波.胃肠道间质瘤[M].北京：人民卫生出版社，2011.3：p59-78.

[24]Dominic Scola，Lawrence Bahoura，Alexander Copelan，et al.Getting the GIST：a pictorial review of the various patterns of presentation of gastrointestinal stromal tumors on imaging[J]. Abdom Radiol，2017；42（5）：1350-1364.

[25]中国临床肿瘤学会胃肠道间质瘤专家委员会.胃肠间质瘤诊疗指南2020版[M].北京：人民卫生出版社，2020：p16-19.

[26]黄家平，钟先荣.胃肠道间质瘤的内镜诊治进展[J].中外医疗，2018；20：196-198.

[27]Mantese G.Gastrointestinal stromal tumor：epidemiology，diagnosis，and treatment[J].Curr Opin Gastroenterol.2019；35（6）：555-559.

[28]中华医学会消化内镜学分会消化内镜隧道技术协作组，中国医师协会内镜医师分会，北京医学会消化内镜学分会.中国胃肠间质瘤内镜下诊治专家共识[J].中华胃肠内镜电子杂志，2020；7（4）：176-185.

[29]中国胃肠道间质瘤病理共识意见专家组.中国胃肠道间质瘤诊断治疗专家共识（2017年版）病理解读[J].中华病理学杂志，2018；47（1）：2-6.

[30]LI J，YE YJ，WANG J，et al.Chinese consensus guideline for diagnosis and management of gastrointestinal stromal tumor[J].Chin J Cancer Res，2017；29（4）：281-293.

[31]WHO Classification of Tumours Editorial Board.Digestive system tumours.Lyon（France）：International Agency for Research on Cancer. 2019.（WHO classification of tumours series，5th ed；vol 1）. https：//publications.iarc.fr/579.

[32]Xu H，Chen L，Shao Y，et al.Clinical Application of Circulating Tumor DNA in the Genetic Analysis of Patients with Advanced GIST.Mol Cancer Ther.2018 Jan；17（1）：290-296.

[33]Schaefer IM，Marino-Enriquez A，Fletcher JA.What is new in gastrointestinal stromal tumor?［J］. Adv Anat Pathol，2017，24（5）：259-267.

[34]Zhang QW，Zhang RY，Yan ZB，et al.Personalized radiomics signature to screen for KIT-11 mutation genotypes among patients with gastrointestinal stromal tumors：a retrospective multicenter study. J Transl Med.2023 Oct 16；21（1）：726.

[35] Shen YY，Ma XL，Wang M，et al.Exon 11 homozygous mutations and intron 10/exon 11 junction deletions in the KIT gene are associated with poor prognosis of patients with gastrointestinal stromal tumors.Cancer Med.2020 Sep；9（18）：6485-6496.

[36]von Mehren M，Randall RL，Benjamin RS，et al.Soft tissue sarcoma，version 2.2018，NCCN clinical practice guidelines in oncology.J Natl Compr Canc Netw，2018，16（5）：536-563.

[37]Li J，Ye Y，Wang J，et al.Chinese consensus guidelines for diagnosis and management of gastrointestinal stromal tumor.Chin J Cancer Res，2017，29（4）：281-293.

[38]Casali PG，Abecassis N，Aro HT，et al.Gastrointestinal stromal tumours：ESMO - EURACAN clinical practice guidelines for diagnosis，treatment and follow-up. Ann Oncol，2018，29 Supplement_4：iv267.

[39]Sun M，Tong Y，Yuan W，et al.Proteomic Characterization Identifies Clinically Relevant Subgroups of Gastrointestinal Stromal Tumors.Gastroenterology.2024 Mar；166（3）：450–465.e33.

[40]Nishida T，Goto O，Raut CP，et al.Diagnostic and treatment strategy for small gastrointestinal stromal tumors.Cancer，2016，122（20）：3110-3118.

[41]Park CH，Kim EH，Jung DH，et al.Impact of periodic endoscopy on incidentally diagnosed gastric gastrointestinal stromal tumors：findings in surgically resected and confirmed lesions.Ann Surg Oncol，2015，22（9）：2933-2939.

[42]Standards of Practice Committee，Faulx AL，Kothari S，et al.The role of endoscopy in subepithelial lesions of the GI tract.Gastrointest Endosc，2017，85（6）：1117-1132.

[43]Su W，Wang M，Zhang D，et al.Predictors of the difficulty for endoscopic resection of gastric gastrointestinal stromal tumor and follow–up data.J Gastroenterol Hepatol.2022 Jan；37（1）：48–55.

[44]Tang JY，Tao KG，Zhang LY，et al.Value of contrast–enhanced harmonic endoscopic ultrasonography in differentiating between gastrointestinal stromal tumors：a meta–analysis.J Dig Dis，2019，20（3）：127–134.

[45]Lu Y，Zhuo X，Zhong Q，et al.Endoscopic ultrasonography is useful for predicting perforation in the endoscopic resection of gastric submucosal tumors originating from the muscularis propria：a retrospective case–control study.Ultrasonography.2023 Jan；42（1）：78–88.

[46]Jia X，Liu Y，Zhao J，Ji W，Tang L，Gao Z，Zhang L，Zhang Y，Li J，Hong N，Wang Y，Sun Y.Could computed tomography be used as a surrogate of endoscopic ultrasonography in the screening and surveillance of small gastric Gastrointestinal stromal tumors? Eur J Radiol.2021，135：109463.

[47]Pence K，Correa AM，Chan E，et al.Management of esophageal gastrointestinal stromal tumor：review of one hundred seven patients.Dis Esophagus，2017，30（12）：1–5.

[48]Koh YX，Chok AY，Zheng HL，et al.A systematic review and meta–analysis comparing laparoscopic versus open gastric resections for gastrointestinal stromal tumors of the stomach.Ann Surg Oncol，2013，20（11）：3549–3560.

[49]Nishida T，Holmebakk T，Raut CP，et al.Defining tumor rupture in gastrointestinal stromal tumor.Ann Surg Oncol，2019，26（6）：1669–1675.

[50]Wang C，Gao Z，Shen K，Cao J，Shen Z，Jiang K，Wang S，Ye Y.Safety and efficiency of endoscopic resection versus laparoscopic resection in gastric gastrointestinal stromal tumours：A systematic review and meta–analysis.Eur J Surg Oncol.2020，46（4 Pt A）：667–674.

[51]Zhou B，Zhang M，Wu J，et al.Pancreaticoduodenectomy versus local resection in the treatment of gastrointestinal stromal tumors of the duodenum.World J Surg Oncol，2013，11：196.

[52]Huang Y，Chen G，Lin L，Jin X，Kang M，Zhang Y，Shi D，Chen K，Guo Q，Chen L，Wu D，Huang P，Chen J.Resection of GIST in the duodenum and proximal jejunum：A retrospective analysis of outcomes.Eur J Surg Oncol.2019，45（10）：1950–1956.

[53]Coe TM，Fero KE，Fanta PT，et al.Population –based epidemiology and mortality of small malignant gastrointestinal stromal tumors in the USA.J Gastrointest Surg，2016，20（6）：1132–1140.

[54]Wang T，Xiong Z，Huang Y，et al.Safety and feasibility of laparoscopy–assisted surgery for gastrointestinal stromal tumors larger than 5cm：Results of a retrospective，single–center series of 1，802 consecutive patients.Surgery.2022 Oct；172（4）：1119–1125.doi：10.1016/j.surg.2022.04.049.

[55]Jia J，Wang M，Lin G，et al.Laparoscopic Versus Open Surgery for Rectal Gastrointestinal Stromal Tumor：A Multicenter Propensity Score–Matched Analysis.Dis Colon Rectum.2022 Apr 1；65（4）：519–528.doi：10.1097/DCR.0000000000002014.

[56]Chen K，Zhang B，Liang YL，et al.Laparoscopic versus open resection of small bowel gastrointestinal stromal tumors：systematic review and meta-analysis.Chin Med J（Engl），2017，130（13）：1595–1603.

[57]Kameyama H, Kanda T, Tajima Y, et al.Management of rectal gastrointestinal stromal tumor.Transl Gastroenterol Hepatol, 2018, 3: 8.

[58]Miettinen M, Lasota J.Gastrointestinal stromal tumors: pathology and prognosis at different sites.Semin Diagn Pathol, 2006, 23 (2): 70-83.

[59]Wu XH, Hou YY, Xu C, et al.New prognostic parameters for very-low-risk gastrointestinal stromal tumors.Chin Med J (Engl), 2011, 124 (13): 1964-1969.

[60]Gao Z, Wang C, Xue Q, et al.The cut-off value of tumor size and appropriate timing of follow-up for management of minimal EUS-suspected gastric gastrointestinal stromal tumors. BMC Gastroenterol, 2017, 17 (1): 8.

[61]Li J, Xu D, Huang WF, Hong SK, et al.Efficacy and Safety of Endoscopic Resection for Gastric Gastrointestinal Stromal Tumors Originating from the Muscularis Propria.Dig Dis Sci.2024 Jun; 69 (6): 2184-2192.

[62]Cai M, Song B, Deng Y, et al.Automatically optimized radiomics modeling system for small gastric submucosal tumor (<2cm) discrimination based on EUS images.Gastrointest Endosc.2024 Apr; 99 (4): 537-547.e4.

[63]Liu J, Huang J, Song Y, et al.Differentiating Gastrointestinal Stromal Tumors From Leiomyomas of Upper Digestive Tract Using Convolutional Neural Network Model by Endoscopic Ultrasonography.J Clin Gastroenterol.2024 Jul 1; 58 (6): 574-579.

[64]Fang YJ, Cheng TY, Sun MS, et al.Suggested cutoff tumor size for management of small EUS-suspected gastric gastrointestinal stromal tumors. J Formos Med Assoc, 2012, 111 (2): 88-93.

[65]Fairweather M, Balachandran VP, Li GZ, et al.Cytoreductive Surgery for Metastatic Gastrointestinal Stromal Tumors Treated With Tyrosine Kinase Inhibitors: A 2-institutional Analysis. Ann Surg.2018; 268 (2): 296-302.

[66]Zhi X, Jiang B, Yu J, et al.Prognostic role of microscopically positive margins for primary gastro- intestinal stromal tumors: a systematic review and meta-analysis.Sci Rep, 2016, 6: 21541.

[67]Zhu Y, Xu MD, Xu C, et al.Microscopic positive tumor margin does not increase the rate of recurrence in endoscopic resected gastric mesenchymal tumors compared to negative tumor margin.Surg Endosc, 2019, 34 (1): 159-169.

[68]Cavnar M J, Seier K, Curtin C, et al.Outcome of 1, 000 patients with gastrointestinal stromal tumor (GIST) treated by surgery in the pre-and post-imatinib eras.Annals of surgery, 2021, 273 (1): 128.

[69]Gronchi A, Bonvalot S, Velasco A P, et al.Quality of surgery and outcome in localized gastrointestinal stromal tumors treated within an international intergroup randomized clinical trial of adjuvant imatinib. JAMA surgery, 2020, 155 (6): e200397-e200397.

[70]Agaimy A, Wunsch PH.Lymph node metastasis in gastrointestinal stromal tumours (GIST) occurs preferentially in young patients ≤ 40 years: an overview based on our case material and the literature. Langenbecks Arch Surg, 2009, 394 (2): 375-381.

[71]Zhang L, Smypk TC, Young Jr WF, et al.Gastric stromal tumors in Carney triad are different clinically, pathologically, and behaviorally from sporadic gastric gastrointestinal stromal tumors: findings in 104 cases.Am J Surg Pathol, 2010, 34 (1): 53-64.

[72]万德森，伍小军，梁小曼，等.胃肠道间质瘤的外科治疗.中华胃肠外科杂志，2003，6 (5): 288- 291.

[73]杨弘鑫，陈秀峰，张波，等.217 例胃间质瘤的临床特点与诊治.中国普外基础与临床杂志，2012 (09): 41-46.

[74]Kong SH, Kurokawa Y, Yook JH, et al.Long-term outcomes of a phase Ⅱ study of neoadjuvant imatinib in large gastrointestinal stromal tumors of the stomach.Gastric Cancer.2023 Sep; 26 (5): 775-

787.
[75]Ling J，Shi L，Cheng X，et al.Neoadjuvant versus adjuvant imatinib in primary localized gastrointestinal stromal tumor.J Gastrointest Oncol.2023 Feb 28；14（1）：73–84.
[76]张信华，何裕隆.复发转移性胃肠间质瘤的外科治疗再评价.中华胃肠外科杂志，2020，23（9）：840–844.
[77]徐泽宽，徐皓，李沣员.腹腔镜技术在胃肠间质瘤手术中的应用价值与争议.中国实用外科，2018，38（05）：501–504.
[78]李国仁.食管间质瘤的特征与外科治疗现状.中国肿瘤临床，2017，44（19）：993–999.
[79]吴欣，孙林德，汪明，等.腹腔镜与开腹手术治疗胃来源且长径大于2cm的胃肠间质瘤多中心倾向评分匹配法疗效比较.中华胃肠外科杂志，2020，23（9）：888–895.
[80]Xiong Z，Wan W，Zeng X，et al.Laparoscopic Versus Open Surgery for Gastric Gastrointestinal Stromal Tumors：a Propensity Score Matching Analysis.J Gastrointest Surg，2020，24（8）：1785–1794.
[81]Lin J，Huang C，Zheng C，et al.Laparoscopic versus open gastric resection for larger than 5cm primary gastric gastrointestinal stromal tumors （GIST）：a size–matched comparison.Surg Endosc，2014，28（9）：2577–2583.
[82]T Wang YQ，Li LQ，Li GM.Comparison of efficacy and safety between endoscopic and laparoscopic resections in the treatment of gastric stromal tumors：a systematic review and meta–analysis.J Gastrointest Oncol.2022 Dec；13（6）：2863–2873.
[83]Xu X，Chen K，Zhou W，et al.Laparoscopic transgastric resection of gastric submucosal tumors located near the esophagogastric junction[J].J Gastrointest Surg，2013，17（9）：1570-1575.
[84]Mazer L，Worth P，Visser B.Minimally invasive options for gastrointestinal stromal tumors of the stomach[J].Surg Endosc，2021 Mar；35（3）：1324–1330.DOI：10.1007/s00464–020–07510–x.
[85]Matsuda T，Nunobe S，Kosuga T，et al.Laparoscopic and luminal endoscopic cooperative surgery can be a standard treatment for submucosal tumors of the stomach：a retrospective multicenter study[J].Endoscopy，2017 May；49（5）：476–483.doi：10.1055/s–0043–104526.
[86]汪明，曹晖.从腹部外科医师的角度审视食管胃结合部胃肠间质瘤微创治疗策略的演变发展趋势.消化肿瘤杂志（电子版），2021，13（1）：1–5.
[87]Liu H，Yan Z，Liao G，et al.Treatment strategy of rectal gastrointestinal stromal tumor （GIST）.J Surg Oncol，2014，109（7）：708–713.
[88]徐佳昕，周平红，徐美东，等.内镜微创治疗胃黏膜下肿瘤的长期疗效评价.中华消化内镜杂志，2017，34（11）：775–778.
[89]National Comprehensive Cancer Network. The NCCN GIST clinical practice guidelines inoncology（Version1.2021）[EB/OL].http：//www.nccn.org/professionals/physician_gls/f_guidelines.
[90]DEMATTEO RP， BALLMAN KV， ANTONESCU CR， et al. Adjuvant imatinib mesylate after resection of localised， primary gastrointestinal stromal tumour： a randomised， double–blind， placebo–controlled trial. Lancet， 2009， 373 （9669） ： 1097–1104.
[91]LI J， GONG JF， WU AW， et al. Post–operative imatinib in patients with intermediate or high risk gastrointestinal stromal tumor. Eur J SurgOncol， 2011， 37 （4） ： 319–324.
[92]JOENSUU H， ERIKSSON M， SUNDBY HALL K， et al. One vs three years of adjuvant imatinib for operable gastrointestinal stromal tumor： a randomized trial. JAMA， 2012， 307 （12） ： 1265–1272.
[93]WU X， LI J， XU W， et al. Imatinib adjuvant therapy in intermediate risk gastrointestinal stromal tumor–a multi–center restrospective study. Future Oncol， 2018， 14 （17） ： 1721–1729.
[94]中国抗癌协会胃肠间质瘤专业委员会病理学组、中国抗癌协会肿瘤病理专业委员会胃肠间质瘤协作组、中华医学 会病理学分会骨、软组织学组和中国研究型医院协会病理分会.胃肠间质瘤病理诊断临床实践指南（2022版）.中华病理学杂志，2022，51（10）：959–969.

[95]2.shida T，Sato S，Ozaka M，et al.Long-term adjuvant therapy for high-risk gastrointestinal stromal tumors in the real world.Gastric Cancer，2022，25（5）：956-965.

[96]3.Liu X，Lin E，Sun Y，et al.Postoperative Adjuvant Imatinib Therapy-Associated Nomogram to Predict Overall Survival of Gastrointestinal Stromal Tumor.Front Med（Lausanne）.2022，9：777181.

[97]曹晖， 汪明. 胃肠间质瘤诊断与治疗的新挑战——从循证医学到精准医学的思考与实践. 中华胃肠外科杂志， 2016， 19 （1） ： 17-21.

[98]Blay JY，Devin Q，Duffaud F，et al.Discontinuation versus continuation of imatinib in patients with advanced gastrointestinal stromal tumours（BFR14）：exploratory long-term follow-up of an open-label，multicentre，randomised，phase 3 trial.Lancet Oncol.2024 Sep；25（9）：1163-1175.

[99]LANKE CD， RANKIN C， DEMETRI GD， et al. Phase Ⅲ randomized， intergroup trial assessing imatinib mesylate at two dose levels in patients with unresectable or metastatic gastrointestinal stromal tumors expressing the KIT receptor tyrosine kinase： S0033. J Clin Oncol， 2008， 26 （4） ： 626-632.

[100]LI J， GONG JF， LI J， et al. Efficacy of imatinib dose escalation in Chinese gastrointestinal stromal tumor patients. World J Gastroenterol， 2012， 18 （7） ： 698-703.

[101]Drilon A，Laetsch TW，Kummar S，et al.Efficacy of Larotrectinib in TRK Fusion-Positive Cancers in Adults and Children.N Engl J Med.2018 Feb 22；378（8）：731-739.

[102]徐皓，马利林，徐为，等. 胃肠间质瘤患者服药前后监测伊马替尼血浆浓度意义的中国多中心研究 [J]. 中华胃肠外科杂志，2016，19（11）：1271-1276。

[103]Xu H，Liu Q.Individualized Management of Blood Concentration in Patients with Gastrointestinal Stromal Tumors.Onco Targets Ther.2021 Jan 5；13：13345-13355.

[104]Li J，Zhang X，Deng Y，et al.Efficacy and Safety of Avapritinib in Treating Unresectable or Metastatic Gastrointestinal Stromal Tumors：A Phase I/Ⅱ，Open-Label，Multicenter Study.Oncologist.2023 Feb 8；28（2）：187-e114.

[105]LI J， GAO J， HONG J， et al. Efficacy and safety of sunitinib in Chinese patients with imatinib-resistant or-intolerant gastrointestinal stromal tumors. Future Oncol， 2012， 8 （5） ： 617-624.

[106]刘秀峰， 秦叔逵， 王琳， 等. 苹果酸舒尼替尼二线治疗国人晚期胃肠间质瘤的疗效观察. 临床肿瘤学杂志， 2013， 19 （7） ： 636-639.

[107]Li J，Zhang J，Zhang Y，et al.Efficacy and safety of ripretinib vs.sunitinib in patients with advanced gastrointestinal stromal tumor previously treated with imatinib：A phase 2，multicenter，randomized，open-label study in China.Eur J Cancer.2024 Jan；196：113439.

[108]Li J，Cai S，Zhou Y，et al.Efficacy and Safety of Ripretinib in Chinese Patients with Advanced Gastrointestinal Stromal Tumors as a Fourth - or Later-Line Therapy：A Multicenter，Single-Arm，Open-Label Phase Ⅱ Study.Clin Cancer Res.2022 Aug 15；28（16）：3425-3432.

[109]LI J， WANG M， ZHANG B， et al. Chinese Society of Surgeons for Gastrointestinal Stromal Tumor of the Chinese Medical Doctor Association. Chinese consensus on management of tyrosine kinase inhibitor-associated side effects in gastrointestinal stromal tumors. World J Gastroenterol， 2018， 24 （46） ： 5189-5202.

[110]Eisenhauer EA，Therasse P，Bogaerts J，et al.New response evaluation criteria in solid tumours：revised RECIST guideline（version 1.1）.Eur J Cancer.2009，45（2）：228 - 247.

[111]Choi H，Charnsangavej C，Faria SC，et al.Correlation of computed tomography and positron emission tomography in patients with metastatic gastrointestinal stromal tumor treated at a single institution with imatinib mesylate：proposal of new computed tomography response criteria.J Clin Oncol.2007，25（13）：1753 - 1759.

[112]Tang L，Zhang XP，Sun YS，et al.Gastrointestinal stromal tumors treated with imatinib mesylate：Apparent diffusion coefficient in the evaluation of therapy response in patients.Radiology.2011，258

（3）：729–738.
[113]N Schramma，E Englharta，M Schlemmerb，et al.Tumor response and clinical outcome in metastatic gastrointestinal stromal tumors under sunitinib therapy：Comparison of RECIST，Choi and volumetric criteria.European Journal of Radiology，2013，82，951 - 958
[114]Shinagare AB，Jagannathan JP，Kurra V，et al.Comparison of performance of various tumour response criteria in assessment of regorafenib activity in advanced gastrointestinal stromal tumours after failure of imatinib and sunitinib.Eur J Cancer，2014，50（5）：981–986
[115]Shinto A，Nair N，Dutt，et al.Early response assessment in gastrointestinal stromal tumors with FDG PET scan 24 hours after a single dose of imatinib.Clin Nucl Med，2008，33（7）：486–487.
[116]Le Cesne A，Van Glabbeke M，Verweij J，et al.Absence of progression as assessed by response evaluation criteria in solid tumors predicts survival in advanced GI stromal tumors treated with imatinib mesylate：the intergroup EORTC–ISG–AGITG phase Ⅲ trial.J Clin Oncol，2009，27（24）：3969–74.
[117]Zhang L，Lu Y，Fang Y.Nutritional status and related factors of patients with advanced gastrointestinal cancer [J].Br J Nutr，2014，111（7）：1239–1244.
[118]Ding P，Guo H，Yang P，et al.Association Between the Nutritional Risk and the Survival Rate in Newly Diagnosed GIST Patients.Front.Nutr，2021 Oct 28；8：743475.
[119]Arends J，Bachmann P，Baracos V，et al.ESPEN guidelines on nutrition in cancer patients [J].Clin Nutr，2017，36（1）：11–48.
[120]张晓伟，李薇，陈公琰，等.中国肿瘤患者营养知识—态度—行为调查分析 [J].肿瘤代谢与营养电子杂志，2015，2（04）：43–47.
[121]Jiang ZM，Chen W，Zhan WH，et a1.Parenteral and enteral nutrition application in west，middle and east China：a multicenter in–vestigation for 15098 patients in 13 metropolitans using nutritional risk screening 2002 tool[J].Clin Nutr Suppl[J]，2007，2（2）：133–134.
[122]Kondrup J，Allison SP，Elia M，et al.ESPEN guidelines for nutrition screening 2002 [J].Clin Nutr，2003，22（4）：415–421.
[123]石汉平，赵青川，王昆华，等.营养不良的三级诊断 [J].中国癌症防治杂志，2015，7（05）：313–319.
[124]Cederholm T，Jensen GL，Correia M，et al.GLIM criteria for the diagnosis of malnutrition – A consensus report from the global clinical nutrition community [J].Clin Nutr，2019，38（1）：1–9.
[125]Jensen GL.Global Leadership Conversation：Addressing Malnutrition [J].JPEN J Parenter Enteral Nutr，2016，40（4）：455–457.
[126]石汉平，许红霞，李苏宜，等.营养不良的五阶梯治疗 [J].肿瘤代谢与营养电子杂志，2015，2（01）：29–33.
[127]Perinel J，Mariette C，Dousset B，et al.Early Enteral Versus Total Parenteral Nutrition in Patients Undergoing Pancreaticoduodenectomy：A Randomized Multicenter Controlled Trial（Nutri–DPC）[J]. Ann Surg，2016，264（5）：731–737.
[128]Okamoto H，Sasaki M，Johtatsu T，et al.Resting energy expenditure and nutritional status in patients undergoing transthoracic esophagectomy for esophageal cancer [J].J Clin Biochem Nutr，2011，49（3）：169–173.
[129]恶性肿瘤患者的营养治疗专家共识 [J].临床肿瘤学杂志，2012，17（01）：59–73.
[130]柳欣欣，于健春.免疫营养素应用于肿瘤治疗的研究进展 [J].肠外与肠内营养，2010，17（3）：186–190.
[131]Schley PD，Brindley DN，Field CJ.（n–3）PUFA alter raft lipid composition and decrease epidermal growth factor receptor levels in lipid rafts of human breast cancer cells.J Nutr.2007.137（3）：548–53.
[132]Look AHEAD Research Group，Wing RR.Long–term effects of a lifestyle intervention on weight and cardiovascular risk factors in individuals with type 2 diabetes mellitus：four–year results of the Look

AHEAD trial.Arch Intern Med.2010.170（17）：1566-75.

[133]Zhou X，Liu J，Zhang Q，et al.Comparison of the Suitability Between NRS2002 and MUST as the First-Step Screening Tool for GLIM Criteria in Hospitalized Patients With GIST[J].Front Nutr，2022，9：864024.DOI：10.3389/fnut.2022.864024.

[134]Sui C，Lin C，Tao T，et al.Controlling Nutritional Status（CONUT）score as a prognostic marker for gastrointestinal stromal tumours[J]. ANZ J Surg，2023，93（9）：2125-2131. DOI：10.1111/ans.18573.

[135]Ding P，Wu J，Wu H，et al.Inflammation and nutritional status indicators as prognostic indicators for patients with locally advanced gastrointestinal stromal tumors treated with neoadjuvant imatinib[J]. BMC Gastroenterol，2023，23（1）：23.DOI：10.1186/s12876-023-02658-x.

[136]Kang N，Gu H，Ni Y，et al.Prognostic and clinicopathological significance of the Prognostic Nutritional Index in patients with gastrointestinal stromal tumours undergoing surgery：a meta-analysis[J]. BMJ Open，2022，12（12）：e064577.DOI：10.1136/bmjopen-2022-064577.

[137]Ding P，Guo H，Sun C，et al.Relationship Between Nutritional Status and Clinical Outcome in Patients With Gastrointestinal Stromal Tumor After Surgical Resection[J].Front Nutr，2022，9：818246. DOI：10.3389/fnut.2022.818246.

[138]Li Z，Zhang D，Mo C，et al.The prognostic significance of prognostic nutritional index in gastrointestinal stromal tumors：A systematic review and meta-analysis[J].Medicine（Baltimore），2022，101（47）：e32067.DOI：10.1097/MD.0000000000032067

[139]尹源，张波.从胃肠间质瘤的临床诊疗看医学技术与人文关怀的辩证统一[J].中华胃肠外科杂志，2020，23（9）：852-857.

[140]Reichardt P，Morosi C，Wardelmann E，et al.Gastrointestinal stromal tumors：evolving role of the multidisciplinary team approach in management. Expert Rev Anticancer Ther. 2012 Aug；12（8）：1053-1068.

[141]Kim WS，James D，Millstine DM.Integrative medicine therapeutic approaches to cancer care：patient preferences from focus groups.Support Care Cancer.2019 Aug；27（8）：2949-2955.

[142]樊代明.整合肿瘤学·临床卷.北京：科学出版社，2021，6.

[143]曹晖，汪明.多学科合作模式在胃肠间质瘤诊治中的价值与实施.中华胃肠外科杂志.2012；15（3）：231-233.

[144]Mullady DK，Tan BR，et al.A multidisciplinary approach to the diagnosis and treatment of gastrointestinal stromal tumor.J Clin Gastroenterol.2013 Aug；47（7）：578-585.

[145]Hassanzadeh-Rad A，Yousefifard M，Katal S，et al.The value of（18）F-fluorodeoxyglucose positron emission tomography for prediction of treatment response in gastrointestinal stromal tumors：a systematic review and meta-analysis.J Gastroenterol Hepatol 2016；31：929-935

[146]Koo HJ，Shin HJ，Shin S，et al.Efficacy and Clinical Outcomes of Transcatheter Arterial Embolization for Gastrointestinal Bleeding from Gastrointestinal Stromal Tumor.J V asc Interv Radiol 2015；26：1297-304.e1.

[147]中国研究型医院学会消化道肿瘤专业委员会.胃肠间质瘤多学科综合治疗协作组诊疗模式专家共识.中国实用外科杂志，2017；37（1）：39-41.

[148]Kang YK，Kang HJ，Kim KM，et al.Clinical Practice Guideline for Accurate Diagnosis and Effective Treatment of Gastrointestinal Stromal T umor in Korea.Cancer Res Treat.2012；44（2）：85-96.

[149]何裕隆，张信华，侯洵.胃肠间质瘤多学科综合治疗的价值及评价.中国实用外科杂志，2015；35（4）：349-352.

[150]易鑫，罗诗樵.胃肠间质瘤肝转移的治疗.中国普外基础与临床杂志，2020；27（6）：774-780.

[151]Ran P，Zhou H，Li J，Tan T，Yang H，Li J，et al.Improving Outcomes in the Advanced Gastrointestinal Stromal Tumors：The Role of the Multidisciplinary Team Discussion Intervention.Journal of

personalized medicine 2023；13（3）：doi：10.3390/jpm13030417.

[152]Patrikidou A，Chabaud S，Ray-Coquard I，et al.Influence of imatinib interruption and rechallenge on the residual disease in patients with advanced GIST：results of the BFR14 prospective French Sarcoma Group randomised，phase Ⅲ trial.Ann Oncol.2013；24（4）：1087-1093.

[153]Du CY，Zhou Y，Song C，et al.Is there a role of surgery in patients with recurrent or metastatic gastrointestinal stromal tumours responding to imatinib：a prospective randomised trial in China.Eur J Cancer.2014；50（10）：1772-1778.

[154]Cuaron JJ，Goodman KA，Lee N，et al.External beam radiation therapy for locally advanced and metastatic gastrointestinal stromal tumors.Radiat Oncol.2013；8：274.

[155]Katayanagi S，Yokoyama T，Makuuchi Y，et al.Long-Term Survival After Multidisciplinary Treatment Including Surgery for Metachronous Metastases of Small Intestinal Gastrointestinal Stromal Tumors after Curative Resection：A Case Report.Am J Case Rep. 2019 Dec 26；20：1942-1948.

HIM在国内不同医院的开展良莠不一，其效果自然迥异。因此，制订STS MDT to HIM的模式并推广，规范国内STS MDT to HIM的模式，非常紧迫，也十分必要。本共识的制定基于现有的临床证据，随学科发展和临床研究深入开展，共识的内容也将与时俱进，不断完善更新。

5 MDT to HIM的诊治原则

5.1 平等讨论，互相尊重的原则

MDT to HIM的团队是由多个相关科室的专家组成，围绕患者共同制定合理的整合治疗策略，是目前公认的肿瘤治疗最有效的模式。能够充分调动各科室的积极性和主观能动性，发挥每种治疗优势并有机的整合，是MDT to HIM的优势。因此参与MDT to HIM整合诊疗过程中所有科室和人员都是平等的，应互相尊重，充分发表对病人的诊治意见。整合诊治方案的制定，应由所有MDT to HIM专家共同讨论决定。尤其是遇到有争议或不同意见时，更需要集体讨论而非听从权威专家或行政领导的意见。

5.2 以病人为中心的原则

MDT to HIM的最终目标是改善病人的总体疗效，因此在MDT to HIM诊疗过程中应时刻遵循以病人为中心的原则。一方面，是否能够给患者带来获益是选择治疗方案最重要的判断标准，另一方面，在确定治疗方案时不但要结合目前最新的循证医学证据和专家的诊疗经验，也要充分考虑病人的价值观以及治疗意愿。方案确定后要及时充分与患者及家属进行沟通，必要时根据患者的经济状况、对治疗的依从性及对治疗结果的预期进一步调整治疗方案。

5.3 遵循循证医学的原则

STS发病部位遍及全身，病理学类型繁多，治疗方法复杂，不但包括传统的手术、化疗、放疗，还可以有介入栓塞治疗、分子靶向治疗、免疫治疗等等，涉及的科室繁多。确定诊疗方案时应严格遵循循证医学的原则，优先选择有高循证级别医学证据的治疗方法。对于新技术、新方法以及新的药物，应当首先在有条件的中心开展临床研究，获得循证医学证据后再大规模推广。

5.4 结合病理分型及临床分期精准治疗的原则

STS是一大类肿瘤，虽然发病率较低，但病理类型涉及12大类50种以上的亚型，不同类型的生物学行为和预后不同，治疗策略也不同，因此治疗前明确病理类型非常重要。同时，精确的临床分期是制定合理方案的前提，既可避免治疗不足，也可避免治疗过度。因此在进行MDT to HIM讨论前应尽可能取得病理诊断，进行必要的分子生物学检测及分型，并由MDT to HIM团队确定临床分期后，再进一步讨论整合诊疗方案。

5.5 肿瘤治疗与功能保全兼顾的原则

STS多发生于四肢及腹膜后，不但会产生占位效应，同时还可能侵犯周围结构、器官导致肢体功能障碍或器官功能受损。因此治疗过程中不但要关注治疗的疗效，也要兼顾功能保全。尤其是在制定手术计划时，既要保证手术的根治性，又要尽可能保护肢体运动功能。通过整合治疗使肿瘤缩小降期后，合理地缩小手术范围，达到保护重要脏器的目的。同时，在制定术后治疗计划时，康复治疗也应给予足够的重视。

5.6 规范化治疗与个体化治疗并重的原则

遵循循证医学的原则，采用最高级别证据的方案，进行规范化治疗，能够最大限度保证患者的治疗效果。但也应认识到STS种类多样，个体差异极大，同时不同病人的价值观，对疾病治疗的目标、预期及依从性也不同，另外，由于STS病情复杂，治疗困难，很多情况缺乏高级别循证医学证据。这就要求MDT to HIM团队在规范化治疗的同时，应重视个体化治疗。充分发挥团队专家的经验，结合目前最新证据，并考虑患者自身意愿以及肿瘤具体情况，制定个体化整合治疗方案。

第四章

护理、康复及随访

第一节 软组织肿瘤患者的护理

1 术前护理

（1）病情观察：术前注意观察肿瘤的大小、范围、自觉症状，观察肢体有无肿胀、肢端皮肤的颜色、温度、足背动脉搏动、毛细血管反应等血循环情况，观察肢体感觉、活动情况。抬高患肢，避免碰撞肿胀肢体，预防瘤体破裂引起大出血或引起病理性骨折。

（2）检查护理：全面评估，协助完善各项检验、检查（如DR、CT、MRI、骨显像、SPECT/CT），明确肿瘤位置、受累范围、评估肢体功能。

（3）皮肤准备：术前洗澡/擦浴，清洁会阴及肛周，做好个人卫生。遵医嘱备皮时，动作轻柔，防止划伤。四肢手术备皮范围一般为手术切口上下10~20cm，骶骨肿瘤前路手术备皮范围上至乳头，下至大腿上1/3（包括会阴部），两侧至腋后线；后路手术上至肩胛下，下至大腿上1/3，两侧至腋前线。

（4）肠道准备：遵医嘱予术前禁食8~12h，禁水4~6h。骶骨、骨盆肿瘤手术者，避免术中污染、减轻术后肠管胀气而加重疼痛，一般术前3天少渣半流，术前1天流食，遵医嘱予药物导泻，术晨或术前1天晚上予清洁灌肠，操作需动作轻柔，避免引发肿瘤浸润的肠管破裂出血。

（5）改善营养状况：贫血、低蛋白血症者，遵医嘱予纠正贫血、低蛋白血症，并指导患者高蛋白、高铁饮食。

2 心理护理

恶性骨肿瘤患者在明确诊断后即表现出对疾病的恐惧、急躁、焦虑、抑郁、否定、愤怒、悲观等不良情绪。保肢手术后肢体的外观改变或截肢术后肢体的残缺以及化疗、放疗、靶向治疗等毒性反应。另一方面骨肿瘤患者病程长、医疗费用高，均给患者带来沉重的身心负担。因此，应及时了解患者的精神状态，心理变化及自觉症状，根据不同心理行为特征采取相适宜的心理护理方式进行干预。

（1）心理评估：采用SAS焦虑自评量表评估患者焦虑情绪，分值越低提示测试者焦虑状态越轻。采用SDS抑郁自评量表评估患者抑郁情绪，分值越低提示测试者抑郁状态越轻。使用心理痛苦温度计及时发现骨肿瘤患者心理痛苦的程度及原因，提供个体化的心理干预，可以减轻患者心理痛苦。

（2）心理干预：对骨肿瘤患者进行心理健康教育，实施心理干预，使患者正确认识骨肿瘤，树立信心，积极地去治疗疾病。予患者放松技巧示教，如渐进性肌肉放松法、想象放松性训练、深呼吸放松法、注意力转移法、松弛训练等。保持室内空气流通、光线充足，使患者在轻松、愉快的气氛中积极配合治疗，达到治疗目的。加强与患者及家属沟通，对终末期的患者要尽量满足他们的需求，解除患者的痛苦，保持患者尊严，让他们平静地面对死亡。

3　术后护理常规

3.1　病情观察

术后严密监测患者生命体征的变化。观察患肢肢端血循环（包括皮肤颜色、皮温、肿胀程度、足背动脉搏动、毛细血管反应）、肢体远端皮肤的感觉、肢体的运动情况等，如发现患肢皮肤颜色变白或瘀紫、皮温异常，严重肿胀，足背动脉减弱或消失，感觉减退，肌力下降，应警惕下肢深静脉血栓形成、神经损伤、骨筋膜室综合征、神经损伤或受压迫等并发症，及时检查伤口敷料绷带或者石膏固定的松紧度，及时拆开绷带、石膏开窗或拆除石膏。

3.2　引流管的护理

妥善固定伤口引流管，保持引流通畅，防止管道扭曲、折管；更换时注意无菌操作，防止逆行感染；密切观察引流液性质、颜色，记录引流量，若引流量突然增多，颜色鲜红，有活动性出血可能。如出血不止，经止血扩容后，血压及脉率仍不稳定，则需行急诊手术探查止血的准备。

3.3　饮食指导

全身麻醉清醒后6小时，即可摄入清流液体，逐渐过渡到流食、半流食和固体食物。多进食高热量，高蛋白，富含维生素、矿物质和微量元素的食物。对于骶骨或骨盆肿瘤术中涉及肠道周围手术患者，遵医嘱予禁食禁饮，肛门排气后可开始少量饮水，逐渐过渡到流食、半流食和固体食物。

3.4　疼痛的护理

疼痛为患者术后常见症状，患者高度紧张、焦虑、消极、抑郁等负性心理可直接影响体内内源性抑痛物质——内啡肽和脑啡肽的产生，而致痛物质及抗镇痛物质增高，使疼痛时间延长或程度加重。

（1）疼痛评估：动态评估疼痛的程度、性质、部位及分布范围，以及疼痛加剧或缓解的有关因素，身体及心理状况和其他伴随症状。

（2）非药物镇痛措施

1）抬高患肢，冰敷能减轻关节肿胀和炎性反应，保持舒适体位，让患者放松身心，以减轻疼痛带来的不适。

2）转移注意力，如音乐疗法、渐进性肌肉放松按摩、暗示、聊天等。

3）加强与患者的交流、沟通，使患者安静休息，有利于恢复。

4）电疗、冷疗、针灸等方法可作为围手术期疼痛管理的辅助措施。

（3）药物镇痛措施：按医嘱给予止痛药物，轻度疼痛者，可使用非甾体抗炎药；中度疼痛者，则可叠加使用弱阿片类药物，例如口服盐酸曲马多稀释片；重度疼痛者，则可服用强阿片类药物，例如盐酸羟考酮缓释片。密切观察止痛效果及不良反应。

3.5 体位护理

（1）四肢骨肿瘤：抬高患肢，高于心脏水平20°~30°，促进静脉和淋巴回流，预防肢体肿胀；同时保持肢体功能位，预防关节畸形。禁止压迫患侧肢体，以免引起疼痛，增加渗血渗液。膝部手术后，膝关节屈曲5°~10°，可减少神经、血管张力；髋臼周围肿瘤手术后，髋关节保持外展中立位，防止发生髋关节脱位。腓总神经切断或损伤者，予足下放置软垫保持踝关节功能位，佩戴踝足矫形器；上肢手术患者，配戴手托时注意保持关节功能位及患者舒适度。

（2）骶骨肿瘤：骶骨手术后不正确的体位易导致引流不通畅，使创面内积血、积液引起切口张力增高，影响伤口愈合。每2小时翻身，左右侧卧位交替为主，单纯后路手术者可采取俯卧位。

（3）脊柱肿瘤：采取轴线翻身，改变体位时注意保持引流管低于伤口位置。若发生脑脊液漏时，根据硬脊膜漏口位置选择俯卧位，颈椎肿瘤手术采取头高脚低位，腰骶椎肿瘤手术采取头低脚高位。

（4）截肢患者：保护残端伤口，避免碰撞引起出血。保持患肢功能位，避免关节挛缩，避免残肢下垂引起肿胀。若残肢肿胀，遵医嘱予抬高患肢，一般不超过2天。

3.6 康复锻炼指导

术后康复锻炼遵循个性化、循序渐进、疼痛耐受范围内强度逐渐增加等原则，结合肿瘤切除范围、骨与软组织重建方式、术后组织愈合情况制定康复锻炼方案。原则上应早期床上活动，争取在短期内下床活动。

（1）关节活动度训练：优先主动运动，不能主动运动患者予被动运动。上肢运动包括握拳、肘关节屈伸、耸肩运动，髋关节活动度训练包括髋关节内收、外展、前屈、后伸运动；踝关节包括踝泵运动、足趾运动，方向为背屈、内翻、足底屈、外翻，活动范围为背屈20°，内翻外翻30°，足底屈曲40°，每个动作保持10s；运动频率≥3次/天；时间≥5min/次，每个动作保持10s。膝关节活动度训练包括膝关节内收、外展、前屈、后伸运动。

（2）等长收缩：上肢等长收缩（肱二头肌、肱三头肌），下肢等长收缩（臀肌、股四头肌、腘伸肌、腓肠肌训练）。例如股四头肌等长收缩练习，膝关节伸直的情况下，用力下压，绷紧股四头肌，等长收缩保持10s，放松5s为一组，15~25组/次，频率≥3次/天，时间≥5min/次。

（3）肺康复训练：包括扩胸运动、深呼吸、腹式呼吸、缩唇呼吸、吹气球及使用呼吸训练器训练，频率≥3次/天，时间每项≤5min/次，防止肺部感染及促进肺复张。

3.7 截肢的护理

（1）患肢痛护理：患肢痛影响食欲、睡眠、情绪等。可通过双手拍打截肢残端，减低末梢神经敏感性，还需要根据患者心理状况，给予心理疏导。

（2）残端护理：评估患肢残端皮肤、血液循环和肿胀情况，采用八字法或十字法进行残端加压包扎，可预防出血及肿胀，促进肢体塑形。包扎时以能放入2指为宜，斜行环绕，防止皮肤褶皱，夜间不能去除绷带，弹力绷带压力远端比近端大为宜。

（3）安装假肢的护理：手术后4~6周，伤口已拆线，残肢无水肿、脂肪堆积，塑形较好。佩戴假肢前，避免皮肤过于干燥或润滑，可加穿纯羊毛或纯棉材质护袜。站立行走时注意防跌倒，早期建议使用拐杖。

3.8 排便排尿障碍的护理

脊椎肿瘤手术患者术后大小便失禁、便秘或腹胀。对于大便失禁的患者，术后评估肛门括约肌情况，判断失禁程度，用指压肛门法帮助患者建立反射性排便，养成定时排便习惯，保持肛周清洁。4使用卫生棉条或肛袋收集大便，对于便秘或腹胀患者按医嘱给予口服缓泻剂、灌肠、热敷或肛管排气等方法。尿失禁留置导尿管者，每天给予会阴擦洗2次。

3.9 常见并发症的预防

（1）感染：保持各种引流管通畅，注意无菌操作，遵医嘱按时使用无菌药物。保持伤口敷料清洁，防止伤口感染，若伤口剧痛并伴体温升高，局部有波动感，应立即报告医生。卧床期间尽早实施肺康复，协助患者咳嗽排痰，防止肺部感染。

（2）深静脉血栓的形成，指导患者喝水1500~2500ml/d。术后清醒即可指导患者进行肢体的活动，病情允许情况下进行股四头肌等长收缩训练和踝泵运动，以增强关节功能。指导穿戴梯度弹力袜或使用间歇式充气压力泵。必要时遵医嘱使用药物预防，观察用药效果及不良反应。

（3）压疮：定时变换体位，每隔2h翻身1次，对易发生压疮的骨凸处，包括后枕部，给予按摩，保持皮肤清洁干燥，必要时给予气垫床等器具保护皮肤。

4 化疗患者的护理

4.1 化疗的毒副反应及护理

化学治疗（chemotherapy）是恶性肿瘤重要治疗手段之一，在恶性肿瘤的治疗中起重要作用，近20年来，恶性骨肿瘤的治疗疗效取得了很大的提高，在很大程度上取决于化疗的开展及规范治疗，几乎所有敏感的药物在杀伤或抑制肿瘤细胞的同时对正常组织器官均有伤害，常见的毒性反应及护理主要表现在以下几个方面。

4.1.1 消化系统毒性

（1）化疗相关性恶心呕吐（chemotherapy-induced nausea and vomiting，CINV）发生率为60%~80%，按照发生时间，CINV通常可分为急性、延迟性、预期性、爆发性及难治性5种类型。

化疗期间应指导患者高热量、高蛋白 质、维生素丰富的易消化饮食，避免食用辛辣刺激性食物，进餐时间应选择化疗开始前2小时以上，进餐量以七分饱为宜。

定时评估恶心、呕吐的情况，1级CINV可采用放松训练、音乐疗法、中医穴位按压等非药物干预方法，如可按压内关、足三里穴，每次30分钟，每日2次；2级及以上CINV发生时，可遵医嘱给予止吐、输液治疗，密切监测CINV的发生频率、持续时间、严重程度以及伴随症状。

（2）化疗相关性便秘（chemotherapy induced constipation，CIC）发生率为16%~48%，引起CIC的常见化疗药有铂类、长春碱类等。饮食与生活习惯调整是防治CIC的首要措施，应指导患者进食富含膳食纤维的食物，如瓜类蔬菜和水果（丝瓜、南瓜、冬瓜、苹果、柑橘、菠萝、香蕉等），保证足够饮水量，每天最少饮水量达2000ml以上，并指导患者适当锻炼，养成定时排便习惯，为患者提供适宜的排便环境，观察并记录化疗后排便情况。

（3）口腔黏膜炎（oral mucositis，OM）表现为口腔黏膜不同程度的炎性改变、干燥、敏感、疼痛、溃疡等不适症状。每日评估化疗患者口腔黏膜情况，观察有无红肿、红斑、溃疡、疼痛等。监测患者口腔酸碱度，加强口腔护理，选用适宜的漱口水，如生理盐水或使用碳酸氢钠溶液等。对有高危因素的患者，可使用含有利多卡因的漱口液含漱，减轻患者口腔疼痛，也可用制霉菌素10万U/ml含漱。应持续用温水软毛牙刷刷牙，每天2~3次，牙刷应定期更换。

4.1.2 血液学毒性

化疗所致血液学毒性的常见不良反应包括白细胞、中性粒细胞减少和血小板减少，80%~90% 的化疗药物均具有血液学毒性，通常于化疗后 1~3 周出现，持续 2~4 周逐渐恢复。患者白细胞及中性粒细胞减少最低值通常出现在化疗后 7~14 天。其降低的程度和持续时间主要与化疗药物种类、剂量、联合用药及患者个体因素有关。患者在化疗后出现白细胞、中性粒细胞减少和血小板减少时护理如下。

（1）保护性隔离：将患者安置在单间病房、室内每天通风 2 次、每次 40 分钟、病室内使用医用空气净化消毒器每天消毒 2 次。保持室内温度 18~22℃，湿度 50%~60%，戴帽子、口罩、更换隔离衣，床单元每日使用 500mg/L 有效氯溶液清洁消毒，严禁感冒和传染病患者进入病房，减少探视，指导患者加强个人卫生，密切监测体温。

（2）预防出血：避免长时间接触患者增加感染机会，密切观察有无出血倾向。进行各种操作时动作尽量轻柔，肌内注射、静脉穿刺后用棉签压迫至少 10 分钟以上。当血小板低于 50.0×10^9 /L 会有出血危险；当血小板低于 10.0×10^9 /L 时易发生脑出血、胃肠道及经期大出血。护理措施如下。

1）观察皮肤有无出血点、紫斑等，女性月经期观察出血量。

2）护士操作时动作要轻柔，减少有创操作，拔针后增加按压时间，防止皮下出血与药液外渗。

3）嘱患者用软毛牙刷刷牙，防止牙龈出血。

4）嘱患者绝对卧床，避免剧烈运动、磕碰和情绪激动，纠正抠鼻、挖耳等不良习惯；避免进食坚硬食物，预防便秘。

（3）加强皮肤护理：及时更换衣裤，保持干燥；大便后清洁肛周，防止肛周感染；观察患者皮肤有无瘀斑、斑点；建立静脉通道时要合理选择血管，一次穿次成功，避免破坏皮肤屏障，治疗后要延长按压时间。

4.1.3 心脏毒性

心脏毒性是化疗患者潜在的短期或远期并发症，临床表现为心肌损伤、心律失常、左心室功能障碍等。

（1）严密监测患者有无心脏毒性反应，有无胸闷、气促、呼吸困难等症状发生。

（2）当输注蒽环类药物时，可遵医嘱联合应用心脏保护剂。

（3）用药后定期监测心功能，如心电图、超声心动图、心肌肌钙蛋白等。一旦发生严重心脏毒性，立即停药，遵医嘱对症治疗。

4.1.4 泌尿系统毒性

化疗引起的泌尿系统毒性，轻度可为无症状性血清肌酐升高，重度可发展为急性肾衰竭。顺铂、环磷酰胺、甲氨蝶呤等可引起肾损伤，其中以顺铂最为明显，发生率高达28%~36%。环磷酰胺、异环磷酰胺等可引起出血性膀胱炎。

（1）保持患者的水化：鼓励患者多饮水，24小时尿量维持在3000ml以上。对高龄、既往心功能不全者，应少量多次饮水，避免一次饮用量过大增加心脏负荷，应用环磷酰胺、异环磷酰胺时，遵医嘱给予尿路保护剂。

（2）碱化尿液：按医嘱给予口服、肌肉注射或静脉滴注碱性药物，监测尿pH值，患者尿pH值应保持在7.5以上，偏碱性。

记录24小时的出入量，必要时记录每小时尿量。

4.1.5 化疗药物外渗及静脉炎的预防

抗肿瘤药物外渗是化疗严重的并发症之一，可导致局部组织坏死或者形成静脉炎，使血管变硬、栓塞，严重溃疡者可深及肌腱及关节，造成功能丧失。化疗时应注意：

（1）选择合适的血管通路

1）化疗患者应根据年龄、病情、过敏史、治疗方案、药物性质、意愿、经济状况等因素整合评估，选择合适的输液通路和静脉治疗工具。在满足治疗方案前提下，应选管径最细、管路最短、管腔数量最少、创伤性最小的输液工具。首选中心静脉导管，如外周静脉置入中心静脉导管（peripherally inserted central catheters，PICC）、植入式静脉给药装置（implantable venous access port）。

2）外周静脉留置针：适于输液时间小于4天，对输注发疱剂、药物pH值小于5或大于9、渗透压大于600Mosm/L的药物，一般不采用外周静脉留置针，必须应用时，发疱性药物输注时间应小于30分钟，输注过程中护士须全程监护。尽量选择粗直的静脉，输入刺激性药物前后要用0.9%生理盐水冲管，以减轻药物对局部血管的刺激，经外周留置针输入药物前应确定导管在管腔内。

3）经PICC、PORT输注药物前宜通过回抽血液来确定导管在静脉管腔内。

（2）发疱性化疗药物外渗的紧急处理

1）停止：立即停止输液，断开输液管道，保留导管。

2）回抽：尝试用注射器从导管中抽吸残留的溶液及药物，输液港需拔除无损伤针。

3）X线：深部组织发生中心静脉化疗药物外渗时，应遵医嘱行X线检查确定导管尖端位置。

4）评估：评估渗出液量、外渗等级及患者情况，标记外渗部位，观察外渗区域的皮肤颜色、温度、感觉、关节活动和外渗远端组织的血运情况。

5）解毒：对于外渗组织中的药液，遵医嘱可使用相应的解毒药和治疗药物，若无明确解毒剂时，可在1h内使用盐水冲洗技术作为解毒剂的替代疗法。蒽环类药物发生外渗，于6h内自对侧肢开始输注右丙亚胺，连续静脉输注3d，输注前15min，应停止冷敷；或二甲亚砜1~2ml用棉签或纱布涂抹在大于外渗面积2倍的皮肤表面，自然风干，每次间隔4~8h，持续7~14天。硫代硫酸钠可用于顺铂等药物大量外渗的处理，每100mg顺铂外渗时使用2ml硫代硫酸钠混合液皮下注射。

6）封闭：遵医嘱应用利多卡因等进行局部封闭。

7）冷敷或热敷：化疗药物外渗发生24~48小时内，宜给予干冷敷或冰敷，每次15~20分钟，每天≥4次；但植物碱类化疗药物外渗可给予干热敷，成人温度不宜超过50~60℃，患儿温度不宜超过42℃。对于外渗引起的直径超过0.5cm的水泡，建议在水泡张力降低时无菌操作下将泡液抽吸干净，之后使用地塞米松湿纱布加压包扎，也可联合使用水胶体敷料。

8）抬高：抬高患肢，避免局部受压，局部肿胀明显，可给予50%硫酸镁、如意金黄散等湿敷。

9）记录：记录症状和体征，外渗发生时间、部位、范围、局部皮肤情况、输液工具、外渗药物名称、浓度和剂量、处理措施。

（3）化学性静脉炎预防及处理

1）预防：对容易引起化学性静脉炎输注药物，建立综合考虑输液时长和预期的治疗持续时间，选择中心静脉血管通路，在置管之前消毒液充分待干。

2）处理：应分析确定静脉炎发生的原因，结合患者实际情况，根据导管类型确定是否需要拔除导管，外周短导管应立即拔除，不应在穿刺部位使用外用抗生素软膏或乳膏，因其有引起真菌感染和耐药性的风险。不应仅因发热而拔除导管，应用临床思维判断有无其他感染或发热的非感染性原因。

3）应给予患肢抬高，必要时遵医嘱止痛或用红外线仪理疗以促进血液循环，减轻静脉炎相关不适。

4.1.6　化疗安全给药

（1）静脉化疗给药

1）安全核查：给药过程中严格查对，执行5R原则，即将准确药物（right drug）、按准确剂量（right dose）、经准确途径（right route）、在准确时间 right time）、给准确患者（right client）。在收药、摆药、给药关键环节，须双人独立核对。

2）规范给药：遵医嘱规范给予化疗及辅助药物，观察用药不良反应，对易出现过敏反应的药物，如紫杉类药物须遵医嘱在给药前30~60分钟给予糖皮质激素、抗组胺类等药物。输注两种化疗药物之间及结束后，选择生理盐水或5%葡萄糖溶液进行冲管。

（2）静脉化疗给药的观察与处理

1）对具有腐蚀、刺激作用的抗肿瘤药物静脉给药时，给药前、后用生理盐水或5%~10%的葡萄糖溶液冲洗静脉，药物输入速度要适中；观察是否有回血，禁止用具有腐蚀、刺激作用的抗肿瘤药物的液体直接检查回血。有外渗可疑者要立即更换穿刺部位，切不强行推药。对于经中心静脉置管给药者，应确保置管在静脉管腔内。注药时应询问患者是否有痛感、灼热感等不适，观察液体滴速有无明显减慢、同侧胸部有无静脉怒张、颈部锁骨上区及上肢是否水肿等，如有应立即停止输注。

2）给药期间应每隔15~30分钟巡视1次，观察注射部位有无红肿热痛等症状。

3）化疗患者在输液完毕拔针前，要先用生理盐水冲洗输液导管后再脉冲式冲管。外周血管通路拔针时需掌握正确的拔针方法，拔针后用棉签与静脉平行垂直按压3~5分钟，以免针孔渗药及针头内药物外渗。

4.2 化疗患者的饮食指导

由于癌症患者本身处于高代谢低摄入状态，加上化疗对机体的影响，常导致恶心呕吐、不能进食而形成蛋白质、热量不足状态，均不利于化疗患者的康复。化疗患者总的饮食要求是高热量、高蛋白、高维生素饮食，密切注意营养成分的补充。均衡饮食，每日饮食中包含谷薯类（米饭、面食）、蔬菜水果类、肉禽蛋类、奶及豆制品类以及少量油脂类五大类食物。每日4~5餐，加餐以水果为主。进食时注意保持室内空气清新，家属陪同进餐，进食前可用淡盐水漱口，保持口腔清洁无异味，注意少量多餐，避免过饱。尽量坐起来进食饮水，半小时后平卧。确保每天摄入充足的液体或水。

5 中医药治疗

在中医整体观念和辨证施治理论指导下，采取扶正与祛邪相整合的辨证施治原则，通过提高患者免疫力、改善全身状况、扶正培本，达到减轻放化疗毒副作用、延缓肿瘤生长、改善生活质量的目的。

中医治疗可以减轻化疗期间产生的毒副作用及不良反应。

5.1 骨髓抑制

骨髓抑制是肿瘤治疗中最为常见的不良反应，可归属于“虚劳”和“血证”范畴。其病位在骨髓，基于药毒损伤，“气血亏虚，脾肾不足”的病机，根据血常规检测及临床表现，可分为：气血两虚证、肝肾阴虚证及脾肾阳虚证。

（1）气血两虚证

临床表现：神疲乏力，失眠，头晕，心悸，气短，面色少华，爪甲苍白，纳少，腹胀，便溏。舌质淡，苔薄白或白腻，脉沉细无力。

治则治法：补益气血。

推荐方药：归脾汤或十全大补汤加减。

药物组成：

归脾汤：党参8g，黄芪8g，当归16g，白术16g，茯神16g，龙眼肉16g，酸枣仁

4g，炙甘草4g，远志16g，木香4g，大枣4g。

十全大补汤：人参10g，茯苓10g，白术10g，炙甘草5g，川芎5g，当归10g，白芍10g，熟地黄10g，黄芪10g，肉桂3g。

具体用法：水煎温服，每日2次，每次100ml。

（2）肝肾阴虚证

临床表现：头晕耳鸣，五心烦热，腰膝酸软，潮热盗汗，咽干，口干不欲饮，失眠多梦，便秘。舌红，少苔或无苔，脉细数。

治则治法：滋补肝肾，滋养阴血。

推荐方药：左归丸加减。

药物组成：熟地黄24g，菟丝子12g，牛膝9g，龟甲胶12g，鹿角胶12g，山药12g，山茱萸12g，枸杞子12g。

具体用法：水煎温服，每日2次，每次100ml。

（3）脾肾阳虚证

临床表现：畏寒肢冷，小便清长，面色㿠白，头晕目眩，乏力，纳差，腰膝冷痛，大便溏，甚则下利清谷，面肢浮肿。舌质淡，舌体胖有齿痕，脉沉细。

治则治法：温补脾肾，助阳益髓。

推荐方药：右归丸加减。

药物组成：熟地黄24g，附子6g，肉桂6g，山药6g，山茱萸9g，菟丝子6g，鹿角胶6g，枸杞子6g，当归9g，杜仲6g。

具体用法：水煎温服，每日2次，每次100ml。

5.2 胃肠道反应

可辨证分型论治，可分为肝胃不和证与脾胃虚弱证。恶心呕吐的治疗要高度体现个体化及预防与治疗相结合的原则。对于应用中度及以下致吐药物，且属迟发性、预期性与部分难治性恶心呕吐，或呕吐分级≤2级的患者推荐中医药治疗。辨证分型：抗肿瘤药物导致恶心呕吐的中医病因病机与药毒损伤脾胃导致胃失和降、脾失健运、脾胃虚弱、内生痰湿密切相关。临床常见以下2类证候类型。

（1）肝胃不和

临床表现：化疗后呕吐嗳气，脘腹满闷不舒，反酸嘈杂，舌边红，苔薄腻，脉弦。

治则治法：疏肝理气，和胃降逆。

推荐方药：四逆散合半夏厚朴汤加减。

药物组成：柴胡10g，白芍15g，枳壳10g，厚朴10g，法半夏10g，旋覆花10g，竹茹10g，茯苓15g，苏梗10g。

具体用法：水煎温服，每日2次，每次100ml。

（2）脾胃虚弱证

临床表现：化疗后恶心欲呕，食欲不振，食入难化，脘闷痞闷，大便不畅，舌淡胖，苔薄，脉细。

治则治法：益气健脾，燥湿化痰。

推荐方药：四君子汤合二陈汤加减。

药物组成：人参去芦、白术、茯苓去皮各9g，法半夏、橘红各15g，白茯苓9g，甘草（炙）5g。

具体用法：水煎温服，每日2次，每次100ml。

5.3 肝损伤

化疗药物性肝损伤的病位在肝，与脾、胆、胃密切相关。脾失健运，水液不得正化，停滞体内，产生湿、痰等病理产物，成为新的致病因素；痰湿不化，久则郁而生热，湿热内蕴，中医辨证大致分为“虚”“实”两证，“虚”者多属气阴两虚，“实”者多属肝胆湿热。

（1）肝胆湿热证

临床表现：胁肋胀痛或灼热疼痛，口苦口黏，胸闷纳呆，恶心呕吐，小便黄赤，大便不爽或兼有身热恶寒，身目发黄，舌苔黄腻，脉弦滑数。

治则治法：清热利湿。

推荐方药：茵陈蒿汤或龙胆泻肝汤。

药物组成：

茵陈蒿汤：茵陈18g，栀子12g，大黄（去皮）6g。

龙胆泻肝汤：龙胆草（酒炒）6g，黄芩（酒炒）9g，山栀子（酒炒）9g，泽泻12g，木通9g，车前子9g，当归（酒炒）8g，生地黄20g，柴胡10g，生甘草6g。

具体用法：水煎温服，每日2次，每次100ml。

（2）气阴两虚证

临床表现：胁肋隐痛，悠悠不休，遇劳加重，口干咽燥，心中烦热，头晕目眩，舌红少苔，脉细弦而数。

治则治法：益气，养阴，柔肝。

推荐方药：一贯煎。

药物组成：北沙参、麦冬、当归身各9g，生地黄18~30g，枸杞子9~18g，川楝子4.5g。

具体用法：水煎温服，每日2次，每次100ml。

第二节 康复及随访

康复锻炼有助于STS患者达到并维持理想的功能状态，在诊断STS后应尽快进行康复前评估（prerehabilitation），包括对STS病情、并发症、基础机体功能等的评估。早期功能锻炼的开展主要取决于手术类型及对于负重、关节活动度的限制，皮肤移植和肌皮瓣的闭合也可能限制肢体活动。疼痛控制、伤口管理，以及并发症等也对功能锻炼有明显影响；化疗及放疗也会延缓功能康复。康复锻炼过程中主要通过MSTS（The Musculoskeletal Tumor Society Rating Scale）及TESS（the Toronto Extremity Salvage Score）来评定STS患者的功能结果。STS患者的功能通常在术后4~12个月稳定，逐步回归日常生活及工作，有助于提高康复锻炼质量。

STS术后需要长期随访监测复发与转移。治疗结束后即应开始随访。术后半年内主要面临的是外科问题，例如伤口不愈合、感染等。术后2年内是STS局部复发的高峰时间，高危患者通常在2~3年内复发，而低危患者可能复发较晚。最常见转移部位为肺和淋巴系统，每次复查应注意胸部CT和区域淋巴结B超检查。中/高级别STS患者接受手术治疗后的2~3年中，每3~4个月随访1次，然后每半年1次直到5年，此后每年1次；低级别STS患者在术后前3~5年中，每隔4~6个月随访，然后每年1次。每次随访的内容包括：全面体检、B超、MR或局部增强CT、骨扫描、胸部CT、功能评分。其中全面体检、局部B超，以及胸部影像学检查是每次随访均应包括的检查项目。如怀疑有复发可能，需行局部增强MRI和/或CT检查；有骨累及的STS患者，全身骨扫描在术后5年内每6个月检查1次，术后5年以后每年检查1次。

参考文献

[1]GOLDBLUM JR， WEISS SW， FOLPE AL， et al. Enzinger and Weiss’s Soft tissue tumors e-book. Elsevier Health Sciences， 2013.

[2]SIEGEL R L， MILLER K D， JEMAL A. Cancer statistics， 2020 [J]. CA： a cancer journal for clinicians， 2020， 70（1）：7-30.

[3]Surveillance， Epidemiology， and End Results（SEER）Program （www.seer. Cancer.gov）. Based on the Nov. 2020 data.

[4]YANG Z， ZHENG R， ZHANG S， et al. Incidence， distribution of histological subtypes and primary sites of soft tissue sarcoma in China [J]. Cancer biology & medicine， 2019， 16（3）：565-74.

[5]BURNINGHAM Z， HASHIBE M， SPECTOR L， et al. The epidemiology of sarcoma [J]. Clinical sarcoma research， 2012， 2（1）：14.

[6]VON MEHREN M， RANDALL R L， BENJAMIN R S， et al. Soft Tissue Sarcoma， Version 2.2018， NCCN Clinical Practice Guidelines in Oncology [J]. Journal of the National Comprehensive Cancer Network：JNCCN， 2018， 16（5）：536-63.

[7]WHO CLASSIFICATION OF TUMOURS EDITORIAL BOARD. Soft Tissue and Bone Tumours： WHO Classification of Tumours 5th Edition. World Health Organization， April 24， 2020.

[8]ATEAN I， POINTREAU Y， ROSSET P， et al. Prognostic factors of extremity soft tissue sarcoma in adults. A single institutional analysis [J]. Cancer radiotherapie： journal de la Societe francaise de radiotherapie oncologique， 2012， 16（8）：661-6.

[9]李远，牛晓辉，徐海荣.原发肢体软组织肉瘤208例预后的影响因素分析 [J]. 中华外科杂志，2011，11：964-9.

[10]PISTERS P W， LEUNG D H， WOODRUFF J， et al. Analysis of prognostic factors in 1， 041 patients with localized soft tissue sarcomas of the extremities [J]. Journal of clinical oncology： official journal of the American Society of Clinical Oncology， 1996， 14（5）：1679-89.

[11]FISHER S B， CHIANG Y J， FEIG B W， et al. Comparative Performance of the 7th and 8th Editions of the American Joint Committee on Cancer Staging Systems for Soft Tissue Sarcoma of the Trunk and Extremities [J]. Ann Surg Oncol， 2018， 25（5）：1126-32.

[12]CHENEY M D， GIRAUD C， GOLDBERG S I， et al. MRI surveillance following treatment of extremity soft tissue sarcoma [J]. J Surg Oncol， 2014， 109（6）：593-6.

[13]GIBSON T N， HANCHARD B， WAUGH N， et al. A fifty-year review of soft tissue sarcomas in Jamaica： 1958-2007 [J]. The West Indian medical journal， 2012， 61（7）：692

[14]LORD H K， SALTER D M， MACDOUGALL R H， et al. Is routine chest radiography a useful test in the follow up of all adult patients with soft tissue sarcoma? [J]. The British journal of radiology， 2006， 79（946）：799-800.

[15]MOREL M， TAïEB S， PENEL N， et al. Imaging of the most frequent superficial soft-tissue sarcomas [J]. Skeletal Radiol， 2011， 40（3）：271-84.

[16]STRAMARE R， GAZZOLA M， CORAN A， et al. Contrast-enhanced ultrasound findings in soft-tissue lesions： preliminary results. J Ultrasound. 2nd ed， 2013， 16（1）：21-27.

[17]FUGLø H M， JøRGENSEN S M， LOFT A， et al. The diagnostic and prognostic value of ^{18}F-FDG PET/CT in the initial assessment of high-grade bone and soft tissue sarcoma. A retrospective study of 89 patients [J]. Eur J Nucl Med Mol Imaging， 2012， 39（9）：1416-24.

[18]YOKOUCHI M， TERAHARA M， NAGANO S， et al. Clinical implications of determination of safe surgical margins by using a combination of CT and 18FDG-positron emission tomography in soft tissue sarcoma [J]. BMC musculoskeletal disorders， 2011， 12：166.

[19]MEYER J M, PERLEWITZ K S, HAYDEN J B, et al. Phase I trial of preoperative chemoradiation plus sorafenib for high-risk extremity soft tissue sarcomas with dynamic contrast-enhanced MRI correlates [J]. Clin Cancer Res, 2013, 19 (24): 6902-11.

[20]JORDAN KHAROFA MB, et al. Tumor Increase on MRI after Neoadjuvant Treatment is Associated with Greater Pathologic Necrosis and Poor Survival in Patients with Soft Tissue Sarcoma. Journal of Integrative Oncology, 2013, 02: 2-5.

[21]AMIN M B, GREENE F L, EDGE S B, et al. The Eighth Edition AJCC Cancer Staging Manual: Continuing to build a bridge from a population-based to a more "personalized" approach to cancer staging [J]. CA: a cancer journal for clinicians, 2017.

[22]ENNEKING W F, SPANIER S S, GOODMAN M A. A system for the surgical staging of musculoskeletal sarcoma [J]. Clin Orthop Relat Res, 1980, 153): 106-20.

[23]BENESCH M, VON BUEREN A O, DANTONELLO T, et al. Primary intracranial soft tissue sarcoma in children and adolescents: a cooperative analysis of the European CWS and HIT study groups [J]. Journal of neuro-oncology, 2013, 111 (3): 337-45.

[24]NOVAIS E N, DEMIRALP B, ALDERETE J, et al. Do surgical margin and local recurrence influence survival in soft tissue sarcomas? [J]. Clin Orthop Relat Res, 2010, 468 (11): 3003-11.

[25]TROVIK CS, SKJELDAL S, BAUER H, RYDHOLM A, JEBSEN N. Reliability of margin assessment after surgery for extremity soft tissue sarcoma: The SSG experience. Sarcoma. 2012, 2012: 290698.

[26]ENNEKING W F, SPANIER S S, GOODMAN M A. A system for the surgical staging of musculoskeletal sarcoma [J]. Clinical orthopaedics and related research, 1980, (153): 106-20.

[27]KAWAGUCHI N, AHMED A R, MATSUMOTO S, et al. The concept of curative margin in surgery for bone and soft tissue sarcoma [J]. Clin Orthop Relat Res, 2004, 419): 165-72.

[28]GRIMER R, JUDSON I, PEAKE D, et al. Guidelines for the management of soft tissue sarcomas [J]. Sarcoma, 2010, 2010: 506182.

[29]LAWRENCE W, JR., GEHAN E A, HAYS D M, et al. Prognostic significance of staging factors of the UICC staging system in childhood rhabdomyosarcoma: a report from the Intergroup Rhabdomyosarcoma Study (IRS-Ⅱ) [J]. Journal of clinical oncology: official journal of the American Society of Clinical Oncology, 1987, 5 (1): 46-54.

[30]MAURER H M, BELTANGADY M, GEHAN E A, et al. The Intergroup Rhabdomyosarcoma Study-I. A final report [J]. Cancer, 1988, 61 (2): 209-20.

[31]DASGUPTA R, RODEBERG D A. Update on rhabdomyosarcoma [J]. Seminars in pediatric surgery, 2012, 21 (1): 68-78.

[32]MISSIAGLIA E, WILLIAMSON D, CHISHOLM J, et al. PAX3/FOXO1 fusion gene status is the key prognostic molecular marker in rhabdomyosarcoma and significantly improves current risk stratification [J]. Journal of clinical oncology: official journal of the American Society of Clinical Oncology, 2012, 30 (14): 1670-7.

[33]徐娜，段超，金眉，等.单中心多学科联合诊治儿童横纹肌肉瘤的临床及预后分析 [J]. 中华儿科杂志，2019，10：767-73.

[34]YASUI N, YOSHIDA A, KAWAMOTO H, et al. Clinicopathologic analysis of spindle cell/sclerosing rhabdomyosarcoma [J]. Pediatric blood & cancer, 2015, 62 (6): 1011-6.

[35]FERRARI A, DILEO P, CASANOVA M, et al. Rhabdomyosarcoma in adults. A retrospective analysis of 171 patients treated at a single institution [J]. Cancer, 2003, 98 (3): 571-80.

[36]GRIER H E, KRAILO M D, TARBELL N J, et al. Addition of ifosfamide and etoposide to standard chemotherapy for Ewing's sarcoma and primitive neuroectodermal tumor of bone [J]. N Engl J Med, 2003, 348 (8): 694-701.

[37]GRONCHI A, FERRARI S, QUAGLIUOLO V, et al. Histotype-tailored neoadjuvant chemotherapy versus standard chemotherapy in patients with high-risk soft-tissue sarcomas (ISG-STS 1001): an international, open-label, randomised, controlled, phase 3, multicentre trial [J]. Lancet Oncol, 2017, 18 (6): 812-22.

[38]PASQUALI S, PIZZAMIGLIO S, TOUATI N, et al. The impact of chemotherapy on survival of patients with extremity and trunk wall soft tissue sarcoma: revisiting the results of the EORTC-STBSG 62931 randomised trial [J]. Eur J Cancer, 2019, 109: 51-60.

[39]MOVVA S, VON MEHREN M, ROSS E A, et al. Patterns of Chemotherapy Administration in High-Risk Soft Tissue Sarcoma and Impact on Overall Survival [J]. Journal of the National Comprehensive Cancer Network: JNCCN, 2015, 13 (11): 1366-74.

[40]ITALIANO A, DELVA F, MATHOULIN-PELISSIER S, et al. Effect of adjuvant chemotherapy on survival in FNCLCC grade 3 soft tissue sarcomas: a multivariate analysis of the French Sarcoma Group Database [J]. Ann Oncol, 2010, 21 (12): 2436-41.

[41]TIERNEY F, STEWART L A, PARMAR M K B, et al. Adjuvant chemotherapy for localised resectable soft-tissue sarcoma of adults: meta-analysis of individual data. Sarcoma Meta-analysis Collaboration [J]. Lancet (London, England), 1997, 350 (9092): 1647-54.

[42]PERVAIZ N, COLTERJOHN N, FARROKHYAR F, et al. A systematic meta-analysis of randomized controlled trials of adjuvant chemotherapy for localized resectable soft-tissue sarcoma [J]. Cancer, 2008, 113 (3): 573-81.

[43]SALERNO K E, ALEKTIAR K M, BALDINI E H, et al. Radiation Therapy for Treatment of Soft Tissue Sarcoma in Adults: Executive Summary of an ASTRO Clinical Practice Guideline [J]. Practical radiation oncology, 2021, 11 (5): 339-51.

[44]GRONCHI A, MIAH A B, DEI TOS A P, et al. Soft tissue and visceral sarcomas: ESMO-EURACAN-GENTURIS Clinical Practice Guidelines for diagnosis, treatment and follow-up (☆) [J]. Ann Oncol, 2021, 32 (11): 1348-65.

[45]VON MEHREN M, KANE J M, BUI M M, et al. NCCN Guidelines Insights: Soft Tissue Sarcoma, Version 1.2021 [J]. Journal of the National Comprehensive Cancer Network: JNCCN, 2020, 18 (12): 1604-12.

[46]O'SULLⅣAN B, DAVIS A M, TURCOTTE R, et al. Preoperative versus postoperative radiotherapy in soft-tissue sarcoma of the limbs: a randomised trial [J]. Lancet (London, England), 2002, 359 (9325): 2235-41.

[47]GINGRICH A A, BATENI S B, MONJAZEB A M, et al. Neoadjuvant Radiotherapy is Associated with R0 Resection and Improved Survival for Patients with Extremity Soft Tissue Sarcoma Undergoing Surgery: A National Cancer Database Analysis [J]. Ann Surg Oncol, 2017, 24 (11): 3252-63.

[48]DAVIS A M, O'SULLⅣAN B, TURCOTTE R, et al. Late radiation morbidity following randomization to preoperative versus postoperative radiotherapy in extremity soft tissue sarcoma [J]. Radiotherapy and oncology: journal of the European Society for Therapeutic Radiology and Oncology, 2005, 75 (1): 48-53.

[49]BONVALOT S, GRONCHI A, LE PéCHOUX C, et al. Preoperative radiotherapy plus surgery versus surgery alone for patients with primary retroperitoneal sarcoma (EORTC-62092: STRASS): a multicentre, open-label, randomised, phase 3 trial [J]. Lancet Oncol, 2020, 21 (10): 1366-77.

[50]SMITH H G, HAYES A J. The role of regional chemotherapy in the management of extremity soft tissue malignancies [J]. Eur J Surg Oncol, 2016, 42 (1): 7-17.

[51]CARR M J, SUN J, ZAGER J S. Isolated limb infusion: Institutional protocol and implementation [J]. J Surg Oncol, 2020, 122 (1): 99-105.

[52]HEGAZY M A, KOTB S Z, SAKR H, et al. Preoperative isolated limb infusion of Doxorubicin and ex-

ternal irradiation for limb-threatening soft tissue sarcomas [J]. Ann Surg Oncol, 2007, 14 (2): 568-76.

[53]SUTTON C, ZHANG Y, KIM D, et al. Analysis of the Chemotherapy-Free Interval following Image-Guided Ablation in Sarcoma Patients [J]. Sarcoma, 2020, 2020: 3852420.

[54]THOMPSON S M, SCHMITZ J J, SCHMIT G D, et al. Image-Guided Thermal Ablative Therapies in the Treatment of Sarcoma [J]. Curr Treat Options Oncol, 2017, 18 (4): 25.

[55]INGRAM D R, DILLON L M, LEV D C, et al. Estrogen receptor alpha and androgen receptor are commonly expressed in well-differentiated liposarcoma [J]. BMC clinical pathology, 2014, 14: 42.

[56]YANG B, GUO W H, LAN T, et al. CT-guided (125) I seed implantation for inoperable retroperitoneal sarcoma: A technique for delivery of local tumor brachytherapy [J]. Experimental and therapeutic medicine, 2016, 12 (6): 3843-50.

[57]CHEN Y, JIANG Y, JI Z, et al. Efficacy and safety of CT-guided (125) I seed implantation as a salvage treatment for locally recurrent head and neck soft tissue sarcoma after surgery and external beam radiotherapy: A 12-year study at a single institution [J]. Brachytherapy, 2020, 19 (1): 81-9.

[58]周雍明，周豫昆，侯炜.中医药治疗软组织肉瘤研究进展 [J]. 中医学，2018，7（1）：6.

[59]WEIGEL B J, LYDEN E, ANDERSON J R, et al. Intensive Multiagent Therapy, Including Dose-Compressed Cycles of Ifosfamide/Etoposide and Vincristine/Doxorubicin/Cyclophosphamide, Irinotecan, and Radiation, in Patients With High-Risk Rhabdomyosarcoma: A Report From the Children's Oncology Group [J]. Journal of clinical oncology: official journal of the American Society of Clinical Oncology, 2016, 34 (2): 117-22.

[60]SAYLORS R L, 3RD, STINE K C, SULLⅣAN J, et al. Cyclophosphamide plus topotecan in children with recurrent or refractory solid tumors: a Pediatric Oncology Group phase Ⅱ study [J]. Journal of clinical oncology: official journal of the American Society of Clinical Oncology, 2001, 19 (15): 3463-9.

[61]CASANOVA M, FERRARI A, SPREAFICO F, et al. Vinorelbine in previously treated advanced childhood sarcomas: evidence of activity in rhabdomyosarcoma [J]. Cancer, 2002, 94 (12): 3263-8.

[62]CASANOVA M, FERRARI A, BISOGNO G, et al. Vinorelbine and low-dose cyclophosphamide in the treatment of pediatric sarcomas: pilot study for the upcoming European Rhabdomyosarcoma Protocol [J]. Cancer, 2004, 101 (7): 1664-71.

[63]RAPKIN L, QAYED M, BRILL P, et al. Gemcitabine and docetaxel (GEMDOX) for the treatment of relapsed and refractory pediatric sarcomas [J]. Pediatric blood & cancer, 2012, 59 (5): 854-8.

[64]SANDLER E, LYDEN E, RUYMANN F, et al. Efficacy of ifosfamide and doxorubicin given as a phase Ⅱ "window" in children with newly diagnosed metastatic rhabdomyosarcoma: a report from the Intergroup Rhabdomyosarcoma Study Group [J]. Medical and pediatric oncology, 2001, 37 (5): 442-8.

[65]KLINGEBIEL T, PERTL U, HESS C F, et al. Treatment of children with relapsed soft tissue sarcoma: report of the German CESS/CWS REZ 91 trial [J]. Medical and pediatric oncology, 1998, 30 (5): 269-75.

[66]GRIER H E, KRAILO M D, TARBELL N J, et al. Addition of ifosfamide and etoposide to standard chemotherapy for Ewing's sarcoma and primitive neuroectodermal tumor of bone [J]. The New England journal of medicine, 2003, 348 (8): 694-701.

[67]PAULUSSEN M, CRAFT A W, LEWIS I, et al. Results of the EICESS-92 Study: two randomized trials of Ewing's sarcoma treatment--cyclophosphamide compared with ifosfamide in standard-risk patients and assessment of benefit of etoposide added to standard treatment in high-risk patients [J]. Journal of clinical oncology: official journal of the American Society of Clinical Oncology, 2008, 26

(27): 4385-93.

[68]VAN WINKLE P, ANGIOLILLO A, KRAILO M, et al. Ifosfamide, carboplatin, and etoposide (ICE) reinduction chemotherapy in a large cohort of children and adolescents with recurrent/refractory sarcoma: the Children's Cancer Group (CCG) experience [J]. Pediatric blood & cancer, 2005, 44 (4): 338-47.

[69]HUNOLD A, WEDDELING N, PAULUSSEN M, et al. Topotecan and cyclophosphamide in patients with refractory or relapsed Ewing tumors [J]. Pediatric blood & cancer, 2006, 47 (6): 795-800.

[70]CASEY D A, WEXLER L H, MERCHANT M S, et al. Irinotecan and temozolomide for Ewing sarcoma: the Memorial Sloan-Kettering experience [J]. Pediatric blood & cancer, 2009, 53 (6): 1029-34.

[71]NAVID F, WILLERT J R, MCCARVILLE M B, et al. Combination of gemcitabine and docetaxel in the treatment of children and young adults with refractory bone sarcoma [J]. Cancer, 2008, 113 (2): 419-25.

[72]JUDSON I, VERWEIJ J, GELDERBLOM H, et al. Doxorubicin alone versus intensified doxorubicin plus ifosfamide for first-line treatment of advanced or metastatic soft-tissue sarcoma: a randomised controlled phase 3 trial [J]. Lancet Oncol, 2014, 15 (4): 415-23.

[73]EBELING P, EISELE L, SCHUETT P, et al. Docetaxel and gemcitabine in the treatment of soft tissue sarcoma - a single-center experience [J]. Onkologie, 2008, 31 (1-2): 11-6.

[74]GARCíA-DEL-MURO X, LóPEZ-POUSA A, MAUREL J, et al. Randomized phase Ⅱ study comparing gemcitabine plus dacarbazine versus dacarbazine alone in patients with previously treated soft tissue sarcoma: a Spanish Group for Research on Sarcomas study [J]. Journal of clinical oncology: official journal of the American Society of Clinical Oncology, 2011, 29 (18): 2528-33.

[75]SCHöFFSKI P, CHAWLA S, MAKI R G, et al. Eribulin versus dacarbazine in previously treated patients with advanced liposarcoma or leiomyosarcoma: a randomised, open-label, multicentre, phase 3 trial [J]. Lancet (London, England), 2016, 387 (10028): 1629-37.

[76]DEMETRI G D, VON MEHREN M, JONES R L, et al. Efficacy and Safety of Trabectedin or Dacarbazine for Metastatic Liposarcoma or Leiomyosarcoma After Failure of Conventional Chemotherapy: Results of a Phase Ⅲ Randomized Multicenter Clinical Trial [J]. Journal of clinical oncology: official journal of the American Society of Clinical Oncology, 2016, 34 (8): 786-93.

[77]RAHAL A S, CIOFFI A, RAHAL C, et al. High-dose ifosfamide (HDI) in metastatic synovial sarcoma: The Institut Gustave Roussy experience [J]. Journal of Clinical Oncology, 2012, 30 (15_suppl): 10044.

[78]FATA F, O'REILLY E, ILSON D, et al. Paclitaxel in the treatment of patients with angiosarcoma of the scalp or face [J]. Cancer, 1999, 86 (10): 2034-7.

[79]ZAGARS G K, BALLO M T, PISTERS P W, et al. Prognostic factors for disease-specific survival after first relapse of soft-tissue sarcoma: analysis of 402 patients with disease relapse after initial conservative surgery and radiotherapy [J]. Int J Radiat Oncol Biol Phys, 2003, 57 (3): 739-47.

[80]CATTON C, DAVIS A, BELL R, et al. Soft tissue sarcoma of the extremity. Limb salvage after failure of combined conservative therapy [J]. Radiotherapy and oncology: journal of the European Society for Therapeutic Radiology and Oncology, 1996, 41 (3): 209-14.

[81]KARAKOUSIS C P, PROIMAKIS C, RAO U, et al. Local recurrence and survival in soft-tissue sarcomas [J]. Ann Surg Oncol, 1996, 3 (3): 255-60.

[82]UEDA T, YOSHIKAWA H, MORI S, et al. Influence of local recurrence on the prognosis of soft-tissue sarcomas [J]. The Journal of bone and joint surgery British volume, 1997, 79 (4): 553-7.

[83]TEPPER J E, SUIT H D. Radiation therapy alone for sarcoma of soft tissue [J]. Cancer, 1985, 56 (3): 475-9.

[84]KEPKA L，DELANEY T F，SUIT H D，et al. Results of radiation therapy for unresected soft-tissue sarcomas [J]. Int J Radiat Oncol Biol Phys，2005，63（3）：852-9.

[85]PATKAR V，ACOSTA D，DAVIDSON T，et al. Cancer multidisciplinary team meetings：evidence，challenges，and the role of clinical decision support technology [J]. International journal of breast cancer，2011，2011：831605.

[86]NCCN软组织肉瘤指南[J]. NCCN，2021.

[87]胡群玲，蓝姝. 我国肿瘤多学科诊疗团队运行管理现状分析 [J]. 中医药管理杂志，2021，29（8）：2.

[88]WIHL J，ROSELL L，BENDAHL P O，et al. Leadership perspectives in multidisciplinary team meetings；observational assessment based on the ATLAS instrument in cancer care [J]. Cancer Treat Res Commun，2020，25：100231.

[89]POON E，QUEK R. Soft tissue sarcoma in Asia [J]. Chinese clinical oncology，2018，7（4）：46.

[90]ROWBOTHAM E，BHUVA S，GUPTA H，et al. Assessment of referrals into the soft tissue sarcoma service：evaluation of imaging early in the pathway process [J]. Sarcoma，2012，2012：781723.

[91]中国肝癌多学科综合治疗专家共识. 中国肝癌多学科综合治疗专家共识[J]. 临床肝胆病杂志，2021，37（2）.

[92]樊代明. 整合肿瘤学[M]. 北京：科学出版社，世界图书出版社. 2021.

[93]GERRAND C，FURTADO S. Issues of Survivorship and Rehabilitation in Soft Tissue Sarcoma [J]. Clinical oncology（Royal College of Radiologists（Great Britain）），2017，29（8）：538-45.

[94]MCKENZIE C，BARKER K. Occupational therapy rehabilitation for sarcoma patients following limb salvage surgery：a scoping review [J]. Disability and rehabilitation，2021，43（2）：284-96.

[95]TOBIAS K，GILLIS T. Rehabilitation of the sarcoma patient-enhancing the recovery and functioning of patients undergoing management for extremity soft tissue sarcomas [J]. J Surg Oncol，2015，111（5）：615-21.

[96]CUSTODIO C M. Barriers to rehabilitation of patients with extremity sarcomas [J]. J Surg Oncol，2007，95（5）：393-9.

[97]SMITH S R. Rehabilitation Strategies and Outcomes of the Sarcoma Patient [J]. Physical medicine and rehabilitation clinics of North America，2017，28（1）：171-80.

[98]HOVGAARD T B，NYMARK T，SKOV O，et al. Follow-up after initial surgical treatment of soft tissue sarcomas in the extremities and trunk wall [J]. Acta oncologica（Stockholm，Sweden），2017，56（7）：1004-12.

[99]HAGLUND K E，RAUT C P，NASCIMENTO A F，et al. Recurrence patterns and survival for patients with intermediate- and high-grade myxofibrosarcoma [J]. Int J Radiat Oncol Biol Phys，2012，82（1）：361-7.

[100]CHO H S，PARK I H，JEONG W J，et al. Prognostic value of computed tomography for monitoring pulmonary metastases in soft tissue sarcoma patients after surgical management：a retrospective cohort study [J]. Ann Surg Oncol，2011，18（12）：3392-8.

[101]FLEMING J B，CANTOR S B，VARMA D G，et al. Utility of chest computed tomography for staging in patients with T1 extremity soft tissue sarcomas [J]. Cancer，2001，92（4）：863-8.

[102] XU J，XIE L，SUN X，et al. Longer versus Shorter Schedules of Vincristine，Irinotecan，and Temozolomide（VIT）for Relapsed or Refractory Ewing Sarcoma：A Randomized Controlled Phase 2 Trial [J]. Clin Cancer Res. 2023；29（6）：1040-1046.

[103]LIU X，JIANG S，WANG H，et al. Pegylated Liposomal Doxorubicin Combined with Ifosfamide for Treating Advanced or Metastatic Soft-tissue Sarcoma：A Prospective，Single-arm Phase Ⅱ Study [J]. Clin Cancer Res. 2022 Dec 15；28（24）：5280-5289.

[104]GOUNDER M，RATAN R，ALCINDOR T，et al. Nirogacestat，a γ-Secretase Inhibitor for Desmoid

Tumors [J]. N Engl J Med. 2023；388（10）：898-912.

[105]MAIO M，ASCIERTO PA，MANZYUK L，et al. Pembrolizumab in microsatellite instability high or mismatch repair deficient cancers：updated analysis from the phase Ⅱ KEYNOTE-158 study [J]. Ann Oncol. 2022；33（9）：929-938.

[106]WANG ZM，ZHUANG RY，GUO X，et al. Anlotinib plus Epirubicin Followed by Anlotinib Maintenance as First-line Treatment for Advanced Soft-tissue Sarcoma：An Open-label，Single-arm，Phase Ⅱ Trial [J]. Clin Cancer Res. 2022；28（24）：5290-5296.

[107]LIU J，GAO T，TAN Z，et al. Phase Ⅱ Study of TQB2450，a Novel PD-L1 Antibody，in Combination with Anlotinib in Patients with Locally Advanced or Metastatic Soft Tissue Sarcoma [J]. Clin Cancer Res. 2022；28（16）：3473-3479.

[108]樊代明，丽萍，侯炜，等.中国肿瘤整合诊治技术指南·中医治疗[M].天津：天津科学技术出版社.2023.

[109]蒋林亨，郑嘉乾，周楠楠，等.中医古籍文献中骨与软组织肿瘤诊治规律的探讨 [J]. 广州中医药大学学报，2023，40（03）：755-60.

[110]翟怡然，蒋士卿.中医药治疗软组织肉瘤研究进展[J].中华中医药杂志，2021，36（07）：4169-4172.

[111]孟博，孙红.软组织肉瘤患者的中医体质分布规律及其对化学治疗后骨髓抑制的影响[J].中华中医药杂志，2020，35（06）：3269-3272.

[112]方丹萍，陈亮.中医外治结合调护胫骨平滑肌肉瘤1例[J].中国医药指南，2017，15（23）：187.

[113]李小青，郑玉玲.浅谈郑玉玲用仙方活命饮治疗骨肉瘤转移复发经验[J].中医临床研究，2023，15（02）：19-22.

[114]徐鑫，王赛，张孟哲，等.蒋士卿教授重用阳和汤治疗软组织肉瘤经验[J].中医学报，2016，31（03）：319-321.

[115]黄子菁，孙玲玲，林丽珠.林丽珠治疗软组织肉瘤用药规律的数据挖掘研究[J].广州中医药大学学报，2018，35（06）：1112-1116.

[116]赵丽娜，田晓瑜.中医辨证治疗骨与软组织肉瘤的方法探析[J].智慧健康，2020，6（05）：114-115+120.

[117]盛丹丹，孙熙洋，李振前.灸法治疗化疗后骨髓抑制的研究进展[J].湖南中医杂志，2024，40（03）：205-208.

[118]王星博，王伟明.肿瘤化疗后骨髓抑制针灸诊疗特点文献分析[J].西部中医药，2023，36（01）：101-105.

[119]中华中医药学会血液病分会，中国中西医结合学会肿瘤专业委员会，北京中西医结合学会肿瘤专业委员会.肿瘤相关性贫血中医药防治专家共识[J].北京中医药，2021，40（1）：48-52.

[120]中国抗癌协会肿瘤临床化疗专业委员会中国抗癌协会，肿瘤支持治疗专业委员会，中国肿瘤药物治疗相关恶心呕吐防治专家共识（2022年版[J].中国医学杂志，2022，102（39）：3080-3094.

[121]李闪闪，魏丹丹，蒋士卿.基于藏象理论探讨化疗药的药物毒性[J].中国实验方剂学杂志，2021，27（05）：198-205.

[122]李路之，路潜.外科护理学[M].北京：人民卫生出版社，2021.

[123]尤黎明，吴瑛.内科护理学[M].北京：人民卫生出版社，2022.

[124]张婷，刘东英，高嵩涛.骨肿瘤外科护理学[M].郑州：河南科学技术出版社，2015.

[125]徐万鹏，李佛保.骨与软组织肿瘤学[M].北京：人民卫生出版社，2020.

[126]高远，黄天雯，郑晓缺，陈玉娥.骨科专科疾病典型案例[M].北京：清华出版社，2021.

[127]中华护理学会静脉输液治疗专业委员会.静脉导管常见并发症临床护理实践指南[J].中华现代护理杂志，2022，28（18）：2381-2395.

[128]强万敏，覃惠英，陆箴琦，陆宇晗，姜桂春，王翠玲.中国肿瘤整合诊治技术指南（CACA）·整合护理[J].天津：天津科学技术出版社，2023.3.14-23.

[129]张伟玲，蔡晓琳，黄天雯等.骨与软组织肿瘤化疗患者的睡眠、焦虑状况及其相关性[J].现代临床护理，2022，21（5）：9-14.

[130]万丽，赵晴，陈军，樊碧发，高嵩荣，胡理等.疼痛评估量表应用的中国专家共识（2020版）[J].中华疼痛学杂志，2020，16（3）：177-187.

[131]肖彩芝，王维，夏冬琴，杨双，李枋霏，杨扬，陈红，巫桁锞，杨红，徐海燕，杨露，涂杨.化疗所致恶心呕吐中西医诊治专家共识[J].中国医院用药评价与分析，2023.23（11）.1409-1415，1421.

[132]Kobayashi M，Kajiwara K，Morikawa M，et al. Nursing Support for Nausea and Vomiting in Patients With Cancer：A Scoping Review. Cureus. 2023；15（11）：e48212.

[133]Andritsch E，Beishon M，Bielack S，et al. ECCO Essential Requirements for Quality Cancer Care：Soft Tissue Sarcoma in Adults and Bone Sarcoma.A critical review.Crit Rev Oncol Hematol.2017；110：94-105.

[134]Ise M，Nakata E，Katayama Y，et al. Prevalence of Psychological Distress and Its Risk Factors in Patients with Primary Bone and Soft Tissue Tumors. Healthcare（Basel）. 2021；9（5）：566. Published 2021 May 11.

[135]Chapman EJ，Edwards Z，Boland JW，et al. Practice review：Evidence-based and effective management of pain in patients with advanced cancer. Palliat Med. 2020；34（4）：444-453.

[136]陈非非，王守丰，李昕华.心理痛苦温度计在骨肿瘤患者中的应用[J].中国骨与关节杂志，2020，9（08）：636-640.

[137]刘红姝，陈政，金霞.疼痛护理干预对骨肿瘤手术患者镇痛效果研究[J].中华肿瘤防治杂志，2020，27（S1）：263-265.

[138]Wang J，Chen C，Li D，et al. Enhanced recovery after surgery（ERAS）in sacral tumour surgery and comprehensive description of a multidisciplinary program：a prospective study in a specialized hospital in China. Int Orthop. 2024；48（2）：581-601.

[139]张伟玲，黄晓敏，王倩，等.骨肿瘤科专科护理质量标准的构建[J].中国实用护理杂志，2024，40（09）：701-709.

[140]江丹丹，丁娟，肖继荣，等.骨科患者围手术期疼痛管理的最佳证据总结[J].护理管理杂志，2022，22（04）：290-295.

骨肉瘤

续表

T分期	范围	
M1a	远处转移至皮肤、软组织（包括肌肉）和（或）非区域淋巴结	没有记录或不明确
M1a（0）		不升高
M1a（1）		升高
M1b	远处转移至肺，包含或不包含M1a中的部位	没有记录或不明确
M1b（0）		不升高
M1b（1）		升高
M1c	远处转移至非中枢神经系统的内脏器官，包含或不包含M1a或M1b中的部位	没有记录或不明确
M1c（0）		不升高
M1c（1）		升高
M1d	远处转移至中枢神经系统，包含或不包含M1a、M1b或M1c中的部位	没有记录或不明确
M1d（0）		不升高
M1d（1）		升高

黏膜黑色素瘤的病理预后分期（pTNM）

表48-6-3

分期	TNM
Ⅰ期	T1N0M0
Ⅱ期	T2-4N0M0
Ⅲ期	ⅢA：T1-4N1M0；ⅢB：T1-4N2M0
Ⅳ期	T1-4N1-2M1

第二节　黏膜黑色素瘤的手术治疗原则

1　口腔颌面黏膜黑色素瘤的手术治疗

推荐原发灶扩大切除[a]或冷冻消融治疗[b]，酌情进行颈淋巴清扫[c]。

【注释】

a.扩大切除：对于原发灶较大，肿瘤侵及深层组织，如累及深部肌肉、颌骨，冷冻治疗难以企及的，总的原则是广泛切除并获取阴性切缘。切除的边界包括黏 膜切缘和深部切缘。黏膜边界通常指包括肿瘤边界外1.5~2cm外观正常黏膜，深部边界根据肿瘤的原发部位的不同而改变，由于口腔内解剖空间有限，应考虑到邻近重要组织器官的保留，因此对切除的边界不必片面追求宽度和深度，此时可通过送检冰冻切片确定切除的安全性；肿瘤累及颌骨骨膜时，通常切除骨质与肿瘤的距离为2cm。

b.冷冻治疗：湿润光滑的口腔颌面黏膜是冷冻治疗的理想场所，黑色素细胞对超低温也非常敏感，对于原发灶的治疗十分重要。口腔颌面黏膜恶性黑色素瘤原发肿瘤推 荐冷冻下活检或切除。冷冻治疗是指1利用液氮作为媒介，采用特制的冷冻器，将液氮均匀地喷射至肿瘤表面，根据肿瘤的范围和深度，持续2~3分钟，超出病变范围2~4mm组织结晶，融化时间为冷冻时间的两倍以上，反复冻融2~3个周期；2利用氩氦气能量转换—氩氦刀冷冻消融，需要在B超或CT引导下直接 将氩氦刀准确地插入肿瘤内，数分钟内将肿瘤组织冻成冰球。冷冻疗法用于治疗OMM在国内已有40余年的历史，抗肿瘤免疫效应是冷冻治疗的重要作用机制之一。斑片型OMM与部分结节型OMM范围较大，周围散在大量的卫星灶，口腔内解剖空间又有限，扩大切除难以取得理想的安全切缘，冷冻治疗对这类OMM可以达到非常好的局部控制率。此外，对于中晚期患者，冷冻治疗可作为姑息减瘤的措施，延长患者的生存期，提高患者的生存质量。

c.颈淋巴清扫术：临床诊断为颈部淋巴结阳性的患者在原发灶得到基本控制的基础上应行区域淋巴清扫术；但对于N0患者，不建议行选择性颈淋巴清扫术，推荐严密观察。

2 鼻腔鼻窦黑色素瘤的手术治疗

推荐原发灶行鼻内镜手术或开放手术[a]，酌情行颈淋巴清扫[b]。

【注释】

a.存在手术条件者，优先选择手术切除，当前的手术方式分为开放手术和内镜手术，Hur K等通过对来自6个国家的510名患者的术式选择及预后分析，发现内镜下SNM切除的术后生存期与开放手术相当，部分甚至优于开放手术。

b.虽然其他多系统的黑色素瘤患者的前哨淋巴结对诊疗及预后有一定价值，但对于鼻腔鼻窦黑色素瘤（SMM）患者而言，淋巴结状态并不是预后的重要预测因素，再加上SMM患者中淋巴结转移的发生率低，表明在这一患者群体中，颈部淋巴结的治疗应该是高度选择性的，只有在临床中发现淋巴结阳性者才进行清扫手术。

3 女性外阴、阴道黑色素瘤的手术治疗

（1）外阴皮肤型[a]：0期-部分外阴切除术[b]；ⅠA期-部分外阴切除术[b]；ⅠB-部分外阴切除术±前哨淋巴结活检术[c]；Ⅱ期-部分外阴切除术+前哨淋巴结活检术[c]；Ⅲ期-部分外阴切除术，且手术切缘>1cm阴性；Ⅳ期-部分外阴切除术，且手术切缘>1cm阴性±切除转移灶。

（2）外阴、阴道黏膜型[a]：局部扩大切除达手术切缘>1cm阴性，+前哨淋巴结活

检术[c]。

【注释】

a.外阴恶性黑色素瘤根据病变部位的不同，将位于外阴前庭Hart线以外的病灶定义为皮肤型外阴恶性黑色素瘤，位于外阴前庭Hart线以内的病灶定义为黏膜型外阴阴道恶性黑色素瘤。建议分别参考AJCC第8版皮肤型诊断标准、北京大学肿瘤医院提出的黏膜黑色素瘤分期标准作为后期治疗的依据。

b.目前手术治疗是外阴阴道黑色素瘤治疗的基础，无局部或远处转移迹象的外阴黑色素瘤最好的治疗方法是完全切除原发肿瘤，不同程度的病灶要求的切缘不尽相同。鉴于生殖器黑色素瘤预后普遍较差，以往主要是以广泛外阴切除术+腹股沟淋巴结清扫术为主。虽然缺乏前瞻性数据，但回顾性数据表明，与外阴局部切除手术相比，更激进的手术方式没有带来生存获益。对于皮肤黑色素瘤，目前临床应用最多的手术切缘是根据Breslow厚度而定的，原位黑色素瘤手术切缘0.5~1.0cm；厚度≤1mm的侵袭性黑色素瘤手术切缘为1cm；厚度>1mm且≤ 2 mm，手术切缘为1~2cm；厚度>2mm，手术切缘为2cm。对于皮肤黑色素瘤的切除深度的掌控，目前尚无共识，一般认为脂肪较厚的区域，切除到脂肪深层，在脂肪较薄的区域要切除到骨膜肌腱表面，具体切除深度可以依据病理提示的肿瘤侵袭深度掌控。对于外阴黑色素瘤，在任何情况下，都必须保证至少1cm深的边缘，通过皮下脂肪延伸到下面的肌肉筋膜。这些手术在身体的其他部位可能很容易完成，并且不会造成重大的功能障碍，但对于外阴黑色素瘤患者来说，在保持外阴美观性和性功能方面可能是一个挑战。目前与皮肤黑色素瘤和外阴鳞状细胞癌相似，外阴黑色素瘤的手术方法已经从广泛的手术方式转变为更局限的手术方式。若未受侵犯且能够保证手术阴性切缘，女性外阴、阴道黑色素瘤不推荐预防性全子宫和双附件切除。阴道黑色素瘤若病变广泛、弥散需行全阴道切除时，若非同时行阴道成形术，手术时需同时切除子宫±双附件。

c.淋巴结状态评估是外阴、阴道黑色素瘤治疗中不可或缺的一部分，是预后和分期的重要依据。对临床和放射学上看起来正常的淋巴结进行检测，通常是通过前哨淋巴结（SLNB）技术来完成的，因为前哨淋巴结往往是皮肤黑色素瘤转移的第一站。Thomas等最早进行一项多中心选择性淋巴结清扫试验，结果表明，前哨淋巴结阳性并立即行淋巴结清扫患者的5年生存率显著高于首次仅接受广泛局部切除术，之后出现临床明显淋巴结病灶又进行彻底淋巴结清扫的患者（71.2% vs.53.4%，P=0.004），也证实了前哨淋巴结活检的价值。目前大多数国家和专业组织的指南或共识都推荐对外阴、阴道黑色素瘤患者进行前哨淋巴结活检。

4 肛门直肠黑色素瘤手术治疗

（1）原发灶治疗：经腹会阴直肠切除（APR）或局部扩大切除（WLE）[a，b.c.d，e]。

（2）区域淋巴结：淋巴结临床阴性时，建议不采取选择性腹股沟淋巴结清扫术；若临床或影像学可见区域淋巴结转移，同时行区域淋巴结清扫术[f, g]。

【注释】

a.外科手术治疗是目前公认的肛管直肠恶性黑色素瘤首选治疗方法，本病的主要治疗目的是延长生存期和改善生存质量。提高恶性黑色素瘤治疗效果的关键在于早期发现、正确诊断和合理治疗。

b.可切除的肛管直肠黑色素瘤，手术最重要的目标是能获得阴性（R0）手术切缘。一项研究纳入瑞典国家癌症登记库中的251例患者，R0切除者术后5年生存率为19%，而无法获得完全局部切除者该值仅为6%。多变量分析显示，切除的根治程度和肿瘤分期与疾病预后显著相关，但切除术类型（腹会阴联合切除术或局部切除术）与预后的相关性不显著。

c.外科切除方式的选择，应综合患者肿瘤大小、浸润肠壁的范围、肿瘤浸润深度、切缘情况等因素并权衡能否获得R0切除、局部复发风险及患者生活质量等。APR可获得阴性切缘并清扫肠系膜淋巴结，但手术范围大、不保留肛门括约肌影响患者的生活质量。APR也可用于梗阻患者及需要补救手术者。局部扩大切除（WLE）要求切缘≥10mm。两种手术方式预后无显著差别，目前推荐以APR作为标准。

d.患者在术前完善评估（高分辨率增强MRI，和（或）PET-CT）的前提下，满足切缘阴性的条件下，推荐WLE；若无法达到阴性切缘或切缘评估不满意时，建议选择APR。APR用于有巨大局部病变者，以及经仔细筛选的局部复发者。积极手术虽有局部控制获益，但无论初始采用何种手术方式都存在远处转移风险。术前应评估是否存在影响病人预后的重要因素，如肿瘤大小、远处转移和淋巴结转移等。

e.确定手术切除范围时，患者意愿和生存质量很重要。多项观察性研究分析了手术范围对远期结局的影响，结果显示：APR并发症发病率较高并导致功能受限，但根治性佳；然而回顾性数据表明，与较保守的局部扩大切除术相比，OS无差异。

f.腹股沟淋巴结清扫术的指征，若患者淋巴结为临床阴性，建议不采取选择性腹股沟淋巴结清扫术，因为双侧腹股沟淋巴结清扫有并发症风险，且选择性清扫术并无生存获益。腹股沟淋巴结清扫术仅用于淋巴结临床阳性的患者。

g.在肛管直肠恶性黑色素瘤患者中，直肠系膜、盆腔侧壁和腹股沟淋巴结存在受累的风险。但现有数据表明，淋巴结转移不能预测根治性切除术患者的结局，前哨淋巴结活检在这些患者中的作用尚不确定。

第三节　黏膜黑色素瘤的术后辅助治疗

（1）药物治疗：辅助化疗[a]；PD-1单抗[b]；大剂量干扰素α2b[c]。

（2）放射治疗：辅助放疗[d]。

【注释】

a.一项在中国黏膜黑色素瘤患者中进行的Ⅱ期随机临床试验显示：与单独手术相比，接受辅助化疗（替莫唑胺200mg/m^2/d+顺铂75mg/ m^2）和大剂量干扰素α2b（15×106U/m^2，d1-5，×4 周 + 900×106U/m^2 TIW×48 周）治疗均可延长中位总生存时间（48.7个月和40.4个月对21.2个月）和中位无复发时间（20.8个月和9.4个月对5.4个月），且辅助化疗组获益更为显著。2018年ASCO大会，一项国内多中心，前瞻性，随机对照Ⅲ期黏膜黑色素瘤辅助治疗研究公布，研究共人组204例黏膜黑色素瘤术后无远处转移患者，按1∶1随机分为大剂量干扰素组和辅助化疗组（替莫唑胺+顺铂），结果显示：干扰素组中位无复发生存（RFS）时间为9.47个月，化疗组为15~53个月，化疗组复发风险降低44%（P<0.001）。干扰素组无远处转移生存（DMFS）时间为9.57个月，化疗组为16.80个月，化疗组远处转移风险降低47%（P<0.001）。研究结果进一步证实：辅助化疗优于辅助干扰素治疗。

b.术后辅助大剂量的干扰素、特瑞普利单抗均可以改善黏膜黑色素瘤患者的无复发生存时间（RFS），对比而言：干扰素组中位RFS为13.9个月，特瑞普利单抗组为13.6个月，干扰素组DMFS为14.6个月，特瑞普利单抗组为16.3个月；PD-L1表达阳性亚组中，干扰素组中位RFS为11.1个月，特瑞普利单抗组为17.4个月，干扰素组DMFS为11.1个月，特瑞普利单抗组为17.8个月。由此可以发现，辅助使用特瑞普利单抗可能更能使患者获益。

c.高剂量干扰素α-2b（15×106U/m^2，d1-5，×4周 + 900×106U/m^2 TIW×48 周）1年方案，但目前大剂量干扰素α2b在国内可及性及耐受性均较差，仅作为C级推荐。

d.术后辅助放疗可改善术区局部区域控制，但对远期生存的影响有限。评估患者是否适合辅助放疗时应权衡放疗的临床益处与潜在副作用。目前的研究结果不推荐对所有ARMM患者进行辅助放射治疗，然而对于肿瘤较大或LE术后R1切除的患者，应考虑将放疗作为多模式治疗的一部分，因为放疗可以减少局部复发。保肛的局部切除后行放疗可替代腹会阴联合切除术，以预防局部复发。但此法维持患者生存质量的相关数据有限。一项观察性研究纳入MD安德森癌症中心20年内治疗的54例ARMM患者，发现82%的患者通过这种方法获得局部控制，但5年OS仅30%。

第四节　晚期黏膜黑色素瘤的治疗原则

药物治疗：PD-1单抗+抗血管生成药物[a]；PD-1单抗[b]；化疗+抗血管生成药物[c]；靶向治疗[d]；PD1单抗+大剂量干扰素α1b[e]。

【注释】

a.PD-1联合抗血管靶向治疗：2019年，J Clin Oncol在线发表了“JS001联合阿昔替尼一线治疗晚期黏膜黑色素瘤的Ib期临床研究”其中RECIST标准下有效率为48.3%，疾病控制率为86.2%；irRECIST标准下有效 率为51.7%。RECIST标准的中位PFS为7.5个月，irRECIST标准的中位PFS为8.9个月。2022年该研究3年随访数据更新：中位随访时间至42.5个月时，特瑞普利单抗联合阿昔替尼在晚期黏膜黑色素瘤患者中中位生存时间达20.7个月，1年、2年和3年的总生存率分别为62.1%、44.8%和31.0%。

b.对于不可切除的局部晚期黑色素瘤或者远处转移的黏膜黑色素瘤，PD-1单抗单独使用治疗效果欠满意。Hamid O等将KEYNOTE-001，002，006三项临床研究纳入的84例晚期黏膜黑色素瘤患者进行了事后分析发现，让患者每3周一次注射帕博利珠单抗2 mg / kg（Q3W）或10 mg / kg（Q2W或Q3W）。根据RECIST v1.1进行独立的中心审查评估疗效。结果显示：客观反应率为19%，总体中位生存时间为11.3个月。KEYNOTE-151研究报道了中国黑色素瘤患者接受帕博利珠单抗作为二线治疗的临床数据，该研究入组103例黑色素瘤患者，其中黏膜亚型15例，总人群客观缓解率（ORR）为16.7%，黏膜亚型ORR为13.3%。POLARIS-01研究报道了中国黑色素瘤患者接受特瑞普利单抗作为二线治疗的临床数据，该研究入组128例黑色素瘤患者，其中黏膜亚型22例，总人群ORR为17.3%，黏膜亚型ORR为0%。D'ANGELO SP等报道了5项关于黑色素瘤患者接受nivolumab单药或联合ipilimumab的临床试验数据，其中86例为黏膜型黑色素瘤，结果显示，nivolumab单药组中位PFS为3个月，ORR为23.3%，nivolumab联合ipilimumab组中位PFS为5.9个月，ORR为37.1%。综合来看，晚期黏膜黑色素瘤患者单独使用PD-1单抗治疗时仅少部分人群可能获益。

c.黏膜部位血供丰富，黏膜型黑色素瘤对抗血管生成药物相对敏感，代表药物包括阿昔替尼（Axitinib）、贝伐珠单抗（Bevacizumab）和恩度（Endostar）。但一项纳入248例（包含30.6%的黏膜亚型）不可切除晚期黑色素瘤中国患者的真实世界研究证实：化疗（达卡巴嗪+顺铂，或紫杉醇+卡铂/顺铂）±恩度或贝伐珠单抗方案，一线用药客观缓解率仅6.3%，二线3.4%。因此，化疗+抗血管生成药物可作为不可切除或者晚期黏膜黑色素瘤的备选方案。

d.目前研究显示，虽然突变发生率较皮肤亚型低，但黏膜型黑色素瘤中突变发生率较高的前三位仍是BRAF、NRAS及cKIT。因此，对于携带有BRAF V600突变的患者，建议使用BRAF抑制剂+MEK抑制剂（如达拉非尼+曲美替尼）；对于携带cKIT突变的患者建议使用C-KIT抑制剂（如伊马替尼）；而携带NRAS突变患者一直缺乏有效的靶向药物，近期在一项关于MEK抑制剂妥拉美替尼胶囊（HL-085）治疗NRAS突变的进展期黑色素瘤Ⅰ期的临床研究，其中入组42名，其中肢端型54.8%，黏膜型

31%，Ⅲ期11.9%，Ⅳ期88.1%，ORR为26.7%，中位PFS3.6个月，优于同类MEK抑制剂binimetinib的历史数据（ORR为15%，中位PFS 2.8个月）。但由于目前靶向药物治疗的高质量证据中患者比例以皮肤型为绝大多数，黏膜亚型占比低，专门针对黏膜亚型的大样本高质量证据仍然不足，故本指南仅将靶向药物在晚期黏膜型黑色素瘤治疗选择中作为B级推荐。

e. 一项纳入70例中国人群晚期黑色素瘤单中心回顾性研究（20%为黏膜亚型）结果提示：当中位随访时间为15.1个月时，PD-1单抗联合重组人干扰素α1b在黏膜亚型患者中中位生存时间为14.5个月（95% CI 7.8~21.2个月）。

第七章

眼部黑色素瘤的治疗原则

第一节 结膜黑色素瘤诊断及治疗指南

结膜黑色素瘤（conjunctival melanoma，CM）是一种罕见的恶性致命性结膜肿瘤，由结膜上皮基底层的神经嵴起源的黑色素细胞恶变而来，并侵犯到上皮下的结缔组织。CM多数来源于原发性获得性黑变病（primary acquired melanosis，PAM）（65%~74%），部分来源于正常的结膜上皮恶变（19%）和结膜色素痣（7%），个别来源于结膜黑色素细胞瘤恶变等（<3%）。就其组织发病机制、分子生物学和远处转移模式等生物学行为而言，CM比葡萄膜黑色素瘤更接近皮肤和黏膜黑色素瘤。

1 结膜黑色素瘤的诊断

1.1 临床特点

（1）常单眼发病。好发于睑裂区球结膜和角巩膜缘，预后良好；也可生长在睑结膜、穹隆结膜、泪阜及半月皱襞，预后相对较差。

（2）多数为单发肿块，呈隆起的斑疹、斑块、结节或弥漫性生长，大小不一，形态不规则，边界不清晰。近三分之一的CM为多灶性的。其颜色由浅棕色到黑色不等，少见的为无色素性肿块，可见新生血管、溃疡和出血。任何结膜色素性病变短期内迅速生长伴新生血管，都应怀疑CM的可能。

（3）具有侵袭性，常侵犯病变周围的结膜组织、角膜、邻近皮肤和泪道，甚至侵犯到眼球、眼眶和副鼻窦。

（4）CM5年和10年的远处转移率分别为17%~52%和27%~57%。常见转移部位是通过淋巴管转移到区域淋巴结，因此耳前、颌下和颈部淋巴结扪诊及影像检查十分重要。也可血行转移至全身，甚至没有淋巴结受累直接血行转移，肺、脑、肝、皮肤、骨和胃肠道等是最常见的受累器官。

1.2 影像学检查

（1）利用裂隙灯显微镜在首诊和随访时对病变的部位、数目、大小、形态、色泽和累及的范围等进行仔细观察，并拍照留档。

（2）利用眼前节光学相干断层扫描（AS-OCT）和超声生物显微镜（UBM）等影像检查可以进一步了解肿瘤的范围、厚度及浸润的深度。AS-OCT对于前房结构的显示和病变前缘的成像优于UBM，但对于肿瘤的后缘显示不如UBM，而后者显示深度局限在4~5mm。

（3）皮肤镜检查是对皮肤和黏膜病变进行活体显微镜可视化的检查方法，CM表现为不规则分布的点以无结构模式汇合，可作为裂隙灯显微镜的补充检查。

（4）利用胸片、超声、CT、MRI、全身骨扫描和全身PET-CT等来排查肿瘤是否存在球内、眶内、泪道和副鼻窦蔓延，以及区域淋巴结和全身转移的可能。

1.3 实验室检查

CM患者可进行肝肾功能和乳酸脱氢酶等检查，当出现全身转移时，这些指标可发生异常改变，有益于后续治疗及评估预后情况。

1.4 组织病理学诊断

组织病理学检查是诊断CM的金标准。建议采取切除性活检获取标本，一般不宜做切开活检，以减少肿瘤的复发和转移，且后者难以获得全面准确的肿瘤信息如肿瘤的厚度和浸润深度等，影响对肿瘤的分期。但对于疑似恶变的黑色素瘤前体病变如PAM、结膜痣等，活检有意于临床的早期诊断。

（1）显微镜下，肿瘤细胞由四种不同类型的细胞组成：小多面体细胞、大圆形上皮样细胞、球形细胞和梭形细胞。结膜黑色素细胞主要表现为非典型过度增生，向结膜下呈浸润性生长或形成大小不一的瘤细胞结节。细胞呈异型性，胞核大，深染，形态不规则，常见核丝分裂象。瘤体内黑色素含量不均匀，有的瘤细胞内黑色素丰富，有的少或无黑色素颗粒。

（2）免疫组织化学标记物如S-100、Sox-10、Melan-A、HMB-45、Tyrosinase、MITF、Bcl-2等有助于CM的诊断，其中S-100敏感性最高，HMB-45特异性最高。Ki-67可用于判断肿瘤的增殖活性。

（3）CM可检测到BRAF突变、NRAS突变和KIT突变，其中BRAF V600E突变最常见，与皮肤和粘膜黑色素瘤相似，因此对皮肤和黏膜黑色素瘤有效的综合治疗方案同样适用于CM的治疗。

（4）有学者报道我国黑色素瘤BRAF的突变率为25.5%，其中大部分为BRAF（V600E）突变（89.1%）。另有报道CM的BRAF（V600E）和cKIT突变率均为7.7%。

2 结膜黑色素瘤的分期

2.1 临床分期

2016年AJCC肿瘤分期手册第8版根据肿瘤累及象限、肿瘤位置和侵袭性特征对CM进行临床分期（见表48-7-1）。

2.2 病理分期

根据肿瘤位置、肿瘤厚度、侵及固有层和侵袭性特征对CM进行病理分期（见表48-7-1）。

表48-7-1 结膜黑色素瘤TNM临床和病理分期（2017AJCC肿瘤分期第8版）

分类	分期
临床原发肿瘤（cT）	Tx 原发肿瘤无法评估 T0 无原发肿瘤证据 T1 球结膜肿瘤 T1a<1个象限 T1b>1个但<2个象限 T1c>2个但<3个象限 T1d>3个象限 T2 非球结膜肿瘤（穹隆、睑结膜、泪阜） T2a 非泪阜肿瘤且<1个非球结膜象限 T2b 非泪阜肿瘤且>1个非球结膜象限 T2c 泪阜肿瘤且<1个非球结膜象限 T2d 泪阜肿瘤且>1个非球结膜象限 T3 任何大小的局部浸润肿瘤 T3a 侵犯眼球 T3b 侵犯眼睑 T3c 侵犯眼眶 T3d 侵犯鼻泪管，和/或泪囊，和/或鼻窦 T4 任何大小的侵犯中枢神经系统肿瘤
病理原发肿瘤（pT）	Tx 原发肿瘤无法评估 T0 无原发肿瘤证据 Tis 肿瘤局限于结膜上皮内 T1 球结膜肿瘤 T1a肿瘤侵及固有质，肿瘤厚度≤2mm T1b肿瘤侵及固有质，肿瘤厚度>2mm T2 非球结膜肿瘤 T2a肿瘤侵及固有质，肿瘤厚度≤2mm T2b肿瘤侵及固有质，肿瘤厚度>2mm T3任何大小的局部浸润肿瘤 T3a侵犯眼球 T3b侵犯眼睑 T3c侵犯眼眶 T3d侵犯鼻泪管，和／或泪囊，和／或鼻窦 T4 任何大小的侵犯中枢神经系统肿瘤
区域淋巴结（N）	Nx 区域淋巴结无法评估 N0 无区域淋巴结转移 N1 有区域淋巴结转移
远处转移（M）	M0无远处转移 M1有远处转移

各部位黏膜黑色素瘤具有类似生物学行为、自然病程和转移模式，其生存率相当，因此CM同样适用于黏膜黑色素瘤的分期，即Stage Ⅰ：T1N0M0；Stage Ⅱ：T2-4N0M0；Stage ⅢA：T1-4NIM0；Stage ⅢB：T1-4N2M0；Stage Ⅳ：TanyNanyM1。其中Ⅲ期粘膜黑色素瘤根据区域淋巴结转移个数，分为ⅢA：1个淋巴结转移（N1）；ⅢB：≥2个淋巴结转移（N2）。

3 结膜黑色素瘤的治疗（见图48-7-1）

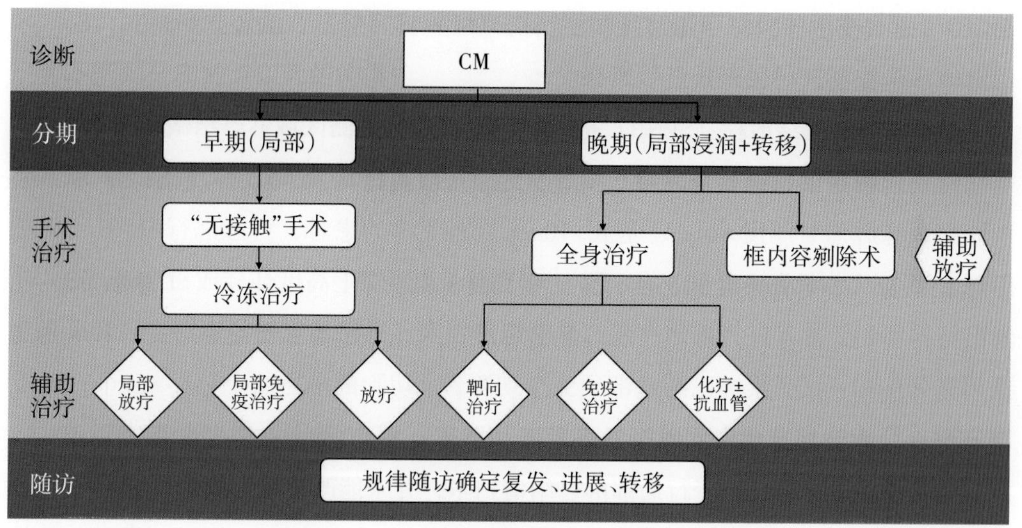

图48-7-1 早期和晚期CM的治疗选择

目前CM的治疗主要基于临床经验。中国人CM就诊时较晚，大多处于T3期以上。提倡多学科协作模式进行个性化综合治疗，以提高CM的疗效，降低局部复发及转移率。

3.1 早期CM的治疗

早期CM瘤细胞局限于上皮内或深部浸润早期，可以手术切除。目前的治疗方法为广泛手术切除、冷冻治疗联合局部辅助治疗。

（1）直接手术切除肿瘤为CM首选的治疗方法，分期越早（T2a之前），手术效果越好。在显微镜下采用“无接触”技术完整摘除肿瘤，切缘距离肿瘤边缘4~5mm。角膜受侵犯时须将肿瘤及角膜上皮一同刮除，用蘸95%无水酒精进行化学切除更加便利彻底。“无接触”技术联合带角膜缘的板层角巩膜移植术，可降低局部复发率。

（2）肿瘤切除后立即对手术创面和创缘进行冷冻治疗，每个点冷冻至少30秒，重复2次，可降低肿瘤的复发率。但冷冻也可能对眼球局部组织和功能造成一定伤害。

（3）采用术中局部化疗如0.04%丝裂霉素C（MMC）棉片处理创面1~2分钟，可减少肿瘤复发。术后用0.04%丝裂霉素C或400万~500万IU/ml干扰素α2b（INF α2b）

眼药水点眼，可减少肿瘤复发，尤其在弥漫性、多灶性和复发性病例更为重要。MMC眼药水每天4次，持续2~4周为一个疗程，停用1周可重复使用，至少三个疗程。INF α2b眼药水点眼每天4~5次，通常持续3~6个月。局部化疗联合全身免疫治疗可作为手术切除的替代疗法。MMC点眼常影响正常的眼表组织，引起严重的眼毒性反应和并发症，包括角膜缘干细胞缺乏症、泪小点狭窄、角结膜炎、角膜水肿、眼睑刺激征和白内障。相较之下，INF α2b点眼更加安全，耐受性更好。INF α2b还可用于结膜下注射，300万IU/0.5ml。

（4）手术创面较大，不能直接缝合者，可用自体结膜或羊膜进行修补，术后防治睑球粘连。

（5）前哨淋巴结活检（SLNB）是一种安全有效的检测区域淋巴结微转移的方法，可以发现亚临床淋巴结转移患者，为准确的临床分期和早期精准治疗提供依据。对于非角膜缘肿瘤、厚度>2mm、基底>10mm或有溃疡的患者，可考虑行SLNB。淋巴闪烁造影可以在术前确定SLN的位置。对于临床和影像上高度怀疑或SLNB已证实有淋巴结转移的，推荐进行根治性颈部淋巴结清扫术。淋巴结清扫的原则：a.颈部淋巴结须充分清扫；b.受累淋巴结基部须完全切除；c.切除的淋巴结个数要≥15个；d.若腮腺淋巴结有转移，建议同时行浅表腮腺切除术。但有两项多中心随机对照研究显示，对于SLN微转移的患者行局部淋巴结清扫术，并未能改善患者的总生存时间。因此对于SLNB有微转移的患者，也可以考虑对区域淋巴结进行密切监测，监测内容至少包括每3~6月一次的超声检查。

（6）对于不能耐受手术、手术切缘阳性或切缘不足但无法施行再次手术者可进行辅助放疗。放疗可分为近距离放疗和外照射放疗（EBRT）。近距离放疗的放射源包括锶90、碘125和钌106，对于治疗早期的CM具有良好的疗效和耐受性，其中锶90更常用。EBRT做为CM术后的辅助治疗，可最大限度地减少了眶内容剜除的必要性。耳前和颈部淋巴结清扫术后，局部可及时进行辅助外放疗。目前尚无高级别循证医学证据提示放疗能延长生存期，建议放疗在术后6周内进行，放疗剂量为50~66GY/20-33Fxs/5-7周。项病例系列综合研究发现，手术后接受EBRT治疗的CM患者，平均随访34.8月，63%得到完全缓解。

3.2 晚期CM的治疗

晚期CM是指T3期以上局部浸润性或转移性原发或复发性肿瘤，目前并没有标准的治疗方案。因CM在遗传学上类似于皮肤黑色素瘤，越来越多的证据表明全身化疗、分子靶向治疗和免疫治疗等可有效治疗晚期CM，各种治疗方法联合使用效果更佳。

（1）对于复发性或多灶性病变已无法进行局部切除的CM，或肿瘤已侵犯眼球或眶内者，可考虑行眶内容剜除术，术后联合局部外放疗。但这类患者常常存在区域淋巴结和全身转移，手术并不能有效提高患者的生存率，仅作为局部姑息治疗手段。亦可放弃眶内容剜除术，转而采取化疗、放疗联合靶向及免疫治疗的保眼治疗方式，以提高患者的生存质量。

（2）分子靶向治疗：针对黑色素瘤生物标志物的靶向药已广泛应用于晚期CM的治疗，可改善患者的局部控制率和远处转移患者的生存率，如BRAF抑制剂（维莫菲尼和达拉菲尼）、MEK抑制剂（曲美替尼）以及c-KIT抑制剂（伊马替尼和尼洛替尼），单一用药容易出现耐药性，联合用药可提高疗效。目前不乏上述靶向药治疗晚期CM的个案报道，但尚缺乏大宗病例报道。有研究表明，采用达拉菲尼联合曲美替尼双靶治疗BRAF V600E突变的Ⅲ期黏膜黑色素瘤患者，与安慰剂比较，联合治疗组疾病复发率和死亡率显著降低53%，安慰剂组3年、4年无复发生存率分别为40%和38%，联合治疗组分别为59%和54%。有人采用c-KIT抑制剂伊马替尼治疗转移性黑色素瘤患者，随访1年，中位缓解率为23.2%，中位进展时间为3.5个月，1年总生存率为51%。

（3）免疫检查点抑制剂（ICI）治疗：有报道，PD-1抑制剂（帕博利珠单抗、特瑞普利单抗和尼鲁单抗）和CTLA-4抑制剂（伊匹单抗）对晚期CM有效。在没有BRAF和c-KIT突变的转移性肿瘤以及对靶向治疗无反应的患者，可以选择ICI治疗。尤其是在PD-L1表达阳性的人群使用PD-1抑制剂效果更好。如有人将145例黏膜黑色素瘤术后无转移患者，按1：1随机分配至PD-1单抗（特瑞普利）组和大剂量干扰素组，研究显示：特瑞普利单抗组中位RFS为13.6个月，远处转移生存时间（DMFS）为16.3个月，干扰素组中位RFS为13.9个月，DMFS为14.6；PD-L1表达阳性组，特瑞普利单抗组中位RFS为17.4个月，DMFS为17.8个月，干扰素组中位RFS为11.1个月，DMFS为11.1个月。具体用法：特瑞普利单抗3mg/kg，每2周1次，持续1年。

（4）大剂量干扰素α-2b作为黑色素瘤术后辅助治疗及晚期系统治疗药物，可有效改善黑色素瘤患者生存率且安全性较好。T1期以上的CM均可考虑使用干扰素α-2b治疗，静脉注射：15X10^6U/（m^2.d），第1~5天/周，持续4周，然后皮下注射9X10^6u/d，每周3次，持续48周。干扰素现已不作为结膜黑色素瘤的一线辅助治疗，取而代之的是分子靶向治疗和ICI。

（5）对于全身状况良好、但免疫治疗和靶向治疗出现耐药或出现严重的毒性反应的，以及无BRAF突变的患者，可选择全身化疗以治疗晚期CM。如达卡巴嗪、替莫唑胺、福莫司汀、紫杉醇、白蛋白紫杉醇、顺铂和卡铂等，有效率达10%~15%。国内一项多中心、前瞻性、随机对照研究Ⅲ期黏膜黑色素瘤辅助治疗研究，共入组204例术后无远处转移患者，按1：1随机分配至大剂量干扰素组[15X10^6U/（m^2・d），第1~5天/周，持续4周，然后皮下注射9×10^6U/d，每周3次，持续48周]和辅助化疗组[口服替莫唑胺200mg/（m^2・d），第1~5天；顺铂静脉注射25mg/（m^2・d），第1~3

天，每21天重复，持续6个周期]。结果显示：干扰素组RFS时间为9.47个月，化疗组为15.53个月，化疗组复发风险降低44%（P<0.001）；干扰素组DMFS时间为9.57个月，化疗组16.80个月，化疗组远处转移风险降低47%（P<0.001）。研究结果证实辅助化疗明显优于大剂量干扰素治疗。

（6）也有学者尝试使用抗血管生成药（恩度）或血管内皮生长因子（VEGF）抑制剂（阿昔替尼和贝伐珠单抗）联合化疗及免疫治疗，取得一定效果。2018年ESMO大会上公布的一项中国回顾性研究分析提示，一线（DTIC+顺铂+恩度）方案的PFS时间为4个月，二线（紫杉醇+卡铂+贝伐珠单抗）的PFS时间为2个月，因此化疗+抗血管生成药物可作为不可切除或者晚期黏膜黑色素瘤的方案备选。2020年ASCO年会公布了特瑞普利单抗联合阿昔替尼一线治疗晚期黏膜黑色素瘤临床研究，入组33例患者，在29例初治的黏膜黑色素瘤患者中，14例出现疾病部分缓解（PR），11例疾病稳定（SD），客观有效率（ORR）为48.3%，疾病控制率（DCR）为86.2%，中位疾病缓解持续时间（DOR）为13.7个月，患者的中位无进展生存（mPFS）为7.5个月，中位总生存（mOS）为20.7个月。

4　结膜黑色素瘤的预后

CM预后差的因素很多归纳如下：

（1）肿瘤位置：非生长在球结膜和角膜缘的；

（2）肿瘤的厚度和基底宽度：厚度大于2mm，基底较宽（>10mm）；

（3）肿瘤起源：源于PAM转化和正常结膜者；

（4）病理组织学特征：佩吉特样浸润、高有丝分裂率（≥5个/每高倍视野）、上皮样细胞型和混合细胞型、多灶性和肿瘤浸润淋巴细胞数量等；

（5）治疗方式：首次手术切缘阳性，术后未联合任何辅助治疗措施导致肿瘤局部复发；

（6）高TNM分期。

CM平均10年死亡率为30%（9%~61%）因此对于CM应长期严密随访。采用分级、定期、规范、全程的随访策略，即根据肿瘤的分期，差异性地规定随访频率、随访项目和随访目标，旨在检测复发、评估疗效、及时处理和促进康复。

国内有学者报道26例结膜黑色素瘤局部切除联合冷冻治疗后5年生存率、复发率和转移率分别为56.7%、68.5%和52.4%，其中T1期、T2期和T3的5年生存率分别为85.1%、54.5%和50.0%，肿瘤厚度<2mm与>2mm的5年生存率为87.5%和36.5%，说明肿瘤分期越高、越厚生存率越低。

ZHOU等报道，与白人相比，国内晚期结膜黑色素瘤患者的比例较高，肿瘤组织较大，侵犯“非角膜缘”危险区域发生率较高，复发率、转移率和死亡率较高。国内其他学者也有类似报道，与国内患者的重视程度不够、首诊时间较晚，以及经济条件和医疗资源有关。

对于早中期患者前两年每半年随访1次，第3至第10年年每年随访1次。对于进展期患者应增加随访频次，前两年每3个月随访1次，以后每半年随访1次，并终身随访。病情进展则缩短随访时间。随访的项目除了眼部裂隙灯、UBM及耳前颌下淋巴结扪诊等临床检查外，酌情进行眼局部及全身其他部位的超声检查扫描、CT和MRI检查、全身PET-CT及实验室检查。

第二节　葡萄膜黑色素瘤诊断及治疗指南

葡萄膜黑色素瘤是成人最常见的眼内原发恶性肿瘤，约占所有黑色素瘤的3%。根据发病部位的不同分为脉络膜黑色素瘤，睫状体黑色素瘤和虹膜黑色素瘤，其中90%发生在脉络膜。全球发病率为1~9/百万，因人种不同而不同，黑色人种最低，黄色人种稍高，白色人种最高。约50%患者最终会发生肝转移，转移后1年生存率仅为20%。国外报道葡萄膜黑色素瘤的平均发病年龄在50~70岁，中国葡萄膜黑色素瘤患者的平均发病年龄在45岁左右，中国葡萄膜黑色素瘤患者具有发病年龄更年轻，无色素类型占比更低，渗出性视网膜脱离的发生率较高等特点，而生存预后与国外报道相当。

1　葡萄膜黑色素瘤的诊断

1.1　临床特点

（1）脉络膜黑色素瘤多以视力下降，眼前黑影飘动或者视野遮挡或缺损为症状就诊，眼底表现为蕈状、半球形或不规则形实性占位，以蕈状最为常见，也是最典型的表现。依据瘤体是否突破Bruch膜，是否突破视网膜，瘤体生长速度，本身色素含量的多少呈现浅棕色至棕黑色不一，无色素型黑色素瘤可呈现黄白色外观，国人无色素型黑色素瘤占比较白种人要低。瘤体基底周围和下方周边常伴有渗出性视网膜脱离。

（2）睫状体黑色素瘤因解剖位置原因，发病隐匿，多因晶状体受累引发白内障，或者渗出性视网膜脱离发生发展引发视力下降而就诊。裂隙灯下可见晶状体后半球形棕黑色占位，透光试验阴性，下方多伴有渗出性视网膜脱离。对应肿瘤基底部位的巩膜常有粗大迂曲的血管，称之前哨血管，看到此表现时应该警惕睫状体占位病变的存在。

（3）虹膜黑色素瘤常因偶然发现的虹膜颜色或者瞳孔形状的改变而就诊，肿瘤可表现为结节性棕黑色占位，也可表现为弥漫的虹膜色素厚重，因色素播散或继发出血，后期常继发难以控制的青光眼。

1.2 辅助检查

（1）彩色超声多普勒（CDI），表现为中低回声蕈状、半球形或不规则状的实性占位，挖空征阳性，合并脉络膜凹陷。瘤体内可探及血流，超声造影可以放大瘤体内的血流信号，更利于观察，且造影剂的时间-强度曲线呈现快速充盈、快速消退的表现，是脉络膜恶性肿瘤的典型表现。此外还可利用超声测量瘤体高度，基底直径，是否穿透巩膜累及眶内等，所以超声在葡萄膜黑色素瘤的诊断和随访中都起着相当重要的作用。当肿瘤发生在虹膜睫状体时，可选择超声生物显微镜（UBM）检查。

（2）眼眶核磁共振（MRI），由于黑色素的顺磁化效应，葡萄膜黑色素瘤呈现典型的短T1、短T2表现，行增强时表现为轻度增强，增强曲线为速升平台型。黑色素细胞瘤因富含色素也会表现短T1、短T2信号，但增强时不会强化，而脉络膜转移癌除无黑色素的特征表现外，增强也较黑色素瘤更为明显。

（3）荧光眼底血管造影术（FFA）和吲哚菁绿血管造影术（ICGA）：小的脉络膜恶性和色素瘤，当其表面的视网膜色素上皮层（RPE）完整时，其FFA可以是正常的。大的肿瘤影响到了RPE，则会出现典型的荧光造影改变。FFA早期表现为斑点状高荧光，晚期可出现弥漫性荧光渗漏。有丰富脉络膜血管的蘑菇形脉络膜恶性黑色素瘤会出现有诊断特异性的“双循环征”：动脉期或静脉早期，显示瘤体内脉络膜粗大血管影，视网膜血管完全充盈时则见脉络膜血管与视网膜血管同时充盈，即“双循环征”。ICGA：大多数情况下ICGA会显示瘤体内的血管荧光，一般在20秒内出现瘤体内异常血管荧光，几分钟后血管管壁可着色，20~30分钟后（后期）则出现血管渗漏。隆起度不高的肿瘤不能显示肿瘤内的血管，表现为持续性低荧光或表现正常。

（4）PET-CT：对于首诊患者，为了解有无转移的发生，以确定肿瘤的分期，决定随后的治疗，可行PET-CT检查，瘤体呈放射性摄取轻度增高表现。随访过程中，因为葡萄膜黑色素瘤90%以上患者首发转移部位为肝和肺，所以可以选择腹部彩超，MRI，胸部CT，腹部CT等检查，而不必把PET-CT作为常规筛查转移的手段。

（5）组织病理学：对于部分病例，从临床特点和其他辅助检查难以确诊的情况下，可以谨慎地通过细针穿刺活检，或者肿瘤局部切除获得细胞或组织标本行病理学检查。脱色素处理后根据梭形细胞和上皮细胞占比分为梭形细胞型，上皮细胞型和混合细胞型。梭形细胞型其中梭形细胞占比90%以上，预后相对较好；混合细胞型次之，此型临床最为常见，上皮细胞型中上皮细胞占比90%以上，预后最差。免疫组织化学标记物S-100、Melan-A、HMB-45、Bcl-2、Ki-67等有助于葡萄膜黑色素瘤的诊断，HMB-45特异性最高。

2 葡萄膜黑色素瘤的分期

黑色素瘤协作组根据肿瘤基底的大小和瘤体高度将肿瘤分为小、中，大三类。最大基底直径5~16mm，且高度在1.5~2.4mm之间的肿瘤定义为小肿瘤，瘤体最大基底直径不超过16mm，且高度在2.5~10mm之间的肿瘤定义为中型肿瘤，最大基底直径大于16mm，或者高度大于10mm的肿瘤定义为大型肿瘤。这种分期方法用于治疗方案的确定更为方便实用。

美国癌症联合会提出了葡萄膜黑色素瘤的TNM分期系统，这种分期方法对于预后的判断更为准确（表48-7-3）。T表示原发肿瘤特征，根据肿瘤的基底直径和高度将肿瘤分为T1，T2，T3，T4期，每期内根据有无睫状体受累，有无眼外蔓延及眼外蔓延病灶的大小进行a，b，c，d分级。N表示区域淋巴结受累情况，无淋巴结受累的为N0期，有淋巴结受累的为N1期。M表示肿瘤有无远处转移，无远处转移的为M0期，有远处转移的为M1期，在M1期中又根据转移灶的大小分为M1a-M1e期。美国癌症联合会还根据TNM分期来评估预后，根据风险将患者进行分类（表48-7-4）。

3 葡萄膜黑色素瘤的治疗

（1）定期观察：适用于所有小的肿瘤和部分中等大小的肿瘤。一般每6个月复查一次，同时作眼底照相与A和B型超声波检查，以便复查时比较。靠近视乳头和黄斑的肿瘤宜每2~3月复查一次。

（2）激光光凝治疗：适用于①小肿瘤，眼底观察或超声波扫描提示肿瘤有生长，瘤体距黄斑大于3mm和不在视乳头的边缘；②部分中等大小的肿瘤，瘤体距黄斑大于3mm；③其他方法如放射性巩膜板和肿瘤局部切除不能完全消灭肿瘤时的辅助光凝治疗

（3）经瞳孔温热疗法（Transpupillary Thermotherapy，TTT）：是用810nm激光经瞳孔使肿瘤内部温度升高至45~60℃，从而导致肿瘤坏死。TTT治疗操作方便，损伤小，但TTT的最大穿透深度为4mm，所以当肿瘤厚度大于3mm时最好联合敷贴放射治疗。

（4）巩膜外敷贴放射治疗，是一种近距离放疗，是中小肿瘤的首选治疗方式。常用的放射性粒子源为碘125，钌106等，在巩膜表面定位肿瘤基底后，将带有粒子源的敷贴器缝合，当肿瘤顶点放射剂量达到80~100Gy后，取出敷贴器。对于中等大小肿瘤，敷贴放射治疗与眼球摘除5年生存率相当，该治疗可有效地控制肿瘤，保存眼球和部分视力。后期需重视放射性视网膜病变的发生，以及放疗造成的持续轻度炎症而造成瞳孔粘连，以避免新生血管生成及瞳孔阻滞继发的青光眼。

（5）立体定向放疗或质子束放疗，是一种以带电荷的粒子为放射源的远距离放

射治疗。粒子束能形成特征性的Bragg峰，可以将能量集中释放到病变部位，靶向性好，对周围正常组织损伤小，可以对肿瘤形成较好的控制，但前节并发症发生率较高，费用也较为昂贵。

（6）肿瘤局部切除术，可分为经巩膜的外切除，和经玻璃体的内切除两种。前者适用于虹膜结节型肿瘤，睫状体及赤道前的脉络膜瘤体，后者适用于赤道后的脉络膜瘤体，小的基底直径会降低手术风险，提高成功率。成功的瘤体局部切除可以保留眼球和部分视力，还可以获得组织标本进行病理和基因诊断，为预后的判断提供更多信息。为防止切缘复发可辅以敷贴放疗，随访中复发者可以补充TTT治疗或敷贴放疗。肿瘤局部切除术创伤相对较大，风险较高，也要求术者具备良好的手术技巧和丰富的手术经验。

（7）眼球摘除术，对于大型肿瘤，侵及视神经或巩膜的肿瘤，经其他治疗继发青光眼，眼压难以控制者，以及严重焦虑，不适于保眼治疗者，应行眼球摘除术。术中对摘除眼球进行观察，如无瘤体穿透巩膜，眼球外蔓延的表现，可一期植入义眼台。如有眼外蔓延，应尽量切除色素病变组织，术后密切观察如6~12个月无局部复发，再行二期义眼台植入术。

（8）眶内容剜除术，对于眼球外蔓延，眶内组织侵犯者，应行眶内容剜除术。因为葡萄膜黑色素瘤局部复发的比例并不高，因此建议姑息性眶内容剜除，不必强求彻底摘除眶内软组织，术后可辅以外放疗，以期尽量小的破坏患者外观，提高患者生存质量。

（9）远处转移的治疗，葡萄膜黑色素瘤远处转移尚无明确有效的治疗方案，应尽可能参加临床试验。

4 葡萄膜黑色素瘤的随访和预后

对于保眼治疗患者，术后前两年应每3~6个月随访，观察肿瘤局部控制情况，每半年行肝肺体检，筛查有无转移发生。两年后可根据情况延长至每6~12个月随访，每年肝肺体检。

眼黑色素瘤协作组观察数据显示，5年及10年转移率，在大型肿瘤分别为35%和49%，在中型肿瘤分别为14%和26%。在中国5年及10年生存率分别为20%和30%。转移后1年生存率为20%，2年生存率为10%。

表48-7-2 美国癌症联合会第八版脉络膜和睫状体黑色素瘤分期

T分期	分期标准	N分期	分期标准	M分期	分期标准
				M0	临床分期无远处转移
T1	肿瘤大小1级	N1	区域淋巴结转移或存在眼眶肿瘤	M1	有远处转移

续表

T分期	分期标准	N分期	分期标准	M分期	分期标准
T1a	肿瘤大小1级，不伴睫状体累及，无球外生长	N1a	一个或一个以上区域淋巴结转移	M1a	最大转移灶的最大径≤3.0cm
T1b	肿瘤大小1级，伴睫状体累及	N1b	无区域淋巴结转移，但有与眼球不连续的独立肿瘤侵犯眼眶	M1b	最大转移灶的最大径3.1~8.0cm
T1c	肿瘤大小1级，不伴睫状体累及，伴球外生长，且最大径≤5mm			M1c	最大转移灶的最大径≥8.1cm
T1d	肿瘤大小1级，伴睫状体累及，且球外生长最大径≤5mm				
T2	肿瘤大小2级				
T2a	肿瘤大小2级，不伴睫状体累及，无球外生长				
T2b	肿瘤大小2级，伴睫状体累及				
T2c	肿瘤大小2级，不伴睫状体累及，伴球外生长，且最大径≤5mm				
T2d	肿瘤大小2级，伴睫状体累及，且球外生长最大径≤5mm				
T3	肿瘤大小3级				
T3a	肿瘤大小3级，不伴睫状体累及，无球外生长				
T3b	肿瘤大小3级，伴睫状体累及				
T3c	肿瘤大小3级，不伴睫状体累及，伴球外生长，且最大径≤5mm				
T3d	肿瘤大小3级，伴睫状体累及，且球外生长最大径≤5mm				
T4	肿瘤大小4级				
T4a	肿瘤大小4级，不伴睫状体累及，无球外生长				
T4b	肿瘤大小4级，伴睫状体累及				
T4c	肿瘤大小4级，不伴睫状体累及，伴球外生长，且最大径≤5mm				
T4d	肿瘤大小4级，伴睫状体累及，且球外生长最大径≤5mm				
T4e	任何肿瘤大小，伴有球外生长，最大径>5mm				

表 48-7-3　美国癌症联合会脉络膜和睫状体黑色素瘤预后分类

T	N0	N1
T1a	Ⅰ	Ⅳ
T1b-d	ⅡA	Ⅳ
T2a	ⅡA	Ⅳ
T2b	ⅡB	Ⅳ
T3a	ⅡB	Ⅳ
T2c-d	ⅢA	Ⅳ
T3b-c	ⅢA	Ⅳ
T4a	ⅢA	Ⅳ
T3d	ⅢB	Ⅳ
T4b-c	ⅢB	Ⅳ
T4d-e	ⅢC	Ⅳ
M1a-c	Ⅳ	Ⅳ

第八章

放疗及其他治疗手段

除前述章节中的治疗方法，近年来包括放疗在内的其他治疗方法也被用于黑色素瘤的治疗中，但因证据数量有限，研究质量参差，故还需进一步研究。

第一节 放疗

1 皮肤黑色素瘤的放疗

（1）推荐手术切缘

原位癌，推荐切除边缘0.5~<1cm；原发灶≤1.00mm，推荐切除边缘1.0cm；原发灶1.01~<2mm，推荐切除边缘>1.0~<2.0cm；原发灶2.01~4.00mm，推荐切除边缘2.0cm；原发灶>4.00mm，推荐切除边缘2.0cm。

（2）靶区勾画建议

GTVp（原发肿瘤区）：影像或者体格检查所见大体肿瘤、瘤床；

CTV（临床靶区）：原位癌外放1cm；厚度小于1mm者外放2cm；1~4mm或>4mm者外放3cm；

PTV（计划靶区）：CTV外放3~5mm形成。

根治性放疗的最佳剂量尚不明确，可选的分次剂量为2.5~3.5Gy/F、每周3~5次，等效生物剂量70~80Gy。

（3）淋巴结放疗原则

1）如有3个以上的受累淋巴结或转移直径大于3cm，则应考虑放疗，推荐剂量50~60Gy（1.8~2.5Gy/5F/周）。

2）术后放疗推荐于至少2枚淋巴结阳性或单个阳性淋巴结时直径>1cm/包膜外侵者；

3）黑色素瘤行淋巴结清扫术后，不建议常规进行放疗。

应由有经验的放射肿瘤医师确定淋巴结辅助外照射治疗的最佳方案。优先考虑IMRT或容积调强技术（VMAT）以降低淋巴结辅助放疗的毒性风险。

勾画建议

GTVp：影像或者体格检查所见大体肿瘤、瘤床；

GTVn（淋巴结转移区）：淋巴结短径大于≥10mm；短径不足10mm出现中央坏死或环形强化；短径<1cm的淋巴结但PET/CT提示代谢显著升高；同一高危区域内≥3个淋巴结，最大横断面短径≥8mm；淋巴结包膜外侵，无论淋巴结大小；临床高度怀疑转移但未达诊断标准的小淋巴结；

CTV1：CTV1在GTVn基础上适当外扩5~10mm形成的区域，根据周围解剖结构调整范围（转移淋巴结无包膜外侵则外扩5mm，有包膜外侵犯则外扩10mm，并根据周围有无侵犯肌肉等情况适当修改）；

CTV2：包括CTV1及需预防照射的中低危淋巴结引流区，转移淋巴结所在的淋巴引流区、需要预防照射的淋巴引流区；

*临床靶区根据各中心实际数据外扩3~5mm形成PTV。

目前尚未建立统一的放疗剂量，常用剂量如下所示（NCCN指南推荐）：

50~66Gy/25~33F/5~7周；

48Gy/20F/连续4周；

30Gy/5F/2周（每周两次或隔天1次）。

1.1 黑色素瘤脑转移的放疗

对存在脑转移者，应优先处理中枢神经系统（CNS）的病灶，以延迟或防止出现瘤内出血、癫痫或神经相关功能障碍。黑色素瘤脑转移的局部治疗（手术或放疗）应基于症状、脑转移灶的数目和部位综合考虑。

（1）SRS和分次立体定向放疗（SRT）

脑转移病灶<3个，首选立体定向或外科手术；病灶<6个，直径<4cm者，根据病灶部位可考虑立体定向放疗。

（2）全脑放疗（WBRT）

（1）全脑放疗仅推荐于颅内多发转移且不适合立体定向或神经外科手术者；

（2）临床症状、影像学或病理证实有脑膜转移，可考虑行WBRT治疗。

（3）单发脑转移行立体定向或手术治疗时，均不推荐联合全脑放疗；

（4）WBRT推荐方案：30Gy/10次，2周内完成；

1.2 黑色素瘤软组织转移灶和/或骨转移灶

合并疼痛或不稳定的骨转移患者，建议放疗，有骨折风险者，积极外科加固，防止骨折；脊柱骨转移合并椎管压迫者，推荐手术或尽早开始放疗；总剂量为35~36Gy，单次剂量为2.5~3.0Gy；如患者的预期寿命有限，可通过将单次剂量增加到

8Gy来缩短治疗时间。在累及周围软组织情况下，总剂量可能会增加到45Gy，单次剂量为2.5Gy。如果脊髓在照射野内，总辐射剂量不应超过40Gy。

2 肢端黑色素瘤的放疗

（1）淋巴结区复发的高危因素包括：临床显性淋巴结转移的囊外侵犯（肉眼或镜下）；腮腺受累淋巴结≥1个；颈部或腋窝受累淋巴结≥2个，腹股沟受累淋巴结≥3个，颈部或腋窝淋巴结≥3cm，和/或腹股沟淋巴结≥4cm。目前缺乏中国循证医学证据。

（2）骨转移瘤放疗指征：对有疼痛症状或即将出现症状骨转移灶，可选择放疗，具体剂量和分次没有统一规定，可选剂量方案有：8Gy/1次分割和多次分割（20Gy/5次分割、30Gy/10次分割、24Gy/6次分割）。靶区勾画参照ISRC推荐勾画。

（3）对存在脑转移者，处理原则同皮肤黑色素瘤脑转移患者。

（4）切除脑转移瘤后，可考虑术后对切除腔进行SRS，对较大的切除腔，建议总剂量分3~5次照射，可能助于改善局部转移控制：根据NCCTG N107C试验方案的瘤床残腔体积，较小残腔可采用最大剂量范围在12~20Gy单分割SRS方案治疗。

病灶<4.2 cc，接受20Gy病灶≥4.2 cc但<8.0cc，接受18Gy

病灶≥8.0 cc但<14.4cc，接受17Gy；

病灶≥14.4 cc但<20 cc，接受15Gy；

病灶≥20 cc但<30 cc，接受14Gy；

病灶≥30 cc但<5cm，接受12Gy；

一般来讲，单次分割辅助SRS不推荐用于空腔>5cm的病例。然而，较大的空腔可采用分次SRT治疗。潜在治疗方案包括但不限于：24~27Gy/3F 、25~35Gy/5f。

病灶>5cm，一般不推荐单次SRS作为辅助治疗。

对更大病灶，可行分次SRT，可选择的方案：24~27Gy/3次或25~35Gy/5次。

不建议黑色素瘤患者在切除术或立体定向放疗后进行辅助性全脑放疗。

（5）晚期恶性黑色素瘤脑转移辅助放疗参考皮肤黑色素瘤脑转移放疗原则。

（6）全脑放疗（WBRT）作为一线治疗方法。

1）WBRT并非黑色素瘤脑转移的首选，SRS/SRT通常是更优选的治疗方案。

2）对出现瘤负荷症状但无法行SRS/SRT者，可考虑行WBRT。

3）应充分考虑患者的个体倾向及治疗目标来衡量WBRT的利弊。

4）临床症状、影像学或病理证实有脑膜转移，可考虑行WBRT治疗。

5）WBRT推荐方案：30Gy/10次，2周内完成；37.5Gy/15次，3周内完成；20Gy/5次，1周内完成。

脑转移瘤完全切除或SRS后不推荐行WBRT。

3 黏膜黑色素瘤的放疗

（1）根据2022年北京大学肿瘤医院牵头联合全国4家中心纳入全球最大队列研究发表的黏膜黑色素瘤分期国际新标准进行疾病分期。

（2）放疗分为辅助放疗和姑息放疗，前者主要用于颈淋巴清扫术和某些头颈部黏膜MM的术后补充治疗，可进一步提高局控率；后者主要用于骨转移和脑转移。

（3）发生在鼻腔/鼻窦/鼻咽、口腔的黏膜黑色素瘤，术后辅助放疗能改善肿瘤局控率，但能否降低远处转移风险和延长生存期，目前证据尚不充足。建议于术后6周之内开始放疗，其疗效佳。应由有经验的放射肿瘤医师确定淋巴结辅助外照射治疗的最佳方案，优先考虑IMRT或容积调强技术（VMAT）。放疗范围应包括瘤床及颈部淋巴引流区域，口腔原发灶放疗仅限于局部极晚期或为了保护功能无法达到阴性切缘者，颈部高危区域（转移淋巴结数目≥2个，直径≥3cm，淋巴结结外侵犯，淋巴清扫后局部再次复发）可辅助行颈部淋巴引流区域放疗。在原发肿瘤切除困难或术前评估难以完全切除情况下，通过术前放疗降低肿瘤临床分期，部分病例能达到可手术切除条件、降低切缘阳性率。对不可切除局部晚期，原发灶放疗亦有助于局部肿瘤控制。

勾画建议

表 48-8-1

靶区	定义和描述
GTVp	影像或者体格检查所见大体肿瘤
GTVn	淋巴结短径大于≥10mm；短径不足10mm出现中央坏死或环形强化；短径<1cm的淋巴结但PET/CT提示代谢显著升高；同一高危区域内≥3个淋巴结，最大横断面短径≥8mm；淋巴结包膜外侵，无论淋巴结大小；临床高度怀疑转移但未达诊断标准的小淋巴结
CTV1	CTV1在GTV基础上适当外扩5~10mm形成的区域，根据周围解剖结构调整范围（转移淋巴结无包膜外侵则外扩5mm，有包膜外侵犯则外扩10mm，并根据周围有无侵犯肌肉等情况适当修改）
CTV2	包括CTV1及需预防照射的中低危淋巴结引流区，包括高风险窦腔/口腔区域和间隙、转移淋巴结所在的淋巴引流区、需要预防照射的淋巴引流区

*各靶区根据各中心实际数据外扩3~5mm形成PTV。

·对初诊N0的鼻腔/鼻窦黏膜恶黑：在充分平衡利弊情况下行同侧颈部区域淋巴结照射，包括同侧颈部Ⅰ–Ⅲ淋巴结引流区。

·对初诊N0的口腔/口咽黏膜恶黑：应常规行预防性颈部淋巴引流区照射，包括双侧颈部Ⅰ–Ⅲ淋巴结引流区。

·对初诊N1的头颈部黏膜恶黑患者：需行双侧淋巴结引流区照射，包括双侧Ⅰ–Ⅲ区，对于阳性淋巴结侧至少预防照射下一站引流区。

剂量建议

表 48-8-2

治疗类型	pGTVp、pGTVn	PTV1	PTV2
术前放疗	50~55Gy（2~2.2Gy/f）	50Gy（2Gy/f）	
根治性放疗	70Gy（2~2.2Gy/f）	63~70Gy（2~2.2Gy/f）	54~60Gy（1.63~2Gy/f）
术后放疗（R0）		60~66Gy（2Gy/f）	54~60Gy（1.63~2Gy/f）
术后放疗（R1/2）	66~70Gy（2~2.2Gy/f）	60~66Gy（2Gy/f）	54~60Gy（1.63~2Gy/f）

其他部位黏膜黑色素瘤放疗剂量目前缺乏中国循证医学证据。

常用剂量：50~66Gy/25~33F/5~7周

48Gy/20F/连续4周

30Gy/5F/2周

（4）脑转移灶的放疗

对存在脑转移的患者，应优先处理中枢神经系统（CNS）病灶，以延迟或防止出现瘤内出血、癫痫或神经相关功能障碍。黑色素瘤脑转移的局部治疗（手术或放疗）应基于症状、脑转移灶的数目和部位整合考虑。治疗原则同肢端黑色素瘤脑转移治疗原则。

（5）晚期黑色素瘤的放疗

对脑转移灶，SRS可作为一线治疗或辅助治疗。全脑放疗可作为一线治疗，也可考虑作为辅助治疗，但作为辅助治疗时疗效不确切，需结合患者个体情况综合选择。具体治疗原则同肢端黑色素瘤晚期黑色素瘤的放疗原则。

第二节　放射治疗-重离子放射治疗

放疗是不能进行手术的恶性黑色素瘤重要的局部治疗方法。其中高LET射线重离子 $^{12}C^{6+}$特有的放射生物学效应表现为：能量沉积在射程末端，侧向散射小，剂量边缘清晰，有利于精确治疗（毫米量级），此外，重离子 $^{12}C^{6+}$还具有较高的生物学效应，不依赖细胞周期且诱导细胞死亡的方式多样，有较低的氧增强比，与常规射线治疗相比，重离子 $^{12}C^{6+}$治疗辐射抗拒性肿瘤具有更大优势，更加适于常规放疗不敏感的肿瘤。重离子 $^{12}C^{6+}$放疗是黏膜恶性黑色素瘤的有效疗法，且对术后局部复发风险高的患者，辅助性放疗对肿瘤的控制也具重要意义。

1　恶性黑色素瘤重离子放疗适应证

（1）诊断明确，患者KPS评分≧70分；

（2）肿瘤病灶无法手术切除，或手术易造成严重残疾、影响美容者；

（3）术后残留或者手术安全边界不足；

（4）出现远处转移行姑息性放疗；

（5）不愿意接受再次手术治疗而自愿选择放射治疗的患者；

（6）再次采用重离子治疗应该与初次放疗时间间隔1年左右。

2　恶性黑色素瘤放疗原则

目前缺乏高级别循证医学证据。下列放疗建议来源于临床研究、病例报道、病例回顾性分析。

表48-8-3

恶性黑色素瘤重离子 $^{12}C^{6+}$ 放疗建议	
放疗用 射线类型 重离子 $^{12}C^{6+}$ 射线	
放疗技术	点扫描或2D均匀扫描技术放疗，碳离子束能量为100~200MeV/u，Bragg峰位展宽80~100mm，可酌情加置50~100mm补偿器优化射线分布。
处方剂量	不可切除皮肤恶性黑色素瘤及黏膜恶性黑色素瘤放疗建议处方剂量：55~70GyE/6~16次，每天一次，每周4~5次。 可据肿瘤部位、病灶大小、是否同步化疗、靶向免疫治疗调整总剂量和剂量分割模式。目前缺乏重离子 $^{12}C^{6+}$ 射线联合同步靶向治疗、免疫治疗的注册临床研究数据；有日本NIRS研究所Koto等进行了129例重离子 $^{12}C^{6+}$ 同步化疗研究。指南推荐剂量单位GyE定义为碳离子物理剂量乘以碳离子相对生物学有效性（RBE），通常碳离子的RBE设定为3.0。
放疗 定位方式 放疗靶区勾画、 计划评估、 放疗实施	根据不同病灶部位选择合适的体位固定方式，选择符合放疗计划要求的CT模拟定位范围、扫描条件、扫描层厚、及FOV。MRI模拟定位扫描序列为T1、T2、T1增强和T2抑脂，条件容许时建议CT与MRI相同体位下扫描，并进行图像融合后勾画靶区，(同常规光子射线)。 靶区勾画：GTV为影像学可见的肿瘤，CTV=GTV+5mm，PTV=CTV+3mm。 计划评估：90%等剂量线覆盖整个肿瘤计划靶体积，靶区内剂量尽可能均匀。根据不同部位和器官设置危及器官限量值，具体参考重离子射线照射正常组织危及器官限量值（GyE）。 治疗实施：建议给予患者每次碳离子治疗前均执行ci-GPS图像配准，治疗师根据骨性标志进行配准调整，配准完成须有审核医师通过后方可执行碳离子治疗。
疗效评估	浅表部位恶性黑色素瘤在碳离子治疗全过程中，建议每日对患者患处皮肤进行拍照记录，至整个治疗结束。 患者治疗至中期、第16次、治疗后半年、治疗后1年行CT或MRI检查，以影像结果可测量的瘤体三维方向最大径为依据评价疗效。

第三节 皮肤恶性黑色素瘤重离子放疗

1 不可切除皮肤恶性黑色素瘤重离子放疗

一般认为恶性黑色素瘤对常规低LET射线（高能X射线、电子线及60Coγ线）敏感性低，这主要是由于恶性黑色素瘤细胞受照射后生存曲线的肩段较宽 表明该细胞受照射后亚致死性损伤的修复能力强。高LET射线照射后细胞无亚致死损伤因此也无亚致死损伤修复。Blake等报道单纯7.5MeV中子束治疗恶性黑色素瘤患者照射剂量为15.6Gy/12f，结果71%病灶达CR，29%病灶达PR 中位生存时间14.5个月，主要死因为远处转移。研究结果显示：高LET射线治疗恶性黑色素瘤局控制较高，但仍需要综合治疗以期获得更好的无病生存率。蔡宏懿等报道，2006年12月~2009年3月采用中科院近代物理研究所重离子研究装置（HIRFL）浅层肿瘤治疗终端治疗13例皮肤肢端恶性黑色素瘤，年龄54~74岁，给予60~70GyE/6~7Fr（1例66GyE/12Fr）。结果：76.92%病灶达CR，23%病灶达PR，发生皮肤不良反应I级38.46%，Ⅱ级15.38%，1例出现Ⅲ级不良反应，其中2例恶性黑色素重离子束放疗后13、15个月因远处脏器转移而死亡。李莎等采用重离子加速器国家实验室的碳离子治疗终端，对12例恶性黑色素瘤进行重离子束（$^{2}C^{6*}$）放疗，其中手术后复发9例，原发3例，鼻腔、副鼻窦Ⅲ期3例，皮肤Ⅰ期2例，Ⅱ期3例，Ⅲ期2例，淋巴结转移瘤2例，分布于头颈部、躯干、下肢、足部。总照射剂量为60~70GyE，分为6~12次，4~6GyE/d，7次/周，近期疗效为有效率（完全缓解+部分缓解）达100%，1年、3年、5年生存率分别为100%、70%、30%，1年、3年、5年局控率分别为100%、80%、65%，同时也出现了一些不良反应，3例于眼睑、颌面部皮肤出现3级急性放射性反应，表现为黏膜水肿、充血、皮肤破溃，另2例于大腿部出现2级急性放射皮肤反应，表现为水泡和周围轻度红肿。

2 转移皮肤恶性黑色素瘤放疗

转移的Ⅳ期黑色素瘤患者中位生存时间8月（±2月），除据基因检测结果选择全身系统药物治疗外，对局部病灶产生影响患者生活质量的症状需给予局部放疗。淋巴结转移、脑转移、骨转移、肝转移，目前仍缺乏前瞻性研究结果。可据临床研究结果及经验总结，进行重离子放疗。

3 放疗安全性评估

应充分考虑肿瘤复发位置、肿瘤大小、初治放疗剂量及初治放疗的时间间隔。制定毒副反应的预防措施及治疗方案。

第四节 黏膜恶性黑色素瘤重离子放疗

黏膜黑色素瘤位于体内被覆黏膜的任何部位，但临床统计显示，黏膜恶性黑色素瘤约50%位于头颈部是中国发病率较高的黑色素瘤亚型，且因为其发病部位较分散，预后因素不明确。黏膜恶性黑色素瘤不同于皮肤恶性黑色素瘤，发病部位较隐匿，患者就诊时多处于中晚期，大多已失去手术机会，且肿瘤转移率高，易复发、预后差。提高肿瘤局部控制率及减少复发转移率是治疗黏膜恶性黑色素瘤的主要目标，放疗对不能进行手术的黏膜恶性黑色素瘤的治疗具重要意义。但恶性黑色素瘤对常规射线不敏感，具辐射抵抗性，导致常规射线在临床治疗黏膜恶性黑色素瘤中受限。

1 头颈部黏膜恶性黑色素瘤

黏膜恶性黑色素瘤：原发于头颈部恶性黑色素瘤好发于鼻窦，局部易复发和远处易转移且对光子治疗和化疗敏感性较差，通常以手术为主。因其远处转移率高，全身治疗尤其免疫治疗有助提高疗效。头颈部黏膜恶性黑色素瘤光子治疗3年LC率为36%~61%，5年OS率约30%。质子、重离子治疗可提高恶性黑色素瘤LC率，但远处转移仍是治疗失败主要原因，联用化疗后OS率明显提高。日本一项研究针对局限性鼻腔鼻窦黏膜恶性黑色素瘤采用总量60GyE大分割（4GyE/次，3次/周）质子治疗了14例患者，3年LC、OS率分别为86%、58%。随后有Ⅱ期临床研究入组32例患者，首要观察终点1年LC率为75.8%（预期为75%），3年OS率为46.1%，远处转移仍是治疗失败主要原因，占死亡原因的93.3%。日本兵库粒子治疗中心使用65~70.2GyE分26次质子或碳离子治疗局限性头颈部黏膜恶性黑色素瘤，2年LC率约70%，OS率约60%。日本NIRS在1994~2004年间采用单纯碳离子（总量52.8~64GyE分16次4周完成）治疗72例头颈部黏膜恶性黑色素瘤患者，5年LC率高达84.1%，但5年OS率仅27.0%。此后，NIRS在放疗同期使用了DAV方案化疗，5年OS率明显提高至54.0%。

2012年日本NIRS研究所等报道一项重离子 $^{12}C6+$ 放疗头颈部肿瘤的Ⅱ期临床研究，纳入236例患者均为局部进展期，放疗剂量为57.6Gy E/16次/4周，85例黏膜恶性黑色素瘤患者的5年局控率为75%，优于腺样囊性癌（n=69，73%）、腺癌（n=27，

73%）、乳头状腺癌（n=13，61%）和鳞癌（n=12，61%），且明显优于肉瘤（n=14，24%）。2017年日本NIRS研究所Naganawa等报道了重离子 ^{12}C6+治疗19例口腔黏膜恶性黑色素瘤的长期疗效，放疗剂量为57.6Gy E/16次/4周，5年局控率、无进展生存率和总生存率分别为89.5%、51.6%和57.4%。2018年日本NIRS研究所Masashi等回顾性分析458例接受重离子 ^{12}C6+放疗局部晚期鼻腔和鼻窦恶性肿瘤的安全性和有效性，纳入患者393例为原发肿瘤，65例为复发肿瘤，肿瘤位于鼻腔（n=263）、上颌窦（n=109）、筛窦（n=71）和其他位置（n=15），组织学类型为黏膜恶性黑色素瘤（n=221，48%）、腺样囊性癌（n=122，27%）、鳞状细胞癌（n=31，7%）、嗅神经母细胞瘤（n=30，7%）、腺癌（n=21，5%）和其他类型（n=33，7%）。所有患者均接受了重离子 ^{12}C6+治疗，中位随访时间为25.2个月（1.4~132.3个月），2年局控率和总生存率分别为84.1%和79.6%，其中黏膜恶性黑色素瘤的2年总生存率为68.0%，17%患者出现3~4级毒副反应，其中以视觉障碍最常见。

2012年日本NIRS研究所Hasegawa等分析96例接受重离子 ^{12}C6+联合化疗的头颈部黏膜恶性黑色素瘤患者，放疗总剂量为57.6Gy E/16次/4周，在照射的第1周和最后1周进行同步DAV方案化疗（达卡巴嗪120 mg/m2静滴，d1~d 5；尼莫司汀70 mg/m^2静滴，d1；长春新碱0.7 mg/m2静滴，d1）；在重离子 ^{12}C6+放疗后序贯3个周期DAV方案化疗，3、5年局控率分别为84%和82%，3、5年总生存率分别为67%和59%，中位随访35.9（3.3~107.1个月）中未见严重毒副作用。2017年日本NIRS研究所Koto等对重离子 ^{12}C6+放疗260例头颈部黏膜恶性黑色素瘤患者的有效性和安全性进行评估，其中鼻腔178例、鼻旁窦43例、口腔27例、咽部12例，放疗剂量为57.6Gy E/16次/4周，129例接受同步放化疗，放疗第1周和最后1周同步DAV方案化疗（达卡巴嗪120 mg/m^2静滴，d1~d5；尼莫司汀70 mg/m^2静滴，d1；长春新碱0.7 mg/m^2静滴，d1），重离子 ^{12}C6+放疗结束后序贯3个周期的DAV方案，中位随访22（1~132）个月，2年局部控制率和总生存率分别为83.9%和69.4%。34例（13.1%）发生3~4级毒副反应，其中3级27例、4级7例（5例同侧失明、1例黏膜溃疡和1例继发性恶性疾病），无1例发生治疗相关性死亡。2019年日本Takayasu等 报道21例头颈部黏膜黑色素瘤重离子 ^{12}C6+放疗联合DAV方案化疗，放疗剂量为57.6~64.0Gy E/16次/4周，放疗开始前化疗1个周期，结束后序贯3个周期DAV方案化疗，3年局控率、无进展生存率和总生存率分别为92.3%、37.0%和49.2%，所有患者均未见3级及以上毒副反应。表明头颈部黏膜恶性黑色素瘤患者经重离子 ^{12}C6+放疗联合DAV方案化疗后能有效提高局控率和总生存率且毒副反应可耐受。

2 泌尿生殖系黏膜恶性黑色素瘤

泌尿生殖系恶性黑色素瘤好发于女性阴道、外阴及宫颈等部位，恶性程度高，预后不良。2014年日本NIRS研究所Karasawa等分析重离子 $^{12}C6+$ 放射治疗23例妇科黏膜恶性黑色素瘤患者（阴道14例、外阴6例和宫颈3例），22例放疗剂量为57.6Gy E/16次/4周，1例为64Gy E/16次/4周，每周4天，平均治疗时间25（24~28）天，中位随访时间17（6~53）个月。全组的3年局部控制率和总生存率分别为49.9%和53.0%，治疗过程中除1例出现3级肠道、泌尿系和皮肤放射性反应外，其余患者均无3级以上毒副反应。随更多研究验证，C-ion RT可能成为子宫颈恶黑治疗的替代选择。

2019年日本NIRS研究所Murata等回顾性分析37例重离子 $^{12}C6+$ 放疗泌尿生殖系恶性黑色素瘤的效果，其中阴道22例、外阴12例和宫颈3例，平均年龄71岁，平均随访23（5~103）个月，其中存活患者中位随访53（16~103）个月；全组30例获完全缓解，2年局控率、无进展生存率和总生存率分别为71%、29%和53%。2019年意大利Barcellini等报道2016年1月至2017年2月收治的4例接受重离子 $^{12}C6+$ 放疗的患者（宫颈1例+阴道3例），放疗剂量为68.8Gy E/16次/4周，中位生存期为11.41个月，无严重毒副反应。重离子 $^{12}C6+$ 治疗泌尿生殖系黏膜恶性黑色素瘤临床疗效较好，可能成为一种安全的非侵入性疗法，但临床研究还需更长的随访时间和更多的数据来评估其有效性和晚期毒副反应。

3　消融治疗黑色素瘤

消融治疗是恶黑转移瘤治疗的重要手段，包括冷消融、热消融两大类。冷冻治疗是一种应用低温消除病变组织，通过即刻损伤和延迟损伤两种方式实施治疗。即刻损伤是冷冻和复温对组织和细胞的直接作用，延迟损伤则是微循环衰竭和冷冻诱发的免疫反应所致。口腔黏膜黑色素瘤冷冻消融治疗专家共识对此技术进行推荐。热消融技术主要包括微波消融与射频消融是目前热消融应用最广泛的两种消融方式。相比RFA，MWA可在短时间内产生更大的球形消融区，效率更高，但术中疼痛更重。肺组织内有大量气体具有低电导率及低热传导性，因而热传导性好、消融范围大、受血流及碳化影响小的MWA技术在肺肿瘤的消融治疗中具有更大优势。目前国内外应用热消融治疗黑色素瘤的研究相对较少，但对肝、肺转移瘤的疗效满意，同时能促进免疫功能。

4　黑色素瘤血管介入治疗

（1）血管介入治疗是一种微创的手术疗法，主要通过x线引导设备，如数字减影血管造影（digital subtraction angiograpy，DSA）设备的引导下，将导丝和导管置入靶血管腔内，然后对病变进行治疗。血管介入治疗创伤小，恢复较快，是一种恶性肿瘤的微创疗法。肿瘤血管介入治疗主要方法为动脉灌注化疗及动脉栓塞化疗，在肝癌、消化道肿瘤、肺癌等多个癌种广泛应用。不可手术或复发肢端黑色素瘤、黏膜黑色素瘤、皮肤黑色素瘤，黑色素瘤肝转移可参照其他瘤种行血管介入治疗。

（2）肝动脉灌注化疗（Hepatic Artery Infusion Chemotherapy，HAIC）在原发性肝癌治疗中的应用越来越广泛，在肝转移瘤的治疗中亦有应用。在黑色素瘤肝转移治疗中，有报道使用肝动脉插管或肝动脉泵，行淋巴细胞删除性化疗（福莫司汀+达卡巴嗪），化疗后立刻进行自体细胞因子诱导的杀伤细胞回输，并同时应用白介素-2、粒细胞巨噬细胞集落刺激因子治疗，28天为一周期。对进展期黑色素瘤肝转移患者，可明显改善患者的疾病控制率，无进展生存期、总生存期有延长趋势，毒副作用可耐受，是一种有良好前景的治疗模式。

（3）应用抗癌药马法兰在高温下隔离肝灌注（Isoalted Liver Perfusion，ILP）技术治疗黑色素瘤肝转移，是一种微创技术，可重复进行，可能提供更好生存率。

（4）不可手术或复发肢端黑色素瘤、黏膜黑色素瘤、皮肤黑色素瘤，黑色素瘤肝转移可行动脉灌注化疗或动脉栓塞化疗，作为局部、姑息治疗，降低肿瘤负荷。与全身给药相比，肝动脉治疗理论上增加肿瘤对抗癌药物的暴露，并使正常组织剂量最小化。可使用达卡巴嗪、顺铂、更生霉素等药物灌注化疗，肝动脉灌注白蛋白结合型紫杉醇的临床研究有阳性结果报道，最大耐受剂量（MTD）为220 mg/m^2，在伴肝转移的黑色素瘤患者显现罕见的客观反应。超液化碘油、栓塞微球、明胶海绵、PVC颗粒等可作为供血动脉栓塞材料。肝动脉化疗栓塞治疗黑色素瘤的肝显性转移是一种安全的疗法。

（5）CheckMate 067研究中，纳武利尤单抗联合伊匹木单抗治疗晚期黑色素瘤中位无进展生存期为11.5个月（95%CI8.7－19.3），无进展生存风险比为0.42（95%CI0.35-0.51；P<0.0001）；4年随访的分析结果显示，在晚期黑色素瘤患者中，纳武利尤单抗加伊匹单抗或单独使用纳武利尤单抗可获得持久、持续的生存获益。

（6）国内有临床中心应用帕博利珠单抗联合伊匹木单抗动脉灌注治疗晚期黑色素瘤；也有帕博利珠单抗治疗晚期黑色素瘤的不良事件及相关性分析报道。结合肝动脉灌注化疗，肝动脉栓塞治疗晚期黑色素瘤肝转移，国内外均有相关报道。多项研究证实冷冻消融可激活免疫治疗效应，冷冻消融联合帕博利珠单抗动脉灌注治疗晚期黑色素瘤已有报道。该研究中，整个队列和皮肤黑色素瘤患者的总缓解率分别为26.7%（95%置信区间CI4.3-49.0）和33.3%（95% CI 2.5-64.1）。在一线静脉注射帕博利珠单抗治疗失败的部分患者的比例（2/6；33.3%）中观察到临床反应。中位总PFS时间和肝脏PFS时间分别为4.0个月（95%CI2.5-5.5）和5.73个月（95%CI1.1-10.4）月。帕博利珠单抗对伴有肝转移的黑色素瘤患者表现出积极的临床活性和良好的安全性。

（7）加载了化疗药物，如阿霉素的微球被超选择性送入肿瘤供血血管（肿瘤滋养血管）内，缓慢并可控释放在肿瘤病灶组织内，起双重治疗作用，即为DEB-TACE（Drug-eluting Beads-Transarterial Chemoembolization，DEB-TACE）。D-TACE是肿瘤供血动脉栓塞与局部持续化疗的整合，是治疗不可切除黑色素瘤肝转移的一种治疗选择。

（8）钇-90微球经动脉放射性栓塞［Y90-TARE，又称钇-90微球选择性内放射治疗（Y90- SIRT）］是一种整合介入与放疗的新兴肝恶性肿瘤局部微创疗法，能高选择性地经肿瘤供血血管将具有肿瘤杀伤效应剂量的放射微球注射到肿瘤内，而对正常肝脏影响较小。越来越多文献支持它在原发性肝癌和继发性肝恶性肿瘤中使用，包括肝内胆管癌，以及来自神经内分泌癌、黑色素瘤和乳腺癌的肝转移瘤。Y90微球放射栓塞可作为黑色素瘤肝转移的有效疗法，术前应注意患者的选择，以降低并发症发生率。

5 黑色素瘤的光动力治疗

光动力疗法（photodynamic therapy，PDT）是一种新的治疗技术，已被用于皮肤恶性肿瘤中。近年来在黑色素瘤中也进行了数项体外和体内研究以检验PDT的疗效，结果表明，PDT可能是黑色素瘤患者十分有希望的辅助治疗。虽尚未用于治疗临床黑色素瘤患者，研究已用于治疗临床前黑色素瘤小鼠模型。

PDT是结合光敏剂、激发光、氧分子来治疗肿瘤的一种非侵入性疗法。光敏剂通过静脉注射或口服方式进入血液和组织器官，在肿瘤组织中特异性聚积，与正常组织形成浓度差，使用特定波长的光照射，光敏剂激活，产生具有细胞毒性作用的氧自由基，从而高度选择性地破坏瘤细胞和肿瘤血供，达到治疗肿瘤的目的。PDT既可通过直接的光损伤诱导瘤细胞凋亡和坏死、抑制肿瘤血管生成，也可诱发炎症反应间接增强抗肿瘤免疫应答，从而对原发病灶和转移病灶同时发挥控瘤作用。

光敏剂是PDT研究的核心，理想的光敏剂应满足高靶向性、低毒性等特点。PDT中使用到的光敏剂大多数为卟啉、氯、细菌氯和酞菁。光敏剂根据历史发展，分为第一代、第二代和第三代。第一代为复杂天然混合物，如血卟啉衍生物，第二代为合成化合物，包括来源于卟啉、菌蔚、酞菁、氯等。第一代光敏剂易制成水溶性制剂，但光毒性大，靶向性和稳定性差；相比而言，第二代光敏剂具有更好的光稳定性和更长的波长吸收，从而具有更高的组织穿透性，活性氧生成的量子产率更高，肿瘤选择性更强，但其在水中的溶解度差，限制了静脉给药途径，需要寻找新的给药技术。第三代光敏剂将第二代光敏剂与单克隆抗体或其他小的生物活性分子偶联，或封装到载体中，对瘤组织具更高亲和力，从而减少对周围健康组织的影响。

现有光敏剂存在溶解度差、稳定性有限和从体内快速清除的问题，阻碍了疗效。纳米技术可以解决有限的溶解度、光学吸收和肿瘤靶向能力等难题。由于纳米结构的高表面积体积比，使药物可被包裹或结合到纳米颗粒上。纳米颗粒具有高渗透性和保留效应等特点，可减少淋巴滤过并增加药物摄取，特别是在瘤细胞中。该过程包括使用纳米技术直接修饰光敏剂或通过纳米载体递送光敏剂，可增强光敏剂靶向特定肿瘤部位的能力，提高了PDT有效疗效。

协同驱动自组装通过两种药物共价结合已被证明具有很高的药物装载能力。药物本身既为载体也为货物的自组装体常表现出良好的稳定性。中山大学附属第七医院潘逸航所在课题组设计了一种多酚结构的Ir（Ⅲ）双光子光敏剂，利用多酚能与Fe^{3+}配位驱动组装成纳米聚合物Ir-Fe NPs 。引入的Fe^{3+}与Ir（Ⅲ）双光子光敏剂用于化学动力学疗法和光动力疗法联合治疗。为了提供肿瘤选择性，纳米聚合物被外泌体进一步包裹。所生成的纳米颗粒能有效抑制肿瘤生长并防止恶性黑色素瘤转移的发展。上海市皮肤病医院/同济大学附属皮肤病医院设计了新型水溶近红外光敏剂氮杂氟硼二吡咯（Aza-BODIPY），新合成的光敏剂水溶解性显著提高，另外这些光敏剂的摩尔吸光系数均有一定程度增加，并保持了较好的荧光量子产率及单线态氧量子产率。新型Aza-BODIPY光敏剂1a具有水溶性好、近红外吸收、代谢快等优点，并显示了强效的体内外抗黑色素瘤活性。另外研究表明新型Aza-BODIPY光敏剂1a还可作为有效的免疫引发剂诱导免疫效应。

2022年上海药物所李亚平团队开发了一种基质金属蛋白酶（MMP-2）响应的促渗透纳米粒，通过促进药物瘤内渗透，同步调控CTLs和瘤细胞的胆固醇代谢行为，改善CTLs功能，协同增强光动力-免疫治疗控瘤效果。该研究制备了脂质纳米囊泡共包载MMP-2酶敏促渗肽修饰的光敏剂PPa和胆固醇酯化酶抑制剂阿伐麦布，阿伐麦布被释放后可同时抑制肿瘤浸润性CD8+ T细胞和瘤细胞的胆固醇代谢，恢复T细胞的功能，抑制肿瘤细胞迁移，使瘤细胞处于有效的免疫监视，协同PDT激活的免疫应答杀伤肿瘤。

复旦大学/天津大学仰大勇教授与天津大学姚池教授合作发展了由多价光动力单元、免疫激活单元和外泌体杀伤单元组成的智能DNA水凝胶，实现了肿瘤免疫治疗和光动力治疗的高效协同。这种智能DNA水凝胶由两种通过滚环扩增反应合成的超长DNA单链组装而成。其中一条DNA链含有免疫佐剂寡核苷酸（CpG ODN），以及用于装载自然杀伤（NK）细胞外泌体的多聚适配体（AptCD63）；另一条DNA链含有多价鸟嘌呤四联体（G4），用于装载光动力元件。智能DNA水凝胶在体外高效捕获NK细胞来源的外泌体；之后负载用单硬脂酸甘油三酯（TGMS）预包覆HhaI酶形成的纳米颗粒。将智能DNA水凝胶注射到肿瘤部位，肿瘤区域炎症环境中含有的基质金属蛋白酶裂解TGMS的酯键释放出HhaI酶，降解水凝胶并释放出功能单元。NK细胞来源外泌体含有的穿孔素和凋亡相关蛋白发挥控瘤作用。CpG ODN激活抗原递呈细胞发挥免疫疗效。在小鼠黑色素瘤原位模型中，智能DNA水凝胶显著抑制了肿瘤的生长，抑制率高达91.2%。

在临床应用中关于PDT治疗黑色素瘤鲜有报道，还需更多转化研究使PDT从临床前研究迈入临床研究，这研究对PDT治疗恶性黑色素瘤至关重要。

第九章

皮肤和肢端黑色素瘤健康管理指南

在没有明确数据的情况下，对于黑色素瘤患者的后续随访方法，各方意见差异很大。关于监测方法和检查或其他测试的频率存在争议。对于NED（无疾病证据）患者的持续监测的直接临床目标是识别复发或第二原发黑色素瘤，同时持续监测对于改善生存率、患者生活质量以及一些监测方法相关的风险暴露的长期影响也很重要，因此黑色素瘤患者需要接受指导进行终生定期的皮肤和周围淋巴结（LN）自我检查。鼓励临床医生科普对于可能增加未来（新原发）黑色素瘤风险的行为采取的防护措施。这包括在日晒高峰时段避免日晒、使用防晒服装/帽子/眼镜以及在户外时定期涂抹宽谱防晒霜以保护暴露的皮肤，特别是对于紫外线敏感/肤色较浅的个体。对于淋巴结检查不确定的患者，应考虑短期随访和/或相应的影像学检查（首选超声或CT），并根据需要进行成像引导的活检。目前所有关于复发风险、监测和生存的可用数据都是基于曾经的化疗时代治疗的患者，并非当前的靶向治疗或检查点免疫治疗。需要前瞻性分析来确定使用新型靶向治疗和免疫治疗是否会影响无症状高风险患者的监测建议。

根据分期随访策略

表 48-9-1

0期 原位癌	每年至少进行一次皮肤的重点体格检查和病史询问； 不推荐常规血液检测； 不推荐对无症状复发或转移性疾病进行常规影像学筛查
Ⅰ A－Ⅱ A 期 NED	每6–12个月进行一次淋巴结和皮肤的重点体格检查，持续5年，然后根据临床情况每年进行一次； 不推荐常规血液检测； 根据特定症状或体征进行影像学检查

续表

ⅡB-Ⅲ期 NED	体格检查（特别关注淋巴结和皮肤）：前两年每3至6个月1次，接下来三年每3至12个月1次，之后根据临床需要每年1次； 除非用于治疗后监测，否则不推荐常规血液检查； 根据具体的体征或症状需要进行影像学检查：考虑在前两年每3至12个月进行1次影像学检查，然后在接下来的三年内每6至12个月进行1次，以便筛查复发或转移性疾病； 不推荐在3至5年后对无症状的复发或转移性疾病进行常规影像学筛查； 存在微卫星病灶的患者应更频繁地进行随访，因为他们的复发风险更高 对ⅢC期患者进行3年的定期监测中枢神经系统（CNS）影像学可能避免了部分因出现症状的CNS复发。然而，超过三年的脑部MRI监测收益低，因此可能不太有用
Ⅳ期 NED	Ⅳ期患者随访频率及检查参照ⅡB-Ⅲ期患者原则 诊断后应测量血清乳酸脱氢酶（LDH）水平和血清S100蛋白水平，PET-CT扫描可帮助进一步明确CT扫描上不确定的病变 先前脑部转移增加了新的脑转移风险，且脑肿瘤负荷减少时治疗成功率增加；因此，对于有先前脑转移的患者，建议更频繁地使用脑部MRI进行监测

注释

a.随访计划受到复发和新原发黑色素瘤风险的影响，这取决于患者/家族黑色素瘤病史、痣的数量和/或不典型痣/异形痣的存在。

b.通过临床和家族病史可以识别出可能通过多基因检测显示有皮肤和葡萄膜黑色素瘤、星形细胞瘤、间皮瘤以及乳腺、胰腺和肾脏癌增加遗传风险的患者。这些信息可以指导对适当患者及其亲属进行监测和早期发现的建议。

c.考虑在存在三个或更多侵袭性皮肤黑色素瘤，或个人或家族中有侵袭性黑色素瘤、胰腺癌和/或星形细胞瘤诊断的情况下，进行p16/CDKN2A突变检测的遗传咨询转诊。

d.对于有一级亲属被诊断患有胰腺癌的侵袭性皮肤黑色素瘤患者，建议进行包括CDKN2A在内的多基因组检测。

e.对于可能含有黑色素瘤易感性突变的其他基因的检测可能是必要的（发展单个或多个原发性黑色素瘤的风险因素）。

f.监测的持续时间和间隔应根据疾病分期和复发风险因素的评估来确定。避免不必要的侵入性检查或过高的治疗期待，避免增加患者焦虑以及过高的医疗费用。

g.前哨淋巴结沉积物最大直径<0.3mm的ⅢA期患者显示出与病理分期IB（T2aN0）黑色素瘤患者相似的5年特异性生存率，考虑到进行较少强度的放射学监测和随访。

h.在未进行CLND的SLNB阳性患者中，一般推荐进行区域淋巴结超声检查，前提是具备相应专业技术。根据两项前瞻性随机试验（MSLT-Ⅱ和DeCOG），临床检查和超声/影像监测的频率应保持一致：前两年每4个月1次，然后第3至第5年每6个月1次，将淋巴结超声的频率与断层成像同步也是可以接受的。

i.在具备放射学专业技术的情况下，如果未进行SLNB或技术上不可行，可以在高风险（例如T3/T4）黑色素瘤患者中使用区域淋巴结超声，但淋巴结超声不能替代SLNB。

j.无创性检测方法（如皮肤镜检查）可能有助于监测新出现的原发性黑色素瘤，特别是在痣数量多和/或有临床上不典型痣的患者中。

k.大多数复发是由患者自己或在诊所进行的体检中检测到的。由患者检测到的复发比例在不同研究中有所不同（17%至67%），由医生的体检检测到的复发比例也有所不同（14%至55%），但显然，这两种方式对于随访期间的有效监测至关重要。影像检测发现了7%至49%的复发。

l.患者或医生临床检查发现的复发通常是局部的、区域性卫星的或移行的或淋巴结的，较少见的是远处复发。另一方面，通过影像检测到的复发更可能是远处和淋巴结的；局部或移行复发很少通过影像检测到。

m.医学影像研究报告显示，影像检查的收益低，假阳性率高（通常与增加的患者焦虑和进一步检查相关的医疗成本有关），以及累积辐射暴露的风险。一项大型元分析比较了超声、CT、PET和PET/CT在黑色素瘤患者分期和监测中的应用。分析包括74项研究，共10528名患者。无论是分期还是监测，超声对于淋巴结转移的敏感性和特异性都是最高的，而PET/CT在检测远处转移方面更为优越。一项Meta分析显示，超声检查对于区域淋巴结转移的阳性发现率最高，PET/CT对远处转移的阳性发现率最高。然而，CT和PET/CT的安全性是一个重大关切，因为大型基于人群的研究显示，重复的CT和核医学影像测试可能会导致累积辐射暴露，与增加的癌症风险相关。

n.对于那些有必要进行但未进行前哨淋巴结活检（SLNB）的患者，淋巴结超声成为一种监测方法。对于那些前哨淋巴结阳性但选择不进行完整淋巴结清扫术（CLND）的患者，通常使用超声监测。一项前瞻性随机试验表明，与CLND相比，对前哨淋巴结阳性患者进行淋巴结超声监测是安全的。
o.完全切除的原位黑色素瘤的复发率足够低，以至于患者在切除后被认为已治愈，但某些亚型（如恶性雀斑样痣）可能在局部复发。
p.对于Ⅰ－Ⅱ期黑色素瘤且在初始治疗后没有疾病的患者，约15%到20%为局部复发或移行转移，约50%在区域淋巴结，29%在远处转移部位。在Ⅲ期黑色素瘤患者中，复发更可能是远处的（约50%），其余的分布在局部部位和区域淋巴结。最初呈现时Ⅲ期分期的增加与更大比例的远处复发相关。
q.早期黑色素瘤复发的频率较低，但复发的时间跨度较长，而晚期黑色素瘤复发的频率较高，且复发的时间跨度较短。对于所有阶段的黑色素瘤，复发风险随时间推移（从诊断开始）通常会降低，尽管它在任何时候都不会降至零。
r.在一项最初呈现为Ⅰ期黑色素瘤的患者（N=1568）的回顾性研究中，293例复发中的80%发生在最初治疗后的前3年内，但一些复发（<8%）在最初治疗后5到10年被检测到。一项前瞻性研究发现，对于最初呈现为Ⅰ或Ⅱ期的患者，复发风险在最初诊断后4.4年内降至较低水平。对于最初呈现为Ⅲ期疾病的患者，复发风险在仅2.7年后降至较低水平。一项针对最初呈现为Ⅲ期疾病的患者的回顾性研究计算了复发风险降至5%或更低所需的时间，并发现这一时间随着初次出现的亚分期增加而缩短（从Ⅲ期A至Ⅲ期C）。远处复发发生在比局部或区域复发更长的时间框架内，而所有类型的复发（局部、区域和远处）在最初呈现时疾病更为晚期的患者中发展得更快。尽管如此，超过95%的区域淋巴结和远处复发在Ⅲ期A和Ⅲ期B黑色素瘤患者中在3年内被检测到，在Ⅲ期C黑色素瘤患者中在2年内被检测到。
s.在已经有一次复发的患者中，后续的复发倾向于以越来越短的间隔发生。
t.治愈初发黑色素瘤的患者有增加的风险发展成第二原发黑色素瘤。尽管比率有所不同，但大多数研究报告称，约2%到10%的初发黑色素瘤患者会发展出第二原发黑色素瘤。发展第二原发黑色素瘤的风险随着自首次原发黑色素瘤诊断后的时间而减少。大约三分之一的第二原发黑色素瘤在首次黑色素瘤诊断时或诊断后的前3个月内被发现，大约一半在第一年内被诊断。对于已经发展了两个原发黑色素瘤的患者，发展第三个的风险更高（1年内为16%，5年内为31%）。第二原发黑色素瘤可能发生在与原始病灶相同的身体区域，并且通常比原始病灶薄，这可能是由于增加的临床监测。发展第二原发黑色素瘤的概率会因为非典型/异型痣和黑色素瘤的阳性家族史而增加。
u.假定早期检测复发是有益的，因为较低的肿瘤负担和较年轻的年龄与改善的治疗反应率和生存率相关。然而，即使使用了更有效的晚期黑色素瘤治疗方法，这一概念也尚未被证实。需要进行前瞻性随机试验来评估监测是否提高生存率，以及确定随访监测的最佳频率和持续时间。
v.设计随访计划时的另一个考虑因素是监测对患者生活质量的影响。虽然正常的检查结果可以对患者的心理产生积极影响，但随访访问也可能因为前往诊所的旅行、体验检查和等待结果而引起压力。一项包含15项研究的分析，报告了早期（Ⅰ/Ⅱ期）黑色素瘤患者的心理社会结果，发现尽管随访时的焦虑很常见，患者重视安慰、信息和心理社会支持。随访检查或影像学检查往往主要是应患者要求而进行的。
w.为患者提供心理社会支持不仅影响他们的生活质量，也可能影响临床结果。一项随机研究中，患者在诊断和初次手术治疗后不久参加了一个结构化的精神病学小组干预，显示出复发率降低的趋势，并且生存率明显优于没有参加精神病学小组干预的患者。值得注意的是，随时间积极行为应对的改善与更好的结果相关联。
x.应该为黑色素瘤患者及其家人推广皮肤癌预防教育。越来越多的证据表明，定期使用防晒霜可能减少随后黑色素瘤的发生。
y.为了平衡成本和临床效能，随访计划应依据与复发风险、第二原发黑色素瘤风险以及有效治疗复发或第二原发的可能性相关的各种患者和疾病特定因素。尽管随访的最佳持续时间仍有争议，但对所有患者进行密集的转移病监测超过五年可能并不具有成本效益。
z.不建议常规血液测试来检测复发。在有复发迹象和/或症状的情况下，应迅速进行适当的检查，包括影像学检查。
aa.在黑色素瘤随访中，通过临床监测患者以便尽早发现复发和识别额外的皮肤肿瘤，尤其是次发性黑色素瘤。然而，这种策略是否能提高生存率，尤其是在针对Ⅳ期疾病的系统治疗的新时代，仍有待确定。在雀斑样恶性黑色素瘤（LMM）的患者中，35%的患者可在5年内发展出其他皮肤恶性肿瘤。
bb.血清S100蛋白水平上升对疾病进展的特异性高于乳酸脱氢酶（LDH），因此，如果推荐进行任何血液测试，它是黑色素瘤患者随访中最准确的血液检测指标。
cc.目前缺乏黏膜黑色素瘤患者最佳随访策略的数据，可参考皮肤黑色素瘤的随访原则。建议定期根据原发灶部位的专科检查，如鼻内镜/胃镜/肠镜/妇科专科等。

附1：达拉非尼联合曲美替尼的发热健康管理

当体温≥38℃，停服双药并建议口服退热药物（非甾体类抗炎药如对乙酰氨基酚、安乃近等），体温恢复后仍持续口服退热药物三天。停用双靶并口服退热药物，体温降至38℃以下且持续时间≥24h，可恢复双靶的起始剂量。停服双靶且口服退热药物24h后体温仍未缓解者，则需要进行血液学检测等实验室检查，以明确是否存在其他原因导致的发热。

如果发热持续未缓解或反复发热，且实验室检查已经排除其他原因导致的发热，则需要在医生的指导下开始启用类固醇激素治疗，可选方案包括泼尼松10mg/d，至少5天，并根据患者情况进行剂量调整。激素治疗仍无效者，可考虑阶梯性同时调整双靶剂量。达拉非尼的剂量不应低于50mg bid，曲美替尼不可低于1mg qd。剂量调整的患者经干预治疗4周体温降至1级以下，可恢复双靶药物至初始剂量，4周后发热仍未降至1级以下，则可考虑停用双靶治疗。

附2：免疫检查点抑制剂不良反应的一般健康管理

毒性分级管理原则

临床处理毒性是按照分级原则进行的，美国国立卫生研究院癌症研究所制定的《常见不良反应术语评定标准（CTCAE_5.0）》对不良反应的术语和严重程度进行了分级。然而使用CTCAE来分级毒性存在一定的局限性，有时会低估或高估毒性出现的概率和严重程度本指南将毒性分为五个级别：G1：轻度毒性；G2：中度毒性；G3：重度毒性；G4：危及生命的毒性；G5：与毒性相关的死亡；基本对应于CT-CAE_5.0的不良反应分级。

毒性管理在很大程度上依赖于使用糖皮质激素。糖皮质激素是常用的免疫抑制剂。临床上应该根据毒性分级、毒性对生命危险的严重程度来判断是否使用糖皮质激素，包括剂量和剂型。使用糖皮质激素要及时，延迟使用（>5天）会影响部分ICIs相关毒性的最终处理效果，例如腹泻/结肠炎。

为防止毒性复发，糖皮质激素减量应逐步进行（>4周，有时需要6~8周或更长时间）。在糖皮质激素无效的情况下可以考虑使用其他免疫抑制剂，包括TNF-α抑制剂（如英夫利西单抗）、麦考酚酯、他克莫司及生物性免疫制剂如抗胸腺细胞球蛋白（ATG）等

如仅表现为皮肤或内分泌症状，可继续ICIs治疗。

表 48-9-2

	分级	住院级别	糖皮质激素	其他免疫抑制剂	ICIs治疗
轻度毒性	G1	无需住院	不推荐	不推荐	继续使用
中度毒性	G2	无需住院	局部使用糖皮质激素，或全身使用糖皮质激素，口服泼尼松，0.5~1mg/（kg·d）	不推荐	暂停使用
重度毒性	G3	住院治疗	全身糖皮质激素治疗，口服泼尼松或静脉使用1~2mg/（kg·d）甲泼尼龙，后逐步减量	对糖皮质激素治疗2~5天后症状未能缓解的患者，可考虑在专科医师指导下使用	停用，基于患者的风险/获益比讨论是否恢复ICIs治疗
危及生命的毒性	G4	住院治疗，考虑收入重症加强护理病房（ICU）治疗	全身糖皮质激素治疗，静脉使用甲泼尼1~2mg/（kg·d），连续3天，若症状缓解逐渐减量至1mg/（kg·d）维持，后逐步减量，4~6周停药	对糖皮质激素治疗2~5天后症状未能缓解的患者，可考虑在专科医师指导下使用	永久停用

参考文献

[1]Sung H，Ferlay J，Siegel R L，et al. Global Cancer Statistics 2020：GLOBOCAN Estimates of Incidence and Mortality Worldwide for 36 Cancers in 185 Countries[J]. CA Cancer J Clin，2021，71（3）：209-249.

[2]Arnold M，Singh D，Laversanne M，et al. Global Burden of Cutaneous Melanoma in 2020 and Projections to 2040[J]. JAMA Dermatol，2022，158（5）：495-503.

[3]Zheng R S，Chen R，Han B F，et al.[Cancer incidence and mortality in China，2022][J]. Zhonghua Zhong Liu Za Zhi，2024，46（3）：221-231.

[4]Bai R，Huang H，Li M，et al. Temporal Trends in the Incidence and Mortality of Skin Malignant Melanoma in China from 1990 to 2019[J]. J Oncol，2021，2021：9989824.

[5]Wu T，Wang X，Zhao S，et al. Socioeconomic Determinants of Melanoma-Related Health Literacy and Attitudes Among College Students in China：A Population-Based Cross-Sectional Study[J]. Front Public Health，2021，9：743368.

[6]Ke X，Wu T，Gao G，et al. Delay in Seeking Medical Attention and Diagnosis in Chinese Melanoma Patients：A Cross-Sectional Study[J]. Int J Environ Res Public Health，2022，19（22）.

[7]Wu Q，Pan J，Lin W，et al. Clinicopathologic features，delayed diagnosis，and survival in amelanotic acral melanoma：A comparative study with pigmented melanoma[J]. J Am Acad Dermatol，2024，90（2）：369-372.

[8]王燕，肖生祥，张燕飞. 中国皮肤黑色素瘤疾病负担研究[J]. 中国循证医学杂志，2022，22（05）：524-529.

[9]刘琼洋. 229例恶性黑色素瘤回顾性分析[D]. 吉林大学，2021.

[10]Chi Z，Li S，Sheng X，et al. Clinical presentation，histology，and prognoses of malignant melanoma in ethnic Chinese：a study of 522 consecutive cases[J]. BMC Cancer，2011，11：85.

[11]Kong Y，Si L，Zhu Y，et al. Large-scale analysis of KIT aberrations in Chinese patients with melanoma[J]. Clin Cancer Res，2011，17（7）：1684-1691.

[12]Si L，Kong Y，Xu X，et al. Prevalence of BRAF V600E mutation in Chinese melanoma patients：large scale analysis of BRAF and NRAS mutations in a 432-case cohort[J]. Eur J Cancer，2012，48（1）：94-100.

[13]朱琰琰，斯璐，迟志宏，等. 中国黑色素瘤患者BRAF基因突变分析[J]. 临床肿瘤学杂志，2009，14（07）：585-588.

[14]Long G V，Swetter S M，Menzies A M，et al. Cutaneous melanoma[J]. Lancet，2023，402（10400）：485-502.

[15]Eggermont A M，Spatz A，Robert C. Cutaneous melanoma[J]. Lancet，2014，383（9919）：816-827.

[16]Suppa M，Gandini S，Njimi H，et al. Association of sunbed use with skin cancer risk factors in Europe：an investigation within the Euromelanoma skin cancer prevention campaign[J]. J Eur Acad Dermatol Venereol，2019，33 Suppl 2：76-88.

[17]Raimondi S，Suppa M，Gandini S. Melanoma Epidemiology and Sun Exposure[J]. Acta Derm Venereol，2020，100（11）：adv00136.

[18]Ichihashi M，Ueda M，Budiyanto A，et al. UV-induced skin damage[J]. Toxicology，2003，189（1-2）：21-39.

[19]Nelemans P J，Rampen F H，Ruiter D J，et al. An addition to the controversy on sunlight exposure and melanoma risk：a meta-analytical approach[J]. J Clin Epidemiol，1995，48（11）：1331-1342.

[20]Elwood J M，Jopson J. Melanoma and sun exposure：an overview of published studies[J]. Int J Cancer，1997，73（2）：198-203.

[21]Armstrong B K. Epidemiology of malignant melanoma：intermittent or total accumulated exposure to the sun?[J]. J Dermatol Surg Oncol，1988，14（8）：835–849.

[22]Gandini S，Sera F，Cattaruzza M S，et al. Meta–analysis of risk factors for cutaneous melanoma：Ⅱ. Sun exposure[J]. Eur J Cancer，2005，41（1）：45–60.

[23]Hausauer A K，Swetter S M，Cockburn M G，et al. Increases in melanoma among adolescent girls and young women in California：trends by socioeconomic status and UV radiation exposure[J]. Arch Dermatol，2011，147（7）：783–789.

[24]Cust A E，Armstrong B K，Goumas C，et al. Sunbed use during adolescence and early adulthood is associated with increased risk of early–onset melanoma[J]. Int J Cancer，2011，128（10）：2425–2435.

[25]The association of use of sunbeds with cutaneous malignant melanoma and other skin cancers：A systematic review[J]. Int J Cancer，2007，120（5）：1116–1122.

[26]Lazovich D，Vogel R I，Berwick M，et al. Indoor tanning and risk of melanoma：a case–control study in a highly exposed population[J]. Cancer Epidemiol Biomarkers Prev，2010，19（6）：1557–1568.

[27]Rees J L. Genetics of hair and skin color[J]. Annu Rev Genet，2003，37：67–90.

[28]Zhang N，Wang L，Zhu G N，et al. The association between trauma and melanoma in the Chinese population：a retrospective study[J]. J Eur Acad Dermatol Venereol，2014，28（5）：597–603.

[29]Lesage C，Journet–Tollhupp J，Bernard P，et al.[Post–traumatic acral melanoma：an underestimated reality?][J]. Ann Dermatol Venereol，2012，139（11）：727–731.

[30]Juten P G，Hinnen J W. A 71–year–old woman with a pigmented nail bed，which persisted after trauma [J]. Acta Chir Belg，2010，110（4）：475–478.

[31]Ghariani N，Boussofara L，Kenani N，et al. Post traumatic amelanotic subungual melanoma[J]. Dermatol Online J，2008，14（1）：13.

[32]Ohnishi S，Ma N，Thanan R，et al. DNA damage in inflammation–related carcinogenesis and cancer stem cells[J]. Oxid Med Cell Longev，2013，2013：387014.

[33]Williams M L，Sagebiel R W. Melanoma risk factors and atypical moles[J]. West J Med，1994，160（4）：343–350.

[34]Damsky W E，Bosenberg M. Melanocytic nevi and melanoma：unraveling a complex relationship[J]. Oncogene，2017，36（42）：5771–5792.

[35]Schadendorf D，van Akkooi A，Berking C，et al. Melanoma[J]. Lancet，2018，392（10151）：971–984.

[36]Olsen C M，Zens M S，Stukel T A，et al. Nevus density and melanoma risk in women：a pooled analysis to test the divergent pathway hypothesis[J]. Int J Cancer，2009，124（4）：937–944.

[37]Dzwierzynski W W. Melanoma Risk Factors and Prevention[J]. Clin Plast Surg，2021，48（4）：543–550.

[38]Soura E，Eliades P J，Shannon K，et al. Hereditary melanoma：Update on syndromes and management：Genetics of familial atypical multiple mole melanoma syndrome[J]. J Am Acad Dermatol，2016，74（3）：395–407，408–410.

[39]Chaudru V，Chompret A，Bressac–de P B，et al. Influence of genes，nevi，and sun sensitivity on melanoma risk in a family sample unselected by family history and in melanoma–prone families[J]. J Natl Cancer Inst，2004，96（10）：785–795.

[40]Strashilov S，Yordanov A. Aetiology and Pathogenesis of Cutaneous Melanoma：Current Concepts and Advances[J]. Int J Mol Sci，2021，22（12）.

[41]Chang Y M，Newton–Bishop J A，Bishop D T，et al. A pooled analysis of melanocytic nevus phenotype and the risk of cutaneous melanoma at different latitudes[J]. Int J Cancer，2009，124（2）：420–428.

[42]吴清容，高鑫，鲁丽霞，等. 机械应力与黑素瘤：129 例足底黑素瘤的回顾性分析[J]. 中华皮肤

科杂志，2022，55（10）：850-853.

[43]Seo J，Kim H，Min K I，et al. Weight-bearing activity impairs nuclear membrane and genome integrity via YAP activation in plantar melanoma[J]. Nat Commun，2022，13（1）：2214.

[44]Berwick M，Erdei E，Hay J. Melanoma epidemiology and public health[J]. Dermatol Clin，2009，27（2）：205-214.

[45]Volkovova K，Bilanicova D，Bartonova A，et al. Associations between environmental factors and incidence of cutaneous melanoma. Review[J]. Environ Health，2012，11 Suppl 1（Suppl 1）：S12.

[46]Hansson J. Familial cutaneous melanoma[J]. Adv Exp Med Biol，2010，685：134-145.

[47]Farshidfar F，Rhrissorrakrai K，Levovitz C，et al. Integrative molecular and clinical profiling of acral melanoma links focal amplification of 22q11.21 to metastasis[J]. Nat Commun，2022，13（1）：898.

[48]Lo J A，Fisher D E. The melanoma revolution：from UV carcinogenesis to a new era in therapeutics[J]. Science，2014，346（6212）：945-949.

[49]高天文，王雷，廖文俊. 实用皮肤组织病理学[M]. 北京：人民卫生出版社，2018.

[50]Hornung A，Steeb T，Wessely A，et al. The Value of Total Body Photography for the Early Detection of Melanoma：A Systematic Review[J]. Int J Environ Res Public Health，2021，18（4）.

[51]Salerni G，Carrera C，Lovatto L，et al. Benefits of total body photography and digital dermatoscopy（"two-step method of digital follow-up"）in the early diagnosis of melanoma in patients at high risk for melanoma[J]. J Am Acad Dermatol，2012，67（1）：e17-e27.

[52]Abbasi N R，Shaw H M，Rigel D S，et al. Early diagnosis of cutaneous melanoma：revisiting the ABCD criteria[J]. JAMA，2004，292（22）：2771-2776.

[53]Gachon J，Beaulieu P，Sei J F，et al. First prospective study of the recognition process of melanoma in dermatological practice[J]. Arch Dermatol，2005，141（4）：434-438.

[54]Kittler H，Pehamberger H，Wolff K，et al. Follow-up of melanocytic skin lesions with digital epiluminescence microscopy：patterns of modifications observed in early melanoma，atypical nevi，and common nevi[J]. J Am Acad Dermatol，2000，43（3）：467-476.

[55]Westerhoff K，McCarthy W H，Menzies S W. Increase in the sensitivity for melanoma diagnosis by primary care physicians using skin surface microscopy[J]. Br J Dermatol，2000，143（5）：1016-1020.

[56]Harkemanne E，Baeck M，Tromme I. Training general practitioners in melanoma diagnosis：a scoping review of the literature[J]. BMJ Open，2021，11（3）：e043926.

[57]Vestergaard M E，Macaskill P，Holt P E，et al. Dermoscopy compared with naked eye examination for the diagnosis of primary melanoma：a meta-analysis of studies performed in a clinical setting[J]. Br J Dermatol，2008，159（3）：669-676.

[58]Carli P，de Giorgi V，Chiarugi A，et al. Addition of dermoscopy to conventional naked-eye examination in melanoma screening：a randomized study[J]. J Am Acad Dermatol，2004，50（5）：683-689.

[59]中国医疗保健国际交流促进会华夏皮肤影像人工智能协作组，中国医疗保健国际交流促进会皮肤科分会皮肤影像学组，中国中西医结合学会皮肤性病专业委员会皮肤影像学组，等. 中国皮肤恶性黑素瘤皮肤镜特征专家共识[J]. 中华皮肤科杂志，2020，53（6）：401-408.

[60]Navarrete-Dechent C，Jaimes N，Dusza S W，et al. Perifollicular linear projections：A dermatoscopic criterion for the diagnosis of lentigo maligna on the face[J]. J Am Acad Dermatol，2024，90（1）：52-57.

[61]闫东，郭艳阳，张宇伟，等. 266例黑甲性皮损的皮肤镜特点分析[J]. 中华皮肤科杂志，2021，54（11）：993-997.

[62]李薇薇，涂平，杨淑霞，等. 178例掌跖部位黑素细胞性皮损的皮肤镜特点[J]. 中华皮肤科杂志，2012，45（8）：588-591.

[63]Ko D，Oromendia C，Scher R，et al. Retrospective single-center study evaluating clinical and dermoscopic features of longitudinal melanonychia，ABCDEF criteria，and risk of malignancy[J]. J Am Acad

Dermatol，2019，80（5）：1272-1283.

[64]Zou Y，Zhu X，Xia R. Concordance between reflectance confocal microscopy and histopathology for the diagnosis of acral lentiginous melanoma[J]. Skin Res Technol，2024，30（1）：e13570.

[65]Perino F，Suarez R，Perez-Anker J，et al. Concordance of in vivo reflectance confocal microscopy and horizontal-sectioning histology in skin tumours[J]. J Eur Acad Dermatol Venereol，2024，38（1）：124-135.

[66]Stevenson A D，Mickan S，Mallett S，et al. Systematic review of diagnostic accuracy of reflectance confocal microscopy for melanoma diagnosis in patients with clinically equivocal skin lesions[J]. Dermatol Pract Concept，2013，3（4）：19-27.

[67]Xiong Y D，Ma S，Li X，et al. A meta-analysis of reflectance confocal microscopy for the diagnosis of malignant skin tumours[J]. J Eur Acad Dermatol Venereol，2016，30（8）：1295-1302.

[68]Pezzini C，Kaleci S，Chester J，et al. Reflectance confocal microscopy diagnostic accuracy for malignant melanoma in different clinical settings：systematic review and meta-analysis[J]. J Eur Acad Dermatol Venereol，2020，34（10）：2268-2279.

[69]Langley R G，Walsh N，Sutherland A E，et al. The diagnostic accuracy of in vivo confocal scanning laser microscopy compared to dermoscopy of benign and malignant melanocytic lesions：a prospective study[J]. Dermatology，2007，215（4）：365-372.

[70]Nie T，Jiang X，Zheng B，et al. Effect of reflectance confocal microscopy compared to dermoscopy in the diagnostic accuracy of lentigo maligna：A meta-analysis[J]. Int J Clin Pract，2021，75（8）：e14346.

[71]Lan J，Wen J，Cao S，et al. The diagnostic accuracy of dermoscopy and reflectance confocal microscopy for amelanotic/hypomelanotic melanoma：a systematic review and meta-analysis[J]. Br J Dermatol，2020，183（2）：210-219.

[72]Alarcon I，Carrera C，Palou J，et al. Impact of in vivo reflectance confocal microscopy on the number needed to treat melanoma in doubtful lesions[J]. Br J Dermatol，2014，170（4）：802-808.

[73]Pellacani G，Pepe P，Casari A，et al. Reflectance confocal microscopy as a second-level examination in skin oncology improves diagnostic accuracy and saves unnecessary excisions：a longitudinal prospective study[J]. Br J Dermatol，2014，171（5）：1044-1051.

[74]Dinnes J，Deeks J J，Saleh D，et al. Reflectance confocal microscopy for diagnosing cutaneous melanoma in adults[J]. Cochrane Database Syst Rev，2018，12（12）：CD013190.

[75]Pellacani G，Cesinaro A M，Seidenari S. Reflectance-mode confocal microscopy of pigmented skin lesions--improvement in melanoma diagnostic specificity[J]. J Am Acad Dermatol，2005，53（6）：979-985.

[76]Christopher Griffiths，Jonathan Barker，Tanya Blelker，等. 鲁克皮肤病学[M]. 李强，刘玮，王刚，译. 郑州：河南科学技术出版社，2022.

[77]高天文，石琼. 恶性黑素瘤高天文2019观点[M]. 北京：科学技术文献出版社，2019.

[78]赵辨. 中国临床皮肤病学[M]. 2版. 江苏：科学技术出版社，2017.

[79]Eduardo Calonje，Thomas Brenn，Alexander Lazar，等. 麦基皮肤病理学[M]. 孙建方，高天文，涂平，译. 北京：北京大学医学出版社，2017.

[80]孙东杰，高天文，李春英，等. 西安、重庆两所医院20年皮肤恶性黑素瘤回顾[J]. 中华皮肤科杂志，2004，37（2）：97-99.

[81]高天文，孙东杰，李春英，等. 中国西部两医院1905例皮肤恶性肿瘤回顾分析[J]. 北京大学学报（医学版），2004，36（5）：469-472.

[82]郭伟，任国欣，孙沫逸，等. 中国人口腔黏膜黑色素瘤临床诊治专家共识[J]. 中国口腔颌面外科杂志，2021，19（06）：481-488.

[83]Dinnes J，Ferrante D R L，Takwoingi Y，et al. Ultrasound，CT，MRI，or PET-CT for staging and

re-staging of adults with cutaneous melanoma[J]. Cochrane Database Syst Rev，2019，7（7）：CD012806.

[84]Ayati N，Sadeghi R，Kiamanesh Z，et al. The value of（18）F-FDG PET/CT for predicting or monitoring immunotherapy response in patients with metastatic melanoma：a systematic review and meta-analysis[J]. Eur J Nucl Med Mol Imaging，2021，48（2）：428-448.

[85]Jean L Bolognia，Joseph L Jorizzo，Ronald P Rapini. 皮肤病学[M]. 朱学骏，王宝玺，孙建方，译. 2版. 北京：北京大学医学出版社，2019.

[86]Han D，van Akkooi A，Straker R R，et al. Current management of melanoma patients with nodal metastases[J]. Clin Exp Metastasis，2022，39（1）：181-199.

[87]National Comprehensive Cancer Network. NCCN Clinical Practice Guidelines in Oncology（NCCN Guidelines®）：Cutaneous Melanoma Version 1[J]. 2024.

[88]张晓，付萌，王雷，等. 临床误诊的皮肤黑素瘤118例分析[J]. 中华皮肤科杂志，2021，54（9）：771-776.

[89]王媛丽，刘玲，孙中斌，等. 临床误诊为黑素瘤的其他疾病141例分析[J]. 中华皮肤科杂志，2023，56（3）：244-246.

[90]刘芳，李璨宇，方卉，等. 婴幼儿先天性色素痣126例临床及病理特征分析[J]. 中华皮肤科杂志，2021，54（1）：42-49.

[91]Krengel S，Scope A，Dusza S W，et al. New recommendations for the categorization of cutaneous features of congenital melanocytic nevi[J]. J Am Acad Dermatol，2013，68（3）：441-451.

[92]陈凤鸣，王雷，高天文，等. 先天性色素痣恶变98例临床及病理分析[J]. 中华皮肤科杂志，2023，56（11）：1028-1034.

[93]王雷，廖文俊，王刚，等. 15例甲下色素痣临床及组织病理学分析[J]. 临床皮肤科杂志，2010，39（3）：151-153.

[94]Tran K T，Wright N A，Cockerell C J. Biopsy of the pigmented lesion--when and how[J]. J Am Acad Dermatol，2008，59（5）：852-871.

[95]William D James，Timothy G Berger，Dirk M Elston. 安德鲁斯临床皮肤病学[M]. 雷铁池，译. 11版. 北京：科学出版社，2015.

[96]Gershenwald J E，Scolyer R A，Hess K R，et al. Melanoma staging：Evidence-based changes in the American Joint Committee on Cancer eighth edition cancer staging manual[J]. CA Cancer J Clin，2017，67（6）：472-492.

[97]Balch C M，Gershenwald J E，Soong S J，et al. Multivariate analysis of prognostic factors among 2，313 patients with stage Ⅲ melanoma：comparison of nodal micrometastases versus macrometastases[J]. J Clin Oncol，2010，28（14）：2452-2459.

[98]Cuccurullo V，Mansi L. AJCC Cancer Staging Handbook：from the AJCC Cancer Staging Manual（7th edition）[J]. European Journal of Nuclear Medicine and Molecular Imaging，2011，38（2）：408.

[99]Thompson J F，Soong S J，Balch C M，et al. Prognostic significance of mitotic rate in localized primary cutaneous melanoma：an analysis of patients in the multi-institutional American Joint Committee on Cancer melanoma staging database[J]. J Clin Oncol，2011，29（16）：2199-2205.

[100]MB Amin，SB Edge，FL Greene，et al，eds. AJCC Cancer Staging Manual. 8th ed[M]. New York：Springer，2017.

[101]Piris A，Mihm M J，Duncan L M. AJCC melanoma staging update：impact on dermatopathology practice and patient management[J]. J Cutan Pathol，2011，38（5）：394-400.

[102]Rao U N，Ibrahim J，Flaherty L E，et al. Implications of microscopic satellites of the primary and extracapsular lymph node spread in patients with high-risk melanoma：pathologic corollary of Eastern Cooperative Oncology Group Trial E1690[J]. J Clin Oncol，2002，20（8）：2053-2057.

[103]刘欣，张晓伟，罗志国. BRAF突变型黑色素瘤治疗进展[J]. 中国肿瘤临床，2022，49（10）：

487-491.
[104]Mao L, Ding Y, Bai X, et al. Overall Survival of Patients With Unresectable or Metastatic BRAF V600-Mutant Acral/Cutaneous Melanoma Administered Dabrafenib Plus Trametinib: Long-Term Follow-Up of a Multicenter, Single-Arm Phase Ⅱa Trial[J]. Front Oncol, 2021, 11: 720044.
[105]Si L, Zhang X, Shin S J, et al. Open-label, phase Ⅱa study of dabrafenib plus trametinib in East Asian patients with advanced BRAF V600-mutant cutaneous melanoma[J]. Eur J Cancer, 2020, 135: 31-38.
[106]Zhong J, Sun W, Hu T, et al. Comparative analysis of adjuvant therapy for stage Ⅲ BRAF-mut melanoma: A real-world retrospective study from single center in China[J]. Cancer Med, 2023, 12(10): 11475-11482.
[107]Bai X, Shaheen A, Grieco C, et al. Dabrafenib plus trametinib versus anti-PD-1 monotherapy as adjuvant therapy in BRAF V600-mutant stage Ⅲ melanoma after definitive surgery: a multicenter, retrospective cohort study[J]. EClinicalMedicine, 2023, 65: 102290.
[108]李婷，徐宇，贾东东，等.Ⅲ期恶性黑色素瘤患者术后辅助抗PD-1 vs靶向治疗：中国多中心真实世界数据分析[J].中国癌症杂志，2022，32（12）：1147-1157.
[109]Guo J, Carvajal R D, Dummer R, et al. Efficacy and safety of nilotinib in patients with KIT-mutated metastatic or inoperable melanoma: final results from the global, single-arm, phase Ⅱ TEAM trial[J]. Ann Oncol, 2017, 28(6): 1380-1387.
[110]Faries M. Faculty Opinions recommendation of Phase Ⅱ, open-label, single-arm trial of imatinib mesylate in patients with metastatic melanoma harboring c-Kit mutation or amplification.[Z/OL][J]. H1 Connect, 2011(2011-07).
[111]Si L, Guo J. C-kit-mutated melanomas: the Chinese experience[J]. Curr Opin Oncol, 2013, 25(2): 160-165.
[112]Wei X, Mao L, Chi Z, et al. Efficacy Evaluation of Imatinib for the Treatment of Melanoma: Evidence From a Retrospective Study[J]. Oncol Res, 2019, 27(4): 495-501.
[113]Guo J, Si L, Kong Y, et al. Phase Ⅱ, open-label, single-arm trial of imatinib mesylate in patients with metastatic melanoma harboring c-Kit mutation or amplification[J]. J Clin Oncol, 2011, 29(21): 2904-2909.
[114]Ren M, Zhang J, Kong Y, et al. BRAF, C-KIT, and NRAS mutations correlated with different clinicopathological features: an analysis of 691 melanoma patients from a single center[J]. Ann Transl Med, 2022, 10(2): 31.
[115]Wei X, Zou Z, Zhang W, et al. A phase Ⅱ study of efficacy and safety of the MEK inhibitor tunlametinib in patients with advanced NRAS-mutant melanoma[J]. Eur J Cancer, 2024, 202: 114008.
[116]Yan J, Wu X, Yu J, et al. Analysis of NRAS gain in 657 patients with melanoma and evaluation of its sensitivity to a MEK inhibitor[J]. Eur J Cancer, 2018, 89: 90-101.
[117]Zhou L, Wang X, Chi Z, et al. Association of NRAS Mutation With Clinical Outcomes of Anti-PD-1 Monotherapy in Advanced Melanoma: A Pooled Analysis of Four Asian Clinical Trials[J]. Front Immunol, 2021, 12: 691032.
[118]赵艳红.361例黑素瘤回顾性临床分析[D].第四军医大学，2017.
[119]中国中西医结合学会皮肤性病专业委员会皮肤肿瘤学组，中国抗癌协会黑色素瘤专业委员会.人干扰素α1b治疗黑色素瘤专家共识（2024版）[J].中华皮肤科杂志，2024，57（1）：1-7.
[120]Luke J J, Rutkowski P, Queirolo P, et al. Pembrolizumab versus placebo as adjuvant therapy in completely resected stage ⅡB or ⅡC melanoma (KEYNOTE-716): a randomised, double-blind, phase 3 trial[J]. Lancet, 2022, 399(10336): 1718-1729.
[121]Long G V, Luke J J, Khattak M A, et al. Pembrolizumab versus placebo as adjuvant therapy in resected stage ⅡB or ⅡC melanoma (KEYNOTE-716): distant metastasis-free survival results of a

multicentre, double-blind, randomised, phase 3 trial[J]. Lancet Oncol, 2022, 23 (11): 1378-1388.

[122]Kirkwood J M, Del V M, Weber J, et al. Adjuvant nivolumab in resected stage Ⅱ B/C melanoma: primary results from the randomized, phase 3 CheckMate 76K trial[J]. Nat Med, 2023, 29 (11): 2835-2843.

[123]Maio M, Lewis K, Demidov L, et al. Adjuvant vemurafenib in resected, BRAF (V600) mutation-positive melanoma (BRIM8): a randomised, double-blind, placebo-controlled, multicentre, phase 3 trial[J]. Lancet Oncol, 2018, 19 (4): 510-520.

[124]Eggermont A, Blank C U, Mandala M, et al. Adjuvant Pembrolizumab versus Placebo in Resected Stage Ⅲ Melanoma[J]. N Engl J Med, 2018, 378 (19): 1789-1801.

[125]Eggermont A, Blank C U, Mandala M, et al. Longer Follow-Up Confirms Recurrence-Free Survival Benefit of Adjuvant Pembrolizumab in High-Risk Stage Ⅲ Melanoma: Updated Results From the EORTC 1325-MG/KEYNOTE-054 Trial[J]. J Clin Oncol, 2020, 38 (33): 3925-3936.

[126]Weber J, Mandala M, Del V M, et al. Adjuvant Nivolumab versus Ipilimumab in Resected Stage Ⅲ or Ⅳ Melanoma[J]. N Engl J Med, 2017, 377 (19): 1824-1835.

[127]Gao M, Li Y, Tang W, et al. Real-world clinical outcome and safety of adjuvant human Interferon-alpha1b in resected stage ⅢB or ⅢC melanoma: results of a retrospective study[J]. Holistic Integrative Oncology, 2024, 3 (1): 21.

[128]Eggermont A M, Suciu S, Testori A, et al. Long-term results of the randomized phase Ⅲ trial EORTC 18991 of adjuvant therapy with pegylated interferon alfa-2b versus observation in resected stage Ⅲ melanoma[J]. J Clin Oncol, 2012, 30 (31): 3810-3818.

[129]Eggermont A M, Chiarion-Sileni V, Grob J J, et al. Prolonged Survival in Stage Ⅲ Melanoma with Ipilimumab Adjuvant Therapy[J]. N Engl J Med, 2016, 375 (19): 1845-1855.

[130]Ba H, Zhu F, Zhang X, et al. Comparison of efficacy and tolerability of adjuvant therapy for resected high-risk stage Ⅲ-Ⅳ cutaneous melanoma: a systemic review and Bayesian network meta-analysis [J]. Ther Adv Med Oncol, 2023, 15: 7406346.

[131]Schadendorf D, Hauschild A, Santinami M, et al. Patient-reported outcomes in patients with resected, high-risk melanoma with BRAF (V600E) or BRAF (V600K) mutations treated with adjuvant dabrafenib plus trametinib (COMBI-AD): a randomised, placebo-controlled, phase 3 trial[J]. Lancet Oncol, 2019, 20 (5): 701-710.

[132]Baetz T D, Fletcher G G, Knight G, et al. Systemic adjuvant therapy for adult patients at high risk for recurrent melanoma: A systematic review[J]. Cancer Treat Rev, 2020, 87: 102032.

[133]Sheng F, Yan Y, Zeng B. Efficacy and safety of immune checkpoint inhibitors and targeted therapies in resected melanoma: a systematic review and network meta-analysis[J]. Front Pharmacol, 2023, 14: 1284240.

[134]Toor K, Middleton M R, Chan K, et al. Comparative efficacy and safety of adjuvant nivolumab versus other treatments in adults with resected melanoma: a systematic literature review and network meta-analysis[J]. BMC Cancer, 2021, 21 (1): 3.

[135]Carpenter E L, Van Decar S, Adams A M, et al. Prospective, randomized, double-blind phase 2B trial of the TLPO and TLPLDC vaccines to prevent recurrence of resected stage Ⅲ/Ⅳ melanoma: a prespecified 36-month analysis[J]. J Immunother Cancer, 2023, 11 (8).

[136]Robert C, Long G V, Brady B, et al. Five-Year Outcomes With Nivolumab in Patients With Wild-Type BRAF Advanced Melanoma[J]. J Clin Oncol, 2020, 38 (33): 3937-3946.

[137]Robert C, Long G V, Brady B, et al. Nivolumab in previously untreated melanoma without BRAF mutation[J]. N Engl J Med, 2015, 372 (4): 320-330.

[138]Larkin J, Chiarion-Sileni V, Gonzalez R, et al. Combined Nivolumab and Ipilimumab or Monothera-

py in Untreated Melanoma[J]. N Engl J Med，2015，373（1）：23–34.

[139]Lebbe C，Meyer N，Mortier L，et al. Evaluation of Two Dosing Regimens for Nivolumab in Combination With Ipilimumab in Patients With Advanced Melanoma：Results From the Phase Ⅲb/Ⅳ CheckMate 511 Trial[J]. J Clin Oncol，2019，37（11）：867–875.

[140]Tawbi H A，Schadendorf D，Lipson E J，et al. Relatlimab and Nivolumab versus Nivolumab in Untreated Advanced Melanoma[J]. N Engl J Med，2022，386（1）：24–34.

[141]Zhu G，Shi Q，Zhao B，et al. Efficacy and safety of interferon–alpha 1b combined with PD–1 monoclonal antibody in patients with unresectable stage Ⅳ melanoma：a retrospective study[J]. J Cancer Res Clin Oncol，2023，149（9）：6263–6269.

[142]Cui C，Mao L，Chi Z，et al. A phase Ⅱ，randomized，double–blind，placebo–controlled multicenter trial of Endostar in patients with metastatic melanoma[J]. Mol Ther，2013，21（7）：1456–1463.

[143]Middleton M R，Grob J J，Aaronson N，et al. Randomized phase Ⅲ study of temozolomide versus dacarbazine in the treatment of patients with advanced metastatic malignant melanoma[J]. J Clin Oncol，2000，18（1）：158–166.

[144]Hersh E M，Del V M，Brown M P，et al. A randomized，controlled phase Ⅲ trial of nab–Paclitaxel versus dacarbazine in chemotherapy–naive patients with metastatic melanoma[J]. Ann Oncol，2015，26（11）：2267–2274.

[145]Si L，Zhang X，Shu Y，et al. A Phase Ib Study of Pembrolizumab as Second–Line Therapy for Chinese Patients With Advanced or Metastatic Melanoma（KEYNOTE–151）[J]. Transl Oncol，2019，12（6）：828–835.

[146]Si L，Zhang X，Shu Y，et al. Pembrolizumab in Chinese patients with advanced melanoma：3–year follow–up of the KEYNOTE–151 study[J]. Front Immunol，2022，13：882471.

[147]Tang B，Chi Z，Chen Y，et al. Safety，Efficacy，and Biomarker Analysis of Toripalimab in Previously Treated Advanced Melanoma：Results of the POLARIS–01 Multicenter Phase Ⅱ Trial[J]. Clin Cancer Res，2020，26（16）：4250–4259.

[148]Cui C，Chen Y，Luo Z，et al. Safety and efficacy of Pucotenlimab（HX008）– a humanized immunoglobulin G4 monoclonal antibody in patients with locally advanced or metastatic melanoma：a single–arm，multicenter，phase Ⅱ study[J]. BMC Cancer，2023，23（1）：121.

[149]Curti B D，Richards J，Hyngstrom J R，et al. Intratumoral oncolytic virus V937 plus ipilimumab in patients with advanced melanoma：the phase 1b MITCI study[J]. J Immunother Cancer，2022，10（12）.

[150]Avril M F，Aamdal S，Grob J J，et al. Fotemustine compared with dacarbazine in patients with disseminated malignant melanoma：a phase Ⅲ study[J]. J Clin Oncol，2004，22（6）：1118–1125.

[151]Rao R D，Holtan S G，Ingle J N，et al. Combination of paclitaxel and carboplatin as second–line therapy for patients with metastatic melanoma[J]. Cancer，2006，106（2）：375–382.

[152]Arance A M，de la Cruz–Merino L，Petrella T M，et al. Lenvatinib（len）plus pembrolizumab（pembro）for patients（pts）with advanced melanoma and confirmed progression on a PD–1 or PD–L1 inhibitor：Updated findings of LEAP–004.[J]. Journal of Clinical Oncology，39（15_suppl）：9504.

[153]Weber J S，D'Angelo S P，Minor D，et al. Nivolumab versus chemotherapy in patients with advanced melanoma who progressed after anti–CTLA–4 treatment（CheckMate 037）：a randomised，controlled，open–label，phase 3 trial[J]. Lancet Oncol，2015，16（4）：375–384.

[154]Ribas A，Hamid O，Daud A，et al. Association of Pembrolizumab With Tumor Response and Survival Among Patients With Advanced Melanoma[J]. JAMA，2016，315（15）：1600–1609.

[155]Long G V，Stroyakovskiy D，Gogas H，et al. Dabrafenib and trametinib versus dabrafenib and place-

bo for Val600 BRAF-mutant melanoma: a multicentre, double-blind, phase 3 randomised controlled trial[J]. Lancet, 2015, 386 (9992): 444-451.

[156]Si L, Zhang X, Xu Z, et al. Vemurafenib in Chinese patients with BRAF (V600) mutation-positive unresectable or metastatic melanoma: an open-label, multicenter phase I study[J]. BMC Cancer, 2018, 18 (1): 520.

[157]Gutzmer R, Stroyakovskiy D, Gogas H, et al. Atezolizumab, vemurafenib, and cobimetinib as first-line treatment for unresectable advanced BRAF (V600) mutation-positive melanoma (IMspire150): primary analysis of the randomised, double-blind, placebo-controlled, phase 3 trial[J]. Lancet, 2020, 395 (10240): 1835-1844.

[158]Si L, Zou Z, Zhang W, et al. Efficacy and safety of tunlametinib in patients with advanced NRAS-mutant melanoma: A multicenter, open-label, single-arm, phase 2 study.[J]. Journal of Clinical Oncology, 2023, 41 (16_suppl): 9510.

[159]Wang X, Luo Z, Chen J, et al. First-in-human phase I dose-escalation and dose-expansion trial of the selective MEK inhibitor HL-085 in patients with advanced melanoma harboring NRAS mutations [J]. BMC Med, 2023, 21 (1): 2.

[160]Dummer R, Schadendorf D, Ascierto P A, et al. Binimetinib versus dacarbazine in patients with advanced NRAS-mutant melanoma (NEMO): a multicentre, open-label, randomised, phase 3 trial [J]. Lancet Oncol, 2017, 18 (4): 435-445.

[161]Selek U, Chang E L, Hassenbusch S R, et al. Stereotactic radiosurgical treatment in 103 patients for 153 cerebral melanoma metastases[J]. Int J Radiat Oncol Biol Phys, 2004, 59 (4): 1097-1106.

[162]Frakes J M, Figura N B, Ahmed K A, et al. Potential role for LINAC-based stereotactic radiosurgery for the treatment of 5 or more radioresistant melanoma brain metastases[J]. J Neurosurg, 2015, 123 (5): 1261-1267.

[163]Rajakesari S, Arvold N D, Jimenez R B, et al. Local control after fractionated stereotactic radiation therapy for brain metastases[J]. J Neurooncol, 2014, 120 (2): 339-346.

[164]Minniti G, D'Angelillo R M, Scaringi C, et al. Fractionated stereotactic radiosurgery for patients with brain metastases[J]. J Neurooncol, 2014, 117 (2): 295-301.

[165]Fogarty G, Morton R L, Vardy J, et al. Whole brain radiotherapy after local treatment of brain metastases in melanoma patients--a randomised phase Ⅲ trial[J]. BMC Cancer, 2011, 11: 142.

[166]Agarwala S S, Kirkwood J M, Gore M, et al. Temozolomide for the treatment of brain metastases associated with metastatic melanoma: a phase Ⅱ study[J]. J Clin Oncol, 2004, 22 (11): 2101-2107.

[167]Glitza O I, Ferguson S D, Bassett R J, et al. Concurrent intrathecal and intravenous nivolumab in leptomeningeal disease: phase 1 trial interim results[J]. Nat Med, 2023, 29 (4): 898-905.

[168]Cui C, Lian B, Yang Y, et al. Analysis of overall survival (OS) and progression-free survival (PFS) in the phase 1b clinical trial of anti-PD-1 ab (toripalimab) plus intrahepatic injection of orienX010 in stage Ⅳ melanoma with liver metastases.[J]. Journal of Clinical Oncology, 2023, 41 (16_suppl): 9564.

[169]Yang L, Sun W, Xu Y, et al. Fine Needle Aspiration Cytology (FNAC) for Chinese Patients With Acral and Cutaneous Melanoma: Accuracy and Safety Analysis From a Single Institution[J]. Front Oncol, 2020, 10: 1724.

[170]Stigall L E, Brodland D G, Zitelli J A. The use of Mohs micrographic surgery (MMS) for melanoma in situ (MIS) of the trunk and proximal extremities[J]. J Am Acad Dermatol, 2016, 75 (5): 1015-1021.

[171]Hanson J, Demer A, Liszewski W, et al. Improved overall survival of melanoma of the head and neck treated with Mohs micrographic surgery versus wide local excision[J]. J Am Acad Dermatol, 2020, 82 (1): 149-155.

[172]Beal B T, Udkoff J, Aizman L, et al. Outcomes of invasive melanoma of the head and neck treated with Mohs micrographic surgery – A multicenter study[J]. J Am Acad Dermatol, 2023, 89 (3): 544–550.

[173]Cheraghlou S, Christensen S R, Agogo G O, et al. Comparison of Survival After Mohs Micrographic Surgery vs Wide Margin Excision for Early-Stage Invasive Melanoma[J]. JAMA Dermatol, 2019, 155 (11): 1252–1259.

[174]Sun W, Xu Y, Qu X, et al. Surgical resection margin for T3–T4 primary acral melanoma: a multi-center retrospective cohort study[J]. Arch Dermatol Res, 2023, 315 (8): 2305–2312.

[175]Veronesi U, Cascinelli N, Adamus J, et al. Thin stage I primary cutaneous malignant melanoma. Comparison of excision with margins of 1 or 3 cm[J]. N Engl J Med, 1988, 318 (18): 1159–1162.

[176]Balch C M, Urist M M, Karakousis C P, et al. Efficacy of 2-cm surgical margins for intermediate-thickness melanomas (1 to 4mm). Results of a multi-institutional randomized surgical trial[J]. Ann Surg, 1993, 218 (3): 262–267, 267–269.

[177]Thomas J M, Newton-Bishop J, A'Hern R, et al. Excision margins in high-risk malignant melanoma [J]. N Engl J Med, 2004, 350 (8): 757–766.

[178]Hayes A J, Maynard L, Coombes G, et al. Wide versus narrow excision margins for high-risk, primary cutaneous melanomas: long-term follow-up of survival in a randomised trial[J]. Lancet Oncol, 2016, 17 (2): 184–192.

[179]Utjes D, Malmstedt J, Teras J, et al. 2-cm versus 4-cm surgical excision margins for primary cutaneous melanoma thicker than 2mm: long-term follow-up of a multicentre, randomised trial[J]. Lancet, 2019, 394 (10197): 471–477.

[180]Morton D L, Cochran A J, Thompson J F, et al. Sentinel node biopsy for early-stage melanoma: accuracy and morbidity in MSLT-I, an international multicenter trial[J]. Ann Surg, 2005, 242 (3): 302–311, 311–313.

[181]Faries M B, Thompson J F, Cochran A J, et al. Completion Dissection or Observation for Sentinel-Node Metastasis in Melanoma[J]. N Engl J Med, 2017, 376 (23): 2211–2222.

[182]Lin X, Sun W, Ren M, et al. Prediction of nonsentinel lymph node metastasis in acral melanoma with positive sentinel lymph nodes[J]. J Surg Oncol, 2023, 128 (8): 1407–1415.

[183]Hu T, Xu Y, Yan W, et al. Prognostic value of the number of biopsied sentinel lymph nodes for Chinese patients with melanoma: A single-center retrospective study[J]. Cancer Rep (Hoboken), 2023, 7 (2): e1958.

[184]Lafreniere A S, Shine J J, Nicholas C R, et al. The use of indocyanine green and near-infrared fluorescence imaging to assist sentinel lymph node biopsy in cutaneous melanoma: A systematic review[J]. Eur J Surg Oncol, 2021, 47 (5): 935–941.

[185]Sun W, Xu Y, Yang J, et al. The prognostic significance of non-sentinel lymph node metastasis in cutaneous and acral melanoma patients–A multicenter retrospective study[J]. Cancer Commun (Lond), 2020, 40 (11): 586–597.

[186]Postlewait L M, Farley C R, Diller M L, et al. A Minimally Invasive Approach for Inguinal Lymphadenectomy in Melanoma and Genitourinary Malignancy: Long-Term Outcomes in an Attempted Randomized Control Trial[J]. Ann Surg Oncol, 2017, 24 (11): 3237–3244.

[187]Gomez-Ferrer A, Collado A, Ramirez M, et al. A single-center comparison of our initial experiences in treating penile and urethral cancer with video-endoscopic inguinal lymphadenectomy (VEIL) and later experiences in melanoma cases[J]. Front Surg, 2022, 9: 870857.

[188]Abdel M H, Saad I, Mostafa A, et al. Minimally invasive inguinal lymph node dissection: initial experience and reproducibility in a limited resource setting–with technique video[J]. Surg Endosc, 2020, 34 (10): 4669–4676.

[189]Wang S，Du P，Tang X，et al. Comparison of Efficiency of Video Endoscopy and Open Inguinal Lymph Node Dissection[J]. Anticancer Res，2017，37（8）：4623-4628.

[190]Burke E E，Portschy P R，Tuttle T M，et al. Completion Lymph Node Dissection or Observation for Melanoma Sentinel Lymph Node Metastases：A Decision Analysis[J]. Ann Surg Oncol，2016，23（9）：2772-2778.

[191]Macedo F I，Fayne R A，Azab B，et al. The Role of Completion Lymphadenectomy in Positive Regional Lymph Nodes in Melanoma：A Meta-analysis[J]. J Surg Res，2019，236：83-91.

[192]Klemen N D，Han G，Leong S P，et al. Completion lymphadenectomy for a positive sentinel node biopsy in melanoma patients is not associated with a survival benefit[J]. J Surg Oncol，2019，119（8）：1053-1059.

[193]Leiter U，Stadler R，Mauch C，et al. Final Analysis of DeCOG-SLT Trial：No Survival Benefit for Complete Lymph Node Dissection in Patients With Melanoma With Positive Sentinel Node[J]. J Clin Oncol，2019，37（32）：3000-3008.

[194]Zhong J，Zou Z，Hu T，et al. Survival impact of immediate complete lymph node dissection for Chinese acral and cutaneous melanoma with micrometastasis in sentinel nodes：a retrospective study[J]. Clin Exp Med，2023，23（7）：4003-4010.

[195]Andtbacka R H，Kaufman H L，Collichio F，et al. Talimogene Laherparepvec Improves Durable Response Rate in Patients With Advanced Melanoma[J]. J Clin Oncol，2015，33（25）：2780-2788.

[196]Patel S P，Othus M，Chen Y，et al. Neoadjuvant-Adjuvant or Adjuvant-Only Pembrolizumab in Advanced Melanoma[J]. N Engl J Med，2023，388（9）：813-823.

[197]Reijers I，Menzies A M，van Akkooi A，et al. Personalized response-directed surgery and adjuvant therapy after neoadjuvant ipilimumab and nivolumab in high-risk stage Ⅲ melanoma：the PRADO trial[J]. Nat Med，2022，28（6）：1178-1188.

[198]Blank C U，Lucas M W，Scolyer R A，et al. Neoadjuvant Nivolumab and Ipilimumab in Resectable Stage Ⅲ Melanoma[J]. N Engl J Med，2024.

[199]Long G V，Saw R，Lo S，et al. Neoadjuvant dabrafenib combined with trametinib for resectable，stage ⅢB-C，BRAF（V600）mutation-positive melanoma（NeoCombi）：a single-arm，open-label，single-centre，phase 2 trial[J]. Lancet Oncol，2019，20（7）：961-971.

[200]Amaria R N，Prieto P A，Tetzlaff M T，et al. Neoadjuvant plus adjuvant dabrafenib and trametinib versus standard of care in patients with high-risk，surgically resectable melanoma：a single-centre，open-label，randomised，phase 2 trial[J]. Lancet Oncol，2018，19（2）：181-193.

[201]Blankenstein S A，Rohaan M W，Klop W，et al. Neoadjuvant Cytoreductive Treatment With BRAF/MEK Inhibition of Prior Unresectable Regionally Advanced Melanoma to Allow Complete Surgical Resection，REDUCTOR：A Prospective，Single-arm，Open-label Phase Ⅱ Trial[J]. Ann Surg，2021，274（2）：383-389.

[202]Lian B，Li Z，Wu N，et al. Phase Ⅱ clinical trial of neoadjuvant anti-PD-1（toripalimab）combined with axitinib in resectable mucosal melanoma[J]. Ann Oncol，2024，35（2）：211-220.

[203]Lian B，Si L，Cui C，et al. Phase Ⅱ randomized trial comparing high-dose IFN-alpha2b with temozolomide plus cisplatin as systemic adjuvant therapy for resected mucosal melanoma[J]. Clin Cancer Res，2013，19（16）：4488-4498.

[204]Hu T，Sun W，Xu Y，et al. Combination of pembrolizumab plus temozolomide therapy in unresectable and advanced melanoma：a multicenter retrospective analysis in China[J]. Ann Transl Med，2021，9（21）：1625.

[205]Tetzlaff M T，Messina J L，Stein J E，et al. Pathological assessment of resection specimens after neoadjuvant therapy for metastatic melanoma[J]. Ann Oncol，2018，29（8）：1861-1868.

[206]林锦镛，刘冬，李恩江. 26例结膜黑色素瘤的临床和病理学特点[J]. 中华眼科杂志，2010，46

（4）：308-311.

[207]孙宪丽．眼部肿瘤临床与组织病理诊断[M]. 北京：北京科学技术出版社，2006.

[208]Koc I，Kiratli H. Current Management of Conjunctival Melanoma Part 1：Clinical Features，Diagnosis and Histopathology[J]. Turk J Ophthalmol，2020，50（5）：293-303.

[209]Zeng Y，Hu C，Shu L，et al. Clinical treatment options for early-stage and advanced conjunctival melanoma[J]. Surv Ophthalmol，2021，66（3）：461-470.

[210]王金锦，李静，马建民．结膜黑色素瘤的研究进展[J]. 国际眼科纵览，2021，45（5）：386-392.

[211]Cid-Bertomeu P，Huerva V. Use of interferon alpha 2b to manage conjunctival primary acquired melanosis and conjunctival melanoma[J]. Surv Ophthalmol，2022，67（5）：1391-1404.

[212]黑色素瘤诊疗指南（2022 年版）[J]. 中华人民共和国国家卫生健康委员会官网，2022.

[213]Brownstein S. Malignant melanoma of the conjunctiva[J]. Cancer Control，2004，11（5）：310-316.

[214]Garbe C，Amaral T，Peris K，et al. European consensus-based interdisciplinary guideline for melanoma. Part 2：Treatment - Update 2022[J]. Eur J Cancer，2022，170：256-284.

[215]《中国黑色素瘤规范化病理诊断专家共识（2017年版）》编写组．中国黑色素瘤规范化病理诊断专家共识（2017年版）[J]. 中华病理学杂志，2018，47（1）：7-13.

[216]MB Amin S E. AJCC Cancer Staging Manual. 8th ed[J]. New York：Springer，2017.

[217]Cui C，Lian B，Zhang X，et al. An Evidence-Based Staging System for Mucosal Melanoma：A Proposal[J]. Ann Surg Oncol，2022，29（8）：5221-5234.

[218]孔燕，梁龙，斯璐，等．43例中国人眼部恶性黑色素瘤 cKit 和 BRAF 基因突变分析[J]. 基础医学与临床，2012，32（02）：154-157.

[219]Cui C，Lian B，Zhou L，et al. Multifactorial Analysis of Prognostic Factors and Survival Rates Among 706 Mucosal Melanoma Patients[J]. Ann Surg Oncol，2018，25（8）：2184-2192.

[220]Lian B，Cui C L，Zhou L，et al. The natural history and patterns of metastases from mucosal melanoma：an analysis of 706 prospectively-followed patients[J]. Ann Oncol，2017，28（4）：868-873.

[221]Grimes J M，Shah N V，Samie F H，et al. Conjunctival Melanoma：Current Treatments and Future Options[J]. Am J Clin Dermatol，2020，21（3）：371-381.

[222]Chalasani R，Giblin M，Conway R M. Role of topical chemotherapy for primary acquired melanosis and malignant melanoma of the conjunctiva and cornea：review of the evidence and recommendations for treatment[J]. Clin Exp Ophthalmol，2006，34（7）：708-714.

[223]申发燕，张海萍，钟山，等．结膜恶性黑色素瘤 3 例临床病理分析及文献复习[J]. 中国组织化学与细胞化学杂志，2018，27（6）：559-564.

[224]陈家祺，孙明霞，沙翔垠，等．“非接触技术”切除联合带角膜缘的板层角膜移植术治疗角结膜恶性黑色素瘤[J]. 中华眼科杂志，2006，42（1）：22-26.

[225]Savar A，Ross M I，Prieto V G，et al. Sentinel lymph node biopsy for ocular adnexal melanoma：experience in 30 patients[J]. Ophthalmology，2009，116（11）：2217-2223.

[226]Demirci H，McCormick S A，Finger P T. Topical mitomycin chemotherapy for conjunctival malignant melanoma and primary acquired melanosis with atypia：clinical experience with histopathologic observations[J]. Arch Ophthalmol，2000，118（7）：885-891.

[227]Cagir B，Whiteford M H，Topham A，et al. Changing epidemiology of anorectal melanoma[J]. Dis Colon Rectum，1999，42（9）：1203-1208.

[228]Cohen V M，Tsimpida M，Hungerford J L，et al. Prospective study of sentinel lymph node biopsy for conjunctival melanoma[J]. Br J Ophthalmol，2013，97（12）：1525-1529.

[229]石安杰，杨玉琼，李佳，等．局部切除术联合冷冻治疗结膜恶性黑色素瘤生存率分析[J]. 重庆医学，2021，50（13）：2269-2273，2282.

[230]李强．43例结膜黑色素瘤的临床和病理学特点[J]. 中国医药指南，2013（19）：437，438.

[231]刘春玲，夏瑞南，罗清礼．21例结膜恶性黑色素瘤临床分析[J]. 四川大学学报（医学版），

2005, 36（1）: 151–152.
[232]Garbe C, Amaral T, Peris K, et al. European consensus–based interdisciplinary guideline for melanoma. Part 1: Diagnostics: Update 2022[J]. Eur J Cancer, 2022, 170: 236–255.
[233]Liu Y M, Li Y, Wei W B, et al. Clinical Characteristics of 582 Patients with Uveal Melanoma in China[J]. PLoS One, 2015, 10（12）: e0144562.
[234]Luo J, Zhang C, Yang Y, et al. Characteristics, Treatments, and Survival of Uveal Melanoma: A Comparison between Chinese and American Cohorts[J]. Cancers（Basel）, 2022, 14（16）.
[235]Singh A D, Kivela T. The collaborative ocular melanoma study[J]. Ophthalmol Clin North Am, 2005, 18（1）: 129–142.
[236]杨文利，魏文斌，李栋军. 脉络膜黑色素瘤的超声造影诊断特征[J]. 中华眼科杂志，2013，49（5）：428–432.
[237]孙明霞，陈青华，项晓琳，等. 成人眼球内葡萄膜黑色素瘤与非黑色素瘤MRI比较研究[J]. 中华放射学杂志，2020，54（3）：181–186.
[238]刘月明，周楠，魏文斌，等. 巩膜外敷贴放射治疗葡萄膜黑色素瘤的临床观察[J]. 中华眼科杂志，2020，56（9）：670–675.
[239]Melia B M, Abramson D H, Albert D M, et al. Collaborative ocular melanoma study（COMS）randomized trial of I–125 brachytherapy for medium choroidal melanoma. I. Visual acuity after 3 years COMS report no. 16[J]. Ophthalmology, 2001, 108（2）: 348–366.
[240]Rigel D S, Friedman R J, Kopf A W, et al. ABCDE––an evolving concept in the early detection of melanoma[J]. Arch Dermatol, 2005, 141（8）: 1032–1034.
[241]Ma X, Wu Y, Zhang T, et al. The clinical significance of c–Kit mutations in metastatic oral mucosal melanoma in China[J]. Oncotarget, 2017, 8（47）: 82661–82673.
[242]Nagarajan P, Curry J L, Ning J, et al. Tumor Thickness and Mitotic Rate Robustly Predict Melanoma–Specific Survival in Patients with Primary Vulvar Melanoma: A Retrospective Review of 100 Cases[J]. Clin Cancer Res, 2017, 23（8）: 2093–2104.
[243]Piura B. Management of primary melanoma of the female urogenital tract[J]. Lancet Oncol, 2008, 9（10）: 973–981.
[244]Cote T R, Sobin L H. Primary melanomas of the esophagus and anorectum: epidemiologic comparison with melanoma of the skin[J]. Melanoma Res, 2009, 19（1）: 58–60.
[245]Burgi A, Brodine S, Wegner S, et al. Incidence and risk factors for the occurrence of non–AIDS–defining cancers among human immunodeficiency virus–infected individuals[J]. Cancer, 2005, 104（7）: 1505–1511.
[246]Chang A E, Karnell L H, Menck H R. The National Cancer Data Base report on cutaneous and noncutaneous melanoma: a summary of 84, 836 cases from the past decade. The American College of Surgeons Commission on Cancer and the American Cancer Society[J]. Cancer, 1998, 83（8）: 1664–1678.
[247]Pessaux P, Pocard M, Elias D, et al. Surgical management of primary anorectal melanoma[J]. Br J Surg, 2004, 91（9）: 1183–1187.
[248]Iddings D M, Fleisig A J, Chen S L, et al. Practice patterns and outcomes for anorectal melanoma in the USA, reviewing three decades of treatment: is more extensive surgical resection beneficial in all patients?[J]. Ann Surg Oncol, 2010, 17（1）: 40–44.
[249]Cooper P H, Mills S E, Allen M J. Malignant melanoma of the anus: report of 12 patients and analysis of 255 additional cases[J]. Dis Colon Rectum, 1982, 25（7）: 693–703.
[250]Weinstock M A. Epidemiology and prognosis of anorectal melanoma[J]. Gastroenterology, 1993, 104（1）: 174–178.

[251]Goldman S, Glimelius B, Pahlman L. Anorectal malignant melanoma in Sweden. Report of 49 patients

[J]. Dis Colon Rectum，1990，33（10）：874-877.
[252]Ross M，Pezzi C，Pezzi T，et al. Patterns of failure in anorectal melanoma. A guide to surgical therapy[J]. Arch Surg，1990，125（3）：313-316.
[253]常雯，吴莉，韩丹. 鼻腔鼻窦恶性黑色素瘤的影像学研究进展[J]. 临床耳鼻咽喉头颈外科杂志，2018，32（12）：960-962.
[254]Xing Y，Bronstein Y，Ross M I，et al. Contemporary diagnostic imaging modalities for the staging and surveillance of melanoma patients：a meta-analysis[J]. J Natl Cancer Inst，2011，103（2）：129-142.
[255]李丽琴，李德鹏，王争明，等.（18）F-FDG PET/CT显像在恶性黑色素瘤诊断及分期中的价值[J]. 中国医学影像技术，2009，25（11）：2106-2109.
[256]樊代明. 中国肿瘤整合诊治指南[M]. 天津：天津科学技术出版社，2022.
[257]任国欣，孙沫逸，唐瞻贵，等. 口腔黏膜黑色素瘤冷冻消融治疗专家共识[J]. 实用口腔医学杂志，2024，40（2）：149-155.
[258]韩如雪，马旭辉，李智，等. 2种活检方法对156例口腔黏膜恶性黑色素患者预后的影响[J]. 中国口腔颌面外科杂志，2022，20（3）：235-238.
[259]High W A，Robinson W A. Genetic mutations involved in melanoma：a summary of our current understanding[J]. Adv Dermatol，2007，23：61-79.
[260]樊代明等. 中国肿瘤整合诊治指南（CACA）2022-口腔颌面黏膜恶性黑色素瘤[M]. 1版. 天津：天津科学技术出版社，2022.
[261]Wang X，Wu H M，Ren G X，et al. Primary oral mucosal melanoma：advocate a wait-and-see policy in the clinically N0 patient[J]. J Oral Maxillofac Surg，2012，70（5）：1192-1198.
[262]Nenclares P，Ap D D，Bagwan I，et al. Head and neck mucosal melanoma：The United Kingdom national guidelines[J]. Eur J Cancer，2020，138：11-18.
[263]Hur K，Zhang P，Yu A，et al. Open Versus Endoscopic Approach for Sinonasal Melanoma：A Systematic Review and Meta-analysis[J]. Am J Rhinol Allergy，2019，33（2）：162-169.
[264]Amit M，Tam S，Abdelmeguid A S，et al. Approaches to regional lymph node metastasis in patients with head and neck mucosal melanoma[J]. Cancer，2018，124（3）：514-520.
[265]Lee A Y，Berman R S. Management of Noncutaneous Melanomas[J]. Surg Oncol Clin N Am，2020，29（3）：387-400.
[266]张师前，林仲秋. 外阴、阴道黑色素瘤诊断与治疗的专家推荐意见（2021年版）[J]. 中国实用妇科与产科杂志，2021，37（7）：731-739.
[267]Verschraegen C F，Benjapibal M，Supakarapongkul W，et al. Vulvar melanoma at the M. D. Anderson Cancer Center：25 years later[J]. Int JGynecol Cancer，2001，11（5）：359-364.
[268]Wohlmuth C，Wohlmuth-Wieser I. Vulvar Melanoma：Molecular Characteristics，Diagnosis，Surgical Management，and Medical Treatment[J]. Am J Clin Dermatol，2021，22（5）：639-651.
[269]Gadducci A，Carinelli S，Guerrieri M E，et al. Melanoma of the lower genital tract：Prognostic factors and treatment modalities[J].Gynecol Oncol，2018，150（1）：180-189.
[270]Thomas J M. Time for comprehensive reporting of MSLT-I[J]. Lancet Oncol，2006，7（1）：9-11，11-12.
[271]Leitao M J. Management of vulvar and vaginal melanomas：current and future strategies[J]. Am Soc Clin Oncol Educ Book，2014：e277-e281.
[272]Yeh J J，Shia J，Hwu W J，et al. The role of abdominoperineal resection as surgical therapy for anorectal melanoma[J]. Ann Surg，2006，244（6）：1012-1017.
[273]Nilsson P J，Ragnarsson-Olding B K. Importance of clear resection margins in anorectal malignant melanoma[J]. Br J Surg，2010，97（1）：98-103.
[274]陈楠，王林，李忠武，等. 肛管直肠恶性黑色素瘤91例外科治疗及预后分析[J]. 中国实用外科

杂志，2019，39（5）：497-501.

[275]Matsuda A，Miyashita M，Matsumoto S，et al. Abdominoperineal resection provides better local control but equivalent overall survival to local excision of anorectal malignant melanoma：a systematic review[J]. Ann Surg，2015，261（4）：670-677.

[276]Brady M S，Kavolius J P，Quan S H. Anorectal melanoma. A 64-year experience at Memorial Sloan-Kettering Cancer Center[J]. Dis Colon Rectum，1995，38（2）：146-151.

[277]Roumen R M. Anorectal melanoma in The Netherlands：a report of 63 patients[J]. Eur J Surg Oncol，1996，22（6）：598-601.

[278]Tien H Y，McMasters K M，Edwards M J，et al. Sentinel lymph node metastasis in anal melanoma：a case report[J]. Int J Gastrointest Cancer，2002，32（1）：53-56.

[279]Perez D R，Trakarnsanga A，Shia J，et al. Locoregional lymphadenectomy in the surgical management of anorectal melanoma[J]. Ann Surg Oncol，2013，20（7）：2339-2344.

[280]Lian B，Cui C，Song X，et al. Phase Ⅲ randomized，multicenter trial comparing high-dose IFN-a2b with temozolomide plus cisplatin as adjuvant therapy for resected mucosal melanoma.[J]. Journal of Clinical Oncology，36（15_suppl）：9589.

[281]Lian B，Si L，Chi Z H，et al. Toripalimab（anti-PD-1）versus high-dose interferon-alpha2b as adjuvant therapy in resected mucosal melanoma：a phase Ⅱ randomized trial[J]. Ann Oncol，2022，33（10）：1061-1070.

[282]Jarrom D，Paleri V，Kerawala C，et al. Mucosal melanoma of the upper airways tract mucosal melanoma：A systematic review with meta-analyses of treatment[J]. Head Neck，2017，39（4）：819-825.

[283]Kelly P，Zagars G K，Cormier J N，et al. Sphincter-sparing local excision and hypofractionated radiation therapy for anorectal melanoma：a 20-year experience[J]. Cancer，2011，117（20）：4747-4755.

[284]Sheng X，Yan X，Chi Z，et al. Axitinib in Combination With Toripalimab，a Humanized Immunoglobulin G（4）Monoclonal Antibody Against Programmed Cell Death-1，in Patients With Metastatic Mucosal Melanoma：An Open-Label Phase IB Trial[J]. J Clin Oncol，2019，37（32）：2987-2999.

[285]Hamid O，Robert C，Ribas A，et al. Antitumour activity of pembrolizumab in advanced mucosal melanoma：a post-hoc analysis of KEYNOTE-001，002，006[J]. Br J Cancer，2018，119（6）：670-674.

[286]D'Angelo S P，Larkin J，Sosman J A，et al. Efficacy and Safety of Nivolumab Alone or in Combination With Ipilimumab in Patients With Mucosal Melanoma：A Pooled Analysis[J]. J Clin Oncol，2017，35（2）：226-235.

[287]Cui C，Yan X，Liu S，et al. Treatment pattern and clinical outcomes of patients with locally advanced and metastatic melanoma in a real-world setting in China[J]. Annals of Oncology，2018，29：viii458.

[288]Cui C，Yan X，Liu S，et al. Real-world clinical outcomes of anticancer treatments in patients with advanced melanoma in China：retrospective，observational study[J]. International Journal of Surgery Oncology，2019，4：1.

[289]Sergi M C，Filoni E，Triggiano G，et al. Mucosal Melanoma：Epidemiology，Clinical Features，and Treatment[J]. Curr Oncol Rep，2023，25（11）：1247-1258.

[290]Ma Y，Xia R，Ma X，et al. Mucosal Melanoma：Pathological Evolution，Pathway Dependency and Targeted Therapy[J]. Front Oncol，2021，11：702287.

[291]Forschner A，Heinrich V，Pflugfelder A，et al. The role of radiotherapy in the overall treatment of melanoma[J]. Clin Dermatol，2013，31（3）：282-289.

[292]Fuhrmann D，Lippold A，Borrosch F，et al. Should adjuvant radiotherapy be recommended following

resection of regional lymph node metastases of malignant melanomas?[J]. Br J Dermatol，2001，144（1）：66-70.

[293]McWilliams R R，Brown P D，Buckner J C，et al. Treatment of brain metastases from melanoma[J]. Mayo Clin Proc，2003，78（12）：1529-1536.

[294]Eigentler T K，Figl A，Krex D，et al. Number of metastases，serum lactate dehydrogenase level，and type of treatment are prognostic factors in patients with brain metastases of malignant melanoma[J]. Cancer，2011，117（8）：1697-1703.

[295]Burmeister B H，Henderson M A，Ainslie J，et al. Adjuvant radiotherapy versus observation alone for patients at risk of lymph-node field relapse after therapeutic lymphadenectomy for melanoma：a randomised trial[J]. Lancet Oncol，2012，13（6）：589-597.

[296]Henderson M A，Burmeister B H，Ainslie J，et al. Adjuvant lymph-node field radiotherapy versus observation only in patients with melanoma at high risk of further lymph-node field relapse after lymphadenectomy（ANZMTG 01.02/TROG 02.01）：6-year follow-up of a phase 3，randomised controlled trial[J]. Lancet Oncol，2015，16（9）：1049-1060.

[297]Trifiletti D M，Ballman K V，Brown P D，et al. Optimizing Whole Brain Radiation Therapy Dose and Fractionation：Results From a Prospective Phase 3 Trial（NCCTG N107C[Alliance]/CEC.3）[J]. Int J Radiat Oncol Biol Phys，2020，106（2）：255-260.

[298]Hong A M，Fogarty G B，Dolven-Jacobsen K，et al. Adjuvant Whole-Brain Radiation Therapy Compared With Observation After Local Treatment of Melanoma Brain Metastases：A Multicenter，Randomized Phase Ⅲ Trial[J]. J Clin Oncol，2019，37（33）：3132-3141.

[299]Li W，Yu Y，Wang H，et al. Evaluation of the prognostic impact of postoperative adjuvant radiotherapy on head and neck mucosal melanoma：a meta-analysis[J]. BMC Cancer，2015，15：758.

[300]吴云腾，任国欣，孙沫逸，等. 中国头颈黏膜黑色素瘤临床诊治专家共识[J]. 中国口腔颌面外科杂志，2015，13（3）：262-269.

[301]翟雪松，温树信，赵晓娟，等. 手术加辅助放疗与单纯手术两种治疗策略对头颈部黏膜恶性黑色素瘤预后影响的Meta分析[J]. 中国耳鼻咽喉颅底外科杂志，2020，26（5）：547-553.

[302]孙士然，易俊林. 头颈部黏膜恶性黑色素瘤的临床诊治现状及进展[J]. 中华放射肿瘤学杂志，2017，26（4）：466-469.

[303]翟雪松，温树信，赵晓娟，等. 头颈部黏膜黑色素瘤治疗进展[J]. 中华耳鼻咽喉头颈外科杂志，2020，55（1）：73-77.

[304]Jiang B，Wang S，Wang Y，et al. A high-throughput screening method for breeding Aspergillus niger with 12C6+ ion beam-improved cellulase[J]. Nuclear Science and Techniques，2016，28（1）：1.

[305]王晓林，高天欣，韩潇，等. 重离子放射治疗技术及临床应用[J]. 北京生物医学工程，2019，38（3）：312-318.

[306]位争伟，周燕，熊乐. 重离子加速器照射恶性黑色素瘤的疗效观察[J]. 中国肿瘤临床与康复，2018，25（6）：724-727.

[307]Koto M，Demizu Y，Saitoh J I，et al. Multicenter Study of Carbon-Ion Radiation Therapy for Mucosal Melanoma of the Head and Neck：Subanalysis of the Japan Carbon-Ion Radiation Oncology Study Group（J-CROS）Study（1402 HN）[J]. Int J Radiat Oncol Biol Phys，2017，97（5）：1054-1060.

[308]蔡宏懿，王小虎，高力英，等. 重离子束治疗皮肤恶性肿瘤的初步临床结果[J]. 中华肿瘤防治杂志，2010，17（14）：1041-1044.

[309]Barcellini A，Vitolo V，Facoetti A，et al. Feasibility of Carbon Ion Radiotherapy in the Treatment of-Gynecological Melanoma[J]. In Vivo，2019，33（2）：473-476.

[310]Kanai T，Endo M，Minohara S，et al. Biophysical characteristics of HIMAC clinical irradiation system for heavy-ion radiation therapy[J]. Int J Radiat Oncol Biol Phys，1999，44（1）：201-210.

[311]殷蔚伯.肿瘤放射治疗学[M].北京：中国协和医科大学出版社，2008.

[312]Blake P R，Catterall M，Errington R D. Treatment of malignant melanoma by fast neutrons[J]. Br J Surg，1985，72（7）：517-519.

[313]王小虎，张红，高力英，等.重离子（12C6+）束治疗肿瘤初步临床报告[J].中华放射肿瘤学杂志，2007，16（6）：478-480.

[314]李莎，张红，魏世华，等.碳离子束治疗浅层肿瘤临床试验结果[J].中华放射肿瘤学杂志，2008，17（6）：463-464.

[315]Farahmand A M，Ehsani A H，Mirzaei M，et al. Patients' Characteristics，Histopathological Findings，and Tumor Stage in Different Types of Malignant Melanoma：A Retrospective Multicenter Study [J]. Acta Med Iran，2017，55（5）：316-323.

[316]朱琳，毛卫东，周光明，等.RAC2对黑色素瘤细胞辐射敏感性的影响[J].激光生物学报，2018，27（1）：10-15，9.

[317]田宁.miR-185对黑色素瘤的抑制作用和辐射增敏作用研究[D].兰州大学药物研发与项目管理，2016.

[318]Trotti A，Peters L J. Role of radiotherapy in the primary management of mucosal melanoma of the head and neck[J]. Semin Surg Oncol，1993，9（3）：246-250.

[319]Moreno M A，Roberts D B，Kupferman M E，et al. Mucosal melanoma of the nose and paranasal sinuses，a contemporary experience from the M. D. Anderson Cancer Center[J]. Cancer，2010，116（9）：2215-2223.

[320]Zenda S，Kawashima M，Nishio T，et al. Proton beam therapy as a nonsurgical approach to mucosal melanoma of the head and neck：a pilot study[J]. Int J Radiat Oncol Biol Phys，2011，81（1）：135-139.

[321]Zenda S，Akimoto T，Mizumoto M，et al. Phase Ⅱ study of proton beam therapy as a nonsurgical approach for mucosal melanoma of the nasal cavity or para-nasal sinuses[J]. Radiother Oncol，2016，118（2）：267-271.

[322]Demizu Y，Fujii O，Terashima K，et al. Particle therapy for mucosal melanoma of the head and neck. A single-institution retrospective comparison of proton and carbon ion therapy[J]. Strahlenther Onkol，2014，190（2）：186-191.

[323]Yanagi T，Mizoe J E，Hasegawa A，et al. Mucosal malignant melanoma of the head and neck treated by carbon ion radiotherapy[J]. Int J Radiat Oncol Biol Phys，2009，74（1）：15-20.

[324]Tsujii H，Kamada T，Shirai T，et al. Carbon-Ion Radiotherapy：Principles，Practices，and Treatment Planning[M]. Springer Berlin Heidelberg，2014.

[325]Hasegawa A，Takagi R，Koto M，et al. Combined Chemotherapy and Carbon Ion Radiation Therapy for Mucosal Malignant Melanoma of the Head and Neck[J]. International Journal of Radiation Oncology，Biology，Physics，2012，84（3）：S499.

[326]Takayasu Y，Kubo N，Shino M，et al. Carbon-ion radiotherapy combined with chemotherapy for head and neck mucosal melanoma：Prospective observational study[J]. Cancer Med，2019，8（17）：7227-7235.

[327]赵珊珊，于明新，王纯雁.外阴及阴道恶性黑色素瘤预后因素分析[J].实用肿瘤杂志，2019，34（4）：343-347.

[328]郭伟，尹高菲，陈晓红，等.头颈黏膜恶性黑色素瘤远处转移特点及相关因素分析[J].临床耳鼻咽喉头颈外科杂志，2018，32（14）：1078-1081.

[329]尹高菲，郭伟，陈晓红，等.头颈部黏膜黑色素瘤117例临床特点及预后分析[J].中华耳鼻咽喉头颈外科杂志，2018，53（9）：668-674.

[330]方绪梦，孔琳.碳离子放疗与化疗药物联合应用的生物学效应[J].中华放射医学与防护杂志，2019，39（11）：874-879.

[331]Matsumoto Y，Furusawa Y，Uzawa A，et al. Antimetastatic Effects of Carbon-Ion Beams on Malignant Melanomas[J]. Radiat Res，2018，190（4）：412-423.

[332]Sinasac S E，Petrella T M，Rouzbahman M，et al. Melanoma of the Vulva and Vagina：Surgical Management and Outcomes Based on a Clinicopathologic Reviewof 68 Cases[J]. J ObstetGynaecol Can，2019，41（6）：762-771.

[333]Karasawa K，Wakatsuki M，Kato S，et al. Clinical trial of carbon ion radiotherapy for gynecological melanoma[J]. J Radiat Res，2014，55（2）：343-350.

[334]Murata H，Okonogi N，Wakatsuki M，et al. Long-Term Outcomes of Carbon-Ion Radiotherapy for MalignantGynecological Melanoma[J]. Cancers（Basel），2019，11（4）.

[335]杨欣静，何晶晶. 黑色素瘤肝转移患者行冷冻消融治疗后出血的护理[J]. 实用临床护理学电子杂志，2020，5（18）：152-195.

[336]岑建宁，叶桦，刘丽，等. 微波消融对黑色素瘤荷瘤小鼠树突状细胞抗原提呈功能的影响[J]. 热带医学杂志，2016，16（2）：193-195，271.

[337]李静，姜兆静，李纪强，等. 微波消融对小鼠黑色素瘤动物模型中T淋巴细胞亚群比例和功能的影响[J]. 热带医学杂志，2014，14（01）：16-18.

[338]李纪强，姜兆静，张积仁. 微波消融治疗小鼠黑色素瘤及对肿瘤血管生成的影响[J]. 实用肿瘤杂志，2011，26（06）：569-572.

[339]崔传亮，迟志宏，袁香庆，等. 肝动脉泵生物化疗治疗进展期黑色素瘤肝转移Ⅱ期临床研究[J]. 癌症，2008（08）：845-850.

[340]Bethlehem M S，Katsarelias D，Olofsson B R. Meta-Analysis of Isolated Hepatic Perfusion and Percutaneous Hepatic Perfusion as a Treatment for Uveal Melanoma Liver Metastases[J]. Cancers（Basel），2021，13（18）.

[341]Carr M J，Sun J，Cohen J B，et al. Over 12 Years Single Institutional Experience Performing Percutaneous Hepatic Perfusion for Unresectable Liver Metastases[J]. Cancer Control，2020，27（1）：1148418283.

[342]Villegas V M，Monagas M，Campbell J，et al. Selective Intra-Arterial Embolization for Advanced Extrascleral Uveal Melanoma[J]. Ocul Oncol Pathol，2017，4（1）：44-47.

[343]袁林，魏崇建，江军，等. 阴道黑色素瘤血管介入治疗1例[J]. 医学信息，2016，29（18）：419.

[344]何振南. 皮肤恶性黑色素瘤介入化疗一例报告[J]. 影像诊断与介入放射学，1993（02）：89.

[345]Vera-Aguilera J，Bedikian A Y，Bassett R L，et al. Phase Ⅰ/Ⅱ Study of Hepatic Arterial Infusion of Nab-paclitaxel in Patients With Metastatic Melanoma to the Liver[J]. Am J Clin Oncol，2018，41（11）：1132-1136.

[346]Hodi F S，Chiarion-Sileni V，Gonzalez R，et al. Nivolumab plus ipilimumab or nivolumab alone versus ipilimumab alone in advanced melanoma（CheckMate 067）：4-year outcomes of a multicentre，randomised，phase 3 trial[J]. Lancet Oncol，2018，19（11）：1480-1492.

[347]杨晓玲，斯璐，毛丽丽，等. 帕博丽珠单抗治疗晚期黑色素瘤的不良事件及相关性分析[J]. 中国癌症杂志，2020，30（5）：362-368.

[348]Lodh S，Maher R，Guminski A. Intra-arterial infusion and chemo-embolization for melanoma liver metastases[J]. J Surg Oncol，2014，109（4）：376-382.

[349]Sharma K V，Gould J E，Harbour J W，et al. Hepatic arterial chemoembolization for management of metastatic melanoma[J]. AJR Am J Roentgenol，2008，190（1）：99-104.

[350]Shen L，Qi H，Chen S，et al. Cryoablation combined with transarterial infusion of pembrolizumab（CATAP）for liver metastases of melanoma：an ambispective，proof-of-concept cohort study[J]. Cancer Immunol Immunother，2020，69（9）：1713-1724.

[351]Rostas J，Tam A，Sato T，et al. Image-Guided Transarterial Chemoembolization With Drug-Eluting Beads Loaded with Doxorubicin（DEBDOX）for Unresectable Hepatic Metastases from Melanoma：

Technique and Outcomes[J]. Cardiovasc Intervent Radiol, 2017, 40 (9): 1392-1400.

[352]Minor D R, Kim K B, Tong R T, et al. A Pilot Study of Hepatic Irradiation with Yttrium-90 Microspheres Followed by Immunotherapy with Ipilimumab and Nivolumab for Metastatic Uveal Melanoma [J]. Cancer Biother Radiopharm, 2022, 37 (1): 11-16.

[353]Padia S A. Y90 Clinical Data Update: Cholangiocarcinoma, Neuroendocrine Tumor, Melanoma, and Breast Cancer Metastatic Disease[J]. Tech Vasc Interv Radiol, 2019, 22 (2): 81-86.

[354]Dummer R, Hauschild A, Pentheroudakis G. Cutaneous malignant melanoma: ESMO clinical recommendations for diagnosis, treatment and follow-up[J]. Ann Oncol, 2009, 20 Suppl 4: 129-131.

[355]Brown S B, Brown E A, Walker I. The present and future role of photodynamic therapy in cancer treatment[J]. Lancet Oncol, 2004, 5 (8): 497-508.

[356]Lu Y G, Wang Y Y, Yang Y D, et al. Efficacy of topical ALA-PDT combined with excision in the treatment of skin malignant tumor[J]. Photodiagnosis Photodyn Ther, 2014, 11 (2): 122-126.

[357]Zhang J, Jiang C, Figueiro L J, et al. An updated overview on the development of new photosensitizers for anticancer photodynamic therapy[J]. Acta Pharm Sin B, 2018, 8 (2): 137-146.

[358]Liu W T, Wang H T, Yeh Y H, et al. An Update on Recent Advances of Photodynamic Therapy for Primary Cutaneous Lymphomas[J]. Pharmaceutics, 2023, 15 (5) .

[359]Biteghe F N, Davids L M. A combination of photodynamic therapy and chemotherapy displays a differential cytotoxic effect on human metastatic melanoma cells[J]. J Photochem Photobiol B, 2017, 166: 18-27.

[360]Anzengruber F, Avci P, de Freitas L F, et al. T-cell mediated anti-tumor immunity after photodynamic therapy: why does it not always work and how can we improve it?[J]. Photochem Photobiol Sci, 2015, 14 (8): 1492-1509.

[361]Mfouo-Tynga I S, Dias L D, Inada N M, et al. Features of third generation photosensitizers used in anticancer photodynamic therapy: Review[J]. Photodiagnosis Photodyn Ther, 2021, 34: 102091.

[362]Nowak-Sliwinska P, Karocki A, Elas M, et al. Verteporfin, photofrin Ⅱ, and merocyanine 540 as PDT photosensitizers against melanoma cells[J]. Biochem Biophys Res Commun, 2006, 349 (2): 549-555.

[363]Abrahamse H, Kruger C A, Kadanyo S, et al. Nanoparticles for Advanced Photodynamic Therapy of Cancer[J]. Photomed Laser Surg, 2017, 35 (11): 581-588.

[364]Bertrand N, Wu J, Xu X, et al. Cancer nanotechnology: the impact of passive and active targeting in the era of modern cancer biology[J]. Adv Drug Deliv Rev, 2014, 66: 2-25.

[365]Wang H, Tran T T, Duong K T, et al. Options of Therapeutics and Novel Delivery Systems of Drugs for the Treatment of Melanoma[J]. Mol Pharm, 2022, 19 (12): 4487-4505.

[366]Agarwala S S, Eggermont A M, O'Day S, et al. Metastatic melanoma to the liver: a contemporary and comprehensive review of surgical, systemic, and regional therapeutic options[J]. Cancer, 2014, 120 (6): 781-789.

[367]Yu Z, Wang H, Chen Z, et al. Discovery of an Amino Acid-Modified Near-Infrared Aza-BODIPY Photosensitizer as an Immune Initiator for Potent Photodynamic Therapy in Melanoma[J]. J Med Chem, 2022, 65 (4): 3616-3631.

[368]Liu X, Zhao Z, Sun X, et al. Blocking Cholesterol Metabolism with Tumor-Penetrable Nanovesicles to Improve Photodynamic Cancer Immunotherapy[J]. Small Methods, 2023, 7 (5): e2200898.

[369]Yang S, Wu J, Wang Z, et al. A Smart DNA Hydrogel Enables Synergistic Immunotherapy and Photodynamic Therapy of Melanoma[J]. Angew Chem Int Ed Engl, 2024, 63 (14): e202319073.

[370]Moncrieff M D, Lo S N, Scolyer R A, et al. Clinical Outcomes and Risk Stratification of Early-Stage Melanoma Micrometastases From an International Multicenter Study: Implications for the Management of American Joint Committee on Cancer ⅢA Disease[J]. J Clin Oncol, 2022, 40 (34): 3940-

3951.
[371]Dicker T J, Kavanagh G M, Herd R M, et al. A rational approach to melanoma follow-up in patients with primary cutaneous melanoma. Scottish Melanoma Group[J]. Br J Dermatol, 1999, 140 (2): 249-254.
[372]Basseres N, Grob J J, Richard M A, et al. Cost-effectiveness of surveillance of stage I melanoma. A retrospective appraisal based on a 10-year experience in a dermatology department in France[J]. Dermatology, 1995, 191 (3): 199-203.
[373]Meyers M O, Yeh J J, Frank J, et al. Method of detection of initial recurrence of stage Ⅱ/Ⅲ cutaneous melanoma: analysis of the utility of follow-up staging[J]. Ann Surg Oncol, 2009, 16 (4): 941-947.
[374]Moore D K, Zhou Q, Panageas K S, et al. Methods of detection of first recurrence in patients with stage Ⅰ/Ⅱ primary cutaneous melanoma after sentinel lymph node biopsy[J]. Ann Surg Oncol, 2008, 15 (8): 2206-2214.
[375]Hofmann U, Szedlak M, Rittgen W, et al. Primary staging and follow-up in melanoma patients--monocenter evaluation of methods, costs and patient survival[J]. Br J Cancer, 2002, 87 (2): 151-157.
[376]Garbe C, Paul A, Kohler-Spath H, et al. Prospective evaluation of a follow-up schedule in cutaneous melanoma patients: recommendations for an effective follow-up strategy[J]. J Clin Oncol, 2003, 21 (3): 520-529.
[377]Baker J J, Meyers M O, Frank J, et al. Routine restaging PET/CT and detection of initial recurrence in sentinel lymph node positive stage Ⅲ melanoma[J]. Am J Surg, 2014, 207 (4): 549-554.
[378]Mathews J D, Forsythe A V, Brady Z, et al. Cancer risk in 680, 000 people exposed to computed tomography scans in childhood or adolescence: data linkage study of 11 million Australians[J]. BMJ, 2013, 346: f2360.
[379]Fazel R, Krumholz H M, Wang Y, et al. Exposure to low-dose ionizing radiation from medical imaging procedures[J]. N Engl J Med, 2009, 361 (9): 849-857.
[380]Pearce M S, Salotti J A, Little M P, et al. Radiation exposure from CT scans in childhood and subsequent risk of leukaemia and brain tumours: a retrospective cohort study[J]. Lancet, 2012, 380 (9840): 499-505.
[381]Leiter U, Stadler R, Mauch C, et al. Complete lymph node dissection versus no dissection in patients with sentinel lymph node biopsy positive melanoma (DeCOG-SLT): a multicentre, randomised, phase 3 trial[J]. Lancet Oncol, 2016, 17 (6): 757-767.
[382]Akhtar S, Bhat W, Magdum A, et al. Surgical excision margins for melanoma in situ[J]. J Plast Reconstr Aesthet Surg, 2014, 67 (3): 320-323.
[383]Duffy K L, Truong A, Bowen G M, et al. Adequacy of 5-mm surgical excision margins for non-lentiginous melanoma in situ[J]. J Am Acad Dermatol, 2014, 71 (4): 835-838.
[384]de Vries K, Greveling K, Prens L M, et al. Recurrence rate of lentigo maligna after micrographically controlled staged surgical excision[J]. Br J Dermatol, 2016, 174 (3): 588-593.
[385]Joyce K M, Joyce C W, Jones D M, et al. An assessment of histological margins and recurrence of melanoma in situ[J]. Plast Reconstr Surg Glob Open, 2015, 3 (2): e301.
[386]Soong S J, Harrison R A, McCarthy W H, et al. Factors affecting survival following local, regional, or distant recurrence from localized melanoma[J]. J Surg Oncol, 1998, 67 (4): 228-233.
[387]Salama A K, de Rosa N, Scheri R P, et al. Hazard-rate analysis and patterns of recurrence in early stage melanoma: moving towards a rationally designed surveillance strategy[J]. PLoS One, 2013, 8 (3): e57665.
[388]Romano E, Scordo M, Dusza S W, et al. Site and timing of first relapse in stage Ⅲ melanoma pa-

tients: implications for follow-up guidelines[J]. J Clin Oncol, 2010, 28 (18): 3042-3047.

[389]Ferrone C R, Ben P L, Panageas K S, et al. Clinicopathological features of and risk factors for multiple primary melanomas[J]. JAMA, 2005, 294 (13): 1647-1654.

[390]Youlden D R, Youl P H, Soyer H P, et al. Distribution of subsequent primary invasive melanomas following a first primary invasive or in situ melanoma Queensland, Australia, 1982-2010[J]. JAMA Dermatol, 2014, 150 (5): 526-534.

[391]Slingluff C J, Vollmer R T, Seigler H F. Multiple primary melanoma: incidence and risk factors in 283 patients[J]. Surgery, 1993, 113 (3): 330-339.

[392]Schmid-Wendtner M H, Baumert J, Wendtner C M, et al. Risk of second primary malignancies in patients with cutaneous melanoma[J]. Br J Dermatol, 2001, 145 (6): 981-985.

[393]Caini S, Boniol M, Botteri E, et al. The risk of developing a second primary cancer in melanoma patients: a comprehensive review of the literature and meta-analysis[J]. J Dermatol Sci, 2014, 75 (1): 3-9.

[394]Kang S, Barnhill R L, Mihm M J, et al. Multiple primary cutaneous melanomas[J]. Cancer, 1992, 70 (7): 1911-1916.

[395]Rychetnik L, McCaffery K, Morton R, et al. Psychosocial aspects of post-treatment follow-up for stage Ⅰ/Ⅱ melanoma: a systematic review of the literature[J]. Psychooncology, 2013, 22 (4): 721-736.

[396]Fawzy F I, Fawzy N W, Hyun C S, et al. Malignant melanoma. Effects of an early structured psychiatric intervention, coping, and affective state on recurrence and survival 6 years later[J]. Arch Gen Psychiatry, 1993, 50 (9): 681-689.

[397]Rhodes A R. Cutaneous melanoma and intervention strategies to reduce tumor-related mortality: what we know, what we don't know, and what we think we know that isn't so[J]. Dermatol Ther, 2006, 19 (1): 50-69.

[398]Geller A C, Swetter S M, Oliveria S, et al. Reducing mortality in individuals at high risk for advanced melanoma through education and screening[J]. J Am Acad Dermatol, 2011, 65 (5 Suppl 1): S87-S94.

[399]Green A C, Williams G M, Logan V, et al. Reduced melanoma after regular sunscreen use: randomized trial follow-up[J]. J Clin Oncol, 2011, 29 (3): 257-263.

[400]Farshad A, Burg G, Panizzon R, et al. A retrospective study of 150 patients with lentigo maligna and lentigo maligna melanoma and the efficacy of radiotherapy using Grenz or soft X-rays[J]. Br J Dermatol, 2002, 146 (6): 1042-1046.

[401]Beyeler M, Waldispuhl S, Strobel K, et al. Detection of melanoma relapse: first comparative analysis on imaging techniques versus S100 protein[J]. Dermatology, 2006, 213 (3): 187-191.

儿童及青少年横纹肌肉瘤

第一章

横纹肌肉瘤概述

第一节 病因及流行病学

横纹肌肉瘤（Rhabdomyosarcoma，RMS）是儿童最常见的软组织肉瘤，约占儿童恶性肿瘤的3.5%。来自中国国家儿童肿瘤监测中心的数据显示，2018~2020年，RMS在我国0~19岁儿童及青少年的发病率是2.56/百万，其中0~14岁发病率为2.85/百万，15~19岁为1.67/百万；0~14岁组男孩发病率为3.17/百万，女孩为2.5/百万；15~19岁组男孩发病率为1.72/百万，女孩为1.61/百万。RMS在美国20岁以下人群中总发病率为4.5/百万，男性高于女性（1.37：1）。美国1973~2005年SEER数据库1544例RMS的流行病学结果显示，<1岁占6%，1~4岁占31%，5~9岁占25%，10~14岁占18%，15~19岁占20%。欧洲1978~1997年数据显示，15岁以下儿童RMS发病率为5.4/百万，日本1993~2010年RMS发病率为3.4/百万。

RMS是一种间叶来源的恶性肿瘤，被认为起源于骨骼肌细胞系。最近研究显示，RMS也可起源于缺乏骨骼肌组织的区域，如内皮祖细胞。

儿童及青少年RMS的病因仍不明确，多为偶发性。RMS与多种癌症易感综合征相关。50%以上的RMS见于10岁以下儿童，表明宫内和早期环境暴露可能在RMS病因中起重要作用。此外，父母高龄、母亲孕早期X-射线暴露是发生RMS的危险因素，出生体重过高及过低是发生腺泡型横纹肌肉瘤（Alveolar rhabdomyosarcoma，ARMS）的危险因素。目前研究结果尚不能表明，各种类型的出生缺陷、早产儿、父亲的电磁场职业暴露等因素与RMS发生存在明确相关。

第二节 RMS的基因易感性

越来越多证据表明，RMS与多种癌症易感综合征相关[a]，包括Li-Fraumeni综合征[b]、1型神经纤维瘤病[c]、DICER1综合征[d]、Beckwith-Wiedemann综合征以及各种

RAS病（Rasopathies），如Costello综合征[e]、Noonan综合征[f]等。这类遗传性癌症易感综合征的特点是肿瘤谱广、发病早、对基因毒性药物异常敏感、多种肿瘤的高发生率。存在肿瘤易感基因的RMS，罹患第二肿瘤的风险明显升高，因此对制定手术及放化疗、随访策略至关重要。对其家系的筛查，有助于对其家族中其他携带胚系突变的家庭成员进行遗传咨询及肿瘤监测指导。

胚胎型RMS（Embryonal rhabdomyosarcoma，ERMS）较ARMS更易见胚系突变。对年幼RMS患儿，病理类型为胚胎型，具有间变性（弥漫性或局灶性）特征，不论有无恶性肿瘤家族史，均应进行肿瘤易感基因，如TP53突变的遗传学检测。对发生于泌尿生殖系如膀胱、宫颈部位的ERMS，应注意DICER1肿瘤易感基因的筛查。

注：

[a] 美国儿童肿瘤协作组（Children's Oncology Group，COG）对615例新诊断RMS行外显子测序，对照人群9963例，结果发现7.3%存在胚系肿瘤易感基因，最常见是TP53（n=11）、NF1（n=9）和HRAS（n=5）。检出胚系肿瘤易感基因的ERMS年龄更低，中位诊断年龄3岁。

[b] Li-Fraumeni综合征：这种综合征与肿瘤蛋白p53基因（TP53）异常有关。Hettme报告15名具有间变性特征的儿童RMS，11名（73%）出现胚系TP53突变。一项Li-Fraumeni综合征相关RMS研究中，100%患儿有间变性组织学特征。一项31例Li-Fraumeni综合征相关RMS研究中，12/16例肿瘤有间变性特征，第二恶性肿瘤的10年累积风险为40%，TP53基因突变在3岁以下有间变性特征的ERMS中更常见。因此，有间变特征的ERMS低龄儿童应在治疗前行TP53突变分析，对TP53胚系突变患儿尽可能行宽切缘手术，以减少或避免放疗，并确保早期发现第二肿瘤。

[c] 1型神经纤维瘤病：与NF1基因突变相关，由NF1编码的神经纤维蛋白通常对Ras通路起负性调节作用。一项16例伴NF1的RMS进行的回顾性研究发现，所有均为ERMS。一项对日本26084名15岁以下癌症的回顾性分析发现，56名儿童患有NF1，除发病率较高的视神经胶质瘤及恶性神经鞘瘤外，在非神经系统肿瘤中，NF1在RMS中的发病率较高（1.36%）。

[d] DICER1综合征：胚系DICER1突变被认为与如下儿童及青少年罕见肿瘤相关，包括胸膜肺母细胞瘤、卵巢Sertoli-Leydig细胞肿瘤、甲状腺结节、RMS。Stewart研究显示RMS是DICER1突变携带者中第四常见肿瘤，平均诊断年龄10岁。一项DICER1突变在儿童RMS相关性分析中发现，共6例携带DICER1胚系突变病例发生7例次ERMS，其中3例位于膀胱，3例位于子宫颈。一项女性生殖道RMS的回顾性分析显示，除Sertoli- Leydig细胞肿瘤外，宫颈EMRS是与DICER1最相关的女性生殖道肿瘤。

[e] Costello综合征：罕见，由HRAS杂合突变激活引起。一项29例Costello回顾性分析显示，19例同时发生RMS，中位年龄2.3岁，其中ERMS 9例，ARMS1例。另一项784例伴RAS突变回顾性分析显示，12名癌症中2例伴HRAS胚系突变发展成ERMS。

[f] Noonan综合征：是一种常染色体显性遗传的肿瘤易感综合征，涉及RAS通路上多种基因突变，如KRAS、NRAS、RAF1、BRAF、PTPN11、SOS1、SHOC2及MEK1等 。文献荟萃报告中，46例Noonan综合征中6例发生ERMS。

第三节　RMS的早诊和筛查

尽管RMS是罕见病，但早诊是提高生存率的重要因素。RMS通常出现临床症状后才被诊断，对早诊和筛查有挑战性。然而，RMS与某些遗传性肿瘤易感综合征和胚系基因突变有关，检测这些易感基因可能有助于早诊和筛查，从而改善早期肿瘤的治疗及预后。

对于有TP53胚系突变者，发生软组织肉瘤的风险伴随终身，可每年行全身MRI，以早期筛出RMS。有胚系DICER1突变的个体会增加泌尿生殖系RMS发生概率，因此应定期监测腹盆腔影像，尤其对携带胚系DICER1突变的青春期和青春期后女孩，需监测子宫颈RMS的发生。有Costello综合征、Noonan综合征、1型神经纤维瘤病等肿瘤易感综合征儿童，均需定期监测RMS发生，尤其是ERMS。

第二章

RMS的诊断

第一节　临床表现

RMS可发生于身体任何部位，常见原发部位包括头颈部[a]（36%~54%）、泌尿生殖系[b]（23%）、四肢（9.4%~19%）和其他部位[c、d、e]（22%~33.6%），以头颈多发。据原发肿瘤位置分类，55%位于预后良好部位，45%位于预后不良部位。

初诊时，约25%的RMS出现转移。肺是最常见转移部位（40%~50%），其他转移部位包括骨髓（20%~30%）、骨骼（10%）、淋巴结（20%，取决于原发肿瘤部位）。3%~6%的青少年及年轻成年女性RMS会发生乳腺转移，表现为乳腺肿块，多见于ARMS。

1岁以下婴儿及10岁以上儿童，与1~9岁儿童相比预后不佳。婴儿的不良预后与婴儿发病率低、骨髓对化疗耐受性差、局部治疗不充分而导致局部治疗失败有关。青少年更多见不良肿瘤特征，包括腺泡型、梭形细胞/硬化型、预后不良部位（主要是四肢）、局部淋巴结受累和转移性疾病，导致其预后差。

注：

[a] 头颈部RMS可发生在眼眶区、脑膜旁区（中耳、鼻腔、副鼻窦、鼻咽和颞下窝）或非脑膜旁区（头皮、腮腺及颌下腺、口腔、颌面部、咽部、喉部、鼻翼、甲状腺和甲状旁腺以及颈部）。脑膜旁区占头颈部RMS的50%，可表现为出现鼻腔或外耳道脓血性分泌物、耳道或鼻腔阻塞、吞咽困难，颅神经或其他神经系统症状，提示颅底或中枢神经系统侵犯。眼眶区RMS占头颈部RMS的25%，表现为眼球突出、固定、眼睑增厚、眶周出血或斜视等。非脑膜旁区RMS常无特异性临床表现，多为无痛且不断增大的局部肿块，部分位置如口腔及咽部RMS可表现为睡眠打鼾、咽部异物感、吞咽不畅等，喉部RMS可表现为声音嘶哑、喉痛、呼吸困难等。

[b] 泌尿生殖系RMS（如膀胱/前列腺、睾旁、阴道、子宫及宫颈等部位）约占RMS的15%~20%，最常见于膀胱和前列腺，约占30%~50%。膀胱RMS多在膀胱三角区内或附近，向腔内生长，以血尿、尿路梗阻、尿中黏液血性成分为主要表现。睾丸旁RMS占泌尿生殖系RMS的7%左右，发病呈双峰年龄分布，3~4月龄婴儿期及16岁左右的青春期，肿瘤起源于附睾、精索、睾丸和睾丸膜的间充质组织，表现为进行性增大的单侧阴囊内无痛性肿物。女性生殖道RMS约占RMS的3.5%，阴道RMS表现为黏液血性分泌物、阴道突出的息肉样肿块，易发生于婴儿期和年幼儿童；子宫颈RMS以阴道出血、阴道肿块为主要症状。

[c] 原发于会阴-肛周区的RMS极为罕见，仅占所有RMS的2%左右，90%以上表现为肛周肿块，经常被误诊为肛周脓肿而接受抗生素治疗、甚至脓肿切开手术、瘘管切除术等，误诊率高达45%。其他症状包括便血、排便困难和大便失禁。

[d] 原发于胸腔、腹腔及盆腔RMS，因肿瘤位置深，早期可无症状，诊断时往往肿瘤已经很大，常包绕大血管，病初难以完全切除。胸腔RMS表现为咳嗽、喘息、呼吸困难，腹盆腔RMS可表现腹部包块、腹胀、尿便潴留等症状。

[e] 原发于胆道的RMS少见，可有梗阻性黄疸，可发生肝内、腹膜后及肺的转移。

第二节　RMS的影像学检查

对疑似肿瘤活检之前，应获得肿块的基线影像学检查结果。病理确诊RMS后，在治疗前应进行全面影像评估以了解受累范围，并确定分期、分组。

1　RMS影像学检查方法

普通X线平片：该检查方法价格便宜，使用方便快捷，因为是重叠影像，组织分辨率及空间分辨率都很低，灵敏度低，提供信息少。除了骨平片对于骨转移的诊断具有一定的初步诊断价值，胸腹部X平片对软组织病灶的诊断价值有限，尤其容易遗漏软组织内小病灶。

超声：超声检查的优势是检查方便，快捷，无创，无辐射，目前广泛用于肿瘤定位，与周围组织结构关系评价，肿瘤疗效评估，并可以引导活检。该检查方法的不足之处在于检查结果对于操作者个人水平依赖较大，对于肺转移的评估价值有限。

CT：CT检查的优势是价格不高，扫描时间快，对镇静要求不高，有很高的空间分辨率，增强后大大提高了组织分辨率，并可以更好地评价RMS瘤灶血管及骨转移。该检查方法的局限性在于存在一定的辐射暴露，另外对于脑组织病灶和软组织病灶的组织分辨率较低。

MRI：MRI检查具有很高的中枢神经系统组织分辨率和软组织病变的组织分辨率，对瘤灶与周围组织关系的显示更清晰，对于大部分骨转移显示灵敏；缺点是价格高，对镇静要求高，检查时间长，对小瘤灶空间分辨率低，大血管不能连续跟踪观察，管腔内流动伪影较重，小血管显示不清。骨皮质及骨质显示欠佳，另外扫描过程容易出现伪影。

PET/CT：用于对RMS治疗前TNM分期很有价值，可以一站式显示原发肿瘤及远隔部位的受累情况，其不足之处在于存在电离辐射，并且病变的空间分辨率较低，另外对于一些高代谢组织器官及示踪剂生理性聚集处邻近的小病灶，有较高的假阴性率。因为检查时间较长，对镇静的要求较高。

SPECT：用于骨盐代谢活性的骨转移灶的显示及诊断，优点是一次检查可以观察全身骨骼，缺点是空间分辨率及组织分辨率均比较低，对于小的溶骨性骨破坏有较多的假阴性。

2 RMS的影像学表现

CT表现为软组织密度，ERMS倾向于密度均匀，而其他病理类型RMS信号相对不均匀，有出血坏死液化区，囊实性，密度混杂，偶见有钙化，增强后实性成分有强化。可有邻近骨的溶骨性骨破坏或骨质压迫性吸收。

根据RMS病理类型不同，MRI信号也不一样，有些肿瘤信号均匀，T1序列表现为均匀的软组织信号，T2及T2压脂序列信号稍高，尚均匀。有些肿瘤表现为囊实性，T1信号不均匀，根据肿瘤细胞成分不同，可表现有高、等、低信号，实性瘤灶有强化，T2及压脂序列肿瘤信号不均匀增高。硬化型RMS肿瘤可以表现有T1和T2均为低信号。

表49-2-1 RMS的影像学检查推荐

	Ⅰ级推荐	Ⅱ级推荐	Ⅲ级推荐
原发肿瘤[a]		CT或者MRI（平扫+增强） B超[e]	X线
区域淋巴结[b]		区域淋巴结CT或MRI（平扫+增强） B超	
转移病灶及全身		CT或MRI（平扫+增强） 肺CT平扫[c]评估有无肺部转移 B超 PET/CT[d]	骨扫描

注：

[a] 原发肿瘤：在评估原发肿瘤时，MRI和CT均应采用增强扫描。考虑到CT辐射剂量风险，儿童在头颈部、腹部、纵隔、椎旁、四肢和泌尿生殖系统等部位的原发肿瘤中推荐首选MRI。患儿有金属植入物、幽闭恐惧症等MRI禁忌证时，推荐低剂量CT。颅底和脑部的MRI用于评估原发肿瘤位于脑膜旁区及非脑膜旁区的头颈部肿瘤。如怀疑椎管内延伸或脑膜受累，建议行脑脊髓MRI。睾丸旁肿瘤，必须评估区域淋巴结（主动脉旁），可选择MRI或者超声。对于中枢侵犯组RMS，影像学检查需着重进行颅底骨骨破坏及颅内病灶及脑膜脊膜的评估，必要时进行颅神经及脊柱MRI增强检查。胆道RMS通常发生在胆总管，也可起源于肝内、外胆道的任何部位，对于肝脏及胆道系统肿瘤，首选腹部MRI增强进行检查评估，如需观察胆道系统，需要进行磁共振胰胆管造影（Magnetic Resonance Cholangiopancreatography，MRCP）检查。

[b] 区域淋巴结情况：区域淋巴结被定义为引流原发肿瘤部位的淋巴结，病理性非区域淋巴结则被定义为转移性疾病并接受相应治疗。可通过CT/MRI、B超或PET/CT，并根据实体瘤的疗效评价标准1.1（Response Evaluation Criteria in Solid Tumors，RECIST）进行区域淋巴结评估。淋巴结最大径线大于15mm定义为有病理意义，小于10mm的淋巴结无病理意义。如有可能，应对明显肿大的淋巴结进行活检，因为在临床及影像学阴性的患者中，阳性活检结果可改变治疗方案。

[c] 肺CT平扫：欧洲儿科软组织肉瘤研究组的一项纳入316例RMS的前瞻性研究显示，在胸部基线CT扫描中发现的不确定肺结节（≤4个直径小于5mm的肺结节，或1个直径5~10mm结节）接受的治疗与明确无肺结节患者相同，结果显示不确定结节患者的5年无事件生存期（Event-free survival，EFS）和总生存期（Overall Survival，OS）分别为77.0%和82.0%，明确无结节的5年EFS和OS分别为73.2%和80.8%（P=0.68和0.76），两者无统计学差别。因此，诊断时不确定的肺结节不影响局限性RMS预后，对诊断时肺CT有不确定肺结节的RMS，无需行活检或提高分期。

[d] PET/CT扫描：PET/CT有助于提高初始分期的准确性，检测淋巴结受累PET/CT敏感性为80%~100%，特异性为89%~100%；而常规检查敏感性为67%~86%，特异性在90%~100%。对远处转移部位，PET/CT的敏感性为95%~100%，特异性为80%~100%；而常规检查敏感性为17%~83%，特异性在43%~100%。有限证据显示PET/CT在检测骨转移病变优于骨扫描；对识别骨髓受累的敏感性有限；对肺转移的检出率低，可能会遗漏小的肺转移病灶。

[e] 超声：表浅病灶可考虑超声检查，建议由有肌肉骨骼疾病检测经验的超声医生进行。超声检查可

作为本病的检查方法之一，但尚需结合MRI或CT方可完整显示肿瘤全貌。

第三节　RMS的活检

1　活检指征

表 49-2-2　RMS 活检指征

活检指征[a、b]	推荐等级
影像学表现为肿瘤恶性程度高	Ⅰ级推荐
手术直接切除困难	Ⅰ级推荐
疾病晚期根治困难	Ⅰ级推荐

注：

[a] 在对RMS进行治疗前，强烈建议先行活检。即使临床和影像学都提示典型RMS，也需活检病理确诊及分型。

[b] 在以下几种情况下强调活检的必要性：

①影像学表现肿瘤恶性程度高，如坏死区域多、侵袭性生长、侵犯重要血管和神经，活检有助于确定肿瘤病理学类型，能协助外科医生评估手术的意义、制定合理的手术方案。②手术切除困难，可能造成较严重的并发症，拟通过术前放化疗为后续手术创造更好的机会。③病灶为多发、范围较广、根治意义不明确，术前诊断有助选择其他替代方案。

2　活检方式

表 49-2-3　RMS 活检方式

活检方式的选择[f、g]	推荐等级
穿刺活检[a、b]	Ⅰ级推荐
经内镜活检[c]	Ⅰ级推荐
切开活检[d]/切除活检[e]	Ⅱ级推荐

注：

[a] 推荐经皮粗针穿刺活检（Core Needle Biopsy，CNB），可获得足量病理组织，结合现代病理学、免疫细胞学、分子生物学等技术为诊断提供丰富的信息，病理诊断的准确性高。粗针穿刺活检有效、安全、微创、并发症少。通常需B超或CT引导。

[b] 如首次活检因为标本量少未获明确诊断，可考虑在影像学辅助下行再次穿刺活检或切开活检，以获病理确诊。

[c] 内镜活检适用于膀胱、前列腺、阴道、胆道等位置的肿瘤：①膀胱镜活检适合于泌尿生殖系统肿瘤，是目前该部位RMS活检主要方法。②内镜下逆行胰胆管造影（Endoscopic Retrograde Cholangio-Pancreatography，ERCP）可结合胆道内活检诊断儿童胆道RMS。主要优点是与肝活检相比，肿瘤局部扩散的风险低。ERCP还可同时进行患儿胆道系统的评估和胆管支架的植入。

[d] 手术切开活检可获更多标本，利于诊断，在无条件实施穿刺活检的单位推荐切开活检。肢体RMS切开活检应行纵行切口，以便以后的广泛局部切除。切开活检可能破坏解剖层面，术野暴露所致组织损伤也增加了种植转移的风险。由于无影像引导反而容易误伤周围的重要血管或神经。对二次手术的要求比粗针穿刺活检高，另外费用也更高。

[e] 如病变范围小，位于浅层，病灶可完整切除且切除后不会造成严重功能障碍，若行穿刺活检反而会造成相对于原病灶更大的污染，可考虑做切除活检。切除活检时，应仔细标记切缘（常规均需标记，肉眼切除都不可靠，需要病理证实切缘情况），以便在切缘阳性的情况下再次切除。

[f] 不推荐进行细针穿刺活检（Fine-Needle Aspiration，FNA），虽快速、微创，但获取组织有限，不能满足免疫组化及分子病理学等检测需求，病理诊断的准确性低。

[g] 不推荐术中冰冻活检。

3 活检的实施

表 49-2-4 RMS 穿刺活检术的实施

穿刺活检术的实施	推荐等级
穿刺前检查及准备[a]	Ⅰ级推荐
出血风险评估[b]	Ⅰ级推荐
超声引导下 CNB[c]	Ⅰ级推荐
术后留诊观察[d、e、f]	Ⅰ级推荐

注：

[a] 穿刺前需详细询问病史，评估全身状态，交代穿刺操作风险和注意事项，签署知情同意书。

[b] 推荐术前评估出血危险因素，包括血常规和出凝血时间，影响凝血功能的疾病和抗血栓药物服用史等。有出血风险者行穿刺活检也并非完全禁忌，应由有经验的医生操作，术后压迫止血时间相应延长。

[c] 超声引导下 CNB：①穿刺前应行高分辨率二维超声和彩色多普勒超声检查，定位穿刺目标，了解目标血供及周边的血管神经分布，遵循最短穿刺路径且安全有效穿刺的原则，同时以经过未来手术切口为宜，以便手术时可将穿刺道予以切除。②推荐使用 Tru-cut 活检针，一般选取 16G/18G，沿探头声束平面进针，清楚显示针道和针尖。动态监测针尖位置，到达目标后，快速、多角度、多位点穿刺，一般取样 3~5 次，以保证样本代表性。尽量避开肿瘤组织坏死区。对囊实性病变，应从实性部分取材，若收集到囊液成分也须全部送检。获取组织中血液成分较多时可改变穿刺途径或换用更细的穿刺针，以降低血液成分对细胞学诊断的影响。③尽可能获得足够的肿瘤组织，以便不仅行常规的病理检查（HE 染色、免疫组化），还可对新鲜标本行分子生物学检测。

[d] 推荐穿刺术后留诊观察，其间手动压迫穿刺点以止血，离开前需再次确认无活动性出血。如局部有少量出血，最有效的处理方式是压迫，可采用加压包扎、冰敷，防止再出血。部分患者可能伴穿刺部位轻微痛感或放射痛，术后多逐渐消失。持续疼痛可口服止疼药缓解。

[e] 无证据表明活检前及活检后需用抗生素预防感染。

[f] 穿刺活检常见并发症：①出血；②感染；③血管迷走神经反射：如轻度头疼、恶心、出汗或类似癫痫样反应，均是由于术前、术中和术后的疼痛或紧张导致。建议平卧位，双腿略抬高，冷敷前额，监测生命体征；④针道种植转移：发生率低，与以下因素有关：针径过大、运针过多或有力、未释放负压就拔针以及肿瘤侵袭性。

4 液体活检

循环肿瘤 DNA（circulating tumor DNA， ctDNA）液体活检[a]，作为一种非侵入性/微创的检测技术，其检测分析由肿瘤脱落到体液如血液、尿液和唾液中的循环肿瘤衍生物质，有助于克服组织活检时组织空间异质性，从而检测活检取样部位之外的肿瘤相关变异。PAX3 /7- FOXO1 融合基因[b]是 RMS 的高度特异性且可以实现高灵敏度检出的潜在预后标志物。液体活检在 RMS 筛查、诊断、风险分层和监测方面具有巨大的潜力。ctDNA 检测也更适用于 RMS 患者不同治疗或者随访阶段的连续检测，从而监测治疗效果和复发趋势。

注：

[a] 有两项 ctDNA 连续检测研究显示，不同时间的 ctDNA 中 PAX3-FOXO1 的水平反映了患者对治疗的反应，这表明 ctDNA 可能是监测 RMS 患者的潜在可行的生物标志物。

[b] 最近的一项研究通过定量逆转录聚合酶链式反应（Quantitative Reverse Transcription Polymerase Chain Reaction，RT-qPCR）方法也在游离的外泌体 RNA 中检测到 PAX3- FOXO1 融合转录本。

第四节　RMS的病理诊断

RMS传统分为两个主要组织学亚型，ERMS占60%~70%，ARMS占20%~30%。2013年WHO骨与软组织肿瘤分类明确RMS包括四个亚型[a]：ERMS[b]、ARMS[c]、梭形细胞/硬化性RMS[d]（Spindle cell/sclerosing rhabdomyosarcoma，SRMS）、多形性RMS[e]（Pleomorphic rhabdomyosarcoma，PRMS）。2020年WHO的RMS分类对上述分类并无修订。

RMS病理报告常规包括病变部位、病理诊断。如样本量足够，需一并报告组织学亚型。手术完整切除标本还应包括：肿瘤大小、重量、病理诊断及组织学亚型、坏死百分率、手术切缘、肿瘤周缘组织浸润、脉管内瘤栓和区域淋巴结受累情况。临床研究表明，即使无淋巴结转移的临床证据，也应常规术中进行区域淋巴结活检，尤其是原发于肢体的RMS 。免疫组化标记物Desmin、MyoD1和Myogenin诊断RMS敏感度和特异度较高。

注：

[a] 美国1973~2005年的SEER数据，1544例RMS病人，胚胎型67%，腺泡型32%，多形性1%。其中胚胎型RMS在0~4岁儿童最常见，占42%，腺泡型在15岁以上青少年占59%。ERMS在头颈部最常见，见于33%病例；ARMS在四肢最常见，占35%病例，其次是头颈部；53%多形性RMS也见于四肢。

[b] ERMS是RMS最常见亚型，常见于5岁以下儿童，好发于头颈部和泌尿生殖道。组织学特点类似于孕7~10周胚胎骨骼肌，显示胞质极少的梭形细胞、胞质丰富、嗜酸性大细胞，或胞质稀少、小卵圆形细胞，一些梭形细胞呈疏松和致密交替排列，肌母细胞分散在原始间叶细胞中；葡萄状变异型是ERMS一个特殊亚型，好发于膀胱、阴道、鼻腔、鼻窦和胆道等空腔脏器。肉眼检查呈息肉状。3%~13%的ERMS存在间变，表现胞核大、深染、常为背景细胞的三倍，间变瘤细胞可呈局灶型或弥漫型分布。间变不要与多形性相混淆，在多形性RMS中，无小瘤细胞背景群。

[c] ARMS好发于较大儿童、青少年和青年人，以四肢、会阴和椎旁区域多见。ARMS组织学表现与孕10~21周的胎儿骨骼肌形态相似，典型病理形态特点表现小圆细胞被纤维血管间质分隔呈巢状或片状，粘附性差、排列松散的瘤细胞位于腺泡腔中，其间可见多核瘤巨细胞。横纹肌母细胞分化在该亚型中少见，但可见于治疗后肿瘤标本中。ARMS亚型，肿瘤组织必须有50%以上的腺泡亚型。

[d] SRMS占RMS的5%~10%，年轻患者多见，睾丸旁最常见，其次是头颈部。组织学通常由长束相对均匀的梭形细胞组成，高倍镜下见两种细胞形态，大多数为梭形细胞，胞质丰富红染，有椭圆形或细长的核，核深染，核仁不明显或有1个小核仁；另可见少量核仁深染、核仁明显、红染胞质丰富的肌母细胞。免疫组化染色显示瘤细胞常表达Desmin和MyoD1弥漫强阳性，而Myogenin表达常呈斑片状。

[e] PRMS好发于成人四肢，儿童极少发生，是高级别软组织肿瘤，形态比RMS更像未分化多形性肉瘤。组织学主要由多形性瘤细胞和一些小的未分化细胞及梭形细胞混合组成，肌母细胞分化很罕见，存在大量嗜酸性多边形细胞质细胞，部分区域可见瘤巨细胞或多核巨细胞。多形性在该亚型中弥漫分布，与ERMS中可能出现的局灶性间变特征相反。免疫组化染色Desmin呈弥漫阳性，Myogenin和MyoD1常呈局灶阳性。

第五节　RMS的分子病理分型

病理组织形态学诊断仍然是诊断RMS的金标准，分子遗传学检测正成为一种辅助检测方法。后者大多数采用荧光原位杂交（Fluorescence in situ hybridization，FISH）、聚合酶链反应（Polymerase Chain Reaction，PCR）及下一代测序技术（Next

Generation Sequencing，NGS）方法。组织形态学和分子遗传学相结合是WHO自2000年以来在RMS病理分型的主要进展之一。

表 49-2-5　RMS的分子病理分型

病理类型	染色体改变	分子类型
ERMS[a]	复杂改变	MYOD1变异、KRAS变异、HRAS变异、TP53变异、NF1变异、NRAS变异、PIK3CA变异、FBXW7变异、FGFR4变异、BCOR变异
ARMS[b]	t（2；13）（q35；q14）	PAX3-FOXO1
	t（1；13）（p36；q14）	PAX7-FOXO1
	t（X；2）（q13；q35）	PAX3-AFX
SRMS[c]		具有VGLL2/NCOA2/CITED2重排的RMS
		伴有MYOD1突变的RMS
		具有TFCP2/NCOA2重排的RMS
		EWSR1/ZBTB41重排
		PLOD2/RBM6重排
PRMS[d]		不明确

注：

[a] ERMS：大多数ERMS有染色体11P15区等位基因丢失，即11P15.5杂合性缺失（LOH）。有广泛的体细胞突变，包括TP53、RAS家族（NRAS、KRAS、HRAS）、PIK3CA、CTNNB1和FGFR4中的基因突变。

[b] ARMS：①75%的ARMS存在位于13号染色体上的FOXO1基因与位于2号染色体t（2；13）（q35；q14）上的PAX3基因或与位于1号染色体t（1；13）（p36；q14）上的PAX7基因的易位。②COG-D9803研究纳入434例RMS，预后分析显示5年EFS PAX3-FOXO1融合vs. PAX7-FOXO1融合vs. ERMS分别为54%vs.65%vs. 77%（P<0.001），5年OS PAX3-FOXO1融合vs. PAX7-FOXO1融合分别为64%vs. 87%（P=0.006）。无FOXO1融合的ARMS生物学特性与ERMS相似，5年EFS 90%vs.77%，P值无差异。一项纳入334例RMS的系统综述显示，PAX3-FOXO1融合vs.PAX7-FOXO1融合vs.融合基因阴性RMS的5年OS分别为39%vs.74%vs.84%（P<0.001），PAX3-FOXO1融合基因阳性与预后显著相关，PAX7/FOXO1融合阳性与阴性RMS无显著差异。另一项meta分析共纳入7项研究，包括993例RMS，其中三项研究显示融合阳性和阴性的ARMS生存率无显著差异，四项研究表明PAX3-FOXO1融合比PAX7-FOXO1的生存率更低，但未达统计学意义。

[c] SRMS：SRMS是一组异质性肿瘤，根据潜在的基因改变，其临床表现各不相同。2020年WHO骨与软组织肿瘤分类确定了SRMS的三种病理分子亚型，分别是VGLL2/NCOA2/CITED2重排的先天性SRMS、MYOD1突变型、TFCP2/NCOA2重排的骨内SRMS，其预后有显著差异。①具有VGLL2/NCOA2重排的RMS：主要发生在3岁以下婴幼儿，部分为先天性梭形细胞RMS。主要累及软组织，好发于躯干、睾丸旁，其次是头颈部。生物学行为类似于先天性/婴幼儿纤维肉瘤，预后良好。基因重排包括SRF-NCOA2、TEAD1- NCOA2、VGLL2- NCOA2、VGLL2- CITED2、SRF-FOXO1。部分病人骨内RMS存在MES1-NCOA2融合。Agaram报告三例MES1-NCOA2融合的RMS，主要见于成年的骨骼中，侵袭性更强。②伴有MYOD1突变的RMS：年龄范围广，2~94岁，女性多见，常累及头颈部，其次为躯干、四肢，纯合性/或杂合性MYOD1外显子突变，可伴PIK3CA共突变，生物学行为类似ARMS，预后差，儿童死亡率高达83%。③具有TFCP2重排的RMS：罕见，通常TFCP2基因与FUS或EWSR1融合，可见ALK表达（在缺乏ALK基因重排的情况下），常见于颌面骨骼，累及软组织，年龄范围11~86岁，侵袭性高，预后差，中位生存期8个月。④最近的研究表明SRMS的分子亚型仍有新的进展，不同的肿瘤亚群进一步发现了新融合。

[d] PRMS：主要见于60岁以上成人患者，儿童罕见，可在任何部位发生，并与不良结局相关。目前未发现特异性分子遗传学改变。

第六节　RMS分期

1　RMS的TNM分期

表49-2-6　RMS的TNM治疗前分期系统

分期	原发部位	肿瘤浸润	肿瘤最大直径（cm）	淋巴结转移	远处转移
1	预后良好位置	T_1或T_2	任何	N_0、N_1、N_X	M_0
2	预后不良位置	T_1或T_2	a≤5cm	N_0或N_X	M_0
3	预后不良位置	T_1或T_2	a≤5cm b>5cm	N_1 N_0、N_1、N_X	M_0
4	预后良好和不良位置	T_1或T_2	任何	N_0、N_1、N_X	M_1

注：

[a] ①T_1肿瘤局限于原发解剖部位；T_2肿瘤超出原发解剖部位，侵犯邻近器官或组织；②a肿瘤最大径≤5cm；b肿瘤最大径>5cm；③N_0无区域淋巴结转移；N_1有区域淋巴结转移；Nx区域淋巴结转移不详；M_0无远处转移；M_1有远处转移。④预后良好的位置指眼眶、头颈（除外脑膜旁区域）、胆道、非肾脏、膀胱和前列腺区泌尿生殖道；预后不良的位置指膀胱和前列腺，肢体，脑膜旁区，其他包括躯干、腹膜后、盆腔、会阴部/肛周、胃肠道和肝脏。⑤脑膜旁区域指原发部位在中耳-乳突、鼻腔、鼻窦、鼻咽、颞下窝、翼腭窝、咽旁区等区域，以及其他距离颅骨1.5cm以内的病灶。

[b] 2022年美国儿童肿瘤协作组（Children's Oncology Group，COG）软组织肉瘤委员会对TNM的定义进行修订：①胆道被归类为预后不良的部位；②受累淋巴结大小的标准为≥1cm，区域淋巴结的测量为短轴测量，原发瘤灶的测量为最长直径的测量；③18-FDG-PET不再作为评价N1的标准，除非有关于淋巴结大小及病理状态的数据支持。

[c] 欧洲儿童软组织肉瘤研究组（European Pediatric soft tissue sarcomas study group，EpSSG）基于RMS 2005研究数据，仍把膀胱/前列腺泌尿生殖道和胆道列为RMS的预后良好位置。

2　RMS的IRS手术后病理分期：根据手术切除/活检后的状态确定

表49-2-7　RMS的IRS术后病理分期

分期	临床特征
Ⅰ	局限性病变，肿瘤完全切除，且病理证实已完全切除，无区域淋巴结转移（除了头颈部病灶外，需要淋巴结活检或切除以证实无区域性淋巴结受累）
	Ⅰa肿瘤局限于原发肌肉或原发器官
	Ⅰb肿瘤侵犯至原发肌肉或器官以外的邻近组织，如穿过筋膜层
Ⅱ	肉眼所见肿瘤完全切除，肿瘤已有局部浸润或区域淋巴结转移
	Ⅱa肉眼所见肿瘤完全切除，但镜下有残留，区域淋巴结无转移
	Ⅱb肉眼所见肿瘤完全切除，镜下无残留，但区域淋巴结转移
	Ⅱc肉眼所见肿瘤完全切除，镜下有残留，区域淋巴结有转移
Ⅲ	肿瘤未完全切除或仅活检取样，肉眼有残留肿瘤
	Ⅲa仅做活检取样
	Ⅲb肉眼所见肿瘤大部分被切除，但肉眼有明显残留肿瘤
Ⅳ	有远处转移，肺、肝、骨、骨髓、脑、远处肌肉或淋巴结转移。（脑脊液细胞学检查阳性，胸水或腹水以及胸膜或腹膜有瘤灶种植等）

注：

[a] 2022年美国COG更新IRS术后病理分期：①Ⅰ组：局部病变，肿瘤完全切除。注：肉眼检查和镜

下证实肿瘤完全切除，无区域淋巴结转移。②Ⅱ组：局部肿瘤，肉眼完全切除伴有镜下残留，或区域性肿瘤肉眼完全切除伴或不伴镜下残留。Ⅱa局部肿瘤，肉眼所见肿瘤完全切除伴有残留，无区域淋巴结受累；Ⅱb累及淋巴结的区域性病变，完全切除，镜下无残留，但区域淋巴结转移（区域内最远端淋巴结组织学阴性）；Ⅱc累及淋巴结的区域性病变，肉眼完全切除伴有镜下残留，和/或区域内最远端的淋巴结组织学阳性。③Ⅲ组：局部或区域性肿瘤，未完全切除或仅活检取样，肉眼有残留肿瘤。④Ⅳ组：发病时存在远处转移性疾病（虽然不限于这些，但以下被为是转移性疾病的证据：ⅰ.脑脊液中存在细胞学阳性；ⅱ.胸腹水细胞学检查阳性；ⅲ.胸膜或腹膜表面存在肿瘤。注：区域淋巴结受累及邻近器官浸润不被认为是转移性疾病。存在胸腔积液或腹水，但无阳性细胞学评估不被认为是转移的证据疾病）。

[b] 美国COG更新的IRS术后病理分期系统[a]，临床分组Ⅰ组和Ⅲ组中，不再区分Ⅰa和Ⅰb、Ⅲa和Ⅲb；Ⅰ组中已经不再建议淋巴结活检或切除以证实有无区域淋巴结转移；明确临床分组Ⅱ组的定义，即局限性肿瘤镜下残留，或大体切除的区域疾病，有或没有显微镜下的残留。

第七节　RMS的危险度分组

1　中国抗癌协会分组

中国抗癌协会的小儿肿瘤专业委员会（Chinese Children's Cancer Group，CCCG）根据病理亚型、术后病理分期和TNM分期，将RMS危险度分为低危、中危、高危组，以便分层治疗。

表49-2-8　CCCG-RMS-2016　危险度分组

危险组	病理亚型	TNM分期	IRS分组
低危	胚胎型	1	Ⅰ-Ⅲ
	胚胎型	2~3	Ⅰ-Ⅱ
中危	胚胎型/多形性	2~3	Ⅲ
	腺泡型/多形性	1~3	Ⅰ-Ⅲ
高危	胚胎型/多形性/腺泡型	4	Ⅳ

注：

[a] 根据CCCG-RMS-2016方案，对于发生于脑膜旁区，伴有颅底骨侵蚀、颅内侵犯、颅神经麻痹和脑脊液阳性任意一项者，归入中枢侵犯组，详见特殊部位RMS。

2　美国COG危险度分组

表49-2-9　美国COG危险度分组

危险度分组	TNM分期	IRS分组	基因改变	年龄
极低危	1	Ⅰ	FOXO1融合阴性 TP53和MYOD1野生型	任何
低危	1	Ⅱ，Ⅲ（眼眶）	FOXO1融合阴性 TP53和MYOD1野生型 低危病人，这些基因都必须阴性	任何
	2	Ⅰ，Ⅱ		任何
中危	1	Ⅲ（非眼眶）	FOXO1融合阴性	任何
	1，2，3	Ⅰ，Ⅱ，Ⅲ	FOXO1融合阳性	任何
	2，3	Ⅲ	FOXO1融合阴性	任何

续表

危险度分组	TNM分期	IRS分组	基因改变	年龄
中危	3	Ⅰ，Ⅱ	FOXO1融合阴性	任何
	4	Ⅳ	FOXO1融合阴性	<10岁
高危	4	Ⅳ	FOXO1融合阴性	>10岁
	4	Ⅳ	FOXO1融合阳性	任何

注：

[a] COG危险度分组中，将FOXO1基因纳入分组；将TNM 1期，IRS Ⅲ组（非眼眶）以及TNM 3期IRS Ⅰ-Ⅱ组RMS归入中危组；对于极低危和低危组病人，强调MYOD1和TP53基因必须为野生型，若有MYOD1或TP53突变，不会被视为低危组（目前在COG ARST 2031研究中接受高危组化疗）。

3 欧洲EpSSG危险度分组

表49-2-10 欧洲EpSSG危险度分组

危险度	亚组	FOXO1融合基因	IRS分组	部位	淋巴结状态	肿瘤大小或年龄
低危	A	阴性	Ⅰ	任何	N0	均为良好型
标危	B	阴性	Ⅰ	任何	N0	任一个良好型
	C	阴性	Ⅱ，Ⅲ	良好	N0	任何
高危	D	阴性	Ⅱ，Ⅲ	不良	N0	任何
	E	阴性	Ⅱ，Ⅲ	任何	N1	任何
	F	阳性	Ⅰ，Ⅱ，Ⅲ	任何	N0	任何
超高危	G	阳性	Ⅱ，Ⅲ	任何	N1	任何
	H	任何	Ⅳ	任何	任何	任何

注：

[a] 欧洲EpSSG危险度分组修订的依据为EpSSG-RMS-2005数据。

[b] 如果融合基因状态不可获得，将使用组织病理学。非腺泡型应将融合基因定义为阴性，腺泡型定义为融合基因阳性。

[c] 淋巴结分期：N0指0个阳性淋巴结，N1指≥1个阳性淋巴结。

[d] 年龄：良好型是指诊断时年龄>1岁且<10岁。

[e] 肿瘤大小：良好型为原发性肿瘤的最长直径≤5cm，若瘤灶大小不可评估的患者将归入>5cm组。

[f] 部位：良好部位包括膀胱/前列腺、头颈部非脑膜旁、眼眶和胆道。不良部位是指除良好位置以外的其他部位。

第三章

RMS的全身治疗

第一节　低危组RMS的化疗

表49-3-1　低危组RMS的化疗推荐

Ⅰ级推荐	Ⅱ级推荐
VAC×12周+VA×12周[a]	VA×22周 or 24周[b]
	IVA×12周+VA×14周[c, e]
	IVA×9周+（IVA×4周+VA×8周）或（IVA×12周）[d, e]
	VAC ×42周[f]

注：

[a] 我国CCCG-RMS协作组以及美国COG低危组推荐使用VAC（长春新碱+放线菌素D+环磷酰胺）×12周+VA（长春新碱+防线菌素D）×12周方案。

长春新碱（VCR）：静推，第1~10周，第13~22周，每周一次；最大剂量2mg。（<1岁，0.025mg/kg·次；1~3岁，0.05mg/kg·次；>3岁，1.5mg/m²·次）

放线菌素D（ADM）：静点1~5分钟入，第1、4、7、10、13、16、19、22周；最大单次剂量2.5mg。（<1岁，0.025mg/kg·次；≥1岁，0.045mg/kg·次）

环磷酰胺（CTX）：静点1小时，第1、4、7、10周。（≥1岁，1.2g/m²·次；<1岁，40mg/kg·次）。

美司那（Mesna）：360mg/m²·次，于环磷酰胺0、3 、6 、9小时予。

本方案更适用于TNM1期、IRS Ⅰ-Ⅱ组，TNM1期、IRS-Ⅲ组（眼眶），以及TNM 2期、IRS Ⅰ-Ⅱ组的胚胎型RMS。对TNM1期、IRS-Ⅲ组（非眼眶）以及TNM3期、IRS Ⅰ-Ⅱ组的患者，按VAC×12周+VA×36周方案化疗复发率高，在目前COG最新临床试验中已归入中危组。

[b] 欧洲EpSSG目前将年龄<10岁，IRS Ⅰ组，肿瘤<5cm，无淋巴结受累的RMS患儿，给予VA（长春新碱+放线菌素D）×22周方案，以避免烷化剂的使用。该临床试验结果将为今后低危组RMS的治疗提供证据支持。美国COG-ARST2032临床试验中，TNM 1期，IRS Ⅰ组，FOXO-1融合阴性，TP53和MYOD1野生型患者，归入极低危组，接受VA×24周方案，以进一步降低化疗的强度。

[c] 欧洲EpSSG目前将≥10岁，原发于预后良好部位，IRS Ⅰ组，肿瘤>5cm，无淋巴结受累的RMS患儿，给予IVA（异环磷酰胺+长春新碱+放线菌素D）×12周+VA×14周方案，无放疗。

[d] 欧洲EpSSG目前将任何年龄，任何肿瘤大小，原发于预后良好部位，IRS Ⅱ-Ⅲ组，无淋巴结受累的RMS，给予IVA×9周+（IVA×4周+VA×8周）+放疗或（IVA×12周），无放疗。

[e] IVA方案具体用法用量参考中危组化疗中EpSSG方案。

[f] 美国COG 建议符合极低危或低危组的RMS患儿，同时合并TP53突变和/或MYOD1突变者，接受VAC ×42周方案（环磷酰胺累计剂量16.8g/m²）。

第二节　中危组RMS的化疗

表49-3-2　中危组RMS的化疗推荐

Ⅰ级推荐	Ⅱ级推荐
VAC方案×42周，或VAC/VI交替×42周[a]	VAC×12周+VA×12周[f]
VAC/VI交替×42周+（环磷酰胺＋长春瑞滨）×24周[b, e]	
IVA×27周[c]+（环磷酰胺＋长春瑞滨）×24周[d, e]	

注：

[a] 我国CCCG-RMS-2016协作组方案中，中危组采用VAC（长春新碱+放线菌素D+环磷酰胺）或VAC/VI（长春新碱+伊立替康）交替。

长春新碱（VCR）：静推，第1、2、3、4、5、6、7、8、9、10、13、14、15、16、17、18、19、20、22、25、28、31、34、37、40周。应用伊立替康期间，第26、27、32、33、38、39周，根据血常规情况可酌情应用VCR。（VCR最大剂量2mg。<1岁，0.025mg/kg·次；1~3岁，0.05mg/kg·次；>3岁，1.5mg/m²·次）

放线菌素D（ADM）：静点，1~5分钟入，VAC组为第1、4、7、10、13、16、19、22、25、28、31、34、37、40周，每周1次；VAC/VI交替组为第1、7、16、22、28、34、40周，每周1次。最大单次剂量2.5mg。（<1岁，0.025mg/kg·次；≥1岁，0.045mg/kg·次）

环磷酰胺（CTX）：静点1小时，VAC组为第1、4、7、10、13、16、19、22、25、28、31、34、37、40周予，VAC/VI组为第1、7、16、22、28、34、40周予。（≥1岁，1.2g/m²·次；<1岁，40mg/kg.次）。美司那（Mesna）：360mg/m²·次，于环磷酰胺0、3、6、9小时予。

伊立替康（Irin）：静点，剂量为50mg/m²·次，90min入，单日最大剂量100mg。第4、10、19、25、31、37周，每疗程连用5天。

[b] 美国COG ARST0531研究结果显示，VAC组与VAC/VI交替组EFS大致相同，但VAC/VI组骨髓毒性更轻，腹泻反应更重。在COG ARST1431研究中，沿用VAC/VI交替42周，在此基础上随机应用坦罗莫司静点，第1~12周，第21~42周，后予环磷酰胺+长春瑞滨维持治疗，结果显示，增加坦罗莫司并不能提高中危组患者的EFS。

[c] 欧洲EpSSG RMS 2005研究中的一项随机对照试验，在前期化疗中，将患儿随机分为IVA×27周组，以及（IVA+ADR）×12周+IVA×15周组，结果显示增加阿霉素只会增加毒性，并不改善预后。因此IVA方案作为EpSSG RMS中危组方案的骨架。IVA方案包括异环磷酰胺3g/m²/次，长春新碱1.5mg/m²，放线菌素D 1.5mg/m²。若年龄为6~12个月，或体重<10kg，异环磷酰胺为100mg/kg/次，长春新碱0.05mg/kg/次，放线菌素D 0.05mg/kg/次。

[d] EpSSG RMS 2005的另一项随机对照试验，在结束IVA×27周化疗或（IVA+ADR）×12周+IVA×15周化疗后，将患儿随机分为停药组及维持治疗组（长春瑞滨+环磷酰胺维持方案：长春瑞滨25mg/m²/次，静点，每周1次；环磷酰胺25mg/m²/天，共24周），结果显示维持治疗组可显著提高患者PFS及OS。

[e] 上述COG及EpSSG方案均为北美及欧洲的一线治疗方案。考虑我国实情，仅推荐在有经验的儿童肿瘤中心借鉴使用。

[f] 在COG的ARST1431研究中，对TNM1-2期、IRSI-Ⅱ、Ⅲ（眼眶），融合基因阴性的腺泡状RMS采用和低危组相同的化疗方案。

第三节 高危组RMS的化疗

表49-3-3 高危组RMS的化疗

Ⅰ级推荐	Ⅱ级推荐	Ⅲ级推荐
VAC/VI交替（第1~12周）+VDC/IE交替（第16~27周）+VAC/VI交替（第28~32周）+VDC/IE交替（第33~54周）[a]	西妥木单抗[c]（cixutumumab）	VIVA（长春瑞滨+异环磷酰胺+长春新碱+放线菌素D）[f]
VI（第1~6周、20~25周、47~52周）+VDC/IE交替（第7~19周，第26~34周）+VAC（第38~46周）[b]	替莫唑胺[c]	--
IVADo×12周+IVA×15周+/-贝伐单抗+（环磷酰胺+长春瑞滨）×24周+/-贝伐单抗[d]	VAC×42周 vs. VinoAC×42周+维持治疗（环磷酰胺+长春瑞滨）×24周[e]	--

注：

[a] 我国CCCG-RMS-2016协作组方案中，高危组患儿采用VAC/VI交替+VDC/IE方案交替。化疗药物如下：

长春新碱（VCR）：静推，<1岁，0.025mg/kg·次；1~3岁，0.05mg/kg·次；>3岁，1.5mg/m^2·次。VCR最大剂量2mg/次。

放线菌素D（ADM）：静点，1~5分钟入，第1、7、28、45周，每周1次。<1岁，0.025mg/kg·次；≥1岁，0.045mg/kg·次。最大单次剂量2.5mg。

环磷酰胺（CTX）：静点1小时入，≥1岁，1.2g/m^2·次；<1岁，40mg/kg·次。美司那（Mesna）：360mg/m^2·次，于环磷酰胺0、3、6、9小时予。

伊立替康（Irin）：静点，剂量为50mg/m^2/次，90min入，单日最大齐量100mg。第4、10、31、48周，每疗程连用5天。

阿霉素（ADR）：30mg/m^2/天，连用2天，静点6小时入。第16、22、33、39、51周。

异环磷酰胺（IFO）：1.8g/m^2/天，连用5天，静点1小时入。第19、25、36、42、54周。美司那（Mesna）：360mg/m^2·次，于异环磷酰胺0、3、6、9小时予。

依托泊苷（VP-16）：100mg/m^2/天，连用5天，静点4小时入。第19、25、36、42、54周。

[b] 在美国COG的ARST0431研究中，对转移性RMS（<10岁的转移性ERMS除外）采用多种药物联合化疗，同时采用伊立替康作为放疗增敏剂。结果显示：Oberlin危险因素包括：年龄>10岁或<1岁，原发于预后不良部位，3个及以上的转移部位，骨/骨髓受累，与预后显著相关。存在1个及以下Oberlin危险因素者，预后好于历史对照组，EFS为67%vs. 44%。存在1个以上Oberlin危险因素者，预后较历史对照组无显著改善，EFS为19% vs. 14%。

[c] 在美国COG的ARST08P1研究中，在ARST0431方案基础上，加用西妥木单抗或替莫唑胺，结果显示3年EFS为16%及18%。小于2个Oberlin危险因素较≥2个危险因素，EFS为38%及9%。西妥木单抗为胰岛素样生长因子-1受体（IGF-IR）人单抗，IGF-IR在各种人类肿瘤中普遍过表达，在肿瘤的增殖和抗凋亡信号通路中发挥重要作用。

[d] 欧洲EpSSG的BERNIE研究数据显示，在IVADo+IVA前期化疗及后期环磷酰胺+长春瑞滨维持治疗骨架上加入贝伐单抗，在ARMS组治疗反应率为64%及53.1%，在ERMS组治疗反应率为66.7%及53.3%，2年EFS在两组间均为41%。

[e] 美国COG的ARST2031研究目前正在招募中，该研究纳入高危RMS患儿，随机分组，对比VAC×42周+长春瑞滨和环磷酰胺维持治疗24周 vs.VinoAC（第1天及第8天VCR替换为长春瑞滨）×42周+长春瑞滨和环磷酰胺维持治疗24周的治疗效果（Clinical Trials.gov NCT04994132）。

[f] 一项来自意大利的研究结果显示，对转移的RMS采用长春瑞滨+异环磷酰胺+长春新碱+放线菌素D（VIVA）方案，早期治疗反应率高，全部4例均达PR，中位随访时间11个月患儿均生存。

第四节 难治复发RMS的全身治疗

表49-3-4 难治复发RMS的化疗推荐

Ⅰ级推荐	Ⅱ级推荐	Ⅲ级推荐
长春瑞滨+环磷酰胺+贝伐单抗或坦罗莫司[a]	托泊替康+卡铂×6周+托泊替康+环磷酰胺/依托泊苷+卡铂交替×12周[f]	异基因造血干细胞移植[g]
复发后UR组（存在可测量瘤灶，未暴露过伊立替康）：VI（6周）+DC/VI/IE交替；若对VI（6周）无反应，则DC/IE+TPZ[b] 复发后UR组（无可测量瘤灶/暴露过伊立替康）：DC/IE+TPZ[c] 复发后FR组：DC/IE交替[d]	--	安罗替尼[h]
VIT×12疗程[e]	--	瑞戈非尼[i]

注：

[a] 美国COG的ARST0921研究，将首次复发的RMS随机接受贝伐单抗或坦罗莫司，联合长春瑞滨+环磷酰胺，每21天一个循环，共12个循环。结果显示坦罗莫司组较贝伐单抗组有更高治疗反应率（47%vs. 28%）及EFS（69.1% vs. 54.6%）。

[b] 美国COG的ARST0121研究，将复发RMS分为UR（unfavorable risk）组及FR（favorable risk）组，随机对照研究。其中UR组（初诊时TNM 2~4期，IRS Ⅱ-Ⅳ组的ERMS；TNM1期，IRS Ⅰ组的ERMS经过VA方案化疗后出现远处复发，或经过VAC方案化疗后出现复发；ARMS），存在1处及以上可测量的病变（直径大于1cm），之前未暴露过伊立替康，采用VI窗口疗法，若对窗口疗法有反应，予DC/VI/IE交替共50周；若对VI无反应，则后期采用不包括VI的方案化疗，同时加用替拉扎明（Tirapazamine，TPZ）。

[c] 入组时存在UR特征的首次复发进展的RMS，无可测量的瘤灶，或之前曾暴露过伊利替康，或者拒绝接受VI窗口疗法，接受DC/IE交替化疗+替拉扎明（TPZ）。

[d] 对FR特征（TNM 1期，IRS 1组，胚胎型，未用过环磷酰胺治疗，出现首次局部及区域复发）的复发RMS患儿，接受DC/IE联合化疗。

[e] 欧洲EpSSG随机Ⅱ期临床研究，对难治复发RMS随机给予VI或VIT方案，其中长春新碱1.5mg/m^2.次，D1、D8静推；伊立替康50mg/m^2·次 静点，D1~5；替莫唑胺第1疗程125mg/m^2·次 D1~5 口服，若无严重不良反应，第2疗程起150mg/m^2·次 D1~5 口服；共12疗程，若期间进展，或发生不可接受的不良反应，则终止。第12疗程后治疗需个体化。结果显示VIT方案可显著提高疗效。

[f] 意大利软组织协会，对难治复发RMS采用托泊替康+卡铂2疗程，后予托泊替康+环磷酰胺与依托泊苷+卡铂交替共4疗程，结果显示治疗总反应率37.5%，但OS仅为17%，且为小样本临床研究，建议需要在有经验的儿童肿瘤中心讨论后使用。

[g] Kristin等，对包括RMS在内的难治复发软组织肉瘤采用EPOCH-F诱导后，予环磷酰胺、氟达拉滨、美法仑预处理，后予外周血造血干细胞移植。结果显示，异基因造血干细胞移植在该人群中安全，并且在接受异基因造血干细胞移植时已无明显瘤灶患者，显示出比使用标准疗法更高的生存率。移植后观察到肿瘤和正常组织的化学和放射敏感性增强。研究显示大剂量化疗后予自体干细胞挽救未显示出治疗优势。关于难治复发RMS的异基因移植治疗，需在有条件的儿童血液肿瘤中心，经肿瘤科及移植科专家讨论后决定。

[h] 安罗替尼是一种小分子多靶点酪氨酸激酶抑制剂，其中一项适应证为既往至少接受过含蒽环类化疗方案后复发进展的软组织肉瘤。目前尚无关于小于18岁应用的有效性及安全性报告，只有少量临床研究提示对晚期RMS有效。建议需要在有经验的儿童肿瘤中心，经专家讨论后使用。

[i] 瑞戈非尼是一种多重激酶的小分子抑制剂。Casanova M等研究表明，对于复发/难治性实体瘤的儿科患者，瑞戈非尼可以与标准剂量VI联合使用，并进行适当的剂量调整。在RMS患者中观察到一定临床活性（Clinical Trials.gov NCT02085148）。

第四章

RMS的局部治疗

第一节　RMS的手术治疗

表49-4-1　RMS外科手术边界的定义

外科边界评价	切除范围
R0	肿瘤完全切除，无镜下残留
R1	肿瘤肉眼完全切除，存在镜下残留
R2	肿瘤不完全切除，存在肉眼残留

表49-4-2　不同原发部位RMS的外科手术原则

原发部位		手术方案	推荐等级
头颈部	眼眶	仅限于活检 眼眶内容物清除术选择性地用于复发性疾病	Ⅰ级推荐
	非眶/非脑膜旁	原发肿瘤的广泛切除（在没有功能损害的情况下）、临床诊断淋巴结受累情况下行同侧颈部淋巴结取样	Ⅰ级推荐
泌尿生殖系统	睾丸旁	根治性睾丸切除术（经腹股沟切口）	Ⅰ级推荐
		同侧腹膜后淋巴结清扫术（IRPLND）（>10岁）	Ⅱ级推荐
		对侧睾丸移位术（需阴囊放疗时，可暂时移位到相邻的大腿）	Ⅲ级推荐
	外阴/阴道/子宫	保守的局部肿瘤切除术（延迟切除）	Ⅰ级推荐
		仅活检，放化疗后再次活检	Ⅱ级推荐
	膀胱/前列腺	膀胱部分切除术（膀胱顶）	Ⅰ级推荐
		保留膀胱的肿瘤局部切除术（延迟初次切除）	Ⅰ级推荐
		根治性膀胱全切除术（延迟术后残留活性肿瘤、复发）	Ⅲ级推荐
躯干/四肢		一期广泛局部切除术（可切除肿瘤）	Ⅰ级推荐
		初次再切除（扩大切除术）	Ⅰ级推荐
		前哨淋巴结活检	Ⅱ级推荐
胸腔/腹膜后/盆腔		一期局部切除术（可切除肿瘤）	Ⅰ级推荐
		延迟初次切除（不可切除肿瘤）	Ⅰ级推荐

注：
[a] RMS外科边界评价遵循UICC的R0/R1/R2切除标准。
[b] RMS外科手术原则：完全广泛切除原发肿瘤、保证安全边缘，保留美观和功能。
[c] RMS外科治疗因肿瘤发生部位不同而手术原则不同，要根据部位不同讨论决策。
[d] 虽然广泛局部切除是最佳方法，但多少为足够切缘，仍存争议。一些研究建议安全边缘为2cm，但很大程度上是经验性的，对大多数儿童不切实际。
[e] 在初次切除术后有微小残留，可在开始化疗前行第二次手术（初次再切除）切除原发瘤床，前提是在不丧失形状和功能情况下完全切除肿瘤，可改善预后。如初次切除不以恶性肿瘤手术准备的(即最初切除时没有怀疑恶性肿瘤)，也应考虑初次再切除。
[f] 与单独活检相比，没有证据表明减瘤手术（即预计会肉眼残留的手术）可改善预后；因此，不建议对RMS进行减瘤手术。
[g] 对肿瘤体积较大、紧邻重要血管、神经或骨的RMS，术前新辅助化疗可能有助增加手术局部控制率（除非对新辅助化疗不敏感或特殊部位），活检和新辅助治疗后延迟切除比部分或不完全切除效果更好，可减少破坏性手术从而获得更好预后。
[h] 多数情况下为保存肢体功能，手足部RMS完全切除常常难以做到。COG研究显示，对这部分儿童，放疗和化疗可提高局部控制率，避免截肢。
[i] 对肢体RMS，COG-STS 建议对所有肿大或临床可疑淋巴结进行活检，如果不可行，需将临床异常淋巴结区域纳入放疗计划。
[j] 在躯干和四肢RMS中临床未发现肿大淋巴结，建议行前哨淋巴结活检，这是一种比随机取样更准确评估区域淋巴结的方法，由有经验的外科医生完成。在RMS前哨淋巴结活检手术中使用吲哚菁绿（ICG）作为示踪剂显示出有希望的结果，但需要进一步验证。
[k] 胆道RMS，过去认为是预后良好部位，但最近COG对低风险组研究发现预后不佳。
[l] 睾丸旁RMS的淋巴结转移率高达26%~43%，所有睾丸旁RMS应行腹部和盆腔增强CT扫描以评估淋巴结受累情况。
[m] 对I组、<10岁且CT扫描未显示淋巴结肿大的睾丸旁RMS，不需行腹膜后淋巴结活检/取样，但建议每3个月复查一次。对影像学可疑阳性者，建议腹膜后淋巴结取样（但不是淋巴结清扫）。目前，COG-STS 研究中所有 10 岁及以上睾丸旁RMS儿童均行同侧腹膜后淋巴结清扫术。
[n] 对膀胱/前列腺 RMS 的治疗强调尽量通过化疗、放疗等综合治疗保留膀胱，避免一期行根治性器官摘除术。若肿瘤经规范足疗程综合治疗后残留肿物仍具活性且无法局部切除，则应行根治性器官摘除手术。部分研究结果显示，膀胱/前列腺 RMS 儿科患者根治性膀胱切除术后原位乙状结肠新膀胱重建的安全性和可行性，在肿瘤控制和功能恢复方面取得了一定效果。
[o] 关于可切除和不可切除肿瘤的定义。可切除肿瘤是指通过外科手术可在安全边界下完整切除的肿瘤。对不可切除肿瘤的定义仍有争议，一般是指通过手术无法获得安全边界的肿瘤；或肿瘤切除后会造成重大功能障碍，严重时甚至危及生命。常见四种情况：①肿瘤巨大或累及重要脏器；②肿瘤包绕重要血管神经；③肿瘤多发转移，难以通过手术控制；④合并严重内科疾病可致致命手术风险。

第二节　RMS转移病灶的手术治疗

表 49-4-3　RMS 转移病灶的手术推荐

原发部位	手术干预	推荐等级
四肢	前哨淋巴结活检	Ⅱ级推荐
睾丸旁	同侧腹膜后淋巴结清扫术（IRPLND）(>10岁)	Ⅱ级推荐
任何原发部位发生肺转移	肺转移瘤切除术（放化疗后的持续性病灶）	Ⅱ级推荐

注：
[a] RMS转移灶最常见累及肺（58%）、骨（33%）、区域淋巴结（33%）、肝（22%）和脑（20%）。易发生转移的原发部位包括四肢、脑膜旁、腹膜后、躯干和胸腔等部位。转移率低的原发部位有眼眶、非脑膜旁或非眼眶的头颈部和泌尿生殖系位置。
[b] 区域淋巴结转移随原发部位（四肢最高）不同而不同，影响存活率。
[c] 肺转移似乎比多部位转移或转移到骨或肝的预后更好。

d RMS对化疗高度敏感，许多转移的RMS无手术切除的指征。COG建议对病变部位放疗。放化疗后的持续性或复发病灶需切除，以诊断和减轻肿瘤负荷。

e.对于合并肿瘤破裂或腹膜转移的RMS患者，有研究尝试术中联合热灌注化疗消除肿瘤残余病灶、预防肿瘤腹腔内复发，该方法安全、可行，未增加围手术期并发症，短期随访显示了一定的有效性。

f.诱导化疗后残留的肺结节可以通过开胸或胸腔镜手术切除，结节可以通过不同的标记技术（CT引导下用钩丝/微线圈标记，专利蓝染料，碘油）来定位。

g.当手术切除转移灶不可行时，作为一种替代方法，在成人患者中经常使用消融技术。研究显示影像或超声引导下消融技术应用于儿童是可行的，需要进一步研究确定其作用。

第三节 RMS的放疗

1 RMS放疗适应证

IRS-Ⅰ期ERMS患者术后可不做放疗，Ⅱ～Ⅳ期患者术后则须放疗。ARMS易局部复发，尤其是对于FOXO1基因阳性的患者，Ⅰ期也推荐放疗。

2 RMS放疗与全身治疗的时序配合

（1）对于手术已经完全切除瘤灶者，可于术后1月左右，伤口完全愈合后开始放疗。

（2）对于无法手术的患者，放疗最常在4个周期的诱导化疗后开始，但也可在全部化疗结束后进行，目前无研究表明两者之间存在疗效差异。对于肿瘤较大无法手术者，建议放疗时间在原发瘤灶4个周期化疗后，转移瘤灶可延迟到8个周期化疗后。

（3）对于伴颅底侵犯的RMS患者，有明显压迫症状需要紧急放疗者，可于化疗开始时同步开始放疗。

（4）对于年龄较小的患者，可考虑优先进行化疗并在化疗后期开始放疗。

（5）放疗与化疗可同步进行，同步放化疗可能会加重治疗相关毒副反应，从而造成治疗中断。常见引起治疗中断的副反应包括：骨髓抑制、局部放射性皮炎及黏膜炎等。为降低上述副反应发生几率及程度，应合理进行放疗靶区勾画及设计，必要时需降低化疗剂量或延长化疗间隔，避免使用能造成严重骨髓抑制及皮肤、黏膜损伤的药物。

（6）在有条件的情况下，尤其是深部肿瘤邻近重要器官或初次放疗后局部复发患者，再程放疗可以考虑采用质子放疗，能更好地保护靶区周围正常组织和器官。

（7）转移灶的局部治疗：对于晚期患者，可考虑对引起症状的转移灶进行放疗，减少肿瘤负荷，从而提高患者生活质量、延长患者生存。对于寡转移（远处转移部位不超过5个）患者，在全身疾病情况控制较好的前提下可考虑采用立体定向放疗

（Stereotactic Body Radiation Therapy，SBRT）技术进行转移灶的局部放疗。

（8）对于因各种原因错过最佳放疗时机者，应在患儿身体及其他条件允许的情况下尽快放疗，放疗的剂量不变。对于前期手术及化疗结束半年以上仍未放疗者，在各项评估均无肿瘤残余的情况下，可以选择密切观察，暂不放疗。对于本建议，需在有经验的放疗中心，经专家讨论后决定。

3 RMS放疗的照射靶区

若无病理学或影像学证据证明区域淋巴结受累，则只需照射瘤区及周围高危区。若存在淋巴结转移证据，则还需照射淋巴结转移区域以减少局部失败。

4 RMS放疗照射剂量

原则上采用直线加速器6-MV的X线，1.6~1.8Gy/次，5次/周。同步加量：有条件的中心可考虑同步予肿瘤或局部高危瘤床区加量，需由有经验的放疗医师及物理师共同制定放疗计划。对于浅表肿瘤可考虑应用电子束放疗，或加用等效补偿物，使靶区剂量达到处方剂量要求。

依据欧洲EpSSG指南并同时参考我国CCCG-RMS-2016诊疗建议，RMS放疗剂量详见下表。

表49-4-4 不同危险度分组RMS患者放疗推荐剂量

危险度分组	疾病情况	Ⅰ级推荐	Ⅱ级推荐
低危组	胚胎型IRS-Ⅰ期患者术后	不做放疗	-
	腺泡型IRS-Ⅰ期患者术后	36Gy	-
	胚胎型、年龄≥10岁、无区域淋巴结转移、预后良好部位、原发灶直径>5cm、IRS Ⅰ期	不做放疗[a]	-
中危组	胚胎型、无区域淋巴结转移、预后良好部位、IRS Ⅱ-Ⅲ期患者	IVA×9周+（IVA×4周+VA×8周）+放疗（41.4~45Gy）[b]	IVA×12周，无放疗[b]
	胚胎型、年龄<10岁、无区域淋巴结转移、预后不良部位、原发灶直径≤5cm、IRS Ⅱ-Ⅲ期	41.4~45Gy	-
高危组	均需要放疗	依据原发灶局部手术情况而决定，建议局部放疗45~50.4Gy	-
头颈部中枢侵犯组	均需要放疗	45Gy（原发于眼眶周围）	

续表

危险度分组	疾病情况	Ⅰ级推荐	Ⅱ级推荐
		50.4 Gy（原发于除眼眶外其他中枢侵犯部位）	若原发肿瘤>5cm或诱导化疗效果不佳，其局部复发风险较高，可考虑采用高于50.4Gy的剂量进行治疗[c]

注：

[a] 欧洲EpSSG将≥10岁，原发于预后良好部位，IRS Ⅰ组，肿瘤>5cm，无淋巴结受累的RMS，给予IVA（异环磷酰胺+长春新碱+放线菌素D）×12周+VA×14周方案，无放疗。

[b] 欧洲EpSSG将任何年龄，任何肿瘤大小，原发于预后良好部位，IRS Ⅱ－Ⅲ组，无淋巴结受累的RMS，给予ⅣA×9周+（IVA×4周+VA×8周）+放疗或（IVA×12周），无放疗。

[c] 需严格限制照射体积和正常器官剂量，避免严重毒副反应发生。

5 RMS放疗照射技术

考虑到对正常器官保护，尤其是考虑到儿童患者生长发育，不推荐采用常规单野式或对穿照射放疗技术（表浅部位肿瘤，拟采用电子线治疗者除外）。建议CT或MRI模拟定位，头颈部肿瘤及年龄较小的患儿扫描层厚推荐为2~3mm，其他部位及年龄较大患儿的扫描层厚推荐为3~5mm。体位固定可采用低温热塑板或发泡胶等固定，四肢等特殊部位肿瘤推荐发泡胶固定以减少靶区旋转等原因造成的摆位误差。治疗首选调强放疗技术进行治疗。

第五章

特殊部位 RMS 的治疗

第一节 头颈部中枢侵犯组 RMS 的治疗

依据CCCG-RMS-2016诊疗建议，中枢侵犯组RMS定义为伴有颅内转移扩散、脑脊液阳性、颅底侵犯或颅神经麻痹中任意一项，这些表现也被称作脑膜侵犯征象。中枢侵犯组RMS主要涵盖伴有这些征象的脑膜旁区RMS。当眼眶区RMS或非眼眶非脑膜旁区RMS出现脑膜侵犯征象时，往往意味着肿瘤体积大、局部进展显著，并已扩展至脑膜旁区，累及颅底骨质或颅内，此时也视作脑膜旁区病变。

1 中枢侵犯组 RMS 的外科治疗

外科治疗首要原则是在确保安全切缘的同时，广泛切除原发肿瘤，同时注重美观并保留关键结构和功能。鉴于中枢侵犯组RMS局部晚期特性、头颈部的解剖限制，以及潜在的美容和功能损害风险，目前关于其具体手术方案尚存在很大争议。初次手术往往不具备彻底切除的条件，因此主要进行诊断性活检。对于可切除性不确定的病例，仅进行活检，避免尝试切除。初次手术应避免可能导致残疾的手术，如眶内容物剜除或大范围面部切除，也不进行减瘤手术，并且不进行颈部淋巴结清扫。对于鼻腔、鼻窦、颞下窝等位置的中枢侵犯组RMS，可在新辅助化疗后二次手术以获取阴性切缘。二次手术可在放疗前后进行，但具体时机尚未达成共识。部分中枢侵犯组病例，如咽旁、颞骨乳突区、鼻腔鼻窦的局限病变，有望在重要功能和结构保全的情况下，实现R1甚至R0切除。对于放化疗不敏感的RMS，应尽早手术，力求彻底切除肿瘤。对于放疗局控失败的病例，扩大切除是目前唯一的挽救性治疗手段。手术应由RMS手术经验丰富的单位进行，并需要多学科团队（如耳鼻咽喉头颈外科、口腔颌面外科、神经外科等）的联合参与。

表49-5-1 中枢侵犯组RMS的外科治疗

	Ⅰ级推荐	不推荐
中枢侵犯组外科治疗	诊断性活检/挽救性手术[a]	致残性手术/减瘤手术[b]

注：
[a]国际软组织肉瘤联盟（INternational Soft Tissue saRcoma ConsorTium，INSTRuCT）发布的针对脑膜旁区RMS局部控制专家共识中指出，根治性放化疗是脑膜旁区RMS的标准治疗方法，手术通常仅限于活检或复发性疾病的挽救治疗。
[b]欧洲EpSSG发布的RMS 2005方案中指出，不建议进行“减瘤”手术，并强调在一期切除术中，应避免广泛的“致残性”手术，即那些可能导致解剖、功能或美容严重损伤手术。

2 中枢侵犯组RMS的化疗

表49-5-2 中枢侵犯组RMS的化疗

Ⅰ级推荐	Ⅱ级推荐	Ⅲ级推荐
VAI/VACa/VDE/VDI交替共16周[a]	参照中危组及高危组方案[b]	参照中危组及高危组方案[b]
参照中危组及高危组方案[b]		

注：
[a]我国CCCG-RMS-2016方案，对存在颅内侵犯、颅底骨侵犯、颅神经麻痹、脑脊液阳性任意一项的RMS归入中枢侵犯组。采用包括长春新碱、异环磷酰胺、放线菌素D、卡铂、依托泊苷和阿霉素在内的六药联合方案。
VAI方案（长春新碱+放线菌素D+异环磷酰胺）：长春新碱同低中危组，放线菌素D 1.5mg/m²，d1，异环磷酰胺 3g/m²，d1-3，（异环磷酰胺的0，3，6，9小时予美司钠钠600mg/m²·次）；
②VACa（长春新碱+放线菌素D+卡铂）：长春新碱、放线菌素D同VAI方案，卡铂560mg/m²，d1。
③VDE（长春新碱+阿霉素+依托泊苷）：长春新碱同前，阿霉素 25mg/m²，d1-2；依托泊苷150mg/m²，d1-3。
④VDI（长春新碱+阿霉素+异环磷酰胺）：长春新碱+阿霉素同VDE，异环磷酰胺同VDI。
⑤如24周评估无影像学残留，即处于完全缓解状态，25~48周继续原方案；如24周评估可疑残留，可改为VDC（长春新碱+阿霉素+环磷酰胺）和IE（异环磷酰胺+依托泊苷）巩固治疗。全部化疗在48周完成，总疗程超16个周期时，考虑个体化调整。
[b]符合中危或高危组脑膜旁区伴中枢侵犯组RMS，对应的中高危组化疗方案适宜。

3 中枢侵犯组RMS的放疗

中枢侵犯组首选治疗模式为根治性放化疗，若初治放化疗后复发考虑挽救性手术治疗。优势是保留头颈部器官功能，减少损伤。次选手术+辅助放化疗。如没有脑脊液阳性，通常不需要全脑全脊髓放疗。

（1）放疗剂量

依据欧洲EpSSG指南并同时参考我国CCCG-RMS-2016诊疗建议，中枢侵犯组RMS放疗剂量见下表：

表 49-5-3 中枢侵犯组 RMS 放疗推荐

危险度分组	疾病情况	Ⅰ级推荐	Ⅱ级推荐
头颈部中枢侵犯组	均需要放疗	45Gy（原发于眼眶周围）	-
		50.4Gy（原发于除眼眶外其他中枢侵犯部位）	若原发肿瘤>5cm或诱导化疗效果不佳，局部复发风险较高，可考虑采用高于50.4Gy的剂量治疗[a]

注：
[a] 需严格限制照射体积和正常器官剂量，避免严重毒副反应发生。

（2）放疗照射技术

考虑到对正常器官的保护，尤其是考虑到儿童患者生长发育，不推荐采用常规单野式对穿照射放疗技术。建议CT或MR模拟定位，年龄较小的患儿扫描层厚推荐为2mm，年龄较大患儿的扫描层厚推荐为3mm。体位固定可采用低温热塑板或发泡胶等固定，发泡胶固定可以减少靶区旋转等原因造成的摆位误差。治疗首选调强放疗技术进行治疗。

第二节 胆道RMS的治疗

胆道RMS（Rhabdomyosarcoma of biliary tree，RMS/BT）很罕见，仅占所有儿童RMS的0.5%，通常发生在胆总管，也可起源于肝内、外胆道的任何部位。临床常表现为黄疸和高胆红素血症，需与胆总管囊肿、神经母细胞瘤、肝肿瘤等鉴别。胆道部位在既往的RMS研究中被认为是预后良好部位，然而最新研究表明，起源于胆道的RMS患者预后并不理想。

胆道RMS以综合治疗为主，国内外无统一治疗方案及指南推荐。对原发肿瘤不能一期切除者，应选择化疗、手术和放疗，以改善预后和风险分层，提高治愈率。

1 胆道RMS的活检

胆道RMS起病隐匿，大部分就诊时已属晚期，难以一期切除原发肿瘤，可先行粗针穿刺活检明确诊断后，先行化疗再手术。

2 胆道RMS的手术

表49-5-4 胆道RMS手术选择

原发部位	手术方案	推荐等级
肝外胆道来源	推荐原发肿瘤、受累胆管及胆囊切除，并行肝外胆道重建，重建方式需据术中肿瘤侵袭及大小选择（如Roux-in-Y胆道空肠吻合术、肝门空肠侧吻合术、左右肝管空肠端侧吻合术、肝总管空肠端侧吻合术等）	Ⅱ级推荐
肝内胆管来源	推荐行原发肿瘤+肝部分切除术	Ⅱ级推荐
累及胆总管末端	Whipple手术	Ⅲ级推荐

注：

[a] 手术在儿童胆道RMS治疗中非常重要，主要目标是保证镜下切缘阴性情况下完全切除肿瘤。肿瘤分组以手术切缘病理为基础，由手术切缘肿瘤残留情况而定，与预后及术后放疗剂量有关。针对一期可切除的原发肿瘤，手术方案的选择需据肿瘤原发部位判断。

3 解除梗阻

若胆道梗阻症状严重，可经内镜逆行胆道造影（ERCP）或经皮穿刺胆道造影等方式了解胆道梗阻及肝内外胆管扩张情况，也可行部分肿瘤切除、置入胆道引流管等分流胆汁，减少胆汁淤积。成人胆囊癌治疗指南推荐应用经内镜胆道引流术，但国内条件有限，可开展儿童ERCP的单位不多。

4 胆道RMS的化疗

表49-5-5 胆道RMS的化疗推荐

肿瘤分组	化疗方案	推荐等级
低危组	VAC	Ⅰ级推荐
中危组	VAC VAC/VI交替	Ⅰ级推荐
高危组	VAC/VI/VDC/IE交替	Ⅰ级推荐

注：

[a] 胆道RMS普遍对化疗敏感，均可适用RMS经典的化疗方案。

5 胆道RMS的放疗

胆道RMS对放疗也较敏感，对手术困难和重要功能区无法完全切除的肿瘤，放疗有独特优势。IRS研究推荐除胚胎型Ⅰ组RMS不需放疗外，其余均需放疗。所有Ⅲ组建议给予放疗总量为50.4Gy。常规分割放疗与超分割放疗无明显区别，可采用多次、较长期小剂量放疗，以减少早期及晚期的放射线损伤。建议采用调强放疗技术，放疗计划制作时应注意对十二指肠、肝脏等周围器官的保护。

6 肝移植治疗

对于胆道RMS局部晚期，接受化疗后仍不能切除者，建议行肝移植治疗，但后续移植相关并发症也严重威胁生命健康，对其长期预后有显著影响。

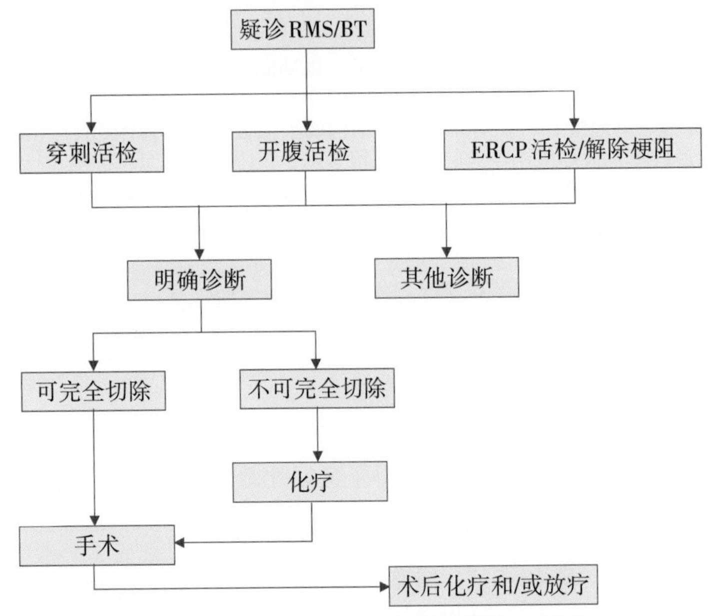

图49-5-1 疑诊胆道RMS的诊断治疗流程

第三节 子宫、阴道及外阴RMS的治疗

1 阴道RMS的治疗原则

（1）阴道RMS通常为FOXO1融合基因阴性、组织学为葡萄簇状细胞亚型，通常向阴道腔内生长，突出外阴。而融合基因阳性的腺泡型、侵犯临近结构组织的RMS在阴道RMS中不常见。

（2）治疗前评估：盆腔MRI、膀胱镜、阴道镜，直肠阴道指诊，活检可通过息肉切除术或切口活检来实现，不需切除阴道壁。术中应收集足够数量的组织，以确诊并行进一步分子分型。

（3）化疗前阴道肿瘤完全切除通常不可能，也无必要。阴道RMS化疗反应好，故无需积极前期切除。应避免首次行肿瘤完全切除，但对非常小、局限性好、边界清楚的肿瘤可在对正常局部结构破坏最小情况下大体切除。

（4）区域淋巴结（腹股沟淋巴结）转移极少见，不推荐常规手术切除淋巴结评估。在初始影像学评估时怀疑淋巴结转移应在首次手术或活检时进行评估。

（5）对肉眼或镜下残留者，不建议为实现完全切除而行辅助治疗前再次切除。

表 49-5-6　阴道 RMS 的治疗推荐

	Ⅰ级推荐	Ⅱ级推荐	不推荐
初始治疗	非根治性切除[a]	积极初始手术治疗[b]	辅助治疗前行R0切除[c]
辅助治疗	初次保守手术后行初次化疗及选择性放疗[d]		

注：

[a] 女性生殖道RMS初始手术治疗推荐非根治性手术，以期能保留相应脏器功能，接受非根治性手术者生存率无下降且手术相关并发症降低。

[b] 小而局限、边界清楚的瘤灶，可在对正常局部结构最小损害情况下大体切除。完全切除可能性常难以判断，故大多数患者最好采用保守的器官保留手术，仅限于获取组织标本进行诊断。

[c] 不推荐IRS Ⅱ期及 Ⅲ期的阴道RMS在接受辅助治疗前获得完全切除（即R0切除），术后有大体残留及镜下残留者行再次切除。

[d] 通过化疗可达明确局部控制。

2　阴道 RMS 的局部治疗

应避免在外阴/阴道/子宫部位进行根治性手术。接受化疗和根治性放疗（外照射放疗和近距离放疗）在保留功能方面取得了良好疗效。美国COG的ARST0331研究报告显示，未接受放疗的Ⅲ组阴道RMS局部复发率高达43%。

表 49-5-7　阴道 RMS 的局部治疗推荐

治疗	Ⅰ级推荐	Ⅱ级推荐
手术	活检[a] 诱导化疗后未达到CR，行阴道镜活检 若6疗程后无反应，或预后不良病理类型，需进一步局部治疗[d] 环磷酰胺累积剂量小于8g/m²患者[c] 避免阴道切除术	保留器官且R0切除二次手术；部分阴道切除、部分或全部子宫颈切除术和子宫颈根治术[b]
化疗	化疗可以达到局部控制，化疗达到CR者不需进一步局部控制[d]	
放疗	未接受或接受低剂量环磷酰胺患者[c] 化疗后未达到CR患者[d] 近距离放射治疗优于体外放射治疗[e-h]	

注：

[a] 阴道RMS手术主要目的是活检诊断和分期；可疑直肠浸润者应行直肠切除术，任何影像学检查可疑肿瘤浸润病灶都需行活检证实。

[b] 在大多数情况下，延迟手术仅限于活检或息肉切除术，而不行阴道壁切除术。在阴道镜检查中，对完全缓解（complete remission，CR）者不建议进行活检，但对可疑病变，活检有助于确认是否仍存在活的肿瘤细胞。除阴道镜检查和活检以确认无影像学残留疾病是否完全缓解外，延迟手术很少有指征。少数可实现延迟R0切除可能接受保守但完整的肿瘤切除并保留器官。对阴道上部肿瘤，部分阴道切除术、部分或全部子宫颈切除术和子宫颈根治术（切除宫颈、周围组织和阴道上部）被视为器官抢救手术。此外，对化疗无反应者可能需要外科手术，如部分或全阴道切除术，以切除残余肿瘤。通常不需行完全的盆腔清扫术。如标本切缘阴性，可不行额外放疗。应注意避免尿道和直肠受伤。同样，对在完成所有计划治疗后仍不能达CR者，肿块切除作用尚未得到证实。

[c] 阴道RMS对化疗敏感，需否进一步局部治疗主要取决于化疗烷化剂累积剂量。

[d] 阴道RMS对化疗敏感，融合基因阴性的Ⅰ期应行适当化疗，而不行手术或者放疗；是否进一步局部治疗取决于烷化剂化疗药物累积剂量。当烷化剂预计累计剂量>8g/m²，伴FOXO1基因阴性（组织学为胚胎型或葡萄簇型）化疗3疗程后有任何反应，都应继续化疗，然后进一步评估。若6疗程后可CR，则可不再进一步局部治疗；若6疗程后无反应，或预后不良病理类型，需进一步局部治疗，包括保守性切除和/或放疗。接受低累积剂量烷化剂（<8g/m²）化疗者，后期局部复发率高，不论化疗反应如何，都应行局部治疗。

[e] 近距离放疗是一种首选的局部治疗形式。应考虑对未来生育能力的影响，如卵巢接受预期放射量超过耐受，则需要对接受近距离放疗者行腹腔镜或开放式卵巢临时移位术。

[f] 近距离放疗是放疗的一种特殊形式，与体外放疗比，主要优点是靶区体积小。因此，对健康组织影响小、功能损害减少。因为腔内近距离放疗是最常用的方式，因此，需要创建适应个体的阴道模具。组织间植入放疗可用于外阴RMS，高度浸润性肿瘤可能需要组织间植入放疗和腔内放疗结合。

[g] 当在6疗程化疗后行阴道镜检以确定是否有残余肿瘤时，可在不切除阴道壁情况下行活检或切除肿瘤的任何有蒂部分。这可与腹腔镜临时卵巢移位术相结合，并在同一过程中获得阴道印模。确定有残余肿瘤时应启动放疗计划。

[h] 在开始近距离放疗之前，治疗计划应以跨学科方式进行，包括放射肿瘤学科和儿科外科医生/泌尿科医生。患者可使用铱192（^{192}Ir）或其他同位素的低剂量率（LDR）、脉冲剂量率（PDR）或高剂量率（HDR）进行治疗。通常，在不同时间段，近距离放射的总剂量为50~60Gy（LDR和PDR）或27.5~36Gy（HDR）。残余疾病应被认为是近距离放疗的靶器官体积，但许多人认为整个阴道黏膜有原发性阴道肿瘤的风险。近距离放疗时目标体积由全身麻醉下的临床检查和任何相关成像（最常见的是MRI）确定。可以放置手术夹，以帮助在CT扫描上确定肿瘤范围。

3　子宫RMS的治疗原则

（1）子宫RMS的病理类型常为FOXO1融合基因阴性的ERMS，患者的Ⅳ期发生率较高。

（2）对子宫颈RMS，应采用与阴道肿瘤相同的治疗原则。除了腹部和骨盆的MRI扫描外，还应在全麻下接受膀胱镜检查及阴道镜检查和指检。如直肠出现可疑结果，应行直肠镜检查。对小的有蒂肿瘤，宫颈部分切除被认为是一种保守切除术，应在适用情况下进行。由于化疗反应好和出于保留器官功能的目的，不建议初始行子宫切除术或盆腔扩大清扫术在内的根治性手术。对于子宫颈壁受累范围小于50%的RMS，通过保守手术或子宫全切达到肿物完全切除，患者的局部复发率及疾病相关死亡率没有差异。

（3）与阴道RMS类似，只有在保留器官功能前提下，对较小且可完全切除瘤灶的情况才能进行初始根治性手术。

4　子宫RMS的局部治疗

表49-5-8　子宫RMS的局部治疗推荐

治疗	Ⅰ级推荐	Ⅱ级推荐	不推荐
手术	活检&分期[a] 延迟保守手术：诱导化疗后未达CR（活检证实残余肿瘤），术式根据部位选择部分或全部宫颈切除术、子宫颈根治切除术、腹式子宫切除术[a, b]	宫颈RMS根治性切除术[c] 卵巢切除术[b] 卵巢转位手术[d]	预防性子宫切除及盆腔扩大清除术 子宫颈RMS广泛切除术，经阴道子宫切除术[b]
化疗	化疗可以达到局部控制，行宫腔镜或者腹腔镜检查，或腹腔镜活检确定有无达到CR[e]		

治疗	Ⅰ级推荐	Ⅱ级推荐	不推荐
放疗	未接受或接受低剂量环磷酰胺（累积剂量<8g/m^{2}患者） 诱导化疗后未达CR（活检证实残余肿瘤）[a] 术后切缘阳性 根据机构偏好选择选择近距离放射治疗或体外放射治疗		

注：

[a] 与阴道RMS不同的是，即使影像学提示CR，也需活检。如影像学上无可见残余肿瘤，则应据肿瘤位置行宫颈内窥镜活检，和/或宫腔镜检查。如果无疾病组织学证据，可省略局部治疗，但需密切随访（前两年每三个月一次，后三年每六个月一次）。所有其他子宫RMS都需延迟保守切除和/或放疗（使用外放疗、质子束或近距离放疗）。位于宫颈的残余肿瘤（尤其是息肉样病变）建议通过部分或全切除宫颈治疗，联合近距离放疗或外放疗/质子束疗法，通常可保存器官。另一种手术选择是子宫颈根治切除术，其中宫颈和阴道上部整体切除，并在残留的子宫和阴道间进行吻合术。子宫颈根治切除术可采用开腹或腹腔镜方法进行。不建议广泛切除。

[b] 延迟手术治疗：6疗程新辅助化疗后CR者不需二次肿瘤切除，但子宫体仍存在残留肿瘤者应行腹式子宫切除以实现R0切除，通常可保留远端阴道和卵巢。只有当肿瘤累及卵巢时才需行卵巢切除术。应避免放置腹腔引流管。由于术中视野有限，不建议行经阴道子宫切除术。子宫切除术后放疗适用于术后切缘阳性者。

[c] 与阴道RMS类似，只有在保留器官功能前提下，较小且可完全切除，才能对宫颈RMS行初始根治性手术。

[d] 如前所述，使用单独的阴道模具，将近距离放射管插入宫颈，行近距离放疗。根据子宫长度和宫颈导管内停留位置的长度，照射后子宫可能功能不全。对接受近距离放疗的宫颈疾病患者，应行卵巢转位术。

[e] 诱导化疗3个周期后评估，包括膀胱镜、阴道镜检查和全麻下双手直肠指检。此外，如阴道肿瘤，建议对腹部和骨盆行MRI扫描。化疗6个周期后再行阴道镜检查评估。可在两次之间进行超声随访，以评估疗效。

5 外阴RMS的治疗

外阴部RMS少见，预后良好，多位于阴唇部，很少位于阴蒂。手术治疗为主要方式，当化疗和部分阴道切除术不能获得CR时，应行局部放疗。减少近距离放疗容量覆盖率、更好手术适应证和更有效的化疗，有助于提高生存率，避免长期后遗症。

6 保留生育能力的治疗

（1）生育功能保存咨询应在治疗前开始；

（2）接受任何烷化剂或盆腔放疗的女性患者，可在不延迟治疗开始情况下获得卵母细胞；

（3）接受盆腔放疗的女患者可接受卵巢移位术；

（4）卵巢组织冷冻保存是一种额外的、实验性的生育能力保存方法，可用于接受烷化剂治疗和/或盆腔放疗者；

（5）不孕症和过早绝经的风险与烷化剂的剂量成正比；

（6）在治疗完成后，在青少年晚期采集卵母细胞并行冷冻保存，是一种选择。

第四节　膀胱前列腺RMS的治疗

15%~20%的RMS发生于泌尿生殖系，其中膀胱前列腺是最常见位置，约占RMS的5%。由于该部位肿瘤浸润性生长特点，往往确诊时肿瘤局部侵犯较广泛，很难一期完整切除，需要小儿外科、肿瘤内科及放疗科多学科联合治疗，手术治疗的思路也从既往的直接根治性切除过渡为经过综合治疗后尽可能保留膀胱的治疗，其5年无瘤存活率约为75%，5年OS为84%。

1　膀胱前列腺RMS的手术治疗原则

初诊时可手术完整切除的膀胱前列腺RMS较少，仅占5%左右，此类病变多位于膀胱顶，且需保证病变切除后膀胱剩余容量可达膀胱预计容量的2/3以上。

对于大多数膀胱前列腺RMS，初次手术很难在保留膀胱的前提下完整切除肿瘤，对于此类病人应强调通过化疗、放疗等综合治疗保留膀胱，避免一期行根治性膀胱前列腺切除手术。IRS-V研究提出延迟初次手术切除（delayed primary excision，DPE）的概念，即当初次手术很难在保留膀胱的前提下完整切除肿瘤时，应仅行活检取病理明确诊断，术后辅以化疗3~6个月（4~8个疗程）后，再次评估残留肿物大小，决定是否行二次手术探查尝试完整切除肿瘤。DPE手术若可以获得R0或R1切除，将有利于减少放疗剂量。

对膀胱前列腺RMS肿瘤进行活检时，限于儿童电切镜和内镜器材规格，经内镜下取活检可能导致标本取材质量较差，从而影响病理诊断的准确性。若仍采用内镜下取活检，应使用电切档位环切一块肿瘤组织并用内镜下取物钳完整钳取出病理标本，避免使用电流较高的电凝档位，以减少活检组织的电灼样改变，从而影响病理诊断的准确性。若内镜活检无法达到上述操作标准，应采取开放手术活检，该方法可以保证取得足够的病理组织，在开放手术活检时应同时对影像学可疑的盆腔淋巴结取活检。

膀胱前列腺RMS经放化疗后的残留肿物并非都具有肿瘤活性成分，可仅为残留的基质成分或转变为横纹肌母细胞。若肿瘤经规范足疗程的综合治疗后残留肿物仍有活性、无法局部完整切除或肿瘤出现进展，应行根治性膀胱前列腺切除手术。

根治性膀胱前列腺切除术后需行尿流改道或膀胱重建。由于目前术中冰冻病理检查对于膀胱前列腺RMS切缘的判断准确性较低，即使术中冰冻病理回报切缘阴性，仍不能除外最终病理结果回报切缘阳性而需进一步行放化疗的可能，故不推荐于根治性切除术后行一期膀胱重建，可暂行尿流改道，延期重建膀胱。

尿流改道的手术常见的有输尿管皮肤造口、回肠或结肠输出道等，可暂时改道引流肾脏产生的尿液，从而保护肾脏功能，使患儿完成后续的肿瘤综合治疗。

膀胱重建手术常见的包括：①肠代膀胱结合阑尾输出道，术后需进行间歇清洁导尿完成排尿，为目前膀胱前列腺切除术后使用最多的重建方法。②原位新膀胱术，使用肠管缝合形成新膀胱，并与保留尿道括约肌的远端残留尿道进行吻合，使患儿术后可完成自主腹压排尿及控尿。该方法需要完整的尿道括约肌（膜状尿道）才可达成自主控尿的效果。然而膀胱前列腺RMS往往浸润较广泛，行保留膜状尿道的膀胱前列腺根治性切除术可能导致尿道切缘阳性，从而影响肿瘤治疗效果，因此仅适用于肿瘤局限于三角区，远端尿道无病变可保留膜状尿道的患儿。

膀胱前列腺RMS存在尿路梗阻的处理原则：膀胱前列腺RMS的患儿可合并有上、下尿路梗阻，应及时有效地解除梗阻从而最大限度地减少肾脏功能的损伤。对于膀胱出口梗阻的患儿可行导尿术，尽量避免耻骨上膀胱造瘘，因该操作可能导致肿瘤沿造瘘管种植。对于输尿管梗阻者可尝试行输尿管支架管置入术或肾造瘘术。

表 49-5-9　膀胱前列腺 RMS 的局部治疗推荐

原发部位	手术方案	推荐等级
膀胱/前列腺	膀胱部分切除术（膀胱顶）	Ⅰ级推荐
	保留膀胱的肿瘤局部切除术（延迟初次切除）	Ⅰ级推荐
	根治性膀胱前列腺切除术+延期膀胱重建 （DPE术后经综合治疗仍残留活性肿瘤、肿瘤进展、复发）	Ⅲ级推荐

2　膀胱前列腺RMS的放射治疗

放疗是治疗膀胱前列腺RMS的有效手段，放疗联合化疗的疗效与手术大致相当，可用于一线初始治疗。放疗能够避免患儿进行膀胱切除手术，从而保留膀胱功能，提高患儿的生活质量。对于IRS Ⅲ期患者，建议放疗剂量50.4Gy左右。肿瘤>5cm是影响患儿预后的独立危险因素，对于这部分患者及化疗效果不佳患者，可适当提高放疗剂量。建议选择调强放疗技术，并应注意患者膀胱不同充盈情况对放疗造成的影响。

第五节　睾旁RMS的治疗

睾旁RMS约占泌尿生殖系RMS的7%~10%，发病年龄呈双峰性，1~5岁及>16岁。由于发生于阴囊内较易发现，故就诊时多为Ⅰ期，且病理多为ERMS，其预后较膀胱前列腺RMS好。

1 睾旁RMS的手术治疗原则

睾旁RMS的手术治疗应选择根治性睾丸切除手术，需选择腹股沟切口，于内环口水平高位结扎精索血管后将睾丸鞘膜、睾丸附睾及精索完整切除。若肿瘤侵犯阴囊壁，则应同期行半阴囊皮肤完整切除。既往观点认为若初次手术经阴囊切口或曾于阴囊行肿瘤活检的睾旁RMS患儿，应行半阴囊切除，但近年来文献报道此操作并无生存获益，若经阴囊切口无法达到高位精索离断，需经腹股沟切口，切除残留精索，因化疗能有效清除显微镜下残留肿瘤，阴囊皮肤可随诊监测阴囊壁有无肿瘤复发。

对于<10岁的睾旁RMS患儿不常规行腹膜后淋巴结清扫术，但需对腹膜后进行薄层CT扫描（年龄<10岁，5mm；≥10岁，7mm）明确有无淋巴结转移证据。仅推荐对于年龄>10岁或影像学发现腹膜后>1cm的肿物行同侧淋巴结清扫术，清扫淋巴结数量至少为7~12枚，有利于判断腹膜后有无淋巴结转移。

表49-5-10 睾旁RMS的局部治疗推荐

原发部位	手术方案	推荐等级
睾旁RMS	根治性瘤睾切除术（经腹股沟切口）	Ⅰ级推荐
	同侧腹膜后淋巴结清扫术（≥10岁或影像学>1cm腹膜后肿物）	Ⅱ级推荐

2 睾旁RMS的放射治疗

对于睾旁RMS局部治疗难以彻底切除的患儿，推荐进行原发灶区放疗，剂量建议50.4Gy左右。放疗会对健侧睾丸产生不可逆的损伤，必要时可行睾丸移位手术。对于腹膜后淋巴结受累的患者，放疗能明显提高5年生存率，应行腹膜后淋巴结区放疗。这部分患者中，年龄≥10岁或肿瘤大于5cm的患者获益更多。

第六章

RMS的整合康复

第一节　肿瘤整合康复的理念

整合医学全称是整体整合医学。其从人体整体出发，整合现有医学知识和临床经验整合社会、环境、心理等因素，将数据证据还原成事实，将认识和共识提升为经验，将技术和艺术凝集成医术，然后在事实与经验间反复实践，最终形成新的医学知识体系，以解决目前医学上广泛存在的专科过度细化、专业过度细划和医学知识碎片化带来的问题。

肿瘤的异质性很高。不同的病人即使得了同一种肿瘤，情况也不同。同一肿瘤的不同细胞群体不同，同一细胞群体在不同时间也不同。这种空间与时间的不同就是异质性，它给临床治疗带来极大困难。当下，肿瘤的临床治疗方法有很多，各种方法都能治疗一定比例的肿瘤或癌细胞，但都不能全部治愈。如何合理运用各类治疗方法，治疗不同情况的病人，这就需要整合医学。整合是多方位、多维度整合，是资源整合，也是人才整合、理念整合。实现整合医学，需要将医学各领域相关的先进理论知识和临床各种最有效的实践经验加以有机整合，并根据社会、环境、心理等因素加以修正、调整，最终形成有益于健康呵护和疾病防治的新的学知识体系。肿瘤整合康复治疗旨在帮助肿瘤患者获得最大的身体、社会、心理和职业功能支持，不仅可以减少肿瘤治疗过程中的各种不良反应带来的负面影响，并且能显著改善肿瘤患者的生存质量。

第二节　RMS整合康复的治疗

整合医学理念是CACA指南的核心，因为肿瘤是非常复杂的疾病，引起肿瘤的因素多样、复杂，每个阶段的特征和治疗方式不同，无论是诊断还是治疗，都需要有整合医学的思维。虽然儿童肿瘤整合康复研究较少，但从目前关于肿瘤整合医学的相关文献中不难看出，RMS整合康复同样需要贯穿患儿整个治疗过程。我们重点介绍整合康复病房的建立、整合康复营养管理、整合康复运动康复和整合康复心理疗法等。

表49-6-1 RMS的整合康复推荐

RMS整合康复	推荐等级
整合康复病房的建立	Ⅱ级推荐
整合康复营养管理	Ⅱ级推荐
整合康复运动康复	Ⅱ级推荐
整合康复心理疗法	Ⅱ级推荐

注：

[a] 整合康复示范病房建立主要包括：①具备RMS诊断、治疗及并发症处理、管理能力和经验，具备能够满足肿瘤康复筛查、评估、诊治等的人员、关键技术和医疗设施设备。②成立肿瘤康复小组，由临床（中）医师、护士（师）、营养师、运动治疗师/康复理疗师、心理咨询/心理治疗师/精神科医师、个案管理师组成的多学科支持小组，人员均应参加《肿瘤康复诊疗规范化培训》并考核通过，熟练掌握肿瘤康复筛查和评估技术，能够为患者提供规范化康复治疗。

[b] RMS患者康复期应定期寻求临床营养（医）师的营养建议，避免或减轻能量及营养素缺乏或不足，达到并维持合理体重，保持适宜的瘦体组织及肌肉量，改善体力状况，必要时应进行营养干预以改善肿瘤高分解代谢症状。整合康复营养管理主要包括：①RMS康复期患者应定期接受有资质的营养（医）师或者经过营养规范化培训的肿瘤医师的营养建议。②康复期患者应在有资质的营养（医）师建议下，避免能量及营养素的缺乏或不足，逐渐达到并维持合理体重，保持机体适宜的瘦体组织及肌肉量。③康复期患者接受营养支持治疗可降低营养相关不良事件或并发症风险，最大程度地改善临床结局，并提高生活质量。

[c] 中国国家癌症中心数据显示，我国超过50%肿瘤死亡归因于可改变危险因素，久坐不动是其中之一。肿瘤确诊后开始参加规律运动，可能通过调节胰岛素和葡萄糖代谢改善体脂变化和代谢失调、调节脂肪因子和性激素循环浓度、减轻氧化应激导致的DNA损伤等因素，降低患者的死亡率和复发率，因此，在诊断肿瘤后更应保持规律体力活动/运动。整合康复运动康复包括：①患者运动前评估主要包括筛查运动相关禁忌证、常规医学评估、运动风险分级和康复评估。评估应贯穿患者整个运动康复过程。②一般情况下，通过筛查运动相关禁忌证、常规医学评估和风险分级后，大多数患者进行中低等强度运动是安全的。③理想情况下，RMS患者应接受与健康体适能相关的全面评估。全面健康体适能评估耗时耗力，可能会成为患者参与运动康复的阻碍因素。因此，在开始低强度步行、渐进式力量训练或柔韧性训练前，可不进行健康体适能评估。④在低强度运动基础上，经多学科肿瘤康复团队评估安全后，可以逐渐将运动强度调整至中等强度。⑤患者如需中等至较大强度运动，或需制定个性化初始运动处方，建议在运动康复前进行全面的健康体适能评估。

[d] 心理社会肿瘤学科的建立已经在成人肿瘤的治疗中发挥了重要作用。儿童肿瘤是一组涉及情感、身体和社会痛苦的疾病。复杂性肿瘤治疗涉及从诊断到各种医疗程序，给孩子带来恐惧、痛苦和焦虑。研究已经证实心理疗法在接受肿瘤治疗的儿童和青少年的临床过程中取得了明显效果，例如研究发现音乐可以有效地减轻焦虑和疼痛。整合康复心理疗法包括：①所有肿瘤患者每次就诊时均应进行心理筛查，最少在患者病程变化的关键点进行心理评估。②使用科学合理的筛查流程，通过简洁易操作的工具如痛苦温度计或症状筛查工具进行初筛；再根据心理筛查或者评估结果及出现的问题进行深入综合评估。③通过电子化平台对患者的心理状态进行监测，以及时观察患者的心理水平变化并及时提供心理社会支持。④及时将显著心理问题的患者转诊接受心理社会肿瘤学服务。建议使用分级评估及应答策略。

第七章

RMS幸存者的长期随访

第一节 RMS患者的整体随访

表49-7-1 RMS患者的整体随访策略

	Ⅰ级推荐	Ⅱ级推荐	Ⅲ级推荐	
治疗结束后随访[a]	无	无	第1年每3个月1次	体格检查、血常规、血生化、血压、胸X线片以及原发瘤灶的影像学检查
			第2-3年间隔4个月1次	体格检查、血常规、血生化、血压、胸X线片以及原发瘤灶的影像学检查
			第4年间隔6个月1次[b]	体格检查、血常规、血生化、血压、胸X线片以及原发瘤灶的影像学检查
			第5-10年每年1次[b]	体格检查、血常规、生化和血压检查
			第10年后每年电话随诊[c]	结婚生育、第二肿瘤状况等

注：

[a] 几乎无前瞻性研究评价随访策略，也无证据级别较高的随访策略研究。根据中国抗癌协会小儿肿瘤专业委员会及国外发表的共识类文献，推荐意见相近，对于随访频率和内容稍有不同，考虑到随访需适应国情及地区经济水平，故推荐建议引自CCCG-RMS-2016诊疗建议。

[b] 初诊和治疗5年后出现视觉、内分泌、心、肺、神经感觉和神经运动后遗症的风险显著升高。治疗5年后的监测重点在于并发症的监测。

[c] 表中主要为原发病、脏器功能、第二肿瘤监测等针对所有患儿的普适随访项目，但据原发部位及治疗不同，在其监测治疗长期毒副作用方面应有不同侧重。

第二节　欧洲儿童和青少年横纹肌肉瘤影像指南随访建议

表 49-7-2　RMS 患者的影像随访建议[a]

	Ⅰ级推荐	Ⅱ级推荐	Ⅲ级推荐	
治疗结束后随访频率	无	无	第1~2年每4个月1次	对原有瘤灶进行MRI检查（如果是浅表病变，可用超声检查），并在前2年通过胸片筛查肺转移，如果在X线片上有可疑的结节，建议进行CT检查
			2年后	仅在出现新的临床症状时进行成像

[a] 2021欧洲儿科和青少年横纹肌肉瘤影像指南——欧洲儿科软组织肉瘤研究组、德国合作研究小组和欧洲儿科放射学会肿瘤学工作组的联合声明。

第三节　头颈部RMS患者的随访

表 49-7-3　头颈部RMS的随访推荐

	Ⅰ级推荐	Ⅱ级推荐	Ⅲ级推荐
随访项目	无	头颈部RMS患儿诊断前5年至少每年测量身高、体重、青春期发育和实验室检查（包括血清IGF-1、IGF-BP3、TSH和FT4）[a]	无
		眼眶、眼窝及鼻旁区域RMS患儿应定期进行眼科监测[b]	
		至少每半年进行一次牙科检查和颌面发育检查[c]	
		社会心理健康监测应纳入长期监测，并增加与面部外观问题相关的具体调查问卷[d]	

注：

[a] 接受过放疗的儿童头颈部RMS幸存者内分泌疾病的风险升高，30%被诊断为垂体功能障碍，生长激素缺乏症（growth hormone deficiency，GHD）是最常见的垂体前叶异常，其次是促甲状腺激素（thyroid-stimulating hormone，TSH）缺乏症（9%）。多中心研究数据显示，头颈部RMS诊断后的11年中，超过三分之一的幸存者患有至少一种内分泌紊乱。头颈部RMS发生垂体功能障碍的中位时间为诊断后3年，主要发生在前5年，危险因素为放疗、脑膜旁肿瘤位置、胚胎型组织学类型。

[b] 眼部迟发效应在RMS累及眼眶者中占比增高，在眼窝或鼻旁RMS中也有类似并发症，两组都要接受定期眼科随访。最常见的眼部并发症是眼窝和副鼻窦组的白内障和角膜病变。其他眼部并发症包括眼眶发育不全或脂肪萎缩、眼睑位置失调和泪道狭窄。最常见治疗引起的眼部并发症是点状上皮性角膜炎、结膜充血和白内障，这很可能是由于辐射，但也可以归因于治疗方案中的化疗药物，如环磷酰胺和异环磷酰胺。眼附件效应，如眶面骨发育不全，在两组中也很常见，通常是早期放疗的结果。脂肪萎缩引起的眼球内缩在接受过照射的眼眶中更为常见。

[c] 在接受颅面放疗并存活下来的儿童RMS中，高达80%会出现颌面畸形，并可能在较低年龄组（<5岁）和高剂量放疗组发生率更高。头颈部RMS的化疗和放疗联合治疗可导致牙齿和骨骼发育的改变，特别是对小年龄（<5岁）儿童进行治疗时，即使采用调强放疗仍面临同样问题。单纯化疗也可影响骨骼和牙齿的生长和发育。因此对头面部RMS应每半年进行口腔科及颌面发育随访，以早期发现问题和改善生活质量。

[d] 社会交往很大程度上受面部特征影响，与健康同龄人相比，有颅面症状的儿童更容易受到欺凌，并且与长期幸存者中不良事件的发生率和严重程度，以及对外观和健康相关生活质量（Health Related QoL，HRQoL）的不满有关。头颈部RMS患儿长期生存者的社会心理健康应长期监测，并在系统监测项目中包括与面部外观困难相关的具体调查问卷，之后是量身定制的干预措施，如心理社会护理或重建手术。

第四节 泌尿系RMS患者的随访

表49-7-4 泌尿系RMS患者的随访推荐

	Ⅰ级推荐	Ⅱ级推荐	Ⅲ级推荐	
原发病监测[a]	无	无	第1年每3个月1次	体格检查、血常规、生化、胸部CT及腹盆腔B超或CT检查各一次
			第2~5年每6个月1次	体格检查、血常规、生化、胸部CT及腹盆腔B超或CT检查各一次
相关功能监测[b]			男性患儿成年后勃起功能的评估应纳入长期随访	

注：

[a] 无前瞻性研究及证据级别较高的随访策略研究，证据来源为中华医学会小儿外科学分会发布的《膀胱/前列腺横纹肌肉瘤专家共识》及欧洲儿科软组织肉瘤研究组、德国合作研究小组和欧洲儿科放射学会肿瘤学工作组的联合声明。

[b] 泌尿系统RMS，即使接受了膀胱前列腺切除术，部分患者的勃起功能仍能得到保留。且即使在5型磷酸二酯酶（Type 5 phosphodiesterase，pde5）抑制剂失效后，静注前列地尔也能有效治疗勃起功能障碍。因此治疗后勃起功能的评估和治疗干预应提供给那些希望性生活的患者，以提高他们的生活质量。

第八章

RMS整合护理

第一节　一般护理

1　环境与卫生

加强个人卫生，勤洗澡，勤更衣，修剪指甲。保持病室安静、整洁、舒适，维持室温20~24℃、湿度55%~60%，定时开窗通风。当ANC≤0.5×10^9/L，应给予保护性隔离，限制探视；血小板≤25×10^9/L时，绝对卧床休息，协助做好各种生活护理（Ⅱ级推荐）。

2　饮食

给予高热量、高蛋白质、高纤维、易消化的食物。少量多餐，补充多种维生素、水果以及豆制品、坚果。注意饮食卫生、食材新鲜，餐具定时消毒。

3　病情观察护理

表49-8-1　RMS患者病情观察推荐

病情观察内容	Ⅰ级推荐
生命体征	体温[a]、脉搏、呼吸、血压
临床表现	鼻腔或外耳道脓血性分泌物、耳道或鼻腔阻塞、吞咽困难；眼球突出、固定、眼睑增厚、框周出血或斜视；声音嘶哑、喉痛、咽部异物感、吞咽不畅、呼吸困难；血尿、尿中黏液血性成分；单侧阴囊无痛性肿物，阴道出血、肿块，黏液血性分泌物，阴道突出息肉样肿块；肛周肿块；咳嗽、喘息、腹部包块、腹胀、尿便潴留
实验室检查	血常规、肝肾功能 影像学检查 活检及病理结果
放、化疗药物不良反应	化学性静脉炎 胃肠道反应 皮肤及黏膜损伤

注：
[a] 体温>38.5℃时，给予药物降温，鼓励患儿多饮水，每30分钟测量一次体温并记录；若患儿出现低热，视具体情况给予物理降温，嘱患儿卧床休息，减少活动，以免发生高热惊厥。发热患者在药物降温的基础上是否加用物理降温，对30min、1h、2h的降温幅度无明显影响（Ⅱ级推荐）。

4 心理护理

评估患儿及家长的心理状态、经济能力，家长、亲友及社会的支持能力。根据家属和患儿的性格、年龄、文化程度、个人背景、心理需要等有针对性地进行心理疏导，提前告知治疗方案可能出现的不良反应，鼓励患儿及家长参与护理过程，介绍成功案例，增强其治疗的信心。

5 健康教育

向患儿及家长讲解疾病相关知识，保证患儿充分的休息与睡眠，适当参与户外锻炼。饮食应多样化，加强营养，注意食物及餐具清洁卫生，避免进食油腻、生冷的食物。有口腔及咽喉部溃疡者可进牛奶、米粥等流食或半流食。注意个人卫生，皮肤瘙痒者避免抓搔，以免皮肤破溃。沐浴时避免水温过高，宜选用温和的沐浴液（Ⅲ级推荐）。

6 安宁疗护

安宁疗护主要针对疼痛、焦虑、呼吸困难、脏器功能衰竭、癫痫发作、严重营养不良等临终症状进行干预，帮助RMS晚期患儿舒适、平静、有尊严地离世，同时为患儿家庭提供支持服务（Ⅰ级推荐）。指导家长做好居家护理，改善儿童生存质量。完成患儿的心愿，鼓励家属通过书信抒发感情，陪伴家属渡过难关。

第二节 原发疾病症状护理

RMS常表现为无痛性局部肿块，可发生于身体任何部位。

1 头颈部RMS常见症状护理

表 49-8-2 头颈部RMS常见症状护理

症状	Ⅱ级推荐	Ⅲ级推荐
外耳道分泌物	无	评估外耳道分泌物的色质量、并记录 使用消毒棉签蘸取温盐水，轻柔拭去分泌物，防止堵塞 向患儿家属讲述外耳道堵塞的危害
吞咽障碍	吞咽障碍筛查与评估[a] 营养风险筛查评估	给予吞咽障碍食品[b] 营养管理[c]

续表

症状	Ⅱ级推荐	Ⅲ级推荐
眼睛压迫	无	评估患儿眼部不适症状，如肿块大小、瘙痒、流泪、分泌物等，观察眼部周围皮肤情况，如有异常报告医生并记录 清洁眼部及周围分泌物，遵医嘱使用抗生素滴眼液滴眼预防感染的[d] 告知患儿及家长不用手揉眼，避免碰撞，定时温水清洁面部及眼周皮肤，不用刺激性洗漱用品
呼吸困难	有脉搏但呼吸困难患儿，吸氧、心电监护，必要时辅助通气，备好气管插管用物、吸痰设备、急救药品等	评估生命体征，观察患儿呼吸情况，有无声嘶、喉喘；有无鼻翼扇动、点头呼吸、口唇发绀、吸气三凹征等缺氧症状；必要时进行血气分析 指导家属密切观察患儿呼吸情况

注：

[a] 伴有吞咽障碍高危人群的RMS患儿在经口进食前应进行吞咽功能的筛查和评估，可使用饮水测试、BAT-10等工具筛查吞咽障碍，使用经验证的工具（如容积-黏度吞咽测试、V-VST等）进行评估。

[b] 吞咽障碍食品应具备流体食品黏度适当、固态食品不易松散、易变形、密度均匀顺滑等特点。

[c] 患者应尽量保留或尽早开始经口饮食，当食物摄入不能满足营养需求时，可选择肠内营养制剂或特医食品；当经口饮食不能达到营养目标时，应选择持续或间歇管饲肠内营养，当肠内营养不能满足60%的营养需求时，应通过肠外营养补充。

[d] 滴眼药时动作轻柔，以免引起肿物破溃、出血等。

2 泌尿生殖道RMS常见症状护理

表49-8-3 泌尿生殖道RMS常见症状护理

症状	Ⅱ级推荐	Ⅲ级推荐
血尿、排尿困难	无	严密观察小便量、颜色和性质 用无菌生理盐水棉球擦拭外阴及肛门2次/日，便后及时擦拭。尿潴留者遵医嘱行导尿术[a] 有血尿，但可自行排尿的患儿，应鼓励多饮水
阴道肿块及阴道出血	无	观察阴道肿块大小、分泌物色质量及阴道黏膜损伤情况；若血性分泌物较多，颜色鲜红或阴道黏膜撕裂，阴道持续出血，甚至有血块，立即告知医生，并做好抢救准备 指导患儿多休息，保持局部清洁干燥，敷料污染及时更换；阴道出血时禁用坐浴或阴道冲洗
排便困难	评估并记录排便情况，包括性质、次数及伴随症状。遵医嘱予助排便药物如乳果糖、开塞露。健康宣教[b]	无

注：

[a] 导尿时应选用管径较细的导尿管，插管轻柔，无菌操作，以防瘤体发生医源性破溃。留置导尿期间，保持尿管引流通畅，切勿打折受压，注意观察引出尿液的量、颜色及性质，保持引流装置无菌，每天用醋酸氯己定棉球擦净尿道口。待拔除尿管后，指导患者家属和患儿定时排尿，采用蹲位或坐位的排尿姿势，争取将尿液排尽。对于行导尿术失败的尿潴留患儿应急诊行膀胱造瘘导尿，并注意加强造瘘口的护理，防止感染。保持造瘘口周围皮肤的干燥，密切观察造口黏膜的血运情况。尿瘘修补术后，患儿应取侧卧位，使瘘口位置在上，尽量避免瘘孔修补处被尿液浸泡，影响愈合。

[b] 指导患儿增加体液摄入量，鼓励多饮水，多吃富含纤维素的食品；鼓励活动，促进肠蠕动恢复；指导家长轻柔按摩腹部，避开肿块，促进肠蠕动；帮助养成定时排便习惯。

3 四肢RMS常见症状护理

表49-8-4 四肢RMS常见症状护理

症状	Ⅰ级推荐	Ⅲ级推荐
活动障碍	无	评估肿块大小、关节活动度、有无疼痛、感觉异常等伴随症状 患肢保持关节功能位，观察患儿皮肤情况，必要时协助每2h更换体位 讲解锻炼重要性，鼓励健肢坚持锻炼
疼痛	应该年龄适宜性量表进行评估 根据疼痛级别及耐受性进行处理	宣教

4 其他部位RMS常见症状护理

原发于胸腔、腹腔和盆腔RMS因肿瘤位置深，早期可无症状，诊断时往往肿瘤已经很大。胸腔RMS表现为咳嗽、喘息、呼吸困难、上腔静脉压迫；腹盆腔RMS可表现腹部包块、腹胀、尿便潴留等症状；原发于胆道的RMS可有梗阻性黄疸。

表49-8-5 其他部位RMS常见症状护理

症状	Ⅱ级推荐	Ⅲ级推荐
上腔静脉压迫	无	评估呼吸、心肺功能及生命体征，观察呼吸频率、血氧饱和度、有无发绀；必要时予以心电监护，每日称体重，记录摄入量和出量，观察有无水肿表现 使用下肢静脉输液[a] 指导患儿采取半坐卧位，做好皮肤清洁、定时翻身、避免压疮
皮肤瘙痒[b]	评估皮肤瘙痒的位置、时间、加剧或缓解的因素[c] 可给予炉甘石洗剂涂抹等对症治疗	指导患儿每天温水洗浴或擦浴；穿棉质贴身衣物及睡眠用品，保持床单位整洁干燥；沐浴水温40℃为宜，不用碱性较强的肥皂洗澡，不用干燥毛巾用力擦身

注：

[a] 避免上肢静脉输液，使用下肢静脉输液。严格控制输液速度，一般以30~40滴/min为宜，评估颈静脉扩张及侧支循环扩张的表现，中枢神经系统缺氧症状，如头痛、头昏、易怒、混乱和谵妄等，必要时给予鼻导管或面罩吸氧，遵医嘱使用利尿剂、类固醇药物，观察有无血栓形成和电解质紊乱等副作用。

[b] 胆道RMS患儿可能会有皮肤瘙痒，可能与胆汁酸或胆盐刺激皮肤神经末梢有关。

[c] 皮肤瘙痒可以采用VAS量表进行评估，范围从0（无痒）到10（可以想象的最严重瘙痒）。

第三节　RMS的化疗护理

1　化疗药常规护理

责任护士应掌握化疗方案、化疗药物特点、给药途径、用药注意事项以及不良反应。化疗药物应在生物安全柜或静脉药物调配中心（PIVAS）配置，药物配置及使用时应遵循双人核对的原则[a]。根据化疗方案、药物性质以及治疗周期，选择合适的静脉通路，化疗药物持续输注推荐使用中心静脉导管。如化疗同时需输注其他非刺激性液体时，可建立外周静脉。

注：

[a] 研究显示，强化静脉用药双人核对环节，可减少差错的发生，提高工作效率，保证患者用药安全。

2　RMS化疗药相关知识

根据RMS化疗方案不同，护士应掌握每一种化疗药物的名称、给药途径、护理要点以及常见并发症。

表49-8-6　RMS化疗药相关知识

名称	给药途径	护理要点	常见并发症
长春新碱	静脉注射	药物储存在2~8℃的冰箱内。如使用外周静脉确保导管通畅，避免药物外渗。观察是否出现指趾麻木感等不适	末梢神经炎、骨髓抑制
放线菌素D	静脉滴注	用本品时慎用维生素K类药物。用药期间应关注患儿有无黄疸，少尿、腰痛等	骨髓抑制、肝肾损伤
环磷酰胺	静脉滴注	鼓励患儿多饮水，积极给予水化、利尿，同时应用美司钠解救。观察尿液颜色，警惕出血性膀胱炎	胃肠道反应、骨髓抑制、泌尿及肾脏毒性
异环磷酰胺	静脉滴注	用灭菌注射用水进行配置，同环磷酰胺。若患儿出现神情慌乱、幻觉、乏力及癫痫时，应及时告知医生，遵医嘱对症处理	泌尿毒性、骨髓抑制、神经毒性
伊立替康	静脉滴注	用5%葡萄糖注射液进行稀释，并在90分钟内输注。若患儿腿部或手臂突然疼痛和肿胀，或发作咳嗽，胸痛或呼吸困难，警惕血栓的发生	血栓、腹泻、骨髓抑制
多柔比星	静脉滴注	在输注多柔比星前可给予右雷佐生，用药前后给予心电监护，监测心率、心律及血压的变化	心脏毒性、骨髓抑制
依托泊苷	静脉滴注	严格控制输液速度，变换体位时动作缓慢	骨髓抑制、体位性低血压、胃肠道症状
长春瑞滨	静脉滴注	同长春新碱	骨髓抑制、肝功能损害、神经系统毒性
替莫唑胺	口服给药	胶囊吞服，避免吸入和直接接触皮肤和黏膜，定期监测血象和肝功能	骨髓抑制、肝脏毒性

3 化疗并发症的护理

3.1 恶心呕吐

2022年中国肿瘤药物治疗相关恶心呕吐防治专家共识中明确提出了儿童抗肿瘤药物所致恶心呕吐的预防。化疗药物输注前，使患儿和家长认识到预防恶心呕吐的重要性，遵医嘱予以止吐剂，并做好健康宣教。

表49-8-7 恶心呕吐症状的非药物干预措施

维度	Ⅰ级推荐	Ⅱ级推荐	Ⅲ级推荐
环境护理	环境舒适，温湿度适宜		
饮食护理	清淡饮食，少食多餐[a]		
心理护理	早期识别，及时干预[b]	音乐疗法[b]	
中医护理		服用生姜、耳穴疗法、穴位按压及注射、芳香疗法[c]	
运动干预		肌肉放松训练[d]：15~20分钟/天	呼吸运动[d]：15~20分钟/天，至少持续6天
综合干预		全程管理[e]	

注：

[a] 建议进食前后少饮水，若出现恶心呕吐，可禁食4~8h，根据患儿情况，调整饮食结构。

[b] 做好心理疏导，选择患儿喜欢的轻音乐，音量<70dB，30~60分钟/天。

[c] 服用生姜或进行穴位按压可调节内脏神经，影响胃肠道节律进而发挥止吐作用，且不会增加并发症的风险，耳穴疗法尚未明确不良反应。也可选择含薄荷、生姜的精油进行深呼吸。

[d] 运动干预贯穿患儿治疗的全过程，遵循循序渐进的原则。

[e] 护士协助并监督患儿家长完成每日记录并加强观察，早期进行干预。

3.2 骨髓抑制

一旦发生骨髓抑制，嘱患儿活动时注意安全、避免磕碰。密切观察有无鼻出血、牙龈出血、皮下出血或颅内出血。严密监测体温，一旦出现感染，积极寻找感染源，遵医嘱予抗生素对症处理。定期进行血常规检查，根据结果予以针对性治疗。

3.3 黏膜炎

化疗药物会影响正常组织上皮再生，特别是对口腔黏膜具有强烈的细胞毒性。预防口腔黏膜炎（Oral Mucositis，OM）措施见表49-8-8。为保护肛周黏膜，可每天温水坐浴一次，便后及时清洗，保持肛周清洁。肛周破溃者，可先用碘伏进行局部消毒，用短波紫外线进行局部杀菌消毒或半导体激光治疗，最后予以鞣酸软膏或金因肽外用。

表49-8-8 预防RMS化疗患儿OM措施推荐

维度	Ⅰ级推荐	Ⅱ级推荐	Ⅲ级推荐
基础护理	口腔卫生、饮食、营养支持[a]		
评估工具	治疗前和治疗期间应用标准有效的评估工具	预防及治疗方案	
物理疗法	冷冻疗法[b]	低剂量激光治疗1天/次，5天/周[b]	

续表

维度	Ⅰ级推荐	Ⅱ级推荐	Ⅲ级推荐
药物预防		康复新液、蒸馏水漱口液、苄达明漱口液、帕利夫明静脉注射、碳酸氢钠漱口液[c]	
真菌预防		咀嚼口香糖、蜂蜜[d]	芦荟汁[d]
综合干预		全程管理[e]	

注：

[a] 保持口腔卫生，选择轻柔的刷牙，不使用含酒精的漱口液，保持口腔湿润。饮食方面，告知患儿和家长避免食用过热、过酸、过咸、尖锐、辛辣及粗糙等过刺激或易损伤口腔黏膜的食物。医生、营养师和护士等对患儿实施动态营养风险评估，对于进食障碍者，遵医嘱予患儿肠内或肠外营养。

[b] 可含冰水或冰块2~3min/次，为使口腔均匀受冷，保持冰块在口腔内转动。低剂量激光治疗照射能量1.8 ~ 2.0J/cm^2，照射点选择双侧面颊部、舌部、口腔底部、软腭及硬腭等部位，每个部位照射10~125秒。

[c] 康复新液可有效预防OM。蒸馏水漱口液、苄达明漱口液、帕利夫明静脉注射及碳酸氢钠漱口液等可有效降低OM发生率，并减轻其严重程度。

[d] 咀嚼口香糖可刺激唾液分泌，防止口腔干燥，中和口腔酸性环境。也可指导患儿在治疗前后含服蜂蜜15~20ml/次，5分钟后可缓慢吞咽（糖尿病患儿禁用）。芦荟汁漱口可能是预防口腔念珠菌感染的非药物替代方法，但在口腔黏膜实践指南中未提到该方法。

[e] RMS患儿在治疗前和治疗期间进行牙科检查，鼓励多学科合作为患儿提供全面照护。

3.4 药物外渗

早期药物外渗可导致红肿热痛，严重可导致皮肤或组织坏死，也可导致永久性溃烂，必要时行外科手术治疗。一旦出现药物外渗，立即停止输注，抽吸外渗区域液体，然后拔除外周静脉留置针或输液港无损伤针；若中心静脉通路发生外渗，需做X线检查，确认导管尖端位置；评估外漏面积、局部皮温、颜色、感觉、关节活动、外渗远端肢体血运情况及疼痛的性质（Ⅰ级推荐）；准确记录外渗发生时间、部位、范围、输液工具、患儿皮肤情况、症状及体征、外渗药物名称、浓度、剂量及处理措施等。根据外渗药物种类，遵医嘱予药物治疗和相应的解毒剂。若无明确解毒剂，可在1 h内使用盐水冲洗作为解毒剂的替代疗法（Ⅱ级推荐）；24 ~ 48h内给予局部干冷敷或冰敷（4 ~ 6℃，15~20分钟/次，>4次/日）。奥沙利铂或长春新碱、长春瑞滨等植物类抗肿瘤药物外渗，予以热敷（成人<50 ~ 60℃，儿童<42℃）（Ⅰ级推荐）；患肢抬高，避免受压，必要时予50%硫酸镁湿敷或如意黄金散等外敷。

表49-8-9 外渗化疗药物解毒剂

拮抗剂	外渗药物	给药方式	配置	保存
右丙亚胺[a]	用于DNA结合的蒽环类药物外渗	避开外渗部分，选择对侧大静脉静脉输注。输注前15min去除冷敷	右丙亚胺500mg + 50ml特定稀释液，取出使用剂量，+ 1000ml生理盐水中	室温25℃
50%~100%二甲亚砜	宜用于DNA结合的蒽环类药物外渗和丝裂霉素外渗，不可与右丙亚胺同时使用，建议外渗10min内使用	二甲亚砜1~2ml涂抹于外渗皮肤上，待干；3~6次/天，涂抹1~2周	——	——

续表

拮抗剂	外渗药物	给药方式	配置	保存
1/6硫代硫酸钠[b]	宜用于氮芥、丝裂霉素、更生霉素和>0.5mg/ml高浓度顺铂外渗（>20ml）	外渗部位皮下注射	①10%硫代硫酸钠4ml+无菌注射水6ml ②25%硫代硫酸钠1.6ml+无菌注射水8.4ml	室温15~30℃
150U/ml透明质酸酶[c]	宜用于非DNA结合的长春花碱类或紫杉醇类药物外渗，外渗1h内使用	平均分5次在外渗部分顺时针方向皮下注射	——	2~8℃冷藏

注：

[a] 用量：第一天，6小时内1000mg/m²，单次最高剂量2000mg/m²；第二天，1000mg/m²，单次最高剂1000mg/m²；第三天，500mg/m²。

[b] 用量：氮芥：硫代硫酸钠=1：2。

[c] 用量：外渗药液：透明质酸酶=1：1。

3.5 肿瘤溶解

化疗后肿瘤细胞快速、大量破坏，出现肿瘤溶解综合征（tumor lysis syndrome，TLS），表现高尿酸血症、高磷血症、低钙血症及高钾血症。2021年儿童肿瘤溶解综合征诊疗指南指出，当患儿出现TLS，开放静脉通路，遵医嘱予水化、尿酸氧化酶静点，严格记录出入量、控制液速，予以低盐低脂低嘌呤饮食，禁止使用碱化液、禁止静脉或口服补钾药物，停止口服别嘌醇片剂。若不能纠正TLS，遵医嘱进行血液透析治疗。无症状的低钙血症无需处理，若出现手足麻木、抽搐等低钙血症的症状时，遵医嘱补充钙剂。

3.6 脱发

脱发一般发生在化疗后1~3周，随着化疗周期的延长，脱发情况会愈加严重，化疗结束后3~6个月头发会再生。对于青少年RMS患儿，特别是女性，注重自我形象的改变。化疗前，做好解释，鼓励患儿调整好心态，积极面对。

表 49-8-10 RMS化疗患儿脱发的护理措施推荐

维度	Ⅰ级推荐	Ⅱ级推荐
评估内容	身体评估、心理社会及需求评估[a]	
预防措施		头皮冷疗、米诺地尔、皮质类固醇[b]
化妆美容	戴帽子或假发[c]	
心理护理	冥想、瑜伽、针灸等[d]	
健康教育	洗发、护发[e]	剪发、梳发[e]

注：

[a] 评估RMS患者的脱发程度、既往脱发情况、心理状态、其他不良反应及健康问题的需求，目前对化疗所致脱发的评估工具尚未统一。

[b] 在RMS化疗前、中、后通过戴冰帽或头皮冷疗装置等预防脱发。严重脱发者使用米诺地尔局部外用，可加速头发再生。针对瘢痕性或炎症性脱发，建议使用皮质类固醇局部治疗。

[c] 可选棉织材质的帽子或戴假发，告知患儿或家长，戴假发时避免接触高温环境。

[d] 指导患儿进行冥想、瑜伽、针灸、按摩及音乐疗法来缓解心理压力，提供心理护理。
[e] 告知患儿或家长避免选择含酒精、香水等刺激性的洗发水，减少洗发次数，避免长时间高温吹发或阳光直晒头皮，避免染发、烫发、运用温和的护发产品；鼓励患儿化疗前剪发或使用质软、宽齿的梳子，睡前佩戴发网或用绸缎枕套，减轻脱发带来的消极情绪。

3.7 癌症相关性疲乏

研究表明癌症相关性疲乏（cancer-related fatigue，CRF）发生率高达30%~99%，是患儿从诊断到生存和生命结束各个阶段最常见的伴随症状。

表49-8-11 RMS患者CRF的护理措施推荐

维度	Ⅰ级推荐	Ⅱ级推荐
筛查与监测	筛查工具的选择[a]	
活动与休息	有氧运动、放松与睡眠[b]	
饮食管理	食物多样，制定个性化营养方案	
家庭教育		健康宣教[c]
药物干预		不建议常规使用促红细胞生成素、哌醋甲酯等药物治疗[d]

注：
[a] 评估患儿病史、实验室检查及体格检查等，选用适用于儿童疲乏测量工具，如PROMIS量表或PedsQL量表。
[b] 鼓励患儿参与步行、跑步、骑自行车、太极、跳健身操及瑜伽等运动，根据情况制定个性化的运动方案；指导患儿和家长穴位按摩、冥想放松、渐进性肌肉放松等方法；告知患儿和家长保证充足睡眠的重要性，比如规律作息、保持黑暗通风安静的舒适环境、睡前避免运动、不可进食刺激性食物或过饱以及宽松舒适的衣物等。
[c] 鼓励患儿和家长积极参与健康知识讲座，告知患儿和家长药物管理和应对副作用的措施，利用网络、视频或宣传手册等多形式教育，鼓励患儿家长在住院期间参与患儿的护理。
[d] 对于轻度疲乏患者，一般选择非药物治疗方案；但对于中重度疲乏患者，需要非药物与药物联合治疗方案。目前，国外常见主要应用中枢兴奋剂、促红细胞生成素、皮质醇或抗抑郁药进行药物干预，而国内成人癌症患者主要为中成药干预，尚未证实对儿童CRF有效。

第四节 RMS的放疗护理

1 放疗前准备

放疗前向患儿及家属进行健康宣教，做好心理疏导，帮助其树立治疗信心，避免过度紧张及焦虑情绪（Ⅰ级推荐）。告知放疗的利弊和疗程、主要步骤、注意事项、复诊频率，增加患儿对放疗过程的了解和主动配合程度。

2 放疗期间营养支持

放疗期间，加强营养摄入对促进组织修复、提高治疗效果、减轻毒副反应具有至关重要的作用。

表 49-8-12 RMS患者放疗期间营养支持推荐

营养支持	Ⅰ级推荐	Ⅱ级推荐
营养筛查与评估	营养评估[a]	营养筛查[a]
营养支持	营养摄入、肠内营养[b]	肠外营养[b]
营养随访	定期随访[c]	

注：
[a] 推荐RMS患儿在放疗之前应常规进行营养筛查。可采用患者提供的患者主观整体营养状况评估量表（scored patient - generated subjective global assessment，PG-SGA）和（或）美国肿瘤放射治疗协作组（Radiation Therapy Oncology Group，RTOG）急性放射损伤分级进行营养评估。
[b] RMS放疗患儿推荐提高蛋白质摄入量。对于一般患儿推荐1.2~1.5g/（kg·d），严重营养不良者，推荐1.5~2.0g/（kg·d），并发重度放射损伤或恶液质的患儿可提高到2.0g/（kg·d）。肠内营养是营养治疗的首选途径，口服营养补充（oral nutritional supplement，ONS）是首选；鼻饲者，根据鼻饲时间长短选择合适的鼻饲管，如≤30天首选经鼻饲管（nasogastric tube，NGT）；>30天者，建议选择经皮内镜下胃/空肠造瘘术（percustanous endoscopic gastrostomy / jejunostomy， PEG/ PEJ）。若肠内营养无法实施或因严重放射性黏膜炎、放射性肠炎导致无法获得足够的营养需要时，推荐及时联合部分或全肠外营养。肠外营养者，导管应尽可能避开照射野，以减少放射线对肠外营养管的影响。
[c] RMS患儿放疗后需定期进行营养监测和随访，对于存在营养不良者，建议给予家庭营养。澳大利亚临床肿瘤协会推荐放疗中每周随访1次，放疗结束后每两周随访1次，至少坚持6周。医务人员可根据实际情况制定随访方案并定期随访。

3 皮肤护理

由于放射源、照射面积及部位不同，皮肤可能会出现不同程度的反应。因此，RMS患儿放疗期间的皮肤护理至关重要。

表 49-8-13 放疗期间皮肤护理

皮肤管理	Ⅰ级推荐	Ⅱ级推荐	Ⅲ级推荐
皮肤清洁		皮肤清洗[a]	保持放射区域皮肤清洁和干燥[a]
皮肤保护			皮肤评估、日常保护[b]
非药物管理	护肤品选择[c]		建议遵循临床医生的专业判断
药物管理		低剂量皮质类固醇[d]	

注：
[a] 保持照射野皮肤清洁干燥，特别是皱折处和多汗区，禁用碱性肥皂搓洗，避免使用乙醇、碘酒等刺激性药物。使用温水或pH值4~6的皂液进行清洗。Wong等指出，清水和/或无刺激性的非碱性肥皂清洗皮肤应成为常规临床护理措施。
[b] 向RMS患儿和家长说明皮肤保护的重要性及预防皮肤反应的方法，穿柔软宽松、吸湿性强的纯棉内衣，避免阳光直射。禁止搔抓局部皮肤，皮肤脱屑切忌用手撕剥，照射野皮肤局部禁贴胶布，禁用冰袋和暖具，禁止剔毛发。避免在放疗区域皮肤使用酒精、香水和婴儿爽身粉。
[c] 放射性皮炎者不推荐使用芦荟，目前没有足够证据表明芦荟能改善放射治疗引起的皮肤毒性症状。研究发现放疗期间使用芦荟乳膏或安慰剂乳膏均增加放射性皮炎的发生率和严重程度。
[d] 低剂量皮质类固醇乳膏有利于缓解皮肤瘙痒和刺激，但应避免过度使用，以防皮肤变薄，一旦发生过敏应停止使用。Caitlin的Meta分析表明，皮质类固醇乳膏能够降低严重放射性皮炎（湿性皮炎）发生率。

4 放疗并发症的护理

4.1 放射性口腔黏膜炎

电离辐射干扰口腔上皮细胞的正常更新而导致的急性黏膜损伤，是头颈部RMS放疗最常见和最痛苦的并发症之一。临床放射性口腔黏膜炎（radiotherapy-induced oral mucositis，RIOM）评估量表及针对RIOM的护理措施见下表。

表 49-8-14 临床 RIOM 评估量表

分级标准	0级	1级	2级	3级	4级	5级
WHO标准	无口腔黏膜炎	红斑，伴有疼痛，无溃疡形成	溃疡形成，能进食固体食物	溃疡形成，广泛红斑，进食流质食物	溃疡形成，无法进食	–
NCI CTCAE	–	无症状或症状轻微，无需干预	中度疼痛或溃疡，不影响进食，可调整饮食	严重疼痛，邮箱进食	可能危及生命，需紧急处理	死亡
RTOG标准	–	红斑，充血，可有轻度疼痛，无需镇痛药	片状黏膜炎或有炎性血清血液分泌物，或有中度疼痛	融合的纤维性黏膜炎，可伴重度疼痛	溃疡，出血，坏死	–

注：–为无此分级；WHO为世界卫生组织；NCI为美国国家癌症研究所；CTCAE为不良事件通用术语标准；RTOG为美国肿瘤放疗治疗协作组

表 49-8-15 RMS 患儿 RIOM 护理措施推荐

维度	Ⅱ级推荐	Ⅲ级推荐
规范化管理流程[a]		口腔评估
口腔护理		基础口腔护理
营养支持	营养干预及营养补充[b]	

注：

[a] RIOM易引起营养不良、贫血、免疫力下降、睡眠障碍、抑郁等严重不良反应，降低患儿的生活质量和治疗效果。因此，科学、系统RIOM管理流程，对于提高生活质量、保障放疗效果具有重要意义。

[b] RMS患儿放疗前存在营养不良者，重度RIOM发生风险显著增加。对于存在营养风险或营养不良的患儿，需及时予以营养干预，指导患儿保证营养摄入量，特别是蛋白质摄入量；口服谷氨酰胺（Ⅱ级证据）；蜂蜜含漱吞服（Ⅱ级证据）。

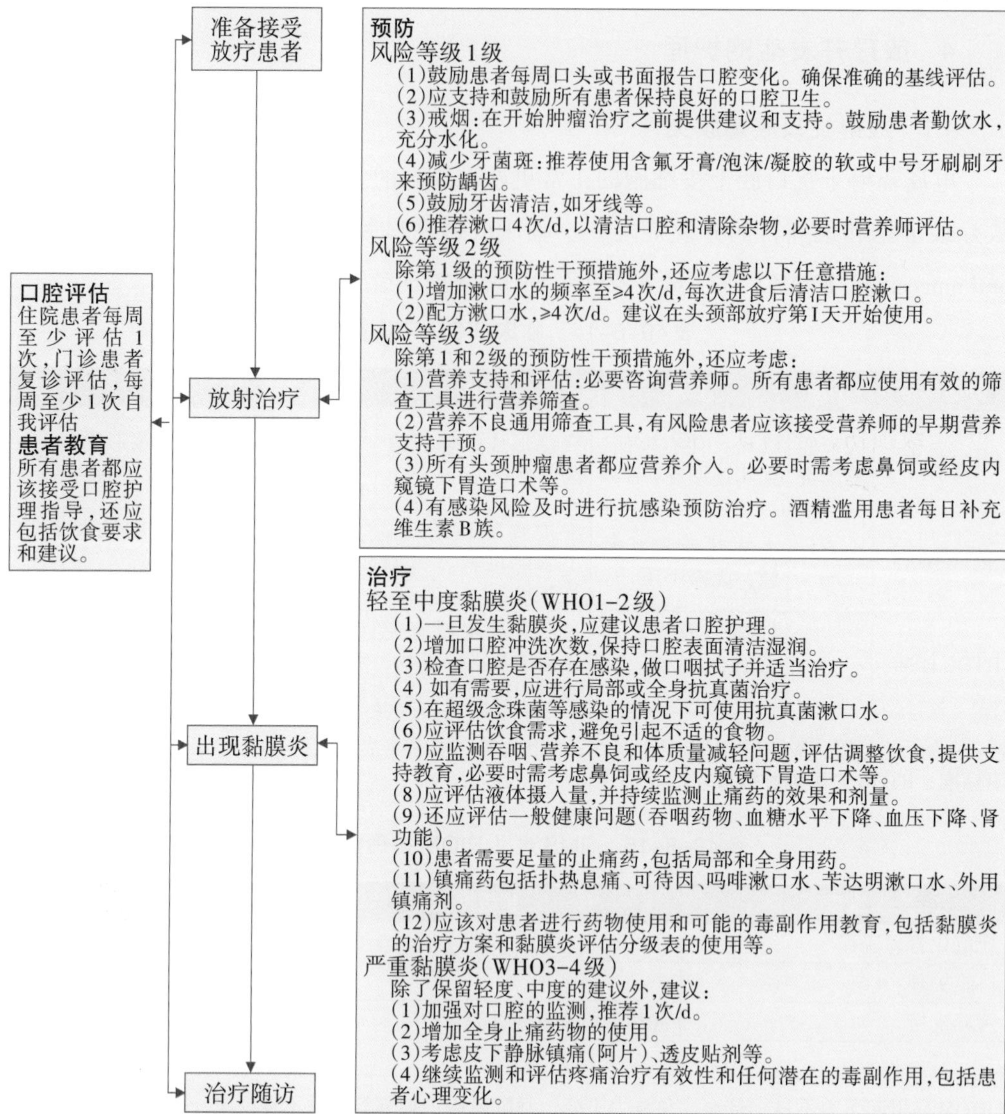

图 49-8-1 头颈部肿瘤放射治疗相关黏膜炎管理流程

4.2 放射性皮肤损伤

由放射线照射引起的放射性皮肤损伤（radiation injuries of skin，RISI），是RMS放疗中最常见并发症之一。根据急性放射损伤分为0~Ⅳ级，应根据不同级别放射性皮肤损伤给予相应的护理措施。

表 49-8-16 急性放射性皮肤损伤分级标准

分级	临床表现
0级	无变化
Ⅰ级	滤泡样暗色红斑/脱发/干性脱皮/出汗减少
Ⅱ级	触痛性或鲜色红斑，片状湿性脱皮/中度水肿
Ⅲ级	皮肤皱褶以外部位的融合性湿性脱皮，凹陷性水肿
Ⅳ级	溃疡，出血，坏死

注：

[a] Ⅰ级放射性皮肤损伤，予以常规皮肤护理措施，遵医嘱使用外用皮质类固醇，1~2次/d（Ⅰ级证据）。Ⅱ级和Ⅲ级放射性皮肤损伤，遵医嘱在皮肤脱皮部位使用敷料，可使用包括磺胺嘧啶银敷料等外用敷料治疗（Ⅱ级证据），合并感染时局部和全身抗生素治疗相结合（Ⅳ级证据），保持皮肤清洁，推荐使用保湿剂。Ⅳ级放射性皮肤损伤，应遵医嘱终止放疗，做好心理护理。

4.3 放射性直肠损伤

因盆腔恶性肿瘤接受放射治疗而导致的直肠放射性物理损伤，称为放射性直肠损伤（radiation-induced rectal injury，RRI）。RMS患儿放疗期间应保持肛周皮肤清洁、干燥，穿棉质透气内裤。部分患儿因大便次数增多，有肛周湿疹，每次便后用温水清洗肛周及外阴部浴后肛门处可涂凡士林油膏保护。根据RRI分级给予相应护理，Ⅰ级损伤，进行饮食指导和心理支持。Ⅱ ~ Ⅲ级损伤，遵医嘱给予全身或局部药物对症治疗，做好监测，警惕药物的不良反应。Ⅲ ~ Ⅳ级放射性直肠损伤患者遵医嘱行胃肠外营养支持。Ⅳ级损伤，需暂停放疗，给予药物对症治疗，较长时间不能恢复者，需要终止放疗，此时应关注患儿的心理需求，提供心理支持（Ⅰ级推荐）。

表49-8-17 放射性直肠损伤分级标准

分级	临床表现
0级	无变化
Ⅰ级	排便次数增多或排便习惯改变，无需用药/直肠不适，无需镇痛治疗
Ⅱ级	腹泻，需用抗副交感神经药（如止吐宁）/黏液分泌增多，无需卫生垫/直肠或腹部疼痛，需镇痛药
Ⅲ级	腹泻，需胃肠外支持/重度黏液或血性分泌物增多，需卫生垫/腹部膨胀（平片示肠管扩张）
Ⅳ级	急性或亚急性肠梗阻，瘘或穿孔；胃肠道出血需输血；腹痛或里急后重需置管减压，或肠扭转

4.4 放射性膀胱损伤

放射性膀胱损伤（Radiation-induced bladder injury，RIBI）是RMS患儿在接受放射性治疗后出现的一种常见的并发症，发生率为2.1% ~ 8.5%，多数发生在放疗后2 ~ 3年，个别患儿在盆腔照射3 ~ 4周或更短的时间内就出现。

表49-8-18 放射性膀胱损伤的护理措施推荐

维度	Ⅱ级推荐	Ⅲ级推荐
留置导尿护理[a]		
膀胱功能锻炼[b]		
膀胱灌注护理[c]		膀胱冲洗
全身支持疗法护理[d]	止血治疗、抗感染护理	

注：

[a] 详见泌尿生殖道常见症状护理 。

[b] 导尿管留置期间，需持续引流7 ~ 10天以排空膀胱，随后通过间断夹闭尿管并定时开放，刺激膀胱反射性收缩，促进功能恢复。指导患儿进行盆底肌锻炼，并记录尿液情况，监测膀胱功能。

[c] 灌注后，患儿需保持药液2小时，变换体位以确保药液与膀胱黏膜充分接触，发挥最佳疗效。嘱患儿多饮水，膀胱内出现血凝块者，遵医嘱插入导尿管，间断或持续膀胱冲洗。对初始治疗效果不佳者，推荐采用膀胱灌注明矾盐治疗迟发性放射性膀胱损伤（Ⅰ级推荐）。对膀胱因尿流改道失去功能的患儿，或对其他保守治疗方式失败的难治性严重放射性膀胱损伤患儿，推荐膀胱灌注甲醛

（Ⅱ级推荐）。

[d] 密切观察病情变化，监测血常规，降低并发症发生率。遵医嘱给予全身抗感染、止血治疗，合并感染时及时应用抗生素等药物以缓解症状。

第五节 RMS的手术护理

1 术前准备

表49-8-19 RMS患者术前常规准备

术前常规准备	Ⅰ级推荐	Ⅱ级推荐
术前健康筛查和评估[a]		接受手术的患者应完成术前健康筛查和评估，其中包括重点病史和适当的体格检查
健康教育	术前宣教和沟通[b]	
患者准备	皮肤准备[c] 口腔卫生[d] 营养支持[e] 术前禁食[f] 预防性使用抗菌药物[g]	

注：

[a] 术前健康检查和评估目的是评估可能导致围手术期不良结局的因素。

[b] 术前多途径、多形式的宣教和沟通能缓解RMS患儿及家属的心理焦虑和应激。要向患儿及家属宣教治疗和康复计划，宣教方式除口头和书面形式外还可包括视频、游戏、参观模拟手术室等多种形式。

[c] 为有效预防手术部位感染风险，建议术前1晚或更早进行沐浴，以确保手术区域达到最佳卫生状态。根据多项指南和专家共识，使用普通肥皂沐浴与洗必泰在减少手术部位感染方面效果相当。研究发现，抗菌肥皂与普通肥皂在预防感染的效果上没有显著差异。不推荐去除手术区域毛发，如果确实有必要去除毛发，推荐使用剪刀剪去毛发。

[d] 加强围术期口腔卫生管理可以有效降低术后医院感染、下呼吸道感染以及手术部位感染的风险。

[e] 营养不良是导致手术部位感染发生的独立危险因素，围手术期营养支持可改善外科临床结局，减少感染性并发症的发生率及病死率，加速康复外科围手术期营养支持专家共识中建议肿瘤患者每餐≥25g蛋白质摄入以达到每日蛋白质需要量。

[f] 推荐术前液体禁食2小时、固体食物禁食6小时。国际共识倾向更为灵活的政策。例如，欧洲、北美（包括加拿大）以及大洋洲的多个国家，透明液体术前禁食1小时已被广泛接受，欧洲麻醉学和重症监护学会发布的儿童术前禁食指南鼓励少于2小时的透明液体禁食方案，儿童在麻醉诱导前1小时可以摄取透明液体，如含或不含糖的水、无果肉的果汁以及不含牛奶的茶或咖啡。对于婴儿，建议母乳或强化母乳的禁食时间为3小时。食用配方奶的婴儿，麻醉前4小时是安全的喂食时间。固体食物建议麻醉前6小时停止食用。麻醉诱导前4小时，儿童可摄入一些不透明液体作为清淡早餐。

[g] 围手术期抗菌药物使用策略可预防术后手术部位感染，避免副作用和耐药性的发生。强调在恰当的时机，使用正确的药物和剂量。推荐手术切皮前1小时内预防性使用抗生素错误!未定义书签。如手术时间超过了所使用抗菌药物的两个半衰期，则应给予第二剂。预防性抗菌药物使用应严格限制在术后24h内。如果失血较多（>25毫升血/公斤体重），应给予额外剂量。

2 围手术期疼痛管理

表 49-8-20 围术期疼痛管理推荐

围手术期疼痛管理	Ⅰ级推荐
疼痛评估	疼痛强度评估[a]
	疼痛治疗效果评估[b]
疼痛管理策略	不同程度疼痛采用不同的镇痛方式[c]

注：

[a] 需使用有效的疼痛评估方法判断患儿疼痛强度。疼痛是主观感受，患儿主诉是疼痛评估的基础，对不能充分描述疼痛的患儿，可借助评估工具评估疼痛强度，常用的疼痛评估工具包括数字登记评定量表（NRS评分）、视觉模拟评分法（VAS评分）、语言等级评定量表、疼痛温度计、颜色模拟评分、面部表情量表等。

[b] 医护人员需评估静息和活动状态下的疼痛强度，疼痛尚未得到有效控制的患者，应在每次药物治疗或非药物干预后，反复评估其效果。通常在静脉注射给药后5～15分钟、口服用药后1～2小时，即药物达到最大作用时评估镇痛效果。对于非药物性干预措施，其效果评估则应在应用期间或应用后立即进行。采用患者自控镇痛（PCA）的患儿，医护人员应密切关注无效按压的次数，并判断是否需要加用其他镇痛药物治疗。疼痛干预24小时后，疼痛控制良好且无不良反应的患者，可以酌情减少评估的次数。

[c] 轻度疼痛采用非药物治疗，中重度疼痛推荐采用多模式镇痛和联合用药。非药物治疗包括使用安抚奶嘴、吸吮棒棒糖、口服蔗糖溶液、按摩、听音乐、玩游戏、看视频等。药物镇痛包括非甾体类抗炎药、阿片类药物等。由医护、家长、患儿共同参与疼痛的评估和治疗更能保证疼痛管理的有效性、安全性和个体化镇痛。

3 术后切口引流管理

保持引流管通畅，固定牢固，每班观察引流液的颜色、性状、量。目前尚无证据支持拔出切口引流的最佳时机，建议根据临床实际情况拔除切口引流。

4 手术切口管理

表 49-8-21 手术切口管理推荐

切口管理	Ⅲ级推荐
切口冲洗	在关闭切口前进行切口冲洗[a]
切口换药	定期换药[b]

注：

[a] 为预防切口感染，在关闭切口前可考虑使用聚维酮碘或生理盐水冲洗切口，目前尚无研究表明使用抗生素冲洗切口和不冲洗或予生理盐水冲洗切口感染发生率存在差异，建议根据临床实际确定是否冲洗切口。

[b] 目前证据没有提供明确的术后换药时间表，通常情况下术后24h可考虑第一次换药，具体换药时间间隔会根据切口是否有感染、切口愈合情况及医院标准程序来确定。

5 术后活动

术后早期活动能减少术后肺部感染、肺不张的发生。大龄儿童术后清醒即可半卧位或适量床上活动，无制动要求患儿术后第一天可开始床旁站立或行走。早期活动要循序渐进，避免劳累，逐渐增加活动量和活动时间。婴幼儿可让家长采取头高脚低的横抱式环抱患儿，并与患儿互动。

6 术后饮食与营养

鼓励术后24~48h内早期进食。术后麻醉完全清醒，可喂少量白开水。患儿无恶心、呕吐后，再根据患儿年龄、疾病特点和需求，从低浓度小剂量开始有计划、渐进性地过渡到普通饮食。

7 RMS免疫治疗及靶向治疗的护理

免疫治疗及靶向治疗在儿童RMS中存在巨大的潜力。但多数药物尚处于不良反应和药动学探索阶段。护士应遵医嘱正确使用免疫治疗及靶向药物，评估患儿用药后不良反应，以及时预防和处理。

参考文献

[1]BORINSTEIN S C，STEPPAN D，HAYASHI M，et al. Consensus and controversies regarding the treatment of rhabdomyosarcoma[J]. Pediatric blood & cancer，2018，65（2）.

[2]MARTINGIACALONE B A，WEINSTEIN P A，PLON S E，et al. Pediatric Rhabdomyosarcoma：Epidemiology and Genetic Susceptibility[J]. Journal of Clinical Medicine，2021，10（9）：2028.

[3]XIN N，Xingping L，Xiao Z，et al. Socioeconomic inequalities in cancer incidences and access to health services among children and adolescents in China：a cross-sectional study[J]. Lancet，2022，400（10357）：1020-1032.

[4]NAKATA K，ITO Y，MAGADI W，et al. Childhood cancer incidence and survival in Japan and England：A population-based study（1993-2010）[J]. Cancer science，2018，109（2）：422-434.

[5]BAO P P，ZHENG Y，WANG C F，et al. Time trends and characteristics of childhood cancer among children age 0-14 in Shanghai[J]. Pediatr Blood Cancer，2009，53（1）：13-16.

[6]KASHI V P，HATLEY M E，GALINDO R L. Probing for a deeper understanding of rhabdomyosarcoma：insights from complementary model systems[J]. Nat Rev Cancer，2015，15（7）：426-439.

[7]樊代明.整合肿瘤学.临床卷.2021：西安：科学出版社.

[8]DRUMMOND C J，HANNA J A，GARCIA M R，et al. Hedgehog Pathway Drives Fusion-Negative Rhabdomyosarcoma Initiated From Non-myogenic Endothelial Progenitors[J]. Cancer Cell，2018，33（1）：108-124.

[9]PANDA S P，CHINNASWAMY G，VORA T，et al. Diagnosis and Management of Rhabdomyosarcoma in Children and Adolescents：ICMR Consensus Document[J]. Indian J Pediatr，2017，84（5）：393-402.

[10]LI H，SISOUDIYA S D，MARTIN-GIACALONE B A，et al. Germline Cancer Predisposition Variants in Pediatric Rhabdomyosarcoma：A Report From the Children's Oncology Group[J]. J Natl Cancer Inst，2021，113（7）：875-883.

[11]HAMPEL H，BENNETT R L，BUCHANAN A，et al. A practice guideline from the American College of Medical Genetics and Genomics and the National Society of Genetic Counselors：referral indications for cancer predisposition assessment[J]. Genet Med，2015，17（1）：70-87.

[12]PONDROM M，BOUGEARD G，KARANIAN M，et al. Rhabdomyosarcoma associated with germline TP53 alteration in children and adolescents：The French experience[J]. Pediatr Blood Cancer，2020，67（9）：e28486.

[13]CRUCIS A，RICHER W，BRUGIERES L，et al. Rhabdomyosarcomas in children with neurofibromatosis type I：A national historical cohort[J]. Pediatr Blood Cancer，2015，62（10）：1733-1738.

[14]KRATZ C P，FRANKE L，PETERS H，et al. Cancer spectrum and frequency among children with Noonan，Costello，and cardio-facio-cutaneous syndromes[J]. Br J Cancer，2015，112（8）：1392-1397.

[15]KEBUDI R，DURAL O，BAY S B，et al. Childhood Rhabdomyosarcoma of the Female Genital Tract：Association with Pathogenic DICER1 Variation，Clinicopathological Features，and Outcomes[J]. J Pediatr Adolesc Gynecol，2021，34（4）：449-453.

[16]DOROS L，YANG J，DEHNER L，et al. DICER1 mutations in embryonal rhabdomyosarcomas from children with and without familial PPB-tumor predisposition syndrome[J]. Pediatr Blood Cancer，2012，59（3）：558-560.

[17]STEWART D R，BEST A F，WILLIAMS G M，et al. Neoplasm Risk Among Individuals With a Pathogenic Germline Variant in DICER1[J]. J Clin Oncol，2019，37（8）：668-676.

[18]KRATZ C P，ACHATZ M I，BRUGIÈRES L，et al. Cancer Screening Recommendations for Individu-

als with Li-Fraumeni Syndrome[J]. Clinical cancer research: an official journal of the American Association for Cancer Research, 2017, 23 (11): e38-e45.

[19]BALLINGER M L, MITCHELL G, THOMAS D M. Surveillance recommendations for patients with germline TP53 mutations[J]. Curr Opin Oncol, 2015, 27 (4): 332-337.

[20]RIPPERGER T, BIELACK S S, BORKHARDT A, et al. Childhood cancer predisposition syndromes-A concise review and recommendations by the Cancer Predisposition Working Group of the Society for Pediatric Oncology and Hematology[J]. American journal of medical genetics. Part A, 2017, 173 (4): 1017-1037.

[21]SCHULTZ K, WILLIAMS G M, KAMIHARA J, et al. DICER1 and Associated Conditions: Identification of At-risk Individuals and Recommended Surveillance Strategies[J]. Clin Cancer Res, 2018, 24 (10): 2251-2261.

[22]VILLANI A, GREER M C, KALISH J M, et al. Recommendations for Cancer Surveillance in Individuals with RASopathies and Other Rare Genetic Conditions with Increased Cancer Risk[J]. Clinical cancer research: an official journal of the American Association for Cancer Research, 2017, 23 (12): e83-e90.

[23]马晓莉，汤静燕. 中国儿童及青少年横纹肌肉瘤诊疗建议（CCCG-RMS-2016）[J]. 中华儿科杂志，2017，55（10）：724-728.

[24] 段超，张伟令，孙青，等. 儿童及青少年横纹肌肉瘤多中心临床研究——CCCG-RMS-2016中期研究报告[J]. 中国小儿血液与肿瘤杂志，2022，27（02）：78-82.

[25] 徐娜，段超，王生才，金眉，于彤，何乐建，秦红，马晓莉. 单中心婴儿横纹肌肉瘤的临床特征及预后分析[J]. 中华实用儿科临床杂志，2022，37（4）：299-303.

[26]刘沛，宋宏程. 膀胱/前列腺横纹肌肉瘤专家共识[J]. 临床小儿外科杂志，2019，18（11）：902-905.

[27]ROGERS T, MINARD-COLIN V, COZIC N, et al. Paratesticular rhabdomyosarcoma in children and adolescents-Outcome and patterns of relapse when utilizing a nonsurgical strategy for lymph node staging: Report from the International Society of Paediatric Oncology (SIOP) Malignant Mesenchymal Tumour 89 and 95 studies[J]. Pediatr Blood Cancer, 2017, 64 (9).

[28]KRISEMAN M L, WANG W L, SULLINGER J, et al. Rhabdomyosarcoma of the cervix in adult women and younger patients[J]. Gynecol Oncol, 2012, 126 (3): 351-356.

[29]GUO Y, HU B, HUANG D, et al. Perianal and perineal rhabdomyosarcomas: a retrospective multicenter study of 35 cases[J]. BMC Surg, 2021, 21 (1): 66.

[30]von MEHREN M, KANE J M, BUI M M, et al. NCCN Guidelines Insights: Soft Tissue Sarcoma, Version 1.2021[J]. J Natl Compr Canc Netw, 2020, 18 (12): 1604-1612.

[31]VAARWERK B, BISOGNO G, MCHUGH K, et al. Indeterminate Pulmonary Nodules at Diagnosis in Rhabdomyosarcoma: Are They Clinically Significant? A Report From the European Paediatric Soft Tissue Sarcoma Study Group[J]. J Clin Oncol, 2019, 37 (9): 723-730.

[32]NORMAN G, FAYTER D, LEWIS-LIGHT K, et al. An emerging evidence base for PET/CT in the management of childhood rhabdomyosarcoma: systematic review[J]. BMJ Open, 2015, 5 (1): e6030.

[33]ABHA AG, WEI X, DOUGLAS JH, et al. Addition of temsirolimus to chemotherapy in children, adolescents, and young adults with intermediate-risk rhabdomyosarcoma (ARST1431): a randomised, open-label, phase 3 trial from the Children's Oncology Group[J]. Lancet Oncol, 2024, 25 (7): 912-921.

[34]王静，王晓曼，贾立群. 儿童膀胱横纹肌肉瘤的超声诊断[J]. 中华医学超声杂志（电子版），2018，15（08）：579-582.

[35]SCOTTONI F, De ANGELIS P, DALL'OGLIO L, et al. ERCP with intracholedocal biopsy for the di-

agnosis of biliary tract rhabdomyosarcoma in children[J]. Pediatr Surg Int，2013，29（6）：659-662.
[36]陆维祺.腹腔及腹膜后软组织肿瘤的外科治疗：共识与争议[J]. 中国普外基础与临床杂志，2016，23（03）：263-266.
[37]韩婧，田臻，张春叶，等.穿刺活检在儿童及青少年颌面部肿瘤中的诊断价值[J]. 中国口腔颌面外科杂志，2020，18（02）：160-164.
[38]曲鹏，于晓玲.超声引导下穿刺活检在骨骼肌肉系统疾病诊断中的价值[J]. 解放军医学院学报，2013，34（07）：676-679.
[39]RUDZINSKI E R，ANDERSON J R，HAWKINS D S，et al. The World Health Organization Classification of Skeletal Muscle Tumors in Pediatric Rhabdomyosarcoma：A Report From the Children's Oncology Group[J]. Arch Pathol Lab Med，2015，139（10）：1281-1287.
[40]SBARAGLIA M，BELLAN E，DEI T A P. The 2020 WHO Classification of Soft Tissue Tumours：news and perspectives[J]. Pathologica，2021，113（2）：70-84.
[41]中华医学会病理学分会儿科病理学组，中国抗癌协会小儿肿瘤专业委员会病理学组，福棠儿童医学发展研究中心病理专业委员会.儿童横纹肌肉瘤病理诊断规范化专家共识[J]. 中华病理学杂志，2021，50（10）：1110-1115.
[42]LEINER J，Le LOARER F. The current landscape of rhabdomyosarcomas：an update[J]. Virchows Arch，2020，476（1）：97-108.
[43]白月霞，马阳阳，冯佳燕，等.儿童腺泡状横纹肌肉瘤的临床病理学特征及预后[J]. 中华病理学杂志，2019，48（09）：710-714.
[44]杨丽，张红娟，杨守京.梭形细胞/硬化性横纹肌肉瘤20例临床病理学观察[J]. 中华病理学杂志，2020，49（04）：336-342.
[45]CENDEJAS-GOMEZ JJ，INMAN BA. Liquid Biopsies Will Drive Treatment Decisions in the Future[J]. Eur Urol Oncol，2024，7（2）：177-178.
[46]STEGMAIER S，SPARBER-SAUER M，AAKCHA-RUDEL E. Fusion transcripts as liquid biopsy markers in alveolar rhabdomyosarcoma and synovial sarcoma：a report of the Cooperative Weichteilsarkom Studiengruppe（CWS）[J]. Pediatr Blood Cancer，2022，69（9）：e29652.
[47]GREYTAK SR，ENGELKB，PARPART-LI S，et al. Harmonizing cell-free DNA collection and processing practices through evidence based guidance[J]. Clin Cancer Res，2020，26（13）：3104e9.
[48]MISSIAGLIA E，WILLIAMSON D，CHISHOLM J，et al. PAX3/FOXO1 fusion gene status is the key prognostic molecular marker in rhabdomyosarcoma and significantly improves current risk stratification [J]. J Clin Oncol，2012，30（14）：1670-1677.
[49]DEHNER C A，BROSKI S M，MEIS J M，et al. Fusion-driven Spindle Cell Rhabdomyosarcomas of Bone and Soft Tissue：A Clinicopathologic and Molecular Genetic Study of 25 Cases[J]. Mod Pathol，2023，36（10）：100271.
[50]MONTOYA-CERRILLO D M，DIAZ-PEREZ J A，VELEZ-TORRES J M，et al. Novel fusion genes in spindle cell rhabdomyosarcoma：The spectrum broadens[J]. Genes Chromosomes Cancer，2021，60（10）：687-694.
[51]徐童佳，伏立兵，姚兴凤，等.先天性梭形细胞/硬化性横纹肌肉瘤临床病理学分析[J]. 中华病理学杂志，2024，53（4）：344-350.
[52]AGARAM N P，LAQUAGLIA M P，ALAGGIO R，et al. MYOD1-mutant spindle cell and sclerosing rhabdomyosarcoma：an aggressive subtype irrespective of age. A reappraisal for molecular classification and risk stratification[J]. Mod Pathol，2019，32（1）：27-36.
[53]李红玲，莫超华，谢乐，等.EWSR1/FUS-TFCP2融合的上皮/梭形细胞横纹肌肉瘤临床病理学研究[J]. 中华病理学杂志，2024，53（1）：58-63.
[54]BRADOVA M，MOSAIEBY E，MICHAL M，et al. Spindle cell rhabdomyosarcomas：With TFCP2 rearrangements，and novel EWSR1：：ZBTB41 and PLOD2：：RBM6 gene fusions. A study of five cases

and review of the literature[J]. Histopathology, 2024, 84 (5): 776-793.

[55]WALTERHOUSE D O, PAPPO A S, MEZA J L, et al. Shorter-duration therapy using vincristine, dactinomycin, and lower-dose cyclophosphamide with or without radiotherapy for patients with newly diagnosed low-risk rhabdomyosarcoma: a report from the Soft Tissue Sarcoma Committee of the Children's Oncology Group[J]. J Clin Oncol, 2014, 32 (31): 3547-52.

[56]WALTERHOUSE D O, PAPPO A S, MEZA J L, et al. Reduction of cyclophosphamide dose for patients with subset 2 low-risk rhabdomyosarcoma is associated with an increased risk of recurrence: A report from the Soft Tissue Sarcoma Committee of the Children's Oncology Group[J]. Cancer, 2017, 123 (12): 2368-2375.

[57]GARTRELL J, PAPPO A. Recent advances in understanding and managing pediatric rhabdomyosarcoma[J]. F1000Res, 2020, 9: F1000.

[58]HAWKINS D S, CHI Y Y, ANDERSON J R, et al. Addition of Vincristine and Irinotecan to Vincristine, Dactinomycin, and Cyclophosphamide Does Not Improve Outcome for Intermediate-Risk Rhabdomyosarcoma: A Report From the Children's Oncology Group[J]. J Clin Oncol, 2018, 36 (27): 2770-2777.

[59]BISOGNO G, JENNEY M, BERGERON C, et al. Addition of dose-intensified doxorubicin to standard chemotherapy for rhabdomyosarcoma (EpSSG RMS 2005): a multicentre, open-label, randomised controlled, phase 3 trial[J]. Lancet Oncol, 2018, 19 (8): 1061-1071.

[60]BISOGNO G, De SALVO G L, BERGERON C, et al. Vinorelbine and continuous low-dose cyclophosphamide as maintenance chemotherapy in patients with high-risk rhabdomyosarcoma (RMS 2005): a multicentre, open-label, randomised, phase 3 trial[J]. Lancet Oncol, 2019, 20 (11): 1566-1575.

[61]WEIGEL B J, LYDEN E, ANDERSON J R, et al. Intensive Multiagent Therapy, Including Dose-Compressed Cycles of Ifosfamide/Etoposide and Vincristine/Doxorubicin/Cyclophosphamide, Irinotecan, and Radiation, in Patients With High-Risk Rhabdomyosarcoma: A Report From the Children's Oncology Group[J]. J Clin Oncol, 2016, 34 (2): 117-122.

[62]MALEMPATI S, WEIGEL B J, CHI Y, et al. The addition of cixutumumab or temozolomide to intensive multiagent chemotherapy is feasible but does not improve outcome for patients with metastatic rhabdomyosarcoma: A report from the Children's Oncology Group[J].Cancer, 2019, 125 (2): 290-297.

[63]JULIA C C, JOHANNES H M M, MICHELA C, et al. Open-label, multicentre, randomised, phase Ⅱ study of the EpSSG and the ITCC evaluating the addition of bevacizumab to chemotherapy in childhood and adolescent patients with metastatic soft tissue sarcoma (the BERNIE study) [J]. European Journal of Cancer, 2017, 83: 177-184.

[64]FERRARI A, CHIARAVALLI S, ZECCA M, et al. VⅣA (vinorelbine, ifosfamide, vincristine, actinomycin-D): A new regimen in the armamentarium of systemic therapy for high-risk rhabdomyosarcoma[J]. Pediatr Blood Cancer, 2020, 67 (11): e28649.

[65]MASCARENHAS L, CHI Y Y, HINGORANI P, et al. Randomized Phase Ⅱ Trial of Bevacizumab or Temsirolimus in Combination With Chemotherapy for First Relapse Rhabdomyosarcoma: A Report From the Children's Oncology Group[J]. J Clin Oncol, 2019, 37 (31): 2866-2874.

[66]MASCARENHAS L, LYDEN E R, BREITFELD P P, et al. Risk-based treatment for patients with first relapse or progression of rhabdomyosarcoma: A report from the Children's Oncology Group[J]. Cancer, 2019, 125 (15): 2602-2609.

[67]DEFACHELLES AS, BOGART E, CASANOVA M, et al. Randomized Phase Ⅱ Trial of Vincristine-Irinotecan With or Without Temozolomide, in Children and Adults With Relapsed or Refractory Rhabdomyosarcoma: A European Paediatric Soft tissue Sarcoma Study Group and Innovative Therapies for Children With Cancer Trial[J]. J Clin Oncol, 2021, 39 (27): 2979-2990.

[68]ALESSIA C，MARIA C A，MICHELA C，et al. Topotecan/carboplatin regimen for refractory/recurrent rhabdomyosarcoma in children：Report from the AIEOP Soft Tissue Sarcoma Committee[J]. Tumori Journal，2019，105（2）：138-143.

[69]KRISTIN B，TERRY J F，SETH M S，et al. Reduced-Intensity Allogeneic Stem Cell Transplantation in Children and Young Adults with Ultrahigh-Risk Pediatric Sarcomas[J]. Biology of Blood and Marrow Transplantation，2012，18（5）：698-707 .

[70]TIAN Z，LIU H，ZHANG F，et al. Retrospective review of the activity and safety of apatinib and anlotinib in patients with advanced osteosarcoma and soft tissue sarcoma[J]. Investigational new drugs，2020，38（5）：1559-1569.

[71]WRIGHT S，ARMESON K，HILL E G，et al. The role of sentinel lymph node biopsy in select sarcoma patients：a meta-analysis[J]. Am J Surg，2012，204（4）：428-433.

[72]AYE J M，XUE W，PALMER J D，et al. Suboptimal outcome for patients with biliary rhabdomyosarcoma treated on low-risk clinical trials：A report from the Children's Oncology Group[J]. Pediatr Blood Cancer，2021，68（4）：e28914.

[73]CASANOVA M，BAUTISTA F，CAMPBELL-HEWSON Q，et al. Regorafenib plus Vincristine and Irinotecan in Pediatric Patients with Recurrent/Refractory Solid Tumors：An Innovative Therapy for Children with Cancer Study[J]. Clin Cancer Res，2023，29（21）：4341-4351.

[74]SHEILA TS，TIMOTHY R，NAIMA S et al. Developments in the Surgical Approach to Staging and Resection of Rhabdomyosarcoma[J] . Cancers（Basel），2023，15（2）：449.

[75]PENG X，CHUNXIAO C，BINSHEN，C et al. Long-term Follow-up of Detaenial Sigmoid Neobladder Reconstruction for Paediatric Patients with Bladder and Prostate Rhabdomyosarcoma：Technique and Results from a Single High-volume Centre[J] .Eur Urol，2022，82（5）：543-550.

[76]HAMILTON E C，MILLER C R，JOSEPH M，et al. Retroperitoneal lymph node staging in paratesticular rhabdomyosarcoma-are we meeting expectations?[J]. J Surg Res，2018，224：44-49.

[77]DALY M B，PAL T，BERRY M P，et al. Genetic/Familial High-Risk Assessment：Breast，Ovarian，and Pancreatic，Version 2.2021，NCCN Clinical Practice Guidelines in Oncology[J]. J Natl Compr Canc Netw，2021，19（1）：77-102.

[78]ZHIYUN Z，XIAOFENG C，JIARONG WANG，et al；Cytoreductive surgery and hyperthermic intraperitoneal chemotherapy for peritoneal malignant tumors in children：Initial experience in a single institution[J].Frontiers in surgery 2022；9：1078039.

[79]GALLEGO-HERRERO C，LOPEZ-DIAZ M，COCA-ROBINOT D et al. CT-guided hook-wire localization of pulmonary nodules in children prior to atypical resection by thoracoscopy：Practical aspects [J] .Radiologia（Engl Ed），2021，63（5）：415-424.

[80]CARLTON D A，DAVID B D，CHIU A G. Sinonasal malignancies：Endoscopic treatment outcomes [J]. Laryngoscope Investig Otolaryngol，2019，4（2）：259-263.

[81]MINARD-COLIN V，KOLB F，SAINT-ROSE C，et al. Impact of extensive surgery in multidisciplinary approach of pterygopalatine/infratemporal fossa soft tissue sarcoma[J]. Pediatr Blood Cancer，2013，60（6）：928-934.

[82]段超，张伟令，孙青，等. 儿童及青少年横纹肌肉瘤多中心临床研究—CCCG-RMS-2016方案近期疗效研究报告[J]. 中国小儿血液与肿瘤杂志，2020，25（5）：253-257.

[83]PERRUCCIO K，CECINATI V，SCAGNELLATO A，et al. Biliary tract rhabdomyosarcoma：a report from the Soft Tissue Sarcoma Committee of the Associazione Italiana Ematologia Oncologia Pediatrica[J]. Tumori，2018，104（3）：232-237.

[84]SKAPEK S X，FERRARI A，GUPTA A A，et al. Rhabdomyosarcoma[J]. Nat Rev Dis Primers，2019，5（1）：1.

[85]常晓峰，成海燕，秦红，等. 儿童胆道横纹肌肉瘤的诊断与治疗[J]. 临床小儿外科杂志，2020，

19 (7): 608-613.

[86]CRISTIAN U, W. W S, MONIKA S, et al. Treatment and outcome of the patients with rhabdomyosarcoma of the biliary tree: Experience of the Cooperative Weichteilsarkom Studiengruppe (CWS) [J]. BMC Cancer, 2019, 19 (1): 945.

[87]GUERIN F, ROGERS T, MINARD-COLIN V, et al. Outcome of localized liver-bile duct rhabdomyosarcoma according to local therapy: A report from the European Paediatric Soft-Tissue Sarcoma Study Group (EpSSG) -RMS 2005 study[J]. Pediatr Blood Cancer, 2019, 66 (7): e27725.

[88] KIRLI E A, PARLAK E, OGUZ B, et al. Rhabdomyosarcoma of the common bile duct: an unusual cause of obstructive jaundice in a child[J]. Turk J Pediatr, 2012, 54 (6): 654-657.

[89] PERRUCCIO K, CECINATI V, SCAGNELLATO A, et al. Biliary tract rhabdomyosarcoma: a report from the Soft Tissue Sarcoma Committee of the Associazione Italiana Ematologia Oncologia Pediatrica[J]. Tumori, 2018, 104 (3): 232-237.

[90]MINARD-COLIN V, WALTERHOUSE D, BISOGNO G, et al. Localized vaginal/uterine rhabdomyosarcoma-results of a pooled analysis from four international cooperative groups[J]. Pediatr Blood Cancer, 2018, 65 (9): e27096.

[91]de LAMBERT G, HAIE-MEDER C, GUERIN F, et al. A new surgical approach of temporary ovarian transposition for children undergoing brachytherapy: technical assessment and dose evaluation[J]. J Pediatr Surg, 2014, 49 (7): 1177-1180.

[92]NASIOUDIS D, ALEVIZAKOS M, CHAPMAN-DAVIS E, et al. Rhabdomyosarcoma of the lower female genital tract: an analysis of 144 cases[J]. Arch Gynecol Obstet, 2017, 296 (2): 327-334.

[93]FUCHS J, PAULSEN F, BLEIF M, et al. Conservative surgery with combined high dose rate brachytherapy for patients suffering from genitourinary and perianal rhabdomyosarcoma[J]. Radiother Oncol, 2016, 121 (2): 262-267.

[94] LEVY A, MARTELLI H, FAYECH C, et al. Late toxicity of brachytherapy after female genital tract tumors treated during childhood: Prospective evaluation with a long-term follow-up[J]. Radiother Oncol, 2015, 117 (2): 206-212.

[95]BOUCHARD-FORTIER G, KIM R H, ALLEN L, et al. Fertility-sparing surgery for the management of young women with embryonal rhabdomyosarcoma of the cervix: A case series[J]. Gynecol Oncol Rep, 2016, 18: 4-7.

[96]JOHNSON S, RENZ M, WHEELER L, et al. Vulvar sarcoma outcomes by histologic subtype: a Surveillance, Epidemiology, and End Results (SEER) database review[J]. Int J Gynecol Cancer, 2020, 30 (8): 1118-1123.

[97]CLEMENT S C, SCHOOT R A, SLATER O, et al. Endocrine disorders among long-term survivors of childhood head and neck rhabdomyosarcoma[J]. Eur J Cancer, 2016, 54: 1-10.

[98]EADE E, TUMULURI K, DO H, et al. Visual outcomes and late complications in paediatric orbital rhabdomyosarcoma[J]. Clin Exp Ophthalmol, 2017, 45 (2): 168-173.

[99]MATTOS V D, FERMAN S, MAGALHAES D, et al. Dental and craniofacial alterations in long-term survivors of childhood head and neck rhabdomyosarcoma[J]. Oral Surg Oral Med Oral Pathol Oral Radiol, 2019, 127 (4): 272-281.

[100]OWOSHO A A, BRADY P, WOLDEN S L, et al. Long-term effect of chemotherapy-intensity-modulated radiation therapy (chemo-IMRT) on dentofacial development in head and neck rhabdomyosarcoma patients[J]. Pediatr Hematol Oncol, 2016, 33 (6): 383-392.

[101]VAARWERK B, SCHOOT R A, MAURICE-STAM H, et al. Psychosocial well-being of long-term survivors of pediatric head-neck rhabdomyosarcoma[J]. Pediatr Blood Cancer, 2019, 66 (2): e27498.

[102]FREES S, RUBENWOLF P, ZIESEL C, et al. Erectile function after treatment for rhabdomyosarco-

ma of prostate and bladder[J]. J Pediatr Urol，2016，12（6）：401-404.

[103]Merks JH，De Salvo GL，Bergeron C，et al. Parameningeal rhabdomyosarcoma in pediatric age：results of a pooled analysis from North American and European cooperative groups[J]. Ann Oncol，2014，25（1）：231-236.

[104]CASTEL JT，LEVY BE，ALLISON DB，et al. Pediatric Rhabdomyosarcomas of the Genitourinary Tract[J]. Cancers（Basel），2023，15（10）：2864.

[105]杨屹，刘鑫．儿童膀胱/前列腺横纹肌肉瘤治疗进展[J]. 临床小儿外科杂志，2022，21（12）：1101-1105.

[106]RHEE DS，RODEBERG DA，BAETSCHIGER RM，et al. Update on pediatric rhabdomyosarcoma：A report from the APSA Cancer Committee[J]. J Pediatr Surg，2020，55（10）：1987-1995.

[107]CASTAGNETTI M，HERBST KW，ESPOSITO C. Current treatment of pediatric bladder and prostate rhabdomyosarcoma（bladder preserving vs. radical cystectomy）[J]. Curr Opin Urol，2019，29（5）：487-492.

[108]SALTZMAN AF，COSTost NG. Current Treatment of Pediatric Bladder and Prostate Rhabdomyosarcoma[J]. Curr Urol Rep，2018，19（1）：11.

[109]中华医学会小儿外科学分会泌尿学组．膀胱/前列腺横纹肌肉瘤专家共识[J]. 临床小儿外科杂志，2019，18（11）：902-905，921.

[110]BORTNICK E，STOCK J，FERRER F. Genito-urinary rhabdomyosarcoma-challenges and controversies for the urologist[J]. Transl Androl Urol，2020，9（5）：2422-2429.

[111]WU HY，SNYDER HR. Pediatric urologic oncology：bladder，prostate，testis[J]. Urol Clin North Am，2004，31（3）：619-627.

[112]KOMASARA L，STEFANOWICZ J，BRYKS-LASZKOWSKA A，et al. Reconstructive option after radical mutilating surgery in children with genitourinary rhabdomyosarcoma：When sparing the bladder is not an option[J]. Int J Urol，2016，23（8）：679-685.

[113]STEIN R，FREES S，SCHRODER A，et al. Radical surgery and different types of urinary diversion in patients with rhabdomyosarcoma of bladder or prostate--a single institution experience[J]. J Pediatr Urol，2013，9（6 Pt A）：932-939.

[114]CASTAGNETTIM，ANGELINI，ALAGGIO R，et al. Oncologic outcome and urinary function after radical cystectomy for rhabdomyosarcoma in children：role of the orthotopic ileal neobladder based on 15-year experience at a single center[J]. J Urol，2014，191（6）：1850-1855.

[115]DANGLE PP，CORREA A，TENNYSON L，et al. Current management of paratesticular rhabdomyosarcoma[J]. Urol Oncol，2016，34（2）：84-92.

[116]CECCHETTO G，DE CORTI F，ROGERS T，et al. Surgical compliance with guidelines for paratesticular rhabdomyosarcoma（RMS）. Data from the European Study on non-metastatic RMS[J]. J Pediatr Surg，2012，47（11）：2161-2162.

[117]SEITZ G，DANTONELLO TM，KOSZTYLA D，et al. Impact of hemiscrotectomy on outcome of patients with embryonal paratesticular rhabdomyosarcoma：results from the Cooperative Soft Tissue Sarcoma Group Studies CWS-86，91，96 and 2002P[J]. J Urol，2014，192（3）：902-907.

[118]ZOU D，YANG Z，QI X，et al. Towards holistic integrative medicine based management strategy of liver cirrhosis[J]. Expert Rev Gastroenterol Hepatol，2024，18（1-3）：1-3.

[119]FAN D. Holistic integrative medicine：toward a new era of medical advancement[J]. Front Med，2017，11（1）：152-159.

[120]张强．中国工程院院士樊代明：以整合医学优化肿瘤诊治效果[N]. 科技日报．

[121]樊代明．中国肿瘤整合诊治技术指南[M]. 天津科学技术出版社，2023.

[122]中国抗癌协会肿瘤营养专业委员会，国家市场监管重点实验室肿瘤特医食品．肿瘤整合康复治疗规范化示范病房标准（试行）[J]. 肿瘤代谢与营养电子杂志，2022，9（04）：450-455.

[123]樊代明等. 中国肿瘤整合诊治技术指南（CACA）-2023-整体评估[M]. 天津科学技术出版社，2023.

[124]于康，李增宁，丛明华，等. 恶性肿瘤患者康复期营养管理专家共识[J]. 营养学报，2017，39（04）：321-326.

[125]樊代明等. 中国肿瘤整合诊治技术指南（CACA）-2023-运动康复[M]. 天津科学技术出版社，2023.

[126]樊代明等. 中国肿瘤整合诊治技术指南（CACA）-2023-心理疗法[M]. 天津科学技术出版社，2023.

[127]CARLSON L E. Psychosocial and Integrative Oncology：Interventions Across the Disease Trajectory [J]. Annu Rev Psychol，2023，74：457-487.

[128]RACINE S，SANCHEZ O，LEMONDE M，et al. Unveiling perspectives on the psychosocial impacts of childhood cancer survival on young adult survivors' reassimilation journey：A qualitative exploration[J]. Can Oncol Nurs J，2024，34（2）：179-186.

[129]DA SSI，SCHVEITZERr MC，DOS SM，et al. MUSIC INTERVENTIONS IN PEDIATRIC ONCOLOGY：Systematic review and meta-analysis[J]. Complement Ther Med，2021，59：102725.

[130]赵亦周，金慧玉. 儿童安宁疗护国内外研究进展[J]. 护理管理杂志，2021，21（12）：861-865.

[131]王天有，郑胡镛，吴敏媛. 第二十四章 软组织肉瘤. 胡亚美实用儿童血液与肿瘤学[M]，北京：人民卫生出版社，2023，P822-834.

[132]SUSAN M，PETER C，LEE J. Helman. Management of Common Cancers of Childhood.Pizzo & Poplack's Pediatric Oncology [M]，Lippincott Williams & Wilkins，2021，P698-702.

[133]黄宇英，黄晓铭，林耸，等. 预见性护理模式在儿童头颈部横纹肌肉瘤中的应用效果分析[J]. 中华灾害救援医学，2020，8（06）：346-349.

[134]中国吞咽障碍膳食营养管理专家共识组. 吞咽障碍膳食营养管理中国专家共识（2019版）[J]. 中华物理医学与康复杂志，2019，41（12）：881-888.

[135]尹娟鹈，石绍南，袁秀梅，等. 11例儿童膀胱横纹肌肉瘤的围术期护理[J]. 当代护士（下旬刊），2016（09）：46-48.

[136]孙晶，曹春娟，姚文. 儿童阴道横纹肌肉瘤近距离放疗疗效观察与护理[J]. 护士进修杂志，2021，36（08）：734-736.

[137]袁基华. 核对在静脉用药调配室各道工序中的重要性[J]. 临床医药文献电子杂志，2020，7（39）：178-190.

[138]M FATIH O，JOHNhn H.Rhabdomyosarcoma in childhood，adolescence，and adulthood：Treatment [J]. Up to date.2024.

[139]中国抗癌协会肿瘤临床化疗专业委员会，中国抗癌协会肿瘤支持治疗专业委员会. 中国肿瘤药物治疗相关恶心呕吐防治专家共识（2022年版）[J]. 中华医学杂志，2022，102（39）：3080-3094.

[140]李莲叶，王春立，吴心怡，等. 血液肿瘤患儿放化疗相关口腔黏膜炎预防的最佳证据总结[J]. 中华现代护理杂志，2021，27（15）：1992-1997.

[141]中华护理学会静脉输液治疗专业委员会. 静脉导管常见并发症临床护理实践指南[J]. 中华现代护理杂志，2022，28（18）：2381-2395.

[142]黄礼彬. 儿童肿瘤溶解综合征诊疗指南[J]. 中国实用儿科杂志，2021，36（12）：890-896.

[143]上海市医学会皮肤性病学分会，上海市医学会肿瘤靶分子专科分会. 抗肿瘤药物相关皮肤不良反应管理专家共识[J]. 中华皮肤科杂志，2023，56（10）：907-919.

[144]CURY-MARTINS J，ERIS APM，ABDALLA CMZ，et al. Management of dermatologic adverse events from cancer therapies：recommendations of an expert panel［J］.An Bras Dermatol，2020，95（2）：221-237.

[145]中国抗癌协会癌症康复与姑息治疗专业委员会，中国临床肿瘤学会肿瘤支持与康复治疗专家委

员会.癌症相关性疲乏诊断与治疗中国专家共识[J].中华医学杂志，2022，102（03）：180-189.

[146]黄家华，许小明，仇露露，等.儿童癌症幸存者癌因性疲乏管理的最佳证据总结[J].护士进修杂志，2023，38（01）：39-43.

[147]《中成药治疗优势病种临床应用指南》标准化项目组.中成药治疗癌因性疲乏临床应用指南（2020年）[J].中国中西医结合杂志，2021，41（5）：534-541.

[148]岳金波，张烨，章文成，等.放疗医生评估放疗计划中国专家共识[J].中华肿瘤防治杂志，2024，31（08）：453-470.

[149]中国抗癌协会肿瘤营养专业委员会，中华医学会放射肿瘤治疗学分会，中国医师协会放射肿瘤治疗医师分会.肿瘤放射治疗患者营养治疗指南（2022年）[J].肿瘤代谢与营养电子杂志，2023，10（2）：199-207.

[150]中国抗癌协会肿瘤营养与支持专业委员会肿瘤放疗营养学组.头颈部肿瘤放疗者营养与支持治疗专家共识[J].中华放射肿瘤学杂志，2018，27（1）：1-6.

[151]SONG X，SU L，LIN Q，et al. Effect of nutritional status before radiotherapy on radiation-induced acute toxicities in patients with nasopharyngeal carcinoma[J]. Head & Neck，2023，45（3）：620-628.

[152]中国抗癌协会肿瘤放射防护专业委员会，中华预防医学会放射卫生专业委员会.放射性口腔黏膜炎辐射防护专家共识[J].中华放射肿瘤学杂志，2024，33（4）：296-306.

[153]范铭，冯梅，袁双虎.放射性皮炎的预防与治疗临床实践指南[J].中华肿瘤防治杂志，2023，30（6）：315-323.

[154]中华医学会小儿外科分会，中华医学会麻醉学会分会小儿麻醉学组.加速康复外科指导下的儿童围手术期处理专家共识[J].中华小儿外科杂志，2021，42（12）：1057-1065.

[155]QIAOYU W，MINGNAN Cao，HUA T，et al.Evidence-based guideline for the prevention and management of perioperative infection[J].J Evid Based Med，2023，16（1）：50-67.

[156]中华医学会肠外肠内营养学分会，中国医药教育协会加速康复外科专业委员会.加速康复外科围术期营养支持中国专家共识（2019）[J].中华消化外科杂志，2019，18（10）：897-902.

[157]PETER F，NICOLA D，HANNA A，et al. Pre-operative fasting in children：A guideline from the European Society of Anaesthesiology and Intensive Care[J].Eur J Anaesthesiol，2022，39（1）：4-25.

[158]PAIONI P，AEBI C，BIELICKI J，et al. Paediatric Infectious Disease Group of Switzerland（PIGS）. Swiss recommendations on perioperative antimicrobial prophylaxis in children[J]. Swiss Med Wkly，2022，152：w30230.

[159]中国抗癌协会肿瘤麻醉与镇痛专业委员会.中国肿瘤患者围术期疼痛管理专家共识（2020版）[J].中国肿瘤临床，2020，47（14）：703-710.

[160]吴纪恒，王金湖，茅君卿，等.儿童横纹肌肉瘤的靶向治疗临床试验进展[J].中国新药杂志，2022，31（15）：1480-1486.

[161]ZARRABI A，PERRIN D，KAVOOSI M，et al. Rhabdomyosarcoma：Current Therapy，Challenges，and Future Approaches to Treatment Strategies[J]. Cancers（Basel），2023，15（21）：5269.

[162]AKHINTALA S，SUNDBY RT，BERNSTEIN D，et al. Phase I trial of Ganitumab plus Dasatinib to Cotarget the Insulin-Like Growth Factor 1 Receptor and Src Family Kinase YES in Rhabdomyosarcoma[J]. Clin Cancer Res，2023，29（17）：3329-3339.

[163]SAPNA O，JACQUELYN N，JOSEPHONE H，et al. Children's Oncology Group's 2023 blueprint for research：Soft tissue sarcomas[J]. Pediatric blood & cancer，2023，70 Suppl 6：e30556.

[164]ZHAOW，WANG K，YU L，et al. Dasatinib-induced pleural effusions，pericardial effusion and pulmonary arterial hypertension：a case report[J]. Transl Pediatr，2024，13（4）：673-681.

[165]SIMONE H，CORINNE ML，ANNA K，et al.Molecular testing of rhabdomyosarcoma in clinical trials to improve risk stratification and outcome：A consensus view from European paediatric Soft tissue

sarcoma Study Group, Children's Oncology Group and Cooperative Weichteilsarkom-Studiengruppe [J]. European journal of cancer (Oxford, England), 2022, 172: 367-386.
[166]NARASIMHA PA. Evolving classification of rhabdomyosarcoma[J]. Histopathology, 2022, 80 (1): 98-108.
[167]JOSEPHINE HH, CHRISTINE MH, WENDY AR, et al. An update on rhabdomyosarcoma risk stratification and the rationale for current and future Children's Oncology Group clinical trials[J]. Pediatric blood & cancer, 2022, 69 (4): e29511.
[168]JACQUELYN NC, WEI X, AMIRA Q, et al. Clinical group and modified TNM stage for rhabdomyosarcoma: A review from the Children's Oncology Group[J]. Pediatric blood & cancer, 2022, 69 (6): e29644.
[169]JULIA C, HENRY M, MADELEINE A, et al. Frontline and Relapsed Rhabdomyosarcoma (FAR-RMS) Clinical Trial: A Report from the European Paediatric Soft Tissue Sarcoma Study Group (EpSSG) [J].Cancers (Basel), 2024, 16 (5): 998.

肝母细胞瘤

名誉主编

樊代明

主　编

袁晓军　吴晔明　赵　强　王焕民　董　蒨　汤永民　汤静燕

副主编

王　珊　何乐健　吕　凡　孙晓非　董岿然　顾劲扬　高　举　高　亚

张翼鷟　刘玉峰

编　委（按姓氏拼音排序）

陈　莲　董　怡　方建培　方拥军　高怡瑾　顾　松　贺湘玲　黄东生

贾海威　蒋马伟　蒋莎义　黎　阳　李　府　李　杰　李玉华　刘爱国

刘江斌　刘钧澄　刘　炜　卢　俊　罗　毅　吕志宝　马晓莉　邵静波

孙立荣　汤宏峰　汪　健　王金湖　王立峰　徐　敏　薛　峰　殷敏智

张伟令　张晓红　赵卫红　钟玉敏　朱志军

秘　书

汤梦婕　吕　凡

第一章

概述

肝母细胞瘤（hepatoblastoma，HB）起源于胚胎发育过程中原始肝母细胞或具有高度增殖潜能的未分化多能肝前体细胞的异常分化，虽仅占儿童所有肿瘤的1%，但为儿童最常见的肝脏恶性肿瘤，也是儿童期常见的腹部实体肿瘤，发病率仅次于神经母细胞瘤和肾母细胞瘤。90%HB发生于5岁以下儿童，尤其好发于尤婴幼儿，偶可见于成人。

HB发病率约为0.5~2/百万，美国每年新诊断病例约100例。亚洲人群中，中国台湾HB发病率为0.76/百万，上海地区HB为1.8/百万。可能与早产儿和低出生体重儿生存率提高等因素有关，近20年来HB的发病率呈逐渐上升趋势，从0.8/百万（1975~1983年）升高至1.6/百万（2002~2009年），且男孩高于女孩（分别为1.57/百万和1.09/百万）。

HB的发病可能与部分遗传性疾病相关，包括伯-韦综合征（Beckwith-Wiedemann syndrome，BWS）、家族性腺瘤性息肉病和18-三体综合征等。

HB的临床症状多表现为无症状性腹部肿块，可伴发热、消瘦、厌食、阻塞性黄疸或肿瘤破裂引发的急腹症。血清甲胎蛋白（alpha-fetoprotein，AFP）水平是HB的一个重要生化指标，初诊时，90%以上病例AFP水平升高，AFP<100ng/ml常提示预后不良。HB影像学上表现为单发或多发病灶，其中肝右叶单发病灶多见，多病灶病例的预后较差。

HB的标准治疗策略是手术联合化疗（包括新辅助化疗和辅助化疗），其中手术为无法替代的治疗手段。初诊时，约20%~30%的HB可手术完整切除，这是治愈HB的重要手段。如不能一期手术完整切除，可先予新辅助化疗、经导管动脉化疗栓塞等方式使肿瘤缩小，以期达到手术完整切除。以顺铂为基础的化疗方案可以使初诊无法手术完整切除HB患者的生存率提高至60%~65%，PRETEXT Ⅰ期和Ⅱ期且完整切除的病例生存率达到90%。目前我国儿童HB患者采用以顺铂为基础的方案化疗，6年总体生存率和无事件生存率分别为83.3%和71.0%。

目前公认，HB的预后危险因素包括初诊年龄大于8岁、血清AFP<100ng/ml、PRETEXT Ⅳ期、PRETEXT注释因子阳性（即VPEFR阳性，包括肝静脉/下腔静脉侵犯、门静脉侵犯、肝外腹内疾病、肝脏多发病灶、肿瘤破裂等）、远处转移、小细胞未分化病理类型等。多个国际儿童肝肿瘤协作组均依据上述危险因素进行HB的危险度分组，给予相应不同强度的化疗。

第二章

预防

第一节　环境因素

HB发生的环境因素仍然未知，目前不能从环境因素方面对HB的发生进行预防。

第二节　遗传因素

既往几十年的研究结果提示，部分遗传性疾病是HB发病的高危因素，主要包括伯-韦综合征、家族性腺瘤性息肉病和18-三体综合征。

（1）伯-韦综合征（BWS）：又称脐膨出-巨舌-巨体综合征，BWS患者发生HB的概率是正常婴儿的1000~10000倍。BWS易发生多种肿瘤，包括HB、肾母细胞瘤、横纹肌肉瘤、肾上腺皮质癌、神经母细胞瘤等。为早期发现肿瘤，建议BWS患者生后定期进行腹部超声检查和血清AFP检测。

（2）家族性腺瘤性息肉病（Familial Adenomatous Polyposis，FAP）：是一种由抑癌基因APC的胚系突变引起的常染色体显性癌症易感综合征，多呈家族性发病，携带APC基因的儿童发生HB的概率是正常儿童的800倍，但仅有1%的FAP患者会发生HB，因此是否对该类患者进行定期筛查目前仍存在争议性。德国多中心报道50例散发HB，有5例（10%）存在APC胚系突变。

（3）18-三体综合征：是由18号染色体拷贝增多所致，在新生儿中发生率约为1/3000~1/7000，是继21-三体综合征后第二常见的三体综合征。已有文献报道十余例18-三体综合征同时伴有HB，且多见于女性患者。

第三节　孕期其他因素

鉴于部分HB在出生时即发现，提示潜伏期可能开始于妊娠期，因此许多关于

HB病因的研究集中在妊娠期的暴露事件上。目前已有报道母亲孕期高血压、羊水过多、先兆子痫、孕早期肥胖、吸烟史，以及胎儿出生体质量<1500g等因素均会增加儿童HB的发病风险。父母亲的职业暴露也增加肿瘤发生风险。北美儿童肿瘤协作组（Children's Oncology Group，COG）对HB患者与正常儿童的对比研究结果显示，肿瘤组患者父母亲接触油漆或父亲接触其他化学物质的几率较高，显示父母职业暴露与肿瘤发生存在一定关系。

第三章

早诊和筛查

对存在相关遗传性疾病的患者，尤其是伯-韦综合征、FAP等发生HB的风险大于1%的患者，建议从出生开始常规定期筛查，包括每3个星期腹部超声和血清AFP检测，直达4岁，此后每半年筛查1次。定期筛查可有效地发现90%~95%的HB患者，从而改善预后。

第四章

诊断

第一节 临床表现

1 腹部包块

HB的临床表现常是无症状的腹部包块。产前超声波检查有助发现肝脏占位性病变。新生儿出生时一般无明显临床症状，但需警惕少数患儿分娩过程中，可能由于肿瘤巨大而发生破裂，存在大出血风险。通常认为，出生后6周内发现的HB在胎儿期已发生并存在。约17%的HB患者初诊时已远处转移，肺为主要转移部位。

2 其他症状

部分患者可伴腹胀、发热、乏力、贫血、厌食和体重减轻，严重症状如梗阻性黄疸导致的皮肤巩膜黄染、大便白陶土色，及病初因外伤或自发性肿瘤破裂导致的急腹症和失血性休克，但相对少见。

第二节 影像学检查

影像学检查是诊断HB必不可少的重要手段。HB多表现为肝脏巨大的实性肿块，单发病灶多见，少数患者可呈多发病灶。肿块边界多较清晰，部分病变可侵犯邻近的肝血管或穿透肝脏包膜扩散至肝外组织。增强MRI是HB诊断和评估的推荐检查方法，但由于镇静要求较高，增强CT仍在影像学评估中具有重要作用。

1 超声

超声具有无创、便捷、无辐射的独特优势，是儿童患者首选的影像学检查手段。在常规灰阶超声（B-mode ultrasound，BMUS）上，HB通常表现为高回声的实质性病灶。根据HB的不同分型，内部回声表现为均匀或不均匀。约20%~50%的病灶内部可见粗钙化，表现为点状、条状的高回声，后方伴声影。病灶内部坏死区呈无回声。彩色多普勒超声（Color Doppler Flow Imaging，CDFI）可在HB内探及的高速、高阻的动脉血流。当病灶侵犯肝静脉和门静脉，超声可敏感显示低回声癌栓。超声剪切波弹性成像（Shear Wave Elastography，SWE）可无创、快速、定量地评估病灶的软硬度，儿童HB的SWE测值较高，质地较硬。超声造影（Contrast-enhanced ultrasound，CEUS）检查可实时动态观察肿瘤内部的微循环血流灌注，不仅有助于鉴别肝脏局灶性占位性病灶的良恶性，而且有助于治疗后疗效的无创定量监测。HB在超声造影动脉期表现为由周边开始的整体不均匀高增强，门脉期及延迟期快速消退。

术中超声（Intraoperative Ultrasound，IOUS）是在常规超声成像基础上为进一步满足临床外科诊断和治疗的需要发展起来的一门新技术。IOUS将探头直接紧贴于肝脏表面，避免了腹壁脂肪和胃肠道气体对成像的干扰，具有较高的分辨率，可以在肝脏表面不同角度探查病灶。术中超声造影（intraoperative contrast enhanced ultrasound，IO-CEUS）通过实时显示肝内微循环血流灌注，能更清晰地显示病灶的边界、与周围血管的毗邻关系。有助于术中准确判断病灶性质、提高微小或隐匿病灶的检出率，为术中制定合理的手术策略提供重要的影像学信息。在肝移植过程中、肝移植后评估随访中，IO-CEUS从微循环血流灌注的角度，敏感而简便地评估供体及受体肝脏移植肝状态。有助于直接观察供肝血管重建后的通畅程度，了解血管有无栓塞、扭曲、狭窄等，减少术后并发症。

2　CT（增强+三维血管重建）

是HB诊断与分期最重要的检查方法。CT检查具有扫描速度快、检查成功率高、空间分辨率高等优势，即便在不能配合屏气的婴幼儿中，也能获得较高图像质量，进行准确的PRETEXT（pretreatment extent of disease）或POST-TEXT（post-treatment extent of disease）分期。虽然检查过程存在一定辐射，但随着低剂量技术的开发及广泛应用，CT检查的辐射剂量已较前明显减低。在增强CT图像上，HB常表现为密度混杂的巨大肿块，50%病例可见钙化。注射造影剂后，大多数HB在各期中的强化均低于周围肝实质，少部分肿瘤在动脉期的强化程度超过周围肝脏，但门脉期均呈相对低密度，表现为“快进快出”的强化模式。

3　MRI（增强）

与CT相比，MRI的主要优点是软组织分辨率高，且可进行多参数扫描。在HB的诊断与分期中，MRI增强检查的诊断效能可取代CT增强检查，且MRI中的扩散加权成像（diffusion weighted imaging，DWI）及其定量参数—表观扩散系数（apparent diffusion coefficient，ADC）对肿瘤活性成分的检出具有较高敏感性，在肿瘤PRETEXT分期及治疗后随访中具有重要价值。MRI检查过程无辐射，但成像时间较长，检查过程中噪音较大。对不能配合屏气或制动的患儿，检查成功率略低，图像质量也易受运动伪影的影响而难以做到准确评估，应用有一定局限。

4　其他检查

HB最易出现肺脏转移。对所有确诊患者治疗前均需同步行胸部CT平扫检查，评估有无肺脏转移。当患儿出现头痛、呕吐或其他神经系统症状/体征，或出现难以解释的AFP增高时，建议行头颅MRI（增强）检查以评估患者有否转移灶。患者如出现四肢疼痛等症状可行全身骨扫描检查。PET/CT在HB患者的初诊评估中还没有明确的优势，因此不常规推荐，可用于患者治疗或随访中出现AFP升高且不能明确肿瘤来源时。

第三节　肿瘤标志物

1　甲胎蛋白（AFP）

AFP是HB最重要的肿瘤标志物，但新生儿和其他少数几种肿瘤也会出现AFP升高。AFP半衰期5~7天，新生儿AFP随年龄增长而进行性下降，绝大多数儿童至8月时可降至正常成人水平（0~6ng/ml）。约90%的HB患者初诊时伴AFP升高，如AFP正常或<100ng/ml，提示预后较差，其病理类型多为小细胞未分化型。需注意的是，部分复发病例血清AFP水平再次升高明显早于影像学检查能发现的阳性病灶。此外，同时出现血小板增多、贫血和AFP升高的HB患者的长期预后较差。

2　甲胎蛋白异质体3（AFP-L3）

虽然AFP是HB诊断和随访的重要指标，但特异性及敏感性并不完美。研究表明，AFP并非单一成分，具有3种异质体。依据其与小扁豆凝集素（Lens culinaris agglutinin，LCA）的亲和力从低至高依次分为AFP-L1、AFP-L2和AFP-L3。不同异质体与不同疾病相关，其中AFP-L3被公认为肝细胞癌的特异性指标之一，AFP异质体3比率（AFP-L3%），即L3型异质体占总AFP水平的百分比，可作为早期肝细胞癌的独立诊断指标，2005年FDA批准该指标应用于肝细胞癌的诊断。成人肝细胞癌患者的多个回顾性研究结果显示，AFP-L3升高出现的时间一般较影像学检查发现阳性病灶早3~28个月，准确率达94%；AFP不升高情况下，34.3%的原发性肝细胞癌患者确诊前一年AFP-L3%即已升高。因此对高危患者，即使AFP持续低水平徘徊，AFP-

L3%检测可成为早期预测肝细胞癌的重要指标。AFP-L3检测在儿童HB中的临床应用正在逐渐推广。婴幼儿（尤其是新生儿）存在AFP的生理性增高，而AFP-L3水平不会增高。有单中心研究监测手术完整切除的14例HB患者手术前后的AFP和AFP-L3水平，根据是否存在复发分为复发组和非复发组，结果显示两组患者术后2个月时的AFP水平无明显差异，但AFP下降至正常的患者中仍有部分可出现疾病复发，而AFP-L3%下降至正常的患者均未出现复发。提示对肿瘤完整切除的HB患者，AFP-L3%可能是预测疾病复发的一个早期指标，且敏感性和特异性均优于AFP。

3　异常凝血酶原（protein induced by vitamin K absence or antagonist-Ⅱ，PIVKA-Ⅱ）

异常凝血酶原，又称维生素K缺乏或拮抗剂-Ⅱ诱导的蛋白，是由于凝血酶原前体羧化不足产生的蛋白质。PIVKA-Ⅱ在肝癌细胞的增殖、血管浸润和转移过程中发挥作用，对肝细胞癌诊断的灵敏度和特异度达到80%和89%，尤其在AFP阴性患者中的价值更大。PIVKA-Ⅱ在肝细胞癌中的应用已得到公认，但儿童HB中的应用仍处于探索阶段，可将PIVKA-Ⅱ纳入HB患者的监测指标之一，探讨与HB的相关性。

第四节　诊断标准

1　病理组织学诊断

HB治疗前，通常建议先行肿块切取或穿刺活检（如无法手术时）以明确诊断。有以下两种情况之一者，不建议先行活检检查（肿块切取或穿刺活检）：

（1）PRETEXT分期Ⅰ或Ⅱ期且影像学检查显示肿瘤边缘距离下腔静脉、肝中静脉和门静脉超过1cm的患者，建议直接手术切除肿瘤（COG AHEP0731推荐）。

（2）影像学检查怀疑婴儿肝脏血管瘤或肝脏局灶结节性增生的患者，不建议活检。

根据《国际儿童肝脏肿瘤分类共识》修订版，将HB的病理类型分为完全上皮型和混合性上皮-间叶型。具体如下（表50-4-1）：

表50-4-1　修订版《国际儿童肝脏肿瘤分类共识》HB的病理分类

完全上皮型	混合性上皮-间叶型
胎儿型	不伴有畸胎瘤样特点
分化良好的胎儿型（纯胎儿型伴低核分裂活性）	伴有畸胎瘤样特点
核分裂活跃的胎儿型（胎儿型伴高核分裂活性）	
多形性	
胚胎型	

续表

完全上皮型	混合性上皮-间叶型
巨小梁型	
小细胞未分化型（IN1阳性）	
胆管母细胞型	

1.1 完全上皮型（Epithelial Mixed Hepatoblastoma）

（1）胎儿型：胎儿型患者预后较好，细胞体积小于正常肝细胞，呈多边形，细胞核圆形，细胞质丰富，多为嗜酸性，胞界清楚，异型性小，核分裂象少见，通常排列呈2、3层细胞厚的不规则肝板。根据核分裂象情况分为分化良好的胎儿型（纯胎儿型伴低核分裂活性）和核分裂活跃的胎儿型（胎儿型伴高核分裂活性）。

① 分化良好的胎儿型HB（Well-differentiated fetal hepatoblastoma）：指纯胎儿型HB伴低核分裂活性（Pure fetal Hepatoblastoma with low mitotic activity），核分裂象≤2/10 HPF（注释：镜下全面观察所有肿瘤切片后，在核分裂象最活跃的区域选取30个高倍视野计数的平均结果），该亚型Glypican-3免疫组化在胞质内呈细小颗粒染色。这一病理类型仅限于化疗前切除的肿瘤标本，单纯活检并不能完全证实为该类型。

② 核分裂活跃的胎儿型HB（Crowded fetal Hepatoblastoma）：即胎儿型伴高核分裂活性（Mitotically active fetal hepatoblastoma），核分裂象>2/10HPF，细胞形态学示细胞排列拥挤、细胞糖原含量少，核仁更大且明显。与分化良好胎儿型不同，该病理类型即使完全手术切除，术后仍需化疗。通常与其他病理类型相混合，如胚胎型或低核分裂活性的胎儿型。

（2）多形性上皮型（Pleomorphic epithelial pattern）：较为罕见，多见于化疗后切除的肿瘤病灶或HB转移灶。肿瘤细胞通常具有胎儿/胚胎的外观，但与其他上皮类型相比，核仁较大，核形状不规则，呈多形性，染色质粗糙，可见明显核仁，核分裂象增加。若这些多形性的肿瘤细胞呈粗小梁模式生长，该类形态需与肝细胞癌相鉴别。

（3）胚胎型（Embryonal pattern）：肿瘤细胞分化较差，细胞较小，直径10~15μm，圆形或成角的不规则形。胞质稀少，核大，核质比例为1∶1~2，核分裂像易见。肿瘤细胞排列呈腺样、腺泡状和假腺样结构。

（4）巨小梁型（Macrotrabecular pattern）：与肝细胞癌的粗梁型相似，肿瘤细胞排列上显示明显的粗梁结构，通常小梁厚度超过5或5层肿瘤细胞以上。肿瘤细胞形态包括胎儿型、胚胎型或多形性。

（5）小细胞未分化型（INI1阳性）（Small cell undifferentiated Hepatoblastoma，SCU）：这是HB中最具争议的细胞类型，较少见。过去将INI1表达缺失、小细胞形成的肝母细胞瘤也纳入HB的一个类别，而最新WHO肿瘤分类将该类型肿瘤归入肝的恶性横纹肌样瘤，携带SMARCB1突变或其他改变。多发生于婴儿，血清AFP水平较低或正常，具有较高的侵袭性，预后较差。WHO最新分类中的小细胞未分化型则是指小瘤细胞INI1表达阳性的特殊亚型。瘤细胞形态特点为：未分化小细胞，排列成巢状，胞质少，核/浆比高，核圆形、卵圆形，泡状淡染到深染，核分裂往往少见。可能包含两类细胞，分别为小细胞未分化（SCU）及胚芽型（blastemal），前者出现在胚胎型上皮区域内，后者往往在核分裂活跃的胎儿型上皮和HB结节的周边可见到。这两种成分可能是相关的，预示着HB肿瘤细胞来源于具有多向分化能力的原始细胞。但与预后无明确相关性。重要的是这些细胞不会在肝细胞癌（hepatocellular carcinoma，HCC）和肝细胞肿瘤，非特殊型（Hepatocellular Neoplasm-NOS，HCN-NOS）中出现。肿瘤细胞β-catenin阳性，定位于细胞核，且同时表达上皮（AE1/AE3，CK19，CK7）以及vimentin。

（6）胆管母细胞型（Cholangioblastic Hepatoblastoma）：该亚型组织学特征是部分肿瘤细胞呈现类似胆管细胞的特征，并形成小导管。细胞呈立方状，核圆形伴较粗染色质，偶尔表达胆管上皮标志物（如CK7、CK19等）。肿瘤细胞排列成管腔样结构，分布于其他类型肿瘤细胞中或瘤巢周围。该型瘤细胞往往不表达Glypican-3，Beta-catenin核阳性。

1.2 混合性上皮-间叶型（Mixed Epithelial and Mesenchymal Hepatoblas - toma）

是指除胚胎性肝脏来源的上皮外，还包括其他来源的上皮和间叶来源的肿瘤成分。包括2个亚型：

（1）不伴有畸胎瘤样特点（without teratoid features）：即经典的混合性上皮间叶型。除可见上皮性HB区域外，还可见各种成熟或不成熟的间叶成分，最常见间叶成分是骨样组织、软骨组织和横纹肌。

（2）伴有畸胎瘤样特点（with teratoid features）：指HB中出现在经典的混合型中未见的非肝来源的上皮成分，如原始内胚层、神经管样结构、黑色素、鳞状上皮和腺上皮等异源性成分等。

1.3 肝细胞肿瘤，非特殊型（Hepatocellular Neoplasm-NOS，HCN-NOS）

属于暂定亚型，少数肿瘤镜下具有上皮性HB和HCC双重形态特点，目前无法根据SIOPEL和COG研究报告进行分类而设立的。常发生在AFP水平非常高且无肝病易感性的大龄儿童中。“NOS” 为该型缺少相关分子遗传学研究及生物学行为未能明确的暂定类型。HB瘤细胞或HCC样瘤细胞排列成巨梁或巢状，细胞可多形性或多核。β-catenin核阳性，支持这些肿瘤与HB的生物学关系。此外，最新HCN-NOS的分子遗传学研究结果表明，肿瘤兼有HB和HCC的生物学特征，无论患者的年龄大小，预后都很差，强调了分子检测和HCN-NOS肿瘤患者早期治疗干预研究的重要性。在小儿肝脏国际肿瘤试验（PHITT）中，HCN-NOS目前治疗按HB而非HCC进行。

1.4 化疗后改变

组织学特征包括坏死、囊性变、纤维组织细胞反应伴含铁血黄素沉着和/或泡沫样巨噬细胞浸润。据报道，化疗后肿瘤坏死的程度是新诊HB的独立预后因素。但它尚未在大型临床研究中得到证实。而且有时很难预测残留区域是否存在活的HB成分，此时β-catenin和GPC3染色可以帮助诊断。

1.5 免疫组化

常用免疫组化标记物包括：AFP、氨基甲酰磷酸合成酶1（carbamoyl phosphate synthetase 1，CPS1）、甘氨酸-3（glypican-3，GPC3）、beta-catenin（CTNNB1）、波形蛋白、CK、INI1、CD34、CK7、Ck9 、CyclinD1等。其中β- catenin和GPC3在不同上皮成分有不同的表达模式，可用于鉴别诊断。INI1 表达情况对帮助鉴别发生于肝的恶性横纹肌样瘤及HB的USC有重要意义。

（1）AFP：常在胎儿和胚胎上皮成分中呈阳性，在间质成分和SCUD呈阴性。但在婴儿的非肿瘤性干细胞中也可呈阳性。

（2）CPS1：是一种由单克隆抗体HEP-Par1（Hepatocyte paraffin 1）检测到的抗原，主要在上皮细胞成分（主要是胎儿）中表达，在间质成分和SCUD中呈阴性，也可在胎儿、儿童和成人正常肝细胞中强阳性。

（3）GPC3：是上皮亚型的相对可靠的标记物，但可在部分非肿瘤性疾病中表达，如胆汁淤积性疾病和肝脏再生。

（4）CTNNB1：是Wnt信号通路中的关键蛋白，与HB的发生有关。CTNNB1突变可见于80%~90%的HB患者，且CTNNB1的细胞核或细胞质染色对于诊断肿瘤细胞非常有用，因为非肿瘤性肝细胞和胆道上皮细胞只有细胞膜染色。CTNNB1的细胞核或细胞质染色常见于上皮、间质和胆管母细胞成分中。骨样肿瘤细胞也显示CTNNB1的细胞核或细胞质。畸胎瘤样成分中，如神经上皮成分，常不显示CTNNB1的细胞核或细胞质。

（5）波形蛋白：常在上皮成分中呈阴性，在间质中呈阳性，在SCU中呈阳性。

（6）CK：CK7、CK19是胆管上皮标志物之一，上皮和间质细胞成分常呈阴性。

（7）IN1：在所有HB肿瘤成分的细胞核染色均呈阳性，INI1阴性的小细胞未分化型HB目前已被认为是肝横纹肌样瘤。

2 临床诊断

对少数在初诊时临床高度怀疑HB，但患者肿块巨大、一般情况差，肿块切除或活检存在极大风险的患儿，如发病年龄<5岁，影像学提示肝脏占位（需排除肝脏血管瘤或其他良性占位），且AFP异常增高时（>正常年龄组，见表50-4-2），可临床诊断为HB。经法定监护人签署知情同意书后，建议按照中危组方案（具体方案详见化疗章节）化疗2疗程后，再行评估择期手术，以获病理学诊断。

表50-4-2 不同年龄组婴儿血清AFP水平（视各实验室检查值参考范围而定）

年龄	平均值±标准差（ng/ml）
胎儿	134734.0 ± 41444.0
初生新生儿	48406.0 ± 34718.0
初生~2周龄	33113.0 ± 32503.0
2周龄~1个月	9452.0 ± 12610.0
1个月	2654.0 ± 3080.0
2个月	323.0 ± 278.0
3个月	88.0 ± 87.0
4个月	74.0 ± 56.0
5个月	46.5 ± 19.0
6个月	12.5 ± 9.8
7个月	9.7 ± 7.1
8个月及以上	8.5 ± 5.5

第五节 HB临床分期

在确诊时需要对患者进行详细评估，明确原发病灶大小、局部侵犯情况（血管、淋巴结、相邻组织）、转移部位及是否伴有肿瘤破裂（采用PRETEXT分期）。治疗过程中需多次评估，包括化疗后手术前（采用POST-TEXT分期）和术后（采用COG分期），详细分期标准如下。

1 PRETEXT分期

PRETEXT分期通过增强CT或MRI评估治疗前肿瘤累及肝脏的范围，主要用于评估初诊手术完整切除的可行性。POST-TEXT则是指化疗后肝脏肿块累及范围，主要用于评估新辅助化疗后、延期手术完整切除的可行性。肿瘤手术切除后将不再使用POSTTEXT分期。各期定义如下（表50-4-3）。PRETEXT和POST-TEXT进一步由注释因子（annotation factors）描述，定义包括为V（侵犯肝静脉或下腔静脉）、P（侵犯门静脉）、E（肝外腹内疾病）、F（肝脏多发病灶）、R（肿瘤破裂）、C（尾状叶受累）、N（淋巴结受累）、M（远处转移）。具体定义见表50-4-4。

表 50-4-3　PRETEXT/POST-TEXT 分期定义

分期	定义
PRETEXT/ POST-TEXT Ⅰ期	肿瘤局限在一个肝区，相邻的另外3个肝区无肿瘤侵犯
PRETEXT/ POST-TEXT Ⅱ期	肿瘤累及一个或两个肝区，相邻的另外2个肝区无肿瘤侵犯
PRETEXT/ POST-TEXT Ⅲ期	2个或3个肝区受累，另1个相邻的肝区未受累
PRETEXT/ POST-TEXT Ⅳ期	肿瘤累及所有4个肝区

表 50-4-4　PRETEXT/POST-TEXT 注释因子定义（PHITT 定义）

注解因子	定义
肝静脉（包括肝右静脉、肝中静脉或肝左静脉）或下腔静脉	
V+	肿瘤阻塞全部3条第一级肝静脉[a]或下腔静脉（阻碍定为影像上静脉内腔未见显示）
	肿瘤包裹全部3条第一级肝静脉或下腔静脉（包裹定义为肿瘤包绕静脉超过50%或超过180°）
	瘤栓存在于任意1条（或更多）第一级肝静脉或下腔静脉（任意血栓都可定义为癌栓）
门静脉（门静脉主干和/或左右门静脉分支）	
P+	肿瘤阻塞全部2条第一级门静脉分支或门静脉主干（阻碍定为影像上静脉内腔未见显示）
	肿瘤包裹全部2条第一级门静脉分支或门静脉主干（包裹定义为肿瘤包绕静脉超过50%或超过180°）
	瘤栓存在于任意1条（或2条）第一级门静脉分支或门静脉主干（任意血栓或海绵样变性都可定义为癌栓）
肝外腹内疾病	
E+[b]	肿瘤生长跨越边界/组织平面（如：肿瘤生长超过隔膜或穿透腹壁）
	肿瘤被正常组织包绕超过180°（注意正常组织不包括正常肝实质）
	存在腹膜结节（非淋巴结），至少有一个≥10mm的结节或至少两个≥5mm的结节
肝脏多发病灶	
F+	两个或更多分散的肝脏肿瘤（肿瘤之间有正常肝脏组织间隔）
肿瘤破裂	
R+	存在腹腔或盆腔内游离液体，并伴有以下一个或多个影像学出血表现
	积液内部结构/信号复杂
	CT显示高密度液体（>25 HU）
	MRI显示有出血或者出血降解产物的影像学特征
	超声显示不均匀液体内有回声碎片
	显示肿瘤包膜缺损
	或者腹水中可见肿瘤细胞[c]或前期接受手术切除的患者经病理明确为破裂[d]
尾状叶受累	
C+	肿瘤存侵犯肝脏尾状叶
淋巴结受累	
N+	淋巴结短径>1厘米或门-腔静脉淋巴结短径>1.5cm
	淋巴结成球形，淋巴结脂肪门消失
远处转移	
M+	1个直径≥5mm的非钙化肺结节
	两个或两个以上非钙化肺结节，每个结节直径≥3mm
	经病理证实的转移病灶

a. 第一级肝静脉：肝静脉与下腔静脉汇合处及其中央分支之间的部分。

b.腹水常见于肝脏肿瘤，因此单纯腹水不能定义为肝外疾病；影像学建议采用冠状面或矢状面评估隔膜疾病和肝外疾病。
c.肿瘤破裂除外活检导致的出血或手术导致的肿瘤破裂，非血性腹水不考虑为肿瘤破裂，肝脏包膜下的液体（即使为血性液体）也不考虑肿瘤破裂。
d.通过病理可以确诊肿瘤破裂，但并不能确定肿瘤破裂时间，除非化疗前进行手术。化疗后手术确定有肿瘤破裂，考虑为POSTTEXT注释因子。

4.5.2　COG分期（Evans分期系统）

分期系统根据手术切除情况进行定义，评估肿瘤是否完整切除，具体分期定义见表50-4-5。

表50-4-5　COG分期定义

分期	定义
Ⅰa期	肿瘤完全切除，组织病理学类型为单纯胎儿型
Ⅰb期	肿瘤完全切除，除单纯胎儿型以外其他组织病理学类型
Ⅱ期	肿瘤基本切除，有镜下残留
Ⅲ期	肿块有肉眼残留；或基本切除伴淋巴结阳性；或肿瘤破裂或腹膜内出血
Ⅳ期	诊断时发生远处转移，不论原发病灶是否完全切除

第六节　危险度分组

1　危险度分组

目前国际上儿童肝肿瘤协作组主要有北美儿童肿瘤协作组（Children's Oncology Group，COG）、国际儿童肝肿瘤协作组（International Childhood Liver Tumors Strategy Group，SIOPEL）、德国儿童肿瘤协作组（Society of Paediatric Oncology and Haematology，Germany，GPOH）和日本儿童肝脏肿瘤协作组（Japanese Study Group for Pediatric Liver Tumor，JPLT）。由于HB的发病率较低，为探究新预后因素，上述四个协作组成立了儿童肝肿瘤国际协作组（Children's Hepatic tumors International Collaboration，CHIC）。中国抗癌协会小儿肿瘤专业委员会（CCCG）也建立了中国儿童HB协作组。不同协作组对确诊的HB患者根据不同的危险因子进行分组，各个协作组的分组标准详见表50-4-6。

表50-4-6 国际上不同儿童肿瘤协作组HB的危险度分组标准

协作组（方案）	极低危组	低危组/标危组	中危组	高危组
CCCG（CCCG-HB-2016）	病理类型为分化良好的单纯胎儿型+术后COG分期Ⅰ期	①PRETEXT分期Ⅰ或Ⅱ期+AFP≥100ng/ml+无注释危险因素；或②术后COG分期为Ⅰ期或Ⅱ期，且病理类型非单纯胎儿型和非SCUD	①术前PRETEXT Ⅲ期；或②术后COG Ⅲ期；或③术后COG分期为Ⅰ或Ⅱ期，且组织病理学类型为SCUD；	①AFP<100ng/ml；或②术前PRETEXT分期Ⅳ期；或③COG分期为Ⅳ期；或④存在P+、V+；或⑤初诊年龄>8岁
COG（AHEP-0731）	PRETEXT分期Ⅰ或Ⅱ期+病理类型为分化良好的胎儿型+完整切除	完整切除的任何组织学类型的PRETEXT分期Ⅰ或Ⅱ期	①不能手术切除的PRETEXT分期Ⅱ、Ⅲ、Ⅳ期；或②存在P+、V+、E+；或③病理类型为SCUD	①AFP<100ng/mL；或②COG分期为Ⅳ期（M+）；
SIOPEL（SIOPEL-3、3HR、4、6）	无	PRETEXT分期Ⅰ、Ⅱ或Ⅲ期	无	①AFP <100ng/ml；或②病理学类型为小细胞未分化型；或③存在P+；或④V+；或⑤E+、或⑥R+；或⑦COG分期为Ⅳ期（M+）
GPOH	无	PRETEXT分期Ⅰ、Ⅱ或Ⅲ期	无	①F+；或②P+；或③V+；或④E+；或⑤COG分期为Ⅳ期（M+）
JPLT（JPTL 2）	无	PRETEXT分期Ⅰ、Ⅱ或Ⅲ期	①PRETEXT分期Ⅳ期；或②R+；或③F+；或④P+，3条肝静脉侵犯（V3），或腹腔淋巴结侵犯（N1）	①AFP<100ng/ml；或②COG分期为Ⅳ期（M+）
CHIC	确诊时完整切除的①PRETEXT Ⅰ期+VPEFR阴性；②PRETEXT Ⅱ期+年龄<8岁+AFP>100ng/ml + VPEFR阴性	①确诊时不能切除的PRETEXT Ⅰ期+VPEFR阴性；或PRETEXT Ⅱ期+年龄<8岁+AFP>100ng/ml+VPEFR阴性；②PRETEXT Ⅲ期+年龄<8岁+AFP>1000ng/ml+VPEFR阴性	①VPEFR阳性且年龄<8岁的PRETEXT分期Ⅰ期，或AFP>100ng / ml的PRETEXT Ⅱ期；②PRETEXT Ⅲ期+AFP为101-1000ng/ml+年龄<8岁；③PRETEXT Ⅳ期+年龄<3岁+AFP>100ng/ml	①M+；②年龄≥8岁；③AFP≤100ng/ml；④年龄≥3岁的PRETEXT分期Ⅳ期

CCCG =中国抗癌协会小儿肿瘤专业委员会（Chinese Children's Cancer Group）；COG = 北美儿童肿瘤协作组（Children's Oncology Group）；SIOPEL = 国际儿童肝脏肿瘤协作组（International Childhood Liver Tumors Strategy Group）；GPOH = 德国儿童肿瘤协作组（Society of Paediatric Oncology and Haematology，Germany）；JPLT = 日本儿童肝脏肿瘤协作组（Japanese Study Group for Pediatric Liver Tumor）；CHIC=儿童肝肿瘤国际协作组（Children's Hepatic tumors International Collaboration）

P+（侵犯门静脉）、V+（侵犯下腔静脉或者肝静脉）、M+（远处转移）、E+（肝外腹内疾病）、R+（肿瘤破裂或腹膜内出血）、N+（侵犯淋巴结）、F+（肝脏多发病灶）、SCUD（小细胞未分化型）

2 危险因素

2.1 年龄

HB患者发生死亡或治疗失败等事件的风险随确诊年龄增加而增加，且这种趋势不能归因于其他已知危险因子在不同年龄段的差异分布，随着年龄的增长其他已知危险因子的作用呈逐渐下降趋势。在SIOPEL-1研究中，研究者将年龄划分成3组（<6月，6~48个月和>48个月），结果显示无明显差异性。在后续SIOPEL-2和3的研究中发现年龄>60个月的儿童风险比（Hazard Ratio，HR）明显升高。其他研究中也有报道如患者年龄超过5岁预后较差，年龄<1岁时预后较好。虽受限于样本数，但上述研究已初步说明年龄对HB患者预后的影响。因此CHIC纳入的1605例HB患者进行分析，数据显示82%的患者年龄低于3岁，中位诊断年龄是16个月，4.2%患者的年龄超过8岁，HR随年龄升高逐渐增加，年龄超过13岁患者的HR达到7.3（<1岁HR=1），而1岁以内不同天数亚组的患儿HR无明显差异，且预后较其他年龄段好。随年龄进一步增长，其他危险因子对患者预后的影响也逐渐下降，如对于13岁的HB患儿，转移等其他危险因子的作用已可忽略不计。

2.2 AFP水平

HB患者初诊时血清AFP<100ng/ml是目前已知的危险因子之一，已成为国际各HB协作组高危组的分组标准之一，确诊时AFP<100ng/ml的患者5年EFS仅有35%。为进一步研究AFP在不同危险因子下的作用，儿童肝肿瘤国际协作组对1605例HB患者进行分层研究发现PRETEXT Ⅰ期患者中，AFP<100ng/ml的患者预后并不像预期那么差，因此对确诊时肿块可以完整切除的低AFP患者不建议给予过强的化疗。研究同时发现PRETEXT Ⅲ期或远处转移的患者，若AFP水平在100~1000ng/ml，其预后也不容乐观。虽然只有7%（28/397）PRETEXT Ⅲ期患者的AFP水平在100~1000ng/ml，但与组内AFP>1000ng/ml的患者相比，前者5年EFS仅为61%，后者5年EFS为73%~89%。AFP在100~1000ng/ml的转移性HB患者5年EFS也仅有14%。国内CCCG研究也显示在第2周期化疗后AFP下降超过75%的患者预后也较好。

2.3 影像学危险因素（VPEFR）

（1）侵犯肝静脉或下腔静脉和侵犯门静脉和（V+和P+）

CHIC回顾性分析显示门静脉侵犯或下腔静脉/肝静脉侵犯是预后危险因子之一，两者的HR分别为2.26和2.20。

（2）肝外腹内疾病（E+）

肝外腹内疾病发生率较低，约5%的HB患者会发生。CHIC回顾性分析显示肝外腹内疾病也是影响预后的危险因子，HR为1.91。

（3）肝脏多发病灶（F+）

肝脏多发病灶也是HB独立的危险因子之一，其预后较差。由于担心手术的可切除性、局部复发以及残肝中可能发生异时性肿瘤，多灶性HB患者常采用全肝切除和肝移植治疗。Saettini等对多发肝脏病灶的HB患者进行回顾性研究，结果显示有35%的患者存在肝脏多发病灶，在新辅助化疗后肿块体积缩小的程度低于肝脏单发病灶患者；多发病灶的HB患者3年EFS和OS分别为40%和42%，在高危组患者中，肝脏多发病灶亚组的患者生存率远低于单发病灶患者，且风险比较高（HR：10.01）。多发病灶患者手术后复发风险较高，推测其原因是影像学检查对新辅助化疗后的多发病灶评估并不准确，即使完整手术切除，手术后仍可能存在影像学未能发现的微小残留。为改善此类患者的预后，降低复发的风险，建议有条件者，在新辅助化疗后可施行肝移植术，且术后仍需给予一定强度的化疗。但也有研究显示接受肝脏R0部分切除术后予以化疗的多病灶HB患者复发风险并未增加，单病灶和多病灶组患者的肺部复发率相当（单灶组8% vs. 多灶组14%，P=0.89），单灶患者的6年总生存率为97%，多灶患者为86%（P=0.12）。因此对多发病灶患者是否进行肝移植术仍存一定争议性。

（4）肿瘤破裂（R+）

SIOPEL-3临床试验中，已将确诊时肿瘤破裂考虑为高危预后因素，儿童肝肿瘤国际协作组的Meta分析中也将肿瘤破裂定义为预后差的因素之一。法国一项单中心研究对肿瘤破裂的HB患者临床特征、治疗及预后进行了回顾性分析，150例患者中16%的患者出现肿瘤破裂（70%在活检前已发生肿瘤破裂），肿瘤破裂患者的3年EFS和OS分别为49.6%（95% CI=30~69）和68.2%（95% CI=40~84）。提示肿瘤破裂是影响HB患者预后的因素之一，但其影响程度小于肺转移，且肿瘤破裂不是肝移植的禁忌证。

2.4 远处转移

约有17%的HB患者初诊时可出现远处转移，转移部位包括肺、中枢神经系统等，其中肺转移是HB患者最常见的转移部位。研究显示肺转移患者的2年EFS明显低于无肺转移的患者（2年EFS：62.5% vs. 89.3%），而2年OS与无肺转移患者接近，提示肺转移的HB患者发生事件的几率高于无转移患者，主要事件是疾病复发。但通过及时的化疗、手术等治疗后，复发患者的总体生存率尚乐观。然而如果在疾病治疗过程中发生肺转移，其预后较差。

中枢神经系统是HB较为罕见的转移部位，其预后较其他转移部位差。研究表明虽然发生中枢神经系统转移的HB患者数量较少，但在特定患者群中其发生的风险仍较高，如20%的患者确诊时年龄>4岁、33%确诊时为PRETEXT Ⅳ期、63%既往曾多次出现肿瘤复发（多为肺转移）。化疗对中枢系统转移患者无明显优势，因此对高危患者应定期进行头颅MRI检查，以提高手术切除的机会。

第五章

初诊HB的治疗

第一节 手术治疗

1 原发肝脏肿瘤的切除

1.1 手术切除的特点

HB起病隐匿、生长迅速，发现时常瘤体巨大，严重压迫正常肝组织并导致重要血管累及。判断肿瘤的可切除性和评估残余肝体积是否足够是术前评估的重要内容。超过半数的HB病例因重要血管累及或残余肝体积不足无法一期切除。而术前新辅助化疗的高反应率能够缩小肿瘤体积、降低分期、增大肿瘤与重要血管的距离，为患儿提供了延期手术切除的机会。但儿童器官结构纤细、腹腔空间小、手术耐受差等生理解剖特点，增加了手术难度，致使临床诊治极具挑战。

本文的重要血管是指全部3条第一级肝静脉和/或下腔静脉（V）；门静脉主干和/或左右门静脉分支（P）。重要血管累及（V+/P+）按程度分为：①肿瘤距离重要血管在1cm以内（V0/P0）；或肿瘤与重要血管接触（V1/P1）；或肿瘤扭曲、移位或包裹重要血管（V2/P2）；或影像学上可见血管内有瘤栓（V3/P3）。

1.2 手术切除原则

HB手术按照手术时机可分为初诊手术切除（upfront surgery）和化疗后或延期手术切除（delayed surgery），肿瘤的大小本身并不是切除的禁忌证。

（1）初诊手术：需要满足以下所有条件：①无麻醉禁忌；②残存肝脏组织能够满足代谢需要；③PRETEXT Ⅰ或Ⅱ期，无远处转移（即M-），不存在VPEFR危险因素的单发肿瘤病灶，仅需行肝段、或不扩大的半肝切除术，且切缘距离重要血管有足够间隙（≥1cm）；④预计镜下残留（COG Ⅱ期）无需二次手术者。

（2）化疗后手术切除：不满足初诊手术切除指征的患儿可行新辅助化疗后，再次评估为POST-TEXT Ⅰ期、Ⅱ期，或没有重要血管（门静脉或下腔静脉）累及的

POST-TEXT Ⅲ期的患者，无麻醉禁忌，可行手术切除肿瘤；对PRETEXT Ⅳ 期和化疗后评估为POST-TEXT Ⅲ期并伴有下腔静脉（V+）或门静脉（P+）累及的患者，如预计需行涉及三个或四个肝区（POSTTEXT Ⅲ - Ⅳ）或肝门的扩大（右或左）肝切除术，或可能包括膈肌、胃、网膜、胰腺或脾脏的切除，应该尽早转入具有复杂肝段切除或肝移植能力的医院治疗；新辅助化疗后仍残留肺或脑单发转移病灶者，可行残留转移病灶手术切除。

1.3 三维可视化指导的个体化精准手术切除

目前HB的影像学评估主要依靠B超、CT、MRI等，但其均为二维断面图像，肝脏肿瘤累及的变形、变异血管评估及体积分析受限于阅片经验和解剖学基础。随着计算机技术的发展和三维重建成像技术的研究深入，基于CT或MRI原始数据重建的三维可视化技术已开始广泛应用于小儿肝脏肿瘤的个体化术前评估与规划。三维可视化在二维影像的基础上，可提供更多的三维特征信息，辅助外科医生客观、精准的个体化评估手术关键点和疑难点，在疑难病例和远程病例的术前讨论和多学科会诊中具有重要的临床价值。

利用HB患者个体化的增强CT数据进行三维重建，建立三维数字化模型，①可全方位、立体显示肝脏、肿瘤以及内部所有管道结构（尤其是变异血管）的位置关系，实现基于三维的更精准、客观的PRETEXT分期；②利用其三维空间距离研判优势，进行血管受累情况评估；③利用三维血管流域分析及体积评估，分析活体的个体化肝段及亚段；④通过术前模拟切除精准评估个体化残余肝体积，结合儿童标准肝体积范围及参考公式，选择最佳手术方法；⑤动态追踪术前化疗过程中POST-TEXT分期、肿瘤体积缩减、正常肝脏生长以及肿瘤占肝脏百分比的动态变化，选择最佳手术时机；⑥还可通过3D打印技术可将虚拟的三维可视化模型转变为现实的立体物体模型，实现更深入的解剖结构信息和空间真实感。术前联合术中三维可视化模型及最佳规划方案实时指导，对于缩短手术时间、减少术中出血和术后并发症，提高手术安全性，改善患儿短期和长期预后具有重要意义。

1.4 手术切除的方法

儿童HB的手术治疗目前国内仍以开放式肝切除为主，微创手术尚处于探索阶段。在开展微创手术时，除与开腹肝切除术相同的手术禁忌证外，不能耐受气腹、腹腔严重粘连，病灶紧贴第一、第二或第三肝门难以显露，肝门部受侵需行大范围肝门部淋巴结清扫的患者，需谨慎选择腹腔镜术。

条件许可情况下，HB手术应该首选解剖性切除。非典型、非解剖学、楔形切除术与较差的预后相关。解剖性肝切除术中肝实质离断平面可利用解剖标志确定，也通过肝脏病理学改变、通过肝脏缺血范围确定。如无解剖性切除肿瘤的条件，非解剖性肝切除术中肝实质离断平面可以目标病灶边界为中心，设定在肿瘤边界外的安全切缘。术中探查结束后，应再次判断评估切除后剩余肝脏的容量，和可能的功能状态。肝实质离断时应精细操作，由表面向深部推进，离断面充分显露，减少肝实质损失，保护脉管结构。避免在狭小范围内向深部进行挖掘式操作。肝脏血流阻断是控制肝实质离断过程中出血的最有效手段。反复多次的肝血流阻断对患者的打击远小于大量出血和大量输注异体血。根据阻断目标不同，肝脏血流阻断可分为选择性或非选择性入肝血流阻断、出肝血流阻断和全肝血流阻断。术者应根据手术方式和术中具体情况，选择不同的血流阻断方式。常阻断 10~15 分钟，松开阻断 3~5 分钟，这将允许更长的总阻断时间。吲哚菁绿荧光显像技术有助于确定肿瘤位置、边缘，但在儿童HB方面的应用尚处于起步阶段，相对成人，儿童给药时机、剂量尚未统一，有条件的单位可以进行探索。

当化疗后肿瘤仍无法切除时，可以采用其他多种治疗手段，包括肝移植、极限肝脏切除术、分期肝切除术（Associating Liver Partition and Portal vein Ligation for Staged hepatectomy，ALPPS）和/或介入治疗（经动脉栓塞术、经动脉化疗栓塞术）。对于疑难HB病例（包括体积巨大、压迫或使血管移位、位于肝中叶或尾状叶的复杂部位、肝脏内部主要血管变异以及完整足疗程术前化疗后仍有重要血管累及的HB），基于三维可视化模型精准的个体化血管分析、体积量化和手术规划，辅助极量肝切除、复杂性肝切除甚至极限肝切除，对精准手术的实施具有重要意义。

2 转移肿瘤的切除

HB最常见的转移部位是肺，但活检不是诊断的必要条件。大多数初诊伴有肺转移的患者在接受化疗后肺部病灶可达到完全缓解，40%~60% 的患者仅通过化疗就可以使肺部转移灶消失。因此肺部转移性疾病的存在并不是HB手术切除原发病灶或肝移植的反指征。可切除HB原发灶和肺转移病灶的患儿，应在原发肿瘤切除后，再进行1或2个疗程的化疗后进行肺转移灶切除。有肝移植适应证的患者，化疗后持续存在的肺转移灶应在移植前切除。肺楔形切除术是首选的术式，如果单个肺叶中的病变超过四个，可行肺叶切除术。

第二节 化学治疗

HB对化疗敏感，术前化疗可以显著降低肿瘤分期，为手术完整切除肿瘤创造更多的机会，术后化疗则对于提高无法手术完整切除或已远处转移肿瘤患儿的长期无瘤生存率具有重要作用。以铂类药物为骨架的化疗方案极大地改善了HB患者的预后。尽管COG、SIOPEL、GPOH、JPLT和CCCG等不同国家的儿童肝脏肿瘤协作组使用的化疗方案不尽相同，但HB患儿的总生存期相似。应根据HB分期和危险度分组选择不同的化疗时机和化疗强度。

1 化疗前评估

（1）分期检查

除外原发病灶评估，影像学检查还包括胸部CT、全身骨扫描（选择性）和头颅MRI（选择性）。因HB骨髓转移发生率较低，目前没有证据支持初诊患者常规骨髓穿刺检查。

（2）脏器功能评估

包括全血象、尿常规、大便常规、肝肾功能、肌酐清除率、血/尿 β_2微球蛋白、电解质系列、血清LDH、铁蛋白、心肌酶谱、凝血功能、乙肝两对半、丙肝、CMV、EBV、免疫功能（IgG、IgM、IgA，外周血T、B、NK细胞亚群比例与绝对值），化疗前进行心彩超和听力检测（详见药物剂量调整、毒性及辅助治疗章节）。

2 极低危组

极低危组HB患者术后可密切随访，无需化疗。

3 低危组

CCCG推荐C5V方案化疗（顺铂+5-氟尿嘧啶+长春新碱），每3周为一疗程，共4~6个疗程，见表50-5-1。化疗前血象条件为：中性粒细胞绝对值≥1.0×10^9/L，血小板≥100×10^9/L，肝肾功能、心肌酶谱及心电图正常。使用顺铂时应遵循顺铂化疗常规，进行水化、利尿、监测尿量和尿常规、血电解质水平等，注意顺铂的肾毒性，定期监测听力。

表50-5-1 C5V方案的药物及使用剂量

药物	剂量	给药途径	给药时间	给药间隔
顺铂（CDDP）	90mg/m²	静脉滴注（≥6小时）	第1天	每3周
5-氟尿嘧啶（5-FU）	600mg/m²	静脉滴注4小时	第2天	
长春新碱（VCR）	1.5mg/m² （单次最大剂量≤2mg）	静脉注射	第2天	

COGP9645（NCT00980460）建议低危组（指PRETEXT Ⅰ期或Ⅱ期，且已行Ⅰ期手术切除）减少化疗疗程，术后给予2个疗程C5V方案：顺铂（CDDP 100mg/m²，第1天）+5-氟尿嘧啶（5-FU，600mg/m²，第2天），长春新碱（VCR1.5mg/m²，第2、9、16天）。该临床试验纳入51例患者，5年EFS和OS分别为88%和91%，略高于SIOPEL-3临床试验的标危组患儿，其3年EFS和OS分别为83和95%，且COG的顺铂累积剂量明显减少。

4 中危组

CCCG推荐C5VD方案（顺铂、5-氟尿嘧啶、长春新碱和阿霉素）化疗，每3~4周重复1轮，共6~8个疗程，见表50-5-2。化疗前血象条件：中性粒细胞绝对值≥$1.0×10^9$/L，血小板≥$100×10^9$ / L，肝肾功能、心肌酶谱及心电图正常。使用顺铂时应遵循顺铂化疗常规，进行水化、利尿、监测尿量和尿常规、电解质水平等，注意顺铂的肾毒性，定期监测听力。使用阿霉素时应遵循蒽环类药物化疗常规，监测心肌酶谱、心肌肌钙蛋白、脑钠肽、心电图和心彩超，必要时可联合使用右丙亚胺预防蒽环类药物相关心脏毒性。

表50-5-2 C5VD方案的药物及使用剂量

药物	剂量	给药途径	给药时间	给药间隔
顺铂（CDDP）	90mg/m^2	静脉滴注（≥6小时）	第1天	每3~4周
5-氟尿嘧啶（5-FU）	600mg/m^2	静脉滴注（4小时）	第2天	
长春新碱（VCR）	1.5mg/m^2（单次最大剂量≤2mg）	静脉注射	第2天	
阿霉素（ADR）	25mg/m^2	静脉滴注（2小时）	第2-3天	

5 高危组

高危组HB患者的总体生存率仍差强人意，SIOPEL-4研究中的高危组患者采用铂类联合蒽环类药物，其中25%的患者同时接受肝移植治疗，3年EFS和OS分别为76%和83%，其中PRETEXT Ⅳ期患者3年EFS和OS分别为75%和88%，转移患者3年EFS和OS分别为77%和79%。JPLT-2协作组高危组患者也采用铂类联合蒽环类药物化疗，研究结果显示初期化疗反应良好组的5年EFS和OS分别为71.6%和85.9%；而初期反应不佳患者的5年EFS和OS分别是59.1%和67.3%。而COG协作组AHEP0731研究的高危组患者给予长春新碱联合伊立替康（VI）化疗，结果显示高危组患者的3年EFS和OS分别为49%和62%，47%的患者对初期2疗程的VI方案有反应，但明显低于SIOPEL-4方案的预后。国内多中心研究也对高危组患者给予伊立替康联合环磷酰胺和长春新碱化疗，初步结果显示2年OS和PFS分别为44.8%和43.2%。

基于目前SIOPEL-4高危组患者的总体生存率在所有协作组中仍为最高，CCCG-HB协作组同时结合我国国情制定了CCCG-HB-2016高危组方案，初步数据分析较适用于中国高危组患者，但强烈建议有肝移植条件的患者尽早进行移植前准备，必要时可在确诊时进行前期移植咨询，以避免增加额外的化疗周期。

5.1 CCCG协作组方案（CCCG-HB-2016）

（1）术前化疗

采用C-CD（顺铂-顺铂+阿霉素）方案，每3-4周重复1轮，共3个疗程，3疗程后评估是否可手术切除。如3疗程后评估仍无法手术，改为ICE（异环磷酰胺、卡铂和依托泊苷）方案，每3~4周重复，共2个疗程，见表50-5-3。如仍无法手术，建议退出方案进行个体化治疗，或可接受TACE治疗或进行肝移植治疗。顺铂和阿霉素使用注意事项同前，使用卡铂时应注意监测肾脏毒性和血小板减少情况，定期监测听力；异环磷酰胺使用时应注意水化、协同使用尿路保护剂美司钠，注意监测尿常规、肾功能。如出现粒细胞减少症，可给予粒细胞集落刺激因子（G-CSF）或粒系-巨噬细胞集落刺激因子（GM-CSF）皮下注射。

（2）术后化疗

采用C-CD方案3疗程后手术的患者，术后采用CARBO+ADR方案（卡铂和阿霉素），每3~4周重复，共3疗程。术前采用ICE方案患者，术后继续采用ICE方案，每3~4周重复，共2疗程。

表50-5-3　CCCG高危组用药方案及药物剂量

方案	药物	剂量	给药途径	给药时间	给药间隔
C-CD方案	顺铂（CDDP）	70mg/m²	静脉滴注24小时	第1、第8天	每3~4周
	阿霉素（ADR）	30 mg/m²	静脉滴注24小时	第8~9天	
ICE方案	异环磷酰胺（IFOS）	1.5g/m²	静脉滴注2~3小时	第1~5天	每3~4周
	美司钠（MESNA）	1.5g/m²	静脉滴注，分为3次（于IFOS 0、4、8小时给予）或4次（于IFOS 0、3、6、9小时给予）	第1~5天	
	卡铂（CARBO）	450 mg/m²	静脉滴注2小时	第1天	
	依托泊苷（VP16）	100 mg/m²	静脉滴注4小时	第1~3天	
CARBO+ADR方案	卡铂（CARBO）	500 mg/m²	静脉滴注2小时	第1天	每4周
	阿霉素（ADR）	20 mg/m²	静脉滴注24小时	第1~2天	

5.2 SIOPEL协作组（SIOPEL-4）

SIOPEL-4研究采用CDDP+ADR+CARBO方案治疗，详见表50-5-4。术前分别采用A1、A2和A3方案各1轮，结束后评估是否可行手术（包括肝移植和转移病灶切除术），术后给予方案C，共3疗程。若无法手术，再给予方案B，共计2疗程，化疗结束后行手术切除术，术后不给予化疗。

表50-5-4　SIOPEL高危组用药方案及药物剂量

方案	药物	剂量	给药途径	给药时间	给药间隔
方案A1	顺铂（CDDP）	70mg / m²（第1天80mg/m²）	静脉滴注24小时	第1、8、15天	/
	阿霉素（ADR）	30 mg/m²	静脉滴注24小时	第8~9天	

续表

方案	药物	剂量	给药途径	给药时间	给药间隔
方案A2	顺铂（CDDP）	70mg/m^2	静脉滴注24小时	第1、8、15天	/
	阿霉素（ADR）	30mg/m^2	静脉滴注24小时	第8~9天	
方案A3	顺铂（CDDP）	70mg/m^2	静脉滴注24小时	第1、8天	/
	阿霉素（ADR）	30mg/m^2	静脉滴注24小时	第8~9天	
方案B	卡铂（CARBO）	AUC 10.6mg/mL每分钟	静脉滴注1小时	第1天	每3周
	阿霉素（ADR）	25mg/m^2	静脉滴注24小时	第1~3天	
方案C	卡铂（CARBO）	AUC 6.6mg/mL每分钟	静脉滴注1小时	第1天	每3周
	阿霉素（ADR）	20mg/m^2	静脉滴注24小时	第1~2天	

6 药物剂量调整、毒性及辅助治疗

6.1 药物剂量调整原则和方法

（1）对于体重<10kg的婴幼儿，需要按照体重调整药物剂量，按照1m^{2}体表面积等于30kg换算；

（2）肥胖患儿计量调整原则（体重大于标准体重的2SD或125%及以上）：调整体重= 标准体重+ 0.4×（实际体重—标准体重），须根据调整体重计算体表面积，且最大体表面积不超过1.73m^2。

（3）如某一疗程出现化疗相关严重并发症（感染性休克、非常严重的口腔黏膜溃疡等）或外周血象恢复时间超过6周，下一疗程可降低药物剂量（建议按照75%-50%-25%原则减量；如严重并发症不再出现，则按照25%-50%-75%原则增加剂量）。

6.2 粒细胞减少症的处理

化疗结束24小时以后，如外周血中性粒细胞绝对值≤1.0×10^9/L，可给予粒细胞集落刺激因子（G-CSF）或粒-巨噬细胞集落刺激因子（GM-CSF），皮下注射，一般剂量为5μg/kg·d，粒细胞减少严重者剂量可增加至10μg/kg·d，至少持续应用至连续2天外周血中性粒细胞绝对值≥1.0×10^9/L。

6.3 听力测定

铂类是治疗HB最重要的药物，但可能引起约60%的婴幼儿出现不同程度的双侧永久性、进行性高频听力损伤，因此建议5岁以上或可以配合的患儿进行纯音听阈测定，其余患儿给予畸变产物耳声发射和脑干听觉诱发电位检测。检测时间点为：治疗前、每2疗程及化疗结束时，化疗结束后每半年检测一次至停药5年。

6.4 蒽环类药物

鉴于蒽环类药物对心肌的毒性作用，当阿霉素累积剂量≥400mg/m^{2}时，建议谨慎使用蒽环类药物，同时密切监测心功能（心肌酶谱、肌钙蛋白、脑钠肽、心脏彩超）。一旦心功能检测提示心脏射血分数<55%或轴缩短分数<28%，若能证明左心功能异常和细菌感染有关，可继续使用蒽环类药物，否则应该暂停，直到射血分数≥55%或轴缩短分数≥28%。根据蒽环类药物使用剂量或心肌损伤程度选择右丙亚胺等药物。

6.5 复方磺胺甲基异恶唑（SMZco）

为预防卡氏肺囊虫肺炎，在整个治疗期间及停化疗后3~6个月内，建议所有患儿均服用SMZco 25mg/kg·d，分2次口服，每周连用3天。

7 治疗中评估及截止化疗指征

在治疗过程中建议每个疗程后进行血清AFP和腹部B超检查评估，每2个疗程后进行AFP和影像学腹部CT/MRI（增强）评估。患者如影像学无残留，AFP水平正常后3个疗程可以停药；如无AFP增高者，影像学无残留后4个疗程可以停药。若患者AFP水平或影像学仍有异常，则出方案进行个体化治疗，详见各危险度组的治疗方案。

第三节 肝移植

1 肝移植指征

1.1 适应证

（1）HB患儿经新辅助化疗后评估为POST-TEXT Ⅳ期，或POST-TEXT Ⅲ期伴有肝静脉、下腔静脉或肝门血管等重要结构侵犯，或预判残肝不足，或预判手术可能无法达到R0切除的患儿，建议首选肝脏移植。

（2）伴有肺转移的HB患者经化疗后肺转移灶消失后或已经根治性切除的孤立肺转移灶患儿可考虑行肝脏移植。

（3）HB破裂是肝移植术后复发的高风险因素，但不应作为肝移植的手术禁忌证。

1.2 禁忌证

未经治疗的HB伴肝外转移、或难以控制的全身性感染是肝移植的绝对禁忌证；HB合并无法彻底清除的肝外转移灶；合并严重的心、肺、脑等重要脏器器质性病变。

2 肝移植术前评估

（1）评估肝内肿瘤无法达到R0切除且没有肝外转移灶的HB患儿，应在确诊时尽早转诊至专业中心行肝移植评估，或不迟于化疗2个周期后。

（2）考虑到肝移植等待时间与HB肝移植术后复发相关，建议尽早评估肝脏移植并加入等待名单，或行活体肝移植准备。

（3）HB患儿在移植前应由肿瘤科医生、病理科医生、放射科医生和外科医生共同组成的多学科联合诊疗小组（MDT to HIM）进行评估，且手术前30天内应有一次评估结果。

3 肝移植新辅助及辅助化疗

（1）新辅助化疗能使接受肝移植的HB患儿获益，而单纯术后辅助化疗并不能获益，因此推荐肝移植患儿接受术前新辅助化疗和术后辅助化疗，不推荐行单纯辅助化疗。

（2）根据SIOPEL方案推荐：中危组患儿采用CV5D（顺铂+5-氟尿嘧啶+长春新碱+阿霉素）方案，移植术前新辅助化疗4周期，术后一个月各器官功能正常时，可行术后辅助化疗2个周期。高危组患儿移植术前采用VIT（长春新碱+伊立替康+替西罗莫司）方案2个周期，如初始反应良好，可序贯采用CV5D方案2个周期与VIT方案1个周期交替2轮；如肿瘤对VIT初始化疗无反应，则采用CV5D方案4个周期；术后辅助化疗采用CV5D方案2个周期（具体详见指南化疗部分）。

4 肝移植手术及术后管理

（1）对有成熟儿童肝移植经验的中心除等待公民逝世后捐献全肝移植外，也可考虑劈离式供肝或亲体供肝行部分肝脏移植。

（2）肝移植术后需终身服用免疫抑制药物，目前仍是以钙调磷酸酶抑制剂（如CsA、FK506）为主的个体化免疫抑制方案，建议尽早撤除激素或使用无激素免疫抑制方案。

（3）儿童肝移植术后并发症主要包括血管并发症、胆道并发症、感染性并发症、急慢性排斥反应以及移植肝无功能或功能延迟恢复，早期判断及有效地治疗干预对于挽救患儿生命及移植物功能至关重要。

（4）儿童肝移植术后血管栓塞风险高于成人，推荐术后常规采用预防性肝素及低分子肝素抗凝以降低栓塞风险。

（5）HB患儿肝移植术后免疫抑制诱导方案不推荐使用清除T细胞的抗体药物（如抗CD52单克隆抗体阿伦珠单抗和抗胸腺细胞球蛋白ATG）。

（6）HB患儿肝移植术后肿瘤监测包括AFP和影像学检查，术后2年内为高复发期，监测频次最高，此后可过渡至每年一次至5年后可停止监测。

（7）儿童肝移植术后应定期监测身高、体重、骨质密度等指标，对生长发育异常的患儿应查明原因并给予对应治疗。

（8）与患儿密切接触的家庭成员应每年接种流感疫苗，患儿灭活疫苗接种时间应选择在移植前1个月或移植后6~12个月接种，减毒疫苗仅限于移植前28天以上。

第四节　其他治疗方式

1　经导管动脉化疗栓塞

对于对肿瘤破裂出血HB患儿，以及无法完整切除肿瘤且不能进行肝移植的HB患儿，经导管动脉化疗栓塞（Transcatheter Arterial chemoembolization，TACE）提供了另一种选择。TACE主要适用于：①PRETEXT Ⅲ期及以上和/或肺部转移，经常规治疗后仍无法手术切除者；②等待肝移植的患儿；③经2~3个周期的全身化疗，影像学出现新发病灶，或肿瘤缩小程度<50%患者。对于存在门静脉主干癌栓的HB，TACE容易引发肝功能衰竭，需要引起警惕。TACE的常见并发症包括腹痛、发热、恶心、呕吐、谷草转氨酶、谷丙转氨酶和C反应蛋白升高，少数病例可出现急性肝衰竭、肝梗死、肝脓肿、肿瘤破裂或肺栓塞，故仅推荐TACE在有条件的儿科中心开展。肝动脉注射药物详见表50-5-5。

表50-5-5　TACE用药方案及药物剂量

方案	药物	剂量	给药途径
CDDP+THP方案	顺铂（CDDP）	50~60mg/m^{2}或80~90mg/m^2	缓慢肝动脉注射
	吡喃阿霉素（THP-ADR）	20~30mg/m^2	缓慢肝动脉注射
CDDP+ADR+VCR	顺铂（CDDP）	40mg/m^2	缓慢肝动脉注射
	阿霉素（ADR）	20mg/m^2	缓慢肝动脉注射
	长春新碱（VCR）	1.5mg/m^2	缓慢肝动脉注射
CATA-L	卡铂（CARBO）	200mg/m^2	缓慢肝动脉注射
	吡喃阿霉素（THP）	30mg/m^2	缓慢肝动脉注射

2　高强度超声聚焦刀

高强度聚焦超声刀（High-Intensity Focused Ultrasound，HIFU）的治疗原理是利用超声波在体内肿瘤组织的聚焦，产生热效应，导致目标组织蛋白质变性，发生凝固性坏死，从而达到治疗的目的。HIFU具有无创、无明显副作用的特点。适用于难治性的肝脏多灶、未能进行肝移植及手术后残留的患儿。HIFU还可联合TACE治疗，在晚期HB患儿中有助于提高手术完整切除率、降低并发症的发生率，提高患儿生存质量。

3 超声引导下经皮消融治疗

超声引导下经皮热消融（Thermal Ablation，TA）治疗通过高温使肿瘤局部凝固性坏死，达到局部破坏肿瘤、灭活肿瘤的效果。具有微创、耐受度好和可重复等的优势。目前，应用于儿童肝母细胞瘤的TA治疗手段包括射频消融（Radiofrequency Ablation，RFA）和微波消融（Microwave Ablation，MWA）。超声引导下TA适用于化疗无效、无法手术切除的转移灶，以及HB复发患者。

4 放疗

一般情况下HB通过化疗和手术可获满意疗效，同时考虑到辐射的远期损伤，临床上常很少采用放疗，仅在系统性药物治疗和手术及其他局部手段治疗后仍有病灶残留时才酌情考虑放疗。

（1）适应证

① 诱导化疗后肝内原发灶广泛残留，仍无法手术时可考虑术前全肝或局部放疗，为手术切除提供转化机会；② 早期病变未达R0切除且化疗反应不佳时可考虑术后局部放疗；③ 经系统性药物（化疗或靶向）、手术及其他局部治疗后最终仍无法完全缓解的肝内病变和转移灶考虑放疗；④ 门脉或腔静脉系统瘤栓持续存在；⑤ 局部转移灶导致明显的临床症状或潜在严重并发症且化疗效果不佳时考虑放疗，如疼痛、病理性骨折、截瘫等。

（2）放疗技术

根据不同单位具体情况，可采用三维适形、静态或动态调强、立体定向放疗、螺旋断层放疗等技术，常规推荐光子的容积弧形调强技术（VMAT），中枢神经系统转移灶也可考虑质子放疗。HB属放射中度敏感肿瘤，有效剂量范围为25~50Gy，通常镜下残留予以25~30Gy，大体残留予以35~50Gy，全肝或全肺照射剂量为15~18Gy。

5 造血干细胞移植

对难治性或复发转移的HB患者，可给予造血干细胞移植。但造血干细胞移植是否能改善HB患者的预后仍无定论。一项多中心研究回顾了1990~2012年间42例接受干细胞移植的HB患者数据，发现在初始治疗时接受移植患者的OS和EFS分别55%和48%，复发后接受造血干细胞移植患者的OS和EFS分别64%和36%，造血干细胞移植未显示出对复发难治HB患者的获益。日本JPTL协作组中有28例患者接受了造血干细胞移植，其中12例患者无事件存活，11例患者死亡，生存率与未接受造血干细胞移植的患者相比也无明显升高。

造血干细胞移植方案可参照JPTL方案予序贯化疗+自体造血干细胞移植，具体方案如下：

（1）造血干细胞动员方案

异环磷酰胺（IFOS）2.8g/m^2，第1~5天

美司钠（MESNA）2.8 g/m^2，第1~5天

依托泊苷（Vp16）120mg/m^2，第1~5天

（2）预处理方案

①Hi-MEC

依托泊苷（Vp16）200mg/m^2，第-6、-5、-4、-3天

卡铂（CBDCA）400mg/m^2，第-6、-5、-4、-3天

马法兰（L-PAM）90mg/m^2，第-3、-2天

②Hi-MT

马法兰（L-PAM）50mg/m^2，第-11、-10、-4、-3天

塞替派（thio-TEPA）150mg/m^2，第-11、-10天

塞替派（thio-TEPA）200mg/m^2，第-4、-3天

第五节 初诊HB的治疗流程

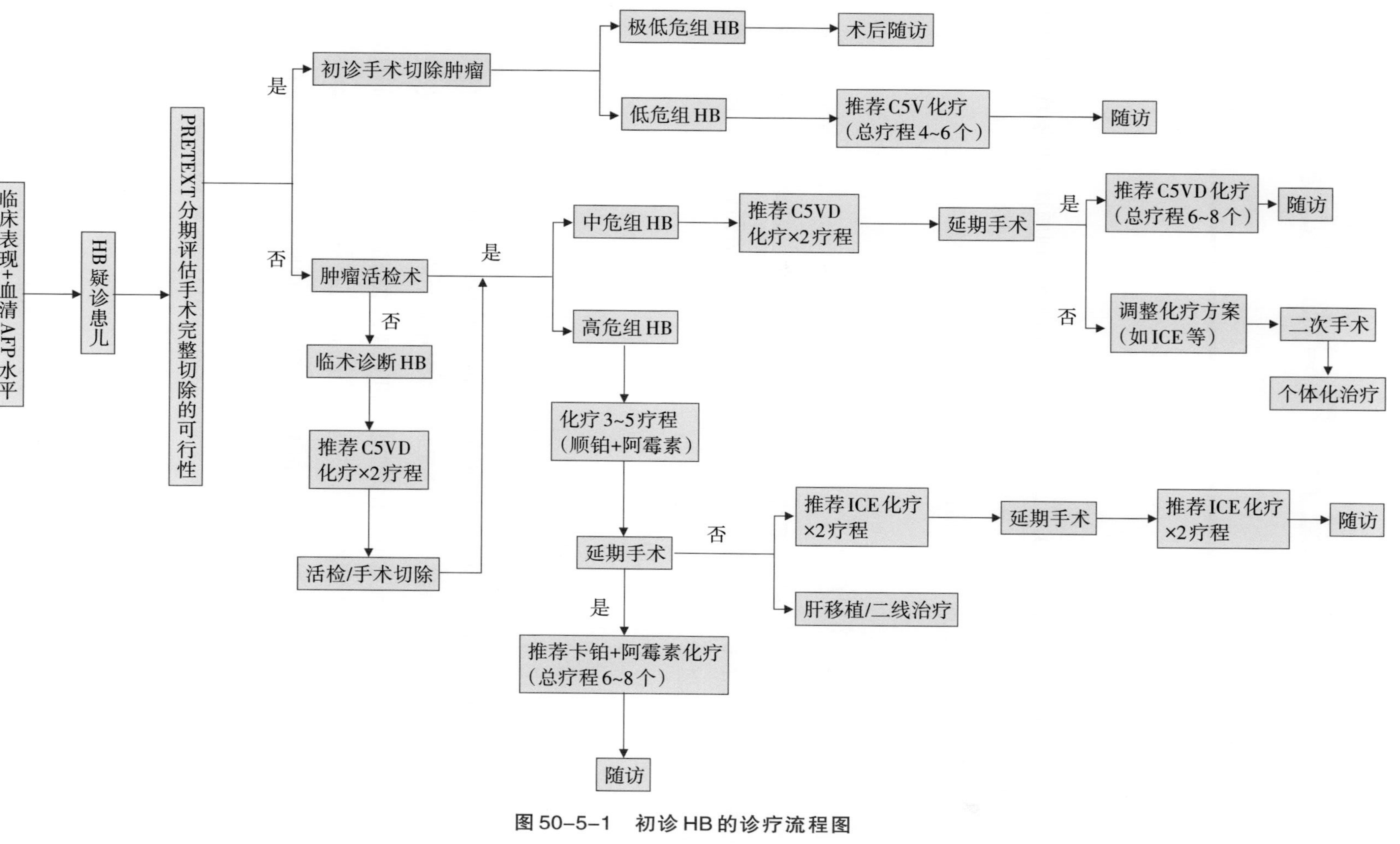

图 50-5-1 初诊HB的诊疗流程图

第六章

进展/复发HB的治疗

在对SIOPEL协作组SIOPEL-1、2和3系列研究进行的回顾性分析发现，有12%的患者在肿瘤完全切除后出现影像学复发和AFP水平升高。进展或复发HB患者的预后与患者复发的部位、既往治疗情况和患者或监护人的主观意见相关。

第一节　手术治疗

若进展或复发的孤立性肺部结节尽可能再次手术切除，同时联合化疗可有效延长该类患者的生存率。能够完整切除进展或复发病灶的患者预后最好，同时接受二次手术和化疗的患者，3年EFS率为34%，3年OS率为43%。经皮射频消融术已可代替手术切除治疗孤立性转移灶HB。

第二节　化疗

对复发HB患者研究发现，初期接受过顺铂/长春新碱/氟尿嘧啶治疗的患者可考虑使用含阿霉素的方案挽救，而曾接受过阿霉素和顺铂治疗的患者不建议采用长春新碱和氟尿嘧啶挽救治疗。SIOPEL协作组对伊立替康单药治疗难治或复发的HB进行研究，结果显示24例HB患者采用伊立替康（20mg/m²/d，d1~5，d8~12）单药治疗，至最终随访时间有12例患者存活（6例无肿瘤残留和6例肿瘤残留）。另也有单中心研究报道伊立替康联合长春新碱治疗复发HB患者后达到无病生存。基础研究表明，紫杉醇能够显著抑制HB细胞的生长。有研究探索了BH3模拟物ABT-737与紫杉醇联合使用，可以提高紫杉醇对HB的治疗效果，这种联合治疗策略通过诱导肿瘤细胞凋亡，增强了紫杉醇的抗肿瘤活性。多西他赛（Docetaxel）在治疗儿童复发或难治性HB中也显示出一定的疗效。在一项Ⅱ期临床试验中，多西他赛被用于治疗包括HB在内的复发性实体肿瘤的儿童患者。对于复发HB患者推荐进行二代测序，以寻找潜在的靶向治疗药物。

第三节　肝移植

对于无法手术切除的、非转移性的复发HB可考虑肝移植。

第四节　姑息性放疗

对于复发HB患者可行姑息性放疗，具体剂量如下：肝脏复发灶放疗剂量36Gy/20Fx，纵隔、腹部淋巴结转移灶放疗剂量36~40Gy/18~20Fx，骨转移灶 36~40Gy/18~20Fx，肺转移灶为37.5~49Gy/2.5~3.5Gy/Fx。

第七章

随访

HB综合治疗后可以达到完全缓解，但仍有部分患者出现复发，因此建议定期随访，尽早发现及时治疗。推荐参照下列时间节点进行随访，主诊医师可根据患儿的具体情况进行酌情调整。

表 50-7-1　随访时间及检查项目表

结疗时间	AFP	肿瘤评估		
		腹部B超	胸部CT平扫（推荐）或胸片	腹部MRI（增强）
第一年	1个月	1~2个月	3个月	3个月
第二年	3个月	3个月	3~6个月	3~6个月
第三年	3个月	3~6个月	6个月	6个月
第四年	3~6个月	6~12个月	1年（必要时）	1年
第五年	6个月	1年	1年（必要时）	1年

同时根据患儿实际情况，定期复查血常规、生化常规、内分泌检测、听力检查、心脏功能检测等相关检查。如随访过程中，出现不伴临床症状的AFP增高，建议增加复查频次并配合相应的影像学检查，以便及早发现复发的迹象。

参考文献

[1]樊代明等，整合肿瘤学-临床卷.2021：科学出版社.

[2]Hung，G.Y.，et al.，Hepatoblastoma incidence in Taiwan：A population-based study. J Chin Med Assoc，2018. 81（6）：p. 541-547.

[3]鲍萍萍等，2002-2010年上海市户籍儿童恶性实体肿瘤发病特征和变化趋势分析.中华儿科杂志，2013. 51（4）：第288-294页.

[4]Howlader N，N.A.K.M.，SEER Cancer Statistics Review，1975-2009（Vintage 2009 Populations），in Childhood cancer by the ICCC. 2012，National Cancer Institute.

[5]Aronson，D.C. and R.L. Meyers，Malignant tumors of the liver in children. Semin Pediatr Surg，2016. 25（5）：p. 265-275.

[6]Katzenstein，H.M.，et al.，Minimal adjuvant chemotherapy for children with hepatoblastoma resected at diagnosis（AHEP0731）：a Children's Oncology Group，multicentre，phase 3 trial. Lancet Oncol，2019. 20（5）：p. 719-727.

[7]Yuan，X.J.，et al.，Multidisciplinary effort in treating children with hepatoblastoma in China. Cancer Lett，2016. 375（1）：p. 39-46.

[8]Haeberle，B.，et al.，The importance of age as prognostic factor for the outcome of patients with hepatoblastoma：Analysis from the Children's Hepatic tumors International Collaboration（CHIC）database. Pediatr Blood Cancer，2020. 67（8）：p. e28350.

[9]Trobaugh-Lotrario，A.D.，R. Venkatramani and J.H. Feusner，Hepatoblastoma in children with Beckwith-Wiedemann syndrome：does it warrant different treatment? J Pediatr Hematol Oncol，2014. 36（5）：p. 369-73.

[10]Brioude，F.，et al.，Expert consensus document：Clinical and molecular diagnosis，screening and management of Beckwith-Wiedemann syndrome：an international consensus statement. Nat Rev Endocrinol，2018. 14（4）：p. 229-249.

[11]Mussa，A. and G.B. Ferrero，Serum alpha-fetoprotein screening for hepatoblastoma in Beckwith-Wiedemann syndrome. Am J Med Genet A，2017. 173（3）：p. 585-587.

[12]Spector，L.G. and J. Birch，The epidemiology of hepatoblastoma. Pediatr Blood Cancer，2012. 59（5）：p. 776-9.

[13]Aretz，S.，et al.，Should children at risk for familial adenomatous polyposis be screened for hepatoblastoma and children with apparently sporadic hepatoblastoma be screened for APC germline mutations? Pediatr Blood Cancer，2006. 47（6）：p. 811-8.

[14]Tan，Z.H.，et al.，Association of trisomy 18 with hepatoblastoma and its implications. Eur J Pediatr，2014. 173（12）：p. 1595-8.

[15]Janitz，A.E.，et al.，Maternal and paternal occupational exposures and hepatoblastoma：results from the HOPE study through the Children's Oncology Group. J Expo Sci Environ Epidemiol，2017. 27（4）：p. 359-364.

[16]Dong，Y.，et al.，Review on Pediatric Malignant Focal Liver Lesions with Imaging Evaluation：Part I. Diagnostics（Basel），2023. 13（23）.

[17]Cekuolis，A.，et al.，Incidental Findings in Pediatric Patients：How to Manage Liver Incidentaloma in Pediatric Patients. Cancers（Basel），2023. 15（8）.

[18]Zadeh，E.S.，et al.，Comments on and illustrations of the WFUMB CEUS liver guidelines：Rare malignant neuroendocrine and predominant epithelioid liver lesions. Med Ultrason，2024.

[19]Felsted，A.E.，et al.，Intraoperative ultrasound for liver tumor resection in children. J Surg Res，2015. 198（2）：p. 418-23.

[20]Herrmann, J., et al., European Society of Pediatric Radiology survey of perioperative imaging in pediatric liver transplantation:(2) intraoperative imaging. Pediatr Radiol, 2024. 54(2): p. 269–275.
[21]Torres, A., et al., Contrast–Enhanced Ultrasound for identifying circulatory complications after liver transplants in children. Pediatr Transplant, 2019. 23(1): p. e13327.
[22]Wu, J.T., L. Book and K. Sudar, Serum alpha fetoprotein(AFP) levels in normal infants. Pediatr Res, 1981. 15(1): p. 50–2.
[23]黄一晋与王焕民，甲胎蛋白异质体在儿童肿瘤中的研究进展. 中华小儿外科杂志，2017. 38(5)：第395–398页.
[24]Kawahara, I., et al., AFP–L3 as a Prognostic Predictor of Recurrence in Hepatoblastoma: A Pilot Study. J Pediatr Hematol Oncol, 2021. 43(1): p. e76–e79.
[25]马浙平等，PⅣKA–Ⅱ生物学作用及其在肝细胞癌诊断和预后判断中的价值. 中华肝胆外科杂志，2021. 27(4)：第309–313页.
[26]中华医学会病理学分会儿科病理学组与福棠儿童医学发展研究中心病理专业委员会，肝母细胞瘤病理诊断专家共识. 中华病理学杂志，2019. 48(3)：第176–181页.
[27]储婧，何乐健与陈莲，第5版WHO儿童肿瘤分册肝脏肿瘤分类解读. 中华病理学杂志，2023. 52(8)：第778–784页.
[28]Cho, S.J., et al., Consensus classification of pediatric hepatocellular tumors: A report from the Children's Hepatic tumors International Collaboration(CHIC). Pediatr Blood Cancer, 2023: p. e30505.
[29]Fazlollahi, L., et al., Malignant Rhabdoid Tumor, an Aggressive Tumor Often Misclassified as Small Cell Variant of Hepatoblastoma. Cancers(Basel), 2019. 11(12).
[30]Towbin, A.J., et al., 2017 PRETEXT: radiologic staging system for primary hepatic malignancies of childhood revised for the Paediatric Hepatic International Tumour Trial(PHITT). Pediatr Radiol, 2018. 48(4): p. 536–554.
[31]Czauderna, P., et al., The Children's Hepatic tumors International Collaboration(CHIC): Novel global rare tumor database yields new prognostic factors in hepatoblastoma and becomes a research model. Eur J Cancer, 2016. 52: p. 92–101.
[32]Meyers, R.L., et al., Hepatoblastoma state of the art: pre–treatment extent of disease, surgical resection guidelines and the role of liver transplantation. Curr Opin Pediatr, 2014. 26(1): p. 29–36.
[33]中国抗癌协会小儿肿瘤专业委员会与中华医学会小儿外科分会肿瘤专业组，儿童肝母细胞瘤多学科诊疗专家共识(CCCG–HB–2016). 中华小儿外科杂志，2017. 38(10)：第733–739页.
[34]Malogolowkin, M.H., et al., Treatment of hepatoblastoma: the North American cooperative group experience. Front Biosci(Elite Ed), 2012. 4: p. 1717–23.
[35]Zsiros, J., et al., Dose–dense cisplatin–based chemotherapy and surgery for children with high–risk hepatoblastoma(SIOPEL–4): a prospective, single–arm, feasibility study. Lancet Oncol, 2013. 14(9): p. 834–42.
[36]Czauderna, P., Hepatoblastoma throughout SIOPEL trials – clinical lessons learnt. Front Biosci(Elite Ed), 2012. 4: p. 470–9.
[37]Haeberle, B. and D. Schweinitz, Treatment of hepatoblastoma in the German cooperative pediatric liver tumor studies. Front Biosci(Elite Ed), 2012. 4: p. 493–8.
[38]Hiyama, E., et al., A cisplatin plus pirarubicin–based JPLT2 chemotherapy for hepatoblastoma: experience and future of the Japanese Study Group for Pediatric Liver Tumor(JPLT). Pediatr Surg Int, 2013. 29(10): p. 1071–5.
[39]Meyers, R.L., et al., Risk–stratified staging in paediatric hepatoblastoma: a unified analysis from the Children's Hepatic tumors International Collaboration. Lancet Oncol, 2017. 18(1): p. 122–131.
[40]Tang, M.J., et al., A multicenter prospective study on the management of hepatoblastoma in children: a report from the Chinese Children's Cancer Group. World J Pediatr, 2023.

[41]Maibach，R.，et al.，Prognostic stratification for children with hepatoblastoma：the SIOPEL experience. Eur J Cancer，2012. 48（10）：p. 1543-9.

[42]Saettini，F.，et al.，Is multifocality a prognostic factor in childhood hepatoblastoma? Pediatr Blood Cancer，2014. 61（9）：p. 1593-7.

[43]Fahy，A.S.，F. Shaikh and J.T. Gerstle，Multifocal hepatoblastoma：What is the risk of recurrent disease in the remnant liver? J Pediatr Surg，2019. 54（5）：p. 1035-1040.

[44]Zsiros，J.，et al.，Successful treatment of childhood high-risk hepatoblastoma with dose-intensive multiagent chemotherapy and surgery：final results of the SIOPEL-3HR study. J Clin Oncol，2010. 28（15）：p. 2584-90.

[45]Fuchs，J.，et al.，Pretreatment prognostic factors and treatment results in children with hepatoblastoma：a report from the German Cooperative Pediatric Liver Tumor Study HB 94. Cancer，2002. 95（1）：p. 172-82.

[46]Wanaguru，D.，et al.，Outcomes of pulmonary metastases in hepatoblastoma--is the prognosis always poor? J Pediatr Surg，2013. 48（12）：p. 2474-8.

[47]Rai，P. and F.J. H，Cerebral Metastasis of Hepatoblastoma：A Review. J Pediatr Hematol Oncol，2016. 38（4）：p. 279-82.

[48]Pu，J.R.，et al.，Current trends and prospects of surgical techniques for hepatoblastoma. Cancer Med，2024. 13（1）：p. e6795.

[49]Murawski，M.，V.B. Weeda and P. Czauderna，Surgical management in hepatoblastoma：points to take. Pediatr Surg Int，2023. 39（1）：p. 81.

[50]Xiu，W.L.，et al.，Computer-assisted three-dimensional individualized extreme liver resection for hepatoblastoma in proximity to the major liver vasculature. World J Gastrointest Surg，2024. 16（4）：p. 1066-1077.

[51]Liu，J.，et al.，Application of 3D Simulation Software in Chemotherapy and Hepatoblastoma Surgery in Children. Front Surg，2022. 9：p. 908381.

[52]彭宇明等，吲哚菁绿荧光染色引导下解剖性右半肝切除治疗儿童肝脏肿瘤. 临床小儿外科杂志，2018. 17（8）：第597-599，625页.

[53]施佳等，吲哚菁绿近红外荧光显像在儿童肝母细胞瘤手术中的应用初探. 临床小儿外科杂志，2021. 20（10）：第916-920页.

[54]姚伟等，吲哚菁绿荧光显像技术在肝母细胞瘤精准切除手术中的应用. 临床小儿外科杂志，2019. 18（2）：第107-111页.

[55]郑百俊等，小儿腹腔镜肝切除的技术改进及疗效分析. 临床小儿外科杂志，2022. 21（7）：第622-626页.

[56]周建峰，沈启阳与李涛，吲哚菁绿荧光显影技术在13例儿童肝母细胞瘤切除中的应用分析. 中华肝胆外科杂志，2022. 28（7）：第495-498页.

[57]Malogolowkin，M.H.，et al.，Complete surgical resection is curative for children with hepatoblastoma with pure fetal histology：a report from the Children's Oncology Group. J Clin Oncol，2011. 29（24）：p. 3301-6.

[58]Perilongo，G.，et al.，Cisplatin versus cisplatin plus doxorubicin for standard-risk hepatoblastoma. N Engl J Med，2009. 361（17）：p. 1662-70.

[59]Hiyama，E.，et al.，Outcome and Late Complications of Hepatoblastomas Treated Using the Japanese Study Group for Pediatric Liver Tumor 2 Protocol. J Clin Oncol，2020. 38（22）：p. 2488-2498.

[60]Katzenstein，H.M.，et al.，Upfront window vincristine/irinotecan treatment of high-risk hepatoblastoma：A report from the Children's Oncology Group AHEP0731 study committee. Cancer，2017. 123（12）：p. 2360-2367.

[61]甄子俊等，100例肝母细胞瘤基于新危险分层的治疗结果分析. 中华肿瘤杂志，2021. 43（2）：

第228-232页.
[62]Hibi, T., et al., Liver Transplantation for Colorectal and Neuroendocrine Liver Metastases and Hepatoblastoma. Working Group Report From the ILTS Transplant Oncology Consensus Conference. Transplantation, 2020. 104（6）: p. 1131-1135.
[63]Kulkarni, S., et al., Surgical Therapy for Pediatric Hepatoblastoma in the USA over the Last Decade: Analysis of the National Cancer Database. J Gastrointest Cancer, 2021. 52（2）: p. 547-556.
[64]Moosburner, S., et al., Liver Transplantation Is Highly Effective in Children with Irresectable Hepatoblastoma. Medicina（Kaunas）, 2021. 57（8）.
[65]Pire, A., et al., Living donor liver transplantation for hepatic malignancies in children. Pediatr Transplant, 2021. 25（7）: p. e14047.
[66]Pondrom, M., et al., Tumor rupture in hepatoblastoma: A high risk factor? Pediatr Blood Cancer, 2020. 67（9）: p. e28549.
[67]Ezekian, B., et al., Improved contemporary outcomes of liver transplantation for pediatric hepatoblastoma and hepatocellular carcinoma. Pediatr Transplant, 2018. 22（8）: p. e13305.
[68]Talakic, E., et al., Liver Transplantation in Malignancies: A Comprehensive and Systematic Review on Oncological Outcome. Visc Med, 2021. 37（4）: p. 302-314.
[69]de Ville, D.G.J., et al., Beyond the Milan criteria for liver transplantation in children with hepatic tumours. Lancet Gastroenterol Hepatol, 2017. 2（6）: p. 456-462.
[70]中华医学会器官移植学分会与中国医师协会器官移植医师分会，中国儿童肝移植临床诊疗指南（2015版）. 临床肝胆病杂志，2016. 32（7）：第1235-1244页.
[71]钭金法等，不可切除型肝母细胞瘤的术前介入治疗临床研究. 中华小儿外科杂志，2006. 27（7）：第341-344页.
[72]Zhang, J., et al., An effective approach for treating unresectable hepatoblastoma in infants and children: Pre-operative transcatheter arterial chemoembolization. Oncol Lett, 2013. 6（3）: p. 850-854.
[73]Tang, X., X. He and H. Jiang, Efficacy and safety of HIFU in combination with TACE in unresectable pediatric HB: A randomized, controlled, single-center clinical trial. Medicine（Baltimore）, 2022. 101（48）: p. e32022.
[74]Chen, B., et al., Effective strategy of the combination of high-intensity focused ultrasound and transarterial chemoembolization for improving outcome of unresectable and metastatic hepatoblastoma: a retrospective cohort study. Transl Oncol, 2014. 7（6）: p. 788-94.
[75]Wang, S., et al., First experience of high-intensity focused ultrasound combined with transcatheter arterial embolization as local control for hepatoblastoma. Hepatology, 2014. 59（1）: p. 170-7.
[76]Chen, S.T., et al., Percutaneous thermal ablation versus open liver resection for recurrent hepatoblastoma: a retrospective study. Int J Hyperthermia, 2021. 38（1）: p. 1086-1091.
[77]Liu, B., et al., First Experience of Ultrasound-guided Percutaneous Ablation for Recurrent Hepatoblastoma after Liver Resection in Children. Sci Rep, 2015. 5: p. 16805.
[78]Hesh, C.A., et al., Percutaneous image-guided microwave ablation as primary therapy for PRETEXT Ⅱ hepatoblastoma. Pediatr Blood Cancer, 2020. 67（10）: p. e28641.
[79]Cui, R., et al., Microwave ablation assisted by three-dimensional visualization system as local therapy for relapsed hepatoblastoma: a small pilot study. Abdom Radiol（NY）, 2019. 44（8）: p. 2909-2915.
[80]Karski, E.E., et al., Treatment of hepatoblastoma with high-dose chemotherapy and stem cell rescue: the pediatric blood and marrow transplant consortium experience and review of the literature. J Pediatr Hematol Oncol, 2014. 36（5）: p. 362-8.
[81]Semeraro, M., et al., Relapses in hepatoblastoma patients: clinical characteristics and outcome--experience of the International Childhood Liver Tumour Strategy Group（SIOPEL）. Eur J Cancer,

2013. 49（4）：p. 915–22.

[82]Zsiros，J.，et al.，Efficacy of irinotecan single drug treatment in children with refractory or recurrent hepatoblastoma––a phase Ⅱ trial of the childhood liver tumour strategy group（SIOPEL）. Eur J Cancer，2012. 48（18）：p. 3456–64.

[83]Qayed，M.，et al.，Irinotecan as maintenance therapy in high–risk hepatoblastoma. Pediatr Blood Cancer，2010. 54（5）：p. 761–3.

[84]Fuchs，J.，et al.，Paclitaxel：an effective antineoplastic agent in the treatment of xenotransplanted hepatoblastoma. Med Pediatr Oncol，1999. 32（3）：p. 209–15.

[85]Lieber，J.，et al.，The BH3 mimetic ABT–737 increases treatment efficiency of paclitaxel against hepatoblastoma. BMC Cancer，2011. 11：p. 362.

[86]George，S.L.，et al.，Docetaxel in the treatment of children with refractory or relapsed hepatoblastoma. J Pediatr Hematol Oncol，2012. 34（7）：p. e295–7.

[87]Zwerdling，T.，et al.，Phase Ⅱ investigation of docetaxel in pediatric patients with recurrent solid tumors：a report from the Children's Oncology Group. Cancer，2006. 106（8）：p. 1821–8.

神经母细胞瘤

名誉主编

樊代明

主　编

赵　强　王焕民　吴晔明　汤永民

副主编

王　珊　高怡瑾　金润铭　张翼鷟　袁晓军　竺晓凡　李璋琳

编　委（按姓氏拼音排序）

蔡炜嵩　曹文枫　曹嫣娜　常　健　常晓峰　陈开澜　陈　艳　戴云鹏

董岿然　方拥军　高　举　高　群　高　亚　顾　松　龚宝成　贺湘玲

黄东生　贾海威　江　莲　姜大鹏　靳　燕　鞠秀丽　李　府　李　杰

李　凯　李时望　李志杰　李忠元　黎　阳　刘爱国　刘建井　刘　赟

刘　炜　吕　凡　吕志宝　卢　俊　卢贤映　罗学群　马夫天　秦　红

齐丽莎　苏　雁　汪　健　王道威　王金湖　王景福　王玲珍　王佩国

王　琦　王阳阳　武志祥　武玉睿　徐　敏　徐晓军　闫　杰　杨　博

杨　超　杨　维　杨晓梅　杨天佑　殷敏智　张朝霞　张守华　张伟令

张　谊　仲智勇　钟本富

秘　书

李　杰　靳　燕　李忠元

第一章

前言

神经母细胞瘤（Neuroblastoma，NB）是儿童常见的颅外实体瘤之一，尤其是小于5岁婴幼儿常见的恶性肿瘤，源于原始神经嵴细胞，可发生于肾上腺髓质或椎旁交感神经系统。占儿童恶性肿瘤的8%~10%，病死率却达15%，其生物学行为多样，病因复杂，尤其高危NB，肿瘤异质性更明显，制定多中心、多学科诊治指南尤为重要。

国际上开展的多中心临床试验结果，逐步改善了NB的预后，目前高危NB治愈率也提高到50%左右。由于国际上各个NB协作组织的分期及危险度各有侧重，导致部分病例临床分析结果存在差异。国际NB危险度分组（INRG）组织制定的基于影像学定义危险因子的治疗前分期和危险度分组方案，考虑到NB治疗前评估及手术策略的相关因素，有利于各分组间临床比较，目前被国际很多医疗临床及研究机构所采用。

第二章 流行病学与筛查

第一节 流行病学

NB是儿童时期最常见的颅外实体瘤。在美国，每年大约有650例NB被诊断。发病率每百万分之10.2例，是生命第一年最常出现的癌症，也是最常见的颅外实体恶性肿瘤，在所有儿童恶性肿瘤中占8%~10%。儿童期癌症死亡率中的15%是由NB造成的。其中婴儿患病率约为1例/7000人，15岁以下儿童约为10.54例/100万人，90%在诊断时年龄小于5岁，发病率随年龄增长而降低。NB的生存率，1岁以下儿童五年生存率从86%增加到95%，1~14岁儿童从34%增加至68%。

目前研究显示药物、性激素、低出生体重、先天异常、母体酒精和烟草暴露、母亲自然流产史以及父亲的职业暴露与该病无直接相关性证据。家族性NB发病率只有1%~2%，且一般年龄较小，约20%的病例为双侧或多灶性疾病。

第二节 筛查

研究表明通过筛查，NB的检出有所增加；然而，这并未改善预后。大部分NB都会产生儿茶酚胺，且尿中可检出儿茶酚胺代谢物香草扁桃酸和高香草酸。德国的研究对比140万例接受筛查的1岁儿童和同样规模对照组的尿液分析。与其他研究一致，在筛查组检出了更多的NB病例；然而，筛查组和对照组中4期疾病患病率相似，分别是3.7/100万和3.8/100万；死亡率分别为1.3/100万和1.2/100万。研究结果认为对婴儿进行NB婴儿的筛查并不能降低其死亡率，因而不提倡早期筛查。在小于18个月的孩子中，病灶出现自发消退。因此，在此人群中的筛查会导致过度诊断。

第三章

NB的诊断

第一节 临床表现

NB在临床表现上存在极大异质性，瘤细胞能从未分化状态自然消退到完全彻底的良性细胞表现，也能表现为即使高强度、多方法治疗也不能控制疾病进展。NB来源于未分化的交感神经节细胞，故凡有胚胎性交感神经节细胞的部位，都可发生NB。临床表现因组织学位置的广泛分布、诊断年龄不同以及受累程度不同而有很大差异。NB可出现副肿瘤综合征，如胆胺或血管活性肠肽的过度生成。过量胆胺可表现为发汗、面色潮红及心悸，过量血管活性肠肽可表现为脱水、腹泻以及继发性电解质异常。眼阵挛-肌阵挛综合征也可见于NB。临床表现包括以下几种：

腹部肿块：这是NB最常见表现。

眼睑突出症和眶周瘀斑：常见于高危患者，起因于球后转移。

腹胀：可能由于肝转移或肿瘤巨大，导致婴儿呼吸困难。

骨痛：与转移性疾病有关。

全血细胞减少：可能由于广泛骨髓转移所致。

发烧、高血压和贫血：多见于有转移患者，偶尔在无转移患者中发现。

麻痹：起源于椎旁神经节的NB可通过神经孔侵入，压迫脊髓。有症状脊髓受压需立即治疗。

水样腹泻：在极少数情况下，儿童可能因肿瘤分泌血管活性肠肽而引起严重水样腹泻，或患肠道淋巴管扩张症而丧失蛋白质的肠病。化疗还可引起血管活性肠肽分泌，肿瘤切除术会减少血管活性肠肽分泌。

霍纳氏综合征：霍纳氏综合征的特征为瞳孔缩小，上睑下垂和多汗症，是由于NB累犯星状神经节引起。

皮下皮肤结节：NB的皮下转移瘤通常在其上层皮肤上呈现蓝紫色，通常在婴儿中可见。

青少年中NB的临床表现与儿童相似。但骨髓受累在青少年中发生频率低，在其他部位（如肺部或脑部）的转移频率更高。

第二节 病理组织学

NB是源于交感神经节的肿瘤，是从发育中的脊髓外层迁移过来的神经母细胞或原始神经嵴细胞所衍化的。恶性未分化的神经母细胞及良性已分化的神经节细胞可能是“成熟”过程的不同阶段，节细胞NB在细胞分化程度上介于NB和节细胞神经瘤二者之间。

NB的大体形态呈结节状，可有假包膜，常见出血、坏死及钙化灶。多数肿瘤含低分化的原始NB，有些肿瘤有不同程度混合的富有细胞浆的细胞，细胞浆突起，有中心纤维的菊形团及成熟的神经节细胞。电子显微镜检查可见含有纵形排列微小管的外围齿状突起，特点是有电子致密核心（electron dense cores）的有包膜的小圆颗粒，即是细胞浆内积聚的儿茶酚胺。

组织学类型包括NB（neuroblastoma /NB）、节细胞性神经母细胞瘤（ganglioneuroblastoma /GNB）、神经节细胞瘤（ganglioneuroma/GN）三个基本类型，与交感神经系统的正常分化模型相一致，具有独特和难以预测的临床行为及生物学特性，表现为退化、自然消退、分化成熟及侵袭进展等。

1 形态学分类（病理类型和分化程度）

（1）NB（Schwannian间质贫乏）：未分化的；弱分化的；分化中的

（2）节细胞NB，混合型（Schwannian间质丰富）

（3）节细胞神经瘤：成熟中

（4）节细胞NB，结节型（混合型，Schwannian间质丰富/优势和贫乏）：未分化的；弱分化的；分化中的

2 MKI分为三级

低度（<100/5000）；中度（100~200/5000）；高度（>200/5000）。

3 国际病理学分类（International Neuroblastoma Pathology Classification，INPC）分类

结合肿瘤细胞的分化程度、MKI和年龄，进一步将NB分为具有预后判断意义的预后良好组（Favorable histology，FH）和预后不良组（Unfavorable histology，UH）。FH包括：NB，MKI为低中度，年龄<1.5岁；NB，MKI为低度，年龄1.5~5岁；

GNB混合型；GN。UH包括：NB，MKI高；NB，MKI为中级，年龄1.5~5岁；未分化或分化不良型NB，年龄1.5~5岁；所有>5岁的NB；GNB结节型。

第三节 分子生物学

1 胚系变异

大约1%~2%的NB患者有家族史，即发生胚系变异。患者平均初诊年龄为9个月，约20%为多原发灶。最常见的胚系变异为ALK突变、PHOX2B突变和1 p36或11 q14-23缺失等。通过激活ALK原癌基因的酪氨酸激酶结构域而使其发生突变，可导致大多数遗传性NB的发生。这些种系突变编码激酶结构域关键区域的单碱基替换，并导致激酶的结构性激活和癌前状态。导致致癌基因激活的突变同样存在于5%~15%的NB患者的体细胞中。患有散发或家族性NB的患儿，若同时联合先天性中枢性低通气综合征或先天性巨结肠或两者兼有，则通常存在同源框基因PHOX2B失活。因此，只要患者有NB家族史或其他强烈提示可遗传突变的临床症状，如双侧原发性肾上腺肿瘤，就需要对ALK和PHOX2B处的突变进行基因检测。

2 体系变异

与成人癌症相比，NB体系变异特点为较低的外显子突变频率。低中危NB患儿体系变异特征为发生整个染色体的数量改变或倍性变为超二倍体。高危NB患儿体系变异特点主要概括为：常发生1p、1q、3p、11q、14q、17p等节段性染色体畸变；MYCN基因扩增（占16%~25%）；低频率的外显子突变，如ALK为最常见突变，占10%，其他为ATRX、PTPN11、ARID1A、ARID1B等；促进端粒延长的基因组改变。这些多预示着：患儿确诊时年龄较大；肿瘤处于较晚期；复发风险较高；预后较差。由于MYCN扩增对临床结果有显著影响，故被常规用作治疗分层的生物标记。其实自最初发现MYCN以来，已经提出了许多用于NB的预后生物标志物，其中被研究最多的是组织病理学说的分类，DNA指数（倍性）和特定节段染色体畸变。DNA拷贝数异常分为两大预后类别：全染色体增加导致超二倍体与良好预后有关；而节段性染色体畸变（Segmental chromosomal aberrations，SCAs），例如MYCN扩增和染色体物质的区域性缺失或获得，都与不良预后有关，如1p、1q、3p、11q、14q、17p等节段性染色体畸变。在非MYCN扩增的情况下，节段性染色体畸变可预测局限性不可切除或转移性NB的婴儿复发。另外，复发NB体系变异特点为体系突变频率增加，这使应用二代深度测序更有意义，复发病例变异类型主要为RAS-MAPK信号通路活跃。而其他分子特征，如RNA调控改变、表观遗传改变或综合这些因素，可能也会为高危患者群的细分提供基础，以更加精准地为患者安排合适治疗方案。

第四节 诊断

1 治疗前检查

NB的临床病情检查是多层面的。原发性肿瘤评估一般包含CT和/或MRI。MRIs在评估椎管延伸和肝疾病状态时也很有用。在适当情况下，手术可切除性很大程度是基于这个评估。大多数病例都有大量儿茶酚胺产生。这也产生了可检测的代谢物，包括香草扁桃酸和高香草酸。这些标志物可在病情检查的早期阶段将NB与其他肿瘤类型区分开来。骨髓评估时，需要做双侧髂嵴后吸出物和活组织检查。检测转移性疾病的首要措施是^{123}I-碘苄胍（MIBG）或18F-FDG示踪的FDG-PET筛查。目前不推荐使用锝放射性核素骨扫描，因这种方法的灵敏性和特异性不高。

具体治疗前检查包括：

（1）肿瘤组织学检查：肿瘤切除或活检（影像学引导带芯活检针穿刺或开放活检）。

（2）骨髓穿刺/活检：（至少两个不同部位的骨髓样本，一般是双侧髂骨）

骨髓活检（推荐）：

①组织形态学；②免疫组化方法（IHC）：突触素、酪氨酸羟化酶、嗜铬粒蛋白A、PHOX2B、CD56、PGP9.5和S-100。（至少包含2项）

骨髓穿刺（MD检测）：

①骨髓涂片细胞形态学；②免疫细胞学GD2检测，或RTqPCR检测酪氨酸羟化酶和PHOX2B。

（3）肿瘤标记物：尿VMA/HVA，血NSE。

（4）常规影像检查：强化CT、MRI（椎旁原发必查）、超声。

（5）功能影像检查：国际首推MIBG扫描，如MIBG不摄取者再行PET/CT检查；国内受限于MIBG扫描可及性，行PET/CT检查。

（6）实验室及辅助检查：血常规、尿常规、肝肾功能、离子检测、LDH、铁蛋白、流病检测、听力检测、EEG和超声心动。

（7）基因分子生物学检测：

①MYCN扩增：可通过FISH检测、微阵列或下一代测序（NGS）进行评估；FISH检测状态定义如下：未扩增（每个细胞<2份拷贝），增加（每个细胞>2~8份拷贝或<4倍增加），扩增（每个细胞>8份拷贝或≥4倍增加，可以增加>30倍）；

②染色体片段异常（Segmental chromosomal aberrations，SCAs）：最广泛研究的染

色体片段异常包括1p、11q、17q、3p、4p、1q和2p。可通过微阵列或NGS进行评估；

③倍性：评估肿瘤细胞内的DNA量，可通过流式细胞术检测或NGS估算。

表51-3-1

检测项目	推荐检测方法
MYCN扩增	FISH检测、微阵列或NGS
染色体倍性	流式细胞术检测或NGS
节段染色体变异： 11q，1p，2p，3p，4p，14q和17q等	微阵列或NGS
基因突变： ALK、TERT、RAS/MARK等基因	NGS、PCR、WGS

说明：FISH：荧光原位杂交（fluorescence in situ hybridisation），PCR：聚合酶链式反应（polymerase chain reaction），NGS：下一代测序（next-generation sequencing），WGS：全基因组测序（whole genome sequencing）。

2 NB的诊断标准

具备下述一项即可确诊：

（1）肿瘤组织光镜下获得肯定的病理学诊断；

（2）骨髓穿刺或活检发现特征性NB细胞（小圆细胞，呈巢状或菊花团状排列或抗GD2抗体染色阳性），并伴尿中VMA升高，血清NSE升高。

第五节 治疗前分期及危险度分组

基于NB临床特性的异质性，将NB患儿分组治疗是必要的。局限性病灶的患儿大部分可经手术治愈，而大于1岁的晚期患儿尽管接受了高强度、多方法（包括强诱导、手术、放疗、术后清髓化疗+干细胞移植、维甲酸诱导分化及免疫抗体治疗等）治疗，生存率仍较低，因此准确的分期及危险度分组能指导治疗强度选择，从而避免治疗过程中的不足或过度。

随着对NB分子生物学及临床特性的研究发掘及医疗工作者的医疗经验积累，逐渐的将肿瘤分期、首次确诊年龄、病理学分型、基因分子生物学特性（染色体倍数、N-MYC基因扩增、11q异常等）纳入指导治疗的分组中，比较有时间代表性的分期原则有，在1971年提出的EVANS分期，它为1988年提出的INSS分期奠定了基础，1993年对INSS分期进行修改并发表，这一分期被世界各地医疗机构接受，并逐步取代了之前存在的各种分期系统，后于2004年由美国、澳大利亚、欧洲及日本等倡导成立的国际NB危险度协作组（INRG），其目的是建立国际上大家可以认可的分期系统和危险度分级，便于比较各国的治疗效果。2009年该组织发表了基于影像学定义的危险因子（image-defined risk factors，IDRFs）和以此为依据的INRG分期系统，INRG分期系统为术前分期，排除了外科医师水平及手术范围等对疾病评估的影响。其领导了一个大型国际联盟来汇集数据，从而形成了一个具有8800例NB患者的队列，这些人都参与了1990~2002年间开展的调查研究，包括在北美和澳大利亚的（COG）、在欧洲的（国际儿童肿瘤学NB研究网络组[SIOPEN-R-NET]）、在德国的（GPOH）和在日本的（日本前沿NB研究组[JANB]和日本婴儿NB合作研究组[JINCS]）。这一独特数据群的分析促进了新肿瘤分期系统的发展，该分期系统根据术前B超、CT和（或）MRI、123I MIBG；99m Tc MDP骨扫描等影像学手段，得到影像定义风险因素（image-defined risk factors，IDRF），并根据年龄、疾病影像学累及范围及IDRF等将患儿分别纳入L1、L2、M、MS四个分期中。并基于13种潜在预后因素的评估，新INRG分类系统共具16种统计学上不同的风险群。根据诊断时的年龄、INRG肿瘤分期、组织学分类、肿瘤的分化程度、DNA倍性以及MYCN致癌基因位点和染色体11q处的拷贝数目的分析，以及5年无事件生存率为>85%，大于75且≤85%，≥50%且≤75%，以及<50%而提出了四大类——极低危、低危、中危和高危。通过基于风险因素的治疗分组，能将每个NB患儿准确的归入应当的治疗组，达到一种个体化治疗状态，避免出现不足治疗及过度治疗。

1 基于影像学定义的危险因子（IDRFs）

（1）单侧病变，延伸到两个间室：颈部-胸腔；胸腔-腹腔；腹腔-盆腔。

（2）颈部：肿瘤包绕颈动脉，和/或椎动脉，和/或颈内静脉；肿瘤延伸到颅底；肿瘤压迫气管。

（3）颈胸连接处：肿瘤包绕臂丛神经根；肿瘤包绕锁骨下血管，和/或椎动脉，和/或颈动脉；肿瘤压迫气管。

（4）胸部：肿瘤包绕胸主动脉和/或主要分支；肿瘤压迫气管和/或主支气管；低位后纵隔肿瘤，侵犯到T9和T12之间肋椎连接处（因为此处易损伤Adamkiewicz动脉）。

（5）胸腹连接处：肿瘤包绕主动脉和/或腔静脉。

（6）腹部和盆腔：肿瘤侵犯肝门和/或肝十二指肠韧带；肿瘤在肠系膜根部包绕肠系膜上动脉分支；肿瘤包绕腹腔干和/或肠系膜上动脉的起始部；肿瘤侵犯一侧或双侧肾蒂；肿瘤包绕腹主动脉和/或下腔静脉；肿瘤包绕髂血管；盆腔肿瘤越过坐骨切迹。

（7）椎管内延伸：轴向平面超过1/3的椎管被肿瘤侵入，和/或环脊髓软脑膜间隙消失，和/或脊髓信号异常。

（8）邻近器官/组织受累：包括心包、横膈、肾脏、肝脏、胰-十二指肠和肠系膜。

注：下列情况应当记录，但不作为IDRFs：多发原发灶；胸水，伴有/无恶性细胞；腹水，伴有/无恶性细胞。需要的影像学技术包含：CT和/或MRI；^{123}I-MIBG；PET/CT。

2 INRG分期

表51-3-2

分期	定义
L1	局限性肿瘤，限于一个间室内，不具有影像学定义的危险因子（IDRFs）
L2	局限区域性病变，具有一项或多项影像学定义的危险因子
M	任何原发肿瘤伴有远处淋巴结、骨髓、肝、皮肤和（或）其他器官播散（除MS期）
Ms	转移仅限于皮肤、肝和（或）骨髓转移（限于年龄小于18个月的婴儿），原发肿瘤可以是1，2或3期

3 危险度分组

表51-3-3

INRG分期	MYCN扩增	年龄	倍性/INPC分类/分化程度/切除范围/临床症状/SCA	危险度分组
L1	否	任何	任何	低危
	是	任何	完全切除	低危
		任何	切除不完全	高危
L2	否	<18个月	任何	中危
		18个月到<5岁	FH	中危
			UH	高危
		≥5岁	分化型	中危
			未分化、分化差型	高危
	是	任何	任何	高危
M	否	<12个月	任何	中危
	是			高危
	否	12~18个月	UH、DI=1或SCA+	高危
			FH、DI>1并且SCA-	中危
	是		任何	高危
	任何	≥18个月	任何	高危
MS	未知	<12个月	有症状	中危
	否		UH、DI=1或SCA+	中危
			无症状、FH，DI>1和SCA-	低危
	是		任何	高危
	否	12至<18个月	UH、DI=1或SCA+	高危
			FH，DI>1和SCA-	中危
	是		任何	高危

注：SCA：染色体片段异常（segmental chromosomal aberrations，SCAs）；DI：DNA指数。

第四章

NB的治疗

1 NB多中心、多学科整合诊疗原则

NB虽然是儿童的第三大恶性肿瘤，其发病率却很低，对统计数据和开展临床试验，单一机构具有的病例远远不够，成立多中心协作组可解决这一问题，目前世界上存在的协作组主要有：欧洲NB研究组（ENSG）、国际儿童肿瘤协会-欧洲NB小组（SIOPEN）、北美及澳大利亚儿童肿瘤协作组（COG）、德国儿童血液病学及肿瘤协作组（GPOH）、日本儿童肿瘤协会NB分会（JNBSG），及在2004年成立的国际儿童风险评估协作组（INRG）（包含了来自美国、澳大利亚、欧洲及日本等地区的医疗机构），以及国内的中国抗癌协会小儿肿瘤专业委员会（CCCG）NB协作组。这些多中心协作组为大样本基础研究、临床经验的积累、临床试验的进行及临床数据的统计分析等提供了很好的平台。

另外，NB是儿童肿瘤中典型的需要多学科整合诊治（Multi- disciplinary Team/Treatment to Holistic Integrative Medicine，MDT to HIM）的疾病。其中全身化疗、手术治疗是核心治疗手段，而放疗、干细胞移植治疗及免疫靶向药物治疗等在疾病不同阶段也发挥重要作用。NB的发生部位也多样，更需要各亚专业治疗专家，如腹外科、胸科、盆腔肿瘤科、血管外科、超声科、影像科、病理科等以及其他相关的医学专业人员（如营养、护理、心理、康复等）共同协作诊治。

2 NB规范诊疗原则

在人类实体肿瘤中，NB是独特的，其显著的异质性，决定更应规范诊疗。局限性病灶的患儿大部分可被手术治愈，而大于1岁的晚期患儿尽管接受了高强度、多方法（包括强诱导、手术、放疗、术后清髓化疗+干细胞移植、维甲酸诱导分化及免疫抗体治疗等）治疗，生存率仍较低，因此准确的分期能够指导治疗强度的选择，从而避免治疗过程中的不足治疗或过度。目前认为生物学特性是决定NB与治疗的关键

因素：对有着良好生物学特性的NB患者，其治疗强度已有很明显的降低趋势；与之相比，对于具有不良预后特征的NB，其治疗方法已转为强化放化疗。

低中危组患儿的治疗，已取得了较为稳定满意的疗效，当前的主要任务是在分期原则及风险评估时引入更能指导预后的因素，细化组内分组，如INRG对2660例1、2期NB患儿进行回顾性研究发现：低分期，伴有N-MYC基因扩增的患儿之间预后差异也很大，如果细胞倍数表现为二倍体的患儿群体愈合明显的要比多倍体的差。因此根据准确治疗分组决定治疗强度是将来中低危组患儿治疗的方向。对于高危组患儿，治疗包括三个阶段，即：诱导期（包括化疗和手术）、巩固期（序贯移植及针对原发肿瘤以及残余转移部位的放疗）和巩固期后（免疫治疗和异维甲酸）。治疗强度非常大，这也就要求对病人治疗前的危险度分组更要精确，避免过渡治疗以及治疗不足。

第一节　低危组治疗计划

1　手术+观察

2　化疗联合或不联合手术

化疗指征：存在脊髓压迫致神经功能障碍、呼吸困难伴或不伴肝肿大、下腔静脉压迫致肾缺血、泌尿及消化道梗阻、严重凝血异常症状；手术未能完全切除且存在肿瘤进展。

化疗方案：（术前或术后2~4个疗程化疗，化疗间隔21天）

表51-4-1

疗程	方案
1	CBP+VP-16
2	CBP+CTX+ADR
3	VP-16+CTX
4	CBP+VP-16+ADR

CBP：560mg/m^2（小于1岁或体重小于12kg按18mg/kg计算）d1

VP-16：120mg/m^2（4mg/kg）d1-3

CTX：1000mg/m^2（33mg/kg）d1

ADR：30mg/m^2（1mg/kg）d1

3　观察（不活检）

对于围产期发现的小的肾上腺NB可观察（小于3.1cm实性肿块或者小于5cm囊性肿块），如过程中疾病进展，则采用干预措施。

4　紧急情况下可给予放疗

对化疗反应不够迅速的症状严重危及生命可给予放疗治疗减轻症状

第二节　中危组治疗计划

1　化疗前或化疗中（约4疗程）

择期手术，术后化疗至PR后4个疗程，总疗程不超过8个疗程，必要时行二次手术。维持治疗：13-cis-RA160mg/m^2，14天/月，共6月。

2　具体化疗方案（化疗至PR后4个疗程）

表51-4-2

疗程	方案名
1	VCR+CDDP+ADR+CTX
2	VCR+CDDP+VP16+CTX
评估（包括BM）	
3	VCR+CDDP+ADR+CTX
4	VCR+CDDP+VP16+CTX
全面评估*	
手术及术后评估	
5	VCR+CDDP+ADR+CTX
6	VCR+CDDP+VP16+CTX
评估	
7	VCR+CDDP+ADR+CTX
8	VCR+CDDP+VP16+CTX
终点评估*	
维持治疗：13-cis-RA160mg/m^2，14天/月，共6月	
随访：Q2M随访	

VCR　1.5mg/m^2，d1（<12kg：0.05mg/kg）
CTX　1.2g/m^2，d1（<12kg：40mg/kg）
Mesna 240mg/m^2，d1 q4h×3
CDDP 90mg/m^2，d2（<12kg：3mg/kg）
VP16 160mg/m^2，d4（<12kg：5.3mg/kg）

ADR 30mg/ m^2，d4（<12kg：1mg/kg）
每21天1疗程，下一疗程开始前ANC>1×10^9/L，Plt>70×10^9/L
*全面评估：包括原发灶和转移灶，听力评估。有骨髓浸润每2疗程行骨髓涂片及MRD检测直至转阴。
*终点评估：主要治疗结束后的全面评估。

第三节　高危组治疗计划

1　治疗计划

包括三个阶段，即：诱导期（包括化疗和手术）、巩固期（序贯移植及针对原发肿瘤以及残余转移部位的放疗）和巩固期后维持治疗（免疫治疗和13-cis-RA）。先化疗2周期后，进行自体外周血干细胞采集，后继续化疗2周期后择期手术。术后化疗2个疗程，总疗程不超过6个疗程。常规化疗结束后自体干细胞移植和放疗剂量为21.6Gy的瘤床放疗（推荐行序贯自体干细胞移植，瘤床放疗在两次自体干细胞移植之间进行）。后进行GD2单抗免疫治疗联合GM-CSF和13-cis-RA治疗。诱导治疗结束后疗效评估至关重要，如未达PR以上疗效，建议行桥接治疗（推荐免疫联合化疗），后再进入巩固期治疗。

2　具体化疗方案

表51-4-3

疗程	方案名
1	CTX*+TOPO
2	CTX*+TOPO
评估（包括BM） 干细胞采集	
3	CDDP+VP-16
4	CTX+DOXO+VCR+MESNA
全面评估*	
手术及术后评估	
5	CDDP+VP-16
6	CTX+DOXO+VCR+MESNA
全面评估*	
ABMT1	
放疗	
ABMT2	
全面评估*	
维持治疗：GD2单抗+GM-CSF 13-cis-RA160mg/m^2，14天/月，共6月	
随访：Q2M随访	

CTX*：400mg/m^2，d1-d5（<12kg：13.3mg/kg）

Topotecan：1.2mg/m^2，d1-5. 可用Irinotecan代替，120mg/m^2，d1-3
CDDP：50mg/m^2，d1-4（< 12kg：1.66mg/kg）
VP16：200mg/m^2，d1-3（<12 kg：6.67mg/kg）
CTX：2100mg/m^2，d1-2（< 12 kg：70mg/kg）
Mesna：420mg/m^2，d1-2 q4h×3
DOXO：25mg/m^2，d1-3（< 12 kg：0.83mg/kg）
VCR：< 12 mon：0.017mg/kg d1-3
> 12 mon且> 12 kg：0.67mg/m^2 d1-3
>12 mon且< 12 kg：0.022 mg/kg d1-3
总剂量不超过2mg/72h or 0.67 mg/day
每21天1疗程，下一疗程开始前ANC>1×10^9/L，Plt>70×10^9/L

4 干细胞移植

4.1 单次移植（马利兰+马法兰）

表 51-4-4

日期	药物	药物
-8天	马利兰	
-7天	马利兰	
-6天	马利兰	
-5天	马利兰	
-4天	休息	
-3天		马法兰
-1and-2天	休息	
0天	自身造血干细胞输注	

马利兰：1 mg/kg/dose q6h d-8，-7，-6，-5
马法兰： 140mg/m^2 d-3
自体干细胞回输：d0

4.2 序贯移植

第一次预处理方案（塞替哌/环磷酰胺）：

#1 塞替哌/环磷酰胺

表 51-4-5

日期	药物	药物
-7天	塞替哌	
-6天	塞替哌	
-5天	塞替哌	环磷酰胺
-4天		环磷酰胺
-3天		环磷酰胺
-2天		环磷酰胺
-1天	休息	
0天	自身造血干细胞输注	

表 51-4-6

药物	途径	剂量	天
塞替哌（TEPA）	Ⅳ over 2 hours	300mg/m²/dose（or if < 12 kg，10 mg/kg/dose）once daily × 3 doses.	Days −7，−6 and −5
环磷酰胺（CPM）	Ⅳ over 1 hour	1500mg/m²/dose（or if < 12 kg，50 mg/kg/dose）once daily × 4 doses.	Days −5，−4，−3，and −2
美斯那	Ⅳ over 15 minutes	300mg/m²/dose（or if < 12 kg，10 mg/kg/dose）环磷酰胺前、环磷酰胺后4小时、环磷酰胺后8小时	Days −5，−4，−3，and −2

第二次预处理方案-CEM：

#2 CEM

表 51-4-7

日期	药物	药物	药物
-7天	马法兰	依托泊苷&	卡铂&
-6天	马法兰	依托泊苷&	卡铂&
-5天	马法兰	依托泊苷&	卡铂&
-4天		依托泊苷&	卡铂&
-3天	休息		
-2天	休息		
-1天	休息		
0天	自身造血干细胞输注		

&根据GFR调整

患者肾小球滤过率（GFR）>100ml/min/1.73m²

表 51-4-8

药物	途径	剂量	时间
马法兰（MEL）	Ⅳ 30分钟	60mg / m² / dose （or if<12kg，2mg / kg / dose）daily×3 doses	Days −7，− 6 and −5
依托泊苷（ETOP）	Ⅳ 24h	300mg / m² / dose （or if<12kg，10mg / kg / dose）daily×4 doses.	Days − 7，− 6，− 5 and − 4
卡铂（CARB）	Ⅳ 24h	375mg/m²/dose（or if<12kg，12.5mg/kg/dose）once daily×4 doses.	Days − 7，− 6，− 5 and − 4

第四节　手术治疗

根据影像学危险因子和NB的危险度分组选择合适的手术时机和术式，对中低危组，手术是主要的疗法，对高危组，包括手术在内的整合治疗更重要。

1 手术时机的选择

无影像学危险因子的病例（L1期和部分M期）可在诊断时行原发灶切除活检，在完全切除原发肿瘤同时获得足够组织进行病理和分子诊断，按照相应的危险度进行治疗。

偶然发现6个月以下婴儿的小肾上腺肿块（实性肿瘤小于3.1cm或囊性肿瘤小于5cm）无需手术干预，进行观察即可获得极好的的EFS和OS，但需密切观察患者是否有肿瘤进展或扩散，来决定是否需要干预。

含影像学危险因子的病例（L2和部分M期）先行肿瘤或骨髓穿刺活检或手术切检，获得明确组织学类型、MYCN基因有无扩增及11q有无变异等确定危险度，并根据危险度采取相应治疗。

（1）低危组L2期直接手术。

（2）中危组L2期/M期不宜手术切除，按中危组方案行新辅助化疗，每两周期进行评估，肿瘤缩小的患儿，建议术前化疗不超过4周期。

（3）高危组L2/M期病例存在远处转移，按高危组诱导化疗方案行新辅助化疗，每两周期进行评估，疾病得到有效控制的患儿，建议4周期化疗后手术。

MS期目前无标准治疗，建议对无症状，MYCN不扩增及11q无变异的极低危组患者行支持治疗下的观察；针对有症状的、非常小的婴儿，MYCN扩增及11q变异的高危组患者按高危组治疗。

2 手术范围

初诊患者无法确诊、不适宜穿刺或穿刺组织少无法行组织学及分子诊断的，可考虑原发灶或转移灶手术切开活检，获得足够的肿瘤组织。

低中危组在保证安全的前提下应尽量完整切除病灶。由低危组中无症状和生物学行为良好的患儿即使术后有残留，也可获得极佳生存率，因此应尽量避免手术中过度追求完整切除而致术中、术后严重并发症发生。

高危组化疗有效后（通常4周期）尝试尽可能切除原发肿瘤及相连的淋巴结，高危组肿瘤完全切除和近乎全切（90%以上）相比未达到90%以上切除的病例并没有显示出更好的OS，但可以明显减少局部复发。

对于转移灶，如果经过诱导治疗后局限，且原发灶控制良好，可以考虑手术切除孤立转移灶。

第五节　放疗

1　适应证

(1) 低危组

仅有极少数病例，当病变复发且无法手术和化疗时，或肝脾肿大抑制呼吸或脊髓压迫等急诊情况下可考虑放疗。

(2) 中危组

放疗仅限于手术或化疗后疾病进展或化疗后肿瘤持续残留患者。

(3) 高危组

原发灶瘤床和化疗后持续性转移灶应采用放疗提高局部控制率。

2　放疗靶区

2.1　术区放疗

术后放疗靶区由术前影像学表现和手术医师术中描述共同决定。如影像学或手术病理证实的淋巴结转移，则照射野不仅包括原发病灶部分，还要包括引流的淋巴结区域，如照射野必须包括一部分椎体，则应将整个椎体包括在照射野内，以减少脊柱侧弯的可能。

2.2　转移灶放疗

超过50%新诊断NB患者已发生，并可发生急症状况如眼眶转移造成视力受损、硬膜外转移引起的脊髓压迫，或骨转移造成严重疼痛。放疗可有效缓解骨和软组织转移引起的症状。

3　放疗剂量

目前大多数研究机构认可21.6Gy/14f BID或21.6Gy/12f QD的剂量分割模式，大体残留肿瘤局部可推量到30~36Gy。

4　放疗技术

早期研究结果都基于二维放疗技术，目前适形调强放疗（IMRT）已经成为放疗的主流，很多研究IMRT、Proton等放疗技术与二维技术比较，可提供更好的靶区适形度，同时显著减低包括肾脏在内的危及器官受量。

5 放疗副反应

急性反应包括胃肠道系统、神经系统、泌尿系统和骨髓抑制等。远期毒性主要为对骨骼肌肉系统的生长抑制和第二肿瘤。

第六节 免疫治疗

GD2（双唾液酸神经节苷脂）是一种在所有NB的细胞外膜中大量存在的表面抗原。GD2也在黑素瘤、骨肉瘤、软组织肉瘤及小细胞肺癌等多种肿瘤细胞外膜都有不同程度的表达，而正常组织几乎不表达。目前公认GD2是NB治疗的理想靶点。GD2单抗与其结合后，主要通过激活抗体依赖性细胞介导的细胞毒性（ADCC）和补体介导的细胞毒性（CDC），使肿瘤细胞裂解和死亡。

GD2抗体是针对高危NB的免疫靶向药物，是近十年来高危NB治疗的重要进展。根据SIOPEN HR-NBL1临床试验结果显示，在高危NB患者维持治疗阶段，使用GD2联合13-cis-RA与仅使用13-cis-RA相比，患者5年EFS升高15%，5年OS升高14%。

GD2抗体已经在美国以及欧盟等国家获批上市，成为高危NB多模式治疗中不可或缺的一部分。目前，国内可及GD2单抗包括凯泽百（达妥昔单抗β）和那西妥单抗，其中达妥昔单抗β适用于治疗≥12月龄的高危神经母细胞瘤患者，这些患者既往接受过诱导化疗且至少获得部分缓解，并且随后进行过清髓性治疗和干细胞移植治疗；也适用于治疗伴或不伴有残留病灶的复发性或难治性神经母细胞瘤。在治疗复发性神经母细胞瘤之前，应采取适当措施使活动性进展性疾病保持稳定。那西妥单抗获批适应证为年龄≥1岁的患者和成人患者复发或难治性高危神经母细胞瘤；与GM-CSF联合使用，病变部位骨骼或骨髓，对之前的治疗部分反应，轻微反应，或疾病稳定。

GD2单抗在神经母细胞瘤治疗中主要应用于以下几种情况：高危NB患者巩固治疗后使用GD2单抗联合异维甲酸作为维持治疗；诱导治疗及巩固治疗后发生疾病进展的高危NB患者，推荐可采用GD2单抗联合化疗方案；对于诱导治疗后未达PR患者的高危患者，推荐可尽早采用桥接治疗方案包括GD2单抗联合化疗。

粒-巨噬细胞集落刺激因子（GM-CSF）从造血干细胞源头促进粒-单核、巨核细胞等各系细胞生成，作用位点高且广。GM-CSF能促进树突状细胞分化增殖，增强抗原提呈作用，放大机体免疫效应。同时单核细胞在GM-CSF作用下分化为M1型巨噬细胞，从而抑制肿瘤，抵抗感染。因此GM-CSF作为免疫促进剂，可以提升患者体内的免疫细胞数量，增强其活性，进而发挥更强的攻击靶细胞作用。大量文献报道已经表明，对于高危NB患者（无论是完全缓解后维持治疗，还是复发难治），GD2单抗整合GM-CSF应用均能为其生存带来获益。

另外，目前国际研究表明高危NB患者自体干细胞移植后维持治疗阶段，联合应用IL-2并未改善疗效，且增加了毒副作用，所以本指南不推荐联合使用IL-2。

第五章

NB的康复与随访

第一节 疗效评估标准

1 国际NB疗效评估标准

NB的临床治疗反应评估包括原发灶、软组织和骨转移灶、骨髓转移灶和全身治疗反应的评估，其中方法包括组织细胞学检查（病灶活检、骨髓穿刺和活检）和功能成像技术（^{123}I-MIBG扫描或^{18}FDG -PETCT）。

1.1 实体瘤临床疗效评价指南（RECIST1.1）相关概念

（1）靶病灶

靶病灶是指基线评估时所有可测量的病灶，评估需记录每个病灶的最长径（病理淋巴结则记录其短轴径）。基线评估时所有靶病灶直径的总和是进行治疗反应评价的基础。NB靶病灶包括：伴有^{123}I-MIBG或^{18}FDG摄取和/或经活检病理证实为NB或GNB，长径≥10mm的NB软组织病灶和短轴径≥15mm的淋巴结（CT层厚≤5mm）。若两个病灶融合，应测量融合肿块的最长径；若靶病灶独立离散，则记录各病灶长径的总和（病理淋巴结记录短轴径的总和）。

（2）非靶病灶

所有不可测量的病灶均为非靶病灶，如软脑膜病灶，脑脊液、胸腹水和骨髓中浸润的肿瘤等。其他未达到NB靶病灶标准的可测量病灶也应纳入非靶病灶。

1.2 原发灶治疗反应评估（不用于评估转移病灶）

表51-5-1

疗效评估	解剖+功能成像
CR	原发灶残留<10mm且原发灶不摄取^{123}I-MIBG或^{18}FDG
PR	原发灶最长径（总和）减少≥30%，原发灶摄取^{123}I-MIBG或^{18}FDG可稳定、增强或减弱

续表

疗效评估	解剖+功能成像
PD	原发灶最长径（总和）增加>20%且绝对值增加≥5mm [与治疗过程中最小的长径（总和）比较，如基线评估时为最小，则以基线评估长径（总和）为参考]
SD	原发灶缩小不能达到PR标准，增大亦不能达到PD标准的情况

缩写：CR，完全反应；PR，部分反应；PD，疾病进展；SD，疾病稳定

备注：双肾上腺NB，以双侧病灶最长径之和记录，除非一侧病灶活检病理证实为GN；多灶性非肾上腺NB，定义最大者为原发灶，其余为转移灶，除非活检病理证实该病灶为GN；不符合PD测量标准，但^{123}I-MIBG或^{18}FDG摄取增加的病灶不被视为PD

1.3 软组织和骨转移灶治疗反应评估

表51-5-2

疗效评估	解剖+功能成像
CR	所有转移灶消失，定义为：非原发的转移性靶病灶或非靶病灶最长径均<10mm且靶病灶淋巴结短轴径<10mm且^{123}I-MIBG或^{18}FDG摄取消失
PR	非原发靶病灶的长径总和较基线减少≥30%且符合如下所有： 1.非靶病灶维持稳定或减小状态 2.无新发转移灶 3.骨摄取^{123}I-MIBG绝对评分数值下降≥50%（骨相对^{123}I-MIBG评分介于0.1~0.5）或^{18}FDG骨摄取病灶数目减少≥50%
PD	出现以下情况之一： 1. CT/MRI提示的新发软组织病灶且^{123}I-MIBG或^{18}FDG摄取 2.解剖影像提示的新发软组织病灶且活检病理提示NB或GNB 3.新发^{123}I-MIBG摄取的骨病灶 4.新发^{18}FDG摄取的骨病灶，且CT/MRI提示为肿瘤转移灶或活检病理为NB或GNB 5.非原发软组织靶病灶长径总和增加>20%且长径总和绝对值增加≥5mm （与治疗过程中最小的长径总和比较，如基线评估时为最小，则以基线评估长径总和为参考） 6.相对^{123}I-MIBG评分>1.2
SD	原发灶缩小不能达到PR标准，增大亦不能达到PD标准的情况

缩写：CR，完全反应；PR，部分反应；PD，疾病进展；SD，疾病稳定

备注：长径总和定义为离散淋巴结的短轴径与非淋巴结软组织转移灶的最长径之和。融合状非离散淋巴结的肿块使用最长径进行测量；评估为PR的软组织转移性病灶，软组织部位的^{123}I-MIBG和/或^{18}FDG摄取减少不是必需的，但需满足所有的体积缩小标准；相对^{123}I-MIBG分数是指再次评估的病灶绝对分数与基线评估时的骨病灶绝对分数的比值；在所有评估时间点必须使用相同的评分方法，同一患儿评估时也应使用相同的成像手段。

1.4 骨髓转移灶治疗反应评估

表51-5-3

疗效评估	细胞学/组织学
CR	无论基线评估时骨髓的浸润情况，再次评估骨髓时均未见骨髓浸润
PD	出现以下情况之一： 1.骨髓评估无浸润，再次评估时出现骨髓浸润>5% 2.骨髓存在浸润，再次评估时出现骨髓浸润程度>2倍且>20%

续表

疗效评估	细胞学/组织学
MD	出现以下情况之一： 1.骨髓浸润≤5%，再次评估时骨髓浸润，但在0~5%之间 2.骨髓评估无浸润，再次评估时骨髓出现浸润，但在0~5%之间 3.骨髓浸润>20%，再次评估时骨髓浸润，但在0~5%之间
SD	骨髓浸润，再次评估时骨髓浸润>5%，但没有达到CR、MD和PD的标准

缩写：CR，完全反应；PD，疾病进展；MD，轻微变化；SD，疾病稳定

1.5 全身治疗反应评估

表51-5-4

疗效评估	定义标准
CR	所有部分疗效评估均达CR
PR	至少有一部分疗效评估为PR，其他部分为CR、MD（骨髓）、PR（软组织或骨）或NI，且无PD
MR	至少有一部分疗效评估为CR或PR，但至少有另一部分评估为SD，且无PD
SD	至少有一部分疗效评估为SD，但其他部分评估均不优于SD或者其他部分为NI，且无PD
PD	任何部分达到PD的标准

缩写：CR，完全反应；PR，部分反应；MR，轻微反应；SD，疾病稳定；PD，疾病进展；NI，评估未受累（基线评估时未受累且再次评估时仍未受累）

第二节 治疗并发症

恶性肿瘤患儿在接受相关治疗后，至少有70%在治疗过程中和治疗后长期生存过程中有远期效应，其中25%有严重或威胁生命的远期效应。主要包括第二原发肿瘤（SPT）发生、对生长发育影响、对认知、心理、心血管、内分泌和免疫系统的损害等方面。这些远期效应影响患儿的生命质量和寿命。

其中第二原发肿瘤的发生，主要原因有两类：一是与治疗相关的因素，包括防治治疗、某些特殊化疗药物如烷化剂等；二是儿童肿瘤患者某些特殊的基因综合征，包括NB、Li-Fraumeni综合征、家族性肠息肉病和遗传性视网膜母细胞瘤。骨肉瘤和白血病是最常见的第二原发肿瘤。约7%的视网膜母细胞瘤存活患儿和0.5%其他儿童肿瘤患儿在诊断后20年内发生原发骨肿瘤，与Rb基因和放疗中骨暴露以及烷化剂有关。

要求长期跟踪肿瘤患儿，以及改变过度治疗方式，真正实现成功治疗肿瘤同时，最大限度提高生存质量及延长寿命。

第三节　随访策略

治疗中肿瘤病灶的检测和评估：

①每 2 疗程复查受累部位的增强 CT 或 MRI。②有骨髓侵犯者，每 2 疗程复查骨髓。③每疗程复查尿 VMA，血 NSE 和血清铁蛋白。④诊断时和停化疗前 PET/CT。

停治疗的评估和随访：

①体格检查和血清的肿瘤标记物检查：第1年间隔3月，第2年4月，第3~4年6月一次。停治疗前骨髓细胞学检查。②原发部位的影像学检查：第1年间隔3月，第2年4月，第3~4年6月一次。③脏器功能/远期毒性：GFR评估到停药2年和5年除外肾损害；应用铂类者进行听力检查到停药2年、5年和10年；心电图检查和心脏超声检查：停药后2年、5年和10年。

参考文献

[1]鲍萍萍，吴春晓，顾凯，等.上海市儿童恶性肿瘤发病情况和时间趋势分析 [J]. 中华流行病学杂志，2016，37（1）：106-110.

[2]中国抗癌协会小儿肿瘤专业委员会，中华医学会小儿外科学分会肿瘤外科学组.儿童神经母细胞瘤诊疗专家共识[J]. 中华小儿外科杂志，2015，36（1）：3-7. Chin J Pediatr Surg，2015，36（1）：3-7.

[3]中国抗癌协会小儿肿瘤专业委员会，中华医学会小儿外科学分会肿瘤学组，赵强，吴晔明，王焕民，靳燕，李杰.儿童神经母细胞瘤诊疗专家共识 CCCG-NB-2021 方案[J]. 中华小儿外科杂志，2022，43（7）：588-598[J].

[4]Benard，J.，et al.，MYCN-non-amplified metastatic neuroblastoma with good prognosis and spontaneous regression：a molecular portrait of stage 4S. Mol Oncol，2008. 2（3）：p. 261-71.

[5]朱富艺，闫杰，曹嫣娜，等.血清神经元特异性烯醇化酶和尿香草扁桃酸与神经母细胞瘤临床病理特征的相关性[J]. 中国肿瘤临床，2019，46（22）：1160-1166.

[6]Salim，A.，et al.，Neuroblastoma：a 20-year experience in a UK regional centre. Pediatr Blood Cancer，2011. 57（7）：p. 1254-60.

[7]Berthold，F.，et al.，Long-term results and risk profiles of patients in five consecutive trials（1979-1997）with stage 4 neuroblastoma over 1 year of age. Cancer Lett，2003. 197（1-2）：p. 11-7.

[8]樊代明，整合肿瘤学 临床卷[M]. 北京：科学出版社，2021.06.

[9]Carlsen，N.L.，Epidemiological investigations on neuroblastomas in Denmark 1943-1980. Br J Cancer，1986. 54（6）：p. 977-88.

[10]Wilson，L.M. and G.J. Draper，Neuroblastoma，its natural history and prognosis：a study of 487 cases. Br Med J，1974. 3（5926）：p. 301-7.

[11]靳燕，袁晓军，赵强，等.神经母细胞瘤 CCCG-NB-2015 共识多中心应用总结[J]. 中国肿瘤临床，2023，50（9）：433-442.

[12]Spix，C.，et al.，Neuroblastoma incidence and survival in European children（1978-1997）：report from the Automated Childhood Cancer Information System project. Eur J Cancer，2006. 42（13）：p. 2081-91.

[13]Cohn，S.L.，et al.，The International Neuroblastoma Risk Group（INRG）classification system：an INRG Task Force report. J Clin Oncol，2009. 27（2）：p. 289-97.

[14]Smith，M.A.，et al.，Outcomes for children and adolescents with cancer：challenges for the twenty-first century. J Clin Oncol，2010. 28（15）：p. 2625-34.

[15]Evans，A.E.，G.J. D'Angio and J. Randolph，A proposed staging for children with neuroblastoma. Children's cancer study group A. Cancer，1971. 27（2）：p. 374-8.

[16]Brodeur，G.M.，et al.，Revisions of the international criteria for neuroblastoma diagnosis，staging，and response to treatment. J Clin Oncol，1993. 11（8）：p. 1466-77.

[17]Monclair，T.，et al.，The International Neuroblastoma Risk Group（INRG）staging system：an INRG Task Force report. J Clin Oncol，2009. 27（2）：p. 298-303.

[18]Cohn，S.L.，et al.，The International Neuroblastoma Risk Group（INRG）classification system：an INRG Task Force report. J Clin Oncol，2009. 27（2）：p. 289-97.

[19]Priebe，C.J. and H.J. Clatworthy，Neuroblastoma. Evaluation of the treatment of 90 children. Arch Surg，1967. 95（4）：p. 538-45.

[20]Xin Tian，et al.，RT-PCR demonstrates superior sensitivity and specificity in detecting the five neuroblastoma genes compared to the flow cytometry method for measurable residual disease. Transl Pediatr. 2023. 12（12）：2232 - 2246.

[21]Bernard, J.L., et al., Sequential cisplatin/VM-26 and vincristine/cyclophosphamide/doxorubicin in metastatic neuroblastoma: an effective alternating non-cross-resistant regimen? J Clin Oncol, 1987. 5 (12): p. 1952-9.

[22]Bagatell, R., et al., Significance of MYCN amplification in international neuroblastoma staging system stage 1 and 2 neuroblastoma: a report from the International Neuroblastoma Risk Group database. J Clin Oncol, 2009. 27 (3): p. 365-70.

[23]Strother, D.R., et al., Outcome after surgery alone or with restricted use of chemotherapy for patients with low-risk neuroblastoma: results of Children's Oncology Group study P9641. J Clin Oncol, 2012. 30 (15): p. 1842-8.

[24]Kushner, B.H., et al., Highly effective induction therapy for stage 4 neuroblastoma in children over 1 year of age. J Clin Oncol, 1994. 12 (12): p. 2607-13.

[25]Gains, J., et al., Ten challenges in the management of neuroblastoma. Future Oncol, 2012. 8 (7): p. 839-58.

[26]Jin Yan, et al., Analysis of the efficacy of autologous peripheral blood stem cell transplantation in high-risk neuroblastoma, Int J Med Sci, 2022. 19 (11): 1715-1723.

[27]Ashraf, K., et al., Treatment with topotecan plus cyclophosphamide in children with first relapse of neuroblastoma. Pediatr Blood Cancer, 2013. 60 (10): p. 1636-41.

[28]Nitschke, R., et al., Topotecan in pediatric patients with recurrent and progressive solid tumors: a Pediatric Oncology Group phase Ⅱ study. J Pediatr Hematol Oncol, 1998. 20 (4): p. 315-8.

[29]Saylors, R.R., et al., Cyclophosphamide plus topotecan in children with recurrent or refractory solid tumors: a Pediatric Oncology Group phase Ⅱ study. J Clin Oncol, 2001. 19 (15): p. 3463-9.

[30]Athale, U.H., et al., Phase I study of combination topotecan and carboplatin in pediatric solid tumors. J Clin Oncol, 2002. 20 (1): p. 88-95.

[31]Castel, V., V. Segura and P. Berlanga, Emerging drugs for neuroblastoma. Expert Opin Emerg Drugs, 2013. 18 (2): p. 155-71.

[32]Matthay, K.K., et al., Treatment of high-risk neuroblastoma with intensive chemotherapy, radiotherapy, autologous bone marrow transplantation, and 13-cis-retinoic acid. Children's Cancer Group. N Engl J Med, 1999. 341 (16): p. 1165-73.

[33]DE Ioris, M.A., et al., Comparison of two different conditioning regimens before autologous transplantation for children with high-risk neuroblastoma. Anticancer Res, 2012. 32 (12): p. 5527-33.

[34]Vogelzang, N.J., et al., Clinical cancer advances 2011: Annual Report on Progress Against Cancer from the American Society of Clinical Oncology. J Clin Oncol, 2012. 30 (1): p. 88-109.

[35]Endo, M. and R. Tanosaki, [Myeloablative chemotherapy with autologous bone marrow and/or peripheral blood stem cell transplantation in children with high-risk solid tumor]. Gan To Kagaku Ryoho, 1995. 22 (12): p. 1762-70.

[36]Kreissman, S.G., et al., Purged versus non-purged peripheral blood stem-cell transplantation for high-risk neuroblastoma (COG A3973): a randomised phase 3 trial. Lancet Oncol, 2013. 14 (10): p. 999-1008.

[37]Finklestein, J.Z., et al., 13-cis-retinoic acid (NSC 122758) in the treatment of children with metastatic neuroblastoma unresponsive to conventional chemotherapy: report from the Childrens Cancer Study Group. Med Pediatr Oncol, 1992. 20 (4): p. 307-11.

[38]Navid, F., et al., Phase I trial of a novel anti-GD2 monoclonal antibody, Hu14.18K322A, designed to decrease toxicity in children with refractory or recurrent neuroblastoma. J Clin Oncol, 2014. 32 (14): p. 1445-52.

[39]Cheung, N.K., et al., Key role for myeloid cells: Phase Ⅱ results of anti-G antibody 3F8 plus granulocyte-macrophage colony-stimulating factor for chemoresistant osteomedullary neuroblastoma. Int J

Cancer, 2014.

[40]Parsons, K., B. Bernhardt and B. Strickland, Targeted immunotherapy for high-risk neuroblastoma--the role of monoclonal antibodies. Ann Pharmacother, 2013. 47 (2): p. 210-8.

[41]Hamidieh, A.A., et al., The potential role of pretransplant MIBG diagnostic scintigraphy in targeted administration of I-MIBG accompanied by ASCT for high-risk and relapsed neuroblastoma: A pilot study. Pediatr Transplant, 2014.

[42]Bleeker, G., et al., Toxicity of upfront (1) (3) (1) I-metaiodobenzylguanidine ((1) (3) (1) I-MIBG) therapy in newly diagnosed neuroblastoma patients: a retrospective analysis. Eur J Nucl Med Mol Imaging, 2013. 40 (11): p. 1711-7.

[43]Schoot, R.A., et al., The role of 131I-metaiodobenzylguanidine (MIBG) therapy in unresectable and compromising localised neuroblastoma. Eur J Nucl Med Mol Imaging, 2013. 40 (10): p. 1516-22.

[44]Garaventa, A., et al., Outcome of children with neuroblastoma after progression or relapse. A retrospective study of the Italian neuroblastoma registry. Eur J Cancer, 2009. 45 (16): p. 2835-42.

[45]Wagner, L.M. and M.K. Danks, New therapeutic targets for the treatment of high-risk neuroblastoma. J Cell Biochem, 2009. 107 (1): p. 46-57.

[46]Kramer, K., et al., Neuroblastoma metastatic to the central nervous system. The Memorial Sloan-kettering Cancer Center Experience and A Literature Review. Cancer, 2001. 91 (8): p. 1510-9.

[47]Kushner, B.H., et al., Topotecan, thiotepa, and carboplatin for neuroblastoma: failure to prevent relapse in the central nervous system. Bone Marrow Transplant, 2006. 37 (3): p. 271-6.

[48]Zixuan Wei, et al., The application and value of radiotherapy at the primary site in patients with high-risk neuroblastoma, Br J Radiol. 2022. 95 (1134): 20211086.

[49]Perwein, T., et al., Survival and late effects in children with stage 4 neuroblastoma. Pediatr Blood Cancer, 2011. 57 (4): p. 629-35.

[50]Pinto NR, Applebaum MA, Volchenboum SL, et al.: Advances in Risk Classification and Treatment Strategies for Neuroblastoma. J Clin Oncol 33 (27): 3008-17, 2015.

[51]Maris JM: Recent advances in neuroblastoma. N Engl J Med 362 (23): 2202-11, 2010.

[52]Kushner BH, LaQuaglia MP, Bonilla MA, et al.: Highly effective induction therapy for stage 4 neuroblastoma in children over 1 year of age. J Clin Oncol 12 (12): 2607-13, 1994.

[53]Pinto N, Naranjo A, Hibbitts E, et al.: Predictors of differential response to induction therapy in high-risk neuroblastoma: A report from the Children's Oncology Group (COG). Eur J Cancer 112: 66-79, 2019.

[54]Berthold F, Faldum A, Ernst A, et al.: Extended induction chemotherapy does not improve the outcome for high-risk neuroblastoma patients: results of the randomized open-label GPOH trial NB2004-HR. Ann Oncol 31 (3): 422-429, 2020.

[55]von Allmen D, Davidoff AM, London WB, et al.: Impact of Extent of Resection on Local Control and Survival in Patients From the COG A3973 Study With High-Risk Neuroblastoma. J Clin Oncol 35 (2): 208-216, 2017.

[56]Englum BR, Rialon KL, Speicher PJ, et al.: Value of surgical resection in children with high-risk neuroblastoma. Pediatr Blood Cancer 62 (9): 1529-35, 2015.

[57]Castel V, Tovar JA, Costa E, et al.: The role of surgery in stage Ⅳ neuroblastoma. J Pediatr Surg 37 (11): 1574-8, 2002.

[58]Adkins ES, Sawin R, Gerbing RB, et al.: Efficacy of complete resection for high-risk neuroblastoma: a Children's Cancer Group study. J Pediatr Surg 39 (6): 931-6, 2004.

[59]Holmes K, Pötschger U, Pearson ADJ, et al.: Influence of Surgical Excision on the Survival of Patients With Stage 4 High-Risk Neuroblastoma: A Report From the HR-NBL1/SIOPEN Study. J Clin

Oncol 38（25）：2902–2915，2020.

[60]Matthay KK，Villablanca JG，Seeger RC，et al.：Treatment of high–risk neuroblastoma with intensive chemotherapy，radiotherapy，autologous bone marrow transplantation，and 13–cis–retinoic acid. Children's Cancer Group. N Engl J Med 341（16）：1165–73，1999.

[61]Berthold F，Boos J，Burdach S，et al.：Myeloablative megatherapy with autologous stem–cell rescue versus oral maintenance chemotherapy as consolidation treatment in patients with high–risk neuroblastoma：a randomised controlled trial. Lancet Oncol 6（9）：649–58，2005.

[62]Pritchard J，Cotterill SJ，Germond SM，et al.：High dose melphalan in the treatment of advanced neuroblastoma：results of a randomised trial（ENSG–1）by the European Neuroblastoma Study Group. Pediatr Blood Cancer 44（4）：348–57，2005.

[63]Elborai Y，Hafez H，Moussa EA，et al.：Comparison of toxicity following different conditioning regimens（busulfan/melphalan and carboplatin/etoposide/melphalan）for advanced stage neuroblastoma：Experience of two transplant centers. Pediatr Transplant 20（2）：284–9，2016.

[64]Ladenstein R，Pötschger U，Pearson ADJ，et al.：Busulfan and melphalan versus carboplatin，etoposide，and melphalan as high–dose chemotherapy for high–risk neuroblastoma（HR–NBL1/SIOPEN）：an international，randomised，multi–arm，open–label，phase 3 trial. Lancet Oncol 18（4）：500–514，2017.

[65]Seif AE，Naranjo A，Baker DL，et al.：A pilot study of tandem high–dose chemotherapy with stem cell rescue as consolidation for high–risk neuroblastoma：Children's Oncology Group study ANBL00P1. Bone Marrow Transplant 48（7）：947–52，2013.

[66]Park JR，Kreissman SG，London WB，et al.：Effect of Tandem Autologous Stem Cell Transplant vs. Single Transplant on Event–Free Survival in Patients With High–Risk Neuroblastoma：A Randomized Clinical Trial. JAMA 322（8）：746–755，2019.

[67]Liu KX，Naranjo A，Zhang FF，et al.：Prospective Evaluation of Radiation Dose Escalation in Patients With High–Risk Neuroblastoma and Gross Residual Disease After Surgery：A Report From the Children's Oncology Group ANBL0532 Study. J Clin Oncol 38（24）：2741–2752，2020.

[68]Casey DL，Kushner BH，Cheung NV，et al.：Dose–escalation is needed for gross disease in high–risk neuroblastoma. Pediatr Blood Cancer 65（7）：e27009，2018.

[69]Casey DL，Pitter KL，Kushner BH，et al.：Radiation Therapy to Sites of Metastatic Disease as Part of Consolidation in High–Risk Neuroblastoma：Can Long–term Control Be Achieved? Int J Radiat Oncol Biol Phys 100（5）：1204–1209，2018.

[70]Yu AL，Gilman AL，Ozkaynak MF，et al.：Anti–GD2 antibody with GM–CSF，interleukin–2，and isotretinoin for neuroblastoma. N Engl J Med 363（14）：1324–34，2010.

[71]Ladenstein R，Pötschger U，Valteau–Couanet D，et al.：Investigation of the Role of Dinutuximab Beta–Based Immunotherapy in the SIOPEN High–Risk Neuroblastoma 1 Trial（HR–NBL1）. Cancers（Basel）. 2020. PMID：32013055.

[72]李杰，龚宝成，李龙. 儿童高危神经母细胞瘤免疫治疗进展[J]. 中国肿瘤临床，2023，50（9）：470–476.

[73]袁晓军，钱晓文，李杰，等. GD2单抗治疗中国高危及复发难治神经母细胞瘤儿童的临床研究初探[J]. 中华转移性肿瘤杂志，2022，05（1）：14–20.

[74]Yalçin B，Kremer LC，Caron HN，et al.：High–dose chemotherapy and autologous haematopoietic stem cell rescue for children with high–risk neuroblastoma. Cochrane Database Syst Rev 8：CD006301，2013.

[75]Kushner BH，Ostrovnaya I，Cheung IY，et al.：Lack of survival advantage with autologous stem–cell transplantation in high–risk neuroblastoma consolidated by anti–GD2 immunotherapy and isotretinoin. Oncotarget 7（4）：4155–66，2016.

[76]Ladenstein R，Pötschger U，Valteau-Couanet D，et al.：Interleukin 2 with anti-GD2 antibody ch14.18/CHO（dinutuximab beta）in patients with high-risk neuroblastoma（HR-NBL1/SIOPEN）：a multicentre，randomised，phase 3 trial. Lancet Oncol 19（12）：1617-1629，2018.
[77]Haas-Kogan DA，Swift PS，Selch M，et al.：Impact of radiotherapy for high-risk neuroblastoma：a Children's Cancer Group study. Int J Radiat Oncol Biol Phys 56（1）：28-39，2003.

多原发和不明原发肿瘤

名誉主编

樊代明

主　编

胡夕春

副主编

巴　一　潘宏铭　陆建伟　马　飞　史艳侠　张红梅　罗志国

编　委（按姓氏拼音排序）

艾　斌　白晨光　蔡　莉　曹孟儒　常红霞　陈　静　陈　玲　陈　曦

陈　誉　陈小兵　崔久嵬　邓　婷　方　勇　方美玉　顾康生　胡四龙

华　东　黄传生　姜　达　姜时雨　焦　锋　李　荣　李　晟　李丹丹

李鹤平　廖子君　刘　波　刘　欣　刘德林　刘继彦　刘新兰　柳　江

卢彦达　罗治彬　祁玉娟　冉　立　孙　涛　孙　哲　王理伟　王奇峰

王晓红　邬　麟　谢伟敏　熊建萍　杨　升　杨润祥　姚俊涛　岳金波

张　旭　张革红　张晓伟　赵　达　赵　林　郑　莹　周良平　邹青峰

第一章

原发灶不明肿瘤诊疗总则

第一节 概述

原发灶不明肿瘤（Cancer of Unknown Primary，CUP），又称原发不明肿瘤、不明原发肿瘤或隐匿性癌，是指转移灶经病理学确诊为恶性肿瘤，但在治疗前通过详细病史询问、体检和各项检查均未能确定其原发病灶。CUP的原因可能包括：检测手段尚不够充分、病理组织采样不足、原发灶已被切除、肿瘤广泛转移致使原发灶难以辨认、肿瘤播散方式特殊、原发灶太小或原发灶自发消退等。即使进行尸检，仍有20%~50%的受检者无法找到原发灶。由于CUP发病率低、异质性强，循证医学证据相对匮乏，临床工作者对CUP的认识相对有限，诊疗仍面临着巨大挑战。本指南的制定和发布旨在为CUP患者的诊疗提供整体思路和规范化导向，以期提高CUP患者的诊疗效率和水平。

实际上，CUP患者预后较差，文献报道中位生存期仅为8~12个月，早期扩散、侵袭性和转移模式的不可预测性是这些肿瘤的特征。对CUP中良好亚型的患者，中位总生存期约为12~36个月。因此早期、高效的诊断和针对性治疗对提高这部分患者的生存率至关重要。在诊断方面，任何可能提示原发灶的线索都不能忽视。在详细询问相关病史的基础上，需要仔细全面的体检，以尽可能发现诊断线索。影像学检查包括超声、X线、计算机体层成像（Computed tomography，CT）、磁共振成像（Magnetic resonance imaging，MRI）、发射型计算机断层扫描（Emission-computed tomography，ECT）、正电子发射断层显像（Positron emission tomography，PET/CT）。在CUP诊疗过程中，内镜相关检查并非盲目进行，而应基于相关临床证据线索来选择。其他有助于发现原发灶的方法还包括前哨淋巴结活检、存在孤立性或局限性骨转移组织学活检、雌激素受体靶向分子影像（^{18}F-FES PET/CT）、神经内分泌显像（^{68}Ga-DOTATATE PET/CT）以及肿瘤特异性分子标志的PET/CT等。肿瘤标志物，特别是肿瘤标志物谱，有助于提示原发肿瘤的相关部位或系统。组织病理学检查是CUP诊断的金标准，基于组织样本的肿瘤组织起源基因检测作为新一代分子病理检测方法更加精准地提示肿瘤原发部位或组织起源。如无法获取组织标本，可对胸腔/腹腔/脑脊液中发现的异常/癌性细胞进行石蜡包埋，同时后续免疫组化分析的相关结果亦可作为重要的诊断依据。

CUP临床诊断有两个基本原则：首先应考虑中国常见恶性肿瘤可能的原发癌；其次不应误诊或漏诊预后良好或可治愈的肿瘤。为制定个体化的精准用药治疗方案，建议先后进行肿瘤组织起源基因检测和二代测序（Next Generation Sequencing，NGS），以分别诊断肿瘤的组织起源及其对应肿瘤类型的基因变异；推荐参加多学科整合诊治讨论（Multiple Discipline Team to Holistic Integrative Management，MDT to HIM）；积极推荐参加临床试验，或根据肿瘤组织起源检测结合NGS结果给予相关的特异性治疗，或进行经验性治疗。需要强调的是，寻找原发灶是一个科学问题，也是一个非常严谨的过程，有些原发灶可能会在数月甚至数年后才出现。一旦出现新的病灶疑似为原发病灶时，需要进行再次活检以证实。对大多数CUP患者，系统治疗是姑息性的，并不能显著改善生存。特别是对有弥漫性疾病者，治疗目标是控制症状和提供最佳的生活质量。特殊的病理研究可以筛选出对系统治疗反应性更好的肿瘤患者亚型。对这一特定患者群体，治疗选择应个体化，以达到最佳的反应和生存率。同时在CUP诊疗过程中，强调应定期随访复诊。

第二节　流行病学

CUP占所有恶性肿瘤的3%~5%，在世界范围内，是第6~8大最常见肿瘤。发病率也因国家和种族而异，通过回顾已发表的CUP登记数据显示，推测可能得益于原发肿瘤定位成功率的提高，目前CUP的发病率呈现持续下降趋势。其中欧洲及澳大利亚CUP发病率在1990~2000年之前呈现初期上升过渡至后续下降趋势，美国CUP发病率在1980年达到高峰后的二十年间以每年3.6%的速度下降，且下降速度较其他国家快。研究报道，目前美国CUP的发病率为4.1/10万人，欧洲为（5.8~8）/10万人，澳大利亚相较于欧洲国家高，为（14~15）/10万人，中国的数据尚未见报道。同时，CUP的发病率随年龄增长显著增加，CUP实体瘤相关的儿童患者不到1%，其中位发病年龄为60~75岁，在80岁达到高峰，男性CUP发病率在一些国家略高于女性。

早期转移伴多器官受累为CUP的主要临床特点之一，其中淋巴结、骨、肝和肺为最常见的受累部位，其他部位如脑、胸膜、腹膜和皮肤则较少观察到。根据组织病理学特征，CUP可分为高或中分化腺癌（约占50%）、低分化腺癌或未分化腺癌（约占30%）、鳞状细胞癌（约占15%）和未分化肿瘤（约占5%）等几种类型。

第三节 原发灶不明肿瘤诊断的书写建议

（1）规范输入CUP的疾病代码。

（2）CUP诊断书写：原发灶不明肿瘤，肿瘤累及部位，可能的原发部位。例如，原发灶不明腺癌，骨、后腹膜淋巴结转移，卵巢原发？①如卵巢有病灶，不明确是否为原发，写卵巢原发可能。②如卵巢未看到病灶，临床或病理学检查结果怀疑卵巢来源，写卵巢来源可能。

（3）转移灶书写顺序：转移灶按严重程度依次书写，依次为脑、肝、肺、骨、淋巴结。例如，原发灶不明鳞（腺、神经内分泌等）癌，脑、肝、肺、骨、淋巴结转移。

（4）诊断书写的其他内容：①伴随疾病且目前正在接受治疗。②严重疾病，虽然已经恢复但可能影响药物治疗的选择，如心肌梗死、脑卒中等。③严重症状和实验室检查需要处理的，如心包积液、病理性骨折、Ⅳ度血小板减少等。

第四节 原发灶不明肿瘤的MDT to HIM诊疗模式

（1）MDT to HIM学科人员构成：肿瘤内科、外科、放疗科、诊断科室（病理科、影像科、超声科、核医学科等）、介入科、内镜科、护理部人员，以及心理学专家、营养支持及社会工作者等。

（2）MDT to HIM成员要求：至少应包括肿瘤内科、外科、放射诊断科、核医学科、病理科的医师各1名，其他专业医师若干名，所有参与MDT to HIM讨论的医师应具有副高级以上职称，有独立诊断或治疗能力。

（3）MDT to HIM讨论内容：患者可能的原发病灶，需要进一步的检查和处理等。

（4）MDT to HIM日常活动：固定专家，固定时间，固定场所，每周1次，提前把病史及影像学资料等交由相关专家。

第五节 原发灶不明肿瘤的MDT to HIM讨论结果模版

（1）多学科专家讨论后认为：根据患者病史、症状、体检、影像学、内镜检查、病理学检查等，诊断为何种肿瘤。若专家讨论结果明确肿瘤来源，参照目前指南推荐治疗方案；若专家讨论结果初步怀疑肿瘤来源，病理科补充相应瘤种的免疫组织化学检测结果，并可推荐有助于揭示肿瘤组织起源的基因检测。

（2）建议循环肿瘤DNA（circulating tumor DNA，ctDNA）或组织NGS检测，寻找可能的治疗药物。

（3）全程和全方位治疗策略：①评估近期发生重大不良事件的可能性，如病理性骨折、脊髓压迫和心包填塞等，给予预防和治疗措施。②若患者存在其他基础疾病，建议专科就诊（如慢性乙型肝炎、结核、高血压、糖尿病等）。③原发灶不明肿瘤专病门诊或肿瘤科门诊随诊。

第二章

原发灶不明肿瘤诊断原则

第一节　疑似原发灶不明肿瘤

表 52-2-1　疑似原发灶不明肿瘤的诊断

	常规项目	特殊项目
初始评估	完整的病史和体检：包括乳腺、泌尿生殖道、盆腔、肛检，特别关注：过去活检史或恶性肿瘤史、曾切除的病变（必要时再次免疫组化检测）、自发退缩的病变、已有的影像学检查、肿瘤家族史 血常规、肝肾功能（包括乳酸脱氢酶 LDH）、电解质；尿常规、粪常规+隐血；肿瘤标志物检测 胸腹盆腔增强 CT，颈部增强 CT 或 MRI 或 PET/CT	临床导向的内镜检查，乳腺钼靶/MRI 检查
常规和分子病理诊断检查	活检：粗针活检（首选）或细针穿刺细胞团块或胸腹水细胞团块；与病理专家沟通标本是否符合要求和用于免疫组化的抗体选择等	TMB NTRK MSI/MMR 检测 在进行了组织学的初步确定后，可以考虑先后进行肿瘤组织起源基因检测和 NGS（或其他识别基因融合的技术）对肿瘤组织进行分子图谱分析
病理诊断结果	上皮源性，非特定部位→按 CUP 处理 非上皮源性，如淋巴瘤、黑色素瘤、肉瘤、生殖细胞肿瘤等→按相应指南处理 非恶性→进一步评估和合适随访	

第二节　上皮源性肿瘤、非特定部位

（1）若病理诊断为腺癌或非特异性癌，肿瘤部位局限情况下可按部位分为：颈部、锁骨上淋巴结、腋下淋巴结、纵隔、胸部、肝脏、腹膜后、腹膜、腹股沟、骨、脑；肿瘤部位广泛的情况下可定为多发肿瘤，包括皮肤。

（2）若病理诊断为鳞癌，肿瘤部位局限情况下可按部位分为：头颈部、锁骨上、腋下、腹股沟、骨；肿瘤部位广泛情况下可定为多发肿瘤。

（3）若病理诊断为神经内分泌瘤，参阅神经内分泌瘤相应诊疗指南。

第三节　局限性腺癌或非特异性癌

原发灶不明的转移性腺癌，应根据肿瘤出现的部位进行相应检验和检查评估。初步的诊断检查应至少包括病史和体格检查、全血细胞计数、肿瘤标志物分析、颈部/胸部/腹部/盆腔影像学检查、最容易获得的病变部位活检行苏木精-伊红染色（hematoxylin-eosin staining，HE）以及免疫组化检测。

（1）对头颈部，推荐行颈部、胸部、腹部和盆腔CT或MRI检查，条件允许可行PET/CT或MRI检查；结合临床导向考虑行鼻咽镜、喉镜检查。此外，应取活检行HE染色以及免疫组织化学检测。肿瘤标志物检测应包括癌胚抗原、鳞状细胞癌抗原（SCC）、EB病毒等。

（2）对锁骨上，推荐行颈部、胸部、腹部及盆腔CT或MRI检查，条件允许可行PET/CT或PET/MRI检查；结合临床导向必要时行内镜检查；女性推荐行乳腺超声，必要时行乳腺X线和乳腺MRI检查。此外，应取活检行HE染色及免疫组织化学检测。肿瘤标志物检测应包括癌胚抗原、糖类抗原（carbohydrate antigen，CA）125等，40岁以上男性应行前列腺特异性抗原（prostate-specific antigen，PSA）检测。

（3）对腋下，推荐行颈部、胸部、腹部及盆腔CT或MRI检查，条件允许可行PET/CT或PET/MRI检查；女性推荐行乳腺超声检查，必要时行乳腺X线和乳腺MRI检查。此外，应进行活检并进行HE染色及免疫组织化学检测。另行肿瘤标志物检测，40岁以上男性应行PSA检测。

（4）对纵隔，推荐行胸部、腹部及盆腔CT或MRI检查，条件允许可行PET/CT或PET/MRI检查；结合临床症状考虑内镜检查；女性推荐行乳腺超声、必要时行乳腺X线和乳腺MRI检查。此外，应进行活检并进行HE染色及免疫组织化学检测。血清标志物检测应包括甲胎蛋白、癌胚抗原、糖类抗原19-9、CYFRA211、人绒毛膜促性腺激素β（β-human chorionic gonadotropin，β-HCG）、乳酸脱氢酶等，必要时行睾丸超声检查，40岁以上男性推荐行PSA检测。

（5）对胸部，推荐行胸部、腹部及盆腔CT或MRI检查，条件允许可行PET/CT或PET/MRI检查；结合临床导向，必要时行内镜检查；如有临床征象，可以考虑请妇科肿瘤专家会诊；女性推荐行乳腺超声、必要时行乳腺X线和乳腺MRI检查。此外，应行活检并进行HE染色及免疫组织化学检测。血清标志物检测包含癌胚抗原、糖类抗原19-9、糖类抗原125、CYFRA211等，40岁以上男性应行PSA检测。

（6）对胸腹水，推荐行胸部、腹部及盆腔CT或MRI检查，条件允许可行PET/CT

或PET/MRI检查；一般情况下，需要行胃肠道内镜检查；女性应行乳腺超声、必要时行乳腺X线和乳腺MRI检查。此外，推荐行胸腹水肿瘤标志物、脱落细胞、沉渣包埋、免疫组织化学检测；若行尿细胞学检查，必要时行膀胱镜检查。如有临床征象，可以考虑请妇科肿瘤专家会诊。肿瘤标志物检测包含癌胚抗原、糖类抗原19-9、糖类抗原125、HE4，40岁以上男性应行PSA检测。

（7）对腹膜后，推荐行胸部、腹部及盆腔CT或MRI检查，条件允许可行PET/CT或PET/MRI检查；一般情况下，需要行胃肠道内镜检查；如有临床征象，可以考虑请妇科肿瘤专家会诊。此外，应进行活检并进行HE染色及免疫组织化学检测。免疫组化指标包括胃肠道、生殖系统来源或参照临床提示选做；尿细胞学检查如怀疑泌尿肿瘤应考虑膀胱镜检查。肿瘤标志物检测，大于40岁男性应行PSA检测，小于65岁应行β-HCG、AFP检测及睾丸超声检查。

（8）对腹股沟，推荐行胸部、腹部和盆腔CT或MRI检查，条件允许可行PET/CT或PET/MR检查；一般情况下，应行直肠镜检查；女性必要时行妇科查体及阴道镜检查，如有临床征象，可以考虑请妇科肿瘤专家会诊。血清标志物检查，大于40岁男性推荐行PSA检测。此外，对会阴部皮肤检查以确认是否为乳房外Paget′s病。

（9）对肝脏，推荐行胸部、腹部和盆腔CT或MRI检查，条件允许可行PET/CT或MRI检查；一般情况下，应行内镜检查；如有临床征象指向或免疫组织化学证据支持的乳腺癌，女性推荐行乳腺超声检查，必要时进行乳腺X线和（或）乳腺MRI检查。应进行活检并行HE染色及免疫组织化学检测。血清标志物检测包括AFP、CEA、CA19-9、CA125，男性PSA检测等。

（10）对骨，推荐行胸部、腹部和盆腔CT或MRI，以及骨扫描检查等，条件允许可行PET/CT或PET/MRI检查；结合临床导向必要时行气管镜检查；女性应行乳腺超声检查，如果有临床征象指向或免疫组织化学的证据支持乳腺癌，则进行乳腺MRI和（或）乳腺X线检查。此外，应取活检并进行HE染色及免疫组织化学检查。血清标志物检测，男性应行PSA检测；分化差的癌，建议行蛋白电泳、本周氏蛋白检查。

（11）对脑，应行脑MRI检查，胸部、腹部和盆腔CT或MRI检查，条件允许可行PET/CT或PET/MRI检查；女性推荐行乳腺超声检查；如果有临床征象指向或免疫组织化学检测结果的证据支持乳腺癌，应进行乳腺MRI和（或）乳腺X线检查。此外，应取活检行HE染色及免疫组织化学检查；如无禁忌，推荐行腰穿脑脊液肿瘤标志物、脱落细胞、沉渣包埋、免疫组织化学检测、血清标志物检测。

（12）对多部位情况，推荐行颈部、胸部、腹部和盆腔CT或MRI检查，条件允许可行PET/CT或PET/MRI检查；根据临床征象指向，应考虑内镜检查；女性推荐行乳腺超声检查；如果有临床征象指向或免疫组织化学的证据支持乳腺癌，应进行乳腺MRI和（或）乳腺X线检查。此外，应取活检行HE染色及免疫组织化学检查、血清标志物检测，男性应行PSA检测。

第四节 鳞癌

原发灶不明的转移性鳞癌，应根据肿瘤出现的部位进行相应检查评估。

（1）对头颈部，应行头颈部等相应检查，参阅头颈部肿瘤相应指南。

（2）对锁骨上，应行颈部、胸部、腹部、盆腔增强CT检查，FDG-PET/CT可作为不能接受增强CT检查的替代方法。

（3）对腋窝，应行胸部增强CT检查。

（4）对腹股沟，应行腹部和盆腔增强CT检查，FDG-PET/CT是不能接受增强CT检查的替代方法；应行会阴及下肢区域体检：男性包括阴茎、阴囊等部位，女性包括外阴、子宫颈等妇科检查；此外，应行肛指检查，必要时行肛门镜或直肠镜检查；臀部、下肢及足部皮肤检查；如有泌尿系统相关症状应行膀胱镜检查。

（5）对骨，应行骨扫描（如以前仅做过胸部、腹部或盆腔CT检查）；对骨扫描阳性部位进行影像学诊断、鉴别诊断及风险评估（如骨折、脊髓压迫等）；如无法实施骨扫描，必须对疼痛部位进行影像学检查。

另外，无论肿瘤病理类型如何，以下两种情况建议可行PET/CT检查。①对头颈部淋巴结转移的患者；②对伴有单发或少发转移局部可治愈的患者，在局部治疗（包括手术和/或放化疗）之前，仍建议PET/CT检查，以排除可能潜在的被忽略的肿瘤。

第五节 肿瘤标志物谱

肿瘤标志物从20世纪60年代开始发现，指在血液、体液及组织中可检测到的与肿瘤相关的物质，达到一定水平时，可反映某些肿瘤的存在。肿瘤患者经手术，化疗或放疗后，特定的肿瘤标志物含量升降与疗效有良好的相关性，通过这些肿瘤标志物还能分析病情、监测疗效及复发转移、判断预后，以进一步完善临床诊疗。对其分类多从生化性质及组织来源进行，尚无统一、全面的标准。对原发灶不明肿瘤，为进一步明确肿瘤定性和定位诊断，相关进展介绍如下：

根据肿瘤标志物的高度特异性，建议常规检查如下肿瘤标志物。

（1）AFP：甲胎蛋白（AFP）是目前唯一推荐在临床常规使用、最灵敏、最特异的肝细胞癌标志物。AFP是一种糖蛋白，连续多次检测AFP对肝细胞癌的诊断、疗效观察和预后判断都非常重要。有时提倡采用两种不同的显像方式进行检查（如彩超、CT和/或MRI），结合活检才可确诊。

（2）PSA：前列腺癌是男性最常见的肿瘤。前列腺特异抗原（PSA）是目前前列腺癌最理想的血清肿瘤标志物，也是目前公认唯一的具有器官特异性的肿瘤标志物，常用于前列腺癌筛查、分期及预后评估、疗效判断、复发监测；尤其老年男性应常规检查PSA。

（3）HCG：人绒毛膜促性腺激素（HCG）是由胎盘合体滋养层细胞分泌的一种糖蛋白激素，Free-β-HCG是生殖细胞肿瘤特异性指标物，与肿瘤恶化程度密切相关，年龄≤40岁、怀疑生殖细胞肿瘤时必查。

（4）CA125：是上皮性卵巢癌和子宫内膜癌的标志物，是目前卵巢癌预测和疗效监测应用最广泛的肿瘤标志物，浓度升高程度与肿瘤负荷和分期相关。浆液性子宫内膜癌、透明细胞癌、输卵管癌及未分化卵巢癌的CA125含量可明显升高。对具有卵巢癌家族史的妇女应用CA125联合盆腔检查和经阴道超声检查可使这些妇女受益于早期干预。

（5）CA72-4：癌抗原CA72-4是目前诊断胃癌的最佳肿瘤标志物之一，对胃癌具有较高的特异性，其敏感性可达28%~80%，若与CA19-9及CEA联合检测可以监测70%以上的胃癌，最主要的优势是其对良性病变的鉴别诊断有极高的特异性。CA72-4水平与胃癌的分期有明显的相关性，对伴有转移的胃癌病人CA72-4的阳性率更远远高于非转移者。

除以上常用的肿瘤标志物外，其他癌种的推荐肿瘤标志物如下。

表 52-2-2

怀疑肿瘤类型	推荐肿瘤指标
垂体肿瘤	β-HCG、ACTH、催乳素
鼻咽肿瘤	EBV、SCC
口腔肿瘤	SCC
甲状腺癌	TG，降钙素、CEA
胸腺肿瘤（C型-胸腺癌）	β-HCG、AFP、SCC
肺肿瘤	肺鳞癌：SCC-Ag、CYFRA21-1、TPA 肺腺癌：CEA、CYFRA21-1、TPA 小细胞肺癌：ProGRP、NSE、TPA
乳腺肿瘤	CA15-3 、CEA、HER-2/neu（血清或组织）、CA125
胃肿瘤	CEA、CA72-4、CA199、AFP、CA125、CA50、EGFR、CA242、PG I/Ⅱ
肝细胞癌	AFP、AFP-L3、DCP
胆胰肿瘤	CA19-9、CEA、CA242、CA125
肾上腺肿瘤	ACTH、DHEA-S、皮质醇、醛固酮
结直肠肿瘤	CEA、CA50、CA199、CA242、Ras（粪）、MSI（粪）
输尿管癌	SCC
膀胱肿瘤	BTA、BLCA、CYFRA21-1、TPA、NMP22（尿）
卵巢肿瘤	CA125、HE4、CEA、HER-2/neu（血清）、TPA

续表

怀疑肿瘤类型	推荐肿瘤指标
宫颈癌	HPV、SCC、CEA
前列腺癌	PSA、F-PSA/ T-PSA
睾丸肿瘤	AFP、β-HCG
神经内分泌癌	NSE、ProGRP、5-羟色胺、5-羟吲哚乙酸（尿）
生殖细胞肿瘤	β-HCG、AFP、LDH
黑色素瘤	S100B、MIA

第六节　放射诊断

CUP影像学检查的目的是为了发现可能存在的原发肿瘤。不同的影像检查技术都有其自身的优势和局限性，应尽可能完善检查。当患者条件不允许时，则根据已知转移病灶的部位和/或病理结果，选择最佳的局部检查手段。推荐多参数MRI（multi-parameter MRI，mp-MRI）：包括常规平扫图像、弥散加权成像（diffusion weighted imaging，DWI）、动态增强MRI（dynamic contrast-enhanced MRI，DCE-MRI），或增强CT，必要时三期扫描：包括平扫、动脉期和静脉期。常见部位MRI和CT检查方法推荐如下：

（1）颈部淋巴结转移性鳞癌，建议行鼻咽、口咽、喉（咽）和口腔等部位mp-MRI检查。

（2）肺部病变的检出和鉴别以CT扫描为佳。

（3）mp-MRI对乳腺病变的检出和鉴别优于乳腺X线摄片和超声检查。

（4）CT尿路造影（CT urography，CTU）对泌尿系统微小病灶的检出有重要价值，对肾脏占位性病变的检出和鉴别建议采用mp-MRI检查。

（5）mp-MRI对肝脏、胰腺、胆道病变的检出和鉴别优于CT。

（6）mp-MRI对子宫、前列腺病变的检出和鉴别有重要价值。

（7）mp-MRI对骨、软组织病变的检出优于CT。

第七节　PET/CT

正电子发射型计算机断层仪（positron emission tomography，PET）是利用探测正电子药物在体内的分布并成像，从而进行疾病的诊断及评估。PET既可单独应用，又可与CT、MRI影像技术融合，在清晰解剖结构、空间位置的基础上揭示肿瘤的生物学特性。目前配置的设备主要有PET、PET/CT和MRI，其中PET/CT在我国应用最为广泛。

PET的适应证主要取决于所选择的正电子药物。目前应用最广泛的正电子显像药是18氟代脱氧葡萄糖（^{18}F-Fluorodeoxyglucose，^{18}F-FDG），这是一种葡萄糖类似物，能够反应肿瘤细胞的糖代谢活动，在绝大多数恶性肿瘤显像中表现出较高的灵敏度。非特指的情况下PET显像即为^{18}F-FDG PET/CT全身显像。对原发灶不明转移瘤患者，PET/CT对于原发灶的检出较常规影像学检查具有更高的诊断价值，有条件者推荐尽早进行^{18}F-FDG PET/CT检查，具体作用体现在以下几个方面：

（1）寻找原发灶：小样本的临床研究显示，^{18}F-FDG PET/CT对原发性肿瘤检出的灵敏度和准确率明显高于CT和MRI，但需大规模随机研究验证其在CUP常规筛查中的临床应用价值。目前^{18}F-FDG PET/CT在头颈部原发灶不明鳞癌诊断中的作用已得到证实。

（2）分期：PET/CT可提高CUP分期的准确性，提供治疗方案决策依据。PET/CT可以准确判断肿瘤的大小、位置、浸润范围以及是否存在远处转移等。这些信息可以帮助医生选择最适合患者的治疗方法，提高治疗效果和生存率。如CUP拟行局部根治性治疗时，PET/CT检查也是必要的。

（3）预后：PET/CT全身检查有助于CUP患者预后评估。通过对肿瘤负荷、代谢活性以及转移情况的综合分析，PET/CT可以预测患者的生存预后。局限性或寡转移CUP患者生存预后明显好于多区域或多脏器转移CUP患者。这种预后评估有助于医生为患者制定更合理的治疗和康复计划，提高患者的生活质量和生存期。

正电子核素标记的成纤维细胞激活蛋白抑制剂（Fibroblast activation protein inhibitor，FAPI）如^{68}Ga-FAPI、18-FAPI，是一类理想的肿瘤示踪剂，它们能与肿瘤微环境中肿瘤相关成纤维细胞膜上的成纤维细胞激活蛋白特异性结合。目前小样本研究显示，FAPI PET在头颈部肿瘤及胃肠道肿瘤显像方面优于FDG PET。对原发灶不明转移瘤患者，建议有条件者开展使用FAPI PET显像。

第八节 病理学检查

（1）病理诊断是CUP诊断的金标准。

（2）病理诊断需要足够的肿瘤组织，最佳获取方式为组织切除/切取活检或空芯针穿刺活检（CNB）。条件受限时，也可选择可制备细胞块的细针抽吸活检（FNA），或胸腹水细胞团块。

（3）CUP在常规光学显微镜评估后一般可分为5种主要亚型，包括：①高或中分化腺癌（60%）；②低分化腺癌（25%）；③鳞癌（5%）；④未分化癌（5%）；⑤神经内分泌瘤（5%）。

（4）推荐采用免疫组化和肿瘤组织起源基因检测对活检组织进行分析从而确定

肿瘤组织起源。

1 免疫组化

（1）免疫组化在CUP诊断中的应用基于原发肿瘤与转移肿瘤间存在免疫组化标志物的一致性，可为CUP提供肿瘤谱系、细胞类型和病理学诊断等信息。肿瘤特异性标志物及其染色模式见下表52-2-3。

表52-2-3 肿瘤特异性标志物及其染色模式

标志物	肿瘤类型	染色模式
Arginase-1	肝细胞癌	细胞核
Calretinin	间皮瘤、性索间质肿瘤、肾上腺皮质癌	细胞质
CDX2	结直肠癌、胃癌、胰胆管癌	细胞核
D2-40	间皮瘤	细胞膜
EBV	鼻咽癌	细胞核
ER/PR	乳腺癌、卵巢癌、子宫内膜癌	细胞核
GATA3	乳腺癌、膀胱癌、唾液腺癌	细胞核
TRPS1	乳腺癌	细胞核
PTH	甲状旁腺肿瘤	细胞核
GCDFP-15	乳腺癌、汗腺癌、唾液腺癌	细胞质
Glypican-3	肝细胞癌，生殖细胞肿瘤	细胞质
HepPar-1	肝细胞癌	细胞质
HPV	宫颈癌、外阴癌、阴道癌、阴茎癌、肛管癌、口咽癌	细胞核（DNA ISH）； 细胞核/细胞质（RNA ISH）
Inhibin	性索间质肿瘤，肾上腺皮质癌	细胞质
Mammaglobin	乳腺癌，唾液腺癌	细胞质
Melan-A	肾上腺皮质癌，黑色素瘤	细胞核
Napsin A	肺腺癌、卵巢和子宫内膜透明细胞癌	细胞质
DSG3	肺鳞状细胞癌	细胞膜/胞质
NKX3.1	前列腺癌	细胞核
P16	宫颈癌、外阴癌、阴道癌、阴茎癌、肛管癌、口咽癌	细胞核/细胞质 （如果阳性，行HPV ISH）
PSAP	前列腺癌	细胞膜
PAX8	甲状腺癌、肾癌、卵巢癌、子宫内膜癌、宫颈癌、胸腺癌	细胞核
PSA	前列腺癌	细胞质
SF-1	肾上腺皮质癌，性索间质肿瘤	细胞核
SATB2	结直肠癌	细胞核
Thyroglobulin	甲状腺癌（乳头/滤泡）	细胞质
TTF1	肺腺癌，甲状腺癌	细胞核
Uroplakin Ⅲ	尿路上皮癌	细胞膜
Villin	胃癌，结直肠癌	细胞质
WT1	卵巢癌，间皮瘤，Wilms瘤	细胞核
HER-2	乳腺癌	细胞膜

标志物	肿瘤类型	染色模式
MITF	黑色素瘤	细胞核
PNL2	黑色素瘤	细胞质/细胞膜
SOX10	黑色素瘤，三阴性乳腺癌	细胞核
DOG1	胃肠道间质瘤	细胞质/细胞膜
Syn	神经内分泌肿瘤	细胞质
CgA	神经内分泌肿瘤	细胞质
CD56	神经内分泌肿瘤	细胞膜
INSM1	神经内分泌肿瘤	细胞核
SMAD4（表达缺失）	胰胆管癌	细胞质
ERG	前列腺癌，血管肿瘤	细胞核
Fli1	血管肿瘤	细胞核
CD34	血管肿瘤，胃肠道间质瘤	细胞质
PSMA	前列腺癌	细胞质/细胞膜
SALL4	生殖细胞肿瘤	细胞核
HMB45	黑色素瘤	细胞质
OCT3/4	生殖细胞肿瘤	细胞核
CD138	浆细胞瘤	细胞质
Calcitonin	甲状腺髓样癌	细胞质
S100	黑色素瘤，脂肪肿瘤	细胞核
CD117	胃肠道间质瘤	细胞质
CD30	生殖细胞肿瘤	细胞质/细胞膜
NUT	肺、鼻腔、鼻窦NUT癌	细胞核

（2）多种因素会造成免疫组化结果的偏倚，包括活检取材不充分、组织异质性、影响组织抗原性的因素及观察者对结果解读差异等因素。

（3）推荐多轮免疫组化检测确定肿瘤组织起源。

①第一轮用谱系特异性标志物确定肿瘤谱系（如癌、肉瘤、淋巴瘤、黑色素瘤等），见下表。

表52-2-4　未分化肿瘤的标志物组合

标志物	最有可能的细胞谱系
Pan-keratin（AE1/AE3 & CAM5.2）	癌
CK7，CK19，CK20	腺癌
CK5/6，p63，p40，DSG3	鳞状细胞癌
HMB45，SOX10	黑色素瘤
LCA，CD20，CD3	淋巴瘤
SALL4，OCT3/4	生殖细胞肿瘤
Calretinin，WT1，D2-40	间皮瘤
Vimentin	肉瘤

②第二轮用器官特异性标志物提示推测的原发部位，见下表。

表 52-2-5 肿瘤特异性免疫组化标志物组合

标志物	肿瘤部位或类型	肿瘤特异性指标
CK7+；CK20-	乳腺癌	ER +/PR +，GATA3 +，GCDFP15 +，Mammaglobin+，SOX10+，TRPS1+
	卵巢浆液性癌	PAX8+，ER+，WT1+，FSH+
	卵巢透明细胞癌	PAX8+，HNF-1β+，Napsin A+
	子宫内膜癌	ER+，PAX8+，Vimentin+
	宫颈腺癌	p16+，HPV+，CEA+
	肺腺癌	TTF1+，Napsin A+
	肺鳞癌	DSG3
	甲状腺癌（滤泡性癌或乳头状癌）	TTF1+，Thyroglobulin+，PAX8+
	甲状腺癌（髓样癌）	TTF1+，Calcitonin+，CEA+，Syn+，CgA+
	胃癌	CEA+，CDX2+，CK19+，villin+
	胰胆管癌（胰腺癌，胆管癌及胆囊癌）	CK19+，SMAD4-
	胸腺癌	CD5+，p63+，PAX8+，CD117+
	唾液腺癌	GATA3+，AR+，GCDFP-15+
	肾癌（嫌色细胞肾癌或部分乳头状肾癌）	PAX8+，Vimentin+，CA9+
	膀胱癌	GATA3+，p63+，CK5/6+，p40+，Uroplakin Ⅲ+
	间皮瘤	Calretinin+，WT1+，CK5/6+，MOC31-
CK7+；CK20+	胰胆管癌（胰腺癌，胆管癌及胆囊癌）	CK19+，SMAD4-
	胃癌	CEA+，CDX2+，CK19+
	膀胱癌	GATA3+，p63+，CK5/6+，p40+，Uroplakin Ⅲ+
	结直肠癌	CDX2+，Villin+，SATB2+
	小肠癌	CDX2+，Villin+
	阑尾腺癌	CDX2+，Villin+，SATB2+
CK7-；CK20+	结直肠癌	CDX2+，Villin+，SATB2+
	阑尾腺癌	CDX2+，Villin+，SATB2+
	小肠癌	CDX2+，Villin+
	皮肤Merkel细胞癌	CgA+，Syn+，CD5/6+，INSM1+
CK7-；CK20-	鳞状细胞癌	CK5/6+，p63+，p40+，P16+
	前列腺癌	PSA+，NKX3.1+，PSAP+，PSMA+，P504S+，ERG+，AR+
	肾癌（透明细胞肾癌或部分乳头状肾癌）	PAX8+，Vimentin+，CA9+
	肝癌	HepPar1+，AFP+，Glypican-3+，Arginase-1+
	肾上腺皮质癌	Melan A+，Inhibin +，Synaptophysin+，SF1+，CYP17A1，CYP11B1，CYP11B2，
CK7-；CK20-	肾上腺髓质肿瘤	CgA，GATA3，PHOX2B
	生殖细胞肿瘤	SALL4+，OCT3/4+，CD30+，Glypican-3+，PLAP+
	黑色素瘤	MITF+，PNL2+，SOX10+，HMB45+，S100+，Melan A+

（4）上皮标记Cytokeratin和间叶标记Vimentin共表达的肿瘤类型。

①Cytokeratin和Vimentin经常共表达的癌：子宫内膜癌、间皮瘤、肌上皮癌、肾细胞癌、肉瘤样癌和甲状腺癌。

②Cytokeratin和Vimentin罕见共表达的癌：乳腺癌、胃肠道癌、非小细胞肺癌、卵巢癌、前列腺癌和小细胞癌。

③Cytokeratin和Vimentin经常共表达的间质肿瘤：脊索瘤、促结缔组织增生性小圆形细胞瘤、上皮样血管肉瘤/内皮瘤、上皮样肉瘤、平滑肌肉瘤、恶性横纹肌瘤和滑膜肉瘤。

第九节　肿瘤组织起源基因检测

1　肿瘤组织起源基因检测的基础

（1）不同组织起源的肿瘤具有特异性的与起源组织相似的基因表达谱，通过分析肿瘤组织的基因表达谱可以鉴别其肿瘤类型。

（2）肿瘤组织起源基因检测方法主要通过实时荧光定量PCR或基因微阵列技术，通过分析4%中性缓冲福尔马林石蜡包埋组织样本的基因表达谱并与数据库中不同肿瘤类型的基因表达谱进行比较，计算检测样本与不同肿瘤类型的相似性并基于相似性评分给出肿瘤组织起源。

（3）国内开发了基于90基因表达水平的肿瘤组织起源基因检测方法，在包含21种肿瘤类型的1417例样本的多中心临床试验中，总体准确率为94.4%。此外，肿瘤组织起源基因检测在多原发肿瘤、三阴性乳腺癌、脑转移性肿瘤和肝转移性肿瘤的原发灶溯源中同样具有良好的临床应用价值，总体准确性为92.0%~97.4%。基于以上研究结果，肿瘤组织起源基因检测（杭州可帮基因科技有限公司）获得国家药品监督管理局批准用于对分化程度较差或疑似转移的实体瘤患者的组织溯源。

2　肿瘤组织起源基因检测临床实践

（1）临床用途：肿瘤组织起源基因检测包括肿瘤组织起源基因检测试剂盒（PCR荧光探针法）（国械注准20223400901）和肿瘤组织起源基因分析软件（国械注准20223210928）。

①肿瘤组织起源基因检测试剂盒用于肿瘤组织样本中90个组织特异基因的表达模式，并与肿瘤组织起源基因分析软件中的参考数据库进行比对，定性判别肿瘤样本类型和组织起源。

②肿瘤组织起源基因分析软件数据库涵盖21种肿瘤类型，具体包括：肾上腺肿瘤、脑肿瘤、乳腺癌、宫颈癌、结直肠癌、子宫内膜癌、胃及食管癌、头颈部鳞癌、

肾癌、肝胆肿瘤、肺癌、黑色素瘤、间皮瘤、神经内分泌肿瘤、卵巢癌、胰腺癌、前列腺癌、肉瘤、生殖细胞肿瘤、甲状腺癌和尿路上皮癌。

（2）临床价值：复旦大学附属肿瘤医院多原发和不明原发肿瘤团队牵头开展了前瞻性随机对照Ⅲ期临床研究（Fudan CUP-001）。研究结果证实基于肿瘤组织起源基因检测预测原发灶不明肿瘤患者的组织起源并进行器官特异性治疗，相较于经验性化疗，可以显著提高无进展生存期和改善总生存期。特异性治疗组和经验性治疗组患者的无进展生存期分别为9.6个月对比6.6个月，疾病进展风险降低了32%（P=0.017）。特异性治疗组的不良事件（3级及以上）发生率低于经验性治疗组（56% vs. 61%）。该研究成果为指导原发灶不明肿瘤患者进行器官特异性治疗提供高级别循证医学证据。

第三章

原发灶不明肿瘤的治疗原则

第一节 局限性腺癌或非特异性癌

原发灶不明的局限性癌或非特异性癌，应根据是否明确原发灶而行相应治疗，强调对高质量的组织标本进行组织学和免疫组化检测有助于原发灶定位。

（1）若发现了原发灶，参阅特定疾病指南进行治疗。

（2）若未发现原发灶且肿瘤仅限于局部，如头颈部、锁骨上、腋窝、纵隔、多发肺结节、胸腹腔积液、腹部、后腹膜、腹股沟、骨、脑和肝，参阅特定部位肿瘤的治疗策略。

①对头颈部，可参阅头颈部肿瘤指南治疗。

②对锁骨上，可参阅头颈部肿瘤/肺癌/腹部肿瘤等指南治疗。

③对腋窝，女性可参阅乳腺癌指南治疗；男性可行腋窝淋巴结清扫，如有临床指征，考虑放疗或化疗。

④对纵隔，可专门与病理科医生讨论，可帮助下一步治疗；小于40岁：参照预后差的生殖细胞肿瘤指南治疗；40~50岁之间：参照预后差的生殖细胞肿瘤或者非小细胞肺癌指南治疗；50岁及以上：参照非小细胞肺癌指南治疗。

⑤对肺结节，可手术患者考虑手术切除病灶；不可手术患者考虑化疗，立体定向放疗（Stereotactic Body Radiation Therapy，SBRT），症状控制、支持治疗或参加临床试验。

⑥对胸腔积液，需参考肿瘤标志物，若乳腺标志物阳性参照乳腺癌治疗原则；若乳腺标志物阴性，考虑化疗，症状控制、支持治疗或参加临床试验。

⑦对腹膜/腹水，需参考病理组织学形态，若组织学形态符合卵巢来源参照卵巢癌治疗原则；若组织学形态不符合卵巢来源，考虑化疗，症状控制、支持治疗或参

加临床试验。

⑧对腹膜后肿瘤，若组织学形态符合生殖细胞肿瘤参照生殖细胞肿瘤治疗原则；若不符合生殖细胞肿瘤，考虑化疗，手术治疗或放疗，症状控制、支持治疗或参加临床试验。

⑨对腹股沟淋巴结，单侧病变建议淋巴结切除，若有临床指征考虑放疗±化疗；双侧病变建议双侧淋巴结切除，若有临床指征考虑放疗±化疗。

⑩对肝脏病变，若可切除建议手术切除，术后考虑化疗；若不可切除，可考虑全身治疗方案及局部介入治疗。

⑪对骨病变，如为孤立病灶、伴疼痛、有骨折风险，考虑放疗、骨水泥、双磷酸盐或地舒单抗治疗，对PS评分0~1分者，考虑手术治疗。其他情况的骨病灶，考虑全身治疗方案。

⑫对脑病灶，按脑转移处理。

（3）若未发现原发灶且肿瘤多发转移，则行症状控制，首选临床试验，考虑经验性化疗和特异性治疗。

第二节　鳞癌

原发灶不明的转移性鳞癌，应根据是否明确原发灶及病变范围而行相应治疗。

（1）若发现了原发灶，参阅特定疾病指南进行治疗。

（2）若未发现原发灶且肿瘤仅限于局部，如：头颈部、锁骨上、腋窝、纵隔、多发肺结节、胸腔积液、腹股沟、骨和脑，参阅特定部位肿瘤的治疗策略：

①对头颈部，推荐参照头颈部癌指南治疗。

②对锁骨上，推荐参照头颈部癌/非小细胞肺鳞癌/食管癌等指南治疗。

③对腋窝，推荐行腋窝淋巴结切除，若有临床指征则考虑放疗±化疗。

④对纵隔，推荐参照非小细胞肺鳞癌/食管鳞癌指南治疗。

⑤对肺多发结节或胸腔积液，推荐参加临床试验；化疗；对症治疗。

⑥对腹股沟（单侧），推荐行淋巴结切除，若有临床指征则考虑放疗±化疗。

⑦对腹股沟（双侧），推荐行双侧淋巴结切除，若有临床指征则考虑放疗±化疗。

⑧骨（孤立转移灶；疼痛性转移灶；骨扫描阳性且为承重部位有骨折风险），建议对可能骨折部位进行手术（一般情况好的患者）和/或放疗。

⑨对骨（多发转移），可控制症状；推荐参加临床试验；个体化化疗。

⑩对脑，推荐参照中枢神经系统肿瘤指南中转移性肿瘤的治疗。

（3）若未发现原发灶且肿瘤多发转移，则行症状控制，首选临床试验，也可以考虑经验性化疗。

第三节　CUP的化疗原则

（1）有侵袭性病灶且有症状者（ECOG PS 1~2）和无症状者（ECOG PS 0）均可考虑化疗。

（2）参照不同的组织类型，选择不同的化疗方案。

（3）对神经内分泌瘤，如为低分化（高级别或间变性）或小细胞亚型，参照小细胞肺癌指南治疗。对高分化的神经内分泌瘤，参照神经内分泌瘤指南治疗。

（4）随着免疫治疗以及靶向治疗的不断推进，临床实践中越来越多的CUP病例在尝试化疗联合免疫治疗和/或靶向治疗，然而这样的联合仍缺乏高级别证据。

第四节　原发灶不明腺癌的化疗

常用化疗方案：紫杉醇和卡铂/顺铂；吉西他滨和顺铂；奥沙利铂和卡培他滨；mFOLFOX6；FOLFIRI。

可选用方案：多西他赛和卡铂；多西他赛和顺铂；吉西他滨和多西他赛；伊立替康和卡铂；吉西他滨和卡铂；卡培他滨；5-氟尿嘧啶。

特殊情况下选用方案：紫杉醇、卡铂和依托泊苷或FOLFIRINOX（PS为0或1）；伊立替康和吉西他滨（不适合使用含铂药物方案者）。

1　常用方案

①紫杉醇和卡铂/顺铂

紫杉醇175~200mg/m^{2}静滴D1

卡铂AUC 5-6静滴D1或顺铂75mg/m^{2}静滴D1

每3周重复

②吉西他滨和顺铂

顺铂75mg/m^{2}静滴D1

吉西他滨1000~1250mg/m^{2}静滴D1，8

每3周重复

③奥沙利铂和卡培他滨

奥沙利铂130mg/m^{2}静滴D1

卡培他滨850~1000mg/m^{2}口服，每日两次，D1~14

每3周重复

④mFOLFOX6

奥沙利铂85mg/m^{2}静滴D1

甲酰四氢叶酸400mg/m^{2}静滴D1

5-氟尿嘧啶400mg/m^{2}静推D1，然后5-氟尿嘧啶1200mg/m^2/天静脉持续滴注×2天（总量2400mg/m^{2}46~48小时维持）

每2周重复一次

⑤mFOLFOX6加放疗

奥沙利铂85mg/m^{2}静滴D1

甲酰四氢叶酸400mg/m^{2}静滴D1

5-氟尿嘧啶400mg/m^{2}静推D1

5-氟尿嘧啶800mg/m^{2}静脉持续滴注24小时D1~2

每2周一次，3周期后联合放疗

⑥FOLFIRI

伊立替康180mg/m^{2}静滴，D1

甲酰四氢叶酸400mg/m^{2}静滴D1

5-氟尿嘧啶400mg/m^{2}静推D1，然后5-氟尿嘧啶1200mg/m^2/天静脉持续滴注×2天（总量2400mg/m^{2}46~48小时维持）

每2周重复

2 可选用方案

①多西他赛和卡铂

多西他赛65mg/m^{2}静滴D1

卡铂AUC 5-6静滴D1

每3周重复

②吉西他滨和多西他赛

吉西他滨1000~1250mg/m^{2}静滴D1，8

多西他赛75mg/m^{2}静滴D8

每3周重复

③多西他赛和顺铂

多西他赛60~75mg/m^{2}静滴D1

顺铂75mg/m^{2}静滴D1

每3周重复

④伊立替康和卡铂

伊立替康60mg/m^{2}静滴D1，8，15

卡铂AUC 5-6静滴D1

每4周重复

⑤卡培他滨

卡培他滨850~1250mg/m²口服，每日两次，D1~14

每3周重复

⑥卡培他滨加放疗

卡培他滨625~825mg/m²口服，每日两次，D1~5或D1~7

每周一次共5周，联合放疗

⑦5-氟尿嘧啶加放疗

5-氟尿嘧啶200~250mg/m²静滴24小时持续滴注，每日一次，D1~5或D1~7

每周一次共5周，联合放疗

⑧ 吉西他滨和卡铂

吉西他滨1000mg/m²静滴D1，8

卡铂AUC 5静滴D8

每3周重复

3 特殊情况下选用方案

①紫杉醇、卡铂和依托泊苷

紫杉醇175~200mg/m²，静滴D1

卡铂AUC 5-6，静滴D1

依托泊苷50mg/d口服与100mg/d口服交替，D1~10

每3周重复

②伊立替康和吉西他滨

伊立替康100mg/m²，静滴D1，8

吉西他滨1000mg/m²，静滴D1，8

每3周重复

③FOLFIRINOX

奥沙利铂85mg/m²，静滴D1

伊立替康180mg/m²，静滴D1

亚叶酸钙400mg/m²，静滴D1

5-氟尿嘧啶400mg/m²，静滴D1

5-氟尿嘧啶1200mg/m²，持续静脉输24小时×2天（从D1开始，总量2400mg/m²，输注46~48小时）

每2周重复

第五节 原发灶不明鳞癌的化疗

常用化疗方案：紫杉醇和卡铂/顺铂；mFOLFOX6。

可选用方案：吉西他滨和顺铂；吉西他滨和卡铂；卡培他滨；5-氟尿嘧啶；多西他赛和卡铂；多西他赛和顺铂；顺铂和5-氟尿嘧啶。

特殊情况下（PS为0或1）选用方案：多西他赛；顺铂和5-氟尿嘧啶。

1 常用方案

①紫杉醇和卡铂/顺铂

紫杉醇175~200mg/m^{2}静滴D1

卡铂AUC 5-6静滴D1或者顺铂75mg/m^{2}静滴 D1

每3周重复

② mFOLFOX6

奥沙利铂85mg/m^2 静滴 D1

甲酰四氢叶酸400mg/m^2 静滴 D1

5-氟尿嘧啶400mg/m^2 静推 D1，然后

5-氟尿嘧啶1200mg/m^2/天静脉持续滴注×2天（总量2400mg/m^2 46~48 小时维持）

每2周重复一次

2 可选用方案

① 吉西他滨和顺铂

顺铂75mg/m^2 静滴 D1

吉西他滨1000~1250mg/m^2 静滴，D1和D8；

每3周重复

② mFOLFOX6+放疗

奥沙利铂85mg/m^2 静滴 D1

甲酰四氢叶酸400mg/m^2 静滴 D1

5-氟尿嘧啶400mg/m^2 静推 D1

5-氟尿嘧啶800mg/m^{2}静脉持续滴注24小时D1~2

每2周一次，3周期后联合放疗

③ 卡培他滨

卡培他滨850~1250mg/m^2 口服 每日2次，D1~14

每3周重复

④ 卡培他滨+放疗

卡培他滨625~825mg/m² 口服每日2次D1~5或D1~7

每周一次，共5周

⑤ 5-氟尿嘧啶+放疗

5-氟尿嘧啶200~250mg/m² 静滴

24小时持续滴注每日一次D1~5或D1~7

每周一次共5周，联合同步放疗

⑥ 多西他赛和卡铂

多西他赛75mg/m² 静滴 D1

卡铂 AUC 5-6静滴 D1

每3周重复

⑦多西他赛和顺铂

多西他赛60~75mg/m² 静滴 D1

顺铂75mg/m² 静滴 D1

每3周重复

⑧顺铂和5-氟尿嘧啶

顺铂20mg/m² 静滴 D1~5

5-氟尿嘧啶700mg/m²/d 静滴 持续注射D1~5

每四周重复

⑨5-氟尿嘧啶和顺铂+放疗

顺铂75~100mg/m² 静滴 D1 D29

5-氟尿嘧啶750~1000mg/m²静滴；每日持续24小时注射D1~4；D29~32

联合35天放疗

顺铂15mg/m² 静滴 D1~5

5-氟尿嘧啶800mg/m² 静滴 每日持续24小时注射，D1~5；每21天重复；

共2周期化疗联合放疗

3 特殊情况下（PS为0或1）选用的方案

①多西他赛、顺铂和5-氟尿嘧啶

多西他赛75mg/m² 静滴 D1

顺铂75mg/m² 静滴 D1

5-氟尿嘧啶750mg/m²/d 持续静滴 D1~5

每3周重复

第六节 原发灶不明肿瘤的特异性治疗

相对于传统化疗的非特异性，CUP的特异性治疗可分为器官特异性治疗、靶点特异性治疗和两者结合的特异性治疗。近年来，随着肿瘤诊断技术的飞速发展，基于肿瘤组织起源基因检测的器官特异性治疗以及结合NGS突变检测的靶点特异性治疗逐渐被应用于CUP的临床诊治。目前，前瞻性随机对照Ⅲ期临床研究支持基于肿瘤组织起源基因检测的器官特异性治疗可以显著改善CUP患者的预后。

1 器官特异性治疗

（1）检测手段：肿瘤组织起源基因检测。

（2）目前证据。

①美国一项前瞻性单臂Ⅱ期临床研究结果显示，参照肿瘤组织起源基因检测的器官特异性治疗与历史对照相比，可以延长患者的生存期。

②CUP001研究作为由中国研究者发起的全球首个原发不明肿瘤前瞻性随机对照Ⅲ期临床研究，在国际上首次证实了根据基因表达谱分析预测CUP患者的肿瘤组织起源并进行器官特异性治疗与经验性化疗相比可以显著提高无进展生存期和改善总生存期，有望为基因表达谱检测指导CUP患者进行器官特异性治疗提供高级别循证医学证据。

2 靶点特异性治疗

（1）检测手段：NGS检测。

（2）目前证据。

①针对PD-1的帕博利珠单抗

用于已明确为MSI-H或dMMR的不可切除或转移性实体肿瘤，tTMB-H（组织TMB≥10个突变/ Mb）既往治疗后疾病进展且没有令人满意替代治疗方案的不可手术或转移性的成人和儿童实体瘤。

②拉罗替尼、恩曲替尼用于治疗携带NTRK基因融合阳性的局部晚期或转移性实体肿瘤。

③达拉非尼联合曲美替尼用于治疗BRAF V600E突变的局部晚期或转移性实体肿瘤。

④塞普替尼用于RET基因融合阳性局部晚期或转移性实体肿瘤。

⑤CUPISCO临床试验比较了在新诊断为预后不良、非鳞癌且对诱导铂类化疗有响应的CUP患者中，以全面基因组分析指导的靶向治疗或免疫治疗，相较于铂类化疗，改善了无进展生存期（6.1个月 vs. 4.4个月），疾病进展风险降低了28%（P=0.0079）。

3 两者结合的特异性治疗

（1）检测手段：肿瘤组织起源基因检测+NGS检测。

（2）目前证据：前瞻性单臂Ⅱ期临床试验结果显示，参照组织起源和NGS指导下的CUP治疗，1年生存率达53%，中位总生存期为13.7个月，中位无进展生存期为5.2个月，客观缓解率为39%。

第七节 原发灶不明肿瘤的分子靶向和免疫治疗

（1）帕博利珠单抗（dMMR/MSI-H的肿瘤或TMB-H [≥10 mut/Mb]的肿瘤）

200 mg，静滴，D1，每3周为一个周期 或

400 mg，静滴，D1，每6周为一个周期

（2）拉罗替尼（NTRK基因融合阳性）

100 mg 每日2次 口服

（3）恩曲替尼（NTRK基因融合阳性）

600 mg 每日1次 口服

（4）达拉非尼联合曲美替尼（BRAF V600E突变）

达拉非尼 150 mg 每日2次 口服

曲美替尼 2 mg 每日1次 口服

（5）塞普替尼（RET基因融合阳性）

体重低于50 kg：120 mg 每日2次 口服

体重50 kg或以上：160 mg 每日2次 口服

（6）德曲妥珠单抗（HER2免疫组化3+）

德曲妥珠单抗 5.4 mg/kg，静滴，D1，每3周为一个周期

注：需要注意达拉非尼联合曲美替尼、塞普替尼德曲妥珠单抗在国内获批的适应证只是部分瘤种，并未获批在存在*BRAF V600E*突变、*RET*基因融合阳性、HER2免疫组化3+的泛瘤种中应用。

第八节 原发灶不明肿瘤的放疗原则

1 局限性病灶

对局限性病灶或寡转移病灶（1~3个）可考虑根治性放疗，包括立体定向放射外科（stereotactic radiosurgery，SRS）、SBRT、大分割放疗或常规分割放疗。根据寡转移灶部位的不同，酌情选择不同剂量分割方式，如肺部寡转移灶可考虑（48~60）Gy/（4~5）次，脑寡转移灶可考虑（15~24）Gy/1次或（30~36）Gy/3次，骨寡转移灶可

考虑（16~18）Gy/1次、24Gy/2次、30Gy/3次或（35~40）Gy/5次，肾上腺寡转移灶可考虑60Gy/8次等。对于邻近重要危及器官无法实现SRS或SBRT，可给予大分割放疗或常规分割放疗，如原发灶不明的腹膜后淋巴结转移，可根据周围危及器官限量，给予（54~60）Gy/（27~30）次常规分割放疗。

2　辅助放疗

局限性于单个淋巴结转移行淋巴结清扫术后伴有包膜外侵犯或多个淋巴结转移但清扫不充分，术后可考虑辅助放疗。对局限性锁骨上、腋窝或腹股沟淋巴结转移，推荐对淋巴结引流区予45Gy预防剂量+/−加量照射（5~9）Gy/（1.8~2）Gy。

3　姑息放疗

对有症状的患者可考虑姑息放疗。对不可控制的疼痛、即将发生病理性骨折或脊髓压迫者，可考虑使用大分割放疗。多种大分割放疗方式均可考虑，最常用的是8 Gy/1次、 20Gy/（4~5）次或30 Gy/10次。

第四章

原发灶不明肿瘤的随访原则

第一节　原发灶不明肿瘤的预后

80%的患者预后不良，中位总生存期为3~10个月。鳞癌的预后要优于腺癌和未分化肿瘤（3年总生存率分别为41.6%和3.5%）。

1　预后不良的因素

男性、≥65岁、PS评分高、合并症多、多器官转移（肝、肺、骨）、非乳头状腺癌引起的恶性腹腔积液、腹膜转移、多发性脑转移、多发性肺/胸膜腺癌、多发性骨转移腺癌。

2　预后良好的因素

单发病灶、小病灶、潜在可切除病灶、中线结节状分布的低分化癌、颈部淋巴结转移性鳞状细胞癌、孤立性腹股沟淋巴结转移性鳞状细胞癌、低分化神经内分泌癌、女性腹腔乳头状腺癌、女性单纯腋窝淋巴结转移性腺癌、男性成骨性骨转移伴PSA升高。

第二节　原发灶不明肿瘤的随访

（1）对无活动性病变或局部病变缓解者，按照临床需要决定随访频率。随访内容包括：病史、体格检查（H&P）及基于症状进行相关检查。

（2）对有活动性病变且无法治愈者，可考虑给予对症处理、心理支持以及加强护理干预和临终关怀。

（3）少数CUP在随访过程中潜在的原发病灶显现，需定期检查以发现原发病灶，并进行针对性治疗。

第五章

多原发肿瘤的诊疗总则

第一节 概述

本指南定义的多原发肿瘤（Cancer of multiple primaries，CMP）是指同一个个体同时或先后发生两种或两种以上的原发性肿瘤。CMP包括来源于不同部位，或不同组织类型，或同一部位不同病理类型。CMP仅包含恶性浸润性肿瘤，分为同时性和异时性。病理诊断是确诊CMP的唯一金标准，但是临床资料，如症状、体征、实验室检查和辅助检查等的异常，可有助于针对性取材进而做出正确病理诊断。CMP的诊断书写按发病时间顺序，最近诊断的写在前面。CMP的分期，应尽量按照每一原发肿瘤进行TNM分期。同时性/异时性CMP的治疗要首先考虑危及生命程度高的原发肿瘤来制定治疗方案，但也要兼顾多个原发肿瘤的治疗。CMP的预后，一般比疾病复发转移的预后好，但也与肿瘤本身的生物学行为有关。

第二节 多原发肿瘤流行病学

随总体癌症发病率的逐渐上升，以及因早筛和治疗进步带来癌症幸存者数量的增加，前期抗肿瘤治疗所致的远期效应，诊断敏感性的提高，基因和环境危险因素的长期作用等，CMP的发生已愈发普遍。

1 发生率

目前文献报道CMP的发生率差异较大，国外在1%~17%，主要原因是CMP的定义、随访时间长短和数据获取方法不同导致统计方法不统一。目前使用两个最常见的定义是由美国监测、流行病学和结果数据库（SEER）项目以及国际癌症登记协会和国际癌症研究机构（IACR/IARC）提供的。两者在部位分类和异时性多原发时间间隔的定义上存在差异。一项基于SEER的癌症队列报道约8.1%的患者发生了第二原发肿瘤。基于尸检的回顾性研究报道患有CMP占所有尸检的0.8%~1.1%，占所有癌症尸检的3.6%~5.0%。根据IACR标准，一项欧洲22个国家约300万癌症患者研究约6.3%发现CMP。意大利癌症登记处对160余万癌症患者中位随访14年，观察到6.3%发生CMP。中国目前仅有多项以医院为基础的单中心数据，总体发生率在0.4%~2.0%，低于国外报道。CMP病例以双原发为主，约占90%，三原发、四原发、五原发及以上各占5%，3%和1%左右。随时间推移，CMP发生有逐渐增多趋势。

2 发病年龄与间隔时间

CMP的发病年龄报道不一，初始癌症发病平均一般为50~60岁左右。不同报道的第一原发与第二原发癌症之间的平均间隔时间从1~7年不等。间隔时间越短、预后越差。第一原发肿瘤诊断时年龄越小者患CMP相对风险越大。0~17岁首次诊断出癌症者相对风险是70岁以上首次诊断出癌症者的6倍。

3 性别比

CMP发生总体上男女差异不大，在2.34∶1~1∶1.3之间。性别比在不同年龄段、癌种或人种中有差异。

4 好发部位

CMP的好发部位为同一器官、成对器官和同一系统的器官。发生CMP的风险在不同癌症部位有所不同，不同国家和地区的癌瘤谱也有很大差异。头颈部、乳腺、泌尿系统和消化系统是文献报道中国CMP的好发部位。美国发生第二CMP风险最高的第一原发肿瘤是原发性膀胱恶性肿瘤，最低的是原发性肝恶性肿瘤。乳腺、结直肠癌和前列腺不仅是第一原发恶性肿瘤数量最多的部位，也是CMP数量最多的部位之一。

第三节 多原发肿瘤诊断的书写建议

（1）规范输入CMP的疾病代码。

（2）CMP诊断书写：多原发癌，累及部位，按时间顺序写原发部位，最近的写在最前面，加术后/放疗后提示原发灶已经治疗过。

如转移不能明确来源，可以写：多原发癌，腹膜后淋巴结和盆腔转移，卵巢癌术后，肺鳞癌术后。

如转移来源诊断明确，可分别写：多原发癌，右肺腺癌肝，骨转移，左乳腺癌术后。

如其中一种肿瘤明确，另外的转移病灶不明确原发灶，可以写：多原发癌，右锁骨上淋巴结转移性鳞癌，左乳腺癌术后。

（3）转移病灶书写顺序：转移病灶按对预后产生不利影响程度依次书写，依次为脑、肝、肺、骨、淋巴结。

（4）分期：按AJCC 8.0版对各肿瘤分别进行TNM分期。

（5）诊断书写的其他内容。

伴随疾病且目前正在接受治疗。

严重疾病，虽已恢复但可能影响药物治疗选择，如心肌梗死、脑卒中等。

严重症状和实验室检查异常需要处理的，如心包积液、病理性骨折、Ⅳ度血小板减少等。

第六章

多原发肿瘤的诊断原则

第一节　体检、化验、分子检测

1　初始评价

仔细询问既往肿瘤病史（包括基因检测结果）、相应治疗史、家族史、感染史（HBV、HPV、EBV）、其他个人史（吸烟、饮酒、生活方式、职业环境、心理情绪等）。需怀疑多原发肿瘤的临床特点：

①原发肿瘤的非典型转移性扩散（如前列腺癌患者影像学显示溶解性骨转移）；

②肿瘤标志物数值高低与肿瘤负荷不相符（如前列腺癌伴低水平前列腺特异性抗原的广泛肝转移）；

③原发癌症诊断后数年（通常>5年）出现新的转移性扩散（如肝、肺）；

④原发性癌症诊断后出现单一新转移灶（如既往原发性头颈部癌患者出现单一肺结节）；

⑤依据时间顺序非典型转移性扩散（如原发性肺小细胞癌5年后复发）；

⑥暴露于环境致癌物（如吸烟者）的患者复发；

⑦既往化疗（如依托泊苷、蒽环类药物）后怀疑有血液系统恶性肿瘤；

⑧既往接受过恶性肿瘤放射治疗的患者怀疑继发性恶性肿瘤，特别是在既往放射区域复发的患者；

⑨为原发肿瘤分期检查或随访过程中发现可疑病变（如PET/CT）；

⑩PET/CT疑似病变的标准摄取值（SUV）差异显著（如SUV值很高的病变和SUV值很低的病变）。

2　体格检查

完整体格检查：重点包括浅表淋巴结、既往肿瘤受累部位、常见复发转移部位、既往放疗野内及新发怀疑第二肿瘤部位及常见累及或转移部位的针对性查体。

3 实验室检查

结合病史完善常规检查：血常规、尿常规、粪常规+隐血、肝肾功能、电解质；若患者既往使用过心脏毒性细胞毒药物（蒽环类、烷化剂、抗微管类和抗代谢类及新型靶向抗肿瘤药物：抗 Her-2类、抗 VEGF类、多靶点VEGF-TKI 和免疫检查点抑制剂等），需完善心脏超声、心电图。完善肿瘤标志物检测（需包含不同原发肿瘤所有相关标志物），同时参考既往肿瘤标志物结果。根据临床导向完善其他检查，例如内镜检查、超声等，对既往曾接受联合化疗者出现新发血常规明显异常，可完善骨髓穿刺排除第二原发血液系统疾患可能。

新近一项研究表明，CMP患者中大约21%可检测出一种致病突变，其中44%为高外显率基因，因此，如果患者异常低龄，或者家族史中多个一级和二级亲属患有或已经患有两种或两种以上具有明显不同组织学特征的原发癌，应考虑进行基因检测，因为这些特点均提示为遗传性癌症综合征的征兆，有条件建议行二代测序。

常见遗传性癌症综合征及对应突变基因。

① 遗传性乳腺-卵巢癌综合征：乳腺癌易感基因1（breast cancer susceptibility gene 1，*BRCA1*）或乳腺癌易感基因2（breast cancer susceptibilitygene 2，*BRCA2*）突变；

② Li-Fraumeni综合征：p53突变；

③ Lynch综合征：由至少5种不同错配修复（mismatch repair，MMR）基因的遗传突变引起，包括mutL同源物1（mutL homolog 1，MLH1）、mutS同源物2（mutS homolog2，MSH2）、mutS 同源物6（mutS homolog 6，MSH6）和PMS1同源物2错配修复系统组件（PMS1 homolog2，mismatch repair system component，PMS2）等；

④家族性腺瘤性息肉病：WNT信号通路的APC调节因子（APC regulator of WNT signaling pathway，APC）突变；

⑤家族性非典型多发性葡萄胎黑色素瘤综合征：周期蛋白依赖性激酶抑制剂2A（cyclin dependent kinase inhibitor 2A，CDKN2A）突变；

⑥多发性错构瘤综合征：检测磷酸酶张力蛋白同源物（phosphatase and tensin homolog，PTEN）突变；

⑦检查点激酶2（checkpoint kinase 2，CHEK2）综合征：CHEK2的51、52位点突变；

⑧ mutY DNA 糖基化酶（mutY DNAglycosylase，MUTYH）相关性息肉病：MUTYH的种系双等位基因突变；

⑨遗传性弥漫性胃癌：编码E-钙黏蛋白的钙黏蛋白1（cadherin 1，CDH1）

突变；

⑩ von Hippel- Lindau 肿瘤抑制因子（von Hippel-Lindau tumor suppressor，VHL）综合征：3号染色体短臂上VHL抑癌基因的种系突变；

⑪MEN1/MEN2综合征：MEN1基因的胚系突变，导致易患甲状旁腺瘤、垂体腺瘤和胰岛细胞瘤、胃泌素瘤、肺泡瘤或胰岛素瘤。MEN2基因缺陷易导致甲状腺癌和嗜铬细胞瘤，近90%的患者有Ret原癌基因突变 。

此外，若新发部位的活检组织学与既往肿瘤相同，但临床高度怀疑第二原发肿瘤，建议采用肿瘤组织起源基因检测判断肿瘤的组织起源，如为第二原发肿瘤，则进一步针对该肿瘤类型进行NGS检测，结合肿瘤组织起源基因检测和NGS检测为精准诊疗提供依据。

第二节　病理检查

1　细胞病理学检查

1.1　细针抽吸活检

（1）细针抽吸活检（fine needle aspiration，FNA）用于CMP初始定性诊断或无法行组织病理学检查时。

（2）FNA制备的细胞块标本可试行免疫组织化学检测，但通常无法保证足够标本进行组织学病理检查。

1.2　脱落细胞检查

脱落细胞检查可用于发现第二原发病灶，如：①怀疑肺部肿瘤，可行痰脱落细胞检查。②怀疑食道肿瘤，可行食管脱落细胞检查。③怀疑泌尿系统来源，可行尿液脱落细胞检查。

2　组织病理学检查

（1）对肿瘤活检或手术标本行组织病理学诊断是CMP诊断的金标准。

（2）病理诊断需具备足够瘤组织，最佳获取方式为组织切除/切取活检或空芯针穿刺活检，条件受限时也可选择可制备细胞块的FNA或进行胸腹水细胞团块病理学检查。

2.1　光镜下分类

CMP光镜下可表现为同样的或不同的组织学类型：①看到原位癌成分，支持CMP。②不同组织学类型，易区分为CMP，如癌和肉瘤，鳞癌和腺癌等。③相同组织学类型，难区分为CMP，需进一步行免疫组织化学或分子检测鉴别。

2.2 免疫组织化学检查

（1）免疫组织化学检查通常在4%甲醛溶液固定石蜡包埋组织样本中进行，对光镜下无法明确诊断的肿瘤均需进一步行免疫组织化学检查。

（2）免疫组织化学检查可确定组织来源（癌、肉瘤、淋巴瘤、恶性黑色素瘤等）；在相同组织学类型的肿瘤中可能有助于鉴别组织来源。

2.3 肿瘤特异性免疫组织化学标志物

表52-6-1 肿瘤特异性免疫组织化学标志物

免疫组织化学标志物	肿瘤类型
GCDFPl5、Mammaglobin、GATA3、TRPS1	乳腺癌
TTF1（CK7+、CK20-情况下）	肺癌
HepPar1、Arginase-1	肝癌
RCC	肾癌
Thyrobolulin（TG）、TTF1、PAX8	甲状腺肿瘤
PLAP/OCT4、SALL4	生殖细胞肿瘤
CDX2（CK7-、CK20+情况下）、SATB2	结直肠癌
WT1、PAX8	卵巢癌
Chromogranin A（CgA）、Synaptophysin（syn）、INSM1	神经内分泌肿瘤
Leukocyte common antigen（LCA）	淋巴瘤或白血病
p53、p16、p27和HER-2在肺癌病灶的差异表达	鉴别CMP与肺内转移
EBER	鼻咽癌或EB病毒相关淋巴瘤
P16	口咽部肿瘤或宫颈癌

第三节 分子检测

1 分子检测原理

（1）转移和复发性肿瘤与原发肿瘤的遗传学特征相似。

（2）第二原发肿瘤与第一原发肿瘤的遗传学特征可能不同。

2 临床证据

（1）肿瘤组织起源基因检测基于实时荧光定量聚合酶链反应（real-time quantitative polymerase chain reaction，RT-qPCR）方法，通过分析基因的表达水平可用于鉴别CMP的组织起源，在CMP中与病理学诊断结果一致性为93.2%。

（2）致癌驱动基因突变中的不同突变谱表明不同的克隆起源，例如检测EGFR基因突变及ALK基因重排可用于鉴别多原发肺癌和肺内转移癌。然而，相同驱动基因突变的存在并不一定表明肿瘤的克隆起源相同。共同的遗传背景和环境暴露可能导致多个独立的原发性肺癌具有相同的KRAS或EGFR突变。使用大规模NGS检测通常可以更好地区分转移癌和CMP。

（3）多态性微卫星标记分析在多原发肺癌中表现不一致趋势，而在转移性肿瘤和原发肿瘤之间表现出一致的趋势。

（4）微阵列比较基因组杂交通过分析基因拷贝数变化，发现转移癌和CMP的一致率具有差异，分别为55.5%和19.6%，且与病理学诊断结果一致，为83%。

（5）利用靶向基因组测序筛查胚系突变基因，如怀疑Lynch综合征需完善MSI检测、对怀疑家族性结肠腺瘤样息肉病者完善APC基因突变检测、对怀疑Li-Fraumeni家族性癌综合征者完善TP53基因突变检测、对有乳腺癌/卵巢癌家族史者完善*BRCA1/2*基因突变检测等。*BRCA1 185delAG*、*BRCA1 T300G*、*BRCA1 2080delA*、*BRCA1 4153delA*、*BRCA1 5382insC*、*BRCA2 6174delT*、*CHEK2 1100delC*和*BLM C1642T*等突变导致了大多数遗传性乳腺癌和卵巢癌综合征的发生。

第四节　放射影像学诊断

CMP影像学诊断的目的是对同时或异时不同部位或同一部位占位的检出和鉴别，并判断其是否存在关联。以CT检查为主，建议增强，必要时三期扫描：包括平扫、动脉期和静脉期。近年来多参数MRI检查：包括常规平扫图像、弥散加权成像（diffusion weighted imaging，DWI）、动态增强MRI（dynamic contrast-enhanced MRI，DCE-MRI）等在肿瘤的诊断、鉴别和疗效评估中的应用越来越广泛，特别对一些组织器官肿瘤的检出和鉴别有较大优势。

（1）中枢神经系统、头颈部和软组织肿瘤的诊断和鉴别以mp-MRI为佳。

（2）肺部转移瘤和第二原发肿瘤的诊断和鉴别以CT扫描为佳。

（3）mp-MRI对乳腺病变的诊断和鉴别优于乳腺X线摄片和超声检查。

（4）mp-MRI对肝脏、肾上腺肿瘤的诊断和鉴别有重要补充诊断价值。

（5）CT尿路造影（CT urography，CTU）对尿路系统微小病灶的检出有重要价值，对肾脏占位性病变的诊断和鉴别建议采用mp-MRI。

（6）mp-MRI对子宫和前列腺病变的诊断和鉴别优于CT。

（7）mp-MRI对骨肿瘤的检出优于CT，但鉴别仍需辅以薄层CT骨窗图像。

第五节　核医学

（1）CMP诊断：PET/CT探测全身瘤灶较敏感，有助CMP诊断或指导活检部位。

（2）肿瘤负荷和分期：PET/CT行全身肿瘤负荷评估和各肿瘤分别分期，提供肿瘤治疗决策信息。

（3）根治性治疗决策：某些情况下，CMP进行局部根治性治疗时，治疗前^{18}F-FDG PET/CT检查或特异性肿瘤PET/CT是必须的。

（4）特异性肿瘤PET/CT检查：参照病理免疫组化指标，有条件单位可行相关肿瘤特异性PET/CT分子影像，以帮助鉴别转移瘤来源，如：合并雌激素受体阳性的乳腺癌，可行^{18}F-FES PET/CT（雌激素受体显像）；合并神经内分泌肿瘤，可考虑^{68}Ga-DOTATATE或^{68}Ga-DOTANOC PET/CT（生长抑素受体显像）；合并前列腺癌，可行^{18}F/^{68}Ga-PSMA PET/CT（前列腺特异性膜抗原显像）；合并HER-2阳性乳腺癌或胃癌，可行^{68}Ga-HER-2 PET/CT（HER-2受体显像）。

第七章

CMP的治疗

第一节　CMP的治疗原则

CMP的治疗需同时考虑实体肿瘤多原发、血液肿瘤多原发及血液肿瘤合并实体肿瘤多原发的情况。应遵循多学科合作、个体化评估、关注药物相互作用及重视患者生活质量的原则。CMP治疗需明确每一种原发肿瘤优先级并综合每一种原发肿瘤治疗原则，按每种原发肿瘤的生物学行为和分期，决定治疗的优先级，优先处理恶性程度高和分期较晚的肿瘤，充分评估患者年龄及器官功能耐受性后进行治疗方案制定。

1　实体瘤的CMP

对实体瘤的多原发，治疗的首要原则是对每个原发肿瘤进行独立评估，根据其分期、病理类型及生物学行为决定治疗策略。治疗应优先处理恶性程度高、分期较晚的肿瘤，同时兼顾多个原发肿瘤的整体治疗。手术、放疗和化疗等手段需结合具体情况个体化应用。

2　血液肿瘤的CMP

血液肿瘤的多原发通常涉及不同类型血液疾病的共存。治疗原则侧重于疾病的整体控制，考虑化疗、靶向治疗、造血干细胞移植、细胞免疫治疗等方案。

3　血液肿瘤合并实体瘤的CMP

这类多原发肿瘤需要跨学科的合作和个体化治疗策略的制定。治疗方案需兼顾两者的治疗需求，避免治疗方案间的相互作用，同时重点关注毒副反应监测，确保患者能够获得最佳的治疗效果和生活质量。

第二节　CMP的外科治疗

对同时性CMP，应首先评估两种或两种以上原发肿瘤的分期，若均为早期，且无手术禁忌证，可评估是否可耐受同期或分期手术；如评估两种或两种以上原发肿瘤无法手术切除，应在尽可能兼顾两者的同时以恶性程度较高者为主。同样，若评估有手术禁忌证或不可耐受手术，亦应在制订治疗方案时以恶性程度较高者为主。对异时性CMP，应首先充分评估原发肿瘤的分期。若第二原发肿瘤为早期，第一原发肿瘤无复发转移，无手术禁忌证，应在可耐受情况下首先行手术治疗。若第二原发肿瘤不可切除，或第一原发肿瘤同时有复发转移，或有手术禁忌证，应兼顾两者并以恶性程度较高者为主。

第三节　CMP的内科治疗

对同时性CMP，若两种或两种以上原发肿瘤均为早期，均可手术切除，推荐按各原发肿瘤的辅助治疗原则行内科治疗；若两种或两种以上原发肿瘤无法切除或有手术禁忌证，推荐兼顾两者并以恶性程度较高者为主，选择内科治疗方案尽量兼顾多种原发肿瘤，且药物之间至少有证据提示无拮抗作用。治疗方案需要考虑既往放化疗的不良反应。如鼻咽癌治疗后局部的第二原发肿瘤，恶性程度高，需要考虑出血、脑脊液外漏等可能性。不同原发肿瘤的疗效评价要分开描述，如肺癌和乳腺癌双原发者，需分别进行肺癌和乳腺癌的疗效评价。如临床上遇到不同部位的肿瘤退缩明显不一致，需要重新进行活检，以明确病变性质和起源。

对异时性CMP，若第二原发肿瘤为早期，可手术切除；第一原发肿瘤无复发转移，推荐按第二原发肿瘤的辅助治疗原则行内科治疗；若第二原发肿瘤不可切除，或第一原发肿瘤同时有复发转移，亦或有手术禁忌证，推荐兼顾两者并以恶性程度较高者为主，选择内科治疗方案。

第四节　CMP的放疗

对同时性CMP，若其中存在放疗可治愈的肿瘤，则行放疗，同时对另一原发肿瘤进行评估：若为早期则手术切除；若虽为局限期，但无法切除，或有手术禁忌证，则行内科治疗。若两种或两种以上原发瘤均为早期，均可手术切除，推荐按各原发肿瘤的辅助放疗原则行放疗。若两种或两种以上原发肿瘤虽为局限期但无法切除；或有手术禁忌，则兼顾两者并以恶性程度较高者为主，选择放疗。

对于异时性CMP，若第二原发肿瘤为早期，已手术根治，第一原发肿瘤无复发转移，则按第二原发肿瘤的辅助放疗原则行放疗。若第二原发肿瘤不可手术切除且为局部晚期，或第一原发肿瘤同时有复发转移，或有手术禁忌证，则推荐兼顾两者并以恶性程度较高者为主，可据肿瘤病理学类型考虑选择放疗。

第八章

多原发肿瘤患者随访及康复原则

1　随访

临床主管医生应根据每一位多原发肿瘤患者的临床特点、临床分期、组织病理学特征、病理分期、分子病理及分型、治疗情况等进行严密随访，其随访原则如下：

（1）对于第二、第三等原发肿瘤患者在完成治疗（包括局部治疗、系统治疗）后，主管医生应实施全程管理，密切监测并进行随访。

（2）主管医生需根据第二、第三等原发肿瘤的组织学类型、分化程度、临床或病理分期，以及患者的年龄、性别、职业、生活方式、家族遗传史等因素制定个性化的随访方案与实施计划，并建立随访档案。

（3）随访档案的内容，主要包括：姓名、性别、年龄、职业、生活习惯、家族史，第一、第二、第三等原发肿瘤的组织病理学特征、免疫组化、分子病理和/或基因检测情况，临床或病理分期，具体治疗方法，疗效评价，不良事件发生及处理情况等。

（4）随访检查的主要内容包括一般状态（ECOG-PS评分）、影像学检查（如B超、CT、MRI、全身骨扫描，PET/CT不常规推荐）、内镜检查、常规肿瘤标志物检测等。

（5）随访截止时间，一般对于多原发肿瘤患者需要终生随访。

2　多原发肿瘤患者康复要领

对于多原发肿瘤患者而言，在完成治疗（包括局部治疗、系统治疗）后，除严格遵守随访医嘱外，还要加强自身身心康复，如此将有助于延长生存及提高生活质量，其康复要领及原则包括：

（1）必须以客观、正确的态度看待自己的疾病，保持良好的心态，树立战胜肿瘤的坚定信念。

（2）必须严格遵守主治/主诊医生制定的随访方案和计划，坚持正确、科学、规范的康复方法。

（3）鼓励经常参加由专业协会、学会组织的肿瘤相关科普知识和健康教育讲座。

（4）切勿轻信迷信、虚假广告（包括各种网络、电视广告，传单和各类宣传口号）、祖传秘方，以及江湖神医和游医的治疗方式。

（5）纠正不健康的生活习惯，如戒烟、戒酒，尽量采用低脂饮食，增加蔬菜和豆制品的摄入量；尽量避免使用各类保健品。

（6）合理进行适当运动（包括健身和旅行），保证足够的休息和睡眠。

（7）积极参与相关的社交活动和公益活动。

（8）培养至少一种有益于身心健康的爱好，如音乐、书法、绘画、钓鱼、养鸟、种花、旅游、手工等，以减轻各种心理压力。

（9）减少家庭内部的矛盾，营造良好的家庭氛围；积极争取家庭成员的理解和支持。

（10）在身体和心理条件允许的情况下，可以考虑重新开始相对轻松的工作。

参考文献

[1]Zhu M，Liu X，Qu Y，et al. Bone metastasis pattern of cancer patients with bone metastasis but no visceral metastasis[J]. Journal of bone oncology，2019，15：100219.

[2]Shao Y，Liu X，Hu S，et al. Sentinel node theory helps tracking of primary lesions of cancers of unknown primary. BMC Cancer. 2020；20（1）：1–8.

[3]Rassy E，Pavlidis N. The currently declining incidence of cancer of unknown primary. Cancer Epidemiology. 2019；61：139–141.

[4]Binder C，Matthes KL，Korol D，et al. Cancer of unknown primary—Epidemiological trends and relevance of comprehensive genomic profiling. Cancer Medicine. 2018；7（9）：4814–4824.

[5]Descriptive epidemiology of cancer of unknown primary site in Scotland，1961–2010. Cancer Epidemiology. 2014；38（3）：227–234.

[6]Mnatsakanyan E，Tung W–C，Caine B，et al. Cancer of unknown primary：time trends in incidence，United States. Cancer Causes Control. 2014；25（6）：747–757.

[7]Levi F，Te V C，Erler G，et al. Epidemiology of unknown primary tumours[J]. European Journal of Cancer，2002，38（13）：1810–1812.

[8]van de Wouw AJ，Janssen–Heijnen MLG，Coebergh JWW，et al. Epidemiology of unknown primary tumours；incidence and population–based survival of 1285 patients in Southeast Netherlands，1984–1992. Eur J Cancer. 2002；38（3）：409–413.

[9]Fizazi K，Greco FA，Pavlidis N，et al. Cancers of unknown primary site：ESMO Clinical Practice Guidelines for diagnosis，treatment and follow–up. Ann Oncol. 2015；26 Suppl 5：v133–v138.

[10]Krämer A，Löffler H. Cancer of Unknown Primary. 2015.

[11]Kwee TC，Kwee RM. Combined FDG–PET/CT for the detection of unknown primary tumors：systematic review and meta–analysis. Eur Radiol. 2009；19（3）：731–744.

[12]Lee JR，Kim JS，Roh J–L，et al. Detection of Occult Primary Tumors in Patients with Cervical Metastases of Unknown Primary Tumors：Comparison of 18F FDG PET/CT with Contrast–enhanced CT or CT/MR Imaging—Prospective Study. Radiology. November 2014.

[13]Selves J，Long–Mira E，Mathieu M–C，et al. Immunohistochemistry for Diagnosis of Metastatic Carcinomas of Unknown Primary Site. Cancers 2018，Vol 10，Page 108. 2018；10（4）：108.

[14]Ye Q，Wang Q，Qi P，et al. Development and Clinical Validation of a 90–Gene Expression Assay for Identifying Tumor Tissue Origin. The Journal of Molecular Diagnostics. 2020；22（9）：1139–1150.

[15]Zheng Y，Ding Y，Wang Q，et al. 90–gene signature assay for tissue origin diagnosis of brain metastases. J Transl Med. 2019；17（1）：1–9.

[16]Wang Q，Xu M，Sun Y，et al. Gene Expression Profiling for Diagnosis of Triple–Negative Breast Cancer：A Multicenter，Retrospective Cohort Study. Front Oncol. 2019；9：115.

[17]Zheng Y，Sun Y，Kuai Y，et al. Gene expression profiling for the diagnosis of multiple primary malignant tumors. Cancer Cell Int. 2021；21（1）：1–9.

[18]Wang Q，Li F，Jiang Q，et al. Gene Expression Profiling for Differential Diagnosis of Liver Metastases：A Multicenter，Retrospective Cohort Study[J]. Frontiers in oncology，2021：3510.

[19]Zhang Y，Xia L，Ma D，et al. 90–Gene Expression Profiling for Tissue Origin Diagnosis of Cancer of Unknown Primary[J]. Frontiers in Oncology，2021：4127.

[20]Lee MS，Sanoff HK. Cancer of unknown primary. BMJ. 2020；371.

[21]Laprovitera N，Riefolo M，Ambrosini E，et al. Cancer of Unknown Primary：Challenges and Progress in Clinical Management. Cancers 2018，Vol 10，Page 108. 2021；13（3）：451.

[22]Pinkiewicz M，Dorobisz K，Zatoński T. A Systematic Review of Cancer of Unknown Primary in the

Head and Neck Region. Cancer Management and Research. 2021； 13： 7235–7241.

[23]Maghami E， Ismaila N， Alvarez A， et al. Diagnosis and management of squamous cell carcinoma of unknown primary in the head and neck： ASCO guideline[J]. Journal of Clinical Oncology， 2020， 38 (22)： 2570–2596.

[24]Huey RW， Smaglo BG， Estrella JS， et al. Cancer of Unknown Primary Presenting as Bone–Predominant or Lymph Node–Only Disease： A Clinicopathologic Portrait. The Oncologist. 2021； 26 (4)： e650–e657.

[25]Rassy E， Zanaty M， Azoury F， et al. Advances in the management of brain metastases from cancer of unknown primary[J]. Future Oncology， 2019， 15 (23)： 2759–2768.

[26]Rassy E， Pavlidis N. Progress in refining the clinical management of cancer of unknown primary in the molecular era. Nature Publishing Group. 2020； 17 (9)： 541–554.

[27]Olivier T， Fernandez E， Labidi–Galy I， et al. Redefining cancer of unknown primary： Is precision medicine really shifting the paradigm?[J]. Cancer Treatment Reviews， 2021， 97.

[28]Bakow BR， Elco CP， LeGolvan M， et al. Molecular Profiles of Brain and Pulmonary Metastatic Disease in Cancer of Unknown Primary. The Oncologist. 2020； 25 (7)： 555–559.

[29]Briasoulis E， Kalofonos H， Bafaloukos D， et al. Carboplatin plus paclitaxel in unknown primary carcinoma： a phase Ⅱ Hellenic Cooperative Oncology Group Study. 2000.

[30]Cisplatin alone or combined with gemcitabine in carcinomas of unknown primary： Results of the randomised GEFCAPI 02 trial. Eur J Cancer. 2012； 48 (5)： 721–727.

[31]Gröschel S， Bommer M， Hutter B， et al. Integration of genomics and histology revises diagnosis and enables effective therapy of refractory cancer of unknown primary with PDL1amplification. Cold Spring Harb Mol Case Stud. 2016； 2 (6)： a001180.

[32]Varghese A M， Arora A， Capanu M， et al. Clinical and molecular characterization of patients with cancer of unknown primary in the modern era[J]. Annals of Oncology， 2017， 28 (12)： 3015–3021.

[33]Hainsworth JD， Rubin MS， Spigel DR， et al. Molecular Gene Expression Profiling to Predict the Tissue of Origin and Direct Site–Specific Therapy in Patients With Carcinoma of Unknown Primary Site： A Prospective Trial of the Sarah Cannon Research Institute. Journal of Clinical Oncology. 2012； 31 (2)： 217–223.

[34]Hayashi H， Kurata T， Takiguchi Y， et al. Randomized Phase Ⅱ Trial Comparing Site–Specific Treatment Based on Gene Expression Profiling With Carboplatin and Paclitaxel for Patients With Cancer of Unknown Primary Site. Journal of Clinical Oncology. 2019； 37 (7)： 570–579.

[35]Ross JS， Sokol ES， Moch H， et al. Comprehensive Genomic Profiling of Carcinoma of Unknown Primary Origin： Retrospective Molecular Classification Considering the CUPISCO Study Design. The Oncologist. 2021； 26 (3)： e394–e402.

[36]Pauli C， Bochtler T， Mileshkin L， et al. A Challenging Task： Identifying Patients with Cancer of Unknown Primary (CUP) According to ESMO Guidelines： The CUPISCO Trial Experience. The Oncologist. 2021； 26 (5)： e769–e779.

[37]Hayashi H， Takiguchi Y， Minami H， et al. Site–Specific and Targeted Therapy Based on Molecular Profiling by Next–Generation Sequencing for Cancer of Unknown Primary Site： A Nonrandomized Phase 2 Clinical Trial. JAMA Oncol. 2020； 6 (12)： 1931–1938.

[38]Olivier， T； Fernandez， E； Labidi–Galy， et al. Redefining cancer of unknown primary： Is precision medicine really shifting the paradigm? CANCER TREAT REV. 2021； 97： 102204.

[39]Krämer， A； Bochtler， T； Pauli， C； et al. Cancer of unknown primary： ESMO Clinical Practice Guideline for diagnosis， treatment and follow–up. ANN ONCOL. 2023； 34 (3)： 228–246.

[40]Sun W， Wu W， Wang Q， et al. Clinical validation of a 90–gene expression test for tumor tissue of origin diagnosis： a large–scale multicenter study of 1417 patients. J Transl Med 2022； 20： 114.

[41]Liu X，Zhang X，Jiang S，et al. Site-specific therapy guided by a 90-gene expression assay versus empirical chemotherapy in patients with cancer of unknown primary（Fudan CUP-001）：a randomised controlled trial. Lancet Oncol 2024；published online July 25. https：//doi. org / 10.1016/ S1470-2045（24）00313-9.

[42]Mileshkin L，Pauli TBC，Durán-Pacheco G，et al. Primary analysis of efficacy and safety in the CUPISCO trial：a randomised，global study of targeted therapy or cancer immunotherapy guided by comprehensive genomic profiling（CGP）vs platinum-based chemotherapy（CTX）in newly diagnosed，unfavourable cancer of unknown primary（CUP）. Ann Oncol 2023；34：S1254-55.

[43]何敏，蔡依玲，王坚，多原发恶性肿瘤的研究进展. 癌症进展，2023，21（10）：1054-1056.

[44]Travis LB，Demark Wahnefried W，Allan JM，et al. Aetiology，genetics and prevention of secondary neoplasms in adult cancer survivors. Nat Rev Clin Oncol 2013；10：289-301.

[45]Vogt A，Schmid S，Heinimann K，et al. Multiple primary tumours：challenges and approaches，a review. ESMO Open 2017；2：e000172.

[46]Lyon AR，López-Fernández T，Couch LS，et al. 2022 ESC Guidelines on cardio-oncology developed in collaboration with the European Hematology Association（EHA），the European Society for Therapeutic Radiology and Oncology（ESTRO）and the International Cardio-Oncology Society（IC-OS）[J]. Eur Heart J，2022：ehac244.

[47]徐瑞华，李进，等，《中国临床肿瘤学会（CSCO）肿瘤心脏病学指南2023》. 人民卫生出版社，2023.

[48]Ying L Liu，Karen A Cadoo，Semanti Mukherjee，et al. Multiple Primary Cancers in Patients Undergoing Tumor-Normal Sequencing Define Novel Associations [J]. Cancer Epidemiol Biomarkers Prev，2022，31（2）：362-371.

[49]Cybulski C，Nazarali S，Narod SA. Multiple primary cancers as a guide to heritability[J]. Int J Cancer，2014，135（8）：1756-1763.

[50]Meng Lv，Xiao Zhang，Yanwei Shen，et al. Clinical analysis and prognosis of synchronous and metachronous multiple primary malignant tumors. Medicine，2017，96：17.

[51]Zheng Y，Sun Y，Kuai Y，et al. Gene expression profiling for the diagnosis of multiple primary malignant tumors. Cancer Cell Int. 2021；21（1）：47.

[52]Chang JC，Alex D，Bott M，et al. Comprehensive Next-Generation Sequencing Unambiguously Distinguishes Separate Primary Lung Carcinomas From Intrapulmonary Metastases：Comparison with Standard Histopathologic Approach. Clin Cancer Res 2019；25（23）：7113-25.

[53]Mansuet-Lupo A，Barritault M，Alifano M，et al. Proposal for a Combined Histomolecular Algorithm to Distinguish Multiple Primary Adenocarcinomas from Intrapulmonary Metastasis in Patients with Multiple Lung Tumors. J Thorac Oncol 2019；14（5）：844-56.

[54]Xue X，Yuan Z，Xiaowen F，et al. Germline genomic patterns are associated with cancer risk，oncogenic pathways，and clinical outcomes. Sci Adv 2020；6（48）：eaba4905.

[55]Ponti G，De Angelis C，Ponti R，et al. Hereditary breast and ovarian cancer：from genes to molecular targeted therapies. Crit Rev Clin Lab Sci 2023；60（8）：640-50.

[56]Chang JC，Alex D，Bott M，et al. Comprehensive Next-Generation Sequencing Unambiguously Distinguishes Separate Primary Lung Carcinomas From Intrapulmonary Metastases：Comparison with Standard Histopathologic Approach. Clin Cancer Res 2019；25（23）：7113-25.

[57]Mansuet-Lupo A，Barritault M，Alifano M，et al. Proposal for a Combined Histomolecular Algorithm to Distinguish Multiple Primary Adenocarcinomas from Intrapulmonary Metastasis in Patients with Multiple Lung Tumors. J Thorac Oncol 2019；14（5）：844-56.

[58]Xue X，Yuan Z，Xiaowen F，et al. Germline genomic patterns are associated with cancer risk，oncogenic pathways，and clinical outcomes. Sci Adv 2020；6（48）：eaba4905.

[59]Ponti G, De Angelis C, Ponti R, et al. Hereditary breast and ovarian cancer: from genes to molecular targeted therapies. Crit Rev Clin Lab Sci 2023; 60 (8): 640–50.

[60]Sokołowski M, Mazur G, Butrym A. Breast cancer and synchronous multiple myeloma as a diagnostic challenge: Case report and review of literature. Curr Probl Cancer. 2018. 42 (2): 231–234.

[61]Vogt A, Schmid S, Heinimann K, et al. Multiple primary tumours: challenges and approaches, a review. ESMO Open. 2017. 2 (2): e000172.

[62]Li QL, Ma JA, Li HP, et al. Synchronous colorectal cancer and multiple myeloma with chest wall involvement: Is this a coincidence. Curr Probl Cancer. 2017. 41 (6): 413–418.